Tratado de
HEMOTERAPIA
Fundamentos e Prática

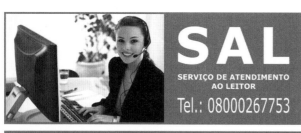

Tratado de HEMOTERAPIA
Fundamentos e Prática

EDITORES

José Orlando Bordin

Dante Mário Langhi Júnior

Dimas Tadeu Covas

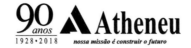

EDITORA ATHENEU

São Paulo —	*Rua Jesuíno Pascoal, 30*
	Tel.: (11) 2858-8750
	Fax: (11) 2858-8766
	E-mail: atheneu@atheneu.com.br
Rio de Janeiro —	*Rua Bambina, 74*
	Tel.: (21)3094-1295
	Fax: (21)3094-1284
	E-mail: atheneu@atheneu.com.br
Belo Horizonte —	*Rua Domingos Vieira, 319 — conj. 1.104*

CAPA: Equipe Atheneu
PRODUÇÃO EDITORIAL/DIAGRAMAÇÃO: Rosane Guedes

CIP-BRASIL. CATALOGAÇÃO NA PUBLICAÇÃO
SINDICATO NACIONAL DOS EDITORES DE LIVROS, RJ

T698
Tratado de hemoterapia : fundamentos e prática / editores José Orlando Bordin, Dante Mário Langhi Júnior, Dimas Tadeu Covas. - 1. ed. - Rio de Janeiro : Atheneu, 2019.
: il.

Inclui bibliografia
ISBN 978-85-388-0918-0

1. Hemoterapia. 2. Sangue - Transfusão. I. Bordin, José Orlando. II. Langhi Júnior, Dante Mário. III. Covas, Dimas Tadeu.

18-52806   CDD: 615.65
               CDU: 615.38

Leandra Felix da Cruz - Bibliotecária - CRB-7/6135

17/09/2018   19/09/2018

BORDIN, J.O.; LANGHI JÚNIOR, D.M.; COVAS, D.T.
Tratado de Hemoterapia – Fundamentos e Prática

© *EDITORA ATHENEU*
São Paulo, Rio de Janeiro, Belo Horizonte, 2019

EDITORES

José Orlando Bordin

*Professor Titular da Disciplina de Hematologia e Hemoterapia
da Escola Paulista de Medicina da Universidade Federal de São Paulo (EPM/Unifesp)*

Dante Mário Langhi Júnior

*Professor Adjunto da Faculdade de Ciências Médicas da Santa Casa
de São Paulo (FCMSCSP). Professor Afiliado da Escola Paulista de Medicina
da Universidade Federal de São Paulo (EPM/Unifesp).
Coordenador da Hemorrede da Secretaria de Estado da Saúde de São Paulo*

Dimas Tadeu Covas

*Professor Titular de Clínica Médica da Faculdade de Medicina de Ribeirão Preto
da Universidade de São Paulo (FMRP-USP). Diretor-Presidente da Fundação Hemocentro
de Ribeirão Preto do Hospital das Clínicas da FMRP-USP. Coordenador do Centro de
Terapia Celular – Centros de Pesquisa, Inovação e Difusão – Fundação de Amparo
à Pesquisa do Estado de São Paulo (CEPID-FAPESP). Diretor do Instituto Butantan*

COLABORADORES

Adriana Seber
Médica Responsável pela Equipe de Transplante de Medula Óssea Pediátrico do Hospital Samaritano de São Paulo

Alfredo Mendrone Júnior
Médico Hematologista e Hemoterapeuta. Doutor em Hematologia pela Faculdade de Medicina da Universidade de São Paulo (FMUSP). Diretor Técnico-Científico da Fundação Pró-Sangue Hemocentro de São Paulo. Médico Coordenador do Centro de Processamento Celular do Hospital Sírio-Libanês. Diretor Financeiro da Associação Brasileira de Hematologia, Hemoterapia e Terapia Celular (ABHH)

Alúdima de Fátima Oliveira Mendes
Enfermeira Especialista em Saúde Coletiva

Ana Paula Hitomi Yokoyama
Médica Hematologista e Hemoterapeuta. Graduada em Medicina pela Universidade Estadual de Campinas (Unicamp). Residência Médica em Clínica Médica e Hematologia e Hemoterapia pela Unicamp. Médica Hemoterapeuta do Departamento de Hemoterapia e Terapia Celular do Hospital Israelita Albert Einstein

Ana Paula Rocha Diniz Zanelli
Farmacêutica Bioquímica pela Faculdade de Ciências Farmacêuticas da Universidade de São Paulo (FCF-USP). Mestre em Hemoterapia pela Faculdade de Medicina da Universidade de São Paulo (FMUSP)

André Luís Albiero
Mestrado em Clínica Médica pela Universidade de São Paulo (USP). Doutorado em Clínica Médica pela USP. Professor Colaborador-Médico da USP. Médico da Fundação Pró-Sangue Hemocentro de São Paulo. Médico da Secretaria Estadual de Saúde do Estado de São Paulo. Membro de Corpo Editorial da Revista da Sociedade Brasileira de Hematologia e Hemoterapia (RBHH)

Andrea Tiemi Kondo
Médica Hematologista e Hemoterapeuta da Sociedade Beneficente Israelita Brasileira Hospital Albert Einstein. Mestre em Ciências da Saúde pela Sociedade Beneficente Israelita Brasileira Hospital Albert Einstein

Anna Bárbara de Freitas Carneiro-Proietti
Graduada em Medicina pela Universidade Federal de Minas Gerais (UFMG). Doutorado em Virologia pela UFMG. Pós-Doutorado em Hematologia na Johns Hopkins University, Baltimore, EUA. Estágio no National Institutes of Health (Bethesda, MD). Formação em Psicanálise pelo Círculo Psicanalítico de Minas Gerais. Fundadora e Coordenadora do Grupo Interdisciplinar de Pesquisas em HTLV (GIPH)

Antonio Eduardo Benedito Silva
Graduado em Medicina pela Escola Paulista de Medicina da Universidade Federal de São Paulo (EPM/Unifesp). Mestrado em Gastroenterologia e Doutorado em Gastroenterologia Clínica na EPM/Unifesp. Pós-Doutorado na Liver Unit do King's College Hospital, Londres, Reino Unido e, posteriormente, na Liver Diseases Section do National Institutes of Health (NIH), Bethesda, EUA. Professor-Associado de Gastroenterologia da EPM/Unifesp

Antonio Fabron Jr.
Doutor pela Universidade Federal de São Paulo (Unifesp). Pós-Doutorado pela University of Toronto (CA). Diretor Geral do Laboratório Diagnósticos do Brasil (DB)

Antônio Sergio Torloni
Department of Hematology/Oncology. Banner MD Anderson Cancer Center, Arizona, EUA. Medical Director Apheresis/Stem Cell Laboratory & Transfusion Medicine. Associate Professor of Laboratory Medicine University of Texas School of Medicine, EUA

Araci Massami Sakashita
Graduada em Medicina pela Faculdade de Medicina Universidade São Paulo (FMUSP). Mestrado pela FMUSP. Doutorado em Ciências da Saúde pela Faculdade de Ciências Médicas da Santa Casa de São Paulo. Médica Hematologista e Hemoterapeuta da Sociedade Beneficente Israelita Brasileira Hospital Albert Einstein

Bárbara Amélia Ap. Santana
Graduada em Ciências Biológicas pela Universidade Federal de Uberlândia (UFU). Mestrado em Genética e Bioquímica pela UFU. Doutorado em Ciências Médicas pela Faculdade de Medicina de Ribeirão Preto da Universidade de São Paulo (FMRP-USP)

Bernadette Correa Catalan-Soares
Graduada em Medicina pela Universidade Federal de Minas Gerais (UFMG). Mestrado e Doutorado em Saúde Pública pela UFMG. Ex-Gerente de Núcleo da Fundação Centro de Hematologia e Hemoterapia de Minas Gerais (Hemominas)

Bruna Maria Ozenda Fontes
Médica Hematologista e Hemoterapeuta

Carla Luana Dinardo
Médica e Hematologista pela Faculdade de Medicina da Universidade de São Paulo (FMUSP). Doutora em Ciências pela FMUSP. Coordenadora da Divisão de Imuno-Hematologia da Fundação Pró-Sangue Hemocentro de São Paulo

Carlos Roberto Jorge
Graduado em Farmácia e Bioquímica pela Universidade de São Paulo (USP). Mestrado e Doutorado em Tecnologia Nuclear – Aplicações pela USP. Pesquisador pela Comissão Nacional de Energia Nuclear. Professor de Pós-Graduação da USP

Carlos Sérgio Chiattone
Professor Titular da Faculdade de Ciências Médicas da Santa Casa de São Paulo. Vice-Diretor de Relações Internacionais da Associação Brasileira de Hematologia, Hemoterapia e Terapia Celular (ABHH)

Carolina Costa-Lima
Médica Especialista em Hematologia e Hemoterapia. Mestre em Clínica Médica pela Faculdade de Ciências Médicas da Universidade Estadual de Campinas (Unicamp). Médica-Assistente do Hemocentro da Unicamp

Celso Arrais-Rodrigues
Graduado em Medicina pela Universidade de Brasília (UnB). Residência em Clínica Médica e em Hematologia e Hemoterapia pela Universidade Federal de São Paulo (Unifesp). Doutorado em Medicina (Hematologia) pela Unifesp. Pós-Doutorado pela Universidade de Paris VII, França. Professor-Adjunto da Disciplina de Hematologia e Hemoterapia da Unifesp. Médico do Serviço de Hematologia e Transplante do Centro de Oncologia do Hospital Sírio-Libanês

COLABORADORES

Celso Bianco
In memoriam

Cesar de Almeida Neto
Professor Livre-Docente da Universidade de São Paulo (USP). Docente da Pós-Graduação em Ciências Médicas da Faculdade de Medicina da USP (FMUSP). Chefe do Departamento de Aféreses da Fundação Pró-Sangue Hemocentro de São Paulo. Gerente Médico do Serviço de Hemoterapia do Hospital Nove de Julho, São Paulo

Christiane Maria da Silva Pinto
Hematologista Pediátrica do Serviço de Hemofilias e Coagulopatias Hereditárias da Universidade Federal de São Paulo (Unifesp)

Cláudia Cortese Barreto
Graduada em Ciências Farmacêuticas pela Universidade Estadual Paulista "Júlio de Mesquita Filho" (Unesp). Doutora em Ciências (Microbiologia) pela Universidade de São Paulo (USP). Farmacêutica/Pesquisadora do Departamento de Biologia Molecular da Fundação Pró-Sangue Hemocentro de São Paulo. Consultora em Biologia Molecular da Faculdade de Medicina da Universidade de São Paulo (FMUSP)

Cláudia Marques Pereira
Graduada em Nutrição pela Universidade Salvador. Pós-Graduação em Terapia Nutricional e Nutrição Clínica pelo Ganep Educação. Preceptora de Estágio Supervisionado na Universidade Salvador no Ambulatório do Hospital Geral Roberto Santos em Saúde da Criança e Adolescente. Atendimento no Ambulatório na Policlínica do Comércio – Clinimaster

Claudia Terzian
Graduada em Medicina pela Universidade Federal de São Paulo (Unifesp). Especialização em Hematologia Pediatria pela Unifesp. Doutorado em Ciências Médicas e Biológicas pela Unifesp. Residência Médica pela Unifesp

Cristiane Yoshie Nakazawa
Graduada em Medicina pela Universidade Estadual Paulista Júlio de Mesquita Filho (Unesp). Residência Médica em Pediatria pela Faculdade de Medicina da Universidade de São Paulo (FMUSP). Especialização em Hematologia Pediátrica pela FMUSP. Especialização em Hemoterapia pelo Hospital Israelita Albert Einstein

Cyntia A. Arrais
Graduada em Medicina pela Universidade Federal do Ceará (UFC). Residência Médica em Clínica Médica e Hematologia e Hemoterapia pelo Hospital das Clínicas da Faculdade de Medicina de Ribeirão Preto da Universidade de São Paulo (HC-FMRP-USP). Mestrado em Ciências pela FMRP-USP. Médica da Fundação Pró-Sangue Hemocentro de São Paulo. Médica do Banco de Sangue de Cordão Umbilical e Serviço de Terapia Celular do Hospital Sírio-Libanês

Dayse Maria Lourenço
Graduada em Medicina pela Universidade Federal de São Paulo (Unifesp). Residência Médica em Hematologia e Hemoterapia pela Unifesp. Mestrado em Medicina (Hematologia) pela Unifesp. Doutorado em Medicina (Hematologia) pela Unifesp. Pós-Doutorado no Serviço de Hemostasia e Trombose do Professor M. Samama, Hospital Hôtel-Dieu de Paris, França. Livre-Docente pela Unifesp

Denise Menezes Brunetta
Hematologista e Hemoterapeuta. Mestre em Ciências Médicas pela Faculdade de Medicina de Ribeirão Preto da Universidade de São Paulo (FMRP-USP). Doutora em Ciências Médico-Cirúrgicas pela Faculdade de Medicina da Universidade Federal do Ceará (UFC)

Divaldo de Almeida Sampaio
Graduado em Medicina e Residência Médica em Hematologia e Hemoterapia pela Universidade de Pernambuco (UPE). Mestrado em Genética e Biologia Molecular pela Universidade Federal do Rio Grande do Sul (UFGRS). Doutorado em Medicina (Hematologia) pela Universidade Federal de São Paulo (Unifesp). Professor-Adjunto da Faculdade de Ciências Médicas da Universidade de Pernambuco (UPE). Médico e Diretor-Presidente da Fundação de Hematologia e Hemoterapia de Pernambuco (HEMOPE). Extensão Universitária em Gestion des Services de Transfusion Sanguine no Centre Régional de Transfusion Sanguine de Lille, CRTS/Lille, França

Edmir Boturão Neto
Doutor em Hematologia pela Escola Paulista de Medicina da Universidade Federal de São Paulo (EPM/Unifesp). Mestre em Clínica Médica pela Faculdade de Medicina de Ribeirão Preto da Universidade de São Paulo (FMRP-USP). Professor-Assistente da Disciplina de Hematologia na Faculdade de Medicina da Universidade Metropolitana de Santos (Unimes)

Eduardo Magalhães Rego

Doutor pela Faculdade de Medicina de Ribeirão Preto da Universidade de São Paulo (HC-FMRP-USP). Residência em Clínica Médica e Hematologia e Hemoterapia no HC-FMRP-USP. *Postdoctoral Fellow* do Memorial Sloan Kettering Cancer Center de Nova York. Livre-Docente pela USP. Professor-Titular na HC-FMRP-USP. Membro da Coordenação da Área da Saúde da Fundação de Apoio à Pesquisa do Estado de São Paulo (FAPESP). Fundador e Coordenador do Consórcio Internacional em Leucemias Agudas (ICAL) pela Sociedade Americana de Hematologia (ASH). Vice-Presidente do International Members Committe da American Society of Hematology (ASH)

Elbio Antonio D'Amico

Graduado em Medicina pela Faculdade de Ciências Médicas da Santa Casa de São Paulo (FCMSCSP). Mestrado e Doutorado em Medicina (Hematologia) pela Universidade de São Paulo (USP). Pós-Doutorado no Mount Sinai Hospital (EUA) e na Universidade de Milão (Itália). Título de Especialista em Hematologia e Hemoterapia pela Associação Médica Brasileira e Associação Brasileira de Hematologia e Hemoterapia. Médico-Assistente do Serviço de Hematologia do Hospital das Clínicas da Faculdade de Medicina da Universidade de São Paulo (HC-FMRP-USP)

Elyse Moritz

Graduada em Farmácia e Bioquímica pela Universidade Federal de Santa Catarina (UFSC). Especialização em Hematologia e Hemoterapia pela Universidade Federal de São Paulo (Unifesp). Doutorado em Ciências pela Unifesp

Erica Okazaki

Graduada em Medicina pela Universidade de São Paulo (USP). Título de Especialista em Clínica Médica pela Sociedade Brasileira de Clínica Médica (SBCM). Médica do Hospital das Clínicas da Universidade de São Paulo (HC-FMUSP)

Ester Cerdeira Sabino

Professora-Associada do Departamento de Moléstias Infecciosas da Faculdade de Medicina da Universidade de São Paulo (FMUSP). Diretora do Instituto de Medicina Tropical da USP. Investigadora Principal dos Programas do NIH. Coordenadora do Projeto PITE FAPESP

Eugênia Maria Amorim Ubiali

Médica Hematologista e Hemoterapeuta. Mestre em Ciências Médicas pela Faculdade de Medicina de Ribeirão Preto da Universidade de São Paulo (FMRP-USP). Especialista em Gestão de Hemocentros pela Universidade Federal de Pernambuco (UPE). MBA em Gestão Hospitalar pela FUNDACE. Coordenadora Médica do Hemocentro de Ribeirão Preto

Evamberto Garcia de Góes

Graduado em Física pela Universidade Federal de Santa Maria (UFSM). Mestrado em Física Aplicada à Medicina e Biologia pela Universidade de São Paulo (USP). Doutorado em Engenharia Nuclear pela Universidade Federal do Rio de Janeiro (UFRJ). Pós-Doutorado pelo Hemocentro Regional do Hospital das Clínicas da Faculdade de Medicina de Ribeirão Preto da Universidade de São Paulo (FMRP-USP). Especialização de Aprimoramento em Física Radiológica pelo HC-FMRP-USP. Estágio na Universidade de Louvain, Bélgica. Professor-Adjunto no Instituto de Matemática, Estatística e Física da Universidade Federal do Rio Grande (FURG)

Fábio R. Kerbauy

Professor-Adjunto da Disciplina de Hematologia e Hemoterapia da Escola Paulista de Medicina da Universidade Federal de São Paulo (EPM/Unifesp). Médico do Serviço de Hematologia e TMO do Hospital Beneficiência Portuguesa de São Paulo

Fernanda da Cunha Vieira

Médica Hematologista e Hemoterapeuta do Banco de Sangue de São Paulo

Fernando Augusto Proietti

Graduado em Medicina pela Universidade Federal de Minas Gerais (UFMG). Mestre (Epidemiologia das Doenças Parasitárias) pela UFMG. Doutor em Ciências (ScD) (Epidemiologia), Escola de Higiene e Saúde Pública, Johns Hopkins University. Professor do Programa de Pós-Graduação em Saúde Coletiva do Centro de Pesquisa René Rachou (Fiocruz), Belo Horizonte. Professor da Faculdade da Saúde e Ecologia Humana (FASEH)

Flávia Leite Souza Santos

Graduada em Medicina pela Faculdade de Medicina de Ribeirão Preto da Universidade de São Paulo (FMRP-USP). Residência em Clínica Médica e Especialização em Hematologia e Hemoterapia pelo Hospital das Clínicas de Ribeirão Preto. Título de Especialista pela Associação Brasileira de Hematologia e Hemoterapia (ABHH). Médica Hematologista e Hemoterapeuta na Fundação Hemocentro de Ribeirão Preto. Doutoranda pela Disciplina de Oncologia Clínica e Células-Tronco pela Universidade de São Paulo (USP)

Flávia Naves Givisiez
Graduada em Medicina pela Universidade Federal de Minas Gerais (UFMG). Gerente de Controle de Qualidade da Fundação Centro de Hematologia e Hemoterapia de Minas Gerais (Hemominas)

Gil Cunha De Santis
Formado em Medicina pela Faculdade de Medicina de Ribeirão Preto da Universidade de São Paulo (FMRP-USP). Mestrado e Doutorado pela FMRP-USP. Médico Assistente do Hemocentro de Ribeirão Preto

Helio Moraes de Souza
Doutor em Medicina (Hematologia) pela Universidade Federal de São Paulo (Unifesp). Professor Titular de Hematologia e Hemoterapia da Universidade Federal do Triângulo Mineiro (UFTM)

Henrique Nunes Pêcego
Especialista em Hematologia e Hemoterapia pelo Hospital Universitário Pedro Ernesto (HUPE-UERJ). Especialista em Transplante de Medula Óssea pelo HUPE-UERJ. Pós-Graduado em Medicina Intensiva pela Associação de Medicina Intensiva Brasileira (AMIB). Membro da Associação Brasileira de Hematologia, Hemoterapia e Terapia Celular (ABHH) e Sociedade Brasileira de Transplante de Medula Óssea (SBTMO)

Henrique Trombini
Doutorando em Física pela Universidade Federal do Rio Grande do Sul (UFRGS). Mestrado em Física pela UFRGS. Bacharelado com Ênfase em Física Médica pela Universidade Federal do Rio Grande (FURG)

Janaína Luz Narciso-Schiavon
Graduada em Medicina pela Universidade Federal de Santa Catarina (UFSC). Especialista em Gastroenterologia pela Escola Paulista de Medicina da Universidade Federal de São Paulo (EPM/Unifesp) e pela Federação Brasileira de Gastroenterologia (FBG), com atuação em Hepatologia pela Sociedade Brasileira de Hepatologia (SBH). Doutora em Ciências (Gastroenterologia) pela EPM/Unifesp. Professora Adjunta IV de Gastroenterologia do Departamento de Clínica Médica da UFSC. Médica Gastroenterologista e Supervisora da Residência Médica em Hepatologia do Hospital Universitário Polydoro Ernani de São Thiago (UFSC)

Jaques Bushatsky
Graduado em Direito pela Universidade de São Paulo (USP). Graduado em Administração de Empresas pela Fundação Getúlio Vargas (FGV). Ex-Procurador do Estado de São Paulo e Procurador Chefe da Assembleia Legislativa do Estado de São Paulo. Membro Efetivo da Comissão de Direito Urbanístico, da Comissão Especial de Controle Social dos Gastos Públicos e da Comissão de Honorários Advocatícios (OAB). Membro do Instituto dos Advogados de São Paulo (IASP), da Associação dos Advogados de São Paulo (AASP)

João Pedro Marques Pereira
In memoriam

José Carlos Medina Carvalho
Mestrado e Doutorado na Escola Paulista de Medicina da Universidade Federal de São Paulo (EPM/Unifesp)

José Eduardo Levi
Biólogo do Instituto de Biociências da Universidade de São Paulo (USP). Mestre em Biologia Molecular pela USP. Doutor em Virologia pela USP. Pesquisador do Instituto de Medicina Tropical da USP. Pesquisador do Instituto Israelita Albert Einstein. Head de Inovação dos Laboratórios DASA

José Francisco Comenalli Marques Jr.
Graduado em Medicina Humana pela Universidade Estadual Paulista "Júlio de Mesquita Filho" (Unesp). Mestrado em Clínica Médica pela Universidade Estadual de Campinas (Unicamp). Doutorado em Clínica Médica pela Unicamp. Especialização em Gestão de Serviços de Saúde pela Unicamp. Médico da Unicamp e Supervisor da Unidade de Aféreses do Hemocentro/Unicamp

José Mauro Kutner
Doutor em Hematologia e Hemoterapia pela Faculdade de Medicina da Universidade de São Paulo (FMUSP). Gerente Médico do Departamento de Hemoterapia e Terapia Celular do Hospital Israelita Albert Einstein

Juliano Pinheiro de Almeida
Médico-Assistente na Unidade de Terapia Intensiva do Instituto do Câncer do Estado de São Paulo (ICESP). Médico Anestesiologista no Hospital Sepaco. Graduado pela Faculdade de Medicina da Universidade Federal do Rio Grande do Norte (UFRN). Especialização em Anestesiologia com Pós-Graduação *lato sensu* e Residência Médica pela Faculdade de Medicina da Universidade de São Paulo (FMUSP). Doutor em Ciências pelo Programa de Pós-Graduação *stricto sensu* da Disciplina de Anestesiologia da FMUSP. Título de Especialista em Anestesiologia pela Sociedade Brasileira de Anestesiologia (SBA). Título de Especialista em Terapia Intensiva pela Associação de Medicina Intensiva Brasileira (AMIB)

Júlio César Voltarelli
In memoriam

Júnia Guimarães Mourão Cioffi
Médica Pediatra, Hematologista e Hemoterapeuta. Mestre em Administração Pública. Presidente da Fundação Hemominas

Karen de Lima Prata
Graduada em Medicina pela Universidade Federal de Minas Gerais (UFMG). Residência Médica em Pediatria, Hematologia e Hemoterapia pelo Hospital das Clínicas da Faculdade de Medicina da Universidade Federal de Minas Gerais (UFMG). Especialização Médica em Hemoterapia pelo Hemocentro de Ribeirão Preto. Mestrado e Doutorado em Ciências Médicas pela Faculdade de Medicina de Ribeirão Preto da Universidade de São Paulo (FMRP-USP). Título de Especialista em Hematologia e Hemoterapia pela Associação Brasileira de Hematologia, Hemoterapia e Terapia Celular (ABHH). Médica Hematologista da Unidade Transfusional do Hospital das Clínicas da UFMG, filial EBSERH. Responsável Técnica pelo Centro de Processamento Celular (CPC) do Centro de Tecidos Biológicos de Minas Gerais (Cetebio) da Fundação Hemominas

Karin Zattar Cecyn
Graduada em Medicina pela Pontifícia Universidade Católica do Paraná (PUCPR). Mestrado em Medicina (Hematologia) pela Universidade Federal de São Paulo (Unifesp). Doutorado em Medicina (Hematologia) pela Universidade de São Paulo (USP). Médica concursada pela Universidade Federal de São Paulo (Unifesp). Experiência na área de Hematologia com ênfase em Aféreses – Especialização em City of Hope Duarte – Comprehensive Cancer Centre, Califórnia (EUA)

Larissa Barbosa Lopes
Bacharelado em Ciências Biológicas pela Universidade Federal de São Paulo (Unifesp). Mestrado e Doutorado em Ciências pelo Programa de Medicina – Hematologia e Hemoterapia da Unifesp

Lilian Castilho
Graduada em Ciências Biológicas pela Universidade Estadual Paulista "Júlio de Mesquita Filho" (Unesp). Mestrado em Microbiologia e Imunologia pela Universidade Federal de São Paulo (Unifesp). Especialização em Imuno-Hematologia pelo Centre National des Référence pour les Groupes Sanguins, Paris, França. Doutorado em Microbiologia e Imunologia pela Unifesp. Pós-Doutorado em Biologia Molecular de Grupos Sanguíneos pelo New York Blood Center, Nova York, EUA. Pesquisadora da Universidade Estadual de Campinas (Unicamp). Consultora Científica do Hospital Israelita Albert Einstein

Lucas Eduardo Botelho de Souza
Graduado em Licenciatura e Bacharelado em Ciências Biológicas pela Faculdade de Filosofia, Ciências e Letras de Ribeirão Preto da Universidade de São Paulo (FFCLRP-USP). Mestrado e Doutorado em Ciências pela Faculdade de Medicina de Ribeirão Preto da Universidade de São Paulo (FMRP-USP)

Lucas Sacchini Del Lama
Graduado em Física Médica pela Faculdade de Filosofia, Ciências e Letras de Ribeirão Preto da Universidade de São Paulo (FFCLRP-USP)

Luciana Correa Oliveira de Oliveira
Graduada em Medicina pela Faculdade de Medicina de Ribeirão Preto da Universidade de São Paulo (FMRP-USP). Mestrado e Doutorado em Medicina pela FMRP-USP. Médica-Assistente de Hemoterapia da Fundação Hemocentro de Ribeirão Preto. Médica-Assistente do Hospital das Clínicas da Faculdade de Medicina da Universidade de São Paulo (HC-FMUSP)

Ludhmila Abrahão Hajjar
Professora-Associada da Faculdade de Medicina da Universidade de São Paulo (FMUSP) do Departamento de Cardiopneumologia – Disciplina de Cardiologia. Diretora Clínica do Instituto do Coração do Hospital das Clínicas da Faculdade de Medicina da Universidade de São Paulo (InCor-HC-FMUSP). Vice-Coordenadora do Programa de Pós-Graduação em Cardiologia da FMUSP. Coordenadora da Unidade de Terapia Intensiva Cirúrgica do InCor-HC-FMUSP. Coordenadora da UTI do Instituto do Câncer do Estado de São Paulo Octavio Frias de Oliveira (ICESP). Coordenadora da UTI Cardiológica do Hospital Sírio-Libanês. Membro do Conselho Diretor do ICESP. Membro do Departamento de Cardiopneumologia do InCor-HC-FMUSP. Membro da Coordenação Geral da Pós-Graduação da FMUSP. Membro da Congregação da FMUSP. Graduada em Medicina pela Universidade de Brasília (UnB). Residência de Clínica Médica e de Cardiologia no InCor-HC-FMUSP

COLABORADORES

Luis de Mello Amorim Filho
Medico Hematologista e Hemoterapeuta. Professor-Adjunto da Universidade Federal Fluminense (UFF). Diretor-Geral do Hemorio

Lydia Blanco
Diretora na Fundación de Hemoterapia y Hemodonación de Castilla y León – Valladolid, Espanha

Magnun Nueldo Nunes dos Santos
Graduado em Biomedicina pela Universidade Federal de Pernambuco (UFPe). Mestrado em Ciências Médicas pela Universidade Estadual de Campinas (Unicamp). Doutorado em Ciências Médicas pela Unicamp. Pós-Doutorado em Hemoglobinopatias pela Unicamp

Marcelo Addas-Carvalho
Médico Hematologista e Hemoterapeuta. Graduado e com Residência Médica pela Faculdade de Ciências Médicas da Universidade Estadual de Campinas (FCM/Unicamp). Mestrado e Doutorado pela FCM/Unicamp em Clínica Médica com Concentração em Hematologia e Hemoterapia e Especialização em Gestão Hospitalar. Gerente de Qualidade do Hemocentro de Campinas/Unicamp. Membro Titular da Comissão de Pós-Graduação do Mestrado Profissional em Hemoterapia da FCM/Unicamp. Membro da Comissão Permanente de Hemovigilância da Agência Nacional de Vigilância Sanitária (Anvisa) e do Grupo de Assessoramento Técnico do Programa Nacional de Qualificação da Rede Nacional de Serviços de Hematologia e Hemoterapia – Hemorrede (Programa de Qualificação da Hemorrede – PNQH) da CGSH/DAET/SAS/MS

Marcelo Ortega Ruiz
Biomédico pela Universidade de Marília (Unimar). Responsável Técnico do Laboratório de Imunologia de Marília

Márcia Maria Ferreira da Silva
Doutora em Patologia Clínica e Biomedicina. PhD em Ciências da Saúde – Hemoterapia e Segurança Transfusional

Margareth Castro Ozelo
Graduada em Medicina pela Faculdade de Ciências Médicas da Universidade Estadual de Campinas (FCM/Unicamp). Residência Médica em Hematologia e Hemoterapia pela FCM/Unicamp. Doutorado em Ciências Médicas pela FCM/Unicamp. Pós-Doutorado em Terapia Gênica para Hemofilia pela Queens University, Kingston, Canadá. Professora da Disciplina de Hematologia e Hemoterapia do Departamento de Clínica Médica da FCM/Unicamp. Diretora da Divisão de Hematologia do Departamento de Clínica Médica da FCM/Unicamp

Maria Angelica de Camargo Soares
Médica Especialista em Hematologia e Hemoterapia. Mestre em Hematologia pela Faculdade da Universidade de São Paulo (Unifesp). Médica da Disciplina de Hematologia e Hemoterapia da Escola Paulista de Medicina da Unifesp e do Hemocentro da Unifesp

Maria de Fátima Sonati
Bacharel e Licenciada em Ciências Biológicas pela Universidade Estadual de Campinas (Unicamp). Mestrado em Genética Humana pela Unicamp. Doutorado em Genética e Biologia Molecular pela Unicamp. Pós-Doutorado em Genética Molecular Humana pela Royal Postgraduate Medical School, University of London, Reino Unido. Docente da Área de Hematologia do Departamento de Patologia Clínica da Faculdade de Ciências Médicas da Unicamp

Maria Lourdes Barjas-Castro
Médica Hematologista e Hemoterapeuta pela Universidade Estadual de Campinas (Unicamp). Mestrado e Doutorado em Medicina Interna pela Unicamp. Especialização em Medicina Transfusional pela Université Pierre et Marie Curie, Paris, França

Maria Lucia Gomes Ferraz
Graduada em Medicina pela Universidade Federal de São Paulo (Unifesp). Mestrado em Gastroenterologia pela Unifesp. Doutorado em Gastroenterologia pela Unifesp. Pós-Doutorado na Michigan University. Professora-Adjunta da Unifesp. Pesquisadora do Instituto D'Or de Pesquisa e Ensino. Coordenadora do Programa de Pós-Graduação em Gastroenterologia da Unifesp. Membro Titular da Sociedade Brasileira de Hepatologia (SBH)

Maria Margarida Nunes Pêcego
Graduada em Medicina pela Universidade Gama Filho (UGF). Especialização em Gestão pela Qualidade pelo Instituto Brasileiro da Qualidade Nuclear (IBQN). Especialização em Gestão em Serviços de Saúde pela Escola Nacional de Saúde Pública (ENSP). Residência Médica pela UGF. Médica Hemoterapeuta do Instituto Estadual de Hematologia Arthur Siqueira Cavalcanti. Médica Hemoterapeuta da Serviços de Urgência Médica (SERUM)

Maria Rios
Graduada em Farmácia Bioquímica pela Universidade Federal da Bahia (UFBA). Mestrado em Microbiologia e Imunologia pela Universidade Federal de Minas Gerais (UFMG). Doutorado em Ciências pela Escola Paulista de Medicina da Universidade Federal de São Paulo (EPM/Unifesp). Pós-Doutorado pelo Lindley Kinball Research Institute, New York Blood Center (NYBC), EUA

Maria Stella Figueiredo
Professora-Associada, Livre-Docente da Disciplina de Hematologia e Hemoterapia do Departamento de Oncologia Clínica e Experimental da Escola Paulista de Medicina da Universidade Federal de São Paulo (EPM/Unifesp)

Mário Soares de Azevedo Neves
Chefe do Serviço de Fracionamento e Produção do Hemocentro de Belo Horizonte (Hemominas). Chefe da Agência Transfusional do Hospital Madre Tereza, Belo Horizonte. Médico Hemoterapeuta do Hospital das Clínicas da Faculdade de Medicina da Universidade Federal de Minas Gerais (UFMG)

Marisa Coelho Adati
Farmacêutica pela Universidade Federal Fluminense (UFF). MBA em Gestão pela Qualidade Total pela UFF. Mestre em Vigilância Sanitária pelo Instituto Nacional de Controle de Qualidade em Saúde da Fundação Oswaldo Cruz (Fiocruz). Tecnologista Sênior em Saúde Pública da Fiocruz

Mauro Pellegrino Avanzi
Médico Hematologista com Residência pela Faculdade de Medicina de Ribeirão Preto (FMRP-USP). Doutorado pelo New York Blood Center e Faculdade de Medicina da Santa Casa de São Paulo. Pós-Doutorado pelo Memorial Sloan Kettering Cancer Center. Diretor Médico na Kite Pharma

Melca Maria Oliveira Barros
Graduada em Medicina pela Universidade Federal de Alagoas (Ufal). Doutorado em Ciências (Hematologia) pela Universidade Federal de São Paulo (Unifesp). Médica da Disciplina de Hematologia e Hemoterapia da Unifesp

Monica Pinheiro de Almeida Veríssimo
Graduada em Medicina pela Universidade de São Paulo (USP). Médica Hematologista e Hemoterapia Pediátrica do Centro Infantil de Investigações Hematológicas Dr. Domingos A. Boldrini. Membro do Comitê Científico da Associação Brasileira de Talassêmicos (ABRASTA) e do Departamento de Hematologia e Oncologia da Sociedade de Pediatria de São Paulo (SPSP)

Nanci Alves Salles
Graduada em Biomedicina pela Universidade de Santo Amaro (Unisa). Chefe de Divisão da Fundação Pró-Sangue Hemocentro de São Paulo

Nelson Fraiji
Graduado em Medicina pela Universidade Federal do Amazonas (UFAM). Doutorado em Hematologia pela Escola Paulista de Medicina da Universidade de São Paulo (EPM/USP). Pós-Doutorado pelo Centre du Transfusion Sanguine Dangers. Professor Adjunto IV da UFAM. Médico Hematologista da Fundação de Hematologia e Hemoterapia do Amazonas da Universidade do Estado do Amazonas (HEMOAM/UEA). Vice-Coordenador do Programa de Pós-Graduação Mestrado em Ciências Aplicadas à Hematologia. Diretor Presidente da HEMOAM/UEA

Paula Gracielle Guedes Granja
Médica Hematologista e Hemoterapeuta Pediátrica. Coordenadora do Serviço de Hemoterapia e do Ambulatório de Hemostasia e Trombose do Hospital do Grupo de Apoio ao Adolescente e Criança com Câncer (GRAACC), São Paulo. Título de Especialista em Pediatria e Área de Atuação em Hematologia e Hemoterapia Pediátrica. Especialização em Hemoterapia e Terapia Celular pelo Hospital Israelita Albert Einstein. MBA em Gestão em Saúde pela Fundação Getulio Vargas (FGV)

Paula Ribeiro Villaça
Graduada em Medicina pela Universidade Federal de Juiz de Fora (UFJF). Doutorado em Medicina (Hematologia) pela Universidade de São Paulo (USP). Médica da Fundação Pró-Sangue Hemocentro de São Paulo. Médica do Hospital das Clínicas da Faculdade de Medicina da Universidade de São Paulo (HC-FMUSP). Professor Colaborador da USP

Perla Vicari
Tem experiência na área de Clínica Geral, com ênfase em Hematologia e Hemoterapia, atuando principalmente nos seguintes temas: Anemias Hereditárias e Adquiridas, Coagulação, Aplasia Medular e Biologia Molecular

COLABORADORES

Philip Bachour
Hematologista e Transplante de Medula Óssea pela Universidade Federal de São Paulo (Unifesp). Coordenador e Responsável Técnico do Serviço de Hematologia e Transplante de Medula Óssea do Hospital Alemão Oswaldo Cruz

Rafaelle C. G. Fares
Graduada em Nutrição pelo Centro Universitário Newton Paiva. Mestrado e Doutorado em Biologia Celular e Molecular pelo Centro de Pesquisa René Rachou (Fiocruz, MG). Pós-Doutorando no U.S. Food and Drug Administration, EUA

Ricardo de Paula Battaglini
Graduado em Medicina pela Universidade Estadual de Campinas (Unicamp). Residência Médica em Hematologia e Hemoterapia pela Irmandade da Santa Casa de Misericórdia de São Paulo. Título de Especialista em Hematologia e Hemoterapia pela Associação Brasileira de Hematologia, Hemoterapia e Terapia Celular (ABHH). Especialização em Hemoterapia pela Irmandade da Santa Casa de Misericórdia de São Paulo

Ricardo Haddad
Farmacêutico Bioquímico. Mestre em Ciências Farmacêuticos pela Faculdade de Farmácia da Universidade de São Paulo (USP), Ribeirão Preto

Roberto José de Carvalho Filho
Graduado em Medicina pela Universidade Federal de Juiz de Fora (UFJF). Doutorado em Gastroenterologia pela Escola Paulista de Medicina da Universidade Federal de São Paulo (EPM/Unifesp). Pós-Doutorado em Hepatologia no Service d'Hépatologie, Hôpital Beaujon (Assistance Publique/Hôpitaux de Paris) e Institut National de la Santé et de la Recherche Médicale (INSERM U773-CRB3), Université Denis Diderot-Paris 7, França. Professor Adjunto da Disciplina de Gastroenterologia da EPM/Unifesp

Roberto Passetto Falcão
Professor Titular Senior, Departamento de Clínica Médica, Faculdade de Medicina de Ribeirão Preto da Universidade de São Paulo (FMRP-USP)

Rodolfo Delfini Cançado
Professor Adjunto da Faculdade de Ciências Médicas da Santa Casa de São Paulo. Chefe do Serviço de Hematologia da Santa Casa de São Paulo. Médico Hematologista do Hospital Samaritano, São Paulo

Sandra Vallin Antunes
Graduada em Medicina pela Pontifícia Universidade Católica de São Paulo (PUC). Mestrado em Medicina (Hematologia) pela Universidade Federal de São Paulo (Unifesp). Doutorado em Medicina (Hematologia) pela Unifesp. Coordenadora do Serviço de Hemofilia da Unifesp. Médica Hematologista do Hospital Prof. Edmundo Vasconcelos

Sara Teresinha Olalla Saad
Professora Titular de Hematologia do Departamento de Clínica Médica da Faculdade de Ciências Médicas da Universidade Estadual de Campinas (Unicamp)

Sérgio Augusto Buzian Brasil
Graduado em Medicina pela Faculdade de Ciências Médicas da Santa Casa de São Paulo (FCMSCSP). Mestrado em Ciências pela Universidade de São Paulo (USP). Professor Voluntário da FCMSCSP. Médico da Santa Casa de Misericórdia de São Paulo

Sérgio Domingos Vieira
Médico Hemoterapeuta do Banco de Sangue de São Paulo. Responsável pelo Serviço Transfusional do Hospital do Coração (HCor), São Paulo

Sidneia Sanches
Graduada em Biomedicina pela Universidade de Santo Amaro (Unisa). Título de Doutor em Ciências pela Universidade Federal de São Paulo (Unifesp). Assessora Técnica da Biotec Processamento do Sangue

Simone Kashima Haddad
Graduada em Farmácia-Bioquímica pela Faculdade de Ciências Farmacêuticas de Ribeirão Preto da Universidade de São Paulo (FCFRP-USP). Mestrado em Imunologia Básica e Aplicada pela FMRP-USP. Doutorado pelo Departamento de Clínica Médica da FMRP-USP. Pós-Doutorado pelo Departamento de Clínica Médica da FMRP-USP. Pesquisador Científico e Tecnológico do Hemocentro de Ribeirão Preto, Centro de Terapia Celular (CTC) e Instituto Nacional de Células-Tronco e Terapia Celular (INCTC)

Stéphanie Itala Rizk
Graduada em Medicina pela Escola Superior de Ciências da Santa Casa de Misericórdia de Vitória. Residência de Clínica Médica no Hospital da Santa Casa de Misericórdia de Vitória. Residência em Cardiologia no Hospital Sírio-Libanês. Capacitação em Insuficiência Cardíaca, Transplante Cardíaco e Dispositivos de Assistência Ventricular no Projeto Coração Novo, do Hospital Sírio-Libanês. Médica Intensivista da UTI do Instituto do Câncer do Estado de São Paulo (ICESP). Doutoranda em Cardiologia pela Universidade de São Paulo (USP)

Susan Elisabeth Jorge
Graduada em Farmácia e Bioquímica pela Universidade Paulista (Unip). Mestrado e Doutorado em Ciências Biomédicas pela Universidade Estadual de Campinas (Unicamp), como parte do projeto de Doutoramento realizado na Universidad de Buenos Aires/INQUIMAE. Pós-Doutorado no Departamento de Hematologia e Oncologia no Beth Israel Deaconess Medical Center (BIDMC), da Harvard Medical School, EUA

Svetoslav Nanev Slavov
Graduado em Ciências Biológicas pela Universidade de Sófia & St. Kliment Ohridski, Bulgária. Mestrado em Virologia pela Universidade de Sófia & St. Kliment Ohridski. Doutorado em Virologia Clínica pelo Centro Nacional de Doenças Infecciosas e Parasitárias, Sófia, Bulgária. Pós-Doutorado pelo Departamento de Clínica Médica da Faculdade de Medicina de Ribeirão Preto da Universidade de São Paulo (FMRP-USP)

Vagner de Castro
Graduado em Medicina pela Faculdade de Medicina de Marília (Famema). Doutorado em Clínica Médica pela Universidade Estadual de Campinas (Unicamp). Pós-Doutorado em Imunologia Plaquetária no Institute for Blood Transfusion – Giessen University, Alemanha. Médico Assistente Doutor da Unicamp. Diretor do Serviço de Coleta do Hemocentro da Unicamp

Vanderson Rocha
Professor Titular de Hematologia, Hemoterapia e Terapia Celular da Faculdade de Medicina da Universidade de São Paulo (FMUSP). Presidente da Fundação Pró-Sangue Hemocentro de São Paulo. Professor de Hematologia da University of Oxford, Oxford, Reino Unido

Wilson Baleotti Jr.
Graduado em Ciências Biológicas pela Faculdade de Ciências da Saúde Barão de Mauá. Mestrado em Ciências Básicas pelo Departamento de Clínica Médica da Universidade Estadual de Campinas (Unicamp). Doutorado em Ciências Básicas pelo Departamento de Clínica Médica da Unicamp. Professor-Assistente da Disciplina de Patologia Clínica. Responsável pelo Laboratório de Genotipagem de Células Sanguíneas da Faculdade de Medicina de Marília (Famema)

PREFÁCIO

O *Tratado de Hemoterapia – Fundamentos e Prática* foi desenvolvido e preparado por profissionais brasileiros de altíssimo gabarito e experiência. Ele contém 81 capítulos que cobrem todos os aspectos da hemoterapia moderna e inclui conexões e dependências da especialidade com outras áreas da biologia e medicina, desde a ciência básica até os mais sofisticados procedimentos terapêuticos, técnicas moleculares e terapia celular. O resultado final é impressionante porque o livro apresenta uma condensação de conhecimento que é útil tanto para o principiante como para aqueles que praticam a especialidade. Aqui, o leitor encontrará de maneira concisa o começo, o meio e o estado atual de cada uma das áreas da Medicina em que sangue está envolvido. Merecem crédito não só os colaboradores, que cuidadosamente prepararam cada um dos capítulos, mas também os editores pela seleção dos participantes e pela harmonia da edição.

A hemoterapia brasileira teve avanço extraordinário nas últimas décadas. O progresso resultou da disponibilização de recursos humanos e materiais em resposta à trágica epidemia de HIV transfusional: com este esforço, o Brasil "venceu o desafio de conter a transmissão descontrolada de agentes infecciosos como o HIV e os vírus das hepatites" por transfusão de sangue. Infelizmente, este progresso foi heterogêneo e ainda existe grande variabilidade na qualidade de serviços, tanto em instalações como em recursos humanos.

Um dos objetivos dos editores e contribuintes deste tratado é facilitar o acesso de todos interessados em hemoterapia a uma mesma base sólida de conhecimento, com uma visão crítica da especialidade e com referências bibliográficas suficientes para aprofundamento em cada uma das áreas de interesse que supere a atenção limitada dada à hemoterapia em cursos de medicina e programas de residência médica.

Encerrando, quero reconhecer o esforço imenso de cada um dos colaboradores, dos editores e do pessoal da Editora Atheneu que permitiu o sucesso desta grande aventura. É uma grande honra prefaciar o *Tratado de Hemoterapia – Fundamentos e Prática*. Estou orgulhoso de ser parte deste time.

Prof. Celso Bianco*

---

*O Prof. Celso Bianco nasceu em São Paulo e formou-se na Escola Paulista de Medicina em 1966. Após a residência, fez pesquisa em imunologia na New York University School of Medicine, NY, EUA, na Rockefeller University e na The State University of New York, onde foi Professor de Patologia. Em 1982, foi para o New York Blood Center, onde trabalhou em doenças infecciosas transmitidas por transfusão. Assumiu a posição de Vice-Presidente Médico em 1992. Em 2000, mudou-se para o America's Blood Centers (ABC) em Washington, DC, como Vice-Presidente Executivo e envolveu-se em política de transfusão. Aposentou-se em 2012. Em 2014, foi eleito Presidente da International Society of Blood Transfusion e hoje é membro do Conselho como Presidente-Passado. É também membro do Conselho da ICCBBA, a fundação que cuida do sistema de informação ISBT 128 para produtos médicos de origem humana.

SUMÁRIO

PARTE 1 • ASPECTOS FISIOLÓGICOS DO SANGUE E DA MEDULA ÓSSEA, 1

1. Hematopoese: cinética de hemácias, neutrófilos e plaquetas, 3
Bárbara Amélia Ap. Santana
Eduardo Magalhães Rego

2. Sistema linfoide, 13
Roberto Passetto Falcão
Júlio César Voltarelli (in memoriam)

3. Hemoglobina: estrutura, síntese e transporte de oxigênio, 31
Susan Elisabeth Jorge
Magnun Nueldo Nunes dos Santos
Maria de Fátima Sonati

4. Composição e funções do plasma humano, 41
Carlos Sérgio Chiattone
Sérgio Augusto Buzian Brasil

5. Fisiologia da coagulação do sangue, 47
Carolina Costa-Lima
Margareth Castro Ozelo

PARTE 2 • COLETA, TESTES E PROCESSAMENTO DO SANGUE, 63

6. Captação e triagem clínica de doadores de sangue, 65
Cesar de Almeida Neto

7. Aconselhamento de doadores de sangue inaptos, 77
Maria Angelica de Camargo Soares

8. Triagem laboratorial e coleta de sangue, 91
Ricardo de Paula Battaglini
Dante Mário Langhi Júnior

9. Testes sorológicos para triagem de doenças transmissíveis por transfusão, 101
José Eduardo Levi

10. Testes moleculares para triagem de doenças transmissíveis por transfusão, 111
Cláudia Cortese Barreto
Nanci Alves Salles
Ester Cerdeira Sabino

11. Processamento, armazenamento e distribuição do sangue coletado, 123
Júnia Guimarães Mourão Cioffi
Mário Soares de Azevedo Neves
Flávia Naves Givisiez

12. Controle da qualidade de hemocomponentes, 141
Eugênia Maria Amorim Ubiali
Ana Paula Rocha Diniz Zanelli

PARTE 3 • ANTÍGENOS E ANTICORPOS DE CÉLULAS SANGUÍNEAS, 151

13. Antígenos eritrocitários como moléculas funcionais, 153
Sara Teresinha Olalla Saad
Maria Lourdes Barjas-Castro

14. Sistema de grupo sanguíneo ABO, 163
Carla Luana Dinardo

15. Sistema de grupo sanguíneo Rh, 175
Lilian Castilho

16. Sistemas de grupos sanguíneos Duffy, Kell e Kidd, 191
   16.1. Sistema Duffy, 191
      Dante Mário Langhi Júnior
      Edmir Boturão Neto
      José Carlos Medina Carvalho

16.2. Sistema Kell, 200
Edmir Boturão Neto

16.3. Sistema Kidd, 210
Melca Maria Oliveira Barros
Dante Mário Langhi Júnior

17. Outros sistemas de grupos sanguíneos, 213
Antonio Fabron Jr.
Wilson Baleotti Jr.

18. Aloantígenos plaquetários humanos (HPA), 225
Vagner de Castro

19. Sistemas de antígenos de neutrófilos humano, 237
Larissa Barbosa Lopes
Elyse Moritz
José Orlando Bordin

20. Sangue raro, 253
Lilian Castilho

PARTE 4 • COMPONENTES E DERIVADOS DO SANGUE, 259

21. Anemia aguda e transfusão de concentrados de hemácias, 261
Nelson Fraiji

22. Uso clínico de concentrado de plaquetas, 269
Marcelo Addas-Carvalho

23. Transfusão de granulócitos, 279
Adriana Seber
Paula Gracielle Guedes Granja

24. Leucorredução de hemocomponentes celulares, 289
Melca Maria Oliveira Barros
José Orlando Bordin

25. Irradiação de sangue e componentes: controle da qualidade do processo da irradiação, 301
Dimas Tadeu Covas
Evamberto Garcia de Góes
Lucas Sacchini Del Lama
Henrique Trombini

26. Uso do plasma fresco congelado, 313
Melca Maria Oliveira Barros
Luis de Mello Amorim Filho

27. Uso clínico de crioprecipitado e concentrados de fatores da coagulação, 321
Sandra Vallin Antunes
Christiane Maria da Silva Pinto

28. Uso clínico de imunoglobulina, 327
Luís de Mello Amorim Filho
Maria Angelica de Camargo Soares

29. Alternativas à transfusão alôgenica de hemácias, 345
Rodolfo Delfini Cançado

30. Cuidados na administração da transfusão sanguínea, 361
Cristiane Yoshie Nakazawa
José Mauro Kutner

PARTE 5 • AFÉRESES, 369

31. Aférese – princípios e técnicas, 371
Alfredo Mendrone Júnior
Cyntia A. Arrais

32. Citaféreses terapêuticas, 379
José Francisco Comenalli Marques Jr.

33. Procedimento de troca plasmática (plasmaférese terapêutica), 389
Alfredo Mendrone Júnior

34. Mobilização e coleta de células progenitoras hematopoéticas, 405
Karin Zattar Cecyn

35. Eritrocitaféreses terapêuticas em anemia falciforme, 417
Antônio Sergio Torloni

36. Fotoféreses, 425
José Francisco Comenalli Marques Jr.

37. Infusão de linfócitos do doador em pacientes submetidos a transplante de células hematopoéticas alogênico, 435
Fábio R. Kerbauy
Philip Bachour

PARTE 6 • TRANSFUSÃO EM CIRURGIA, 443

38. Tabela de uso máximo de sangue e hemocomponentes, 445
Maria Margarida Nunes Pêcego
Henrique Nunes Pêcego

SUMÁRIO

39. Autotransfusão (programa de conservação sanguínea), 453
Sérgio Domingos Vieira
Fernanda da Cunha Vieira

40. Transfusão de hemácias na cirurgia cardíaca, 469
Stéphanie Itala Rizk
Juliano Pinheiro de Almeida
Ludhmila Abrahão Hajjar

41. Transfusão maciça, 477
Luciana Correa Oliveira de Oliveira
Gil Cunha De Santis

42. Transfusão em transplantes de órgãos sólidos, 485
Bruna Maria Ozenda Fontes
Carlos Roberto Jorge

43. Transfusão em urgência e trauma, 493
José Mauro Kutner
Claudia Terzian

PARTE 7 • SITUAÇÕES ESPECIAIS EM HEMOTERAPIA, 503

44. Protocolos de transfusão em hemoglobinopatias, 505
Rodolfo Delfini Cançado
Monica Pinheiro de Almeida Veríssimo

45. Suporte hemoterápico em transplante de células progenitoras hematopoéticas, 515
Alfredo Mendrone Júnior
Dante Mário Langhi Júnior

46. Transfusão em obstetrícia e neonatologia, 529
André Luís Albiero

47. Transfusão em anemia hemolítica autoimune, 541
Melca Maria Oliveira Barros
Dante Mário Langhi Júnior

48. Transfusão em outras anemias crônicas, 555
Perla Vicari
Maria Stella Figueiredo

49. Tratamento hemoterápico nas coagulopatias adquiridas, 559
Dayse Maria Lourenço

50. Hemoterapia para pacientes com coagulopatias hereditárias, 567
Elbio Antonio D'Amico
Paula Ribeiro Villaça
Erica Okazaki

51. Agentes estimuladores da eritropoese e substitutos do sangue, 579
Gil Cunha De Santis
Flávia Leite Souza Santos

PARTE 8 • REAÇÕES TRANSFUSIONAIS, 585

52. Reações transfusionais hemolíticas, 587
Dante Mário Langhi Júnior
João Pedro Marques Pereira
Cláudia Marques Pereira

53. Reação febril não hemolítica, 595
Melca Maria Oliveira Barros
Dante Mário Langhi Júnior

54. Reações transfusionais alérgicas, 605
Karin Zattar Cecyn
Divaldo de Almeida Sampaio

55. Insuficiência pulmonar aguda associada à transfusão, 611
Antonio Fabron Jr.

56. Efeitos imunes e inflamatórios associados à transfusão, 619
José Orlando Bordin
Dante Mário Langhi Júnior

PARTE 9 • INFECÇÕES TRANSMITIDAS POR TRANSFUSÃO, 627

57. Infecções transmitidas por transfusão, 629
Antonio Eduardo Benedito Silva
Janaína Luz Narciso-Schiavon
Maria Lucia Gomes Ferraz
Roberto José de Carvalho Filho

58. HIV, 641
Dimas Tadeu Covas
Simone Kashima Haddad
Svetoslav Nanev Slavov

59. Vírus linfotrópicos das células T humanas – HTLV-1 e 2, 659
Anna Bárbara de Freitas Carneiro-Proietti
Bernadette Correa Catalan-Soares
Fernando Augusto Proietti
Simone Kashima Haddad

SUMÁRIO

60. Contaminação bacteriana de hemocomponentes, 667
Eugênia Maria Amorim Ubiali
Gil Cunha De Santis

61. Doença de Chagas, malária e leishmaniose transfusional, 681
Helio Moraes de Souza
Márcia Maria Ferreira da Silva

62. Infecções emergentes transmissíveis por transfusão de sangue, 699
Maria Rios
Rafaelle C. G. Fares
Celso Bianco

63. Inativação de patógenos em componentes sanguíneos, 713
Lydia Blanco
Alfredo Mendrone Júnior

PARTE 10 • ORGANIZAÇÃO E CONTROLE DE QUALIDADE EM SERVIÇOS DE HEMOTERAPIA, 721

64. Comitê hospitalar de transfusão, 723
José Mauro Kutner
Ana Paula Hitomi Yokoyama

65. Responsabilidade civil e serviços de hemoterapia – alguns aspectos aprendidos na prática forense, 731
Jaques Bushatsky

66. Gestão da qualidade em serviços de hemoterapia, 745
Eugênia Maria Amorim Ubiali
Ricardo Haddad

67. Vigilância sanitária em hemoterapia, 759
Alúdima de Fátima Oliveira Mendes
Marisa Coelho Adati

PARTE 11 • LABORATÓRIO EM HEMOTERAPIA, 769

68. Princípios sorológicos aplicados à imuno-hematologia, 771
Flávia Leite Souza Santos

69. Testes pré-transfusionais de compatibilidade sanguínea, 785
Sidneia Sanches

70. Aplicações do teste de antiglobulina direto, 799
Maria Lourdes Barjas-Castro

SUMÁRIO

71. Investigação laboratorial em pacientes com anticorpos eritrocitários, 809
Carla Luana Dinardo

72. Criopreservação de células-tronco, 819
Andrea Tiemi Kondo
Araci Massami Sakashita

73. Sistema de histocompatibilidade humano, 829
Marcelo Ortega Ruiz

74. Técnicas moleculares em imuno-hematologia eritrocitária, 837
Denise Menezes Brunetta
Lilian Castilho

75. Técnicas sorológicas e moleculares em imuno-hematologia plaquetária, 847
Vagner de Castro

76. Técnicas sorológicas e moleculares em imuno-hematologia granulocitária, 853
Elyse Moritz
Larissa Barbosa Lopes
José Orlando Bordin

PARTE 12 • TERAPIA CELULAR, 869

77. Terapia celular: aspectos conceituais, 871
Dimas Tadeu Covas

78. Células mesenquimais estromais: do laboratório à aplicação clínica, 881
Karen de Lima Prata
Lucas Eduardo Botelho de Souza
Gil Cunha De Santis

79. Imunoterapia celular: CAR *cells*, 895
Mauro Pellegrino Avanzi

80. Laboratório de processamento de produto de terapia celular, 907
Gil Cunha De Santis
Ana Paula Rocha Diniz Zanelli

81. Transplante de células-tronco de cordão umbilical, 915
Vanderson Rocha
Celso Arrais-Rodrigues

Índice Remissivo, 929

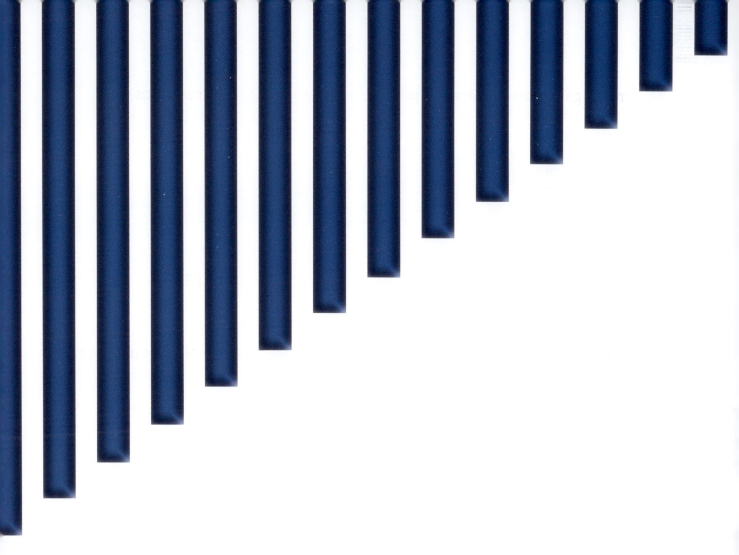

Parte 1

ASPECTOS FISIOLÓGICOS DO SANGUE E DA MEDULA ÓSSEA

1

HEMATOPOESE: CINÉTICA DE HEMÁCIAS, NEUTRÓFILOS E PLAQUETAS

Bárbara Amélia Ap. Santana
Eduardo Magalhães Rego

Uma das maiores vantagens conferidas aos mamíferos sobre os invertebrados é a capacidade de empacotar grandes quantidades de hemoglobina dentro das células. Isso permite o transporte de oxigênio para os tecidos sem um aumento significativo da pressão oncótica, o que poderia ocorrer na presença de concentrações similares de hemoglobina de alto peso molecular livre no plasma. O conhecimento sobre a produção das células sanguíneas só começou a ser explorado com sucesso no século XIX, quando Neumann demonstrou que as células vermelhas se originavam a partir de um precursor na medula óssea.

As células do sangue dos vertebrados, incluindo humanos, são continuamente substituídas para manter o número constante de eritrócitos, leucócitos e plaquetas. O número de cada tipo celular é mantido em uma faixa bem estreita em um adulto fisiologicamente normal, cerca de 5.000 granulócitos/µL, 5×10^6 células vermelhas/uL, e 150.000-300.000 plaquetas/µL de sangue total. Estima-se que um homem pesando em torno de 70 kg produza cerca de 200 bilhões de eritrócitos e 70 bilhões de neutrófilos por dia. A produção de células sanguíneas é chamada de hematopoese e, após o nascimento, ocorre na medula óssea, sendo regulada por diversas moléculas tais como: citocinas, fatores de crescimento, hormônios, além de interações célula-célula e célula-matriz estromal. Todas as células do sangue, independente da linhagem, se mieloide ou linfoide, são derivadas de uma célula comum: a célula-tronco hematopoética (HSC, *Hematopoietic Stem Cell*), a qual compreende de 0,01 a 0,05% da população celular total da medula óssea. A HSC pode ser definida funcionalmente como aquela célula capaz de reconstituir a hematopoese de um indivíduo letalmente irradiado ou tratado com agentes quimioterápicos capazes de induzir a completa mieloablação.

A medula óssea, para fins didáticos, pode ser divida em: 1) tecido hematopóetico, que inclui as HSCs, células precursoras e diferenciadas, e 2) estroma, que é constituído por um componente celular (fibroblastos, adipócitos, macrófagos, linfócitos e células endoteliais dos sinusoides) e, por um componente acelular (matriz extracelular).

ANATOMIA DA MEDULA ÓSSEA

O espaço medular vermelho (com hematopoese ativa) de uma criança é proporcionalmente maior que o de um adulto, naturalmente por conta da maior demanda pela produção de células vermelhas durante a vida neonatal. Após o nascimento, há uma regressão no requerimento de células vermelhas, e a medula óssea ativa, que era encontrada em todos os ossos, passa a ser progressivamente substituída por gordura. Este processo se inicia nas diáfises dos ossos longos e, no jovem adulto, o tecido hematopoético ativo fica restrito às epífises desses ossos, além do esterno, costelas, crânio, vértebras e pélvis. Em certas doenças, onde há aumento da demanda por células sanguíneas, pode ocorrer a reativação da hematopoese em sítios fetais (fígado e baço), assim como em linfonodos, adrenais, cartilagem, tecido adiposo e até rins.

O microambiente da cavidade medular é uma área anatômica e celular complexa, constituída por uma rede de canais vasculares ou sinusoides por onde circulam as células hematopoéticas. Além dos compartimentos vascular e hematopoético, também estão presentes células reticulares fibroblastoides que formam a superfície adventícia dos sinusoides vasculares e cujas extensões citoplasmáticas criam o arcabouço para as células. Essa rede fibroblastoide tem duas funções principais: 1) fornecer uma estrutura adesiva sobre a qual as células em desenvolvimento se ligam e 2) produzir fatores que estimulam a formação de colônias hematopoéticas.

Quanto à circulação sanguínea na medula óssea, as artérias medulares diafisárias são denominadas artérias centrais e emitem ramos centrípetos chamados artérias radiais, que drenam para um grande seio venoso central. Elas também possuem ramos corticais que passam através de canais para alimentar capilares, formando o chamado sistema harvesiano. O seio venoso central drena para veias que transpassam o córtex e saem da superfície óssea formando as veias emissárias. Os capilares corticais seguem o mesmo sentido dos canais harvesianos e se conectam entre si através dos canais de Volkmann. Em ossos chatos há o suprimento sanguíneo por meio de vasos do periósteo e no caso das vértebras, as artérias penetram na medula óssea nas bases dos processos transversos. A luz dos sinusoides vasculares é formada por células endoteliais, cujas extensões citoplasmáticas se sobrepõem ou se intercalam formando uma trama. A passagem das células sanguíneas maduras do espaço extravascular para o seio venoso e, posteriormente, para a circulação geral, ocorre por meio de intervalos entre as células endoteliais e até mesmo através de poros citoplasmáticos presentes nestas células.

As células hematopoéticas não estão dispostas ao acaso na medula óssea. Grupamentos de megacariócitos são encontrados adjacentes aos sinusoides, e liberam plaquetas, que são fragmentos de seu citoplasma, diretamente no lúmen, reduzindo o requerimento pela mobilidade, a qual é característica dos precursores granulocíticos e eritroides à medida em que se diferenciam e deixam a medula óssea. Alterações no microambiente medular podem afetar a produção normal de células sanguíneas.[1] Estudos recentes têm destacado a importância do nicho das HSCs, e sugerem que as células mais quiescentes se localizam próximo aos osteoblastos, enquanto as HSCs em proliferação estão alocadas nas proximidades do endotélio vascular.[2] No entanto, esses "nichos" dentro da medula óssea não são completamente isolados, e podem funcionar de modo interdependente para gerar e manter as HSCs.

CÉLULAS HEMATOPOÉTICAS

Células-tronco

Na vida embrionária, a origem das HSCs está na região da aorta-gônadas-mesonefros (AGM), onde células de aspecto semelhante a endotélio, progressivamente dão origem às células com características de progenitores hematopoéticos.[3] Outros estudos argumentam que as HSCs podem surgir simultaneamente do endotélio da aorta e do saco vitelínico.[4]

As HSCs podem ser caracterizadas esquematicamente por dois princípios básicos: 1) multipotencialidade, uma única célula é capaz de originar várias linhagens linfoematopoéticas maduras, se diferenciando antes nos progenitores linhagem específicos, e 2) capacidade de autorregeneração, as HSCs podem manter seu próprio *pool* de células. Para manutenção da homeostase é necessário um balanço entre essas duas propriedades. A maior parte das HSCs encontra-se quiescente (na fase G0 do ciclo celular), o que parece protegê-las de agressões genotóxicas. Além das características citadas antes, as HSCs, assim como os progenitores já diferenciados em linhagens específicas, podem ter seu potencial proliferativo e de diferenciação influenciados pelo nicho medular e fatores derivados dele.

Várias abordagens laboratoriais foram realizadas com o objetivo de quantificar as HSCs. Entretanto, deve-se ter em mente que esta é uma definição funcional e que termos aplicados à subpopulações com características de HSCs na verdade descrevem aspectos próprios do ensaio utilizado, por exemplo: células iniciadoras de culturas hematopoéticas em longo prazo (LTC-IC, *Long-Term Culture-Initiating Cells*), ou células com alto potencial proliferativo (HPP-CFC, *High Proliferative Potential-Colony Forming Cells*). A expressão do antígeno CD34 tem sido usada para enriquecer a população de HSCs humanas, juntamente com a ausência das moléculas CD38 e CD45RA e, menor expressão de CD90 e CD49f.[5]

Células progenitoras

As HSCs capazes de reconstituir a hematopoese na medula óssea em longo prazo (LTR-HSCs, *Long-Term Repopulating-HSCs*) se replicam vagarosamente, enquanto, ocasionalmente (e de forma estocástica), se diferenciam em células ainda multipotentes mas com capacidade de autorrenovação reduzida (chamados, em humanos, progenitores mieloides linfoides ou progenitores multilinhagem) e, subsequentemente, originam os progenitores comuns mieloides (CMP, *Commom Myeloid Progenitor*) ou linfoides (CLP, *Commom Lymphoid Progenitor*). Estas células podem ser isoladas de acordo com a expressão de suas combinações únicas de marcadores de superfície. A diferenciação linfoide não será considerada aqui. O CMP se diferencia em todos os progenitores das células encontradas no sangue, exceto células linfoides. Estes, incluem progenitores de granulócitos, monócitos (GMP, *Granulocyte-Monocyte Progenitors*) e da linhagem eosinofílica, e progenitores de megacariócitos, eritrócitos (MEP, *Megakaryocyte-Erythroid Progenitors*) e linhagem basofílica. Estas células podem ser isoladas e transplantadas em camundongos letalmente irradiados, de forma que reconstituem a hematopoese transitoriamente, mas não em longo prazo. Com a progressiva diferenciação e proliferação, os clones tornam-se mais específicos, até que os precursores mais maduros restringem sua diferenciação a uma única linhagem. Essas células precursoras mais maduras são geralmente designadas como unidades ou células formadoras de colônias (CFU, *Colony-Forming Units*) (Figura 1.1).

Células maduras das linhagens granulocítica/monocítica, eritroide, linfocítica ou megacariocítica

Chamamos de células maduras aquelas morfologicamente identificáveis no sangue em condições fisiológicas: hemácias, basófilos, eosinófilos, neutrófilos, monócitos e linfócitos. As plaquetas correspondem a fragmentos citoplasmáticos dos megacariócitos situados na medula óssea. As células maduras representam o estágio final da maturação de células intermediárias, que são morfologicamente identificáveis na medula óssea e órgãos linfoides. As células maduras, as quais representam a maioria das células da medula óssea, são capazes de sofrer apenas algumas divisões celulares. Trata-se de células especializadas, que adquiram modificações irreversíveis no seu núcleo e organelas citoplasmáticas.

Eritropoese

O nível de oxi-hemoglobina e a taxa de liberação de oxigênio nos tecidos correspondem ao principal estímulo da eritropoese. Nas espécies cuja hemoglobina é empacotada nos eritrócitos, a eritropoetina (EPO) exerce papel fundamental na resposta à demanda de oxigênio por meio da interação com receptores específicos encontrados na superfície dos progenitores eritroides e eritroblastos. A principal fonte de EPO é o tecido renal, que produz cerca de 90% do hormônio, sendo que os 10% restantes são produzidos por hepatócitos que rodeiam as veias centrais no fígado. A expressão gênica da EPO depende do complexo HIF (*Hypoxia Inducible Factor*), que atua como um fator de transcrição responsivo à hipóxia. O progenitor eritroide linhagem específico mais primitivo é chamado BFU-E (*Burst Forming Unit- Erytroid*) e apresenta o imunofenótipo: CD34+, CD38+, IL-3Rα-, e CD45RA-. Estes progenitores são identificados por meio da cultura em meio semissólido de metilcelulose na presença de diferentes combinações de fatores de crescimento. As células progenitoras dão origem a agrupamentos de células mais diferenciadas que são chamados de "colônias". Por esta razão, os progenitores são chamados de "unidades formadoras de colônias" e subclassificados de acordo com as linhagens envolvidas. Os fatores SCF (*stem cell factor*), IL-3 (*Interleukin-3*)

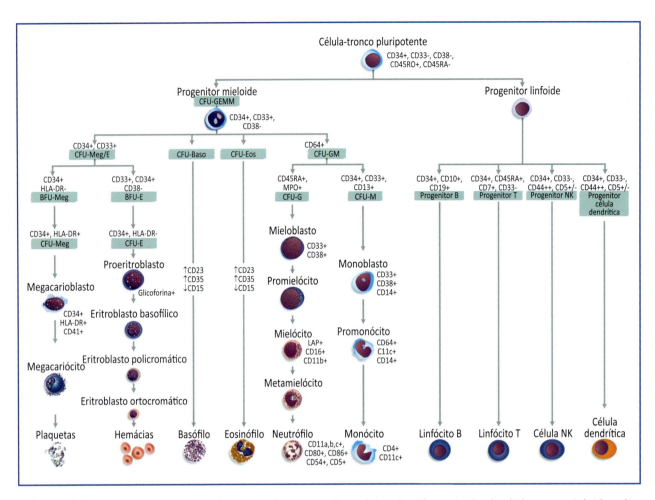

FIGURA 1.1 Hematopoese normal. Ilustração dos principais estágios de diferenciação das linhagens mieloide e linfoide humanas. LTR-HSC: *Long-Term Repopulating-HSCs*; CMP: *Commom Myeloid Progenitor*; CLP: *Commom Lymphoid Progenitor*; MEP: *Megakaryocyte-Erhytroid Precursor*; GMP: *Granulocyte-Monocyte Precursor*; BFU-Meg: *Megakaryocyte Burst-Forming Unit*; CFU-Meg: *Megakaryocyte Colony- Forming Unit*; BFU-E: *Erythroid Bust-Forming Unit*; CFU-E: *Erythroid Colony-Forming Unit*; CFU-b: *Basophilic Colony-Forming Unit*; CFU-Eo: *Eosinophilic Colony-Forming Unit*; CFU-G: *Granulocytic Colony-Forming Unit*; CFU-M: *Monocity Colony-Forming Unit*; NK: *Natural Killer*.

e GM-CSF (*Granulocyte Monocyte-Colony Stimulating Factor*) também participam da regulação da proliferação e diferenciação dos eritrócitos. Essa combinação de fatores, em experimentos *in vitro*, permitem poucas divisões das BFU-E, que formam então as CFU-E (*Colony Forming Units-Erythroid*). A célula eritroide mais imatura, morfologicamente identificável, é o proeritroblasto que pode ser reconhecido na medula óssea é uma célula basofílica grande (15 a 20 μM de diâmetro), com um núcleo circular grande e bem definido, ribossomos, mitocôndrias e complexo de Golgi. À medida que a célula amadurece torna-se progressivamente menor e seu citoplasma mais eosinofílico (eritroblasto basófilo), o que demonstra um aumento da quantidade de hemoglobina sintetizada pelos ribossomos. Durante os estágios intermediários de maturação, o citoplasma do eritroblasto é policromatofílico (eritroblasto policromatófilo), indicando mistura de proteínas citoplasmáticas basofílicas com a hemoglobina eosinofílica, que é sintetizada e acumulada em grandes quantidades nessas células. Nos estágios mais avançados de maturação, a hemoglobina torna-se abundante e o citoplasma inteiramente eosinofílico, poucas mitocôndrias e ribossomos presentes no citoplasma, um núcleo pequeno e bem circunscrito é aparente (eritroblasto ortocromático). Com a extrusão ativa do núcleo (que é rapidamente fagocitado por macrófagos), a célula passa a se chamar reticulócito, o último estágio de desenvolvimento antes de se tornar um eritrócito maduro. Perdendo o núcleo, a célula não se divide mais, no entanto, a síntese de hemoglobina continua por algum tempo, na dependência do RNA que estava presente no citoplasma. A célula madura adquire um formato bicôncavo. Seu diâmetro varia entre 8 e 9 μM. A maioria dos reticulócitos fica de 1 a 2 dias na medula antes de serem liberados para a circulação sistêmica (reticulócitos circulantes).

A taxa de renovação de eritrócitos circulantes pode ser calculada facilmente, pois sob condições normais, seu número é constante e seu período ativo na circulação é de aproximadamente 120 dias (quando ocorre um esgotamento metabólico e alterações degenerativas).

Um pequeno número de reticulócitos (1 a 2%) é liberado diariamente da medula, sofrendo a maturação final na circulação sistêmica ou no baço. Durante um breve período (1 a 2 dias), os reticulócitos perdem pequenas vesículas contendo lipídeos e proteínas de membrana, em um processo chamado exocitose; a principal destas proteínas é o receptor de transferrina (totalmente ausente em hemácias maduras), em seguida, adquirem maior flexibilidade, além de terem seu tamanho reduzido para circular nos capilares com maior eficiência.

A diferenciação e maturação de um eritroblasto basófilo na medula óssea ocorre em, aproximadamente, 5 a 7 dias. Somente nos estágios iniciais e intermediários da maturação (proeritroblastos, eritroblastos basófilos e policromatofílicos) os eritroblastos são capazes de sofrer mitose. Sob condições fisiológicas normais, cerca de 25% das células na medula óssea pertencem à linhagem eritroide. Durante a eritropoese, entre 10 e 15%, de precursores eritroides não chegam a sofrer maturação completa, e são destruídos na medula, ocorrendo reutilização de seus elementos celulares.

Granulopoese

Da mesma forma que para o estudo da eritropoese, a identificação dos progenitores da linhagem granulocítica/monocítica é feita por meio da cultura em meio semissólido de metilcelulose na presença de diferentes combinações de fatores de crescimento. Apesar dos ensaios clonogênicos usados para avaliar diferenciação de granulócitos terem sido desenvolvidos quase uma década antes

dos ensaios eritroides, os vários fatores responsáveis pela granulopoese não estão completamente elucidados. Apesar do nome sugerir que o fator GM-CSF atue em progenitores diferenciados na linhagem granulocítica e monocítica, na verdade, ele é um importante fator para a expansão e manutenção de progenitores multilinhagem que dão origem a neutrófilos, eosinófilos, monócitos, células eritroides, megacariócitos e basófilos. As células progenitoras mais diferenciadas CFU-GM (que apresentam o fenótipo CD34+, CD38+, IL-3Rα[lo] e CD45RA-)[6] derivam do progenitor multilinhagem sob influência dos fatores SCF, IL-3, GM-CSF, G-CSF e/ou M-CSF e dão origem às unidades formadoras de colônias mais maduras de granulócitos e macrófagos, CFU-G e CFU-M, respectivamente. A IL-3 em comparação a GM-CSF é mais eficiente no estímulo de colônias multilinhagem nas quais se identificam precursores megacariocíticos e eritroides além dos granulocíticos e monocíticos. Além disto, a IL-3 é essencial à formação de mastócitos e basófilos.

Os fatores de crescimento mieloides também atuam sobre as células maduras: o GM-CSF inibe a migração, aumenta a atividade fagocítica e induz a citotoxicidade dependente de anticorpos dos polimorfonucleares, o G-CSF induz a síntese de superóxido dos neutrófilos e o M-CSF ativa macrófagos maduros. As CFU-GM podem ser diferenciadas do progenitor eosinofílico (CFU-Eo), o qual se origina independentemente a partir do progenitor mieloide comum (CMP).

Os estágios finais da produção dos granulócitos e sua liberação da medula óssea são influenciados por pelo menos quatro fatores: 1) a organização e localização das células em relação aos canais vasculares, 2) as alterações nucleares e citoplasmáticas que caracterizam as células, (3) fatores que levam à liberação das células e, por fim, (4) a regulação do fluxo sanguíneo através dos canais vasculares na medula óssea.

As células granulocíticas maduras atravessam as paredes dos vasos para os tecidos, onde exercem suas funções de fagocitose e destruição de agentes patogênicos. Após deixarem a corrente sanguínea, não retornam e sua sobrevida é de apenas alguns dias. Os processos de maturação e os fatores de crescimento que estimulam o precursor granulocítico são similares para os três subtipos de granulócitos: neutrófilos, eosinófilos e basófilos.

Os monócitos deixam a circulação de forma irreversível e se diferenciam em macrófagos aderidos aos tecidos, uma categoria que abrange macrófagos alveolares, células hepáticas de Kupffer, células de Langerhans, osteoclastos, macrófagos peritoneais e pleurais, e talvez, células da micróglia. A enorme diversidade desse sistema e alta taxa de renovação dos granulócitos, bem como a necessidade de um *pool* de células esplênicas, marginais e medulares, para atender as demandas repentinas causadas por infecções, promoveram a evolução de uma rede regulatória extremamente complexa.

A granulopoese associada à mielossupressão, neutropenia cíclica e infecção depende da IL-23 produzida por macrófagos e células dendríticas que, por sua vez, estimula a produção de IL-17 e G-CSF, uma via revelada por estudos em camundongos com leucócitos deficientes de moléculas de adesão.[7] Estudos recentes sugerem que a resposta imune inata que envolve receptores *toll-like* (TLR4) e seus adaptadores proteicos (TRIF) podem também ser importantes na granulopoese.[8]

Neutrófilos

O mieloblasto, primeiro estágio de diferenciação morfologicamente reconhecível, tem cerca de 15 a 20 µM, núcleo volumoso, com cromatina delicada e nucléolos visíveis, alta relação núcleo-citoplasmática e ausência de grânulos citoplasmáticos.

O promielócito representa o próximo estágio de maturação granulocítica: apresenta numerosos e pequenos grânulos azurofílicos lisossomais em seu citoplasma, os grânulos primários, os quais são ricos em enzimas como mieloperoxidades, fosfatase ácida, β-galactosidade.

No estágio de mielócito, grânulos secundários ou específicos tornam-se aparentes no citoplasma; eles são maiores que os primários, e apresentam substâncias bactericidas como: neuraminidase, lactoferrina e proteínas ligantes à vitamina B12.

Com o contínuo processo de maturação, o mielócito diferencia-se em metamielócito, cujos grânulos secundários são mais numerosos, o núcleo mais condensado e pode apresentar constrições, e

a relação nucleocitoplasmática diminui. Esses granulócitos sofrem importantes alterações físicas e funcionais, adquirindo propriedade de adesão, de mobilidade e fagocitária, e, ao mesmo tempo, tornam-se menos resistentes à deformações. Essas propriedades permitem aos granulócitos mais maduros (bastonetes e neutrófilos segmentados ou polimorfonucleares) uma maior facilidade de movimento nos sinusoides medulares e circulação sanguínea, permitindo a invasão de espaços teciduais quando necessário.

Uma vez na circulação sistêmica, o granulócito maduro permanece viável por cerca de 8 a 12 horas. Todo o processo de diferenciação granulocítica que se inicia com a célula precursora específica dura cerca de 10 dias, sendo que apenas os estágios de mieloblasto, promielócito e mielócito podem sofrer mitose.

Eosinófilos

O progenitor mieloide também pode se diferenciar em outros granulócitos especiais: eosinófilos e basófilos, por meio de um processo similar ao dos neutrófilos. Apesar de serem fagócitos, possuem funções únicas devido aos seus grânulos citoplasmáticos especiais. Os grânulos eosinofílicos contêm uma proteína alcalina rica em arginina chamada proteína básica (MBP, *Major Basic Protein*), que pela sua alta alcalinidade (pH 11) é particularmente prejudicial aos componentes de parede celular de muitos parasitas e outros micro-organismos.

Em condições normais, os eosinófilos representam 3 a 5% dos leucócitos do sangue periférico. Em lâminas de esfregaço de sangue apresentam cor laranja devido aos seus grânulos citoplasmáticos secundários. São capazes de penetrar os tecidos passando pelos canais vasculares e responder à ação de fatores quimiotáticos específicos.

Os eosinófilos atuam na resposta à invasão por parasitas e reações alérgicas a antígenos exógenos (principalmente reações tipo I).

Basófilos

Os basófilos, quando comparados com os demais leucócitos, são os menos frequentes no sangue periférico (0,5 a 1%), sendo mais frequentes em tecidos como: mucosa dos tratos respiratório e gastrointestinal, onde são indistinguíveis morfologicamente dos mastócitos, os quais se originam do tecido conjuntivo.

Os basófilos participam de reações alérgicas tipo I ou tipo imediata. Seus grânulos citoplasmáticos grandes e fortemente basofílicos são ricos em histamina e outras substâncias mediadoras do processo inflamatório. Interação de receptores dessas células com imunoglobulinas com IgE determina a desgranulação com liberação de histamina e calicreína, que são os principais mediadores de reações de hipersensibilidade imediata em anafilaxia, asma e urticária.

Megacariocitopoese

Os megacariócitos, assim como as células das linhagens eritroblástica e granulocítica-monocítica, são derivadas da HSC. Há evidências de que eritrócitos e megacariócitos compartilham o mesmo progenitor. Os megacariócitos são células especializadas da medula óssea responsáveis pela produção de plaquetas. As plaquetas são, na verdade, fragmentos citoplasmáticos derivados dos megacariócitos maduros.

A megacariocitopoese ou trombocitopoese é regulada por fatores que atuam nos precursores multilinhagem, tais como IL-3, IL-6, GM-CSF e ligante do KIT, e o número de unidades formadoras de colônias de megacariócitos (CFU-Meg) depende diretamente da presença da combinação destes fatores. Entretanto, *in vivo*, a diferenciação dos megacariócitos e a produção de plaquetas são controladas pelo número de plaquetas no sangue, por meio da ação da trombopoetina (TPO). Em camundongos, fígado e rins são os principais produtores de TPO, onde o gene se mantém constitutivamente expresso. Em humanos, níveis de TPO na circulação aumentam rapidamente durante a trombocitopenia e diminui quando a contagem de plaquetas é normalizada. A observação de que as próprias plaquetas podem remover a TPO do plasma trombocitopênico *in vitro,* levou à proposta do modelo onde a TPO é constantemente produzida e liberada na circulação mas, em condições normais, é rapidamente removida por plaquetas circulantes e, possivelmente, por megacariócitos. Na trombocitopenia, a diminuição do número de plaquetas dificulta a remoção de TPO, o que permite o aumento de seus níveis e, consequentemente, estimula a produção de plaquetas.

A maturação do megacarioblasto ocorre de uma forma única, onde o núcleo sofre sucessivas divisões sem a concomitante divisão citoplasmática, o que pode levar à formação de um megacariócito com um conteúdo nuclear de até 64 n.

Os megacariócitos podem aumentar em número dentro da medula óssea em resposta ao sequestro ou destruição de plaquetas. Cada megacariócito é capaz de produzir milhares de plaquetas a partir do processamento de seu citoplasma. Plaquetas individuais liberadas no sangue periférico têm uma viabilidade de 8 a 10 dias. Plaquetas mais jovens são maiores e menos densas quando comparadas com as mais velhas. A renovação plaquetária é de cerca de 35.000/µL de sangue a cada dia.

O modelo teórico de maturação do compartimento megacariocítico mostra a ação de diferentes citocinas ao longo das fases de diferenciação. A TPO atua desde o início, mas é mais importante nos estágios finais de maturação. Outras citocinas, como o ligante do KIT, IL-6, IL-11 e LIF (*Leukemia Inhibitory Factor*) atuam em todo o processo, mas apenas de modo sinérgico com a IL-3 e a TPO. Acredita-se que a maturação dos megacariócitos ocorra em quatro estágios:

1. Megacarioblasto: contém núcleo compacto diploide e um citoplasma basofílico abundante, cerca de 6-24 µM.
2. Promegacariócito: as células são multinucleadas (em ferradura) e o citoplasma mais granular e eosinofílico, tamanho entre 14 e 30 µM.
3. Megacariócito granular: células estão muito maiores nesta fase, com cerca de 15 a 56 µM, contêm numerosos grânulos citoplasmáticos os quais serão importantes na formação das plaquetas.
4. Megacariócito maduro: possui núcleo compacto, mais multilobulado, citoplasma completamente eosinofílico, grânulos apresentam-se organizados em regiões onde estruturas semelhantes plaquetas estão em desenvolvimento.

FATORES DE CRESCIMENTO HEMATOPOÉTICOS

Os fatores de crescimento hematopóeticos (HGFs, *Hematopoietic Growth Factors*) são moléculas que regulam o crescimento, desenvolvimento, diferenciação, ativação e tráfego de células dentro dos sistemas hematopóetico e imune. Além disso, integram as respostas destes sistemas com todos os demais sistemas fisiológicos. Podem ser classificados da seguinte forma:

1. Citocinas linfo-hematopoéticas: são moléculas ligantes da família de genes de receptores de citocina classe I. Dentro desta família de fatores estão incluídas as interleucinas, GM-CSF, G-CSF (*Granulocyte/ Macrophage and Granulocyte Colony-Simulating Factors*), além de EPO e TPO (trombopoetina); trata-se de um grande número de moléculas que interagem e controlam os sistemas imune e hematopoético.
2. Ligantes de receptores tirosina quinase: M-CSF, SCF (*stem cell factor*) e ligante de FLT3 (FLT3L).
3. Família de genes de interleucina 1: inclui praticamente todas as IL-1 (de α a ξ).

4. Quimiocinas: grande família com cerca de 50 membros que se ligam a receptores acoplados a proteína G. Regulam tráfego de neutrófilos, portanto, exercem importante papel na resposta inflamatória: SDF-1 (*Stromal Derived Factor 1*) e MIP-1α (*Macrophage Inflammatory Protein 1α*).
5. Fatores de necrose tumoral: esta família de genes inclui TNFα, linfotoxina α e β, ligante de CD27, ligante de CD30, ligante de CD40, ligante de Fas. A maioria destas moléculas estão envolvidas na ativação de morte celular, mas também são importantes para promover diferenciação.

A análise da ação do HGFs sobre as HSCs e progenitores humanos e murinos, tem demonstrado a existência de sobreposições nas atividades biológicas destes diferentes fatores. O que pode ser explicado por homologias estruturais encontradas entre as diferentes citocinas e pela clonagem de muitos de seus receptores. Estes receptores são glicoproteínas de membrana tipo I com domínio N-terminal extracelular e um único domínio transmembrana, que podem ser classificados em duas classes de acordo com o domínio citoplasmático: os que possuem atividade tirosina quinase e os que não possuem. Estes últimos, podem ser ainda divididos em 4 subclasses (Tabela 1.1).

TABELA 1.1
CLASSE DE RECEPTORES DOS FATORES DE CRESCIMENTO HEMATOPOÉTICOS

TIPO (CLASSE)	RECEPTOR	CITOCINA
Tirosina quinase	KIT, M-CSFR, FLT3	*Four-α-helixbundle*
Não tirosina quinase		

Classe 1: HGFRs
  Compartilham βc
  Compartilham GP 130
  Compartilham γc
Cadeia simples
	IL-3R, GM-CSFR, IL-5R
	IL-6R, LIFR, IL-11R, IL-12R, OSMR
	IL-2R, IL-4R, IL-7R, IL-9R, IL-15R
	G-CSFR, EpoR, TpoR (MPL)
		Four-α-helix bundle

Classe 2	IFNαβ/R, IFNγR	
Classe 3 (repetições Cys)	TNFR I, TNFR II, FAS, CD40	*β-jellyroll wedge*
Classe 4 (repetições Ig)	IL-1R I e II	*β-trefoil fold*

Adaptada de Sieff, Daley e Zon, 2015.[9]

REFERÊNCIAS BIBLIOGRÁFICAS

1. Calvi LM, Adams GB, Weibrecht KW, et al. Osteoblastic cells regulate the haematopoietic stem cell niche. Nature 2003; 425(6960):841-846.

2. Coskun S, Hirsch KK. Establishment and regulation of the HSC niche: roles of osteoblastic and vascular compartments. Birth Defects Research (Part C) 2010; 90:229-242.

3. Eilken HM, Nishikawa S, Schroeder T. Continuous single-cell imaging of blood generation from haemogenic endothelium. Nature 2009; 457(7231): 896-900.

4. Godin I, Dieterlen-lievre F, Cumano A. Emergence of multipotent hemopoietic cells in the yolk sac and paraaortic splanchnopleura in mouse embryos, beginning at 8.5 days postcoitus. Proc Natl Acad Sci 1995; 92:773-777.

5. Notta F, Doulatov S, Laurenti E, et al. Isolation of single human hematopoietic stem cells capable of long-term multilineage engraftment. Science 2011; 333(6039):218-221.

6. Manz MG, Miyamoto T, Akashi K, et al. Prospective isolation of human clonogenic common myeloid progenitors. Proc Natl Acad Sci 2002; 99(18):11872-11877.

7. Stark MA, Huo Y, Burcin TL, et al. Phagocytosis of apoptotic neutrophils regulates granulopoiesis via IL-23 and IL-17. Immunity 2005; 22(3):285-294.

8. Bugl S, Wirths S, Radsak MP, et al. Steady-state neutrophil homeostasis is dependent on TLR4/TRIF signaling. Blood 2013; 121(5):723-733.

9. Sieff CA, Daley GQ, Zon L. Anatomy and physiology of hematopoiesis. In: Nathan and Oski's Hematology and Oncology of Infancy and Childhood. Stuart HO, Fisher DE, Ginsburg D, et al. (ed). Philadelphia: Saunders 2015; 3-51.

2

SISTEMA LINFOIDE

Roberto Passetto Falcão
Júlio César Voltarelli (*in memoriam*)

INTRODUÇÃO

Os linfócitos são as células centrais do sistema imune e são coadjuvadas pelos monócitos/macrófagos na defesa do organismo. Algumas vezes podem agredir o próprio organismo, causando doenças autoimunes. Embora os linfócitos tenham sido reconhecidos em 1890, graças ao desenvolvimento da microscopia e de técnicas de coloração específicas, a sua importância só foi reconhecida no início da década de 1960. Até então eles eram considerados células terminais, incapazes de multiplicação. Isto pode ser exemplificado pela existência de apenas uma referência aos linfócitos na bibliografia do livro de texto *Fundamentals of Immunology*, de autoria de William Boyd, publicado em 1956, e contendo 776 páginas.

O entendimento da diferenciação linfoide teve início com o desenvolvimento de vários métodos laboratoriais, entre os quais se incluem o isolamento de linfócitos em gradiente de densidade, como o Ficoll-Hypaque, a identificação de linfócitos B (pela presença de imunoglobulinas de membrana) e T (pela formação de rosetas com hemácias de carneiro), os ensaios de formação de colônias hematopoéticas. Posteriormente, foram desenvol-

vidas técnicas de produção de anticorpos monoclonais, de imuno-histoquímica, de detecção de rearranjos gênicos de receptores de linfócitos T (TcR) e de linfócitos B (imunoglobulinas) e de citometria de fluxo. O estudo de doenças linfoproliferativas também foi extremamente importante para o reconhecimento de diferentes estágios de maturação de linfócitos B e T, por permitir o estudo de um grande número de células que correspondiam à expansão clonal de células neoplásicas em diferentes estágios de maturação.

Finalmente, a descrição dos linfócitos K (*killer*), responsáveis pela citotoxicidade celular dependente de anticorpos (CCDA), em 1972, e dos NK (*natural killer*), mediadores da citotoxicidade natural, em 1975, que exercem ação citolítica não dependente do contato prévio com antígenos, veio acrescentar novas informações sobre a complexidade da diferenciação linfoide. Admite-se atualmente que as atividades K e NK correspondam a funções diferentes exercidas por uma única subpopulação linfocitária (NK), embora a CCDA possa ser mediada por vários outros tipos de células linfoides e mielomonocíticas que possuem, em comum, o receptor para Fc de IgG.

ÓRGÃOS LINFOIDES PRIMÁRIOS E SECUNDÁRIOS

Os tecidos linfoides podem ser classificados em dois grupos: os primários, também chamados de órgãos generativos, e os secundários ou órgãos periféricos (Figura 2.1). Os **primários** são os tecidos onde os linfócitos expressam, pela primeira vez, os receptores antigênicos e onde adquirem a maturidade fenotípica e funcional. Nos mamíferos os órgãos primários são a medula óssea e o timo. A medula óssea, além de originar todos os linfócitos, é o local onde ocorre a maturação das células B (nas aves esta maturação ocorre na *bursa de Fabricius*), enquanto a diferenciação dos linfócitos T ocorre no timo. Nos órgãos linfoides primários a maturação é contínua, ocorre durante toda a vida e independe da exposição prévia aos antígenos. Os órgãos linfoides **secundários** ou periféricos incluem os linfonodos, o baço, o tecido linfoide associado às mucosas e à pele. Ademais, agregados de linfócitos mal definidos são encontrados em praticamente todos os órgãos, exceto no sistema nervoso central. Os órgãos linfoides secundários são os locais onde ocorrem as respostas imunes aos antígenos.

DIFERENCIAÇÃO DE LINFÓCITOS

Todos os linfócitos derivam de precursores hematopoéticos multipotentes (*stem cells*) da medula óssea, com capacidade de diferenciação em precursores das várias linhagens hematopoéticas, dando origem às células mieloides e linfócitos (Figura 2.2). O programa de instrução genética que leva à diferenciação das células T ou B é razoavelmente bem conhecido, enquanto, para os linfócitos NK, a situação ainda é confusa. Para o desenvolvimento de linfócitos T e B maduros, são essenciais características do microambiente do timo e da medula óssea, respectivamente, representadas pelo contato com células do estroma e pela ação de citocinas específicas. As principais células efetoras da linhagem T são as células T citotóxicas (CTL) e as células T auxiliares do tipo 1 (Th1), produtoras de citocinas pró-inflamatórias, enquanto as células B atuam pela da produção de imunoglobulinas. Ao contrário dos CTL, as células NK não dependem do contato prévio com o antígeno para exercerem a sua ação citotóxica.

DIFERENCIAÇÃO B

O número total de linfócitos B em um adulto normal é estimado em 5×10^{11}, e a sua produção diária seria de 10^{11}. Eles são inicialmente produzidos no saco vitelino, posteriormente, durante a vida fetal, no fígado e finalmente na medula óssea, em íntima proximidade com as células do estroma. Um dos marcadores mais precoces da linhagem B é o CD19 de membrana,[1] que continua a ser expresso em todas as fases intermediárias de maturação, desaparecendo apenas nos plasmócitos, que são as células especializadas na produção de imunoglobulinas. Existem células precursoras B que coexpressam o CD19 e o CD34 e sintetizam a desoxinucleotidil terminal transferase (TdT). Outros antígenos de membrana, como o CD22, CD10, CD20, CD21 e CD5, também aparecem durante a diferenciação B e mantêm-se, ou desaparecem, em estágios posteriores. O antígeno CD5, que é um marcador de linfócitos T, aparece em menos de 5% dos linfócitos B de adultos, mas se expressa em parcela apreciável de linfócitos B de fetos e de recém-nascidos.

O evento mais importante da diferenciação B é o *rearranjo dos genes* de cadeias pesadas de

---

[1] O termo CD deriva de *cluster of differentiation* e refere-se a anticorpos monoclonais que têm um padrão similar de reatividade a vários tecidos, tipos celulares ou moléculas existentes em uma célula. O termo CD é também usado para descrever a molécula que é reconhecida pelo anticorpo. Entretanto, nesta última eventualidade, o correto é usar CD molécula ou CD antígeno.

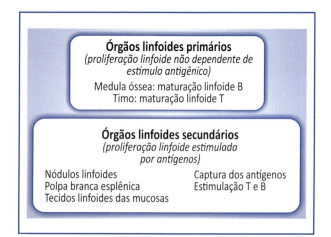

FIGURA 2.1 Órgãos linfoides primários e secundários.

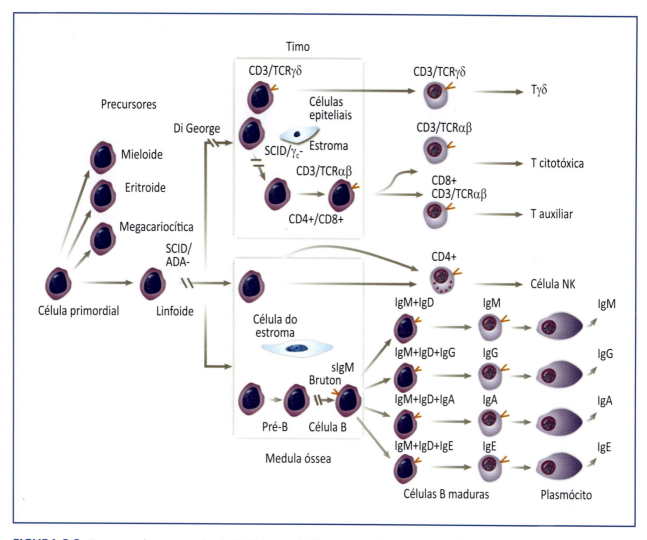

FIGURA 2.2 Esquema de maturação de linfócitos T, linfócitos B e células NK. Todos os linfócitos originam-se de uma célula primordial hematopoética multipotente. Linfócitos T-αβ e T-γδ desenvolvem-se independentemente. Células NK originam-se da medula óssea, compartilham algumas características com os linfócitos T, mas não rearranjam os genes dos receptores de células T. São indicados os bloqueios de maturação que levam a alguns tipos de imunodeficiências: imunodeficiência combinada grave por deficiência da adenosina deaminase (SCID/ADA-) ou da cadeia γ dos receptores de um conjunto de citocinas (SCID/γ$_c$), síndrome de Di George ou hipoplasia tímica e agamaglobulinemia congênita ligada ao cromossomo X ou doença de Bruton.

imunoglobulinas, seguido da sua expressão intracitoplasmática ou na membrana. O rearranjo de cadeias leves κ ou λ e as suas expressões na membrana ocorrem em fases posteriores de diferenciação. As etapas iniciais de diferenciação são geneticamente determinadas e independentes do contato com antígenos, já as posteriores são induzidas pelos antígenos. As células linfoides B maduras da medula óssea atravessam a parede dos sinusoides e entram no sangue, de onde migram para os folículos linfoides. Um esquema de diferenciação dos linfócitos B, incluindo as proteínas envolvidas, como citocinas, marcadores de membrana e citoplasmáticos, é apresentado na Figura 2.3.

Entretanto, o leitor deve ser alertado para existência de esquemas similares em que a sequência dos eventos não é a mesma, revelando que o assunto não está totalmente elucidado. Também a denominação das diferentes etapas de maturação com termos como precursor linfoide, progenitor B (pró-B), precursor B (pré-B), célula B imatura e célula B madura não é uniforme, e esta dificuldade advém do fato de o processo de maturação ser contínuo e não ocorrer em saltos.

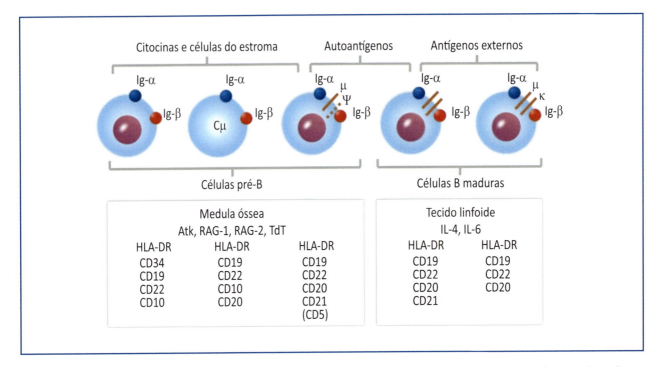

FIGURA 2.3 Diferenciação da linhagem B que ocorre na medula óssea. Ig-α e Ig-β: componentes do complexo do receptor de células B; Cμ: IgM citoplasmática; RAG-1 e RAG-2: proteínas essenciais para a recombinação do gene V; Atk: gene que medeia uma função de sinalização nas células pré-B; TdT: desoxinucleotidil terminal transferase; Ψ: pseudo-cadeia leve; μ: cadeia μ de membrana; κ: cadeia leve; HLA-DR: antígeno HLA classe I. Os antígenos CD correlacionados a cada estágio de diferenciação estão listados na parte inferior do esquema.

REARRANJO DOS GENES DE IMUNOGLOBULINAS

As imunoglobulinas, além de serem secretadas pelos plasmócitos, são os receptores dos linfócitos B. Cada molécula é composta por duas cadeias pesadas e duas cadeias leves (κ, kappa ou λ, lambda). Cada uma das cadeias possui regiões constantes e variáveis, sendo que o sítio responsável pela ligação com o antígeno é formado por regiões variáveis das cadeias leve e pesada.

Os genes de cadeias pesadas e os de cadeias leves κ e λ das imunoglobulinas humanas localizam-se nos cromossomos 14, 2 e 22, respectivamente. Na conformação embrionária germinativa (*germ-line*) os genes de cadeia pesada ocorrem em segmentos que codificam as regiões variável (V), de diversidade (D), juncional (J) e constante (C). Cada uma das regiões V, D e J contém um número diferente de segmentos (Figura 2.4). Em células não programadas para a síntese de imunoglobulinas, estes segmentos permanecem separados um dos outros na configuração denominada *germina-*

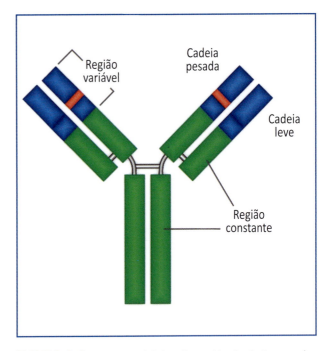

FIGURA 2.4 Estrutura básica da molécula de imunoglobulina. Cada molécula é formada por duas cadeias leves (κ ou λ) e duas cadeias pesadas. Cada cadeia é formada por regiões constantes e variáveis; as regiões variáveis formam o sítio de ligação com o antígeno.

tiva. Entretanto, nas fases iniciais de diferenciação B, ocorre o rearranjo do genes da cadeia pesada, de forma que um segmento da região V se combina com um dos segmentos D, com outro dos segmentos da porção J e com a região C adjacente. A aproximação destes segmentos (com a exclusão do DNA intermediário) forma um gene ativo que codifica a síntese de cadeia pesada, ocorrendo a transcrição do RNAm e a sua tradução, formando a cadeia pesada intracitoplasmática. A classe de imunoglobulina secretada depende de qual das nove regiões constantes (4γ, 2α, 1μ, 1δ e 1ε) é recrutada. Diversidade adicional é determinada pelas diferentes combinações possíveis entre os segmentos V, D e J selecionados. No exemplo arbitrário mostrado na Figura 2.4, um segmento de V2 junta-se a outro de D1 e outro de J2. Ademais, a enzima TdT, que insere um número variável de novas bases no DNA da região D no momento do rearranjo gênico, é responsável pelo aumento deste repertório. Para as cadeias leves, rearranjos similares ocorrem com os diferentes segmentos dos genes das cadeias leves. Finalmente, enzimas denominadas recombinases, que reconhecem certas sequências heptaméricas ou nonoméricas que flanqueiam os vários segmentos gênicos, são necessárias para a reunião dos pedaços adjacentes de DNA e são responsáveis pelo aumento da diversidade. Esses rearranjos ocorrem sequencialmente, iniciando-se pelos genes de cadeia pesada, seguida pelo gene de cadeia κ e, finalmente, pelo λ. No conjunto, estima-se que este processo pode gerar entre 10^{19} a 10^{20} diferentes clones de linfócitos B.

DIFERENCIAÇÃO T

Ao contrário dos linfócitos B, os precursores T deixam a medula óssea e entram no timo, onde continuam com o seu programa de diferenciação que inclui o rearranjo dos genes responsáveis pelos receptores de células T (TcR), que ocorre de maneira similar ao das imunoglobulinas, como será descrito. No timo, estes precursores CD7+ sofrem um processo de maturação, que é extremamente complexo, e resulta na formação de um repertório de células T funcionais. À semelhança do que ocorre com os linfócitos B, os linfócitos T adquirem, mantêm ou perdem marcadores como o CD2, CD1, CD5, CD4, CD8, CD3, que permitem caracterizar diferentes etapas de maturação (Figura 2.5). Neste

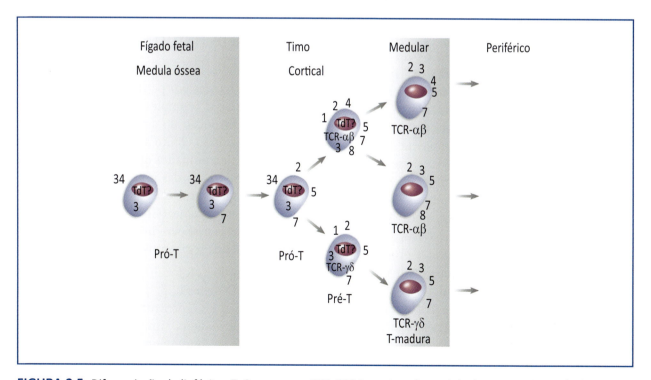

FIGURA 2.5 Diferenciação de linfócitos T. O precursor CD7+CD34+ emigra da medula óssea e no timo adquire outros antígenos CD que são identificados por números. Os timócitos corticais são CD1+CD4+CD8+ e na camada medular perdem o CD1 e alternativamente o CD4 ou o CD8. Os linfócitos T-αβ e T-γδ desenvolvem-se independentemente.

esquema, o precursor CD34+/CD7+ proveniente da medula óssea ou fígado fetal migra para a camada subcapsular do córtex tímico e rapidamente expressa os marcadores CD2 e CD5. Esse precursor pró-T pode-se diferenciar em duas linhagens diferentes. A maioria (95%) diferencia-se em células pré-T corticais que expressam CD1 e, simultaneamente, CD4 e CD8, proteínas TcR-αβ citoplasmáticas e, possivelmente, níveis baixos de CD3/TcR-αβ na membrana. Estes timócitos, na camada medular do timo, formam duas subpopulações: a maioria CD4+CD8- e a minoria CD4-CD8+, ambas expressando CD3/TcR-αβ. Alternativamente, o precursor pró-T CD34+CD7+, CD2+, CD5+ pode-se diferenciar em células pré-T CD4-CD8- (5%) que expressam inicialmente TcR-γδ citoplasmático e, posteriormente, CD3 e TcR-γδ na membrana. A seguir, estes três tipos de timócitos maduros (T-αβ CD4 ou T-αβ CD8 e T-γδ) migram para a periferia. O TcR-αβ é expresso em 90 a 95% dos linfócitos, circulantes enquanto o TcR-γδ aparece em 5 a 10%. O TcR coexiste na membrana em íntima associação com o CD3 e, quando encontra seu antígeno específico, emite um sinal para o interior da célula com a informação que o TcR está ligado ao antígeno, o que desencadeia uma sequência de ativação de mecanismos que culmina com a síntese de DNA e a proliferação dos linfócitos.

A passagem dos precursores T pelo timo tem duas funções: a produção de *células T maduras* e a seleção de *clones não autorreativos*. Ambas dependem da participação de células não linfoides do timo que são as epiteliais, dendríticas e macrófagos, que constituem o microambiente necessário para a diferenciação dos timócitos. Neste processo existe uma *seleção positiva* de linfócitos T tolerantes, capazes de interagir com produtos do complexo de histocompatibilidade principal (MHC) das células do próprio indivíduo, e a *seleção negativa* de clones autorreativos com estas proteínas do MHC, que são eliminados, e constituem a maioria das células. É importante salientar que menos de 1% dos timócitos migram para a periferia, sendo a maioria destruída dentro do próprio órgão. Os linfócitos T que emigram do timo e colonizam os órgãos linfoides secundários são chamados de *células virgens*. Após o contato com os antígenos, os linfócitos T participam da resposta imunológica como linfócitos T-auxiliares ou T-citóxicos e, terminada

a resposta, a maioria morre, mas alguns sobrevivem e constituem os *linfócitos de memória*, que têm vida longa.

O timo atinge o tamanho máximo em relação ao peso corporal no recém-nascido, aumenta em peso até próximo dos 20 anos, quando é constituído por mais de 80% de tecido linfoide. A partir desta idade, regride progressivamente e, aos 40 anos, é constituído predominantemente de tecido adiposo, com menos de 5% de tecido linfoide. Os corpúsculos de Hassall diminuem em número, mas aumentam em tamanho, e as células epiteliais também diminuem em número, acompanhando os timócitos. Existem dúvidas sobre até que idade o timo mantém a sua capacidade de liberação de células maduras para a periferia e qual a sua relevância para a imunidade. Estudos realizados em crianças timectomizadas (durante cirurgias torácicas) demonstram uma diminuição de linfócitos T no sangue periférico, porém sem qualquer consequência clínica. Além disso, uma pesquisa recente revelou que o timo é capaz de liberar pequena quantidade de linfócitos T *de novo* para a periferia mesmo em indivíduos com mais de 65 anos, quando o seu tamanho é estimado em 1/50 do timo do recém-nascido.

O RECEPTOR DE LINFÓCITOS T (TCR)

O receptor de linfócitos T (TcR) é formado por duas cadeias ligadas por pontes de dissulfito e que estão associadas ao complexo CD3, que é responsável pela transdução do sinal emitido pelo TcR, quando em contato com o antígeno. Existem dois tipos de TcR denominados αβ e γδ. As cadeias dos TCR são similares às das imunoglobulinas e possuem uma região variável (V) localizada na porção N-terminal e a constante (C) na porção C-terminal. Todas as cadeias possuem uma porção transmembrana e pequenos segmentos intracitoplasmáticos.

Os genes do TcR localizam-se nos cromossomos 7 e 14. O genes α, β, γ e δ do TcR possuem regiões V, D, J e C, ocorrendo rearranjos destes segmentos de maneira similar à que foi descrita para os genes de imunoglobulinas (Figura 2.6). O repertório de TcR assim criado, a partir de uma única conformação germinativa inicial, é de 10^{12} diferentes combinações. Diversidade adicional é criada pela ação da TdT e por ação das recombi-

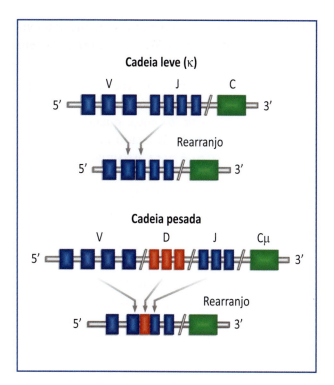

FIGURA 2.6 Rearranjo de um gene de cadeia pesada de imunoglobulina. Um segmento da porção V é justaposto a um segmento D, um J e um C (neste caso Cμ), formando um gene transcricional ativo, que forma o correspondente RNAm que é posteriormente traduzido com a formação da cadeia pesada.

nases durante a junção dos segmentos dos genes do TcR o que eleva este repertório para valores entre 10^{19} e 10^{20}.

DIFERENCIAÇÃO NK

A ação citotóxica de células linfoides de doadores não imunizados contra células revestidas com anticorpos específicos foi descrita no final da década de 1960 e denominada citotoxicidade celular dependente de anticorpos (CCDA), enquanto as células efetoras foram chamadas de linfócitos K. Em 1975, foi descrita a ação citotóxica de células linfoides de doadores também não imunizados contra algumas linhagens tumorais, na ausência de anticorpos. Esta função foi denominada citotoxicidade natural e as células efetoras, de NK. Diferentemente dos linfócitos T citotóxicos, que reconhecem peptídeos específicos de antígenos de células-alvo sempre associados às moléculas classe I do MHC, o reconhecimento de alvos pelos linfócitos pode ser inibido pelo MHC de classe I. As atividades citotóxicas K e NK estavam associadas aos linfócitos grandes e granulares (LGL) do sangue periférico que constituem cerca de 10 a 15% de todos os linfócitos neste compartimento. A estrutura da célula K/NK responsável pela CCDA (atividade K) é o CD16 ou FcγRIIIA que interage com a porção Fc de IgG; entretanto a atividade NK não está associada ao CD16, sendo mediada por estruturas até agora não definidas. A utilização de anticorpos monoclonais contra essas células demonstrou que as funções K e NK são desempenhadas por uma mesma célula, que compartilha alguns marcadores da linhagem T, como o CD2, CD7 e CD8, mas não possui CD3, exibe o gene de TcR na conformação germinativa e apresenta os marcadores CD16, CD56 e CD57. Recentemente, foi demonstrado que alguns linfócitos T ativados por citocinas também podem expressar estes últimos marcadores e exercer ação citotóxica não restrita ao MHC, e são chamados de células T-NK. Por outro lado, células NK-T constituem uma minoria de células T (< 5%) que expressam marcadores de células NK (NK1.1 ou CD161) e respondem a antígenos glicolipídicos apresentados no contexto de CD1d, uma molécula HLA-I não clássica.

As células NK originam-se na medula óssea, mas as etapas posteriores de maturação não estão esclarecidas, embora, por expressarem CD2, CD7 e CD8, uma possível origem em comum com os linfócitos T tenha sido aventada. Os linfócitos NK maduros estão presentes no baço e no sangue, mas são raros nos linfonodos, placas de Peyer e medula óssea.

FUNÇÕES DO SISTEMA LINFOIDE: IMUNIDADE HUMORAL E CELULAR

A clássica distinção, cunhada na década de 1970, entre *imunidade humoral*, representada pela produção de anticorpos por linfócitos B e *imunidade celular*, traduzida pela ação citotóxica ou inflamatória de linfócitos T, embora ainda seja muito utilizada para fins didáticos, já não se justifica, rigorosamente, diante do progresso dos conhecimentos sobre a complexidade funcional do sistema imune. Assim, linfócitos T, principalmente os auxiliares do tipo CD4, mas também os citotóxicos do tipo CD8, exercem grande parte de sua atividade pela produção de substâncias humorais, conhecidas como *citocinas* ou *linfocinas*, enquanto os linfócitos B, personagens centrais da imunidade humoral, desempenham um importante papel na apresentação antigênica para linfócios T. Do mesmo modo, as células NK, embora tenham ação predominantemente citotóxica, também produzem uma considerável variedade de citocinas. Em sistemas experimentais, podem-se distinguir as respostas humorais das celulares pela capacidade de se transferir a atividade imunológica de um animal para outro pelo soro ou plasma (respostas humorais) ou pelas suspensões de células T ou NK (respostas celulares), mas, com raras exceções, esta separação não pode ser feita no homem. Deste modo, a denominação *respostas imunológicas mediadas por linfócitos T, NK ou B, ambas com componentes humorais e celulares,* seria mais condizente com os conhecimentos atuais da fisiologia e fisiopatologia do sistema imune.

Outra distinção conceitual importante na imunologia separa as *respostas imunológicas inatas,* mediadas principalmente por células fagocitárias, linfócitos NK e o sistema do complemento, das adaptativas, mediadas por linfócitos T e B. As respostas adaptativas apresentam, como características peculiares, a presença de grande *diversidade* (capacidade de reagir a um número quase ilimitado de antígenos), *especificidade* (isto é, são dirigidas a determinantes definidos na molécula dos antígenos, os epítopos), *memória* (isto é, as respostas são mais rápidas e eficientes após um primeiro encontro com o antígeno), *autotolerância* (distinguindo antígenos próprios dos estranhos) e *regulação homeostática* (as respostas cessam após a estimulação antigênica). Entretanto, um certo grau de controle homeostático, evitando lesões dos próprios tecidos, é observado nas respostas imunológicas inatas e alguma especificidade, controlada pelo HLA, foi recentemente descrita também na atividade de linfócitos NK. Este fato, mais a descrição de subpopulações de linfócitos T e B (B1, γδ, NK-T) com especificidade limitada e "memória natural", tornam também a distinção entre imunidade inata e adquirida menos nítida que a apresentada anteriormente em livros didáticos.

Sem a preocupação de classificar as respostas imunológicas, discutiremos, nesta seção, as funções do sistema imune na defesa contra agentes infecciosos e, resumidamente, os defeitos nestes mecanismos de defesa (deficiências imunológicas) que têm relevância para o hematologista. Outras funções do sistema imune, na defesa contra neoplasias e na gênese de autoimunidade, alergia e rejeição de transplantes, não serão tratadas neste capítulo.

RESPOSTA IMUNOLÓGICA CONTRA AGENTES INFECCIOSOS

Na visão dominante na ciência moderna, o sistema imune evoluiu de um modo extraordinariamente complexo na escala animal com a finalidade precípua de defender os organismos vivos contra o grande número de espécies de parasitas que os atacam e os ameaçam de extinção (Zinkernagel, 2000). Uma visão alternativa, consagrada na teoria das redes idiotípicas de Jerne, confere ao sistema imune a propriedade primordial de conectar-se internamente consigo mesmo e com outros sistemas reguladores, reservando à reatividade antigênica externa (contra patógenos, alérgenos e outros agentes exógenos) um caráter secundário e acidental.

Para estabelecer uma infecção, um micro-organismo tem que superar, inicialmente, numerosas barreiras físicas, representadas pela superfícies queratinizadas da pele ou revestidas de muco das membranas mucosas, e barreiras químicas, representadas por uma variedade de enzimas e outras substâncias que têm ação microbicida direta ou inibem a aderência microbiana às superfícies orgânicas. Penetrando esta primeira linha de defesa, o agente infeccioso será combatido, em seguida, pelos componentes da imunidade inata e, posteriormente, pela imunidade adquirida.

IMUNIDADE INATA

As respostas anti-infecciosas da imunidade inata envolvem elementos *humorais* (proteínas de fase aguda, do sistema do complemento e citocinas) e *celulares* (monócitos, macrófagos, granulócitos, linfócitos NK e células dendríticas) e apresentam a característica de permanecerem inalteradas em encontros sucessivos com o antígeno, ao contrário da imunidade adaptativa.

As vias alternativa e dependente de lectina do *complemento* são ativadas por componentes da superfície dos micro-organismos, antes da produção de anticorpos específicos, gerando uma série de substâncias (C3a, C3b, C5a, entre outras) que liberam mediadores inflamatórios de mastócitos, estimulam a quimiotaxia e fagocitose de neutrófilos e outras células e, quando a ativação se completa, causam lise microbiana pelos componentes do complexo de ataque à membrana (C5b-C9). A via clássica do complemento pode ser ativada por anticorpos normalmente presentes na circulação (anticorpos naturais), tendo um papel relevante na defesa contra infecções primárias por estreptococos e contra o choque séptico mediado por endotoxinas lipopolissacarídicas. Outros grupos de moléculas com propriedades anti-infecciosas inespecíficas são: 1) proteínas de fase aguda (proteína C-reativa, amiloide sérico A, inibidores de proteinases e componentes da cascata coagulação), que, coletivamente, aumentam a resistência a infecções, promovem reparo de tecidos lesados e constituem marcadores sensíveis da reação inflamatória; 2) certas citocinas pró-inflamatórias, como os interferons α e β, que, uma vez liberados por células infectadas por vírus, conferem resistência às células vizinhas, IL-1, TNF-α e quimiocinas, que produzem inflamação local, IL-2, IL-12 e IL-15 que estimulam a proliferação e atividade de células NK, IFN-γ, que é secretado por células NK e ativa macrófagos e IL-6, que estimula a produção de neutrófilos pela medula óssea e a síntese de proteínas de fase aguda pelo fígado.

Monócitos, macrófagos e neutrófilos são capazes de fagocitar micro-organismos e destruí-los intracelularmente pela ação de uma variedade de substâncias tóxicas, incluindo ânions superóxidos, radicais hidroxila, óxido nítrico, proteínas catiônicas, ácido hipocloroso e lisozima. Este processo é muito mais eficiente quando operado em conjunto com a imunidade adaptativa, em que os micro-organismos são recobertos por anticorpos específicos e proteínas do complemento (opsoninas), que se ligam a receptores nos fagócitos, através da porção Fc de imunoglobulinas e do componente C3b do complemento, por exemplo. Macrófagos teciduais, derivados de monócitos sanguíneos, possuem receptores para carboidratos, como a manose, que estão presentes em certos micro-organismos muito mais frequentemente que em células de vertebrados e, portanto, podem discriminar, em um

nível primitivo, moléculas "próprias" de "não próprias". Células fagocitárias também se encarregam de remover células mortas do próprio organismo, seja de tecidos necróticos, desencadeando uma reação inflamatória, seja de tecidos em renovação fisiológica, pelo processo de apoptose, que não estimula inflamação. Ao contrário dos monócitos, macrófagos e neutrófilos, os *eosinófilos* têm baixa atividade fagocitária e, quando ativados por anticorpos ou linfócitos T, destroem parasitas, principalmente helmintos, pela liberação extracelular de proteínas catiônicas e radicais oxigênio-reativos. Eles também secretam outras substâncias pró-inflamatórias (prostaglandinas, leucotrienos e diversas citocinas). Basófilos e mastócitos apresentam similaridade estrutural e funcional, traduzida por receptores de alta afinidade para a porção Fc de IgE, tornando-os importantes efetores em reações alérgicas, mas sua ação na defesa contra infecções é pouco conhecida.

Linfócitos NK destroem células malignas ou infectadas por vírus por dois mecanismos citotóxicos: 1) pelo reconhecimento da porção Fc de IgG específica ligada à célula-alvo, num processo conhecido como citotoxicidade celular dependente de anticorpo; ou 2) pelo reconhecimento de receptores ativadores ou inibitórios das células NK, conhecidos como KAR (*killer activating receptors*) ou KIR (*killer inhibiting receptors*). Os primeiros receptores reconhecem uma variedade de moléculas presentes na superfície das células nucleadas, a maioria delas de natureza desconhecida, enquanto os receptores inibitórios reconhecem apenas um número limitado de peptídeos complexados a moléculas HLA de classe I, as quais também estão usualmente presentes nas células nucleadas. Os principais tipos de moléculas HLA reconhecidos pelos receptores KIR são as pertencentes ao alelo HLA-Bw4 ou a dois grupos de alelos HLA-C (grupo 1: Cw2, 4, 5 e 6 e grupo 2: Cw1, 3, 7 e 8). Se os KAR são ativados, uma mensagem para destruir a célula-alvo é enviada às células NK, mas este sinal é geralmente anulado por um sinal inibitório enviado pelo KIR quando este reconhece moléculas HLA de classe I (Figura 2.7). O reconhecimento de peptídeos-HLA-I por células NK é muito semelhante ao operado por células T citotóxicas e nestas foram também descritos receptores do tipo KIR (Karre & Schneider, 2000).

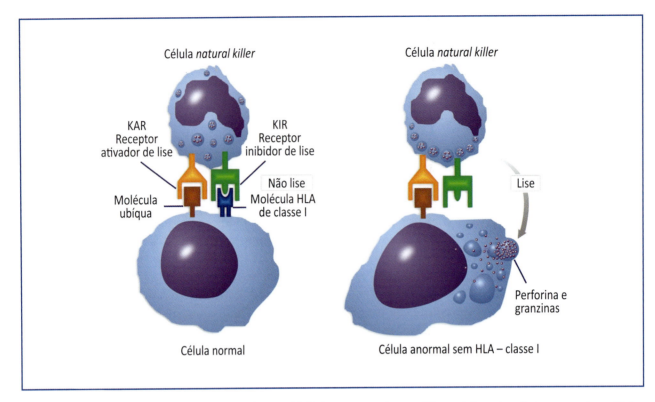

FIGURA 2.7 Sistema usado por células NK (*natural killer*) para reconhecer diferencialmente células normais e células que não expressam moléculas HLA de classe I. Receptores ativadores de lise (KAR) reconhecem antígenos ubíquos presentes em células nucleadas normais e, na ausência de um sinal dos receptores inibidores (KIR), que reconhecem moléculas HLA de classe I, desencadeiam citólise mediada por substâncias (granzimas e perforina) liberadas dos grânulos dos linfócitos NK. A presença de moléculas HLA de classe I protege as células normais da lise mediada por linfócitos NK, a participa da defesa contra infecções virais e neoplasias e da alorreatividade pós-transplante. *(Figura adaptada de Delves & Roitt, 2000a.)*

Células nucleadas podem perder a habilidade de expressar estas moléculas e tornarem-se suscetíveis à destruição por células NK, como resultado da interferência de vírus herpes (CMV e outros) na expressão dos antígenos HLA ou por transformação maligna. Este fato explica por que células infectadas por vírus e células neoplásicas são os alvos preferenciais das células NK, antes que os mecanismos específicos da resposta adquirida tenham sido acionados. Quando isto acontece, a produção de certas citocinas, como IL-2, IL-12 e IL-15, potencia a atividade das células NK, principalmente contra neoplasias, transformando-as em células LAK (*lymphokine activated killer cells*). Ativadas por citocinas liberadas por linfócitos T alorreativos, estas células parecem contribuir para a lesão tissular da doença do enxerto contra hospedeiro (GVHD, *graft-versus-host-disease*) observada frequentemente nos transplantes alogênicos de células-tronco hematopoéticas, mesmo HLA-idênticos, e podem participar da defesa imunológica contra neoplasias (efeito *graft-versus-leukemia* ou GVL), em transplantes autólogos ou alogênicos. Nestes últimos, quando há incompatibilidade HLA, células NK podem atuar nos mecanismos imunológicos de rejeição, atacando células-tronco hematopoéticas que não expressam certas moléculas HLA de classe I do hospedeiro, mencionadas acima, quando estas não são reconhecidas pelos receptores KIR. Pelo mesmo mecanismo, as células NK podem participar das reações de GVHD e GVL nos transplantes HLA incompatíveis.

As hemácias e as plaquetas, geralmente, não são considerados como participantes do sistema imune, mas, como possuem receptores para moléculas do complemento, desempenham um importante papel na eliminação de complexos imunes circulantes, que contêm componentes de antígenos, anticorpos e complemento.

IMUNIDADE ADQUIRIDA

A complexidade das interações celulares que ocorrem durante as respostas imunológicas específicas exige microambientes adequados, que são providos pelos órgãos imunológicos periféricos ou secundários (baço, gânglios linfáticos e tecido linfoide associado às mucosas). Como apenas uma ínfima proporção de linfócitos é específica para um dado antígeno, as células T e B têm que circular pelo organismo, migrando do sangue para os órgãos linfoides, para aumentar a probabilidade de encontrar um antígeno particular, pertencente, por exemplo, a um agente infeccioso. Respostas imunológicas contra micro-organismos presentes na corrente sanguínea geralmente são iniciadas no baço ou nos gânglios linfáticos. Entretanto, a maioria dos antígenos exógenos, derivados de micro-organismos ou de alérgenos, são inalados ou ingeridos e interagem com o sistema imune nos *tecidos linfoides associados às superfícies mucosas* (amígdalas, adenoides, placas de Peyer do intestino). Na luz intestinal, os antígenos são captados por células epiteliais especializadas (células M das microvilosidades), interagem com linfócitos T intraepiteliais, a maioria dos quais possuem receptores TCR-α/β e auxiliam a produção de IgA de mucosa e uma minoria tem receptores TCR-γ/δ que participam da indução de tolerância a antígenos da dieta e da vigilância precoce contra antígenos microbianos. As células M conduzem, então, os antígenos para as placas de Peyer, principal sítio de indução de resposta imunológica contra antígenos ingeridos, após a qual os linfócitos sensibilizados caem em circulação e migram para sítios efetores da mucosa, como a lâmina própria, onde são produzidas grandes quantidades de IgA secretória.

Os determinantes estruturais dos antígenos que são reconhecidos na resposta imunológica, denominados *epítopos*, são apresentados às células T humanas na forma de um complexo com moléculas do sistema HLA, exibindo complementariedade física ao sítio de combinação antigênica do TCR, do mesmo modo que os epítopos são complementares ao sítio de combinação antigênica (porção Fab) das imunoglobulinas secretadas ou presentes na superfície de células B. Existem *duas vias de apresentação antigênica para células T, uma dependente de moléculas HLA de classe II* para linfócitos T auxiliares (CD4+), processando antígenos pro-

teicos exógenos endocitados em vesículas endolissossomais e outra *dependente de moléculas HLA de classe I* para linfócitos T citotóxicos (CD8+), que processa proteínas sintetizadas endogenamente no citosol. Em ambas as vias, os antígenos peptídicos gerados são complexados com moléculas HLA (de classe I ou II) no retículo endoplasmático e transportados para a membrana celular, onde são apresentados às células T (citotóxicas ou auxiliares) (Figura 2.8). Ao contrário de células B, que podem reconhecer antígenos solúveis e pertencentes a diversos grupos químicos (proteínas, polissacarídeos, ácidos nucleicos, lipídeos e haptenos), células T reconhecem exclusivamente peptídeos complexados a moléculas HLA na superfície celular.

Como as células T auxiliares (CD4+) reconhecem antígenos complexados a moléculas HLA de classe II (HLA-DR, DQ ou DP), as células apresentadoras de antígenos (APC, *antigen presenting cell*) para esta via de apresentação devem expressar estas moléculas HLA, de modo constitutivo (ou inato) ou induzido pela estimulação por citocinas, principalmente o IFN-γ. Embora vários tipos celulares preencham este critério (células dendríticas, monócitos, macrófagos, linfócitos B, células endoteliais e epiteliais), as *células dendríticas* são as mais eficientes APCs, tanto por sua capacidade de endocitar e processar antígenos, como, principalmente, pela sua alta densidade de moléculas coestimulatórias (B7, CD40 e outras) que são necessárias para a ativação de linfócitos T.

As *células dendríticas* interdigitantes situam-se na pele (células de Langerhans), nas superfícies mucosas e no sangue periférico, enquanto nos órgãos linfoides periféricos assumem a forma de células dendríticas foliculares dos centros germinativos, onde participam ativamente da sensibilização de linfócitos B a antígenos específicos. Sua morfologia (grande superfície provida por prolongamentos citoplasmáticos) adapta-se perfeitamente à captura de antígenos (por fagocitose, endocitose ou macropinocitose) para apresentação a células T CD4 ou CD8. São ativadas pelo reconhecimento de sinais nociceptivos (lipopolissacarídeos em bactérias Gram-negativas, ácido tecoico em Gram-positivos, mananas em fungos, liberação de IFN-γ por células infectadas por vírus ou de proteínas de choque térmico por células necróticas), o que leva ao aumento de expressão de

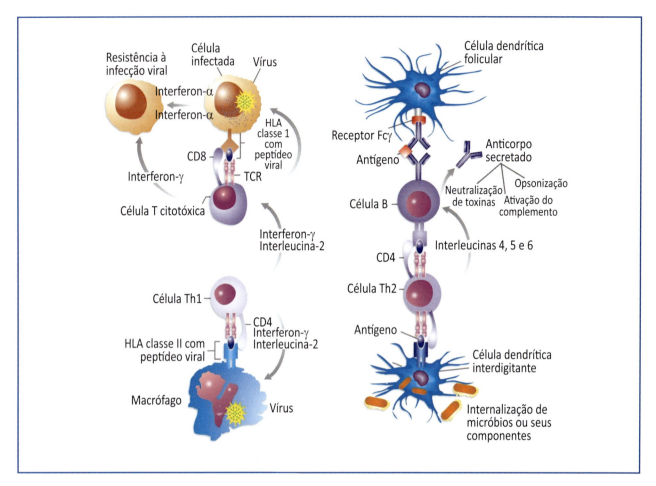

FIGURA 2.8 Visão esquemática das reações imunológicas contra parasitas intracelulares, como os vírus (lado esquerdo) e contra parasitas extracelulares, como bactérias encapsuladas (lado direito). No primeiro caso, são operantes linfócitos T citotóxicos CD8+, que lisam células infectadas que compartilham moléculas HLA de classe I e linfócitos T auxiliares CD4+ do tipo Th1, que produzem citocinas pró-inflamatórias (IL-2, interferon-γ) quando ativados por células apresentadoras de antígeno (macrófagos e outras) que compartilham moléculas HLA de classe II. A produção de anticorpos, por sua vez, é estimulada por células T auxiliares CD4+ do tipo Th2, através da produção de outro grupo de citocinas (IL-4, 5 e 6) que agem sobre os linfócitos B. Estes podem reconhecer antígenos diretamente ou na forma de complexos imunes apresentados por células dendríticas foliculares nos centros germinativos. Os anticorpos desempenham ação antimicrobiana neutralizando toxinas, ativando o sistema do complemento ou facilitando a fagocitose (opsonização). *(Figura adaptada de Delves & Roitt, 2000b.)*

moléculas coestimulatórias e HLA e, consequentemente, da sua eficiência como APC.

Além das células dendríticas, macrófagos e células B expressam moléculas HLA de classe II em sua superfície de modo constitutivo e, por esta razão, estas três classes de células são consideradas APC profissionais. Macrófagos são capazes de fagocitar e digerir grandes partículas e, portanto, desempenham um papel importante na apresentação de antígenos derivados de bactérias e outros parasitas. Células B, por sua vez, usam suas imunoglobulinas de superfície como receptores antigênicos para proteínas solúveis, processando-as e apresentando seus peptídeos a células T auxiliares, o que é importante para o processo de produção de anticorpos dependente de células T. Alguns poucos antígenos podem induzir células B a produzir anticorpos independentemente do auxílio de células T auxiliares, mas estes anticorpos são moléculas IgM ou IgG2 de baixa afinidade pelo antígeno e neste tipo de resposta não são gerados linfócitos de memória. Estas respostas, quando dirigidas contra polissacarídeos da parede bacteriana, são importantes para a defesa contra bactérias encapsuladas, como pneumococos, meningococos e hemófilos e também para certos vírus que possuem antígenos proteicos repetitivos.

Além de resultar na *produção de anticorpos* IgG, IgM, IgA e IgE de alta afinidade para o antígeno, que podem neutralizar toxinas bacterianas, impedir a penetração viral em células do hospedeiro e facilitar a fagocitose de micro-organismos opsonizados, as respostas imunológicas do tipo CD4 restritas às moléculas HLA de classe II geram *células T auxiliares* efetoras do *tipo Th1* que migram para os tecidos e produzem citocinas pró-inflamatórias (principalmente IL-2 e IFN-γ) as quais, entre outras ações, ativam macrófagos e geram uma resposta inflamatória protetora contra uma variedade de micro-organismos, principalmente intracelulares. Um outro tipo de linfócito CD4 derivado desta ativação, *Th2*, produz um conjunto distinto de citocinas (IL-4, IL-5, IL-10, IL-13) que estimula a produção de anticorpos, inclusive IgE, envolvido em reações alérgicas e de defesa contra helmintos, e pode inibir as respostas do tipo Th1, contribuindo para a regulação da resposta imunológica (Figura 2.9).

Todas as células nucleadas humanas expressam moléculas HLA de classe I em sua superfície, portanto, teriam capacidade de apresentar antígenos para linfócitos T citotóxicos CD8+ (CTL, *cytolytic T lymphocytes*), mas não possuem estruturas coestimulatórias necessárias para a ativação dos CTL. Esta pode, então, ser alcançada de duas maneiras: 1) APC profissionais ingerem células tumorais ou microbianas, ou endocitam seus antígenos e os processam e os apresentam, complexados a moléculas HLA de classe I, para os CTL, num mecanismo conhecido como apresentação cruzada (*cross priming*); e 2) os sinais coestimulatórios são providos por células T auxiliares, que são ativadas por APCs e interagem diretamente com os CTL e tornam as APCs mais eficientes apresentadoras de antígenos para os CTL. Uma vez ativados por antígenos específicos, os linfócitos T citotóxicos podem destruir células-alvo que exponham estes antígenos em associação com antígenos HLA de classe I compartilhados com os CTL, num tipo de resposta restrita ao sistema HLA. Linfócitos T citotóxicos podem também produzir citocinas, principalmente IFN-γ, TNF-α e linfotoxina, que têm ação pró-inflamatória e antimicrobiana.

Existem subpopulações peculiares de linfócitos que exibem um tipo de "memória natural" indicativa de estimulação antigênica crônica, associada à presença de receptores antigênicos pouco ou nada polimórficos. Estas células representam 10 a 50% da população de linfócitos nos indivíduos adultos, são raras em recém-nascidos e acumulam-se no peritônio, intestino, fígado, baço, sangue e medula óssea. Sendo *células de memória*, elas podem participar da *resposta imunológica inicial*, antes da ativação dos linfócitos T e B clássicos, representando, assim, uma *transição funcional entre a imunidade humoral e celular*. Exemplos dessas células são os linfócitos B do tipo B1, que reconhecem membranas celulares alteradas ou fosforilcolina em agentes microbianos e linfócitos T γδ (vide acima) e os T-NK que expressam a cadeia invariante CD1, de estrutura semelhante ao MHC, que participa do reconhecimento de antígenos lipídicos de micobactérias e outros micro-organismos (Park & Bendelac, 2000).

O sistema imune responde de maneira distinta e especializada a diferentes tipos de micro-organismos, para otimizar os mecanismos de defesa antimicrobiana. Componentes particulares da resposta humoral e celular são acionados contra classes variadas de agentes infecciosos, ou mesmo, contra estágios distintos (intra ou extracelular, por exemplo) do mesmo agente. Assim, *bactérias extracelulares* (cocos Gram-positivos e bacilos Gram-negativos) são eficientemente combatidas pela produção de anticorpos, que neutralizam suas exotoxinas e ativam a via clássica do complemento,

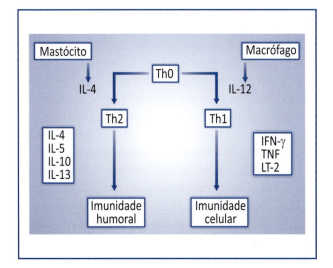

FIGURA 2.9 Diferenciação de linfócitos T segundo as vias Th1 e Th2 (resposta T *helper* tipo 1 e tipo 2).

desencadeando uma reação inflamatória aguda e estimulando a fagocitose mediada por neutrófilos. Por outro lado, a defesa contra *bactérias intracelulares, vírus, fungos* e outros *parasitas intracelulares* depende predominantemente da imunidade mediada por linfócitos T, geralmente conjugada à ativação de macrófagos para lograr a destruição dessa classe de patógenos (Figura 2.7). Neste tipo de infecções, ilustrada pela tuberculose, lepra, HIV e hepatite C, a persistência do estímulo antigênico é essencial para uma imunidade efetiva em longo prazo. A relatividade da divisão funcional descrita acima é ilustrada pelo papel decisivo dos neutrófilos circulantes nas infecções causadas por *Candida* e *Aspergillus* e pela ação de anticorpos, circulantes ou das superfícies mucosas (IgA), contra diversos tipos de vírus, impedindo sua invasão pelas vias respiratória ou intestinal e promovendo sua neutralização ou opsonização antes que se penetrem nas células. *Protozoários*, em geral, sobrevivem no interior das células do hospedeiro, estimulando a resposta mediada por células T, mas certas fases evolutivas extracelulares do plasmódio ou do tripanossomo, por exemplo, os tornam vulneráveis ao ataque de anticorpos. Parasitas metazoários, como os *helmintos*, habitam os tecidos extracelulares e estimulam resposta celular do tipo Th2, resultando na produção de anticorpos do tipo IgE e ativação de eosinófilos para mediar citotoxicidade celular dependente de anticorpo. Para a eliminação de certos *nematoides* intestinais, como o estrongiloide, tanto a resposta celular como a humoral parecem ser importantes, enquanto para outros, a IL-4 e a IL-13, aparentemente, são os fatores mais importantes, mesmo na ausência de anticorpos da classe IgE.

De modo geral, os anticorpos têm uma importância vital no controle de infecções virais e parasitárias secundárias e crônicas, ilustrada pelo seu sucesso ao evitar a reinfecção em muitas viroses infantis, pela da imunidade natural ou induzida por vacinação. Recentemente, tem-se demonstrado também seu papel na direção de respostas Th1/Th2 em algumas infecções, protegendo o tecido hepático da lesão imunológica causada pelo esquistossomo por citocinas Th2, ou induzindo uma resposta protetora do tipo Th1 contra *Chlamydia*, plasmódio ou *Leishmania*. Este tipo de interação entre mecanismos imunitários mediados por células T e B explica por que, em muitos modelos experimentais ou situações clínicas, a resolução efetiva de um processo infeccioso exige a integridade funcional de vários componentes do sistema imune.

Os agentes infecciosos possuem mecanismos sofisticados para se evadir da resposta imunológica protetora, seja reduzindo sua imunogenicidade, seja suprimindo a resposta do hospedeiro. O equilíbrio entre estes mecanismos evasores e a eficiência da resposta imunológica faz com que uma imensa flora microbiana e, em nosso meio, metazoária, possa habitar cronicamente o organismo humano sem produzir dano significativo ou, quando o produz uma infecção sintomática, ela possa ser controlada por agentes antimicrobianos. Este equilíbrio é rompido dramaticamente quando os mecanismos de defesa imunológicos são comprometidos por deficiências imunológicas, hereditárias ou adquiridas, entre as quais predominam as causas iatrogênicas, nutricionais e as próprias infecções.

DEFICIÊNCIAS IMUNOLÓGICAS PRIMÁRIAS E SECUNDÁRIAS

Uma das evidências da importância capital do sistema imune para a defesa contra infecções são as imunodeficiências congênitas ou primárias, em que a diferenciação linfoide normal é bloqueada em estágios específicos de maturação, resultando fenótipos altamente previsíveis em termos celulares e clínicos. Assim, a hipogamaglobulinemia recessiva ligada ao cromossomo X (*doença de Bruton*) origina-se de um bloqueio de maturação das células pré-B, causado por uma mutação em um gene de tirosina cinase (*Bruton's tyrosine kinase* ou BTK), resultando ausência total de linfócitos B maduros no sangue e nos tecidos linfoides, hipogamaglobulinemia acentuada e infecção por bactérias piogênicas encapsuladas (Figura 2.1). Já na *síndrome de Di George*, um defeito do mesênquima tímico, impede a diferenciação de linfócitos T no interior do órgão, causando hipoplasia tímica, linfopenia T e infecções por fungos, vírus e bactérias intracelulares. A somatória destas duas doenças pode ser encontrada na *imunodeficiência combinada grave* (SCID, *severe combined immunodeficiency*), causada ou por uma falha no desenvolvimento da célula progenitora linfoide derivada

TABELA 2.1
COMPROMETIMENTO IMUNOLÓGICO E REPERCUSSÃO CLÍNICA DAS PRINCIPAIS IMUNODEFICIÊNCIAS SECUNDÁRIAS

CONDIÇÃO CLÍNICA	CEL. T	CEL. B	FAGOCITOSE	COMPLEMENTO	IMPACTO CLÍNICO
Estresse físico e emocional	↓	–	↓	–	IO, Neo
Doenças infecciosas					
Viroses não retrovirais	↓↓	↓/–	↓/–	↓/–	IO, Neo, DAI
Aids	↓↓	↓	↓	–	IO, Neo, AL
Infecções bacterianas	↓	–	↓	↓	DP
Malária	↓	↓↓	–	–	IP, IO, DP, VC
Doença de Chagas	↓	↓	↓	–	DP, Neo(?)
Esquistossomose	↓	–	–	↓	DP, IO, Neo(?)
Distúrbios nutricionais e metabólicos					
Desnutrição	↓↓	↓	↓	↓	IP, IO, AL, VC
Obesidade	↓	–	↓	–	IP, Neo
Diabetes	–	–	↓	–	IP, IO
Uremia	↓↓	↓	↓	–	IP, IO, TTx, Neo
Diálise	↓	↓	↓	↓↓	IP, VC
Síndrome nefrótica	–	↓↓	↓	↓	IP, VC
Enteropatia exsudativa	–	↓	–	–	Ausente
Linfangiectasia intestinal	↓	↓	–	–	Ausente
Alcoolismo e cirrose hepática	↓	–	↓	↓↓	IP, IO
Tabagismo	↓	↓	–	–	IO, AL, Neo
Doenças autoimunes					
Lúpus eritematoso sistêmico	↓↓	↓	↓	↓↓	IP, IO
Artrite reumatoide	↓	↓	↓	↓	IP
Síndrome de Felty	↓	↓↓	↓	↓	IP
Doenças neoplásicas e hematológicas					
A. aplástica/leucemia aguda	–	–	↓↓	–	IP, IO
Linfomas	↓↓	–	–	–	IO
Leuc. linfoide crônica	–	↓↓	–	–	IP
Mieloma múltiplo	–	↓↓	–	–	IP
Transplante de medula óssea	↓↓	↓	↓↓	↓	IP, IO, Neo
Neoplasias metastáticas	↓↓	–	–	–	IO
Esplenectomia	↓	↓↓	↓↓	↓	IP
Doença falciforme	↓	↓↓	↓↓	↓	IP
Anemia ferropriva	↓	–	↓	–	IP, IO(?)
Miscelânea					
Envelhecimento	↓↓	↓	–	–	IO, IP, Neo
Síndrome de Down	↓↓	↓	↓	–	IP, IO, DAI, Neo
Queimaduras	↓	↓	↓↓	↓	IP, IO
Imunossupressores	↓	↓	↓	↓	IP, IO, Neo
Neonatos/prematuros	↓	↓	↓	↓	IP, IO

↓: atividade diminuída: ↓↓: diminuição predominante; –: atividade normal ou desconhecida; IO: infecções oportunistas; IP: infecções piogênicas; Neo: neoplasia; AL: alergia; DAI: doenças autoimunes; TTx: tolerância a transplante; DP: piora da doença primária; VC: resposta diminuída a vacinas. Reproduzida da ref. 21 com permissão dos editores.

da medula óssea, geralmente associada à mutação do gene da adenosina desaminase, ou por uma mutação no gene que codifica a cadeia γ compartilhada pelos receptores de várias citocinas (IL-2, IL-4, IL-7, IL-9 e IL-15) (Figura 2.2). Baseando-se neste conhecimento, é possível prever o sucesso da abordagem terapêutica da hipogamaglobulinemia e da *SCID* com transplante de medula óssea, apesar de que na agamaglobulinemia ele geralmente é substituído, com sucesso, pela reposição de imunoglobulinas e pelo transplante tímico na síndrome de Di George. Defeitos hereditários da imunidade inata, como a doença granulomatosa crônica infantil, que compromete a destruição intracelular de micro-organismos fagocitados, ou a deficiência dos componentes terminais C5-C9 do sistema do complemento, impedindo a formação do complexo de ataque à membrana bacteriana, também podem ser associados a infecções graves e fatais.

As imunodeficiências secundárias, por sua vez, são muito mais frequentes do que as primárias e acometem um ou mais componentes do sistema imune em consequência de infecções, neoplasias, distúrbios metabólicos e toxicidade por agentes físicos ou farmacológicos (Tabela 2.1). *Imunossupressão* produzida por terapêutica quimio ou radioterápica antineoplásica ou anti-inflamatória deprime o sistema imune globalmente e predispõe a doenças infecciosas por várias classes de agentes microbianos, causando morbimortalidade muitas vezes superior à da enfermidade que está sendo tratada. Em nosso meio, a *desnutrição proteico-calórica e a infecção pelo HIV* são outras causas devastantes e altamente prevalentes de IDS que suprimem o sistema imune de um modo multifatorial. Por outro lado, certas doenças causam *supressão seletiva da resposta imunológica* dependente de anticorpos (leucemia linfoide crônica e mieloma múltiplo, por exemplo), de linfócitos T (linfoma de Hodgkin, Aids em sua fase inicial ou de neutrófilos (agranulocitose, anemia aplástica), causando, no início da doença, quadros infecciosos característicos destes defeitos imunológicos, o que pode orientar o hematologista no diagnóstico da doença básica e na instituição de uma forma racional de imunoterapia (reposição de imunoglobulinas, por exemplo). Evidentemente, quando estas doenças são tratadas com agentes imunos-suppressores potentes, como os quimioterápicos, as complicações infecciosas superpõem-se porque a seletividade imunológica é perdida, mas ela pode reaparecer se a doença básica recidivar após um período prolongado sem terapia. O conhecimento da imunofisiopatologia envolvida nestas infecções, evidentemente, é essencial para seu manejo diagnóstico e terapêutico.

BIBLIOGRAFIA CONSULTADA

Abbas AK, Lichtman AH, Pober JS. Cellular and molecular immunology. 4 ed. WB Saunders Company, Philadelphia; 2000.

Bachmann MF, Kopf M. The role of B cells in acute and chronic infections. Curr Opin Immunol 1999; 11: 332-339.

Burnet FM. The thymus gland. Readings from scientific american – Immunology. San Francisco: WF Freeman 1976; p. 89-95.

Cardillo F, Voltarelli JC, Reed SG, Silva JS. Regulation of *Trypanosoma cruzi* infection in mice by gamma interferon and interleukin 10: Role of NK cells. Infection and Immunity 1996; 64: 128-134.

Cooper MD, Lawton AR. The development of the immune system. In Readings from Scientific American-Immunology. San Francisco: WH Freeman 1976; p. 59-80.

Delves PJ, Roitt IM. Advances in immunology: The immune system (First of two parts). New Engl J Med 2000a; 343:37-49.

Delves PJ, Roitt IM. Advances in immunology: The immune system (First of two parts). New Engl J Med 2000b; 343:108-117.

Fischer A, Malissen B. Natural and engineered disorders of lymphocyte development. Science 2000; 280: 237-243.

Ford WL. The lymphocyte – its transformation from a frustranting enigma to a model of cellular function. In Blood, Pure and Eloquent (ed M.M. Wintrobe). New York: McGraw-Hill 1980; pp. 457-508.

Glick B, Chang TS, Jaap RG. The bursa of Fabricius and antibody production. Poutry Science 1956; 35:224-226.

Haynes BF, Denning SM. Lymphopoiesis. In: Stamatoyannopoulos G, Nienhuis AW, Majerus PW, Varmus H (ed). The molecular basis of hematological diseases. 2 ed. Philadelphia: WB Saunders 1994; p. 425-462.

Karre K, Schneider G. The footprint of a killer. Nature 2000; 405:527-528.

Kirsch IR, Kuehl WM. Gene rearrangements in lymphoid cells. In: Stamatoyannopoulos G, Nienhuis AW, Majerus PW, Varmus H (ed). The molecular basis of blood diseases. 2 ed. Philadelphia: WB Saunders 1994; p. 381-424.

LeBien T. Fates of human B cell precursors. Blood 2000; 96:9-23.

Miller JFAP. Effect of neonatal thymectomy on the immunological responsiveness of the mouse. Proceedings of the Royal Society of London (Biology) 1962; 156:415-428.

Oliveira RB, Voltarelli JC, Meneghelli UG. Severe strongyloidiasis associated with hypogammaglobulinaemia. Parasite Imunology 1981; 3:165-169.

Park SH, Bendelac A. CD1-restricted T-cell responses and microbial infections. Nature 2000; 406:788-792.

Paul WE. Fundamental Immunology. New York: Raven Press; 1993.

Rodewald HR. The thymus in the age of retirement. Nature 1998; 396:630-631.

Ruggeri L, Capanni M, Casucci, et al. The role of natural killer cell alloreactivity in HLA-mismatched hematopoietic stem cell transplantation. Blood 1999; 94:333-339.

Voltarelli JC, Falcão RP. Imunodeficiências secundárias. Ribeirão Preto: Medicina 1995; 28:329-377.

Voltarelli JC. Febre e inflamação. Ribeirão Preto: Medicina 1994; 27:7-48.

Zinkernagel RM. What is missing in immunology to understand immunity. Nature Immunology 2000; 1:181-185.

3

HEMOGLOBINA: ESTRUTURA, SÍNTESE E TRANSPORTE DE OXIGÊNIO

Susan Elisabeth Jorge
Magnun Nueldo Nunes dos Santos
Maria de Fátima Sonati

A HEMOGLOBINA HUMANA

As hemoglobinas são pigmentos respiratórios especializados no transporte de oxigênio (O_2). A hemoglobina (Hb) humana é uma proteína globular, com peso molecular de 64.450 dáltons, composta por dois pares de cadeias polipeptídicas (globinas), um par do tipo α e o outro do tipo β; cada uma das quatro cadeias encontra-se associada a um grupo prostético *heme*, formado por um anel tetrapirrólico (protoporfirina IX) contendo um átomo de ferro, no estado ferroso (Fe^{++}), na posição central, responsável pela ligação com o O_2 (Figuras 3.1 e 3.2).

A Hb é encontrada em elevada concentração no interior dos eritrócitos (cerca de 640 milhões de moléculas/hemácia), sendo seu principal componente. Em adultos normais, a Hb A ($\alpha_2\beta_2$) é predominante; durante o desenvolvimento, no entanto, diferentes hemoglobinas atuam nos estágios fetal e embrionário. Estas possuem afinidades distintas pelo O_2, conforme as necessidades de cada ocasião, comportamento funcional que é definido pela estrutura das cadeias que formam a molécula. Seis tipos de cadeias globínicas se combinam para com-

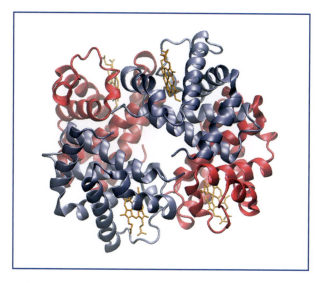

FIGURA 3.1 Hb A, representada por duas cadeias α (roxo), duas cadeias β (magenta) e quatro grupos *heme* (laranja). Estrutura obtida das coordenadas 1ZGX do Protein Data Bank, com uso do software Visual Molecular Dynamics (VMD).

por as diferentes hemoglobinas humanas: α, β, γ, δ, ε e ζ (Figura 3.3); as cadeias α e ζ possuem 141 aminoácidos, enquanto as globinas β, γ, δ e ε possuem 146 aminoácidos.

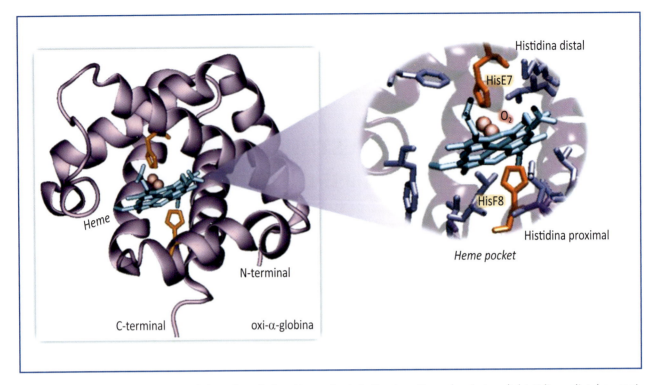

FIGURA 3.2 Estrutura da oxi-α-globina (roxo); C- e N-terminais indicados. *Heme* (azul-ciano), histidinas distal e proximal (laranja), e outros resíduos do *heme pocket* destacados em roxo. Estrutura obtida a partir de coordenadas 1GZX do Protein Data Bank, com uso do software Visual Molecular Dynamics (VMD).

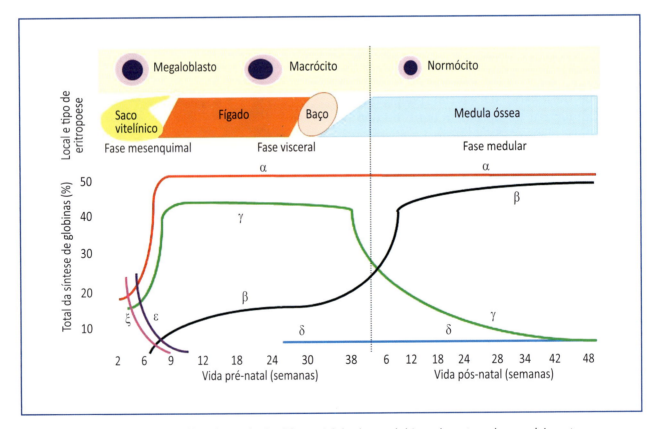

FIGURA 3.3 Representação gráfica da produção diferencial das hemoglobinas durante o desenvolvimento.

Como representado na Figura 3.3, a síntese de Hb se inicia no final da 3ª semana de gestação, nos eritroblastos primitivos derivados das células progenitoras hematopoéticas no saco vitelínico, com a produção das hemoglobinas embrionárias Gower 1 ($\zeta_2 \varepsilon_2$), Hb Gower 2 ($\alpha_2\varepsilon_2$), Hb Portland I ($\zeta_2\gamma_2$) e Portland II ($\zeta_2\beta_2$); após a 10ª semana de gestação, a hemopoese muda para o fígado e o baço (fase visceral) e as hemoglobinas embrionárias são substituídas pela Hb fetal, ou F ($\alpha_2\gamma_2$), que predomina durante todo o período fetal. Na vida adulta, o principal sítio de eritropoese é a medula óssea, onde as Hbs A e A_2 são sintetizadas. Em indivíduos normais, a Hb A predomina, compreendendo mais que 95% do total de hemoglobinas dos eritrócitos, enquanto as hemoglobinas A_2 e F permanecem dentro dos limites de 2 a 3% e no máximo 2%, respectivamente, do total de hemoglobinas. Este padrão é geralmente estabelecido por volta do 6º mês após o nascimento (Figura 3.3).

SÍNTESE DO *HEME*

O *heme*, como já mencionado, é composto de um anel formado por quatro grupos pirróis (protoporfirina IX) ao qual está ligado um íon bivalente de ferro (Figura 3.2); ele está conjugado à histidina F8 da cadeia de globina e é capaz de ligar, reversivelmente, uma molécula de O_2, formando o centro funcional da molécula de Hb.

Cada grama de Hb contém 3,4 mg de ferro que, antes de ser incorporado à molécula, encontra-se armazenado nos macrófagos do fígado, baço e medula óssea, e nas células do parênquima hepático. De maneira resumida e muito simplificada, o ferro é transportado no plasma pela proteína transferrina (Tf) e entregue aos receptores de transferrina (TfR) presentes na superfície da membrana dos eritroblastos, sendo assim internalizado. Seu transporte dentro do eritroblasto é feito com ajuda da proteína transportadora de metais divalentes (DMT1). A forma de estoque para utilização mais imediata é a ferritina, uma proteína hidrossolúvel, composta de 24 subunidades (apoferritina) dispostas como uma concha em torno de uma cavidade de depósito central, onde há quantidades variáveis de ferro na forma de microcristais de hidroxifosfato férrico. O ferro se move livremente para dentro e para fora dessa cavidade, através de canais na concha de proteína e, portanto, encontra-se prontamente disponível para utilização metabólica. O ferro pode ainda ser estocado sob a forma de hemossiderina, um complexo ferro-proteína insolúvel, constituído por agregados de moléculas de ferritina parcialmente desnaturadas. A liberação do ferro a partir da hemossiderina ocorre mais lentamente do que a partir da ferritina. Em ambas, ferritina e hemossiderina, o ferro se encontra na forma férrica e, para ser mobilizado, é reduzido à forma ferrosa em reação que envolve a vitamina C.

No processo de síntese do *heme*, o início e o final da produção de protoporfirina e a incorporação de ferro acontecem dentro das mitocôndrias, que se dispõem ao redor do núcleo dos precursores eritroides. Os passos intermediários da síntese de protoporfirina ocorrem fora dessas organelas, na porção solúvel do citoplasma (Figura 3.4).

O processo envolve, inicialmente, a condensação de succcinil-coenzima A, formada nas mitocôndrias a partir do ciclo de Krebs (respiração aeróbia), com o aminoácido glicina, para formação do ácido δ-aminolevulínico (δ-ALA), reação esta estimulada pela eritropoetina e catalisada pela ALA-sintetase, que tem como coenzima a vitamina B6; duas moléculas de δ-ALA formam então um composto pirrólico, o porfobilinogênio; quatro moléculas de porfobilinogênio, agrupadas em uma estrutura de anel (anel tetrapirrólico), formam o uroporfirinogênio que, após sucessivas descarboxilações das cadeias laterais, dá origem ao coproporfirinogênio, seguido de protoporfirina (protoporfirina IX). Na etapa final, a protoporfirina se combina com um átomo de ferro no estado ferroso para formar o *heme*. Todas as reações aqui envolvidas são mediadas por enzimas, como a alanina sintetase, a alanina desidratase, a uroporfirinogênio sintetase, a uroporfirinogênio descarboxilase, a coproporfirinogênio oxidase, a ferroquelatase e a *heme* sintetase (Figura 3.4). Embora, em humanos, a biossíntese do *heme* ocorra predominantemente nas células eritropoéticas, o *heme* pode também ser sintetizado em células hepáticas, onde é usado como parte do citocromo p-450.

SÍNTESE DAS GLOBINAS

A síntese das globinas ocorre nos polirribossomos, no citoplasma de eritroblastos e reticulócitos

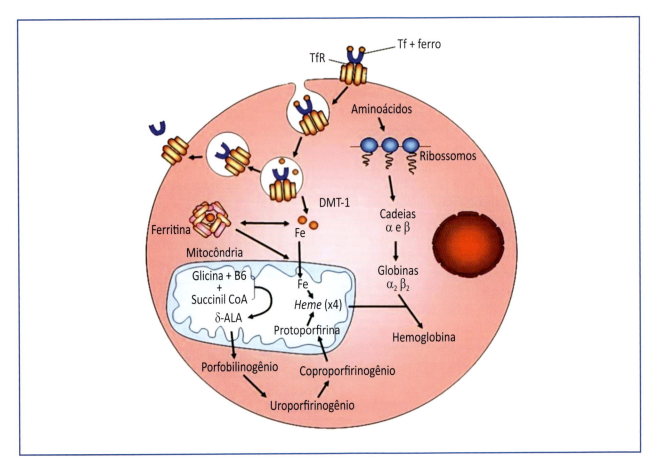

FIGURA 3.4 Síntese do *heme*, das globinas e da hemoglobina.

(Figura 3.4). Moléculas de RNA solúvel, pequenas e esféricas, determinam o posicionamento de cada aminoácido de acordo com o código contido no RNA mensageiro (mRNA). Como o reticulócito consegue sintetizar Hb por pelo menos 2 dias após a perda do núcleo, o mRNA da Hb é aparentemente bastante estável. As cadeias polipeptídicas liberadas dos ribossomos assumem suas configurações tridimensionais espontaneamente; cada uma delas se liga a um grupo *heme* formando um ambiente hidrofóbico que o protege da oxidação (*heme pocket*).

Subsequentemente, um tetrâmero de cadeias globínicas é formado, onde cada cadeia está associada a um grupo *heme*, resultando na molécula final de Hb. Cada cadeia é constituída de 7 ou 8 segmentos alfa-helicoidais (denominados A a H, a partir do grupo aminoterminal), que são seguidos por segmentos não helicoidais. A flexibilidade de cada cadeia permite ao O_2 o acesso ao *heme pocket* (Figura 3.5).

OS GENES DE GLOBINAS

Para que o tipo e o ritmo de síntese de Hb em cada estágio do desenvolvimento sejam adequados, existe o comando de genes responsáveis pela produção equilibrada das cadeias, que se expressam diferencialmente na vida pré e pós-natal.

Esses genes encontram-se organizados em agrupamentos (ou *clusters*). O agrupamento α, localizado no braço curto do cromossomo 16 (16p13.3), compreende um segmento de DNA de 30 kb e contém o gene embrionário ζ_2, os pseudogenes $\Psi\zeta$ e $\Psi\alpha_1$, os genes α duplicados (α_2 e α_1) e os genes θ_1 e α^D, de função ainda indeterminada. Eles estão arranjados no cromossomo na mesma ordem em que se expressam durante o desenvolvimento, isto é, 5' - ζ - $\Psi\zeta$ - α^D - $\Psi\alpha_1$ - α_2 - α_1 - θ - 3' (Figura 3.6).

O agrupamento β, que ocupa cerca de 50 kb de DNA no braço curto do cromossomo 11 (11p15.5), contém os genes ε, $^G\gamma$, $^A\gamma$, δ e β, e o pseudogene $\Psi\beta$, na seguinte ordem: 5' - ε - $^G\gamma$ - $^A\gamma$ - $\Psi\beta$ - δ - β - 3' (Figura 3.6).

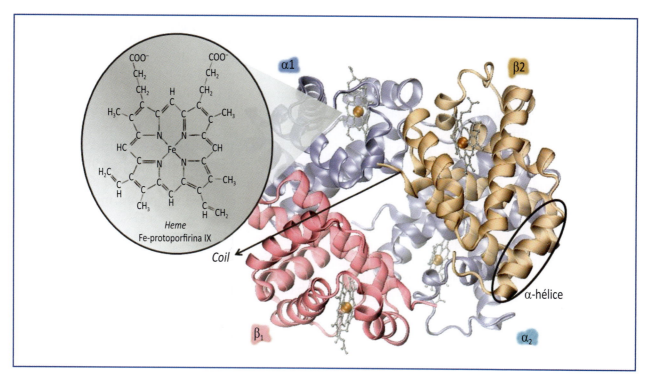

FIGURA 3.5 Representação esquemática da Hb A, composta por duas globinas α (em azul e ciano), duas globinas β (em vermelho e amarelo), e quatro grupos *heme* (molecularmente representado em destaque). Estrutura obtida a partir das coordenadas 1ZGX do Protein Data Bank, utilizando o software Visual Molecular Dynamics (VMD).

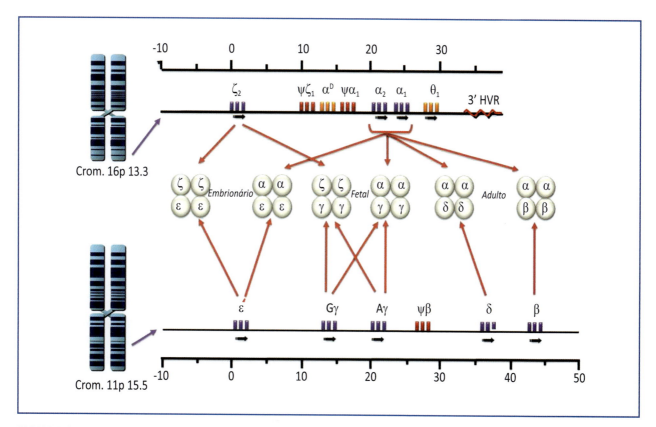

FIGURA 3.6 Os agrupamentos α e β, com os genes e seus correspondentes produtos proteicos e as hemoglobinas formadas em cada estágio do desenvolvimento.

Os pseudogenes, representados pela letra Ψ, não são genes funcionais, ou seja, são incapazes de codificar proteínas, embora possam ter função regulatória. Eles evoluíram dos protogenes α e β por eventos de duplicação e foram inativados por um número de mutações (substituições de bases e deleções) que determinaram sua perda de expressão. Já os genes θ_1 e α^D não possuem função determinada. Eles se expressam em níveis muito baixos *in vivo*, e seus produtos proteicos não foram ainda identificados.

Embora os agrupamentos mantenham uma expressão balanceada de cadeias dos tipos α e β durante o desenvolvimento, nenhum mecanismo de feedback foi identificado pelo qual a expressão de um agrupamento possa influenciar a expressão do outro; ambos parecem funcionar de forma coordenada, mas com regulação independente. A síntese balanceada é crítica ao desenvolvimento e às funções normais das células eritroides. A quantidade de mRNA de globina α em reticulócitos normais excede a quantidade de mRNA de globina β, mas a eficiência da tradução deste segundo parece ser compensatoriamente maior, de forma a manter o equilíbrio entre as duas cadeias. Experimentos com animais indicaram que a tradução do α-mRNA inicia-se com uma velocidade de cerca de 65% daquela do β-mRNA, sendo esta diferença aparentemente devida à composição das sequências líderes que precedem o códon de iniciação da cadeia (mais curtas no α-mRNA) e à formação de estruturas secundárias, presentes no α-mRNA, que exercem um efeito de inibição da tradução.

Todos os genes de globina são compactos, possuem de 1 a 2 Kb, e compostos por três éxons e dois íntrons. Os aminoácidos envolvidos na ligação com o grupo *heme*, vital para a capacidade da Hb de se ligar ao O_2 e para a estabilidade total da molécula, e nos contatos $\alpha_1\beta_2$, são codificados principalmente pelo éxon 2, enquanto aqueles responsáveis pelos contatos $\alpha_1\beta_1$ (que adicionam maior estabilidade à molécula e envolvem muitos aminoácidos na interação entre as cadeias) são codificados majoritariamente pelo éxon 3; os resíduos relacionados à afinidade de ligação da Hb com o O_2 (efeito Bohr e ligação com 2,3-BPG) encontram-se mais aleatoriamente distribuídos entre os éxons. Os genes α e γ encontram-se duplicados, sendo que os genes γ codificam cadeias diferentes ($^G\gamma$ e $^A\gamma$), dependen-

do se há alanina ou glicina na posição 136. Já os genes α codificam proteínas idênticas e são muito similares, apresentando apenas 17% de divergência estrutural, limitada ao íntron 2 (IVS 2) e éxon 3, na região 3' não codificante. Apesar de produzirem cadeias α idênticas, o nível de expressão do gene α_2 é cerca de 2,5 vezes maior que o de α_1, avaliado pela proporção de RNA mensageiro (mRNA) sintetizado e por experimentos com mutantes. Outra particularidade dos genes α é que eles se encontram, como todo o agrupamento, inseridos em um segmento de DNA rico em G-C, característico de genes que se expressam em todos os tecidos (*housekeeping genes*); sua expressão, porém, é altamente eritroide-específica, embora recentemente ela tenha sido detectada também em células endoteliais.

REGULAÇÃO DA EXPRESSÃO DOS GENES DE GLOBINA

A expressão dos genes de globina em ambos os agrupamentos é regulada de acordo com o estágio de desenvolvimento humano e de maneira tecido-específico. Este complexo controle depende de sequências regulatórias *cis-acting* próximas (como as regiões promotoras e 3' não codificantes, os *enhancers* e elementos regulatórios negativos) e distantes dos agrupamentos, além da interação com proteínas *trans-acting*, os fatores de transcrição.

A interação com os fatores de transcrição e com os elementos regulatórios próximos aos genes se dá de forma similar ao que ocorre nos demais genes humanos, mas quanto ao controle *cis-acting* remoto, há algumas particularidades. A expressão dos genes contidos no agrupamento β está submetida às sequências regulatórias localizadas de 6 a 18 Kb à jusante do gene ε (Figura 3.7), que estão associadas a cinco sítios hipersensíveis à DNAse I (HS 1-5), específicos de células eritroides. O segmento de DNA que compreende esses sítios é denominado região de controle do lócus β (β-LCR).

O β-LCR, além de atuar como um elemento *enhancer*, ativando a expressão dos genes β, tem a função adicional de alterar a estrutura da cromatina em que esses genes estão inseridos, para que eles possam ser transcritos. O agrupamento β está localizado em uma região do genoma rica em A-T, de cromatina altamente condensada, onde se localizam genes ativos em poucos tipos celulares.

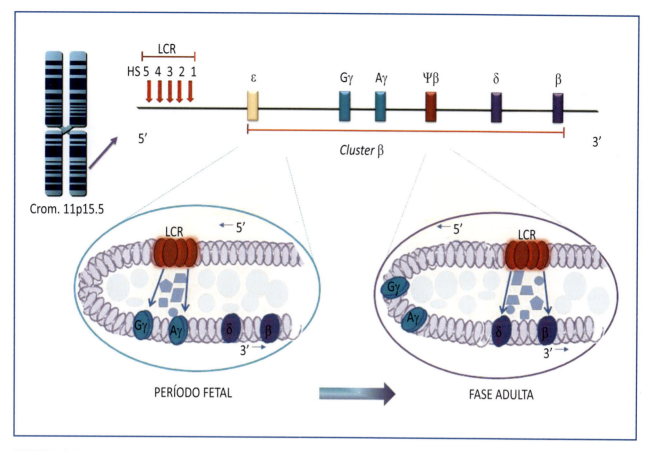

FIGURA 3.7 O *cluster* β e seu elemento regulatório (β-LCR, β-*locus control region*). O *loop* com os promotores e os genes ativos, representados tanto no período fetal quanto na fase adulta.

Em células não eritroides, o domínio cromatínico, onde esse agrupamento está contido, é insensível à DNAse I, replica-se tardiamente (durante a segunda metade da fase S do ciclo celular) e está transcricionalmente inativo. Em células eritroides, este domínio torna-se sensível à DNAse I, replica-se logo no início da fase S e a transcrição gênica é ativada. As mudanças tecido-específicas na estrutura da cromatina são atribuídas ao β-LCR, que interage via *loop* com os promotores dos genes ativos, criando uma estrutura cromatínica única conhecida como cubo de cromatina ativa, que leva à descondensação da cromatina, facilitando a interação das proteínas regulatórias com o DNA e ativando a expressão dos genes do respectivo agrupamento (Figura 3.7).

Devido à ancestralidade comum entre os agrupamentos α e β (eles divergiram há aproximadamente 500 milhões de anos atrás) e à similar organização, assumiu-se durante algum tempo que a regulação da expressão desses genes ocorreria de maneira similar. Estudos *in vitro* e *in vivo*, com camundongos transgênicos, sugeriram, porém, que eles são controlados de formas distintas.

A regulação da expressão do agrupamento α em humanos é dependente de um elemento regulatório localizado há 40 Kb do sítio CAP do gene ζ_2, em direção ao telômero, denominado HS-40, que consiste num sítio hipersensível à DNAse I, específico de eritrócitos (Figura 3.8). Sua existência foi primeiramente inferida devido às deleções nessa região que resultavam em fenótipo α-talassêmico, embora os genes α estivessem estruturalmente normais.

Diferentemente do β-LCR, o HS-40 (atualmente denominado elemento regulatório maior do agrupamento α, ou *α-major regulatory element – α-MRE*) não altera a estrutura da cromatina onde o agrupamento α está contido. Ele está localizado em uma região do genoma rica em G-C, de cromatina descondensada tanto em células eritroides quanto em células não eritroides, e que é replicada

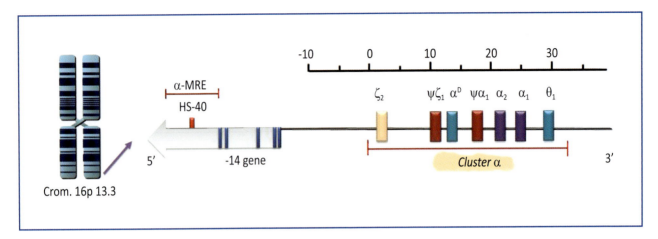

FIGURA 3.8 O agrupamento α e seu respectivo elemento regulatório (α-MRE).

logo no início da fase S do ciclo celular; assim sendo, a função principal do HS-40 é atuar como um elemento *enhancer*, ativando a expressão dos genes do agrupamento α.

TRANSPORTE DE O_2

A principal função da Hb é o transporte de O_2 dos pulmões para os tecidos periféricos e, secundariamente, do gás carbônico dos tecidos de volta para os pulmões. Normalmente, 95% das moléculas de O_2 transportadas dos pulmões para os tecidos estão em combinação química com a Hb das hemácias, enquanto os 5% restantes são transportados dissolvidos na água do plasma e das células. Quando a pressão parcial de O_2 (PO_2) está alta, como nos capilares pulmonares, o oxigênio se liga com a hemoglobina; quando a PO_2 está reduzida, como nos capilares teciduais, o oxigênio é liberado da Hb.

A Hb sofre mudanças conformacionais quando interage com os vários ligantes, incluindo o O_2, o H_2, o CO_2 e o 2,3-BPG, possíveis pelo "deslizamento" das cadeias globínicas nas regiões de contato entre elas. Quando saturada com o O_2, a Hb é chamada de oxi-hemoglobina; quando não oxigenada, após a liberação do O_2 nos tecidos, é referida como Hb reduzida ou desoxi-hemoglobina (Figura 3.9). Na forma desoxi, os íons H+ estabelecem pontes salinas entre as cadeias individuais; as cadeias β se separam e permitem a entrada do CO_2 e do 2,3-BPG, que se liga ao grupo N-terminal e aos grupos amino das lisinas situadas nas posições 143 e 82 dessas mesmas cadeias (β), dificultando

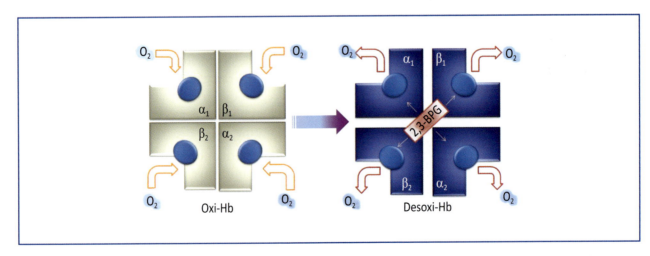

FIGURA 3.9 Representação da molécula de Hb nas formas oxigenada (saturada com O_2) e desoxigenada (ligada ao 2,3-BPG).

a interação da Hb com o O_2. Na forma oxi, uma súbita mudança na estrutura terciária da molécula ocorre, com a ruptura das pontes salinas e o reposicionamento das cadeias β, levando à expulsão do CO_2 e do 2,3-BPG. Assim, embora a concentração de íons H+ (pH) e a pressão parcial de CO_2 (PCO_2) tenham importante influência na afinidade da Hb pelo O_2, seu maior mediador fisiológico é mesmo o 2,3-BPG, molécula intermediária do metabolismo da glicose, que é o fosfato mais abundante nas hemácias, presente em concentrações muito baixas nos tecidos.

A interação com o O_2 é matematicamente caracterizada pela curva de dissociação do O_2; esta é obtida quando a porcentagem de Hb saturada com o O_2 é lançada, em um sistema de ordenadas, contra a PO_2, em condições padronizadas de temperatura, pH, pressão atmosférica, PCO_2 e concentração de fosfatos orgânicos. A curva resultante tem forma sigmoidal (Figura 3.10). Qualquer mudança nas concentrações dos gases, dos eletrólitos sanguíneos e do 2,3-BPG afeta a afinidade da molécula de Hb pelo O_2.

A curva de dissociação da Hb pelo O_2 mostra um aumento progressivo na porcentagem de Hb que está ligada ao O_2 à medida que o PO_2 do sangue aumenta, o que é denominado *percentual de saturação da hemoglobina*. Como o sangue arterial normalmente opera com uma PO_2 de aproximadamente 95 mmHg, pode-se entender, a partir da curva de dissociação, que a saturação da Hb do sangue arterial com o O_2, em condições normais, é de 95%; por outro lado, no sangue venoso normal que retorna dos tecidos, a PO_2 é de 40 mmHg e a saturação da hemoglobina é de cerca de 70%.

No tetrâmero, cada cadeia se liga a um grupo *heme* (Figura 3.1); como cada grupo *heme* se liga a uma molécula de O_2, cada molécula de Hb teria, teoricamente, a capacidade de transportar quatro moléculas de O_2 em sua cavidade hidrofóbica. A constante de Hill ('*n*') representa o número de moléculas de O_2 que pode se combinar com uma molécula de Hb. Dados experimentais revelaram que o valor normalmente encontrado é de 2,6 (ao invés de 4, como esperado), devido ao efeito que a ligação de uma molécula de O_2 com a Hb provoca sobre a afinidade de ligação posterior com outras moléculas de O_2. Esse efeito é chamado de cooperatividade *heme-heme* e resulta na forma sigmoidal da curva de ligação da hemoglobina com o O_2. Assim, '*n*' é a medida da interação *heme-heme* e o cálculo do valor de '*n*' vem auxiliar na identificação de hemoglobinas com função alterada.

A afinidade da Hb pelo O_2 pode ser expressa pelo termo P_{50}: a pressão parcial de O_2 necessária para saturar 50% das moléculas de Hb em solução (Figura 3.10). A P_{50} do sangue normal é de 26,6 mmHg; quanto maior a afinidade pelo O_2, menor a P_{50}, e vice-versa. Vários fatores genéticos e ambientais podem afetar essa afinidade; assim, a grande variedade observada na P_{50} se deve, em parte, às diferenças estruturais entre as hemoglobinas e, em parte, às diferenças no meio intracelular. A afinidade da Hb humana normal pode variar mais de 100 vezes, como resultado de alterações do pH ou da PCO_2 (efeito Bohr), da força iônica e, em particular, da concentração de fosfatos orgânicos. Altas concentrações de 2,3-BPG, H+ e CO_2 provocam um desvio da curva de dissociação para a direita (maior liberação de O_2), enquanto o inverso leva a um desvio para a esquerda (menor liberação de O_2).

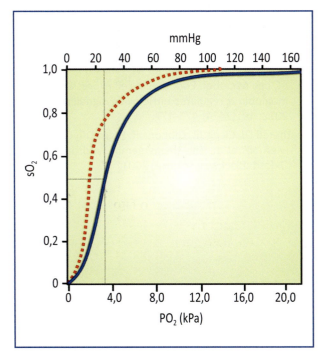

FIGURA 3.10 Representação da curva de dissociação da oxi-Hb de portadores de variantes com afinidade elevada pelo oxigênio (tracejado vermelho) × Hb A (azul).

A estrutura da molécula de Hb, como já mencionado, é também um dos fatores que determina sua capacidade de transporte de O_2. A Hb F, por exemplo, com menor afinidade pelo 2,3-BPG, apresenta comportamento compatível com maior afinidade pelo oxigênio, já que o O_2 é liberado com menor facilidade que quando ligado à Hb A, o que graficamente pode ser representado com o desvio à esquerda da curva de dissociação Hb-O_2, efeito este que se resulta em valores de P_{50} menores que o normal.

Algumas variantes de Hb também apresentam alterações de função, causadas por substituições de aminoácidos em regiões importantes para a ligação com o O_2, resultando em comportamentos de maior ou menor afinidade por ele. No primeiro caso, as variantes podem estar associadas à policitemia, como as Hbs Coimbra (β99 (G1) Asp→Glu) e Vila Real (β36 (C2) Pro→His)], por exemplo. Já as variantes com menor afinidade, podem resultar em quadros de cianose, como é o caso da Hb Sunshine Seth (α94 (G1) Asp→His) e de muitas Hb M, as meta-hemoglobinas.

A meta-hemoglobinemia é um estado clínico resultante da circulação de hemoglobina oxidada (meta-hemoglobina, Fe^{+++}), incapaz de se ligar ao O_2. Ela pode ser geneticamente causada, entre outras razões, por hemoglobinas estruturalmente anômalas (Hb M) nas quais a substituição de aminoácido afetou o *heme pocket*, permitindo a oxidação do ferro, ou pela ação de algumas drogas, como as sulfas, por exemplo, com elevado potencial oxidante, que podem levar a uma meta-hemoglobinemia tóxica. Conforme afirmado anteriormente, seus portadores também apresentam sinal clínico de cianose.

BIBLIOGRAFIA CONSULTADA

Antonini E, Brunori M. Hemoglobin and myoglobin in their reaction with ligands. Amsterdam: North-Holland Publishing Company; 1971.

Beutler E, Lichtman M, Coller B, Kipps T, Seligsohn U. Hematology. 6 ed. New York: McGraw-Hill; 2001.

Harteveld CL, Higgs DR. Alpha-thalassaemia. Orphanet J Rare Dis 2010; 5:13.

Hoffbrand AV, Moss PAH. Essential haematology. 6 ed. Malden: Blackwell Science; 2011.

Mairbäurl H, Weber RE. Oxygen transport by hemoglobin. Compr Physiol 2012; 2(2):1463-1489.

Patrinos GP, de Krom M, de Boer E, Langeveld A, Imam AM, Strouboulis J, et al. Multiple interactions between regulatory regions are required to stabilize an active chromatin hub. Genes and Dev 2004; 18(12):1495-1509.

Puy H, Gouya L, Deybach JC. Porphyrias. Lancet 2010; 375(9718):924-937.

Richard NP, Haley KM, Recht M. Thalassemia. In: Abdelaziz Y, Elzouki (ed). Textbook of Clinical Pediatrics. 2 ed. Berlin: Springer, Heidelberg; 2012.

Shikama K. Nature of the FeO2 bonding in myoglobin and hemoglobin: A new molecular paradigm. Prog Biophys Mol Biol 2006; 91(1-2):83-162.

Stamatoyannopoulos G, Majerus PW, Perlmutter RM, Varmus H. The molecular bases of blood diseases. 3 ed. Philadelphia: Sounder Company; 2001.

Steinberg, MH, Forget, BG, Higgs, DR, Nagel, RL. Disorders of hemoglobin: genetics, pathophysiology and clinical management. Cambridge: Cambridge University Press; 2001.

Straub AC, Lohman AW, Billaud M, Johnstone SR, Dwyer ST, Lee MY, et al. Endothelial cell expression of haemoglobin α regulates nitric oxide signalling. Nature 2012; 491(7424):473-477.

Weatherall DJ, Clegg JB, Gibbons R, Higgs DR, Old JM, Olivieri NF, et al. The thalassaemia syndromes. 4 ed. Oxford: Blackwell Science; 2001.

4

COMPOSIÇÃO E FUNÇÕES DO PLASMA HUMANO

Carlos Sérgio Chiattone
Sérgio Augusto Buzian Brasil

Plasma é a parte líquida do sangue composta por eletrólitos, proteínas, carboidratos e lipídeos. É o meio que o organismo utiliza para transporte de nutrientes, hormônios, medicamentos e catabólitos. A concentração de muitas destas substâncias varia em resposta a processos inflamatórios, em relação ao estado nutricional do indivíduo, em decorrência da natureza do processo patológico e do meio anticoagulante que se utiliza para a manutenção da fluidez plasmática *in vitro* – citrato de sódio, heparina, ácido etilenodiaminotetracético (EDTA). Embora o plasma contenha mais de 700 proteínas identificadas, apenas um pequeno número está disponível para uso clínico em soluções purificadas.[1,2]

A partir da II Guerra Mundial é que o plasma começou a ter seu uso mais difundido, principalmente para tratamento de hipovolemia em condições de choque hemorrágico que ocorriam no campo de batalha. Atualmente, o plasma e seus componentes, como albumina e fator VIII da coagulação, hoje produzidos em escala e modo industrial, são usados em situações mais específicas. Desse modo, o uso clínico do plasma como terapia de reposição vem diminuindo.[1-3]

PROTEÍNAS PLASMÁTICAS

Os constituintes mais importantes do plasma para a medicina transfusional são a albumina, as proteínas do sistema imunológico e as proteínas da coagulação.[1-3]

A albumina é a proteína mais abundante no plasma com concentração que varia entre 35 e 50 g/L. Os papéis mais importantes na fisiologia do organismo exercido pela albumina são a manutenção da pressão oncótica e o transporte.[2-4]

As imunoglobulinas e proteínas do sistema complemento são fundamentais para a defesa do organismo. A imunoglobulina mais abundante é a do tipo IgG em concentração que varia aproximadamente de 6 a 16 g/L. Com relação ao sistema complemento, C3 predomina em concentração de 1,3 g/L.[5]

As proteínas do sistema de coagulação e fibrinólise, por sua vez, são as responsáveis pela manutenção da hemostasia.[2,3]

COLETA E PROCESSAMENTO DO PLASMA

O sangue total coletado normalmente é separado em hemácias, outros componentes celulares e plasma. Em uma doação de sangue total pode-se obter aproximadamente de 180 a 300 mL de plasma. Outra forma de obtenção de plasma é por meio de plasmaférese que pode ser realizado manualmente ou, como se verifica de modo cada vez mais frequente, de modo automatizado. Por meio de plasmaferese podem ser conseguidos de 500 a 800 mL dependendo do peso do doador.[1,2]

O plasma pode ser fracionado por meio de alguns métodos de fracionamento, sendo um deles o método de Cohn, desenvolvido em 1940, e que ainda hoje permanece como modelo. Por meio de variação de temperatura, força iônica, pH e concentração de etanol, o plasma é separado em cinco frações: fração I, que contém fator VIII e fibrinogênio; fração II, que contém as imunoglobulinas; fração III e IV, que contêm outros fatores de coagulação e proteínas; e fração V, que contém a albumina. Nos últimos anos, entretanto, por meio de métodos que utilizam cromatografia e anticorpos monoclonais, conseguem-se obter preparações com maior grau de pureza. Esta abordagem é particularmente importante na obtenção do fator VIII.[1-3,5]

Uma vez coletado, para que possa ser estocado, o plasma deve ser congelado à temperatura inferior a -18 °C em 6 horas. Este processo garante que fatores de coagulação termolábeis (principalmente V e VIII) permaneçam em suas concentrações normais por até 5 anos (plasma fresco congelado).[6]

Se não for congelado, o plasma deve ser estocado a temperatura de 1 a 6 °C por não mais que 40 dias e a única diferença significativa entre ele e o plasma fresco congelado é a concentração dos fatores lábeis de coagulação cuja atividade é perdida. O fator VIII é o mais lábil, mas sua atividade permanece superior a 50%, mesmo após 24 horas, enquanto o fator V retém cerca de 30% de sua atividade por até 2 a 3 semanas. O fator XI também apresenta perda de cerca de 50% de sua atividade nestas condições. Todos os outros fatores de coagulação – especialmente a protrombina e os fatores VII, IX, X e XIII – permanecem estáveis.[3,5,6]

Quando o plasma fresco congelado sofre processo de aquecimento até 4 °C, uma porção do sobrenadante destaca-se. Essa porção precipita-se e permanece insolúvel na interface entre a porção líquida e a porção congelada do plasma. Nela encontraremos fibrinogênio, fator VIII da coagulação, fator de von Willebrand e fibronectina. Este produto, devido a seu processo de obtenção, recebe o nome de crioprecipitado e pode ser separado e concentrado por centrifugação após o descongelamento. O produto restante pode ser novamente congelado e passa a ser denominado plasma pobre em crioprecipitado.[3,5-8]

Desse modo, as condições de coleta e estoque são de extrema importância para a definição do uso do plasma, isto é, se para tratamento de distúrbios hemorrágicos e manufatura de concentrados de fatores de coagulação ou derivados menos termolábeis, como albumina e imunoglobulinas. Assim, plasma fresco congelado, crioprecipitado e plasma pobre em crioprecipitado são os derivados do plasma mais importantes na prática clínica.[7,8]

USO DO PLASMA

Uso de cumarínicos

Plasma fresco congelado é usado em pacientes com múltiplas deficiências, como nos portadores de deficiência de fatores de coagulação dependentes da vitamina K (II, VII, IX, X) com manifestação hemorrágica grave (melena, hematúria, sangramento em sistema nervoso central etc.). Transfusão de 600 a 1.000 mL em paciente adulto com efeito colateral de cumarínicos, geralmente, é suficiente para exercer um efeito hemostático sem que haja necessidade de normalizar os exames de coagulação.[1,3,7]

Doença hepática

O paciente hepatopata apresenta várias alterações que interferem no sistema de coagulação contribuindo para tendência hemorrágica. Uma vez que a doença hepatocelular interfere na síntese proteica, a suplementação com vitamina K, geralmente, não consegue corrigir as alterações de coagulação. Entretanto, embora o plasma fresco congelado reponha de modo eficiente as múltiplas deficiências encontradas nas doenças hepáticas graves, em geral ele é usado de modo pouco apropriado. O erro mais comum é atribuir toda e qualquer manifestação hemorrágica à coagulopatia e administrar tratamento sistêmico, quando a causa real é local; por exemplo, sangramento de varizes esofagianas responde muito melhor a cuidados hemostáticos locais do que sistêmicos. Além disso, deve-se lembrar que hemorragia em paciente com tempo de protrombina (TP) próximo do normal implica causa adicional com lesão de mucosa ou vascular, isto é, causa local e não sistêmica.

Um segundo erro frequente é a demasiada dependência do resultado de TP, já que raramente é necessário normalização deste para a cessação da manifestação hemorrágica.[2,3,7]

Coagulopatia dilucional

Grande perda sanguínea e reposição com soluções cristaloides e/ou coloides podem produzir uma coagulopatia dilucional. Todavia, plasma fresco congelado tem pouco benefício em pacientes que apresentam TP 1,5 vez menor que o valor normal e o tempo de tromboplastina parcialmente ativada (TTPA) menor que 1,5 vez o valor do limite superior de normalidade.[5,7-9]

Coagulação intravascular disseminada (CID)

A CID ocorre se houver formação disseminada de fibrina na microcirculação e consumo de plaquetas e fatores de coagulação, particularmente fibrinogênio, fator V e fator VIII. Inúmeras condições clínicas podem iniciar CID, como choque, isquemia tecidual, sepse, carcinomatose, leucemias, entre outras. O tratamento da CID depende da correção da condição patológica que lhe deu origem. Se a concentração de fibrinogênio estiver menor do que 100 mg/dL, plasma fresco congelado ou crioprecipitado podem ser indicados.[7,9]

Outras condições clínicas

A proteína C ativada com seu cofator, proteína S, são importantes inibidores da coagulação. Suas deficiências estão ligadas à doença trombótica. A transfusão de plasma fresco congelado pode servir de fonte em situações de emergência para pacientes com deficiências graves.

O inibidor da esterase C1 é uma glicoproteína inativadora de enzimas da cascata do sistema complemento, da cascata da coagulação e sistema fibrinolítico. Sua deficiência no angioedema hereditário leva à obstrução de vias aéreas. Episódios de angioedema podem ser tratados com transfusão de plasma.[2,5,9]

DERIVADOS DO PLASMA

Albumina

Albumina é a proteína plasmática mais abundante. Ela é sintetizada no fígado, tem peso molecular de 67 kD enovelados graças às suas 17 pontes de dissulfito e carga fortemente negativa. Em um adulto normal sua meia-vida é de 20 dias. Cerca de 60 a 65% da albumina está presente no compartimento extravascular, sendo, por isso, responsável por 70 a 80% da pressão plasmática oncótica e o principal responsável pela manutenção do volume sanguíneo. Além disso, graças ao grupamento tiol em sua superfície, a albumina transporta várias substâncias endógenas como bilirrubina, hormônios, aminoácidos, ácidos graxos, minerais e várias substâncias exógenas como fármacos e venenos.[10,11]

A concentração plasmática de albumina diminui em situações que afetem sua síntese, metabolismo, distribuição ou excreção. Diminuição da síntese de albumina ocorre em doenças hepáticas e estados de desnutrição, enquanto o excesso de perda de albumina pode ser verificado em situações como síndrome nefrótica, enteropatias ou queimaduras extensas. Também se verifica redução da concentração plasmática de albumina em situação de sobrecarga hídrica.[4,6,10,11]

A albumina pode ser obtida por meio de vários métodos de fracionamento, mas o padrão ainda é o de Cohn, que fornece albumina com pureza de cerca de 95%. Este produto pode então disponibilizado em soluções de 4%, 5% e 25%.[6,10]

A fração proteica plasmática é composta por 83% de albumina e 17% de globulina em uma solução a 5%. Albumina comercialmente disponível é pasteurizada e sofre processo de inativação viral. São encontrados produtos com 5 a 25% de albumina liofilizada com solução diluente.[12]

Sua utilização é importante em algumas situações clínicas, como paracentese de grande volume, a fim de prevenir hipotensão e insuficiência renal. Pacientes portadores de síndrome nefrótica refratários ao tratamento convencional podem responder à infusão de albumina e diuréticos de alça para redução da anasarca. Outro uso terapêutico da albumina é na plasmaférese, como fluido de reposição. Em casos de síndrome da hiperestimulação ovariana, que ocorre em mulheres submetidas a indução de ovulação por gonadotrofina para reprodução assistida, a albumina pode ser usada profilaticamente.[13-15]

IMUNOGLOBULINAS

As imunoglobulinas são sintetizadas pelos plasmócitos e correspondem a 1/3 do total das proteínas plasmáticas.

As imunoglobulinas são glicoproteínas com peso molecular que varia entre 150 kD (IgG) a mais de 1.000 kD (IgM). Elas são compostas por duas cadeias peptídicas pesadas (H) e duas cadeias leves (L), cada uma delas com suas porções, constante e variável responsáveis pela fixação de proteínas do sistema complemento e por ligação a antígenos. Cerca de 75% das imunoglobulinas do plasma são do isótipo IgG, o único capaz de atravessar a placenta.[16]

Preparações de imunoglobulina polivalente são feitas de *pool* de plasma e são primariamente IgG (aproximadamente 95%), com muito pouca quantidade de isótipos IgA e IgM. Preparações de imunoglobulina plasmática são usadas para diminuir a prevalência e a gravidade de infecções em pacientes com deficiências na imunidade humoral. Estas preparações contêm dímeros e polímeros de IgG que podem ativar o sistema complemento de modo inespecífico, tanto pela via clássica como pela via alternativa. Isso explica os efeitos colaterais que ocorrem quando da administração intravenosa de preparações de imunoglobulina humana. Devido a estes problemas, produtos de imunoglobulina modificada (imunoglobulina IgG – IVIG) permitiram menor agregação de moléculas de imunoglobulinas, de modo que a capacidade de ativação inespecífica do sistema complemento foi reduzida sem que houvesse perda na capacidade de interação com antígeno e consequente maior segurança na administração intravenosa, embora sua infusão deva ser lenta, pois ainda assim pode haver reações.[16-18]

A eficácia dessas soluções na profilaxia de infecções em pacientes com deficiências congênitas já foi demonstrada. Seu uso também ocorre em algumas citopenias de caráter autoimune como na púrpura trombocitopênica imunológica, púrpura pós-tranfusional e neutropenia autoimune, em que doses massivas bloqueiam, pelo mecanismo de competição, os receptores Fc dos macrófagos do sistema reticuloendotelial. Além disso, o uso de IGIV pode modular a função de linfócitos B, inibir a produção de anticorpos e bloquear a interação entre autoanticorpos e antígenos celulares.[17,18]

Embora esse tratamento mostre bom resultado em situações críticas como, por exemplo, em portadores de PTI cujo tratamento com corticoesteroides mostrou pouco resultado, a resposta permanece apenas por, geralmente, 3 semanas. Daí seu uso ser destinado mais frequentemente como preparatório de esplenectomia. A administração de IGIV também mostra benefícios em processos inflamatórios como na doença de Kawasaki, na síndrome de Guillain-Barré, na síndrome do anticorpo antifosfolípídeo e nas hemofilias adquiridas. Em pacientes com imunodeficiência secundária a linfomas, infecção pelo vírus da imunodeficiência humana ou transplante de medula óssea ou órgão sólido, a administração profilática de imunoglobulina pode trazer alguns benefícios, porém a um custo proibitivo.[19-21]

Soluções de imunoglobulinas doença-específica (hiperimune) são obtidas de indivíduos saudáveis que sofreram imunização ativa para serem utilizadas para prevenir doenças virais como hepatite B, varicela-zóster, citomegalovirose e raiva. Anticorpos contra o toxoide tetânico podem ser usados para proporcionar proteção passiva a pacientes com risco de contrair tétano através de seus ferimentos. Anticorpos contra o grupo sanguíneo Rh são usados para bloquear a atividade do sistema imunológico materno contra as hemácias fetais Rh+.[22-27]

CONCENTRADOS DE FATORES DE COAGULAÇÃO

O plasma fresco congelado contém aproximadamente 200 U de fator VIII por bolsa, mas esta quantidade não é suficiente para terapia de reposição. O crioprecipitado obtido por meio do plasma fresco congelado também contém fator VIII, além de fibrinogênio, fibronectina e pequenas quantidades de outras proteínas plasmáticas. Concentrado de fator VIII pode ser preparado por várias outras técnicas, geralmente começando com crioprecipitação com posterior purificação química ou outro tratamento associado a aquecimento e solução detergente para inativação viral.[6,9,28]

Concentrados de complexos protrombínicos (concentrado de fator IX) contêm concentração variável de fatores dependentes de vitamina K (II, VII, IX, X). Essas proteínas são estáveis e podem ser purificadas por adsorção com agentes químicos inorgânicos ou por troca iônica. Estes concentrados têm capacidade trombogênica variável e somente devem ser utilizados em situações de específica e grave deficiência do fator de coagulação respectivo.[28]

PROTEÍNAS DO SISTEMA COMPLETO

O sistema complemento de inativação de patógenos é composto por mais de 20 proteínas que são ativadas em cascata. Essa ativação pode ser feita por formação do imunocomplexo (via clássica) ou alternativamente com uso da properdina (via alternativa).[17]

A ativação do sistema complemento pela via clássica é iniciada pela formação de imunocomplexos e a posterior conversão do zimógeno C5 no ativo C5b que se liga e ataca a membrana celular gerando o C5a. Porém, de todas as proteínas do sistema complemento, C3 predomina no plasma em concentração de 1,3 g/L.

Deficiências hereditárias e adquiridas de várias proteínas do sistema complemento têm sido descritas. O quadro clínico varia de infecções recorrentes, como ocorre na deficiência de C3, a angioedema grave associado com deficiência congênita ou adquirida do inibidor de C1 cujo tratamento pode ser feito com infusão de plasma ou de concentrado do inibidor de C1.[29]

OUTRAS PROTEÍNAS DO PLASMA

Fibronectina

Trata-se de uma proteína de alto peso molecular que apresenta papel no mecanismo de inflamação, crescimento celular e cicatrização. Está presente em maior concentração no crioprecipitado.

EFEITOS ADVERSOS DA TRANSFUSÃO DE PLASMA E DE SEUS DERIVADOS

Os efeitos adversos da transfusão de plasma e de seus derivados são semelhantes aos de outros hemocomponentes. O plasma contém quantidades suficientes de restos celulares para sensibilizar leucócitos e induzir reações febris. Além disso, pacientes que recebem grande quantidade de plasma podem apresentar reações urticariformes ou anafilactoides ou, ainda, toxicidade ao citrato.[1]

O potencial contaminante do plasma reside primariamente na possibilidade de transmissão de vírus de cápsula lipídica como os HIV-1 e 2, o vírus da hepatite B, o vírus da hepatite C e os HTLV I e II. Para reduzir a capacidade de transmissão viral com envelope lipídico, recentemente foi aprovado pela FDA (*Food and Drug Administration*) uma mistura de solvente [tri (n-butil) fosfato – TNBP] com um detergente não iônico (Triton X-100) que é acrescido ao plasma de um *pool* de doadores. Entretanto, os vírus que não possuem envelope lipídico, ou que não possuem envelope, como o eritrovírus B19 e o vírus da hepatite A, não são inativados pelo solvente detergente e podem ser transmitidos para o receptor, embora a presença de anticorpos antivirais presentes no *pool* de plasma possa atenuar ao processo infeccioso. Os príons também não são inativados pela solução solvente-detergente.[12,30] Apesar disso, uma unidade de plasma ou de crioprecipitado apresenta o mesmo risco de transmissão de hepatite ou HIV que qualquer outro hemocomponente. Muitos médicos, na prática clínica, relutam em prescrever transfusão de concentrado de hemácias devido ao risco de transmissão de doenças virais, mas prescrevem plasma sem o mesmo cuidado. Desse modo, plasma não deve ser utilizado como expansor de volume – deve-se optar por soluções coloides. Também não deve ser usado como incremento nutricional em paciente disproteinêmico ou com a finalidade de auxiliar a cicatrização. Deve-se lembrar que plasma administrado profilaticamente a pacientes com exames de coagulação alterados antes de procedimentos invasivos apresenta pouca ou nenhuma evidência de prevenir complicações hemorrágicas.

REFERÊNCIAS BIBLIOGRÁFICAS

1. Braustein AH, Oberman HA. Transfusion of plasma components. Transfusion 1984; 24:281-291.

2. Schroeder ML, Rayner HL. Transfusion of blood and blood components. In: Wintrobe's Clinical Hematology. 11 ed. Lea and Febiger; 2002.

3. Smith KJ, Bucur SZ. Plasma composition and coagulation mechanism. In: Rossi's principles of transfusion medicine. 3 ed. London: Lippincott Willians and Wilkins; 2000.

4. Peters T. Serum albumin. Adv Protein Chem 1985; 37:161-245.

5. Haupt H. Chimestry and clinical significance of human plasma proteins. Behring Inst Mitt 1990; 86:1-66.

6. Cohn EJ, et al. Preparation and properties of serum and plasma proteins. J Am Chem Soc 1946; 68: 459-470.

7. Development Task Force of the College of American Pathologists. Practice parameter for the use uf fresh frozen plasma, cryoprecipitate and platelets. JAMA 1994; 271:777-781.

8. Nilson L, et al. Shelf-life of bank blood and stored plasma with special reference to coagulation factors. Transfusion 1983; 23:377-390.

9. Oberman HA. Uses and abuses of fresh frozen plasma. In: Garraty (ed). Current concepts in transfusion therapy. Arlington: American Association of Blood Banks; 1985.

10. Doweiko JP, Nompleggi DJ. Role of albumin in human physiology and pathophysiology. JPEN 1991; 15: 207-211.

11. Takeda Y, Reeve EB. Studies of metabolism and distribution of albumin with autologous I131-albumin in healthy men. J Lab Clin Med 1963; 61:183-202.

12. Horowitz B, Bonomo R, Prince AM. Solvent/detergent-treated plasma: a virus-inactivated substitue of fresh frozen plasma. Blood 1992; 79:826-831.

13. Shoham Z, Weisman A, Barash A. Intravenous albumin for the prevention of severe ovarian hyperstimulation syndrome in a in vitro fertilization program: a prospective, randomized, placebo-controlled study. Fertil Steril 1994; 62:137-142.

14. Sort P, Navasa M, Arroyo V. Effects of intravenous albumin on renal impairments and mortality in patients with cirrhosis and spontaneous bacterial peritonitis. NEJM 1999; 341:403-409.

15. Fliser D, Zurbruggen I, Mutscheler E. Coadministration of furosemide and albumin in patients with nefrotic syndrome. Kidney Int 1999; 55-629-634.

16. Hartwell EA. Use of immuneglobulin. Am Clin Pathol 1998; 110:281-292.

17. Buckley RH, Schiff RI. The use of intravenous immune globulin in immunodeficiency diseases. NEJM 1991; 325:110-117.

18. Mouthon L, Kaveri SV, Spalter SH. Mechanisms of action of intravenous immune globulin in immune-mediated diseases. Clin Exp Immunol 1996; 104:3-9.

19. Blanchette V, Imbach P, Andrew M. Randomized trial of intravenous immunoglobulin G, intravenous anti-D, and oral prednisine in childhood acute imune thrombocitopenic purpura. Lancet 1994; 344: 703-707.

20. Saint-Marc T, Toraine JL, Berra N. Beneficial effects of intravenous immuneglobulins in AIDS. Lancet 1992; 340:1347.

21. Centers for Disease Control. Post-exposure prophylaxis of hepatitis B. MMWR Morb Mortal Wkly Rep 1984; 33:285-290.

22. Centers for Disease Control. Recommendations for protections against viral hepatites. MMWR Morb Mortal Wkly Rep 1985; 34:313-335.

23. Centers for Disease Control. Rabies prevention – United States MMWR Morb Mortal Wkly Rep 1984; 33:393-408.

24. Sulivan KM, Storek J, Kopecky JK. A controlled trial of long-term administration of intravenous immunoglobulin to prevent late infection and chronic graft-versus-host-disease after marrow transplantation. Biol Blood Marrow Transplant 1996; 2: 44-53.

25. Valensise H, Vaquero E, De Carolis C. Normal fetal growth in women with antiphospholipid syndrome treated with high-dose intravenous immunoglobulion (IVIG). Prenat Diagn 1995; 15:509-517.

26. Weeks JC, Tierney MR, Weinstein MC. Cost effectiveness of prophylatic intravenous immune globulin in chronic lymphocytic leukemia. NEJM 1991; 325:81-86.

27. Messori A, Rampazzo R, Scrocaro G. Efficacy of hyperimmune anticytomegalovirus immunoglobulins for the prevention of cytomegalovirus infection in recipients of allogeneic bone marrow transplantation: a meta-analysis. Bone Marrow Transplant 1994; 13:163-167.

28. Crenier L, Ducobu J, des Grottes JM. Low response to high-dose intravenous immunoglobulin in the treatment of adquired factor VIII inhibitor. Br J Haematol 1996; 95:750-753.

29. Fisher P, Uttenreuther-Fisher. Kawasaki disease: update on diagnosis, treatment, and still controversial etiology. Pediatr Hematol Oncol 1996; 13:487-501.

30. Prusiner SB. Neurodegenerative diseases and prions. NEJM 2001; 1516-1526.

5

FISIOLOGIA DA COAGULAÇÃO DO SANGUE

Carolina Costa-Lima
Margareth Castro Ozelo

INTRODUÇÃO

Histórico

Quase 200 anos se passaram desde os primeiros experimentos que ilustraram a existência da interação entre as células sanguíneas e a parede vascular.[1] O último século foi marcado por descobertas que consolidariam o conceito da hemostasia como a conhecemos: um conjunto de mecanismos autolimitados que o organismo emprega diante de uma lesão endotelial para garantir a circulação do vaso lesado, ou seja, coibir a hemorragia sem causar a trombose completa do vaso.

No início do século XX, Morawitz construiu o primeiro modelo da coagulação no qual a tromboplastina, agora conhecida como fator tecidual, era liberada pelo vaso danificado para converter, na presença de cálcio, a protrombina em trombina.[2] A trombina, convertendo o fibrinogênio em fibrina, resultaria na formação do coágulo. Apesar de um grande avanço conceitual para a época, este modelo de 4-fatores não poderia explicar totalmente o complexo processo de coagulação. Por volta de 1950, época em foram descritos o fator de von Willebrand (FVW) e fatores V, VII, VIII, IX e XI, o processo de coagulação foi conceitualizado como sendo, primariamente, dependente de níveis adequados destas proteínas da coagulação.[3] Esse pensamento foi assim com base devido à clara relação existente entre a tendência hemorrágica e os níveis séricos baixos dos fatores VIII ou IX na hemofilia.

Na década de 1960, dois grupos independentes construíram um modelo para a coagulação que se assemelhava a uma cascata de eventos.[4,5] Este modelo foi apropriadamente chamado de "modelo da cascata de coagulação" ao propor o conceito de que reações proteolíticas em série atuariam como um amplificador biológico. A interação entre essas proteínas é descrita em um esquema em forma de Y, com duas vias distintas: a via "intrínseca", iniciada pela fase de contato, através do fator XII (FXII), e a via "extrínseca", iniciada através do complexo formado pelo fator VII ativado (FVIIa) e o fator tecidual (FT) (Figura 5.1). As duas vias convergem para uma via "comum" que tem como ponto de partida a ativação do fator X (FXa). Este modelo não foi proposto como um modelo literal do processo hemostático *in vivo*, contudo é ainda muito útil na interpretação de testes *in vitro* da coagulação.

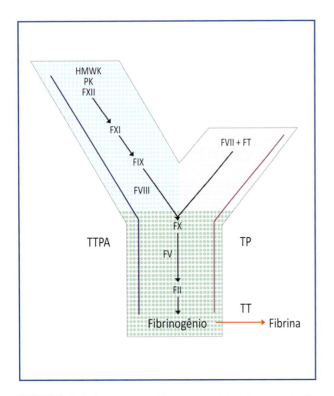

FIGURA 5.1 Representação esquemática da cascata de coagulação com a via intrínseca (em azul), via extrínseca (em rosa) e via final comum (em verde). A cascata da coagulação pode ser iniciada independentemente na via extrínseca, por meio do fator VII, ou pela via intrínseca, na fase de contato, quando o fator XII, cininogênio de alto peso molecular (HMWK) e pré-calicreína (PK) entram em contato com superfícies carregadas negativamente. Ambas as rotas convergem para uma via comum, com a ativação do fator X (início da via final comum). O fator X, em presença do fator V ativado, converge protrombina (II) em trombina (IIa). O fibrinogênio é clivado formando fibrina por ação da trombina. No laboratório, o tempo de tromboplastina parcial ativada (TTPa) avalia a via intrínseca e a via final comum; o tempo de protrombina (TP) avalia as vias extrínseca e final comum; e o tempo de trombina (TT) avalia o passo final na via final comum, ou seja, a conversão do fibrinogênio em fibrina, após adição de trombina exógena.

A partir de 2001, um novo conceito foi reconhecido como o mecanismo fisiologicamente aceito para explicar o processo da hemostasia *in vivo*: "modelo celular da hemostasia", onde as plaquetas e os fatores da coagulação formam um arranjo dinâmico, altamente entrelaçado e atuam sequencialmente para a manutenção do sangue fluido dentro dos vasos.[6] Este modelo será detalhado em seção específica deste capítulo.

Fases do processo hemostático

Apesar da hemostasia ocorrer de modo dinâmico e sob fina regulação de componentes celulares e acelulares, para fins didáticos, ela pode ser entendida como ocorrendo em fases sequenciais, as quais serão discutidas em detalhe nas próximas seções:

- Lesão endotelial e formação do tampão plaquetário.
- Formação e estabilização do coágulo.
- Remoção do coágulo por fibrinólise.

LESÃO ENDOTELIAL E FORMAÇÃO DO TAMPÃO PLAQUETÁRIO

A formação do tampão plaquetário, também reconhecida como hemostasia primária, requer a participação de três principais componentes: endotélio, plaquetas e o fator de von Willebrand.

Endotélio

O endotélio vascular representa o revestimento de todos os vasos sanguíneos e constitui, portanto, um órgão disperso que forma uma interface dinâmica com os outros órgãos do corpo. O corpo humano adulto contém pelo menos um trilhão de células endoteliais, que pesam aproximadamente 1 kg e abrangem uma área de superfície entre 4.000 e 7.000 metros quadrados.[7]

O endotélio possui diversas funções, incluindo a regulação do tônus vasomotor, do tráfico de células e de nutrientes entre os meios circulatório e extracirculatório. Além disso, o compartimento endotelial é responsável pela manutenção da fluidez do sangue, contribui para o equilíbrio local entre mediadores pró e anti-inflamatórios, e participa da formação de novos vasos.

No cenário da hemostasia, a importância do endotélio é evidenciada não somente pela sua participação na integridade vascular, mas também pela geração de moléculas pró-coagulantes e anticoagulantes.[7] Como efeito pró-coagulante, as células endoteliais sintetizam fator de von Willebrand (FVW), o inibidor do ativador do plasminogênio tipo 1 (PAI-1), receptores ativos de proteases e, raramente, o fator tecidual (FT). Enquanto mediador anticoagulante, as células endoteliais expressam, sintetizam e/ou liberam o inibidor da via do fator tecidual (TFPI), a trombomodulina, o receptor da proteína C endotelial (EPCR), o ativador do plasminogênio tipo tecidual (t-PA) e o heparan sulfato. Esses fatores, todavia, não são expressos uniformemente através da vasculatura. Por exemplo, o FVW é expresso predominantemente no endotélio venoso; o TFPI, no endotélio microvascular; o EPCR, no endotélio de grandes vasos; a trombomodulina, nos diversos tipos de vasos em diferentes órgãos, com a notável exceção do cérebro; e o t-PA, nas arteríolas (particularmente no cérebro e pulmão). Assim, de forma heterogênea, pela expressão e/ou secreção de receptores de superfície e mediadores solúveis, cada célula endotelial contribui de forma peculiar para o balanço hemostático.

O endotélio contribui para o balanço da hemostasia também por vias indiretas. Por exemplo, a regulação dos vasos mediada pelo endotélio executa um papel central na manutenção do fluxo sanguíneo;[7] a vasoconstrição limita o fluxo de sangue para a área de injúria; a expressão limitada de moléculas de adesão celular minimiza a obstrução da luz do vaso e a consequente interrupção do fluxo; a disfunção endotelial desse parâmetro significaria uma maior propensão à formação do coágulo.

Fator de von Willebrand

O FVW é um importante ligante de alta especificidade para distintos complexos da membrana plaquetária e, em geral, age produzindo uma espécie de "gancho" entre a plaqueta e o colágeno subendotelial. Se o FVW não existisse, a força da corrente sanguínea não permitiria a adesividade plaquetária por um período de tempo suficiente para dar continuidade ao processo de hemostasia. Outra importante função do FVW está relacionada à sua ligação com o fator VIII (FVIII). Essa ligação permite que o FVIII seja protegido de sua proteólise na circulação, aumentando assim a sua meia-vida.

O FVW é uma glicoproteína multimérica, sintetizada nas células endoteliais e megacariócitos. As etapas envolvidas na síntese do FVW incluem a formação inicial de dímeros e sua subsequente multimerização para formar multímeros, que podem chegar a magnitude de mais de 20 milhões de dáltons.

Após sua síntese, o FVW pode ser constitutivamente secretado ou armazenado em grânulos: os corpúsculos de Weibel-Palade (nas células endoteliais) e os grânulos alfa (nos megacariócitos e plaquetas).[8] Esses grânulos estocam os maiores e mais hemostáticos multímeros de FVW, que são liberados após estímulo de agonistas como trombina e epinefrina.

Para fixar as plaquetas na parede do vaso lesado e ajudar a formação do tampão plaquetário, o FVW se liga ao receptor de glicoproteína (GP) Ib alfa das plaquetas, ao colágeno e outras moléculas da matriz subendotelial. Essa ligação do FVW ao complexo GP Ib-IX-V da membrana das plaquetas é o estímulo inicial para a ativação plaquetária. O FVW contém um segundo sítio ligante para outro receptor na membrana das plaquetas, a GP IIb-IIa. Após a ativação plaquetária, esse novo sítio é exposto, proporcionando assim maior conexão entre o FVW e as plaquetas.

Plaqueta

As plaquetas são pequenos fragmentos discoides e anucleados, originários do citoplasma do megacariócito, que circulam na corrente sanguínea. Consideradas componentes essenciais da primeira fase da hemostasia, as plaquetas são altamente especializadas em reconhecer a perturbação das células endoteliais que revestem os vasos sanguíneos ou a matriz fibrosa subjacente exposta nos casos de injúria vascular.

A membrana plaquetária é constituída por glicolipídeos como colesterol e fosfolipídeos, que são distribuídos assimetricamente entre o interior e o exterior celular. Na membrana estão localizados os receptores celulares das plaquetas, representados por complexos de glicoproteínas com domínios extracelular, transmembrana e citoplasmático. Essa organização celular permite à plaqueta receber e traduzir uma variedade de sinais externos de ativação para o meio intracelular, que habitualmente resulta na mudança da sua forma discoide e na liberação do conteúdo dos grânulos intracelulares. Há uma série de estímulos fisiológicos para ativação plaquetária, incluindo o difosfato de adenosina (ADP), a epinefrina, a trombina e o colagéno. O ADP e a epinefrina são ativadores de plaquetas relativamente fracos, enquanto o colagéno e a trombina são potentes ativadores.[9]

Todo esse processo de ativação é fundamental para a função hemostática plaquetária. De fato, deficiências hereditárias ou adquiridas da função dos receptores celulares, do conteúdo dos grânulos plaquetários, ou do número das plaquetas, resultam em doenças hemorrágicas com ampla heterogeneidade clínica caracterizadas por sangramentos cutaneomucosos ou hemorragias em estruturas anatômicas vitais.

Além do conhecido papel na hemostasia, as plaquetas ativadas também recrutam leucócitos como um passo inicial da imunidade inata e inflamação.

Tampão plaquetário

As plaquetas são ativadas no local da lesão vascular com o objetivo de formar um tampão plaquetário que proporcionará a resposta hemostática inicial para cessar a hemorragia. O endotélio intacto evita a aderência de plaquetas pela produção de óxido nítrico e prostaciclina. Quando ocorre lesão da camada íntima do endotélio, esse processo é prejudicado e elementos subendoteliais, tais como microfibrilas, laminina e colágeno, são expostos.[3] Esses elementos, quando expostos, desencadeiam o processo da ativação plaquetária com consequente resposta funcional que envolve quatro diferentes estágios:

- Adesão plaquetária: a deposição de plaquetas sobre a matriz subendotelial.
- Agregação plaquetária: a coesão entre as plaquetas.
- Secreção dos grânulos plaquetários: a liberação do conteúdo dos grânulos alfa e densos das plaquetas.
- Atividade pró-coagulante plaquetária: o aumento da geração de trombina mediado pelas plaquetas.

Adesão plaquetária

Após a ativação, as plaquetas sofrem alterações na sua forma, tornando-se extremamente adesivas. A adesão das plaquetas ao endotélio lesado é indireta quando mediada pelo FVW. O FVW permite uma ligação estável entre a matriz subendotelial e a plaqueta. A interação do FVW com a subunidade Ib alfa da plaqueta, que faz parte do complexo

GP Ib-IX-V, é fundamental para o sequestro transitório de plaquetas e adesão ao endotélio.[9] A deficiência hereditária do complexo da membrana plaquetária GP Ib-IX-V, ou do FVW, está relacionada com doenças hemorrágicas como a síndrome de Bernard-Soulier e a doença de von Willebrand, respectivamente.

O processo de adesão plaquetária é amplificado pela ligação direta da plaqueta ao endotélio; esta ligação, contudo, é frágil e instável. Em condições de fluxo lento, as funções do FVW não são críticas e a ligação das plaquetas ao colágeno é suficiente para permitir a formação de um agregado plaquetário estável.[8] Os receptores envolvidos neste processo são a GP VI e outras integrinas, como GP Ia-IIa, GP IIb-IIIa e GP Ic-IIIa.

Agregação plaquetária

A ativação plaquetária resulta tanto na exposição como na mudança conformacional do receptor GP IIb/IIIa na superfície da plaqueta. Este receptor utiliza, como ponte de ligação entre as plaquetas, as moléculas de fibrinogênio que se encontram solúveis no plasma.[10]

A GP IIb-IIIa é membro de uma superfamília de receptores proteicos adesivos chamados integrinas, que são encontradas em diferentes tipos celulares. O complexo GP IIb-IIIa (integrina alpha IIb beta 3) é o receptor mais abundante na superfície plaquetária, com aproximadamente 80.000 complexos por plaqueta.[7] O fibrinogênio apenas se liga a GP IIb-IIIa uma vez que a plaqueta esteja ativada.

Além de mediar a agregação de plaquetas, a porção citosólica do complexo GP IIb-IIIa ativado se liga ao citoesqueleto plaquetário para assim mediar a sua mudança conformacional e levar à retração do coágulo.[9]

A importância da GP IIb-IIIa é ilustrada pela alteração hemorrágica, observada na doença hemorrágica hereditária conhecida como trombastenia de Glanzmann, resultante de mutações nesse complexo plaquetário, bem como na utilidade clínica do antagonista do GP IIb-IIIa no tratamento de doença cardíaca coronária (Tabela 5.1).

O controle dessa etapa é influenciado pela força de cisalhamento (*shear stress*) ao qual as células circulantes estão submetidas. O fibrinogênio é

TABELA 5.1
PRINCIPAIS FÁRMACOS COM AÇÃO ANTIPLAQUETÁRIA OU ANTICOAGULANTE

ANTIPLAQUETÁRIOS	
FÁRMACOS	**MECANISMO DE AÇÃO**
Ácido acetilsalicílico (AAS)	Inibição irreversível da síntese tromboxano A2
Anti-inflamatórios não esteroidais (AINE)	Inibição reversível da síntese tromboxano A2
Ticlopidina e clopidogrel	Bloqueio do receptor de ADP
Abciximab, tirofiban e eptifibatide	Antagonistas do receptor GP IIb/IIIa
ANTICOAGULANTES	
FÁRMACOS	**MECANISMO DE AÇÃO**
Dicumarínicos (varfarina sódica)	Inibição da síntese dos fatores vitamina K dependentes (II, VII, IX, X, proteína C e S)
Heparina não fracionada (HNF)	Aumento da atividade da AT (inibição IIa, Xa e outras proteases da cascata)
Heparina de baixo peso molecular (HBPM)	Aumento da atividade da AT, com ação inibitória preferencial sobre o Xa
Fondaparinux	Inibição indireta do Xa, via ativação da AT
Rivaroxaban e apixaban	Inibição direta do Xa
Dabigatran, argatoban, bivalirudina, lepirudina, hirudina	Inibição direta da trombina (IIa)

ADP: adenosina difosfato; GP: glicoproteína; AT: antitrombina.

o único ligante da GP IIb-IIIa em sistema onde a força de cisalhamento é baixa. Entretanto, quando houver maior força de cisalhamento, o fibrinogênio é substituído pelo FVW para a ligação ao complexo GP IIb-IIIa.[10]

Secreção dos grânulos plaquetários

As plaquetas contêm quatro tipos de grânulos: grânulos alfa, grânulos densos (ou delta), lisossomos e microperoxissomos. Os grânulos alfa são mais presentes nas plaquetas e contêm muitas proteínas incluindo o fibrinogênio, o FVW, o fator V, a trombospondina, a trombomodulina, o fator de crescimento derivado de plaquetas (PDGF), o fator 4 plaquetário e a P-selectina. Os grânulos densos contêm nucleotídeos de adenina (ADP e ATP), cálcio ionizado, magnésio, histamina, epinefrina e serotonina. Os lisossomos são ricos em enzimas e os microperoxissomos contêm catalases.

A liberação do conteúdo dos grânulos desencadeará repercussões específicas. O tromboxano A2, um metabólito da prostaglandina, promove vasoconstrição e agregação plaquetária adicional. A fibronectina e a trombospondina são proteínas adesivas que podem reforçar e estabilizar o agregado das plaquetas. O ADP e a serotonina estimulam o recrutamento de mais plaquetas. A serotonina liberada das plaquetas normalmente provoca vasodilatação; no entanto, pode induzir a vasoconstrição na presença de endotélio danificado (disfuncional).

Atividade pró-coagulante plaquetária

A atividade pró-coagulante é um aspecto importante da ativação das plaquetas e envolve a exposição de fosfolipídeos na sua membrana, principalmente a fosfatidilserina, assim como proporciona uma superfície para formação dos complexos enzimáticos durante a ativação da coagulação.

Os complexos enzimáticos da coagulação, como o complexo tenase (IXa:VIIIa) e protrombinase (Xa:Va), são importantes exemplos da estreita

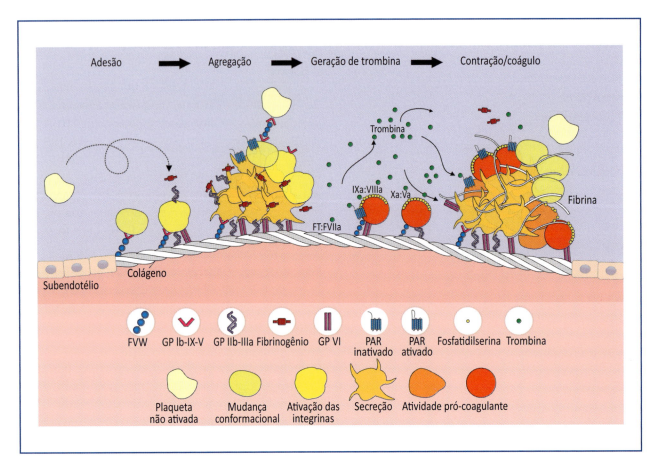

FIGURA 5.2 Estágios de ativação plaquetária e formação do trombo. As plaquetas aderem rapidamente ao subendotélio através da ligação do fator de von Willebrand (FVW) à glicoproteína (GP) da membrana plaquetária Ib-IX-V e ao colágeno (adesão plaquetária). Assim as plaquetas tornam-se ativadas (sinalização intracelular) e secretam o conteúdo armazenado nas organelas intracelulares (grânulos alfa e grânulos densos), causando a vasoconstrição e atraindo outras plaquetas para o local da injúria vascular, que irão se agregar por meio da ligação das integrinas (GP IIb-IIIa) ao fibrinogênio (agregação plaquetária). Esse processo ocorre simultaneamente à ativação dos mecanismos pró-coagulantes. O fator tecidual (FT) é secretado após a lesão endotelial e se liga ao fator VII, formando o complexo FT:FVIIa, que na fase de iniciação da hemostasia irá ativar fator X, e esse irá clivar protrombina (FII) em trombina (FIIa), formada ainda em poucas quantidades. Na fase de amplificação da hemostasia, a trombina gerada irá ativar os cofatores V e VIII. Ainda nessa fase, a trombina também participa da ativação plaquetária, por meio de sua ligação aos receptores ativados por proteases (PARs) da membrana das plaquetas. Na fase da propagação, as plaquetas ativadas fornecem uma superfície pró-coagulante de fosfatidilserina para o acoplamento espacial do complexo tenase (IXa:VIIIa) e protrombinase (Xa:Va), promovendo a geração de trombina e formação de fibrina de forma localizada. O trombo formado se contrai, ocorrendo a retração e consolidação do coágulo, sendo gradativamente eliminado até o período da cicatrização do local da lesão. Na parte inferior da ilustração é demonstrado um mapa de calor com cores em códigos do amarelo (sinal de baixo Ca^2) ao vermelho (sinal de alto Ca^2).

relação entre as plaquetas e as proteínas envolvidas na coagulação. Assim, fica evidente que os processos envolvidos na hemostasia primária, assim como da coagulação e geração da trombina, ocorrem simultaneamente. Essa relação é demonstrada na Figura 5.2, onde está representado o modelo celular da coagulação.

Um outro exemplo da interação entre os processos pró-coagulantes e as plaquetas é a ativação plaquetária pela trombina. A trombina pode ativar a função plaquetária através dos receptores ativados por proteases (PARs, *protease-activated receptors*), que estão presentes nas plaquetas e também em outras células como o endotélio.[11] Uma questão peculiar em relação aos PARs, é que esses receptores contêm seus próprios ligantes e ativadores. A protease cliva uma sequência específica do PAR na porção aminoterminal, o que libera o fragmento de sequência polipeptídica, que por sua vez ativa o receptor. A especificidade desse sistema foi definida por uma série de experimentos em que os receptores são ativados apenas por peptídeos sintéticos idênticos àqueles que são liberados após a ativação da protease (SSFLRN).

Existem receptores celulares sensíveis às distintas proteases (trombina, FXa, FT-FVIIa) e atualmente são reconhecidos quatro PARs, denominados PAR-1, -2, -3 e -4. Os diversos receptores diferem na distribuição celular e na resposta às proteases. Nas plaquetas humanas estão presentes o PAR-1 e PAR-4, enquanto em camundongos as plaquetas apresentam PAR-3 e PAR-4. A trombina cliva a extremidade aminoterminal dos PARs -1, -3 e -4, e o PAR-2 é ativado principalmente pela tripsina e pelo complexo FT-FVIIa-FXa.

FORMAÇÃO E ESTABILIZAÇÃO DO COÁGULO

O ponto central para formação de um coágulo efetivo é o controle da geração da trombina, uma protease essencial que ativa as plaquetas e cliva o fibrinogênio para a formação do coágulo sanguíneo (função pró-coagulante).[6] No entanto, quando a trombina, já em excesso, liga-se ao seu receptor endotelial específico, a trombomodulina, forma-se o complexo inicial para ativar uma importante via de anticoagulação sanguínea, a ativação da proteína C (função anticoagulante).[12] Dessa maneira, observa-se que a formação do coagulo é um processo finamente orquestrado e autolimitado para que deficiências ou exageros na resposta do organismo a uma lesão não resultem em sangramentos ou tromboses.

Com o objetivo de ilustrar didaticamente esse equilíbrio, discutiremos inicialmente o modelo atual de formação do coágulo e ao final deste tópico abordaremos alguns componentes essenciais para o controle/limitação do coágulo.

Modelo celular da hemostasia

Apesar da visão clássica da cascata de coagulação (iniciada através das vias extrínseca e intrínseca, culminando na via final comum) ainda ser útil no entendimento e avaliação *in vitro* da coagulação, ela não representa a fisiologia da hemostasia.

O mecanismo fisiológico atualmente reconhecido, o modelo celular da hemostasia, se divide em três fases distintas que se sobrepõem:

- Fase de iniciação, na qual pequenas quantidades de trombina são geradas.
- Fase de amplificação, quando a trombina ativa várias reações de feedback positivo levando ao aumento exponencial da sua geração.
- Fase de propagação, quando os fatores de coagulação se ligam à membrana plaquetária ativada e a rede de fibrina é formada.

Antes de descrever em detalhes as fases da formação e estabilização do coágulo (classicamente conhecido como hemostasia secundária), alguns conceitos precisam ser apresentados para melhor entendimento deste labiríntico processo.

Uma característica inerente da hemostasia é a ativação sequencial de pró-enzimas ou proteínas precursoras inativas (zimogênios) em enzimas ativas, resultando em uma amplificação gradual com significativa resposta. A função dessas enzimas é intensamente facilitada pela formação de vários complexos de componentes macromoleculares, tais como os complexos FT:VIIa e IXa:VIIIa (ou tenase) que ativam o fator X (Xa) e o complexo protrombinase (Xa:Va) que produz trombina a partir de protrombina. Esses complexos compreendem uma enzima, um cofator e o substrato da enzima, em contato com componentes da superfície da membrana celular (fosfolipídeos aniônicos) na presença de cálcio.[3]

A vantagem desses complexos enzimáticos pode ser ilustrada pelos efeitos resultantes do complexo protrombinase. Devido ao efeito de proporcionar uma favorável proximidade entre o cofator (fator Va), a protease (fator Xa) e o substrato (protrombina, ou fator II), a geração de trombina pelo complexo protrombinase é aproximadamente 300.000 vezes mais eficiente quando comparado ao montante produzido pelo protrombina e fator Xa isoladamente. Além disso, o fator Xa ligado ao fator Va está relativamente protegido da inativação dos inibidores que circulam no plasma, como a antitrombina. O resultado final é que a geração de trombina é drasticamente aumentada sobre a superfície da plaqueta ativada e limitada aos sítios de lesão vascular (Figura 5.2).

TABELA 5.2
CARACTERÍSTICAS FISIOLÓGICAS E TRANSFUSIONAIS DOS FATORES PRÓ-COAGULANTES[21,22]

FATOR COAGULANTE	CONCENTRAÇÃO PLASMÁTICA MÍNIMA PARA HEMOSTASIA	MEIA-VIDA	RECUPERAÇÃO PLASMÁTICA (% DO TOTAL TRANSFUNDIDO)	ESTABILIDADE EM PLASMA A 4 °C
I (fibrinogênio)	50 mg/dL	2-4 dias	50%	Estável
II (protrombina)	20-30%	2-3 dias	40-80%	Estável
V	15-15%	36 horas	80%	Instável
VII	15-20%	4-6 horas	70-80%	Estável
VIII	10-15%	8-12 horas	60-80%	Instável
IX	10-40%	18-24 horas	40-50%	Estável
X	15-20%	40-60 horas	50%	Estável
XI	15-20%	40-70 horas	90-100%	Estável
XII	–	–	–	Estável
XIII	2-5%	11-14 dias	5-100%	Estável

No modelo celular a deslocamento e a ativação das plaquetas nos sítios da lesão endotelial, ocorrem concomitantemente à geração de trombina, sendo a trombina um importante ativador plaquetário *in vivo*.

Apesar das plaquetas serem críticas nas várias etapas da hemostasia, um coágulo efetivo não pode ser formado sem níveis adequados de fatores pró-coagulantes. O nível desses fatores em um indivíduo normal varia amplamente (geralmente 50 a 150% do nível encontrado em um *pool* de plasma normal).[13] Isso sugere que um amplo intervalo de variação do nível do fator é compatível com a função hemostática normal (Tabela 5.2).

Fase da iniciação da hemostasia

A exposição do fator tecidual (ou fator tissular) no local da ferida e a sua interação com o fator VII ativado (VIIa), é o acontecimento fisiológico principal na iniciação da coagulação. O fator tecidual, uma proteína extravascular presente no endotélio e em monócitos, é normalmente exposta aos componentes do sangue somente após lesão endotelial.[14] A ligação e formação do complexo FT:VIIa sinaliza a necessidade de ativação da coagulação e formação da trombina, proteína reguladora central do processo hemostático. O complexo

FT:VIIa ativa pequenas quantidades de fatores IX (IXa) e X (Xa) (Figura 5.3).

Em seguida, sobre a superfície celular onde o fator tecidual está sendo exposto, o fator Xa associa-se ao fator Va para formar o complexo protrombinase que clivará a protrombina (fator II) em trombina (fator IIa).

O fator Va, necessário para a composição da protrombinase é proveniente de duas fontes: as plaquetas, que se aderiram ao colágeno no sítio da lesão vascular, sofrem ativação parcial e secretam, dos seus grânulos alfa, parte do montante de fator V; o zimogênio fator V também pode ser ativado pelo fator Xa ou por proteases não coagulantes.[3]

Quando localizado sobre a superfície celular, o fator Xa é relativamente protegido da inativação pelos inibidores de protease que circulam no plasma. Contudo, qualquer fator Xa que se dissocia do complexo celular TF:FVIIa é rapidamente inibido no plasma pela antitrombina ou pelo inibidor da via do fator tecidual (TFPI). Assim, esses inibidores localizam efetivamente a atividade do fator Xa na superfície sobre a qual ele foi formado. Ao contrário a pequena quantidade de fator IXa formada pelo complexo FT:FVIIa, pode mover-se livremente pelo plasma e entre as plaquetas ou outras superfícies celulares, uma vez que esse não é inibido

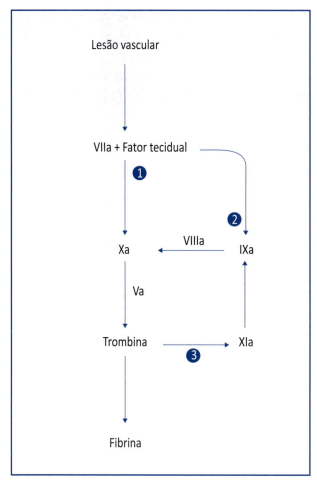

FIGURA 5.3 Resumo esquemático do modelo celular com a versão simplificada do que ocorre com os fatores da coagulação na hemostasia *in vivo*. O fator tecidual, exposto pela injúria vascular, interage com o fator VIIa e inicia a formação do coágulo por duas vias: 1) ativação do fator X em Xa (complexo TF:FVIIa), e 2) conversão do fator IX em IXa, o qual ativa o fator X em Xa na presença de seu cofator, o fator VIIIa (complexo tenase). As vias 1 e 2 são igualmente importantes. Em uma terceira via (3), a trombina também ativa o fator XI ao XIa, que pode levar a mais geração de fator IXa. Apenas as formas ativadas dos fatores de coagulação (com o sufixo "a") são demonstradas no diagrama, para maior compreensão.

pelo TFPI. A inibição do fator IXa se dá de forma extremamente lenta pela antitrombina.

Fase da amplificação da hemostasia

A pequena quantidade de trombina produzida pelo complexo celular FT:FVIIa possui diversas funções. Uma função da trombina formada durante a fase de iniciação é a ativação dos cofatores V e VIII na superfície das plaquetas.

Nessa fase, a trombina também ativa o fator XI na superfície plaquetária. O papel do fator XIa é aumentar o suprimento de IXa na superfície plaquetária.

Até o final da fase de amplificação, o palco está montado para geração em grande escala de trombina na fase de propagação.

Outra função importante da trombina é a ativação plaquetária. Embora as plaquetas que se aderiram ao endotélio lesado já tenham sido parcialmente ativadas, será a adição de trombina neste meio que proporcionará maior atividade pró-coagulante, por meio de sua ligação aos receptores ativados por proteases (PARs), conforme mecanismo já descrito anteriormente.

Fase de propagação da hemostasia

A fase de propagação ocorre sobre as plaquetas ativadas. Os aspectos chaves incluem os seguintes eventos: a) o fator IXa ativado durante a fase de iniciação se liga ao fator VIIIa na superfície das plaquetas; b) quantidade extra de fator IXa é ativada pelo fator XIa que está ligado às plaquetas; c) quantidades extras de fator Xa serão ativadas diretamente pelo complexo tenase IXa:VIIIa na superfície das plaquetas, uma vez que o fator Xa de fases anteriores deve permanecer associado ao complexo TF:FVIIa para evitar sua inativação; d) o fator Xa rapidamente se associa com o fator Va da superfície plaquetária (complexo protrombinase) e produz uma explosão de geração de trombina de magnitude suficiente para clivar o fibrinogênio em fibrina.

A plaqueta é provavelmente a única célula em que a propagação da coagulação pode ocorrer de forma eficaz.[15] A superfície da plaqueta é especializada para coordenar a montagem do complexo tenase (IXa:VIIIa) e o protrombinase (Xa:Va). Além disso, um grande número de plaquetas pode ser recrutado para o sítio da injúria vascular e proporcionar a superfície suficiente para geração de trombina em larga escala.

Como etapa final da hemostasia, a trombina transforma o fibrinogênio plasmático em monômeros de fibrina que logo se combinam para formar polímeros (rede de fibrina ou coágulo). As ligações fibrina-fibrina são estabilizadas (tornam-se covalente) por meio do fator XIIIa (fator estabilizador de fibrina). A formação do fator XIIIa é promovida pela interação trombina, fibrina e fator XIII. O fator XIII estabiliza a formação do coágulo, aumentando a resistência à fibrinólise e sua ruptura mecânica.[16] Além disso, juntamente com o fibrinogênio, o fator XIII controla o volume de glóbulos vermelhos aprisionados dentro do trombo que, por sua vez, é fator determinante do tamanho do coágulo. A rede de fibrina reveste e estabiliza o coágulo, finalizando o processo hemostático.

Controle anticoagulante da hemostasia

Conforme discutido em etapas anteriores, a ativação da hemostasia é rápida e delimitada ao local da lesão vascular. Contudo, também é potencialmente explosiva e, caso não seja controlada de forma adequada, pode resultar em trombose, inflamação vascular e dano tecidual. Fisiologicamente, a hemostasia é modulada por uma série de mecanismos inibitórios, incluindo: a) diluição de fatores pró-coagulantes no fluxo sanguíneo; b) remoção de fatores ativados pelo sistema reticuloendotelial, especialmente pelo fígado; c) o controle de fatores pró-coagulantes e plaquetas ativadas por vias naturais anticoagulantes; d) o processo fibrinólise, para remoção do coágulo.

As vias anticoagulantes são todas ancoradas nas células endoteliais vasculares, as quais desempenham um papel ativo na manutenção da fluidez do sangue. Esse sistema regulador anticoagulante consiste de inibidores enzimáticos circulantes no plasma, a antitrombina e o inibidor da via do fator tecidual (TFPI), além de um processo inibitório da via das proteínas C e S. Em adição, a prostaciclina, o tromboxano A2 e o óxido nítrico (NO), modulam a reatividade vascular e plaquetária.

Todos esses componentes são críticos na mediação da extensão da formação de coágulo, como demonstrado pelos distúrbios trombóticos presentes em indivíduos com deficiências nessas vias. Exemplos incluem deficiências dos anticoagulantes naturais, como a antitrombina, a proteína C e a proteína S.

A antitrombina circulante no plasma neutraliza a maioria das enzimas envolvidas na coagulação, especialmente a trombina, fatores Xa e IXa. A heparina endógena (heparan sulfato), ou exógena, pode complexar-se com a antitrombina, causando

sua mudança conformacional e aumentar sua capacidade anticoagulante entre 1.000 e 4.000 vezes.[17]

O TFPI, ao contrário da antitrombina, circula no plasma em concentrações muito baixas. A propriedade anticoagulante do TFPI deriva da inibição do fator Xa. O TFPI inativa o fator Xa de duas maneiras: inibindo diretamente o fator Xa; e ao formar um complexo com o fator Xa, que causará a inibição do complexo celular FT:FVIIa e consequente redução no mecanismo de disparo da fase da iniciação da hemostasia. A concentração plasmática de TFPI é exponencialmente aumentada após administração de heparina por via intravenosa, o que pode contribuir para a eficácia antitrombótica deste medicamento.[3,18]

A via da proteína C é complexa. Em linhas gerais, durante o processo de formação do coágulo, a trombina se liga à trombomodulina, uma proteína de membrana integral da superfície das células endoteliais. A ligação da trombina-trombomodulina induz uma mudança conformacional na trombina, a qual altera a especificidade do seu substrato e assim adquire capacidade necessária para ativar a proteína C e não mais promover a ativação plaquetária, ou a clivagem do fibrinogênio em fibrina.[12] A ativação da proteína C pelo complexo trombina-trombomodulina é aumentada por um receptor endotelial para a proteína C (EPCR). A proteína C ativada, em associação com a proteína S em superfícies fosfolipídicas, inativa proteoliticamente os fatores Va e VIIIa, inativando assim o complexo protrombinase e tenase, respectivamente.[3]

REMOÇÃO DO COÁGULO PELA FIBRINÓLISE

A coagulação é balanceada por diferentes mecanismos inibitórios. Assim que o tampão hemostático (trombo) é formado para o controle do sangramento, ele já começa a ser dissolvido pelo sistema fibrinolítico endógeno. Afinal, a ferida deve ser cicatrizada e o tecido remodelado. O endotélio libera uma série de substâncias, entre elas o ativador do plasminogênio tecidual (t-PA), que converte o plasminogênio (uma proteína plasmática circulante) em plasmina, uma potente enzima proteolítica. A plasmina possui uma alta capacidade de degradar os polímeros de fibrina em pequenos fragmentos, os produtos de degradação da fibrina (PDFs). Esse processo é denominado fibrinólise.[19]

Além da sua ação sobre a fibrina, a plasmina tem uma ampla especificidade de substrato. Ela também cliva o fibrinogênio e uma variedade de proteínas plasmáticas e fatores da coagulação.

A fibrinólise sofre interferência e atua ativamente em paralelo com a fase de formação do coágulo (Figura 5.4). Para melhor compreensão desta fase, proteínas agonistas e antagonistas deste processo precisam ser detalhadamente descritas.

Agonistas da fibrinólise

Ativador tecidual do plasminogênio (t-PA)

A molécula de t-PA é predominantemente uma enzima de liberação endotelial. A sua liberação é estimulada por uma variedade de substâncias, incluindo a trombina, a serotonina, bradicinina, citocinas e epinefrina. No plasma o t-PA circula com seu inibidor natural, o PAI-1, e é rapidamente eliminado da circulação pelo fígado.

De forma análoga ao complexo de protrombina, a rápida geração de plasmina pelo t-PA ocorre sobre a superfície do trombo. O t-PA possui maior eficácia no plasminogênio ligado à fibrina do que no plasminogênio livre na circulação. Quando ligado à fibrina, a interação do plasminogênio e t-PA se alinha espacialmente na superfície de fibrina de modo que a eficiência catalítica do t-PA é aumentada várias centenas de vezes.

Ativador do plasminogênio tipo uroquinase (u-PA)

O ativador do plasminogênio tipo uroquinase (u-PA), ou simplesmente uroquinase, é o segundo ativador fisiológico do plasminogênio. Enquanto

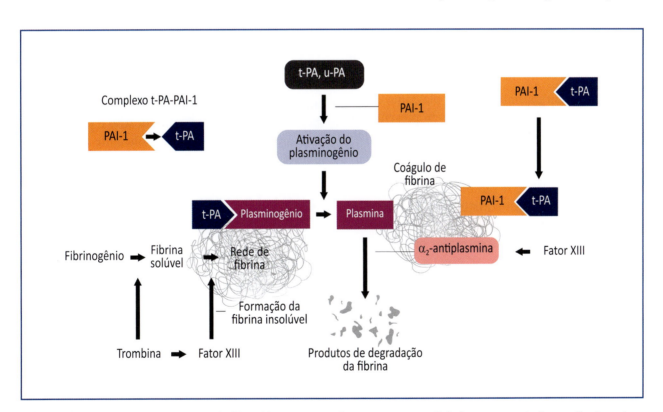

FIGURA 5.4 Esquema do processo de fibrinólise. Esta reação representa um link do processo de formação do coágulo com a fibrinólise. Após a formação da fibrina, a fibrinólise é iniciada, quando a plasmina cliva a fibrina em resíduos (PDF, produtos de degradação da fibrina; sendo o D-dímero um exemplo). O plasminogênio se liga avidamente a estes resíduos dentro do coágulo de fibrina parcialmente degradado e assume uma conformação que é suscetível à ativação pelo ativador do plasminogênio tecidual (t-PA), promovendo assim a formação de plasmina com continuação da fibrinólise e geração de fragmentos menores de fibrina solúveis que são dispersos na circulação sanguínea. Para controle deste processo existe o inibidor da fibrinólise ativado pela trombina (TAFI), não representados nesta figura. Observa-se outros antagonistas do processo de fibrinólise, como o inibidor da ativação do plaminogênio tipo 1 (PAI-1), que impede a formação de plasmina através da inibição do t-PA e a alfa-2-antiplasmina, que inibe diretamente a atividade da plasmina, bloqueando assim a fibrinólise.

t-PA é em grande parte responsável por iniciar a fibrinólise intravascular, uroquinase é o principal ativador da fibrinólise no compartimento extravascular.[19] A uroquinase é secretada por muitos tipos de células sob a forma de pró-uroquinase. A pró-uroquinase é convertida em uroquinase pela plasmina e possui um baixo nível de atividade proteolítica, a menos que a mesma fique exposta à fibrina.

Antagonista da fibrinólise

Inibidor da ativação do plasminogênio (PAI) e alfa-2-antiplasmina

O PAI-1 inibe o t-PA e é sintetizado por células endoteliais e plaquetas que regulam sua liberação durante a fibrinólise.[3] A sua liberação por plaquetas ativas pode contribuir para a relativa resistência do trombo arterial (rico em plaquetas) à trombólise. O PAI-2, produzido por leucócitos e placenta, possui importância biológica questionável por sua pouca eficácia como inibidor do plasminogênio.

A alfa-2-antiplasmina inibe a plasmina e é secretada pelo fígado, estando também presente nas plaquetas. Pode ser reticulada junto ao coágulo de fibrina pelo fator XIIIa, e por esse motivo também exerce um papel importante na resistência do trombo à fibrinólise. A plasmina liberada para a circulação é rapidamente inativada pela alfa-2-antiplasmina. No entanto, a alfa-2-antiplasmina está presente em menores concentrações que o plasminogênio, podendo, assim, se esgotar enquanto a plasmina continua sendo gerada.

Inibidores da fibrinólise ativados pela trombina (TAFI)

Quando fibrina é degradada pela plasmina, novos resíduos são expostos no coágulo parcialmente digerido. Esses resíduos proporcionam sítios adicionais para a incorporação do plasminogênio no coágulo, criando assim um ciclo de feedback positivo na lise do coágulo. Para controle deste processo, esses resíduos precisam ser removidos pelo TAFI.[3]

O TAFI circula livremente no plasma e é um substrato fisiológico para o complexo trombina-trombomodulina. Semelhante à proteína C, a ativação do TAFI pelo complexo trombina-trombomodulina é aproximadamente 1.000 vezes mais rápida quando comparado pela ativação por meio da trombina livre isolada. O TAFI ativado funciona como um inibidor da fibrinólise, ao clivar os resíduos da fibrina parcialmente digerida, o que diminui a incorporação e ativação do plasminogênio com consequente retardo da lise do coágulo. O fator XIII pode reticular o TAFI na rede de fibrina, ajudando a proteger a fibrina recém-formada de sua degradação prematura pela plasmina.[20]

Do ponto de vista fisiológico, podemos contemplar um equilíbrio dinâmico da natureza ao observar que, após a ligação da trombina à trombomodulina, haverá a ativação da proteína C para "atenuar" a cascata da coagulação, ao mesmo tempo que ativará o TAFI, protegendo assim o coágulo formado na injúria vascular da degradação prematura. A concentração de trombina necessária para a ativação do TAFI é substancialmente mais elevada do que a requerida para o fibrinogênio na fase anterior da coagulação.[15] Portanto, a ativação e amplificação do TAFI requer que todas as fases da hemostasia (iniciação, amplificação e propagação) tenham ocorrido de forma suficiente a acelerar a geração de trombina.

AVALIAÇÃO LABORATORIAL DA HEMOSTASIA

Apesar de possuírem diversas limitações, as ferramentas laboratoriais hoje disponíveis para análise da hemostasia são de extrema importância na avaliação de uma suposta desordem hemorrágica.

Aqui faremos uma breve revisão de algumas das principais provas hemostáticas. Não exploraremos detalhes metodológicos ou cenários clínicos, na medida em que o objetivo desta seção é reforçar o conhecimento aprendido e ilustrar a importância da fisiologia da hemostasia no entendimento do resultado desses exames.

A grande maioria dos testes que avaliam a hemostasia são, na verdade, tentativas de simular in vitro o que ocorre in vivo, mensurando, dessa forma, a integridade funcional de cada etapa da hemostasia.

Avaliação da hemostasia primária

Tempo de sangramento

O tempo de sangramento (TS) avalia, *in vivo*, a hemostasia primária (plaquetas, fator von Willebrand e integridade vascular). Na técnica de Ivy, mais sensível que o antigo método de Duke, é realizada no antebraço, com o manguito de esfigmomanômetro insuflado a 40 mmHg, realizando um corte de cerca de 1 mm com uma lanceta padronizada. O TS corresponde ao tempo necessário para que esse corte superficial pare de sangrar. Apesar de simples, é um método em desuso devido à sua baixa sensibilidade, além de ser invasivo e depender da pessoa que o realiza.

Existem equipamentos, como o PFA-100 (*platelet function analyzer* 100), que auxiliam na avaliação sobretudo das plaquetas, mas também limitado na avaliação global da hemostasia primária.

Teste de agregação plaquetária

A agregação plaquetária é um teste que avalia a função das plaquetas pela exploração de diferentes vias de ativação plaquetária *in vitro*. Uma amostra de plasma rico em plaquetas (PRP) é continuamente agitada por uma esfera de ferro em um aparelho denominado agregômetro de plaquetas. O racional do teste é adicionar agonistas plaquetários inespecíficos ao PRP como ADP, epinefrina, colágeno, ácido aracdônico, trombina, ristocetina, entre outros, e medir o padrão de resposta. O agregômetro registra alterações na transmissão da luz, pois, ao adicionar agentes agonistas, ocorre a mudança na forma das plaquetas, que passam de discoides a esféricas, havendo uma inicial diminuição dessa transmissão de luz, seguido de um aumento gradual, devido à agregação das plaquetas, o que torna o meio mais claro.

O padrão de resposta permite, em alguns casos, a identificação de distúrbios hemorrágicos específicos, ou pelo menos limita a possível fisiopatologia da doença como, por exemplo, no distúrbio hemorrágico por alteração da secreção dos grânulos plaquetários e nas disfunções plaquetárias, como na síndrome de Bernad-Soulier e na trombastenia de Glanzmann.

Avaliação da hemostasia secundária

Tempo de protrombina (TP)

A via extrínseca é ativada *in vitro* pela tromboplastina, reagente que mimetiza o efeito do fator tecidual no local da lesão, resultando no tempo de protrombina (TP) (Figura 5.1). O *endpoint* deste teste (e também para os tempos de trombina e de tromboplastina parcial) é o tempo (em segundos) para a formação da fibrina, a qual é detectada por meios visuais, ópticos ou eletromecânicos.

A sensibilidade do TP em detectar a atividade reduzida dos fatores dependentes de vitamina K (ou seja, os fatores VII, X e II, especialmente o fator VII, que possui menor meia-vida) compõe a base racional para o uso do TP no monitoramento da terapia com varfarina.

O resultado do TP pode ser expresso tanto em segundos, como pela atividade de protrombina (AP), ou pela relação, calculada com base no índice de sensibilidade internacional (ISI) da tromboplastina utilizada, dessa forma teremos a razão normatizada internacional (RNI). O RNI é uma padronização, desenvolvida pela Organização Mundial da Saúde (OMS), do valor do TP do paciente em relação a um TP controle. Isso permite que o valor do TP de várias localidades (laboratórios), utilizando diferentes tromboplastinas, possam ser comparáveis.

Embora a heparina de baixo peso molecular (HBPM) e o fondaparinux deveriam, em tese, prolongar o TP por inibirem a trombina, a maioria dos reagentes utilizados nesse teste contêm substâncias químicas de ligação à heparina que bloqueiam esse efeito (Tabela 5.1).

Tempo de tromboplastina parcial ativado

A via intrínseca é iniciada *in vitro* pela exposição do plasma a uma superfície negativamente carregada, simulando o fosfolipídeo de membrana plaquetária (como a cefalina) e a adição de um ativador da fase de contato (tais como caolin, sílica e ácido elágico), e o tempo em segundos que leva até a formação da fibrina após essa amostra ser recalcificada é chamado de tempo de tromboplastina parcial ativado (TTPa).

O prolongamento do TTPa ocorre por deficiência de qualquer um dos fatores da coagulação, exceto o fator VII (Figura 5.1), que fazem parte da via intrínseca ou da via final comum. No entanto, o TTPa também pode se prolongar, devido a presença de uma substância que interfira na formação da fibrina, ou seja um inibidor. Uma forma de diferenciar se o alargamento do TTPa é secundário a uma deficiência do fator ou a presença de um inibidor (anticorpo que interfira na atividade coagulante, ou a presença de uma medicação) é através da realização do teste da mistura, realizado com a mistura do plasma do paciente com um volume de plasma normal (com concentração de fatores de cerca de 100%). O plasma decorrente dessa mistura terá concentrações de pelo menos 50% do normal, o que seria suficiente para normalização do TTPa. Desta forma, de modo geral, a correção do TTPa sugere a deficiência de fator, caso não haja correção, e pode ser devido a presença de um inibidor. Esse inibidor pode ser direcionado a algum fator da coagulação específico (o mais comum é o inibidor do fator VIII, muitas vezes associado a eventos hemorrágicos), ou a alguma substância utilizada para ativar o TTPa (anticoagulante lúpico que não está associado comumente com sangramento).

Medicações que prolongam o TTPa incluem a heparina, inibidores diretos da trombina e inibidores diretos do Xa (Tabela 5.1). A varfarina possui pouco efeito na maioria dos reagentes do TTPa.

Apesar do TTPa ser anormal nas deficiências dos fatores XII, pré-calicreína ou cininogênio de baixo peso molecular, essas alterações não são associadas à clínica hemorrágica (Figura 5.1).

Tempo de trombina

Não tão utilizado na prática clínica quanto o TP e o TTPa, o tempo de trombina (TT) avalia o último passo da cascata da coagulação, a conversão do fibrinogênio em fibrina (Figura 5.1). Sua mensuração normalmente é solicitada na suspeita de doenças como a hipofibrinogenemia e a disfibrinogenemia. A presença de produtos de degradação da fibrina (PDFs), altas concentrações séricas de proteínas (por exemplo, no mieloma múltiplo) pode causar o prolongamento do TT. Mais recentemente, com a presença dos novos inibidores direto de trombina, o TT está ganhando mais espaço na clínica, pois essas medicações prolongam esse tes-

te, embora isso não seja um seguimento necessário para adequar faixa terapêutica (Tabela 5.1).

Dosagem da atividade coagulante dos fatores pró-coagulantes

A maioria dos fatores pró-coagulantes pode ter sua atividade avaliada individualmente, por meio de métodos coagulométricos (com base no TTPa ou no TP), onde utiliza-se reagentes deficientes de um único fator, que será quantificado na mistura realizada com o plasma teste. Alguns fatores possuem ainda outras metodologias específicas para sua quantificação, como o fibrinogênio, pelo método de Clauss, e o FVIII, por meio do método cromogênico, além do tradicional método coagulométrico de um estágio.

Testes globais da hemostasia

Diferente dos métodos relatados anteriormente, o grande atrativo dos chamados "testes globais da hemostasia" deriva de sua capacidade de registrarem, na prática, o fenômeno da hemostasia de forma não compartimentalizada como, de fato, ocorre *in vivo*. Dois testes globais utilizados na prática laboratorial são a tromboelastografia (TEG) ou tromboelastometria (TEM) e o teste de geração de trombina. Essas metodologias ainda possuem uma disponibilidade limitada para a maioria dos serviços, e embora tenham a vantagem de avaliar a hemostasia de forma global, utilizando amostras de sangue total, ou de plasma, ainda necessitam de uma padronização que permitam a adaptação do seu uso e interpretação na prática clínica.

REFERÊNCIAS BIBLIOGRÁFICAS

1. Wagner DD, Frenette PS. The vessel wall and its interactions. Blood 2008; 111(11):5271-5281.

2. Riddel JP, Aouizerat BE, Miaskowski C, Lillicrap DP. Theories of blood coagulation. J Pediatr Oncol Nurs 2007; 24(3):123-131. Review.

3. Versteeg HH, Heemskerk JW, Levi M, Reitsma PH. New fundamentals in hemostasis. Physiol Rev 2013; 93(1):327-358. Review.

4. Davie EW, Ratnoff OD. Waterfall Sequence for intrinsic blood clotting. Science 1964; 145(3638):1310-1312.

5. Macfarlane RG. An enzyme cascade in the blood clotting mechanism, and its function as a biochemical amplifier. Nature 1964; 202:498-499.

6. Hoffman M, Monroe DM. A cell-based model of hemostasis. Thromb Haemost. 3 ed. 2001; 85(6):958-965. Review.

7. Kitchens CS, Kessler CM, Konkle BA. Consultative hemostasis and thrombosis. 3 ed. Philadelphia: Elsevier; 2013.

8. Lenting PJ, Christophe OD, Denis CV. von Willebrand factor biosynthesis, secretion, and clearance: connecting the far ends. Blood 2015; 125(13):2019-2028. Review.

9. de Witt SM, Verdoold R, Cosemans JM, Heemskerk JW. Insights into platelet-based control of coagulation. Thromb Res 2014; 133(Suppl 2):S139-S148. Review.

10. Savage B, Saldívar E, Ruggeri ZM. Initiation of platelet adhesion by arrest onto fibrinogen or translocation on von Willebrand factor. Cell 1996; 84(2):289-297.

11. Coughlin SR. Thrombin signalling and protease-activated receptors. Nature 2000; 407(6801):258-264. Review.

12. Esmon CT. The protein C pathway. Chest 2003; 124(3 Suppl):26S-32S. Review.

13. Allen GA, Wolberg AS, Oliver JA, Hoffman M, Roberts HR, Monroe DM. Impact of procoagulant concentration on rate, peak and total thrombin generation in a model system. J Thromb Haemost 2004; 2(3):402-413.

14. Monroe DM, Hoffman M, Roberts HR. Transmission of a procoagulant signal from tissue factor-bearing cell to platelets. Blood Coagul Fibrinolysis 1996; 7(4):459-464.

15. Monroe DM, Hoffman M. What does it take to make the perfect clot? Arterioscler Thromb Vasc Biol 2006; 26(1):41-48. Review.

16. Byrnes JR, Duval C, Wang Y, Hansen CE, Ahn B, Mooberry MJ, Clark MA, Johnsen JM, Lord ST, Lam W, Meijers JC, Ni H, Ariëns RA, Wolberg AS. Factor XIIIa-dependent retention of red blood cells in clots is mediated by fibrin α-chain crosslinking. Blood; 2015.

17. Marcum JA, McKenney JB, Rosenberg RD. Acceleration of thrombin-antithrombin complex formation in rat hindquarters via heparinlike molecules bound to the endothelium. J Clin Invest 1984; 74(2):341-350.

18. Weitz JI. Heparan sulfate: antithrombotic or not? J Clin Invest 2003; 111(7):952-954. Review.

19. Kolev K, Machovich R. Molecular and cellular modulation of fibrinolysis. Thromb Haemost 2003; 89(4):610-621. Review.

20. Mosnier LO, Meijers JC, Bouma BN. Regulation of fibrinolysis in plasma by TAFI and protein C is dependent on the concentration of thrombomodulin. Thromb Haemost 2001; 85(1):5-11.

21. Rizza CR, Jones P. Management of patients with inherited blood coagulation defects. In: Livingstone C (ed). Haemostasis and Thrombosis. 2 ed. London: Elsevier Churchill Livingstone 1987; 465-493.

22. Mannucci PM, Duga S, Peyvandi F. Recessively inherited coagulation disorders. Blood 2004; 104(5):1243-1252. Review.

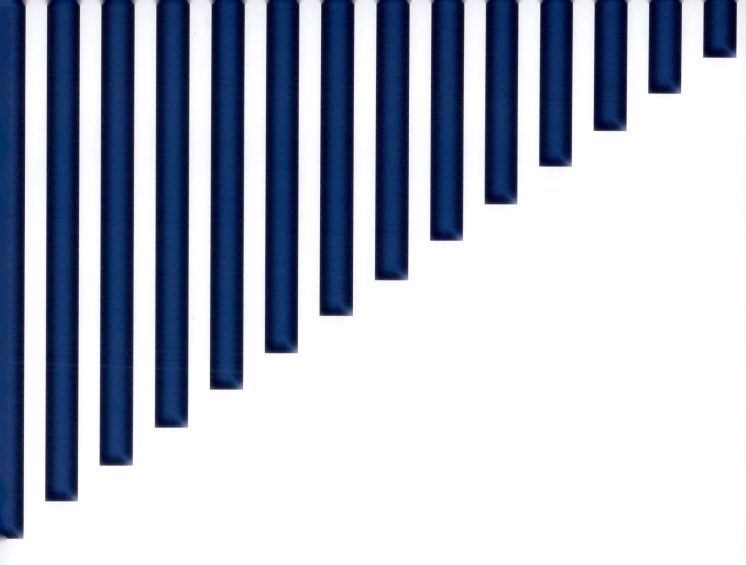

Parte 2

COLETA, TESTES E PROCESSAMENTO DO SANGUE

6

CAPTAÇÃO E TRIAGEM CLÍNICA DE DOADORES DE SANGUE

Cesar de Almeida Neto

CAPTAÇÃO DE DOADORES DE SANGUE

Introdução à captação de doadores e características dos diferentes tipos de doadores de sangue e componentes

As transfusões de sangue e componentes, quando bem indicadas, salvam vidas e melhoram a saúde dos pacientes que delas necessitam. Até o momento, não existem substitutos dos tecidos sanguíneos na sua totalidade. Com o envelhecimento da população, o aumento da expectativa de vida e a maior complexidade das tecnologias em saúde, houve um aumento considerável na demanda das transfusões de hemocomponentes.

A Organização Mundial de Saúde estima que 12,5 milhões de pessoas doam sangue anualmente no mundo. Metade dessas doações ocorre em países de alta renda, os quais concentram apenas 19% da população mundial. Nesses países, há 32,2 doações para cada 1.000 habitantes, enquanto países de renda intermediária registram 14,9 doações/1.000 habitantes e países de baixa renda, 4,6 doações/1.000 habitantes.[1] No Brasil, estima-se que em 2015 houve cerca de 4 milhões de candida-

tos à doação de sangue e pouco mais de 3 milhões de doações efetivas, perfazendo 15,5 doações/1.000 habitantes.[2] Um pouco acima da média dos países de renda intermediária, e menos da metade da encontrada naqueles de alta renda.

Até a década de 1980, os doadores de sangue eram financeiramente remunerados a cada doação em nosso país. Estudos da década de 1970 comparando o sistema de doação britânico, no qual doações eram voluntárias, com o sistema dos Estados Unidos, no qual as doações eram remuneradas, mostravam que a doação remunerada estava associada à escassez crônica de hemocomponentes, ao desperdício de sangue, a custos mais altos e, principalmente, ao maior risco de contaminação do receptor. A comercialização do sangue levava a um maior número de doações por parte de pessoas pobres, menos qualificadas profissionalmente, desempregadas e pertencentes a minorias de baixa renda. A transformação do sangue em mercadoria corroía o sentimento de obrigação em doar sangue, diminuía o espírito do altruísmo e solapava o ato de doar, afastando doadores altruístas.[3]

A partir dos anos 1980, a síndrome da imunodeficiência adquirida (Aids) tornou-se uma preocupação mundial. Com relatos da associação entre a transmissão da Aids em receptores de hemocomponentes, a segurança transfusional passou a ser prioridade na saúde. A extinção da doação de sangue remunerada, de maior risco, substituída pela doação voluntária e não remunerada passou a ser lei no nosso país. As normas vigentes estabelecem que a doação de sangue deve ser voluntária, anônima e altruísta, não devendo o doador, de forma direta ou indireta, receber qualquer remuneração ou benefício em virtude da sua realização.[4] A partir desta mudança, os doadores de reposição substituíram os remunerados. Doações de reposição ou vinculadas são definidas como aquelas feitas por indivíduos que doam para atender às necessidades de um paciente, motivados pelo próprio serviço, família ou amigos de receptores de sangue para repor o estoque de componentes do serviço.

No final da década de 1990 e início dos anos 2000, os serviços de hemoterapia passaram a investir na captação e fidelização de doadores de sangue espontâneos. Doações espontâneas são aquelas feitas por pessoas motivadas para manter o estoque de sangue e componentes dos serviços de hemoterapia.[4] Doadores de repetição, também chamados de "fidelizados", são aqueles que realizam duas ou mais doações no período de 12 meses.[4] Estratégias educacionais e de marketing foram empregadas para reforçar a necessidade da doação de sangue espontânea e de repetição. Potencialmente, doadores de sangue espontâneos teriam menor prevalência de reatividade nos marcadores sorológicos de triagem e, a partir do momento que fossem fidelizados, o descarte de unidades doadas seria menor, havendo maior disponibilidade de componentes e menos gastos para captação de novos doadores. Nessa ocasião, programas como os de formação de multiplicadores de agentes de saúde, de coleta externa, do projeto "Doador do Futuro" em escolas de ensino médio, entre outros, foram implementados.[5]

Atualmente, a captação de doadores vem sofrendo nova mudança de paradigma. A partir da automação da coleta de hemocomponentes, utilizando-se as coletas por aférese, é possível obter concentrados de plaquetas, múltiplos componentes, concentrados de granulócitos e duplos concentrados de hemácias. A doação de repetição e fidelizada, antes somente de sangue total, passou a ser personalizada, ou seja, passou a levar em conta o melhor tipo de doação para cada doador, no melhor espaço de tempo, visando obter componentes com mais qualidade em quantidades suficientes para atender às necessidades dos receptores, minimizando custos e riscos. Exemplos são o procedimento adotado com doadores de sangue total que frequentemente são recusados devido à anemia, que talvez sejam mais bem aproveitados como doadores de plaquetas por aférese, ou o procedimento adotado com candidatos com hemoglobina alta e tipos sanguíneos de maior demanda, que fazem uma visita ao ano ao hemocentro, os quais podem ser incorporados como doadores de duplos concentrados de hemácias. Na doação personalizada, os serviços de hemoterapia, além de repor seus estoques, têm por objetivo otimizar a capacidade de doação de cada candidato. Na Tabela 6.1 podemos observar os diferentes tipos de componentes que podem ser obtidos de acordo com as características dos doadores.

Estratégias de captação e fidelização de doadores de sangue e componentes

As estratégias de captação de doadores são adequadas de acordo com o objetivo da coleta. Na doação de sangue total, as seguintes abordagens vêm sendo implementadas: 1) reportagens e anúncios em rádio, televisão e imprensa escrita; 2) mala direta e telefonemas; 3) apelo em mídias digitais, utilizando serviço de mensagens curtas (SMS), e outdoors; 4) campanhas de coleta externa; 5) captação entre parentes, familiares e amigos de receptores no ambiente hospitalar ou na comunidade; 6) captação entre grupos de interesse comum, por exemplo, motociclistas, torcedores de clubes de futebol, bombeiros etc.[5]

Para a captação de doadores de plaquetas, a sensibilização de doadores de sangue total tem sido muito utilizada nos hemocentros. Os próprios profissionais da área de saúde, assim como voluntários, abordam os potenciais candidatos após a doação de sangue total, convidando-os para conhecer o serviço de coletas por aférese. Após a primeira doação por aférese, a captação por e-mail, telefonemas, grupos de aplicativos de mensagens, mala direta e SMS têm surtido um bom resultado na fidelização destes doadores.

TABELA 6.1
PERSONALIZAÇÃO DO TIPO DE DOAÇÃO DE CANDIDATOS DE ACORDO COM AS CARACTERÍSTICAS ANTROPOMÉTRICAS E HEMATOLÓGICAS

CARACTERÍSTICAS DOS DOADORES	TIPO DE DOAÇÃO
Peso ≥ 50 kg, Hb ≥ 12,5 g/dL (mulheres) ou Hb ≥ 13 g/dL (homens)	Sangue total
Peso ≥ 50 kg, Hb ≥ 12,5 g/dL (mulheres) ou Hb ≥ 13 g/dL (homens), contagem de plaquetas ≥ 150.000/mm³	Concentrado de plaquetas por aférese
Peso ≥ 50 kg, Hb ≥ 12,5 g/dL (mulheres) ou Hb ≥ 13 g/dL (homens), contagem de plaquetas ≥ 200.000/mm³	Duplo concentrado de plaquetas por aférese
Peso > 60 kg, Hb > 13 g/dL, contagem de plaquetas ≥ 150.000/mm³	Concentrado de plaquetas por aférese + concentrado de hemácias por aférese
Peso > 70 kg, Hb > 14 g/dL, altura ≥ 1,65 m*, tipagem sanguínea O ou A[§]	Duplos concentrados de hemácias por aférese
Doadores de plaquetas por aférese[§], leucócitos > 5.000/mm³ e triagem sorológica normal nas últimas 72 horas	Concentrado de granulócitos por aférese
Tipagem sanguínea AB, Hb < 15 g/dL, proteínas totais > 6 g < 8,5 g/dL, IgG > 700 mg/dL < 1.600 mg/dL e IgM > 40 < 230 mg/dL[†]	Duas unidades de plasma por aférese

Critério da AABB (Advancing Transfusion and Cellular Therapies Worldwide).
[§]*Critério da Fundação Pró-Sangue Hemocentro de São Paulo.*
[†]*Adaptada de Bonomono P, Garozzo G, Bennardello F. Transfus Apher Sci 2004; 30:55-59.*

Doadores de granulócitos geralmente são captados pelos próprios profissionais da coleta por aférese. No momento da doação de plaquetas, médicos e enfermeiros sensibilizam potenciais doadores, explicando a necessidade premente da transfusão, detalhes da mobilização e da coleta dos concentrados de granulócitos. Familiares também têm se mostrado sensíveis a colaborar nessa modalidade de doação; entretanto, os riscos, tais como sensibilização por anticorpos HLA da doação por parentes de primeiro grau, devem ser considerados.

A captação de doadores de duplos concentrados de hemácias tem sido realizada no momento da triagem clínica. Para a doação de duplos concentrados de hemácias, alguns serviços em nosso meio apenas captam doadores de repetição, enquanto outros, com alta demanda de concentrados de hemácias, captam doadores de primeira vez. Vale ressaltar que doadores de primeira vez apresentam mais reações adversas à doação e maior prevalência de marcadores sorológicos de triagem quando comparados com doadores de repetição. Portanto, a perda de insumos, produtos e falhas do processo são mais frequentes quando doadores de primeira vez são captados.

Estratégias para incentivar doadores a retornar mais brevemente aos hemocentros e doarem mais frequentemente, assim como a criação de um ambiente propício para tornar a doação de sangue uma experiência agradável, são necessárias para a fidelização dos doadores e manutenção dos estoques em níveis adequados. Aproximadamente 30% dos doadores de primeira vez e 60% dos doadores de repetição retornam para novas doações. Doadores do sexo masculino, espontâneos e com idade maior que 35 anos apresentam mais tendência a retornar para novas doações.[6] As taxas de retorno observadas nos doadores de primeira vez dos nossos hemocentros são semelhantes às descritas por outros autores nos Estados Unidos,[7,8] inferiores às descritas na Noruega,[9] mas superiores às descritas na China.[10]

A captação de doadores deve levar em consideração a sazonalidade no número de doações ao longo do ano. A distribuição no número de doações, via de regra, apresenta um decréscimo nos feriados como Carnaval e Natal e um incremento na "Semana do Doador", havendo diferenças regionais.[11] O conhecimento das flutuações no número de doações em cada serviço ao longo do ano possibilita prever a chance de desabastecimento de hemocomponentes durante cada período do calendário e, de maneira antecipada, adequar campanhas de captação nos feriados com baixo número de doações.

Por fim, estudos para conhecer a real motivação dos nossos doadores são essenciais para aprimorar a captação. A motivação para doar depende da idade, sexo, escolaridade e experiências de doações prévias de cada candidato. A maior parte dos candidatos à doação é movida por altruísmo e por apelo direto. Aproximadamente um quarto dos candidatos à doação refere doar por interesse próprio, seja para obter resultados sorológicos, atestado de doação ou benefícios indiretos.[12] A credibilidade e transparência dos serviços de hemoterapia, o acolhimento do doador e a criação de canais efetivos de comunicação entre hemocentro e doadores são importantes para tornar a experiência de doação prazerosa e incentivar o retorno e fidelização dos doadores.

TRIAGEM CLÍNICA DE DOADORES DE SANGUE

Princípios da triagem clínica de doadores de sangue

A triagem clínica tem por princípio garantir a segurança do doador e do receptor. Embora a doação de sangue seja segura, ocasionalmente algum doador pode apresentar reações adversas à doação. Medidas para garantir a segurança do doador devem ser implantadas e todos os eventos adversos da doação registrados pelo serviço de hemoterapia. A frequência, o tempo de ocorrência, a gravidade e o tipo de reação adversa à doação devem ser analisadas criticamente, tanto pela direção da instituição quanto pelo Comitê de Hemoterapia.

Por outro lado, a recusa de candidatos à doação de sangue com risco de transmissão de doenças, garantindo a segurança do receptor, constitui o outro pilar da triagem clínica. O risco da transmissão de doenças por transfusões está presente quando a doação é feita no período de janela imunológica ou quando algum patógeno não pode ser detectado através de testes laboratoriais de triagem. Entretanto, deve haver um equilíbrio nos critérios de triagem. Se estes forem muito rígidos, muitos doadores podem ser recusados e os estoques podem ficar comprometidos. Ao mesmo tempo, se os critérios forem muito flexíveis, receptores podem correr riscos de adquirir doenças por transfusões. Ainda, se os critérios de triagem não forem justos, muitos candidatos podem omitir informações para serem aceitos. Na Tabela 6.2 são apresentados os principais aspectos relacionados à segurança do doador e receptor na triagem clínica de doadores.

Etapas da triagem clínica de doadores

A triagem clínica de doadores consiste em quatro etapas: 1) registro dos candidatos; 2) pré-triagem; 3) entrevista; e 4) informações pós-doação.

Registro dos candidatos

O registro dos candidatos é importante para garantir a rastreabilidade do sangue doado, a fidelização dos doadores e a convocação daqueles com testes de triagem alterados ou, eventualmente, envolvidos em processos de hemovigilância. No dia da doação, o candidato deve apresentar documento de identificação com fotografia, emitido por órgão oficial. Os dados mínimos que devem constar do registro são: 1) nome completo; 2) sexo; 3) data de nascimento; 4) número e órgão emissor do documento de identificação; 5) número e órgão expedidor do documento de identificação; 6) nacionalidade e naturalidade; 7) filiação; 8) ocupação habitual; 9) endereço e telefone para contato; 10) número do registro do candidato no serviço de hemoterapia ou no programa de doação de sangue; e 11) registro da data de comparecimento.

Materiais informativos sobre requisitos mínimos para doação, as diferentes etapas do processo, os testes de triagem a que os doadores serão submetidos, o risco de transmissão de doenças por transfusão, os endereços de centros de testagens gratuitos e anônimos, assim como informações pós-doação e meios de contato com o serviço de hemoterapia, devem ser fornecidos nesse momento a todos os candidatos. Os materiais educativos devem ser elaborados em linguagem clara e são importantes para aumentar a compreensão dos candidatos em relação aos riscos e atitudes de risco para doenças infecciosas transmitidas por transfusão. É possível, por meio destes materiais, aumentar o conhecimento dos doadores quanto aos riscos de doar sangue no período de janela imunológica. Entretanto, ferramentas de comunicação mais efe-

TABELA 6.2 PRINCIPAIS ASPECTOS DA TRIAGEM CLÍNICA DE DOADORES RELACIONADOS À SEGURANÇA DO DOADOR E DO RECEPTOR	
Segurança do doador	Frequência anual máxima de doações
	Intervalos entre doações
	Idade mínima e máxima
	Massa corpórea mínima
	Pulso
	Pressão arterial
	História médica e de antecedentes patológicos do doador
	Motivo do uso de medicamentos e/ou uso de medicamentos
	Gestação, lactação, abortamento e menstruação
	Alimentação adequada
	Consumo de bebidas alcoólicas
	Histórico de reações alérgicas
	Ocupações habituais
	Volume a ser coletado
Segurança do receptor	Aspecto geral do candidato
	Temperatura corpórea
	Imunização e vacinas
	Local de punção venosa
	Histórico de transfusão
	Histórico de doenças infecciosas
	Histórico de enfermidades virais
	Histórico de doenças parasitárias
	Histórico de enfermidades bacterianas
	Estilo de vida
	Situações vivenciadas pelo candidato
	Cirurgias e procedimentos invasivos
	Deslocamentos e moradia em regiões endêmicas/epidêmicas

tivas, tais como vídeos e palestras, entre outras, são necessárias para esclarecer doadores com menor nível educacional e reduzir o risco de transmissão de doenças transmissíveis por transfusão.[14]

Pré-triagem

A pré-triagem é um pequeno exame físico que consiste na aferição do pulso, pressão arterial, peso, temperatura corporal e do teste de hematócrito ou hemoglobina. O candidato deve ter aparência saudável, pulso regular, entre 50 e 100 pulsações por minuto, a pressão arterial sistólica não deve ser maior do que 180 mmHg e a diastólica não deve ser superior a 100 mmHg. O peso mínimo deve ser de 50 kg e a temperatura corporal menor do que 37 ºC. Os valores mínimos aceitáveis do nível de hemoglobina (Hb)/hematócrito (Ht) são: mulhe-res: Hb = 12,5 g/dL ou Ht = 38%; e homens: Hb = 13,0 g/dL ou Ht = 39%. O candidato que apresente níveis de Hb ≥ 18,0 g/dL ou Ht ≥ 54% será impedido de doar e encaminhado para investigação clínica.[4] O baixo valor da hemoglobina ou hematócrito na triagem de candidatos à doação é um dos principais motivos de recusa de doadores, especialmente em mulheres. Quando candidatos são recusados, há a perda potencial do doador e a perda de recursos dos hemocentros. Estas se somam à tendência dos candidatos recusados de não tentar uma nova doação no futuro.[13] Além disso, faz-se necessária a correta notificação e orientação deste candidato para o diagnóstico do motivo pelo qual a hemoglobina está baixa.

Importante ressaltar que, com o incentivo às doações de repetição, candidatos que realizam várias doações de sangue podem apresentar queda dos níveis de ferritina sérica e, consequentemente, dos níveis de hemoglobina ou hematócrito. A identificação adequada e precisa destes candidatos é importante para prevenir o agravamento da hipoferritinemia e/ou da anemia. Métodos automatizados portáteis de detecção de hemoglobina têm maior poder de identificar candidatos à doação com anemia do que os de detecção do hematócrito, entretanto envolvem custos mais elevados.

Entrevista

A entrevista dos candidatos deve ser confidencial e individual. O sigilo das informações prestadas pelo doador antes, durante e após o processo de doação de sangue deve ser absolutamente preservado, respeitadas outras determinações previstas na legislação vigente. A entrevista é realizada por profissional de saúde de nível superior, qualificado, capacitado, conhecedor das regras previstas na legislação vigente e sob supervisão médica.[4] A criação de roteiros preestabelecidos, a serem seguidos por toda a equipe de triagem, pode ser útil para esclarecer os motivos de recusa clínica aos doadores e para aumentar a confiabilidade dos candidatos às normas da triagem clínica. O questionário pode ser respondido pelo doador e posteriormente verificado conjuntamente com o entrevistador, ou o entrevistador pode fazer as perguntas diretamente ao candidato, realizando a chamada "entrevista face a face".

Nas entrevistas face a face, alguns candidatos não são sinceros nas respostas, principalmente em relação às perguntas estigmatizantes, as quais envolvem estilo de vida e atitudes de risco vivenciadas pelo candidato. Entrevistas para detectar comportamentos estigmatizados podem ter sua sensibilidade aumentada por meio do uso da autoentrevista estruturada e computadorizada com áudio e vídeo, também conhecida como *Audio Computer-Assisted Structured Interviews* (ACASI). Em pesquisa realizada em doadores de sangue HIV positivos (casos) e negativos (controles), o ACASI conseguiu detectar fatores de risco em 77% dos casos e 13% dos controles, demonstrando superioridade quando comparado às entrevistas face a face.[14] Entretanto, a efetividade do ACASI utilizado de forma exclusiva, comparando-a à do ACASI combinado com a entrevista face a face, deve ser objeto de novas pesquisas antes da implantação deste meio eletrônico.

O entrevistador deve ser cordial, mas também deve manter uma atitude neutra em relação as respostas do candidato. É importante que o entrevistador saliente antes do início da entrevista que as respostas devem ser sinceras e precisas, pois a segurança do próprio doador e dos pacientes que recebem transfusões depende das informações fornecidas pelo candidato. Ao final da entrevista, o candidato pode ser considerado apto ou e inapto a doar. Os inaptos podem receber recusa temporária, definitiva ou por tempo indeterminado. A inspeção das áreas de punção dos antebraços normalmente é feita pelo profissional de triagem. A triagem do candidato pode ser armazenada em meios físicos ou eletrônicos. Na Tabela 6.3 apresentamos os principais itens que são abordados na entrevista de candidatos à doação e na Tabela 6.4, o intervalo entre doações de diversos componentes do sangue.

Na triagem de doadores de concentrados de plaquetas e granulócitos, alguns pré-requisitos adicionais são necessários. O uso de antiagregantes plaquetários é causa de recusa temporária. Doadores em uso de ácido acetilsalicílico devem ser recusados por 3 dias, enquanto doadores em uso de clopidogrel ou de ticlopidina devem ser recusados por 14 dias após interrupção do uso. Cada serviço deve seguir uma política para prevenção da TRALI (lesão pulmonar aguda relacionada à transfusão), o que por muitas vezes exclui mulheres com gestações prévias da gestação da doação de plaquetas por aférese. A contagem de plaquetas do candidato deve ser realizada no dia da doação ou nos três dias que antecedem a doação de plaquetas e não deve ser inferior a 150.000/mm³. Na triagem de candidatos à doação de concentrados de granulócitos, é necessário que a contagem de leucócitos do doador seja superior a 5.000/mm³. A utilização de agentes mobilizadores de granulócitos, tais como G-CSF e/ou corticosteroides, quando não contraindicados, e de agentes hemossedimentantes nos doadores é permitida desde que esteja especificada em protocolo do serviço.[4] Para a escolha dos agentes mobilizadores, o histórico de hipertensão arterial, úlcera péptica e diabetes *mellitus*, deve ser verificado antes da administração de corticosteroides. Da mesma maneira, faz-se necessário verificar antecedentes de doenças inflamatórias, gota e de risco para trombose antes de prescrever G-CSF.[15]

TABELA 6.3
CRITÉRIOS DE TRIAGEM E ELEGIBILIDADE DE CANDIDATOS À DOAÇÃO DE SANGUE E COMPONENTES*

ALCOOLISMO	
Agudo < 12 horas	Recusa temporária
Ex-alcoólatra > 5 anos, sem sequelas permanentes	Apto
Alcoolismo crônico sem sequelas	Recusa por tempo indeterminado
Alcoolismo crônico com sequelas	Recusa definitiva
ALERGIA (RINITE, DERMATITE, URTICÁRIA ETC.)	
Em atividade	Recusa temporária
ALIMENTAÇÃO E REPOUSO	
Alimentos gordurosos < 3 horas Repouso < 5 horas/24 horas	Recusa temporária
ARBOVIROSES	
Dengue < 4 semanas Dengue hemorrágica < 6 meses Zica < 30 dias Parceiras sexuais de homens que tiveram Zica < 3 meses Vírus do Oeste do Nilo < 30 dias Chikungunya < 30 dias	Recusa temporária
ASMA/BRONQUITE	
> 7 dias sem crise, assintomático, sem uso de corticoide e intervalo entre as crises > 3 meses	Apto
CIRURGIAS PRÉVIAS	
Cirurgia de pequeno porte < 3 meses Cirurgia de médio porte < 6 meses Cirurgia de grande porte < 12 meses	Recusa temporária
Cirurgia cardíaca, gastrectomia total, pneumectomia, lobectomia e esplenectomia não traumática	Recusa definitiva
CONVULSÃO	
Em tratamento ou < 3 anos	Recusa por tempo indeterminado
DIABETES *MELLITUS*	
Insulino-dependente, com sequelas em órgão-alvo e/ou com uso de insulina bovina (em geral, antes de 31/12/2003)	Recusa definitiva
DOENÇAS QUE IMPEDEM DOAÇÃO	
Acidente vascular cerebral, câncer (exceto basocelular e *in situ* de cérvix), babesiose, blastomicose, doenças autoimunes, cardiovasculares, pulmonares, gastrointestinais, neurológicas e endócrinas graves, doença renal crônica, doença de Chagas, doenças hemorrágicas congênitas ou adquiridas, filariose, hanseníase, leishmaniose visceral, pênfigo foliáceo, psoríase extensa, tuberculose extrapulmonar	Recusa definitiva

Continua

TRATADO DE HEMOTERAPIA • PARTE 2: COLETA, TESTES E PROCESSAMENTO DO SANGUE

TABELA 6.3 Continuação
CRITÉRIOS DE TRIAGEM E ELEGIBILIDADE DE CANDIDATOS À DOAÇÃO DE SANGUE E COMPONENTES*

ENCEFALOPATIA ESPONGIFORME HUMANA (EEH) E SUAS VARIANTES

Diagnóstico de EEH História familiar de EEH Permaneceu no Reino Unido ou República Federativa da Irlanda ≥ 3 meses entre 1980 e 1996 Permaneceu ≥ 5 anos Europa após 1980 Uso de hormônio do crescimento de origem humana (até 1986, em geral, era humano) Uso de insulina bovina Transplante de córnea/dura-máter Transfusão de sangue ou componentes no Reino Unido após 1980	Recusa definitiva

ESTILO DE VIDA E SITUAÇÕES DE RISCO

Uso de drogas ilícitas injetáveis	Recusa definitiva
Uso de crack, cocaína por via nasal < 12 meses Uso de maconha < 12 horas Doença sexualmente transmissível < 12 meses Candidatos e seus parceiros que tenham feito sexo < 12 meses em troca de dinheiro ou droga, com parceiro) ocasional ou desconhecido, homem que mantém relação sexual com homem, vítimas de violência sexual, sexo com portador de HIV, hepatite B ou C, ou outra infecção de transmissão sexual e sanguínea, encarceramento obrigatório > 72 horas Acidente com material biológico < 12 meses Parceiro sexual de paciente em terapia renal < 12 meses	Recusa temporária

GESTAÇÃO E LACTAÇÃO

Parto ou aborto < 12 meses Lactação < 12 meses do parto	Recusa temporária

HEPATITES

Hepatite viral após 11 anos de idade (exceto para caso de comprovação de hepatite A aguda com IgM reagente, à época do diagnóstico clínico), hepatites B ou C em qualquer época	Recusa definitiva

HIV/Aids, HTLV-1/2

Sinais, sintomas, testes laboratoriais confirmadamente reagentes	Recusa definitiva

IDADE

> 16 e < 18 anos com consentimento formal do responsável legal ≥ 18 e < 69 anos	Apto
> 60 anos e primeira doação	Recusa por tempo indeterminado

INFECÇÕES AGUDAS

Resfriado comum < 7 dias Diarreia < 7 dias Gripe, diarreia com febre < 15 dias Herpes oral ou genital	Recusa temporária

Continua

CAPÍTULO 6 • CAPTAÇÃO E TRIAGEM CLÍNICA DE DOADORES DE SANGUE

TABELA 6.3 Continuação
CRITÉRIOS DE TRIAGEM E ELEGIBILIDADE DE CANDIDATOS À DOAÇÃO DE SANGUE E COMPONENTES*

MALÁRIA

Plasmodium malariae	Recusa definitiva
Outros plasmódios < 12 meses	Recusa temporária
Plasmodium desconhecido	Recusa por tempo indeterminado

MEDICAMENTO§

Ácido acetilsalicílico < 3 dias para doar/preparar plaquetas Betabloqueador < 48 horas Antibióticos < 15 dias Anorexígenos < 7 dias Acitretina < 3 anos Finasterida < 30 dias Isotretinoína < 30 dias Dutasterina < 180 dias Anabolizante/testosterona injetável sem prescrição médica < 12 meses ou com prescrição médica < 6 meses	Recusa temporária
Etretionato	Recusa definitiva

PIERCING, TATUAGEM, MAQUIAGEM DEFINITIVA

Piercing oral/genital em uso ou retirado < 12 meses Procedimento não seguro < 12 meses	Recusa temporária
Procedimento endoscópico < 6 meses	Recusa temporária
Reação adversa grave em doação anterior	Recusa temporária ou definitiva, dependendo da reação
Transfusão de sangue e hemocomponentes < 12 meses	Recusa temporária

TRATAMENTO DENTÁRIO

Enxerto ósseo homólogo ou heterólogo < 12 meses Enxerto ósseo autólogo < 3 meses Extração dentária ou tratamento de canal < 7 dias Limpeza dentária ou procedimento com anestesia < 3 dias Procedimento dentário sem anestesia < 1 dia	Recusa temporária

VACINAS E IMUNOTERAPIA

Vacinas de vírus ou bactérias vivos e atenuados < 28 dias Vacinas de vírus ou bactérias inativados, toxoides ou recombinantes < 48 horas Vacina antirrábica devido a mordida de animal < 12 meses Imunoterapia passiva heteróloga (soro) < 4 semanas Imunoterapia passiva homóloga (soro humano) < 12 meses	Recusa temporária
Contactante sexual < 12 meses	Recusa temporária

Consultar legislação vigente.
§*Avaliar o motivo pelo qual está usando a medicação.*

TABELA 6.4
INTERVALOS PARA DOAÇÃO DE SANGUE E HEMOCOMPONENTES

DOAÇÃO	PARA	INTERVALO	MÁXIMO (MÊS/ANO)
Sangue total	Sangue total	Homens 60 dias Mulheres 90 dias	Homens 4×/ano Mulher 3×/ano
Sangue total	Plaquetas por aférese	4 semanas	–
Sangue total	Granulócitos	4 semanas	–
Granulócitos	Granulócitos	De acordo com protocolo do serviço	–
Granulócitos	Plaquetas por aférese	4 semanas	–
Plaquetas por aférese	Plaquetas por aférese	48 horas	4×/mês e 24×/ano
Plaquetas por aférese	Sangue total	48 horas	–
Plasma	Plasma	48 horas 4 doações < 60 dias = 60 dias de intervalo	2×/semana 4×/2 meses
Plasma	Sangue total	4 semanas	
Múltiplos componentes	Sangue total	Homens 60 dias Mulheres 90 dias	Homens 4×/ano Mulher 3×/ano
Múltiplos componentes	Plaquetas por aférese	48 horas	–
Duplos concentrados de hemácias	Sangue total	Homens 120 dias Mulheres 180 dias	–
Duplos concentrados de hemácias	Plaquetas por aférese	48 horas	–

Uma das últimas barreiras para evitar a transfusão de hemocomponentes provenientes de doadores expostos a risco acrescido de infecção pelo HIV é o voto de autoexclusão (Figura 6.1). Cada doador responde de maneira confidencial a uma pergunta sobre risco de exposição ao HIV. Doadores que se autoexcluem apresentam maior prevalência de marcadores sorológicos reativos.[16] Entretanto, o processo de autoexclusão parece não ser compreendido por todos os doadores, haja vista relatos de maior taxa de autoexclusão em doadores de primeira vez e com menor nível educacional.[16] Com a implantação da tecnologia de ácidos nucleicos para triagem do HIV e vírus das hepatites B e C, o voto de autoexclusão deixou de ser obrigatório e passou a ser recomendado no nosso país.[4]

O candidato à doação de sangue deve assinar termo de consentimento livre e esclarecido, no qual declara expressamente consentir: 1) em doar o seu sangue para utilização em qualquer paciente que dele necessite; 2) que o sangue doado seja submetido a testes laboratorias exigidos pelas leis e normas técnicas vigentes; 3) que o seu nome seja incorporado a arquivo de doadores, local e na-

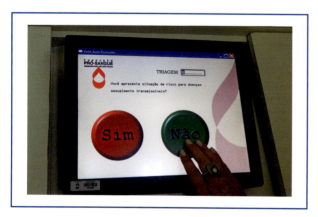

FIGURA 6.1 Voto de autoexclusão.

cional; 4) que em caso de resultados reagentes ou inconclusivos nas triagens laboratoriais, ou em situações de retrovigilância, seja permitida a "busca ativa" pelo serviço de hemoterapia ou por órgão de vigilância em saúde; e 5) que os componentes sanguíneos produzidos a partir da sua doação, quando não utilizado em transfusão, possam ser utilizados em produção de reagentes e hemoderivados ou como insumos para outros procedimentos, autorizados legalmente.

Previamente à assinatura do termo de consentimento, devem ser prestadas informações ao candidato à doação, em linguagem compreensível, sobre as características do processo de doação, o destino do sangue doado, os riscos associados à doação, os testes que serão realizados em seu sangue para detectar infecções e a possibilidade da ocorrência de resultados falso-reagentes nesses testes de triagem. Deve ser oferecida a oportunidade para o doador fazer todas as perguntas que julgar necessárias para esclarecer suas dúvidas a respeito do procedimento e negar seu consentimento, se assim lhe aprouver.[4]

Informação pós-doação

O serviço de hemoterapia deve oferecer canais de comunicação com o doador, a fim de que estes prestem informações relevantes sobre a ocorrência de doenças infecciosas até 7 dias após a doação. Dentre estas, é importante ressaltar a ocorrência de febre, sinais e sintomas de infecções virais, diarreia e arboviroses. Além disso, reações adversas tardias, decorrentes da doação, assim como não conformidades nas respostas da entrevista e posteriores detecções de exames positivos para doenças infecciosas também devem ser informados pelos doadores (Figura 6.2).[17]

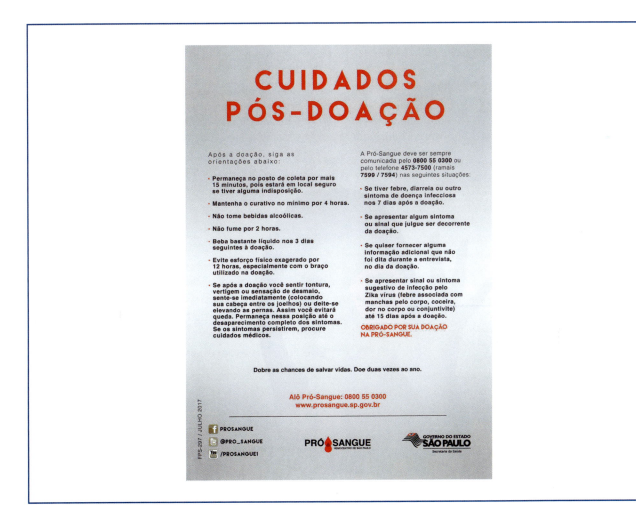

FIGURA 6.2 Cuidados pós-doação.

REFERÊNCIAS BIBLIOGRÁFICAS

1. Organização Mundial de Saúde. Blood safety and avaibility. Geneve, Swiss, 2017. Disponível em: http://www.who.int/campaigns/world-blood-donor-day/2017/en/ [Acessado em 20 agosto de 2017].

2. Brasil. Ministério da Saúde. Quarto boletim de produção hemoterápica. Hemoprod 2014-2015. Agência Nacional de Vigilância Sanitária, Brasília; 2017.

3. Titmuss RM. The gift relationship: from human blood to social policy. Nova York: Pantheon 1971; pp. 231-232.

4. Brasil. Ministério da Saúde. Portaria nº 158, de 4 de fevereiro de 2016. Redefine o regulamento técnico de procedimentos hemoterápicos. Brasília; 2016.

5. Brasil. Ministério da Saúde. Manual de orientações para promoção da doação voluntária de sangue / Ministério da Saúde, Secretaria de Atenção à Saúde. Departamento de Atenção Especializada e Temática. Brasília, 2015; 152 p.

6. de Almeida Neto C, Mendrone A Jr., Custer B, et al. Interdonation intervals and patterns of return among blood donors in Brazil. Transfusion 2012; 52:722-728.

7. Schreiber GB, Sharma UK, Wright DJ, et al. First year donation patterns predict long-term commitment for first-time donors. Vox Sang 2005; 88:114-121.

8. Notari EP, Zou S, Fang CT, et al. Age-related donor return patterns among first-time blood donors in the United States. Transfusion 2009; 49:2229-2236.

9. Misje AH, Bosnes V, Heier HE. Gender differences in presentation rates, deferrals and return behaviour among Norwegian blood donors. Vox Sang 2010; 98:e241-e248.

10. Guo N, Wang J, Ness P, et al. Analysis of Chinese donors' return behavior. Transfusion 2011; 51:523-530.

11. Oliveira CD, de Almeida-Neto C, Liu EJ, et al. Temporal distribution of blood donations in three Brazilian blood centers and its repercussion on the blood supply. Rev Bras Hematol Hemoter 2013; 35:246-251.

12. Goncalez TT, Di Lorenzo Oliveira C, Carneiro-Proietti AB, et al. Motivation and social capital among prospective blood donors in three large blood centers in Brazil. Transfusion 2013; 53:1291-1301.

13. Custer B, Chinn A, Hirschler NV, et al. The consequences of temporary deferral on future whole blood donation. Transfusion 2007; 47:1514-1523.

14. Goncalez TT, Sabino EC, Salles NA, et al. The impact of simple donor education on donor behavioral deferral and infectious disease rates in Sao Paulo, Brazil. Transfusion 2010; 50:909-917.

15. Winters JL. Complications of donor apheresis. J Clin Apher 2006; 21:132-141.

16. de Almeida-Neto C, Liu J, Wright DJ, et al. Demographic characteristics and prevalence of serologic markers among blood donors who use confidential unit exclusion (CUE) in São Paulo, Brazil: implications for modification of CUE policies in Brazil. Transfusion 2011; 51:191-197.

17. Brasil. Ministério da Saúde. Marco Conceitual e Operacional de Hemovigilância: Guia para a Hemovigilância no Brasil. Agência Nacional de Vigilância Sanitária, Brasília; 2015.

7

ACONSELHAMENTO DE DOADORES DE SANGUE INAPTOS

Maria Angelica de Camargo Soares

INTRODUÇÃO

Para se avaliar a importância do aconselhamento a um indivíduo que se proponha a doar sangue e seja recusado na triagem, ou ainda àquele que era doador de sangue e em determinado momento passe a ser considerado inapto, é importante o conhecimento do que aconteceu na área de hemoterapia no Brasil nos últimos 30 anos.

Até a década de 1980, a visão da doação de sangue era bem diferente da que temos hoje. A doação de sangue na época era principalmente de reposição, onde a motivação era disponibilizar sangue para um parente ou amigo que dele necessitasse e as campanhas de coleta de sangue não tinham a visão de fidelização do doador que temos hoje. Os testes realizados eram suficientes para a triagem das doenças sabidamente transmissíveis por transfusão de sangue, como a hepatite B, a sífilis e a doença de Chagas.

Foi então que se confirmou a associação entre transfusão de sangue e transmissão de doenças como a Aids e a hepatite C, que até então eram pouco conhecidas e seus métodos de detecção ainda estavam em desenvolvimento. Com isso, a triagem clínica se tornou uma etapa fundamental na seleção de doadores de sangue saudáveis.

Consequentemente, o aconselhamento e orientação de indivíduos que apresentam algum impedimento na doação de sangue ou alguma alteração sorológica, se tornou uma parte importante para a manutenção de um estoque de sangue de qualidade. Além disso, é uma forma de encaminhamento de doentes assintomáticos que, ao fazerem a doação, apresentam uma alteração sorológica de doença que desconhecem. A sensibilidade no atendimento e na transmissão do resultado da sorologia alterada é de extrema importância para o entendimento do que está acontecendo por parte do doador, que em sua maioria não sabe que é um portador são.

O processo de captação de doadores deve enfatizar que não deve ser feita a associação da doação de sangue com a obtenção de resultados de exames sorológicos, sendo ideal o encaminhamento desses indivíduos para serviços onde os testes sorológicos são realizados de maneira sigilosa e também são fornecidos orientação e encaminhamento adequados.

A Figura 7.1 mostra as etapas do aconselhamento ao doador, desde o processo de captação até o encaminhamento nos casos de inaptidão. A orientação adequada nas diversas etapas da doação leva à fidelização do doador e possibilita o esclarecimento dos diversos critérios de triagem para a doação de sangue.

De acordo com a Resolução nº 34 da Agência Nacional de Vigilância Sanitária, de 11 de junho de 2014, todo serviço de hemoterapia no Brasil:

1. Deve ter mecanismo que permita bloquear os doadores considerados inaptos na triagem laboratorial, mantendo os registros desses doadores por até 20 anos.
2. Deve dispor de mecanismo seguro de convocação do doador considerado inapto na triagem laboratorial, para esclarecimento, repetição dos testes e encaminhamento aos serviços de saúde de referência.

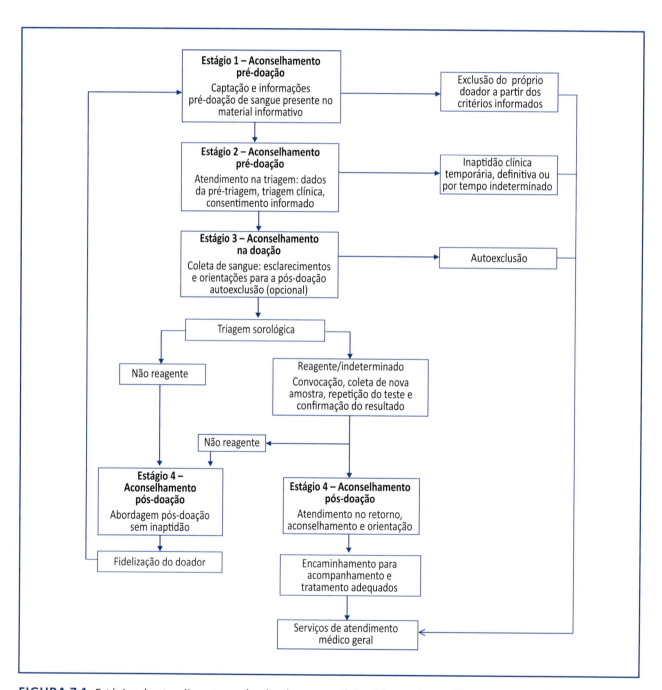

FIGURA 7.1 Estágios do atendimento ao doador de sangue. *(Blood Donor Counselling, WHO, 2014.)*

CAPÍTULO 7 • ACONSELHAMENTO DE DOADORES DE SANGUE INAPTOS

3. Deve informar à autoridade de vigilância em saúde competente sobre os doadores com resultados reagentes/positivos dos testes de triagem laboratoriais que não tenham comparecido à convocação para realização de novos testes, conforme padronização definida entre as instâncias competentes e o serviço de hemoterapia.

4. Ele mesmo, ou o serviço de referência responsável pela confirmação do diagnóstico, deve notificar oficialmente à vigilância em saúde competente os casos de infecções transmissíveis pelo sangue de notificação compulsória.

ABORDAGEM DE DOADORES INAPTOS NA TRIAGEM CLÍNICA

A triagem clínica é uma importante etapa na obtenção de hemocomponentes de qualidade e deve ser realizada em local adequado, reservado, respeitando a privacidade e o sigilo nas informações prestadas.

A Portaria do Ministério da Saúde (MS) nº 2.712, de 12 de novembro de 2013, que normatiza a prática da hemoterapia no Brasil, descreve que os doadores podem ser considerados aptos ou inaptos, sendo que estes últimos podem ser inaptos de forma temporária, inaptos por tempo indeterminado e inaptos de forma definitiva, como mostra a Tabela 7.1.

A orientação de um doador que seja considerado inapto, seja de forma temporária ou permanente, deve ser feita de forma muito clara e objetiva, e o encaminhamento também precisa ser realizado adequadamente.

No Brasil, segundo dados divulgados em 2014 pelo Ministério da Saúde, a média de inaptidão clínica em todo o seu território, incluindo todas as formas, é de 18%.

INAPTIDÃO TEMPORÁRIA PARA A DOAÇÃO DE SANGUE

A Portaria MS nº 2.712 de 2013, descreve como doador inapto temporário aquele que "se encontra impedido de doar sangue para outra pessoa por determinado período de tempo, podendo realizar doação autóloga quando possível e necessário".

Nessa descrição estão os doadores que apresentam peso abaixo de 50 kg, hemoglobina ou hematócrito abaixo do nível de referência para doação e não tenham uma anemia constitucional, sejam hipertensos não controlados, que tenham recebido alguma vacina, que estejam com febre; enfim, todo aquele candidato que poderá retornar e doar no futuro.

A orientação neste caso é de fundamental importância, pontuando exatamente o motivo pelo qual a doação de sangue não pode ser realizada e o período após o qual ele poderá retornar. Este motivo deve ser registrado na ficha de triagem, de forma que seja facilmente localizado em caso de doação futura. Conforme o sistema informatizado utilizado pelo serviço, esta informação gerará blo-

TABELA 7.1 DEFINIÇÃO DOS DOADORES DE ACORDO COM APTIDÃO NA TRIAGEM CLÍNICA (PORTARIA MS Nº 2.712, 2013)	
Doador apto	Doador cujos dados pessoais, condições clínicas, laboratoriais e epidemiológicas se encontram em conformidade com os critérios de aceitação vigentes para doação de sangue
Doador inapto temporário	Doador que se encontra impedido de doar sangue para outra pessoa por determinado período de tempo, podendo realizar doação autóloga quando possível e necessário
Doador inapto por tempo indeterminado	Doador que se encontra impedido de doar sangue para outra pessoa por um período indefinido de tempo segundo as normas regulatórias vigentes, mas apto a realizar doação autóloga
Doador inapto definitivo	Doador que nunca poderá doar sangue para outra pessoa, podendo, em alguns casos, realizar doação autóloga

queio por um tempo determinado, de forma que o doador não poderá doar nesse período.

Aqui cabe lembrar o papel da captação de doadores, que deve atuar junto a estes doadores fazendo o convite para que retornem quando o período de exclusão termine, já que a inaptidão acaba se tornando um fator desmotivador e poderá levar a descontinuidade do comportamento de doar sangue.

Nesse tipo de inaptidão, as vacinas têm importância quando campanhas são realizadas atingindo o público que é também doador de sangue, como no caso de vacinas para gripe, rubéola e sarampo.

A Tabela 7.2 mostra as principais vacinas e o período de inaptidão de cada uma delas.

O uso de algumas drogas também impede a doação de forma temporária, mas em sua maioria esse impedimento está relacionado ao motivo que levou ao uso das mesmas, a patologia de base, o diagnóstico do candidato a doador etc.

INAPTIDÃO PARA A DOAÇÃO DE SANGUE POR TEMPO INDETERMINADO

Este termo é aplicado àquele candidato que está impedido de doar sangue de acordo com as regras vigentes, mas pode fazer uma doação autóloga e no futuro poderá fazer parte novamente da população de doadores, dependendo de uma modificação na legislação.

O exemplo é o doador que, no passado, apresentava nível de ALT (alanina aminotransferase) elevado e era excluído já que este era um parâmetro que fazia parte da triagem sorológica. Com o aperfeiçoamento dos testes para as hepatites B e C, este exame foi abolido.

Como o definido, este não era um motivo para impedimento de coleta para a transfusão autóloga.

INAPTIDÃO DEFINITIVA PARA A DOAÇÃO DE SANGUE

Alguns candidatos estão impedidos definitivamente de doar, a partir da triagem clínica, e nestes casos o profissional que realiza esta triagem deve ser claro na exposição do motivo da recusa.

Aqueles doadores que por alguma alteração sorológica tornam-se inaptos definitivamente devem ser aconselhados e orientados adequadamente para que não só sejam acompanhados nos casos necessários, como também não voltem a doar.

A Tabela 7.3 traz os principais motivos de inaptidão definitiva para a doação de sangue, segundo a legislação em vigor.

ATENDIMENTO A DOADORES COM INAPTIDÃO SOROLÓGICA

A rotina sorológica que faz parte da liberação para transfusão das unidades de sangue coletadas inclui testes para:

- Sífilis.
- Doença de Chagas.
- Hepatite B.
- Hepatite C.
- Aids.
- HTLV I/II.
- Malária (nas áreas onde a transmissão for ativa).

O teste não negativo em qualquer um dos parâmetros acima implica na repetição do teste alterado em duplicata, antes da comunicação ao doador.

Após a confirmação da alteração sorológica, o doador deve ser convocado para retorno a fim de que uma nova amostra de sangue seja obtida para a confirmação deste resultado. A forma dessa convocação deve levar em conta a ansiedade que tal informação pode gerar no doador, devendo nela constar claramente a necessidade dessa repetição, uma vez que os testes realizados não têm a finalidade diagnóstica, e sim de triagem. Do mesmo modo, o pessoal que recebe este doador deve agir sempre de forma a tranquilizá-lo.

Lembrar que, no caso da alteração se confirmar, o atendimento deve ser feito por profissional capacitado para este tipo de consulta. O profissional deve estar preparado, lembrando que o doador é um indivíduo saudável, que desconhece na maioria das vezes a alteração detectada e precisa de orientação precisa, objetiva, clara, com todas as dúvidas esclarecidas. Quando indicado, deve ser encaminhado a um serviço de saúde adequado para acompanhamento.

CAPÍTULO 7 • ACONSELHAMENTO DE DOADORES DE SANGUE INAPTOS

TABELA 7.2 VACINAS E PERÍODO DE INAPTIDÃO PARA A DOAÇÃO DE SANGUE (PORTARIA MS Nº 212, 2013)	
TIPO DE VACINA	**TEMPO DE INAPTIDÃO**
VACINAS DE VÍRUS OU BACTÉRIAS VIVOS E ATENUADOS	
Pólio oral (Sabin) Febre tifoide oral Caxumba (parotidite) Tríplice viral [caxumba (parotidite), sarampo e rubéola] Dupla viral (sarampo e rubéola) Febre amarela Sarampo BCG Rubéola Varicela (catapora)/herpes-zóster Varíola Rotavírus Influenza	4 semanas
Outras vacinas produzidas a partir de micro-organismos vivos ou atenuados contra infecções não relacionadas acima deverão obedecer ao tempo de inaptidão de 4 semanas, ou outras recomendações do fabricante	
VACINAS DE VÍRUS OU BACTÉRIAS INATIVADOS, TOXOIDES OU RECOMBINANTES	
Cólera Pólio (Salk) Dupla do tipo adulto – dT (difteria e tétano) DTPa (difteria,tétano e coqueluche acelular) Tetra (difteria, tétano, coqueluche e *Hemophillus influenzae* do tipo b) Tétano Febre tifoide (injetável) Meningite Coqueluche Peste Pneumococo Leptospirose Brucelose *Hemophillus influenzae* do tipo b, hepatite A Hepatite B recombinante HPV (*human papiloma virus*) Influenza	48 horas
Vacina antirrábica (vacina inativada proveniente de cultivos celulares)	48 horas ou 12 meses se após exposição animal
Imunoterapia passiva	
Imunoterapia passiva heteróloga (soro)	4 semanas
Imunoterapia passiva homóloga (soro humano)	1 ano

TABELA 7.3
PRINCIPAIS CAUSAS DE INAPTIDÃO DEFINITIVA PARA A DOAÇÃO DE SANGUE (PORTARIA MS Nº 2.712, 2013)

Alcoolismo crônico

Anafilaxia (choque anafilático)

Antecedentes de acidente vascular cerebral (AVC)

Bronquite e asma (crises com intervalos de 3 meses ou menos, sem controle com medicamentos por via inalatória)

Babesiose

Blastomicose sistêmica

Câncer (inclusive leucemia). Antecedentes de carcinoma *in situ* de cérvix uterina e de carcinoma basocelular de pele não impedem a doação de sangue

Doença cardiovascular grave. Especial atenção para doença coronariana, angina, arritmia cardíaca grave, insuficiência cardíaca, doença valvular, aneurismas, malformações arteriovenosas, endocardite com sequela, miocardite com sequela, trombose arterial, trombose venosa recorrente e trombofilia

Diabetes tipo I, diabetes tipo II insulino-dependente

Doença de Chagas

Doenças autoimunes que comprometam mais de um órgão. Por exemplo: lúpus eritematoso sistêmico, tireoidites imunes, artrite reumatoide etc.

Doença pulmonar grave: especial atenção a enfisema, doença pulmonar obstrutiva crônica (DPOC), história de embolia pulmonar

Doenças endócrinas: hiperaldosteronismo, hiperfunção hipofisária, hiperlipoproteinemias essenciais, hipertireoidismo, hipopituitarismo, insuficiência suprarrenal, síndrome de Cushing

Doenças gastrointestinais: cirrose hepática, retocolite ulcerativa crônica, doença de Crohn, hepatopatia crônica de origem desconhecida, hipertensão portal, pancreatite crônica

Doenças neurológicas: esclerose em placa, esclerose lateral amiotrófica, esclerose múltipla, hematoma extra ou subdural com sequela, leucoencefalopatia multifocal progressiva, neurofibromatose forma maior, miastenia *gravis*

Doença renal crônica

Doenças hemorrágicas congênitas ou adquiridas

Doença de Creustzfeldt Jakob (doença da vaca louca) ou histórico familiar de encefalopatia espongiforme humana e suas variantes, transplante de córnea e implante a base de dura-matér

Elefantíase (filariose)

Esquistossomose hepatoesplênica

Feocromocitoma

Hanseníase

Hepatite viral após 11 anos de idade (exceto para caso de comprovação de hepatite A aguda com IgM reagente, à época do diagnóstico clínico)

Infecção por HBV, HCV, HIV, HTLV I/II

Intoxicações por metais pesados

Leishmaniose visceral (calazar)

Malária (febre quartã – *Plasmodium malarie*)

Doença psiquiátrica que gere inimputabilidade jurídica (incapacidade)

Pênfigo foliáceo

Psoríase extensa ou com outras manifestações associadas

Reação adversa grave em doação anterior

Tuberculose extrapulmonar

Neste atendimento deve estar claro que nem sempre a alteração sorológica significa doença em atividade. Mas nos casos aplicáveis, o encaminhamento deve ser feito de forma bem clara e até incisiva. Os doadores com alteração sorológica muitas vezes consideram o fato de ser assintomático um fator relevante para que não procurem o serviço de saúde referenciado para acompanhamento.

Cabe ao serviço de hemoterapia fazer um encaminhamento adequado e direcionado para que o doador receba um diagnóstico definitivo da doença e seu estágio, e receba conduta e acompanhamento adequados.

A seguir, serão abordadas as situações específicas de cada teste.

Sífilis

Deve ser realizado um teste, treponêmico ou não treponêmico, na triagem, conforme a determinação da legislação em vigor.

A realização de testes não treponêmicos apresentam a possibilidade de resultados inespecíficos, devendo esta ser considerada no atendimento ao doador. Um exemplo de teste não treponêmico é o VDRL, largamente usado na triagem sorológica da sífilis.

Neoplasias, lúpus eritematoso, hanseníase e outras patologias são causas permanentes de alteração nos resultados de testes não treponêmicos.

Já doenças virais, vacinas, infecções bacterianas agudas podem causar alterações temporárias nos testes não treponêmicos, levando a resultados positivos na triagem sorológica.

A alteração sorológica é confirmada com o retorno do doador, devendo este ser interrogado sobre os antecedentes de doenças sexualmente transmissíveis, mesmo que já tratadas, uma vez que a alteração pode ser uma cicatriz sorológica. Quando possível, a confirmação deve ser feita com testes específicos.

Este parâmetro não é fator de exclusão definitiva para a doação, pois o tempo de impedimento para nova doação nas doenças sexualmente transmissíveis é de 1 ano. Mas deve-se ter em mente que o doador poderá retornar após o tratamento, porém sua sorologia poderá continuar alterada, in-

viabilizando a liberação do sangue coletado. Isso precisa estar claro no atendimento, pois pode gerar mal-entendido e dúvidas para o doador, numa eventual doação após esse período.

Doença de Chagas

Na triagem clínica, deve-se investigar se o doador apresenta epidemiologia positiva para a doença, ou se já tem conhecimento de sua infecção, pois como assintomático pode acreditar que não há risco de transmissão.

A legislação determina a realização de um teste para a detecção do anti-*T. cruzi* por meio de ensaio imunoenzimático (EIE) ou quimioluminescência (QLM). Neste teste também é possível encontrar alteração sorológica inespecífica, não sendo elucidada no retorno do doador.

No atendimento, deve ser investigado o antecedente epidemiológico, infecções que possam levar a uma reação cruzada e, no encaminhamento, sempre esclarecer que não só existe a possibilidade da alteração ser um falso-positivo, como também de que a alteração sorológica não implica na certeza do desenvolvimento das formas clínicas da doença de Chagas.

Hepatite B – vírus da hepatite B (HBV)

A hepatite B, apesar da vacina já existente, ainda é uma doença que encontramos na população de forma assintomática. A incorporação de um teste molecular à rotina sorológica trouxe um recurso importante na triagem sorológica do doador.

A triagem sorológica do HBV determinada pela legislação inclui:

- Um teste para detecção do antígeno de superfície do vírus da hepatite B (HBsAg).
- Um teste para detecção de anticorpo contra o capsídeo do vírus da hepatite B (anti-HBc), com pesquisa de IgG ou IgG + IgM.
- Poderá ser incorporado a esta triagem um teste para detecção de ácido nucleico do vírus HBV por técnica de biologia molecular, que deve ser utilizado como teste adicional à detecção de HBsAg e anti-HBc.

- Para a realização do NAT HBV é permitida a utilização de *pool* de amostras. Nos casos de detecção no teste em *pool*, serão repetidas as amostras individualmente para identificação do doador.

O doador com alteração nos testes de triagem para hepatite B poderá ser tanto um portador são que transmite a doença e não tem a consciência do fato, como um indivíduo que teve contato há algum tempo e apresenta uma cicatriz sorológica, estando protegido.

Para o atendimento desses indivíduos é de fundamental importância que o profissional os oriente e encaminhe adequadamente, deixando claro os riscos, quando houverem.

Mesmo se tratando de um doador em recuperação, deve ser orientado que, apesar de não haver a necessidade de tratamento, ele não poderá mais fazer doação de sangue.

A partir da incorporação do teste NAT para a triagem do HBV, podemos encontrar as seguintes situações a partir das alterações nos testes sorológicos:

1. HBsAg reagente com:
   a. Anti-HBc reagente e o NAT HBV detectável, indica infecção ativa pelo HBV devendo ser orientado dos riscos de transmissão, reforçando a importância da proteção a terceiros e deve ser encaminhado para acompanhamento adequado;
   b. Anti-HBc não reagente e NAT HBV detectável, indica infecção recente pelo vírus ou baixa resposta imune. Deve se orientar da mesma forma que a hipótese anterior e encaminhar o doador para acompanhamento;
   c. Anti-HBc reagente e o NAT HBV não detectável, isso pode ser interpretado como carga viral baixa ou mutação viral, devendo neste caso o NAT HBV ser repetido individualmente e o doador orientado e encaminhado para investigação adequada e acompanhamento;
   d. Anti-HBc não reagente e o NAT HBV não detectável, indica carga viral baixa, ausência de DNA circulante ou mutação do HBV. Neste caso também deve ser feito o NAT HBV individualmente. Confirmando o resultado, o doador é en-

caminhado e acompanhado para avaliar possíveis mutações gênicas.

2. Anti-HBc reagente com:
   a. HBsAg não reagente e NAT HBV não detectável pode indicar um quadro de hepatite B oculta, como também pode indicar infecção antiga em fase de recuperação. Para isso, a repetição do NAT HBV individual e a realização do teste anti-HBsAg pode ajudar na elucidação, pois este sendo reagente e o NAT HBV se confirmar não detectável, sugere recuperação sorológica de quadro prévio, que na maioria dos casos é assintomático. Este doador deve ser adequadamente investigado e, no caso de não poder se concluir a investigação no serviço, encaminhá-lo para local adequado;
   b. HBsAg não reagente com NAT HBV detectável é possível se tratar de infecção recente com baixa sensibilidade ao HBsAg, ou ainda mutação com resultado falso-negativo para este teste. Este caso deve receber orientação quanto as medidas de proteção a transmissão do HBV e encaminhado para acompanhamento.

3. Caso apenas o NAT HBV detectável:
   a. Indicativo de infecção recente ou ainda baixa resposta imunológica do doador. Este caso deve ser encaminhado para acompanhamento em serviço especializado.

Hepatite C – vírus da hepatite C (HCV)

A hepatite C, juntamente com a Aids, foram as primeiras doenças a receberem testes moleculares realizados obrigatoriamente em todo o sangue coletado no Brasil.

Os testes da rotina da triagem sorológica da hepatite C determinados na atual legislação são:

- Um teste para a detecção do anticorpo contra o vírus da hepatite C (HCV) ou detecção combinada de anticorpo + antígeno do HCV.
- Um teste para a detecção de ácido nucleico (NAT) do HCV.

A Figura 7.2 mostra o algoritmo para a liberação de bolsas e atendimento ao doador para hepatite C e Aids, uma vez que ambos combinam resultados de testes sorológicos e de biologia mole-

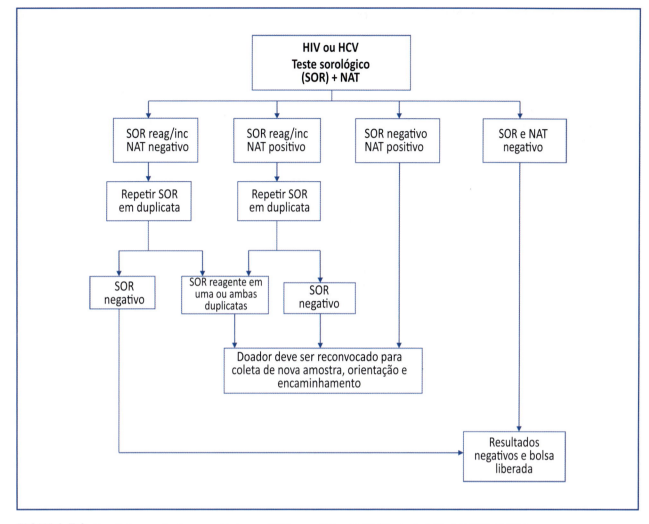

FIGURA 7.2 Conduta nos testes sorológicos e NAT para HIV e HCV. (Portaria MS nº 2.712, 2013.)

cular (NAT). Os resultados do NAT, na figura, são considerados em amostra individual após o desmembramento do *pool*, quando o teste for realizado desta forma.

Após o retorno para coleta de nova amostra e realização dos testes poderemos ter:

1. Anti-HCV reagente e NAT detectável: atendimento do doador com orientação quanto a necessidade de proteção, esclarecimentos de dúvidas e encaminhamento para serviço específico.
2. Anti-HCV reagente/indeterminado e NAT não detectável: pode ser realizado o *immunoblot* complementarmente. Conforme o resultado:
    a. *Immunoblot* não reagente: esclarecimento ao doador da possibilidade de falso-positivo e orientação quanto a futuras doações;
    b. *Immunoblot* reagente ou indeterminado: encaminhamento para acompanhamento em serviço especializado, com a informação de possível resultado falso-positivo.
3. Anti-HCV não reagente e NAT detectável: este caso deve ser encaminhado para acompanhamento, uma vez que deva se tratar de um indivíduo onde ainda não se detectou a positividade sorológica.

Os doadores que apresentem alteração confirmada após o retorno, devem ser atendidos por profissional capacitado para fornecer as informações necessárias, uma vez que a hepatite C na maioria dos casos é assintomática, podendo evoluir para quadro grave de cirrose hepática ou hepatocarcinoma, sendo um grave problema de saúde pública no Brasil.

Os centros de doação de sangue são responsáveis pelo diagnóstico inicial de um grande número de casos, cabendo a este o encaminhamento adequado. Dessa forma, convém ressaltar que mesmo aqueles casos onde não há confirmação laboratorial, o encaminhamento deve ser realizado. Sempre ressaltando a possibilidade de um falso-positivo.

A orientação inicial ao doador deve ser quanto aos riscos de transmissão, o impedimento definitivo de doação de sangue, a possibilidade de cronificação em longo prazo e esclarecer as dúvidas quanto ao tratamento.

A rede pública dispõe de centros de atendimento para esses casos, com o fornecimento da medicação, quando indicado, e acompanhamento clínico e laboratorial.

Aids/SIDA – HIV

O HIV (vírus da imunodeficiência humana), responsável pela síndrome da imunodeficiência adquirida, é talvez a doença transmitida por transfusão de sangue mais conhecida, pela história de pacientes que desenvolveram a síndrome e eram dependentes de transfusão de componentes e derivados de sangue, como os hemofílicos.

Desde o início deste século o aperfeiçoamento da tecnologia para a determinação da presença deste vírus no sangue diminuiu em muito esse risco mas, por menor que seja, ainda persiste.

Atualmente, os testes realizados na rotina de tragem sorológica para o HIV são:

- Um teste para a detecção de anticorpo contra o HIV ou detecção combinada do anticorpo contra o HIV + antígeno p24 do HIV incluindo, obrigatoriamente, a pesquisa de anticorpos contra os subtipos 1, 2 e O.
- Um teste para a detecção de ácido nucleico (NAT) do HIV.

A rotina de liberação dos resultados está representada na Figura 7.2, juntamente com o HCV.

Podemos obter no retorno do doador os seguintes resultados:

1. Anti-HIV reagente e NAT detectável: atendimento do doador com orientação quanto a necessidade de proteção, esclarecimentos

de dúvidas e encaminhamento para serviço específico.

2. Anti-HIV reagente/indeterminado e NAT não detectável: realização do *western blot* (WB) complementarmente. Conforme o resultado:
   a. WB não reagente: esclarecimento ao doador da possibilidade de falso-positivo e orientação quanto a futuras doações;
   b. WB reagente ou indeterminado: encaminhamento para acompanhamento em serviço especializado, com a informação de possível resultado falso-positivo.
3. Anti-HIV não reagente e NAT detectável: semelhante ao abordado para o HCV, este indivíduo deve igualmente ser encaminhado para acompanhamento em serviço específico.

O vírus HIV teve um grande impacto na história recente da transfusão de sangue e talvez seja o maior temor do doador quando é convocado para retornar para repetição dos testes sorológicos. Infelizmente, apesar de toda a informação dada, da triagem realizada, algumas vezes a realização deste teste é o real motivo para a doação de sangue. Portanto, é importante que desde a triagem clínica, quando esta intenção for identificada, que o doador possa ser encaminhado a um serviço específico onde esses testes são realizados de forma sigilosa.

O doador deve ser informado da possibilidade de resultado falso-positivo, quando o NAT for não detectável, da necessidade de confirmação e da importância da prevenção em relação a parceiros e outros. Também deve se ressaltar que, apesar de não ser possível a cura da doença, o controle com antivirais e acompanhamento adequado permite que o paciente tenha uma adequada qualidade de vida.

HTLV I/II

O HTLV I/II (vírus linfotrópico das células T humano tipo I/II) talvez seja o resultado sorológico com menor compreensão de significado por parte do doador, já que na grande maioria dos casos ele não causa nenhum sintoma e o doador terá este vírus circulante sem que nenhuma doença relacionada a ele se manifeste.

O teste utilizado para a triagem deverá detectar a presença de anticorpo contra o HTLV I/II.

No caso do doador apresentar essa alteração no retorno, pela presença de teste indeterminado ou reagente, deve ser realizado o *western blot* (WB) para confirmação.

Com este confirmatório, podemos ter as seguintes possibilidades:

1. WB não reagente: esclarecimento ao doador da possibilidade de falso-positivo e orientação quanto a futuras doações, uma vez que esta alteração pode persistir.
2. WB reagente ou indeterminado: encaminhamento para acompanhamento em serviço especializado para acompanhamento, com a informação de possível resultado falso-positivo.

Malária

Para malária, a inaptidão de candidato à doação de sangue deve ocorrer usando-se os critérios abaixo, presentes na Portaria nº 2.712:

1. Em áreas endêmicas com antecedentes epidemiológicos de malária, considerar-se-á inapto o candidato:
   a. Que tenha tido malária nos 12 meses que antecedem a doação;
   b. Com história de febre ou suspeita de malária nos últimos 30 dias;
   c. Que tenha se deslocado ou procedente de área de alto risco (IPA $\geq$ 49,9) há menos de 30 dias.
2. Em áreas não endêmicas de malária, considerar-se-á inapto o candidato que tenha se deslocado ou que seja procedente de municípios localizados em áreas endêmicas há menos de 30 dias.
3. Em áreas não endêmicas de malária, considerar-se-á apto o candidato:
   a. procedente de municípios localizados em áreas endêmicas, após 30 dias e até 12 meses do deslocamento, sendo que, nesse período, é necessária a realização de testes de detecção do plasmódio ou de antígenos plasmodiais;
   b. procedente de municípios localizados em áreas endêmicas, após 12 meses do deslocamento, sem necessidade de realização de testes de detecção;
   c. que tenha manifestado malária após 12 meses do tratamento e comprovação de cura.
4. Nas regiões endêmicas de malária, com transmissão ativa, independente da incidência parasitária da doença, será realizado teste para detecção do plasmódio ou de antígenos plasmodiais.
5. Independentemente da endemicidade da área, será considerado inapto definitivo o candidato que teve infecção por *Plasmodium malariae* (febre quartã).
6. Em casos de surtos de malária, a decisão quanto aos critérios de inaptidão deve ser tomada após avaliação conjunta com a autoridade epidemiológica competente.

Pelos critérios, nos locais onde existe a malária de forma endêmica existe a possibilidade de se detectar um portador, e este deve ser convocado, orientado e encaminhado para acompanhamento e tratamento adequado.

SOROCONVERSÃO EM DOADOR DE SANGUE

Com o retorno do doador de sangue ao mesmo serviço para doações seguidas graças a fidelização que é desenvolvida em vários centros, existe a possibilidade da detecção de doadores que, no retorno a uma nova doação, apresentem uma alteração sorológica, que chamamos soroconversão. Este achado gera um processo para a sua confirmação e o desencadeamento, em alguns casos, da retrovigilância, onde os receptores das unidades originárias da última, ou últimas doações, deste indivíduo necessitem também ser avaliados e submetidos a testes sorológicos.

De acordo com a alteração detectada, será realizada a confirmação do resultado alterado:

1. Quando a soroconversão for detectada pelo teste NAT HIV e/ou HCV, isoladamente ou em associação com o teste sorológico, não é necessária a realização de testes para confirmação do resultado inicial.
2. Quando a soroconversão for detectada somente pelo teste sorológico, é necessária a realização de testes com a mesma amostra, para confirmação do resultado inicial, conforme o caso:

a. HBsAg: realizar teste de neutralização, ou um segundo teste com reagente de outra origem, ou de outro fabricante, ou com outra metodologia, ou teste NAT HBV;

b. Anti-HBc: realizar um segundo teste com reagente de outra origem, ou de outro fabricante, ou com outra metodologia;

c. Anti-HCV: realizar um segundo teste de detecção de anticorpo com reagente de outra origem, ou de outro fabricante, ou com outra metodologia, ou teste com reagente que detecte de maneira combinada antígeno e anticorpo do HCV;

d. Anti-HIV: realizar um segundo teste de detecção de anticorpo ou detecção combinada do anticorpo contra o HIV + antígeno p24 do HIV, com reagente de outra origem, ou de outro fabricante, ou com outra metodologia;

e. Anti-HTLV I/II: realizar um segundo teste de detecção de anticorpo com reagente de outra origem, ou de outro fabricante, ou com outra metodologia, ou teste NAT HTLV I/II.

Caso o serviço de hemoterapia onde foi detectada essa soroconversão não tenha a possibilidade de realizar os testes confirmatórios, deverá encaminhar a amostra do doador para laboratório onde estes testes estejam disponíveis, devendo receber o resultado em um mês.

No caso do teste de confirmação do resultado inicial apontar resultado reagente (positivo ou inconclusivo), haverá a necessidade de se verificar o destino de todos os componentes sanguíneos da(s) doação(ões) anterior(es), adotando os seguintes procedimentos:

1. Para os casos de anti-HIV, anti-HCV, HBsAg ou anti-HTLV I/II, a retrovigilância será feita a partir da última doação com triagem sorológica não reagente e todas as doações realizadas até 6 meses antes desta.

2. Para os casos de anti-HBc, a retrovigilância será feita da última doação (mais recente) com triagem sorológica não reagente, caso esta tenha ocorrido menos de 12 meses antes da soroconversão.

3. Para os casos de NAT HIV e/ou HCV com teste de triagem sorológica não reagente, a retrovigilância será feita da última doação com triagem laboratorial negativa e todas as doações realizadas até 3 meses antes desta.

Nos casos de soroconversão confirmada, é desencadeada a retrovigilância e caberá ao serviço de hemoterapia o contato com os serviços que atenderam aos pacientes que receberam as transfusões das unidades envolvidas, para a orientação, obtenção de amostras para testes sorológicos e esclarecimento.

As unidades hospitalares que recebem hemocomponentes de serviços que não são próprios devem, através de seus comitês transfusionais, protocolar os processos para o acompanhamento dos pacientes que receberam transfusões advindas de doadores que soroconverteram. A colaboração entre o serviço que realizou a coleta e o que utilizou o componente na transfusão é fundamental para a investigação.

Lembrando que, para a definição do receptor ser realmente portador de infecção pós-transfusão por vírus, parasitas e outros agentes, este não deve ter evidência de infecção antes da transfusão e o agente identificado deve ser o mesmo detectado no doador soroconvertido.

BIBLIOGRAFIA CONSULTADA

AABB. Technical Manual.16 ed. Bethesda; 2008.

Brasil. Agência Nacional de Vigilância Sanitária. Resolução RDC nº 34, de 11 de junho de 2014. Dispõe sobre as Boas Práticas no Ciclo do Sangue. Disponível na internet em: http://portal.anvisa.gov.br/wps/wcm/connect/f613c5804492c25a9989db281231adba/Resolu%C3%A7%C3%A3o+RDC+n%C2%BA+34-2014.pdf?MOD=AJPERES

Brasil. ANVISA. Marco Conceitual e Operacional de Hemovigilância: Guia para a Hemovigilância no Brasil; 2015. Disponível na internet em: http://portal.anvisa.gov.br/wps/wcm/connect/fed3d60047aa99f09eca9f917d786298/Guia+Hemovigilancia+Marco+conceitual_Anvisa2015.pdf?MOD=AJPERES

Brasil. Ministério da Saúde. Padrões de Qualidade do Atendimento ao Cidadão: manual técnico para implantação de padrões de qualidade do atendimento ao cidadão. 2 ed. Brasília: Ministério da Saúde; 2002.

Brasil. Ministério da Saúde. Secretaria de Vigilância em Saúde. Programa Nacional de DST e Aids. Implicações Éticas do Diagnóstico e da Triagem Sorológica do HIV/ Secretaria Vigilância em Saúde, Programa Nacional de DST e Aids. Brasília: Ministério da Saúde; 2004.

Brasil. Ministério da Saúde. Secretaria de Vigilância em Saúde. Departamento de DST, Aids e Hepatites Virais. Protocolo clínico e diretrizes terapêuticas para hepatite viral C e coinfecções/Ministério da Saúde, Secretaria de Vigilância em Saúde, Departamento de DST, Aids e Hepatites Virais. Brasília: Ministério da Saúde; 2010.

Brasil. Ministério da Saúde. Portaria nº 2.712, de 12 de novembro de 2013. Redefine o regulamento técnico de procedimentos hemoterápicos. Disponível na internet em http://bvsms.saude.gov.br/bvs/saudelegis/gm/2013/prt2712_12_11_2013.html

Brasil. Ministério da Saúde. Secretaria de Atenção à Saúde. Departamento de Atenção Hospitalar e de Urgência. Caderno de informação: sangue e hemoderivados. 7 ed. 2014. Disponível na internet em: http://bvsms.saude.gov.br/bvs/publicacoes/caderno_informacao_sangue_hemoderivados_7ed.pdf

Covas DT, Langhi JDM, Bordin JO. Hemoterapia – Fundamentos e Prática. São Paulo: Atheneu; 2007.

DOMAINE Project – Donor Managemant in Europe Project. Manual de Gestão de Doadores; 2011. Disponível na internet em: http://www.domaine-europe.eu/Portals/0/Manual/Manual%20de%20Gestao%20de%20Dadores-part1.pdf

Folléa G, Aranko K. The revision of the European blood directives: A major challenge for transfusion medicine. Transfusion Clinique et Biologique 2015; 22:141-147.

Freitas DRC, Duarte EC. Normative evaluation of blood banks in the Brazilian Amazon region in respect to the prevention of transfusion-transmitted malaria. Rev Bras Hematol Hemoter 2014; 36(6):394-402.

Wevers A, Wigbolders DHJ, Kort WLAM, Baaren R, Weldhuizen IJT. Characteristics of donors who do or do not return to give blood and barriers to their return. Blood Transfus 2014; 12(Suppl 1):s37-s43.

WHO – World Health Organization. Blood Donor Counselling: Implementation Guidelines. 2014. Disponível na internet em http://www.who.int/bloodsafety/voluntary_donation/Blooddonorcounselling.pdf

8

TRIAGEM LABORATORIAL E COLETA DE SANGUE

Ricardo de Paula Battaglini
Dante Mário Langhi Júnior

TRIAGEM LABORATORIAL

Níveis de hemoglobina para doação de sangue

Os candidatos à doação de sangue e hemocomponentes devem ser avaliados quanto aos seus níveis de hemoglobina (Hb) ou hematócrito (Ht), para garantir sua segurança durante a doação de sangue e a adequação do produto coletado. Segundo a legislação brasileira vigente,[1] os candidatos do sexo feminino só poderão doar se apresentarem níveis mínimos de Hb = 12,5 g/dL ou Ht = 38%, e os candidatos do sexo masculino se apresentarem níveis mínimos de Hb = 13 g/dL ou Ht = 39%, obtidos por punção digital ou por venopunção. Ainda, níveis de hemoglobina superiores a 18 g/dL ou hematócrito superior a 54%, para ambos os sexos, impedem a doação e os candidatos devem ser encaminhados para avaliação médica e investigação da anemia. Estes cuidados garantem que os candidatos à doação que estejam anêmicos sejam protegidos de uma maior espoliação de ferro causada pela retirada de sangue e, ainda, níveis mínimos adequados de hematócrito nos concentrados de hemácias produzidos a partir do sangue total doado, o que é importante para a eficácia transfu-

sional. Pelo mesmo motivo, é estabelecido na legislação o intervalo mínimo entre as doações e o número máximo de doações de sangue anuais permitidos para homens e mulheres, para evitar, entre outras consequências, a espoliação de ferro excessiva decorrente de doações repetidas: homens podem efetuar novas doações a partir de 2 meses após a última doação de sangue, respeitando o limite máximo de 4 doações por ano, enquanto mulheres podem doar a partir de 3 meses após a última doação, e no máximo 3 doações por ano. Para doações autólogas, o nível aceitável de hemoglobina é superior ou igual a 11 g/dL, ou hematócrito de 33%, para a realização do procedimento com segurança.

Métodos para avaliação dos níveis de hemoglobina

Os métodos mais utilizados atualmente para a avaliação dos níveis de hemoglobina ou hematócrito em doadores de sangue são a avaliação do micro-hematócrito e a hemoglobinometria por aparelhos automatizados. A determinação do micro-hematócrito é realizada por meio da centrifugação de amostra de sangue obtido por punção digital em capilar de vidro e a posterior determinação quantitativa da proporção do volume de glóbulos vermelhos em relação ao volume total de sangue,[2] com a vantagem de ser extremamente simples e facilmente disponível. Os métodos de quantificação de hemoglobina (hemoglobinometria) em aparelhos automatizados se utilizam de reações químicas para liberar a hemoglobina dos eritrócitos e, desta maneira, poder realizar a quantificação da azida-hemoglobina em microcuvetas, por meio da leitura por fotometria (HemoCue; HemoCue AB, Suécia), métodos estes mais caros, porém de rápida e fácil execução, sendo extremamente práticos. Estudos demonstraram, porém, que estes métodos avaliam os níveis de hemoglobina dos capilares do dedo, e que nem sempre correspondem ao real nível de hemoglobina apresentado pelo candidato. Além disso, a execução inadequada da técnica pode resultar em não preenchimento total da cuveta e levar a um resultado de nível de hemoglobina inferior ao real e, ainda, diferentes amostras de diferentes dedos do mesmo doador, coletadas no mesmo momento, podem gerar resultados diferentes.[3]

O padrão determinado pelo ICHS (International Council for Standardization in Haematology), em 2009, para a dosagem de hemoglobina são os testes que determinam os níveis de cianometa-hemoglobina por meio da sua leitura por fotometria – a hemoglobina é oxidada em meta-hemoglobina que, por sua vez, é convertida em cianometa-hemoglobina pela reação com cianeto de potássio, sendo então dosada por fotometria.[4]

A avaliação qualitativa dos níveis de hemoglobina pode ser realizada ainda por meio da análise do comportamento do sangue em soluções de sulfato de cobre (hemogravimetria), método simples e de baixo custo que foi muito utilizado, mas tem sido abandonado devido às variações nos resultados obtidos decorrentes das diferentes preparações da solução de sulfato de cobre, e ao maior descarte de doadores que apresentam níveis adequados de hemoglobina apresentado com este método em relação aos métodos de hemoglobinometria,[5] levando a maior rejeição de doadores aptos, especialmente mulheres. Em solução de sulfato de cobre de densidade conhecida é depositada uma gota do sangue obtida por punção digital do candidato, a partir de uma altura definida, a qual pode manter-se suspensa (significando baixos níveis de hemoglobina) ou depositar-se no fundo do recipiente (níveis adequados de hemoglobina), dependendo do nível de hemoglobina apresentado pelo candidato.

Métodos mais modernos se utilizam de técnicas não invasivas na avaliação dos níveis de hemoglobina, como a espectroscopia por reflexão, eliminando a dor e o estresse decorrentes da punção digital e diminuindo o risco de infecção por não haver manipulação de material biológico, e com resultados satisfatórios.[6] O NBM 200 (NBM-200; OrSense, Israel), por exemplo, aplica pressão oclusiva no dedo do candidato e, através da transmissão e captação da luz refletida por meio de sensores específicos, faz a análise do nível de hemoglobina e rapidamente apresenta os resultados, com agilidade e mínimo desconforto ao candidato.

Os métodos utilizados atualmente realizam a quantificação dos níveis de hemoglobina ou do hematócrito, mas não são úteis em detectar candidatos com deficiência de ferro e baixos níveis de ferritina que ainda não apresentam anemia, o que poderia ser realizado pela dosagem de ferritina sérica, ou por meio da determinação do ferro medular por técnicas imuno-histoquímicas específicas – considerado o padrão-ouro na avaliação dos estoques de ferro do organismo. Devido às dificuldades técnicas na implantação destes métodos na rotina dos postos de coleta de sangue, os mesmos ficam reservados para fins de pesquisas clínicas realizadas com doadores de sangue.

COLETA DE SANGUE TOTAL

Uma vez finalizadas a triagem laboratorial e a triagem clínica, o doador considerado apto à doação deve ser encaminhado para a sala de coleta para efetuar a doação propriamente dita, local que deve ser limpo, organizado, tranquilo e confortável, de modo a propiciar uma experiência agradável ao doador e estimular o seu retorno. Da mesma maneira, a coleta do sangue deve ser realizada por pessoal capacitado e treinado nas técnicas de coleta, sob supervisão médica, de modo a garantir a segurança do doador e a qualidade do sangue coletado, diminuindo a chance de contaminação do produto e também as complicações relacionadas à flebotomia. Os equipamentos utilizados na coleta de sangue devem ser regularmente calibrados, verificados e adequadamente mantidos.

Em situações especiais de coleta de sangue em ambiente externo ao serviço de hemoterapia, medidas claras devem ser tomadas para que se mantenham as condições adequadas para a realização dos procedimentos de coleta do sangue – atenção especial deve ser dada às condições de infraestrutura do local de coleta e ao fluxo do doador no mesmo, bem como a adequação dos locais de triagem, para que as entrevistas sejam feitas com a privacidade necessária ao doador. Deve existir ainda um ambiente apropriado para o atendimento médico dos doadores que apresentarem reações adversas.

Bolsas de coleta

As bolsas de coleta de sangue são constituídas de kits plásticos (usualmente PVC) estéreis, apirogênicos e descartáveis que permitem a coleta do sangue e o posterior processamento do mesmo para a produção dos hemocomponentes, em sistema fechado, diminuindo assim os riscos de contaminação dos produtos. Os kits possuem conjuntos de bolsas (duplas, triplas ou quádruplas), com ou sem a presença dos filtros *"in-line"* que permitem o fracionamento do sangue total e a desleucocitação dos produtos celulares quando necessário, mantendo-se o sistema fechado e fornecendo condições adequadas para que os hemocomponentes mantenham-se viáveis enquanto armazenados – o que inclui a possibilidade de trocas gasosas com o meio externo, a presença de soluções anticoagulantes e de soluções aditivas conservantes que fornecem substrato para a manutenção dos produtos celulares.

As soluções anticoagulantes incluem a solução anticoagulante citrato-dextrose Formula A (ACD-A) ou Formula B (ACD-B), a solução anticoagulante citrato-fosfato-dextrose (CPD), a solução anticoagulante citrato-fosfato-dextrose dupla (CP2D) e a solução citrato-fosfato-dextrose-adenina (CPDA-1). Os concentrados de hemácias produzidos a partir de sangue total coletado em solução anticoagulante CPDA-1 tem meia-vida de 35 dias e o uso de soluções aditivas podem aumentar a meia-vida para 42 dias. Existem diferentes soluções aditivas (AS) disponíveis atualmente: SAGM (salina, adenina, glicose e manitol), AS-1, AS-3, AS-5, AS-7, MAP (proteína ativa por mitógeno)

e PAGGSM (fosfato, adenina, glucose, guanosina, salina e manitol), variáveis em suas composições e fabricantes.[7]

Identificação

A identificação das bolsas de coleta e dos tubos de amostras de sangue para realização dos exames sorológicos, de biologia molecular e imuno-hematológicos deve ser realizada por meio de etiquetas contendo conjuntos numéricos ou alfanuméricos e código de barras para o registro eletrônico e o vínculo com o doador, de modo a permitir a rastreabilidade dos hemocomponentes produzidos, quando necessário, desde a coleta até a transfusão dos mesmos, e também na investigação de eventos adversos transfusionais. As informações presentes na identificação das bolsas de coleta devem incluir o nome do fabricante, o material utilizado na sua fabricação, a composição e o volume das soluções anticoagulantes e aditivas presentes, e o número do lote de fabricação.

O padrão ISBT 128, estabelecido em 1994 pela ICCBBA (International Council for Commonality in Blood Banking Automation) e de uso incentivado pela Organização Mundial da Saúde, é amplamente utilizado em vários países na classificação de produtos médicos de origem humana, como sangue, células, tecidos, leite humano e órgãos, e define um padrão para a identificação, codificação e etiquetagem destes produtos, propiciando altos níveis de segurança e eficiência no processo de coleta de sangue. O ISBT 128 especifica um sistema de numeração de doação que assegura a identificação global e exclusiva, estabelece a informação a ser transferida por meio de tabelas de referência internacionalmente acordadas, um banco de dados internacional de referência do produto, as estruturas de dados na qual esta informação é colocada, um sistema de codificação em barras para a transferência da informação na etiqueta do produto, bem como o *layout* padrão para estas etiquetas.

Antes de iniciar a coleta de sangue do doador, o técnico deve perguntar seu nome e checar se todos os rótulos e etiquetas nas bolsas de coleta e nos tubos de amostras conferem com a identificação do candidato (é recomendável a conferência com seu documento de identificação) e da ficha de doação – esta etapa é considerada crítica para garantir a segurança do paciente receptor da transfusão e deve ser adequadamente realizada. Da mesma maneira, as bolsas de coleta devem ser inspecionadas para a identificação de possíveis defeitos ou vazamentos e quanto à sua integridade, para evitar problemas decorrentes do seu uso.

Flebotomia

A coleta do sangue propriamente dita envolve a punção única de veia calibrosa e firme do braço do doador, em geral com agulhas de calibre 16, utilizando-se técnicas assépticas e com material descartável, apirogênico e estéril – usualmente a veia cubital mediana na fossa antecubital ou a veia cefálica, que permitem fluxo adequado e contínuo do sangue para a bolsa de coleta de modo que a coleta do volume estabelecido pelo triador seja realizada em tempo inferior a 15 minutos, e idealmente em menos de 12 minutos – um maior tempo de coleta aumenta o risco de contaminação bacteriana do sangue coletado, além de aumentar a chance de ocorrência de reação adversa à doação. Menos usualmente, a veia basílica pode ser puncionada. O local escolhido para a punção deve estar livre de lesões ou cicatrizes, que devem ser evitadas (incluindo as cicatrizes de doações anteriores), devido ao risco de colonização bacteriana.

O braço do doador deve ser adequadamente preparado para a coleta do sangue, por meio de técnica de antissepsia que deve ser realizada em dois tempos,[1,8] utilizando-se agentes iodóforos ou substitutos esterilizantes, como soluções de clorexidina a 2% ou álcool isopropílico 70%, que devem ser aplicados sobre a área a ser puncionada em movimentos circulares concêntricos, iniciando-se o movimento do centro para a periferia e em tempo adequado para propiciar a ação dos agentes antissépticos na pele do doador, que varia de acordo com o produto utilizado, mas não deve ser inferior a 30 segundos. Após a antissepsia realizada, o local de punção não deve ser palpado novamente – caso seja necessário repetir a palpação, a antissepsia deve ser repetida. Se o braço do doador estiver visivelmente sujo, pode ser lavado com água e sabão antes da doação.

Tema controverso, estudos apontam como a melhor antissepsia a ser realizada no braço doador aquela realizada em dois tempos, utilizando-se álcool isopropílico e tintura de iodo,[9] dentre 12 técnicas diferentes avaliadas, e a Organização Mundial da Saúde recomenda como melhor opção a aplicação de uma combinação de gluconato de clorexidina 2% e álcool isopropílico 70% por 30 segundos, seguidos de 30 segundos para secagem.[10]

Enquanto realiza o procedimento, o técnico deve explicar ao doador as etapas da doação e os procedimentos realizados, de modo a deixá-lo seguro e calmo, diminuindo o risco de reações adversas associadas à ansiedade apresentada pelos candidatos, especialmente na sua primeira doação. Ao mesmo tempo, o técnico acompanha o procedimento e observa o doador para identificar, precocemente, possíveis sinais ou sintomas de reações adversas.

O tipo de bolsa a ser utilizado e o volume de sangue a ser coletado devem ser determinados pelo triador. O volume não deve ultrapassar 8 mL/kg para mulheres e 9 mL/kg para homens, sendo que o volume total coletado deve ficar em 450 ± 45 mL, até mais 30 mL para as amostras dos exames laboratoriais, para garantir a segurança do doador. O sangue deve ser misturado à solução anticoagulante à medida que é retirado do doador, de forma manual ou automatizada – através de homogeneizadores de sangue. A coleta das amostras de sangue para a realização dos testes imuno-hematológicos e sorológicos deve ser feita preferencialmente ao início da doação (especialmente nas doações de plaquetas por aférese, produto com maior risco de contaminação bacteriana devido à sua temperatura de armazenamento), de modo a desviar os primeiros mililitros de sangue coletado e o *plug* (ou rolha) de pele inicial para a bolsa de coleta de amostras, diminuindo o risco de contaminação bacteriana do sangue coletado pelos micro-organismos presentes na pele do doador.

Uma vez finalizada a coleta, a agulha deve ser retirada com cuidado do braço do doador, e dispositivos presentes no kit de coleta permitem a adequada proteção da agulha antes do seu descarte, evitando acidentes perfurocortantes. O doador deve permanecer sentado enquanto o técnico finaliza o procedimento, repete a checagem das etiquetas identificadoras e faz os registros da coleta, ficando em observação para a ocorrência de reações adversas.

Finalizadas todas as etapas e o doador permanecendo bem, ele deve ser orientado quanto aos possíveis sinais e sintomas de reações adversas, incluindo as tardias (após a saída do doador do local de doação) e as condutas a serem tomadas nestes casos, bem como as recomendações sobre as atividades a serem evitadas após a doação, sendo então encaminhado para a sala de lanche para hidratação oral e oferta de carboidratos, devendo permanecer em observação até sua liberação do serviço de hemoterapia, após pelo menos 15 minutos do término da doação. O doador deve também ser orientado a informar ao banco de sangue de qualquer quadro infeccioso ou outras intercorrências que apresente após a doação, para que as medidas adequadas sejam tomadas e os registros realizados.

As bolsas de sangue coletadas devem ser adequadamente armazenadas e encaminhadas para processamento e a produção dos hemocomponentes. Em alguns serviços, o voto de autoexclusão pode ser realizado após a doação, de forma manual ou informatizada.

REAÇÕES ADVERSAS

Durante todo o processo de coleta, e mesmo após o término desta, os doadores devem ser monitorados e orientados quanto à ocorrência de reações adversas. O serviço de hemoterapia deve possuir um espaço adequado para o atendimento aos doadores que apresentem reações adversas às doações, mantendo a privacidade do doador durante o atendimento, e a equipe técnica deve ser treinada e capacitada para o reconhecimento precoce e o atendimento às reações apresentadas. Devem existir procedimentos operacionais com instruções específicas para a prevenção, identificação e tratamento das reações adversas, devem estar disponíveis medicamentos e equipamentos necessários para oferecer assistência médica ao doador, todas as reações adversas às doações devem ser registradas e as reações graves e os óbitos devem ser notificados ao órgão competente (Vigilância Sanitária). Os serviços de hemoterapia devem possuir serviços de referência para o suporte no atendimento das urgências e emergências que possam necessitar de mais recursos.[1] A legislação orienta ainda que o treinamento e a padronização dos procedimentos para o atendimento de situações de emergência devem seguir as diretrizes de apoio ao suporte avançado de vida da Sociedade Brasileira de Cardiologia (ACLS).

A frequência de reações adversas entre doadores de aférese costuma ser menor que a observada entre doadores de sangue total, porém, nas doações por aférese a proporção de reações adversas graves é maior quando comparada com a proporção de reações adversas graves observada nas doações de sangue total. A incidência de reações adversas às doações de sangue total chega a 3,5% do total de doações em algumas séries americanas com doadores jovens,[11] sendo em sua maioria reações de leve intensidade, principalmente a reação vasovagal (2,5% do total das reações neste estudo), e podendo atingir 4,35% de incidência de reações em outras séries[12] – levantamento da American Red Cross com 4,3 milhões de doações realizadas nos Estados Unidos durante o ano de 2007, sendo 81% de doadores de repetição. Neste estudo, a incidência das reações adversas consideradas leves foi de 4,18% (em sua maioria, a pré-síncope e a ocorrência de pequenos hematomas), e uma pequena porcentagem das reações (0,14%) foi considerada grave, com perda de consciência. Complicações graves relacionadas à flebotomia ocorreram em 0,026% das doações, e 0,04% do total de reações ocorreram fora do serviço de hemoterapia – e 1 a cada 3.400 reações adversas observadas após o doador ter deixado o serviço de hemoterapia necessitou de cuidados médicos. A maior parte das reações adversas (60%) neste estudo ocorreu após a doação, durante o lanche. Os principais fatores preditivos para a ocorrência de reações adversas não relacionadas à punção venosa são a idade baixa (menos de 24 anos), a volemia sanguínea total baixa (menor que 3,5 litros) e a primeira doação de sangue.[13]

Estudo internacional multicêntrico (REDS-II) avaliou a incidência de reações adversas em 724.861 doadores de sangue total em três grandes centros brasileiros de doação de sangue, em São Paulo, Belo Horizonte e Recife, entre 2007 e 2009, com identificação de reações vasovagais em 2,2% das doações, sendo 95% das reações de leve intensidade, 4,6% de intensidade moderada e 0,9% reações graves, incidência semelhante à observada em estudos americanos e maior que a observada em países como Grécia, Itália, Índia e Dinamarca.

Neste estudo,[14] os principais fatores de risco para a ocorrência de reações adversas vasovagais foram, em conformidade com a literatura internacional, a idade baixa (18-24 anos), primeira doação e baixa volemia sanguínea total (menor que 3,5 litros comparado com mais de 5 litros). Neste estudo, não foi observada a ocorrência de reações adversas graves, como o infarto agudo do miocárdio ou a tromboflebite.

Tipos de reações adversas

Segundo o Marco Conceitual da Hemovigilância no Brasil, publicado pela Agência Nacional de Vigilância Sanitária em 2015,[15] as reações adversas às doações são definidas como uma resposta não intencional do doador, associada à coleta de unidade de sangue, hemocomponente ou células progenitoras hematopoéticas, que resulte em óbito ou risco à vida, deficiência ou condições de incapacitação temporária ou não temporária, necessidade de intervenção médica ou cirúrgica, hospitalização prolongada ou morbidade, entre outras. As reações podem ser classificadas quanto ao tempo de ocorrência (imediata, se ocorre antes do doador deixar o serviço de hemoterapia, ou tardia, se ocorre após), quanto à sua gravidade (leve, moderada, grave e óbito), correlação com a doação (confirmada, provável, possível, improvável, descartada ou inconclusiva), a sua extensão (locais ou sistêmicas), e de acordo com o tipo de doação (sangue total, aférese de hemocomponente, células progenitoras hematopoéticas ou medula óssea).

As reações locais relacionadas às doações de sangue total são os hematomas, a punção arterial, o ressangramento no local da punção, a irritação do nervo, a lesão do nervo, o braço doloroso, a tromboflebite e a alergia. As reações sistêmicas são a reação vasovagal, a hipovolemia, a fadiga e a anafilaxia (Tabela 8.1).

O grupo de Hemovigilância do Doador da International Society of Blood Transfusion (ISBT) em conjunto com o International Haemovigilance Network e o AABB Donor Haemovigilance Working Group revisaram, em 2014, a classificação das reações adversas às doações de sangue publicadas em 2008, estabelecendo que as reações locais relacionadas às doações de sangue total podem ser caracterizadas pela ocorrência de sangue fora dos vasos sanguíneos (os hematomas, a punção arterial, o sangramento no local da punção após o término da doação), pela ocorrência de dor (a irritação ou lesão do nervo e o braço doloroso), a presença de inflamação ou infecção localizada (celulite e tromboflebite) e a lesão dos vasos (trombose venosa profunda, fístula arteriovenosa, síndrome compartimental e o pseudoaneurisma da artéria braquial). Classificaram ainda as reações com sintomas sistêmicos (as reações vasovagais com ou sem perda de consciência), as reações relacionadas aos procedimentos de aférese (relacionadas ao citrato, hemólise, embolismo gasoso e a infiltração local), as reações alérgicas (alergia local e a reação anafilática), outras complicações sérias relacionadas à doação de sangue (evento cardiovascular maior: infarto agudo do miocárdio, acidente vascular encefálico, acidente isquêmico transitório, angina do miocárdio e as mortes), e outras reações não classificadas anteriormente (por exemplo, a dor torácica de origem musculoesquelética).

No relatório de Hemovigilância do Doador da American Association of Blood Banks (AABB) de 2012,[16] foi relatada uma incidência de 9,65% de reações do tipo vasovagal (7,33% não complicadas e sem perda de consciência, 1,87% não complicadas e com perda de consciência, 0,4% com perda de consciência e complicadas, e 0,06% com algum dano), 2,48% de reações locais relacionadas à punção venosa (0,23% irritação neuronal, 2,23% hematoma ou equimose e 0,03% punção arterial), 0,22% de reações alérgicas (0,18% locais, 0,04% sistêmicas e nenhuma anafilaxia), 0,83% re-

TABELA 8.1 CLASSIFICAÇÃO DAS REAÇÕES ADVERSAS À DOAÇÃO DE SANGUE TOTAL	
REAÇÕES LOCAIS	**REAÇÕES SISTÊMICAS**
Hematoma	Reação vasovagal
Punção arterial	Hipovolemia
Sangramento pós-doação	Fadiga
Irritação do nervo	Anafilaxia
Lesão neuronal	
Lesão do tendão	
Braço doloroso	
Tromboflebite	
Alergia local	

lacionadas aos procedimentos de aférese, e 0,23% classificadas como de outro tipo, totalizando uma incidência de 13,41% de reações adversas às doações de sangue total e hemocomponentes por aférese. Nesse relatório, 75,5% das doações foram doações de sangue total e 24,5% das doações foram doações por aférese.

Reações locais relacionadas à doação de sangue total

Hematoma

Hematoma é uma coleção de sangue acumulado nos tecidos moles ao redor do vaso puncionado, por extravasamento da punção. Acometem em torno de 2-3% das doações de sangue e são decorrentes de venopunções imperfeitas ou da aplicação de pressão insuficiente após a doação. Causam dor local de intensidade variável, alteração da coloração da pele e edema – hematomas de grandes volumes causam dor intensa e podem levar à síndrome compartimental. Geralmente apresentam recuperação completa e a reabsorção ocorre em 1 a 3 semanas após a doação. O local de punção deve ser pressionado e o doador deve ser orientado a evitar levantar objetos pesados com o braço acometido.

Punção arterial

A punção arterial é a punção da artéria braquial ou seus ramos por imprecisão na punção venosa, no momento da inserção da agulha, e acometem em torno de 1 a cada 30.000-50.000 doações de sangue. Pode ser facilmente reconhecida pela coloração vermelho-vivo e brilhante do sangue retirado, pelo rápido fluxo de saída do sangue (geralmente menos de 5 minutos de coleta), pela movimentação pulsátil da agulha, e pode haver ou não dor, seja no local da punção ou referida no cotovelo. Pode levar à formação de hematomas, pseudoaneurismas, fístula arteriovenosa e pode ocorrer a síndrome compartimental. A doação deve ser imediatamente interrompida e pressão firme deve ser aplicada ao local da punção por pelo menos 15 minutos. O pulso radial deve ser avaliado e suspeitas de lesão vascular com repercussões para o membro superior devem ser avaliadas por especialistas. A recuperação completa pode demorar até 14 dias.

Sangramento pós-doação

A ocorrência de ressangramento no local da punção após o término da doação caracteriza a reação de sangramento pós-doação, de pouca gravidade, sendo facilmente resolvida. Está relacionada à fraca pressão no local da punção venosa, quando ocorre precocemente, ou ainda à tensão no braço do doador devido ao uso de força, quando ocorre mais tardiamente.

Irritação do nervo

Hematomas próximos aos filetes nervosos podem causar a irritação destes, levando ao aparecimento de dor com irradiação no membro puncionado, horas ou dias após a doação. A intensidade da dor está relacionada ao aparecimento e tamanho do hematoma, e ao grau de compressão do filete nervoso, e geralmente tem piora associada à movimentação do membro puncionado. Pode haver ocasionalmente sensação de perda de força.

Lesão neuronal

A ocorrência de dor com irradiação no momento da punção venosa caracteriza a lesão neuronal na doação de sangue. Está relacionada à variação anatômica dos ramos de nervos cutâneos, que podem ser lesionados mesmo em punções não traumáticas devido à sua íntima relação com os vasos sanguíneos dos membros superiores.[17] Tem as mesmas características da dor que ocorre na irritação neuronal por hematoma, porém de aparecimento logo no ato da punção venosa, do tipo queimação ou "choque elétrico" com irradiação de acordo com o nervo acometido e geralmente persistindo após a doação. A maioria das lesões desaparece espontaneamente após alguns dias, mas podem permanecer por meses, necessitando tratamento medicamentoso. Dificilmente as dores permanecem crônicas, e dores incapacitantes são extremamente raras – segundo relatos, podem acontecer em 1 a cada 1.500.000 doações.[18] Estudos demonstram uma incidência de lesão neuronal em até 1:25.000 punções venosas em doadores de sangue, sendo mais comuns em doadores do sexo feminino.[19,20]

Lesão do tendão

As lesões dos tendões musculares podem acontecer na inserção ou na retirada da agulha, e causam dor intensa no local da punção, sem irradiação – diferentemente das lesões nervosas.

Braço doloroso

Braço doloroso é definido como uma reação dolorosa no membro superior puncionado para a doação, acometido de dor intensa, localizada ou com irradiação, podendo surgir durante ou após a doação, e sem critérios para ser classificada nas outras categorias descritas.

Tromboflebite

A tromboflebite é a inflamação venosa associada à trombose acometendo o membro superior puncionado, com os sinais de acometimento característicos: dor local, edema, rubor, calor e, nos casos superficiais, pode ser palpável um cordão subcutâneo doloroso e endurecido. São eventos raros após doação de sangue.

Alergia

Processos alérgicos podem acometer o local da punção venosa, e podem estar relacionados principalmente às soluções utilizadas no processo de antissepsia do braço do doador ou alérgenos da agulha. São caracterizados pelo aparecimento de exantema pruriginoso no local da punção.

Reações sistêmicas relacionadas à doação de sangue total

Reação vasovagal

A reação vasovagal é a reação adversa mais comum nas doações de sangue total, podendo ocorrer em até 1% de todas as doações de sangue,[21] e chegando a atingir 66% do total de reações adversas, sendo na grande maioria das vezes de leve intensidade (cerca de 95% das reações vasovagais são consideradas leves). Acometem mais doadores jovens (18-29 anos), com baixa volemia sanguínea (menor que 3,5 litros) e doadores em sua primeira doação de sangue.[11,14]

É uma resposta de ativação do sistema nervoso autonômico parassimpático associada à diminuição da ativação simpática, caracterizada por bradicardia e hipotensão e que pode levar à perda súbita de consciência, geralmente de rápida duração e recuperação completa. A fisiopatologia da resposta vasovagal não é completamente entendida, mas acredita-se que exista uma resposta do sistema nervoso parassimpático deflagrada pela retirada do sangue com ativação de receptores autonômicos cardíacos (principalmente do ventrículo cardíaco esquerdo), levando à bradicardia, vasodilatação e hipotensão, que por sua vez pode causar hipofluxo e hipoperfusão cerebral global em casos mais graves, com consequente perda abrupta de consciência (síncope), liberação esfincteriana, tetania e mesmo convulsão.[22] Quedas secundárias à perda de consciência com traumatismos podem acontecer e ser graves. Muitas vezes a reação vasovagal é precedida de pródromos, como mal-estar, fadiga, ansiedade, fraqueza, tonturas, sudorese, turvação visual, náuseas, vômitos, hiperventilação e palidez cutânea,[22,23] mas o doador pode não apresentar nenhum sinal ou sintoma prévio. Sabe-se ainda que a reação vasovagal pode ser piorada por fatores ambientais como o calor, fatores psicológicos como o estresse, o medo e ansiedade, além de privação de sono e ausência de ingestão alimentar recente com hipoglicemia.

Assim que identificada a reação ou seus pródromos, a doação deve ser interrompida e a adoção rápida de medidas eficazes pode reverter completamente a reação ou amenizar a sua duração, como a adoção de posturas de contração muscular, principalmente por meio do cruzar das pernas, e a adoção da posição de Trendelenburg – a elevação dos membros inferiores aumenta o retorno venoso para o coração e interrompe o estímulo neuronal. Ocasionalmente, e em casos mais graves, pode ser necessária a hidratação endovenosa para a recuperação do doador e, raramente, o uso de vasopressores orais e corticoide endovenoso tem sido descrito.[24] Os episódios de perda de consciência são geralmente autolimitados e não requerem investigação etiológica. O doador deve ser tranquilizado e orientado quanto à natureza do ocorrido, devendo ser ressaltada sua correlação com o processo de doação. Novas doações devem ser desencorajadas apenas nos casos graves ou recorrentes.

Vários estudos tentaram identificar fatores preditivos da ocorrência de reações adversas,[21,25] dentre elas a reação vasovagal, e também medidas que podem ser adotas para prevenir ou tratar esta reação,[26] como a adoção de critérios de seleção apropriados e a ingestão de líquidos antes e após a doação.

Hipovolemia

A hipovolemia é a reação causada pela retirada do sangue do doador levando à hipotensão, taquicardia (diferentemente da reação vasovagal), palidez cutânea, sudorese, náuseas, e que pode evoluir para perda de consciência. A doação deve ser interrompida, se ainda em curso, e o doador apropriadamente atendido, muitas vezes sendo necessária a reposição de fluidos cristaloides por via endovenosa.

Reações fatais relacionadas à doação de sangue

Reações fatais relacionadas à doação de sangue são descritas raramente na literatura, mas podem estar associadas a traumatismos secundários a quedas ou infarto agudo do miocárdio. Muitas vezes pode ser difícil estabelecer a causalidade entre o óbito e a doação de sangue. Em 2014, o FDA (Food and Drug Administration) publicou em seu anuário[27] a notificação de 9 óbitos relacionados às doações de sangue e hemocomponentes pelos bancos de sangue americanos, sendo que em dois casos a relação causal com a doação de sangue foi excluída, em 6 casos não foi possível excluir a doação como causa da morte, e em 1 caso esta relação com a doação foi confirmada. Para o período de 5 anos (2010-2014), foram notificados ao FDA 45 casos de óbitos relacionados a doações de sangue: 11 relacionados a doações de sangue total, 32 a doações de plasma por aférese, 1 a doação de plaquetas por aférese e 1 a doação de hemácias por aférese. Dos 11 casos de óbitos relacionados a doações de sangue total neste período, 2 casos foram excluídos por não ter sido confirmada a sua relação com as doações. A American Red Cross relata em seu website que anualmente são coletadas nos Estados Unidos 13,6 milhões de unidades de sangue total e de concentrados de hemácias.

REFERÊNCIAS BIBLIOGRÁFICAS

1. BRASIL. Portaria do Ministério da Saúde nº 158, de 4 de fevereiro de 2016. Redefine o regulamento técnico de procedimentos hemoterápicos. Diário Oficial [da] República Federativa do Brasil, Poder Executivo, Brasília, DF, 5 fev. 2016. Seção 1, p. 37.

2. Oliveira RAG. Hemograma: como fazer e interpretar. Capítulo 1, Eritrograma: bases analíticas. São Paulo: Livraria Médica Paulista 2007; p. 34-86.

3. Boulton FE, Nightingale MJ, Reynolds W. Improved strategy for screening prospective blood donors for anaemia.Transfus Med 1994; 4:221-225.

4. Davis BH, Jungerius B, On behalf of International Council for the Standardization of Haematology (ICSH). International Council for Standardization in Haematology technical report 1-2009: new reference material for haemiglobincyanide for use in standardization of blood haemoglobin measurements. Int J Lab Hematol 2010; 32:139-141.

5. James V, Jones KF, Turner EM, Sokol RJ. Statistical analysis of inappropriate results from current Hb screening methods for blood donors. Transfusion 2003; 43:400-404.

6. Ardin S, Störmer M, Radojska S, Oustianskaia L, Hahn M, Gathof BS. Comparison of three noninvasive methods for hemoglobin screening of blood donors. Transfusion 2015; 55:379-387.

7. Fung MK, Grossman BJ, Hillyer CD, Westhoff CM. Technical Manual, AABB. 18 ed. Capítulo 6, Whole-Blood Collection and Component Processing. Bethesda: AABB 2014; 135-165.

8. Wright PA, Hughes VC. Seleção do doador e preparação dos componentes. In: Harmening DM (ed). Técnicas modernas em banco de sangue e transfusão. 4 ed. Rio de Janeiro: Livraria e Editora Revinter 2006; p. 214-252.

9. McDonald CP, Lowe P, Roy A, Robbins S, Hartley S, Harrison JF, et al. Evaluation of donor arm disinfection techniques. Vox Sang 2001; 80(3):135-141.

10. Organização Mundial da Saúde [OMS]. Diretrizes da OMS para a tiragem de sangue: boas práticas em flebotomia. WHO, 2010. 125 páginas, inglês. ISBN 9789241599221.

11. Newman BH. Blood donor complications after whole-blood donation. Curr Opin Hematol 2004; 11:339-345.

12. Benjamim RJ, Dy BA, Kennedy JM, et al. The relative safety of automated two-unit red blood cell procedures and manual whole-blood collection in young donors. Transfusion 2009; 49:1874-1883.

13. Wiltbank TB, Giordano GF, Kamel H, Tomasulo P, Custer B. Faint and prefaint reactions in whole-blood donors: an analysis of predonation measurements and their predictive value. Transfusion 2008; 48:1799-1808.

14. Gonçalez TT, Sabino EC, Schlumpf KS, Wright DJ, Leao S, Sampaio D, et al. Vasovagal reactions in whole-blood donors at three REDS-II blood centers in Brazil. Transfusion 2012; 52(5):1070-1078.

15. Agência Nacional de Vigilância Sanitária (BR). Marco Conceitual e Operacional de Hemovigilância: Guia para a Hemovigilância no Brasil. Brasília: ANVISA; 2015.

16. AABB Donor Hemovigilance Working Group. The 2012 AABB Donor Hemovigilance Report. [Internet]. EUA: American Association of Blood Banks (AABB); 2012. Disponível em: http://www.aabb.org/research/hemovigilance/Documents/aabb-donor-hemovigilance-report-2012.pdf

17. Horowitz SH. Venipuncture-induced causalgia: anatomic relations of upper extremity superficial veins and nerves, and clinical considerations. Transfusion 2000; 40:1036-1040.

18. Newman B. Venipuncture nerve injuries after whole-blood donation. Transfusion 2001; 41:571-572.

19. Newman BH, Waxman DA. Blood donation-related neurologic needle injury: evaluation of 2 years' worth of data from a large blood center. Transfusion 1996; 36:213-215.

20. Berry P. Venipuncture nerve injuries. Lancet 1977; 1:1236-1237.

21. Trouern-Trend JJ, Cable RG, Badon SJ, Newman BH, Popovsky MA. A case-controlled multicenter study of vasovagal reactions in blood donors: influence of sex, age, donation status, weight, blood pressure, and pulse. Transfusion 1999; 39(3):316-320.

22. Aydin MA, Salukhe TV, Wilke I, Willems S. Management and therapy of vasovagal syncope: a review. World J Cardiol 2010; 2(10):308-315.

23. Jorgensen J, Sorensen BS. Donor Vigilance. ISBT Sci Ser 2008; 3(1):48-53.

24. Crocco A, D'Elia D. Adverse reactions during voluntary donation of blood and/or blood components. A statistical-epidemiological study. Blood Transfus 2007; 5(3):143-152.

25. Takanashi M, Odajima T, Aota S, Sudoh M, Yamaga Y, Ono Y, et al. Risk factor analysis of vasovagal reaction from blood donation. Transfus Apher Sci 2012; 47(3):319-325.

26. Tomasulo P, Kamel H, Bravo M, James RC, Custer B. Interventions to reduce the vasovagal reaction rate in young whole blood donors. Transfusion 2011; 51:1511-1521.

27. Food and Drug Administration (FDA). Fatalities Reported to FDA Following Blood Collection and Transfusion. Annual Summary for Fiscal Year 2014 [Internet]. EUA: US Food and Drug Administration; 2014. Disponível em: http://www.fda.gov/downloads/BiologicsBloodVaccines/SafetyAvailability/ReportaProblem/TransfusionDonationFatalities/UCM459461.pdf.

9

TESTES SOROLÓGICOS PARA TRIAGEM DE DOENÇAS TRANSMISSÍVEIS POR TRANSFUSÃO

José Eduardo Levi

INTRODUÇÃO

A triagem sorológica desempenha papel fundamental na garantia da segurança do ciclo que liga doadores de sangue aos receptores de transfusões e usuários de hemoderivados. O início da prática transfusional, nas primeiras décadas do século XX, rapidamente revelou o risco da transmissão de agentes infecciosos, por meio da observação de dezenas de casos de sífilis pós-transfusionais. Desse modo, o então recém-descrito teste de Wasserman passou a ser utilizado na triagem de doadores,[1] marcando o início da "sorologia", jargão que utilizamos no Brasil para denominar a triagem sorológica em bancos de sangue.

Passados quase 100 anos, a triagem sorológica se expandiu, englobando vários marcadores distintos e é uma prática muito dinâmica, em que os testes estão constantemente evoluindo e modificando-se, assim como a legislação que os regulamenta.

A maioria das técnicas sorológicas está voltada para a detecção de anticorpos presentes no soro dos doadores, que reconhecem antígenos específicos dos agentes infecciosos de transmissão pelo sangue. Cronologicamente, o teste seguinte, glo-

balmente introduzido na triagem, foi o da detecção do antígeno de superfície do vírus da hepatite B, o HBsAg, na década de 1970.[2] Até hoje, é o único teste de detecção de antígeno isoladamente empregado na triagem sorológica. Nesse ínterim, na América do Sul, particularmente no Brasil[3] e na Argentina,[4] verificava-se a transmissão da doença de Chagas pela via transfusional, e testes de identificação dos doadores foram imediatamente adotados em alguns centros.

Progressivamente, após a identificação de um novo agente ou constatação da repercussão de sua transmissão transfusional (TT), novos testes foram sendo acrescentados à triagem sorológica; após o uso sistemático do HBsAg, proveio a epidemia de HIV que demandou a adição do anti-HIV[5] e, em alguns locais, do anti-HBc como um marcador correlato,[6] visando complementar o teste anti-HIV de 1ª geração, então com uma sensibilidade ainda insuficiente. Dentro dos grupos dos retrovírus, o HTLV-1 está claramente associado a um espectro de doenças humanas, incluindo leucemia e neuropatia, e um teste anti-HTLV foi introduzido na triagem de doadores no Japão, ainda em 1986, e no Brasil, em 1993, embora ainda hoje haja mui-

TABELA 9.1
CONCORDÂNCIA ESPERADA ENTRE OS TESTES NAT E TESTES SOROLÓGICOS QUANDO AMBOS CONFIRMADAMENTE POSITIVOS

SOROLOGIA	NAT		
	HBV-DNA	HCV-RNA	HIV-RNA
Anti-HBc	1-3%*		
HBsAg	100%		
Anti-HCV		75-85%#	
Anti-HIV			> 99%&

*Representam os casos de hepatite B "oculta".
#Entre 15 e 25% de "clareadores", pessoas que se infectaram e eliminaram o HCV da circulação.
&Os casos discordantes (até 1%) são representados pelos "controladores de elite".

tos países que não o utilizam.[7] Já no fim da década de 1980, foi possível identificar-se o tão perseguido agente da hepatite não A/não B, o vírus da hepatite C. A introdução do teste para anti-HCV[8] tornou a ocorrência de hepatites pós-transfusionais um fato raro.

Nos últimos 15 anos, a evolução e automação dos métodos de amplificação de ácidos nucleicos (NAT) permitiu sua introdução na triagem de bancos de sangue,[9] visando a cobertura do período denominado janela imunológica, justamente quando os anticorpos ainda não foram formados pelo organismo do doador infectado. A adoção dos testes NAT representou uma quebra de paradigma na triagem, promovendo uma mudança radical na forma de trabalhar e pensar os resultados sorológicos. Estes testes NAT são abordados em outro capítulo; mas cabe aqui ressaltar que, atualmente, NAT e testes de anticorpos se complementam em alguns casos, porém são redundantes na maior parte das situações, conforme demonstrado na Tabela 9.1, razão pela qual é possível projetar-se a remoção de testes com base em anticorpos em um futuro próximo, caminhando-se para uma triagem, se não exclusivamente, principalmente por NAT.

LEGISLAÇÃO

A legislação que regulamenta a prática de triagem sorológica é detalhada nas portarias e RDCs regulando a prática hemoterápica em geral. Atualmente, no Brasil, está vigente a Portaria 2.712 de 12/11/2013. Nesta, determina-se a obrigatoriedade da realização de testes para os seguintes microorganismos: vírus da hepatite B (HBV), vírus da hepatite C (HCV), vírus da imunodeficiência humana (HIV), vírus linfotrópico de células T humana (HTLV-1 e 2), *Trypanosoma cruzi* (doença de Chagas), *Treponema pallidum* (sífilis) e *Plasmodium sp.* (malária). Cada um desses agentes é discutido em tópicos a seguir.

Vale ressaltar que o Brasil possui uma triagem sorológica das mais abrangentes em todo o mundo, conferindo um alto grau de segurança no aspecto da transmissão de infecções por transfusão.

A legislação estabelece ainda que o banco de sangue não é responsável por executar testes confirmatórios em doadores com testes de triagem reagentes, porém é obrigado, quando não os realiza, a encaminhar para serviços que o façam.

Outro ponto importante da legislação se refere aos procedimentos de retrovigilância para os doadores que soroconvertem, e respectivos receptores, motivo da obrigatoriedade de manutenção de amostras em soroteca por, pelo menos, 6 meses após a doação.

METODOLOGIAS

A principal metodologia para a detecção de quaisquer tipos de anticorpos é o ensaio imunoenzimático (EIA), onde o anticorpo presente no soro do doador liga-se a seus antígenos-alvo imobilizados em diferentes tipos de fase sólida, comumente placas de poliestireno de 96 poços, dispostos em formato de 8 linhas × 12 colunas. Uma vez que o anticorpo é imobilizado, e lavado o restante do soro, a revelação da reação se dá pelo uso de anticorpos, denominados secundários, que se ligam a imunoglobulinas humanas, em geral do tipo IgG. Estes anticorpos anti-IgG humana são produzidos por meio da injeção de imunoglobulinas humanas, ou mesmo soro humano puro, em animais como coelhos ou cabras. Esses animais imunizados produzirão anticorpos contra imunoglobulinas humanas, que serão purificados e transformados em reagentes dos kits de triagem. Antes, acopla-se aos mesmos, moléculas capazes de gerar uma reação colorimétrica. No caso do teste de imunofluorescência (IF), este anticorpo é conjugado a uma molécula de fluoresceína, que irá emitir luz visível quando iluminada por luz UV em um microscópio de fluorescência. Na triagem, estes anticorpos estão conjugados a enzimas como a peroxidase ou a fosfatase alcalina, para as quais existem substratos que, quando sofrem a ação enzimática, se transformam em compostos coloridos. A cor é finalmente medida por aparelhos denominados leitores que convertem a intensidade da cor em valores numéricos, a densidade ótica.

Esse formato de metodologia ainda está em uso em muitos laboratórios de sorologia no Brasil, porém vêm sendo rapidamente substituídos por metodologias diferentes, que trabalham com compostos quimioluminescentes (CMIAs), que emitem luz quando sofrem ação enzimática ou recebem um estímulo elétrico (eletroquimioluminescência). Este tipo de sistema é muito mais rápido que as reações enzimáticas descritas acima, permitindo a execução de um número substancialmente superior de testes em um mesmo intervalo de tempo, quando comparados aos EIAs. Os CMIAs também modificaram o formato das reações: se anteriormente eram realizadas nas placas de 96, passaram a ser executadas uma a uma, amostra por amostra, em tubos de reação individuais e internos aos aparelhos, o que se denomina *random access*. Na realidade, nem todo teste de CMIA precisa ser *random access* e vice-versa, mas são duas tecnologias e conceitos muito bem harmonizados e adequados para a triagem sorológica, por isso comumente incorporados na mesma plataforma de testes. Além da rapidez já mencionada, nesse tipo de sistema a perda ou invalidação de uma reação vai bloquear apenas uma doação para fins transfusionais, enquanto no sistema anterior uma placa pode conter até 92 doações, os 4 poços restantes destinados a controles, podendo, portanto, retardar, até a repetição satisfatória da placa, a liberação de todas as bolsas disponíveis em determinados bancos de sangue. Em muitos bancos de sangue no Brasil, isso pode significar a indisponibilidade temporária de todo o estoque.

Os equipamentos de CMIA com acesso aleatório têm uma necessidade e possibilidade mínima de intervenção dos operadores, os quais têm o trabalho principal de carregar os insumos e as amostras e, a seguir, monitorar o processo. Nesse sentido, vem tornando a atividade de triagem sorológica cada vez menos dependente de mão de obra, permitindo a triagem completa em tempos cada vez menores. Atualmente, esses equipamentos têm uma capacidade de realizar entre 200-300 testes por hora. Para uma rotina sorológica "brasileira", englobando os 7 marcadores (anti-HBc, HBsAg, anti-HIV, anti-HCV, anti-HTLV, anti-*T. cruzi* e anti-*Treponema*), um equipamento desse tipo poderá realizar toda a rotina de 200 doadores em um turno de trabalho de 8 horas!

O desenvolvimento tecnológico vai no sentido de aumento do número e diminuição dos tempos de execução dos testes, de melhorias nos processos químicos, e também mecânicos e eletrônicos. Uma tendência perceptível, e que deverá chegar aos laboratórios de sorologia nos próximos anos, serão os testes em formato "multiplex", ou seja, uma única amostra e processo detectando simultaneamente múltiplos marcadores. Esta inovação permitirá agregarem-se mais marcadores à triagem, mas também a execução muito mais rápida e eficiente do processo, diminuindo seus custos.

PARÂMETROS DE AVALIAÇÃO DOS TESTES SOROLÓGICOS

Qualquer teste laboratorial deve ser avaliado frente aos seus parâmetros de sensibilidade e especificidade. A sensibilidade é a capacidade de detectar os indivíduos verdadeiramente positivos em uma população, enquanto a especificidade é o oposto, a capacidade de se excluir os verdadeiramente negativos. Estes dois parâmetros são fundamentais para diferentes aspectos da triagem sorológica, portanto absolutamente básicos para os profissionais ligados a esta atividade.

Uma vez que o objetivo primário da triagem de doadores de sangue é evitar a transmissão de um agente infeccioso, deseja-se o menor número possível de resultados falso-negativos. Assim, costuma-se afirmar, com embasamento, que na triagem sorológica nos interessa muito mais a sensibilidade de um teste do que a sua especificidade. Então, idealmente, devemos sempre procurar trabalhar com testes que apresentem a máxima sensibilidade quando avaliados em um conjunto de amostras verdadeiramente positivas e, se possível, provindas da mesma população de doadores de sangue. Um segundo aspecto importante na mensuração da sensibilidade é a avaliação do kit diagnóstico com painéis de soroconversão, ou seja, amostras coletadas seriadamente de um mesmo indivíduo, onde se verifica em relação ao dia da infecção, o momento em dias ou semanas a partir do qual o teste se torna positivo. Quanto mais precoce, mais sensível é o teste.

Já o parâmetro da especificidade, embora secundário por menores consequências no aspecto da segurança transfusional, tem importantes implicações logísticas e econômicas, uma vez que testes de baixa especificidade levam ao desperdício desnecessário de unidades coletadas e geram uma demanda de testes confirmatórios, em geral, de alto custo. Acrescenta-se, ainda, a necessidade de aconselhamento médico e o estresse psicológico para o doador cuja amostra foi rejeitada por um resultado falso-positivo.

Faz parte da gestão da qualidade a qualificação dos insumos, sendo vital que o banco de sangue faça uma validação dos kits antes de sua introdução na rotina de triagem. Essa qualificação deve ser, idealmente, realizada com amostras positivas e negativas do próprio banco de sangue, por refletir a realidade epidemiológica da mesma população e, potencialmente, revelar reações cruzadas e interferentes eventualmente únicos daquela população.

CARACTERÍSTICAS ESPECÍFICAS DA TRIAGEM DE CADA AGENTE

Sífilis

Como já mencionado, foi o primeiro agente a ser triado em bancos de sangue. Curiosamente, passados mais de 80 anos, continua-se a empregar o mesmo teste de anticorpos contra a cardiolipina, o VDRL ou RPR. A cardiolipina está presente nas membranas celulares dos tecidos destruídos pela bactéria *Treponema pallidum* e também na membrana da própria bactéria, sendo o melhor marcador de infecção ativa, portanto de infectividade. No entanto, este método não se presta à automação, e vem sendo substituído por outros cujo alvo são os anticorpos treponêmicos, que identificam infecções em atividade e também as cicatrizes sorológicas. No Brasil, a legislação faculta ao banco de sangue a escolha de qual tipo de teste aplicar, entre estas duas opções. O VDRL tem um custo muito mais baixo, porém é executado de forma manual e tem certa subjetividade, uma vez que sua leitura é feita ao microscópio. Portanto, bancos de sangue com grandes rotinas e processos automatizados, acabam optando por usar EIAs ou CMIAs, ainda que implique, em um primeiro momento, em maiores custos e taxas de descarte por este marcador. No país, este marcador é responsável por um descarte de cerca de 0,7% das doações (Figura 9.1).

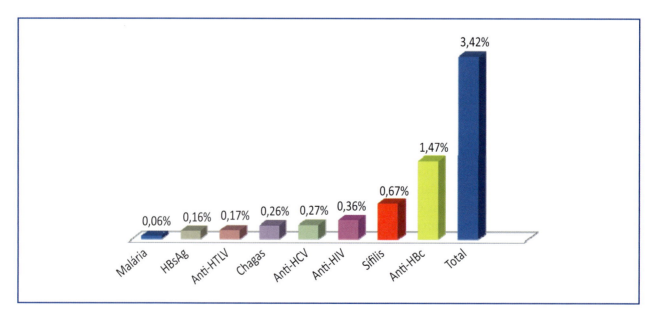

FIGURA 9.1 Índice de rejeição sorológica geral do Brasil (2012) em serviços de hemoterapia. *(Adaptado do 3º Boletim Anual de Produção Hemoterápica – ANVISA.[10])*

Cabe ressaltar que o *Treponema pallidum* é relativamente frágil e não sobrevive aos métodos modernos de processamento de sangue, sendo sensível à refrigeração. Dessa forma, provavelmente não há risco de TT da sífilis pelo sangue processado, e muitos especialistas entendem ser desnecessária, atualmente, a triagem deste agente. De fato, não se verifica na literatura qualquer caso de sífilis transfusional em países cujos bancos de sangue processam 100% das doações. Já onde ainda se emprega a transfusão de sangue total, e não se faz teste de triagem, continuam a ocorrer tais casos.[11]

Hepatite B

A hepatite B é de grande importância no cenário transfusional e epidemiológico brasileiro. Destaca-se por ser, dentre os agentes apontados, aquele de maior prevalência na população geral e entre os doadores de sangue. Por outro lado, é o único dos mesmos para o qual existe uma vacina, que já foi incorporada ao sistema público nacional há aproximadamente 20 anos, o que certamente impactará de forma positiva na seleção de doadores, pelo decréscimo das taxas de prevalência da hepatite B entre os jovens vacinados que começam a afluir aos bancos de sangue.

Essa importância da hepatite B se reflete também na obrigatoriedade da utilização de três marcadores distintos na triagem: anti-HBc, HBsAg e HBV DNA. O HBV DNA se tornou obrigatório no Brasil apenas em 2015 e é discutido no capítulo de NAT. Uma vez que este marcador sobrepõe-se ao HBsAg com grande superioridade na fase de janela e maior especificidade, intrínseca aos testes moleculares, projeta-se em um futuro próximo a sua remoção do cardápio da triagem sorológica.[12]

No país como um todo o anti-HBc é a principal causa de descarte, respondendo pelo descarte de cerca de 1,5% das doações e 50% do total de unidades descartadas por algum marcador infeccioso. No entanto, o anti-HBc é um marcador de uso não consensual em bancos de sangue. Foi introduzido como um marcador de comportamento sexual de risco, na intenção de identificar doadores que poderiam estar infectados pelo HIV, em uma época em que os testes anti-HIV ainda tinham uma sensibilidade insuficiente, entre 1984-1990. Países onde o HBV é endêmico, nunca considera-

ram o uso deste marcador na triagem sorológica, uma vez que o descarte de unidades, em sua grande maioria de forma desnecessária por não oferecerem qualquer risco, comprometeria o estoque sanguíneo. Isto ocorre ainda hoje nos países mediterrâneos como Espanha, Itália e Grécia, além de países asiáticos como a China, Taiwan e Índia. Estes países convivem ainda com taxas de anti-HBc superiores a 3%, o que consideram impraticável para a prática hemoterápica. O Japão, embora também possua taxas de anti-HBc superiores a 4% em sua população de doadores de sangue, realiza o anti-HBc na triagem, porém complementa com o NAT e o anti-HBs, utilizando para fins transfusionais doações anti-HBc+ desde que acompanhadas de altos títulos de anti-HBs e obviamente NAT-HBV negativas.[13]

No Brasil, temos regiões como o Sudeste do Paraná e o interior do estado do Amazonas[14] onde se verificam taxas de anti-HBc maiores que 20%, porém não existe uma política específica para redução do desperdício, seja pela estratégia japonesa ou pelo fornecimento de sangue de regiões vizinhas mas com taxas mais baixas deste marcador.

O HBsAg é um marcador da presença do vírus, sendo constituinte do envelope viral. No entanto, pode haver a presença de HBsAg sem a do DNA viral, o que se denomina antígeno livre, uma vez que o HBsAg é superexpresso no fígado e existe um excedente de proteína que não participa da formação da partícula viral, podendo permanecer em circulação após o clareamento do vírus, o que ocorre em mais de 95% dos adultos expostos. Outra dificuldade no uso sorológico do teste para o HBsAg deriva da possibilidade de surgimento de mutantes de HBsAg que escapam à detecção por não serem reconhecidos pelos anticorpos constituintes dos kits diagnósticos.[15] O vírus pode sofrer as tais mutações de escape por pressão do sistema imune do portador pelo desenvolvimento do anti-HBs e mesmo pelos anticorpos desencadeados pela imunização, uma vez que o antígeno imunizante é o próprio HBsAg produzido de forma recombinante.

O descarte por HBsAg no Brasil é, em geral, baixo e sua prevalência costuma ser cerca de um décimo daquela do anti-HBc. Corroborando este dado, no Brasil o descarte por HBsAg é de cerca de 0,16%.

Hepatite C

O anti-HCV foi adotado na triagem sorológica imediatamente após a sua disponibilidade comercial, no início da década de 1990, uma vez que os casos da então denominada hepatite transfusional não A e não B eram extremamente frequentes no mundo todo e também no Brasil. A celeridade na introdução foi impulsionada pelo recente impacto da epidemia de HIV entre hemofílicos e outros receptores crônicos de sangue e hemoderivados. Os testes de 1ª geração passaram a ser realizados no Brasil já em 1993, porém um pequeno número de falso-negativos seguia sendo verificado. Os kits então foram adicionando antígenos de outras regiões do HCV (Figura 9.2), de forma a aumentar sua sensibilidade, sendo que atualmente os de 3ª geração apresentam sensibilidade maior que 99,7%. No entanto, por apresentar um período de janela imunológica longo, frequentemente superior a 2 meses, este foi o principal agente propulsor da introdução da triagem molecular nos bancos de sangue. No Brasil, em geral, a taxa de descarte por este marcador é de cerca de 0,27%.

Doença de Chagas

A doença de Chagas por transfusão é muito eficiente e havendo doadores infectados observam-se taxas muito altas de TT, o que ocorria com frequência, por exemplo, na cidade de São Paulo na década de 1970, quando estimou-se[16] que aconteciam cerca de 1.500 casos de TT ao ano! A introdução de testes de triagem para *T. cruzi* foi uma prioridade colocada pela OMS para a América Latina, e hoje todos os países da região utilizam este marcador de forma obrigatória. No Brasil, a legislação anteriormente permitia o uso de diferentes metodologias, inclusive a hemaglutinação que apresenta baixa sensibilidade e especificidade. Atualmente, apenas ensaios imunoenzimáticos são aceitos (EIAs ou CMIAs). Verifica-se claramente uma maior prevalência nos doadores mais velhos, sendo que a reatividade nos jovens é muito baixa[17] e, portanto, com o passar dos anos esta doença estará praticamente erradicada do ambiente hemoterápico. O tema da doença de Chagas transfusional teve um renascimento nos últimos 15 anos devido à enorme imigração de cidadãos latino-americanos para diversas nações não

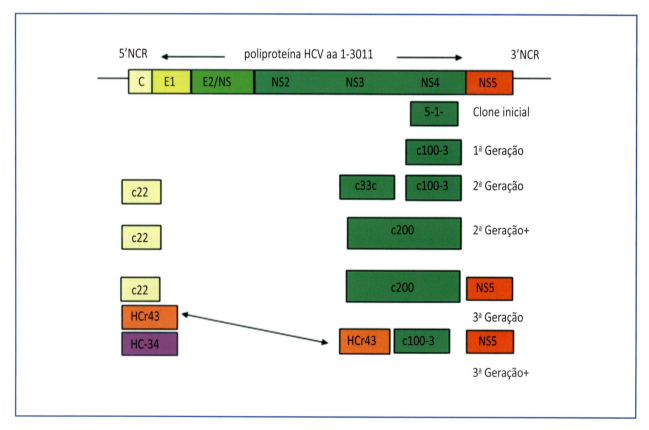

FIGURA 9.2 Genoma do HCV e antígenos empregados nos testes sorológicos de 1ª, 2ª e 3ª geração.

endêmicas como Estados Unidos e Canadá, países da Europa Ocidental, Japão e Austrália. Muitos migrantes carregam em seu sangue o parasita, sem terem conhecimento disso, e tornam-se doadores nos países que os acolheram. Diversos casos de Chagas transfusional aconteceram até que esses países foram forçados a implementar a triagem para Chagas, com diferentes algoritmos. Nos Estados Unidos fazem de forma universal para todos os doadores de primeira vez e uma única vez para o doador de repetição. Já na Europa, só fazem para doadores com vínculo epidemiológico com a América Latina. O enorme crescimento do mercado de testes para Chagas teve um impacto positivo ao estimular o desenvolvimento de novos testes e plataforma para a triagem deste agente.

Hoje, no Brasil, a taxa de descarte por sorologia reativa para Chagas é de 0,26%.

HIV

Os testes anti-HIV de 1ª geração, implementados no começo da década de 1980, já levaram a uma grande queda no risco de TT deste agente. No entanto, a enorme suscetibilidade da opinião pública sobre este tema, forçou o aprimoramento destes kits, atualmente usando conjuntos de 3ª ou 4ª geração. Um aspecto peculiar e importantíssimo da biologia do HIV é sua grande variabilidade biológica. Além da existência de dois tipos de HIV, 1 e 2, existe uma extensa gama de subtipos e isolados de HIV-1, que foram descobertos por meio da observação de pacientes com claros sintomas de Aids e de origem africana, porém com baixa ou nenhuma reatividade aos testes sorológicos em uso. Assim foi identificado o HIV-2, mas também os HIV-1 dos grupos N, O e P, resultados de introduções distintas de vírus símios na espécie humana.[18] Mesmo cepas de subtipos conhecidos e prevalentes como o subtipo B do grupo M de HIV-1, podem apresentar algum grau de variação antigênica que cause resultado falso-negativo na triagem sorológica.[19]

No intuito de diminuir-se a janela imunológica, no passado, foi utilizado um teste antigênico, o p24Ag, antígeno este do capsídeo viral. No Brasil, poucos serviços o adotaram e onde foi empregado resultou em baixo rendimento e um número elevado de falso-positivos, tornando difícil o manejo e aconselhamento de doadores com este resultado de p24Ag isoladamente positivo.[20] Foi, portanto, muito importante e bem recebida a sua substituição pelos testes NAT, que têm uma maior especificidade e cobertura do período de janela. De fato, nos Estados Unidos, em 38 milhões de doações testadas, foram verificadas 12 janelas (NAT+ anti-HIV neg), e destas, apenas 2 eram p24+, atestando o baixo rendimento do teste.[21] Os testes denominados de 4ª geração fazem a detecção acoplada tanto do anticorpo quanto do antígeno p24. No Brasil, de forma a obter-se máxima segurança e complementar deficiências na sensibilidade dos testes de triagem, exigia-se a utilização de dois métodos de EIA com princípios antigênicos distintos. Isso levou a um grande número de falso-positivos para HIV, uma vez que se somavam as inespecificidade dos dois testes. Por outro lado, quando ambos os testes eram concordantes, o valor preditivo positivo era altíssimo, revelando os verdadeiros positivos. Hoje, com a obrigatoriedade do NAT-HIV, a legislação permite o uso de apenas um teste de anticorpos. O índice de descarte por anti-HIV em 2012, quando ainda se empregavam dois testes EIA, era de 0,36%, porém deve ser levado em consideração pelo acima exposto que se trata de uma taxa superestimada. Com a grande concordância anti-HIV e NAT nos verdadeiramente infectados, podemos observar a taxa real de prevalência entre os doadores, que é de cerca de 0,08% em doadores de primeira vez em bancos de sangue da cidade de São Paulo.[22]

HTLV

A triagem de doadores para HTLV iniciou-se no Brasil em 1993. Até hoje, países com prevalências muito baixas optam por não realizar a triagem, outros realizam apenas na primeira doação de cada doador, e até mesmo testes em *pools* de doações são adotados em alguns locais, de forma a tornar menos onerosa a triagem. Em nosso país, é de suma importância a realização do teste, pois temos uma prevalência alta deste agente, especialmente nos estados com maior população de descendência africana, como Pernambuco, Bahia e Maranhão. O HTLV é transmitido apenas por componentes celulares, uma vez que é um vírus linfotrópico que produz muito pouca viremia. Porém, a transmissão transfusional acarreta um risco alto de desenvolvimento da paraparesia espástica tropical/mielopatia associada ao HTLV (PET/MAH), muitas vezes com evolução rápida de poucos meses.

Além da questão da segurança do receptor, a triagem para HTLV é bastante desafiadora no aspecto da conclusão diagnóstica e aconselhamento ao doador sorologicamente reativo. Em primeiro lugar porque, muitas vezes após uma sorologia reativa segue-se um resultado de *western blot* (WB) indeterminado. Nestes casos, tem sido utilizado teste molecular, que permite a resolução de uma grande parte dos resultados indeterminados. Inclusive, devido ao custo menor da metodologia molecular, muitos bancos de sangue têm modificado seus algoritmos substituindo o uso do WB pelo diagnóstico molecular. Uma vez que o HTLV é um vírus essencialmente associado aos linfócitos, sua detecção deve ser feita por meio da extração de DNA do sangue periférico ou, ainda, da camada leucocitária. Entende-se que os infectados jamais eliminarão o vírus, ainda que a maioria não venha a apresentar manifestações clínicas, fato que permite um diagnóstico definitivo quando utilizado método de amplificação de alta sensibilidade.

No Brasil, é obrigatório o uso de conjuntos diagnósticos que detectem tanto o HTLV-1 quanto o 2, embora este (HTLV-2) não esteja claramente associado a qualquer patologia. Sabemos que os kits sorológicos apresentam, em geral, menor sensibilidade para o HTLV-2 e como trabalham com uma composição antigênica de ambos os vírus, após um resultado reativo, é interessante que se faça a distinção entre 1 e 2. Essa é outra vantagem do método molecular porque permite, em uma mesma reação, detectar e diferenciar HTLV-1 e 2, o que é essencial para o aconselhamento ao doador reativo.[23] No Brasil,[24] a prevalência de doadores verdadeiramente positivos é de cerca de 0,1%, portanto similar à do HIV-1.

Malária

Os agentes causadores da malária em humanos são 5 espécies de protozoários do gênero *Plasmodium*: *vivax, falciparum, ovale, malariae* e *knowlesi*, sendo que no Brasil há uma predominância de casos por *vivax*, seguidos de *falciparum* e um pequeno número por *malariae*. No entanto, esta espécie, *Plasmodium malariae*, tem uma importância particular na questão transfusional na região não en-

dêmica. A malária é a única dessas patologias cuja triagem é realizada de forma diferente em distintas regiões do país. Na área considerada endêmica, a Amazônia Legal (Acre, Amapá, Amazonas, Pará, Rondônia, Roraima, Tocantins, Mato Grosso e Maranhão) onde ocorrem mais de 99% dos casos brasileiros, utiliza-se o índice parasitêmico anual (IPA) de cada município de residência do doador. Doadores provindos de áreas com alto IPA são recusados temporariamente, enquanto os outros realizam teste parasitêmico pré-doação. Já na área não endêmica, no restante do país, só se emprega o questionário epidemiológico, onde doadores retornando da Amazônia Legal e outras regiões do exterior com alto índice de malária são recusados temporariamente por 30 dias, e de 31 dias a 1 ano podem doar desde que realizem teste parasitêmico pré-doação, o que na prática é realizado por pouquíssimos bancos de sangue.

Essa abordagem não reconhece o risco derivado de doadores que habitam ou visitam áreas com malária autóctone, porém dentro da região não endêmica, como no caso de regiões com mata atlântica abundante. De fato, alguns poucos casos de malária transfusional foram documentados no estado de São Paulo,[25] todos associados ao *Plasmodium malariae*.

REFERÊNCIAS BIBLIOGRÁFICAS

1. Stansbury LG, Hess JR. Blood transfusion in World War I: the roles of Lawrence Bruce Robertson and Oswald Hope Robertson in the "most important medical advance of the war". Transfus Med Rev 2009; 23: 232-236.

2. Alter HJ, Klein HG. The hazards of blood transfusion in historical perspective. Blood 2008; 112:2617-2626.

3. Freitas JLP, Amato Neto V, Sonntag R, Biancalama A, Nussenzweig V, Barreto JG. Primeiras verificações de transmissão acidental da moléstia de Chagas ao homem por transfusão de sangue. Rev Paul Med 1952; 40:36-40.

4. Mazza S, Montana A, Benitez C, Juzin E. Transmisión de "Schizotrypanum cruzi" al niño por leche de la madre con enfermedad de Chagas. Publ. MEPRA 1936; 28:41-46.

5. Weiss SH, Goedert JJ, Sarngadharan MG, Bodner AJ, AIDS Seroepidemiology Collaborative Working Group, Gallo RC, Blattner WA. Screening test for HTL-V-III (AIDS agent) antibodies: specificity, sensitivity, and applications. JAMA 1985; 253:221-225.

6. Simon TL, Bankhurst AD. A pilot study of surrogate tests to prevent transmission of acquired immune deficiency syndrome by transfusion. Transfusion 1984; 24:373-378.

7. Proietti ABF, Lopes MSSN, Ferreira Jr OC. Vírus Linfotrópico de Células T Humans 1 e 2 (HTLV-1 e 2). Capítulo 7 em: Hemoterapia e Doenças Infecciosas. Hamerschlak N, Saraiva JCP (eds). Editora Manole; 2014.

8. Alter HJ, Purcell RH, Shih JW, Melpolder JC, Houghton M, Choo QL, Kuo G. Detection of antibody to hepatitis C virus in prospectively followed transfusion recipients with acute and chronic non-A, non-B hepatitis. N Engl J Med 1989; 321:1494-1500.

9. Roth WK, Busch MP, Schuller A, Ismay S, Cheng A, et al. International survey on NAT testing of blood donations: expanding implementation and yield from 1999 to 2009. Vox Sang 2012; 102:82-90.

10. Brasil. Agência Nacional de Vigilância Sanitária. 3º Boletim Anual de Produção Hemoterápica. Brasília, DF; 2013.

11. Owusu-Ofori AK, Parry CM, Bates I. Transfusion-transmitted syphilis in teaching hospital, Ghana. Emerg Infect Dis 2011; 17:2080-2082.

12. Stolz M, Tinguely C, Fontana S, Niederhauser C. Hepatitis B virus DNA viral load determination in hepatitis B surface antigen-negative Swiss blood donors. Transfusion 2014; 54:2961-2967.

13. Taira R, Satake M, Momose S, Hino S, Suzuki Y, Murokawa H, Uchida S, Tadokoro K. Residual risk of transfusion-transmitted hepatitis B virus (HBV) infection caused by blood components derived from donors with occult HBV infection in Japan. Transfusion 2013; 53:1393-1404.

14. Araújo AR, Almeida CM, Fraporti L, Garcia N, Lima TA, Maia LP, Torres KL, Tarragô AM, Victória F, Victória M, Tateno A, Levi JE, Talhari S, Malheiro A. Characterization of hepatitis C virus in chronic hepatitis patients: genotypes in the State of Amazonas, Brazil. Rev Soc Bras Med Trop 2011; 44:638-640.

15. Servant-Delmas A, Mercier-Darty M, Ly TD, Wind F, Alloui C, Sureau C, Laperche S. Variable capacity of 13 hepatitis B virus surface antigen assays for the detection of HBsAg mutants in blood samples. J Clin Virol 2012; 53:338-345.

16. Dias JCP, Schofield CJ. Transfusional transmission control of Chagas' disease in the Southern Cone Initiative. Revista da Sociedade Brasileira de Medicina Tropical 1998; 31:373-383.

17. Sabino EC, Salles NA, Sarr M, Barreto AM, Oikawa M, Oliveira CD, Leão SC, Carneiro-Proietti AB, Custer B, Busch MP. NHLBI Retrovirus Epidemiology Donor Study-II (REDS-II), International Component. Enhanced classification of Chagas serologic results and epidemiologic characteristics of seropositive donors at

three large blood centers in Brazil. Transfusion 2010; 50:2628-2637.

18. Keele BF, Van Heuverswyn F, Li Y, Bailes E, Takehisa J, Santiago ML, Bibollet-Ruche F, Chen Y, Wain LV, Liegeois F, Loul S, Ngole EM, Bienvenue Y, Delaporte E, Brookfield JF, Sharp PM, Shaw GM, Peeters M, Hahn BH. Chimpanzee reservoirs of pandemic and nonpandemic HIV-1. Science 2006; 313:523-526.

19. Gaudy C, Moreau A, Brunet S, Descamps JM, Deleplanque P, Brand D, Barin F. Subtype B human immunodeficiency virus (HIV) type 1 mutant that escapes detection in a fourth-generation immunoassay for HIV infection.J Clin Microbiol 2004; 42:2847-2849.

20. Wendel S, Fachini RM, Levi JE, Ghaname JN, Mendonça MC, Almeida Neto C, Braga MC, Di Pietro AE. A Single Window Period Donation Detected by HIV p24Ag After 5 Years of Routine Screening in a Group of Brazilian Blood Banks. Vox Sanguinis 2002; 83:309-312.

21. Schreiber GB, Busch MP, Kleinman SH, Korelitz JJ. The risk of transfusion-transmitted viral infections. The Retrovirus Epidemiology Donor Study. N Engl J Med 1996; 334:1685-16890.

22. Sabino EC, Gonçalez TT, Carneiro-Proietti AB, Sarr M, Ferreira JE, Sampaio DA, Salles NA, Wright DJ, Custer B, Busch M. NHLBI Retrovirus Epidemiology Donor Study-II (REDS-II), International Component. Human immunodeficiency virus prevalence, incidence, and residual risk of transmission by transfusions at Retrovirus Epidemiology Donor Study-II blood centers in Brazil. Transfusion 2012; 52:870-879.

23. Andrade RG, Ribeiro MA, Namen-Lopes MS, Silva SM, Basques FV, Ribas JG, Carneiro-Proietti AB, Martins ML. Evaluation of the use of real-time PCR for human T cell lymphotropic virus 1 and 2 as a confirmatory test in screening for blood donors. Rev Soc Bras Med Trop 2010; 43:111-115.

24. Carneiro-Proietti AB, Sabino EC, Leão S, Salles NA, Loureiro P, Sarr M, Wright D, Busch M, Proietti FA, Murphy EL. NHLBI Retrovirus Epidemiology Donor Study-II (Reds-II), International Component. Human T-lymphotropic virus type 1 and type 2 seroprevalence, incidence, and residual transfusion risk among blood donors in Brazil during 2007-2009. AIDS Res Hum Retroviruses 2012; 28:1265-1272.

25. Scuracchio P, Vieira SD, Dourado DA, Bueno LM, Colella R, Ramos-Sanchez EM, Lima GF, Inoue J, Sanchez MC, Di Santi SM. Transfusion-transmitted malaria: case report of asymptomatic donor harboring Plasmodium malariae. Rev Inst Med Trop Sao Paulo 2011; 53:55-59.

10

TESTES MOLECULARES PARA TRIAGEM DE DOENÇAS TRANSMISSÍVEIS POR TRANSFUSÃO

Cláudia Cortese Barreto
Nanci Alves Salles
Ester Cerdeira Sabino

JANELA IMUNOLÓGICA

A introdução de testes sorológicos na triagem de bancos de sangue diminui, drasticamente, o número de transmissões de doenças infecciosas por transfusão. Existe, porém, um período entre o momento em que ocorre a infecção e a detecção da presença de marcadores sorológicos no plasma denominado "janela imunológica", no qual o agente infeccioso já está presente na corrente sanguínea, podendo ocorrer transmissão, uma vez que os testes convencionais não o detectam. Nesta fase, os testes de biologia molecular, conhecidos como NAT (*Nucleic Acid Techniques*), teriam uma sensibilidade maior para este propósito.

A janela imunológica varia para cada um dos marcadores e diminui com o desenvolvimento de novas gerações de testes sorológicos. Ela pode ser dividida em 3 etapas que antecedem a soroconversão: fase de latência ou eclipse, fase de replicação exponencial e fase de *plateau*. A fase inicial se caracteriza por um período de poucos dias em que o RNA viral é, eventualmente, detectado. Os níveis de RNA plasmáticos são muito baixos e próximos ao limite de detecção dos métodos mais sensíveis.

Nem todas as bolsas transfundidas provenientes de doadores de sangue que se encontram nesta fase são infectantes; no entanto, já existem relatos de transmissão do vírus da imunodeficiência humana (HIV), por exemplo, a partir de uma bolsa com menos de 40 cópias/mL de plasma.[1,2] Segue-se, então, o período de crescimento exponencial do HIV, no qual a quantidade de vírus presente no plasma dobra a cada 17 horas, aproximadamente. Este crescimento exponencial tem início em torno de 12 dias antes do surgimento dos anticorpos circulantes. Os próximos marcadores a serem detectados são o antígeno p24 e o DNA, cuja presença pode ser determinada 6 dias antes dos anticorpos.[3] O ensaio imunoenzimático (EIA) é mais sensível do que o *western blot* (WB) nesta fase da infecção; com isso, o indivíduo apresentará EIA+/WB negativo por 3 dias como perfil sorológico, seguido por um período de 5 dias em que o quadro é caracterizado por EIA+/WB indeterminado (Tabela 10.1). A banda p31 é a última a ser detectada, apenas 51 dias após a soroconversão.[1] As Figuras 10.1 e 10.3 descrevem os três períodos para o HIV, HCV e HBV.

- **Fase de latência ou eclipse:** este período ocorre após a exposição ao agente infeccioso e,

TABELA 10.1
TEMPO DE DURAÇÃO DOS MARCADORES VIROLÓGICOS E SOROLÓGICOS DURANTE A SOROCONVERSÃO[22]

MARCADOR	DURAÇÃO EM DIAS (INTERVALO DE CONFIANÇA DE 95%)
Só RNA	3,1 (1,7-5,5)
RNA+/p24+/EIA-	5 (3,4-7,3)
EIA+/WB-	3,1 (2,1-4,7)
EIA+/WB ind	5 (3,4-7,4)
EIA+/WB+ sem p31	35 (23-47)

provavelmente, representa a fase de estabelecimento da infecção. A replicação do agente em questão é baixa e focal, sendo o vírus liberado de forma intermitente para a corrente sanguínea. Nem sempre os testes de biologia molecular são capazes de detectar o vírus nesta fase e, algumas vezes, a detecção não é reprodutiva, ou seja, quando o ensaio é realizado em replicatas, apenas algumas reações serão positivas.

- **Fase de replicação exponencial:** esta fase representa o momento em que a infecção passa a se estabelecer no organismo e os vírus se replicam rapidamente. Em um estudo de Fiebig e cols., com amostras de doadores de plasma nos Estados Unidos, foi possível definir o tempo em que o HIV demora a duplicar a sua carga viral no sangue. Isto é um dado importante, pois permite inferir em quantos dias a janela imunológica diminuiria quando se aumenta a sensibilidade do método de triagem sorológica, seja através da melhoria do teste ou pela diminuição do tamanho do *pool* de amostras empregado. A Tabela 10.2 resume os dados obtidos para os diversos agentes e o tempo ganho em dias, caso o teste de biologia molecular fosse realizado em *pool* de 20 amostras ou teste único.
- **Fase de *plateau*:** este é o período em que a carga viral é elevada. Esta fase é curta para o HIV e para o vírus da hepatite B (HBV), mas prolongada no caso do vírus da hepatite C (HCV). Alguns indivíduos permanecem nesta fase indefinidamente e são chamados imunossilenciosos.

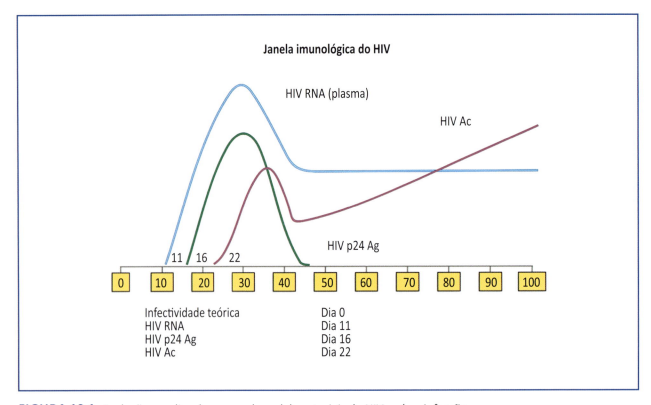

FIGURA 10.1 Evolução em dias dos marcadores laboratoriais do HIV após a infecção.

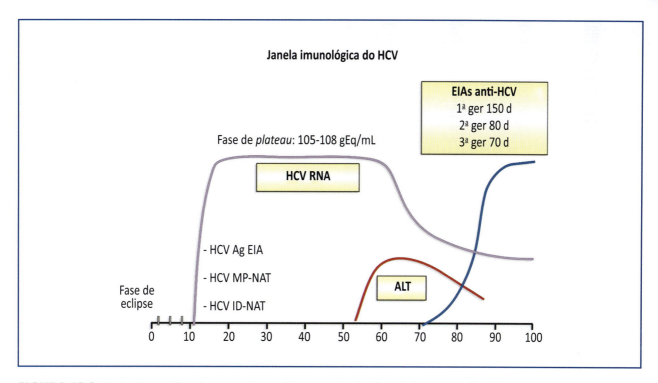

FIGURA 10.2 Evolução em dias dos marcadores laboratoriais do vírus da hepatite C (HCV) após a infecção.

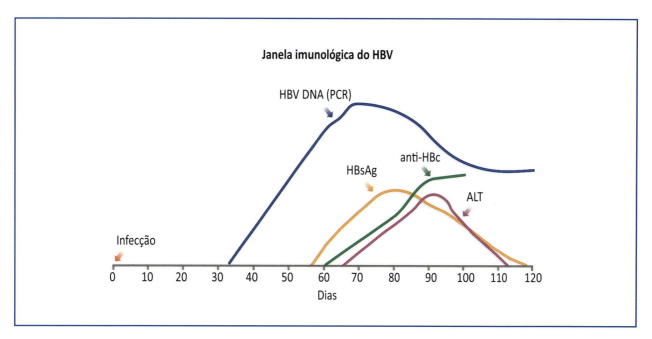

FIGURA 10.3 Evolução em dias dos marcadores laboratoriais do vírus da hepatite B (HBV) após a infecção.

Esse conceito de janela imunológica é usado para vírus de evolução crônica, como é o caso do HIV, HCV e HBV, para os quais os testes sorológicos são utilizados para detectar a presença de anticorpos ou antígenos específicos e identificar os portadores da doença.

No caso de agentes como o vírus do Oeste do Nilo (WNV), a doença é aguda e a transmissão ocorre, principalmente, antes do aparecimento dos anticorpos. Devido a este fato, os testes de biologia molecular são os indicados para detectar os doadores infectados. Segundo Busch e cols., a evo-

TABELA 10.2
TEMPO DE DUPLICAÇÃO DA CARGA VIRAL NO PLASMA NA FASE DE REPLICAÇÃO EXPONENCIAL VIRAL E DIMINUIÇÃO EM DIAS DA JANELA IMUNOLÓGICA COM O NAT

AGENTE	TEMPO DE DUPLICAÇÃO DA CARGA VIRAL NO PLASMA	DIMINUIÇÃO EM DIAS DA JANELA
HCV	21,5 h	3,2 dias
HIV	17,7 h	3,9 dias
HBV	2,8 dias	12,3 dias

lução dos marcadores pode ser dividida em cinco estágios conforme a Figura 10.4:

- Estágio I: viremia muito baixa corresponde à fase de eclipse; NAT individual (NAT-ind) com sensibilidade de 5 gEq/mL detecta de forma não reprodutível.
- Estágio II: crescimento exponencial do vírus; NAT-ind positivo e NAT-*pool* negativo.
- Estágio III: pico virêmico, NAT em *pool* positivo e IgM negativo; dura em torno de 7 dias.
- Estágio IV: início da produção de anticorpos IgM; a viremia é baixa sendo detectada apenas por testes NAT individuais (NAT-ind pos/NAT-*pool* neg).
- Estágio V: IgG e IgM positivos. A viremia é detectada de forma intermitente pelo teste de NAT-ind.

RISCO RESIDUAL DE TRANSMISSÃO DE UM AGENTE INFECCIOSO

O risco de transmissão de um determinado agente infeccioso depende não apenas da janela imunológica, mas do número de pessoas que procuram o banco de sangue para uma doação durante esta fase. Este pode ser calculado diretamente por meio da introdução de um método mais sensível à detecção da fase de janela imunológica (p. ex., antígeno p24 ou NAT) ou pode ser inferido através de modelos matemáticos.

A introdução de um método mais sensível na rotina laboratorial é a forma mais exata para se cal-

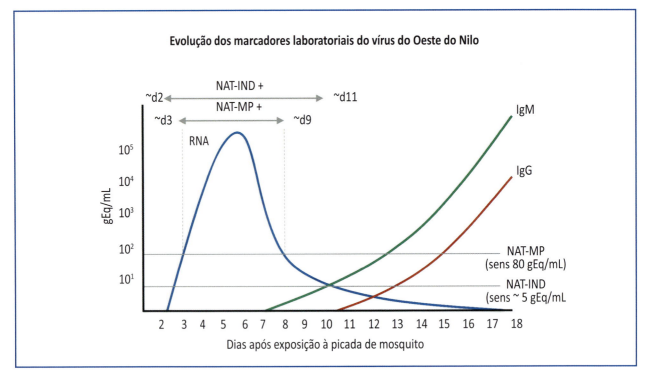

FIGURA 10.4 Evolução em dias dos marcadores laboratoriais do vírus do Oeste do Nilo (WNV) após a infecção. *(Segundo Busch e cols.)*

cular o risco, porém, quando a janela imunológica é de curta duração e a incidência da doença em questão é baixa em uma determinada população, é necessário que seja realizada a triagem de um grande número de bolsas para que se possa detectar um caso positivo. Os modelos matemáticos exigem que se tenha um sistema de informação que permita analisar, retrospectivamente, os resultados sorológicos de seus doadores e são econômicos, pois usam os próprios dados do banco de sangue para se inferir tal risco.

O risco residual é calculado por meio da fórmula: (número de casos incidentes/número de pessoas-ano) × número em dias da janela imunológica/número de dias no ano. Por exemplo, no caso do HIV seria: (número de casos incidentes/número de pessoas-ano) × 22/365. Este modelo só serve para inferir o risco em doadores de repetição, pois apenas nesta situação é possível saber o número de casos incidentes. Em tal modelo, também se assume que a probabilidade do doador procurar o banco de sangue é a mesma no período da janela ou após a soroconversão. Em doadores de primeira vez, o cálculo pode ser feito quando as amostras são avaliadas com testes específicos tais como o "STAHRS" ou "Lag Assay" que podem inferir quais indivíduos representam a infecção recente.[4]

Antes da introdução do teste de detecção de antígeno p24 nos Estados Unidos, os estudos sugeriam que o risco residual de transmissão de HIV era de 1/500.000. Na Fundação Pró-Sangue Hemocentro, de São Paulo, o risco calculado utilizando a mesma metodologia foi de 1/60.000.[5]

TESTES DE BIOLOGIA MOLECULAR USADOS EM BANCOS DE SANGUE

Os testes de biologia molecular podem ser divididos em dois grupos, ou seja, a amplificação de material genético e a amplificação de sinal. No entanto, em banco de sangue, somente a amplificação de material genético pela PCR e pelo TMA são os métodos de escolha, devido a maior a sensibilidade dos mesmos.

Reação em cadeia da polimerase (PCR) – Roche Diagnostics

A partir da ação de uma enzima termoestável, conhecida como *Taq* DNA polimerase, um fragmento-alvo de ácido nucleico ligado a uma sequência específica de oligonucleotídeos (*primer* ou iniciador) é copiado quando uma fita molde está ligada a este iniciador. No caso do vírus em questão apresentar o RNA como material genético, antes que ocorra a PCR, há uma etapa de transcrição reversa deste RNA que ocorre sob a ação da enzima rT*th* polimerase, transformando-o em um DNA complementar (cDNA), portanto, específico. A PCR propriamente dita ocorre a partir de ciclos sucessivos de temperatura que permitem a desnaturação da dupla fita de DNA (~95 °C) que servirá de molde, seguida do anelamento ou da hibridização dos *primers* à fita de DNA-alvo (~55 °C) e da extensão das fitas complementares pela ação da *Taq* DNA polimerase (~72 °C). Dois iniciadores complementares às fitas *sense* e anti-*sense* são utilizados, permitindo a duplicação do DNA-alvo a cada ciclo de reação[6] (Figura 10.5). O produto final pode, por exemplo, ser detectado por meio de corrida eletroforética em gel de agarose corado com brometo de etídio que se intercala entre as fitas de DNA do fragmento gerado, sendo excitado sob a ação da luz ultravioleta, o que permite a sua visibilidade.

Outra forma de se verificar a presença do material amplificado é por meio da hibridização direta do mesmo com sondas marcadas com fluorocromos detectáveis por espectrofotometria, ou então por meio da hibridização reversa na qual o produto de PCR é marcado por *primers* biotinilados e, depois de desnaturado, é hibridizado a um suporte que contém a sonda que o captura. A revelação da reação se faz então por incubação com estreptavidina conjugada à enzima reveladora e seu respectivo substrato cromogênico, visível por espectrofotometria. No caso dos kits comerciais, em geral, o *primer* é biotinilado e a sonda está fixada em um suporte inerte (Figura 10.6).

Na última década, uma nova versão da PCR conhecida como "PCR em Tempo Real" foi desenvolvida pelas empresas de biotecnologia, sendo capaz de detectar o produto amplificado a cada ciclo. Desta forma, não são mais necessárias etapas de detecção posteriores à PCR, pois a amplificação, detecção e quantificação do alvo ocorrem simultaneamente, com elevada precisão e acurácia, oferecendo resultados altamente reprodutíveis. Por se tratar de um sistema fechado, este minimiza o risco de contaminação ambiental e entre amostras.

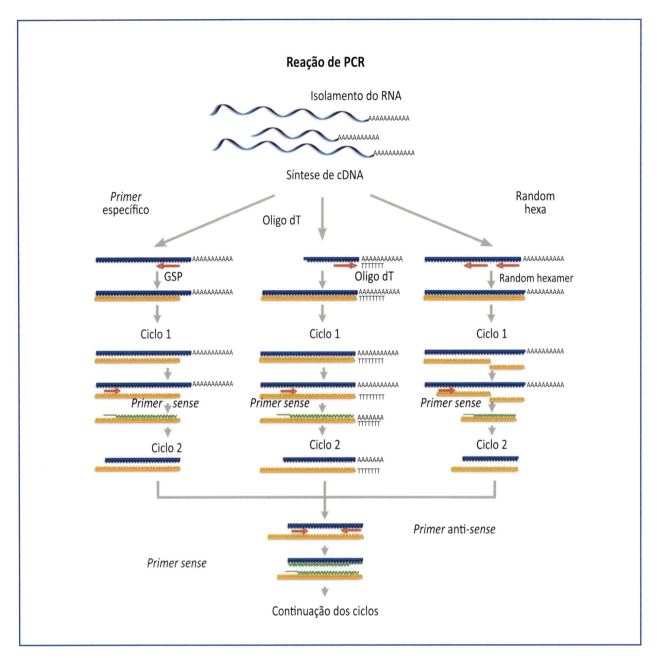

FIGURA 10.5 Representação esquemática da reação em cadeia da polimerase (PCR).

O Cobas 201 System foi a primeira plataforma "NAT" que estabeleceu a eficiência e a confiabilidade da tecnologia de PCR em Tempo Real, desenvolvida para a triagem molecular em banco de sangue. Trata-se de um sistema automatizado desde a etapa de extração do material genético, transcrição dos vírus RNA, amplificação e detecção dos alvos em tubos fechados que reduzem o risco de contaminação ambiental. Neste processo todos os reagentes e amostras recebem códigos de barra para sua identificação.

Nesta plataforma é utilizado o Cobas® TaqScreen MPX Test v2.0, um ensaio multiplex qualitativo desenvolvido no formato de PCR em Tempo Real que apresenta elevada sensibilidade e especificidade, pois é capaz de diferenciar o HIV, o HCV e o HBV na triagem molecular de amostras de doadores de sangue. Na verdade, este contempla a detecção de cinco alvos críticos à segurança transfusional, a saber: o HIV-1 do grupo M, o HIV do grupo O, o HIV-2, o HCV e o HBV, portanto, eliminando a necessidade da utilização de ensaios vi-

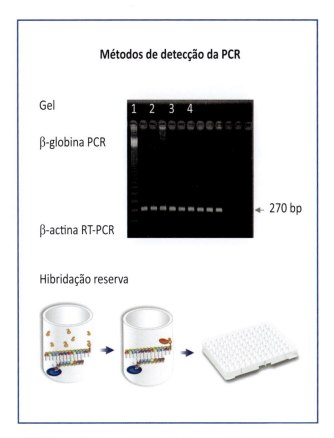

FIGURA 10.6 Representação esquemática dos métodos de detecção da reação em cadeia da polimerase (PCR).

rais discriminatórios, posteriormente. Esse ensaio pode ser realizado no plasma, em sangue total, além de outros componentes do sangue, tais como plaquetas e glóbulos vermelhos. As amostras podem ser analisadas em *pool* ou individualmente.

TMA (amplificação mediada pela transcrição) – Grifols

Esta metodologia utiliza micropartículas magnéticas ligadas a sondas que capturam o RNA após a lise viral. A reação de amplificação ocorre de forma isotérmica com a adição de enzimas – a transcriptase reversa (RT), RNAse H e a T7 RNA polimerase, as quais reproduzem o que ocorre no ciclo replicativo dos retrovírus. Um controle interno também é adicionado nesta etapa da reação. Na primeira fase o *primer* se liga ao RNA e a RT sintetiza a fita de DNA complementar. A RNAse H reconhece a fita híbrida DNA/RNA e degrada o RNA "molde", liberando a fita simples de DNA que se anela ao segundo *primer*, permitindo que a RT sintetize a fita dupla de DNA. Como um dos *primers* possui a sequência do promotor da T7 RNA polimerase, esta enzima reconhece a fita dupla de DNA e começa a sintetizar um grande número de fitas de RNA que reiniciam o ciclo. A detecção do produto da amplificação é feita pelo ensaio de hibridização. A amplificação e detecção do produto amplificado ocorrem em conjunto para o HIV e HCV. Em amostra única o teste tem sensibilidade de 20 UI para o HIV e de 3 UI para o HCV. Um sistema totalmente automatizado foi desenvolvido para este propósito (Figura 10.7).

O último ensaio produzido pela Grifols é o Procleix Ultrio Elite Assay, que oferece um aumento da segurança transfusional através da detecção de vários grupos e subtipos do HIV [M (A-H), N e O), do HIV-2, do HCV e do HBV, que ocorre por meio da amplificação de duas regiões altamente conservadas do HIV-1 e conhecidas como gene *Pol* e *LTR* (*Long Terminal Repeat*). Com relação ao HBV, são detectados os genótipos de A-H e do HCV, os genótipos de 1 a 6. Este ensaio pode ser utilizado em amostras individuais de plasma ou em *pools* de 4, 8 ou 16 unidades, colhido em EDTA e até em amostras de cadáver. O Procleix Ultrio Elite Assay é mais sensível e específico do que as versões anteriores desse teste, conhecidas como Procleix Ultrio Plus que utiliza o Procleix Tigris System para a detecção do HIV-1, do HCV e do HBV, pois reduz a janela imunológica destes três agentes virais e, consequentemente, sua transmissão por transfusão sanguínea. Atualmente, encontra-se no mercado a plataforma denominada Procleix Panther System, totalmente automatizada que será utilizada em conjunto com o Procleix Ultrio Elite Assay.

INTRODUÇÃO DO TESTE NAT PARA *SCREENING* DE BANCO DE SANGUE

A Alemanha foi o país pioneiro na introdução do NAT em banco de sangue, em 1997, quando a Cruz Vermelha Alemã incluiu os ensaios em formato de *pools* compostos por 96 amostras de doadores de sangue/cada.[7] Em torno de 32 milhões de doações de sangue foram avaliadas a partir do NAT-MiniPool (NAT-MP) no período de 1997 a 2005, correspondendo a, aproximadamente, 80% das doações ocorridas naquele país. Foram detectadas 7 doações positivas para o HIV-1, 23 para o HCV

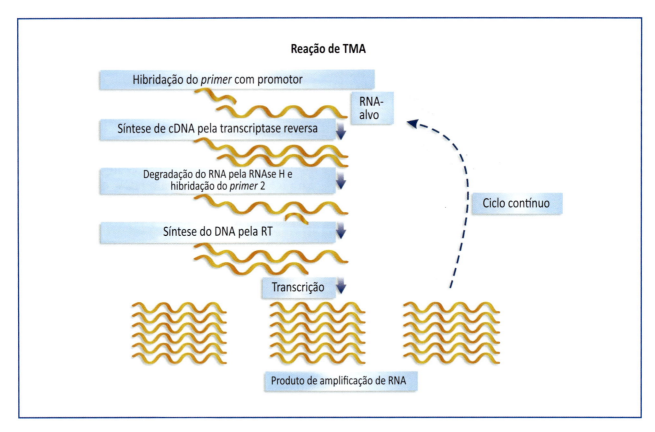

FIGURA 10.7 Representação esquemática da reação de amplificação mediada por transcrição (TMA).

e 43 para o HBV. As Tabelas 10.3 e 10.4 mostram o ano de introdução do NAT nos diversos países e o número de casos detectados de HIV, HCV e HBV em cada centro.

Recentemente, Bruhn e cols.[8] analisaram dados da triagem de vários países do mundo onde o NAT é usado na triagem. Neste estudo cerca de 12 milhões de doações foram analisadas, nas quais o risco residual entre doadores de primeira vez e de repetição foi o mesmo, com exceção da África do Sul que apresentou um risco 3 vezes maior em doadores de primeira vez. A proporção de casos NAT positivo/EIA negativo foi relativamente constante em todas as regiões, ou seja, em torno de 1 caso para cada 30 bolsas positivas pelo EIA, confirmadas por *Western blot*. Cerca de 1% dos doadores positivos para o HIV pelo EIA com NAT negativo são controladores de elite.[9]

A África do Sul é o país com a maior prevalência de HIV que utiliza o NAT individual para a triagem. Nos primeiros 3 anos foi possível obter cerca de 63 bolsas de plasma com sorologia negativa na pesquisa de anticorpos e positivas na detecção do RNA viral as quais puderam ser usadas para avaliar os testes e o tamanho dos *pool* utilizados. Cerca de 33 bolsas (45%) foram detectadas por testes imunoenzimáticos cujo alvo é o antígeno p24; estas bolsas tinham, em geral, carga viral superior a 8.000 cópias/mL. Entre as amostras negativas para o antígeno p24, a carga viral variou entre 1,2 a 8.700 cópias/mL. Ficou claro que a capacidade de detecção destas amostras depende do tamanho do *pool* e da sensibilidade do teste empregado.[10]

Na Tabela 10.3, podemos verificar o risco residual do HIV pré e pós-introdução do NAT em diversos países do mundo; na Tabela 10.4 encontramos os dados referentes ao risco residual do HCV e do HBV do NAT em diversos países do mundo.

No Brasil, a Portaria nº 262/2002, de 05 de fevereiro de 2002 do Ministério da Saúde, tornou obrigatória a inclusão dos testes de amplificação e detecção de ácidos nucleicos – NAT em todas as amostras de doadores de sangue.[11] A Portaria 79, de 31/1/2003, incluiu a ementa da realização dos testes de amplificação e de detecção de ácidos nucleicos para HIV e HCV no âmbito da Hemor-

TABELA 10.3
RISCO RESIDUAL DO HIV EM DIVERSOS PAÍSES DO MUNDO

DATA DO ESTUDO	LOCAL	RISCO RESIDUAL – PRÉ-NAT	REFERÊNCIA
1991-1996	Estados Unidos	1/600.000	Glynn, 2000[19]
1996-1998	São Paulo	1/60.000	Sabino, 1999[5]
1998-2001	São Paulo	14,9/1.000.000	Barreto, 2005[20]
1999	África do Sul	1/11.000	Fang, 2003[21]
1999-2000	Canadá	1/10.000.000	Chiavetta, 2003[22]
1999-2001	Itália	1/524.000	Gonzalez, 2005[23]
2000-2003	Austrália	1/7.299.000	Seed, 2005[24]
2001-2003	Suíça	1/1.900.000	Niederhauser, 2005[25]
2001-2003	França	1/3.070.000	Pillonel, 2005[26]
2001-2002	Alemanha	1/2.770.000	Offergeld, 2005[27]
DATA DO ESTUDO	**LOCAL**	**RISCO RESIDUAL – PÓS-NAT**	**REFERÊNCIA**
2000	Estados Unidos	1/2.000.000	Stramer, 2004[28]
1999-2008	Estados Unidos	1/2.060.000	Zou, 2010[29]
2005-2010	Índia	1/53.260	Chandrashekar, 2014[30]

TABELA 10.4
RISCO RESIDUAL DO HCV E HBV EM DIVERSOS PAÍSES DO MUNDO

DATA DO ESTUDO	LOCAL	RISCO RESIDUAL HCV – PÓS-NAT	REFERÊNCIA
1999-2008	Estados Unidos	1/270.000	Zou, 2010[29]
DATA DO ESTUDO	**LOCAL**	**RISCO RESIDUAL HBV – PÓS-NAT**	**REFERÊNCIA**
2009-2010	Estados Unidos	1/3.229.523	Stramer, 2012[31]
2009-2011	Estados Unidos	1/754.000	Stramer, 2013[32]
2006-2008	China	1/20.650	Shang, 2009[33]
2010-2011	China	1/1.056	Dong, 2014[34]
2005-2010	Índia	1/26.630	Chandrashekar, 2014[30]

rede Nacional, nos serviços públicos de hemoterapia, filantrópicos, privados contratados pelo SUS e exclusivamente privados nas amostras de sangue de doadores.[12] Em 17 de março de 2014, a Portaria conjunta de nº 193 regulamentou o inciso XII do art. 14 da Lei nº 10.205, de 21 de março de 2001, quanto aos critérios técnicos para realização de testes de ácidos nucleicos em triagem de doadores de sangue, permitindo testar amostras ou unidades de sangue em conjunto de amostras (*pool*) na pesquisa de HIV e HCV pelo NAT na triagem de doadores que coletam sangue no âmbito do SUS (Sistema Único de Saúde), inseridos em uma determinada área de abrangência. Também ficou estabelecido nesta Portaria que, em situações de contingência, o Ministério da Saúde definiria os sítios que continuariam a fazer o atendimento temporário da área de abrangência afetada para que não houvesse a interrupção na realização do mesmo.[13] A pesquisa do HIV e do HCV pelo NAT passa a ser obrigatória no Brasil a partir da Portaria nº 2.712 de 12 de novembro de 2013 e da RDC nº 34 de 11 de junho de 2014.[14,15] O NAT brasileiro, desenvolvido em Biomanguinhos/FIOCRUZ, Rio de Janeiro, é totalmente automatizado e baseia-se na PCR em Tempo Real para amplificação e quantificação do material genético, sendo capaz de detectar diferentes subtipos do HIV-1, além do RNA do HCV e, mais recentemente, do DNA do HBV.[16] A sensibilidade descrita na bula para uma taxa de 95% de positividade e intervalo de confiança de 95% (IC 95%) é de 121 UI/mL para o HIV, 81,3 UI/mL para o HCV e de 6,2 UI/mL, porém não existem estudos publicados que confirmem estes dados ou mesmo que comparem a sensibilidade deste teste em relação aos outros presentes no mercado.[17] A falta de conhecimento sobre a sensibilidade analítica do teste impede um estudo definitivo sobre o risco residual de transmissão por estes agentes.

Andrea e cols. realizaram a triagem molecular através da plataforma brasileira de HIV/HCV, de 3 milhões de doações ocorridas em bancos de sangue do território brasileiro e observaram que 13 amostras positivas pelo NAT apresentaram resultados sorológicos negativos na pesquisa de HIV, enquanto três casos foram positivos pelo NAT-HCV, apesar da sorologia prévia ser negativa.[18]

REFERÊNCIAS BIBLIOGRÁFICAS

1. Mellors JW, et al. Prognosis in HIV-1 infection predicted by the quantity of virus in plasma. Science 1996; 272(5265):1167-1170.

2. Salles NA, Levi JE, Barreto CC, Sampaio LP, Romano CM, Sabino EC, Mendrone Junior A. Human immunodeficiency virus transfusion transmission despite nucleic acid testing. Transfusion 2013; 53:2593-2595.

3. Fiebig EW, et al. Dynamics of HIV viremia and antibody seroconversion in plasma donors: implications for diagnosis and staging of primary HIV infection. AIDS 2003; 17(13):1871-1879.

4. Rosenberg NE, et al. How can we better identify early HIV infections? Curr Opin HIV AIDS 2015; 10(1): 61-68.

5. Sabino EC, et al. Estimated risk of transfusion-transmitted HIV infection in Sao Paulo, Brazil. Transfusion 1999; 39(10):1152-1153.

6. Mullis K, et al. Specific enzymatic amplification of DNA in vitro: the polymerase chain reaction. 1986. Biotechnology 1992; 24:17-27.

7. Hourfar MK, Jork C, Schottstedt V, Weber-Schehl M, Brixner V, Busch MP, et al. Experience of German Red Cross blood donor services with nucleic acid testing: Results of screening more than 30 million blood donations for human immunodeficiency virus-1, hepatitis C virus, and hepatitis B virus. Transfusion 2008; 48:1558-1566.

8. Bruhn R, Lelie N, Custer B, Busch M, Kleinman S. and International NAT Study Group. Prevalence of human immunodeficiency virus RNA and antibody in first-time, lapsed, and repeat blood donations across five international regions and relative efficacy of alternative screening scenarios. Transfusion 2013; 53:2399-2412.

9. Vermeulen M, Coleman C, Mitchel J, Reddy R, van Drimmelen H, Ficket T, Busch M, Lelie N. Comparison of human immunodeficiency virus assay in window phase and elite controller samples: viral load distribution and implications for transmission risk. Transfusion 2013; 53:2384-2398.

10. Vermeulen M, Coleman C, Mitchel J, Reddy R, van Drimmelen H, Ficket T, et al. Sensitivity of individual-donation and minipool nucleic acid amplification test options in detecting window period and occult hepatitis B virus infections. Transfusion 2013; 53:2459-2466.

11. Ministério da Saúde. Portaria nº 262/2002, de 05/02/2002; Brasil.

12. Ministério da Saúde. Portaria nº 79/2003 de 31/1/2003; Brasil.

13. Ministério da Saúde. Portaria nº 193 de 17/03/2014; Brasil.

14. Ministério da Saude. Portaria nº 2.712 de 12/11/2013; Brasil.

15. Ministério da Saúde RDC nº 113 de 11/06/2014; Brasil.

16. http://bvsms.saude.gov.br/bvs/publicacoes/laboratorio_biologia_molecular.

17. Kit NAT HIV/HCV/HBV, 2015 – BioManguinhos/FIOCRUZ; Rio de Janeiro.

18. Andrea P, Kupek E, Genovez G, Martins JT, Barban GB. NAT yield for human immunodeficiency and hepatitis C viruses in Brazilian blood donors: preliminary results. Transfusion Medicine; 2015. DOI: 10.1111/tme.12180

19. Glynn SA, Kleinman SH, Schreiber GB, Busch MP, Wright DJ, Smith JW, Nass CC, Williams AE. Trends in incidence and prevalence of major transfusion-transmissible viral infections in US blood donors, 1991 to 1996. Retrovirus Epidemiology Donor Study (REDS). JAMA 2000; 12(284):229-235.

20. Barreto CC, Sabino EC, Gonçalez TT, Laycock ME, Pappalardo BL, Salles NA, Wright DJ, Chamone DF, Busch MP. Prevalence, incidence, and residual risk of human immunodeficiency virus among community and replacement first-time blood donors in São Paulo, Brazil. Transfusion 2005; 45:1709-1714.

21. Fang CT, Field SP, Busch MP, Heyns Adu P. Human immunodeficiency virus-1 and hepatitis C virus RNA among South African blood donors: estimation of residual transfusion risk and yield of nucleic acid testing. Vox Sang. 2003; 85(1):9-19.

22. Chiavetta JA, Escobar M, Newman A, He Y, Driezen P, Deeks S, Hone DE, O'Brien SF, Sher G. Incidence and estimated rates of residual risk for HIV, hepatitis C, hepatitis B and human T-cell lymphotropic viruses in blood donors in Canada, 1990-2000. CMAJ 2003; 169(8):767-773.

23. Gonzalez M, Règine V, Piccinini V, Vulcano F, Giampaolo A, Hassan HJ. Residual risk of transfusion-transmitted human immunodeficiency virus, hepatitis C virus, and hepatitis B virus infections in Italy. Transfusion 2005; 45:1670-1675.

24. Seed CR, Kiely P, Keller AJ. Residual risk of transfusion transmitted human immunodeficiency virus, hepatitis B virus, hepatitis C virus and human T lymphotrophic virus. Intern Med J 2005; 35:592-598.

25. Niederhauser C, Schneider P, Fopp M, Ruefer A, Lévy G. Incidence of viral markers and evaluation of the estimated risk in the Swiss blood donor population from 1996 to 2003. Euro Surveill 2005; 10:14-16.

26. Pillonel J, Laperche S; Etablissement Français du sang. Trends in risk of transfusion-transmitted viral infections (HIV, HCV, HBV) in France between 1992 and 2003 and impact of nucleic acid testing (NAT). Euro Surveill 2005; 10:5-8.

27. Offergeld R, Faensen D, Ritter S, Hamouda O. Human immunodeficiency virus, hepatitis C and hepatitis B infections among blood donors in Germany 2000-2002: risk of virus transmission and the impact of nucleic acid amplification testing. Euro Surveill 2005; 10:8-11.

28. Stramer SL, Glynn SA, Kleinman SH, Strong DM, Caglioti S, Wright DJ, Dodd RY, Busch MP; Detection of HIV-1 and HCV infections among antibody-negative blood donors by nucleic acid-amplification testing. N Engl J Med 2004; 19(351):760-768.

29. Zou S, Dorsey KA, Notari EP, Foster GA, Krysztof DE, Musavi F, et al. Prevalence, incidence, and residual risk of human immunodeficiency virus and hepatitis C virus infections among United States blood donors since the introduction of nucleic acid testing. Transfusion 2010; 50:1495-1504.

30. Chandrashekar S. Half a decade of mini-pool nucleic acid testing: Cost-effective way for improving blood safety in India. Asian Journal of Transfusion Science 2014, 8:35-38

31. Stramer SL, Zou S, Notari EP, Foster GA, Krysztof DE, Musavi F, et al. Blood donation screening for hepatitis B virus markers in the era of nucleic acid testing: Are all tests of value? Transfusion 2012; 52:440-446.

32. Stramer SL, Notari EP, Krysztof DE, Dodd RY. Hepatitis B virus testing by minipool nucleic acid testing: Does it improve blood safety? Transfusion 2013; 53: 2449-2458.

33. Shang G, Yan Y, Yang B, Shao C, Wang F, Li Q, Seed C R. Two HBV DNA+/HBsAg- blood donors identified by HBV NAT in Shenzhen, China. Transfusion and Apheresis Science 2009; 41:3-7.

34. Dong J, Wu Y, Zhu H, Li G, Lv M, Wu D, et al. A pilot study on screening blood donors with individual-donation nucleic acid testing in China. Blood Transfus 2013; 23:1-8.

11

PROCESSAMENTO, ARMAZENAMENTO E DISTRIBUIÇÃO DO SANGUE COLETADO

Júnia Guimarães Mourão Cioffi
Mário Soares de Azevedo Neves
Flávia Naves Givisiez

INTRODUÇÃO

O processamento do sangue inicia-se ao término da etapa de coleta do sangue do doador, quando a bolsa é submetida a procedimentos específicos que originarão hemocomponentes para fins transfusionais. Enquanto as bolsas de hemocomponentes são produzidas e armazenadas adequadamente, aguardando liberação, os exames de triagem laboratorial são realizados. Após a quarentena necessária para realização dos exames sorológicos, moleculares e imuno-hematológicos os hemocomponentes serão liberados para uso (Figura 11.1).

Hemocomponentes são constituintes terapêuticos do sangue, preparados por meios físicos convencionais, disponíveis em serviços de hemoterapia (centrifugação, separação, filtração, congelamento, descongelamento). Hemoderivados, por sua vez, são produtos oriundos do sangue total ou do plasma, obtidos por meio de processamento físico-químico ou biotecnológico, em fracionamento industrial ou centro de pesquisa.

Apesar de o sangue total ainda ser utilizado em algumas situações específicas, um dos pilares da terapia transfusional moderna é utilizar o componente específico para a indicação clínica do paciente.

Como as condições ideais de armazenamento e o tempo de validade variam entre os diferentes componentes, considerações de estocagem também justificam o preparo de hemocomponentes. Quando o sangue total é mantido refrigerado, apenas as hemácias estão em condições adequadas de estocagem, com consequente perda da eficácia terapêutica da maior parte dos outros constituintes (plaquetas, fatores de coagulação).

Além disso, o uso de componentes sanguíneos incorpora vantagens logísticas, éticas e econômicas.[1,2]

Atualmente, para se oferecer terapia transfusional de qualidade, é imprescindível conhecer os princípios do preparo de componentes. Neste capítulo serão discutidas as etapas necessárias para a eficácia do processamento, armazenamento e distribuição do sangue.

COLETA

Apesar de ser etapa anterior ao processamento, a coleta do sangue doado poderá interferir nos resultados obtidos durante o processo de produção de hemocomponentes, considerando o material

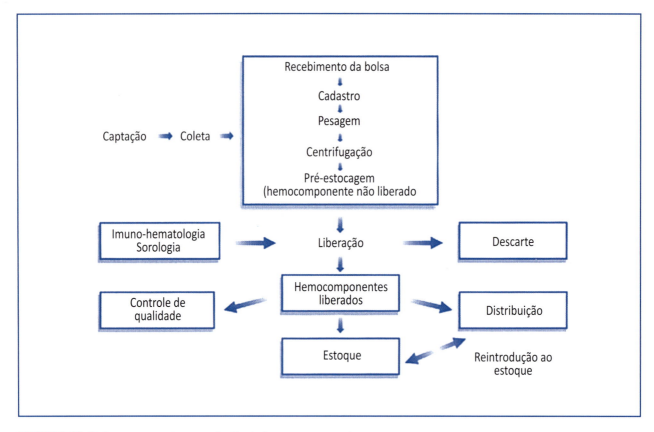

FIGURA 11.1 Processamento e produção de hemocomponentes.

das bolsas de coleta e os procedimentos realizados nessa fase.

A coleta do sangue do doador pode ser feita em bolsas tradicionais, obtendo sangue total, ou pode ser realizada em equipamentos separadores de células, nos quais se obtém um ou mais hemocomponentes específicos.

O local da venopunção deve ser preparado cuidadosamente por procedimento de antissepsia validado e padronizado.

Na coleta de sangue total, a venopunção do doador deve seguir normas técnicas, sendo permitida apenas uma única punção por bolsa utilizada. Durante todo o procedimento de coleta é necessária a movimentação delicada da bolsa para homogeneização do sangue com a solução conservante/anticoagulante para evitar formação de coágulos. O tempo prolongado de duração da coleta pode ativar a coagulação, consumindo plaquetas e fatores. Por isso, o tempo de coleta de sangue total não deve ultrapassar 15 minutos, devendo-se estabelecer o tempo máximo de 12 minutos para bolsas destinadas ao preparo de concentrados de plaquetas.[1,3-5] O tempo usual de coleta de sangue total varia de 4 a 10 minutos.

Quando a coleta é realizada por equipamentos separadores de células (coleta por aférese), os produtos adquiridos, após circulação extracorpórea e centrifugação, são hemocomponentes específicos, a saber, concentrado de hemácias, concentrados de plaquetas, concentrados de leucócitos, plasma e células precursoras hematopoéticas (células-tronco). A característica desse método de coleta é a obtenção da maior concentração de um único ou vários hemocomponentes do mesmo doador, sem afetar a volemia. A coleta de plaquetas pelo método de aférese é muito utilizada devido à vantagem de ser produto de um mesmo doador, propiciando a diminuição da aloimunização plaquetária nos receptores. É importante a identificação do número de plaquetas existente no final da coleta. Esse valor é dependente da contagem prévia de plaquetas, do tempo de processamento e do volume de sangue processado. Atualmente a coleta múltipla de outros componentes, como concentrado de hemácias, tem se tornado uma estratégia de alguns serviços para ampliar o estoque de hemocomponentes. Os componentes produzidos por essa modalidade de coleta são, na maioria dos procedimentos, desleucocitados pela presença de filtros leucorredutores nos kits ou dispositivos específicos.

As bolsas nas quais o sangue é coletado devem ser de material termoplástico, como o policloreto de vinila (PVC), acetato de etilvinila, polietileno, polipropileno e fluoropolímeros, materiais que possuem características necessárias para melhor separação e armazenamento dos hemocomponentes. Elas devem ser translúcidas, para permitir uma melhor visualização do volume no seu interior e facilitar também a identificação das linhas de separação. Devem também ser flexíveis para que possam ser colocadas de forma adequada nas centrífugas e permeáveis aos gases (o fluxo de O_2 para dentro da bolsa permite a sobrevida das plaquetas, e a saída de CO_2 mantém o pH dentro de valores aceitáveis). Devem apresentar resistência a baixas temperaturas, o que impede a sua quebra quando armazenadas sob temperaturas de -25 a -30 °C. Apesar de, atualmente, o material utilizado ser reconhecido como o mais indicado, existem relatos da toxicidade do plastificante, o dietil-hexil ftalato (DEHP), que pode ser encontrado em lípides plasmáticos e na membrana das hemácias do sangue armazenado. Bolsas utilizadas para o armazenamento de concentrados de plaquetas podem ter composição plástica específica que permita a conservação por período de até 5 dias.[1,6,7] Com o objetivo de minimizar contaminação bacteriana dos componentes sanguíneos, recomenda-se que as bolsas plásticas tenham dispositivos integrados no sistema da bolsa que desviem o primeiro fluxo de sangue da doação. Este sangue desviado poderá ser utilizado para coleta de amostras para liberação do sangue doado.

A conservação tem como objetivo manter a viabilidade e funcionalidade dos componentes do sangue. As hemácias sofrem várias alterações bioquímicas em decorrência do armazenamento. Ocorre o aumento da produção de ácido láctico e redução do pH, da produção de ATP, e do 2,3 difosfoglicerato (2,3-DPG) das hemácias. Com a diminuição do ATP, a bomba de Na+/K+ tem a sua atividade reduzida, gerando aumento do K+ no meio extracelular. Os baixos níveis de 2,3-DPG interferem na curva de dissociação de oxigênio. Há incremento na afinidade da hemoglobina pelo oxigênio, com redução da capacidade de liberação do mesmo para os tecidos. Considera-se uma boa conservação de concentrado de hemácias quando 75% das células transfundidas estiverem viáveis após um período de 24 h da transfusão.

A viabilidade das plaquetas está relacionada com sua capacidade de manter-se em circulação, após a transfusão, sem ser destruída ou removida precocemente. Durante sua estocagem, as plaquetas podem sofrer alterações metabólicas que ocasionam a acidificação do pH. A permeabilidade da bolsa plástica ao CO_2 e ao O_2 é, portanto, necessária para a sobrevida das plaquetas. A capacidade desse elemento do sangue em aderir a superfícies diferentes do endotélio resulta numa redução de sua viabilidade pela adesão à parede da bolsa e formação de agregados.

A viabilidade dos fatores de coagulação está relacionada com a sua atividade coagulante. O anticoagulante é fator indispensável para sua conservação, havendo também influência da temperatura de armazenamento do sangue. Os fatores lábeis da coagulação, V e VIII apresentam redução importante em sua atividade coagulante após 72 h da coleta, se conservados à temperatura ambiente e entre 1 a 6 °C.

Considerando as alterações metabólicas que os componentes do sangue podem sofrer durante o seu processamento e armazenamento, a solução de anticoagulante e conservante utilizada nas bolsas tem como função impedir a coagulação do sangue coletado, bem como permitir a viabilidade dos hemocomponentes. Em bolsas de coleta de sangue total, para coleta de 450 ± 45 mL, o volume de solução anticoagulante e conservante é de 63 mL. Volumes de coleta entre 300 e 404 mL podem ter seus concentrados de hemácias conservados como unidades de baixo volume, não sendo indicada a produção dos demais hemocomponentes. Se for necessária a realização de coletas com volume de sangue abaixo de 300 mL, a solução anticoagulante deve ser reduzida proporcionalmente ao volume a ser coletado.

As soluções anticoagulantes e conservantes existentes no mercado estão descritas na Tabela 11.1.

As soluções ACD, CPD e CP2D permitem o armazenamento do sangue por um período de 21 dias. Devido à acidez do pH dessas soluções, o ní-

TABELA 11.1
COMPOSIÇÃO DAS SOLUÇÕES ANTICOAGULANTES/PRESERVANTES

CONTEÚDO	ACD	CPD	CPDA-1	CP2D
Citrato trissódico (g)	22,0	26,35	26,35	26,35
Ácido cítrico (g)	8,0	2,95	2,95	3,27
Dextrose (g)	24,5	25,55	31,90	51,10
Fosfato monobásico de sódio (g)	–	2,22	2,22	2,22
Adenina (g)	–	–	0,27	–
Água (mL)	1.000	1.000	1.000	1.000
pH	5,0	5,0 a 6,0	5,0 a 6,0	5,3 a 5,9

Adaptada de Modern Blood Banking and Transfusion Practices, 2005; e AABB Technical Manual, 18 ed. Cap 6, 2014.

vel de 2,3-DPG é muito baixo no final de 15 dias de armazenamento. A adição de adenina e o acréscimo de 24% de dextrose no CPDA1 aumenta a produção de ATP pela glicólise, com consequente aumento dos níveis do 2,3-DPG, permitindo um tempo maior de armazenamento (35 dias).

Existem, ainda, bolsas para coleta em que a bolsa principal contém anticoagulante padrão, e uma bolsa-satélite contém solução aditiva (aproximadamente 100 mL), que será utilizada como preservante na estocagem das hemácias. Na solução aditiva, glicose e adenina são necessários para manutenção da viabilidade pós-transfusional das hemácias, o fosfato pode ser utilizado para melhorar a glicólise e outras substâncias podem ser utilizadas para prevenir hemólise *in vitro* (p. ex., citrato, manitol). Além disso, cloreto de sódio ou fosfato dissódico pode ser usado para garantir força osmótica adequada. O sistema mais comumente utilizado no Brasil, para coletas de sangue total, é composto pela bolsa principal que contém CPD e uma bolsa-satélite que contém solução aditiva composta por salina, adenina, glicose e manitol (SAG-M). Em coletas de concentrados de hemácias por aférese, outras combinações estão disponíveis no mercado, como, por exemplo, anticoagulante CP2D e solução aditiva AS-3, a qual não contém manitol. A solução aditiva permite a manutenção da viabilidade das hemácias, mesmo com remoção de até 90% do plasma. O acréscimo desta solução no concentrado de hemácias propicia valores de hematócrito de 50 a 70%, permitin-

do bom fluxo de infusão endovenosa e aumenta o período de armazenamento para 42 dias por apresentar níveis de ATP e 2,3-DPG mais altos que as soluções conservantes habituais.[1,6,7] Entretanto, no caso do SAG-M, por apresentar pH mais baixo do que 7,0 e pela diurese osmótica causada pelo manitol, seu uso não é recomendado em transfusões intra-uterinas, no período neonatal e em pacientes em estados críticos, com função renal alterada.

As hemácias coletadas por aférese sofrem menos efeitos adversos do anticoagulante pela sua infusão lenta durante todo o procedimento de coleta. Não há, entretanto, diferença da funcionalidade destas hemácias em relação àquelas derivadas do sangue total, após a infusão em pacientes.[8]

ÁREA DE PROCESSAMENTO

A definição arquitetônica da área destinada ao setor de preparo de hemocomponentes deve ter como objetivo o conforto para o funcionário associado a normas sanitárias e de segurança para o trabalho.

O ambiente deve ser amplo, claro, de preferência no primeiro pavimento pelo peso dos equipamentos. Deve haver climatização, sendo ideal a manutenção da temperatura ambiente de 22 ± 2 °C. Esta temperatura reduz o esforço de trabalho das centrífugas refrigeradas, freezers e refrigeradores na dissipação de calor. O piso deve ser de material antiderrapante e lavável.

As bancadas devem ser de material resistente e de fácil limpeza, com bordas arredondadas e altura adequada para a ergonomia dos funcionários.

Os computadores devem estar instalados em áreas predeterminadas, sendo essencial a criação de uma área específica para liberação dos hemocomponentes.

Deve ser considerada, no projeto arquitetônico, a existência de pontos específicos, conectados a disjuntores internos e externos, que interrompam a alimentação elétrica das centrífugas em caso de acidentes, reduzindo o risco para os funcionários.

Para minimizar a perda de hemocomponentes produzidos, caso haja interrupção da energia elétrica, esta área de processamento e também a de armazenamento devem estar ligadas ao sistema alternativo de geração de energia.

EQUIPAMENTOS

Todo serviço que processa bolsas de sangue deve ter como referência a relação entre o aumento do número de hemocomponentes produzidos, o custo de produção, a logística e a eficiência do processo, de modo a garantir a qualidade dos produtos.

A normalização e controle dos processos que se encontram relacionados com a preparação do hemocomponente, e que influenciam direta ou indiretamente na qualidade final dos produtos, devem passar pela redução de tarefas manuais no maior número possível de etapas. Deve-se ter cuidado para minimizar o desperdício de produtos, resultante de problemas técnicos inerentes ao processo.

A utilização de equipamentos automatizados de fácil manuseio, com disponibilidade de vários protocolos integrados, permite a obtenção dos diferentes tipos de componentes, com rastreabilidade de todas as etapas do processo.

A seguir serão descritos os principais equipamentos existentes em um serviço de processamento do sangue.

Centrífugas refrigeradas

As centrífugas refrigeradas devem estar localizadas em ambiente climatizado. É ideal que possuam sistema de memória dos programas de centrifugação e permitam a conexão ao sistema de informação do ciclo do sangue. Ao realizar o preenchimento das caçapas para centrifugação, é importante o perfeito equilíbrio entre caçapas opostas para não haver trepidação e desbalanceamento comprometendo o produto a ser separado.

A calibração dos parâmetros temperatura, velocidade de rotação e tempo deve ser feita periodicamente. O controle de qualidade dos hemocomponentes produzidos é um dos parâmetros que podem ser utilizados para avaliação do desempenho de cada centrífuga existente no serviço.

Extratores automatizados

Após a centrifugação do sangue os componentes precisam ser separados em bolsas distintas. Para esta separação, são utilizados extratores (ou prensas) que permitem a expressão de cada camada para uma das bolsas-satélite. Existem extratores manuais e automatizados. Estes últimos dispõem de sensores ópticos que detectam a interface celular, interrompendo o fluxo de componente para a outra bolsa e selando o tubo de conexão. Como a parada da extração é definida automaticamente, estes equipamentos determinam melhor padronização e reprodutibilidade do que os extratores manuais. Também auxiliam na execução de diversas rotinas porque podem dispor de dispositivos acoplados como balanças, seladoras e instrumentos para quebra de lacre. Geralmente, permitem registro de diversos dados da etapa de extração e interfaceamento com o sistema de informação do ciclo do sangue, garantindo rastreabilidade do processo da produção. A programação de diversos parâmetros (tempo, velocidade e profundidade dos movimentos em cada prensa; tonalidade da interface celular que determinará a interrupção da extração) devem ser validados para sua utilização no preparo de hemocomponentes.

Equipamentos utilizados para o processamento automático

São equipamentos que conjugam em uma mesma máquina as funcionalidades de centrifuga, extrator e seladora, permitindo automatizar diversas etapas em sequência, como centrifugação, extração, preparo do *pool* de plaquetas, desleucocitação e selagem.

Até hoje foram comercializados quatro modelos distintos de processadores automáticos, porém ainda não estão disponíveis no mercado brasileiro.

Estes processadores automáticos permitem o processamento de sangue total ou preparo de *pool* de concentrados de plaquetas em apenas um equipamento, reduzindo as excessivas atividades manuais e permitindo melhor padronização dos procedimentos. Porém, a tecnologia para completa automação do preparo de hemocomponentes, a partir de coletas de sangue total, ainda está em desenvolvimento e, provavelmente, ocorrerão muitas mudanças neste campo nos próximos anos.[9]

Refrigeradores (2 a 6 ºC)

Os refrigeradores utilizados no armazenamento de concentrados de hemácias devem manter a temperatura de funcionamento estável, variando de 2 a 6 ºC. A existência de registros gráficos contínuos de monitorização da temperatura é recomendada. O sensor de temperatura, localizado na parte superior do refrigerador, deverá permanecer imerso em recipiente contendo ± 200 mL de líquido que mimetize as características de transferência de calor aplicada no concentrado de hemácias pelo refrigerador (glicerol a 10%). Em caso da utilização de termômetros manuais, medições de temperatura devem ser realizadas e registradas a cada 4 horas. É desejável um monitoramento contínuo e sistemas de alarme que permitam ações imediatas em caso de não conformidades que coloquem em risco a conservação dos hemocomponentes. Todos os sistemas de segurança (alarme, termômetros etc.) devem ser supervisionados e testados periodicamente.

O equipamento ideal deve possuir as seguintes características:

- Porta de vidro, que permita a visualização do estoque;
- Prateleiras vazadas para circulação do ar frio;
- Prateleiras circulares ou em sistema de gavetas;
- Material resistente que permita a limpeza com detergente;
- Sistema de ventilação, para a circulação do ar frio (4 ºC) em todo o ambiente interno de forma homogênea;

- Registrador gráfico de temperatura (recomendável);
- Alarme sonoro e visual, para temperaturas máxima e mínima;
- Permitir a conexão à fonte alternativa de energia, em caso de falta de energia elétrica.

Freezers (-18 a -30 ºC), (-60 a -80 ºC) e (-140 a -150 ºC)

Os freezers são utilizados para congelamento rápido de hemocomponentes e armazenamento dos produtos que devem ser conservados a baixas temperaturas.

Apesar de a legislação brasileira permitir a utilização de freezers com temperaturas até -18 ºC para armazenamento de produtos plasmáticos com fins transfusionais, as recomendações técnicas para melhor conservação destes produtos são equipamentos específicos para conservação de hemocomponentes com temperaturas abaixo de -25 ºC.

Nos equipamentos utilizados para armazenamento de hemocomponentes congelados, a temperatura interna deve ser registrada a cada 4 horas por meio de termômetros ou registradores contínuos, além de ser obrigatório sistema de alarme sonoro e visual que deve ser testado regularmente.

Para o congelamento rápido de componentes plasmáticos pode-se utilizar equipamentos específicos denominados *blast freezers* ou freezers a -80 ºC. Se for necessária a imersão dos hemocomponentes em meio líquido, as bolsas devem ser protegidas por invólucro plástico. Pelas normas brasileiras, o plasma fresco congelado e o plasma fresco congelado de 24 horas devem estar completamente congelados em até 120 minutos a partir do início do congelamento. Este procedimento deve ser validado e revisto periodicamente. A validação do congelamento pode ser realizada a partir do monitoramento de rotina de congelamento de plasma por sensores térmicos, idealmente localizados no interior de bolsas de plasma. Deve-se comprovar que, no processo de rotina para congelamento de plasma, são atingidas temperaturas iguais ou inferiores a -30 ºC no centro (*core*) da bolsa, no tempo máximo de 120 minutos.

Os freezers com temperaturas de -80 a -60 ºC e os de ultrabaixa temperatura variando de -196 a

-140 ºC (fonte de nitrogênio líquido) podem ser utilizados para criopreservação de concentrados de hemácias após adição de substância crioprotetora (glicerol).

Agitadores de plaquetas (20 a 24 ºC)

Os concentrados de plaquetas devem ser armazenados a temperaturas de 20 a 24 ºC, em câmaras climatizadas ou em salas onde a temperatura é controlada por meio de registro contínuo ou manual a cada 4 horas. Alarmes sonoro e visual são obrigatórios, sendo o monitoramento à distância recomendado.

A movimentação constante das plaquetas é obrigatória durante o armazenamento, para garantir sua oxigenação. A velocidade de agitação deverá ser testada e regulada de acordo com o manual do fabricante. A agitação horizontal *flat-bed* terá movimento de 2,5 cm laterais e, em média, 60 ciclos/minuto; a formação de espuma e a presença de bolhas no interior da bolsa são sinais de velocidade excessiva. A agitação reduz a formação de agregados.

Um bom agitador de plaquetas deve possuir as seguintes características:

- Promover a satisfatória agitação, que permita a boa troca gasosa pela parede da bolsa;
- Permitir que as plaquetas não fiquem empilhadas. Nos agitadores horizontais recomenda-se que as bolsas sejam armazenadas uma ao lado da outra, sendo contraindicado o posicionamento de uma sobre a outra;
- Evitar que a bolsa de plaquetas fique dobrada;
- Manter velocidade constante;
- Ter alarme sonoro e visual, em caso de interrupção da movimentação.

Equipamento de conexão estéril

Este equipamento permite a soldagem e recanalização dos tubos de PVC das bolsas de hemocomponentes em temperaturas superiores a 300 ºC. O sistema opera através de lâmina de cobre ou de radiofrequência, permitindo a transferência dos hemocomponentes para outra bolsa em sistema fechado. O procedimento técnico deve ter como rotina a inspeção do tubo de PVC durante todo o processo, procurando-se identificar falhas na soldagem. Se a conexão estiver íntegra, considera-se sistema fechado e a validade do hemocomponente original é mantida. Se ela for incompleta, ao se tracionar a solda, pode-se identificar entrada de ar no local da recanalização e, neste caso, deve ser considerado sistema aberto.

Irradiador de hemocomponentes

Este equipamento utiliza a irradiação gama, proveniente de fonte césio-137 (Cs-137) ou cobalto-60 (Co-60) com pelo menos 2.500 cGy de atividade. Geralmente, são equipamentos robustos com envoltório blindado que permite a sua localização dentro dos serviços de processamento do sangue com grande segurança. Os profissionais que o manipulam devem passar por treinamentos para o manuseio do equipamento, e devem realizar controle de exposição à radiação. O decaimento da atividade da fonte também deve ser considerado periodicamente, e as devidas correções efetuadas.

MONITORAMENTO DE EQUIPAMENTOS

Assegurar o funcionamento e a performance dos equipamentos envolvidos no preparo e conservação de hemocomponentes é essencial para a obtenção de produtos hemoterápicos dentro de parâmetros de qualidade predeterminados.

A criação de protocolos de checagem diária ou predeterminada permite a identificação precoce de anormalidades que possam interferir no processamento. Equipamentos novos devem ser qualificados antes de serem introduzidos na rotina do setor, e os demais equipamentos devem ser avaliados periodicamente. Fichas individuais fornecerão dados sobre as qualificações térmicas, calibrações, manutenções preventivas e corretivas dos equipamentos.

A comunicação constante entre os funcionários do setor de processamento do sangue e os da engenharia clínica, associada à educação permanente de ambas as equipes, é essencial para a obtenção de bons resultados na produção de hemocomponentes. Por meio da análise dos resultados do controle de qualidade dos hemocomponentes produzidos, as duas equipes podem intervir precocemente quando do aparecimento de não conformidades.

PROCESSAMENTO E PRODUÇÃO DE HEMOCOMPONENTES

Recebimento

Após a coleta, as bolsas de sangue devem ser mantidas em ambiente com temperatura controlada e transportadas para o setor de preparo em condições apropriadas, de acordo com os componentes que serão preparados. A entrada da bolsa no setor de processamento deve ser registrada em formulários manuais ou, preferencialmente, em sistema informatizado e com leitor de código de barras, para evitar erros na identificação. Devem ser conferidos: identificação numérica ou alfanumérica da doação em todas as bolsas do conjunto, tipo de coleta (manual ou automatizada), data e hora da coleta, tempo de duração do procedimento, tipo de bolsa, anticoagulante, volume coletado e aspecto visual do sangue.

Os hemocomponentes que serão produzidos são definidos levando-se em consideração o volume do sangue coletado, o tipo de bolsa utilizada e o tempo de coleta (Tabela 11.2). No caso de preparo de concentrados de plaquetas, o tempo máximo da coleta do sangue total deve ser 12 minutos.

Até o início do processo de preparo de hemocomponentes, a bolsa de sangue total (ST) utilizada para produção de concentrado de hemácias (CH) e plasma deverá ser mantida a temperatura

de 4 ± 2 °C e a 22 ± 2 °C para produção de concentrado de plaquetas (CP). Quando o sangue total for mantido em 4 ± 2 °C, o tempo entre a coleta e a separação do plasma deve ser, preferencialmente, em até 6 horas, não podendo ultrapassar 18 horas.

Para produção de CP, a separação dos hemocomponentes poderá ser realizada em até 24 horas após a coleta.[10] O resfriamento da bolsa de sangue total para esta produção pode ser realizado com placas resfriadoras contendo 1,4-butanodiol, substância que possui ponto de fusão em 20 °C e absorve calor do ambiente, resfriando as bolsas de ST de 30 °C para 22 °C em aproximadamente 2 horas.[5] Como as plaquetas são ativadas e tendem a formar agregados durante o processo de coleta, recomenda-se um tempo de repouso do ST, antes da centrifugação, de no mínimo 2 horas.

Centrifugação e extração

O comportamento dos componentes do ST (hemácias, leucócitos, plaquetas e plasma), durante a sedimentação por centrifugação, será determinado pelo seu tamanho e sua densidade específica. Entre os fatores críticos para a separação estão a temperatura, que deve permanecer em torno de 20 °C em caso de produção de plaquetas, a viscosidade do meio e a flexibilidade das células do sangue, sendo estes últimos termodependentes (Tabela 11.3).

A força de centrifugação, que é proporcional à velocidade de rotação, ao tempo e ao raio do rotor do equipamento, associada a outros parâmetros

TABELA 11.2 HEMOCOMPONENTES PRODUZIDOS/DESPREZADOS DE ACORDO COM VOLUME DO SANGUE TOTAL (ST) COLETADO, EM BOLSAS PLÁSTICAS PARA COLETAS DE 450 ± 45 ML		
PESO LÍQUIDO (G) DO ST	**VOLUME (ML) DO ST**	**HEMOCOMPONENTES PREPARADOS/DESPREZADOS**
< 316 g	< 300 mL	Desprezar ST
316 a 425 g	300 a 404 mL	Preparar CH baixo volume; desprezar plasma e plaquetas
426 a 521 g	405 a 495 mL	Preparar CH, CP, PFC, CRIO, PIC
> 521 g	> 495 mL	Desprezar o ST

Adaptada de Preparação de Hemocomponentes, MS, Telelab, 1998; e AABB Technical Manual, 18 ed. Cap 6, 2014.
CH: concentrado de hemácias; CP: concentrado de plaquetas; PFC: plasma fresco congelado; CRIO: crioprecipitado; PIC: plasma isento de crioprecipitado; ST: sangue total.
Para efeito dos cálculos, foi utilizada a densidade do sangue total igual a 1,053 g/mL; o volume e o peso do anticoagulante e bolsa plástica não foram considerados.

TABELA 11.3
VOLUME E DENSIDADE DE CÉLULAS SANGUÍNEAS E HEMOCOMPONENTES

CÉLULA OU COMPONENTE SANGUÍNEO	DENSIDADE MÉDIA (G/ML)	VOLUME MÉDIO (10^{-15} LITRO)
Plaquetas	1.058	9
Monócitos	1.062	470
Linfócitos	1.070	230
Neutrófilos	1.082	450
Hemácias	1.100	87
Plasma	1.026	–
Concentrados de hemácias <u>com</u> solução aditiva	1,06	–
Concentrados de hemácias <u>sem</u> solução aditiva	1,08	–
Concentrados de plaquetas	1,03	–
Sangue total	1,053	–

Adaptada de AABB Technical Manual, 18 ed, 2014; e Council of Europe – Guide to the Preparation use and Quality assurance of Blood Components, 16 ed, 2011.

como aceleração e freio, determina quais hemocomponentes serão produzidos.

No início do processo de centrifugação, as células, o plasma e o anticoagulante estão homogeneizados. As primeiras células que sedimentam são as hemácias e os leucócitos, que possuem volumes superiores às plaquetas. Se o objetivo for o preparo de hemocomponentes pela metodologia do plasma rico em plaquetas (PRP), a centrifugação do ST deve ser leve, mantendo as plaquetas suspensas na camada superior de plasma.

Caso a centrifugação seja continuada, ocorrerá sedimentação das plaquetas na porção superior da camada de hemácias, com a maior parte dos leucócitos imediatamente abaixo das plaquetas formando a camada leucoplaquetária (ou *buffy-coat*) e mantendo o plasma isento de células na camada superior.[1,5,6]

A seguir descreveremos metodologias de preparo de hemocomponentes:

a) *Produção de concentrado de hemácias e plasma:* se não houver indicação de produção de CP, a bolsa de ST deve ser submetida à centrifugação pesada, com sedimentação das células, inclusive das plaquetas, de menor densidade e volume. Esta etapa é fundamental para garantir plasma isento de células, pois a presença destas interfere na recuperação dos fatores de coagulação.

b) *Produção de concentrado de hemácias, concentrado de plaquetas e plasma:* para preparo de CP a partir do ST, são necessárias duas fases de centrifugação, que podem ser obtidas pelas seguintes metodologias disponíveis:

- Plasma rico em plaquetas (PRP): na primeira fase de centrifugação desta metodologia, o ST é submetido a uma centrifugação leve, o que propicia sedimentação das hemácias e mantém a maior parte das plaquetas suspensas no plasma, o qual recebe o nome de plasma rico em plaquetas (PRP). Após a parada da centrifugação, as bolsas devem ser retiradas cuidadosamente do equipamento, para não ocorrer perda da separação das camadas de células. O PRP é transferido, em sistema fechado, para a bolsa-satélite destinada ao armazenamento do CP, utilizando-se extrator manual ou automatizado. A seguir, o PRP é submetido a uma centrifugação pesada para sedimentação das plaquetas. O plasma sobrenadante é extraído para a outra bolsa-satélite, per-

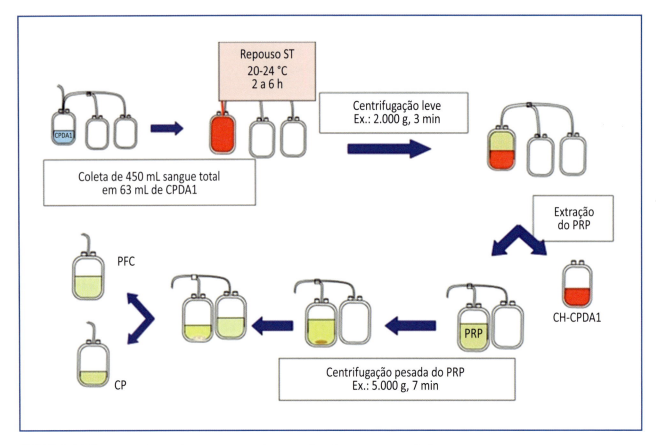

FIGURA 11.2 Metodologia plasma rico em plaquetas (PRP) para preparo de hemocomponentes.

manecendo 50 a 70 mL junto ao CP (Figura 11.2). Antes de ser armazenado no agitador de plaquetas, o CP deve ser mantido em repouso por pelo menos 60 minutos para desfazer parcialmente o agregado plaquetário.

- Camada leucoplaquetária ou *buffy-coat* (BC): na primeira etapa, o ST é submetido a uma centrifugação pesada com sedimentação das hemácias na parte inferior da bolsa, das plaquetas juntamente com os leucócitos na porção intermediária (*buffy-coat*) e o plasma isento de células na camada superior. Se o modelo de bolsa plástica for *top-and-bottom*, a massa eritrocitária é extraída para a bolsa-satélite inferior, onde existe solução aditiva. Enquanto isso, o plasma é separado para uma bolsa-satélite superior. A camada leucoplaquetária permanece na bolsa matriz, acoplada a uma bolsa-satélite superior vazia. Após repouso em temperatura de 20 a 24 ºC, o *buffy-coat* é submetido à centrifugação leve para sedimentação de hemácias e parte dos leucócitos, mantendo as plaquetas suspensas no plasma (Figura 11.3).

Em comparação com o PRP, a metodologia BC permite recuperação de maior volume plasmático, menor concentração de leucócitos e de microagregados no CH contribuindo com redução das reações febris não hemolíticas, porém ocasiona uma maior perda de massa eritrocitária.

Para uma produção adequada de hemocomponentes, os parâmetros (velocidade, tempo, aceleração, desaceleração ou freio) deverão ser ajustados para cada centrífuga e validados para o uso rotineiro nas metodologias escolhidas.

Modernas centrífugas refrigeradas permitem a opção de se trabalhar com a função denominada integral de aceleração (ou força centrífuga acumulada). Essa função é obtida a partir da medida da área sob a curva velocidade/tempo de centrifugação. Ou seja, a partir de parâmetros de centrifugação conhecidos e validados, calcula-se a força g total

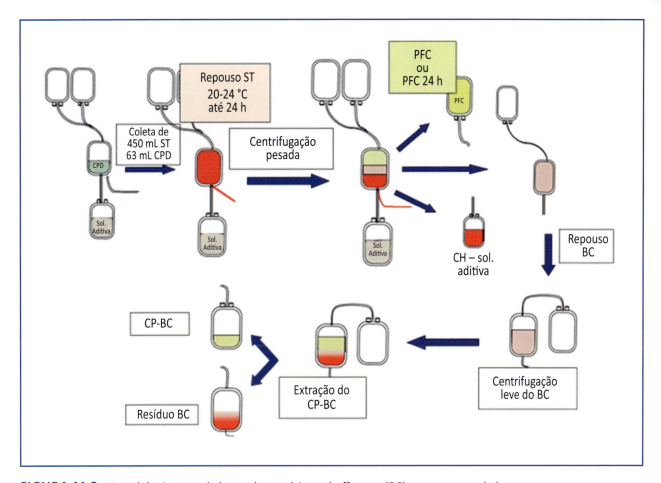

FIGURA 11.3 Metodologia camada leucoplaquetária ou *buffy-coat* (BC) para preparo de hemocomponentes.

do ciclo de centrifugação que é elaborada (Figura 11.4). Ao se programar a centrífuga com a integral, pode-se reproduzir com maior fidedignidade a curva de trabalho em todos os ciclos de centrifugação e em outras centrífugas. Os equipamentos são microprocessados e corrigem possíveis desvios relacionados ao desgaste do uso, aos diferentes pesos das bolsas, às variações na quantidade de bolsas centrifugadas e flutuações de tensão da rede elétrica. Outra característica importante dessas centrífugas é a disponibilidade de modernos softwares que fazem o acompanhamento individualizado de cada bolsa e permitem interfaceamento com sistemas de informação. É possível rastrear detalhes da centrifugação, como os parâmetros (tempo, velocidade de centrifugação), a identificação da caçapa, o operador, data e hora do procedimento, aumentando o controle do processo.

Desleucocitação

A desleucocitação é a retirada de leucócitos existentes nos hemocomponentes celulares, como concentrado de hemácias e de plaquetas. Pode ser realizada por meio de filtração ou técnicas especiais de centrifugação.

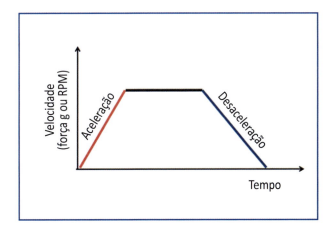

FIGURA 11.4 Curva de centrifugação: velocidade × tempo.

A seguir, estão descritas as modalidades de desleucocitação existentes:

a) Desleucocitação por separador automático de células sanguíneas: neste sistema existente nos equipamentos de aférese, os poros do filtro permitem a passagem das proteínas plasmáticas, mas não das hemácias e leucócitos. A bomba do equipamento aspira o sangue denso do paciente/doador, misturado com anticoagulante, e passa esta mistura por uma membrana seletiva. Duas pressões são exercidas neste fluxo, sendo uma paralela à membrana e a outra pressão perpendicular ao fluxo, promovendo a filtração.[8]

b) Filtração superficial e profunda: este tipo de filtração é a obtida por meio da utilização dos filtros para a remoção de leucócitos dos CH e CP. Esses filtros apresentam variações quanto à eficácia e capacidade de remoção. A baixa flexibilidade dos leucócitos e as suas propriedades individuais de serem ativados promovem a captura dessas células brancas pelo tropismo e adesão dos mesmos às fibras do filtro.

A remoção dos leucócitos pode ser influenciada por vários parâmetros, como a temperatura da bolsa, fluxo de filtração e necessidade de se fazer enchimento prévio do filtro com soluções fisiológicas (*priming*). Características dos hemocomponentes na fase pré-filtração, como o tempo de armazenamento e o número de leucócitos, também podem interferir no resultado do procedimento. Características específicas dos doadores podem levar à falha no processo de desleucocitação, como acontece na presença de hemoglobina S. Recomenda-se que a remoção dos leucócitos seja realizada dentro das primeiras 24 horas após a coleta, para evitar a degranulação e fragmentação dos leucócitos com consequente liberação de citoquinas responsáveis pelas reações febris. Essas citoquinas não são retidas pelas fibras dos filtros.

Para realizar a filtração, pode-se utilizar um sistema de bancada ou um filtro de beira de leito (*bed-side*). O sistema de conexão estéril, quando utilizado em bancada permite o armazenamento do produto dentro do prazo de validade habitual, pela inexistência de abertura do sistema. Caso contrário, o hemocomponente deverá ser utilizado nas próximas 24 horas (se armazenado à temperatura de 4 ± 2 °C) ou nas próximas 4 horas (se armazenado à 22 ± 2 °C)

O procedimento, quando realizado em CH, deverá promover a retirada de 99,9% (log3) dos leucócitos, sendo permitida a presença de leucócitos residuais ($< 5,0 \times 10^6$ por unidade filtrada). No caso dos CP, devido ao menor volume (60 mL), é aceitável uma contagem de leucócitos residuais menor que $0,83 \times 10^6$ por bolsa. A ativação das plaquetas é evitada por meio do tratamento das fibras que compõem o filtro, permitindo-se, assim, apenas a remoção dos leucócitos.[2,3,5,6] A desleucocitação nas bolsas de hemocomponentes obtidos por separadores automáticos de células pode ser feita pelo próprio equipamento, por meio da utilização de dispositivos específicos. Em muitos países da Europa, já se realiza a leucodepleção universal de 100% das doações de sangue total utilizando bolsas de coleta com filtro *in line*.

Lavagem

O procedimento de lavagem de componentes celulares tem o objetivo de remover proteínas plasmáticas que possam ser indesejáveis para o paciente.

O processo de lavagem de uma bolsa de concentrado de hemácias com 1 a 3 litros de solução salina fisiológica estéril deve garantir quantidade final de proteínas totais inferior a 500 mg/unidade.

As hemácias lavadas devem ser transfundidas até 24 horas após sua obtenção, devido à abertura do sistema e remoção do anticoagulante/preservante, sendo feita em processo manual ou equipamentos automáticos. O concentrado de hemácias lavadas pode apresentar redução de, aproximadamente, 20% da massa eritrocitária.

Congelamento do plasma

O congelamento é uma etapa crítica na conservação dos fatores lábeis da coagulação contidos no plasma. A taxa de congelamento deve ser rápida, buscando atingir temperaturas inferiores a -30 °C no interior da bolsa em, idealmente, até 60 minutos, sendo permitido pela legislação brasileira o tempo de 120 min. A utilização de equipamentos de ultra-baixa temperatura permite atingir estes parâmetros, sendo recomendado, entretanto, não sobrecarregar o equipamento e alternar a utilização dos freezers.

As bolsas devem ficar expostas ao ambiente de baixa temperatura, favorecendo o congelamento, na posição horizontal (prateleiras) ou vertical (formas plásticas). Quando forem imersas em líquido congelante (álcool 92%), deverão ser protegidas por uma embalagem plástica, para evitar o contato direto com o líquido.

Crioprecipitação

A obtenção de alguns fatores de coagulação plasmáticos (fator VIII-C, fator de von Willebrand, fator XIII e fibrinogênio) é alcançada pelo princípio de baixa solubilidade dos mesmos à temperatura de 1 a 6 °C.

Para obtenção do crioprecipitado, o plasma fresco deve ser descongelado a 1 a 6 °C e imediatamente centrifugado na mesma temperatura. O precipitado final da centrifugação deve ser ressuspendido em, aproximadamente, 15 mL de plasma

Criopreservação

Consiste na adição de substâncias crioprotetoras (p. ex., glicerol) à hemácia com menos de 7 dias de armazenamento, seguida de seu congelamento a baixas temperaturas. De acordo com a técnica de adição do glicerol, as hemácias podem ser estocadas em freezers elétricos de -80 a -60 °C (alta concentração de glicerol), ou em tanques de vapor de nitrogênio com temperaturas entre -150 a -140 °C (baixa concentração de glicerol). Após o procedimento, o período de armazenamento destas hemácias pode ser de até 10 anos, sendo obrigatório, antes do uso, o descongelamento dessas hemácias e a sua lavagem até a remoção final de todo o glicerol. As hemácias devem, então, ser ressuspendidas em soro fisiológico ou em solução aditiva. O controle do procedimento deve incluir a avaliação do grau de hemólise nas soluções de lavagem, no final do processo de remoção do glicerol.

Irradiação

A irradiação de hemocomponentes pode ser realizada por irradiadores específicos para san-

gue ou através de equipamentos para radioterapia. As fontes de energia utilizadas são radiação gama, provenientes de fonte de cobalto[60] ou césio[137]. A utilização de irradiação gama tem o objetivo de inativar linfócitos T, envolvidos na reação enxerto contra hospedeiro. Esta reação é quase sempre fatal para pacientes com imunodeficiência congênita (fetos, prematuros, neonatos) ou adquirida (pacientes pós-transplante). Preconiza-se irradiar cada hemocomponente com 25 Gy (2.500 cGy). A dose em qualquer ponto deste componente não deve ser inferior a 15 Gy (1.500 cGy) e nem superior a 50 Gy (5.000 cGy).

Deve-se utilizar etiquetas radiossensíveis a cada ciclo de irradiação, as quais irão monitorizar se os hemocomponentes receberam a dose recomendada. O tempo de exposição das bolsas deve ser padronizado e periodicamente reavaliado devido ao decaimento de emissão dos radioisótopos. O funcionamento do equipamento deve ser monitorado a intervalos regulares por meio do mapeamento da dose.

Devido às alterações na bomba de sódio/potássio da membrana da hemácia, recomenda-se utilizar, para a irradiação, CH produzidos até 14 dias após a coleta. A validade das hemácias passa a ser, no máximo, de 28 dias. As plaquetas irradiadas terão o tempo de validade habitual de 5 dias.

Rejuvenescimento de hemácias

Este procedimento tem como objetivo restaurar os metabólitos (2,3-DPG) que são depletados pelo armazenamento do hemocomponente dentro do prazo habitual. As soluções utilizadas para o procedimento devem conter piruvato, inosina, fosfato e adenina, mas não podem ser administradas intravenosamente. Os hemocomponentes devem ser incubados por aproximadamente uma hora com a solução rejuvenescedora a 37 °C e, posteriormente, lavados com solução salina para administração dentro das próximas 24 horas, ou criopreservados para utilização futura. Somente componentes coletados com CPD ou CPDA-1 podem ser submetidos a esse procedimento.

Não é procedimento utilizado de forma usual, tendo indicações restritas para hemocomponentes de grupos sanguíneos muito raros.

Rotulagem dos hemocomponentes

Todas as bolsas coletadas devem possuir etiquetas com número da bolsa e código de barras que permitam a rastreabilidade dos hemocomponentes produzidos. Estas etiquetas, também denominadas rótulos, devem possibilitar a identificação rápida e clara das informações relevantes como o registro e a descrição do hemocomponente. A presença de código de barras possibilita a rastreabilidade de todos os procedimentos necessários para a liberação do produto, desde a coleta, passando pelos testes de triagem laboratorial, processamento e liberação.

A rotulagem deve ser realizada após a inspeção visual e conferência dos resultados dos testes imuno-hematológicos e de triagem para doenças infecciosas. Deve ocorrer em duas etapas, com dois profissionais realizando a conferência em momentos distintos, caso o procedimento seja manual. Esta dupla checagem pode ser substituída por uma forma eletrônica de verificação das informações, devidamente validada.

Os rótulos dos hemocomponentes liberados para transfusão devem conter as seguintes informações:

- Nome e endereço do serviço de hemoterapia;
- Identificação numérica ou alfanumérica que permita a rastreabilidade do doador e da doação;
- Grupo sanguíneo ABO/RhD. Nas bolsas RhD negativas, recomenda-se registrar a pesquisa CDE;
- Data da coleta e data de validade da bolsa;
- Tipo de anticoagulante ou outra solução preservativa (exceto em aférese);
- Tipo e volume de hemocomponente;
- Temperatura adequada de armazenamento;
- Resultado dos testes sorológicos e moleculares realizados;
- Pesquisa de anticorpos irregulares (quando for positiva);
- Fenótipo eritrocitário (recomendável nas bolsas de hemácias fenotipadas);
- Identificação dos procedimentos de modificação como, por exemplo, irradiação ou desleucocitação;
- Hemocomponentes em *pool* devem conter no rótulo informações que permitam a rastreabilidade de todos hemocomponentes utilizados;
- Doação autóloga (quando for o caso).

A codificação do sistema International Society of Blood Transfusion 128 (ISBT 128) tem sido implantada em uma grande maioria de serviços europeus, americanos e brasileiros certificados pela AABB. Esta codificação apresenta como vantagens:

- Rótulos padronizados para hemocomponentes produzidos em diferentes serviços de hemoterapia;
- Melhor rastreabilidade dos hemocomponentes pelo maior número de informações nos códigos de barras;
- Aumento da acurácia do processo de identificação do hemocomponente;
- Existência de um grande número de códigos de produtos, possibilitando especificações detalhadas e padronizadas dos hemocomponentes produzidos pelos serviços;
- Redução do trabalho para recebimento de hemocomponentes de outros serviços, pela numeração individualizada de cada produto, evitando duplicidade de identificação.

Serviços que realizam um número significativo de coletas podem se beneficiar com esta codificação. Entretanto, o custo ainda é um fator que deve ser considerado antes da sua implantação.

CONTROLE DE QUALIDADE DOS HEMOCOMPONENTES

Os testes de controle da qualidade de hemocomponentes são fundamentais para validação e padronização dos procedimentos de preparo, armazenamento e distribuição de hemocomponentes. São ferramentas que devem ser utilizadas para garantia de qualidade do produto hemoterápico que será disponibilizado aos pacientes.

Todo serviço de hemoterapia que produz hemocomponentes deve realizar controle de qualidade rotineiro de todos os tipos de hemocomponentes produzidos. Os resultados devem ser sistematicamente analisados, revisados e as ações corretivas devem ser adotadas para as não conformidades observadas, mantendo-se os registros.

HEMOCOMPONENTES

Concentrado de hemácias

É o componente obtido pela remoção de parte do plasma do ST, após a centrifugação. Deve ter o hematócrito entre 65 e 80% (quando em CPDA1) ou entre 50 e 70% (em solução aditiva), no mínimo, 45 g de hemoglobina e grau de hemólise menor do que 0,8% da massa eritrocitária (no último dia de armazenamento). Contém aproximadamente 2,5 a $3,0 \times 10^9$ leucócitos e variável número de plaquetas, dependendo do método de preparo. Durante o seu armazenamento são formados microagregados de leucócitos e plaquetas. A temperatura de armazenamento dos concentrados de hemácias deve ser de 2 a 6 °C.

Concentrado de hemácias com solução aditiva com remoção da camada leucoplaquetária (*buffy-coat*)

Hemocomponente obtido após a centrifugação do ST, coletado em bolsa primária com anticoagulante CPD e extração de quase todo o plasma, e a camada leucoplaquetária juntamente com 10 a 30 mL de hemácias. O concentrado de hemácias é transferido para uma bolsa-satélite com aproximadamente 100 mL de solução aditiva (p. ex., SAG-Manitol). Deve conter menos de $1,2 \times 10^9$ leucócitos por unidade e concentração variável de plaquetas. Deve ainda ter hematócrito entre 50 e 70%, hemoglobina mínima de 43 g e grau de hemólise menor do que 0,8% da massa eritrocitária (no último dia de armazenamento). Neste tipo de hemocomponente, a formação de microagregados é reduzida durante o armazenamento.

A temperatura de armazenamento é de 2 a 6 °C.

Concentrado de hemácias lavadas

É uma modificação do concentrado de hemácias padrão, decorrente da remoção do plasma por meio de lavagem do hemocomponente com solução fisiológica, que reduz a concentração de proteína a níveis inferiores a 500 mg por unidade. Deve ser utilizado naqueles pacientes que apresentam reações transfusionais graves contra proteínas plasmáticas ou deficiência de IgA. Não substitui o concentrado de hemácias desleucocitadas.

Concentrado de hemácias desleucocitadas

É o hemocomponente resultante da retirada dos leucócitos por meio de filtração. A contagem residual mínima de leucócitos nas bolsas de hemácias é menor que $5,0 \times 10^6$, ou seja, há a retirada de 99,9% dos leucócitos. As suas principais indicações são a prevenção de reação transfusional febril não hemolítica e profilaxia de aloimunização leucocitária, especialmente em pacientes em programa de transfusão crônica. Também podem ser utilizados como alternativa para a redução da transmissão de citomegalovírus (CMV) em substituição a componentes soronegativos para CMV.

Concentrado de hemácias irradiadas

São hemácias submetidas à irradiação de 25 Gy (2.500 cGy) para inativação dos linfócitos T.

Estes hemocomponentes são indicados na redução do risco de doença do enxerto contra hospedeiro associada à transfusão em situações como transfusão intrauterina, recém-nascidos de baixo peso (inferior a 1.200 g) e/ou prematuros (inferior a 28 semanas), portadores de imunodeficiências congênitas graves, pacientes recebendo terapia imunossupressora como pós-transplante de medula óssea, transfusão de componentes HLA compatíveis e se o receptor for parente em primeiro grau do doador.

Em transfusões intrauterinas e exsanguinotransfusão, sua utilização deve ser até 24 horas da irradiação.

Concentrado de hemácias congeladas (criopreservadas)

As hemácias submetidas ao procedimento de criopreservação apresentam indicações bem específicas. Por meio da adição de substância crioprotetora, os serviços podem armazenar, por períodos de até 10 anos a partir da data de coleta, os CH a temperaturas iguais ou inferiores a -65 °C. Após o descongelamento dessas hemácias, é necessário o procedimento de lavagem para a retirada da substância crioprotetora.

Concentrado de hemácias por aférese

Este hemocomponente é obtido através da doação de sangue em equipamentos separadores de células automatizados. Por meio dessa técnica pode-se obter uma ou duas unidades de concentrados de hemácias do mesmo doador na mesma doação. Dependendo do equipamento e da tecnologia empregada, são obtidos hemocomponentes com grande homogeneidade e reprodutibilidade, e com reduzido número de leucócitos residuais.[8] O CH obtido por meio de separadores de células automatizados apresenta as mesmas características do CH desleucocitado obtido de sangue total.

Concentrado de plaquetas

As plaquetas oriundas de sangue total podem ser obtidas do plasma rico em plaquetas e da camada leucoplaquetária (*buffy-coat*). Dependendo do método de preparação das plaquetas obtidas de doação única, pode-se ter concentração entre $5,0$ a $8,5 \times 10^{10}$ plaquetas suspensas em 40 a 70 mL de plasma. O CP deverá ser armazenado em agitadores de plaquetas com movimentos constantes, em ambientes com temperatura de 22 ± 2 °C, para manter suas atividades hemostáticas, com validade de 5 dias após a coleta. Todos os CP produzidos deverão ser avaliados visualmente para identificação da presença de grumos e *swirling* (análise da birrefringência da luz em plaquetas discoides).

A filtração, conforme descrita anteriormente, poderá ser realizada para obtenção de CP desleucocitados.

Para fins transfusionais, os serviços podem optar em produzir *pool* com 4 a 6 bolsas de CP de doadores isogrupo. Também pode ser produzido a partir de 4 a 6 bolsas de *buffy-coat* com posterior centrifugação e separação do *pool* de concentrado de plaquetas. A validade do produto é de 5 dias; caso a preparação seja em sistema aberto, apresenta tempo máximo de utilização de 4 horas.

Plaquetaférese

Hemocomponente equivalente ao número de plaquetas de 6 a 8 doações de sangue total, obtido de um único doador através de equipamentos separadores de células automáticos, com dispositivos específicos. Dependendo do tipo de equipamento e da metodologia aplicada, pode-se obter até 2 a 8×10^{11} plaquetas, com reduzida contaminação de leucócitos e hemácias. A utilização de plaquetaférese expõe o paciente a menor número de doadores e, consequentemente, a menor risco de reações transfusionais.

O armazenamento e validade das plaquetas obtidas por aférese são os mesmos das plaquetas obtidas de sangue total.

Plasma

Produto obtido através da centrifugação do sangue total ou da plasmaférese. Quando congelado em até 8 horas após a coleta e com um tempo de congelamento do conteúdo da bolsa de até 2 horas abaixo de -30 °C, para preservar os fatores termo lábeis da coagulação, é denominado plasma fresco congelado (PFC). Deve ter concentração de fator VIII C maior ou igual a 70 UI/100 mL, e não conter anticorpos irregulares.

O plasma separado de uma unidade de ST e congelado entre 8 e 24 horas da coleta é denominado plasma fresco congelado de 24 horas (PFC24). O PFC e o PFC24 podem ser utilizados para fins transfusionais, principalmente para deficiências múltiplas de fatores de coagulação adquiridas.

O armazenamento do PFC e do PFC24 é realizado em freezers e câmaras frias sob temperaturas iguais ou inferiores a -30 °C, por período de até 24 meses a partir da data de doação. Quando armazenado sob temperaturas entre -18 e -30 °C, sua validade é de 12 meses.

O plasma resultante da retirada do crioprecipitado é denominado plasma isento de crio (PIC). Deve ser armazenado sob temperaturas de -18 °C, ou inferiores, por até 12 meses a partir da data de coleta. Sua única indicação clínica é o tratamento da púrpura trombocitopênica trombótica.

Crioprecipitado

Hemocomponente obtido através do plasma fresco congelado e que contém os fatores VIII e XIII, fator de von Willebrand e fibrinogênio. Está indicado nos distúrbios de sangramento por deficiência adquirida destes fatores. Deve ser armazenado a -30 °C, com validade de 24 meses, podendo ser armazenado em temperaturas até -20 °C, com validade de 12 meses.

DISTRIBUIÇÃO

A área física destinada à distribuição de hemocomponentes deve ser de fácil acesso, permitindo fluxo seguro e organizado das caixas de transporte e dos transportadores.

O serviço de hemoterapia que distribui hemocomponentes para outros serviços deve estabelecer, em contrato ou documento similar, os requisitos necessários para o fornecimento, incluindo o compartilhamento de responsabilidades relacionadas aos procedimentos de transporte, armazenamento, uso de hemocomponentes e descarte dos resíduos.

Transporte

Ao fazer a distribuição, os serviços produtores de hemocomponentes devem assegurar que a temperatura de transporte seja mantida dentro dos limites exigidos durante todo o trajeto. Se não houver uso imediato da bolsa, ela deve ser transferida imediatamente para o equipamento de armazenamento adequado, na temperatura recomendada, assim que chegar ao destino final.

Duas premissas principais devem ser levadas em consideração ao se definir as formas de acondicionamento das bolsas de sangue para transporte: *conservação das propriedades biológicas* do material a ser transportado e *gerenciamento do risco biológico*.

Assim, antes da escolha da embalagem e demais materiais a serem utilizados no transporte do material biológico, é necessário classificá-lo quanto aos perigos envolvidos com a sua manipulação em caso de acidentes, bem como validar os procedimentos de acondicionamento para garantir sua conservação durante todo o trajeto. A legislação brasileira define as categorias e riscos dos materiais biológicos que podem ser transportados.[11,12]

Embalagens e classificação do risco

Segundo as normas da legislação brasileira, o material biológico humano deve ser transportado em embalagens triplas (embalagens interna, intermediária e externa).

A *embalagem primária* (*ou interna*) é aquela que está em contato direto com o material biológico a ser transportado, podendo ser bolsas de sangue, recipiente ou tubo de amostras. Destina-se a envasar, manter, cobrir ou empacotar o material.

A *embalagem externa* destinada ao transporte de sangue e hemocomponentes deve ser de uso exclusivo para esta finalidade, resistente, impermeável, higienizável e de paredes rígidas. Na legislação brasileira é vedada a utilização de embalagens externas constituídas de poliestireno expandido (isopor).

Para o transporte de bolsas de sangue total e hemocomponentes para fins transfusionais não é necessária a utilização de *embalagens intermediárias*, exceto para o transporte por via aérea, conforme definido em normas específicas da Agência Nacional de Aviação Civil. A embalagem intermediária (ou secundária) deverá ser impermeável e à prova de vazamento, podendo-se utilizar, por exemplo, sacos plásticos.

As caixas de transporte de bolsas de sangue total e hemocomponentes *não* devem ser identificadas com os dizeres ou símbolo de "risco biológico".

A embalagem externa de transporte de unidades de sangue total e hemocomponentes liberados para procedimentos de transfusão deve ser identificada com a descrição "*produto biológico para transfusão*".

Em transporte de sangue total e hemocomponentes ainda não liberados à transfusão (p. ex., bolsas de sangue total de coleta externa), bem como de amostras de sangue de doadores para triagem laboratorial, a embalagem externa deve ser identificada com a descrição "*espécime humana de risco mínimo*".

Validação e padronização do transporte

Inicialmente deve ser feita a validação do procedimento de acondicionamento para transporte de cada tipo de hemocomponente. Nesta fase é feito o planejamento e escolha dos constituintes do transporte: modelos de caixas térmicas, gelos recicláveis, material isolante e termômetros. Devem ser testadas diversas combinações destes constituintes, monitorando-se temperaturas por períodos de tempo acima do previsto para os transportes regulares de hemocomponentes.[13]

Com base nos ensaios de validação aprovados, os procedimentos para acondicionamento das bolsas em caixas de transporte devem ser padronizados, com definição da quantidade e tipo dos materiais que devem ser utilizados para cada hemocomponente.

A temperatura de transporte do sangue e componentes deve ser monitorada durante o trajeto, por mecanismos que possibilitem a verificação se os valores estiveram dentro do limite estabelecido. Isto pode ser feito por meio de termômetros eletrônicos de máxima e mínima ou *data-loggers*. Durante a montagem e a abertura da caixa de transporte, devem ser registradas as temperaturas de momento e a análise visual das bolsas. No local de destino do hemocomponente também devem ser registradas as temperaturas máxima e mínima que ocorreram durante o transporte. Este monitoramento deve assegurar que, em todos os transportes, foram mantidas as temperaturas requeridas para o sangue ou hemocomponente.

No caso de bolsas de concentrados de hemácias, a temperatura deve se manter de 1 a 10 °C durante um tempo máximo de transporte de 24 horas.

Durante o transporte de concentrados de plaquetas e de concentrados de granulócitos, as temperaturas devem ser mantidas na faixa de 20 a 24 °C.

O transporte de bolsas congeladas deve garantir o menor trauma entre elas, evitando ruptura do plástico. As unidades de plasma fresco congelado e crioprecipitado para fins transfusionais devem ser transportadas de maneira que se mantenham congeladas e sob temperatura igual ou inferior a -18 °C. É aceitável uma variação de temperatura que alcance valor superior a -18 °C por um tempo total de desvio de 72 horas, sendo que, em nenhuma ocasião, a temperatura observada tenha excedido a -5 °C.[11]

REINTEGRAÇÃO AO ESTOQUE

Para manter a mesma padronização dos procedimentos de conservação e armazenamento utilizados nos serviços que produzem os hemocomponentes, é essencial o treinamento dos profissionais que os manipularão nesta etapa de distribuição e transporte. Além disso, vistorias técnicas e auditorias regulares permitirão a aprovação dos procedimentos nesses serviços que irão receber as bolsas de hemocomponentes.

Os hemocomponentes que não forem utilizados poderão ser reintegrados aos estoques, desde que alguns requisitos obrigatórios sejam cumpridos:

1. O sistema da bolsa não pode ter sinais de violação;
2. As condições de transporte e armazenamento devem ser conhecidas, validadas e documentadas;
3. Se o hemocomponente for concentrado de hemácias, sua temperatura durante o transporte e/ou armazenamento não poderá atingir valores superiores a 10 °C durante mais de 30 minutos ou temperaturas inferiores a 1 °C.

O registro no histórico da bolsa deverá conter os dados referentes à reintrodução da mesma aos estoques.

REFERÊNCIAS BIBLIOGRÁFICAS

1. Council of Europe. Guide to the Preparation use and Quality assurance of Blood Components. 16 ed. Strasbourg: European Directorate for the Quality of Medicines & HealthCare 2011; p. 409.
2. Harris JR. Blood Separation and plasma fractionation. New York: Wiley-Liss 1991; p. 497.
3. Brasil Ministério da Saúde. Portaria nº 2.712 de 12 de novembro de 2013. Redefine o regulamento técnico de procedimentos hemoterápicos.
4. Brasil. Ministério da Saúde. Agencia Nacional de Vigilância Sanitária. Resolução da Diretoria Colegiada nº 34, de 11 de junho de 2014. Dispõe sobre as boas práticas do ciclo do sangue.
5. Rock GA, Seghatchian MJ. Quality assurance in transfusion medicine. Boca Raton: CRC Press 1993; p. 512.
6. AABB. Technical Manual. 18 ed. Bethesda: AABB Press 2014; p. 1044.
7. Harmening DM. Modern blood banking and transfusion practices. 5 ed. Philadelphia: FA Davis Company 2005; p. 543.
8. Rock GA, Moltzan C, Alharbi A, Giulivi A, Palmery D, Bormanis J. Automated collection of blood components: their storage and transfusion. Transfusion Medicine 2003; 13:219-225.
9. Cid J, Magnano L, Lozano M. Automation of blood component preparation from whole blood collections. Vox Sanguinis 2014; 107(1):10-18.
10. Stephen T. Ambient overnight hold of whole blood prior to the manufacture of blood components. Transfusion Medicine 2010; 20:361-368.
11. Brasil. Ministério da Saúde. Agência Nacional de Vigilância Sanitária. Resolução da Diretoria Colegiada nº 20, de 10 de abril de 2014. Dispõe sobre regulamento sanitário para o transporte de material biológico humano.
12. Brasil. Ministério da Saúde. Agencia Nacional de Vigilância Sanitária. Portaria Conjunta MS e ANVISA nº 370, de 07 de maio de 2014. Dispõe sobre regulamento técnico-sanitário para o transporte de sangue e componentes.
13. Brasil. Ministério da Saúde. Agência Nacional de Vigilância Sanitária. Guia para transporte de sangue e componentes; 2013.

12

CONTROLE DA QUALIDADE DE HEMOCOMPONENTES

Eugênia Maria Amorim Ubiali
Ana Paula Rocha Diniz Zanelli

INTRODUÇÃO

O controle da qualidade (CQ) de hemocomponentes compreende a testagem de uma amostragem dos hemocomponentes produzidos por um serviço de hemoterapia a fim de verificar se o processo de produção é consistente, encontra-se sob controle, e se os produtos finais preenchem os requisitos mínimos exigidos pelas boas práticas de fabricação, pelas normas nacionais e pelas normas internacionais vigentes. Presta-se como indicador de que processos padronizados e executados fielmente estão produzindo os resultados esperados, podendo revelar variações não reconhecidas de processos validados, cuja detecção oportuna oferece a possibilidade de uma abordagem proativa e resolução de problemas na produção.

O controle estatístico do processo de controle da qualidade de hemocomponentes é uma ferramenta que permite a detecção de alterações nos processos e procedimentos realizados, monitorando os dados coletados de maneira padronizada num determinado período de tempo.

Deve-se estabelecer que o número e a frequência da amostragem de hemocomponentes para controle da qualidade e o número de falhas nos testes por amostra que irá desencadear uma resposta adequada (investigação, revalidações) com base em alguns itens:

- Estabelecimento de uma "taxa de falhas alvo" que não deve ser excedida, mas que, se ultrapassada, deverá desencadear uma ação corretiva apropriada.
- Definição de um nível de confiança para detecção da taxa real de falha que se encontra acima da "taxa de falhas alvo". A determinação que a falha real está acima da "taxa de falhas alvo" deve ser estimada por métodos estatísticos válidos.

Na seleção da amostragem a ser examinada para controle da qualidade dos hemocomponentes, deve-se levar em consideração diferentes sítios de coleta e produção, transporte, métodos de preparação e equipamentos utilizados.

Para confiabilidade dos resultados do controle da qualidade dos hemocomponentes, é fundamental uma coleta adequada das amostras dos hemocomponentes e a execução correta dos testes laboratoriais para verificação dos parâmetros analisados. Os registros de trabalho devem identificar os testes utilizados e permitir que os cálculos realizados estejam disponíveis para revisão a qualquer momento.

Os resultados dos testes de controle da qualidade devem ser avaliados a intervalos regulares para verificar problemas na qualidade que necessitem de ações corretivas e também identificar tendências desfavoráveis que possam requerer ações preventivas. Os resultados que não preencham os critérios especificados devem ser claramente identificados para assegurar que os respectivos produtos permaneçam em quarentena e novas amostras sejam colhidas para repetição dos exames. Além disso, é preciso que seja feita uma investigação das causas do desvio e sua correção, bem como prevenção da recorrência, com o devido registro das ocorrências e das ações tomadas.

Em algumas situações é possível a liberação de "produtos com desvio" que devem ser adequadamente identificados com a descrição do desvio no rótulo. Os serviços de hemoterapia deverão possuir um protocolo definindo em quais situações um hemocomponente poderá ser liberado com desvio. Este protocolo deve ser elaborado avaliando o risco que o hemocomponente fora do padrão especificado representa para o paciente. Um exemplo é a liberação de concentrado de plaquetas por aférese com contagem de plaquetas por unidade abaixo da preconizada, mas que pode seguramente ser utilizado em adultos com menor massa corpórea, em crianças ou para complementar a dose para transfusão em um adulto.

No Brasil, os critérios de aceitação dos hemocomponentes estão descritos na Portaria MS nº 2.712, de 12 de novembro de 2013. Nos Estados Unidos, estes critérios são definidos pelo Food and Drug Administration (FDA) e complementados pela AABB (American Association of Blood Banks), e na Europa, pelo Conselho Europeu, existindo algumas diferenças entre eles. A seguir discutiremos os parâmetros de controle da qualidade recomendados para o sangue total e para os hemocomponentes.

SANGUE TOTAL (ST)

É o sangue coletado de um doador por meio de um dispositivo de coleta estéril, descartável e apirogênico contendo solução anticoagulante preservante.

Para o CQ do sangue total deve-se realizar uma inspeção visual em 100% das unidades, verificando a integridade da bolsa, se o produto apresenta coloração usual, se o sobrenadante não se encontra lipêmico, hemolisado ou ictérico e se não existem coágulos.

No mínimo, os seguintes parâmetros críticos devem ser avaliados no controle da qualidade deste produto:

- Volume: 450 ± 45 mL excluindo o anticoagulante (volume fora do especificado pode ser coletado, desde que a quantidade de anticoagulante seja ajustada e esteja adequadamente identificado).
- Hemoglobina mínima: 45 g/unidade.
- Hematócrito: 36 a 44%.
- Hemólise no fim do armazenamento: < 0,8% da massa eritrocitária.
- Avaliação microbiológica: negativa (investigar e buscar causa corrigível em todos os casos positivos).
- Amostra a ser analisada: pelo menos 1% das unidades ou 10 unidades/mês, o que for maior.
- Conformidade esperada: ≥ 75%.

CONCENTRADO DE HEMÁCIAS (CH)

É a massa eritrocitária obtida pela remoção da maior parte do plasma de uma unidade de sangue total. Pode também ser obtido por aférese, seja como um segundo hemocomponente ou por coleta dupla de concentrados de hemácias. Contém a maior parte dos leucócitos do sangue total ($1,0$ a $3,0 \times 10^9$ células/unidade) e um conteúdo variável de plaquetas, a depender da força da centrifugação.

Para o CQ do concentrado de hemácias deve-se realizar uma inspeção visual em 100% das unidades, verificando a integridade da bolsa, se o produto apresenta coloração usual, se o sobrenadante não se encontra lipêmico, hemolisado ou ictérico e se não existem coágulos.

No mínimo, os seguintes parâmetros críticos devem ser avaliados no controle da qualidade deste produto:

- Volume: 280 ± 50 mL.
- Hemoglobina: > 45 g/unidade.

- Hematócrito: 65 a 80% (sem solução aditiva) ou 50 a 70% (com solução aditiva).
- Hemólise no fim do armazenamento: < 0,8% da massa eritrocitária.
- Avaliação microbiológica: negativa (investigar e buscar causa corrigível em todos os casos positivos).
- Amostra a ser analisada: pelo menos 1% das unidades ou 10 unidades/mês, o que for maior.
- Conformidade esperada: ≥ 75%.

CONCENTRADO DE HEMÁCIAS LAVADO (CHL)

É o concentrado de hemácias obtido após lavagem do CH com 1 a 3 L de solução salina estéril com a finalidade de retirar proteínas plasmáticas, plaquetas e restos celulares. Em seguida, é feita a suspensão do CHL também em salina com ajuste do hematócrito da unidade. A lavagem do CH pode ser feita manualmente ou de forma ou automatizada.

Para o CQ do concentrado de hemácias lavado deve-se realizar uma inspeção visual em 100% das unidades, verificando a integridade da bolsa, se o produto apresenta coloração usual, se o sobrenadante não apresenta hemólise e se não existem coágulos.

No mínimo, os seguintes parâmetros críticos devem ser avaliados no controle da qualidade deste produto:

- Volume: definido conforme o método utilizado.
- Hemoglobina: > 40 g/unidade.
- Hematócrito: 50 a 75%.
- Hemólise no fim do processo: < 0,8% da massa eritrocitária.
- Avaliação microbiológica: negativa (investigar e buscar causa corrigível em todos os casos positivos).
- Recuperação da massa eritrocitária: > 80%.
- Proteína residual: < 0,5 g/unidade.
- Amostra a ser analisada: pelo menos 1% das unidades ou 10 unidades/mês, o que for maior, à exceção da proteína residual, do volume e do hematócrito ou hemoglobina que devem ser testados em 100% das unidades de CH lavado. Recomenda-se

verificar o teor de hemólise em todas as unidades de CHL.
- Conformidade esperada: ≥ 75%.

CONCENTRADO DE HEMÁCIAS COM CAMADA LEUCOPLAQUETÁRIA REMOVIDA

É o concentrado de hemácias preparado por método que, por meio da remoção da camada leucoplaquetária (*buffy-coat*), reduza os leucócitos da unidade abaixo de $1,2 \times 10^9$. Destina-se à prevenção das reações febris não hemolíticas.

Para o CQ do concentrado de hemácias com camada leucoplaquetária removida deve-se realizar uma inspeção visual em 100% das unidades, verificando a integridade da bolsa, se o produto apresenta coloração usual, se o sobrenadante não se encontra lipêmico, hemolisado ou ictérico e se não existem coágulos.

No mínimo, os seguintes parâmetros críticos devem ser avaliados no controle da qualidade deste produto:

- Volume: 250 ± 50 mL.
- Hemoglobina: > 43 g/unidade.
- Hematócrito: 65 a 80% (sem solução aditiva) ou 50 a 70% (com solução aditiva).
- Hemólise no fim do armazenamento: < 0,8% da massa eritrocitária.
- Avaliação microbiológica: negativa (investigar e buscar causa corrigível em todos os casos positivos).
- Leucócitos residuais: $1,2 \times 10^9$/unidade.
- Amostra a ser analisada: pelo menos 1% das unidades ou 10 unidades/mês, o que for maior.
- Conformidade esperada: ≥ 75%.

CONCENTRADO DE HEMÁCIAS DESLEUCOCITADO

É o concentrado de glóbulos vermelhos dos quais foi retirada a maior parte dos leucócitos por meio de filtros leucorredutores. Segundo normas brasileiras e a AABB, o concentrado de hemácias desleucocitado deve conter abaixo de $5,0 \times 10^6$ leucócitos/unidade, e para o Conselho Europeu estes leucócitos residuais devem estar abaixo de $1,0 \times 10^6$ leucócitos/unidade.

Para o CQ do concentrado de hemácias desleucocitado deve-se realizar uma inspeção visual em 100% das unidades, verificando a integridade da bolsa, se o produto apresenta coloração usual, se o sobrenadante não se encontra lipêmico, hemolisado ou ictérico e se não existem coágulos.

No mínimo, os seguintes parâmetros críticos devem ser avaliados no controle da qualidade deste produto:

- Volume: definido conforme o método utilizado.
- Hemoglobina: > 40 g/unidade.
- Hematócrito: 50 a 70%.
- Hemólise no fim do armazenamento: < 0,8% da massa eritrocitária.
- Avaliação microbiológica: negativa (investigar e buscar causa corrigível em todos os casos positivos).
- Leucócitos residuais: < $5,0 \times 10^6$/unidade.
- Amostra a ser analisada: pelo menos 1% das unidades ou 10 unidades/mês, o que for maior.
- Conformidade esperada: ≥ 75%, à exceção da contagem de leucócitos residuais em que a conformidade deve ser ≥ 90%.

CONCENTRADO DE HEMÁCIAS OBTIDO POR AFÉRESE (CHAF)

É o concentrado de hemácias obtido por aférese de doador único por meio de separadores automáticos de células.

Para o CQ do concentrado de hemácias obtido por aférese deve-se realizar uma inspeção visual em 100% das unidades, verificando a integridade da bolsa, se o produto apresenta coloração usual, se o sobrenadante não se encontra lipêmico, hemolisado ou ictérico e se não existem coágulos.

No mínimo, os seguintes parâmetros críticos devem ser avaliados no controle da qualidade deste produto:

- Volume: definido conforme o método utilizado.
- Hemoglobina: > 40 g/unidade.
- Hematócrito: 65 a 80% (sem solução aditiva) ou 50 a 70% (com solução aditiva).
- Hemólise no fim do armazenamento: < 0,8% da massa eritrocitária.

- Leucócitos residuais: < $5,0 \times 10^6$/unidade (se CH desleucocitado).
- Avaliação microbiológica: negativa (investigar e buscar causa corrigível em todos os casos positivos).
- Amostra a ser analisada: pelo menos 1% das unidades ou 10 unidades/mês, o que for maior.
- Conformidade esperada: ≥ 75%, à exceção da contagem de leucócitos residuais em que a conformidade deve ser ≥ 90%.

O controle da qualidade recomendado pelo FDA americano para coletas de CH por aférese envolve duas fases, a saber:

1. Testagem de 10 unidades consecutivas de CHAf para verificar se o volume esperado ou definido pelo manual do equipamento é atingido. Os valores pretendidos são comparados com os obtidos para determinar a aceitabilidade do produto. Um controle da qualidade satisfatório significa que, pelo menos, 95% das unidades atenderam às especificações, autorizando o serviço passar à fase seguinte.

2. Testagem mensal de amostra representativa dos produtos com a exigência que, a cada mês, um mínimo de 50 unidades (ou amostragem significativa em relação ao número de bolsas coletadas) sejam testadas para cada centro de coleta. Pelo menos 1 unidade do protocolo de CHAf simples ou ambas as unidades do protocolo de CHAf duplas coletadas pelo equipamento do serviço devem ser incluídas e, no mínimo, 95% dos produtos testados devem atender às especificações descritas no manual operacional do equipamento.

CONCENTRADO DE HEMÁCIAS CONGELADO

É o concentrado de hemácias congelado, preferentemente, até 6 dias da coleta (se conservadas sem solução aditiva) ou até o vencimento (se conservadas com solução aditiva) e estocados em temperaturas iguais ou inferiores a -65 ºC, na presença de um agente crioprotetor (glicerol ou amido hidroxilado).

Para o CQ do concentrado de hemácias congelado deve-se realizar uma inspeção visual em

100% das unidades, verificando a integridade da bolsa, se o produto apresenta coloração usual, se o sobrenadante não se encontra hemolisado e se não existem coágulos.

No mínimo, os seguintes parâmetros críticos devem ser avaliados no controle da qualidade deste produto:

- Volume: > 185 mL.
- Hemoglobina sobrenadante: < 0,2 g/unidade.
- Hemoglobina: > 36 g/unidade.
- Hematócrito: 50 a 75% (a depender da concentração de glicerol utilizado).
- Osmolaridade: < 340 mOsm/L.
- Leucócitos residuais: < $0,1 \times 10^9$ células/unidade.
- Recuperação: > 80% da massa eritrocitária.
- Avaliação microbiológica: negativa (investigar e buscar causa corrigível em todos os casos positivos).
- Amostra a ser analisada: o volume, a hemoglobina sobrenadante, a hemoglobina e o hematócrito devem ser avaliados em 100% das unidades e os demais parâmetros em pelo menos 1% das unidades ou 10 unidades/mês, o que for maior.
- Conformidade esperada: ≥ 75%.

CONCENTRADO DE PLAQUETAS (CP) OBTIDO DE SANGUE TOTAL

É o concentrado de plaquetas obtido da centrifugação de uma unidade de sangue total cujo tempo de coleta não tenha ultrapassado 12 a 15 minutos. Contém a maioria das plaquetas do sangue total original e pode ser produzido a partir do plasma rico em plaquetas (PRP) ou a partir da camada leucoplaquetária do sangue total.

CP obtido a partir do plasma rico em plaquetas (PRP)

É uma suspensão de plaquetas preparada até 24 horas após a coleta, por meio de dupla centrifugação de sangue total que tenha sido mantido em condições validadas que garantam sua permanência entre 20 e 24 ºC.

Para o CQ do concentrado de plaquetas obtido do PRP deve-se realizar uma inspeção visual em 100% das unidades verificando:

- A integridade da bolsa, se o produto apresenta coloração usual, se o sobrenadante não se encontra lipêmico ou ictérico. A critério do serviço, os CP poderão ser aceitos se a contaminação por hemácias for mínima, recomendando-se observar a compatibilidade RhD.
- Se não existem agregados visíveis.
- A presença de *swirling*. CP com *swirling* ausente deve ser descartado.

No mínimo, os seguintes parâmetros críticos devem ser avaliados no controle da qualidade deste produto:

- Volume: 40 a 70 mL (sugere-se > 40 mL/$5,5 \times 10^{10}$ plaquetas).
- Conteúdo de plaquetas: ≥ $5,5 \times 10^{10}$/unidade.
- Conteúdo de leucócitos: < $2,0 \times 10^8$/unidade.
- pH: > 6,4 no último dia de estocagem.
- Avaliação microbiológica: negativa (investigar e buscar causa corrigível em todos os casos positivos).
- Amostra a ser analisada: pelo menos 1% das unidades ou 10 unidades/mês, o que for maior.
- Conformidade esperada: ≥ 75%.

CP obtido partir da camada leucoplaquetária do sangue total

É uma suspensão de plaquetas preparada até 24 horas após a coleta, a partir do sangue total que tenha sido mantido em condições validadas que garantam sua permanência entre 20 e 24 ºC. Emprega-se uma primeira centrifugação com sedimentação das plaquetas na camada leucoplaquetária seguida do processamento desta camada para obtenção do CP. Caracteriza-se por apresentar menor contaminação por leucócitos que o CP obtido a partir do PRP e pode ser apresentado em unidade única ou em *pool* de 4 a 6 unidades.

Para o CQ do concentrado de plaquetas obtido da camada leucoplaquetária do ST deve-se realizar uma inspeção visual em 100% das unidades verificando:

- A integridade da bolsa, se o produto apresenta coloração usual, se o sobrenadante não se encontra lipêmico ou ictérico.

A critério do serviço, os CP poderão ser aceitos se a contaminação por hemácias for mínima, recomendando-se observar a compatibilidade RhD.

- Se não existem agregados visíveis.
- A presença de *swirling*. CP com *swirling* ausente deve ser descartado.

No mínimo, os seguintes parâmetros críticos devem ser avaliados no controle da qualidade deste produto:

- Volume: 40 a 70 mL/unidade (> 40 mL/5,5 $\times\ 10^{10}$ plaquetas).
- Conteúdo de plaquetas: $\geq\ 5,5\ \times\ 10^{10}/$ unidade.
- Conteúdo de leucócitos: $<\ 0,5\ \times\ 10^{8}/$ unidade.
- pH: > 6,4 no último dia de estocagem.
- Avaliação microbiológica: negativa (investigar e buscar causa corrigível em todos os casos positivos).
- Amostra a ser analisada: pelo menos 1% das unidades ou 10 unidades/mês, o que for maior.
- Conformidade esperada: $\geq$ 75%.

CONCENTRADO DE PLAQUETAS DESLEUCOCITADO OBTIDO DE ST

É o concentrado de plaquetas obtido da centrifugação de uma unidade de sangue total cujo tempo de coleta não tenha ultrapassado 12 a 15 minutos, produzido a partir do PRP ou da camada leucoplaquetária do ST, cujos leucócitos tenham sido removidos por meio de filtros leucorredutores.

Para o CQ do concentrado de plaquetas desleucocitado obtido de ST deve-se realizar uma inspeção visual em 100% das unidades verificando:

- A integridade da bolsa, se o produto apresenta coloração usual, se o sobrenadante não se encontra lipêmico ou ictérico. A critério do serviço, os CP poderão ser aceitos se a contaminação por hemácias for mínima, recomendando-se observar a compatibilidade RhD.
- Se não existem agregados visíveis.
- A presença de *swirling*. CP com *swirling* ausente deve ser descartado.

No mínimo, os seguintes parâmetros críticos devem ser avaliados no controle da qualidade deste produto:

- Volume: 40 a 70 mL/unidade (> 40 mL/5,5 $\times\ 10^{10}$ plaquetas).
- Conteúdo de plaquetas: $\geq\ 5,5\ \times\ 10^{10}/$ unidade.
- Conteúdo de leucócitos: $<\ 0,83\ \times\ 10^{6}/$ unidade.
- Conteúdo de leucócitos: $< 5,0 \times 10^{6}/pool$.
- pH: > 6,4 no último dia de estocagem (feita somente se a desleucocitação for pré-armazenamento).
- Avaliação microbiológica: negativa (investigar e buscar causa corrigível em todos os casos positivos).
- Amostra a ser analisada: pelo menos 1% das unidades ou 10 unidades/mês, o que for maior.
- Conformidade esperada: $\geq$ 75%, à exceção da contagem de leucócitos residuais em que a conformidade deve ser $\geq$ 90%.

CONCENTRADO DE PLAQUETAS OBTIDO POR AFÉRESE (CPAF)

É o concentrado de plaquetas obtido por aférese de doador único por meio de separadores automáticos de células. Deve conter dose de plaquetas terapeuticamente efetiva suspensa em plasma e se caracteriza por conter baixa quantidade de leucócitos. A depender da técnica e do equipamento de aférese utilizados, geralmente é obtido já desleucocitado.

Para o CQ do concentrado de plaquetas obtido por aférese deve-se realizar uma inspeção visual em 100% das unidades verificando:

- A integridade da bolsa, se o produto apresenta coloração usual, se o sobrenadante não se encontra lipêmico ou ictérico. Caracteriza-se por não apresentar contaminação visível por hemácias, já que seu conteúdo de hemácias é praticamente ausente.
- Se não existem agregados visíveis.
- A presença de *swirling*. CPAf com *swirling* ausente deve ser descartado.

No mínimo, os seguintes parâmetros críticos devem ser avaliados no controle da qualidade deste produto:

- Volume: $\geq$ 200 mL (> 40 mL/5,5 $\times$ 10^{10} plaquetas).
- Conteúdo de plaquetas: $\geq$ 3,0 $\times$ 10^{11}/unidade (plaquetaférese única) e $\geq$ 6,0 $\times$ 10^{11}/unidade (plaquetaférese dupla).
- Conteúdo de leucócitos: < 0,3 $\times$ 10^9/unidade (CPAf não desleucocitado).
- Conteúdo de leucócitos: < 5,0 $\times$ 10^6/unidade (CPAf desleucocitado).
- pH: > 6,4 no último dia de estocagem.
- Avaliação microbiológica: negativa (investigar e buscar causa corrigível em todos os casos positivos).
- Amostra a ser analisada: pelo menos 1% das unidades ou 10 unidades/mês, o que for maior.
- Conformidade esperada: $\geq$ 90%.

PLASMA FRESCO CONGELADO (PFC)

É o plasma preparado a partir da centrifugação de uma unidade de sangue total ou coletado por aférese e congelado completamente em até 8 horas da coleta, atingindo temperaturas iguais ou abaixo de -30 °C mantendo adequadamente os fatores lábeis da coagulação.

Para o CQ do plasma fresco congelado deve-se realizar uma inspeção visual em 100% das unidades verificando:

- A integridade da bolsa antes do congelamento e após o descongelamento, espremendo-a em extrator para verificar se não há vazamentos.
- Se apresenta coloração usual, se não se encontra lipêmico, avermelhado, ictérico ou com hemácias visíveis após o congelamento. Recomenda-se que o serviço crie um padrão de coloração que defina os critérios de cor para aceitação das unidades de plasma.
- Se não apresenta fragmentos de fibrina.

No mínimo, os seguintes parâmetros críticos devem ser avaliados no controle da qualidade deste produto:

- Volume: $\geq$ 150 mL.
- Fator VIII: média não deve ser menor que 70 UI de fator VIII/100 mL (após congelamento e descongelamento).

- Fator V: média não deve ser menor que 70 UI de fator VIII/100 mL (após congelamento e descongelamento).
- TTPA: até o valor do *pool* controle + 20%.
- Células residuais (contadas antes do congelamento):
  - Hemácias: < 6,0 $\times$ 10^6/mL.
  - Leucócitos: < 0,1 $\times$ 10^6/mL.
  - Plaquetas: < 50 $\times$ 10^6/mL.
- Amostra a ser analisada: para volume devem ser avaliadas 100% das unidades. Para os demais parâmetros avaliar pelo menos 1% das unidades ou 4 unidades/mês, o que for maior, utilizando-se unidades com até 30 dias de armazenamento.
- As dosagens de fator VIII:C e fator V podem ser realizadas em *pools* de até 10 amostras de bolsas de plasma, com um mínimo de 4 *pools* mensais.
- Com relação aos testes relativos aos fatores da coagulação, o serviço pode optar por um dos parâmetros acima descritos (fator VII ou fator V ou TTPA).
- Conformidade esperada: $\geq$ 75%.

PLASMA FRESCO CONGELADO DENTRO DE 24 HORAS (PFC24)

É o plasma preparado a partir da centrifugação de uma unidade de sangue total cujo congelamento tenha sido entre 8 e 24 horas da coleta. Com exceção do fator VIII, o plasma fresco congelado dentro de 24 horas contém níveis semelhantes dos fatores e inibidores da coagulação. Apesar de um pouco reduzidos, os níveis de fator VIII ainda se encontram na faixa normal do plasma humano.

Para o CQ do plasma fresco congelado dentro de 24 horas deve-se realizar uma inspeção visual em 100% das unidades verificando:

- A integridade da bolsa antes do congelamento e após o descongelamento, espremendo-a em extrator para verificar se não há vazamentos.
- Se apresenta coloração usual, se não se encontra lipêmico, avermelhado, ictérico ou com hemácias visíveis após o congelamento. Recomenda-se que o serviço crie um padrão de coloração que defina os cri-

térios de cor para aceitação das unidades de plasma.

- Se não apresenta fragmentos de fibrina.

No mínimo, os seguintes parâmetros críticos devem ser avaliados no controle da qualidade deste produto:

- Volume: ≥ 150 mL.
- Células residuais (contadas antes do congelamento):
  - Hemácias: $< 6,0 \times 10^6$/mL.
  - Leucócitos: $< 0,1 \times 10^6$/mL.
  - Plaquetas: $< 50 \times 10^6$/mL.
- Amostra a ser analisada: para volume devem ser avaliadas 100% das unidades. Para os demais parâmetros avaliar pelo menos 1% das unidades ou 4 unidades/mês, o que for maior, utilizando-se unidades com até 30 dias de armazenamento.
- As dosagens de fator VIII:C e fator V podem ser realizadas em *pools* de até 10 amostras de bolsas de plasma, com um mínimo de 4 *pools* mensais.
- Conformidade esperada: $\geq 75\%$.

PLASMA COMUM (PC)

É o plasma preparado a partir da centrifugação de uma unidade de sangue total cujo congelamento tenha sido após 24 horas da coleta. Pode também ser obtido a partir da transformação de um plasma fresco congelado que tenha seu prazo de validade expirado.

Para o CQ do plasma comum deve-se realizar uma inspeção visual em 100% das unidades verificando:

- A integridade da bolsa antes do congelamento e após o descongelamento, espremendo-a em extrator para verificar se não há vazamentos.
- Se apresenta coloração usual, se não se encontra lipêmico, avermelhado, ictérico ou com hemácias visíveis após o congelamento. Recomenda-se que o serviço crie um padrão de coloração que defina os critérios de cor para aceitação das unidades de plasma.
- Se não apresenta fragmentos de fibrina.

No mínimo, o seguinte parâmetro crítico deve ser avaliado no controle da qualidade deste produto:

- Volume: ≥ 150 mL.
- Amostra a ser analisada: 100% das unidades.
- Conformidade esperada: $\geq 75\%$.

PLASMA ISENTO DE CRIOPRECIPITADO (PIC)

É o plasma que resta após a retirada do crioprecipitado, o que deve ser feito em sistema fechado.

Para o CQ do plasma isento de crioprecipitado deve-se realizar uma inspeção visual em 100% das unidades verificando:

- A integridade da bolsa antes do congelamento e após o descongelamento, espremendo-a em extrator para verificar se não há vazamentos.
- Se apresenta coloração usual, se não se encontra lipêmico, avermelhado, ictérico ou com hemácias visíveis após o congelamento. Recomenda-se que o serviço crie um padrão de coloração que defina os critérios de cor para aceitação das unidades de plasma.
- Se não apresenta fragmentos de fibrina.

No mínimo, o seguinte parâmetro crítico deve ser avaliado no controle da qualidade deste produto:

- Volume: ≥ 140 mL.
- Amostra a ser analisada: 100% das unidades.
- Conformidade esperada: $\geq 75\%$.

CRIOPRECIPITADO (CRIO)

É o componente que contém a fração plasmática insolúvel em frio (crioglobulina). É obtido a partir do fracionamento do plasma fresco congelado após descongelamento a 4 ± 2 °C, centrifugação imediata nesta mesma temperatura e novo congelamento após a retirada do sobrenadante. Contém fator VIII e XIII, fator de von Willebrand e fibrinogênio.

Para o CQ do crioprecipitado deve-se realizar uma inspeção visual em 100% das unidades verificando:

- A integridade da bolsa antes do congelamento e após o descongelamento, espremendo-a em extrator para verificar se não há vazamentos.
- Se apresenta coloração usual, se não se encontra lipêmico, avermelhado, ictérico ou com hemácias visíveis após o congelamento.

No mínimo, os seguintes parâmetros críticos devem ser avaliados no controle da qualidade deste produto:

- Volume: 10 a 40 mL.
- Fibrinogênio: $\geq$ 150 mg/unidade.
- Amostra a ser analisada: para volume devem ser avaliadas 100% das unidades. Para os demais parâmetros avaliar pelo menos 1% das unidades ou 4 unidades/mês, o que for maior, utilizando-se unidades com até 30 dias de armazenamento.
- Conformidade esperada: $\geq$ 75%.

CONCENTRADO DE GRANULÓCITOS (CG)

É o concentrado de granulócitos usualmente obtido por aférese (CGAf) de doador único por meio de separadores automáticos de células, após administração de corticosteroides ao doador e, em alguns protocolos, também do fator estimulador de colônias de granulócitos (G-CSF) a fim de aumentar o rendimento do produto. Podem também ser preparados como camada leucoplaquetária (*buffy-coat*) a partir de unidades frescas de ST para transfusões de granulócitos em recém-nascidos.

Para o CQ do concentrado de granulócitos deve-se realizar uma inspeção visual em 100% das unidades verificando:

- A integridade da bolsa, espremendo-a em extrator para verificar se não há vazamentos.
- Se apresenta coloração usual, se não se encontra lipêmico ou ictérico.

No mínimo, os seguintes parâmetros críticos devem ser avaliados no controle da qualidade deste produto:

- Volume: < 500 mL.
- Conteúdo de granulócitos: $\geq$ 1,0 $\times$ 10^{10}/unidade devendo atingir dose clínica

adequada de 1,5 a 3,0 $\times$ 10^8/kg peso do receptor.
- Amostra a ser analisada: 100% das unidades.
- Conformidade esperada: $\geq$ 75%.

HEMOCOMPONENTES IRRADIADOS

São componentes celulares produzidos por procedimentos que garantam a irradiação de, no mínimo, 2.500 cGy sobre o plano médio da unidade, sem entretanto ser inferior a 1.500 cGy e nem superior a 5.000 cGy em qualquer ponto de hemocomponente.

Para o CQ dos hemocomponentes irradiados algumas medidas são necessárias:

- Fazer a verificação da dose de radiação emitida utilizando recipiente de irradiação completamente carregado:
  - Anualmente para fonte de césio.
  - Semestralmente para fonte de cobalto[60].
  - Conforme orientação do fabricante, para fontes alternativas de radiação.
- Fazer a verificação da dose de radiação emitida na instalação do equipamento, após manutenções corretivas maiores e após sua mudança de local.
- Realizar mapeamento da dose emitida a fim de garantir que o tempo de exposição assegure que todo o componente receba a dose específica mínima recomendada e que nenhuma parte receba mais que a dose máxima recomendada. O tempo de exposição deve ser revisado a intervalos regulares de tempo.
- Utilizar indicadores de irradiação (rótulos radiossensíveis) a cada lote de irradiação de hemocomponentes, para garantir que a irradiação ocorreu e que a dose preconizada foi atingida.
- Definir procedimento para assegurar a segregação dos componentes não irradiados daqueles já irradiados.
- Acrescentar informação no rótulo do hemocomponente indicando que ele foi irradiado, a fim de diferenciar componentes irradiados de componentes não irradiados.

BIBLIOGRAFIA CONSULTADA

AABB. Standards for blood banks and transfusion services. 29 ed. Bethesda: American Association of Blood Banks; 2014.

BRASIL. Ministério da Saúde. Gabinete do Ministro. Portaria nº 2.712 de 12 de novembro de 2013. Redefine o Regulamento Técnico de Procedimentos Hemoterápicos, Diário Oficial da União, Poder Executivo, Brasília, DF, 13 nov. 2013. Seção 1, p. 106.

Council of Europe. Guide to preparation, use and quality assurance of blood components.16 ed. Strasbourg; 2010.

Fung MK, Grossman BJ, Hillyer CD, Westhoff CM. Technical Manual. 18 ed. Bethesda: American Association of Blood Banks; 2014.

King KE, et al. Blood Transfusion Therapy. A Physician's handbook. 10 ed. Bethesda: American Association of Blood Banks; 2011.

Redesang-Sibratec. Rede de Serviços Tecnológicos para Sangue e Hemoderivados. Manual para controle da qualidade do sangue total e hemocomponentes. São Paulo; 2011.

WHO Guidelines on Good Manufacturing Practices for Blood Establishments. Geneva, World Health Organization, 2011 (WHO Technical Reports Series, nº 961, Annex 4).

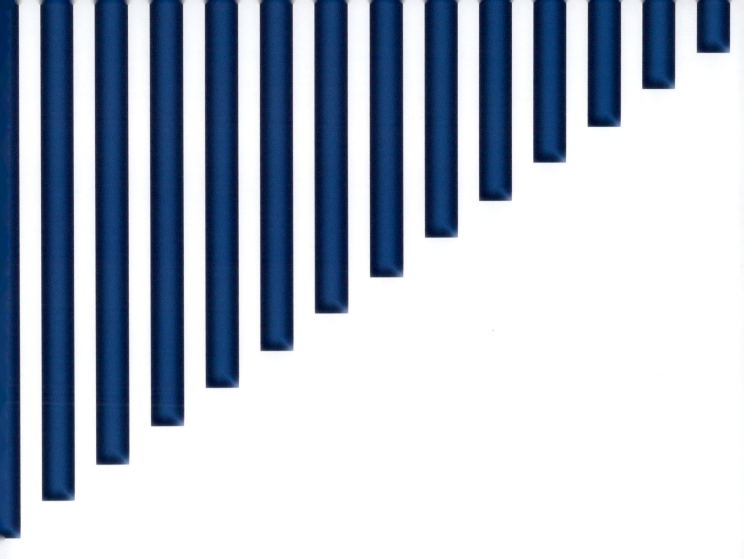

Parte 3

ANTÍGENOS E ANTICORPOS DE CÉLULAS SANGUÍNEAS

13

Antígenos eritrocitários como moléculas funcionais

Sara Teresinha Olalla Saad
Maria Lourdes Barjas-Castro

MEMBRANA ERITROCITÁRIA

A membrana eritrocitária é composta de lipídeos, proteínas e carboidratos, os quais interagem de forma dinâmica, e estruturas fluidas que proporcionam força e flexibilidade necessárias para a hemácia sobreviver por 4 meses na circulação. As proteínas periféricas formam o citoesqueleto eritrocitário, uma rede de proteínas localizada logo abaixo da camada lipídica. O citoesqueleto é constituído basicamente de espectrinas alfa e beta, as mais abundantes, anquirina (banda 2.1), filamentos curtos de actina (banda 5), tropomiosina (banda 7), aducina e proteínas 4.1, 4.2 (ou palidina), 4.9 (ou dematina) e p55. Estas proteínas sustentam cerca de 60% da dupla camada lipídica através de ligações entre: a) anquirina e banda 3; b) proteína 4.1 e glicoforinas A e C; c) interação direta da espectrina e proteína 4.1 com cargas negativas dos lípides. O citoesqueleto é fundamental para a manutenção da forma bicôncava e da flexibilidade da hemácia, tráfego de proteínas, adesão celular, modulação da atividade de canais transmembrana, bombas iônicas, receptores celulares e sinalização celular.[1]

A superfície externa da membrana da hemácia contém estruturas antigênicas, que são os sistemas de grupos sanguíneos (Figura 13.1). Os antígenos são polimorfismos na superfície da membrana eritrocitária que podem ser reconhecidos pelo sistema imune, induzindo a formação de anticorpos. Trinta e quatro sistemas de grupos sanguíneos descritos englobam mais de 250 antígenos eritrocitários (Tabela 13.1).[2,3] A maioria dos antígenos é componente intrínseco da membrana e surge durante o desenvolvimento da célula. Os sistemas Lewis e Chido-Rodgers são exceções, pois seus antígenos estão presentes no plasma e são adsorvidos na membrana da hemácia.

CLASSIFICAÇÃO FUNCIONAL DOS ANTÍGENOS DE GRUPOS SANGUÍNEOS

Proteínas de membrana com função estrutural e transporte

Vários antígenos de grupos sanguíneos são carregados por proteínas que possuem função estrutural e estão envolvidas com a manutenção da forma discoide e bicôncava da hemácia, como glicoforinas C e D – GPC/GPD (antígeno Gerbich), banda 3 (Diego), XK (Kx) e Rh.

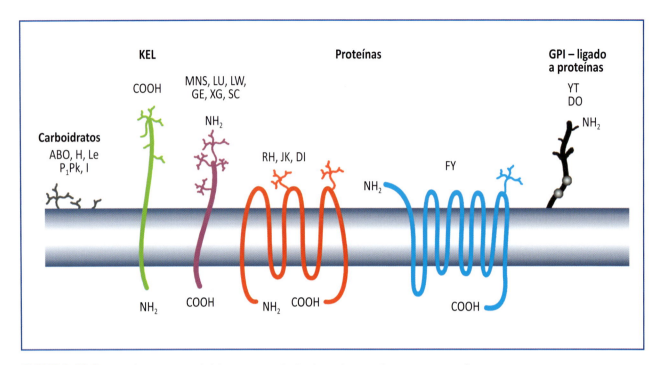

FIGURA 13.1 Membrana eritrocitária com os principais antígenos de grupos sanguíneos.

TABELA 13.1
CLASSIFICAÇÃO FUNCIONAL DOS GRUPOS SANGUÍNEOS: RELAÇÃO DOS GRUPOS SANGUÍNEOS, GENES E PROTEÍNAS, COM A DESCRIÇÃO DAS FUNÇÕES E DOENÇAS ASSOCIADAS COM COMPONENTES QUE TRANSPORTAM OS ANTÍGENOS

CLASSE	GRUPO SANGUÍNEO (ISBT)	GENE (ISBT)	PRODUTO DO GENE	FUNÇÃO	DOENÇA ASSOCIADA
	\multicolumn{5}{c}{Estrutura/transporte}	
	Rh – 004	RH	RhD; RhCE	"Colaborador/facilitador" da banda 3	Estomatocitose hereditária
	Kidd – 009	JK	Glicoproteína	Transporte de ureia	Alteração discreta da concentração da urina
	Diego – 010	DI	Banda 3	Trocador de ânion (banda 3, AE1)	Esferocitose, estomatocitose hereditária, disfunção renal
	Colton – 015	CO	Aquaporun 1 AEQ 1	Canal de água	Disfunção no transporte de água
	Kx – 019	XK	Glicoproteína Xk	Transporte de aminoácidos?	Síndrome McLeod
	Gerbich – 020	GE	Glicoforinas C (GPC) e D (GPD)	Interação membrana/citoesqueleto Forma da hemácia	Fenótipo Leach Eliptocitose hereditária Receptor *P. falciparum*?

Continua

CAPÍTULO 13 • ANTÍGENOS ERITROCITÁRIOS COMO MOLÉCULAS FUNCIONAIS

TABELA 13.1 Continuação
CLASSIFICAÇÃO FUNCIONAL DOS GRUPOS SANGUÍNEOS: RELAÇÃO DOS GRUPOS SANGUÍNEOS, GENES E PROTEÍNAS, COM A DESCRIÇÃO DAS FUNÇÕES E DOENÇAS ASSOCIADAS COM COMPONENTES QUE TRANSPORTAM OS ANTÍGENOS

CLASSE	GRUPO SANGUÍNEO (ISBT)	GENE (ISBT)	PRODUTO DO GENE	FUNÇÃO	DOENÇA ASSOCIADA
	GIL – 029	GIL	Aquaporium 3 AQP3	Canal de água e glicerol	Aumento de expressão Aumento da permeabilidade da membrana à água e glicerol
	JR – 032	JR	Glicoproteína	Transporte de ATP	Provável relação com resistência a drogas antineoplásicas
	RhAG – 030	RhAG	Glicoproteína	Transporte de gás	Estomatocitose hereditária
	LAN – 033	LAN	Glicoproteína	Transporte de ATP	Provável relação com síntese do *heme*/ transporte de porfirina
	Vel	VEL	Proteína integral da membrana	Função desconhecida	
Complemento					
	Chido, Rodgers – 17	CH/RG	C4A; C4B	Componente do complemento C4A, C4B Adsorvido do plasma	
	Cromer – 021	CROM	DAF – CD55	Inibidor C3 convertase Proteína reguladora de complemento	Hemoglobinúria paroxística noturna – ausência CD55 e CD59
	Knops – 022	KN	Cr1 (CD35)	Receptor de complemento 1	Provável relação com casos de malária por *Plasmodium falciparum*
Receptor/adesão					
	Lutheran – 005	LU	Glicoproteína	Molécula de adesão Liga a isoformas de laminina	Possível envolvimento na crise vaso-oclusiva da anemia falciforme
	Duffy – 008	FY	Glicoforina DARC	Receptor quimiocinas	Receptor *Plasmodium vivax*
	Scianna – 013	SC	Glicoproteína EMARP	Proteína associada à membrada da hemácia	
	Landsteiner-Wiener – 016	LW	Glicoproteína	Molécula de adesão intercelular ICAM-4	Possível envolvimento na crise vaso-oclusiva da anemia falciforme
	Indian – 023	IN	CD 44	Molécula de adesão p/ glicosaminoglicano Hialuronan (matriz extra celular)	

Continua

TABELA 13.1 Continuação
CLASSIFICAÇÃO FUNCIONAL DOS GRUPOS SANGUÍNEOS: RELAÇÃO DOS GRUPOS SANGUÍNEOS, GENES E PROTEÍNAS, COM A DESCRIÇÃO DAS FUNÇÕES E DOENÇAS ASSOCIADAS COM COMPONENTES QUE TRANSPORTAM OS ANTÍGENOS

CLASSE	GRUPO SANGUÍNEO (ISBT)	GENE (ISBT)	PRODUTO DO GENE	FUNÇÃO	DOENÇA ASSOCIADA
	Ok – 024	OK	EMMPRIN (CD147)	Molécula de adesão	Receptor de micro-organismos
	JMH – 026	JMH	Semaforina 7A	Molécula de adesão envolvida na migração celular	
	Raph – 025	MER2	Tetraspanina	Facilita ligação laminina com complexo integrina	Deficiência relacionada com falência renal, surdez e epidermólise
Enzimas e outros					
	ABO – 001	ABO	Carboidrato	Glicosiltransferases ABO	Receptor de micro-organismo
	P1Pk – 003	P1	Carboidrato	Galactosiltransferase	Receptor de micro-organismo
	MNS – 002	MNS	Glicoforina A e B	"Acompanha" banda 3	Receptor de micro-organismo Influencia a invasão do *Plasmodium falciparum*
	Kell – 006	KEL	Glicoproteína	Zinco endopeptidase Cliva endotelina-3, potente vaso constritor	Possível regulação do tônus vascular
	Lewis – 007	LE	Carboidrato	Fucosiltransferase Adsorvido do plasma	Receptor de micro-organismo
	Yt – 011	YT	Acetilcolinesterase	Ectoenzima Neurotransmissão	
	Xg – 012	XG	Glicoproteína	Sialoglicoproteína Função desconhecida	
	Dombrock – 014	DO	Glicoproteína	Ectoenzima ADP-ribosiltransferase ART 4	
	Forssman	FORS	Glicoesfingolipídeo de Forssman	Forssman sintetase	
	Hh – 018	H	Carboidrato	Fucosiltransferase	Fenótipo Bombay
	I – 027	IGNT	Carboidrato	Glicosaminiltransferase	
	Globosideo 028	N AcetilGal	Carboidrato	Transferase	Receptor parvovirus B19

Adaptada de Anstee, 2011.[5]
ISBT: Sociedade Internacional de Transfusão Sanguínea.

Nove antígenos eritrocitários residem em transportadores de membrana, entre eles Diego na banda 3, proteína transmembrana responsável pelo transporte de ânions (família de carreadores de soluto – 4A1); Colton no canal de água aquaporin (AQP-1), proteína de canal responsável pela permeabilidade osmótica das células; Kidd no transportador de ureia (UT1); RhAG, responsável pelo transporte de gás; GIL no canal de água aquaporin (AQP-3), proteína de canal responsável pelo transporte de glicerol e água; JR na proteína de múltiplas passagens pela membrana, que é membro da família que transporta adenosina trifostato (ATP); e LAN um outro transportador de ATP da membrana.[6-8] Na membrana, a banda 3 possui pelo menos duas funções importantes como a troca de HCO_3^- e Cl^- e a ligação da membrana das hemácias ao citoesqueleto.[9]

A deficiência da banda 3 em humanos e animais está associada com hemólise, entretanto não está claro se a lise é decorrente da falta da função de transporte ou se o papel da banda 3 de ligar a bicamada lipídica ao citoesqueleto é o fator mais importante para a instabilidade do glóbulo vermelho. Por outro lado, as deficiências dos transportadores de água ou de ureia, aparentemente, não causam anormalidade clínica do glóbulo vermelho, mas defeitos sutis na função de outros órgãos (principalmente no rim) podem ser identificados.[10] As glicoforinas C e D (GPC e GPD) fazem parte do complexo juncional das proteínas da membrana. O domínio citoplasmático c-terminal interage com o esqueleto da membrana através de 4.1R, p55 e aducina e serve como uma importante ligação entre a membrana e o citoesqueleto.[11] Os antígenos do sistema GIL estão localizados no aquaporin 3 (AQP3), membro da superfamília *aquaporin*, com canais de água e glicerol. O aumento da expressão do AQP3 acarreta aumento da permeabilidade da membrana da hemácia à água e glicerol.[9,12]

Moléculas com função no sistema de complemento

Os antígenos do sistema Cromer estão localizados no DAF (fator de aceleração do descaimento), que se liga à membrana eritrocitária através da âncora GPI (glicosilfosfatidilinisitol). O DAF está presente em todas as células que possuem contato com o plasma, incluindo hemácias e endotélio vascular, e ausente nos glóbulos vermelhos de pacientes portadores de hemoglobinúria paroxística noturna (PNH), nos quais a síntese das âncoras (GPI) é defeituosa. O DAF inibe a ativação do complemento protegendo as células da lise mediada pelo complemento.[13,14]

O receptor 1 do complemento (CR 1) é uma glicoproteína de membrana, membro da família das proteínas que regulam o complemento e carrega antígenos do sistema Knops. O CR1 protege as hemácias da auto-hemólise inibindo as vias, clássica e alternativa, do complemento através da clivagem de C3b e C4b. Alguns antígenos deste sistema parecem estar relacionados com casos graves de malária por *Plasmadium falciparum*. Entretanto, os alelos McC[b] e SL$_2$A, presentes exclusivamente em ancestrais africanos, podem conferir certo grau de proteção contra o parasita.[2,12] Este fato pode explicar a grande diferença na prevalência destes antígenos, quando comparadas populações europeias com africanas.

Os elementos do complemento C4A e C4B transportam os antígenos Chido e Rodgers, respectivamente. Estes antígenos são adsorvidos do plasma na membrana eritrocitária, por isso não são considerados verdadeiros antígenos eritrocitários. O C4 é o quarto componente do complemento e está envolvido na via clássica de ativação do complemento.

Interações entre grupos sanguíneos e micro-organismos

Alguns antígenos eritrocitários são expressos em tecidos que são expostos a micro-organismos como no epitélio gastrointestinal, trato urogenital e vias respiratórias. Os antígenos A e B são dependentes da expressão do antígeno H, formado pela fucosiltransferase H. As células da mucosa, especializadas em bloquear a entrada de bactérias e vírus, expressam grande quantidade de glicolípides e glicoproteínas. Estas células são cobertas por uma camada de proteínas altamente glicosiladas, conhecidas como mucinas, que formam uma barreira protetora. A composição dos sacarídeos terminais das células epiteliais e mucina é determinada pela interação de polimorfismos dos grupos sanguíneos ABO, Lewis e Secretor. Desta forma, a suscetibilidade ou proteção contra determinadas infecções microbianas estão intimamente relacionadas com polimorfismos na estrutura dos glicans das mucosas, e esta diversidade é consequência da ação das enzimas, glicosiltransferases, que também estão envolvidas na síntese dos antígenos A, B e H.[15,16] Por outro lado, bactérias, fungos, vírus e parasitas desenvolveram meios de atacar carboidratos específicos dos antígenos dos grupos sanguíneos. Assim, micro-organismos que secretam enzimas capazes de degradar grupos sanguíneos podem preparar as superfícies da mucosa para sua adesão.

Algumas relações entre grupos sanguíneos e micro-organismos já estão definidas como o grupo sanguíneo O, que proporciona uma seletiva vantagem contra malária causada pelo *Plasmodium falciparum*.[17,18] Por outro lado, indivíduos O possuem maior suscetibilidade à infecção intestinal por *Echerichia coli O157*, e quando infectados pelo *Vibrio cholerae* apresentam quadro clínico de maior gravidade.[19] No caso do rotavírus, foi descoberto que a proteína viral VP8 se liga ao antígeno A,[20] e o parvovírus B19 utiliza o antígeno P (globosídeo) para infectar progenitores eritroides; indivíduos com ausência deste último antígeno são naturalmente resistentes à infecção. Antígenos P1 e Pk nas células epiteliais funcionam como receptores para adesinas presentes em *Escherichia coli*, bactéria responsável por infecção de vias urinárias.[21,22]

O *status* secretor de ABH também está relacionado com a suscetibilidade a determinadas infecções como a colonização pelo *Helicobacter pylori* que consequentemente pode acarretar a ulcera péptica, gastrite atrófica e adenocarcinoma gástrico. Descrita no passado, a relação entre o grupo sanguíneo O e a úlcera péptica, atualmente pode ser explicada pela maior afinidade do *H. pylory* e a estrutura OLeb, quando comparado com ALeb.[21]

Indivíduos homozigotos para alelos não secretores são protegidos da gastroenterocolite aguda causada por alguns tipos de norovírus, também apresentam menor risco de infecção pelo HIV-1.[23] Entretanto, quando avaliados pacientes infectados por *Haemophilus influenzae, Neisseria meningitidis, Streptococcus pneumoniae* e *Echerichia coli* (infecção urinária), foi constatado número estatisticamente maior de não secretores.

O grupo sanguíneo Duffy é descrito como receptor para merozoítas do *Plasmodium vivax*. Autores constataram que indivíduos carreadores do alelo Fya negativo eram menos suscetíveis ao *P. vivax* que homozigotos para Fya. Por outro lado, estudos recentes demonstraram que a relação entre o Duffy e a malária é um pouco mais complexa, e que o parasita deve também utilizar uma via alternativa para invasão da célula, considerando que ele é capaz de infectar hemácias e causar a doença em indivíduos Fy (a-b-).[24]

Moléculas de adesão e receptores

Os eritrócitos expressam várias moléculas de adesão. Os antígenos de grupos sanguíneos Lutheran, LW, Sciana e OK estão localizados em proteínas da membrana eritrocitária que pertencem à superfamília das imunoglobulinas.

Os antígenos Lutheran estão localizados em glicoproteínas que se ligam a isoformas da laminina, que é uma proteína da matriz extracelular. A interação antígeno Lutheran e laminina tem uma importante ação na migração de células eritroides maduras da medula óssea para o sangue periférico, nos últimos estágios da eritropoese.[2,25]

A glicoproteína LW, também conhecida como ICAM-4, contém domínios extracelulares que apresentam forte homologia com a superfamília das moléculas de adesão intracelular (ICAMs). O ICAM-4 liga-se a integrinas em macrófagos e a eritroblastos. Provavelmente, ele está envolvido na estabilização de ilhas de eritroblastos na medula óssea durante estágios finais da eritropoese.[4,11]

O antígeno eritrocitário OKa está localizado no EMMPRIN (indutor de mataloproteinase da matriz extracelular). Essa glicoproteína é membro da superfamília de imunoglobulinas, possui ampla distribuição tecidual e sua função está relacionada com interações, adesão e regulação da produção da metaloproteinase.

O RAPH 1(MER 2) está localizado na tetraspanina (CD151) e sua deficiência está relacionada com falência renal, deficiência auditiva neurossensorial e epidermólise bolhosa pré-tibial, sugerindo que o CD151 é essencial para as estruturas das membranas do rim, do revestimento interno do ouvido e pele.

O grupo sanguíneo Sciana é transportado pelo ERMAP, uma proteína associada à membrana de eritrócitos humanos, que apresenta um domínio imunoglobulina-*like* transmembrana.

Antígenos do sistema JMH (John Milton Hagen) estão localizados na glicoproteína semaforina 7A (CD108) expressa em hemácias. As moléculas de CD108 são parte do complexo da membrana plasmática que está associada às cinases intracelulares.[26,27]

Os antígenos do sistema Indian estão localizados no receptor para glicosaminoglicano hialuronan (CD44), um componente da matriz extracelular.

O antígeno Fy foi identificado como receptor multiligante de diversas quimiocinas, incluindo interleucina 8 e proteína, relacionada com a quimiotaxia de monócitos. Entretanto, a função do DARC (*Duffy Antigen Receptor for Chemokines*) nas hemácias ainda não é conhecida; alguns autores sugerem uma relação com o *clearance* de mediadores inflamatórios. A interação do antígeno Duffy com quimiocinas vem levantando suspeitas do envolvimento de hemácias na doença aterosclerótica cardiovascular.[28]

Funções enzimáticas

No mínimo, três sistemas de grupo sanguíneo residem em proteínas que são enzimaticamente ativas: Kell, Cartwright e Dombrock.

A glicoproteína Kell tem estrutura e sequência homóloga com a família das endopeptidase zincodependentes, que clivam uma variedade de hormônios. A função da glicoproteína Kell ainda não está completamente esclarecida, sabe-se que ela quebra um peptídeo inativo de endotelina-3, produzindo peptídeo biologicamente ativo. As endotelinas são potentes vasoativos envolvidos na regulação do tônus vascular. A glicoproteína Kell também participa dos estágios iniciais da hemopoese, fase em que ocorre a diferenciação das linhagens celulares.[29,30]

Os antígenos do sistema do grupo sanguíneo Cartwright residem na acetilcolinesterase eritrocitária, conhecida como serina hidrolase, que está envolvido na transmissão colinérgica. Nos eritrócitos, esta enzima está ligada ao glicosilfosfatidilinositol. A função da acetilcolinesterase nos glóbulos vermelhos ainda não é conhecida, mas provavelmente atue combatendo a difusão da acetilcolina neurotransmissora dos seus sítios de ação nas junções neuromusculares.

A glicoproteína Dombrock tem uma estrutura que é característica da adenosina difosfato (ADP) – ribosiltransferase.

SIGNIFICADO FUNCIONAL DOS GRUPOS SANGUÍNEOS

Indivíduos portadores de fenótipos nulos são equivalentes aos respectivos genes humanos inativados (*knock-out*), e proporcionam informações relevantes do significado funcional deste gene específico e também de seus produtos (proteínas). Na análise dos fenótipos nulos de grupos sanguíneos, é possível observar que muitos não estão associados com patologias, sugerindo que a carência da proteína não interfere no funcionamento normal da célula ou que existem mecanismos compensatórios que passam a ser atuantes em tais situações. Entretanto, quatro exemplos de doenças resultam de mutações de grupos sanguíneos com consequente inativação do gene, resultando em disfunções disfunções graves: a mutação da banda 3 com esferocitose, estomatocitose e disfunção renal; a síndrome do Rh nulo, com estomatocitose e esferocitose; a síndrome de McLeod com miocardiopatia e neuropatia; e o raro fenótipo MER 2 com nefrite hereditária, epidermólise e surdez.

GRUPOS SANGUÍNEOS E RELAÇÃO COM ANEMIA HEMOLÍTICA CONGÊNITA

A maioria das doenças hereditárias da membrana eritrocitária não está associada a alterações em antígenos de grupos sanguíneos. Dentre as raras situações, inclui o fenótipo Leach caracterizado pela alteração de expressão de antígenos do sistema GE e pela deficiência de glicoforinas C e D (GPC, GPD) que são codificados pelo lócus do GYPC, GPC e GPD. Acredita-se que o fenótipo Leach esteja associado com a eliptocitose hereditária, já que os domínios citoplasmáticos de GPC/D se ligam à banda 4.1 do citoesqueleto e fornecem uma ligação crítica entre o citoesqueleto e a membrana plasmática.

Outra proteína da membrana eritrocitária portadora de antígeno de grupo sanguíneo, associada à anemia hemolítica hereditária, é o transportador de ânions tipo 1 (AE1) ou banda 3. Neste caso, a esferocitose hereditária está principalmente relacionada com a interação AE1 e a anquirina; portanto, não se observam efeitos na expressão dos antígenos de grupos sanguíneos como Wright, Diego e outros. Alguns defeitos da AE1 estão associados com "acidose renal tubular distal", porque esta proteína também está expressa em túbulos renais e tem o importante papel, tanto em hemácias como rins, de realizar trocas Cl^-/HCO_3^-, mantendo o pH interno das hemácias, pH sanguíneo e urinário.[2]

Os fenótipos nulos nos sistemas dos grupos sanguíneos Kx e Rh também são associados à anemia hemolítica, apesar dos mecanismos envolvidos ainda não serem bem compreendidos. Na síndrome de McLeod, rara patologia ligada ao cromossomo X, o produto da proteína do gene XK (proteína Kx) está ausente, o que acarreta a produção de glóbulos vermelhos acantocíticos. A proteína Kx está presente em ampla variedade de tecidos incluindo cérebro, coração e músculos.[30] Assim, indivíduos apresentam anormalidade de sistema nervoso central, com quadro clínico semelhante à doença de Huntington, fraqueza muscular, miocardiopatia durante a terceira e quarta década de vida, além de anemia leve.

O sistema de grupos sanguíneo Rh compreende mais de 50 antígenos. Dois genes, o RhD e o RhCE, codificam proteínas Rh altamente homólogas que atravessam a membrana múltiplas vezes e possuem peso molecular de aproximadamente de 32.000 kDa. Na síndrome do Rh nulo existe uma deficiência de polipeptídeos RhD e RhCE, da glicoproteína RHAG e LW, da glicoforina B e do CD47. O Rh nulo do tipo "regulador" apresenta um defeito no gene que codifica RHAG. Neste caso, o RHAG não é expresso normalmente e o polipeptídeo Rh não é transportado para a superfície de membrana, acarretando o fenótipo Rh nulo. Em casos raros, a síndrome do Rh nulo surge da ausência funcional dos genes do Rh (tipo "amorfo"). Em quaisquer dos tipos, os glóbulos vermelhos têm morfologia de estomatócitos e esferócitos e possuem quadro de anemia hemolítica crônica e leve.[31]

ANTÍGENOS ERITROCITÁRIOS E CÂNCER

Alterações neoplásicas das células podem acarretar mudanças em antígenos erotrocitários, tais como incompleta síntese de antígenos originais e anormal síntese, gerando novos antígenos (conhecidos como neo-antígenos).[2,21]

Exemplificando, indivíduos com leucose podem apresentar depressão da expressão dos antígenos A, B e I. Em carcinomas, é descrito a redução da atividade de transferases acarretando acúmulo de precursores e, consequentemente, redução da expressão de antígenos originais. Neste caso, geralmente o epitélio que circunda o tecido tumoral apresenta expressão antigênica normal contrastando muitas vezes com ausência de expressão na célula neoplásica. Antígenos T e Tn, que normalmente estão cobertos por ácido siálico, são frequentemente expostos nas células malignas.[12]

ANTÍGENOS ERITROCITÁRIOS E HEMOSTASIA

O fator de von Willebrand (FVW) é uma glicoproteína multimérica que possui papel fundamental na hemostasia primária formando pontes entre glicoproteínas plaquetárias e estruturas do endotélio vascular. Este fator também atua como carreador do FVIII da coagulação. Vários autores demonstraram que indivíduos do grupo sanguíneo O possuem níveis circulantes do FVW:Ag mais baixos quando comparados com os outros grupos (A, B e AB). O fator VIII também sofre influência dos diferentes grupos sanguíneos, apresentando níveis mais baixos em indivíduos pertencentes ao grupo O, enquanto nos outros grupos (A, B e AB) apresentam níveis circulantes mais elevados.[32] Estes indivíduos possuem maior risco tromboembólico quando comparados com o grupo O.[33,34]

CONCLUSÃO

As hemácias humanas apresentam numerosas estruturas de superfície, que podem ser reconhecidas como antígenos pelo sistema imune de indivíduos que não possuem tal elemento. Os antígenos eritrocitários podem estar presentes em outros tecidos, onde apresentam diversas funções como: transporte, regulação da ativação da via do complemento; adesão celular, receptores para ligantes exógenos como vírus, bactérias e parasitas; além de atuarem como enzimas e proteínas estruturais. Diversas doenças congênitas e adquiridas estão associadas com alterações na expressão destes antígenos, incluindo suscetibilidade ou resistência a diversas infecções. Deste modo, as hemácias são células ativas em uma grande variedade de processos fisiológicos.

REFERÊNCIAS BIBLIOGRÁFICAS

1. Cartron JP, Rouger P. In Blood cell biochemistry. New York/London: Plenum Press 1995; 1-35.

2. Daniels G. Human blood groups. 3 ed. Wiley-Blackwell 2013; 306-318.

3. McCullough J. Transfusion Medicine. 3 ed. Wiley-Blackwell 2012; 172-193.

4. Storry JR. Other blood groups systems and antigens. In: AABB Technical Manual. 18 ed. Fung MK, Grossman BJ, Hyllier CD, Westhoff CM (edd). 2014; 337-366.

5. Anstee DJ. The functional importance of blood group-active molecules in human red blood cells. Vox Sang 2011; 100:140-149.

6. Helias V, Saison C, Ballif BA, et al. ABCB6 is dispensable for erythropoiesis and specifies the new blood group system Langereis. Nat Genet 2012; 44:170-173.

7. Ballif BA, Helias V, Peyrard T, et al. Disruption of SMIM1 causes the Vel-blood type. EMBO Mol Med 2013; 5:571-561.

8. Krishnamurthy P, Schuetz JD. The role of ABCG2 and ABCB6 in porphirin metabolism and cell survival. Curr Pharm Biotcnol 2011; 12:647-655.

9. Saad STO. Anemias por defeitos de membrana eritrocitária. In: Hematologia: Fundamentos e Prática. Zago MA, Falcão RP, Pasquini R (ed). Atheneu 2001; 249-264.

10. Mohandas N, Gallagher PG. Red cell membrane: past, present and future. Blood 2008; 11:3939-3941.

11. Zennadi R, Moeller BJ, Whalen EJ, et al. Epinephrine induced activation of LW mediated sickle cell adhesion and vaso-oclusion *in vivo*. Blood 2007; 110:2708-2717.

12. Klein HG, Anstee DJ. Mollison's Blood Transfusion in Clinical Medicine. Other red cell antigens. 12 ed. Wiley Blackwell 2014; 118-258.

13. Anstee DJ. The relationship between Blood Groups and disease. Blood 2010; 115:4635-4643.

14. Storry JR, Reid ME, Yazer MH. The Cromer blood group system. A review. Immunohematology 2010; 26: 109-118.

15. Cooling L, ABO H, Lewis blood groups and structurally related antigens. AABB Technical Manual. In: Fung MK, Grossman BJ, Hyllier CD, Westhoff CM. 18 ed. AABB 2014; 291-316.

16. Abo H, Le PK, Glob I, FORS blood group system. In: Mollison's Blood Transfusion in Clinical Medicine. 12 ed. Klein HG, Anstee DJ (ed). Wiley Blackwell 2014; 118-166.

17. Rowe JA, Handel JG, Thera MA, et al. Blood group O protects against severe *Plasmodium falciparum* malaria through the mechanism of reduced rosetting. Proc Natl Acad Sci USA 2007; 104:17471-17476.

18. Fry AE, Griffiths MJ, Auburn S, et al. Common variation in the ABO glicosyltransferase is associated with susceptibility to severe *Plasmodium falciparum* malaria. Hum Mol Gen 2008; 17:567-576.

19. Harris JB, Khan AI, LaRocque RC, et al. Blood group, immunity and risk of infection with *Vibrio cholera* in an area of endemicity. Infect Immun 2005; 73:7422-7427.

20. Hu L, Crawford SE, Czako R, et al. Cell attachment protein VP8 of a human rotavirus specifically interacts with A-type histo-blood group antigen. Nature 2012; 485:256-259.

21. Reid M, Shine I. Blood group and disease. In: The discovery and significance of the blood groups. SBB Books Cambridge Massachutts 2012; 103-112.

22. Henry SM. Molecular diversity in the biosynthesis of GI tract glycoconjugates. A blood group related chart of microorganism receptors. Transfus Clin Biol 2001; 8:226-230.

23. Carlsson B, Kindberg E, Buesa J, et al. The G428A non-sense mutation in FUT2 provides strong but not absolute protection against symptomatic GII.4 Norovirus infection. Plos One 2009; 4:e5593.

24. Zimmerman PA, Ferreira MU, Howes RE, Mercereau-Puijalon O. Red blood cell polymorphism and susceptibility to *Plasmodium vivax*. Adv Parasitol 2013; 81:27-76.

25. Eyler CE, Telen MJ. The Lutheran glycoprotein: A multifunctional adhesion receptor. Transfusion 2006; 46:668-677.

26. Johnson ST. JMH blood group system. Immunohematology 2014; 30(1):18-23.

27. Seltsam A, Strigens S, Levene C, et al. The molecular diversity of sema 7, the samphorin that carries the JMH blood group antigens. Transfusion 2007; 47:133-146.

28. Apostolakis S, Chalikias GK, Tziakas TN, Konstantinides S. Erytrocyte Duffy antigen receptor for chemochines (DARC): Diagnostic and therapeutic implications in atherosclerotic cardiovascular disease. Acta Pharmacolgica Sinica 2011; 32:417-424.

29. Denomme GA. Kell and Kx blood group Systems. Immunohematology 2015; 31(1):14-19.

30. Danek A, Rubio JP, Rampoldi L. McLeod neuroacanthocytosis genotype and phenothype. Ann Neurol 2001; 50:755-764.

31. Denomme GA, Westhoff CM. The Rh system. In: AABB Technical Manual. 18 ed. Fung MK, Grossman BJ, Hyllier CD, Westhoff CM (ed). AABB: 2014; 317-336.

32. Gill JC, Endres-Brooks J, Bauer PJ, Marks WJ Jr., Montgomery RR. The effect of ABO blood group on the diagnosis of von Willebrand disease. Blood 1987; 69(6):1691-1695.

33. Schleef M, Strobel E, Dick A, Frank J, Schramm W, Spannagl M. Relationship between ABO and Secretor genotype with plasma levels of factor VIII and von Willebrand factor in thrombosis patients and control individuals. Br J Haematol 2005; 128(1): 100-107.

34. Tirado I, Mateo J, Soria JM, Oliver A, Martinez-Sanchez E, Vallve C, et al. The ABO blood group genotype and factor VIII levels as independent risk factors for venous thromboembolism. Thromb Haemost 2005; 93(3):468-474.

14

SISTEMA DE GRUPO SANGUÍNEO ABO

Carla Luana Dinardo

HISTÓRIA

O sistema ABO foi o primeiro grupo sanguíneo descrito, tendo sido descoberto pelo patologista austríaco Karl Landsteiner. Ele observou que o seu soro e o de mais 5 colegas, quando misturados individualmente com os eritrócitos dos mesmos indivíduos, causavam aglutinação em algumas misturas, mas não em outras. O artigo descrevendo esta observação foi publicado em 1901.[1] Inicialmente, foram descritos os tipos A, B e C (posteriormente renomeado para O, do alemão *ohne* A *ohne* B, sem A sem B). O quarto tipo ABO, AB, foi descrito um ano após, por Decastello e Sturli. Em 1930, Landsteiner ganhou o prêmio Nobel por seu trabalho.

VISÃO GERAL

O grupo sanguíneo ABO é composto pelos antígenos A e B, que são oligossacarídeos presentes na membrana eritrocitária. Os indivíduos podem ser do tipo A (antígeno A nos eritrócitos), B (antígeno B nos eritrócitos), AB (antígenos A e B nos eritrócitos) ou do grupo O (ausência dos antígenos A e B nos eritrócitos). Os antígenos A e B são expressos não somente em eritrócitos, mas difusamente em todos os tecidos e na saliva/fluidos corporais em indivíduos denominados secretores, como será explicado mais adiante.

Diferentemente dos antígenos de outros sistemas de grupo sanguíneos, os anticorpos dirigidos contra os antígenos A ou B são de ocorrência natural, ou seja, não têm sua formação relacionada à exposição, transfusão ou gestação. A hipótese mais aceita é que estes anticorpos sejam formados após exposição neonatal a alimentos ou antígenos ambientais (bactérias/vírus) com estrutura mimetizando os antígenos A e B.

Os anticorpos dirigidos contra os antígenos do sistema ABO são majoritariamente de classe IgM, com reatividade a 37 °C. Após o nascimento, estes anticorpos estão ausentes, mas a sua produção ocorre ainda durante o primeiro ano de vida.

O sistema de grupo sanguíneo ABO é o mais importante do ponto de vista transfusional, estando associado às reações hemolíticas agudas graves quando da transfusão de hemocomponentes incompatíveis e à doença hemolítica do feto/recém-nascido.[2]

Neste capítulo, inicialmente, será descrito o processo de formação dos antígenos do sistema ABO e apresentadas as variações fenotípicas deste sistema. Haverá uma explanação sobre a importância clínica do sistema ABO para a medicina transfusional e também a sua associação com diversas doenças. A determinação laboratorial do tipo ABO (tipagem ABO), bem como as principais causas de discrepâncias nesse teste, serão abordados ao final do texto.

FORMAÇÃO DOS ANTÍGENOS A, B E H

A síntese dos antígenos A e B está intimamente ligada à presença do antígeno H, que pertence ao grupo sanguíneo homônimo (grupo sanguíneo H, ISBT 28) e serve de base para a deposição dos antígenos ABO na membrana eritrocitária. De forma análoga, há grande sobreposição entre a síntese dos antígenos ABH e a formação dos antígenos do sistema Lewis. Sendo assim, esta seção também abordará, de forma sucinta, a síntese dos antígenos destes dois outros grupos sanguíneos.

Os antígenos dos sistemas ABO e H são oligossacarídeos e estão presentes na membrana eritrocitária conjugados com polipeptídeos, formando glicoproteínas, ou com ceramidas, formando glicoesfingolípides. A quantidade de oligossacarídeos ABH conjugados a polipeptídeos é maior do que a conjugada a ceramidas, sendo a banda 3 e a banda 4.5 as principais proteínas envolvidas.[3]

A expressão dos antígenos H, A e B na membrana eritrocitária é dependente da adição de monossacarídeos específicos a alguns precursores dissacarídeos presentes na terminação de cadeias de carboidratos. Existem seis tipos de precursores dissacarídeos, sendo os tipo 1-4 e 6 presentes nos humanos e o tipo 5 sintetizado quimicamente. Os precursores mais importantes são os dos tipos 1 e 2, que estão presentes em secreções/plasma e em eritrócitos/tecidos derivados do ectoderma e endoderma, respectivamente.[4]

Por serem grupos sanguíneos compostos por antígenos carboidratos, os genes que regem os sistemas ABO, H e Lewis não codificam diretamente os antígenos a serem expressos na membrana, mas sim enzimas capazes de ligá-los a esta, as quais são denominadas glicosiltransferases. Estas enzimas são os principais produtos dos genes ABO, H (FUT1), secretor (FUT2) e Lewis (FUT3). A seguir, será descrita a síntese dos antígenos H, A e B, que também está representada esquematicamente na Figura 14.1.

ANTÍGENO H

A síntese do antígeno H envolve a transferência de uma L-fucose para a posição C2 do terminal galactose de uma das estruturas precursoras dissacarídeas descritas anteriormente. Esta transferência é realizada por uma enzima α1,2-L-fuco-

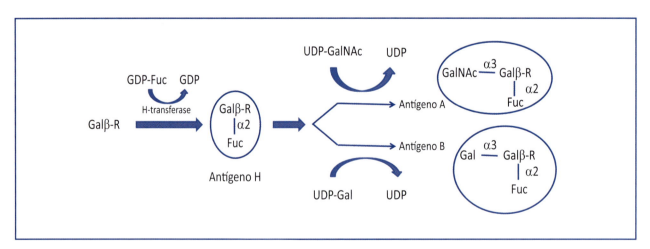

FIGURA 14.1 Formação dos antígenos H, A e B. O antígeno H é formado a partir do acréscimo de uma fucose ao terminal galactose de uma substância precursora (Galβ-R). Nos eritrócitos, esta fucosilação é feita pela enzima H-transferase (FUT1). O acréscimo de uma N-acetilgalactosamina (GalNAc) em posição α3 ao antígeno H forma o antígeno A, enquanto o acréscimo de uma D-galactose (Gal) nesta mesma posição forma o antígeno B. *(Adaptada de Storry JR.[5])*

siltransferase. Existem dois genes que codificam este tipo de enzima e que, portanto, dão origem ao antígeno H:

- FUT1 (H): o produto da FUT1 é a H-transferase, ativa em tecidos originários do endoderma e mesoderma.
- FUT2 (SE): o produto da FUT2 é a secretor-transferase, ativa em tecidos de origem ectodérmica e responsável pela presença de antígeno H solúvel em secreções.[6]

A maciça maioria dos indivíduos apresenta o antígeno H na membrana eritrocitária. Os indivíduos com fenótipo raro Bombay não apresentam antígeno H nos eritrócitos, como resultado da homozigose de uma mutação *missense* no gene FUT1 e da deleção do éxon 2 da FUT2. Esta condição será melhor explorada adiante.

Cerca de 80% dos indivíduos exibem antígeno H em secreções corpóreas. Estes são os chamados secretores. O *status* secretor é controlado pelo gene FUT2, podendo estar presentes dois tipos de alelos:

- *Se* (dominante, determina o status de secretor).
- *se* (recessivo, determina o status de não secretor).

Se os indivíduos secretores apresentarem os alelos A e/ou B do gene ABO, eles também terão antígenos A e/ou B nas secreções, além do antígeno H. A enzima FUT2 também é a responsável pela formação do antígeno Le^b. Sendo assim, os indivíduos secretores têm fenótipo Le (a-b+).

A determinação do status secretor é bastante importante para a prática transfusional, visto que, na impossibilidade de realizar a tipagem ABO em amostra de sangue, esta pode ser feita mediante pesquisa dos antígenos A, B e H na saliva. Entretanto, antes de se iniciar a pesquisa destes antígenos na saliva, a fenotipagem para Le^a e Le^b deve ser realizada, a fim de garantir que o paciente é secretor. A pesquisa de antígenos A e B na saliva também é fundamental para a resolução de alguns casos de subgrupos de A ou B, em que a presença dos antígenos em questão não consegue ser detectada na membrana eritrocitárias pelas técnicas sorológicas convencionais.

ANTÍGENOS A E B

O antígeno H, formado tanto pela H-transferase quanto pela Se-transferase, é o substrato para atuação das enzimas glicosiltransferases que levarão à formação dos antígenos A e/ou B.

O alelo A do gene ABO codifica a enzima α1,3-N-acetil-D-galactosaminiltransferase (A-transferase), que transfere N-acetil-D-galactosamina ao resíduo fucosilado do antígeno H. O antígeno resultante desta transferência é denominado A$_1$.

O alelo B do gene ABO codifica uma α1,3-D-galactosiltransferase (B-transferase), que transfere uma D-galactose ao resíduo fucosilado do antígeno H. O antígeno resultante desta transferência é denominado B.

O alelo O não produz enzima glicosiltransferase ativa e, em homozigotos, faz com que o antígeno H não sofra modificações.

GENE ABO

O gene ABO está localizado no cromossomo 9 (9q34.1-q34.2) e consiste em 7 éxons distribuídos em 18 Kb de DNA genômico. Existem três alelos principais: A$_1$, B e O$_I$. Os alelos A^1 e B diferem em 7 nucleotídeos, sendo que 4 destes levam à substituição de aminoácidos e respondem pelas diferenças de especificidade das glicosiltransferases traduzidas. A sequência do alelo O$_I$ difere do alelo A$_1$ pela deleção de uma guanina (G) na posição 261. Essa deleção resulta em um *stop codon* prematuro, levando à formação de uma enzima glicosiltransferase truncada e sem atividade catalítica.

Existem outros tipos de alelos do gene ABO que estão presente em uma frequência menor na população:

- Além do alelo O$_I$, existem outros alelos cujos produtos não levam à formação de glicosiltransferases ativas: O$_{1v}$, que apresenta a deleção 261 em associação a nove trocas de nucleotídeos em relação ao alelo A$_1$ e O$_2$, que não apresenta a deleção 261, mas exibe duas trocas de nucleotídeos em relação ao alelo A$_1$.
- Além do alelo A$_1$, existem outros codificantes de A-transferase, sendo o mais comum o alelo A$_2$. Esse alelo apresenta a

deleção de um único nucleotídeo no códon que antecede o *stop codon* natural do alelo A_1. Como consequência, seu produto apresenta 21 aminoácidos extras na região C-terminal da proteína A-transferase.

- Existem cerca de 215 alelos descritos para o gene ABO, sendo mais de 65 alelos A, 47 alelos B, 58 alelos O e 11 alelos "AB". Parte destes alelos codificam glicosiltransferases com atividade intacta, não alterando os produtos antigênicos. Existem, entretanto, alelos que codificam enzimas com atividade catalítica alterada, levando na maior parte dos casos à baixa expressão de antígenos A e/ou B na membrana ou à formação de enzimas com capacidade de formar tanto o antígeno A quanto o antígeno B (alelos "AB").[5] A Figura 14.2 mostra a distribuição dos alelos do gene ABO já identificados.

SUBGRUPOS DE A

Os subgrupos de A são condições em que há menor expressão de antígenos A na membrana eritrocitária. O subgrupo mais frequente é o A_2, cuja frequência pode chegar a até 20% dos casos fenotipados como A. As enzimas A-transferase dos subgrupos de A apresentam pH ótimo de reação diferente da A-transferase padrão, além de serem mais lentas em sua atuação.

Como há menor formação de antígenos A nos subgrupos, há maior expressão de antígeno H. Consequentemente, a lectina anti-H é capaz de aglutinar os eritrócitos de subgrupos de A, mas não as células A_1. De forma contrária, a lectina anti-A_1 (*Dolichos biflorus*) é capaz de aglutinar eritrócitos A_1, mas não eritrócitos de subgrupos de A. Sendo assim, o uso das lectinas anti-H e anti-A_1 é etapa fundamental para a confirmação da suspeita de subgrupos de A.

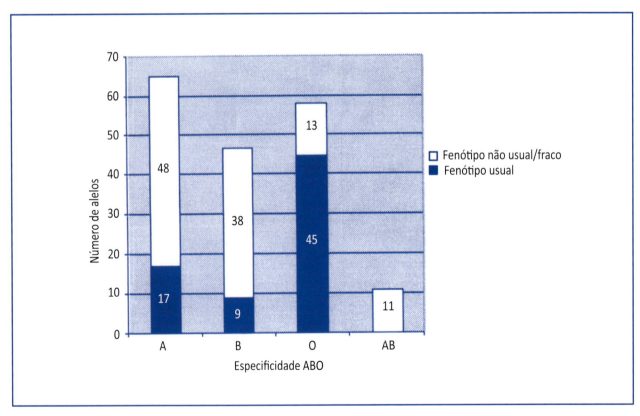

FIGURA 14.2 Distribuição dos alelos do gene ABO já identificados. As barras brancas mostram a quantidade de alelos cujos produtos têm atividade catalítica modificada, levando na maior parte dos casos à redução na quantidade de antígenos A e/ou B na membrana eritrocitária. As barras pretas mostram a quantidade de alelos cujos produtos não apresentam alterações na atividade catalítica em relação aos alelos-padrão A_1, B e O_1. É importante ressaltar que o termo alelo "AB" se refere aos alelos que codificam glicosiltransferases capazes de formar tanto antígeno A quanto antígeno B, como nos fenótipos B(A) e CisAB. *(Modificada de Storry JR.[5])*

TABELA 14.1
CARACTERÍSTICAS DOS PRINCIPAIS SUBGRUPOS DE A

NOME	REAÇÃO COM OS SOROS		ANTICORPOS PRESENTES NO SORO		ANTÍGENOS SALIVA	A-TRANSFERASE NO SORO
	ANTI-A	ANTI-A,B	ANTI-A	ANTI-A1		
A_3	cm	cm	Ausente	Eventual	A,H	Eventual
A_{end}	cm	cm	Ausente	Eventual	H	Ausente
A_x	–/fraco	+	–/+	Frequente	(Ax)H	Raro
A_m	–/fraco	–/+	Ausente	Ausente	AH	Presente
A_y	–	–	Ausente	Ausente	AH	Presente
A_{el}	–	–	Presente	Presente	H	Ausente

Adaptada de Daniels G.[3]
Cm: campo misto; –: ausente; + = presente.

A seguir serão apresentados os principais tipos de subgrupos de A, que também estão descritos na Tabela 14.1.

A_2

Principal subgrupo de A. O antígeno A_2 é formado pela enzima A_2-transferase, que é menos efetiva na conversão *in vitro* de eritrócitos de grupo O para eritrócitos de grupo A em relação à A-transferase padrão. A A_2-transferase é codificada pelo alelo A_2, que exibe a deleção de um nucleotídeo no códon que antecede o *stop codon* natural do alelo A_1, levando à formação de um produto com 21 aminoácidos extras na posição C-terminal da enzima.

Os eritrócitos A_2 apresentam maior expressão de H em relação às células A_1, estando o anti-A_1 presente em 1-2% dos indivíduos A_2 e em 22-26% dos A_2B. Na maior parte dos casos, o anti-A_1 não tem reatividade a 37 °C.

Os eritrócitos A_1 e A_2 diferem tanto em quantidade de sítios antigênicos quanto na qualidade destes. Estima-se que uma célula A_1 apresente 8-12 $\times 10^5$ antígenos, enquanto uma célula A_2 apresenta somente 1-4 $\times 10^5$ destes.[7] A diferença qualitativa entre A_1 e A_2 reside no fato de a enzima A_2-transferase ser incapaz de formar antígenos A a partir de uma estrutura repetitiva tipo 3 (estrutura tipo 3H ou H do tipo 3). Sendo assim, as células A_1 apresentam a estrutura 3A, mas as células A_2 não. O anti-A_1 dirige-se especificamente às estruturas 3A.

A Figura 14.3 mostra esquematicamente as estruturas 2H, 2H, 3H e 3A.

A_3

É o subgrupo mais frequente depois do A_2. Os eritrócitos A_3 têm como característica marcante a aglutinação em campo misto com o uso de anti-A. Este tipo de reação é caracterizado pela formação de pequenos aglutinados de eritrócitos cercados por células não aglutinadas. Os indivíduos A_3 podem apresentar anti-A_1 no soro, e os secretores exibem na saliva tanto o antígeno H quanto o A.

A_{end}

Os eritrócitos A_{end} apresentam aglutinação fraca em campo misto com alguns soros anti-A e anti-AB. A saliva de secretores A_{end} contém antígeno H, mas não contêm antígeno A. O anti-A_1 pode estar presente no soro, apesar de pouco comum.

A_x

Os eritrócitos A_x não são aglutináveis pela maioria dos soros anti-A policlonais, mas são aglutináveis pela maioria dos soros anti-AB. O soro de indivíduos A_x normalmente apresenta anti-A_1 e a saliva dos secretores contém antígeno H e traços de antígeno A. A maior parte dos soros monoclonais anti-A disponível no mercado consegue aglutinar fracamente este subgrupo.

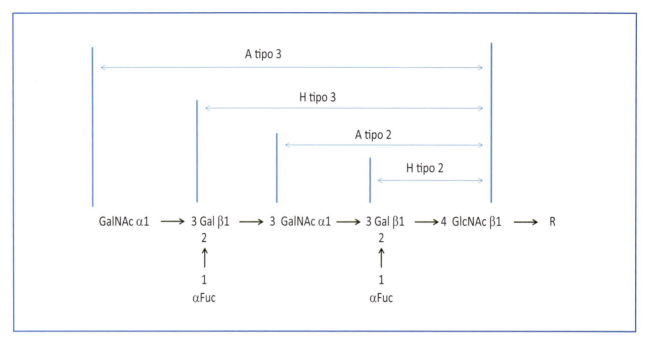

FIGURA 14.3 Representação esquemática da estrutura repetitiva tipo 3 (H tipo 3). A A_1-transferase é capaz de formar o antígeno A tipo 3 a partir da estrutura H tipo 3, mas a A_2-transferase não tem esta capacidade. Isto responde pelas diferenças qualitativas entre os fenótipos A_1 e A_2. O anti-A_1 é específico para a estrutura 3A (A tipo 3). *(Adaptada de Daniels G.[3])*

A_m

Os eritrócitos não são aglutináveis, ou aglutinam muito fracamente, com anti-A e anti-AB. O diagnóstico de A_m depende da aplicação da técnica de adsorção/eluição: o anti-A é adsorvido pelos eritrócitos A_m e, posteriormente, eluído e testado com hemácias A_1, comprovando a presença de antígeno A na membrana das hemácias estudadas. A saliva de secretores contém quantidades habituais de A e H. Usualmente, o anti-A_1 não está presente.

A_y

O A_y é fenotipicamente muito similar ao A_m. As diferenças são:

- Menos anti-A é eluído de eritrócitos A_y em comparação aos A_m após a adsorção com soro anti-A.
- Os secretores do subgrupo A_y apresentam menos A na saliva em relação aos do subgrupo A_m.[8]

A_{el}

Em condições usuais, as células A_{el} não são aglutináveis por anti-A ou anti-AB, sendo o diagnóstico deste subgrupo dependente de técnicas de adsorção e aluição de anti-A. A saliva de secretores contêm H, mas não contém A. O anti-A_1 geralmente é identificado.[9]

SUBGRUPOS DE B

Ao contrário dos subgrupos de A, os subgrupos de baixa expressão de antígenos B são raros. Isto é explicado, em parte, pela baixa frequência do alelo B em muitas populações.

Os subgrupos de B são de difícil classificação. Por analogia com os subgrupos de A, a classificação mais aceita divide os subgrupos de B em B_3, B_x, B_m e B_{el}. As características sorológicas destes subgrupos estão resumidas na Tabela 14.2.

FENÓTIPOS B(A) E A(B)

O conceito de que as enzimas A-transferase e B-transferase diferem em relação ao substrato que doa o açúcar a ser incorporado no antígeno H tem como exceção os fenótipos B(A) e A(B). Em condições apropriadas, a enzima A-transferase pode catalisar a síntese do antígeno B e vice-versa,[10] pro-

TABELA 14.2
CARACTERÍSTICAS DOS PRINCIPAIS SUBGRUPOS DE B

NOME	REAÇÃO COM OS SOROS			ANTI-B NO SORO	ANTÍGENOS SALIVA	B-TRANSFERASE NO SORO
	ANTI-B	ANTI-A,B	ANTI-H			
B_3	cm	cm	+	Ausente	B,H	Presente
B_x	fraco	fraco	+	Presente	(Bx)H	Ausente
B_m	–/fraco	–/fraco	+	Ausente	B,H	Presente
B_{el}	–	–	+	Eventual	H	Ausente

Adaptada de Daniels G.[3]
Cm: campo misto; –: ausente; +: presente.

vando que as transferases podem não ser precisas na escolha do substrato doador e que pode existir sobreposição entre os produtos dos alelos A e B.

O fenótipo B(A) é identificado quando os eritrócitos B reagem com anti-A monoclonal. Nestas situações, há demonstrado aumento de atividade da enzima B-transferase. De forma análoga, o fenótipo A(B) é identificado quando os eritrócitos A são aglutinados por anti-B monoclonal. Nestes casos, não há aumento de atividade da A-transferase, mas sim da H-transferase.

CisAB

A descrição inicial do fenótipo CisAB relatava o caso de uma mulher de tipo A_2B, cujo marido e mãe eram O, que apresentava dois filhos A_2B.[11] O CisAB é uma situação em que a herança do tipo sanguíneo ABO não pode ser explicada pelo conceito de um único lócus. Acredita-se que seja causado por *crossing-over* desigual levando à adjacência dos genes A e B (com produtos separados), ou à mutação do alelo A ou B levando à formação de produto capaz de transferir tanto N-acetilgalactosamina quanto galactose ao antígeno H.

As células CisAB expressam quantidade de antígeno A intermediária entre a apresentada pelos tipo A_1B e A_2B. O antígeno B é expresso fracamente, sendo frequentemente descrito como B_3, e o soro dos indivíduos CisAB contém anti-B fraco. Na saliva, os indivíduos CisAB apresentam quantidades usuais de A e H, mas quantidade reduzida de substância B.

FENÓTIPOS BOMBAY E PARA-BOMBAY

A primeira descrição do fenótipo Bombay foi feita por Bhend e cols. em 3 homens de Bombay, na Índia, cujos eritrócitos eram do tipo O, mas não apresentavam H na membrana.[12] O fenótipo é representado pelo símbolo O_h e, por definição, os indivíduos Bombay não apresentam o antígeno H na membrana eritrocitária, e são não secretores.

Sorologicamente, os eritrócitos O_h não são aglutináveis por anti-H, anti-A, anti-B ou anti-AB. A fenotipagem para os antígenos do sistema Lewis é Le (a-b+), condizente com o status não secretor. Em casos raros, a fenotipagem pode ser Le (a-b-). Não há antígenos H, A ou B na saliva e o soro dos indivíduos Bombay contém anti-H, anti-A e anti-B.

O fenótipo para-Bombay corresponde à situação em que os eritrócitos são deficientes em antígeno H, mas os indivíduos são secretores. Existem duas principais causas deste fenótipo:

- Silenciamento do gene FUT1, com manutenção da atividade da enzima FUT2. Há pequena quantidade de H na membrana eritrocitária adsorvida do plasma (formado pela ação da FUT2).
- Mutações no gene FUT1 que levam à redução muito significativa em sua atividade.

Os eritrócitos apresentam pouco ou nenhum antígeno H, A ou B na membrana, mas a saliva apresenta quantidade normal destes antígenos.

A nomenclatura para designar as células com fenótipo para-Bombay é O_h^o-secretor, O_h^A-secretor e O_h^B-secretor. As células O_h^A-secretor apresentam reação fraca com anti-A, e as células O_h^B-secretor apresentam reação fraca com anti-B. As células com fenótipo para-Bombay não são aglutináveis pela maioria dos soros anti-H e a técnica de adsorção/eluição pode também não revelar este antígeno. O soro dos indivíduos para-Bombay contém o anticorpo anti-HI que, diferentemente do anti-H, não reage com células de cordão umbilical.

FENÓTIPO B ADQUIRIDO

Este fenótipo só é encontrado em indivíduos do grupo A e está quase sempre associado à presença de doenças infecciosas ou neoplásicas. Ele decorre da deacetilação da N-acetilgalactosamina em galactosamina, que é estruturalmente muito similar à galactose, açúcar definidor do grupo B.[13] Acredita-se que a deacetilação é causada pela ação de bactérias.

Os eritrócitos expressam antígeno B de forma fraca e potencialmente transitória. Os anticorpos monoclonais anti-B só detectam o B adquirido que tenha alta expressão. Consequentemente, este fenótipo é dificilmente identificado na rotina de um laboratório transfusional.

ANTICORPOS ABO E SIGNIFICADO CLÍNICO

O início da produção dos anticorpos anti-A e anti-B se dá entre 3 e 6 meses de idade e o pico de produção ocorre ainda na infância, entre 5 e 10 anos. Os anticorpos ABO detectados em neonatos são, usualmente, de classe IgG e provenientes do soro materno. A produção dos anticorpos está relacionada à exposição a bactérias da flora intestinal, cujos carboidratos da parede têm alta homologia com os antígenos A e B. Com o envelhecimento, ocorre queda na produção dos anticorpos anti-A e anti-B, situação também identificada em pacientes com deficiência de imunoglobulinas.

As situações clínicas em que os anticorpos anti-A e anti-B têm maior importância clínica estão descritas a seguir:

Medicina transfusional

Transfusão de concentrado de hemácias ABO-incompatível

Os anticorpos anti-A e anti-B são importantíssimos do ponto de vista transfusional. As trans-

fusões ABO-incompatíveis podem cursar com reações hemolíticas agudas violentas e, muitas vezes, letais. Clinicamente, os pacientes podem apresentar febre, hipotensão, hemoglobinúria, choque e insuficiência renal aguda. A intensidade da hemólise apresentada pelo paciente é diretamente proporcional à quantidade do concentrado de hemácias transfundido, reforçando a importância do reconhecimento precoce desta reação transfusional.

A reação hemolítica aguda por incompatibilidade ABO, juntamente com a injúria pulmonar associada à transfusão de sangue (TRALI – *transfused-related acute lung injury*) e com a contaminação bacteriana de hemocomponentes, representam as principais causas de morte por transfusão em todo o mundo. Na maior parte dos casos, a transfusão incompatível ocorre por erro na identificação da amostra sanguínea em que foram feitos os testes pré-transfusionais ou na identificação do paciente no momento de instalação da bolsa.

De modo surpreendente, existe uma parcela de indivíduos que não apresentam hemólise aguda após a exposição a eritrócitos ABO incompatíveis. A causa deste fenômeno ainda não está esclarecida.[5]

Transfusão de concentrado de plaquetas plasma-incompatível

A transfusão de concentrados de plaquetas com incompatibilidade ABO menor está associada a casos raros de hemólise aguda. A incompatibilidade ABO menor está presente quando o concentrado de plaquetas a ser transfundido apresenta anticorpos contra os antígenos ABO do receptor. A situação mais comum é a transfusão de plaquetas de tipo O para pacientes de tipo A ou B.

Ainda que a hemólise aguda associada a esta situação seja rara, ela é potencialmente muito grave e deve ser evitada. A estratégia mais aceita para reduzir as chances desta complicação é a titulação de iso-hemaglutininas anti-A e anti-B do produto a ser transfundido, sendo a transfusão incompatível, indicada apenas nos casos em que este título é inferior a 100 (ou 128 em tubo). Esse valor de corte é extremamente variável na literatura, dependendo muito da experiência do serviço que o aplica.[14]

Doença hemolítica do feto/recém-nascido (DHFRN)

A DHFRN está, de modo geral, presente em recém-nascidos do tipo A_1, B ou A_1B de mães do tipo O. É caracterizada pela presença de hemólise leve dos eritrócitos fetais secundária à exposição aos anticorpos anti-A e/ou anti-B IgG maternos. O quadro é, geralmente, brando por duas razões principais:

- Há imaturidade antigênica do feto/recém-nascido, ou seja, os eritrócitos apresentam antígenos A e B em quantidades menores em relação aos indivíduos adultos.
- Existem substâncias A e B solúveis no plasma do feto/recém-nascido, neutralizando parte dos anticorpos.

Transplante de órgãos

Os transplantes de rim, fígado e coração devem ser ABO compatíveis. Em casos de incompatibilidade, o risco de rejeição é muito alto. A exceção a esta regra é o transplante de órgãos sólidos em crianças com menos de 3 anos de idade, situação em que existem relatos em literatura de sucesso mesmo na existência de incompatibilidade ABO.[5]

ASSOCIAÇÃO ENTRE TIPO ABO E DOENÇAS COMUNICÁVEIS E NÃO COMUNICÁVEIS

Existem muitos estudos correlacionando o tipo ABO com a suscetibilidade a diversas doenças. As associações mais importantes estão descritas a seguir:[15]

Doenças infecciosas

A principal associação entre ABO e doenças infecciosas diz respeito à ação protetora do grupo O para quadros graves de infecção por *Plasmodium falciparum*. Sabe-se que a formação das rosetas de eritrócitos nas formas graves de malária por *P. falciparum* envolve a conexão entre eritrócitos doentes e eritrócitos sãos, sendo esta feita mediante o antígeno A. Dessa forma, indivíduos de grupo O não formam as rosetas e evoluem com quadros menos graves da doença.

Indivíduos do grupo O são, entretanto, mais suscetíveis a quadros graves por *Vibrio cholerae* e úlceras gástricas. Neste último caso, a bactéria *H. pylori* utiliza a estrutura dos antígenos O e Le^b do epitélio gástrico para provocar quadro de inflamação crônica responsável pela formação das úlceras.

Câncer

Estudos mostram que os indivíduos dos grupos A, AB e B são mais suscetíveis a câncer de pâncreas. Mais além, os indivíduos do grupo A são também mais suscetíveis a câncer gástrico. A explicação para estas associações ainda não está esclarecida, mas parece estar relacionada à regulação dos níveis de moléculas de adesão inflamatórias (E-selectina, P-selectina), participantes do processo de tumorigênese, pelos antígenos do sistema ABO.

Status pró-trombótico

O fator de von Willebrand (FVW), estrutura-chave para a hemostasia primária, expressa antígenos H, A e B em sua estrutura. Sabe-se que indivíduos de grupo não O apresentam níveis de FVW e de fator VIII (ligante de FVW) cerca de 25% mais altos do que indivíduos do grupo O. Como consequência deste fato, o grupo O apresenta menos risco de trombose venosa profunda do que os grupos não O. Além desta proteção, os indivíduos O apresentam também menor incidência de infarto agudo do miocárdio e de acidente vascular cerebral, por mecanismos ainda não completamente elucidados e dependentes não apenas dos níveis de FVW.

DETERMINAÇÃO LABORATORIAL DO TIPO ABO (TIPAGEM ABO)

A tipagem ABO é teste obrigatório em todos os doadores e receptores de sangue. Ele é composto por duas reações:

Prova direta, em que as hemácias do paciente/doador são testadas contra antissoros monoclonais anti-A e anti-B (o uso de anti-AB é opcional pela legislação brasileira). Esta prova detecta a presença de antígenos A e/ou B na membrana eritrocitária.

Prova reversa, em que hemácias comerciais A_1 e B são testadas contra o soro do paciente/doador. Essa prova se presta a identificar a presença de anticorpos anti-A e/ou anti-B no soro-teste.

Ela não deve ser realizada em neonatos de até 4 meses de idade.

As provas direta e reversa são complementares, sendo obrigatória a interpretação de ambas antes da liberação de um resultado de tipagem ABO. Existem situações em que a prova direta e a reversa apresentam resultados discrepantes. As principais causas de discrepâncias na tipagem ABO estão descritas a seguir, e exemplificadas na Figura 14.4.

Redução na quantidade de antígenos na membrana eritrocitária

A prova direta, envolvendo hemácias A_1 ou B, normalmente, resulta em aglutinação intensa (4+). Em situações em que há redução na quantidade de antígenos na membrana eritrocitária, há menor intensidade de aglutinação das hemácias-teste na prova direta. A principal causa desta situação são os subgrupos de A, que além de apresentarem redução na intensidade de aglutinação da prova direta, podem também cursar com aparecimento de anti-A_1 na prova reversa.

Além dos subgrupos de A e B, a redução na intensidade de aglutinação na prova direta pode ser resultante dos fenótipos B(A), A(B), CisAB e B adquirido. É importante ressaltar que, no caso dos fenótipos CisAB e B adquirido, há detecção de anti-B na prova reversa.

As hemácias de neonatos, por imaturidade antigênica, apresentam menor quantidade de antígenos A e B na membrana eritrocitária, sendo esta outra causa de reações mais fracas que as usuais na prova direta.

Redução na quantidade de anticorpos presentes no soro

A prova reversa usual, envolvendo soros-teste contendo anti-A e/ou anti-B, exibe aglutinação intensa com as hemácias comerciais A_1 e B. Em situações de idade avançada, agamaglobulinemia, hipogamaglobulinemia ou imunossupressão importante, há redução na quantidade de anti-A e anti-B no soro. Isto resulta em uma menor intensidade de reação na prova reversa ou, em alguns

	Prova direta		Prova reversa	
	Anti-A	Anti-B	Hemácias A_1	Hemácias B
Amostra 1	w	0	1+	4+

	Prova direta		Prova reversa	
	Anti-A	Anti-B	Hemácias A_1	Hemácias B
Amostra 2	4+	0	0	1+

	Prova direta		Prova reversa	
	Anti-A	Anti-B	Hemácias A_1	Hemácias B
Amostra 3	4+	4+	4+	4+

FIGURA 14.4 Discrepâncias na tipagem ABO. Na **Amostra 1**, observa-se reatividade fraca das hemácias-teste com o soro anti-A_1 e presença de anticorpo não usual reagindo com as hemácias A_1 da prova reversa. Provavelmente trata-se de subgrupo de A com anti-A_1. Na **Amostra 2**, observa-se baixa intensidade de aglutinação do soro-teste com as hemácias B, sugerindo redução na quantidade de anti-B presente na amostra (idade avançada ou imunossupressão). Na **Amostra 3**, observa-se aglutinação intensa tanto na prova direta quanto na prova reversa, sugerindo poliaglutinação.

casos, até em ausência de aglutinação neste teste. Cabe relembrar que o soro de neonatos também não apresenta anticorpos anti-A e anti-B formados, levando à ausência de reação ou às reações muito fracas na prova reversa.

Poliaglutinação

Existem situações em que o soro do paciente é capaz de aglutinar as hemácias comerciais A_1 e B mesmo na ausência de anti-A e anti-B. Os melhores exemplos desta condição são a presença, no soro-teste, de autoanticorpos frios inespecíficos, hipergamaglobulina, expansores coloides ou geleia de Wharton (no caso de recém-nascidos).

O resultado de tipagem ABO só pode ser definido após a resolução de toda e qualquer discrepância entre provas direta e reversa.

RESUMO

- O sistema de grupo sanguíneo ABO é o mais relevante do ponto de vista transfusional.
- A síntese dos antígenos A e B é feita mediante a ação de glicosiltransferases, que transferem açúcares específicos para o antígeno H.
- Existem situações em que as enzimas glicosiltransferases têm ação catalítica mais lenta e menos eficaz, levando à menor formação de antígenos A ou B. Essas condições são denominadas subgrupos de A e B.
- A transfusão de concentrados de hemácias com incompatibilidade ABO pode causar hemólise intravascular aguda grave e, eventualmente, letal.

REFERÊNCIAS BIBLIOGRÁFICAS

1. Lansteiner K. Zur Kenntnis der antifermentativen, lytischen und agglutinierenden Wirkungen des Blutserums und der Lumphe. Zbl Bakt 1900; 357-362.

2. Hosoi E. Biological and clinical aspects of ABO blood group system. JMI 2008; 55(3-4):174-182.

3. Daniels G. Human Blood Groups. 2 ed. Blackwell Science, 2008.

4. Kuijpers TW. Terminal glycosyltransferase activity: a selective role in cell adhesion. Blood 1993; 81(4):873-882.

5. Storry JR, Olsson ML. The ABO blood group system revisited: a review and update. Immunohematology/American Red Cross 2009; 25(2):48-59.

6. Costache M, Cailleau A, Fernandez-Mateos P, Oriol R, Mollicone R. Advances in molecular genetics of alpha-2- and alpha-3/4-fucosyltransferases. Transfusion clinique et biologique: Journal de la Societe Francaise de Transfusion Sanguine 1997; 4(4): 367-382.

7. Greenbury CL, Moore DH, Nunn LA. Reaction of 7s and 19s Components of Immune Rabbit Antisera with Human Group a and Ab Red Cells. Immunology 1963; 6:421-433.

8. Weiner W, Lewis HB, Moores P, Sanger R, Race RR. A gene, y, modifying the blood group antigen A. Vox sanguinis 1957; 2(1):25-37.

9. Sturgeon P, Moore BP, Weiner W. Notations for two weak a variants: Aend and Ael. Vox Sanguinis 1964; 9:214-215.

10. Yates AD, Watkins WM. The biosynthesis of blood group B determinants by the blood group A gene-specified alpha-3-N-acetyl-D-galactosaminyltransferase. Biochemical and Biophysical Research Communications 1982; 109(3):958-965.

11. Seyfried H, Walewska I, Werblinska B. Unusual Inheritance of Abo Group in a Family with Weak B Antigens. Vox Sanguinis 1964; 9:268-277.

12. Bhende YM, Deshpande CK, Bhatia HM, Sanger R, Race RR, Morgan WT, et al. A "new" blood group character related to the ABO system. Lancet 1952; 1(6714):903-904.

13. Gerbal A, Ropars C, Gerbal R, Cartron JP, Maslet C, Salmon C. Acquired B antigen disappearance by in vitro acetylation associated with A1 activity restoration. Vox Sanguinis 1976; 31(1):64-66.

14. Landim CS, Gomes FC, Zeza BM, Mendrone-Junior A, Dinardo CL. Prophylactic strategies for acute hemolysis secondary to plasma-incompatible platelet transfusions: correlation between qualitative hemolysin test and isohemagglutinin titration. Revista Brasileira de Hematologia e Hemoterapia 2015; 37(4):217-222.

15. Franchini M, Bonfanti C. Evolutionary aspects of ABO blood group in humans. Clinica Chimica Acta; International Journal of Clinical Chemistry 2015; 444:66-71.

15

SISTEMA DE GRUPO SANGUÍNEO RH

Lilian Castilho

INTRODUÇÃO

O sistema Rh é o maior e mais complexo sistema de grupos sanguíneos, compreendendo 54 antígenos numerados RH1 a RH61 com 7 antígenos obsoletos (Tabela 15.1). Representa um dos sistemas de maior interesse clínico, por seu envolvimento na doença hemolítica perinatal, nas reações transfusionais hemolíticas e nas anemias hemolíticas autoimunes.

Descoberto em 1939, tornou-se o sistema de grupo sanguíneo com maior grau de polimorfismo entre os marcadores conhecidos da membrana eritrocitária. Os antígenos Rh são codificados por dois genes, altamente homólogos, localizados no braço curto do cromossomo 1: o gene RHD, produzindo o antígeno D e o gene RHCE com 4 formas alélicas (Ce, cE, CE, ce) , produzindo dois pares de antígenos antitéticos, C/c e E/e. Como nenhuma recombinação entre D, Cc e Ee foi identificada, os alelos são herdados como haplótipos denominados DCe, DcE, dce etc., onde *d* representa um gene RHD deletado ou inativo.

Os cinco principais antígenos do sistema Rh incluem: D, C/c e E/e. Esses antígenos formam oito haplótipos Rh (Cde, cde, cDE, cDe, cdE, Cde, CDE, CdE). Destes, o antígeno D é o mais importante, do ponto de vista clínico, devido ao seu alto grau de imunogenicidade. As hemácias humanas têm sido tradicionalmente classificadas como "Rh positivas" e "Rh negativas", dependendo da presença ou ausência do antígeno D, geralmente presente nas hemácias de 85% dos indivíduos caucasianos e muito comum em africanos e asiáticos. Diferentemente dos antígenos ABO e Lewis, os antígenos Rh estão localizados somente nos eritrócitos e, portanto, não são encontrados nos fluidos.

Os estudos genéticos e bioquímicos deste sistema foram caracterizados por controvérsias, debates e a coexistência de distintas nomenclaturas.

HISTÓRIA

Em 1939, Levine e Stetson[1] descreveram a presença de um anticorpo, na circulação de uma puérpera, responsável por uma reação transfusional hemolítica logo após uma transfusão de sangue doado por seu marido. Estes autores sugeriram que este anticorpo, que aglutinava 80%

TABELA 15.1
ANTÍGENOS DO SISTEMA RH

NÚMERO	SÍMBOLO	COMENTÁRIOS
Rh1	D	Polimórfico; nenhum antígeno antitético
Rh2	C	Polimórfico; antitético ao antígeno c
Rh3	E	Polimórfico; antitético ao antigeno e
Rh4	c	Polimórfico; antitético ao antígeno C
Rh5	e	Polimórfico; antitético ao antígeno E
Rh6	ce, f	Polimórfico; ag c, e ag e codificados pelo mesmo gene
Rh7	Ce, rh_i	Polimórfico; antígenos C e e codificados pelo mesmo gene
Rh8	C^w	Polimórfico; antitético aos antígenos C^x e MAR
Rh9	C^x	Polimórfico; antitético a aos antígenos C^W e MAR
Rh10	V	Associado com os fenótipos ce^s, VS+
Rh11	E^W	Antígeno de baixa frequência associado com variante do antígeno E
Rh12	G	Polimórfico; expresso na presence dos antígenos D ou C
Rh17	Hr_0	Antígeno de alta frequência; ausente de hemácias Rh_{null} e D--
Rh18	Hr	Antígeno de alta frequência; ausente de hemácias E-e+hr^S-, D--, Rh_{null}
Rh19	hr^S	Antígeno e-variante
Rh20	VS	Associado com os fenótipos ce^s V+ e (C)ce^s V-
Rh21	C^G	Antígeno C-*like* do fenótipo r^G
Rh22	CE	Antígeno de baixa frequência; C e E codificados pelo mesmo gene
Rh23	D^w	Antígeno de baixa frequência associado com o antígeno D categoria V
Rh26	c-*like*	Variante do antígeno c
Rh27	cE	Polimórfico, antígenos c e E codificados pelo mesmo gene
Rh28	hr^H	Variante do antígeno VS
Rh29	Rh total	Antígeno de alta frequência ausente de hemácias Rh_{null}
Rh30	Go^a	Antígeno de baixa frequência associado com os antígenos DIVa e DAU-4
Rh31	hr^B	Variante do antígeno e
Rh32		Antígeno de baixa frequência associado com os fenótipos D(C)(e) R^N e antígeno DBT
Rh33		Antígeno de baixa frequência associado com o antígeno DHAR
Rh34	Hr^B	Antígeno de alta frequência ausente de hemácias E-e+hr^B-, D--, Rh_{null}
Rh35		Antígeno de baixa frequência associado com o fenótipo D(C)(e)
Rh36	Be^a	Antígeno de baixa frequência associado com o fenótipo d(c)(e)
Rh37	Evans	Antígeno de baixa frequência associado como fenótipo D.. e antígeno DIVb
Rh39		Autoanticorpo anti-C-*like*

Continua

TABELA 15.1 Continuação
ANTÍGENOS DO SISTEMA RH

NÚMERO	SÍMBOLO	COMENTÁRIOS
Rh40	Tar	Antígeno de baixa frequência associado com o antígeno DVII
Rh41		Antígeno Ce-*like*
Rh42	Cce^s	Associado com os fenótipos (C)ce^s VS+ V-
Rh43	Crawford	Antígeno de baixa frequência associado com os fenótipos ceCF, d(C)(e)
Rh44	Nou	Antígeno de alta frequência associado com o fenótipo DIV (C)- e fenótipos comuns
Rh45	Riv	Antígeno de baixa frequência associado com o fenótipo DIV (C)-
Rh46	Sec	Antígeno de alta frequência ausente de hemácias R^N, D--, Rh$_{null}$
Rh47	Dav	Antígeno de alta frequência apresente em hemácias D.. e fenótipos comuns
Rh48	JAL	Antígeno de baixa frequência associado com os fenótipos D(C)(e) e D(c)(e)
Rh49	STEM	Antígeno de baixa frequência associado com os fenótipos hr^S- e hr^B-
Rh50	FPTT	Antígeno de baixa frequência associado com os antígenos DFR e DHAR
Rh51	MAR	Antígeno de alta frequência antitético aos antígenos c^W e C^X
Rh52	BARC	Antígeno de baixa frequência associado com com o fenótipo DVI-3, -4
Rh53	JAHK	Antígeno de baixa frequência associado com o fenótipo r^G
Rh54	DAK	Antígeno de baixa frequência associado com os antígenos DIIIa, DOL e R^N
Rh55	LOCR	Antígeno de baixa frequência associado com os antígenos c+ Rh -26
Rh56	CENR	Antígeno de baixa frequência associado com os fenótipos (C)C^W(e) NR
Rh57	CEST	Antígeno de alta frequência antitético ao antígeno JAL
Rh58	CELO	Antígeno de alta frequência antitético ao antígeno Crawford
Rh59	CEAG	Antígeno de alta frequência associado com variante do antígeno e
Rh60	PARG	Antígeno de baixa frequência
Rh61	CEVF	Antígeno de alta frequência ausente de portadores do genótipo RHCE*ceMO

das hemácias dos doadores ABO compatíveis, foi produzido nesta mãe por um antígeno fetal de origem paterna.

Em 1940, Landsteiner e Wiener[2] verificaram que a injeção de sangue do macaco rhesus (*Macaca mulatta*) em coelhos e cobaias resultava na formação de um anticorpo, denominado anti-Rh, que aglutinava as hemácias do macaco rhesus e de 85% das hemácias dos doadores de sangue caucasianos de Nova York. Estes indivíduos foram posteriormente classificados como Rh (Rhesus) positivos. Os indivíduos cujas hemácias não eram aglutinadas por este anticorpo, foram classificados como Rh negativos. Estudos de 60 famílias mostraram que o fenótipo Rh positivo era herdado como um caráter dominante.[3]

Em 1942, Fisk e Ford[4] observaram que o anticorpo descrito por Levine e Stetson não se tratava do mesmo anticorpo descrito por Landsteiner e Wiener,[2] como se pensou naquela época. No entanto, o nome "Rh" de Rhesus não pôde ser mudado, pois aparecia em milhares de publicações. Assim, Levine e cols. propuseram que o antígeno definido pelo anticorpo anti-rhesus produzido em animal fosse chamado LW em homenagem a Landsteiner e Wiener.

NOMENCLATURAS E MODELOS GENÉTICOS

Três sistemas de nomenclaturas foram propostos antes dos recentes avanços do conhecimento da genética do sistema Rh.

Com base em diferentes teorias genéticas, duas nomenclaturas foram descritas para explicar a alta complexidade do sistema Rh: a teoria de Fisher-Race[5] de 3 *loci* (C, D, E) intimamente ligados e a de Wiener (Rh-Hr) que se refere à presença de múltiplos alelos em um único lócus (R^1, R^2, R^0 etc.). A nomenclatura de Fisher-Race (linguagem CDE) tem sido amplamente utilizada para interpretar a maioria das reações sorológicas e para a comunicação dos resultados, enquanto para a designação de fenótipos, particularmente em conversação, tem se utilizado um sistema abreviado com base na nomenclatura de Wiener (Rh-Hr).

Rosenfield e cols.[6] propuseram uma terceira nomenclatura com base simplesmente em observações sorológicas na qual cada antígeno recebeu um número de acordo com a ordem de descoberta ou inclusão no sistema Rh.

Em 1986, Tippet[7] propôs um novo modelo, com base em dados sorológicos, em que 2 genes estruturais seriam os responsáveis pela codificação dos antígenos Rh. Mutações nestes genes e recombinações entre eles produziriam uma fusão entre os genes com a formação de um gene contendo partes do gene RHD e partes do gene RHCE. Após alguns anos, os estudos moleculares dos genes Rh confirmaram a teoria de Tippett de 2 *loci* e fusão entre os genes RHD e RHCE gerando variantes através de mutações, *crossing-over*, conversão gênica, modificações pós-tradução e interação com genes interligados.

Os antígenos do sistema Rh encontram-se na Tabela 15.1.

HAPLÓTIPOS, GENÓTIPOS E FENÓTIPOS

A frequência dos haplótipos Rh varia em diferentes populações.[8,9] A Tabela 15.2 mostra as combinações mais comuns de antígenos expressos como haplótipos, enquanto a Tabela 15.3 apresenta a frequência dos 8 haplótipos Rh em 3 populações distintas e suas designações nas 3 nomenclaturas propostas.[10,11]

TABELA 15.2 PRINCIPAIS COMPLEXOS GÊNICOS RH E OS ANTÍGENOS CODIFICADOS

HAPLÓTIPOS	GENES PRESENTES	ANTÍGENOS PRESENTES
R^1	RHD, RHCE*Ce	D,C,e
r	RHCE*ce	c,e
R^2	RHD, RHCE*cE	D,c,E
R^0	RHD, RHCE*ce	D,c,e
r'	RHCE*Ce	C,e
r''	RHCE*cE	c,E
R^z	RHD, RHCE*CE	D,C,E
r^y	RHCE*CE	C,E

Os oito haplótipos Rh podem parear em 36 genótipos, entretanto, utilizando-se os antissoros anti-C, anti-c, anti-E e anti-e, somente 18 fenótipos podem ser determinados. Pela nomenclatura CDE, os fenótipos são, geralmente, expressos na forma de genótipos (p. ex., DcE/dce), mas não significam o verdadeiro genótipo de um indivíduo e, sim, o genótipo deduzido a partir da frequência gênica da população apropriada. A dificuldade em se estabelecer o genótipo baseia-se na impossibilidade de determinar a zigozidade do antígeno D por técnicas sorológicas. Recentes técnicas moleculares tornaram possível a determinação da zigozidade do antígeno D, o que pode agora facilitar a identificação do genótipo RH.

PROTEÍNAS RH

Os antígenos do sistema Rh estão localizados em duas proteínas não glicosiladas denominadas RhD e RhCE, com peso molecular de 45,5 kDa. As proteínas Rh são compostas por 417 aminoácidos e atravessam a membrana eritrocitária 12 vezes, apresentando os segmentos aminoterminal e carboxi-terminal intracelularmente.[12,13] Modelos estruturais atuais apresentam as proteínas Rh com 6 alças extracelulares, 12 domínios transmembranares, 7 alças intracelulares e um vestíbulo extracelular nas regiões da terceira e quarta alça extracelular (Figura 15.1). Os polipeptídeos RhD e RhCE têm 5 e 6 resíduos de cisteína, respectivamente. As pro-

TABELA 15.3
FREQUÊNCIA DOS HAPLÓTIPOS RH EM POPULAÇÕES INGLESAS, NIGERIANAS E BRASILEIRAS

HAPLÓTIPOS			FREQUÊNCIAS		
CDE	RH-HR	NUMÉRICA	INGLESES	NIGERIANOS	BRASILEIROS
DCe	R^1	RH*1,2,-3,-4,5	0,4205	0,602	0,3802
dce	r	RH*-1,-2,-3,4,5	0,3886	0,2028	0,3058
DcE	R^2	RH*1,-2,3,4,-5	0,1411	0,1151	0,1435
Dce	R^0	RH*1,-2,-3,4,5	0,0257	0,5908	0,1131
dcE	r"	RH*-1,-2,3,4,-5	0,0119	0	0,0101
dCe	r'	RH*-1,2,-3,-4,5	0,0098	0,0311	0,0398
DCE	R^z	RH*1,2,3,-4,-5	0,0024	0	0,0075
dCE	r^y	RH*-1,2,3,-4,-5	0	0	0

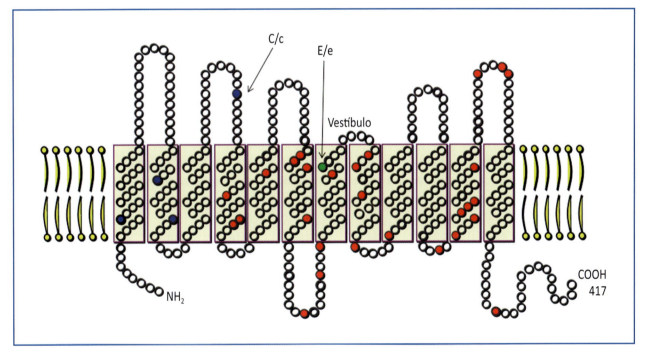

FIGURA 15.1 Representação esquemática da possível topologia das proteínas RhD e RhCE na membrana eritrocitária mostrando 12 domínios transmembranares e 6 extracelulares, os segmentos aminoterminal e carboxi-terminal intracelular e a região do vestíbulo extracelular. Os círculos vermelhos indicam os aminoácidos que diferem entre RhD e RhCE, enquanto os círculos azuis e verdes representam as posições dos antígenos C/c e E/e, respectivamente.

teínas RhD e RhCE diferem em 31 a 35 aminoácidos dependendo do alelo RHCE considerado. Estas diferenças podem talvez explicar, em parte, a imunogenicidade do antígeno D se considerarmos que a maioria dos antígenos de grupos sanguíneos diferem em apenas um polimorfismo (SNP). O fenótipo RhD negativo resulta da ausência da proteína RhD na membrana da hemácia. A expressão dos outros antígenos Rh são dependentes da conformação da proteína Rh na membrana e podem envolver a interação entre mais que um domínio extracelular.

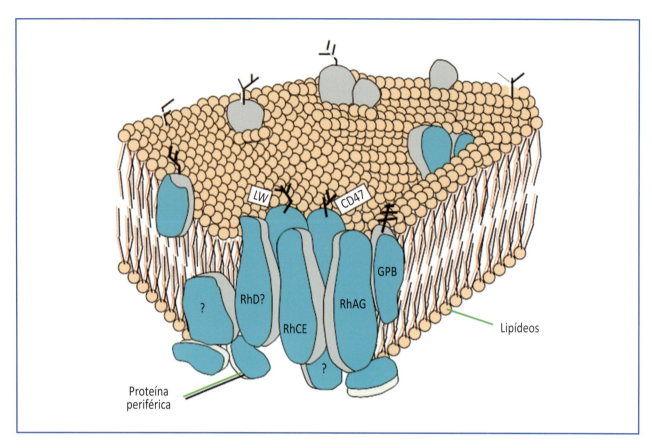

FIGURA 15.2 Representação esquemática do complexo Rh na membrana eritrocitária contendo as proteínas RhD, RhCE, RhAG, LW, CD47 e GPB. *(Figura adaptada de Huang, 1997.)*

Na membrana da hemácia, as proteínas Rh formam um complexo com a glicoproteína associada ao Rh (RhAG) que é fundamental para a expressão dos antígenos Rh. Este complexo Rh (Figura 15.2) encontra-se firmemente ligado ao citoesqueleto e está fisicamente associado, sob a forma de um complexo molecular, com outras proteínas codificadas por genes independentes (LW, RhAG, CD47, GPB) que não são necessárias para a expressão dos antígenos Rh. A presença ou ausência dos antígenos Rh na superfície das hemácias está correlacionada com a presença ou ausência das proteínas RhD, RhCE e RhAG. Mutações no gene RhAG codificam uma glicoproteína RhAG alterada que pode levar ao fenótipo Rh_{null} do tipo regulador caracterizado pela perda da expressão de todos os antígenos Rh.

GENES Rh E LÓCUS Rh

Os genes que codificam as proteínas Rh diferem na sua localização cromossômica. Os genes RHD e RHCE estão localizados no cromossomo 1p36.13-34.3, organizados em 10 éxons dentro de uma sequência genômica de aproximadamente 60 kb (Figura 15.3).

O gene RHD codifica o antígeno D enquanto o gene RHCE (alelos Ce, cE, ce e CE) codifica os antígenos C/c e E/e. Existe um alto grau de homologia (93,8%) entre os genes RHD e RHCE com os éxons 1-7 codificando 50-60 aminoácidos cada e os éxons 8-10 codificando 58 resíduos.[14] As diferenças básicas entre eles encontram-se na região do éxon 10 e na deleção de 600 pb no íntron 4 do gene RHD quando comparado ao gene RHCE.

Wagner & Flegel, em 2000,[15] propuseram um modelo para o lócus Rh em que os dois genes RHD e RHCE possuem orientações opostas e encontram-se separados por 30.000 pb (Figura 15.4). Nesta região, encontra-se um outro gene denominado TMEM50A (previamente SMP1) que tem a mesma orientação do gene RHD e cuja função no lócus Rh ainda é desconhecida. Com base em com-

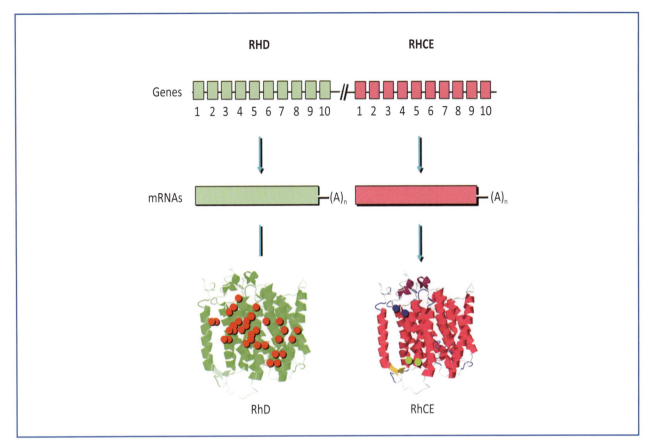

FIGURA 15.3 Diagrama esquemático dos genes RHD e RHCE e suas proteínas. Os círculos vermelhos na proteína RhD representam as diferenças de aminoácidos entre RhD e RhCE, e os círculos azuis e verdes na proteína RhCE representam os antígenos RHC/c e E/e, respectivamente.

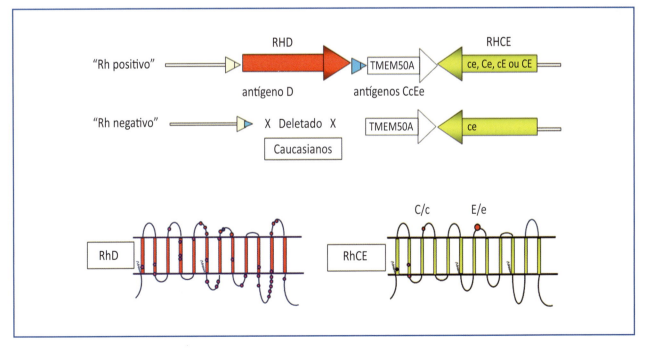

FIGURA 15.4 Modelo do lócus Rh proposto por Wagner & Flegel, 2000. Representação esquemática dos genes Rh no cromossomo 1, originando as proteínas RhD e RhCE e os fenótipos Rh positivo e Rh negativo em caucasianos.

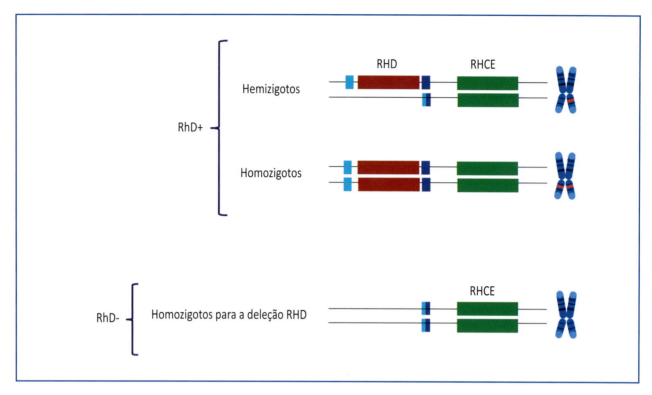

FIGURA 15.5 Representação esquemática das bases genéticas dos fenótipos RhD+ e RhD-.

parações do lócus Rh do homem e de camundongos, estes autores demonstraram que o gene RHD é um gene duplicado enquanto o gene RHCE representa o gene ancestral. Além disto, demonstraram que o gene RHD está flanqueado por dois segmentos de DNA, denominados "caixas Rhesus", com um comprimento de aproximadamente 9.000 pb, apresentando 98% de homologia e orientação idêntica. As caixas Rhesus contém a deleção do gene RHD com 1.463 pb de extensão e que está presente na maioria dos indivíduos caucasianos D negativo. A deleção RHD é resultado de *crossing-over* desigual das caixas Rhesus e é caracterizada pela presença de uma "caixa Rhesus híbrida". Esta descoberta possibilitou a padronização de técnicas moleculares para a determinação da zigozidade do antígeno D. Indivíduos D- caucasianos possuem o gene RHD deletado, indivíduos D+ homozigotos apresentam 2 genes RHD enquanto os indivíduos D+ hemizigotos possuem um gene RHD e o outro gene encontra-se deletado (Figura 15.5).

A proximidade entre os genes RHD e RHCE facilita a ocorrência de conversão gênica em cis (Figura 15.6) durante os rearranjos gênicos entre eles, levando assim à formação de genes híbridos (partes do gene RHD em RHCE e vice-versa), responsáveis por algumas variantes do antígeno D.

ANTÍGENO D E SUAS VARIANTES

O antígeno D é o mais imunogênico e o mais importante antígeno Rh do ponto de vista clínico. Em torno de 80% dos indivíduos saudáveis e 20-30% dos pacientes RhD negativo que recebem grandes volumes de sangue RhD+ desenvolvem anti-D.[16] Até a introdução da profilaxia Rh, anti-D era a causa mais frequente da doença hemolítica do feto e recém-nascido (DHFRN).

Fenótipos RhD+ e RhD- são, geralmente, designados como Rh+ e Rh-. Entre 82 e 88% dos europeus, norte-americanos e brasileiros caucasianos e cerca de 95% dos africanos são RhD+, enquanto na Ásia o antígeno D é considerado um antígeno de alta frequência populacional, podendo chegar a uma frequência de 100%.[8]

O antígeno D pode apresentar uma variação quantitativa na sua expressão, desde uma forte expressão nas hemácias com o fenótipo D--, como uma fraca expressão nas hemácias com o fenótipo D

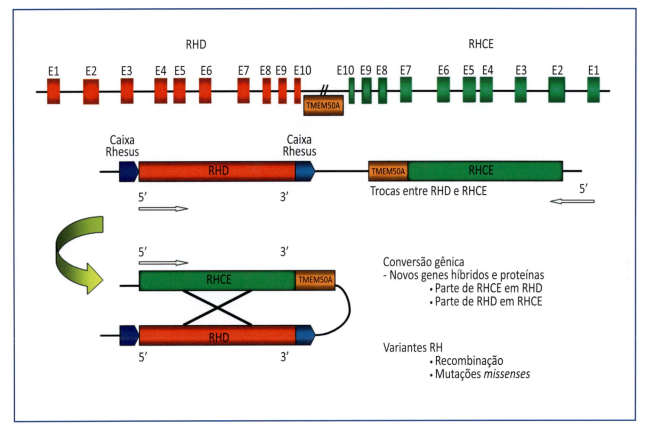

FIGURA 15.6 Complexidade genética do lócus Rh. Diagrama esquemático do mecanismo de conversão gênica entre os genes RHD e RHCE.

fraco e uma expressão muito fraca nas hemácias DEL. Mesmo entre os fenótipos comuns, a expressão do antígeno D pode variar; por exemplo, o antígeno D é mais fracamente expresso nas hemácias C+ do que nas hemácias E+. Estudos de citometria de fluxo demonstraram que a força de expressão do antígeno D varia de acordo com o fenótipo na seguinte ordem decrescente: DcE/DcE>DCe/dcE>DCe/DCe>DcE/dce>DCe/dce.[17]

A distinção sorológica entre hemácias D- e D+ não é sempre fácil, devido a presença de antígenos D variantes, o que pode ser problemático para pacientes obstétricas e receptores de transfusão. Nos últimos anos, um grande número de alelos RHD variantes que codificam antígenos D variantes têm sido descritos.[18] Esses alelos RHD variantes são divididos em 4 grupos: alelos RHD parciais que codificam proteínas com epítopos D alterados e que colocam o paciente em risco de aloimunização; alelos RHD fracos que codificam proteínas com alterações que levam ao enfraquecimento do antígeno D na membrana eritrocitária e que podem

ou não colocar o paciente em risco de desenvolver anti-D; alelos DEL que codificam proteínas com dificuldade de inserção na membrana levando a uma expressão muito reduzida do antígeno D detectado somente por técnicas especiais de adsorção e eluição e que podem levar a aloimunização; e alelos RHD inativos e deletados que não codificam uma proteína RhD funcional e portanto colocam o paciente em risco de aloimunizar. Essa complexidade da expressão do antígeno D tem levado a inconsistências e confusões na medicina transfusional e materno-fetal, em especial, na avaliação dos riscos de aloimunização.

BASES MOLECULARES DO FENÓTIPO RHD NEGATIVO

O fenótipo RhD negativo pode ocorrer pela perda da proteína RhD funcional ou pela presença de formas aberrantes da proteína RhD que não expressam o antígeno D. Na quase totalidade dos casos dos indivíduos caucasianos D-, o gene RHD está deletado. A deleção ocorre entre as 2 regiões de 1.463 pb dentro das caixas Rhesus que flanqueam o gene RHD.[15] Em raros casos, o fenótipo RhD negativo pode também estar associado com a presença de proteínas não funcionais devido a ocorrência de mutações *nonsenses* que levam a códons de terminação, inserções e deleções que alteram o quadro de leitura e presença de mutações em sítios de *splice*. O conhecimento destes alelos não funcionais são importantes na definição dos protocolos de genotipagem RHD para se evitar resultados falso-positivos.

Em africanos, a presença de um alelo denominado RHD*Ψ (pseudogene RHD) é tão frequente quanto a deleção RHD em indivíduos com o fenótipo D negativo. Esse alelo ocorre por uma duplicação de 37 pb nos últimos 19 nucleotídeos do íntron 3 e nos primeiros 18 nucleotídeos do éxon 4 do gene RHD.[19] Essa duplicação (RHD*Ψ) altera o quadro de leitura e introduz um códon de terminação na posição 210, levando à produção de uma proteína inativa que não é expressa na membrana eritrocitária. Geralmente, o gene RHD*Ψ encontra-se em cis com o alelo RHCE*ce. Além disso, foi também observado em 15% dos africanos, a presença de um gene RHD híbrido (RHD-CE-D^s) associado ao fenótipo VS+V-. Esse gene apresenta os éxons 1, 2 e a região 3' do éxon 3 de RHD, a região 5' do éxon 3 e os éxons 4-7 de RHCE, e os éxons 8-10 de RHD e codifica uma proteína alterada com fraca expressão do antígeno RhC e nenhuma expressão do antígeno D.[19] Assim, a correta dedução do fenótipo RhD em africanos deve levar em consideração a presença do gene RHD*Ψ e do gene híbrido RHD-CE-D^s.

Além da deleção RHD, do gene RHD*Ψ e do gene híbrido RHD-CE-D^s, existem numerosos genes RHD raros e genes RHD híbridos que contém éxons do gene RHD mas não produzem a proteína RhD e, portanto, nenhum antígeno D. Todos esses fenótipos RhD negativo e seus mecanismos moleculares estão catalogados no Rhesus website.[20]

FENÓTIPOS D PARCIAIS

O antígeno D é considerado como um mosaico composto de 30 epítopos, onde pelo menos 9 epítopos (epD1-epD9) já foram definidos por diferentes anticorpos monoclonais.[21,22] Alguns indiví-

duos D+ podem desenvolver aloanticorpos anti-D dirigidos contra um ou mais dos epítopos ausentes, definindo-se assim as categorias do antígeno D parcial (DIII, DIV, DV, DVI, DVII, DFR, DBT, DAU-5, DHAR) que são diferenciadas umas das outras de acordo com a presença ou ausência de um ou mais epítopos e a associação com antígenos de baixa frequência do sistema Rh.

A análise molecular das variantes de D mostrou que a perda da expressão de certos epítopos D levando a um antígeno D incompleto está associada a polimorfismos de único nucleotídeo (SNPs) no gene RHD ou a rearranjos gênicos entre os genes RHD e RHCE. A partir desse conhecimento, além das categorias do antígeno D definidas por anticorpos monoclonais, novos antígenos D parciais foram descritos, totalizando 28 categorias e 60 tipos de antígenos D parciais. O Rhesus site[20] apresenta os antígenos D parciais descritos, suas características sorológicas e suas bases moleculares.

Os antígenos D parciais DIIIa, DIVa, DVII, DMH, DNU, DHR, DHMi, DFW, DHAR, DAR e DAU ocorrem pela presença de um ou mais SNPs no gene RHD, enquanto os antígenos DIIIb, DIIIc, DIVb, DVa, DVI, DFR, DBT e DCS ocorrem pela formação de genes híbridos, onde um fragmento do gene RHD é substituído por um fragmento genômico do gene RHCE.[20] Esses genes codificam proteínas híbridas RhD-CE-D de 417 aminoácidos que conservam alguns epítopos D, mas que podem, ocasionalmente, expressar novos epítopos detectáveis sorologicamente. Essas alterações ocorrem nos segmentos extracelulares da proteína RhD, as alças onde estão localizados os epítopos Rh mudando a sua conformação e a exposição dos epítopos de D. Esse fato explica porque os indivíduos com o fenótipo D parcial perdem a expressão de alguns epítopos do antígeno D e podem desenvolver aloanticorpo anti-D, ao entrar em contato com hemácias D+ normais.

Desta forma, pacientes portadores do antígeno D parcial devem ser transfundidos com sangue RhD negativo. A identificação destes indivíduos por técnicas sorológicas na rotina é difícil e, na maioria das vezes, os pacientes com antígeno D parcial somente são identificados após terem sido aloimunizados.

Recomenda-se que a imunoglobulina anti-D seja administrada em gestantes com o antígeno D

FENÓTIPOS D FRACOS

O fenótipo D fraco (antigo D[U]) é geralmente considerado como um antígeno D completo com todos os epítopos presentes mas expresso fracamente nas hemácias. Portanto, é muito difícil determinar os tipos de D fraco sorologicamente, pois os anticorpos monoclonais anti-D podem simplesmente não reagir pela baixa avidez do anticorpo com células D fraco e não pela perda de epítopos como é o caso do antígeno D parcial. A definição sorológica para o fenótipo D fraco é a reatividade fraca das hemácias com soro anti-D monoclonal IgM (0 a 2+) e com aglutinação moderada ou forte (2+ a 4+) com soro anti-D monoclonal IgG ou *blend* pelo teste indireto da AGH.

O antígeno D fraco pode surgir como uma consequência de SNPs em diferentes éxons do gene RHD[18-23] apresentando uma frequência de 0,2 a 1% dependendo do reagente e método utilizados na maioria das populações. Estudos moleculares identificaram 81 tipos de D fraco. O site Rhesus[20] apresenta os antígenos D fracos descritos, suas características sorológicas e bases moleculares. As substituições dos aminoácidos dos diferentes tipos de D fraco estão localizadas nos segmentos transmembranares e intracelulares da proteína RhD. Esse fato explica a fraca expressão do antígeno D na membrana da hemácia, bem como a ausência de aloanticorpo anti-D na maioria dos indivíduos D fracos. O fenótipo D fraco pode também ocorrer como consequência do efeito *trans* de RHCE*C quando o haplótipo codificando o antígeno D está em *trans* no cromossomo com o haplótipo dCe.

Não foi observada aloimunização anti-D em pacientes com os tipos de D fracos mais comuns (tipos 1, 2 e 3) que receberam transfusão de sangue RhD+ e, portanto, pacientes com estes tipos de D fraco podem receber sangue RhD+, e gestantes não precisam fazer uso da profilaxia Rh. No entanto, cuidados são necessários quando da indicação de transfusões para pacientes com os tipos de D fraco menos frequentes, principalmente se estiverem associados a D parciais. Os doadores de sangue com o fenótipo D fraco devem ser considerados RhD positivos. Foi demonstrado que pacientes RhD negativo que receberam sangue com o fenótipo D fraco desenvolveram aloanticorpo anti-D.

CLUSTERS DE VARIANTES DO ANTÍGENO D

Estudos filogenéticos levaram ao conceito da existência de 4 *clusters* de alelos RHD variantes:[24,25]

- *Cluster* euroasiático: que contém o gene RHD *consensus* ou "normal" como seu alelo primordial. Inclui os alelos RHD que codificam os antígenos DFR-1, DFR-2 e DFR-3, DBA, DFV, DHQ, DMI, DFW, DFL e D fraco tipos 17, -33, -62 associados com a forma alélica RHCE*Ce; e os alelos RHD codificando os antígenos DCS-1 e DCS-2, DHR, DFV e D fraco tipo 16 associados com a forma alélica RHCE*cE.

- *Cluster* DAU africano: que contém o alelo RHD*DAU-0 que codifica Thr379Met e que, aparentemente, não tem nenhum efeito no fenótipo D. Sete variantes numeradas, DAU-1 a DAU-7, possuem Thr379Met com uma ou duas substituições adicionais, resultando em uma variação na expressão do antígeno D que podem levar a produção de anti-D. Os alelos do *cluster* DAU estão associados com a forma alélica RHCE*ce.

- *Cluster* D fraco tipo 4 africano: que contém os alelos RHD*D fraco tipo 4 e suas subdivisões, DAR e DARE, DFV, DOL-1 e DOL-1, DTO e o alelo RHD*Ψ associados com a forma alélica RHCE*ce.

- *Cluster* DIVa africano: que contém os alelos que codificam os antígenos DIVa, DIIIa, DIII-4 e o gene híbrido RHD-CE-D[s] tipo 1 associados com a forma alélica RHCE*ce.

FENÓTIPOS DEL

O antígeno DEL é um antígeno D com expressão muito fraca predominante de populações asiáticas, mas também presente em caucasianos, que somente é detectado sorologicamente por testes de adsorção e eluição. O antígeno DEL pode surgir como uma consequência de SNPs em éxons e sítios de *splice* do gene RHD que levam a alterações intracelulares e transmembranares que impedem a inserção da proteína RhD à membrana.[26] A maior densidade antigênica detectada nos fenótipos DEL foi 36, mas a maioria dos casos mostrou densidade antigênica inferior a 22.[27] Entre 10 e 33% dos japoneses, coreanos e chineses tipados como RhD- por técnicas sorológicas demonstraram ser DEL por técnicas moleculares.[28-30] Numerosos alelos RHD são responsáveis pelos fenótipos DEL e quase todos associados às formas alélicas RHCE*Ce ou RHCE*cE. O antígeno DEL tem potencial para induzir a aloimunização anti-D, e alguns pacientes DEL desenvolveram anti-D quando transfundidos com hemácias RhD+.[27] Estudos moleculares identificaram 27 tipos de fenótipos DEL. O site Rhesus[20] apresenta os fenótipos DEL descritos e suas bases moleculares.

EXPRESSÃO ELEVADA DO ANTÍGENO D

O antígeno D pode ser fortemente expresso em hemácias com o haplótipo D-- e haplótipos associados (Dc-, DC^W-, D..) como resultado de um número elevado de sítios antigênicos D. A expressão aumentada do antígeno D também está associada com haplótipos D(C)(e) e com o antígeno DIVa. Aumento de expressão do antígeno D e outros antígenos Rh também foi observado com níveis reduzidos de ácido siálico resultantes da deficiência de glicoforina A.[11]

SÍTIOS ANTIGÊNICOS DO ANTÍGENO D

O número de sítios antigênicos do antígeno D nas hemácias, estimado por citometria de fluxo, demonstrou que a densidade antigênica difere de acordo com o fenótipo Rh (Tabela 15.4). Fenótipos D variantes apresentam diferentes densidades antigênicas.[20] Alguns D parciais como DIII e DIVa possuem números de sítios antigênicos por célula comparáveis aos de um antígeno D normal, enquanto outros como DVI-1 e DVI-2 têm números de sítios antigênicos muito baixos por célula.[31]

VARIANTES DO ANTÍGENO D E PRÁTICA TRANSFUSIONAL

A prática recomendada para tipagem RhD de pacientes em diversos países é a utilização de 2 antissoros anti-D por aglutinação direta. Alguns países recomendam a utilização de 2 soros anti-D

TABELA 15.4 NÚMERO ESTIMADO DE SÍTIOS ANTIGÊNICOS POR HEMÁCIAS PARA VÁRIOS FENÓTIPOS RH	
FENÓTIPOS	**SÍTIOS DE ANTÍGENO D POR HEMÁCIA**
DCe/dce	9.900-14.600
DcE/dce	12.000-19.700
Dce/dce	12.000-23.200
DCe/DCe	14.500-22.800
DCe/DcE	23.000-31.000
DcE/DcE	15.800-33.300
D--/D--	110.000-202.000

monoclonal IgM potentes, enquanto outros recomendam a utilização de um anti-D IgM e um anti-D *blend* ou IgG. Estes antissoros são selecionados para não detectar os antígenos D parciais, categorias VI e IV, que são fenótipos D parciais mais comuns e que induzem a aloimunização anti-D. Desta forma, ou o paciente é diretamente classificado como RhD negativo e, portanto, recebe sangue RhD negativo ou identifica-se uma discrepância entre os soros que pode levar a suspeita da presença desses antígenos D parciais. No entanto, alguns fenótipos D parciais de alta densidade antigênica somente são identificados após o paciente desenvolver anti-D, como é o caso do fenótipo D parcial categoria III. Se resultados de aglutinação fraca são obtidos na rotina de tipagem RhD de um paciente, recomenda-se transfusão de sangue RhD negativo até que a variante RhD seja identificada por um painel de soros monoclonais ou testes moleculares. Após a identificação, se o paciente apresentar os fenótipos D fracos tipos 1, 2 ou 3, ele poderá receber transfusão de sangue RhD positivo.

Na tipagem RhD de doadores de sangue é essencial identificar fenótipos que possam levar a aloimunização anti-D em pacientes D negativo. Consequentemente, os reagentes selecionados devem reagir com hemácias DVI e outras variantes de D.

A introdução dos testes moleculares na rotina dos laboratórios tem facilitado a identificação dos antígenos D fraco e D parciais em pacientes e doadores de sangue.

ANTÍGENOS C, c

Os antígenos C e c são pares de antígenos antitéticos do sistema Rh e produtos dos alelos RHCE*C e RHCE*c. Em caucasianos, a frequência do antígeno C é de 68%, enquanto a frequência do antígeno c é de 80%. Em africanos, a frequência do antígeno c é muito maior, chegando a 96%, enquanto a frequência do antígeno C é de 27%. Em asiáticos é o contrário, a frequência do antígeno C é de 93%, enquanto a do antígeno c é de 47%.[32]

O haplótipo DCE produz um antígeno C com um número de sítios antigênicos muito baixo e, portanto, com fraca expressão na membrana eritrocitária. Assim, hemácias com os fenótipos DCE/dce reagem fracamente com a maioria dos soros anti-C.

BASES MOLECULARES DOS ANTÍGENOS C, c

O polimorfismo C/c está associado com alterações de 6 nucleotídeos no gene RHCE que resultam na substituição de 4 aminoácidos: Cys-16Trp (48C>G) codificada pelo éxon 1, Ile60Leu (178A>C), Ser68Asn (203G>A) e Ser103Pro (307T>C) codificadas pelo éxon 2. Somente o resíduo 103 encontra-se na superfície externa da membrana (segunda alça extracelular) e, portanto, a substituição Ser103 é essencial, mas não suficiente, para a especificidade C uma vez que os éxons 2 do gene RHD e RHCE são idênticos e ambos codificam Ser103. Para a completa expressão do antígeno C, a proteína deve ter Ser103, Cys16 e alguns outros aminoácidos característicos da proteína RhCE. O gene híbrido RHD-CE-D[s] produz um antígeno C parcial que se expressa fracamente na membrana eritrocitária.

Por outro lado, o antígeno c é determinado apenas pela Pro103 que é codificada pelo gene RHCE, mas não pelo gene RHD.[11]

ANTÍGENOS E, e

Os antígenos E e e são outros pares de antígenos antitéticos do sistema Rh e produtos dos alelos RHCE*E e RHCE*e. Em caucasianos, a frequência do antígeno E é de 29%, enquanto a frequência do antígeno e é de 98%. Em africanos, a frequência do antígeno e é também de 98%, enquanto a frequência do antígeno E é de 22%. Em asiáticos, a frequência do antígeno e é de 96%, enquanto a do antígeno E é de 39%.[32]

A densidade antigênica do antígeno E varia consideravelmente, dependendo do fenótipo Rh e da fonte de soro anti-E. Hemácias com o fenótipo E[W] são reativas com alguns, mas não com todos, os soros anti-E.

BASES MOLECULARES DOS ANTÍGENOS E, e

O polimorfismo E/e está associado com a alteração de um nucleotídeo no éxon 5 (676C>G) do gene RHCE que resulta da substituição de um único aminoácido Pro226Ala na quarta alça extracelular da proteína RhCE. O antígeno e não é totalmente dependente do aminoácido Ala no resíduo 226, pois outras alterações no gene RHCE podem afetar a expressão do antígeno e. Por exemplo, a presença do antígeno VS, que resulta da troca Leu245Val e é codificado pelo alelo RHCE*e, está associada com uma fraca expressão do antígeno e.[11]

Os polimorfismos C/c e E/e com as substituições de aminoácidos na proteína RhCE encontram-se na Tabela 15.5.

VARIANTES RhCE

Muitas variantes dos antígenos C, c, E, e já foram descritas utilizando-se testes moleculares, mas existem poucas informações em relação ao significado clínico das mesmas. Os anticorpos desenvolvidos aparecem inicialmente como "possíveis autoanticorpos", pois sorologicamente é muito difícil diferenciar auto e aloanticorpos em pacientes portadores de variantes RhCE. Estas variantes podem estar associadas com a ausência de antígenos

TABELA 15.5
POLIPEPTÍDEOS RhCE COM AS SUBSTITUIÇÕES DE AMINOÁCIDOS

POLIPEP-TÍDEOS	RESÍDUOS DE AMINOÁCIDOS				
	16	60	68	103	226
ce	Trp	Leu	Asn	Pro	Ala
Ce	Cys	Ile	Ser	Ser	Ala
cE	Trp	Leu	Asn	Pro	Pro
CE	Cys	Ile	Ser	Ser	Pro

de alta frequência (hrS e hrB) e ocorrem por alterações no gene RHCE associadas a SNPs (C^x, C^W, Rh26, e^s, E cat I) e a rearranjos gênicos entre os genes RHD e RHCE (D--, Dc-, r^G, RN, RoHar, E cat II e E cat III). O site da Sociedade Internacional de Transfusão Sanguínea (ISBT)[33] apresenta as variantes dos antígenos C, c, E, e descritas, suas características sorológicas e bases moleculares.

Entre as mais de 60 variantes RhCE identificadas, as variantes do antígeno e são as mais frequentes, predominantes em africanos, e ocorrem por alterações no gene RHCE*ce. Para aumentar ainda mais a complexidade do sistema Rh, muitos alelos RHCE variantes têm sido encontrados associados a alelos RHD variantes. As associações mais frequentes de variantes RHD e RHCE em africanos encontram-se na Figura 15.7.

ANTÍGENOS CE COMPOSTOS

Alguns antígenos Rh, conhecidos como antígenos compostos, somente são expressos quando c e e (ce ou f), ou C e e (Ce), ou C e E (CE), ou c e E (cE) são produzidos pelo mesmo gene RHCE.

Anticorpos contra este antígenos, provavelmente, reconhecem diferenças conformacionais na proteína RhCE que resultam de substituições de aminoácidos associadas com os polimorfismos C/c e E/e.[11]

ANTÍGENO G

O antígeno G está geralmente associado à presença dos antígenos D, C ou ambos. Com raras exceções, o anti-G somente reage com hemácias que expressam C e/ou D. O aminoácido Ser103 codificado pelo gene RHD e pelo alelo C do gene RHCE é o responsável por esta reatividade. O raro fenótipo designado r^G (D-C-E-G+) foi associado com um gene RHCE codificando Trp16 no éxon 1 e Ile60, Ser68 e Ser103 no éxon 2 que produz um antígeno C muito fraco, um antígeno e fraco e o antígeno de baixa frequência JAHK.[11]

HAPLÓTIPOS COM FRACA EXPRESSÃO DOS ANTÍGENOS Cc; Ee

Fraca expressão de antígenos Rh como D(C)(e), D(c)(e) e outros, são observados em hemácias

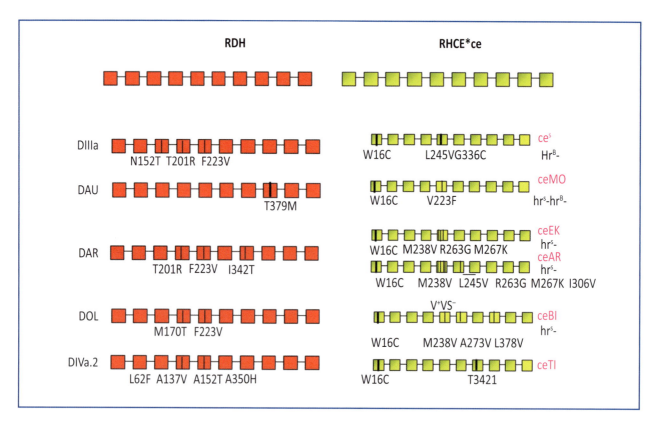

FIGURA 15.7 Variantes RHD e RHCE frequentemente associadas em africanos.

de indivíduos homozigotos para esses raros haplótipos. Antígenos de baixa frequência são encontrados em alguns desses casos e são considerados marcadores para sua identificação.

HAPLÓTIPOS COM DELEÇÕES PARCIAIS OU TOTAIS DOS ANTÍGENOS Cc; Ee

A maioria destes haplótipos apresentam expressão exacerbada do antígeno D, mas nenhuma expressão de C e/ou c e E/e ou e. Geralmente, apresentam um gene RHD completo ou quase completo, pareado com um gene RHCE híbrido contendo uma parte substancial do gene RHD. A maioria destes haplótipos foram identificados em indivíduos homozigotos e que produziram anticorpos contra os antígenos de alta frequência anti-Hr ou anti-Rh17. A designação D--, Dc-, DC^{W}- etc. é utilizada para denominar fenótipos e representa homozigozidade para o haplótipo correspondente.[11]

DEFICIÊNCIA Rh: FENÓTIPOS Rh$_{null}$ E Rh$_{mod}$

Fenótipo Rh$_{null}$

A ausência de expressão dos antígenos Rh na membrana das hemácias determina o raro fenótipo Rh$_{null}$. Dois tipos de Rh$_{null}$ com fenótipo idêntico são diferenciados de acordo com a herança e genética molecular (tipos amorfo e regulador).

O fenótipo Rh$_{null}$ do tipo amorfo é extremamente raro e ocorre pela presença de mutações *nonsenses* no gene RHCE em indivíduos que apresentam a deleção do gene RHD (RhD negativos). O fenótipo Rh$_{null}$ do tipo regulador, apesar de raro, é um pouco mais frequente que o Rh$_{null}$ do tipo amorfo e é consequência de mutações no gene RHAG que codifica a proteína RhAG imprescindível para a expressão dos antígenos Rh na membrana eritrocitária. Há evidências sugerindo que as proteínas Rh e RhAG interagem com a anquirina[34] na membrana eritrocitária. Esta interação é crucial na biossíntese e/ou estabilidade do complexo Rh na membrana.

Foi observado que os casos de síndrome da deficiência Rh (fenótipo Rh$_{null}$), apresentam uma anemia crônica de grau variável associada com esferocitose, fragilidade osmótica anormal e aumento da permeabilidade a cátions. Estudos de famílias mostram que a deficiência Rh está associada com consanguinidade e surge de diferentes origens genéticas.

Rh$_{mod}$

Este raro fenótipo está associado com uma expressão modificada dos antígenos produzidos por ambos haplótipos Rh, decorrente de SNPs no gene RHAG e surge por consanguinidade. As hemácias dos indivíduos com este fenótipo apresentam expressão muito fraca dos antígenos Rh na membrana eritrocitária.

ANTICORPOS Rh

Os anticorpos Rh são, geralmente, produzidos em resposta à imunização eritrocitária após transfusões ou gestações, embora anticorpos de "ocorrência natural" possam ocorrer. A maioria dos anticorpos Rh são da classe IgG, reativos a 37 °C e sua reatividade pode ser exacerbada após tratamento das hemácias com enzimas. São clinicamente significantes e causam hemólise predominantemente extravascular. Estão diretamente relacionados com a doença hemolítica do feto e recém-nascido e a reações transfusionais hemolíticas.

Os anticorpos Rh mais frequentemente encontrados em ordem decrescente são: anti-D, -c, -E, -C, -e. As associações anti-D, -C e anti-c, -E são frequentes. É importante lembrar que a associação anti-D, -C pode ser confundida com anti-G.

Autoanticorpos Rh são os principais anticorpos nas anemias hemolíticas autoimunes. Anti-e é o mais frequente, mas anti-c, -E, -D, -C também ocorrem. Na maioria das vezes, é difícil determinar a especificidade dos autoanticorpos Rh pois muitos deles são dirigidos a antígenos de alta frequência.

FUNÇÕES DA PROTEÍNA Rh

As funções da proteína Rh ou do complexo Rh na membrana eritrocitária não são totalmente conhecidas. Há evidências sugerindo que a proteína RhAG e outras proteínas da família Rh funcionam como transportadoras de amônia e cátions.

REFERÊNCIAS BIBLIOGRÁFICAS

1. Levine P, Stetson RE. An unusual case of intra-group agglutination. J Am Med Ass 1939; 113:126-127.

2. Landsteiner K, Wiener AS. An agglutinable factor in human blood recognized by immune sera for Rhesus blood. Proc Soc Exp Biol NY 1940; 43:223.

3. Landsteiner K, Wiener AS. Studies on an agglutinogen (Rh) in human blood reacting with anti-rhesus sera and with human isoantibodies. J Exp Med 1941; 74:309-320.

4. Fisk RT, Ford AG. Observations on the Rh agglutinogen of human blood. Am J Clin Pathol 1942; 12:545.

5. Fisher RA. Cited by Race RR. An incomplete antibody in human serum. Nature 1944; 153:771-772.

6. Rosenfield RE, Allen FH, Swisher SN, Kochwa A. A review of Rh serology and presentation of a new terminology. Transfusion 1962; 2:287-312.

7. Tippett P. A speculative model for the Rh blood groups. Ann Hum Genet 1986; 50:241-247.

8. Mourant AE, Opec AC, Domaniewska-Sobczak K. The distribution of the human blood groups and other polymorphisms, 2 ed. London: Oxford University Press; 1976.

9. Tills D, Kopec AC, Tills RE. Distribution of the human blood groups and other polymorphisms, Suppl.1. Oxford: Oxford University Press; 1983.

10. Castilho LM, Silva RC, Milare M, et al. Distribution of phenotypes and gene frequencies within the Rh system in blood donors. Rev Paul Med 1992; 110:33(S).

11. Daniels G. Human Blood Groups, 3 ed. Oxford: Wiley-Blackwell; 2013.

12. Avent ND, Ridgwell K, Tanner MJA, Anstee DJ. cDNA cloning of a 30kDa erythrocyte membrane protein associated with Rh (Rhesus)-blood group antigen expression. Biochem J 1990; 271;821-825.

13. Chérif-Zahar B, Bloy C, Le Van Kim C, et al. Molecular cloning and protein structure of a human blood group Rh polypeptide. Proc Natl Acad Sci USA 1990; 87:6243-6247.

14. Chérif-Zahar B, Le Van Kim C, Rouillac C, et al. Organization of the gene (RHCE) encoding the human blood group RhCcEe antigens and characterization of the promoter region. Genomics 1994; 19:68-74.

15. Wagner FF, Flegel WA. RHD deletion occurred in Rhesus box. Blood 2000; 95:3662-3668.

16. Yazer MH, Triulzi DJ. Detection of anti-D in D- recipients transfused with D+ red blood cells. Transfusion 2007; 47:2197-2201.

17. van Bockstaele DR, Berneman ZN, Muylle I, Cole-Dergent J, Peetermans ME. Flow cytometric analysis of erythrocytic D antigen density profile. Vox Sang 1986; 51:40-46.

18. Flegel WA, Wagner FF. Molecular genetics of RH. Vox Sang 2000; 78:109-115.

19. Singleton BK, Green CA, Avent ND, et al. The presence of an RHD pseudogene containing a 37 base-pair duplication and a nonsense mutation in Africans with the RhD-blood group phenotype. Blood 2000; 95:12-18.

20. The Rhesus website. http://www.uni.ulm.de/~fwagner/RH/RB

21. Tippett P, Sanger R. Further observations on subdivisions of the Rh antigen D. Vox Sang 1962; 7:9-13.

22. Lomas C, Tippett P, Thompson KM, Melamed MD, Hughes-Jones NC. Demonstration of seven epitopes on the Rh antigen D using human monoclonal anti-D antibodies and red cells from D categories. Vox Sang 1989; 57:261-264.

23. Wagner FF, Gassner C, Muller TH, et al. Molecular basis of weak D phenotypes. Blood 1999; 93:385-393.

24. Wagner FF, Ladewig B, Angert KS, et al. The DAU allele cluster of the RHD gene. Blood 2002; 100:306-311.

25. Flegel WA, von Zabern I, Doescher A, et al. D variants at the RhD vestibule in the weak D type 4 and Eurasian clusters. Transfusion 2009; 49:1059-1069.

26. Flegel WA. Molecular genetics and clinical applications for RH. Transfus Apher Sci 2011; 44:81-91.

27. Kormoczi GF, Gassner C, Shao C-P, Uchikawa M, Legler TJ. A comprehensive analusis of DEL individuals are prone to anti-D alloimmunization. Transfusion 2005; 45:1561-1567.

28. Fukumori Y, Hori Y, Ohnoki S, et al. Further analysis of Del (D-elute) using polymerase chain reaction (PCR) with RHD-gene specific primers. Transf Med 1997; 7:227-231.

29. Sun C-F, Chou C-S, Laui N-C, Wang W-T. RHD gene polymorphisms among RhD-negative Chinese in Taiwan. Vox sang 1998; 75:52-57.

30. Kim JK, Kim SY, Kim C-A, Yon GS, Park SS. Molecular characterization of D- Korean persons: development of a diagnostic strategy. Transfusion 2005; 45: 345-352.

31. Jones JW, Lloyd-Evans P, Kumpel BM. Quantification of RhD antigen sites on weak D and D variant red cells by flow cytometry. Vox Sang 1997; 71:176-183.

32. Reid ME, Lomas-Francis C, Olsson ML. The Blood Group Antigen Facts Book, 3 ed. San Diego: Elsevier; 2012.

33. The ISBT website. http://www.isbtweb.org/working-parties/red-cell-immunogenetics-and-blood-group-terminology/blood-group-terminology/blood-group-allele-terminology/

34. Nicolas V, Le Van Kim C, Cartron JP, et al. Critical residues for Rh/RhAG binding to ankyrin-R are mutated in some weak D variants. Vox Sanguinis, 87: Tu07.03 (Abstract), 2004.

16

SISTEMAS DE GRUPOS SANGUÍNEOS DUFFY, KELL E KIDD

16.1 SISTEMA DUFFY

Dante Mário Langhi Júnior
Edmir Boturão Neto
José Carlos Medina Carvalho

O sistema Duffy foi descrito, em 1950, por Cutbush e cols., durante investigação de reação transfusional hemolítica em paciente hemofílico politransfundido, tendo sido demonstrada a presença de novo anticorpo no soro desse paciente.[1]

O sistema Duffy tem relevância clínica pelo fato de pacientes transfundidos poderem desenvolver incompatibilidade transfusional e estar relacionado com casos de doença hemolítica perinatal. É o número 008 na nomenclatura de grupos sanguíneos da Sociedade Internacional de Transfusão de Sangue (SITS) (Tabela 16.1.1).

GLICOPROTEÍNA DUFFY

O gene FY codifica uma proteína (glicoproteína Duffy – GPD) transmembrana que expressa os antígenos Duffy. O gene apresenta duas isofor-mas de transcritos que dão origem a dois produtos proteicos distintos: a isoforma A, que codifica proteína com 338 aminoácidos; e a isoforma B, que codifica proteína com 336 aminoácidos.[2]

A GPD é composta pelos epítopos Fy^a e Fy^b, além dos epítopos Fy3, Fy4, Fy5 e Fy6. Os epítopos Fy^a e Fy^b localizam-se no domínio extracelular, no resíduo 42 e o epítopo Fy3 encontra-se localizado na terceira alça extracelular. O epítopo Fy6 encontra-se também no domínio extracelular (Figura 16.1.1).

Estudos demonstraram a presença de mRNA Duffy em medula óssea, baço, rim, pâncreas, músculo esquelético, pulmão, coração, cólon de adultos, fígado fetal, placenta e cérebro. A GPD está expressa em células endoteliais de pequenas vênulas em grande variedade de tecidos, exceto o fígado.

TABELA 16.1.1
TERMINOLOGIA CONVENCIONAL E REVISADA PELA SITS PARA O SISTEMA DE GRUPO SANGUÍNEO DUFFY

Nome Convencional: Duffy
Símbolo SITS: FY
Símbolo Convencional: Fy
Número SITS: 008

NOME CONVENCIONAL DO ANTÍGENO	NÚMERO SITS DO ANTÍGENO	CÓDIGO NUMÉRICO SITS
Fy^a	FY1	008001
Fy^b	FY2	008002
Fy3	FY3	008003
Fy4	FY4	008004
Fy5	FY5	008005
Fy6	FY6	008006

Modificada de Issit, 1998.

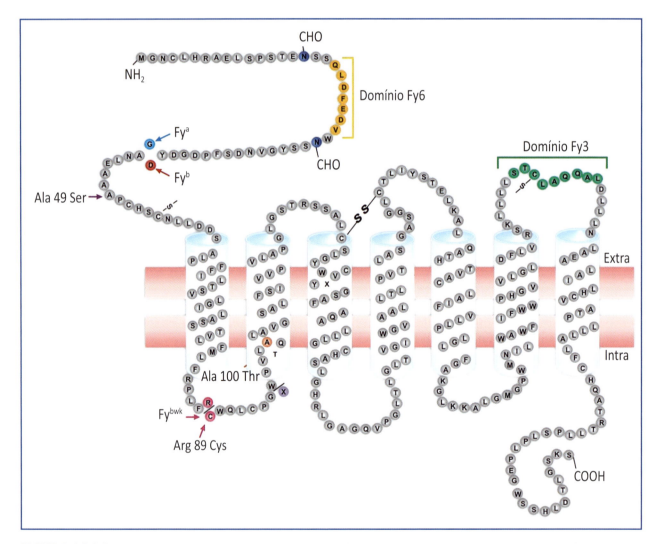

FIGURA 16.1.1 Modelo da GPD com sete alças transmembrânicas. Aparecem demonstrados o polimorfismo dos antígenos Fy^a e Fy^b, as trocas de aminoácidos arginina (Arg) por cisteína (Cys) na posição 89 e alanina (Ala) por treonina (Thr) na posição 100, associadas ao fenótipo Fy^{bfraco} e os domínios Fy3 e Fy6. *(Modificado de Pogo e Chaudhuri, 2000.)*

ANTÍGENOS E ANTICORPOS DO SISTEMA DUFFY

Conforme descrito anteriormente, o antígeno Duffy foi identificado sorologicamente em 1950, quando anticorpo eritrocitário, previamente não definido, designado anti-Fy^a foi descoberto no soro de um paciente politransfundido.[1] O anticorpo anti-Fy^b foi descoberto no ano seguinte. Inicialmente, o antígeno com o qual o soro do primeiro paciente reagia foi nomeado Fy^a e, posteriormente, o gene determinante desse antígeno, nomeado *FYA*. Nesta ocasião, foi postulada a existência do alelo *FYB*, posteriormente demonstrado.[3] Com o acúmulo de informações sorológicas sobre o sistema Duffy, tornou-se evidente que existem dois antígenos Duffy principais, designados Fy^a e Fy^b, codificados por dois alelos codominantes designados *FYA* e *FYB*.

Em indivíduos caucasoides, dão origem aos fenótipos $Fy(a+b^2)$, $Fy(a+b+)$ e $Fy(a-b+)$ que, na maioria das vezes, representam os genótipos *FYA/FYA*, *FYA/FYB* e *FYB/FYB*, respectivamente. Em 1955, Sanger e cols. relataram que o fenótipo $Fy(a^2b^2)$ é mais comum em indivíduos negroides afro-americanos ou africanos ocidentais, do que é qualquer fenótipo em que Fy^a ou Fy^b estejam presentes. Também foi sugerido que o fenótipo $Fy(a^2b^2)$ provavelmente representa o genótipo FY^{es}/FY^{es}, sendo FY^{es} um alelo silencioso no lócus *FYA/FYB* (Duffy).[4]

Na prática transfusional, Fy^a e Fy^b são os dois antígenos principais do sistema Duffy e já se encontram desenvolvidos ao nascimento, sendo detectados em células de embriões com 6 a 7 semanas de gestação e têm suas expressões tão fortes em hemácias fetais quanto em hemácias de indivíduos adultos.[5]

O antígeno Fy^a apresenta frequência alta na Ásia, chegando próximo de 100% em algumas populações. Em indivíduos negroides africanos e afro-americanos, sua frequência é relativamente baixa, ao redor de 10 a 20%, e em torno de 66,5% em ingleses. A Tabela 16.1.2 mostra a frequência dos fenótipos do sistema Duffy em diferentes populações.

Os antígenos Fy^a e Fy^b são muito sensíveis à maioria das enzimas proteolíticas, sendo completamente destruídos pela papaína, ficina, bromelina, pronase ou pelo tratamento das hemácias com

TABELA 16.1.2 ANTÍGENOS Fy^a E Fy^b E FREQUÊNCIAS FENOTÍPICAS		
FENÓTIPO	**FREQUÊNCIA %**	
	CAUCASOIDES	**NEGROIDES**
$Fy(a+b^2)$	17	9
$Fy(a+b+)$	49	1
$Fy(a^2b+)$	34	22
$Fy(a^2b^2)$	< 0,1	68

Modificada de Issit & Anstee, 1998.

quimiotripsina, porém a tripsina não destrói a atividade de Fy^a e Fy^b.[6]

O anticorpo anti-Fy^a não é raro, sendo encontrado tanto individualmente no soro de indivíduos com o fenótipo $Fy(a^2b+)$, como associado a outros anticorpos. É raro anti-Fy^a de ocorrência natural.

Apesar do primeiro exemplo de anti-Fy^a ter sido de aglutinina ativa em salina, na maioria das vezes o anticorpo é imune e reage de maneira mais intensa ou somente por técnica de antiglobulina. Em dois estudos independentes demonstrou-se que anti-Fy^a, na maioria das vezes, é de natureza IgG1 e que 50% dos anticorpos detectados fixam complemento.[6]

Anti-Fy^a tem sido responsabilizado por reações hemolíticas imediatas e tardias em muitos casos de doença hemolítica perinatal de intensidade moderada ou fatal.

Anti-Fy^b é encontrado com frequência 20 vezes menor que anti-Fy^a e a maioria dos exemplos parece ocorrer em indivíduos que produzem múltiplos anticorpos após exposição à hemácias. Também têm sido descritos após estímulo por gestação, em um caso após transfusão intra-útero e em um caso, aparentemente, de ocorrência natural.[7]

Frequentemente, anti-Fy^b pertence à classe IgG1 e reage melhor por técnica de antiglobulina, porém são conhecidos exemplos que apresentam aglutinação direta. Alguns Anti-Fy^b fixam complemento.

Existem relatos de envolvimento de anti-Fy^b em reação hemolítica transfusional fatal, reação transfusional tardia, doença hemolítica perinatal e anemia hemolítica autoimune.[6]

Em 1965, Chown e cols. descreveram um novo alelo no lócus Duffy denominado *FYX*, ou *FYB^fraco*, por ser totalmente incerto o seu produto. É herdado na forma de alelo de *FYA* e *FYB*, codominante com *FYA* e recessivo para *FYB*. Esse alelo foi considerado como sendo o quarto alelo *Duffy*. O gene não codifica a produção de um antígeno distinto dos outros do sistema *Duffy*, e indivíduos que herdam o gene *FYB^fraco*, e não o gene *FYB*, possuem eritrócitos que reagem fracamente ou não reagem com anti-Fy^b; algumas vezes o antígeno só é detectado por técnicas de adsorção e eluição. Portanto, o antígeno Fy^bfraco ou Fy^x se comporta como um antígeno Fy^b fraco e não existe anti-Fy^x.[8]

A presença de Fy^bfraco está associada com menor expressão dos antígenos Fy3, Fy5 e Fy6, marcadamente em indivíduos com homozigose para *FYB^fraco*, ligando-se fracamente a anti-Fy3 e anti-Fy6. A baixa expressão dos antígenos Duffy, nesses casos, é atribuída à diminuição da quantidade da GPD na superfície celular com cerca da décima parte da quantidade esperada e não à mudanças conformacionais na proteína.[9]

O número de sítios antigênicos em hemácias que apresentam antígeno Fy^b fraco, estimado através de estudos com anti-Fy3 e anti-Fy6 monoclonais, mostrou-se mais baixo quando comparado aos controles, sendo observado níveis de aproximadamente 10% de antígenos Duffy nesses indivíduos.[9]

A frequência alélica encontrada para *FYB^fraco* é de, aproximadamente, 0,02 entre caucasoides e nula entre negroides.

O antígeno Fy3 foi descrito em 1971 e os antígenos Fy4 e Fy5 em 1973. Em 1987, o antígeno Fy6 foi adicionado ao sistema quando sua existência foi reconhecida por meio do uso de anticorpo monoclonal murino.[10]

Do ponto de vista sorológico, o antígeno Fy3 é definido por soros que reagem com eritrócitos com fenótipos Fy(a+b²), Fy(a²b+) e Fy(a+b+), porém não com Fy(a²b²), e experimentos de adsorção indicam que anti-Fy3 reage com um epítopo comum aos fenótipos Fy^a e Fy^b. É um antígeno público na maioria dos grupos raciais, polimórfico em indivíduos afro-americanos e privado em algumas partes da África. Está presente em todas as células, exceto nos indivíduos com fenótipo Fy(a²b²), portanto, está presente quando os antígenos Fy^a e Fy^b estão expressos. Ao contrário dos antígenos Fy^a e Fy^b, que são destruídos pelo tratamento com quimiotripsina ou papaína, eritrócitos que apresentam o antígeno Fy3 se mantêm intactos após o tratamento com enzimas.[10]

Anti-Fy3 é potencialmente hemolítico e tem sido responsabilizado por reações transfusionais imediatas e tardias. Foram descritos casos de doença hemolítica perinatal relacionados ao anti-Fy3.[10]

O antígeno Fy4 é definido por soros que reagem aos eritrócitos com fenótipos Fy(a²b²) de indivíduos negroides e, também, com a maioria dos eritrócitos com fenótipos Fy(a+b²) e Fy(a²b+), de indivíduos negroides portadores de genótipos presumidamente *FYA/FYA* e *FYB/FYB*.[11]

O antígeno reconhecido por anticorpo anti-Fy4 ainda é um mistério do ponto de vista molecular, pois células Fy(a²b²) parecem não expressar mRNA relacionado ao Duffy e, portanto, é provável que a especificidade do anticorpo anti-Fy4 não seja relacionada ao sistema Duffy.[11]

O antígeno Fy5 é definido por soro que não reage aos eritrócitos com fenótipo Fy(a²b²), mas reage aos eritrócitos que expressam Fy^a, Fy^b ou ambos, a menos que essas células sejam Rh nulo. Portanto, a expressão do epítopo Fy5 é dependente da presença da proteína Rh. São resistentes à papaína e sua expressão é igualmente forte em adultos e recém-nascidos. Exemplos de anti-Fy5 foram descritos em pacientes politransfundidos e em misturas com outros anticorpos, tendo sido responsabilizados por reações hemolíticas transfusionais tardias.[11]

Soros anti-Fy4 e anti-Fy5 são raros, e isso tem impedido caracterizações adicionais dos antígenos Fy4 e Fy5.[11]

Em 1987, Nichols e cols. relataram a produção de anticorpo específico, monoclonal, murino, designado anti-Fy6. Este anticorpo reagiu aos eritrócitos com fenótipos Fy(a+b²), Fy(a²b+) e Fy(a+b+) e não reagiu aos eritrócitos com fenótipo Fy(a²b²). O epítopo Fy6 difere do epítopo Fy3 pelo fato de ser sensível à degradação por ação da enzima quimiotripsina, enquanto Fy3 não o é. Fato interessante é que anti-Fy6 bloqueia a invasão do parasita *P. vivax* da malária em eritrócitos, e a expressão de Fy6 em células de primatas não humanos está correlacionada com a suscetibilidade dessas células à invasão pelo *P. vivax*. Esses achados sugerem que Fy6 está associado com o sítio receptor para o *P. vivax*.[12]

POLIMORFISMOS DO SISTEMA DUFFY

O gene Duffy está localizado no braço longo do cromossomo 1 na região 1q23.2. O gene codificador dos antígenos do sistema de grupo sanguíneo Duffy foi, originalmente, descrito como residir em um único éxon, codificando uma proteína de 338 aminoácidos, porém estudos subsequentes revelaram a presença de um pequeno éxon upstream, diferente do anteriormente descrito, nomeado éxon 0,1 que contém tanto sequências codificadoras como sequências não traduzidas. O gene apresenta duas isoformas de transcritos que dão origem à dois produtos proteicos distintos: a isoforma A, que codifica proteína com 338 aminoácidos; e a isoforma B, que codifica proteína com 336 aminoácidos.[2]

O gene *FY* possui 1.572 nucleotídeos, sendo o éxon 1 com 55, um íntron com 479 e o éxon 2 com 1.038 (Figura 16.1.2).

O sistema Duffy é definido por quatro alelos, *FYA*, *FYB*, *FYB*[es] (eritroide silencioso) e *FYB*[fraco] (ou *FYX*), sendo sugerido que exista o alelo *FYA*[fraco]. Os alelos *FYA* e *FYB* são codominantes e herdados de maneira mendeliana direta.[6]

O polimorfismo dos antígenos Fy[a] e Fy[b] se origina de mutação de ponto no nucleotídeo 125, no gene da GPD, com a substituição de uma única base G por A (G125A). Essa substituição resulta na troca do aminoácido glicina por ácido aspártico na posição 42 da GPD. Glicina na posição 42 (Gly[42]) codifica o antígeno Fy[a], enquanto ácido aspártico na posição 42 (Asp[42]) codifica o antígeno Fy[b] (Figura 16.3).[13]

O alelo *FYB*[es] é estruturalmente idêntico ao alelo *FYB* em sua região codificadora e a base molecular do fenótipo Fy(a-b-), em negros africanos ou norte-americanos, é caracterizada por uma única troca de base T-33C no "box" GATA-1 na região promotora do alelo *FYB* (Figura 16.1.4). Essa mutação abole, especificamente, a atividade de transcrição em hemácias de indivíduos que expressam essa mutação na forma homozigota. Nesses casos, ocorre discrepância entre o fenótipo Duffy, obtido através de reação com antissoros e o estudo molecular, pois o alelo *FYB* encontra-se silenciado pela mutação no "box" GATA-1, tornando-se o gene *FYB*[es].[14]

O fenótipo eritroide Fy(a-b-) em indivíduos de raça negroide, na maioria das vezes, se deve à presença do alelo *FYB*[es] na forma homozigota.

Pelo fato desse gene codificar a produção da glicoproteína Duffy em células de outros tecidos que não o sangue, a formação dessa glicoproteína nunca ocorre em eritrócitos. Esses indivíduos foram designados Duffy negativos.

Nestes indivíduos, embora a GPD não esteja expressa nos eritrócitos, mRNA de igual tamanho e GPD igual ou relacionada, se encontram presentes em menor quantidade nos diferentes tecidos não eritroides, explicando, talvez, a ausência de anormalidade na regulação da inflamação. Isto in-

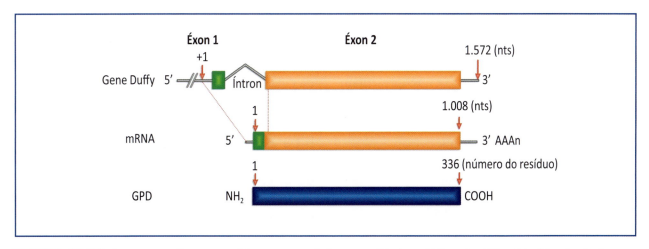

FIGURA 16.1.2 Representação esquemática estrutural do gene *FY*, do mRNA e da GPD. *(Modificada de Pogo e Chaudhuri, 2000.)*

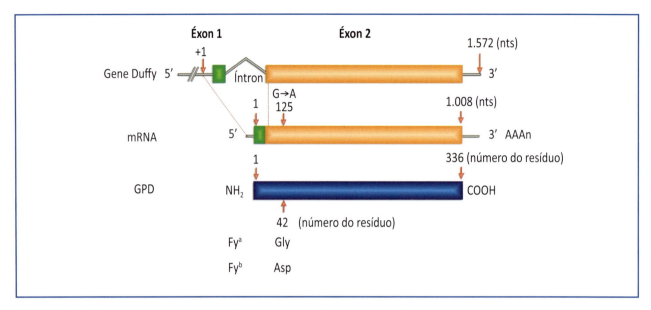

FIGURA 16.1.3 Representação esquemática do gene *Duffy* com polimorfismo *FYA/FYB*, no nt 125, e resíduos Gly, para *FYA* e Asp para *FYB* na posição 42. *(Modificado de Pogo et al., 2000.)*

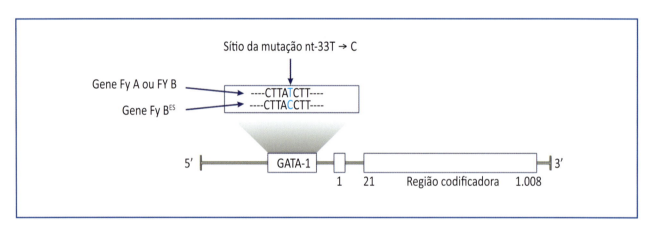

FIGURA 16.1.4 Representação esquemática do ponto de mutação no sítio de ligação GATA-1, responsável pela não expressão da GPD em hemácias da maioria de indivíduos negros com fenótipo Fy(a²b²). *(Modificado de Issit & Antee, 1998.)*

dica, portanto, que o fenótipo Duffy nestes casos não é nulo, possibilitando que pacientes negroides com fenótipo eritrocitário Fy(b²) e que apresentam o alelo *FYB* silenciado na medula óssea, possam ser transfundidos com hemácias Fy(b+) e não produzam aloanticorpos anti-Fy^b.

Em indivíduos que apresentam a mutação GATA na forma heterozigota, demonstrou-se efeito de dose, sendo que apenas 50% dos antígenos Duffy está expresso nos eritrócitos.[9]

Recentemente, foi descrito por Zimmerman e cols., a presença do gene *FY*A^{null}* em população de região endêmica para malária em Papua, na Nova Guiné. No Brasil, Langhi e cols. demonstraram a presença do alelo *FYA^{null}* em doadores de sangue da cidade de São Paulo, e em indivíduos de região endêmica para malária no Amazonas.[15,16]

Em indivíduos caucasianos, o fenótipo Fy(a-b-) é extremamente raro e todos os casos estudados apresentaram associação com mutações ou deleções na sequência codificadora do gene *Duffy*. De forma contrária ao que ocorre na mutação específica eritroide T-33C, essas situações devem levar ao verdadeiro fenótipo Fy^{null}, com a falta de expressão do antígeno Duffy, tanto em tecidos eritroides quanto não eritroides. No que diz respei-

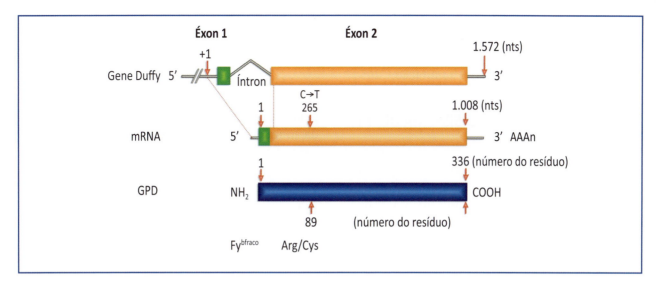

FIGURA 16.1.5 Representação esquemática do gene *Duffy* com mutação C265T (*FYB^fraco*) codificando a substituição do aminoácido arginina por cisteína na posição 89 (Arg89Cys). *(Modificado de Pogo et al., 2000.)*

to à transfusão de sangue, essa situação difere daquela de indivíduos Fy(a-b²) que carregam o alelo da mutação na região promotora GATA. Portanto, indivíduos Fy(a²b²) que não possuem os antígenos Fy, em decorrência de mutações *nonsense*, são capazes de desenvolver resposta imune se transfundidos com hemácias Fy positivas, e só podem ser transfundidos com hemácias Fy negativas.

O fenótipo Fy^(bfraco) está associado a mutação *missense* na região codificadora do gene *FYB*, com a substituição da base C por T no nucleotídeo 265, codificando a substituição do aminoácido arginina por cisteína na posição 89 (Arg89Cys) (Figura 16.1.5).[17]

A análise de clones que apresentavam a mutação C265T, também revelou troca no nucleotídeo 298 (G298A), que ocasiona mudança de aminoácido, alanina por treonina, na posição 100 da GPD (Ala100Thr) (Figura 16.1.6). Através de mutagênese sítio dirigida e análise de expressão, demonstrou-se que a mutação Ala100Thr, por si só, é mutação benigna e não afeta a expressão dos antí-

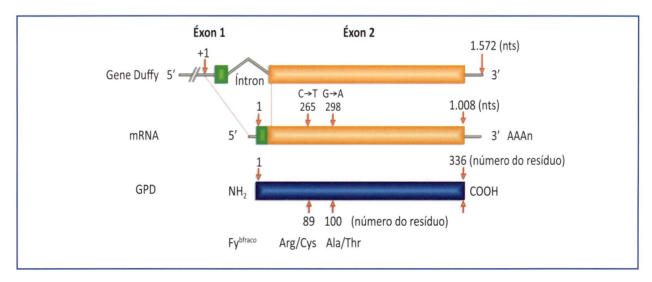

FIGURA 16.1.6 Representação esquemática do gene *Duffy* com a mutação C265T (*FYB^fraco*) e a mutação silenciosa G298A codificando a substituição do aminoácido alanina por treonina na posição 100 da GPD (Ala100Thr). *(Modificado de Pogo et al., 2000.)*

genos Duffy. Os níveis de Fy3, Fy6 e Fy[b] nos casos em que existe a mutação G298A são similares aos codificados pelo cDNA de *FYB*, de maneira contrária ao observado quando existe a mutação C265T.[9]

ASPECTOS FUNCIONAIS DO SISTEMA DUFFY

Apesar dos antígenos de grupos sanguíneos serem sorologicamente detectáveis nos glóbulos vermelhos, muitos deles também estão expressos em tecidos não eritroides, promovendo questionamentos sobre as suas possíveis funções fisiológicas em condições normais e patológicas.

Antígeno Duffy receptor para malária

Em 1975, Miller e cols. demonstraram que eritrócitos humanos Duffy negativos eram resistentes à invasão pelo *Plasmodium knowlesi*; além disso, verificaram que anti-Fy[a] e anti-Fy[b] bloqueavam a invasão do P. knowlesi em eritrócitos Fy(a+b²) e Fy(a²b+) e que o tratamento das hemácias com enzimas que removiam de sua superfície os determinantes antigênicos de Fy[a] e Fy[b] (quimiotripsina e pronase), tornava as hemácias resistentes à invasão. Os estudos com *Plasmodium knowlesi* se estenderam ao *Plasmodium vivax*, parasita que apesar de amplamente disseminado através de regiões tropicais e subtropicais do mundo todo, é praticamente ausente na África Ocidental, onde mais de 95% da população é Duffy negativa. Miller e cols. demonstraram que a resistência ao *P. vivax* está correlacionada ao fenótipo Duffy negativo e, mais recentemente, Barnwell e cols. demonstraram que merozoítas de *Plasmodium vivax* são incapazes de invadir eritrócitos Duffy negativos. Portanto, o *Plasmodium vivax,* assim como o *Plasmodium knowlesi*, necessita de interação com o antígeno Duffy para que ocorra a invasão no eritrócito.[18]

A partir do momento que anticorpo anti-Fy6 se tornou disponível, estudos demonstraram que a presença de Fy6 é que resulta na invasão de hemácias humanas pelos merozoítas do *Plasmodium vivax*. Em seres humanos, a presença ou ausência de Fy6 está completamente correlacionada com a presença ou ausência de Fy[a] e Fy[b], ou seja, hemácias Fy(a+) ou Fy(b+) são sempre Fy6 positivas e hemácias Fy(a²b²) são Fy6 negativas. A invasão de hemácias Fy(a+) pelo *Plasmodium vivax* pode ser parcialmente bloqueada recobrindo-se a hemácia com anti-Fy[a] e totalmente bloqueada recobrindo-se a hemácia com anti-Fy6.[19]

O fato da grande maioria de indivíduos negros africanos e americanos serem resistentes à infecção pelo *Plasmodium vivax* está diretamente relacionada ao fenótipo Fy(a²b²), ou seja, ausência dos antígenos Fy[a] e Fy[b]. A expressão normal de Fy mRNA em tecidos não eritroides em populações de indivíduos da África Ocidental, onde o *P. vivax* é praticamente ausente, sugere que o fenótipo Fy(a-b-) representa uma resposta adaptativa de resistência à malária.

Indivíduos que apresentam a mutação T-33C na forma heterozigota expressam apenas 50% dos antígenos Duffy na superfície das hemácias quando comparados aos indivíduos que não apresentam a mutação. Esses dados sugerem que a presença da mutação T-33C na forma heterozigota promove certa proteção contra a infecção pelo *P. vivax*, porém sendo ainda suscetível. Estudos realizados em população de indivíduos de região endêmica para malária no Brasil, sugerem que a mutação T-33C na forma heterozigota não confere proteção contra a infecção pelo *Plasmodium vivax*.

Relatos de infecção pelo *Plasmodium vivax* em áreas endêmicas para malária, em indivíduos Duffy negativos, têm sido publicados na literatura.[20]

Até o presente momento, não existem dados referentes à suscetibilidade à infecção pelo *Plasmodium vivax* em indivíduos portadores do alelo *FYB[fraco]*.

Antígeno Duffy receptor para quimoquinas

Além de receptores para o parasita da malária, os antígenos do sistema Duffy também servem como receptores para uma família de citoquinas pró-inflamatórias, chamadas quimoquinas. Postulou-se que os receptores de quimoquinas de eritrócitos atuam como escoadouros, inativando o excesso de quimoquinas liberadas na circulação.[21] A ligação de quimoquinas a eritrócitos Duffy positivos e não a Duffy negativos sugere que a proteína é um receptor peptídeo pró-inflamatório.

A função do antígeno Duffy nas células endoteliais de vênulas pós-capilares ainda necessita ser melhor definida, no entanto, pelo fato da proteína

Duffy ser um receptor de quimoquina multiespecífico e pelo fato das células endoteliais de vênulas pós-capilares possuírem papel no tráfego de leucócitos durante o processo inflamatório, tem sido postulado que a proteína Duffy deva estar envolvida na cascata da inflamação.

REFERÊNCIAS BIBLIOGRÁFICAS

1. Cutbush M, Molllison PL. The Duffy blood group system. Heredity (Edinb) 1950; 4:383-389.

2. Davis MB, Walens A, Hire R, et al. Distinct transcript isoforms of the atypical chemokine receptor 1 (ACKR1)/Duffy antigen receptor for chemokines (DARC) gene are expressed in lymphoblasts and altered isoform levels are associated with genetic ancestry and the Duffy-null allele. PLoS One 2015; 10:e0140098.

3. Ikin EW, Mourant AE, Pettenkofer HJ, Pettenkofer JH, Blumenthal G. Discovery of the expected haemagglutinin anti-Fyb. Nature 1951; 168:1077-1078.

4. Sanger R, Race RR, Jack J. The Duffy blood groups of New York negroes: The phenotype Fy(a-b-). Br J Haematol 1955; 1:370-374.

5. Race RR, Sanger R. Blood Groups in Man. 6 ed. Oxford: Blackwell Scientific Publications; 1975.

6. Langhi DM Jr, Bordin JO. Duffy blood group and malaria. Hematology 2006; 11:389-398.

7. Marsh WL. Present status of the Duffy blood group system. CRC Crit Clin Rev Lab Sci 1975; 5:387-412.

8. Chown B, Lewis M, Kaita H. The Duffy blood group system in caucasians: evidence for a new allele. Am J Hum Genet 1965; 17:384-389.

9. Yazdanbakhs K. Molecular mechanisms uderlyng defective expression of blood group antigens. [Review] Transfus Med Rev 2001; 15:53-66.

10. Albrey JA, Vincent EER, Hutchinson J, Marsh WL Allen FH, Gavin J, Sanger R. A new antibody, angi-Fy3, in the Duffy blood group system. Vox Sang 1971; 20:20-35.

11. Behzad O, Lee CL, Gavin J, Marsh WL. A new anti-erythrocyte antibody in the Duffy system: anti-Fy4. Vox Sang 1973; 24:337-342.

12. Nichols ME, Rubinstein P, Barnwell J, Rodriguez de Cordoba S, Rosenfield RE. A new human Duffy blood group specificity defined by a murine monoclonal antibody. Immunogenetics and association with susceptibility to Plasmodium vivax. J Exp Med 1987; 166:776-785.

13. Chaudhuri A, Polyakova J, Zbrzezna V, Pogo AO. The coding sequence of Duffy blood group gene in humans and simians: restriction fragment lenght polymorphism, antibody and malarial parasite specificities, and expression in nonerythroide tissues in Duffy-negative individuals. Blood 1995; 85:615-621.

14. Tournamille C, Colin Y, Cartron JP, Le Van Kim C. Disruption of a GATA motif in the Duffy gene promoter abolishes erythroid gene expression in Duffy-negative individuals. Nat Genet 1995; 10:224-228.

15. Zimmerman PA, Woolley I, Massinde GL, Miller SM, McNamara DT, Hazlett F, et al. Emergence of FY*A null in a Plasmodium vivax-endemic region of Papua New Guinea. Proc Natl Acad Sci USA 1999; 96: 13973-13977.

16. Langhi DM, Albuquerque SR, Covas DT, Perez CA, Bordin JO. The presence of FYA[null] allele of Duffy blood group system in blood donors and individuals from a malarial endemic région of Brazil [abstract]. Blood 2004; 104:741a.

17. Pogo AO, Chaudhuri A. The Duffy protein: a malarial and chomokine receptor. Semin Hematol 2000; 37:122-129.

18. Miller LH, Mason SJ, Dvorak JA, McGinniss MH, Rothman IK. Erythrocyte receptors for (Plasmodium knowlesi) malaria: Duffy blood group determinants. Science 1975; 189:561-563.

19. Barnwell JW, Nichols ME, Rubinstein P. In vitro evaluation of the role of the Duffy blood group in erythrocyte invasion by Plasmodium vivax. J Exp Med 1989; 169:1795-1802.

20. Kempinska-Podhorodecka A, Knap O, Drozd A, et al. Analysis for genotyping Duffy blood group in inhabitants of Sudan, the Fourth Cataract of the Nile. Malaria J 2012; 11:115-120.

21. Tamasauskas D, Powell V, Saksela K, Yazdanbaksh K. A homologous naturally occurring mutation in Duffy and CCR5 leading to reduced receptor expression. Blood 2001; 97:3651-3654.

16.2 Sistema Kell

Edmir Boturão Neto

INTRODUÇÃO

O sistema de grupo sanguíneo Kell (ISBT 006) foi descoberto em 1946, pouco tempo depois da introdução do teste da antiglobulina. O antígeno KEL1 (K, "Kell") foi o primeiro antígeno descrito, seguido do antígeno KEL2 (k, "Cellano") três anos mais tarde. O sistema Kell permaneceu como um sistema de apenas dois antígenos até 1957, quando os antígenos antitéticos Kp^a e Kp^b e o fenótipo KEL*null* (K_0) foram descritos. Atualmente, os 35 antígenos conhecidos fazem do sistema Kell, o terceiro sistema de antígenos eritrocitários mais polimórfico, atrás apenas dos sistemas Rh e MNS. Estes antígenos são expressos, principalmente, na superfície da membrana eritrocitária e testículos; mas também em menor quantidade nos órgãos linfoides (baço e tonsilas), cérebro, coração, musculoesquelético, pâncreas e células progenitoras mieloides. Os antígenos do sistema Kell são altamente imunogênicos e os anticorpos resultantes podem causar graves reações à transfusões incompatíveis, assim como anemia perinatal.[1,2]

ESTRUTURA PROTEICA E FUNÇÃO

A proteína Kell (CD238) é uma glicoproteína de membrana tipo II de 93 kDa com 732 aminoácidos, apresenta um pequeno segmento N-terminal intracitoplasmático de 47 aminoácidos, um domínio transmembrana único e um longo segmento C-terminal extracelular constituído por 665 aminoácidos. O domínio extracelular tem 5 sítios de glicosilação e 15 cisteínas que são responsáveis pela formação de múltiplas pontes dissulfetos, o que explica porque os antígenos KEL são inativados quando as hemácias são tratadas com os agentes redutores DDT (ditiotreitol) e AET (bromento de 2-aminoetil isotiourônio). Os antígenos KEL estão localizados ao longo do segmento extracelular, o qual apresenta ainda uma região final com sequência estrutural similar à encontrada na família das endopeptidases. A proteína Kell liga-se à proteína XK por meio de duas cisteínas, uma na posi-

ção 72 da proteína Kell e outra na posição 347 da proteína XK, formando um grande complexo covalente. XK é uma proteína de 50,9 kDa composta por 444 aminoácidos, atravessa a membrana celular 10 vezes, apresenta 5 laços extracelulares e expressa apenas o antígeno Kx (Figura 16.2.1).[1]

A proteína Kell faz parte da família das zinco endopeptidases, da qual fazem parte também a endopeptidase neutra 24.11 (NEP), as enzimas conversoras das endotelinas (ECE-1 e ECE-2), o produto do gene PEX e a XCE (proteína expressa, preferencialmente, no sistema nervoso central). Estas proteínas estão presentes em muitas espécies, desde bactérias até seres humanos, e apresentam em comum uma sequência catalítica fixadora de zinco (HEXXH) com atividade proteolítica sobre polipeptídeos biologicamente inativos, produzindo pequenos peptídeos bioativos. A ação enzimática exercida pela proteína Kell apresenta especificidade, principalmente, pela "*big*-endotelina" 3 mas, também, em menor intensidade pelas "*big*-endotelinas" 1 e 2, gerando as respectivas endotelinas ET-1, ET-2 e ET-3. Como um grupo, as endotelinas desempenham diversos papéis fisiológicos, principalmente na regulação da pressão arterial. Elas exercem efeito direto na regulação do tônus vascular, tanto pela ação de vasoconstrição e proliferação da musculatura lisa quanto pelos seus efeitos vasodilatadores, mediando a liberação de óxido nítrico. As endotelinas também estão envolvidas na mitogênese e processo de desenvolvimento fetal, afetando a diferenciação e migração de células derivadas da crista neural. A função da proteína XK não é conhecida, mas devido a sua estrutura terciária supõe-se que pode exercer função de transporte através da membrana celular.[1,3]

ANTÍGENOS E BASES MOLECULARES

Os 35 antígenos KEL são divididos em 2 grupos: os que se expressam como pares antitéticos e os com expressão independente, que não têm seus pares antitéticos conhecidos. Os 13 antígenos com pares antitéticos conhecidos são: KEL1 (K) e KEL2

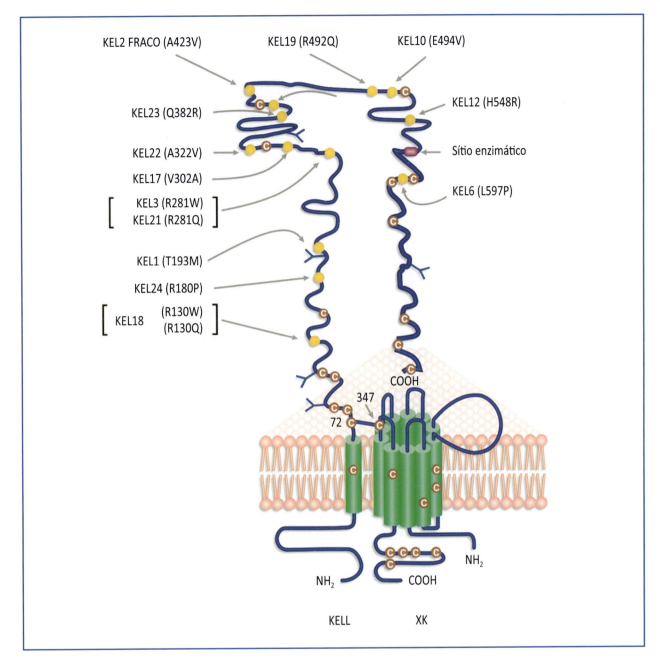

FIGURA 16.2.1 Diagrama do complexo Kell/XK mostrando as substituições dos aminoácidos nos diferentes fenótipos e o sítio de ação enzimática. *(Adaptado de Lee S, et al. Function and structural aspects of the Kell blood group system. Transfusion Medicine Reviews 2000; 14(2):93-103.)*

(k); KEL3 (Kp[a]), KEL4 (Kp[b]) e KEL21 (Kp[c]); KEL6 (Js[a]) e KEL7 (Js[b]); KEL11 (Côté) e KEL17 (Wk[a]); KEL14 (Scan) e KEL24 (Cls); KEL31 (KYO) e KEL38 (KYOR). Entre os demais 22 antígenos, com expressão independente, 4 são antígenos de baixa frequência: KEL10 (Ula), KEL23 (Centauro), KEL25 (VLAN), KEL28 (VONG); e 18 são antígenos de alta frequência: KEL5 (Ku), KEL12 (Boc), KEL13 (SGRO), KEL16 (k-*like*), KEL18, KEL19, KEL20 (Km), KEL22 (Ikar), KEL26 (TOU), KEL27 (RAZ), KEL29 (KALT), KEL30 (KTIM), KEL32 (KUCI), KEL33 (KANT), KEL34 (KASH), KEL35 (KELP), KEL36 (KETI), KEL37 (KHUL) (Tabela 16.2.1). O antígeno Kx, apesar de não ser considerado oficialmente um membro do sistema de grupo sanguíneo Kell, tem sido estudado em conjunto com este sistema devido à interação bioquímica e fenotípica entre as proteínas Kell e XK.[1,2]

TABELA 16.2.1
ANTÍGENOS KEL

BAIXA FREQUÊNCIA	ALTA FREQUÊNCIA
KEL1 (K)	KEL2 (k)
KEL3 (Kpª), KEL21 (Kpᶜ)	KEL4 (Kpᵇ)
KEL6 (Jsª)	KEL7 (Jsᵇ)
KEL17 (Wkª)	KEL11 (Côté)
KEL24 (Cls)	KEL14 (Scan)
–	KEL5 (Ku)
KEL10 (Ulª)	–
–	KEL12 (Boc)
–	KEL13 (SGRO)
–	KEL16 (k-*like*)
–	KEL18
–	KEL19
–	KEL20 (Km)
–	KEL22 (Ikar)
KEL23 (Centauro)	–
KEL25 (VLAN)	–
–	KEL26 (TOU)
–	KEL27 (RAZ)
KEL28 (VONG)	–
–	KEL29 (KALT)
–	KEL30 (KTIM)
–	KEL32 (KUCI)
–	KEL33 (KANT)
–	KEL34 (KASH)
–	KEL35 (KELP)
–	KEL36 (KETI)
–	KEL37 (KHUL)
KEL31 (KYO)	KEL38 (KYOR)
–	Kx

A proteína Kell selvagem expressa somente os antígenos de alta frequência, enquanto os antígenos de baixa frequência decorrem de polimorfismos que geram a substituição de um único aminoácido

TABELA 16.2.2
INCIDÊNCIA DOS PRINCIPAIS FENÓTIPOS KELL EM DIFERENTES POPULAÇÕES

FENÓTIPOS	INCIDÊNCIA (%)	
	CAUCASOIDES	NEGROIDES
K-k+	91	98
K+k+	8,8	2
K+k-	0,2	Raro
Kp(a+b-)	Raro	0
Kp(a-b+)	97,7	100
Kp(a+b+)	2,3	Raro
Kp(a-b-c+)	0,32*	0
Js(a+b-)	0	1
Js(a-b+)	100	80
Js(a+b+)	Raro	19
Ulª	0,46* e 2,6**	

*Na população japonesa.
**Em finlandeses.

(SNPs). Alguns antígenos de baixa frequência exibem especificidade étnica. O antígeno KEL1 (K) ocorre em 9% dos indivíduos de origem caucasoide e 2% da população negroide. Por outro lado, o antígeno KEL6 (Jsª) é encontrado em 19,5% da população negroide e em menos de 0,01% da população caucasoide. O antígeno KEL3 (Kpª) é observado em 2,3% dos indivíduos caucasoides e, raramente, em negroides. O antígeno KEL10 (Ulª) é encontrado em 2,6% da população finlandesa e em 0,46% da população japonesa; enquanto o antígeno KEL31 somente foi reportado em japoneses (1,5%). Consequentemente, alguns fenótipos de baixa frequência são encontrados com mais facilidade em certos grupos étnicos. Por exemplo, os fenótipos KEL:1,-2 (K+k-) e KEL:3,-4 (Kpa+b-) são mais fáceis de serem encontrados em caucasoides, enquanto o fenótipo KEL:6,-7 (Jsa+b-) é mais facilmente observado em indivíduos negroides. A Tabela 16.2.2 mostra a incidência dos principais fenótipos do sistema Kell em diferentes populações. Estas informações são úteis no processo de investigação de anticorpos envolvidos em aloimunização pós-transfusional e na abordagem hemoterápica de pacientes que necessitam de suporte transfusional por tempo prolongado.[1-3]

As bases moleculares do sistema Kell têm sido elucidadas desde que a organização do gene KEL foi descrita, em 1995. O gene KEL, localizado no braço longo do cromossomo 7 (7q33), tem aproximadamente 21,5 kb, 19 éxons e cDNA com 2,5 kb. O gene XK, por sua vez, está localizado no braço curto do cromossomo X (Xp21.1), contém aproximadamente 46,2 kb, é composto de três éxons com cDNA de 5 kb. Atualmente, todos os polimorfismos responsáveis pela expressão dos antígenos KEL são conhecidos, com exceção dos antígenos KEL5 (Ku) e KEL20 (Km), os quais apresentam reatividade ampla contra um ou mais epítopos da glicoproteína Kell (Tabela 16.2.3). O conhecimento das bases moleculares dos diversos antígenos KEL possibilitou o desenvolvimento de técnicas de genotipagem como, por exemplo, PCR-RFLP, PCR-ASP, Multiplex SNaPshot, Microarray e BeadChip DNA, sendo que estas últimas permitem a detecção simultânea de vários alelos diferentes. Tais técnicas vêm sendo utilizadas como uma ferramenta alternativa às técnicas sorológicas com várias aplicações diferentes, as quais incluem a abordagem laboratorial a pacientes que receberam transfusão recente e desenvolveram aloimunização, na indisponibilidade de antissoros comerciais, na ausência de anticorpos de boa qualidade ou quando as hemácias não foram bem preservadas.[1,2,4]

FENÓTIPOS DE BAIXA EXPRESSÃO ANTIGÊNICA

Os fenótipos KEL:3, KELmod e McLeod apresentam baixa expressão dos antígenos KEL, enquanto no fenótipo KELnull (K$_0$) a expressão antigênica está abolida.

Fenótipo KEL3

O fenótipo KEL3 ou Kp(a+) apresenta a substituição de um único aminoácido (p.Arg281Trp) na proteína Kell selvagem, decorrente do polimorfismo c.841C>T no gene KEL. A troca deste aminoácido altera a estrutura proteica e gera um transporte aberrante para a superfície celular, ficando grande parte da proteína retida no compartimento pré-Golgi. Consequentemente, a menor quantidade de proteína Kell na membrana eritrocitária acarreta a baixa expressão dos antígenos KEL nas hemácias com este fenótipo.[1]

Fenótipo KELmod

O fenótipo KELmod (ou KELel) foi descrito pela primeira vez em 2003 como uma condição rara, hereditária, caracterizada pela fraca expressão dos antígenos Kell. Os indivíduos portadores deste fenótipo apresentam expressão antigênica variável, sendo observado um padrão de aglutinação fraco com antissoros Kell em alguns casos, enquanto, em outros, faz-se necessário o uso de técnicas de eluição e adsorção para detecção dos antígenos KEL na superfície das hemácias. Diferentes mutações de ponto (missense) no gene KEL são associadas ao mesmo fenômeno, causando troca de aminoácido e, presumivelmente, alterando a conformação proteica, o que inibe o transporte da proteína Kell mutante para a superfície celular e diminui a expressão dos antígenos KEL. A Tabela 16.2.4 detalha as alterações moleculares dos 14 alelos KELmod descritos até o momento.[2,5,6]

Fenótipo McLeod

O fenótipo McLeod foi descrito inicialmente, em 1961, como um novo fenótipo do sistema Kell e recebeu o nome do primeiro indivíduo indentificado como portador deste fenótipo, Hugh McLeod. Caracteriza-se pela baixa expressão dos antígenos do sistema Kell, ausência dos antígenos Km e Kx e acantocitose. Diferentemente do gene KEL, as alterações no gene XK não são restritas a mutações de ponto e deleções ou inserções de um único nucleotídeo. Em vários casos observa-se deleções com maior ou menor extensão, podendo acometer o gene XK inteiro. Em alguns casos, as deleções são muito extensas (até 5,65 mb) acometendo vários genes codificantes de proteínas em torno do lócus XK (Xp21.1).[7]

Fenótipo KELnull

O fenótipo KELnull (K$_0$) é definido pela total ausência da proteína Kell e de todos os antígenos KEL na superfície celular. A frequência exata do fenótipo K$_0$ é difícil de ser estimada por se tratar de um evento raro, podendo variar entre 0,007 a 0,00017% em europeus e de 0,008 a 0,00228% em asiáticos. As hemácias K$_0$ apresentam morfologia discoide apesar da diminuição da quantidade da proteína XK na membrana celular, mas

TABELA 16.2.3
BASES MOLECULARES DOS FENÓTIPOS DO SISTEMA KELL

FENÓTIPO	ALELO ISBT	SUBSTITUIÇÃO DE NUCLEOTÍDEO*	ÉXON	SUBSTITUIÇÃO DE AA**
KEL:1,-2 ou K+ k-	KEL*01.01	c.578C>T	6	p.Thr193Met
KEL:1fraco	KEL*01.02	c.577T>A	6	p.Thr193Ser
KEL:2 ou k+	KEL*02	c.578C	6	p.Thr193
KEL:3,-4,-21 ou Kp(a+b-c-)	KEL*02.03	c.841C>T	8	p.Arg281Trp
KEL:6,-7 ou Js(a+b-)	KEL*02.06	c.1790T>C	17	p.Leu597Pro
KEL:10	KEL*02.10	c.1481A>T	13	p.Glu494Val
KEL:-12	KEL*02.-12	c.1643A>G	15	p.His548Arg
KEL:-14,-24	KEL*02.-14.1	c.538C>T	6	p.Arg180Cys
KEL:-14	KEL*02.-14.2	c.539G>A	6	p.Arg180His
KEL:-11,17	KEL*02.17	c.905T>C	8	p.Val302Ala
KEL:-18	KEL*02.-18.1	c.388C>T	4	p.Arg130Trp
KEL:-18	KEL*02.-18.2	c.389G>A	4	p.Arg130Gln
KEL:-19	KEL*02.-19	c.1475G>A	13	p.Arg492Gln
KEL:-3,-4,21 ou Kp(a-b-c+)	KEL*02.21	c.842G>A	8	p.Arg281Gln
KEL:-22	KEL*02.-22	c.965C>T	9	p.Ala322Val
KEL:23	KEL*02.23	c.1145A>G	10	p.Gln382Arg
KEL:-14,24	KEL*02.24	c.539G>C	6	p.Arg180Pro
KEL:25,-28	KEL*02.25	c.743G>A	8	p.Arg248Gln
KEL:-26	KEL*02.-26	c.1217G>A	11	p.Arg406Gln
KEL:-27	KEL*02.-27	c.745G>A	8	p.Glu249Lys
KEL:-25,28	KEL*02.28	c.742C>T	8	p.Arg248Trp
KEL:-29	KEL*02.-29	c.1868G>A	17	p.Arg623Lys
KEL:-30	KEL*02.-30	c.913G>A	8	p.Asp305Asn
KEL:31,-38	KEL*02.31	c.875G>A	8	p.Arg292Gln
KEL:-32	KEL*02.-32	c.1271C>T	11	p.Ala424Val
KEL:-33	KEL*02.-33	c.1283G>T	11	p.Arg428Leu
KEL:-34	KEL*02.-34	c.758A>G	8	p.Tyr253Cys
KEL:-35 [1]	KEL*02.-35	c.780G>T c.2024G>A	8 18	p.Leu260Phe p.Arg675Gln
KEL:-36 [2]	KEL*02.-36	c.1391T>C	12	p.Thr464Ile
KEL:-37	KEL*02.-37	c.877C>T	8	p.Arg293Trp

*Numeração dos nucleotídeos com base na sequência do GenBank: NM_000420.
**aa: aminoácidos.

TABELA 16.2.4
BASES MOLECULARES DOS ALELOS KEL*null* (K$_0$) E KELmod (Kmod)

FENÓTIPO	ALELO ISBT	MUTAÇÃO	ÉXON	AMINOÁCIDO
K$_0$	KEL*01N.01	c.1678C>G	15	p.Pro560Ala
K$_0$	KEL*01N.02	c.244T>C	4	p.Cys82Arg
K$_0$	KEL*02N.01	IVS3+1g>c	Íntron 3	*Splicing* alternativo
K$_0$	KEL*02N.02	c.382C>T c.1790C	4 17	p.Arg128Ter
K$_0$	KEL*02N.03	c.246T>A	4	p.Cys82Ter
K$_0$	KEL*02N.04	c.1042C>T	9	p.Gln348Ter
K$_0$	KEL*02N.05	c.2027G>A	18	p.Ser676Asn
K$_0$	KEL*02N.06	IVS3+1g>a	Íntron 3	*Splicing* alternativo
K$_0$	KEL*02N.07	c.574C>T	6	p.Arg192Ter
K$_0$	KEL*02N.08	IVS5-2a>g	Íntron 5	*Splicing* alternativo
K$_0$	KEL*02N.09	c.1377G>A	12	p.Trp459Ter
K$_0$	KEL*02N.10	c.1420C>T	13	p.Gln474Ter
K$_0$	KEL*02N.11	c.903delG	8	p.Met301fs
K$_0$	KEL*02N.12	IVS8+1g>a	Íntron 8	*Splicing* alternativo
K$_0$	KEL*02N.13	IVS8+1g>t	Íntron 8	*Splicing* alternativo
K$_0$	KEL*02N.14	c.948G>A	9	p.Trp316Ter
K$_0$	KEL*02N.15[†]	c.1216C>T	11	p.Arg406Ter
K$_0$	KEL*02N.16	c.1477C>T	13	p.Gln493Ter
K$_0$	KEL*02N.17	c.1546C>T	14	p.Arg516Ter
K$_0$	KEL*02N.19[†]	c.2023C>T	18	p.Arg675Ter
K$_0$	KEL*02N.20	c.1596G>A	15	p.Trp532Ter
K$_0$	KEL*02N.21	c.1947C>G	18	p.Tyr649Ter
K$_0$	KEL*02N.22[†]	IVS7-1g>c	Intron 7	*Splicing* alternativo
K$_0$	KEL*02N.23	c.185insT	3	p.Ser62fs
K$_0$	KEL*02N.24	c.715G>T	7	p.Glu239Ter
K$_0$	KEL*02N.25	c.1975delG	19	p.Glu659fs
K$_0$	KEL*02N.26	c.382C>T	4	p.Arg128Ter
K$_0$	KEL*02N.27	c.730delG	7	p.Leu236fs
K$_0$	KEL*02N.26	c.382C>T	4	p.Arg128Ter
K$_0$	KEL*02N.27	c.730delG	7	p.Leu236fs
K$_0$	KEL*02N.28	c.230G>T	4	p.Cys77Phe
K$_0$	KEL*02N.29	c.1664G>A	15	p.Gly555Glu

Continua

TABELA 16.2.4 Continuação
BASES MOLECULARES DOS ALELOS KELnull (K_0) E KELmod (Kmod)

FENÓTIPO	ALELO ISBT	MUTAÇÃO	ÉXON	AMINOÁCIDO
K_0	KEL*02N.30	c.71G>A	2	p. Trp24Ter
K_0	KEL*02N.31	IVS16+1g>a	Íntron 16	Splicing alternativo
K_0	KEL*02N.32[†]	c.455A>G	5	p.Tyr152Cys
K_0	KEL*02N.33[†]	c.1726G>C	16	p.Gly576Arg
K_0	–	c.184delT	3	p.Ser62fs
K_0	KEL*02N.35[†]	c.398T>C	4	p.Leu133Pro
K_0	KEL*02N.36[†]	c.436delG	5	p.Glu146Argfs*41
K_0	KEL*02N.37[†]	c.1253T>C	11	p.Phe418Ser
K_0	KEL*02N.38[†]	c.1832T>G	17	p.Leu611Arg
K_0	KEL*02N.39[†]	c.2098C>T	19	p.Arg700Ter
K_0	KEL*02N.40	c.1474C>T	13	p.Arg492Ter
K_0	–	c.821G>A	8	p.Leu274Ter
K_0	–	c.1084C>A[†]	10	p.Gln362Lys
K_0	–	IVS11+5g>a[†]	Íntron 11	Splicing alternativo
K_0	–	c.1708G>A[†]	16	p.Val570Met
K_0	–	c.1975delG	18	p.Glu659fs
Kmod; KEL:1weak	KEL*01M.01	c.578C>G	6	p.Thr193Arg
Kmod	KEL*02M.01	c.1088G>A	10	p.Ser363Asn
Kmod	KEL*02M.02	c.2030A>G	18	p.Tyr677Cys
Kmod KEL:-13	KEL*02M.03	c.986T>C	9	p.Leu329Pro
Kmod	KEL*02M.04	c.2107G>A	19	p.Gly703Arg
Kmod	KEL*02M.05	c.1719C>T	16	p.Gly573Gly
Kmod	KEL*02M.06	c.306C>A c.1298C>T	4 11	p.Asp102Glu p.Pro433Leu
Kmod	KEL*02M.07	c.1763A>G	16	p.Tyr588Cys
Kmod	KEL*02M.08	c.1490A>T	13	p.Asp497Val
Kmod	KEL*02M.09	c.1757T>G	16	p.Ile586Ser
Kmod	KEL*02M.10	c.787G>A	8	p.Gly263Arg
Kmod	KEL*02M.11	c.1268C>T	11	p.Ala423Val
Kmod	KEL*02M.12	c.2111A>C	19	p.Pro704His
Kmod	KEL*02M.13	c.257G>A c.841C>T	4	p.Arg86Gln p.Arg281Trp

[†]Alelos observados apenas em indivíduos com fenótipo KEL:1,-2 (K+k-) e genótipo KEL*01/02N.

a expressão do antígeno Kx parecer ser aumentada. Os indivíduos K_0 não apresentam doença clinicamente reconhecível, apesar de não possuírem o sitio enzimático da proteína Kell. Mecanismos compensatórios devem estar ativados no fenótipo K_0, provavelmente envolvendo a sobreposição de outras enzimas da família das zinco endopeptidases. Contudo, indivíduos K_0 podem produzir anti-KEL5 (anti-Ku) após transfusão e/ou gestação, o qual está associado à reação hemolítica transfusional e anemia perinatal e necessitam receber hemácias K_0, quando necessário. Apesar do fenótipo K_0 ser conhecido desde 1957, suas bases moleculares somente começaram a ser elucidadas a partir de 2001. Atualmente, 45 alelos K_0 são reconhecidos como responsáveis por abolir a expressão dos antígenos KEL. A Tabela 16.2.4 apresenta as alterações moleculares observadas nos alelos K_0 conhecidos. Importante destacar que 13 alelos K_0 somente foram detectados em indivíduos KEL:1,-2 (K+k-) com genótipo KEL*01/02N. Em torno de 1 a 7,4% dos indivíduos aparentemente tipados como KEL:1,-2 (K+k-) são portadores de allelos KEL*02N e, como consequência, apresentam discordância entre fenótipo e genótipo. Portanto, a prática clínica com base apenas em análises moleculares requer cautela, sendo necessário aprimoramento na capacidade preditiva destas técnicas.[2,3,5,6]

IMPORTÂNCIA CLÍNICA

Os antígenos do sistema Kell, particularmente o antígeno KEL1 (K), são capazes de induzir resposta imune quando da exposição como antígenos não próprios durante transfusões de hemácias incompatíveis ou gestações com incompatibilidade materno-fetal. Devido à sua potência imunogênica, os antígenos do sistema Kell têm grande implicação clínica na reação hemolítica transfusional e na doença hemolítica perinatal. Apresentam, também, importância na anemia hemolítica autoimune, na síndrome de McLeod e como marcadores populacionais.[1,8]

Aloimunização

O fenômeno de aloimunização é a principal complicação clínica associada ao sistema Kell, podendo causar reação hemolítica transfusional aguda ou tardia, além de doença hemolítica perinatal.

A aloimunização é particularmente importante em pacientes submetidos aos regimes de transfusão crônica, principalmente, portadores de hemoglobinopatias. A incidência de aloimunização, apesar da etiologia multifatorial, é particularmente alta nos pacientes portadores de doenças falciformes quando comparados com outros grupos de pacientes multitransfundidos, principalmente devido à disparidade fenotípica entre a população de doadores de sangue e a população de pacientes com doenças falciformes. A taxa de aloimunização eritrocitária global pode chegar a 22,6% nos pacientes transfundidos portadores de talassemias, sendo o anticorpo anti-KEL1 (anti-K) observado em até 42,8% dos pacientes aloimunizados, dependendo da diferença étnica entre receptores e doadores. Estes índices são ainda maiores nos pacientes com doenças falciformes, principalmente na idade adulta, onde as taxas de aloimunização global podem alcançar índices próximos a 40% nos indivíduos transfundidos. A frequência do aloanticorpo anti-KEL1 (anti-K) pode ultrapassar 50% nos pacientes imunizados e, quando considerado anti-KEL1 (anti-K) e anti-KEL7 (anti-Js[b]) conjuntamente, pode-se chegar a 76,9% de aloanticorpo anti-Kell. Contudo, estudos brasileiros com pacientes falciformes demonstram uma menor taxa de aloimunização global (variando de 9,9 a 12,9%) e menor frequência de aloanticorpo anti-KEL1 (entre 14,6 a 18,2%) quando comparado aos estudos europeus e norte-americanos. Esta diferença pode ser explicada, pelo menos em parte, pela menor disparidade ética entre os pacientes brasileiros com hemoglobinopatias e os doadores de sangue, decorrente da alta taxa de miscigenação em ambos os grupos.[8]

Doença hemolítica perinatal

A doença hemolítica perinatal (DHPN) decorrente da aloimunização anti-Kell tornou-se mais evidente a partir da diminuição da aloimunização anti-D após a introdução da profilaxia rotineira com anti-RhD em gestantes com incompatibilidade Rh materno-fetal. Estima-se que 10% dos casos de anemia fetal e neonatal são causados por anti-KEL1 (anti-K) e, raramente, por outros anticorpos anti-Kell: anti-KEL5 (anti-Ku), anti-KEL7 (anti-Js[b]), anti-KEL6 (anti-Js[a]), anti-KEL25 (anti-VLAN). Os antígenos Kell são expressos precocemente durante a eritropoese, antes dos antígenos dos sistemas Rh, Landsteiner-Weiner, Lutheran, Duffy, glicoforina A e banda 3. Por este motivo, a anemia fetal na DHPN causada por anticorpos anti-Kell apresenta-se mais como supressão da eritropoese do que por destruição imune das hemácias fetais. Consequentemente, os títulos de anticorpos maternos e os níveis de bilirrubina no líquido amniótico não são bons indicadores da gravidade da doença. Recomenda-se determinar se o feto apresenta risco de desenvolver anemia fetal em gestantes aloimunizadas e estimar os níveis de hemoglobina fetal nos casos com probabilidade de DHPN por anti-KEL1. Aproximadamente 50% dos bebês acometidos requerem fototerapia associada, ou não, à exsanguineotransfusão. A maioria destas crianças necessita de transfusões periódicas após o nascimento, até que a eritropoese seja totalmente restabelecida. O uso de eritropoetina recombinante tem sido empregado com sucesso para evitar transfusões nestas crianças. Os anticorpos anti-Kell também têm sido reportados como supressores da mielopoese e megacariopoese, podendo causar neutropenia e trombocitopenia nos fetos com DHPN.[1,9]

Anemia hemolítica autoimune

Aproximadamente 1/250 casos de anemia hemolítica autoimune (AHAI) é devido a anticorpos contra antígenos do sistema Kell. Geralmente, os anticorpos são da classe IgG à quente, sendo o anti-KEL1 (anti-K) o anticorpo mais frequentemente observado como causa de AHAI. Contudo, os anticorpos anti-KEL4 (anti-Kp[b]) e anti-KEL13 (anti-Sgro) também têm sido descritos em casos isolados. A associação com aloanticorpos é comum. O quadro clínico e laboratorial é variável, oscilando entre casos leves e graves. Os antígenos do sistema Kell podem apresentar expressão diminuída transitoriamente durante a AHAI. Infecções virais e bacterianas causadas por agentes com estrutura antigênica semelhante a do sistema Kell (p. ex., *E. coli*) poderiam ser responsáveis pelo processo autoimune e pela inibição transitória da expressão dos antígenos KEL. A abordagem terapêutica, quando necessária, inclui transfusão de hemácias compatíveis antígeno específico, além da corticoterapia e imunossupressão.[1]

Síndrome de McLeod

A síndrome de McLeod caracteriza-se pela ausência da proteína XK e do antígeno Kx na membrana eritrocitária, fraca expressão dos antígenos do sistema Kell, anemia hemolítica leve com acantocitose e herança ligada ao sexo. As alterações genéticas no cromossomo X decorrem de mutações de ponto, inserções e grandes ou pequenas deleções no gene XK. Quando a deleção é muito extensa, incluindo genes vizinhos, a síndrome de McLeod pode ser acompanhada de distrofia muscular de Duchenne, doença granulomatosa crônica (DGC), retinite pigmentosa ou deficiência da ornitina transcarbamilase. Clinicamente, observa-se cardiopatia (cardiomiopatia, fibrilação atrial ou insuficiência cardíaca congestiva) em até 75% dos pacientes, hepatoesplenomegalia em cerca de 40% dos casos e propensão a distúrbios neurológicos e neuromusculares como epilepsia, psicopatias, coreia, arreflexia e atrofia da musculatura esquelética. O início das manifestações neurológicas é caracteristicamente tardio, ocorrendo após a 4ª década de vida em mais de 80% dos casos. Lesões glomerulares com insuficiência renal crônica também têm sido reportadas. Laboratorialmente, além dos achados hematológicos de anemia e acantocitose, podem-se observar alterações bioquímicas como elevação dos níveis séricos da desidrogenase láctica e creatinoquinase (em 90% e 100% dos casos, respectivamente), redução da haptoglobina em 80% dos casos e elevação da aspartato aminotransferase, alanina aminotransferase e gama glutamil transferase em 33% dos indivíduos acometidos. A abordagem terapêutica restringe-se, principalmente, ao tratamento sintomático das complicações cardíacas e neurológicas, sendo rara a necessidade de intervenção hematológica. Porém, os portadores do fenótipo McLeod e DGC podem desenvolver os anticorpos anti-KEL20 (anti-Km) e anti-Kx quando aloimunizados; enquanto indivíduos com o fenótipo McLeod sem DGC geralmente desenvolvem apenas o aloanticorpo anti-KEL20 (anti-Km), sendo o anticorpo anti-Kx descrito apenas em 2 casos até o momento. Portanto, quando necessária, deve-se priorizar a transfusão autóloga para prevenir a produção dos aloanticorpos anti-KEL20 (anti-Km) e anti-Kx.[7] A Tabela 16.2.5 compara as principais características do fenótipo McLeod com hemácias K_0 e normais.

TABELA 16.2.5
COMPARAÇÃO CLÍNICO-LABORATORIAL DOS FENÓTIPOS McLeod, KEL*null* (K_0) E NORMAL

	NORMAL	K_0	McLeod SEM DGC	McLeod COM DGC
Antígenos Kell	++++	0	Fraco	Fraco
Antígeno Kx	+	++	0	0
Antígeno Km	++	0	0	0
Anticorpos	Ag não próprios	Anti-Ku	Anti-Km (anti-Kx[†])	Anti-Kx e anti-Km
CK	Normal	Normal	Elevado	Normal ou elevado
Transfusão	Normal	K_0	McLeod ou K_0	McLeod
Defeito genético	Não aplicável	Mutações gene KEL	Mutações gene XK	Deleção genes XK e CGD
Morfologia	Normal	Normal	Acantócitos	Acantócitos
Patologia	Nenhuma	Nenhuma	Defeitos neurológicos e musculares	Defeitos neurológicos e musculares com DGC

[†]*Dois casos.*
DGC: doença granulomatosa congênita; CK: creatinoquinase.

REFERÊNCIAS BIBLIOGRÁFICAS

1. Westhoff CM, Reid ME. Review: the Kell, Duffy, and Kidd blood group systems. Immunohematol 2004; 20:37-49.

2. International Society of Blood Transfusion: Blood Group Allele Terminology. www.isbtweb.org/working-parties/red-cell-immunogenetics-and-blood-group-terminology/blood-group-terminology/blood-group-allele-terminology. Acessado em 5 de maio de 2015.

3. Boturão-Neto E, Yamamoto M, Chiba AK, Kimura EYS, Oliveira MCVC, Barretto CLM, Nunes MMA, Albuquerque SRL, Santos MDD, Bordin JO. Molecular basis of KELnull phenotype in Brazilians. Transfus Med Hemother 2015; 42:52-58.

4. Lee S. The value of DNA analysis for antigens of Kell and Kx blood group systems. Transfusion 2007; 47:32S-39S.

5. Matteocci A, Mancuso T, Moscetti A, Collaretti A, Castagna K, Spaccino C, Hutchinson T, Grammatico P, Pierelli. Three missense mutations found in the KEL gene lead to K(mod) or K_0 red cell phenotypes. Transfusion 2014; 54:3216-3221.

6. Ji Y, Veldhuisen B, Ligthart P, Haer-Wigman L, Jongerius J, Boujnan M, Ait Soussan A, Luo G, Fu Y, van der Schoot CE, de Haas M. Novel alleles at the Kell blood group locus that lead to Kell variant phenotype in the Dutch population. Transfusion 2015; 55:413-421.

7. Peng J, Redman C, Wu X, Song X, Walker RH, Westhoff CM, Lee S. Insights into extensive deletions around the XK locus associated with McLeod phenotype and characterization of two novel cases. Gene 2007; 392:142-150.

8. Boturão-Neto E, Chiba AK, Vicari P, Figueiredo MS, Bordin JO. Molecular studies reveal a concordant KEL genotyping between patients with hemoglobinopathies and blood donors in São Paulo City, Brazil. Haematologica 2008; 93:1408-1410.

9. Boturão-Neto E, Chiba AK, Barros MMO, Mello AB, Fabron Jr A, Bordin JO. Anti-KEL7 (anti-Jsb) alloimmunization diagnostic supported by molecular KEL*6,7 typing in a pregnant woman with previous intrauterine deaths. Transfus Apher Sci 2006; 35:217-221.

16.3 SISTEMA KIDD

Melca Maria Oliveira Barros
Dante Mário Langhi Júnior

INTRODUÇÃO

O sistema Kidd é nono sistema de grupo sanguíneo identificado e nomeado pela International Society of Blood Transfusion – ISBT (ISBT 009).[1] Foi descrito em 1951, quando um novo anticorpo foi detectado no plasma da Sra. Kidd, causando doença hemolítica perinatal (DHPN)) em seu sexto filho.[2] Em 1953, foi identificado um segundo anticorpo (anti-Jk[b]) em investigação de reação transfusional em uma mulher.[3] Características básicas dos antígenos e dos anticorpos desse sistema de grupo sanguíneo estão bem estabelecidas.

ANTÍGENOS

O sistema Kidd consiste de três antígenos localizados na glicoproteína JK: Jk1 (Jk[a]), Jk2 (Jk[b]) e Jk3. O antígeno Jk[a] e seu antitético Jk[b] são achados com prevalência semelhante em caucasianos, mas apresenta grandes diferenças em outros grupos populacionais. Jk3 tem uma alta prevalência, sendo encontrado em todo eritrócito Jk[a]+ ou Jk[b]+. Os fenótipos resultantes dessas combinações demonstram distribuição diferente em diversas populações (Tabela 16.3.1).[1,4]

Os antígenos são detectados nos eritrócitos do feto por volta da 7ª e 11ª semana de gestação e são inteiramente desenvolvidos ao nascimento. Os antígenos são resistentes ao tratamento, como a papaína e a ficsina.[4,5] A densidade do antígeno de Kidd foi mostrada para ser, aproximadamente, 14.000 cópias/célula para o fenótipo Jk (a+b-).[6]

A glicoproteína JK é codificada pelo gene SLC14A1, que fica situado no braço longo do cromossomo 18 (18q11-q12) e é organizado em 11 éxons: os éxons 1-3 não são traduzidos e os éxons 4-11 codificam a glicoproteína JK madura.[7,8] A glicoproteína JK madura contém 389 aminoácidos com um peso molecular 45 kDa e está organizada em cinco *loops* extracelular com 10 regiões transmembrana. As regiões N-terminal e C-terminal são ambas intracelular.[9] O polimorfismo de Jk[a] e de Jk[b] fica situado no quarto *loop* extracelular e é causado por uma única substituição do aminoácido (SNP) na posição 838 do éxon 9.[10]

O fenótipo *null*, Jk (a-b-) Jk:-3 ou Jk:-1,-2,-3 é muito raro, na maioria da das populações, mas é relativamente comum em polinésios, com uma prevalência que varia de 0,1-1,4% em diferentes tribos. Esse fenótipo geralmente resulta da homozigose de um gene silencioso no lócus JK.[11] Um segundo mecanismo descrito para o fenótipo *null*, foi identificado em famílias de descendência japonesa: a presença de um gene supressor dominante leva a uma aparente perda dos antígenos JK na superfície dos eritrócitos, entretanto pequenas quantidades de Jk[a], Jk[b] e Jk3 podem ser demonstradas por métodos mais sensíveis, como adsorção/eluição.[12]

Expressão fraca ou parcial dos antígenos Jk também foram identificadas e são produzidas por

TABELA 16.3.1 FENÓTIPOS DO SISTEMA KIDD: INCIDÊNCIA EM DIVERSAS POPULAÇÕES			
FENÓTIPO	**BRANCOS (%)**	**NEGROS (%)**	**ASIÁTICOS (%)**
Jk(a+b-), Jk:3	26	52	23
Jk(a-b+), Jk:3	24	8	27
Jk(a+b+), Jk:3	50	40	50
Jk(a-b-), Jk:-3	Raro	Raro	Raro*

*Exceto em polinésios, cuja incidência é de 0,1-1,4%.

alelos variantes. As investigações, geralmente, foram iniciadas quando havia discrepâncias entre o anticorpo identificado com vários antissoros e a presença do antígeno. Os antígenos produzidos por estes alelos variantes seriam denominados parcial, seguindo a convenção do D fraco/D parciais. Até que se demonstre que a glicoproteína produzida é estruturalmente diferente, as variantes identificadas são consideradas expressão mais fraca do antígeno normal.[1,13]

Função

Dois tipos de proteínas transportadoras de ureia são descritos: proteína transportadora sensível à vasopressina (UT-A) e proteína transportadora constitutiva (UT-B). Vários estudos utilizando anticorpos policlonais gerados a partir da clonagem de UT-B chegaram a conclusão que UT-B1 ou HUT-11 é a proteína JK. A proteína de JK é expressa em eritrócitos e no endotélio dos vasos retos descendentes e do epitelio da medula renal. O maior papel da proteína transportadora de ureia é regular o mecanismo de concentração da urina e conservação de água. A glicoproteína JK facilita o transporte rápido de ureia através da membrana dos eritrócitos enquanto passam através da medula renal, onde há altas concentrações de ureia. Quando os eritrócitos deixam a medula renal, a ureia é transportada para fora da célula prevenindo o edema celular.[14]

Os indivíduos com fenótipo Jk (a-b-) têm demonstrado uma diminuição na capacidade de concentrar a urina. Nenhuma outra sequela clínica foi associada com o fenótipo Jk (a-b-), sugerindo a presença de mecanismos compensatórios. Eritrócitos que tem expressão dos antígenos Jk são rapidamente lisados (dentro de 30 segundos) quando expostos à ureia 2M, pois a hipertonicidade provoca rápido fluxo de água para o interior da células. Indivíduos com fenótipo Jk (a-b-) apresenta resistência à lise em ureia 2M, por causa da falta do transporte de ureia, a osmolalidade da célula é mantida e consequentemente não há rápido fluxo de água para seu interior, de modo que os eritrócitos permanecem intactos após 2 minutos. Esta característica foi usada para executar a seleção maciça de indivíduos com fenótipo Jk (a-b-).[4,14]

Anticorpos Kidd e sua importância clínica

Os anticorpos do sistema Kidd, anti-Jk[a] e anti-Jk[b], não são comuns e o anti-Jk[b] é encontrado menos frequentemente do que o anti-Jk[a]. Geralmente, esses anticorpos são encontrados em soro de pacientes que possuem outros aloanticorpos, complicando essa situação.[4,5] Embora a literatura tenha dois exemplos de anti-Jk[a] aparentemente natural, esses anticorpos são imunes e causados pela estimulação por aloantígenos eritrocitários.[15,16] A maioria deles são IgG1 e IgG3, mas alguns exemplos de IgG2, IgG4 ou IgM são descritos. São anticorpos conhecidos por sua capacidade de ativar o sistema complemento. Outra característica desses anticorpos é a queda rápida de seu título sendo, por vezes, difíceis de detectar por métodos sorológicos rotineiros, devido a fraca reatividade. Frequentemente, o uso de células tratadas com enzimas é necessário para sua detecção. Também apresentam efeito de dose, podendo apresentar reatividade nula ou fraca em células em heterozigose. Uma vez que um anticorpo do sistema Kidd é identificado, CH compatível não é difícil de encontrar, uma vez que 25% dos doadores são negativos para cada antígeno.[4,5]

Os anticorpos do sistema Kidd podem causar reação hemolítica aguda (RHA) e reação hemolítica tardia (RHT). Eles são considerados perigosos pela sua implicação na HTR, sendo responsável por até 1/3 dessas reações. Esses anticorpos frequentemente diminuem o título quando os receptores não são expostos aos antígenos e podem não serem detectados no soro de pacientes previamente sensibilizados. Transfusões de CH antígeno positivo subsequentes resulta em uma resposta anamnéstica rápida, com aumento do título tendo por resultado uma RHT.[4,5] Os estudos na Clínica Mayo mostraram que 29% das RHT entre agosto de 1999 e junho de 2007 envolveram anticorpos do sistema Kidd, sendo anti-Jk[a] mais comum.[17]

Anticorpos do sistema Kidd têm sido, ocasionalmente, descritos como autoanticorpo, a maioria com especificidade autoanti-Jk[a] e com hemólise clínica e, em muitos casos, com uma doença autoimune subjacente. Autoanti-Jk[b] e o autoanti-Jk3 também são relatados.[1,18]

Embora os antígenos do sistema Kidd possam ser detectados na 11ª semana de gestação, seus anticorpos raramente são implicados na doença hemolítica perinatal (DHPN), e quando o fazem, geralmente, não é grave.[1-5]

No transplante renal, anticorpos do sistema Kidd também são descritos como sendo responsáveis pela rejeição aguda.[1,4,5]

REFERÊNCIAS BIBLIOGRÁFICAS

1. Hamilton JR. Kidd blood group system: a review. Immunohematology 2015; 31:29-35.

2. Allen FH, Diamond LK, Niedziela B. A new blood-group antigen. Nature 1951; 167:482.

3. Plaut G, Ikin EW, Mourant AE, et al. A new blood group antibody, anti-Jkb. Nature 1953; 171:431.

4. Fung MK, Grossman BJ, Hillyer C, et al. AABB Technical Manual. 18 ed. Bethesda: AABB; 2014.

5. Daniels G. Human blood groups. 3 ed. Hoboken: Wiley-Blackwell; 2013.

6. Masouredis SP, Sudora E, Mahan L, et al. Quantitative immunoferritin microscopy of Fya, Fyb, Jka, U and Dib antigen site numbers on human red cells. Blood 1980; 56:969-977.

7. Lucien N, Sidoux-Walter F, Olives B, et al. Characterization of the gene encoding the human Kidd blood group/urea transporter protein. Evidence for splice site mutations in Jknull individuals. J Biol Chem 1998; 273:12973-12980.

8. Irshaid NM, Henry SM, Olsson ML. Genomic characterization of the Kidd blood group gene: different molecular basis of the Jk(a-b-) phenotype in Polynesians and Finns. Transfusion 2000; 40:69-74.

9. Lucien N, Sidoux-Walter F, Roudier N, et al. Antigenic and functional properties of the human red blood cell urea transporter hUT-B1. J Biol Chem 2002; 37:34101-34107.

10. Olives B, Merriman M, Bailly P, et al. The molecular basis of the JK polymorphism and lack of association with type 1 diabetes susceptibility. Hum Mol Genet 1997; 6:1017-1020.

11. Henry S, Woodfield G. Frequencies of the Jk(a-b-) phenotype in Polynesian ethnic groups (letter). Transfusion 1995; 35:277.

12. Okubo Y, Yamaguchi H, Nago N, et al. Heterogenity of the phenotype Jk(a-b-) found in Japanese. Transfusion 1986; 26:237-239.

13. Wester E, Storry JR, Olsson ML. Characterization of a Jk(a+w): a blood group phenotype associated with an altered JK*01 allele. Transfusion 2011; 51:380-392.

14. Sands JM. Molecular mechanisms of urea transport. J Membr Biol 2003; 191:149-163.

15. Rumsey D, Nance SJ, Rubino N, et al. Naturally-occurring anti-Jka in infant twins. Immunohematology 1999; 15:159-162.

16. Kim HH, Park TS, Lee W, et al. Naturally occurring anti-Jk(a). Transfusion 2005; 45:1043-1044.

17. Winters JL, Richa EM, Bryant SC, et al. Polyethylene glycol antiglobulin tube versus gel microcolumn: influence on the incidence of delayed hemolytic transfusion reactions and delayed serologic transfusion reactions. Transfusion 2010; 50:1444-1452.

18. Garcia-Munoz R, Anton J, Rodriguez-Otero P, et al. Common variable immunodeficiency and Evans syndrome complicated by autoimmune hemolysis due to anti-Jka auto-antibodies. Leuk Lymphoma 2008; 49:1220-1222.

17

OUTROS SISTEMAS DE GRUPOS SANGUÍNEOS

Antonio Fabron Jr.
Wilson Baleotti Jr.

SISTEMA DE GRUPO SANGUÍNEO MNS (ISBT 002)

Introdução

O sistema MNS (ISBT 002) foi o segundo sistema de grupos sanguíneos a ser descoberto, e só perde em complexidade para o sistema Rh. Essa complexidade sorológica do sistema MNS é agora entendida em nível molecular. Os 48 antígenos do sistema MNS, reconhecidos pela *International Society of Blood Transfusion* (ISBT), estão listados na Tabela 17.1. Os antígenos do sistema MNS são expressos em 2 moléculas de glicoforinas ou em 2 moléculas híbridas dessas 2 proteínas. Os antígenos M, N, S, s e U são os mais importantes antígenos do sistema MNS. Eles também são importantes para o nosso entendimento da genética e bioquímica dos grupos sanguíneos. A Tabela 17.2 mostra a frequência dos fenótipos mais comuns no sistema MNS.

Bioquímica do sistema MNS

Os antígenos do sistema MNS são expressos sobre as glicoforinas A (GPA) e B (GPB), as quais são ricas em ácido siálico e com passagem única através da membrana do eritrócito. A porção carboxi-terminal (C) de cada glicoforina se estende para dentro do citoplasma da hemácia, enquanto um segmento hidrofóbico está embutido dentro da dupla camada lipídica. Um segmento amino-terminal (N) se prolonga para o ambiente extracelular. As moléculas de GPA e GPB são sensíveis à clivagem pela ação de proteases em diferentes posições (Figura 17.1).

Glicoforina A e os antígenos M e N

Os antígenos M e N estão localizados na maior glicoforina presente na membrana do eritrócito. Existem aproximadamente 1.000.000 de cópias de GPA por membrana. O antígeno M difere de N na composição de aminoácido na extremidade extracelular da GPA: o antígeno M tem uma serina na posição 1 e glicina na posição 5, enquanto o antígeno N tem uma leucina na posição 1 e ácido glutâmico na posição 5. Contudo, carboidratos, principalmente o ácido siálico, também são importantes na expressão de M e N.

TABELA 17.1
ANTÍGENOS DO SISTEMA MNS (SISTEMA 002)

NÚMERO	NOME	CARACTERÍSTICAS
001	M	Polimórfico; GPA 1-5 Ser-Ser*-Thr*-THr*-Gly-
002	N	Polimórfico; GPA 1-5 Leu-Ser*-Thr*-THr*-Glu-
003	S	Polimórfico; GPB Met-29
004	s	Polimórfico; GPB Thr-29
005	U	HFA associado à presença de S ou s
006	He	LFA; GPB 1-5 Trp-Ser*-Thr*-Ser*-Gly-
007	Miª	Anti-Miª representa uma mistura de anticorpos para LFAs
008	Mᶜ	GPA 1-5 Ser-Ser*-Thr*-THr*-Glu-
009	Vw	LFA; GPA Met-28 (normal=Thr), Asn-26 não glicosilado
010	Mur	LFA associado com a expressão de pseudo-éxon GYPB
011	Mᵍ	LFA; GPA 1-5 Leu-Ser-Thr-Asn-Glu-
012	Vr	LFA; herdado com Ms
013	Mᵉ	Determinante comum para M em GPA e He em GPB
014	Mtª	LFA; herdado com Ns
015	Stª	LFA; produto da junção dos éxons B2 ou A2 e A4
016	Riª	LFA; herdado com MS
017	Clª	LFA; herdado com Ms
018	Nyª	LFA; herdado com Ns
019	Hut	LFA; GPA Lys-28 (normal=Thr), Asn-26 não glicosilado
020	Hil	LFA; produto da junção dos éxons A3 e B4 com s
021	Mᵛ	LFA; GPB não N-ativo e em quantidade reduzida
022	Far	LFA; possivelmente herdada com MS ou Ns
023	sᴰ	LFA; herdado com M e s fraco
024	Mit	LFA; fraco S ou s
025	Dantu	LFA; provalmente produto da junção dos éxons B4 e A5
026	Hop	LFA; GPA Thr-*49 (normal = Arg)
027	Nob	LFA; GPA Thr-*49 (normal = Arg) + GPA Ser-52 (normal = Tyr)
028	Enª	Heterogênio – HFAs em GPA
029	EnªKT	HFA; GPA Arg-49
030	'N'	HFA; GPB 1-5 Leu-Ser*-Thr*-Thr*-Glu
031	Or	LFA; GPA resistente à tripsina parcialmente
032	DANE	LFA; possivelmente Asn-45 da GP(A-B-A) Dane (normal = GPA Ile-46)

Continua

CAPÍTULO 17 • OUTROS SISTEMAS DE GRUPOS SANGUÍNEOS

TABELA 17.1 Continuação
ANTÍGENOS DO SISTEMA MNS (SISTEMA 002)

NÚMERO	NOME	CARACTERÍSTICAS
033	TSEN	LFA; produto da junção dos éxons A3 e B4 com S
034	MINY	LFA; produto da junção dos éxons A3 e B4 com S ou s
035	MUT	LFA; geralmente comporta-se como Mur+hut
036	SAT	LFA; provavelmente produto da junção dos éxons A4 e B5
037	ERIK	LFA; GPA Arg-59 (normal = Gly)
038	Os*	LFA; localizado na GPA
039	ENEP	HFA; localizado na GPA
040	ENEH	HFA; localizado na GPA
041	HAG	LFA; localizado na GPA
042	ENAV	HFA; localizado na GPA
043	MARS	LFA; localizado na GPA
044	ENDA	HFA; localizado na GPA
045	ENAV	HFA; localizado na GPA
046	MNTD	LFA; localizado na GPA
047	SARA	LFA; localizado na GPA
048	KIPP	LFA; localizado na GPA

*O-glicosilado.
HFA: antígeno de alta frequência; LFA: antígeno de baixa frequência.

TABELA 17.2
FREQUÊNCIAS DOS FENÓTIPOS MAIS COMUNS DO SISTEMA MNS

REAÇÕES COM ANTI-					FENÓTIPOS	FREQUÊNCIAS DE FENÓTIPOS	
M	N	S	S	U		BRANCOS	NEGROS
+	0				M+N-	28%	26%
+	+				M+N+	50%	44%
0	+				M-N+	22%	30%
		+	0	+	S+s-U+	11%	3%
		+	+	+	S+s+U+	44%	28%
		0	+	+	S-s+U+	45%	69%
		0	0	0	S-s-U-	0%	1%
		0	0	(+)	S-s-U+^{w}	0%	Raro*

*Pode não ser detectado por alguns antissoros e são fenotipados como U-.

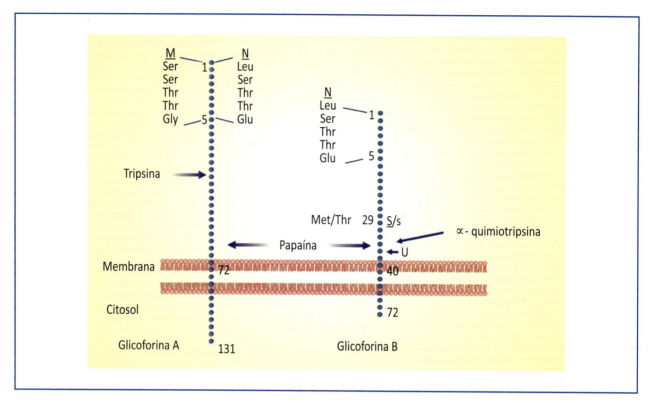

FIGURA 17.1 Representação esquemática das glicoforinas A e B na membrana da hemácia humana.

Glicoforina B e os antígenos S, s e U

Os antígenos S, s e U estão localizados na GPB. A expressão dos antígenos S e s ocorre pela substituição de um único aminoácido na posição 29 da GPB: S está associado à presença de metionina, enquanto o antígeno s está associado à presença de treonina na posição 29. Os primeiros 26 resíduos de aminoácidos da extremidade extracelular da GPB são idênticos àqueles presentes na GPA com expressão do antígeno N (GPA^N). Consequentemente, GPB também demonstra atividade N (referida como 'N'), que pode ser detectada nos eritrócitos de indivíduos homozigotos *M/M* através do uso de soro contendo o anticorpo anti-N.

O antígeno U, de alta frequência populacional, foi descrito por Wiener e cols., em 1953. A região entre os resíduos de aminoácidos 33 a 38 da GPB parece ser essencial para a expressão deste antígeno. O fenótipo U- está sempre associado ao fenótipo S-s-, porém o fenótipo S-s- nem sempre está associado ao fenótipo U-. Os fenótipos S-s-U- ou S-s-U+ ocorrem exclusivamente entre descendentes africanos.

Os eritrócitos que perdem a GPB, conjuntamente, perdem não somente S, s e U, como também 'N'. Indivíduos imunizados que apresentam o fenótipo raro M+N-S-s-U- podem produzir anti-N (anti-U/GPB). Este anticorpo reagirá com todas as hemácias dos tipos normais de MNS, se N positivo ou N negativo, e deve ser considerado clinicamente importante.

Efeito de enzimas proteolíticas nos antígenos MNS

Enzimas proteolíticas clivam as GPA e/ou GPB em sítios bem definidos abolindo as expressões dos antígenos do sistema MNS, enquanto as enzimas papaína, ficina, bromelina e pronase destroem a expressão dos antígenos M, N, "N" e s, demonstram menor atividade sobre a expressão do antígeno S, e a enzima tripsina demonstra apenas ação de clivagem sobre a GPA e não em GPB em eritrócitos intactos. Os eritrócitos submetidos à ação de quimiotripsina perdem a expressão dos antígenos S e s, mas não a expressão do antígeno U, pelo fato deste antígeno estar localizado entre os resíduos 33-38 da GPB, abaixo do sítio de atividade da enzima (Figura 17.1).

Fenótipos *null*

A complexidade do sistema MNS origina-se a partir de polimorfismos dos genes *GYPA* e *GYPB*. Alguns desses polimorfismos são representados pela deficiência total ou parcial das GPA e GPB, ocasionadas por deleções de regiões codificadoras dos genes *GYPA* e *GYPB*.

Fenótipo En(a-) e deficiência da GPA

O fenótipo En(a²) é caracterizado pela ausência da GPA e, consequentemente, a perda da expressão dos antígenos MN (exceção para o antígeno 'N' carreado na GPB). O fenótipo é originado a partir de uma deleção rara presente na chamada En homozigose, no lócus *GYPA*. Os indivíduos En(a²) podem produzir anticorpos, coletivamente chamados anti-Enª, que reagem com várias porções da parte extracelular da GPA. Células En(a-) normalmente expressam os antígenos Ss, mas perdem uma variedade de antígenos de alta frequência carreados pela GPA, chamados coletivamente de Enª, associados também ao fenótipo Wr(a²b²) do sistema de grupos sanguíneos Diego.

Alguns indivíduos En(a²) podem produzir um anticorpo contra o antígeno Wrᵇ do sistema de grupo sanguíneo Diego. O antígeno Wrᵇ origina-se da interação entre a GPA e a banda 3, onde estão localizados os antígenos do sistema Diego. Na ausência de GPA, não há expressão do antígeno Wrᵇ e o anticorpo anti-Wrᵇ é indistinguível de anti-Enª, a menos que sejam testados contra células Wr(b²). O gene que controla a expressão do antígeno Wrᵇ é independente daqueles do sistema MNS.

Fenótipo S-s-U- e S-s-U+ e deficiência da GPB

A deficiência total ou parcial da GPB está associada à ocorrência dos raros fenótipos S-s-U- e S-s-U+. Alguns estudos demonstram grande heterogeneidade da expressão do antígeno U entre as células analisadas. O antígeno U de células S-s-U+ difere qualitativa e quantitativamente de indivíduos U+ associados com os antígenos S ou s.

A frequência do antígeno varia dependendo da origem do soro anti-U utilizado.

Fenótipo MK

Existe uma situação rara em que hemácias de indivíduos homozigotos para o gene M^K (MNS-*null*) não expressam os antígenos do sistema MNS. Estes indivíduos com genótipo M^kM^k não produzem GPA ou GPB. O nome M^K foi dado por Metaxas e Metaxas-Buhler, para um novo alelo de M e N que não produzia os antígenos M e N que, mais tarde, foi associado à ausência de expressão dos antígenos S e s.

Recentemente, foi identificado uma paciente de descendência africana com o raro fenótipo Mᵏ (M-N-S-s-) associado ao fenótipo Wr(b-). Três irmãos da paciente, fenotipados como M-N+S-s+ Wr(b+), apresentavam genótipo presumível Ns/M^K.

Genes que codificam glicoforinas

Os genes que codificam os antígenos do sistema MNS estão situados no cromossomo 4 (4q28-q31). O gene que codifica GPA é chamado *GYPA* e o que codifica GPB é *GYPB*. As similaridades na sequência de aminoácidos de GPA e GPB sugerem que ambos os genes derivam de um gene ancestral comum. *GYPA* e *GYPB* consistem de 7 e 5 éxons, respectivamente. Os genes compartilham uma identidade maior que 95%.

Durante o isolamento dos genes *GYPA* e *GYPB*, um terceiro gene, *GYPE*, foi descoberto e está presente no DNA de todos os seres humanos. Os três genes demonstraram 90% de homologia na sequência de nucleotídeos e estão localizados no cromossomo 4 (4q31), na ordem: 5'-*GYPA-GYPB-GYPE*-3'. Estudos posteriores demonstraram que o gene *GYPE* pode, também, estar associado à expressão dos antígenos do sistema MNS.

Antígenos de baixa frequência do sistema MNS

O sistema MNS apresenta um grande número de antígenos de baixa frequência. Dados bioquímicos recentes atribuem a reatividade de vários determinantes de baixa frequência para uma ou mais substituições de aminoácidos, variação na extensão ou tipo de glicosilação ou a existência um SGP híbrido. Resultados fenotípicos, não esperados, podem ocorrer quando variantes de antígenos MNS estão presentes. Por exemplo, o antígeno M^g (MNS11), produto de um raro alelo no lócus *MN*, não reage com reagentes anti-M nem com anti-N. Muitos anticorpos dirigidos contra antígenos de baixa frequência ocorrem como uma aglutinina salina no soro de pessoas que não sofreram exposição às hemácias. A raridade desses antígenos os tornam improváveis de serem detectados, se presentes.

Anticorpos do sistema MNS

Os anticorpos mais comumente encontrados são dirigidos contra os antígenos M, N, S e s.

Anti-M

O anticorpo anti-M é relativamente comum e apresenta "ocorrência natural", podendo ser encontrado em indivíduos que não foram expostos às hemácias humanas. Normalmente, reagem em temperaturas menores que 37 °C, sendo assim considerados como aglutininas frias com temperatura ótima de reação a 4 °C. Embora raramente apresente significado clínico, alguns exemplos de anticorpos anti-M que reagem a 37 °C ou na fase da antiglobulina humana nas provas de compatibilidade, devem ser considerados potencialmente significantes. Vários exemplos de anti-M apresentam acentuado "efeito de dose", reagindo mais fortemente às hemácias com fenótipo M+N- do que com hemácias M+N+. Autoanticorpos anti-M são raros mas, se presentes, reagem a 4 °C.

Anti-N

Geralmente, o anticorpo anti-N é do tipo IgM de "ocorrência natural" e a maioria aparece tipicamente como aglutinina fria, com temperatura ótima de reação a 4 °C e com perda de reatividade acima de 25 °C. Contudo, na literatura existem relatos de exemplos de anti-N envolvidos em reações hemolíticas tardias. Pacientes submetidos à hemodiálise podem apresentar autoanti-N, provavelmente estimulados pelo formaldeído utilizado na desinfecção dos equipamentos de diálise (anti-Nf).

Anticorpos anti-S, s e U

Os anticorpos S, s e U geralmente ocorrem após aloimunização, normalmente como IgG e, apesar de não estimularem variações do sistema de complemento, todos são capazes de causar reação transfusional hemolítica e doença hemolítica perinatal (DHPN). Usualmente, os anticorpos anti-S, s e U apresentam temperatura ótima de reação a 37 °C e são mais bem detectados nos testes que envolvem o uso da antiglobulina humana.

Enzimas proteolíticas, como a papaína ou a ficina, inibem a reatividade de células S+ com anti-S. Dependendo da solução enzimática empregada, a reatividade de anti-s com hemácias s+ é variável. Em baixas temperaturas, raros exemplos de anti-S aglutinaram hemácias tratadas com papaína ou ficina e que são U positivas, independente da condição do antígeno S; entretanto, se células S-U-tratadas com enzima são testadas, a aglutinação não ocorre. Como consequência, em testes enzimáticos, esses exemplos de anti-S poderiam ser erroneamente tomados como anti-U. A maioria dos exemplos de anticorpos anti-U reagem igualmente com hemácias tratadas, ou não, com enzimas.

Anti-U é raro, mas deve ser considerado quando soro de descendentes de africanos contém anticorpos contra antígenos de alta frequência.

SISTEMA DE GRUPO SANGUÍNEO DIEGO (ISBT 010)

Introdução

O primeiro antígeno do sistema de grupo sanguíneo Diego foi descrito em 1955, em uma família da Venezuela, e recebeu o nome de antígeno Di^a. O seu par antitético, antígeno Di^b, foi descrito somente 11 anos mais tarde.

Com a clonagem e o sequenciamento do gene *SLC4A1*, que controla a expressão da proteína banda 3 na membrana do eritrócito humano e a caracterização dos alelos *DI*A* e *DI*B*, outros antígenos foram incorporados ao sistema Diego.

O sistema de grupo sanguíneo Diego consiste de 22 antígenos, sendo: três pares de antígenos antitéticos (Di^a/Di^b, Wr^a/Wr^b e Wu/DISK) e 16 antígenos de baixa frequência populacional (Tabela 17.3).

TABELA 17.3
ANTÍGENOS DO SISTEMA DE GRUPO SANGUÍNEO DIEGO

NÚMERO	SÍMBOLO	SUBSTITUIÇÃO
010001 ou DI1	Di^a	Pro854Leu
010002 ou DI2	Di^b	Leu854Pro
010003 ou DI3	Wr^a	Glu658Lys
010004 ou DI4	Wr^b	Lys658Glu
010005 ou DI5	Wd^a	Val557Met
010006 ou DI6	Rb^a	Pro548Leu
010007 ou DI7	WARR	Thr552Ile
010008 ou DI8	ELO	Arg432Trp
010009 ou DI9	Wu	Gly565Ala
0100010 ou DI10	Bp^a	Asn569Lys
0100011 ou DI11	Mo^a	Arg656His
0100012 ou DI12	Hg^a	Arg656Cys
0100013 ou DI13	Vg^a	Tyr555His
0100014 ou DI14	Sw^a	Arg646Gln ou Arg646Trp
0100015 ou DI15	BOW	Pro561Ser
0100016 ou DI16	NFLD	Glu429Asp, Pro561Ala
0100017 ou DI17	Jn^a	Pro586Ser
0100018 ou DI18	KREP	Pro566Ala
0100019 ou DI19	Tr^a	Lys551Asn (provisório)
0100020 ou DI20	Fr^a	Glu480Lys
0100021 ou DI21	SW1	Arg646Trp
0100022 ou DI22	DISK	Ala565Gly

O gene *SLC4A1* está localizado no cromossomo 17 (17q21-q22), organizado em 20 éxons, dentro de uma sequência genômica de 20 kD (Genbank – accession L35930).

Antígenos Di^a e Di^b (DI1 e DI2)

O anticorpo que definiu o antígeno Di^a, descrito em 1955, foi identificado no soro de uma mulher venezuelana como causador da doença hemolítica de seu filho recém-nascido. Os estudos de herança genética demonstraram a presença do antígeno Di^a em quatro gerações da família original, demonstrando que a presença do antígeno era uma característica autossômica dominante. O anticorpo que definiu o antígeno Di^b foi descrito em 1967.

Os antígenos Di^a e Di^b são expressões do polimorfismo da proteína banda 3 e resultam da troca do resíduo de aminoácido 854 na 7ª alça extracelular da cadeia polipeptídica que compõe a proteína. O antígeno Di^a está associado à presença de leucina, enquanto o antígeno Di^b tem uma prolina nessa posição. O polimorfismo Di^a/Di^b é controlado pelo par de genes alelo *DI*A/DI*B*, em ação de codominância, segundo as leis de Mendel. As bases moleculares dos alelos foram descritas de forma que o alelo *DI*A* está associado com o nucleotídeo 2561C no gene *SLC4A1*, enquanto o alelo *DI*B* está associado com a substituição 2561C>T.

Os antígenos Di^a e Di^b são resistentes ao tratamento das hemácias com papaína, tripsina, quimiotripsina, pronase, sialidase e 2-aminoetil isotiourônio bromida (AET). Esses antígenos estão bem desenvolvidos nas hemácias de recém-nascidos e as pesquisas realizadas por citometria de fluxo demonstram que estão restritos aos eritrócitos, não sendo encontrados em outras células sanguíneas.

Frequência dos antígenos Di^a e Di^b

O antígeno Di^a foi considerado um importante marcador antropológico por ocorrer quase exclusivamente entre chineses, japoneses e índios sul-americanos e por estar ausente em populações da Europa, Estados Unidos e África. A frequência do antígeno Di^a em diferentes populações está demonstrada na Tabela 17.4.

Os estudos de frequência populacional do antígeno Di^b demonstram que este antígeno tem alta frequência populacional em todas as populações estudadas (> 99,9%).

No Brasil, a frequência do antígeno Di^a foi estudada em diversas tribos indígenas e os resultados encontrados variam entre 36,1% nos índios Carajás, 45,8% em índios Kaiagangues e 75% em índios Parakanãs (Tabela 17.5).

O primeiro estudo de frequência dos antígenos Di^a e Di^b, confirmados por técnicas de biologia

TABELA 17.4
FREQUÊNCIA DO ANTÍGENO DI^a ENCONTRADA EM JAPONESES E DESCENDENTES

REFERÊNCIAS	POPULAÇÕES	Nº AMOSTRAS	Nº DI(A+)	FREQUÊNCIA
Layrisse, 1956	Caracas (Venezuela)	65	8	0,123
Yokoyama, 1960 (9)	Tokyo (Japão)	146	6	0,041
Tsuchiya, 1964 (10)	Hiroshima (Japão)	309	25	0,081
Cerqueira, 1968 (11)	Rio de Janeiro (Brasil)	207	13	0,067
Baleotti, 2002 (12)	Marília (Brasil)	70	9	0,127

TABELA 17.5
FREQUÊNCIA DO ANTÍGENO DI^a ENCONTRADA EM POPULAÇÕES INDÍGENAS

REFERÊNCIAS	POPULAÇÕES	Nº AMOSTRAS	Nº DI(A+)	FREQUÊNCIA
Levine, 1956 (13)	Carib (Venezuela)	121	43	0,355
Levine, 1956	Arauwaco (Venezuela)	152	8	0,052
Junqueira, 1956 (14)	Kaingangues (Brasil)	48	22	0,458
Baleotti, 2002	Parakanãs (Brasil)	70	53	0,757

molecular pela frequência dos alelos *DI*A/DI*B*, foi realizado no Brasil, em 2002.

Anticorpos anti-Di^a e anti-Di^b

A partir das publicações originais que descreveram os anticorpos anti-Di^a e anti-Di^b, surgiram na literatura diversos relatos sobre o envolvimento destes anticorpos com doença hemolítica perinatal, estimulado por gestação, e com reações hemolíticas transfusionais.

Os anticorpos anti-Di^a e anti-Di^b são imunoglobulinas da classe IgG, imunes, que ocasionalmente fixam complemento. Nos testes de triagem e identificação, estes anticorpos demonstram melhor reatividade por meio das técnicas que envolvem o uso da antiglobulina humana. Os anticorpos anti-Di^a e anti-Di^b podem estar presentes em amostras de soro contendo mistura de aloanticorpos eritrocitários, ou isoladamente.

Banda 3

A banda 3 é uma das mais importantes proteínas da membrana do eritrócito humano, com aproximadamente 1 milhão de cópias por membrana celular. É composta por 911 aminoácidos, possui peso molecular de 95.000 dáltons e apresenta uma cadeia de polissacarídeos na posição do resíduo 642 asn que demonstra atividades H, A, B, I e i.

Essa glicoproteína possui 2 domínios funcionalmente distintos: um domínio aminoterminal citoplasmático que desempenha papel crucial na manutenção da integridade celular, por atuar como sítio de ligação com proteínas do citoesqueleto, enzimas glicolíticas e hemoglobina; e o outro domínio carboxi-terminal, associado à membrana e tem como principal função direcionar o fluxo de ânions bicarbonato (HCO_3^2) e cloro (Cl^2) através da membrana do eritrócito, além de interagir com outras proteínas da membrana do eritrócito (Figura 17.2).

Os estudos de função da banda 3 demonstraram que o canal de transporte de ânions é formado por 2 resíduos de lisina (Lys539 e Lys851), na porção carboxi-terminal que reagem covalentemente com a mesma molécula do inibidor de transporte de ânions: 4,4'-di-isotiocianato-1,2-difeniletano-2,2'-ácido dissulfônico (H_2DIDS).

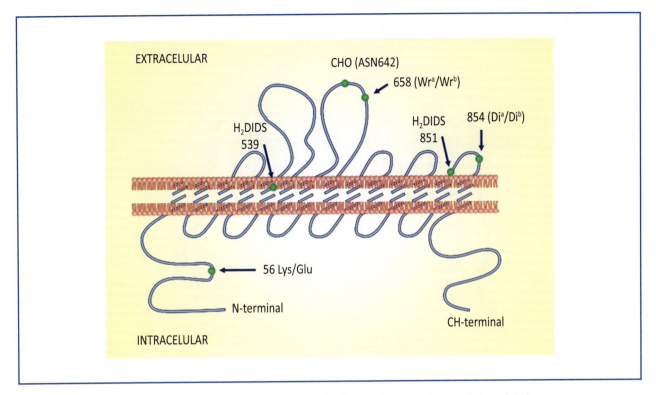

FIGURA 17.2 Representação esquemática da glicoproteína banda 3 na membrana da hemácia humana.

Banda 3 variante Memphis

Mueller & Morrison, em 1977, relataram que eritrócitos íntegros submetidos à ação de enzimas proteolíticas, como a pronase e a quimiotripsina, e analisados por meio da técnica de eletroforese em gel de poliacrilamida (SDS-PAGE), demonstram 2 padrões diferentes de migração eletroforética da proteína banda 3, um padrão relacionado à banda 3 normal com 60 kD e um padrão relacionado a uma proteína variante que migra mais lentamente, com peso molecular aparentemente maior, de 63 kD. Esta variante, que recebeu o nome banda 3-Memphis, resulta de mutação no éxon 4 (166A>G) do gene *SLC4A1*, que leva à substituição do resíduo de lisina para ácido glutâmico na posição 56 (Lys56Glu) na cadeia polipeptídica da banda 3 (Figura 17.2).

Frequência da banda 3 variante Memphis

Estudos populacionais demonstraram que a banda 3-Memphis é um polimorfismo relativamente comum. Esta variante foi inicialmente detectada em 6 a 7% das amostras de doadores voluntários de sangue. Na população brasileira, a banda 3-Memphis encontrada foi 8% em caucasoides e 24% em negroides. Em outras populações, as frequências da banda 3-Memphis foram: 16,7% em afro-americanos, 18,5% em índios americanos, 29% em japoneses, 13% em chineses e 17,3% em filipinos.

Em estudo da frequência do alelo Memphis, por meio de técnicas de biologia molecular (mutação 166A>G), realizado em 2003 por Baleotti e cols., a variante Memphis foi encontrada nas amostras de 4,3% dos doadores voluntários de sangue, 8,9% dos afro-brasileiros, 19% dos descendentes de japoneses e 54% dos índios brasileiros Parakanãs.

Variante I e variante II

A banda 3 variante Memphis pode ser dividida em dois tipos, de acordo com a afinidade de reação com inibidores de transporte de ânions, como 4,4'-*diisotiocyano*-1,2-*diphenylethane*-2,2'-*disulfonic acid* (H_2DIDS): variante I e variante II. A proteína banda 3-Memphis variante II apresenta maior afinidade de reação covalente com o H_2DIDS do que a banda 3-Memphis variante I e banda 3 normal.

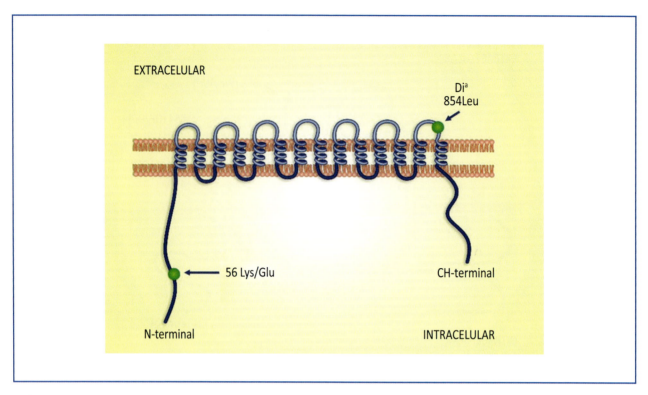

FIGURA 17.3 Banda 3: representação esquemática da associação do antígeno Di^a (854Leu) e polimorfismo Memphis II (56Glu).

Em 1992, Spring e cols. observaram a associação da banda 3-Memphis variante II com a expressão do antígeno Di^a. Estes autores afirmaram que os eritrócitos com o fenótipo Di(a+) estão sempre associados com a banda 3-Memphis, caracterizando a variante II, mas nem sempre a presença da banda 3-Memphis está associada ao fenótipo Di(a+). A associação entre o antígeno Di^a e a banda 3-Memphis variante II foi também observada por Bruce e cols., em 1994, quando relacionaram o polimorfismo Di^a/Di^b com a troca dos aminoácidos Pro854Leu na cadeia polipeptídica da banda 3 (Figura 17.3) e os efeitos destas alterações sobre a reatividade com H_2DIDS. Em 2003, Baleotti e cols. reportaram uma nova combinação de alelo com a presença do alelo *DI*A* sem a variante Memphis.

Outros polimorfismos da banda 3

O gene *SLC4A1* apresenta grande polimorfismo, e diversas formas variantes da banda 3 têm sido descritas na literatura. Estas variantes podem estar associadas às alterações na sua atividade de transporte de ânions, tais como a banda 3-Memphis e a banda 3-HT (*High Transport*) a doenças como neuroacantocitose, esferocitose hereditária (HS), ovalocitose do Sul da Ásia (SAO), bem como a expressão dos antígenos do sistema de grupo sanguíneo Diego.

Apesar da banda 3-Memphis ser uma forma variante assintomática da banda 3, ela também está relacionada com outras importantes mutações do gene *SLC4A1*, tais como a banda 3 Tuscaloosa, associada à esferocitose hereditária (HS) e à deleção dos códons 400-408 associada à ovalocitose do Sul da Ásia (SAO).

Antígenos Wright

Os antígenos Wr^a e Wr^b, inicialmente, deram origem à coleção de grupo sanguíneo Wright (ISBT 211), criada pela ISBT Working Party, em 1991, após ter sido sugerido que estes antígenos eram codificados por um par de genes alelos e definidos como antitéticos.

Em 1953, foi descrito o anticorpo causador de doença hemolítica perinatal (DHPN) que definiu o antígeno Wr^a. Mais tarde foram relatadas duas ocorrências de reação hemolítica transfusional provocadas pelo mesmo anticorpo.

O antígeno Wr[b] foi descrito, originalmente, como um antígeno de alta frequência populacional, definido por um anticorpo identificado no soro de uma mulher Wr(a+).

Em 1995, foram descritas as bases moleculares que controlam a expressão dos antígenos Wr[a] e Wr[b]. A substituição de um único nucleotídeo G1972>A no gene *SLC4A1* leva à troca de um aminoácido na cadeia polipeptídica banda 3. Os antígenos Wr[a] e Wr[b] estão associados à presença de Lys658 e Glu658, respectivamente. Atualmente, Wr[a] (DI3) e Wr[b] (DI4) estão incluídos no sistema de grupo sanguíneo Diego.

Os antígenos Wr[a] e Wr[b] são resistentes ao tratamento com papaína, tripsina, quimiotripsina, pronase, sialidase e 2-aminoetil isotiourônio bromida (AET). Estes antígenos estão bem desenvolvidos nos eritrócitos de recém-nascidos e as pesquisas realizadas por citometria de fluxo demonstraram que estes antígenos não foram encontrados em leucócitos, estando restritos aos eritrócitos.

Frequência dos antígenos Wr[a] e Wr[b]

Os estudos de frequência populacional do antígeno Wr[a] contemplam apenas populações caucasianas e demonstram a baixa frequência do antígeno Wr[a] em populações da Europa e Estados Unidos. Apesar da comprovada significância clínica do anticorpo anti-Wr[a], a raridade do antígeno diminui a sua importância.

O antígeno Wr[b] tem sido demonstrado como um antígeno de alta frequência populacional (> 99,9%) em todas as populações estudadas, e tem despertado interesse científico por sua presença ser essencial para a expressão da glicoforina A (GPA).

Associação do antígeno Wr[b] com a glicoforina

A primeira evidência de que a expressão do antígeno Wr[b] está associada à GPA foi reportada em 1975, com base no achado de três indivíduos de uma família com fenótipo En(a²) associados ao fenótipo Wr(a+b+).

Em 1995, Bruce e cols. localizaram o ponto onde pode ocorrer o sítio de interação entre banda

3 e a GPA. Este sítio de interação está relacionado ao resíduo Glu658 da cadeia polipeptídica da banda 3 e o resíduo Arg61 na GPA.

O antígeno Wr[b] desperta interesse de pesquisadores pelo fato dos anticorpos monoclonais dirigidos contra este epítopo serem, significativamente, mais efetivos no aumento da rigidez da membrana dos eritrócitos humanos do que os anticorpos dirigidos contra outros epítopos da GPA. O anticorpo anti-Wr[b] também inibe a invasão dos eritrócitos humanos pelo parasita da malária, provavelmente devido ao aumento da rigidez da membrana eritrocitária.

Anticorpos anti-Wr[a] e anti-Wr[b]

O anticorpo anti-Wr[a] tem sido descrito como anticorpo relativamente comum. Apesar da sua significância clínica comprovada por relatos da literatura, a raridade do antígeno diminui a sua importância. Pode apresentar ocorrência "natural", principalmente em amostras de soro contendo múltiplos anticorpos. A incidência do anti-Wr[a] aumenta em mulheres multíparas e em pacientes com anemia hemolítica autoimune.

Na literatura, foram encontrados relatos de anti-Wr[a] tanto na forma IgG quanto IgM, podendo alguns exemplos provocar aglutinação direta de eritrócito Wr(a+) e outros serem mais bem detectados com o uso de antiglobulina humana.

Existem poucas informações na literatura a respeito da significância clínica do anticorpo anti-Wr[b].

BIBLIOGRAFIA CONSULTADA

Baleotti Junior W, Castilho L, Fabron Junior A. Raro fenótipo MkMk: Relato de caso. In: Congresso Brasileiro de Hematologia e Hemoterapia, 2004. São Paulo: Revista Brasileira de Hematologia e Hemoterapia 2004; 26(Supl.2):249-249.

Bruce LJ, Anstee DJ, Spring FA, Tanner MJ. Band 3 Memphis variant II. Altered stilbene disulfonate binding and the Diego (Di[a]) blood group antigen are associated with the human erythrocyte band 3 mutation Pro854-→Leu. J Biol Chem 1994; 269:16155-16158.

Bruce LJ, Ring SM, Anstee DJ, Reid ME, Wilkinson S, Tanner MJ. Changes in the blood group Wright antigens are associated with a mutation at amino acid 658 in human erythrocyte band 3: a site of interaction between band 3 and glycophorin A under certain conditions. Blood 1995; 85(2):541-547.

Bruce LJ, Tanner MJ. Structure-function relationships of band 3 variants. Cell Mol Biol 1996; 42:953-973.

Dahr W. Serology, genetics and chemistry of the MNs blood group system. Ver Fr Transfus Immunohematol 1981; 24(1):85-95.

Daniels GL, Anstee DJ, Cartron JP, et al. ISBT Working Party on Termiology for Red Cell Surface Antigens. Oslo report. Vox Sang 1999; 77:52-57.

Daniels GL, Anstee DJ, Cartron JP, et al. International Society of Blood Transfusion Working Party on Terminology for Red Cell Surface Antigens. Vox Sang 2001; 80:193-197.

Daniels GL. Effect of enzymes on and chemical modifications of high-frequency red cell antigens. Immunohematology 1992; 8:53-57.

Huang C-H, Blumenfeld OO. MNSs blood groups and major glycophorins: molecular basis for allelic variation. In: Cartron J-P, Rouger P (eds). Blood Cell Biochemistry, vol. 6. New York: Plenum Press 1995; 153-183.

Junqueira PC, Wishart PJ, Ottensorsser F, Pasqualin R, Lorenso FP, Kalmus H. The Diego blood factor In Brazilian Indians. Nature 1956; 177:41.

Mueller TJ, Morrison M. Detection of a variant of protein 3, the major transmembrane protein of the human erythrocyte. J Biol Chem 1977; 252:6573-6576.

Spring FA, Bruce LJ, Anstee DJ, Tanner MJ. A red cell band 3 variant with altered stilbene disulphonate binding is associated with the Diego (Dia) blood group antigen. Biochem J 1992; 288:713-716.

Storry JR, Castilho L, Daniels G, Flegel WA, Garratty G, Francis CL, et al. International Society of Blood Transfusion Working Party on red cell immunogenetics and blood group terminology: Berlin report. Vox Sang 2011; 101(1):77-82.

Tanner MJ. The structure and function of band 3 (AE1): recent developments. Mol Membr Biol 1997; 14:155-165.

Vengeler-Tyler V. The MNS System. Bethesda, MD: American Association of Blood Bank 1999; 316-337.

Zelinsky T. Erythrocyte band 3 antigens and the Diego Blood Group System. Transfusion Medicine Review 1998; 12:36-45.

18

ALOANTÍGENOS PLAQUETÁRIOS HUMANOS (HPA)

Vagner de Castro

INTRODUÇÃO

As plaquetas são pequenos fragmentos discoides e anucleados de, aproximadamente, 1 a 2 micrômetros, que se originam a partir da fragmentação do citoplasma dos megacariócitos. Elas são abundantes no sangue – de 150 a 400.000 por microlitro –, têm uma vida média de 9 dias e desempenham um papel importante no controle da hemostasia.[1] Além desse papel, recentemente vem sendo demonstrada a participação da plaqueta na inflamação, nas respostas imunes inata e adaptativa e em doenças como as cardíacas, autoimunes e mesmo no câncer.[2,3] As plaquetas exercem sua função por meio da interação ligante-receptor envolvendo várias glicoproteínas (GPs) presentes na sua membrana (Figura 18.1 e Tabela 18.1). Essa interação resulta numa série de sinais intracelulares levando à ativação e agregação plaquetárias.

As glicoproteínas da membrana plaquetária são expressas em formas polimórficas, como consequência da substituição de nucleotídeos (*Single Nucleotide Polymorphisms* – SNPs) nos genes que as codificam. A substituição de aminoácidos resultantes desses SNPs leva às mudanças na estrutura das GPs, formando antígenos, que podem induzir a produção de aloanticorpos em pacientes por meio da exposição por transfusão, gestação ou transplantes. Esses polimorfismos são denominados antígenos plaquetários humanos (HPAs).

Atualmente, há aproximadamente 38 antígenos plaquetários descritos, dos quais 12 estão agrupados em 6 sistemas bialélicos (Tabela 18.2). A lista atualizada dos HPAs pode ser visualizada na base de dados www.ebi.ac.uk/ipd/hpa.

TABELA 18.1 PRINCIPAIS GLICOPROTEÍNAS DA MEMBRANA PLAQUETÁRIA E SEUS LIGANTES	
GLICOPROTEÍNA	**LIGANTE**
GP Ia-IIa (α2β1 ou VLA-2)	Colágeno
GP Ib-IX	Fator de von Willebrand
GP IIb-IIIa (αIIbβ3)	Fibrinogênio Vitronectina Fibronectina Fator de von Willebrand

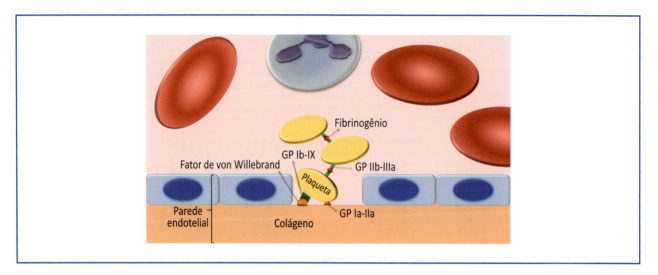

FIGURA 18.1 Representação da adesão e agregação plaquetárias dependente das glicoproteínas. A plaqueta adere ao endotélio lesado pela ligação da GP Ib-IX através do fator de von Willebrand (FVW), em condição de fluxo de alta velocidade. Essa adesão inicial reversível permite que a plaqueta aumente o tempo de exposição à superfície da lesão e tenha contato com o colágeno através da GP Ia-IIa, promovendo assim uma adesão firme e a ativação plaquetária. Essa ativação resultará numa alteração de conformação da GP IIb-IIIa, que se ligará ao fibrinogênio para a agregação plaquetária.

A nomenclatura dos sistemas HPAs é definida pela Sociedade Internacional de Transfusão Sanguínea (SITS/ISBT), onde são classificados numericamente de acordo com a cronologia de sua descrição (HPA-1, -2 etc.). O alelo de maior frequência em populações caucasoides é designado pela letra "a", enquanto o de menor frequência é designado pela letra "b". Os HPAs para os quais anticorpo contra apenas um dos dois antígenos foi descrito até o momento são identificados pela letra "w".[4]

A GP IIIa é a mais polimórfica (Figura 18.2 e Tabela 18.2) e o complexo IIb-IIIa o mais frequentemente envolvido no desenvolvimento de aloanticorpos antiplaquetários.[5]

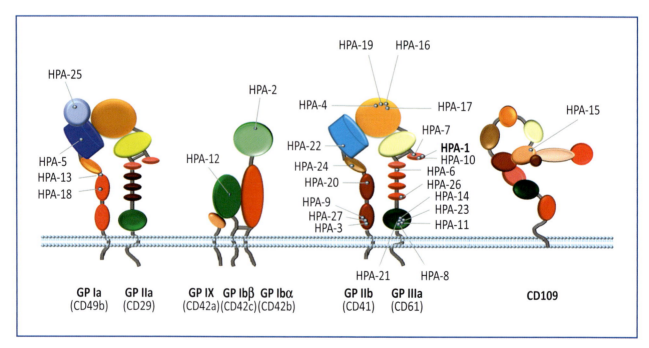

FIGURA 18.2 Representação dos principais HPAs nas glicoproteínas Ia-IIa, IIb-IIIa e Ib-IX, e na CD109. A GP IIb-IIIa é a mais polimórfica das glicoproteínas plaquetárias envolvidas na aloimunização.

CAPÍTULO 18 • ALOANTÍGENOS PLAQUETÁRIOS HUMANOS (HPA)

TABELA 18.2
ANTÍGENOS PLAQUETÁRIOS HUMANOS (HPAS)

ANTÍGENO	SINONÍMIA	GLICOPROTEÍNA	SUBSTITUIÇÃO DE NUCLEOTÍDEO	SUBSTITUIÇÃO DE AA*
HPA-1a	Zw^a, PI^{A1}	GP IIIa	T_{196}	Leu_{33}
HPA-1b	Zw^b, PI^{A2}		C_{196}	Pro_{33}
HPA-2a	Ko^b	GP Ibα	C_{524}	Thr_{145}
HPA-2b	Ko^a, Sib^a		T_{524}	Thr_{145}
HPA-3a	Bak^a, Lek^a	GP IIb	T_{2622}	Ile_{843}
HPA-3b	Bak^b		G_{2622}	Ser_{843}
HPA-4a	Yuk^b, Pen^a	GP IIIa	G_{526}	Arg_{143}
HPA-4b	Yuk^a, Pen^b		A_{526}	Gln_{143}
HPA-5a	Br^b, Zav^b	GP Ia	G_{1648}	Glu_{505}
HPA-5b	Br^a, Zav^a, Hc^a		A_{1648}	Lys_{505}
HPA-6bw	Ca^a, Tu^a	GP IIIa	A_{1564}	Gln_{489}
			G_{1564}	Arg_{489}
HPA-7bw	Mo^a	GP IIIa	G_{1317}	Ala_{407}
			C_{1317}	Pro_{407}
HPA-8bw	Sr^a	GP IIIa	T_{2004}	Cys_{636}
			C_{2004}	Arg_{636}
HPA-9bW	Max^a	GP IIb	A_{2603}	Met_{837}
			G_{2603}	Val_{837}
HPA-10bw	La^a	GP IIIa	A_{281}	Gln_{62}
			G_{281}	Arg_{62}
HPA-11bw	Gro^a	GP IIIa	A_{1996}	His_{633}
			G_{1996}	Arg_{633}
HPA-12bw	Iy^a	GP Ibβ	A_{141}	Glu_{15}
			G_{141}	Gly_{15}
HPA-13bw	Sit^a	GP Ia	T_{2531}	Met_{799}
			C_{2531}	Thr_{799}
HPA-14bw	Oe^a	GP IIIa	del $AAG_{1909-1911}$	ΔLys_{611}
HPA-15a	Gov^b	CD 109	C_{2108}	Ser_{703}
HPA-15b	Gov^a		A_{2108}	Thr_{703}
HPA-16bw	Duv^a	GP IIIa	C_{497}	Thr_{140}
			T_{497}	Ile_{140}

Continua

TABELA 18.2 Continuação
ANTÍGENOS PLAQUETÁRIOS HUMANOS (HPAS)

ANTÍGENO	SINONÍMIA	GLICOPROTEÍNA	SUBSTITUIÇÃO DE NUCLEOTÍDEO	SUBSTITUIÇÃO DE AA*
HPA-17bw	Va[a]	GP IIIa	C_{622}	Thr_{195}
			T_{622}	Met_{195}
HPA-18bw	Cab[a]	GP Ia	G_{2235}	Gln_{716}
			T_{2235}	His_{716}
HPA-19bw	Sta	GP IIIa	A_{487}	Lys_{137}
			C_{487}	Gln_{137}
HPA-20bw	Kno	GP IIb	C_{1949}	Thr_{619}
			T_{1949}	Met_{619}
HPA-21bw	Nos	GP IIIa	G_{1960}	Glu_{628}
			A_{1960}	Lys_{628}
HPA-22bw	Sey	GP IIb	A_{585}	Lys_{164}
			C_{585}	Thr_{164}
HPA-23bw	Hug	GP IIIa	C_{1942}	Arg_{622}
			T_{1942}	Trp_{622}
HPA-24bw	Cab2[a+]	GP IIb	G_{1508}	Ser_{472}
			A_{1508}	Asn_{472}
HPA-25bw	Swi[a]	GP Ia	C_{3347}	Thr_{187}
			T_{3347}	Met_{187}
HPA-26bw	Sec[a]	GP IIIa	G_{1818}	Lys_{580}
			T_{1818}	Asn_{580}
HPA-27bw	Cab3[a+]	GP IIb	C_{2614}	Leu_{841}
			A_{2614}	Met_{841}
HPA-28bw	War	GP IIb	G_{2311}	Val_{771}
			T_{2311}	Leu_{771}
HPA-29bw	Kha[b]	GP IIIa	C_{98}	Met_{33}
			T_{98}	Thr_{33}
#	Lap[a]	GP IIb	G_{2511}	Gln_{806}
			C_{2511}	His_{806}

Antígeno ainda não classificado na nomenclatura HPA.

A frequência dos sistemas HPA varia nos diferentes grupos estudados e, dessa forma, merece atenção especial em populações compostas por indivíduos apresentando padrões étnicos distintos. Para exemplificar essa variabilidade, em caucasoides e negroides, os sistemas mais frequentemente envolvidos na aloimunização plaquetária são o HPA-1 e o HPA-5. Já em asiáticos, o sistema HPA-4 (raramente implicado em aloimunização nessas populações anteriormente mencionadas) tem maior importância que o sistema HPA-1.

A população brasileira é heterogênea, composta basicamente por imigrantes da Europa, África, Ásia e indígenas nativos. Os indivíduos negroides são originários da África, como resultado do comércio de escravos oriundos principalmente da Angola, Congo e Moçambique, e diferem de outras populações negroides estudadas. Os índios sul-americanos provavelmente são relacionados às populações orientais e descendentes de imigrantes originários do nordeste da Ásia, tendo entrado na América através do estreito de Bering.[6,7]

A distribuição de alelos dos cinco principais sistemas HPA, em diferentes grupos étnicos que compõe nossa população, é conhecida. A Tabela 18.3 resume os dados descritos em estudos dessa população.

Estudos demonstraram que na população brasileira não há diferenças na distribuição alélica dos sistemas estudados, comparando-se caucasoides e negroides. O mesmo não ocorre quando os dados foram comparados àqueles descritos em caucasoides europeus, onde maior frequência do alelo b do sistema HPA-3 bem como menor frequência para o alelo b do sistema HPA-2 foram demonstradas. Frequências distintas também foram descritas nos índios da Amazônia, quando comparados aos caucasoides e negroides de forma geral, assemelhando-se mais às encontradas em orientais. Esses dados possibilitaram um maior entendimento dos sistemas antigênicos envolvidos na aloimunização plaquetária em nossa população.[6]

Vários fatores podem interferir na aloimunização plaquetária. A presença do antígeno HLA-DRB3*0101 está associada à aloimunização para o antígeno HPA-1a. Outros antígenos HLA também podem ter essa associação, como o HLA-DRB4*0101 (HPA-1), HLA-DRB1 (HPA-5), HLA-DRB1*1501, HLA-DQA1*0102 e HLA-DQB1*0602 (HPA-6).[8]

O número de cópias da GP onde o HPA é expresso tem papel relevante. O maior número de cópias da GP pode aumentar a possibilidade de reconhecimento do antígeno.[2] Na Tabela 18.4 aparecem os números de cópias das principais glicoproteínas e antígenos expressos na membrana plaquetária.

Outros fatores como a presença de infecção, traumas etc., também podem exercer um papel na resposta imunológica à exposição aos HPAs não expressos pelo paciente.

TABELA 18.3
FREQUÊNCIAS GENOTÍPICA E GÊNICA DOS SISTEMAS HPA-1 A -5 EM CAUCASOIDES, NEGROIDES E INDÍGENAS (DA AMAZÔNIA) BRASILEIROS

| | CAUCASOIDES (N = 100) | | | | | NEGROIDES (N = 150) | | | | | INDÍGENAS (N = 165) | | | | |
| | GENÓTIPO | | | FREQ. GÊNICA | | GENÓTIPO | | | FREQ. GÊNICA | | GENÓTIPO | | | FREQ. GÊNICA | |
HPA	AA %	AB %	BB %	A	B	AA %	AB %	BB %	A	B	AA %	AB %	BB %	A	B
1	86	13	1	0,925	0,075	82,6	15,4	2	0,903	0,097	100	–	–	1	0
2	73	24	3	0,850	0,150	65,4	31,3	3,3	0,810	0,190	83,7	13,3	3,0	0,821	0,179
3	37	46	17	0,600	0,400	45,4	42,6	12	0,666	0,334	52,8	40,3	6,9	0,757	0,243
4	100	0	0	1	0	100	0	0	1	0	100	0	0	1	0
5	85	14	1	0,920	0,080	76	23,3	0,7	0,876	0,124	95,8	4,2	–	0,979	0,021

TABELA 18.4
NÚMEROS DE CÓPIAS DAS PRINCIPAIS GLICOPROTEÍNAS E ANTÍGENOS EXPRESSOS NA MEMBRANA PLAQUETÁRIA

ANTÍGENO	Nº DE CÓPIAS
Sistema ABO	Variação de até 20×
HLA	50.000-120.000
GP Ia-IIa	3.000-5.000
GP Ib-IX	60.000
GP IIb-IIIa	50.000-80.000
CD109	1.000

A aloimunização plaquetária resulta em três principais manifestações clínicas: a púrpura trombocitopênica aloimune fetal/neonatal (PTAFN), a púrpura pós-transfusional (PPT) e a refratariedade transfusional plaquetária (RP). A repercussão clínica dessa aloimunização é, em geral, expressa pela trombocitopenia secundária à destruição plaquetária e sua manifestação, o sangramento.[1,9]

PÚRPURA TROMBOCITOPÊNICA ALOIMUNE FETAL/NEONATAL (PTAFN)

Definição

A PTAFN ocorre em consequência da incompatibilidade HPA materno-fetal, resultando na produção de anticorpos IgG que cruzam a barreira placentária e vão destruir as plaquetas fetais, levando a trombocitopenia. É considerada como análoga plaquetária da doença hemolítica perinatal, mas pode ocorrer na primeira gestação em, aproximadamente, 50% dos casos. Os aloantígenos plaquetários são expressos na plaqueta do feto a partir de 16 semanas de gestação e os anticorpos antiplaquetários maternos podem cruzar a barreira placentária a partir da 14ª semana gestacional. Dessa forma, a trombocitopenia ou o sangramento podem ser detectados precocemente na gravidez.[9-11]

Incidência

A PTAFN é considerada a principal causa de trombocitopenia grave (contagem de plaquetas $< 20 \times 10^9/L$) e de sangramento em sistema nervoso central em neonatos de termo. A sua frequência estimada em caucasoides é de aproximadamente 1 a cada 1.000-2.000 nascimentos. No Brasil, a frequência estimada é de 1 caso a cada 1.500 nascimentos.[9-11]

Manifestações clínicas

Período antenatal

A PTAFN pode ter manifestações no período antenatal em 10% dos casos, a partir da 16ª semana gestacional. A presença de coleções líquidas visualizadas ao ultrassom obstétrico no feto, particularmente em sistema nervoso central, deve levar à suspeita desse quadro. Da mesma forma, a presença de hidrocefalia fetal ao ultrassom obstétrico pode indicar sequela de um sangramento prévio em consequência da PTAFN, devendo ser investigada.

Período perinatal

A manifestação clínica perinatal mais frequente da PTAFN é o sangramento leve, principalmente cutaneomucoso (púrpura), observado ao nascimento, em aproximadamente 90% dos casos (Figura 18.3). Hematomas são observados em 66% dos casos, e sangramentos de trato digestivo em 33% dos casos. No entanto, em aproximadamente 10% dos casos, a PTAFN pode ser assintomática.

A sua complicação mais grave é o sangramento em sistema nervoso central (SNC), que ocorre em 10 a 20% dos casos, resultando em sequelas em aproximadamente 20% dos pacientes e levando a óbito aproximadamente 10% dos casos.

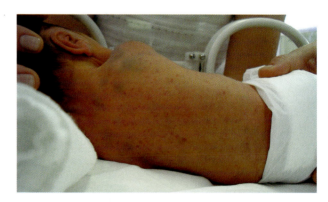

FIGURA 18.3 Manifestação clínica mais frequente da PTAFN: púrpuras e equimoses ao nascimento.

Etiologia

Os principais HPAs envolvidos na PTAFN diferem de acordo com o grupo étnico avaliado. Em caucasoides, os mais frequentemente envolvidos são HPA-1a, em 85% dos casos, HPA-5b, em 9% dos casos, HPA-1b e HPA-5b, em 2% dos casos cada. A Tabela 18.5 lista os principais HPAs envolvidos na PTAFN em caucasoides.[10]

É interessante ressaltar que, aproximadamente, 2,5% da população caucasoide tem ausência do alelo HPA-1a, o que resultaria numa frequência maior de PTAFN; entretanto, somente 10% das mulheres HPA-1a negativas são aloimunizadas. Além disso, em aproximadamente 30% das mães com filhos afetados, anticorpos antiplaquetários não são detectáveis ao nascimento. Esses anticorpos vão ser inicialmente detectados em torno de 6 a 9 semanas após o parto, em 19% dos casos.

Em orientais, diferente do que ocorre em caucasoides, o sistema HPA-1 não tem aparente importância na aloimunização, uma vez que mais de 99% da população é homozigota para o alelo HPA-1a. Nessa população, a incompatibilidade materno-fetal para o sistema HPA-4 tem relevância clínica, o que não ocorre entre caucasoides e negroides.

A aloimunização HPA-1a está aparentemente associada a manifestações clínicas mais graves, particularmente sangramento em SNC. Recentemente, um estudo demonstrou que os anticorpos formados contra a GP IIIa, onde esse antígeno é expresso, além de causar a trombocitopenia, observada também na presença de anticorpos contra outras GPs, leva a um comprometimento da angiogênese no feto. Esse efeito estaria associado à maior ocorrência de sangramento intracraniano. Em modelo animal, o tratamento das mães que apresentavam aloanticorpos contra GP IIIa utilizando-se imunoglobulina intravenosa teve efeito protetor contra essa complicação devastadora no feto.[12] O título de anticorpos maternos não apresenta correlação comprovada com a gravidade do quadro.

Diagnóstico

O diagnóstico dessa patologia é feito com base no quadro clínico, na genotipagem plaquetária da mãe, pai e feto, e na pesquisa e identificação de anticorpos anti-HPA. O diagnóstico pré-natal, como mencionado anteriormente, é sugerido em gestações nas quais exames de imagem como o ultrassom, trazem sinais de sangramento (coleções líquidas) ou sequela em SNC (hidrocefalia) no feto, sendo confirmado pela sorologia e genotipagem.

A recorrência do quadro em famílias previamente afetadas é próxima de 100%, habitualmente com maior gravidade, dado que reforça a necessidade do diagnóstico preciso, bem como acompanhamento pré-natal especializado em gestações subsequentes, com o objetivo de evitar ou minimizar os efeitos devastadores da aloimunização plaquetária no feto.

Tratamento e profilaxia

O tratamento da PTAFN no *período antenatal* é, atualmente, não invasivo. A imunoglobulina intravenosa (IgIV) 1 g/kg/semana é utilizada nesse tratamento, o mais precocemente possível, a partir da 16ª semana de gestação até o termo. Apesar de controverso, o mecanismo exato de resposta, o uso

TABELA 18.5
FREQUÊNCIA DE ANTICORPOS ENVOLVIDOS NOS CASOS DE PTAFN EM CAUCASOIDES

HPA	FREQUÊNCIA (%) DE ANTICORPOS NA PTAFN
HPA-1a	85
HPA-5b	9
HPA-1b	2
HPA-5a	2
HPA-15a	0,7
HPA-3a	0,6
HPA-15b	0,5
HPA-3b	0,3
HPA-2a	< 0,5
HPA-2b	< 0,5
HPA-4a	< 0,1
HPA-4b	< 0,1

de corticosteroides (prednisona 0,5 mg/kg/dia) é associado à IgIV. A via de parto habitualmente definida é a cesárea na 37-38ª semana de gestação.

A transfusão intrauterina de plaquetas (TIUP), HPA compatíveis (tratamento invasivo), utilizada anteriormente tem sido abandonada em função do grande número de complicações relacionadas à punção do cordão umbilical (perda fetal em, aproximadamente, 2% dos procedimentos). Além disso, para eficácia, a TIUP deve ser realizada semanalmente, aumentando ainda mais o risco por punções frequentes associadas à dificuldade de obtenção de plaquetas compatíveis com essa constância.

O tratamento perinatal da PTAFN consiste na transfusão de plaquetas ao neonato, arbitrariamente, quando a sua contagem de plaquetas é inferior a 30×10^9/L ou quando há sangramento importante. A transfusão pode ser realizada com concentrado de plaquetas (CP) de painel compatíveis (geralmente HPA-1bb, HPA-5aa, que vai atender a mais de 90% dos casos) ou CP randômicas, na indisponibilidade de plaquetas de painel. Outra alternativa é a transfusão de CP maternas lavadas (para a remoção dos anticorpos anti-HPA). A transfusão pode ser associada a IgIV com a finalidade de aumentar o rendimento transfusional.

Apesar da complexidade na condução dos casos de PTAFN, os custos tanto econômicos quanto sociais do acompanhamento de paciente com as sequelas da doença justificariam o investimento em protocolos de identificação e prevenção do quadro. No entanto, não existem até o momento, protocolos considerados ideais no reconhecimento e profilaxia da aloimunização nas gestações de risco para PTAFN.

PURPURA PÓS-TRANSFUSIONAL (PPT)
Definição

A PPT é uma síndrome rara, porém grave, caracterizada pelo desenvolvimento súbito de trombocitopenia importante, aproximadamente 5 a 10 dias após a transfusão de hemocomponentes (qualquer deles, não necessariamente plaquetas), em um paciente previamente aloimunizado. A duração da trombocitopenia em pacientes não tratados é de aproximadamente 2 semanas, chegando a 1 mês, e pode resultar em grave morbidade secundária ao sangramento.[9,13,14]

Incidência

A incidência estimada desta síndrome é de 1 caso a cada 50 a 100.000 transfusões realizadas. A maioria dos casos ocorre em mulheres, principalmente nas multíparas, numa proporção de 5 mulheres para cada homem afetado pela PPT. Essa síndrome ocorre, predominantemente, na 6ª e 7ª décadas de vida. A maioria dos casos descritos revela pacientes previamente expostos a antígenos plaquetários através de gestações ou de transfusões.

Manisfestações clínicas

As manifestações hemorrágicas mais frequentes são o sangramento cutaneomucoso, epistaxe, sangramento em trato gastrointestinal e geniturinário. A complicação mais grave é o sangramento em sistema nervoso central, com uma mortalidade de 10%.

Etiologia

O mecanismo exato envolvido na destruição das plaquetas do paciente que apresenta a PPT não é bem definido. É interessante a observação de que o anticorpo produzido contra um aloantígeno ausente em suas plaquetas acaba por destruir as próprias plaquetas do paciente. Quatro hipóteses são descritas para explicar esse mecanismo: 1) a presença de HPAs em micropartículas de membrana plaquetária, solúveis no plasma do doador, que seriam adsorvidos pelas plaquetas do paciente. Isso as converteriam de antígeno negativas a antígeno positivas, levando à sua destruição; 2) mecanismo de destruição *innocent bystander* – a destruição da plaqueta do paciente pela ligação em sua superfície –, de imunocomplexos formados pela interação de aloanticorpos do paciente com fragmentos da plaqueta transfundida; 3) a formação de autoanticorpos em resposta à exposição a antígenos plaquetários incompatíveis; 4) formação de aloanticorpos com pseudoespecificidade.

Os principais sistemas HPAs envolvidos nos casos de PPT são o HPA-1, em aproximadamente 80% dos casos, seguido pelo HPA-5 (7,2%) e HPA-3 (5%), isoladamente ou associados.

Diagnóstico

O diagnóstico tem base no quadro clínico, presença de trombocitopenia grave, genotipagem HPA e pela identificação de anticorpos antiplaquetários no soro da paciente.

Tratamento

O tratamento da PPT é indicado quando há manifestações hemorrágicas importantes. O uso de IgIV habitualmente resulta em resposta satisfatória, que pode ser observada algumas horas após a primeira infusão deste hemoderivado. O uso de transfusão de plaquetas com ausência do antígeno para o qual houve a aloimunização também pode ser usado nos casos agudos com sangramento importante. O uso de imunossupressão com corticosteroides não apresenta eficácia clínica, pois o mecanismo de ação é lento e não protege o paciente nas primeiras horas.

O prognóstico da PPT é geralmente bom. A recorrência é alta. Devem ser utilizados hemocomponentes (concentrado de hemácias, plaquetas ou plasma) HPA compatíveis, caso sejam necessárias novas transfusões.

REFRATARIEDADE TRANSFUSIONAL PLAQUETÁRIA (RP)

Definição

A refratariedade transfusional plaquetária (RP) é caracterizada por um aumento insatisfatório da contagem de plaquetas no sangue periférico de um paciente apresentando trombocitopenia ou trombocitopatia qualitativa, após pelo menos duas transfusões (tx) de plaquetas, preferencialmente consecutivas. Essa resposta insatisfatória deve ser definida por um método objetivo, como o aumento corrigido da contagem (*Corrected Count Increment* – CCI).[15-17]

Incidência

A incidência da RP é de, aproximadamente, 15% dos pacientes transfundidos cronicamente, podendo cair para 5% ou menos quando se utiliza hemocomponentes leucodepletados.

Manifestações clínicas

A principal manifestação clínica da RP é a manutenção do sangramento e da trombocitopenia no paciente, mesmo com a transfusão de concentrado de plaquetas (característica da RP).

Etiologia

As causas da refratariedade podem ser imunológicas ou não imunológicas.

As causas mais frequentes são as *não imunológicas*, como sepse, febre, coagulação intravascular disseminada, esplenomegalia, medicamentos (principalmente vancomicina e anfotericina B), sangramentos ativos, entre outras. Essas causas estão presentes em mais de 80% dos casos, associadas ou não a causas imunológicas.

Entre as causas *imunológicas*, a mais frequente é a aloimunização para o sistema de antígenos leucocitários humanos – HLA classe I, A, B ou C (expresso também nas plaquetas), responsável por mais de 80% das causas imunes. Entretanto, entre 10 e 20% dos casos, os anticorpos anti-HPA (principalmente anti-HPA1b e anti-HPA-5b) tem participação importante, isoladamente ou em associação com os anticorpos anti-HLA.

Diagnóstico

O diagnóstico da RP deve ser realizado, inicialmente, caracterizando-se a resposta inadequada (não apenas "a sensação clínica") por método objetivo. O método mais frequentemente utilizado é o cálculo do CCI (aumento corrigido da contagem de plaqueta), obtivo através da fórmula abaixo.

Cálculo do CCI:
$$\frac{\text{plaquetas pós-tx} - \text{plaquetas pré-tx}}{\text{n}^{\underline{o}}\text{ plaquetas tx } (\times 10^{11})} \times SC$$

Onde: *plaquetas pós-tx* é a contagem de plaquetas 1 hora ou 24 horas após a transfusão ($\times 10^9$/L); *plaquetas pré-tx* é a contagem de plaquetas antes da transfusão ($\times 10^9$/L); *SC* é a superfície corpórea do paciente (m²); e *n$^{\underline{o}}$ plaquetas tx* ($\times 10^{11}$) é o número total de plaquetas transfundidas (contagem de plaquetas da bolsa × volume da bolsa).

Os CCIs obtidos 1 h após a transfusão (preferencialmente utilizado) menores que 5.000 ou o de

24 h menores que 2.500 em duas tx, preferencialmente consecutivas, caracterizam a RP. É importante salientar que o CCI 24 h tem maior influência de fatores não imunológicos, por isso a preferência pelo CCI 1 h.

Outros métodos utilizados com menor frequência são o percentual de recuperação de plaquetas (%R) e o aumento simples da contagem (não corrigidos pela SC e quantidade de plaquetas infundidas).

Uma vez caracterizada a RP, é importante a identificação de causas não imunológicas presentes e a investigação da aloimunização plaquetária e HLA, para caracterizar a presença de causas imunológicas.

Tratamento e profilaxia

A condução da RP tem base no reconhecimento da causa (não imune e/ou imune). A causa não imunológica deve ser tratada inicialmente, sempre que possível. Na RP imune, a fim de se obter uma resposta transfusional adequada, é indicada a transfusão de plaquetas ABO, HLA e HPA compatíveis. Para isso, há necessidade da disponibilidade de doadores de painel HPA e HLA. Em virtude da grande heterogeneidade polimórfica do sistema HLA, frequentemente é necessária a utilização de plaquetas com um ou mais antígenos *mismatch*, contra os quais o paciente não deve apresentar anticorpos. Para a seleção desses doadores, existem ferramentas que permitem a identificação dos "melhores *mismatches*" como o HLAMatchMaker e o EpVix.[15] Na indisponibilidade de doadores de painel, é possível a seleção através da prova de compatibilidade plaquetária (*crossmatch*). A limitação dessa estratégia é a necessidade de realizar inúmeros *crossmatchs* para identificar um ou mais doadores compatíveis, o que consome tempo e recursos.

A RP pode ser minimizada com a utilização de hemocomponentes leucodepletados.

TROMBOCITOPENIA ALOIMUNE PASSIVA

A trombocitopenia aloimune passiva (TAIP) resulta na transmissão de aloanticorpos a um paciente através da infusão de um produto sanguíneo. Há descrição de casos envolvendo concentrados de hemácias e plasma. Nesse quadro, o paciente desenvolve uma trombocitopenia aguda grave e transitória, podendo estar associada a sangramento importante, horas após a transfusão do produto.

A investigação laboratorial revela a presença de aloanticorpos HPA no doador que foi aloimunizado por transfusões prévias ou, mais frequentemente, em gestações. Por essa razão, alguns serviços realizam a pesquisa de anticorpos antiplaquetários em doadoras não nulíparas, demonstrando uma frequência aproximada de 2,5% de aloanticorpos nessas doadoras.[9]

OUTRAS MANIFESTAÇÕES CLÍNICAS ASSOCIADAS AOS HPAS

Os polimorfismos podem também estar associados a outras manifestações clínicas, como fator de risco para a púrpura trombocitopênica idiopática, marcador menor de histocompatibilidade em transplantes, fator de risco para perdas fetais (abortos) de repetição e fator de risco para doenças vasculares oclusivas.[1,9]

As plaquetas possuem um papel fundamental na formação do trombo. Essa participação é ainda mais crítica quando o trombo se forma no local de ruptura de placas ateromatosas. Esse dado tem sido comprovado pela eficácia do uso de anticorpos monoclonais que inibem as glicoproteínas no tratamento de infarto agudo do miocárdio.

Os polimorfismos plaquetários podem resultar na diversidade de expressão e função das glicoproteínas, além da imunogenicidade anteriormente descrita.

Inicialmente, o alelo HPA-1b, localizado na GP IIb-IIIa, que é o receptor para fibrinogênio e fator de von Willebrand, foi associado a maior risco para trombose arterial, especialmente em pacientes jovens. A provável explicação para esse fato seria uma resposta acentuada ao fibrinogênio imobilizado das plaquetas expressando esse alelo, formando um coágulo com maior capacidade de retração e, portanto, mais resistente a trombólise.

O alelo HPA-2b presente no complexo GP Ib-IX-V, receptor para o fator de von Willebrand que se liga ao colágeno exposto no endotélio lesado, também tem sido associado a maior risco para doença oclusiva arterial, especialmente o infarto agudo do miocárdio (IAM) e o acidente vascular cerebral isquêmico (AVC-I) em pacientes jovens.

O alelo HPA-5a, localizado no complexo GP Ia-IIa, é outro polimorfismo que apresenta aparente correlação com risco para doenças trombóticas arteriais em pacientes jovens, mulheres tabagistas e pacientes com retinopatia diabética, particularmente quando presente em associação com o alelo T do polimorfismo silencioso C807T da GP Ia. A presença desses alelos resultaria em maior quantidade do receptor na membrana plaquetária.

INVESTIGAÇÃO DA ALOIMUNIZAÇÃO PLAQUETÁRIA

A investigação da aloimunização plaquetária tem base na definição dos HPAs das plaquetas (fenotipagem ou genotipagem), na pesquisa de anticorpos antiplaquetários e na identificação desses anticorpos. Os principais métodos atualmente disponíveis para essa investigação estão descritos no Capítulo 76 (Técnicas Moleculares e Sorológicas em Imuno-hematologia Plaquetária) deste livro.

CONSIDERAÇÕES

O conhecimento relacionado aos HPAs têm demonstrado cada vez mais a sua importância na prática médica. Dessa forma, a existência de serviços que possam avaliar clínica e laboratorialmente pacientes apresentando manifestações relacionadas a esses polimorfismos é fundamental. As complicações clínicas provenientes da aloimunização plaquetária podem resultar em sequelas graves debilitantes e em necessidade assistencial de longo prazo com custos altos. Recentemente, pode se observar no Brasil, um aumento no número de centros médicos buscando estruturar os serviços de imunologia plaquetária para oferecer suporte a esses pacientes. A ampliação dessa rede de suporte certamente permitirá maior cuidado na identificação, tratamento e prevenção da aloimunização plaquetária.

REFERÊNCIAS BIBLIOGRÁFICAS

1. Rozman P. Platelet antigens. The role of human platelet alloantigens (HPA) in blood transfusion and transplantation. Transpl Immunol 2002; 10:165-181.

2. Curtis BR, McFarland JG. Human platelet antigens – 2013. Vox Sanguinis 2014; 106:93-102.

3. Semple JW, Italiano JE Jr., Freedman J. Platelets and the immune continuum. Nat Rev Immunol 2011; 11:264-274.

4. Metcalfe P, Watkins NA, Ouwehand WH, et al. Nomenclature of human platelet antigens. Vox Sanguinis 2003; 85:240-245.

5. Nurden AT. Polymorphisms of human platelet membrane glycoproteins: structure and clinical significance. Thromb Haemost 1995; 74:345-351.

6. Castro V, Origa AF, Annichino-Bizzacchi JM, et al. Frequencies of platelet-specific alloantigen systems 1-5 in three distinct ethnic groups in Brazil. Eur J Immunogenet 1999; 26:355-360.

7. Cavalli-Sforza LL, Piazza A, Menozzi P, et al. Reconstruction of human evolution: bringing together genetic, archaeological, and linguistic data. Proc Natl Acad Sci USA 1988; 85:6002-6006.

8. Kaplan C. Platelet alloimmunity: The fetal/neonatal alloimmune thrombocytopenia. Vox Sanguinis 2002; 83:289-291.

9. Kaplan C, Ni H, Freedman J. Alloimmune thrombocytopenia. In: Platelets. Michelson AD (ed). San Diego, CA: Academic Press, Elsevier Science 2013; p. 953-970.

10. Curtis BR. Recent progress in understanding the pathogenesis of fetal and neonatal alloimmune thrombocytopenia. Br J Haematol; 2015.

11. Castro V, Kroll H, Origa AF, et al. A prospective study on the prevalence and risk factors for neonatal thrombocytopenia and platelet alloimmunization among 9332 unselected Brazilian newborns. Transfusion 2007; 47:59-66.

12. Yougbare I, Lang S, Yang H, et al. Maternal antiplatelet beta3 integrins impair angiogenesis and cause intracranial hemorrhage. J Clin Invest 2015; 125:1545-1556.

13. Padhi P, Parihar GS, Stepp J, et al. Post-transfusion purpura: a rare and life-threatening aetiology of thrombocytopenia. BMJ Case Rep; 2013.

14. Roubinian NH, Leavitt AD. Shedding a little light on posttransfusion purpura. Transfusion 2015; 55: 232-234.

15. Bub CB, Goncalez AC, Barjas-Castro ML, et al. The use of a potential novel tool in virtual crossmatching for platelet transfusion in platelet refractoriness. Vox Sanguinis; 2015.

16. Stanworth SJ, Navarrete C, Estcourt L, et al. Platelet refractoriness – practical approaches and ongoing dilemmas in patient management. Br J Haematol; 2015.

17. Pavenski K, Freedman J, Semple JW. HLA alloimmunization against platelet transfusions: pathophysiology, significance, prevention and management. Tissue Antigens 2012; 79:237-245.

19

SISTEMAS DE ANTÍGENOS DE NEUTRÓFILOS HUMANO

Larissa Barbosa Lopes
Elyse Moritz
José Orlando Bordin

INTRODUÇÃO AOS SISTEMAS DE ANTÍGENOS DE NEUTRÓFILOS HUMANO

Durante as últimas décadas, pesquisadores observaram que o soro de pacientes politransfundidos e mulheres com histórico gestacional apresentavam anticorpos específicos que causavam aglutinação nos granulócitos de outros indivíduos e estavam relacionados a diversas fisiopatologias como reações transfusionais febris e neutropenias. Entretanto, apenas em 1960, o primeiro antígeno específico de neutrófilos foi descrito por Parviz Lalezari, quando estudava um caso de neutropenia aloimune neonatal (NAN), utilizando aloanticorpos específicos para neutrófilos em um teste de aglutinação de granulócitos improvisado. A partir de 1977, a aplicação de um teste de imunofluorescência de granulócitos, mais sensível, melhorou significantemente a detecção dos anticorpos neutrofílicos. Posteriormente, a elucidação das bases bioquímicas e moleculares de alguns antígenos de neutrófilos permitiu o desenvolvimento de técnicas imunoenzimáticas, com proteínas específicas que facilitaram a identificação dos anticorpos envolvidos.[1]

A Sociedade Internacional de Transfusão de Sangue (International Society of Blood Transfu-

sion – ISBT) e o Working Party em Imunobiologia de Granulócitos (Granulocyte Immunology Working Party – GIWP), em 1998, instituíram uma nova nomenclatura para unificar os antígenos de neutrófilos descritos, que foram classificados em Sistemas de Antígenos de Neutrófilos Humano ou HNA (Human Neutrophil Antigen).[2] Como os antígenos de neutrófilos são formados por um complexo de glicoproteínas presentes na membrana plasmática, a classificação de cada sistema HNA tem como base a glicoproteína em que está localizado o antígeno, que é representada por um número arábico, seguida por uma letra do alfabeto que identifica os polimorfismos proteicos correspondentes aos antígenos (p. ex., HNA-1a). Os genes e alelos que codificam os antígenos são nomeados de acordo com as orientações do Comitê de Nomenclatura para Genes Humanos (Human Genome Nomenclature Committee – http://www.genenames.org/), em que o nome do gene oficial é seguido por um asterisco e por um número de dois dígitos correspondente ao alelo (p. ex., *FCGR3B*01*). As variações genéticas dos alelos estão numeradas consecutivamente e não são estendidas por um terceiro ou quarto dígito. Atualmente são descritos cinco sistemas HNA, detalhados na Tabela 19.1.[3]

TABELA 19.1
ALELOS E ANTÍGENOS HNA

ALELO	DESCRIÇÃO	POSIÇÕES DE NUCLEOTÍDEOS DOS ALELOS CORRESPONDENTES						POSIÇÕES DE AMINOÁCIDOS DAS GLICOPROTEÍNAS CORRESPONDENTES						EPÍTOPOS		GLICOPROTEÍNA
FCGR3B*01		108G	114C	194A	233C	244G	316G	36Arg	38Leu	65Asn	78Ala	82Asp	106Val	HNA-1a		FcγRIIIb CD16
FCGR3B*02		108C	114T	194G	233C	244A	316A	36Ser	38Leu	65Ser	78Ala	82Asn	106Ile	HNA-1b	HNA-1d	
FCGR3B*03		108C	114T	194G	233A	244A	316A	36Ser	38Leu	65Ser	78Asp	82Asn	106Ile	HNA-1b	HNA-1c	
FCGR3B*04	FCGR3B*01$_{316G>A}$	108G	114C	194A	233C	244G	316A	36Arg	38Leu	65Asn	78Ala	82Asp	106Ile	HNA-1a		
FCGR3B*05	FCGR3B*02$_{244A>G}$	108C	114T	194G	233C	244G	316A	36Ser	38Leu	65Ser	78Ala	82Asp	106Ile	HNA-1b[†]		
FCGR3B*null	FCGR3B deleção do gene	Sem alelo						Sem glicoproteína (GP)						HNA-1null		Sem GP
CD177		Variação alélica deste gene não codifica para diferentes fenótipos sorológicos												HNA-2		CD177
		Splicing diferencial do mRNA: fenótipo HNA-2 negativo												HNA-2null		Sem GP
SLC44A2*01		451C	455G					151Leu	152Arg					HNA-3a		CTL2
SLC44A2*02		451C	455A					151Leu	152Gln					HNA-3b		
SLC44A2*03	SLC44A2*01$_{451C>T}$	451T	455G					151Phe	152Arg					HNA-3a[†]		
ITGAM*01		230G						61Arg						HNA-4a		CD11b
ITGAM*02		230A						61His						HNA-4b		
ITGAL*01		2372G						766Arg						HNA-5a		CD11a
ITGAL*02		2372C						766Thr								

[†]Pode ser observada variação de reatividade com antissoros humano.
Modificada de Flesch et al., 2016.[3]

TABELA 19.2
DESORDENS INDUZIDAS POR ANTICORPOS HNA E SEUS ANTÍGENOS RESPONSÁVEIS

CONDIÇÕES CLÍNICAS MEDIADAS POR ANTI-HNA	ANTÍGENOS-ALVO ENVOLVIDOS
Neutropenia aloimune neonatal (NAN)	HNA-1, HNA-2, HNA-3a, HNA-4a, HNA-4b, HNA-5a
Neutropenia autoimune	HNA-1a, HNA-4a, especificidade geral dos neutrófilos, Mac-1
Insuficiência pulmonar aguda associada à transfusão – TRALI	HNA-1, HNA-2, HNA-3a
Neutropenia imune induzida por droga	FcγRIIIb
Neutropenia aloimune após transplante de medula óssea	HNA-2
Reação transfusional febril	HNA-3a

Modificada de Muschter et al., 2011.[4]

As glicoproteínas que compõem os sistemas HNA são específicas de neutrófilos, embora tais moléculas também possam ser expressas em outras células. Os antígenos HNA são determinados geneticamente, pelas características polimórficas e imunogênicas das respectivas glicoproteínas carreadoras, e podem resultar na formação de anticorpos nos indivíduos que não apresentam tais antígenos, em casos de gestações e transfusão sanguínea.[4] Os antígenos e anticorpos neutrofílicos apresentam papel importante na fisiopatologia de diversas condições clínicas, tais como neutropenias auto e aloimunes, reações transfusionais febris e TRALI (insuficiência pulmonar aguda associada à transfusão – *transfusion-related acute lung injury*) (Tabela 19.2).[1,4]

Neste capítulo, são descritas as bases moleculares e a organização genética de cada sistema e as implicações clínicas associadas aos antígenos e anticorpos HNA.

SISTEMA HNA-1

Estrutura molecular e organização genética do sistema HNA-1

O sistema HNA-1 é, exclusivamente, expresso na membrana dos neutrófilos e está localizado no receptor FcγRIIIb de neutrófilos, codificado pelo gene *FCGR3B* que está localizado no cromossomo 1q23, e é altamente homólogo aos genes codificadores dos receptores FcγR.[2] A glicoproteína FcγRIIIb, CD16b, pertencente à superfamília de imunoglobulinas, está ligada à membrana celular por uma âncora de glicosilfosfatidilinositol (GPI) e apresenta dois domínios de ligação para imunoglobulina G (IgG) (Figura 19.1A).[4] O receptor FcγRIIIb possui baixa afinidade para IgG1 e IgG3, e sua função é ligar-se a imunocomplexos, mediando a fagocitose de micro-organismos.[1,4]

Primeiramente, o sistema HNA-1 foi descrito como um sistema bialélico formado por dois antígenos, o HNA-1a e HNA-1b, na época denominados NA1 e NA2, respectivamente. Posteriormente, é que o terceiro antígeno, HNA-1c (SH), foi descrito e incluído no sistema.[1] Em 2013, foi descoberto o quarto antígeno, denominado HNA-1d, em um caso de NAN.[5] A frequência dos antígenos do sistema HNA-1 varia entre os diferentes grupos étnicos.[4]

Além dos 4 antígenos que compõem o sistema 1, indivíduos podem também apresentar um fenótipo *null*, ou seja, não expressam o receptor FcγRIIIb. Indivíduos com o fenótipo HNA-1 *null* são raros (variando entre 0,2% em chineses a 4% em africanos) e não sofrem de doenças causadas pelo acúmulo de complexos imunes e infecções recorrentes.[4]

O fenótipo *null* ocorre devido a *crossing-over* desigual durante a meiose, resultando em deleção do gene *FCGR3B* e, assim, o indivíduo não expressará o receptor FcγRIIIb e, consequentemente, não expressará os antígenos do sistema HNA-1. Por outro lado, esse erro pode gerar indivíduos com gene duplicado, apresentando uma combinação dos alelos HNA-1a e HNA-1c em um único cromossomo, resultando em hiperexpressão do receptor.[1,2]

O gene *FCGR3B* é formado por cinco éxons (699 pb) que codificam a proteína FcγRIIIb constituída por 184 aminoácidos, mais um peptídeo sinal de 16 aminoácidos.[4] Os polimorfismos de único

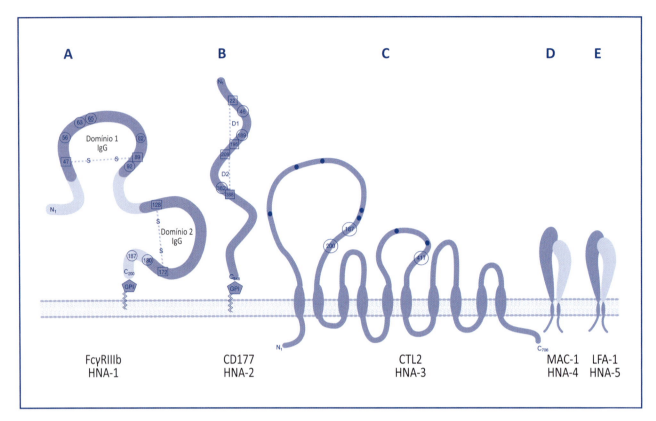

FIGURA 19.1 Modelo estrutural das proteínas que alocam os antígenos dos sistemas HNA. **A)** FcγRIIIb é uma proteína que aloca o sistema HNA-1 e está ligada à membrana por uma âncora de glicosilfosfatidilinositol (GPI). Possui dois domínios IgG (Domínio 1 – aminoácidos (aa) 40-96; e Domínio 2 – aa 121-179), marcados com fundo cinza-escuro. Quadrados indicam cisteínas em posições de formação de ligações dissulfeto (linha tracejada S--S). Círculos indicam sítios de N-glicosilação; **B)** CD177 é uma proteína que aloca o sistema HNA-2 e está ligada à membrana por uma âncora de GPI. Possui dois domínios IgG (D1 – aa 22-195; e D2 – aa 209-388). Quadrados indicam cisteínas em posições de formação de ligações dissulfeto (linha tracejada). Círculos indicam sítios de N-glicosilação. **C)** CTL2 é uma proteína transmembrana (6 domínios intracelulares e 5 domínios extracelulares) que aloca o sistema HNA-3. O símbolo (•) indica resíduos de cisteína com possíveis ligações dissulfeto (ligação entre os aa 139 e 158 estabilizam o epítopo HNA-3). Círculos indicam potenciais sítios de N-glicosilação. **D)** CD11b/CD18 – MAC-1 é um complexo proteico que aloca o sistema HNA-4. CD11b é uma proteína transmembrana com 3 sítios confirmados e 19 sítios potenciais de N-glicosilação, e contém 7 domínios Phe-Gly, Gly-Ala-Pro e 1 domínio I de ligação. **E)** CD11a/CD18 – LFA-1 é um complexo proteico que aloca o sistema HNA-5. CD11a é uma proteína transmembrana com 12 potenciais sítios de N-glicosilação, e contém 7 domínios Phe-Gly, Gly-Ala-Pro. *(Modificado de Muschter et al., 2011; Kissel et al., 2001.[4,7])*

nucleotídeo (Single Nucleotide Polymorphisms – SNP), que resultam nos antígenos do sistema HNA-1, ocorrem em seis posições de nucleotídeos no éxon 3, correspondendo à correta numeração 108, 114, 194, 233, 244 e 316, de acordo com as instruções da Sociedade das Variantes do Genoma Humano (Human Genome Variation Society – HGVS; http://www.hgvs.org/mutnomen/), que deve ser usada no lugar da numeração convencional 141, 147, 227, 266, 277 e 349, respectivamente.[2]

Os HNA-1a e HNA-1b são codificados pelos alelos *FCGR3B*01* e *FCGR3B*02*, respectivamente, e diferem em cinco posições de nucleotídeos, incluindo uma mutação silenciosa que não altera o aminoácido. As trocas de nucleotídeos ocorrem nas posições 108, 114, 194, 244 e 316, e resultam em troca de aminoácidos apenas nas posições 36, 65, 82 e 106 (Tabela 19.1 e Figura 19.2).[2] Entre essas substituições de nucleotídeos, a Asp82 e a Ser65 são decisivas para a formação dos epítopos HNA-1a e HNA-1b, respectivamente.[4]

O HNA-1c é codificado pelo alelo *FCGR3B*03* e difere do *FCGR3B*02* pela substituição de apenas um nucleotídeo na posição 233, resultando na troca dos aminoácidos Ala>Asp na posição 78; assim uma Asp78 é essencial para a formação

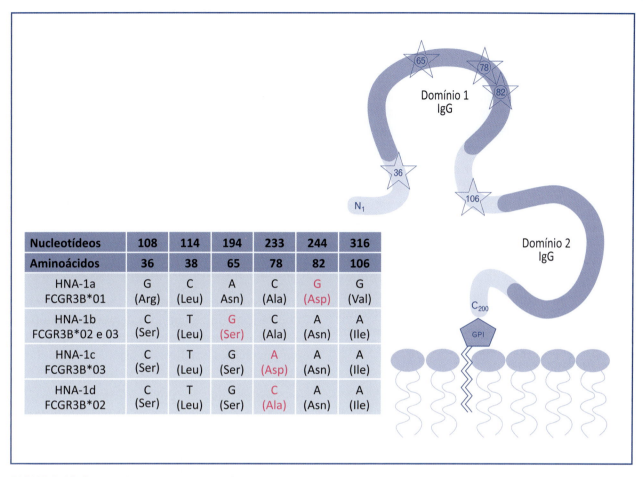

FIGURA 19.2 Modelo estrutural dos epítopos do sistema HNA-1. Estrelas marcam as posições de trocas de aminoácidos (aa) que resultam nos fenótipos HNA-1a, -1b, -1c e 1d. Círculos marcam as posições de aa para diferenciação dos epítopos do sistema HNA-1. As substituições de cada epítopo estão marcadas na tabela. Asp82 – HNA-1a; Ser65 – HNA-1b; Asp78 – HNA-1c; Ala78 – HNA-1d. *(Modificada de Muschter et al., 2011.[4])*

do HNA-1c (Tabela 19.1 e Figura 19.2). O alelo *FCGR3B*03* apresenta uma particularidade, além de codificar o antígeno HNA-1c, contém a informação genética necessária para codificar também o antígeno HNA-1b, ou seja, a proteína apresenta tanto a Ser65 como a Asp78. Desta forma, a proteína FcγRIIIb codificada pelo alelo *FCGR3B*03* é a primeira variante conhecida que expressa dois diferentes antígenos.[2,5]

O HNA-1d foi descoberto por Reil e cols. (2013) durante a investigação de dois casos de NAN, em que ambas as mães eram *FCGR3B*01+*, **02-*, **03+* e os neonatos *FCGR3B*02+*. A presença do alelo *FCGR3B*03* na mãe deveria garantir a expressão do antígeno HNA-1b (presente no neonato), não justificando assim a aloimunização materna e formação de anticorpos anti-HNA-1b. A investigação detalhada destes casos revelou a presença de anticorpos reativos com o FcγRIIIb codificado pelo alelo *FCGR3B*02* (presente no neonato), mas que não reagia com o FcγRIIIb codificado pelo alelo *FCGR3B*03* (presente na mãe).[5]

A única diferença existente entre os alelos **02* e **03* é um aminoácido na posição 78 (Ala78Asp), sugerindo que o anticorpo investigado deveria então ser contra o aminoácido Ala78. De fato, experimentos com variantes quiméricas do FcγRIIIb confirmaram esta hipótese, mostrando que o novo anticorpo encontrado era contra a sequência de aminoácidos Ala78---Asn82, codificada apenas pelo alelo *FCGR3B*02*, que passou a ser denominada HNA-1d. Desta forma, o antígeno HNA-1d é codificado pelo alelo *FCGR3B*02*, sendo essencial a presença do aminoácido Ala na posição 78 para a sua formação (Tabela 19.1 e Figura 19.2). O *FCGR3B*02* é, portanto, o segundo alelo do gene *FCGR3B* capaz de codificar dois antígenos, o HNA-1b e o HNA-1d.[2,5]

Pelo exposto acima, o sistema HNA-1 é formado por quatro antígenos, HNA-1a, -1b, -1c e -1d, codificados por pelo menos três alelos, os *FCGR3B*01*, *FCGR3B*02* e *FCGR3B*03* (Tabela 19.1 e Figura 19.2).[5] Devido ao fato dos antígenos do sistema 1 poderem ser codificados por mais de um alelo (HNA-1b pode ser codificado pelos alelos *FCGR3B*02* e *FCGR3B*03*) e considerando que um único alelo pode codificar dois antígenos (*FCGR3B*02* codifica HNA-1b e -1d; *FCGR3B*03* codifica o HNA-1b e -1c), o termo que melhor definiria o sistema HNA-1 seria epítopos HNA-1a, -1b, -1c e -1d, ao invés de antígenos, uma vez que o termo epítopo define o determinante antigênico ou a região de ligação do anticorpo de uma molécula imunogênica, enquanto o termo antígeno se refere à própria molécula imunogênica como, por exemplo, a molécula de HNA.[3]

Além dos polimorfismos que formam os quatro epítopos do sistema HNA-1, outras trocas de nucleotídeos podem acontecer nas posições polimórficas do gene *FCGR3B*, resultado da combinação gênica que leva a um alto grau de polimorfismos. Duas novas variantes genômicas foram reportadas por diferentes grupos de pesquisa: 1) uma troca de G para A na posição 316 do alelo *FCGR3B*01*, que resulta na formação do aminoácido Ile na posição 106 (*FCGR3B*01* 316G>A); 2) uma troca de A para G na posição 244 do alelo *FCGR3B*02*, que resulta na formação do aminoácido Asp na posição 82 (*FCGR3B*02* 244A>G) (Tabela 19.1).[2]

A variante *FCGR3B*01* 316G>A foi inicialmente descrita por Matsuo e cols., em 2001, e codifica uma glicoproteína que não apresenta alteração da reatividade com soros contendo anti-HNA-1a específicos ou anticorpos monoclonais. A *FCGR3B*01* 316G segrega junto com o alelo *FCGR3B*03* e substitui o alelo selvagem *FCGR3B*01* 316A em indivíduos que carregam essa mutação. Por essa substituição, a variante *FCGR3B*01* 316G>A agora foi renomeada como alelo *FCGR3B*04*, entretanto, não há alteração do epítopo HNA-1a (Tabela 19.1).[2]

A variante *FCGR3B*02* 244A>G codifica uma glicoproteína que apresenta alteração na capacidade de ligação de anticorpos anti-HNA-1b, sendo que no GIFT é observada leve redução da ligação do anticorpo, enquanto no GAT não é observada aglutinação dos neutrófilos. Além disso, indivíduos que carregam a mutação *FCGR3B*02* 244A podem formar anticorpos específicos contra a glicoproteína HNA-1b codificada pelo alelo selvagem *FCGR3B*02* 244G, como foi relatado em um caso de NAN. Por essas características, a variante *FCGR3B*02* 244A>G agora foi renomeada como alelo *FCGR3B*05*, e por ocorrer alteração do epítopo, este passa a ser nomeado de HNA-1b variante (Tabela 19.1).[2]

Importância clínica do sistema HNA-1

Os fenótipos do sistema HNA-1 apresentam importância clínica tanto na defesa do organismo quanto na formação de aloanticorpos, que podem estar envolvidos em diversas fisiopatologias (Tabela 19.2).[4]

Sabe-se que os polimorfismos do sistema HNA-1 estão envolvidos com distúrbios imunológicos, mas existem poucas associações comprovadas. Por exemplo, indivíduos HNA-1a possuem o receptor FcγRIIIb com maior afinidade para IgG1 e IgG3, quando comparados a indivíduos HNA-1b, o que pode aumentar a fagocitose de bactérias opsonizadas pelos neutrófilos; isso pode ocasionar uma maior suscetibilidade desses indivíduos para desenvolverem fibrose pulmonar idiopática. Por outro lado, os indivíduos HNA-1b, podem apresentar maior suscetibilidade para desenvolver doenças periodontais, já que possuem reatividade reduzida para bactérias opsonizadas.[4]

Em contrapartida, indivíduos que não apresentam o receptor FcγRIIIb, ou seja, HNA-1 *null*, não sofrem de infecções recorrentes ou doenças imunológicas; entretanto, mulheres gestantes podem formar isoanticorpos contra múltiplos epítopos do FcγRIIIb.[4]

Os diferentes fenótipos do sistema HNA-1 podem levar à formação de aloanticorpos contra os epítopos HNA-1a, -1b, -1c, -1d e isoanticorpos contra o FcγRIIIb em indivíduos transfundidos e gestantes. Tais anticorpos têm sido implicados em doenças imunológicas como neutropenias imune e autoimune, e reações transfusionais (Tabela 19.2). Importante destacar o TRALI, que é uma importante causa de morte associada à transfusão, e a NAN (neutropenia aloimune neonatal), já que os anticorpos específicos para o sistema HNA-1 são os mais frequentemente envolvidos com essa patologia.[4,5]

SISTEMA HNA-2

Estrutura molecular e organização genética do sistema HNA-2

O sistema HNA-2, assim como o HNA-1, é exclusivamente expresso nos neutrófilos e está localizado na glicoproteína CD177 (NB1), codificada pelo gene *CD177*, no cromossomo 19q13.31.[1,4,6] Adjacente ao gene CD177, mas orientado no sentido oposto, existe um pseudogene altamente homólogo aos éxons 4 a 9, o que dificulta significantemente o estudo genotípico do gene *CD177*, possibilitando apenas o uso de cDNA (Figura 19.3A). O cDNA do gene *CD177* possui 1.311 nucleotídeos que codificam uma proteína de 437 aminoácidos com um peptídeo sinal de 21 aminoácidos.[1,6]

A glicoproteína CD177, pertencente à superfamília Ly-6/uPAR/*snake toxin*, está ligada à membrana celular por uma âncora de GPI, assim como o FcγRIIIb, e apresenta de 56 a 64 kDa, com 2 domínios ricos em cisteína e 3 sítios de N-glicosilação (Figura 19.1B).[1,6,7]

A molécula de CD177 atua como receptor para a PECAM-1 (Molécula de Adesão Endotelial Plaquetária 1 – *Platelet Endothelial Cell Adhesion Molecule 1*), estando envolvida com a adesão e transmigração dos neutrófilos pelo endotélio. Os neutrófilos que expressam o CD177 também expressam em suas membranas uma serino proteinase denominada proteinase 3 (mPR3), encontrada em grânulos secundários e vesículas secretoras. O mPR3 apresenta um resíduo hidrofóbico que permite a interação com o CD177, levando à ligação do mPR3 à membrana; assim, o mPR3 é expresso apenas na membrana dos neutrófilos CD177 positivos.[1,4]

A exata função da coexpressão do CD177 e mPR3 ainda é desconhecida, mas se sabe que essa coexpressão desempenha um papel central na ativação dos neutrófilos mediada por anticorpos citoplasmáticos específicos (ANCA – *Anti-Neutrophil Cytoplasmic Autoantibodies*), e que o complexo CD177/mPR3 interage com o complexo CD11b/CD18, formando um complexo maior de sinalização; essa interação sugere uma possível função de transdução de sinal, que pode ser desencadeada por anticorpos anti-CD177, resultando em ativação neutrofílica.[1,4,6]

O HNA-2 está localizado na glicoproteína CD177, e foi descrito pela primeira vez como antígeno de neutrófilo por Lalezari e cols., em 1971, em um caso de NAN, sendo caracterizado inicialmente como antígeno NB1; apenas em 2001 o gene que codifica o HNA-2, *CD177*, foi identificado por Kissel e cols. O HNA-2 apresenta alta frequência na população, sendo expresso em aproximadamente 97% dos norte-americanos, europeus e brasileiros, 95% dos afro-americanos e 89% dos japoneses.[1,8,9]

O sistema HNA-2 é formado por um único antígeno e, pelo fato das variações alélicas não codificarem diferentes fenótipos sorológicos, ele é considerado um isoantígeno, denominado apenas de HNA-2 (Tabela 19.1).[3] Assim, indivíduos podem ser HNA-2 positivo ou HNA-2 negativo. Indivíduos negativos para o isoantígeno HNA-2, ou seja, que apresentam o fenótipo *null*, somam aproximadamente 3 a 5% da população caucasiana. Acredita-se que indivíduos HNA-2 *null* não expressam *CD177* devido a processos de *splicing* anormais que geram *stop codon* prematuro no mRNA do *CD177*, podendo resultar em proteínas anormais ou não transcritas.[4,6,9]

A expressão do HNA-2 apresenta uma particularidade, é heterogênea, ou seja, os indivíduos HNA-2 positivos, que expressam a proteína CD177, possuem duas subpopulações de neutrófilos, uma que expressa o CD177 e outra que não expressa, sendo que o tamanho de cada uma das subpopulações de neutrófilos varia fortemente entre os indivíduos e pode mudar em diferentes estados de doença. Em mulheres, a expressão do HNA-2 é maior quando comparada a dos homens, e está ainda mais aumentada em gestantes; entretanto, a expressão parece diminuir com o avançar da idade nas mulheres, permanecendo constante em homens, fato este que sugere um possível efeito hormonal na regulação da expressão do HNA-2. As variações na expressão do CD177 parecem estar relacionadas com dois mecanismos possí-

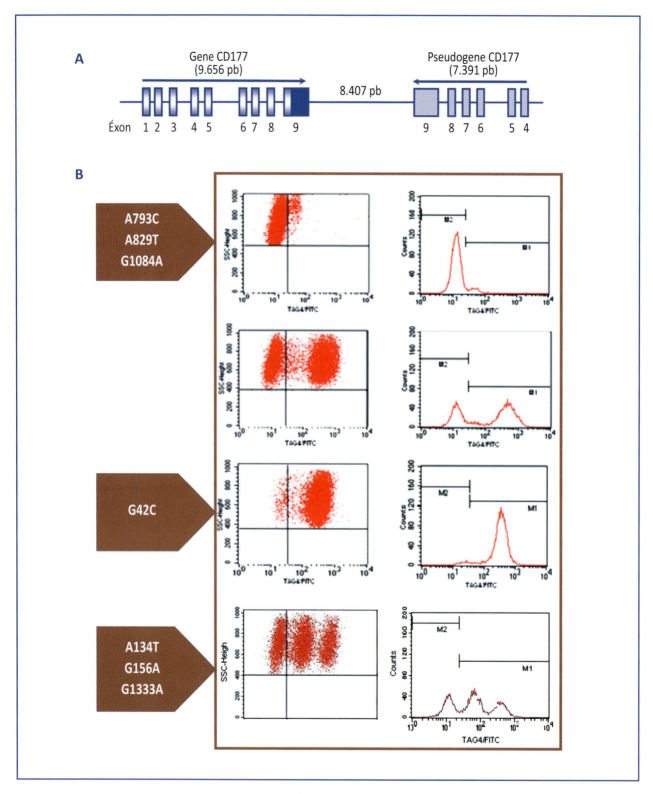

FIGURA 19.3 Estrutura do gene *CD177* e expressão do HNA-2. **A)** Estrutura do gene e pseudogene *CD177* na região do cromossomo 19q13.31. O gene *CD177* (9 éxons) e seu pseudogene (6 pseudo-éxons) estão separados por 8.407 nucleotídeos. O pseudogene *CD177* é altamente homólogo ao gene *CD177* entre os éxons 4 e 9. **B)** Expressão do HNA-2 com diferentes porcentagens de expressão nas subpopulações de neutrófilos HNA-2-positiva: baixa expressão, média expressão, alta expressão e expressão atípica do HNA-2. À esquerda dos gráficos estão descritos os polimorfismos associados à: baixa expressão (A793C; A829T; G1084A), alta expressão (G42C) e expressão atípica do HNA-2 (A134T; G156A; G1333A). *(Modificada de Muschter et al., 2011; Li et al., 2015; Caruccio et al., 2004; Moritz et al., 2010.[4,6,8,9])*

veis: 1) as diferenças no processamento de regulação do gene e da proteína CD177, pois sabe-se que fatores hormonais, condições inflamatórias ou infecciosas, tratamento com fator estimulador de colônia de granulócitos e distúrbios mieloproliferativos são responsáveis pelo aumento da expressão do HNA-2; e 2) as diferenças na sequência do gene *CD177*, uma vez que alguns SNPs foram associados com a porcentagem da subpopulação de neutrófilos HNA-2-positivos, indicando uma base genética para as variações na expressão desse isoantígeno.[1,4,9]

Embora os mecanismos da deficiência e alteração da expressão do HNA-2 permaneçam desconhecidos, a alta expressão do HNA-2 tem sido associada ao SNP G42C e a baixa expressão associada aos SNP A793C, A829T e G1084A (Figura 19.3B).[4,6,8,9] Caruccio e cols. descreveram o SNP G42C, cuja alteração ocorre na sequência da proteína responsável pelo seu transporte através do retículo endoplasmático para a membrana plasmática e grânulos secundários, aumentando a expressão da proteína na superfície do neutrófilo.[8] Segundo Li e cols., a baixa expressão do HNA-2 associada ao SNP A829T ocorre porque a alteração do aminoácido lisina resulta na formação de um *stop codon* que leva à expressão deficiente do HNA-2.[6]

O sistema HNA-2 apresenta outra particularidade, além da expressão em uma subpopulação de neutrófilos, alguns indivíduos podem apresentar três subpopulações de neutrófilos, sendo uma que não expressa o HNA-2, e as outras duas que apresentam padrão diferente de expressão do HNA-2; entre os indivíduos brasileiros, a frequência da expressão atípica foi de 5,9%, variando de 8,5 a 11,5% na literatura. Nos casos de expressão atípica, a diferença na expressão do *CD177* entre as subpopulações de neutrófilos foi relacionada, por Moritz e cols. (2010), à três outros SNPs, A134T, G156A e G1333A (Figura 19.3B). Contudo, o exato papel da expressão atípica do HNA-2 na função dos neutrófilos é desconhecido, assim como o seu impacto funcional.[9]

Importância clínica do sistema HNA-2

O sistema HNA-2 encontra-se entre os sistemas clínicos mais importantes e os seus isoanticorpos específicos possuem grande importância clínica por estarem envolvidos em diversas patologias, incluindo os casos de TRALI, NAN, neutropenia autoimune, neutropenia imune induzida por drogas e rejeição do enxerto após transplante de medula (Tabela 19.2); os isoanticorpos são formados por indivíduos HNA-2 *null* durante a gestação ou transfusão sanguínea.[4,6]

Embora seja de grande importância clínica, o mecanismo genético da deficiência do *CD177* e as funções do sistema HNA-2 ainda não estão completamente elucidados. Sabe-se que a expressão variada do HNA-2 tem papel em algumas doenças, tais como síndrome mielodisplásica, leucemia mieloide crônica e câncer gástrico.[6]

Entre as atuações conhecidas do HNA-2 estão sua interação com a molécula de adesão PECAM-1, facilitando a migração transendotelial dos neutrófilos e indicando um potencial papel na defesa contra bactérias, e sua capacidade de ligar a molécula de mPR3 à membrana e formar um complexo capaz de iniciar a ativação de neutrófilos mediada por anticorpos antineutrófilos.[4,6,9] Além disso, estudos recentes têm associado a superexpressão do complexo HNA-2/mPR3 com a pré-eclâmpsia, caracterizada pela produção de citocinas pró-inflamatórias, ativação e migração de neutrófilos para a veia umbilical humana, e alterações metabólicas e fenotípicas dos neutrófilos que resultam em disfunção endotelial; sugere-se assim, que a superexpressão do complexo HNA-2/mPR3 pode ser um possível biomarcador para o desenvolvimento da pré-eclâmpsia.[10]

SISTEMA HNA-3

Estrutura molecular e organização genética do sistema HNA-3

Os aloantígenos do sistema HNA-3 foram descritos primeiramente por van Leeuwen e cols., em 1964, quando utilizavam soro obtido de mulheres imunizadas durante a gestação.[11] Na época, os antígenos foram denominados 5a e 5b; entretanto, em 1999, com o acordo da nova nomenclatura para "sistema HNA", o antígeno 5b passou a ser chamado de HNA-3a e o antígeno 5a foi retirado do sistema HNA-3, por não ter sido identificado por nenhum outro grupo de pesquisa. Em 2000, por meio de um anticorpo anti-HNA-3a, envolvido em um caso de NAN, foi possível isolar uma proteína de 70-95 kDa carreadora do antígeno HNA-3a,[1] mas somente em 2010 a proteína que contém os antígenos do sistema HNA-3 foi caracterizada.[12,13]

A descoberta foi realizada por meio do estudo de DNA genômico de indivíduos que foram fenotipados negativos para o antígeno reconhecido pelo anticorpo anti-HNA-3a, ou seja, homozigotos para o raro alelo HNA-3b. Assim, uma pesquisa detalhada do DNA genômico destes indivíduos focou para SNPs que pudessem estar correlacionados e, entre os alelos de baixa frequência, apenas 2 SNPs apresentaram forte correlação, o rs2288904 e rs10420809.[12]

Ambos os polimorfismos estão localizados no cromossomo 19, gene *SLC44A2* que codifica para a glicoproteína CTL2, mas somente o rs2288904, presente no éxon 7, continha uma troca de nucleotídeos (G455A) que resulta na substituição dos aminoácidos arginina pela glutamina na posição 152, sendo que a arginina resulta no fenótipo HNA-3a (455G – *SLC44A2*01*) e a glutamina no HNA-3b (455A – *SLC44A2*02*) (Tabela 19.1 e Figura 19.4A). A frequência encontrada dos alelos do rs2288904 foi de 0,82 e 0,18, idênticas às encontradas para os antígenos HNA-3a (5b) e HNA-3b (5a), respectivamente 0,82 e 0,18, pelo grupo de van Leeuwen em 1964.[3,11-13]

Paralelamente ao estudo de Curtis e cols. (2010), Greinacher e cols. (2010) isolaram a proteína reconhecida pelos anticorpos anti-HNA-3a, e a análise de sua sequência (SwissProt Database) revelou ser a CTL2 a proteína que aloca os antígenos do sistema HNA-3.[13]

O sistema HNA-3, então, é constituído por dois antígenos denominados HNA-3a e HNA-3b (antigos 5b e 5a, respectivamente) e está localizado na primeira alça extracelular da proteína CTL2 que é membro da família de proteínas transportadoras de colina 2 (CTL2 – *Choline Transporter-Like Protein 2*) de glicoproteínas de membrana e é expressa não somente em neutrófilos, mas também nos linfócitos B e T, plaquetas, endotélio, ouvido interno, fígado, colón e pulmão.[4,14]

A proteína CTL2, de 80 kDa, possui 10 domínios hidrofóbicos transmembrana helicoidais, 6 domínios intracelulares e 5 domínios extracelulares, sendo que o polimorfismo rs2288904, que co-

difica os antígenos HNA-3, ocorre na primeira alça extracelular.[12,13] A proteína apresenta 706 aminoácidos com ambos C-terminal e N-terminal dentro do compartimento intracelular.[15]

A primeira alça da proteína contém 178 aminoácidos e os resíduos de cisteína nas posições 139 e 158 podem se ligar por pontes dissulfeto, produzindo uma estrutura cíclica e estabilizando assim o epítopo HNA-3. Sítios potenciais de N-glicosilação nas posições 187 e 200 também podem alterar a antigenicidade do sistema HNA-3 (Figura 19.1C).[12]

A CTL2 apresenta duas diferentes isoformas, que diferem nos primeiros 28 a 34 nucleotídeos no éxon 1 (éxon 1a: 10 aminoácidos; éxon 1b: 12 aminoácidos) e cada uma possui seu promotor individual (P1 e P2). As isoformas são resultado de um *splicing* alternativo que pode transcrever tanto uma variante com 6 nucleotídeos a menos no éxon 1a localizado na região 5' (P1 – NM_001145056.1, denominada *Transcript Variant 2* [TV2]; de acordo com NCBI database http://www.ncbi.nlm.nih.gov), quanto uma variante com aproximadamente 23 kb no éxon 1b localizado na região 3' (P2 – NM_020428.3, denominada *Transcript Variant 1* [TV1]) (Figura 19.4B). Essas diferenças resultam em substituições de aminoácidos no N-terminal, na região citoplasmática da proteína.[14,16]

A CTL2-P1 consiste de 704 aa e a CTL2-P2 de 706 aa, e ambas são transcritas por 22 éxons; entretanto, apenas a CTL2-P2 tem atividade de transportar colina. As isoformas da CTL2 apresentam padrões de distribuição variável entre diferentes células, sendo que a isoforma CTL2-P1 está expressa nos neutrófilos, células mononucleares e plaquetas, e a CTL2-P2 está expressa em linfócitos e células endoteliais pulmonares. Os antígenos do sistema HNA-3 estão expressos em ambas CTL2, P1 e P2, entretanto, é desconhecido se as diferenças entre as isoformas alteram a conformação dos antígenos.[4,14,16]

Além do polimorfismo que resulta na formação dos antígenos HNA-3a e HNA-3b, dois outros SNPs também foram identificados na CTL2, o C451T e o C902T. Esses dois SNPs, descritos por Flesch e cols. (2011), são raros e não sinônimos, e foram encontrados apenas em indivíduos homozigotos HNA-3a/3a.[15] O SNP C451T resulta na subs-

CAPÍTULO 19 • SISTEMAS DE ANTÍGENOS DE NEUTRÓFILOS HUMANO

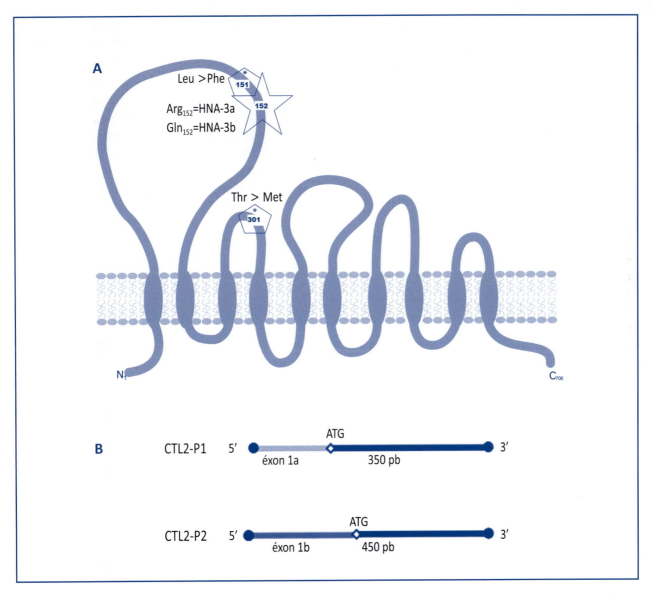

FIGURA 19.4 Modelo estrutural da CTL2 e dos polimorfismos HNA-3 e comparação entre as isoformas P1 e P2 da CTL2. **A)** O SNP determinante dos antígenos HNA-3a e HNA-3b está localizado na primeira alça extracelular da CTL2, na posição 152, marcada com uma estrela, com uma troca de uma arginina (HNA-3a) por uma glutamina (HNA-3b). Pentágonos indicam dois SNP adicionais (151Leu>Phe; 301Thr>Met), dos quais apenas o SNP151 pode levar a uma redução da afinidade de anticorpos anti-HNA-3a. **B)** Comparação entre as isoformas CTL2-P1 e CTL2-P2: isoforma P1 é codificada pelo éxon 1a com 10 aminoácidos e um fragmento de 350 pb; isoforma P2 é codificada pelo éxon 1b com 12 aminoácidos e um fragmento de 450 pb. (Modificado de Muschter et al., 2011; Bayat et al., 2013.)[4,16]

tituição de uma leucina para uma fenilalanina na posição 151 do aminoácido, e no SNP C902T ocorre a troca de uma treonina por uma metionina na posição 301 do aminoácido (Figura 19.4A).[3]

Enquanto o SNP 902T não apresenta nenhum impacto na ligação do anticorpo anti-HNA-3a, o SNP 451T com a troca de aminoácidos na posição 151, localizado próximo à Arg152, altera o antígeno HNA-3a, levando a uma redução da afinidade de alguns anticorpos anti-HNA-3a. Assim, ambos os SNPs 451T (Phe151) e 455G (Arg152) poderiam ser considerados uma jovem mutação evolucionária do alelo HNA-3a e, portanto, esse alelo foi designado como *SLC44A2*03* (Tabela 19.1).[4]

O SNP C451T, apesar de raro (2,35%),[15] pode ocasionar um erro de classificação no PCR-SSP (alelo específico), que resulta em homozigotos HNA-3b/3b indivíduos heterozigotos HNA-3a/b, na presença da variante T deste polimorfismo.[4,15] Por este motivo, Lopes e cols. desenvolveram um teste com base em enzimas de restrição, para correta interpretação da genotipagem, já que a enzima utilizada neste PCR-RFLP reconhece uma região específica da mutação G455A que independe da mutação C451T; além disso, os oligonucleotídeos iniciadores amplificam um fragmento que contém o segundo polimorfismo, assim, independente de C ou T na posição 451 do nucleotídeo, o PCR-RFLP é capaz de gerar resultados sem erro de classificação.[17]

A padronização desse PCR-RFLP possibilitou os primeiros estudos sobre frequência dos antígenos do sistema HNA-3 para a população brasileira que foi de 66,2% para homozigotos HNA-3a/3a, 30,2% heterozigotos HNA-3a/b e 3,6% homozigotos HNA-3b/3b;[17] essa frequência se assemelha à descrita para caucasianos europeus (63,1% HNA-3a/a, 32,1% HNA-3a/b e 4,8% HNA-3b/b),[13] e norte-americanos (59,8% HNA-3a/a, 35,5% HNA-3a/b e 4,7% HNA-3b/b).[12]

Importância clínica do sistema HNA-3

Por ter sido o último sistema HNA a ser elucidado, ainda é desconhecido o completo entendimento sobre as funções dos antígenos HNA-3. Sabe-se que os anticorpos contra a proteína CTL2 são responsáveis por causar deficiência auditiva autoimune, enquanto os aloanticorpos contra os antígenos do sistema HNA-3 estão implicados em casos de reações transfusionais febris, NAN e com reações graves e fatais de TRALI.[4,12,13]

Após a descoberta dos antígenos HNA-3 e sua associação com reações fatais de TRALI, muitos estudos foram conduzidos para entender os mecanismos nos quais este anticorpo atua. Uma característica marcante dos anticorpos anti-HNA-3a é que eles são altamente aglutinantes, o que facilita sua identificação no diagnóstico laboratorial; o mecanismo é desconhecido, mas se sabe que a aglutinação é um processo ativo e requer neutrófilos viáveis. Outra característica conhecida é que os anticorpos anti-HNA-3 possuem capacidades diferentes de ativação em diferentes células, por exemplo, durante a ativação das células endoteliais a ligação do anti-HNA-3 resulta em liberação de espécies reativas de oxigênio, ao passo que, na ativação dos neutrófilos, essa liberação não acontece diretamente.[18]

Testes laboratoriais com anti-HNA-3 envolvido em casos de TRALI revelou que apenas cerca da metade dos anticorpos eram capazes de reconhecer os peptídeos recombinantes da primeira alça extracelular da CTL2, que contém os antígenos HNA-3. Entretanto, testes usando a proteína CTL2 recombinante completa mostraram que todos os anticorpos foram capazes de se ligar ao antígeno HNA-3, indicando, assim, a existência de dois tipos de anticorpos anti-HNA-3a: um tipo capaz de reconhecer apenas o peptídeo que contém o polimorfismo do sistema HNA-3, e outro tipo que só reconhece o sítio antigênico na presença da proteína completa na membrana; a explicação para isso é que a segunda e a terceira alças extracelulares da CTL2 estabilizam a primeira alça, que contém o antígeno, resultando na conformação ideal para reconhecimento do sítio antigênico pelo anticorpo.[19]

O mecanismo pelo qual o TRALI é mais severo quando envolvido com o sistema HNA-3 ainda é desconhecido, mas muitas hipóteses estão sendo avaliadas. Uma das possíveis causas é o fato de o endotélio pulmonar expressar os antígenos HNA-3 e, assim, ser também alvo de seus anticorpos específicos. Os anticorpos anti-HNA-3 podem se ligar ao endotélio e afetá-lo diretamente, resultando em produção de espécies reativas de oxigênio, aumento da permeabilidade endotelial e quebra da integridade da barreira, levando ao edema pulmonar; nestes casos, os neutrófilos não são os iniciadores do TRALI mediado por anti-HNA-3, mas sua presença pode agravar os efeitos causados pelos anticorpos ligados tanto em sua membrana quanto na membrana do endotélio pulmonar.[14,16]

SISTEMA HNA-4

Estrutura molecular e organização genética do sistema HNA-4

O sistema antigênico HNA-4, anteriormente denominado MART, é resultado de um polimorfismo na subunidade α_M (CD11b) da família das β_2 integrinas (CD18) dos leucócitos (CD11b/CD18, Mac-1, CR3) (Figura 19.1D). O antígeno HNA-4a foi descrito em 1986, por Kline e cols., e está expresso em neutrófilos, monócitos e células *natural killer*.[4]

Os antígenos HNA-4a e HNA-4b são codificados pelo SNP 230G>A (rs1143679), do gene *ITGAM*, resultando em uma troca de aminoácidos na posição 61 com uma arginina formando o antígeno HNA-4a (*ITGAM*01*) e uma histidina formando o antígeno HNA-4b (*ITGAM*02*) (Tabela 19.1).[2,3,20] A frequência genotípica em caucasianos para HNA-4a/a, HNA-4a/b e HNA-4b/b é de 0,786, 0,193 e 0,021, respectivamente; em chineses, de 0,992, 0,081 e 0,00, respectivamente; em brasileiros, a frequência do alelo *4a* é de 0,822 e do alelo *4b* é de 0,178.[20,21]

O SNP que resulta nos antígenos do sistema HNA-4 está localizado na subunidade α_M do complexo CD11b/CD18, que é uma β_2 integrina envolvida com a ativação das células endoteliais que revestem os vasos sanguíneos, participando do processo de extravasamento dos neutrófilos da circulação para o local de infecção, facilitando a adesão, transmigração, fagocitose e *burst* oxidativo. Contudo, é desconhecido se a função da subunidade de α_M do CD11b/CD18 é afetada pela alteração dos aminoácidos Arg61His formadores dos antígenos HNA-4a e HNA-4b.[4,20]

A molécula de CD11b, codificada pelo gene *ITGAM* localizado no cromossomo 16p11.2, é transcrita por 30 éxons, com 4.742 pb, formando uma proteína de 1.152 aminoácidos. O CD11b é uma proteína transmembrana com 3 sítios de N-glicosilação confirmados, mais 19 sítios potenciais de N-glicosilação; contém 7 domínios FG-GAP (sequência dos aminoácidos Phe-Gly, Gly-Ala-Pro) e 1 domínio I (isoleucina) de ligação.[2,4]

Importância clínica do sistema HNA-4

O complexo CD11b/CD18, $\alpha_M\beta_2$ integrina, é um frequente alvo de autoanticorpos de neutrófilo e também pode levar à formação de aloanticorpos. Os aloanticorpos anti-HNA-4a são conhecidos por estarem envolvidos em casos de NAN; recentemente, Curtis e cols. (2016) descreveram, pela primeira vez, dois casos de NAN causados por anticorpos anti-HNA-4b.[4,20]

Existem dois tipos de aloanticorpos anti-HNA-4a, um capaz de induzir NAN e o outro não. Os aloanticorpos do tipo 1, que induzem NAN, interferem com a adesão neutrofílica às células endoteliais dependente do complexo CD11b/CD18;

os aloanticorpos do tipo 2, que não induzem NAN, não apresentam impacto clínico. A diferença na propriedade biológica desses dois tipos de aloanticorpos anti-HNA-4a provavelmente se deve ao fato de se ligarem a sítios diferentes da subunidade α_M. Estudos dessa natureza ainda não foram realizados para avaliar se os anticorpos anti-HNA-4b também apresentam diferentes tipos com diferentes reatividades.[4,20]

SISTEMA HNA-5

Estrutura molecular e organização genética do sistema HNA-5

O sistema HNA-5, anteriormente denominado OND, é resultado de um polimorfismo na subunidade α_L (CD11a) da família das β_2 integrinas (CD18) dos leucócitos (CD11a/CD18, LFA-1) (Figura 19.1E). Este sistema apresenta um único antígeno, o HNA-5a, descrito em 1979 por Decary e cols., e está expresso em todos os leucócitos.[1,4]

O antígeno HNA-5a é codificado pelo SNP 2372G>C (rs2230433), do gene *ITGAL*, resultando em uma troca de aminoácidos Arg766Thr, com uma arginina formando o antígeno HNA-5a (*ITGAL*01*) (Tabela 19.1). Até o momento, aloanticorpos foram encontrados apenas para o antígeno HNA-5a e não para a forma antitética caracterizada pela treonina na posição 766 (*ITGAL*02*), por isso, não há antígeno correspondente para o alelo *ITGAL*02* (Tabela 19.1). A frequência alélica do *HNA-5a* varia de 0,59-0,96 na população, com cerca de 85% dos indivíduos positivos para o antígeno HNA-5a; em brasileiros, a frequência do alelo *5a* é de 0,711.[2-4,21]

O SNP que resulta no antígeno HNA-5a está localizado na subunidade α_L do complexo CD11a/CD18, que é uma molécula de adesão específica de leucócitos que facilita o tráfico celular e a interação dos leucócitos com outras células. Contudo é desconhecido se a função da subunidade α_L do CD11a/CD18 é afetada pela alteração dos aminoácidos Arg766Thr.[4]

A molécula de CD11a é codificada pelo gene *ITGAL*, localizado no cromossomo 16p11.2, que transcreve as isoformas 1 e 2, contendo 5.226 pb (1.170 aminoácidos) e 4.974 pb (1.086 aminoácidos), respectivamente. A proteína CD11a de 180 kDa contém 12 potenciais sítios de N-glicosilação e 7 domínios FG-GAP (sequência dos aminoácidos Phe-Gly, Gly-Ala-Pro).[2,4]

A numeração 2372G>C é usada atualmente em substituição à numeração G2466C, originalmente descrita por Simsek e cols. (1996), uma vez que a troca G2372C corresponde ao transcrito da variante 1 (NM_002209.2) que está de acordo com as recomendações da Sociedade de Variantes do Genoma Humano e codifica uma glicoproteína madura com a substituição de aminoácidos Arg766Thr.[2,3]

Importância clínica do sistema HNA-5

O soro original "OND" foi proveniente de um paciente com anemia aplástica, que recebeu múltiplas transfusões de concentrado de hemácias e plaquetas, resultando apenas na formação de anticorpos anti-HNA-5a, mas não na formação de anticorpos contra HLA e plaquetas. Esse paciente apresentou sobrevida significativamente prolongada de um enxerto de pele oriundo de um doador HLA incompatível, o que foi atribuído à possibilidade dos anticorpos anti-HNA-5a terem inibido a interação dos leucócitos no enxerto e, portanto, impedindo a rejeição.[1,4]

Os aloanticorpos anti-HNA-5a nunca tinham sido associados à casos de NAN, até que em 2011 foi descrito o primeiro caso induzido por este anticorpo. Interessantemente, os anticorpos anti-HNA-5a mostram uma menor reatividade com linfócitos e monócitos em comparação aos neutrófilos, o que pode influenciar o nível de destruição celular mediada imunologicamente. A maior reatividade com os neutrófilos pode explicar o fato dos anticorpos anti-HNA-5a apenas causarem neutropenia.[1,4]

CONCLUSÕES

O sistema de antígenos de neutrófilos HNA é o resultado do desenvolvimento da imunologia de neutrófilos, refletindo não apenas na formação de antígenos mas também se apresentando como um importante componente imuno-hematológico.[1]

Atualmente, os cinco sistemas HNA são bem caracterizados, o que possibilitou o desenvolvimento de metodologias moleculares, proteínas recombinantes e de detecção de anticorpos para a investigação e diagnósticos de doenças causadas por anticorpos anti-HNA.[4] Entretanto, embora muitas características dos sistemas HNA tenham sido esclarecidas, muitas questões ainda permanecem sem respostas, como é o caso do mecanismo que resulta na expressão do HNA-2 em subpopulações de neutrófilos.[1]

Os mecanismos de sinalização intracelular utilizados por anticorpos anti-HNA também permanecem desconhecidos. As proteínas que alocam os sistemas HNA-1 e HNA-2 (FcγRIIIb e CD177, respectivamente) são ancoradas à membrana por uma GPI, e não podem induzir um sinal de ativação por si só. Assim, provavelmente, os antígenos do sistema HNA-1 e o isoantígeno HNA-2 ativariam as células via transdução de sinal feita pela formação de complexos de sinalização com as moléculas de CD11/CD18 (HNA-4 e HNA-5) e a mPR3, respectivamente. Esta interação indica que os anticorpos contra os sistemas HNA-1, HNA-2, HNA-4 e HNA-5 induzem vias de sinalização similares, com mecanismos de ativação semelhantes nos neutrófilos.[4]

Recentemente, Bayat e cols. (2015) reportaram um mecanismo pelo qual anticorpos anti-HNA-3 podem ativar os neutrófilos. Seus resultados sugerem que ocorra uma interação dos neutrófilos com o fator de von Willebrand solúvel através da proteína CTL2, permitindo que anticorpos anti-HNA-3 induzam transdução sinal via molécula CD11b/CD18, resultando em ativação neutrofílica e aglutinação. A interação com o fator de von Willebrand e a ativação direta do anticorpo no endotélio podem justificar o fato das reações TRALI serem mais graves e fatais quando mediada por anti-HNA-3a.[18]

Devido ao fato de existirem lacunas no entendimento dos mecanismos de atuação dos anticorpos anti-HNA e considerando que existem poucos laboratórios especializados em imunologia de granulócitos, muitos casos de neutropenias aloimunes podem não estar sendo investigadas corretamente, e é muito provável que alguns aloantígenos e aloanticorpos clinicamente importantes ainda precisam ser caracterizados e incluídos nos sistemas HNA. Portanto, ainda há muito a ser estudado.

REFERÊNCIAS BIBLIOGRÁFICAS

1. Bux J. Human neutrophil alloantigens. Vox Sang 2008; 94:277-285.

2. Flesch BK. Human neutrophil antigens: a nomenclature update based on new alleles and new antigens. ISBT Science Series 2015; 10(Suppl.1):243-249.

3. Flesch BK, Curtis BR, Haas M, Lucas G, Sachs UJ. Update on the nomenclature of human neutrophil antigens and alleles. Transfusion 2016; 56:1477-1479.

4. Muschter S, Berthold T, Greinacher A. Developments in the definition and clinical impact of human neutrophil antigens. Curr Opin Hematol 2011; 18:452-460.

5. Reil A, Sachs UJ, Siahanidou T, Flesch BK, Bux J. HNA-1d: a new human neutrophil antigen located on Fcg receptor IIIb associated with neonatal immune neutropenia. Transfusion 2013; 53:2145-2151.

6. Li Y, Mair DC, Schuller RM, Li L, Wu J. Genetic Mechanism of Human Neutrophil Antigen 2 Deficiency and Expression Variations. PloS Genetics 2015; 11(5): e1005255.

7. Kissel K, Santoso S, Hofmann C, Stroncek D, Bux J. Molecular basis of the neutrophil glycoprotein NB1 (CD177) involved in the pathogenesis of immune neutropenias and transfusion reactions. Eur J Immunol 2001; 31:1301-1309.

8. Caruccio L, Walkovich K, Bettinotti M, Schuller R, Stroncek D. CD177 polymorphisms: correlation between high-frequency single nucleotide polymorphisms and neutrophil surface protein expression. Transfusion 2004; 44:77-82.

9. Moritz E, Chiba AK, Kimura EY, Albuquerque D, Guirão FP, Yamamoto M, Costa FF, Bordin JO. Molecular studies reveal that A134T, G156A and G1333A SNPs in the CD177 gene are associated with atypical expression of human neutrophil antigen-2. Vox Sang 2010; 98:160-166.

10. Santos MMM, Moritz E, Chiba AK, Sass N, Guirao FP, Kimura EYS, Bordin JO. Neutrophil Expression of HNA-2 and mPR3 as Biomarkers for the Development of Preeclampsia. Blood 2014; 124:4945.

11. Reil A, Wesche J, Greinacher A, Bux J. Geno- and phenotyping and immunogenicity of HNA-3. Transfusion 2011; 51:18-24.

12. Curtis BR, Cox NJ, Sullivan MJ, Konkashbaev A, Bowens K, Hansen K, Aster RH. The neutrophil alloantigen HNA-3a (5b) is located on choline transporter-like protein 2 and appears to be encoded by an R>Q154 amino acid substitution. Blood 2010; 115:2073-6.

13. Greinacher A, Wesche J, Hammer E, Fürll B, Völker U, Reil A, Bux J. Characterization of the human neutrophil alloantigen-3a. Nat Med 2010; 16(1):45-8.

14. Flesch BK, Wesche J, Berthold T, Goldmann T, Hundt M, Greinacher A, Bux J. Expression of the CTL2 transcript variants in human peripheral blood cells and human tissues. Transfusion 2013; 53:3217-3223.

15. Flesch BK, Reil A, Bux J. Genetic variation of the HNA-3a encoding gene. Transfusion 2011; 51:2391-2397.

16. Bayat B, Tjahjono Y, Sydykov A, Werth S, Hippenstiel S, Weissmann N, Sachs UJ, Santoso S. Anti-Human neutrophil antigen-3a induced transfusion-related acute lung injury in mice by direct disturbance of lung endothelial cells. Arterioscler Thromb Vasc Biol 2013; 33:2538-2548.

17. Lopes LB, Baleotti W Jr, Suzuki RB, Fabron A Jr, Chiba AK, Vieira-Filho JP, de Souza Castro B, Midori Kunioshi A, Bordin JO. HNA-3 gene frequencies in Brazilians and a new polymerase chain reaction-restriction fragment length polymorphism method for HNA-3a/3b genotyping. Transfusion 2014; 54(6):1619-1621.

18. Bayat B, Tjahjono Y, Berghöfer H, Werth S, Deckmyn H, Meyer SF, Sachs UJ, Santoso S. Choline transporter-like protein-2: New von Willebrand factor – binding partner involved in antibody-mediated neutrophil activation and transfusion-related acute lung injury. Arterioscler Thromb Vasc Biol 2015; 35:1616-1622.

19. Bougie DW, Peterson JA, Kanack AJ, Curtis BR, Aster RH. Transfusion-related acute lung injury-associated HNA-3a antibodies recognize complex determinants on choline transporter-like protein 2. Transfusion 2014; 54(12):3208-3215.

20. Curtis BR, Roman AS, Sullivan MJ, Raven CS, Larison J, Weitekamp LA. Two cases of maternal alloimmunization against human neutrophil alloantigen-4b, one causing severe alloimmune neonatal neutropenia. Transfusion 2016; 56:101-106.

21. Moritz E, Norcia AM, Cardone JD, Kuwano ST, Chiba AK, Yamamoto M, Bordin JO. Human neutrophil alloantigens systems. An Acad Bras Cienc 2009; 81(3): 559-569.

20

SANGUE RARO

Lilian Castilho

Os antígenos de grupos sanguíneos são determinantes antigênicos presentes na superfície das hemácias e que podem induzir uma resposta imune. Atualmente, 354 antígenos eritrocitários são reconhecidos pela Sociedade Internacional de Transfusão Sanguínea (ISBT), sendo que 316 antígenos encontram-se classificados em 36 sistemas de grupos sanguíneos.[1] Esta grande diversidade de antígenos eritrocitários é responsável pela alta frequência de aloimunização encontrada em pacientes que se encontram em regime de transfusão crônica. Um dos maiores problemas na medicina transfusional é encontrar sangue compatível para pacientes que desenvolvem anticorpos contra antígenos de grupos sanguíneos de alta frequência populacional, ou para pacientes que apresentam múltiplos anticorpos contra antígenos comuns. A obtenção de sangue compatível nestas situações requer acesso a um estoque de hemácias extensivamente fenotipadas e a um banco de dados de doadores raros que possam ser recrutados para doação.

O reconhecimento de que um paciente requer sangue raro é, muitas vezes, o fator iniciador de uma série de eventos que podem se estender além do serviço de hemoterapia local e que envolve buscas nacionais e internacionais. Para facilitar o fornecimento de sangue para estes pacientes, redes nacionais e internacionais de painéis de doadores raros e bancos de unidades de sangue congeladas têm sido estabelecidas ao longo dos anos.[2]

DEFINIÇÃO DE SANGUE RARO

O que é um tipo de sangue "raro"?

Existem, atualmente, três definições comumente aceitas para sangue raro: 1) ausência de um antígeno de alta frequência populacional (p. ex., U-, Vel-); 2) ausência de uma combinação de antígenos comuns dentro do mesmo sistema de grupos sanguíneos (p. ex., D- e-); e 3) ausência de uma combinação de antígenos comuns em diferentes sistemas de grupos sanguíneos (p. ex., E- c-, Fy(b-), Jk(a-), s-).[3,4]

Um fenótipo "raro" é quando um tipo ou uma combinação de fenótipos estão presentes em apenas 2% ou menos de uma população. No entanto, esta prevalência difere entre países. Em alguns, um fenótipo com uma prevalência de 1 em 100 é considerado raro, enquanto em outros países um fenótipo com uma prevalência de 1 em 5.000 é considerado raro. Um exemplo do que é raro em um país e não é raro em outro é o antígeno RhD. Nos Estados Unidos, cerca de 15% dos doadores são RhD- e todo sangue é avaliado para este antígeno. Na China, os doadores cujas hemácias são RhD- são raros e os componentes não são rotineiramente testados para o antígeno RhD. Outro exemplo é o fenótipo Fy(a

-b-), que é relativamente fácil de encontrar no Brasil mas muito raro no Japão. Apesar desta diferença entre os países, existe uma necessidade global de alguns tipos de sangue raro como, por exemplo, os fenótipos Rh_{null}, K_0, Rh17 e U- que são considerados raros no mundo todo. A Tabela 20.1 apresenta a definição de sangue raro quanto à prevalência em diferentes países e a Tabela 20.2 mostra os fenóti-

TABELA 20.1
DEFINIÇÃO DE SANGUE RARO EM DIFERENTES PAÍSES

PAÍS	DEFINIÇÃO DE SANGUE RARO	PAÍS	DEFINIÇÃO DE SANGUE RARO
África do Sul	< 1/100	Holanda	< 1/1.000
Alemanha	1/1.000	Irã	1/1.000
Brasil	1/1.000	Israel	1/1.000
Canadá	< 1/5.000	Itália	< 1/1.000
China	1/1.000	Japão	
Espanha	1/1.000	Nova Zelândia	1/1.000
Estados Unidos	< 1/1.000	Singapura	1/1.000
Finlândia	1/500	Tailândia	< 1/1.000
França	1/250		

TABELA 20.2
FENÓTIPOS MAIS DIFÍCEIS DE ENCONTRAR EM DIFERENTES PAÍSES

PAÍS	FENÓTIPOS MAIS DIFÍCEIS DE ENCONTRAR	PAÍS	FENÓTIPOS MAIS DIFÍCEIS DE ENCONTRAR
África do Sul	Ge-, Lan-, Lu:-5, Jk(a-b-), PP1P^k-	Holanda	K_0, Rh_{null}, Dib-
Alemanha	U-, Rh_{null}, Rh17-, K_0, Jk(a-b-), Kx, Ge-, O_h, Hy-. Di(b-), PP1P^k-	Irã	RhD-Jk(b-)
Brasil	Lan-, K_0, U-, Rh_{null}, Vel-, E-hr^S-, PP1P^k-, Jr(a-), Jk(a-b-), SC:-1,-2	Israel	Rh_{null}, Vel, Jr(a-)
Canadá	Di(b-), PP1P^k-	Itália	SC:-1, K_0, P^k-, LW(a-b-), Lan-, Jk(a-b-), I-, P-, Jr(a-), U-, Hy-, Jo(a-), Kp(b-), Js(b-)
China	RhD-, Rh17-, Fy(a-)	Japão	Fy(a-b-)
Espanha	Ge-, Lan-, P-, Co(a-b-), Rh_{null}, U-, At(a-), SC:-1, In(b-), Jk(a-b-)	Nova Zelândia	K_0
Estados Unidos	E-hr^S-, Lan-, SC:-1,-2, Jr(a-), At(a-), PP1P^k-, E-hr^B-, I-	Singapura	Dib-
Finlândia	Vel-, O_h, hr^S-	Suíça	U-, Rh_{null}, O_h, Jr(a-), K_0
França	U-, Vel-, Fy(a-b-), Rh_{null}, Hr-, Hr^B-	Tailândia	Di(b-)

pos mais difíceis de encontrar em alguns países, de acordo com os membros da Working Party de doadores raros da ISBT.[5]

SANGUE RARO E ETNIA

Muitos fenótipos raros estão associados com a origem étnica da população. O sangue RhD- é comum em caucasianos, mas é raro na Ásia; o fenótipo Di(b-) é extremamente raro em caucasianos mas é mais comum em índios da América do Sul, nativos americanos e algumas populações asiáticas. O fenótipo Jk(a-b-) é mais frequente em populações da Finlândia, Polinésia e Japão,[6,7] enquanto o fenótipo Vel- é mais frequente na Suécia e Noruéga.[8] Um perfil antigênico comum em africanos é a combinação: C- E-, K-, S-, Fy(a-b-), Jk(b-) que ocorre em 30 a 40% dos indivíduos afrodescendentes mas é rara em caucasianos, com uma frequência de 1 em 1.000 indivíduos.

Alguns tipos sanguíneos raros também são resultados de efeitos fundadores como casamentos consanguíneos, e outros são restritos a áreas geográficas particulares do mundo e da sua população pelo impacto da movimentação global e da migração como, por exemplo, o comércio de escravos do Oeste da África para as Américas e a colonização da África, subcontinente indiano e Américas.

EFEITO DA SELEÇÃO DE PATÓGENOS NOS GRUPOS SANGUÍNEOS RAROS

A malária teve uma grande contribuição no surgimento de alguns fenótipos raros como Fy(a-b-), Sl(a-), Ge-, S-s-U- em regiões da América do Sul, Africa e Ásia. O *Plasmodium falciparum* ficou conhecido como uma das maiores forças de seleção evolutiva na história recente do genoma humano.[9-12] Estes fatores associados às diferenças étnicas entre as populações acabam dificultando a transfusão compatível para pacientes aloimunizados em várias partes do mundo e, algumas vezes, a cooperação internacional é necessária.

ESTRATÉGIAS PARA IDENTIFICAR DOADORES RAROS

É um verdadeiro desafio encontrar um doador raro. Esta busca depende de vários fatores: 1) se a procura é para uma combinação de antígenos negativos, a busca de um antígeno de alta frequência, ou de ambos; 2) a frequência do(s) antígeno(s) na população a ser pesquisada; 3) os recursos disponíveis (recursos humanos, reagentes, suprimentos, softwares); 4) o número de doadores disponíveis para a realização dos testes; e 5) a capacidade de convocar o doador para uma nova doação.

Em muitos países, laboratórios de referências em imuno-hematologia são responsáveis para realizar o *screening* e estudar os grupos sanguíneos raros. Fenótipos raros podem ser encontrados em doadores de sangue, pacientes e gestantes. Uma vez detectado um tipo sanguíneo raro, é importante estudar os membros da família que possam também apresentar o mesmo fenótipo e se tornarem doadores de sangue. Aproximadamente 1 em 4 irmãos possuem o mesmo tipo de sangue raro. Se a transfusão é necessária e o paciente apresenta anticorpos adicionais, irmãos são geralmente mais compatíveis que doadores selecionados de uma população geral.

Atualmente, o *screening* de doadores raros pode ser realizado por métodos de fenotipagem e genotipagem. Há vários métodos sorológicos automatizados e plataformas de genotipagem em larga escala disponíveis para a realização de fenotipagem estendida de doadores. Serviços que realizam fenotipagem estendida na rotina podem encontrar doadores raros com ausência de combinações de antígenos comuns e ausência de antígenos de alta frequência. A Tabela 20.3 apresenta alguns fenótipos raros que podem ser detectados a partir dos testes de rotina. No entanto, a escassez e o alto custo de antissoros raros fazem com que a utilização de testes de hemaglutinação fique limitada para determinação de muitos antígenos e, portanto, a análise de DNA através das plataformas de genotipagem em larga escala tem sido o método de escolha para aumentar os estoques de componentes de hemácias raras. Como o custo da genotipagem está diminuindo, esta metodologia tem sido amplamente utilizada ao redor do mundo para *screening* de doadores raros. No entanto, as plataformas de genotipagem ainda apresentam limitações para identificação de alguns fenótipos nulos como Rh_{null}, K_0, Gy^a, McLeod, devido aos inúmeros eventos genéticos associados a estes fenótipos. Uma vez que o sequenciamento de nova geração

TABELA 20.3
FONTE DE DOADORES RAROS A PARTIR DOS TESTES DE ROTINA

ANTÍGENOS NEGATIVOS	FENÓTIPOS RAROS
M- e N-	En(a-), M^k
S- e s-	U-, $U+^{var}$, M^k
D- e c-	r'r' (D- -, Rh_{null})
D- e e-	r"r" (D- -, Rh_{null})
C- e c-	D--, Rh_{null}
K- e k-	K_0, K_{mod}, McLeod
Fy(a-) e Fy(b-)	Fy(a-b-)
Jk(a-) e Jk(b-)	Jk(a-b-)

Outra forma de encontrar um tipo de sangue raro é por meio da presença de anticorpos, se o doador tiver sido imunizado no passado. Alguns tipos de sangue muito raros podem ser encontrados pela presença de anticorpos de ocorrência natural como, por exemplo, a identificação de um anticorpo anti-$PP1P^k$ no soro de um doador pode caracterizar o fenótipo raro p, e a detecção de anti-H pode caracterizar o fenótipo Bombay. Pacientes com anticorpos contra antígenos raros também podem se tornar potenciais doadores.

(NGS) esteja amplamente disponível, a previsão é que a busca de doadores negativos para antígenos de alta frequência ou até mesmo uma combinação destes antígenos poderá ser realizada com a utilização desta metodologia.

Como alguns tipos de sangue raro são predominantes em populações étnicas distintas, doadores raros podem também ser encontrados em áreas geográficas específicas ou em determinadas populações. Os fenótipos U- e Js(b-) são predominantes de populações africanas e, portanto, estes fenótipos são mais fáceis de encontrar através de um *screening* em doadores afrodescendentes. A Figura 20.1 mostra alguns fenótipos raros encontrados em diferentes regiões do Brasil.

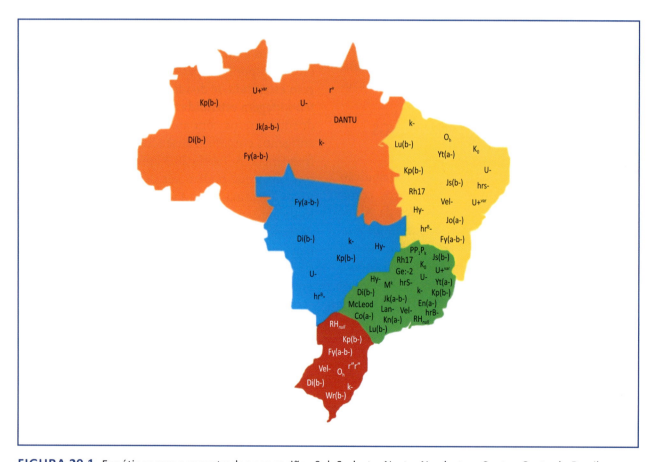

FIGURA 20.1 Fenótipos raros encontrados nas regiões Sul, Sudeste, Norte, Nordeste e Centro-Oeste do Brasil.

Serviços de hemoterapia que têm capacidade de congelar hemácias, geralmente recrutam com frequência os doadores com sangue raro para que possam congelar essas unidades e terem o sangue disponível em situações de emergência. Unidades congeladas podem ser armazenadas por mais de 10 anos.[13]

PAINEL INTERNACIONAL DE DOADORES RAROS DA ORGANIZAÇÃO MUNDIAL DE SAÚDE

A proposta da constituição de um painel internacional de doadores raros (WHO IRDP) foi feita pelo dr. Arthur E. Mourant, em 1964, em uma assembleia geral da ISBT em Estocolmo.[2] Em 1965, foi criado o WHO IRDP (International Rare Donor Program from the World Health Organization) por meio de uma iniciativa da ISBT em colaboração com a Organização Mundial de Saúde (OMS). O propósito deste painel é localizar e facilitar a troca de sangue raro entre os pacientes que necessitam. A organização e gerenciamento deste painel ficaram a cargo do Laboratório de Referência em Imuno-hematologia de Bristol (Inglaterra), cuja missão é compilar as informações sobre os doadores raros identificados ao redor do mundo, fazer o contato com os serviços que possuem os doadores raros, disponibilizar as informações via internet e coordenar as solicitações de sangue raro. O primeiro painel foi publicado em 1968 e consistiu de quase 100 doadores de 10 países.[14] Desde então, este painel vem crescendo e, atualmente, possui em torno de 8.000 doadores raros cadastrados de 27 países e também estoques de unidades de sangue raro congeladas. Com as novas tecnologias e as ferramentas da internet, este painel está cada vez mais acessível e utilizado pelos diversos países.[4] Usuários autorizados podem acessar este banco de dados através do site: https:/rare.blood.co.uk/Rare-Donor/Login/Default.aspx.

WORKING PARTY DE DOADORES RAROS DA ISBT

A Working Party (WP) de doadores raros da ISBT foi estabelecida em 1985 e é composta de especialistas de vários países que possuem atividades na identificação e busca de doadores raros. O principal foco desta WP é assegurar transfusões de unidades de sangue compatíveis para os pacientes com fenótipos raros. Assim, o objetivo deste grupo é aumentar o número de doadores raros registrados no painel internacional por meio do incentivo aos programas internacionais e tornar este cadastro disponível para acesso pelos membros da ISBT. Atualmente, 29 membros de 23 países fazem parte desta WP.[5] Cada membro é responsável pela submissão de fenótipos raros encontrados em doadores de seu país ao painel internacional de doadores raros (WHO IRDP).

PROGRAMAS NACIONAIS DE DOADORES RAROS

Um programa de doador raro é, geralmente, um esforço de vários centros e/ou hospitais para juntar seus doadores raros em um cadastro nacional acessível a todos os serviços, de modo a suprir as necessidades dos pacientes que necessitam de sangue raro. Estes centros trabalham para realizar *screening*, fenotipagem/genotipagem e estudos familiares. A maioria dos 23 países representados na WP da ISBT possuem programas de doadores raros. No Brasil, em 2012, a Coordenação Geral de Sangue e Hemoderivados (CGSH), iniciou um projeto para criação de um programa nacional de doadores raros investindo em quatro centros localizados em regiões estratégicas do país para realização de *screening* e congelamento de sangue raro e, em 2014, criou um comitê técnico para dar suporte à implementação deste programa. Desde então, os serviços de hemoterapia do país têm unido forças para criar e alimentar um cadastro de doadores raros brasileiros, o qual já foi utilizado para fornecimento de sangue raro no Brasil e na América Latina.

IMPLEMENTAÇÃO DE UM PROGRAMA DE DOADORES RAROS

A implementação de um programa de doadores raros é uma tarefa difícil e que envolve muitos desafios como a conscientização dos serviços da necessidade de um programa nacional, a identificação de um centro responsável para coordenar o programa e receber as solicitações, a capacidade dos centros para realizar *screening* e/ou congelamento e ter área física adequada, conscientização dos doadores raros, recursos técnicos e financeiros, envolvimento de profissionais especialistas da área, treinamento especializado para identificação de fenótipos raros e o desenvolvimento de uma estratégia de testes moleculares adequada ao país.

Apesar de todos esses desafios, os grande fatores motivadores para criação destes programas como a redução do risco de aloimunização e autoimunização, redução de reações hemolíticas e síndromes de hiper-hemólise, maior rapidez no atendimento transfusional e maior benefício das transfusões superam as dificuldades encontradas. Programas de doadores raros trabalham para assegurar que o sangue esteja disponível para as necessidades dos pacientes no tempo e local corretos.

TRANSFUSÃO DE SANGUE EM PACIENTES COM ANTICORPOS RAROS

A decisão de transfundir um paciente deve ser individualizada, levando em consideração os benefícios clínicos da transfusão, os riscos e os efeitos adversos. Em pacientes com aloanticorpos contra antígenos de alta frequência ou com uma combinação rara de anticorpos, o sangue pode não estar disponível no momento da solicitação médica e, portanto, alguns aspectos necessitam ser avaliados. O conhecimento e avaliação da importância clínica dos diferentes anticorpos e a realização de procedimentos que possam auxiliar a aguardar a transfusão até se encontrar sangue compatível, bem como procedimentos de autotransfusão que podem ser alternativas importantes para as decisões de transfusões em tais pacientes. Se a decisão for transfundir sangue incompatível para um paciente com anticorpo contra antígeno de alta frequência clinicamente significativo, o paciente deve ser rigorosamente monitorado para verificação de sinais e sintomas de hemólise.

CONCLUSÃO

O que é "sangue raro"? Independentemente dos fenótipos específicos de grupo sanguíneo, a melhor definição de "sangue raro" é: **"O sangue mais raro é aquele que não está disponível quando o paciente necessita".**

REFERÊNCIAS BIBLIOGRÁFICAS

1. Storry JR, Castilho L, Chen Q, Daniels G, et al. International society of blood transfusion working party on red cell immunogenetics and terminology: report of the Seoul and London meetings. ISBT Science Series 2016; 11:118-122.

2. Mourant AE. The establishment of an international panel of blood donors of rare types. Vox Sang 1965; 10:129-132.

3. Peyrard T. Resolving immunohaematology problems related to rare blood. Transfusion Today 2016; 106:6.

4. Nance S. Global definitions of rare donors. Vox Sang Sci Ser 2013; 8:1-4.

5. Nance S, Scharberg EA, Thornton N, et al. International rare donor panels: a review. Vox Sang 2016; 110:209-218.

6. Sidoux-Walter F, Lucien N, Nissienen R. Molecular heterogeneity of the Jk (null) phenotype: expression. Analysis of the Jk(S291P) mutation found in Finns. Blood 2000; 96:1566-1573.

7. Onodera T, Sasaki K, Tsuneyama K, et al. JK null alleles identified from Japanese individuals with Jk(a-b-) phenotype. Vox sang 2014; 106:382-384.

8. Cedergren N, Giles C, Ikin EW. The Vel blood group in northern Sweden. Vox Sang 1976; 31:344-355.

9. Kwiatkowski DP. How malaria has affected the human genome and what human genetics can teach us about malaria. Am J Hum Genet 2005; 77: 171-192.

10. Rowe JA, et al. P. falciparum rosetting mediated by a parasite-variant erythrocyte membrane protein and complement-receptor 1. Nature 1997; 338: 292-295.

11. Tarazona-Santos E, Castilho L, et al. Population genetics of GYPB and association study between polymorphism and susceptibility to Plasmodium Falciparum infection in the Brazilian Amazon. PLoS One 2011; 6:e16123.

12. Cavasini CE, Castilho L, et al. Duffy blood group gene polymorphisms among malaria vivax patients in four areas of the Brazilian Amazon region. Malaria Journal 2007; 6:167.

13. Lopes Albuquerque, Castilho L, et al. FY polymorphisms and vivax malaria in inhabitants of Amazonas State, Brazil. Parasitology Research, 2010; 106: 1049-105.

14. Peyrard T, Pham BN, LePennec PY. Transfusion of rare cryopreserved red blood cell units stored at -80 degrees C: the French experience. Immunohematology 2009; 25:17-21.

15. Thornton N. The WHO International Rare Donor Program. Transfusion Today 2016; 106:5.

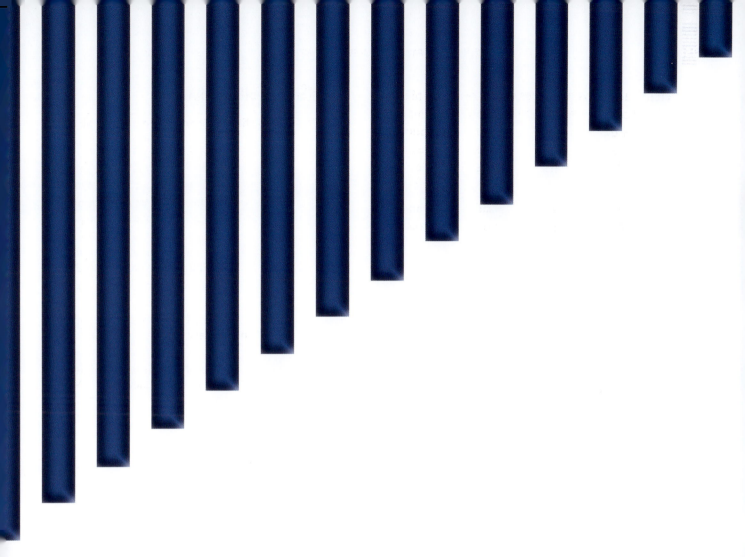

Parte 4

COMPONENTES E DERIVADOS DO SANGUE

21

ANEMIA AGUDA E TRANSFUSÃO DE CONCENTRADOS DE HEMÁCIAS

Nelson Fraiji

INTRODUÇÃO

Segundo a Organização Mundial da Saúde, a cada segundo alguém no mundo necessita sangue para recuperar sua saúde ou sobreviver.

Os componentes terapêuticos produzidos a partir do sangue humano possibilitam sua utilização em numerosas situações clínicas e cirúrgicas, onde, muitas vezes, o seu papel é determinante na manutenção da vida e na resposta terapêutica. Este fato tem levado a uma prescrição excessiva de transfusão de sangue e, algumas vezes, sua utilização é desnecessária e danosa aos pacientes. Estima-se, de vários estudos, que a utilização inadequada e desnecessária está entre 4 a 66% das transfusões.

Nunca uma transfusão, independentemente do produto utilizado, é isenta de risco, e esta assertiva deve estar sempre presente quando for pensada sua indicação. Apesar dos avanços alcançados no controle das doenças que podem ser transmitidas através da transfusão, os riscos residuais permanecem e serão mais elevados onde as precárias condições de saúde da população se associarem a um deficiente programa de coleta, controle e distribuição do sangue.

No Brasil, o Programa Nacional do Sangue e Hemoderivados vem se estruturando desde o ano de 1980 e, ainda assim, apresenta lacunas ao nível da segurança transfusional. No país, apesar dos avanços alcançados na hemoterapia que se pratica nos grandes centros urbanos, ainda convivemos com um contingente importante da população que, vivendo nos municípios de pequeno porte, ainda estão sujeitos à transfusão sem os rigores de qualidade que garantam uma transfusão segura.

Devemos ter em mente, também, que a transfusão, particularmente dos hemocomponentes celulares, é a transplantação de um tecido vivo aplicado em um indivíduo debilitado. Por isso, devemos ponderar, mais uma vez, os riscos em relação aos benefícios pretendidos com o procedimento transfusional.

Além disso, nos últimos 15 anos, inúmeros estudos controlados e randomizados tem recomendado condutas transfusionais, em inúmeras situações clínicas, com orientações em guias de uso com o objetivo de reduzir uma grande variação prática no uso do sangue, uma melhor qualidade nos cuidados e uma redução na utilização inadequada desses produtos.

TRANSPORTE DE OXIGÊNIO

No homem sadio, os valores hematimétricos (número de hemácias, hematócrito e hemoglobina) são estabelecidos para cada indivíduo e são determinados pela demanda corporal por oxigênio. Essa demanda varia conforme a idade, o sexo, a altitude da moradia em relação ao nível do mar e, principalmente, com a massa muscular do indivíduo.

A hemácia, com seu conteúdo prevalente de hemoglobina (Hb), oferece a mais aperfeiçoada forma de transporte de oxigênio nos seres multicelulares. A hemoglobina liga-se reversivelmente ao oxigênio, possibilitando seu transporte entre o pulmão e os tecidos. Um grama de Hb liga-se a 1,39 mL de oxigênio e, em repouso, um indivíduo sadio consome 200 a 300 mL de oxigênio. Nesta condição, indivíduos com hemoglobina de 15 g/dL, 99% de saturação da hemoglobina e 5 L/min de débito cardíaco, terão uma oferta de 1.032 mL/min de oxigênio, que é duas a quatro vezes o consumo em repouso.

Esta oferta de oxigênio pode ser influenciada pela saturação da hemoglobina pelo oxigênio, pela afinidade da hemoglobina pelo oxigênio, pelo fluxo sanguíneo e pela quantidade de hemoglobina circulante. A saturação e a afinidade da hemoglobina pelo oxigênio são expressas por meio da curva de saturação da hemoglobina frente a diferentes pressões parciais de oxigênio (Figura 21.1).

A saturação praticamente não se altera nas pressões parciais de oxigênio mais elevadas que ocorrem nos pulmões, possibilitando um excelente carregamento da hemoglobina, mesmo com variações importantes nas pressões de oxigênio. Já nas pressões parciais encontradas nos tecidos (pO$_2$ aproximada de 40 mmHg), ocorre uma expressiva dessaturação com pequenas variações nas pressões, permitindo uma eficiente liberação de oxigênio aos tecidos. A curva, ao desviar-se para a direita, mostra menor afinidade da hemoglobina pelo oxigênio, produzindo, assim, uma maior liberação deste aos tecidos e, ao desviar-se para a esquerda, revela menor dessaturação, portanto, maior afinidade e menor liberação de oxigênio aos tecidos.

Provocam o desvio para a direita, o acúmulo de 2,3-difosfoglicerato e as reduções na temperatura e no pH, e o desvio para a esquerda, a redução na quantidade do 2,3-difosfoglicerato e as elevações da temperatura e do pH.

A quantidade de oxigênio ofertada aos tecidos e órgãos também depende do fluxo sanguíneo e da quantidade de oxigênio no sangue arterial. O fluxo sanguíneo depende do débito cardíaco e da resistência às sístoles cardíacas. Além disso, em um determinado órgão, a distribuição da oferta do oxigênio irá depender da rede de capilares onde um determinado número deles encontra-se fechado e outro, aberto ao fluxo sanguíneo.

ANEMIA AGUDA E MECANISMOS DE COMPENSAÇÃO

Ocorre anemia quando há uma redução da capacidade de transporte de oxigênio, diretamente dependente da redução do número de hemácias e da concentração de hemoglobina. A anemia produz hipóxia tecidual como consequência imediata, contudo, a intensidade e gravidade desta irá depender de cinco fatores:

1. Intensidade da anemia.
2. Grau de alteração na volemia.
3. Velocidade com que se desenvolvem os dois fatores anteriores.
4. Capacidade de mobilização dos mecanismos de compensação.
5. Manifestações associadas à doença ou alteração fisiológica que produziu a anemia.

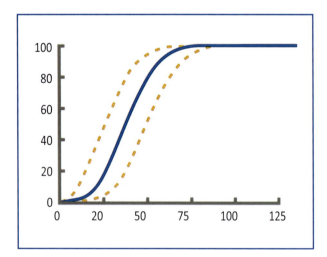

FIGURA 21.1 Curva da dissociação da oxi-hemoglobina. A linha sólida representa a saturação em pH 7,4 e temperatura 37 °C. As linhas pontilhadas representam os desvios da curva para a direita e para a esquerda.

Na anemia, os principais mecanismos de compensação envolvem alterações cardiovasculares, eritrocitárias e pulmonares.

Os primeiros ajustes cardiovasculares incluem o aumento na velocidade do fluxo sanguíneo e a elevação no débito cardíaco.

A velocidade do fluxo aumenta devido à redução na resistência periférica, que é produzida pela redução na viscosidade do sangue devido à própria anemia e pela vasodilatação que ocorre em alguns órgãos.

Nas anemias normovolêmicas, o aumento do débito cardíaco é dependente de dois mecanismos: da redução da viscosidade sanguínea e do aumento de estímulos simpáticos sobre o sistema cardiovascular. Esses estímulos produzem o aumento da frequência cardíaca e da contratilidade do miocárdio.

Nessa condição, de anemia normovolêmica, o papel da redução da viscosidade sanguínea parece ser mais importante que o estímulo simpático na produção do aumento do débito cardíaco.

Já nas anemias hipovolêmicas poderá haver redução do débito cardíaco, dependendo da rapidez e intensidade com que a anemia se instala. Nestes casos, o organismo, na tentativa de preservar a liberação de oxigênio para órgãos vitais como cérebro e coração, redistribui boa parte do débito cardíaco para estes órgãos, reduzindo o fluxo sanguíneo para a região esplâncnica, pele, tecido celular subcutâneo, esqueleto e musculatura. No coração e cérebro o fluxo eleva-se cem vezes ou mais e nos outros sistemas vasculares ele diminui. Além disso, naqueles órgãos, o suprimento de oxigênio aumenta com o recrutamento de capilares que estavam previamente fechados, com concomitante elevação do fluxo sanguíneo e maior extração de oxigênio por unidade de volume sanguíneo.

É importante assinalar que, em situações de elevada frequência cardíaca, poderá haver redução no tempo de enchimento diastólico com possível redução na perfusão coronariana, pois é na diástole que ocorre o fluxo coronariano do ventrículo esquerdo. Se em indivíduos sadios esta redução, isoladamente, não causa isquemia miocárdica, a sua associação com coronariopatia pode ter consequências dramáticas ao paciente.

Associado aos ajustes cardiovasculares, há um aumento na concentração intraeritrocitária de 2,3-difosfoglicerato (2,3-DPG), proporcional à intensidade da anemia, provocando a diminuição da afinidade da hemoglobina pelo oxigênio, com isto, contribuindo para o desvio à direita na curva de dissociação da oxi-hemoglobina, produzindo uma maior liberação de oxigênio no leito capilar. Esta alteração leva de 12 a 36 horas para acontecer.

Os ajustes pulmonares são de importância secundária e só ocorrem nas anemias de evolução crônica, refletindo-se principalmente no pequeno aumento da ventilação pulmonar.

PRINCÍPIOS PARA TRANSFUSÃO DE HEMÁCIAS

Em anos recentes, a postura médica tem-se modificado em relação à transfusão de sangue. Isso vem ocorrendo em decorrência dos riscos transfusionais, assim como a um maior conhecimento científico a partir de ensaios randomizados em situações clínicas que demandam procedimentos transfusionais.

Por muitos anos utilizou-se o valor do hematócrito de 30% e 10 g/dL de hemoglobina como referências para a transfusão de hemácias, nos casos de anemia aguda. Estes referenciais surgiram na década de 1940 a partir de discussões relativas às anemias pré-operatórias e foram adotadas pelos livros textos de cirurgia e anestesia. Contudo, apesar de todos os avanços no conhecimento, ainda hoje, muitos anestesistas exigem no pré-operatório a hemoglobina em nível igual ou superior a 10 g/dL.

Nos últimos 30 anos foram produzidos mais de 40 trabalhos de revisão, guias de utilização e consensos sobre a utilização do sangue e seus derivados. Até 1987, estes documentos indicavam limiares de hemoglobina e hematócrito para a transfusão, baseados fundamentalmente em opiniões de especialistas. Entretanto, mais recentemente, estes documentos têm proposto recomendações centradas em evidências, a partir de estudos clínicos bem fundamentados metodologicamente.

Muito se tem estudado para conhecer o limite crítico em que a oferta de oxigênio não supre a necessidade, a ponto de produzir dano tecidual grave e permanente. Dos muitos guias e consensos produzidos sobre o uso de transfusão de hemácias, pode-se inferir que o homem pode tolerar níveis relativamente baixos de hemoglobina sem danos irreparáveis nos seus tecidos. Entretanto, ainda não foi estabelecido o limite mais baixo de tolerância à hipóxia na anemia aguda.

Já foi demonstrado em estudos experimentais e observado em situações clínicas especiais, que nos níveis de hemoglobina variando de 9,0 a 15,0 g/dL, a liberação de oxigênio aos tecidos permanece relativamente constante. Por isso, não é razoável a indicação de transfusão de hemácias nessas condições. Estudos sobre a necessidade de transfusão de hemácias em pacientes criticamente doentes revelam que a estratégia de restrição ao uso de transfusão (Hb 7 a 9 g/dL), foi tão ou mais efetiva que a estratégia liberal nestes pacientes, com exceção dos portadores de infarto agudo do miocárdio e angina instável. Num homem normal e em repouso, uma redução aguda da hemoglobina para 5 g/dL não reduz o consumo de oxigênio e nem eleva a concentração de ácido láctico.

Em condições experimentais, uma redução na quantidade de hemoglobina até 5,0 g/dL irá determinar uma oferta de oxigênio da ordem de 342 mL/min. Estando o indivíduo em repouso, esta oferta ainda pode satisfazer o consumo que é da ordem de 200 a 300 mL/min.

Esses elevados níveis de tolerância à hipóxia são decorrência da eficiência dos mecanismos de compensação, porém, esses mecanismos podem ser modificados por doenças, alterações metabólicas e distúrbios no transporte do oxigênio. As doenças cardiovasculares são as que mais determinam intolerância à hipóxia. Os pacientes mais velhos também são menos tolerantes à redução nos níveis de hemoglobina, pois têm dificuldades em elevar o débito cardíaco assim como são mais acometidos de coronariopatias.

Portanto, a decisão sobre quando transfundir será tomada considerando-se a idade do paciente, a presença ou não de doença cardíaca, a presença ou não de sangramento ativo, as medidas dos sinais vitais e a condição de tolerância à hipóxia.

INDICAÇÃO DE TRANSFUSÃO DE HEMÁCIAS

Aqui, trataremos apenas das indicações relacionadas às anemias por perda de sangue de evolução aguda, pois as anemias normovolêmicas serão tratadas em outro capítulo.

A anemia de evolução aguda pode ocorrer por perda aguda de sangue ou por destruição intensa e rápida das hemácias. No primeiro grupo teremos dois conjuntos de manifestações, aqueles dependentes da anemia e os dependentes da hipovolemia. A hipovolemia per se, não provoca grande interferência sobre o transporte de oxigênio aos tecidos. Nas várias situações clínicas, é muito difícil medir-se, com precisão, a quantidade de sangue perdido e os danos teciduais relacionados à hipóxia. Estima-se que, mesmo em cirurgias bem controladas, a avaliação das perdas pelo peso das compressas é, em geral, 25% menor do que a perda real. Em uma hemorragia aguda, com perda de 1 litro de sangue, ocorrerá a restauração da volemia em 3 dias e os valores do hematócrito e da hemoglobina só expressarão a realidade clínica do paciente 48 horas após o evento hemorrágico; portanto, estes indicadores de intensidade da anemia em indivíduos normovolêmicos não se prestam para avaliar a intensidade da perda, assim como a necessidade de transfusão.

A perda de 15% da volemia (750 mL) produz pouco impacto hemodinâmico, já a perda de 15 a 30% da volemia (800 a 1.500 mL) produz taquicardia, redução na pressão do pulso, ansiedade e agitação. A perda de 30 a 40% da volemia (1.500 a 2.000 mL) produz sinais acentuados de hipovolemia, como taquicardia, taquipneia, hipotensão sistólica e alteração do estado mental. Nesta situação, a experiência clínica tem mostrado que pacientes jovens e sadios podem ser tratados somente com cristaloides. Entretanto, com perdas superiores a 40% da volemia há risco de morte, apresentando-se o paciente com marcada taquicardia, hipotensão, pressão convergente, oligúria ou anúria, alteração profunda no estado mental com comprometimento da oxigenação tecidual e riscos de danos permanentes e fatais pela hipóxia.

RECOMENDAÇÕES

Ao prescrever, estar consciente da correta indicação, dos riscos e dos benefícios da transfusão. Se possível, o paciente deve ser informado sobre estes e, também, sobre as alternativas disponíveis para o tratamento da anemia.

Não existe gatilho para a indicação de transfusão, o julgamento clínico é fundamental para a decisão. Afetam na decisão, a idade do paciente, a saúde cardiovascular, a intensidade e velocidade da hemorragia e a presença ou não de doença arteriosclerótica.

A transfusão de hemácias jamais deve ser indicada para a expansão da volemia. Não existem evidências de que o sangue total, e mesmo o sangue total "fresco", estejam associados a uma melhor resposta que os concentrados de hemácias na anemia de evolução aguda. No Brasil, não é uma prática corrente o uso de sangue total, dado a rotina dos hemocentros e bancos de sangue em fracionar o sangue coletado para a produção de hemoderivados.

A mais importante questão a ser considerada na indicação da transfusão em portadores de anemia aguda refere-se à quantidade de sangue perdida e a sua continuidade no futuro. Pacientes com sangramento previsível e com anemia devem ser transfundidos mais agressivamente. Porém, os primeiros objetivos a serem alcançados no tratamento da anemia aguda serão a restauração do volume intravascular e a interrupção, a mais rápida possível, da perda de sangue. Restaurar a volemia requer um excelente acesso venoso, com calibre mínimo de 44 G, ou canulação venosa permitindo que a infusão de cristaloides viabilize uma diurese de pelo menos 30 mL/min e permita a infusão veloz de produtos hemoterápicos.

A transfusão de hemácias tem como consequência direta a elevação da capacidade de transporte de oxigênio do organismo, contudo o objetivo de sua indicação terapêutica será reduzir ou evitar a hipóxia tecidual, impedindo, assim, danos irreparáveis nos tecidos ou órgãos. Este nível de hipóxia que deve ser tratado com transfusão é difícil de ser estabelecido. Em estudos feitos com pacientes testemunhas de Jeová, a hemoglobina isoladamente foi relacionada com morte somente quando foi menor do que 3 g/dL.

Algumas vezes, é necessária a utilização de bomba de pressão positiva para assegurar que a transfusão se conclua em alguns minutos.

É preciso ter em mente que as hemácias conservadas apresentam comportamento fisiológico diferente das células *in vivo*. Quando conservadas, a quantidade de 2,3-difosforoglicerato cai em relação direta com o tempo de armazenamento, assim como há redução na deformidade da membrana. Estas alterações produzem redução na liberação de oxigênio aos tecidos, expresso no desvio da curva de dissociação da oxi-hemoglobina para a esquerda e redução do fluxo sanguíneo na microcirculação.

ANEMIA POR PERDA MACIÇA DE SANGUE

Perda maciça ocorre quando, em 24 horas, perde-se aproximadamente uma volemia ou 50% da volemia em 3 horas, ou 150 mL de sangue por minuto. Nesta situação, algumas prioridades precisam ser atendidas:

1. Restaurar a volemia para manter a perfusão.
2. Buscar o diagnóstico da causa da hemorragia e tentar sua correção.
3. Estabelecer um plano de reposição de produtos hemoterápicos que inclua, além das hemácias, a correção das alterações da hemostasia, particularmente as da coagulação.

Nestas situações clínicas onde envolve transfusão maciça, independentemente de sua causa, seja trauma, seja sangramento obstétrico ou cirúrgico, é crucial que as ações desenvolvidas sejam padronizadas e as equipes envolvidas treinadas para as suas atuações.

O planejamento transfusional deve levar em consideração que:

1. As medidas do hematócrito e hemoglobina não refletem a real situação de anemia do indivíduo.
2. Um choque prolongado pode levar ao desenvolvimento de coagulação intravascular disseminada e que este risco aumenta se houver hipotermia.
3. É imprescindível assegurar uma boa comunicação com o banco de sangue para garantir atendimento rápido às solicitações dos produtos a serem utilizados.
4. É fundamental garantir estudos da hemostasia, incluindo a dosagem do fibrinogênio.
5. É fundamental assegurar o aquecimento dos produtos hemoterápicos e dos líquidos infundidos para evitar a hipotermia.

Em decorrência das experiências em traumas nas guerras, a administração de concentrado de hemácias, concentrado de plaquetas e de plasma fresco, na proporção 1:1:1, mostrou uma redução da mortalidade de 66 para 19% em comparação a proporções com maiores quantidades de concentrado de hemácias em relação aos outros componentes. Contudo, é importante destacar que estudos randomizados e de meta-análises, publicados nos anos de 2015 e 2016, indicam que não há diferença em relação a morbimortalidade quando se utiliza hemácias "frescas" em relação às hemácias estocadas.

Além disso, nas situações em que há necessidade de transfusão maciça, 99% dos pacientes que recebem menos do que 10 concentrados de hemácias nas primeiras 24 horas, sobrevivem, enquanto somente 60% sobrevivem quando utilizam mais de 10 unidades de concentrados de hemácias nas primeiras 24 horas.

Em algumas situações onde há urgência extrema e não se conhece a tipagem sanguínea do paciente, pode-se utilizar sangue do grupo sanguíneo "O". Para as mulheres em idade gestacional devem-se evitar os de Rh positivo, com o intuito de prevenir doença hemolítica do recém-nascido em gestações futuras. Nos homens e mulheres em período pós-menopausa, pode-se usar "O" Rh positivo, restringindo-se seu uso a 2 unidades. Ainda nestes casos, pode-se dar preferência ao uso de grupo específico, quando se tem conhecimento do mesmo e não se tem sangue compatibilizado.

Nas perdas correspondentes a 15% da volemia, em geral, não há necessidade de transfusão, a não ser que a perda de sangue permaneça e intensifique-se ou quando o paciente já apresenta, previamente, anemia e não é capaz de compensá-la por severa incapacidade cardíaca ou pulmonar.

Nas perdas de 15 a 30% da volemia, a transfusão só será necessária nas mesmas condições anteriores.

Nas perdas de 30 a 40% da volemia muito provavelmente será necessária a transfusão. Perda maior, obrigatoriamente, necessitará transfusão de hemácias, dada a intensidade da perda e os riscos de hipóxia severa.

Nas transfusões maciças, devemos nos preocupar com os efeitos tóxicos do citrato, particularmente em pacientes com comprometimento da função hepática. Estes efeitos surgem quando se transfunde 1 litro de sangue em, aproximadamente, 10 minutos e, para evitá-los, utiliza-se 10 mL de gluconato de cálcio a 10% para cada litro de sangue citratado transfundido.

TRANSFUSÃO EM NEONATOS

Em crianças com idade abaixo de 4 meses.

O uso de sangue total, particularmente o sangue total "fresco", isto é, aquele colhido em menos de 48 horas do uso, ainda é indicado por alguns serviços, particularmente nos casos de exsanguineotransfusão em cirurgias cardiopulmonares, em transfusão maciça e em anemia aguda por perda de sangue. Entretanto, a sua disponibilização é precária dado os procedimentos rotineiros de fracionamento nos hemocentros e bancos de sangue. Em geral, nas situações citadas, utiliza-se concentrado de hemácias reconstituído com plasma fresco congelado grupo compatível. Nesse caso, deve-se lembrar que iremos submeter o paciente ao dobro de doadores envolvidos na transfusão.

O sangue deve vir de doadores com mais do que 2 doações nos 2 anos anteriores, com sorologia para CMV negativa, se possível, leucodepletado e transfundido com filtros de 40 micra.

No recém-nato, as principais indicações são exsanguineotransfusão para doença hemolítica do recém-nato, com o propósito principal de remover as hemácias sensibilizadas e parte da bilirrubina. Com a troca de um volume sanguíneo, remove-se 75% das hemácias e com a troca de dois volumes, remove-se 90% das hemácias e 135% da bilirrubina. A exsanguineotransfusão também é uma indicação em cirurgia cardiopulmonar com circulação extracorpórea e nas situações de transfusão maciça.

BIBLIOGRAFIA CONSULTADA

American Society of Anesthesiologists Task Force on Blood Component Therapy. Pratice guidelines for blood component therapy. Anesthesiology 1996; 84:732-747.

British Committee for Standard en Haematology (BCSH). Guidelines for clinical use of red cell transfusions. Brit J Haematol 2001; 113:24-31.

British Committee for Standards in Haematology Transfusions. Transfusion guidelines for neonates and older children. Brit J Haematol 2004; 124:433-453.

Calder L, Hébert PC, Carter AO, Graham ID. Review of published recommendations and guidelines for transfusion of allogeneic red blood cells and plasma. Can Med Assoc J 1997; 156(11suppl):S1-8.

Expert Working Group. Guidelines for red blood cell and plasma transfusion for adults and children. Can Med Assoc J 1997; 156(11suppl):S1-23.

Herbert PC, Wells G, Blajchman MA, et al. A multicenter, randomized, controlled clinical trial of transfusion requeriments in critical care. Transfusion Requeriments in Critical Care Investigators, Canadian Critical Care Trials Group. N Engl J Med 1999; 340:409-417.

Hébert PC, Qun Hu L, Biro GP. Review of physiologic mechanisms in response to anemia. Can Med Assoc J 1997; 156(suppl 11):S27-38.

Hébert PC, Schweitzer I, Caldr L, Blajchman M, Giulivi A. Review of the clinical pratice literature on allogeneic red blood cell transfusion. Can Med Assoc J 1997; 156(11 suppl):S9-23.

Hovaguimian F, Myles OS. Restrictive versus Liberal Transfusion Strategy in the perioperative and acute care settings. A Context-specific Systematic Review and Meta-analysis of Randomized Controlled Trials. Anesthesiology 2016; 125:46-61.

Hume HA, Kronick JB, Blanchette VS. Review of the literature on allogeneic red blood cell and plasma transfusion in children. Can Med Assoc J 1997; 157(suppl 11):S41-50.

Lacroix J, Hébert PC, et al. Age of transfused blood in critically ill adults. N Engl J Med 2015; 372:1410-1418.

Ness PM, Rothko K. Principles of red blood cell transfusion. In: Hematology (basic principles and pratice). 3 ed. New York: Churchill Livingstone 2000; 2241-2248.

Pham HP, Shaz BH. Update on massive transfusion. Brit J Anaesthesia 2013; 111(S1):i71-i82.

Roseff SD, Luban NLC, Manno CS. Guidelines for assessing appropriateness of pediatric transfusion. Transfusion 2002; 42:1398-1413.

Stainsby D, MacLennan S, Hamilton PJ. Management of massive blood loss: a template guideline. Brit J Haematol 2000; 83(3):487-491.

World Health Organization. Department of Essential Health Technologies. Blood Transfusion Safety; 2014.

22

Uso clínico de concentrado de plaquetas

Marcelo Addas-Carvalho

O desenvolvimento de tecnologia que possibilite a obtenção de plaquetas a partir do sangue total coletado de doadores, e que permita a utilização para fins terapêuticos, começou a surgir na década de 1960 com a utilização de sistemas de coleta de sangue constituídos por bolsas plásticas interligadas, contendo soluções anticoagulantes e conservantes. O objetivo da reposição de plaquetas é compensar a produção insuficiente ou corrigir um defeito da função destes elementos celulares, indispensáveis na hemostasia sanguínea.

MÉTODOS DE PRODUÇÃO

O concentrado de plaquetas (CP) pode ser obtido a partir de unidades individuais de sangue total (CP randômicas ou unitárias) ou por aférese, coletadas de doador único. Cada unidade de CP unitárias ou randômicas contém aproximadamente $5,5 \times 10^{10}$ plaquetas em 50 a 60 mL de plasma, e podem ser obtidas por dois métodos: a partir do plasma rico em plaquetas (CP-PRP) ou do *buffy coat* (CP-BC); não existe consenso quanto ao método mais adequado. Evidências experimentais mostram que as plaquetas dos CP-PRP apresentam aumento de expressão de marcadores de superfície relacionados com ativação, quando comparados com obtidos por outros métodos.[1,2]

Além destes métodos, os CP podem ser obtidos utilizando-se procedimento de aférese, com base em processo automatizado de centrifugação *on line* com devolução ao doador dos elementos sem interesse (plasma e hemácias). Por meio deste método, obtém-se número de plaquetas similar ao obtido em 6 a 10 unidades de CP unitária ou randômicas, 3×10^{11} plaquetas em 200 a 300 mL de plasma. Este procedimento tem maior custo e não existem evidências conclusivas quanto as vantagens sobre o método convencional, apesar da redução da exposição a diferentes doadores. Esta redução diminuiria o risco de transmissão de doenças infecciosas associadas à transfusão, porém, esta vantagem parece ser mais evidente no caso de pacientes que receberão pequena quantidade de transfusões, em pacientes onco-hematológicos esta redução parece não ser relevante. Apesar do maior custo deste método, devemos levar em consideração fatores relacionados com o trabalho de produção dos *pools* de CP-PRP ou CP-BC e a manipulação para desleucocitação, procedimentos estes que são desnecessários no caso de produção de CP produzidos por aférese (CP-AF). Estes produtos têm uma menor contaminação por hemácias, sendo mais adequados em casos de transfusões incompatíveis para os sistemas eritrocitários e, por necessitarem de um recrutamento diferenciado dos doadores, possibilitam um maior gerenciamento dos estoques possibilitando a redução do descarte.[1,2] As indicações formais de CP-AF são as situações em que há necessidade de utilização de CP histocompatíveis (sistemas HLA e/ou HPA). Portanto, o CP obtido por aférese tem seu uso restrito a determinadas situações. Na Tabela 22.1 estão demonstradas as características dos diferentes tipos de CP.

CONTROLE DE QUALIDADE

Os parâmetros que determinam a qualidade dos CP produzidos diferem dependendo do método utilizado. Alguns parâmetros básicos devem ser utilizados na rotina: volume do CP, contagem de plaquetas, pH durante o período de armazenamento e ao final deste, a determinação do *swirling* e o controle microbiológico. A contaminação leucocitária deve ser realizada na padronização dos métodos de produção e nos componentes desleucocitados. Não existem evidências claras quanto à existência de métodos *in vitro* que demonstrem uma correlação com o comportamento *in vivo*, principalmente relacionados com a eficácia e efetividade da transfusão dos componentes, porém, a avaliação do pH e testes que avaliam a morfologia das plaquetas (*swirling*, índice morfológico, reação de reversão osmótica – *osmotic reversal reaction* e extensão da alteração de forma – *extent of shape change*) parecem ser os mais informativos (Tabela 22.2).

TABELA 22.1 CARACTERÍSTICAS DOS CP PRODUZIDOS POR DIFERENTES MÉTODOS: A PARTIR DE PLASMA RICO EM PLAQUETAS (CP-PRP), DE *BUFFY COAT* (CP-BC) E POR MÉTODO DE AFÉRESE (CP-AF)			
TIPO DE CP	**CP-PRP**	**CP-BC**	**CP-AF**
Volume (mL)	50-60 mL	Variável, depende do número de unidades no *pool*	> 200 mL
Concentração de plaquetas	$\geq 5,5 \times 10^{10}$/unidade	$\geq 5,5 \times 10^{10}$/unidade	$\geq 3,0 \times 10^{11}$/unidade
Contaminação leucocitária	$< 1,0 \times 10^{8}$/unidade	$< 0,5 \times 10^{8}$/unidade	$< 5,0 \times 10^{6}$/unidade
Contaminação por hemácias	< 1 mL	< 1 mL	Rara
Vantagens	Baixo custo de produção	Baixa contaminação leucocitária	Menor exposição Menor contaminação por hemácias e leucocitária Melhor gerenciamento dos estoques Seleção de doadores por tipagem HLA e/ou HPA
Desvantagens	Custo de manipulação do *Pool* Contaminação leucocitária e de hemácias relativamente grande	Maior necessidade de manipulação Preparo do *pool* pré-armazenamento e liberação	Alto custo Aceitação pelo doador Tempo do procedimento Maior incidência de reações associadas a anticorpos presentes no plasma

TABELA 22.2
MÉTODOS UTILIZADOS PARA AVALIAR A QUALIDADE DE CP *IN VITRO*

A. Rotina de controle de qualidade

1. Volume (mL)
2. Contagem de plaquetas (por unidade)
3. pH (no último dia de armazenamento)
4. Controle microbiológico
5. *Swirling* (avaliação pré-utilização)

B. Específicos, utilização para validação de métodos e novos protocolos de produção e/ou armazenamento

1. Contagem de leucócitos
2. Avaliação morfológica (*score* de morfologia ou porcentagem de plaquetas na forma discoide)
3. Reação de reversão osmótica (*osmotic reversal reaction*)
4. Extensão da mudança de forma (*extent of shape change*)
5. LDH e/ou lactato sobrenadante
6. Agregação plaquetária em resposta a agonistas
7. Nível de ATP plaquetário
8. Marcadores de superfície plaquetária (P-selectina, GP IIb-IIIa, GP V)
9. Tromboglobulina (TG)
10. pO_2 e pCO_2

ARMAZENAMENTO

Os concentrados de plaquetas devem ser mantidos a temperaturas controladas entre 20 e 24 ºC, em agitação contínua. Estas condições são obtidas utilizando-se câmaras de conservação com controle de temperaturas específicas para esta finalidade e agitadores que podem ser elípticos ou horizontais, atualmente os mais utilizados são os horizontais. A coleta, as condições de preparo e de armazenamento levam a alterações morfológicas e funcionais das plaquetas. Vários fatores estão relacionados com o tempo de validade deste componente e de suas características como: solução anticoagulante e conservante utilizada, temperatura de armazenamento e tipo de agitação, volume de plasma e finalmente a concentração de plaquetas e a área de superfície da bolsa utilizada para armazenamento. Estes parâmetros têm influência principalmente no metabolismo das plaquetas repercutindo no conteúdo de oxigênio na bolsa, no pH, no consumo de glicose e na geração de lactato. A validade destes CP varia de 3 a 5 dias, porém, existem evidências recentes que com a utilização de alguns métodos de coleta e produção e de soluções de conservação, este tempo poderia ser aumentado.[3]

DOSE

As plaquetas contidas numa unidade de CP obtidas de uma bolsa de sangue total (aproximadamente 450 mL), em condições ideais, deve elevar a contagem em 5.000 a 10.000/μL em um receptor com 60-75 kg. As unidades de CP obtidas por aférese permitem transfundir quantidades maiores de plaquetas em volumes ainda toleráveis. Atualmente, estão disponíveis tecnologias de produção de CP por aférese que permitem obter, em um único procedimento, unidades duplas ou triplas de CP-AF com quantidades superiores a $6\text{-}8 \times 10^{11}$, reduzindo, deste modo, os custos e potencializando a terapêutica; estes componentes devem ser utilizados em situações em que doses maiores são necessárias como, por exemplo, pacientes grandes, que apresentem refratariedade plaquetária ou com sangramentos graves.

Tem sido considerada uma dose de plaquetas 4-6 unidades de CP-PRP ou CP-BC que corresponderia a $3\text{-}6 \times 10^{11}$ plaquetas como a dose padrão utilizada para pacientes adultos e, em caso de pacientes pediátricos, 10 mL/kg de peso em neonatos e crianças pequenas e 1 U/10 kg de peso em crianças maiores. Porém, esta proposta tem sido questionada, pois existem evidências de que doses maiores alargariam o intervalo entre as transfusões em pacientes estáveis, levando a redução dos custos e dos riscos transfusionais, principalmente se CP obtidos por procedimentos de aférese forem utilizados. Em situações em que a resposta à transfusão é inadequada por causas não imunes, doses elevadas de CP parecem ser ineficientes. Modelos matemáticos demonstram que a resposta à transfusão depende do tamanho do paciente e da contagem inicial, portanto, estes parâmetros devem ser utilizados na escolha da dose a ser transfundida.[4]

Por outro lado, alguns grupos de pacientes podem ser transfundidos com dose menores, como os pacientes submetidos a transplante autólogo de células progenitoras hematopoéticas (CPH), sem incremento do risco de ocorrência de sangramentos graves, desde que os mesmos sejam mantidos em condições de observação constante e atenta.[4,5]

Desta forma, dependendo do objetivo final pode ser proposta a seguinte recomendação:

a) **Transfusões terapêuticas** (objetivo: manter contagem de plaquetas superior a 40.000-50.000/μl, na vigência de sangramentos significativos, grau de manifestação hemorrágica da OMS $\geq$ 2):

- Adultos com peso superior a 55 kg – dose mínima de 5-6 $\times$ 10^{11} (6-8 U de CP-PRP ou CP-BC e 1-1,5 U CP-AF).
- Pacientes com peso entre 15 e 55 kg – dose mínima de 3 $\times$ 10^{11} (4-6 U de CP-PRP ou CP-BC e 0,5-1 U CP-AF).
- Crianças com peso inferior a 15 kg – dose de 5-10 mL/kg.

b) **Transfusões profiláticas** (objetivo: manter contagem de plaquetas superior a 20.000/μL, na ausência de sangramentos significativos, índice da OMS < 2):

- Adultos com peso superior a 55 kg – dose mínima de 4 $\times$ 10^{11} (6-8 U de CP-PRP ou CP-BC e 1 U CP-AF).
- Pacientes menores – dose 1 U de CP-PRP ou CP-BC/10-15 kg de peso.

Porém, se a dose de plaquetas deve ser calculada de maneira mais detalhada ou precisa, identificando-se o incremento plaquetário desejado (IP) e levando-se em conta a volemia sanguínea (VS) e o sequestro esplênico estimado (aproximadamente 33%), pode-se utilizar a fórmula a seguir:[6]

$$\text{Dose } (\times 10^9) = IP \times VS / F$$

Onde: IP – incremento plaquetário desejado ($\times$ 10^9/L); VS – volemia sanguínea (L); e F – fator de correção (0,67).

ADMINISTRAÇÃO E AVALIAÇÃO DE RENDIMENTO TRANSFUSIONAL

Os CP devem ser transfundidos utilizando-se equipos específicos para sangue que possuem filtros de 170 a 200 μ e o acompanhamento do procedimento deve ser feito objetivando a detecção precoce de sinais e sintomas associados a reações transfusionais. O tempo de infusão da dose de CP deve ser de, aproximadamente, 30 min em pacientes adultos ou pediátricos, não excedendo a velocidade de infusão de 20-30 mL/kg/hora.

A avaliação da resposta terapêutica à transfusão de CP deve ser feita por meio de nova contagem das plaquetas 1 hora após a transfusão, porém, a resposta clínica também deve ser considerada. Em pacientes ambulatoriais, a avaliação laboratorial 10 min após o término da transfusão pode facilitar a avaliação da resposta e possui resultados comparáveis. Dois indicadores podem ser calculados e são úteis no acompanhamento da eficácia transfusional, principalmente em transfusões profiláticas:

1. Recuperação plaquetária – R(%)

$$R = IP \times VS \times DP^{-1} \times 100$$

Onde: IP – incremento plaquetário desejado ($\times$ 10^9/l); VS – volemia sanguínea (l); e DP – dose de plaquetas transfundidas ($\times$ 10^9).

2. Incremento corrigido da contagem (ICC)

$$ICC \ (\times 10^9/L) = IP \times SC \times DP^{-1}$$

Onde: IP – incremento plaquetário obtido ($\times$ 10^9/L); SC – superfície corporal (m^2); e DP – dose de plaquetas transfundidas ($\times$ 10^{11}).

Utilizando esses indicadores, define-se como uma transfusão de CP eficaz resultados de R(%) superiores a 30% em 1 h e a 20% em 20-24 h após a transfusão, ou de ICC superiores a 7,5 em 1 h e a 4,5-5,0 em 20-24 h. Esta avaliação é útil na prática clínica para o diagnóstico de refratariedade plaquetária.[7]

INDICAÇÕES DE TRANSFUSÃO DE CONCENTRADO DE PLAQUETAS

Qualquer orientação quanto à conduta para transfusão de determinados hemocomponentes por meio da determinação de critérios, protocolos ou guias de utilização (*guidelines*) nem sempre levam em consideração variações e características individuais dos pacientes, portanto, estas orientações não devem ter a intenção de suplantar a avaliação criteriosa e individualizada do profissional médico envolvido com o tratamento do paciente, que leva em consideração situações clínicas particularizadas e/ou especiais, porém devem servir como orientação básica no processo decisório.

Basicamente, as indicações de transfusão de CP estão associadas às plaquetopenias desencadeadas por falência medular (comprometimento da hematopoese), raramente indicamos a reposição em plaquetopenias por destruição periférica ou alterações congênitas de função plaquetária.

Plaquetopenias por falência medular

A discussão inicial que surge quanto à indicação de transfusão de CP em pacientes portadores de plaquetopenias associadas à falência medular (doenças hematológicas e/ou quimio e radioterapia) refere-se à utilização de transfusões profiláticas. Nas situações de plaquetopenias por tempo determinado, frequentemente associadas a métodos terapêuticos para doenças oncológicas ou onco-hematológicas como quimioterapia, radioterapia e transplante de células progenitoras hematopoéticas (CPH), indica-se a transfusão profilática se contagens inferiores a 10.000/μL, na ausência de fatores de risco, e se inferiores a 20.000/μL, na presença de fatores associados a eventos hemorrágicos e ineficácia das transfusões de plaquetas como febre (>38 ºC), manifestações hemorrágicas menores (petéquias, equimoses, gengivorragias), doença do enxerto contra hospedeiro (GVHD – *graft versus host disease*), esplenomegalia, utilização de medicações que encurtam a sobrevida das plaquetas (alguns antibióticos e antifúngicos), hiperleucocitose, presença de outras alterações da hemostasia (p. ex., leucemias promielocítica aguda) ou queda rápida da contagem de plaquetas.[8,12]

Alguns trabalhos identificam duas situações especiais: a primeira, pacientes pediátricos toleram contagens plaquetárias mais baixas, definindo-se como critério de indicação de transfusão de CP contagens inferiores a 5.000/μL em pacientes estáveis, e em segundo, pacientes adultos portadores de tumores sólidos teriam maior risco de sangramento quando submetidos à quimioterapia e/ou radioterapia associado à necrose tumoral, sendo indicada a transfusão de CP se contagens inferiores a 20.000/μL. Nestas situações, deve-se considerar também o *status performance* do paciente, onde o comprometimento sistêmico leva a uma tolerância menor a sangramentos considerando também a agilidade e disponibilidade de suporte transfusional.[8,12-14]

E situações em que a plaquetopenia por falência medular tem um caráter crônico (p. ex., anemia aplástica grave, síndrome mielodisplásica etc.), os pacientes devem ser observados sem transfusão de CP, esta estaria indicada profilaticamente somente se contagens inferiores a 5.000/μL ou se inferiores a 10.000/μL na presença de manifestações hemorrágicas. Esta orientação reduz o risco de eventos hemorrágicos fatais, porém deve-se levar em consideração que nos pacientes estáveis a avaliação deve ser em intervalos curtos.

Distúrbios associados a alterações de função plaquetária

Pacientes portadores de alterações da função plaquetária raramente necessitam de transfusões de CP. Nas situações de disfunções congênitas como trombastenia de Glanzmann (deficiência congênita da GP IIb/IIIa), síndrome de Bernard-Soulier (deficiência da GP Ib/IX), síndrome da plaqueta cinza (deficiência dos grânulos alfa) etc., a ocorrência de sangramentos graves é pouco frequente. A recomendação terapêutica é de transfusão de CP pré-procedimentos cirúrgicos ou invasivos e no caso de sangramentos após utilização sem resultados de outros métodos, como agentes antifibrinolíticos e DDAVP (1-deamino-8-D-arginina vasopressina). Nestas situações, sempre manter hematócrito entre 28 e 30%, evitar utilização de drogas com ação antiplaquetária e considerar o risco de aloimunização e, eventualmente, refratariedade plaquetária.

Frequentemente, em pacientes submetidos a procedimentos cardíacos cirúrgicos, com utilização de circulação extracorpórea por tempos superiores a 90-120 min, a função plaquetária pode estar comprometida por mecanismos associados à ativação plaquetária, desencadeando sangramento difuso intraoperatório; nesta situação, mesmo com contagens superiores a 50.000/μL, está indicada a transfusão de CP.[9,10,12,14]

Plaquetopenias por destruição periférica

Três situações mais frequentes, e de importância, podem ser caracterizadas neste grupo, onde temos um consumo aumentado e/ou destruição por mecanismos imunes das plaquetas:[8,9]

- Transfusão maciça: espera-se uma contagem inferior a 50.000/µL se aproximadamente duas volemias sanguíneas forem trocadas do paciente, nesta situação recomenda-se a transfusão de CP se a contagem for inferior a 50.000/µL e se inferior a 100.000/µL na presença de alterações graves da hemostasia, trauma múltiplo ou de sistema nervoso central.
- Coagulopatia intravascular disseminada (CID): esta situação é uma condição clínica complexa e frequentemente associada a distúrbios graves do paciente, caracterizando-se por uma excessiva fibrinólise secundária a uma coagulopatia de consumo. A reposição de plaquetas e fatores de coagulação é desencorajada, pois não há evidências de efeitos benéficos profilaticamente, porém, em presença de sangramentos, mesmo que sem gravidade no momento, deve-se iniciar a reposição de fatores de coagulação (plasma fresco congelado) e de CP objetivando contagens superiores a 20.000/µL.
- Plaquetopenias imunes: a mais frequente forma de plaquetopenia imune é a púrpura trombocitopênica imune (PTI), associada à presença de autoanticorpos antiplaquetas; nesta situação a transfusão de CP é restrita a situações de sangramentos graves, que colocam em risco a vida dos pacientes, como situações de sangramentos gastrointestinais e até de sistema nervoso central. Estes eventos caracterizam-se pela gravidade e alta mortalidade, portanto, a terapêutica de reposição deve ser agressiva e sempre associada às formas de tratamento específico como altas doses de corticoides e imunoglobulina. Outras formas de plaquetopenias imunes, como a púrpura pós-transfusional e a púrpura imune neonatal, são eventos raros, e as indicações de transfusão de CP são específicas.

PROCEDIMENTOS CIRÚRGICOS OU INVASIVOS EM PACIENTES PLAQUETOPÊNICOS

Existe uma grande variedade de dados associados a indicações de transfusão de CP em pacientes plaquetopênicos submetidos a procedimentos cirúrgicos ou invasivos, porém, a dificuldade de comparação entre os trabalhos leva a uma dificuldade de definição de critérios conclusivos. Existe um consenso que contagens superiores a 50.000/µL são suficientes para a maioria dos casos, exceto para procedimentos neurocirúrgicos e oftalmológicos onde níveis mais elevados são exigidos (superiores a 80.000 a 100.000/µL). A Tabela 22.3

TABELA 22.3 INDICAÇÃO DE TRANSFUSÃO PARA PROCEDIMENTOS CIRÚRGICOS E/OU INVASIVOS	
CONDIÇÃO	CONTAGEM DESEJADA (/ML)
Punção lombar para coleta de líquor ou quimioterapia • pacientes pediátricos • pacientes adultos	 Superior a 10.000/µL Superior a 20.000/µL
Biópsia e aspirado de medula óssea	Superior a 20.000/µL
Endoscopia digestiva • sem biópsia • com biópsia ou procedimento cirúrgico	 Superior a 20.000-40.000/µL Superior a 50.000/µL
Biópsia hepática	Superior a 50.000/µL
Broncoscopia com instrumento de fibra óptica • sem biópsia • com biópsia ou procedimento cirúrgico	 Superior a 20.000-40.000/µL Superior a 50.000/µL
Cirurgias de médio e grande porte	Superior a 50.000/µL
Cirurgias oftalmológicas e neurológicas	Superior a 70.000-100.000/µL

demonstra diferentes critérios de indicação para transfusão de CP em situações cirúrgicas específicas que podem ser utilizados como orientação de conduta. Cabe ainda ressaltar que nestes procedimentos a habilidade do profissional que executa o mesmo é relevante na ocorrência de complicações. Recomenda-se a avaliação da contagem de plaquetas 10 min após a transfusão como instrumento para a avaliação do risco do procedimento, bem como a coordenação entre os procedimentos transfusional e cirúrgico.[8-12]

SITUAÇÕES ESPECIAIS
Compatibilidade ABO

As plaquetas expressam antígenos do sistema ABO na sua superfície em níveis variáveis individualmente. Existem evidências que a transfusão de CP ABO-incompatíveis reduz em, aproximadamente, 20% o incremento da contagem pós-transfusional e parece ser mais relevante quando os títulos de anticorpos naturais presentes no receptor são elevados, associado à alta expressão do correspondente antígeno nas plaquetas do CP, situação esta pouco frequente. O significado clínico da transfusão de CP ABO-incompatível no incremento da contagem pós-transfusional merece outros estudos, porém, até o momento parece pouco relevante. Contrariamente, existem evidências que a transfusão de CP ABO-incompatíveis desenvolva refratariedade de causa imune associada à aloimunização com maior frequência quando comparado com transfusões de plaquetas ABO-idênticas. Em resumo, deve-se preferir transfusões de CP ABO-compatível, porém, se esta não for possível, optar por transfusões de unidades ABO-incompatíveis em pacientes que não necessitarão de suporte crônico.[9,11]

Compatibilidade RhD

A aloimunização contra o antígeno RhD está associada à contaminação por hemácias dos CP, pois as plaquetas não expressam antígenos do sistema Rh em sua superfície. Alguns estudos demonstram a ocorrência desta aloimunização em, aproximadamente, 10% dos pacientes RhD-negativos transfundidos com CP RhD-positivos, esta é menos frequente em pacientes onco-hematoló-

gicos e pediátricos e nos que recebem CP obtidos por aférese (menor contaminação por hemácias) e pode ser evitada utilizando-se imunoprofilaxia anti-D (imunoglobulina anti-D).[9,11]

Pacientes neonatos

A plaquetopenia em neonatos é uma complicação associada a diferentes situações clínicas como sepse, infecções congênitas, doenças imunes maternas ou aloimunização materna contra antígenos plaquetários (púrpura imune neonatal). Nestes pacientes, a ocorrência de sangramentos graves, principalmente de sistema nervoso central, é frequente e, genericamente, a transfusão de CP deve ser feita se contagens inferiores a 50.000/µL em pacientes estáveis ou a 100.000/µL em prematuros, pacientes instáveis ou com sangramento.[8,9]

Contraindicações

Durante muito tempo considerou-se como contraindicações para a transfusão de CP a púrpura trombocitopênica trombótica (PTT) e a plaquetopenia induzida por heparina (PIH). As evidências associadas à piora da evolução e do quadro clínico dos pacientes ou ocorrência de complicações tromboembólicas em portadores de PTT e PIH que receberam transfusões de CP são frágeis; portanto, em situações que há indicação de transfusão de CP a mesma deve ser considerada. Não se deve esquecer que nestas situações o incremento plaquetário é baixo, e se houver necessidade de procedimento cirúrgico, o mesmo deve ser realizado o mais próximo possível da transfusão.[15]

REFRATARIEDADE PLAQUETÁRIA

A aloimunização contra antígenos presentes nas plaquetas com o desenvolvimento de refratariedade à transfusão constitui um grande problema na condução e tratamento de pacientes portadores de doenças oncológicas e onco-hematológicas. Esta refratariedade caracteriza-se por um inadequado incremento da contagem de plaquetas após a transfusão e por ser causado por dois grupos de fatores: não imunes, como qualidade dos CP transfundidos, febre, infecção, coagulopatia intravascular disseminada, presença de imunocomplexos circulantes, esplenomegalia, anticorpos relacionados com drogas, autoimunidade ou associado ao transplante de medula óssea; e imunes, como presença de anticorpos contra antígenos do sistema HLA (principalmente da classe I) ou do HPA. A refratariedade resulta num consumo excessivo de CP, sem resposta terapêutica adequada e, por vezes, complicações hemorrágicas catastróficas. O diagnóstico deve ser preciso para que condutas terapêuticas sejam desencadeadas. Ações preventivas devem ser consideradas, principalmente em pacientes de alto risco e que, eventualmente, precisarão de frequentes transfusões de CP.

Diagnóstico de refratariedade de causa imune

O diagnóstico de refratariedade plaquetária (RP) de causa imune deve ser feito quando, no mínimo, dois episódios transfusionais com doses adequadas de CP, estocados por menos de 72 horas e ABO-compatíveis, resultem em incrementos inadequados (R% ou ICC) em pacientes sem a presença de fatores não imunes para refratariedade. Na maioria das situações clínicas práticas, o diagnóstico de RP é difícil de ser realizado, pois a presença de causas não imunes é frequente. A investigação da RP de causa imune pode prosseguir com a pesquisa da presença de anticorpos anti-HLA classe I, responsável pela maioria dos casos de RP de causa imune, utilizando-se métodos como linfocitotoxicidade (LCT), enzima imunoensaio (EIA), de imobilização de antígenos plaquetários utilizando anticorpos monoclonais (MAIPA) ou citometria de fluxo (CF).

A RP de causa imune tem grande relevância clínica em pacientes onco-hematológicos, ocorrendo em 20-40% dos pacientes transfundidos com CP não leucorreduzidos após 2-10 episódios transfusionais. Esta refratariedade acarreta maior consumo de hemocomponentes, elevação dos custos e aumento da exposição dos pacientes a complicações infecciosas e/ou hematológicas, portanto, a prevenção deve ser considerada.

A formação de anticorpos contra antígenos do sistema HLA é a causa mais frequente da RP e esta só ocorre, apesar da presença destes antígenos nas plaquetas, por meio da presença de células apresentadoras de antígenos (CAA) dos doadores, desencadeando a aloimunização através da interação com células T do receptor; deste modo, a desleucocitação dos hemocomponentes ou a utilização de métodos fotoquímicos para a redução de patógenos reduz a ocorrência de RP e deve ser utilizado como principal método de profilaxia. A presença de anticorpos contra antígenos do sistema HPA é pouco frequente, principalmente na ausência de anti-HLA, e sua relevância clínica é menos importante.[16]

Além da desleucocitação dos hemocomponentes, a redução do número de exposição a doadores e a transfusão de hemocomponentes de doadores HLA compatíveis, principalmente HLA-DR, parecem retardar a aloimunização e diminuir o risco de ocorrência de RP de causa imune.

Conduta na refratariedade plaquetária

A conduta na RP ideal é a transfusão de CP obtidos de doadores HLA classe I, A e B compatíveis com o receptor. Esta conduta, em algumas situações, pode não estar disponível, então, métodos de seleção de CP, preferencialmente obtidos por aférese, por meio técnicas de compatibilidade de HLA (*crossmatch*) utilizando linfócitos (método de linfocitotoxicidade) e plaquetas (métodos EIA, MAIPA ou CF) podem ser utilizados, porém, com resultados limitados de sucesso. Resumidamente, a conduta mais adequada está demonstrada na Tabela 22.4.

PERSPECTIVAS FUTURAS

Atualmente, a indicação de transfusão de plaquetas é aceita de maneira inequívoca e considerada segura. Algumas alternativas promissoras começam a surgir, como preparados de fragmentos de membrana plaquetárias solúveis ou ligadas à albumina ou à utilização de fatores de crescimento como a trombopoetina (TPO). Finalmente, a avaliação laboratorial constante, a elaboração de algoritmos auxiliares na decisão e a cooperação entre a equipe assistente e o hemoterapeuta são fundamentais na precisa e eficiente utilização de CP.

TABELA 22.4
SEGUIMENTO, DIAGNÓSTICO E ESTRATÉGIAS TERAPÊUTICAS EM PACIENTES REFRATÁRIOS À TRANSFUSÃO DE PLAQUETAS

I	Controle diário da contagem de plaquetas – avaliação do índice de incremento da contagem (CCI – *correct count increment*), se CCI (16-24 horas após transfusão) < 5,0 seguir para II
II	Avaliação CCI (1 hora após transfusão) utilizando CP randômicas/unitárias, dose ideal, armazenamento < 72 horas, ABO idêntico: • se CCI (1 hora após a transfusão) < 7,5, repetir a avaliação nas mesmas condições e excluir causas não imunes associadas à RP como febre, infecção, CID, esplenomegalia, presença de autoanticorpos e/ou anticorpos associados a drogas
III	Se CCI (1 hora após a transfusão) < 7,5 repetidamente (duas avaliações distintas, no mínimo): • pesquisar anticorpos anti-HLA classe I (métodos EIA ou CF) • determinar anticorpos anti-HPA (se anti-HLA ausentes) • realizar tipagem HLA (classe I) e/ou HPA do paciente
IV	Selecionar doadores compatíveis para realizar doação de CP por método de aférese • HLA, idealmente idênticos para classe I (A e B) • HPA (selecionar entre familiares)
V	Se não disponível doador HLA e/ou HPA tipado ou compatível, avaliar: • altas doses de CP unitárias/randômicas • imunoglobulina endovenosa em altas doses (> 5 g/kg)
VI	Se RF estiver associada a causas não aloimunes (ausência de anticorpos anti-HLA e/ou HPA): • presença de autoanticorpos – uso de IgG endovenoso • associação com uso de medicações – suspender, se possível • esplenomegalia – aumentar a dose de CP utilizada • presença de fatores associados a aumento do consumo como febre, sepse e CID – aumentar a frequência das transfusões e avaliar a utilização de antifibrinolíticos

REFERÊNCIAS BIBLIOGRÁFICAS

1. Schrezenmeier H, Seifried E. Buffy-coat-derived pooled platelet concentrates and apheresis platelet concentrates: which product type should be preferred? Vox Sang 2010 Jul; 99(1):1-15. doi: 10.1111/j.1423-0410.2009.01295.x.

2. Heddle NM, Arnold DM, Boye D, Webert KE, Resz I, Dumont LJ. Comparing the efficacy and safety of apheresis and whole blood-derived platelet transfusions: a systematic review. Transfusion 2008 Jul; 48(7):1447-1458. doi: 10.1111/j.1537-2995.2008.01731.x.

3. Garraud O, Cognasse F, Tissot JD, Chavarin P, Laperche S, Morel P, Lefrère JJ, Pozzetto B, Lozano M, Blumberg N, Osselaer JC. Improving platelet transfusion safety: biomedical and technical considerations. Blood Transfus. 2015 Nov; 16:1-14. doi: 10.2450/2015.0042-15.

4. Slichter SJ, Kaufman RM, Assmann SF, McCullough J, Triulzi DJ, Strauss RG, Gernsheimer TB, Ness PM, Brecher ME, Josephson CD, Konkle BA, Woodson RD, Ortel TL, Hillyer CD, Skerrett DL, McCrae KR, Sloan SR, Uhl L, George JN, Aquino VM, Manno CS, McFarland JG, Hess JR, Leissinger C, Granger S. Dose of prophylactic platelet transfusions and prevention of hemorrhage. N Engl J Med 2010 Feb 18; 362(7):600-613. doi: 10.1056/NEJMoa0904084.

5. Stanworth SJ, Estcourt LJ, Llewelyn CA, Murphy MF, Wood EM; TOPPS Study Investigators. Impact of prophylactic platelet transfusions on bleeding events in patients with hematologic malignancies: a subgroup analysis of a randomized trial. Transfusion 2014 Oct; 54(10):2385-2393. doi: 10.1111/trf.12646.

6. Annen K, Olson JE. Optimizing platelet transfusions. Curr Opin Hematol 2015 Nov; 22(6):559-564. doi: 10.1097/MOH.0000000000000188.

7. Stanworth SJ, Navarrete C, Estcourt L, Marsh J. Platelet refractoriness--practical approaches and ongoing dilemmas in patient management. Br J Haematol 2015 Nov; 171(3):297-305. doi: 10.1111/bjh.13597.

8. British Committee for Standards in Haematology, Blood Transfusion Task Force. Guidelines for the use of platelet transfusions. Br J Haematol 2003 Jul; 122(1):10-23.

9. Kumar A, Mhaskar R, Grossman BJ, Kaufman RM, Tobian AA, Kleinman S, Gernsheimer T, Tinmouth AT, Djulbegovic B, AABB Platelet Transfusion Guidelines Panel. Platelet transfusion: a systematic review of the clinical evidence. Transfusion 2015 May; 55(5):1116-1127; quiz 1115. doi: 10.1111/trf.12943.

10. Estcourt LJ, Desborough M, Hopewell S, Trivella M, Doree C, Stanworth S. Comparison of different platelet transfusion thresholds prior to insertion of central lines in patients with thrombocytopenia. Cochrane Database Syst Rev 2015 Jun 23; 2015(6). pii: CD011771.

11. Nahirniak S, Slichter SJ, Tanael S, Rebulla P, Pavenski K, Vassallo R, Fung M, Duquesnoy R, Saw CL, Stanworth S, Tinmouth A, Hume H, Ponnampalam A, Moltzan C, Berry B, Shehata N, International Collaboration for Transfusion Medicine Guidelines. Guidance on platelet transfusion for patients with hypoproliferative thrombocytopenia. Transfus Med Rev 2015 Jan; 29(1):3-13. doi: 10.1016/j.tmrv.2014.11.004.

12. Kaufman RM, Djulbegovic B, Gernsheimer T, Kleinman S, Tinmouth AT, Capocelli KE, Cipolle MD, Cohn CS, Fung MK, Grossman BJ, Mintz PD, O'Malley BA, Sesok-Pizzini DA, Shander A, Stack GE, Webert KE, Weinstein R, Welch BG, Whitman GJ, Wong EC, Tobian AA; AABB. Platelet transfusion: a clinical practice guideline from the AABB. Ann Intern Med 2015 Feb 3; 162(3):205-213. doi: 10.7326/M14-1589.

13. Stanworth SJ, Estcourt LJ, Powter G, Kahan BC, Dyer C, Choo L, Bakrania L, Llewelyn C, Littlewood T, Soutar R, Norfolk D, Copplestone A, Smith N, Kerr P, Jones G, Raj K, Westerman DA, Szer J, Jackson N, Bardy PG, Plews D, Lyons S, Bielby L, Wood EM, Murphy MF, TOPPS Investigators. A no-prophylaxis platelet-transfusion strategy for hematologic cancers. N Engl J Med 2013 May 9; 368(19):1771-1780. doi: 10.1056/NEJMoa1212772.

14. Wandt H, Schaefer-Eckart K, Wendelin K, Pilz B, Wilhelm M, Thalheimer M, Mahlknecht U, Ho A, Schaich M, Kramer M, Kaufmann M, Leimer L, Schwerdtfeger R, Conradi R, Dölken G, Klenner A, Hänel M, Herbst R, Junghanss C, Ehninger G, Study Alliance Leukemia. Therapeutic platelet transfusion versus routine prophylactic transfusion in patients with haematological malignancies: an open-label, multicentre, randomised study. Lancet 2012 Oct 13; 380(9850):1309-1316. doi: 10.1016/S0140-6736 (12)60689-8.

15. Otrock ZK, Liu C, Grossman BJ. Platelet transfusion in thrombotic thrombocytopenic purpura. Vox Sang 2015 Aug; 109(2):168-172. doi: 10.1111/vox. 12274.

16. Stanworth SJ, Navarrete C, Estcourt L, Marsh J. Platelet refractoriness--practical approaches and ongoing dilemmas in patient management. Br J Haematol 2015 Nov; 171(3):297-305.

23

TRANSFUSÃO DE GRANULÓCITOS

Adriana Seber
Paula Gracielle Guedes Granja

INTRODUÇÃO

Os avanços no tratamento do câncer têm permitido terapias cada vez mais agressivas nas últimas décadas, muitas vezes à custa de intensa supressão medular. Apesar do uso de antibióticos de amplo espectro e antifúngicos, um número significativo de pacientes pode vir a falecer em virtude da ausência de resposta ao tratamento, situação em que a recuperação hematológica é fundamental para a resolução dos processos infecciosos.

Os neutrófilos representam a principal frente de defesa contra infecções fúngicas e bacterianas. A produção diária de granulócitos em adultos saudáveis gira em torno de 6×10^9/kg, mas apenas 10% circulam no sangue periférico, com meia-vida de cerca de 6 dias.[1] Considera-se neutropenia a contagem inferior a 1.000 neutrófilos/mm³ no primeiro ano de vida, ou inferior a 1.500/mm³ a partir de 1 ano até a idade adulta. Nesses casos, a neutropenia é classificada como leve (1.000-1.500 neutrófilos/mm³), moderada (1.000-500 neutrófilos/mm³) ou grave (inferior a 500 neutrófilos/mm³).[2,3] Indivíduos afrodescendentes saudáveis podem ter contagem de leucócitos 20% inferior à dos caucasianos, condição denominada neutropenia étnica benigna.[4]

A neutropenia grave apresenta risco para infecções invasivas fúngica e bacteriana, sendo esse risco proporcional à intensidade e à duração da neutropenia.[5] Essa condição é reversível na maioria dos casos, geralmente quando associada à infiltração medular pela doença (como nas leucemias), ao tratamento oncológico quimioterápico e ao transplante de medula óssea. Há também doenças que cursam com falta de produção de neutrófilos, como a aplasia[6] e a neutropenia congênita,[7] e outras que apresentam disfunção desses componentes, como a doença granulomatosa crônica[8,9] e o defeito de adesão leucocitária.[10,11] Pacientes neutropênicos com infecções fúngicas invasivas têm prognóstico sombrio, com mortalidade alta, sendo praticamente impossível cessar as infecções sem a resolução do quadro de neutropenia.[12,13] Não apenas indivíduos nessa situação clínica podem ser afetados, mas também aqueles gravemente imunossuprimidos, principalmente pelo uso prolongado de doses elevadas de corticosteroides que comprometem a capacidade de migração neutrofílica para o sítio da infecção.[14]

Transfusões de granulócitos em pacientes com neutropenia, ou com distúrbios da sua função, já foram descritas décadas passadas quando os primeiros relatos trouxeram a expectativa de que esta seria uma opção terapêutica viável e efetiva para casos de neutropenia grave e infecção.[15] Assim como foi possível dar suporte aos pacientes com transfusão de concentrados de hemácias e de plaquetas no período de aplasia, acreditou-se também que a transfusão de granulócitos possibilitaria reduzir a morbimortalidade associada à infecção. Na década de 1960 pacientes portadores de leucemia mieloide crônica eram utilizados como doadores de granulócitos pela alta disponibilidade de células em seu sangue periférico,[16] porém a qualidade do produto final obtido não resultava em sucesso terapêutico.[17] A técnica utilizada era somente a sedimentação do sangue total, culminando em números reduzidos de células infundidas. Na década de 1980 foram iniciadas as técnicas de aférese,[18] permitindo um incremento na contagem final de células do produto, principalmente após a introdução de fatores sedimentantes (hidroxietil *starch*) para auxiliar a separação celular durante o processo de coleta.[19] O uso do corticoide oral na mobilização de doadores saudáveis surgiu como opção, porém nem sempre se conseguia uma contagem superior a 1×10^{10} no produto. Na década de 1990 o uso do fator estimulador de colônias de granulócitos (G-CSF) no doador permitiu um aumento significativo no número de células do produto. Estudos recentes demonstraram a potencialização da mobilização quando associadas duas medicações – dexametasona via oral e G-CSF via subcutânea –, administradas entre 8 e 12 horas antes da coleta, favorecendo a obtenção de produtos com até 8×10^{10} granulócitos.[11,20-24]

Granulócitos obtidos por *pools* separados de unidades de sangue total são ainda utilizados no Reino Unido.[25] Entretanto, existe nessa técnica o risco acentuado de aloimunização e de contaminação por agentes transmissíveis pelo sangue, uma vez que é necessário o processamento de cerca de 10 a 20 unidades para cada transfusão em adultos, e de até 20 mL/kg em crianças, obtendo-se produtos finais com baixa leucometria.[11] Resultados clínicos com transfusões de granulócitos ainda estão aquém do esperado, mesmo com melhorias biotecnológicas como a utilização de equipamentos automatizados de coleta seletiva, soluções hemossedimentantes para melhor separação de células e uso de G-CSF na mobilização dos doadores.[26,27]

Estudos clínicos randomizados com grupos clínicos comparáveis e número significativo de participantes são extremamente escassos, com limitação na obtenção de doadores voluntários, na padronização de rotinas e na consolidação de protocolos para a efetivação da transfusão de granulócitos na prática clínica.[11,28] As dificuldades são evidenciadas em diferentes trabalhos, como o estudo demonstrado na revisão Cochrane, de 2016,[27] que pretendeu comparar a eficácia e a segurança da terapia antimicrobiana, associada ou não à transfusão de granulócitos. Os principais desfechos analisados foram: óbito em 30 dias, resolução total ou parcial da infecção, duração da febre, dias de terapia antimicrobiana, incremento do número de neutrófilos e eventos adversos. Nos 10 estudos levantados entre os anos 1975 e 2015 havia 587 participantes; seis estudos incluíam adultos e crianças com neutropenia secundária à quimioterapia ou a transplante de medula óssea, e dois estudos tiveram recrutamento insuficiente. A revisão Cochrane ressalta o baixo grau de evidência em razão do número insuficiente de participantes, não sendo possível apoiar ou refutar o uso da transfusão de granulócitos.[27]

O estudo clínico randomizado RING (Resolving Infection in Neutropenia with Granulocytes), realizado entre 2008 e 2013,[29] avaliou 114 pacientes com neutropenia grave secundária à falência medular causada pela doença de base ou seu tratamento cursando com infecção bacteriana ou fúngica invasiva. A pesquisa teve como finalidade comparar a resposta e a sobrevida de pacientes cujo tratamento havia sido feito com antimicrobiano padrão associado ou não à transfusão de granulócitos. Do número total, 10 pacientes eram menores de 18 anos, 71 tinham entre 18 e 65 anos e 33 mais de 65; 58 foram alocados no grupo-controle para receberem tratamento antimicrobiano padrão, e 56 para receberem tratamento antimicrobiano padrão associado à transfusão de granulócitos. Os pacientes obtiveram, em média, cinco transfusões e foram duplamente avaliados: após 42 dias quanto à resposta infecciosa e à sobrevida, e após 3 meses quanto à sobrevida. Outros desfechos como aloimunização e reação à transfusão também foram observados. Não houve diferença significativa no desfecho primário entre os dois grupos: sucesso de 49% com granulócitos contra 41% sem granulócitos, o que pode ser justificado pelo número reduzido de pacientes avaliáveis. A dose de granulócitos, entretanto, teve impacto significante: pacientes com dose de granulócitos superior a 4×10^{10} ou $\geq 0,6 \times 10^9$/kg tiveram sucesso na terapêutica de 59%, comparado com apenas 15% no grupo que recebeu dose de granulócitos abaixo de $0,6 \times 10^9$/kg (p < 0,01).[29]

A Agência Nacional de Vigilância Sanitária (ANVISA) publicou na Portaria nº 153, de 2004, diretrizes para a transfusão de granulócitos como parte do Regulamento Técnico para os Procedimentos Hemoterápicos. Nessas diretrizes incluiu orientações em relação à coleta, ao processamento, à testagem, ao armazenamento, ao transporte, ao controle de qualidade e ao uso de sangue humano e de seus componentes obtidos do sangue venoso, do cordão umbilical, da placenta e da medula óssea.[30] Essa Portaria foi posteriormente substituída pela de nº 158, de 4 de fevereiro de 2016, que redefiniu o regulamento técnico de procedimentos hemoterápicos e estabeleceu em 1×10^{10} o número mínimo de granulócitos por bolsa.[31] Em 2006, o Granulocyte Working Group publicou recomendações para o uso da transfusão de granulócitos com sucessivas revisões, a última em 2016.[32] Outras publicações que tratam da aquisição e uso dos granulócitos, bem como seus efeitos adversos e benefícios, também esbarram no número limitado de participantes. Entretanto, diferentes descrições de casos e experiências de serviços relatam resultados satisfatórios isolados, apesar de dificuldades na padronização de rotinas.[33-37]

CRITÉRIOS PARA A INDICAÇÃO DE TRANSFUSÃO DE GRANULÓCITOS[11,19,30-38]

- Pacientes com contagem de neutrófilos em sangue periférico inferior a 500/mm^3 ou com alteração congênita na função dos granulócitos; _e_
- Tratamento com o objetivo de cura da doença de base; _e_
- Expectativa de que a neutropenia ou disfunção neutrofílica tenham duração superior a 5 dias; _e_

- Infecção fúngica ou bacteriana comprovada e/ou altamente provável (demonstrada por lesões de pele, de mucosa, ou assinaladas em exames radiológicos) sem resposta clínica aos antimicrobianos utilizados por pelo menos 48 horas, exceto em casos de risco de morte associado à infecção;
- Infecções fulminantes, como aspergilose, rinossinusite fúngica invasiva ou secundária a *Pseudomonas* sp., celulite de face;
- Rejeição do enxerto ou demora excessiva para a enxertia em pacientes transplantados com células-tronco hematopoéticas até que haja a pega de um segundo transplante.

Doadores consanguíneos não devem doar granulócitos para candidatos ao transplante de células-tronco hematopoéticas para evitar a aloimunização e o desenvolvimento de anticorpos específicos contra os antígenos de histocompatibilidade (HLA) do doador, que aumentam consideravelmente a chance de rejeição do enxerto. Isso é particularmente importante pelo grande número de transplantes haploidênticos com o uso de ciclofosfamida após o transplante para a prevenção da doença do enxerto contra hospedeiro. Nos pacientes não neutropênicos portadores de doenças congênitas com disfunção de neutrófilos, como a doença granulomatosa crônica ou deficiência de adesão leucocitária, está indicada a transfusão de granulócitos seguindo os mesmos critérios de infecção. Na sepse neonatal a imaturidade do sistema fagocitário seria igualmente uma indicação para a transfusão de granulócitos. Estudos clínicos mostraram benefícios com essa terapia quando comparada com o tratamento antimicrobiano padrão ou uso de imunoglobulina, porém com evidências insuficientes para uma efetiva recomendação.[28]

TRANSFUSÃO PROFILÁTICA DE GRANULÓCITOS

O uso profilático da transfusão de granulócitos é controverso, fundamentado somente em relatos de casos.[26,34-37,39,40] Sua indicação seria a prevenção de infecções graves em pacientes com neutropenia intensa[41] como aqueles submetidos ao transplante de células-tronco hematopoéticas, com infecção fúngica ainda em tratamento, em que o tempo até a resolução completa do quadro infeccioso poderia

CONTRAINDICAÇÕES PARA A TRANSFUSÃO DE GRANULÓCITOS

Pacientes em sepse sem neutropenia ou disfunção de neutrófilos e aqueles com doença de base sem possibilidade de cura não devem ser candidatos à transfusão de granulócitos.

CAPTAÇÃO DE DOADORES, MOBILIZAÇÃO E COLETA DE GRANULÓCITOS

Segundo a Portaria nº 158, de 4 de fevereiro de 2016,[31] a coleta de granulócitos deve ser realizada de acordo com protocolo especialmente elaborado pelo serviço, sendo permitida a utilização de G-CSF e/ou corticosteroides e agentes hemossedimentantes nos doadores desde que especificados no protocolo institucional. O procedimento poderá ser realizado apenas se a contagem de leucócitos no sangue periférico do doador for superior a 5.000/mm^3. A realização de contagens celulares em todos os concentrados de granulócitos coletados é obrigatória, e todos os doadores devem assinar o termo de consentimento livre e esclarecido no qual devem constar informações sobre os riscos e as complicações referentes ao uso dos medicamentos utilizados no processo de mobilização dos leucócitos.[31] A baixa disponibilidade de doadores em virtude das dificuldades de retornos seguidos ao serviço para realização do procedimento, ou por não preencherem os critérios para doação, aliada ao alto custo do procedimento colaboram para a reduzida utilização de transfusão de granulócitos na prática clínica. Após a indicação, são necessários 3 a 5 dias, em média, para preparar os doadores, geralmente familiares ou amigos dos pacientes que não devem ser consanguíneos no caso de pacientes candidatos a transplante de células-tronco hematopoéticas. Doadores não aparentados, em sua maioria, são convocados pelos cadastros para doação de plaquetas por aférese, sabidamente portadores de acesso venoso calibroso, com sorologias de repetição negativas, familiarizados com as rotinas de doação.

Os critérios para seleção de doadores de granulócitos incluem: triagem clínica e laboratorial para doadores de sangue segundo normas vigentes; exclusão de gravidez e de traço falciforme (casos em que a segurança no uso do G-CSF não foi comprovada); ausência de doenças como hipertensão, diabetes, úlcera gastrointestinal, glaucoma, tuberculose, infecção fúngica pregressa ou história de alergia aos esteroides ou ao *starch*. Os doadores necessitam de avaliação quanto ao calibre do acesso venoso, tipagem sanguínea ABO e sorologia para HIV, HTLV, hepatites B e C, doença de Chagas e sífilis.

O G-CSF 5 a 6 µg/kg (300 a 600 µg) por via subcutânea, associado ou não à dexametasona 8 mg VO, administrado entre 8 e 12 horas antes do procedimento, possibilita a coleta de até $5\text{-}8 \times 10^{10}$ granulócitos, número ideal para gerar resultados clínicos satisfatórios. No estudo RING, pacientes que receberam dose de granulócitos superior a 4×10^{10} ou $\geq 0,6 \times 10^9$/kg tiveram sucesso da terapêutica de 59%, comparados com apenas 15% no grupo que recebeu dose de granulócitos abaixo de $0,6 \times 10^9$/kg (p < 0,01).[29]

A logística é complexa, sendo necessárias, em média, três visitas do doador ao serviço de hemoterapia para cada coleta de granulócitos. A primeira visita tem como objetivos coleta de exames e avaliação de acesso, triagem clínica inicial e assinatura do termo de consentimento livre e esclarecido para a doação; a segunda é para administrar medicações de mobilização (no fim do dia, cerca de 8 a 12 horas antes do início do procedimento); a terceira é para a coleta propriamente dita, que dura entre 3 e 4 horas. Essa logística exige do seleto grupo de doadores uma disponibilidade acima da habitual, o que restringe ainda mais o número de voluntários.

EVENTOS ADVERSOS RELACIONADOS COM O PROCESSO DE DOAÇÃO DE GRANULÓCITOS

Não há evidências suficientes quanto à frequência segura na coleta de granulócitos para doadores saudáveis. Muitos serviços usam o mesmo limite estimado para doação de plaquetas, que é de duas vezes por semana com intervalo mínimo de 48 horas entre elas, não ultrapassando quatro vezes ao mês ou 24 doações ao ano. Na aférese, realizada em equipamentos automatizados ou semiautomatizados, é possível processar em torno de 7 a 10 litros de sangue do doador durante cerca de 150 a 180 minutos, de maneira relativamente segura.[42]

O grupo da Duke University Medical Center, na Carolina do Norte, Estados Unidos, publicou sua experiência na coleta de 1.536 produtos de 148 doadores, sendo os concentrados de granulócitos coletados duas vezes por semana de um só doador, fracionados em até três alíquotas administradas em dias sucessivos, sem efeitos adversos graves ou perda da efetividade da transfusão.[11]

EFEITOS RELACIONADOS COM O USO DO G-CSF

- Dor no corpo e sensação de fadiga podem estar presentes em cerca de 90% dos doadores, mas costumam durar poucos dias e cedem com analgésicos comuns.
- Dor óssea secundária à expansão da medula óssea pelo aumento do número de leucócitos.
- Reações alérgicas.
- Trombose, que pode estar relacionada com o aumento da leucometria, porém é um evento raro.
- Ruptura esplênica é o efeito adverso mais grave, porém extremamente raro.
- Desenvolvimento de doenças linfoproliferativas é uma associação teórica que, entretanto, nunca foi comprovada.

EFEITOS RELACIONADOS COM O USO REPETIDO E PROLONGADO DO CORTICOSTEROIDE DEXAMETASONA

- Catarata subcapsular.
- Insônia e inquietação.
- Elevação da glicemia.
- Gastrite.

EFEITOS ADVERSOS RELACIONADOS COM O PROCEDIMENTO DE AFÉRESE

- Dor e hematoma locais pela punção venosa.
- Sintomas de hipocalcemia como parestesias e náuseas, relacionados com o uso do anticoagulante citrato. Nesse caso, o uso profilático ou terapêutico da reposição de cálcio varia de acordo com a rotina de cada serviço.

- Retenção hídrica, aumento dos níveis de pressão arterial e aumento transitório de peso corporal, relacionados com o uso do hemossedimentante (hidroxietil *starch* 6%).

PREPARO, ARMAZENAMENTO E LIBERAÇÃO DO PRODUTO

Após a coleta dos granulócitos, a bolsa deve ser armazenada em repouso, sem agitação, em temperatura de até 22 ºC, com variação de 2 ºC para mais ou para menos. Recomenda-se que a transfusão seja feita o quanto antes, em até 24 horas.[31]

A irradiação da bolsa de granulócitos para a inativação dos linfócitos T do doador é mandatória, prevenindo a doença do enxerto contra hospedeiro transfusional, condição geralmente fatal. A maioria dos trabalhos utiliza uma dose de 25 a 40 Gy na porção central da bolsa, sem prejuízo à qualidade do produto. Nenhum ponto da bolsa deve receber menos que 15 ou mais que 50 Gy.

O produto deve ser idealmente ABO compatível com o receptor, pela presença de contaminação com hemácias, sendo obrigatório pelo Ministério da Saúde a realização de testes de compatibilidade entre o soro-plasma do receptor e as hemácias do doador antes da administração do G-CSF no doador.[31] O RhD também deve ser respeitado, recomendando-se uma profilaxia com imunoglobulina anti-D em casos de exposição até 72 horas após a transfusão (para meninas e mulheres em idade fértil com RhD negativo). Caso o paciente já apresente aloimunização com anti-D, o uso da imunoglobulina é contraindicado. Serviços como a Duke University Medical Center[43] e o National Institute of Health,[44] nos Estados Unidos, utilizam granulócitos ABO incompatíveis, com depleção de plasma e/ou hemácias quando indicado, assim como realizado na medula óssea para transplante.

Para melhor rendimento dos granulócitos transfundidos, o ideal seria a seleção de doadores com compatibilidade HLA, ou com *crossmatch* linfocitário negativo.[34] Contudo, essa alternativa deve ser preservada para os casos já conhecidos de aloimunização anti-HLA ou naqueles sem resposta à transfusão (ausência de elevação dos granulócitos após a transfusão), visto que é muito difícil conseguir esse tipo de doador. Indivíduos consanguíneos não devem ser doadores de granulócitos para pacientes que possam ter indicação de transplante de células-tronco hematopoéticas.[45]

As sorologias devem ser finalizadas antes da infusão do produto em amostras colhidas até 72 horas da coleta. Atenção especial deve ser dada ao receptor negativo para citomegalovírus (CMV). Devido ao risco de infecção associada à transfusão, os doadores devem ter também sorologia negativa para o CMV, já que o produto não pode ser leucodepletado. Uma alíquota da bolsa deve ser reservada para realizar hemograma e determinação do número de neutrófilos totais no produto. Sugere-se, também, teste de esterilidade para controle de qualidade.[31]

INFUSÃO E REAÇÕES ADVERSAS RELACIONADAS COM A TRANSFUSÃO DE GRANULÓCITOS

Recomenda-se pré-medicação do paciente com paracetamol e difenidramina, cerca de 30 a 45 minutos antes da transfusão, para a prevenção de reações adversas. O uso de corticoide como pré-medicação também está indicado.

Os granulócitos devem ser transfundidos com equipo descartável livre de pirógenos com filtro capaz de reter agregados e coágulos (170-200 micras), mas nunca com filtros de deleucotização.[11,25,31] O início deve ser lento (cerca de 2 mL por minuto), com monitoramento cuidadoso dos sinais vitais e da saturação de oxigênio, sendo finalizada no prazo de 2 a 4 horas.[44] Deve-se evitar a infusão próxima à administração da anfotericina B, sendo ideal um intervalo mínimo de 4 a 6 horas, haja vista relatos que atestam o desenvolvimento de reações pulmonares graves.[21,46,47] Se possível, aguardar ao menos 3 horas de intervalo entre a transfusão de outro hemocomponente e a transfusão de granulócitos.

Aproximadamente 25 a 30% das transfusões de granulócitos cursam com algum tipo de reação transfusional, na maioria dos casos leves a moderadas, sendo 1 a 7% delas classificadas como graves. Reação febril não hemolítica (com febre e/ou tremores-calafrios) e reação alérgica são as mais frequentes. Aloimunização HLA, reações pulmonares agudas associadas à transfusão, incluindo TRALI, reação do enxerto contra hospedeiro transfusional e infecções transmitidas por transfusão são outras complicações relatadas.

CRITÉRIOS PARA A SUSPENSÃO DA TRANSFUSÃO DE GRANULÓCITOS[19,30]

Na maioria dos casos, a transfusão de granulócitos é diária, por período variável de 4 a 8 dias, até a resolução da infecção ou recuperação medular. A transfusão de granulócitos é geralmente suspensa quando há:

- Aumento na contagem dos neutrófilos > $500/mm^3$ ou monocitose.
- Resolução do processo infeccioso.
- Reações transfusionais graves, associadas à infusão dos granulócitos.
- Deterioração clínica significativa nas 72 horas após o início das transfusões.

A estreita relação e a comunicação efetiva entre a equipe de hemoterapia e a equipe clínica responsável pelo paciente são muito importantes nesse processo. Sendo o granulócito um produto coletado para um paciente específico, que tem alto custo e requer preparo prévio do doador, as intercorrências clínicas e/ou as evoluções indesejáveis devem ser prontamente compartilhadas, permitindo adequada programação e otimização dos recursos.

A transfusão de granulócitos é uma opção terapêutica importante no manejo do paciente neutropênico com infecção potencialmente grave, entretanto não deve ser usada somente como recurso último em pacientes em fase avançada de septicemia e com insuficiência de múltiplos órgãos. Seu uso precoce pode ter impacto na sobrevida do paciente, mas nenhuma medida terapêutica terá impacto em pacientes que se encontram em fase terminal.[41]

A carência de estudos randomizados com número expressivo de pacientes, a ausência de rotinas padronizadas e a dificuldade na obtenção do produto dificultam conclusões definitivas que corroborem seu uso na prática clínica. São necessários esforços por parte das equipes clínicas para reverter esse cenário, permitindo a comprovação científica do seu benefício na recuperação dos pacientes, bem como a melhoria de todos os processos envolvidos na terapêutica com transfusão de granulócitos.[24]

REFERÊNCIAS BIBLIOGRÁFICAS

1. Dancey JT, Deubelbeiss KA, Harker LA, Finch CA. Neutrophil kinetics in man. J Clin Invest 1976; 58(3):705-715. PubMed PMID: 956397; PubMed Central PMCID: PMC333229.

2. Duval M, Daniel S.J. Common terminology criteria for adverse events; 2012. Acessado em 21 de maio de 2015. Disponível em https://evs.nci.nih.gov/.../CTCAE/CTCAE_4.03_2010-06-14_QuickReference.

3. Boxer LA. How to approach neutropenia. Hematology Am Soc Hematol Educ Program 2012; 174-182. doi: 10.1182/asheducation-2012.1.174. Review. PubMed MID: 23233578.

4. Hsieh MM, Tisdale JF, Rodgers GP, Young NS, Trimble EL, Little RF. Neutrophil counting african americans: lowering the target cutoff to initiate or resume chemotherapy? J Clin Oncol 2010; 28(10):1633-1637. doi: 10.1200/JCO.2009.24.3881. PubMed PMID: 20194862; PubMed Central PMCID: PMC2849762.

5. Bodey GP, Buckley M, Sathe YS, Freireich EJ. Quantitative relationships between circulating leukocytes and infection in patients. Ann Intern Med 1966; 64(2):328-340. PubMed PMID: 5216294.

6. O'Donghaile D, Childs RW, Leitman SF. Blood consult: granulocyte transfusions to treat invasive aspergillosis in a patient with severe aplastic anemia awaiting mismatched hematopoietic progenitor cell transplantation. Blood 2012; 119(6):1353-1355. doi: 10.1182/blood-2011-10-345751. Epub 2011 Nov 22 PubMed Central PMCID: PMC3286204.

7. Fioredda F, Calvillo M, Bonanomi S, Coliva T, Tucci F, Farruggia P, et al. Congenital and acquired neutropenias consensus guidelines on therapy and follow-up in childhood. Am J Hematol 2012; 87(2):238-243. doi: 10.1002/ajh.22242. PubMed PMID: 22213173.

8. Antachopoulos C. Invasive fungal infections in congenital immunodeficiencies. Clin Microbiol Infect 2010; 16(9):1335-1342. doi: 10.1111/j.1469-0691.2010.03289.x. Review. PubMed PMID: 20840542.

9. Falcone EL, Holland SM. Invasive fungal infection in chronic granulomatous disease: insights into pathogenesis and management. Curr Opin Infect Dis 2012; 25(6):658-669. doi: 10.1097/QCO.0b013e328358b0a4. Review. PubMed PMID: 22964947.

10. Tipu HN, Tahir A, Ahmed TA, Hazir T, Waqar MA. Leukocyte adhesion defect. J Pak Med Assoc 2008; 58(11):643-645. PubMed PMID: 19024141.

11. Cugno C, Deola S, Filippini P, Stroncek DF, Rutella S. Granulocyte transfusions in children and adults with hematological malignancies and benefits and controversies. J Transl Med 2015; 13:362. Published on-line 2015 Nov 16. doi 10.1186/s12967-015-0724-5 PMCID: PMC4647505.

12. Wattier RL, Dvorak CC, Hoffman JA, Brozovich AA, Bin-Hussain I, Groll AH, et al. A prospective,

international cohort study of invasive mold infections in children. J Pediatric Infect Dis Soc 2015; 4(4):313-322. Published on-line 2014 Jul 16. doi: 10.1093/jpids/piu074. PMCID: PMC4681382.

13. Hahn-Ast C, Glasmacher A, Mückter S, Schmitz A, Kraemer A, Marklein G et al. Overall survival and fungal infection-related mortality in patients with invasive fungal infection and neutropenia after myelosuppressive chemotherapy in a tertiary care centre from 1995 to 2006. J Antimicrob Chemother 2010; 65(4):761-768. doi: 10.1093/jac/dkp507. PubMed PMID: 20106864; PubMed Central PMCID: PMC2837550.

14. Tacke D, Buchheidt D, Karthaus M, Krause SW, Maschmeyer G, Neumann S, et al. Primary prophylaxis of invasive fungal infections in patients with haematologic malignancies. 2014 update of the recommendations of the Infectious Diseases Working Party of the German Society for Haematology and Oncology. Ann Hematol 2014; 93(9):1449-1456. doi: 10.1007/s00277-014-2108-y. Review. PubMed PMID: 24951122.

15. Curtis JE, Hasselback R, Bergsagel DE. Leukocyte transfusions for the prophylaxis and treatment of infections associated with granulocytopenia. Can Med Assoc J 1977; 117(4):341-345. PMCID: PMC1879729.

16. Drewniak A, Kuijpers TW. Granulocyte transfusion therapy: randomization after all? Haematologica 2009; 94(12):1644-1648. doi: 10.3324/haematol.2009.013680. PubMed PMID: 19996116; PubMed Central PMCID: PMC2791939.

17. Eyre HJ, Goldstein IM, Perry S, Graw RG Jr. Leukocyte transfusions: function of transfused granulocytes from donors with chronic myelocytic leukemia. Blood 1970; 36(4):432-442. PubMed PMID: 5271808.

18. McLeod BC. Therapeutic apheresis: history, clinical application, and lingering uncertainties. Transfusion 2010; 50(7):1413-1426. doi: 10.1111/j.1537-2995.2009.02505.x. Epub 2009 Nov 20. PMID: 19951311 [PubMed – indexed for MEDLINE].

19. Ambruso DR. Hydroxyethyl starch and granulocyte transfusions: considerations of utility and toxicity profile for patients and donors. Transfusion 2015; 55(4):911-918. doi: 10.1111/trf.12892. Review. PubMed PMID: 25315227.

20. Liles WC, Huang JE, Llewellyn C, SenGupta D, Price TH, Dale DC. A comparative trial of granulocyte-colony-stimulating factor and dexamethasone, separately and in combination, for the mobilization of neutrophils in the peripheral blood of normal volunteers. Transfusion 1997; 37(2):182-187. PubMed PMID: 9051093.

21. Lee JJ, Song HC, Chung IJ, Bom HS, Cho D, Kim HJ. Clinical efficacy and prediction of response to granulocyte transfusion therapy for patients with neutropenia-related infections. Haematologica 2004; 89(5):632-633. PubMed PMID: 15136239.

22. Cancelas JA, Padmanabhan A, Le T, Ambruso DR, Rugg N, Worsham DN, Pinkard SL, et al. Spectra Optia granulocyte apheresis collections result in higher collection efficiency of viable, functional neutrophils in a randomized, crossover, multicenter trial. Transfusion 2015; 55(4):748-755. doi: 10.1111/trf.12907. PubMed PMID: 25382805.

23. Dale DC, Price TH. Granulocyte transfusion therapy: a new era? Curr Opin Hematol 2009; 16(1):1-2. doi: 10.1097/MOH.0b013e32831d7953. PubMed PMID: 19057197; PubMed Central PMCID: PMC2674763.

24. Strauss RG. Neutrophil/granulocyte transfusions collected from G-CSF dexamethasone-stimulated donors. Curr Opin Hematol 2015; 22(6):565-567. doi 10.1097/MOH.0000000000000189. Review. PubMed PMID: 26414186.

25. Bashir S, Stanworth S, Massey E, Goddard F, Cardigan R. Neutrophil function is preserved in a pooled granulocyte component prepared from whole blood donations. Br J Haematol 2008; 140(6):701-711. doi: 10.1111/j.1365-2141.2008.06996.x. PubMed PMID: 18302716.

26. Strauss RG. Role of granulocyte/neutrophil transfusions for haematology/oncology patients in the modern era. Br J Haematol 2012; 158(3):299-306. doi: 10.1111/j.1365-2141.2012.09190.x. Review. PubMed PMID: 22712550.

27. Estcourt LJ, Stanworth SJ, Hopewell S, Doree C, Trivella M, Massey E. Granulocyte transfusions for treating infections in people with neutropenia or neutrophil dysfunction. Cochrane Database Syst Rev 2016; 4:CD005339. doi: 10.1002/14651858.CD005339. pub2. Review. PubMed PMID: 27128488; PubMed Central. PMCID: PMC4930145.

28. Vamvakas EC, Pineda AA. Meta-analysis of clinical studies of the efficacy of granulocyte transfusions in the treatment of bacterial sepsis. J Clin Apher 1996; 11(1):1-9. PubMed PMID: 8722714.

29. Price TH, Boeckh M, Harrison RW, McCullough J, Ness PM, Strauss RG, et al. Efficacy of transfusion with granulocytes from G-CSF/dexamethasone-treated donors in neutropenic patients with infection. Blood 2015 Oct 29;126(18):2153-2161. doi: 10.1182/blood-2015-05-645986. PubMed PMID: 26333778; PubMed Central PMCID: PMC4626256.

30. Brasil. Ministério da Saúde. Gabinete do Ministro. Portaria nº 153, de 14 de junho de 2004. Determina o Regulamento Técnico para os procedimentos hemoterápicos, incluindo a coleta, o processamento, a testagem, o armazenamento, o transporte, o controle de qualidade e o uso humano de sangue, e seus componentes, obtidos do sangue venoso, do cordão umbilical, da placenta e da medula óssea. http://www.cvs.saude.sp.gov.br.

31. Brasil. Ministério da Saúde. Gabinete do Ministro. Portaria nº 158, de 4 de fevereiro de 2016. Redefine o regulamento técnico de procedimentos hemoterápicos. http://www.cvs.saude.sp.gov.br.

32. Massey E. Clinical guidelines for the use of granulocyte transfusions, Granulocyte Working Group 2016 (review) NHS Blood and Transplant. http://hospital.blood.co.uk/resources/clinical-guidelines/.

33. Sachs UJ, Reiter A, Walter T, Bein G, Woessmann W. Safety and efficacy of therapeutic early onset granulocyte transfusions in pediatric patients with neutropenia and severe infections. Transfusion 2006; 46(11):1909-1914. PubMed PMID: 17076845.

34. Nikolajeva O, Mijovic A, Hess D, Tatam E, Amrolia P, Chiesa R, et al. Single-donor granulocyte transfusions for improving the outcome of high-risk pediatric patients with known bacterial and fungal infections undergoing stem cell transplantation: a 10-year single-center experience. Bone Marrow Transplant 2015; 50(6):846-849. doi: 10.1038/bmt.2015.53. PubMed PMID: 25822222.

35. Ginani VC, Marconcini JF, Terzian CCN, Zecchin VG, Gouveia RV, Villela NC, et al. Transfusão de granulócitos para profilaxia de progressão de infecção por fungos filamentosos durante o transplante alogênico de medula óssea e sangue de cordão umbilical/placenta. XIV Congresso da Sociedade Brasileira de Transplante de Medula Óssea, 2010, Recife. Rev Bras Hematol Hemoter 2010; 32:31-57.

36. Luzzi JR, Ginani VC, Borba CC, Goto E.H, Seber A. Uso de transfusão de granulócitos como tratamento coadjuvante e pacientes com doença fúngica invasiva ativa durante o transplante de medula óssea alogênico. Abs 780. Rev Bras Hematol Hemoter 2015; 37(Supl 1):275.

37. Polis LB, Jr BPAP, Santis GC, Neto OAM, Neves FIR, Bonilha TA, et al. Transfusão de granulócitos em crianças com doenças onco-hematológicas e neutropenia febril: experiência de um centro brasileiro. Rev Bras Hematol Hemoter 2012; 34(Supl 1):9-10.

38. Godfinger D, Lu Q. Granulocyte transfusions. Topic 7951 Version 19.0 Wolters Kluwer. Literature review current through: Dec 2016. This topic last updated: Apr 25, 2016. https://www.uptodate.com/contents/granulocyte-transfusions.

39. Yenicesu I, Sucak G, Dilsiz G, Akf SZ, Yefüin ZA. Hematopoietic stem cell transplantation in a very high risk group of patients with the support of granulocyte transfusion. Indian J Hematol Blood Transfus 2011; 27(3):146-151. doi: 10.1007/s12288-011-0078-y. PubMed PMID: 22942564; PubMed Central PMCID: PMC3155722.

40. Adkins DR, Goodnough LT, Shenoy S, Brown R, Moellering J, Khoury H, et al. Effect of leukocyte compatibility on neutrophil increment after transfusion of granulocyte colony-stimulating factor-mobilized prophylactic granulocyte transfusions and on clinical outcomes after stem cell transplantation. Blood 2000; 95(11):3605-3612. PubMed PMID: 10828051.

41. Seidel MG, Minkov M, Witt V, Matthes-Martin S, Pötschger U, Worel N, et al. Granulocyte transfusions in children and young adults: does the dose matter? J Pediatr Hematol Oncol 2009; 31(3):166-172. doi: 10.1097/MPH.0b013e318196a6f9. PubMed PMID: 19262241.

42. Averbuch D. Granulocyte transfusion. Hadassah Hebrew University Medical Center. Jerusalem/Israel. https://www.ebmt.org/Contents/Resources/Library/Slidebank/AAIDcourse2014/Documents/02_Granulocyte%20transfusion%2015%20sept%2014.pdf.

43. Tewari P, Martin PL, Mendizabal A, Parikh SH, Page KM, Driscoll TA, et al. Myeloablative transplantation using either cord blood or bone marrow leads to immune recovery, high long-term donor chimerism and excellent survival in chronic granulomatous disease. Biol Blood Marrow Transplant 2012; 18(9):1368-1377. doi: 10.1016/j.bbmt.2012.02.002. PubMed PMID: 22326631; PubMed Central PMCID: PMC3540103.

44. Bryant BJ, Yau YY, Byrne PJ, Stroncek DF, Leitman SF. Gravity sedimentation of granulocytapheresis concentrates with hydroxyethyl starch efficiently removes red blood cells and retains neutrophils. Transfusion 2010; 50(6): 1203-1209. Published on-line 2010 Jan 22. doi:10.1111/j.1537-2995.2009.02576.x PMCID: PMC3421031.

45. Ciurea SO, Lima M, Cano P, Korbling M, Giralt S, Shpall EJ, et al. high risk of graft failure in patients with anti-HLA antibodies undergoing haploidentical stem cell transplantation. Transplantation 2009; 88(8):1019-1024. doi:10.1097/TP.0b013e3181b9d710. PMCID: PMC4324621.

46. Wright DG, Robichaud KJ, Pizzo PA, Deisseroth AB. Lethal pulmonary reactions associated with the combined use of amphotericin B and leukocyte transfusions. N Engl J Med 1981; 304(20):1185-1189. PubMed PMID: 7219459.

47. Atay D, Ozturk G, Akcay A, Yanasik M, Anak S, Devecioglu O. Effect and safety of granulocyte transfusions in pediatric patients with febrile neutropenia or defective granulocyte functions. J Pediatr Hematol Oncol 2011; 33(6):e220-225. doi: 10.1097/MPH.0b013e31821ffdf1. PubMed PMID: 21792027.

24

LEUCORREDUÇÃO DE HEMOCOMPONENTES CELULARES

Melca Maria Oliveira Barros
José Orlando Bordin

INTRODUÇÃO

A presença de leucócitos nos hemocomponentes alogênicos transfundidos tem sido associada à ocorrência de determinados efeitos adversos. Até recentemente a presença de leucócitos em vários hemocomponentes alogênicos era praticamente ignorada, no entanto, ao longo das últimas três décadas, tem sido demonstrado que a remoção de leucócitos alogênicos está associada a melhores desfechos clínicos. Esses benefícios relacionados com a leucorredução estão listados na Tabela 24.1, subdivididos de acordo com vários ensaios clínicos, em benefício clínico relevantes; provável benefício clínico; e aqueles cujos os benefícios não são comprovados (ou seja, aqueles que podem ser considerados apenas teoricamente relevante). Assim, a redução do número de leucócitos em hemocompentes alogênico provou ser clinicamente relevante em diminuir a frequência e a gravidade de reações transfusionais febris não hemolíticas (RTFNH); o risco de transmissão de citomegalovírus (CMV); e o risco de aloimunização HLA e, consequentemente, em algumas instâncias, o risco de refratariedade plaquetária após transfusões de plaquetas.[1-3]

TABELA 24.1 BENEFÍCIOS DA LEUCORREDUÇÃO
A. Benefícios clínicos relevantes
1. Redução de reação transfusional febril não hemolítica
2. Redução de aloimunização contra antígenos HLA e refratariedade plaquetária
3. Redução da transmissão de CMV
B. Provável benefício clínico
1. Redução de TRIM (*transfusion associated immunomodulation*)
2. Redução da taxa de mortalidade pós-operatória em cirurgia cardíca
3. Redução da transmissão de doenças infecciosas nVCJB
C. Benefícios clínicos não comprovados mas teoricamente defendidos
1. TRIM (*transfusion associated immunomodulation*)
• Redução da recorrência de câncer
• Redução da infecção pós-operatória
• Redução da taxa de mortalidade pós-operatória em cirurgia geral (não cardíaca)
2. Redução do risco de GVHD
3. Redução do risco de TRALI

A Portaria do Ministério da Saúde nº 2712,[4] de novembro de 2013, define como leucorredução ou deleucotização do concentrado de hemácias (CH), do *pool* de plaquetas e do concentrado de plaquetas (CP) obtido por aférese, aqueles nos quais formam retirados mais de 99,9% de leucócitos do componente original, devendo conter uma quantidade menor que 5×10^6 leucócitos por unidade. O concentrado de plaqueta obtido de uma unidade de sangue total deverá conter menos que $0,83 \times 10^6$ leucócitos por unidade. Uma unidade de sangue total contém cerca de 2 a 3×10^9 leucócitos. Muitos métodos são conhecidos para reduzir a quantidade de leucócitos da unidade original, com variação em eficácia: filtração centrifugação, lavagem, sedimentação, congelamento e descongelamento. A filtração é o método mais eficiente de remoção de leucócitos, sendo o único capaz de promover uma redução de 99,9% (> 3 log) dos leucócitos presentes em uma unidade de sangue, portanto os outros métodos são utilizados apenas para produzir hemocomponentes pobres em leucócitos.

Nos Estados Unidos,[1] uma unidade de concentrado de hemácias ou plaquetas obtidas por aférese é qualificada como leucorreduzida quando contém 5×10^6 leucócitos residuais por unidade, e a unidade de plaquetas randômicas quando contém menos que $8,3 \times 10^5$, semelhante à legislação brasileira. A Europa, com exceção do Reino Unido, propõe que o hemocomponente leucorreduzido deva conter menos que 10^6 leucócitos residuais.[5]

REMOÇÃO DE LEUCÓCITOS POR FILTRAÇÃO

A filtração é o melhor método para remover leucócitos da unidade de sangue original. Entretanto, existem muitas variáveis que interferem na eficiência da leucorredução pelo filtro: tipo de filtro (material, mecanismo de filtração), hemocomponente a ser filtrados (composição, temperatura, velocidade de filtração), período (pré ou pós-estoque) e local de filtração (banco de sangue ou à beira de leito) (Tabela 24.2).

Tipos de filtro

Filtros de 1ª e 2ª geração

Esses filtros estiveram disponíveis no mercado por muitos anos, até o final da década de 1980. São

TABELA 24.2 FATORES QUE AFETAM A EFICIÊNCIA DA FILTRAÇÃO
Tipo de filtro
Composição do hemocomponente
Temperatura do hemocomponente
Velocidade de filtração
Período da filtração • Pré-estoque • Pós-estoque
Local da filtração • À beira de leito • Banco de sangue

capazes de remover microagregados de plaquetas, fibrina e leucócitos dos CH. Os filtros de 1ª geração utilizavam uma técnica chamada de *spin and filter*, em que havia aceleração da formação de agregados de leucócitos por centrifugação do CH estocado a 4 °C. Esses agregados eram então removidos através de filtros com microporos de 40 µm. Essa técnica promovia uma redução de leucócitos inferior a 1 log, mas era capaz de reduzir a frequência de RTFNH. Subsequentemente essa técnica foi modificada, adicionando-se um período de 4 °C entre a centrifugação e filtração, denominada *spin, cool and filter*. Esse período adicional levava a uma maior estabilização na formação dos agregados, removendo uma porcentagem maior de leucócitos, de aproximadamente 1 log, sendo mais eficiente na prevenção da RTFNH.[1,5,6]

Filtros de 3ª geração

No final da década de 1980 foram desenvolvidos filtros capazes de reduzir 3 ou mais log de leucócitos dos hemocomponentes, quando usados em condições ideais. Os filtros de 3ª geração consistem em uma malha de fibras composta, em sua maioria, de poliéster, celulose e, mais recentemente, com microporos de poliuretano.[1,5]

Os mecanismos pelos quais os leucócitos são removidos por esses filtros ainda não estão completamente esclarecidos, sendo sugerido três principais:[6]

- Mecanismo de barreira: principal mecanismo de remoção de monócitos e linfócitos no qual as células não ativadas são retidas pelos poros formados pelas fibras em toda a sua extensão, e cerca de 60 a 90% delas podem ser removidas mediante a lavagem do filtro.

- Adesão direta: os granulócitos ativados emitem pseudópodos e se aderem diretamente às fibras do filtro.
- Adesão indireta: os granulócitos se aderem às plaquetas ativadas que estão fixadas diretamente às fibras do filtro.

Os mecanismos de adesão são irreversíveis, e apenas 30 a 50% das células aderidas podem ser removidas do filtro mediante lavagem.[6]

PROPRIEDADES DOS HEMOCOMPONENTES

A composição dos hemocomponentes, isto é, o número de hemácias, plaquetas e leucócitos, bem como a presença de plasma são importantes na eficiência da leucorredução. As hemácias têm o efeito de empurrar plaquetas e leucócitos, aproximando-os da parede dos vasos. O mesmo efeito é observado no processo de filtração, o que interfere na remoção de leucócitos. As hemácias de doadores heterozigotos para hemoglobina S podem causar obstrução do filtro, tornando impossível a filtração. As plaquetas atuam no mecanismo de adesão indireta dos granulócitos, o que pode ser comprovado pela capacidade de retenção de leucócitos em diversos concentrados de hemácias com número diferente de plaquetas. Além disso, em CP, a filtração pode levar à grande perda de plaquetas. A presença de plasma aumenta o contato entre as fibras, o que aumenta o mecanismo de adesão direta de granulócitos.[1,6]

A temperatura do hemocomponente a ser filtrado é outro fator importante. À temperatura de 4 °C, as membranas dos leucócitos são mais rígidas, sendo mais facilmente retidos pelos poros. A maioria dos filtros apresenta maior eficiência à temperatura de 4 °C.[1,6]

A velocidade de filtração influencia o tempo de contato do sangue e do filtro. Um fluxo lento leva a um decréscimo na eficácia da remoção dos leucócitos, o que é demonstrado quando se compara a filtração à beira de leito, que dura em torno de 2 horas com a filtração realizada no próprio banco de sangue, geralmente realizada em um período inferior a 10 minutos.[1,6]

PERÍODO E LOCAL DE LEUCORREDUÇÃO

A filtração de sangue para a remoção de leucócitos pode ser realizada no período que antecede o armazenamento (pré-estoque) ou após o armazenamento (pós-estoque) no banco de sangue ou à beira de leito. Inúmeros estudos têm sugerido que a filtração pré-estoque oferece mais benefícios. Citocinas, como interleucina (IL) 1, IL-6 e fator de necrose tumoral alfa (TNF-α) acumulam-se durante o estoque em plaquetas não leucorreduzidas. Plaquetas e leucócitos degeneram-se rapidamente no sangue estocado com liberação de enzimas hidrolíticas, histamina e serotonina. Além disso, fragmentos imunogênicos de leucócitos, provenientes do processo de degeneração não podem ser removidos por filtração. Em virtude desses benefícios mostrados, a maioria dos países que optou pela política de leucorredução universal está realizando filtração pré-estoque.[1]

Há evidências de que a filtração pós-estoque realizada no banco de sangue apresenta maior eficiência do que a realizada à beira de leito, na qual as condições de temperatura e velocidade, que interferem no desempenho do filtro, estão mais bem definidas e controladas. Além disso, uma grande desvantagem da filtração à beira de leito é a dificuldade de documentação e controle do processo, uma vez que durante a filtração não pode ser obtida uma amostra para controle de qualidade e ao término do processo a concentração de leucócitos é menor.[1]

BENEFÍCIOS DA LEUCORREDUÇÃO

A filtração de hemocomponentes vem sendo usada para prevenir diversas reações biológicas descritas na Tabela 24.1. Entretanto, convém enfatizar que as vantagens da leucorredução, bem como o grau necessário para prevenir essas reações biológicas, ainda não estão comprovadas na maioria das indicações clínicas.

REDUÇÃO NA FREQUÊNCIA DE RTFNH

É a mais comum reação transfusional imediata, podendo ocorrer em até 1% das transfusões; muito mais comum em pacientes politransfundidos. Alguns ensaios clínicos demonstram evidências convincentes de que a frequência de RTFNH vem sendo significativamente reduzida pela leucorredução dos hemocomponentes, sendo isso observado sobretudo nos países que adotaram a leucorredução universal. Existem três mecanismos diferentes que podem explicar sua ocorrência: destruição imune de leucócitos dos doadores, transferência de citocinas pró-inflamatórias e destruição imune de plaquetas do doador. Independentemente do mecanismo, a fase final é comum, com liberação de citocinas pró-inflamatórias, como a IL-1 e o TNF-α, mediadores de febre. O primeiro mecanismo resulta da presença de anticorpos no receptor previamente sensibilizado, contra antígenos leucocitários do doador, principalmente relacionados com o sistema HLA. No segundo mecanismo proposto, os leucócitos presentes nos hemocompentes liberariam citocinas pró-inflamatórias durante o estoque, como IL-1, TNF-α, IL-6, IL-8 e CD40L, que seriam transferidas para o receptor. O terceiro mecanismo seria resultado da presença no receptor de anticorpos contra o sistema HLA ou contra antígenos plaquetários específicos.[1,2]

A destruição imune dos leucócitos do doador é o principal mecanismo responsável pela RTFNH na transfusão de concentrado de hemácias. A quantidade de citocinas que se acumulam no CH durante o estoque é irrelevante, sendo esse um mecanismo pouco comum envolvido na RTFNH em transfusão de CH. Como resultado, a remoção de 1 log de leucócitos (leucócitos residual < 10) já é suficiente para sua prevenção, sendo a leucorredução reservada para os casos em que há persistência ou recorrência da RTFNH.[1,2] Na última década foram publicados alguns estudos comparando períodos pré e pós-leucorredução. Paglino e cols.,[7] em um estudo retrospectivo, analisando 145.369 transfusões de CH, comparando leucorredução à beira de leito com leucorredução pré-estoque, obteve uma redução significativa de 47,1% (de 0,34% para 0,18%, p < 0,0001) na frequência de RTFNH. Um estudo retrospectivo semelhante realizado no Canadá,[8] analisando 140.000 transfusões de CH, encontrou resultado semelhante, com redução de 0,33% para 0,19% em favor da leucorredução pré-estoque.

As RTFNH ocorridas durante a transfusão de CP não são eliminadas pela introdução da leucorredução à beira de leito ou pós-estoque. Em contraste com a transfusão de CH, todos os três mecanismos citados estão envolvidos nas RTFNH por transfusão de plaquetas. Numerosos estudos têm documentado o acúmulo de citocinas liberadas pelos leucócitos durante o estoque de plaquetas, bem como a prevenção desse acúmulo de citocinas pelo uso de técnicas de leucorredução pré-estoque (filtração ou aférese). Dados clínicos têm demonstrado que a remoção de plasma é mais eficiente que a leucorredução pós-estoque em prevenir RTFNH em transfusão de plaquetas.[1] A análise retrospectiva de 137.982 transfusões de unidades de plaquetas demonstrou uma significativa redução de 93,1% na frequência de RTFNH com a leucorredução pré-estoque (2,18% para 0,15%, com p < 0,0001).[7] No Canadá, a análise retrospectiva de 57.000 transfusões de unidades de plaquetas também demostrou uma significativa redução na frequência de RTFNH em favor da leucorredução pré-estoque (0,45% para 0,19%, p < 0,0001). Em um estudo prospectivo multicêntrico,[9] com 70.015 unidades de plaquetas administradas, a incidência de RTFNH foi de 0,30% com leucorredução pós-estoque, contra 0,16% na leucorredução pré-estoque e 0,07% nos produtos obtidos por aférese. Entretanto, apesar do uso de unidades de plaquetas leucorreduzidas pré-estoque, as RTFNH continuam a ocorrer em uma minoria residual (7%) de receptores de concentrados de plaquetas. Essas reações podem ser atribuídas à infusão de plaquetas incompatíveis com anticorpos anti-HLA ou antiplaquetários específicos do receptor que leva a formação de imunocomplexos e liberação de citocinas, resultando em febre, que não seria prevenida pela leucorredução pré ou pós-estoque,[1] ou pela presença de fatores solúveis, como o CD40L, liberado pelas plaquetas durante o estoque (Figura 24.1).[2,9]

REDUÇÃO NA ALOIMUNIZAÇÃO HLA E REFRATARIEDADE PLAQUETÁRIA

A leucorredução de hemocomponentes vem sendo utilizada para prevenir a aloimunização contra antígenos HLA do doador. A presença de anticorpos contra antígenos do sistema HLA vem sendo apontada como a principal causa de refratariedade plaquetária que envolva mecanismos imunológicos. Muitas causas de refratariedade plaquetária têm sido descritas, podendo ser divi-

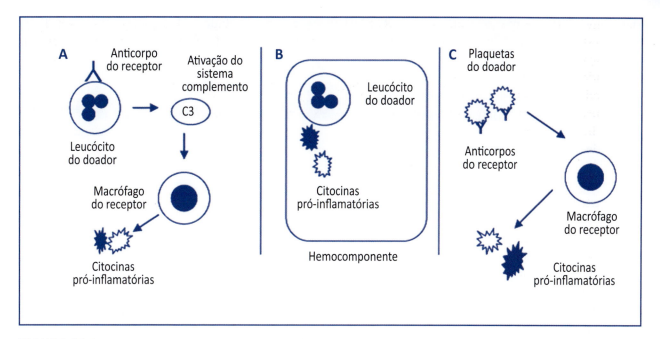

FIGURA 24.1 Mecanismos envolvidos na RTFNH. **A)** Leucócitos do doador reagem com anticorpos do receptor, resultando em liberação de IL e TNF. **B)** Leucócitos do doador presentes no hemocomponente liberam IL e TNF. **C)** Anticorpos do receptor reagem com antígenos plaquetários (HLA ou plaquetários específicos) com liberação de citocinas pró-inflamatórias.

didas em mecanismos não imunes e imunes. Uma das mais conhecidas complicações da transfusão de plaquetas é a formação de aloanticorpos contra antígenos HLA de classe 1 em até 50% dos receptores. Embora as plaquetas carreiem antígenos HLA classe 1, a aloimunização depende da presença de células dendríticas, células apresentadoras de antígenos e monócitos no sangue do doador, que irão interagir com os linfócitos T do receptor. Uma redução inferior a 5×10^6 nos hemocomponentes transfundidos minimiza a quantidade dessas células, reduzindo a formação de anticorpos anti-HLA no receptor.[1,5]

Os benefícios da leucorredução em prevenir a aloimunização contra antígenos HLA, em pacientes onco-hematológicos, têm sido demonstrados em vários estudos clínicos randomizados, comparando sangue não modificado com sangue filtrado, nos quais são analisados aloimunização HLA, formação de anticorpos plaquetários, e refratariedade plaquetária (Tabela 24.3). Esses estudos mostram que a leucorredução resulta em um decréscimo de aloimunização HLA, mas apenas três apresentam significância estatística na redução de refratariedade plaquetária. Esse fato vem sendo atribuído a diversas causas de refratariedade, incluindo as não imunes. Os mesmos estudos demonstram que a leucorredução não tem efeito na formação de anticorpos plaquetários específicos.[1,5]

Em 1997, um grande estudo clínico randomizado, o TRAP[17] (Trial to Reduce Alloimunization to Platelets), foi realizado nos Estados Unidos, em múltiplas instituições, contendo uma resposta definitiva quanto à questão dos benefícios da leucorredução em prevenir a formação de anticorpos anti-HLA e refratariedade plaquetária. Foram randomizados 530 pacientes sem anticorpos anti-HLA, portadores de leucemia mieloide aguda (LMA) não tratados em quatro grupos: grupo-controle, que recebeu CP não modificado; um segundo grupo, que recebeu CP tratado com irradiação UVB; outro grupo, transfundido com CP leucorreduzidas; e um quarto grupo, que recebeu plaquetas leucorreduzidas obtidas por aférese (AP) (Tabela 24.4). A aloimunização para antígenos HLA ocorreu em 45% do grupo-controle contra 18% dos receptores de plaquetas randômicas e 17% dos receptores de plaquetas por aférese ($p \leq 0{,}001$). A refratariedade plaquetária em associação com anticorpo anti-HLA ocorreu em 13% do grupo-controle, em 3% grupo de receptores de CP leucorreduzidas e 4% nos receptores

TABELA 24.3
ESTUDOS CLÍNICOS RANDOMIZADOS DE LEUCORREDUÇÃO DE HEMOCOMPONENTES NA PREVENÇÃO DE ALOIMUNIZAÇÃO CONTRA ANTÍGENOS HLA

AUTOR	Nº PACIENTES	ANTI-HLA (%)		REFRATARIEDADE (%)		ANTIPLAQUETAS (%)	
		LR	NÃO LR	LR	NÃO LR	LR	NÃO LR
Schiffer[5]	56	20*	42	16	19	–	–
Murphy[6]	50	16*	48	5	23	11	10
Sniecinski[7]	40	15*	50	15*	50	15	35
Andreu[8]	69	12*	31	21*	47	–	–
Oksanen[9]	31	13	26	13	26	31	33
Marwijk[10]	53	7*	42	11*	46	–	–
Williamson[11]	123	22*	38	26	30	–	–

Estatisticamente significante.

TABELA 24.4
ESTUDO TRAP

	CONTROLE	UVB	CPF	APF
Pacientes	131	130	137	132
Aloimunização HLA	45%	21%	18%*	17%*
Aloimunização HLA e refratariedade plaquetária	13%	5%	3%*	4%*

UVB: radiação ultravioleta; CPF: concentrado de plaqueta filtrado; APF: aférese de plaqueta filtrada.
Estatisticamente significantes comparados com o grupo-controle.

de plaquetas leucorreduzidas obtidas por aférese (p ≤ 0,03). Esse trabalho demonstrou que a leucorredução promove uma redução significante do risco de aloimunização (74%) e refratariedade plaquetária (69%). A leucorredução não mostrou impacto significante na formação de anticorpos plaquetários específicos.

Um estudo subsequente realizado no Canadá,[18] comparando período pré-leucorredução com o período pós-leucorredução, analisou retrospectivamente 13.902 transfusões de plaquetas em 617 pacientes com doenças hematológicas, e demonstrou uma redução significante na aloimunização HLA (19% *versus* 7%, p < 0,001) e na refratariedade aloimune plaquetária (14% *versus* 5%, p < 0,001) em favor da leucorredução. Resultados semelhantes foram demonstrados na Europa em um fórum internacional, com redução da aloimunização HLA após a instituição da leucorredução universal.[19]

PREVENÇÃO NA TRANSMISSÃO DE CITOMEGALOVÍRUS

Citomegalovírus (CMV) é um vírus da família do herpesvírus cuja infecção afeta principalmente pacientes imunocomprometidos e recém-nascidos, podendo levar à alta taxa de mortalidade. A infecção primária do CMV é seguida pela persistência do vírus em sítios latentes, que incluem células da linhagem mieloide e monócitos no sangue periférico, apesar da produção de anticorpos anti-CMV. A maioria das infecções do CMV resulta da reativação desses sítios, e, em indivíduos não infectados, pode ser adquirida por várias vias, incluindo transfusão de sangue. Por ser transportado pelos leucócitos do doador, a leucorredução é uma estratégia lógica para reduzir sua transmissão.[1,5]

Historicamente, sangue de doadores com sorologia negativa para CMV era selecionado para receptores imunocomprometidos com sorologia negativa. Entretanto, o aumento de receptores CMV negativos e a alta prevalência de CMV na população de doadores levaram à investigação da leucorredução como uma estratégia alternativa para prevenir a transmissão de CMV por transfusão.

Um grande número de estudos tem sido publicado para avaliar a prevenção de transmissão de CMV por leucorredução em comparação com a transfusão de sangue com sorologia negativa. Em 1995, foi publicado um estudo clínico[20] randomizado com 502 pacientes que haviam sido submetidos a transplante de medula óssea (TMO), comparando sangue leucorreduzido com sangue com sorologia negativa, apresentando resultados similares. No grupo com sorologia negativa 2:252 (0,8%) pacientes adquiriram CMV e no grupo que recebeu sangue leucorreduzido 3:250 (1,2%). O grupo que recebeu sangue leucorreduzido apresentou uma maior probalidade de doença, mas sem nenhuma significância estatística. Em 2003, um trabalho observacional prospectivo,[21] realizado com 807 pacientes transplantados com sorologia negativa para CMV, foi dividido em dois períodos: o primeiro em que os pacientes recebiam sangue com sorologia negativa ou filtrado, e o segundo período recebiam apenas sangue filtrado. A incidência de transmissão de CMV por transfusão foi maior no segundo período (18:447 *versus* 6:360) (p < 0,05). Fazendo-se uma análise multivariada, concluiu-se que cada unidade de CH filtrada estava associada a um aumento de 32% no risco de transmissão de CMV. Em 2005, Vamvakas[22] fez uma meta-análise com três estudos comparando leucorredução com sorologia CMV negativa. A transfusão de hemocomponentes leucorreduzidos esteve associada a uma redução do risco de transmissão para CMV de 92,3%, enquanto a transfusão de hemocomponentes com sorologia negativa foi associada a uma redução do risco de transmissão de CMV de 93,1%. Entretanto, comparando-se sorologia negativa com leucorredução, a transfusão de hemocomponentes CMV negativos revelou uma redução de 58% no risco de transmissão de CMV, o que indica que hemocomponentes CMV negativos são mais eficazes em reduzir o risco de infecção por CMV.

PREVENÇÃO DE TRANSMISSÃO DE OUTRAS DOENÇAS INFECCIOSAS

A leucorredução não oferece proteção contra a transmissão dos vírus das hepatites B e C ou HIV, que resulta da infusão direta do vírus do doador para o receptor, entretanto tem um efeito significativo no risco de transmissão de agentes infeccioso que utilizam os leucócitos como hospedeiro.

HTLV

O HTLV infecta, exclusivamente, linfócitos T humanos. Na década de 1990 foram publicados alguns trabalhos de transmissão de HTLV por transfusão de hemocomponentes celulares, sugerindo que a transmissão ocorria pela inoculação de linfócitos viáveis, e que o uso de hemocomponentes celulares filtrados poderia reduzir esse risco.[2] Como na maioria dos países é realizada a sorologia para HTLV nos doadores, o risco residual de transmissão e o efeito da leucorredução têm sido pouco discutidos. Em 2014, Hewitt e cols.[23] publicaram um estudo comparando o efeito da leucorredução no Reino Unido sobre a transmissão de HTLV. Eles analisaram 437 hemocompenentes transfundidos obtidos de doadores que apresentaram viragem sorológica para HTLV, identificados na última doação. Encontraram seis casos de transmissão transfusional de HTLV, sendo cinco no período pré-leucorredução, demonstrando uma redução de 93% do risco de transmissão de HTLV em hemocomponentes leucorreduzidos.

vCJD

A vCJD (*variant Creutzfeldt-Jakob disease*) é uma variante da forma clássica da doença de Creutzfeldt-Jakob, uma doença degenerativa rapidamente progressiva causada por príons que acomete o sistema nervoso central. A possibilidade de transmissão de vCJD por transfusão de sangue vem sendo debatida desde a descrição de seu primeiro caso em 1996, no Reino Unido. Essa doença é essencialmente limitada aos países da Europa, sendo sua maior incidência no Reino Unido, mas evoca interesse mundial. Em modelos experimentais, a infectividade foi demonstrada por componentes celulares e plasmáticos, sendo que essa infectividade estava concentrada na camada leucocitária. A transmissão da forma clássica por transfusão de sangue não foi demonstrada, entretanto no Reino Unido foram relatados quatro casos de vCJD relacionados com transfusão de sangue em pessoas com mais de 60 anos. Todos os quatro casos ocorreram em pacientes que receberam hemocomponentes não leucorreduzidos cujo sangue foi coletado entre 1996 e 1999. O intervalo entre o início dos sintomas e a transfusão de sangue foi superior a 5 anos, variando de 5 a 8,5 anos.[24]

Desde outubro de 1999 o Reino unido vem adotando a política de leucorredução universal. A instituição dessa política ocorreu previamente à publicação dos casos de transmissão por transfusão de sangue, entretanto o papel protetor da leucorredução permanece desconhecido. Os príons estão presentes no plasma e nos leucócitos, de modo que a leucorredução não elimina completamente o risco de transmissão.[24]

Contaminação bacteriana

A transfusão de sangue contaminado com bactérias pode levar a uma reação febril até um choque séptico, evoluindo com morte. As consequências da leucorredução sobre o crescimento bacteriano nos hemocomponentes vêm sendo avaliadas em alguns estudos experimentais. Uma das teorias proposta seria a de que a remoção de leucócitos aumentaria a contaminação bacteriana pela retirada dos leucócitos que promoveriam a sua eliminação. Contudo, a leucorredução pré-estoque levou à diminuição da concentração de *Yersinia enterocolitica* inoculadas em CH de 81% para 18%.[25] Os mecanismos pelos quais o filtro removeria bactérias são multifatoriais e várias possibilidades vêm sendo especuladas:

1. As bactérias seriam fagocitadas pelos leucócitos, em temperatura ambiente, em um período de 8 horas de estoque, quando então o hemocomponente seria filtrado, com remoção de leucócitos e consequentemente de bactérias fagocitadas.
2. Bactérias seriam adsorvidas diretamente pela malha de fibras dos filtros.
3. Bactérias seriam adsorvidas indiretamente pela ligação a leucócitos, plaquetas e ativação do sistema complemento.

Apesar dos resultados obtidos com *Yersinia enterocolitica*, em estudos de inoculação com *Staphylococcus epidermidis* e outros micro-organismos, a leucorredução não mostrou o mesmo efeito protetor. Os resultados observados quando *Yersinia enterocolitica* e outros micro-organismos são inoculados em concentrado de plaquetas leucorreduzidas são similares, quando comparados com concentrado de plaquetas não modificadas.[25]

GVHD transfusional

A doença é causada pelo crescimento e pela proliferação dos linfócitos T do doador que reconhecem antígenos do receptor levando à falência de vários órgãos, como pele, fígado e medula óssea. Em geral, acomete indivíduos imunossuprimidos que não podem rejeitar os linfócitos T do doador. Pode ocorrer também em receptores imunocompetentes homozigotos para um haplótipo de HLA com o doador. A leucorredução remove uma quantidade inadequada de linfócitos para garantir proteção contra o GVHD transfusional, sendo relatados casos de GVHD transfusional em pacientes que receberam hemocomponentes leucorreduzidos.[5] Pode ser inteiramente prevenido pela irradiação gama dos componentes celulares nos grupos suscetíveis.

Imunomodulação associada à transfusão (TRIM)

Nas três últimas décadas, vários estudos têm sugerido que a transfusão de sangue alogênico acarreta mudanças na função imune do receptor, sendo na maioria das vezes mediadas pelos leucócitos do doador: diminuição da atividade das células NK (*natural kller*), redução na relação de células T CD4/CD8, deleção clonal de linfócitos T do receptor, aumento da resposta Th2.[26] Na literatura mundial, os efeitos da transfusão de sangue alogênico no sistema imune do receptor são denominados TRIM (*transfusion associated immunomodulation*). Entre esses efeitos, têm sido estudados: recorrência de câncer, aumento da infecção pós-operatória e aumento da taxa de mortalidade. Há consideráveis evidências de que esses efeitos, em sua maioria, são mediados pelos leucócitos do doador, sendo proposto que a leucorredução poderia ser benéfica na prevenção do TRIM.

Recorrência de câncer

Uma relação causal entre a recorrência do câncer e transfusão de sangue tem sido largamente discutida em vários estudos clínicos observacionais e alguns randomizados, sendo a literatura concordante em afirmar que a comparação de pacientes expostos a sangue contendo leucócitos alogênicos não trazia nenhum efeito benéfico ou deletério sobre o crescimento tumoral. Em duas meta-análises realizadas não houve nenhuma associação entre transfusão de sangue alogênico e recorrência tumoral. No entanto, o debate entre recorrência de câncer e transfusão de sangue alogênico continuou a ser gerado em virtude de alguns estudos observacionais em cânceres de fígado, próstata e colorretal, demonstrando uma significante associação. Quando esses estudos são submetidos à análise estatística com ajustes para os fatores confusionais, os resultados são semelhantes aos de outras meta-análises. Estudos sobre o papel da transfusão de sangue alogênico em cânceres cujo sistema imunológico tem papel mais relevante ainda são escassos e podem ainda gerar muita discussão.[27]

Infecção pós-operatória

A transfusão de sangue como um fator de risco independente para aumento de infecção pós-operatória vem sendo analisada em diversos estudos randomizados nos últimos 15 anos com alguns resultados conflitantes. Graças à variação nos resultados desses estudos, algumas meta-análise foram realizadas. Fergusson[28] apresentou uma meta-análise com 10 estudos clínicos randomizados, em que incluía apenas os pacientes submetidos à transfusão, demonstrando que a leucorredução era benéfica, diminuindo a infecção pós-operatória. Contrariando esse resultado, Vamvakas[29] não encontrou risco aumentado para infecção pós-operatória no grupo exposto a leucócitos alogênicos, em uma meta-análise com 12 estudos clínicos randomizados.

Van Watering e cols.[30] realizaram o maior estudo clínico prospectivo randomizado para avaliar o impacto da leucorredução em pacientes submetidos à cirurgia cardíaca. Esse trabalho consistia em 914 pacientes divididos em três grupos: 1) pacientes transfundidos com CH sem *buffy coat*; 2) pacientes transfundidos com CH leucorreduzido pré-estoque; e 3) pacientes transfundidos com CH leucorreduzido pós-estoque. Não houve nenhuma diferença estatisticamente significante na incidência de infecção pós-operatória no grupo 1 (23%) comparado com o grupo 2 (16,9%) e o grupo 3 (17,9%). Entretanto, quando os grupos 2 e 3 eram combinados, os receptores do grupo 1 apresentavam maior incidência de infecção pós-operatória, muito próxima à significância estatística (p = 0,06).

Em 2003, Hébert[31] fez uma análise retrospectiva de 14.786 receptores no Canadá divididos em dois períodos: 1) pré-leucorredução; e 2) pós-leucorredução. Foram incluídos receptores que eram submetidos a procedimentos cirúrgicos e que tinham necessidade de cuidados intensivos. Não houve redução da incidência de infecção hospitalar do período 2 (10,1%) quando comparado com o período 1 (10,7%), mas houve uma redução significativa de febre e, consequentemente, do uso de antibiótico.

O impacto da leucorredução na diminuição de infecção pós-operatória ainda não está claramente definido, pois as diversas características dos estudos vêm dificultando sua interpretação e análise, como desenho do estudo, população estudada, produtos transfundidos, definição de infecção, participação de centro único ou múltiplo e porcentagem de pacientes transfundidos em cada estudo. A maioria dos estudos randomizados realizado no século XXI para analisar o efeito de transfusão de sangue alogênico e infecção pós-operatória tem produzido resultados negativos.

Mortalidade

A associação entre mortalidade e transfusão de sangue contendo leucócitos alogênicos vem sendo analisada por alguns investigadores. Van Watering,[30] em seu estudo realizado em pacientes submetidos à cirurgia cardíaca, avaliou a mortalidade 60 dias após a transfusão de CH. A mortalidade no grupo 1 (7,8%) foi maior que no grupo 2 (3,6) e 3 (3,3), apresentando redução significante de mortalidade (p = 0,015), especialmente quando o paciente recebia mais que três unidades. Hébert,[31] em sua análise retrospectiva no Canadá com 14.786 receptores observou uma redução significativa da mortalidade com a introdução da leucorredução, 6,19% no período pós-leucorredução comparados aos 7,03% do período pré-leucorredução (p = 0,04).

Várias meta-análises vêm sendo publicadas nos últimos 10 anos para avaliar a mortalidade associada à transfusão de sangue alogênico e o efeito da leucorredução. Vamvakas[29,32] analisou 11 ensaios clínicos randomizados comparando a mortalidade em curto prazo (até 3 meses após a transfusão) por todas as causas entre receptores de sangue leucorreduzidos *versus* não leucorreduzidos. Cinco estudos clínicos randomizados foram conduzidos em cirurgia cardíaca, e demonstrou um aumento da mortalidade perioperatória de 72% no grupo de pacientes que foi transfundido com sangue não leucorreduzido. Em contraste, cruzando os dados de seis estudos clínicos randomizados, realizados em pacientes de outros sítios cirúrgicos, não foi demonstrado nenhum aumento na mortalidade pós-operatória em pacientes que receberam sangue não leucorreduzido. O motivo pelo qual a mortalidade pós-operatória está aumentada em pacientes submetidos à cirurgia cardíaca permanece ainda desconhecido. Alguns autores postularam que o sangue não leucorreduzido em cirurgia cardíaca levaria à falência de múltiplos órgãos e, consequentemente, à morte, mas nenhum desses estudos demonstrou aumento na frequência de falência de múltiplos órgãos.

REAÇÕES ADVERSAS À LEUCORREDUÇÃO

Reações adversas atribuídas ao uso do filtro são raras, sendo descritas reações hipotensivas e alérgicas.

As reações hipotensivas mais graves atribuídas ao uso de filtros ocorrem com maior frequência na filtração à beira de leito e em receptores que estão em uso de inibidores da enzima conversora de angiotensina (IECA). As bradicininas e des-AG-BK são vasodilatadores do sistema de cininas, com meia-vida curta (30 segundos e 8 minutos, respectivamente), apontadas como responsáveis pela hipotensão associada à filtração. As cininas são geradas pela ativação do sistema de contato, que pode ocorrer quando o sangue passa através dos filtros. Por sua meia-vida curta, a hipotensão ocorre mais frequentemente à beira de leito, no momento em que as cininas estão sendo geradas. O metabolismo das cininas envolve a enzima conversora de angiotensina, por isso os pacientes em uso de IECA são os mais vulneráveis. Há uma maior associação da hipotensão com a transfusão de plaquetas do que com hemácias, e supõe-se que seja pela maior quantidade de plasma.[1,5]

LEUCORREDUÇÃO UNIVERSAL

O termo leucorredução universal (LRU) tem sido usado para definir o processo segundo o qual é realizada leucorredução em 100% dos hemocomponentes produzidos pelos bancos de sangue de todo o Brasil. O Canadá foi o primeiro país no mundo a implementar a leucorredução em todas as plaquetas produzidas no país, em 1998, sendo que no verão de 1999 o processo de LRU foi completado. A França foi o primeiro país na Europa a adotar a política de LRU. Atualmente, a política de LRU é adotada em um número relativamente pequeno de países, restringindo-se aos países europeus. A Grécia é um país europeu que ainda resiste à implementação da LRU pelos custos. Na América, a utilização dessa política restringe-se ao Canadá. Alguns países que adotaram essa política estão listados na Tabela 24.5. O principal gatilho para a implementação dessa política no Reino Unido foi vCJD, pela suposição que diminuiria os riscos de transmissão, e, apesar de não haver nenhuma comprovação do fato, alguns países europeus basearam sua decisão, em parte, nessa hi-

TABELA 24.5 PAÍSES QUE IMPLEMENTARAM A LRU	
PAÍS	**ANO**
Canadá	1998
França	1998
Áustria	1999
Reino Unido	1999
Suíça	1999
Portugal	2001
Espanha	2001
Alemanha	2001
Holanda	2002
Finlândia	2002

pótese. A maioria dos países que optaram pela LRU realiza-a no período pré-estoque.[33]

A principal limitação para a implementação da LRU é a financeira, pois aumenta drasticamente o custo hospitalar. Nos Estados Unidos, o custo estimado da LRU, levando-se em conta as 12 milhões de unidades coletadas, seria de US$ 606 milhões por ano (27 dólares por unidade de CH e 47 dólares por unidade de plaquetas, incluindo gastos com filtro e controle de qualidade).[1] Nos últimos 15 anos, a implementação da LRU nos Estados Unidos vem sendo exaustivamente debatida e, atualmente, não há nenhuma política nacional de LRU. O uso de hemocomponentes leucorreduzidos depende primariamente de sua localização geográfica e das práticas do banco de sangue local. Nos Estados Unidos, 80% dos componentes plaquetários e 55% dos concentrados de hemácias transfundidos são leucorreduzidos, sendo que a utilização de hemocompentes leucorreduzidos reduziu 12% entre 2004 e 2006 (de 12 milhões para 10,6 milhões de unidades).[32] No Brasil a implementação dessa política poderia acarretar um acréscimo anual aos custos da hemoterapia superior a R$ 330 milhões por ano, gastos na compra de filtros, manutenção de laboratório e controle de qualidade. Em 2014, um comitê transfusional da Associação Brasileira de Hematologia e Hemoterapia emitiu um boletim desfavorável à implementação da LRU no Brasil, pois ela não é tecnicamente justificada. Embora a indicação de hemocomponentes leucorreduzidos para pacientes selecionados esteja bem documentada, os resultados disponíveis são insuficientes para justificar a implementação de uma política de saúde com custos tão elevados.[34]

REFERÊNCIAS BIBLIOGRÁFICAS

1. Dzik S, Aubuchon J, Jeffries L, et al. Leukocyte reduction of blood components: Public Policy and New technology. Transfus Med Rev 2000; 14:34-52.

2. Bilgin YM, van de Watering LM, Brand A. Clinical effects of leucoreduction of blood transfusions. Neth J Med 2011;69: 441-450.

3. Blajchman MA. The clinical benefits of the leukoreduction of blood products. J Trauma 2006; 60:S83-90.

4. Brasil. Ministério da Saúde. Portaria nº 2.712, de 12 de novembro de 2013.

5. Williamson LM. Leukocyte depletion of the blood supply – How will patients benefit? Br J Haematol 2000; 110:256-272.

6. Pietersz RNI, Van der Meer PF, Seghatchian MJ. Update on leukocyte depletion of blood components by filtration. Transfus Sci 1998; 19:321-328.

7. Paglino JC, Pomper GJ, Fisch GS, Champion MH, Snyder EL. Reduction of febrile but not allergic reactions to RBCs and platelets after conversion to universal prestorage leukoreduction. Transfusion 2004; 44:16-24.

8. Yazer MH, Podlosky L, Clarke G, Nahirniak SM. The effect of prestorage WBC reduction on the rates of febrile nonhemolytic transfusion reactions to platelet concentrates and RBC. Transfusion 2004; 44: 10-15.

9. Wang RR, Triulzi DJ, Qu L. Effects of prestorage vs poststorage leukoreduction on the rate of febrile nonhemolytic transfusion reactions to platelets. Am J Clin Pathol 2012; 138:255-259.

10. Schiffer CA, Dutcher JP, Aisner J, et al. A randomized trial of leukocyte depleted platelet transfusion to modify alloimmunization in patients with leukemia. Blood 1983; 62:815-820.

11. Murphy MF, Mtecalfe P, Thomas H, et al. Use of leucocyte-poor blood components and HLA-matched-platelet donors tom prevent HLA alloimmunization. Br J Haematol 1986; 62:529-534.

12. Sniecinski I, O'Donnell MR, Nowiki B et al. Prevention of refractoriness and HLA-alloimmunization using filtered blood products. Blood 1988; 71:1402-1407.

13. Andreu G, Dewailly J, Leberre C, et al. Prevention of HLA alloimmunization with leucocyte-poor packed red cells and platelet concentrates obtained by filtration. Blood 1988; 72:964-969.

14. Oksanen K, Kekomaki R, Ruutu T, et al. Prevention of HLA alloimmunization in patients with acute leukemia by use of white cell reduced blood components: A randomized trial. Transfusion 1991; 31:588-594.

15. van Marwijk K, van Prooijen HC, Moes M, et al. The use of leukocyte-depleted platelet concentrates for the prevention of refractoriness and primary HLA-alloimmunization: A prospective randomized trial. Blood 1991; 77:201-205.

16. Williamson LM, Wimeris JZ, Williamson P, et al. Bedside filtration of blood products in the prevention of HLA alloimmunization: A prospective randomized trial. Blood 1994; 83:3028-3035.

17. The Trial to Reduce Alloimmuzation to Platelets Study Group. Leukocyte reduction and ultraviolet B irradiation of platelets to prevent alloimmunization and refractoriness to platelet transfusions. N England J Med 1997; 337:1861-1869.

18. Seftel MD, Growe GH, Petraszko T et al. Universal leukoreduction in Canada decreases platelet alloimmunization and refractoriness. Blood 2004; 103: 333-339.

19. International Forum. Detection of platelet-specific antibodies in patients who are refractory to platelet transfusions, and the selection of compatible donors. Vox Sang 2003; 84:73-88.

20. Bowden RA, Slichter SJ, Sayers MH, et al. A comparison of filtered leucocyte-reduced and cytomegalovirus (CMV) seronegative blood products for the prevention of transfusion-associated CMV infection after marrow transplant. Blood 1995; 86: 3598-3603.

21. Nichols WG, Price TH, Gooley T, et al. Transfusion-transmitted cytomegalovirus infection after receipt of leukoreduction blood products. Blood 2003; 101:4195-4200.

22. Vamvakas EC. Is white blood cell reduction equivalent to antibody screening in preventing transmission of cytomegalovirus by transfusion? A review of the literature and meta-analysis. Transfus Med Rev 2005; 19:181-199.

23. Hewitt PE, Davison K, Howell DR, Taylor GP. Human T-lymphotropic virus lookback in NHS Blood and Transplant (England) reveals the efficacy of leukoreduction. Transfusion 2013; 53:2168-2175.

24. Zou S, Fang CT, Schonberger LB. Transfusion transmission of human prion diseases. Transfus Med Rev 2008; 22:58-69.

25. Vasconcelos E, Seghatcian J. Bacterial contamination in blood components and preventive strategies: an overview. Transfus Apher Sci 2004; 31:155-163.

26. Bordin JO, Hedle NM, Blajchman MA. Biologics effects of leucocytes present in transfused cellular blood products. Blood 1994; 84:1705-1721.

27. Vamvakas E. Allogeneic blood transfusion and cancer recurrence: 20 years later. Transfusion 2014; 54(9): 2149-2153.

28. Fergusson D, Khanna MP, Tinmuoth A, et al. Transfusion of leukoreduced red blood cells may decrease postoperative infections: two meta-analyses of randomized controlled trials. Can J Anesth 2004; 51:417-425.

29. Vamvakas EC. White-blood-cell-containing allogeneic blood transfusion and postoperative infection or mortality: an updated meta-analysis. Vox Sang 2007; 92:224-232.

30. Van de Watering LMG, Hermans J, Houbiers JG, et al. Beneficial effects of leucocyte depletion of transfused Blood on postoperative complications in patients undergoing cardiac surgery: a randomized clinical trial. Circulation 1998; 97:562-568.

31. Hébert PC, Fergusson D, Blajchmam MA, et al. Clinical outcomes following institution of the Canadian Universal Leukoreduction Program for red blood cell transfusions. JAMA 2003; 289:1941-1949.

32. Vamvakas EC, Blajchman MA. Blood still kills: six strategies to further reduce allogeneic blood transfusion-related mortality. Transfus Med Rev 2010; 24: 77-124.

33. Wortham ST, Ortolano GA, Wenz B. A brief history of blood filtration: Clot screens, microaggregate removal, and leukocyte reduction. Transf Med Rev 2003; 17:216-222.

34. Mendrone Jr. A, Fabron Jr. A, Langhi Jr. D, Covas DT, Dinardo CL, Ubiali EA, et al. Is there justification for universal leukoreduction? Rev Bras Hematol Hemoter 2014; 36:237.

25

IRRADIAÇÃO DE SANGUE E COMPONENTES: CONTROLE DA QUALIDADE DO PROCESSO DA IRRADIAÇÃO

Dimas Tadeu Covas
Evamberto Garcia de Góes
Lucas Sacchini Del Lama
Henrique Trombini

A doença do enxerto contra hospedeiro transfusional (TA-GVHD) é uma reação considerada rara, mas que pode ser fatal, que ocorre quando sangue total e componentes contendo células T viáveis são transfundidos para pacientes suscetíveis. Essa doença foi descrita pela primeira vez na década de 1960 em crianças com imunodeficiência congênita e em pacientes com neoplasias hematológicas que receberam transfusões de sangue. Até o momento, a irradiação do sangue e seus componentes é a única maneira, aceita pelo FDA americano, para prevenir a TA-GVHD.

As indicações clínicas para o uso de sangue e componentes irradiados compreendem inúmeras doenças cuja alteração fisiopatológica básica é a imunodeficiência que determina a incapacidade desses pacientes para destruir os linfócitos alogênicos presentes no produto transfundido. Na Tabela 25.1 observam-se as principais indicações clínicas para o uso de sangue e componentes irradiados.

Outras potenciais indicações incluem pacientes com imunodeficiência adquirida, crianças nascidas a termo, pacientes e doadores de sangue

TABELA 25.1 INDICAÇÕES CLÍNICAS PARA O USO DE COMPONENTES DE SANGUE IRRADIADOS
Período fetal/recém-nascidos
Transfusão intrauterina
Crianças prematuras
Imunodeficiências congênitas
Exsanguineotransfusão em decorrência de DHRN
Crianças e adultos
Imunodeficiência congênita
Neoplasias hematológicas e tumores sólidos com tratamento mieloablativo
Transplante de MO ou de células-tronco do sangue periférico
Receptores de sangue doado por familiares
Receptores de componentes HLA compatíveis
Portadores de lúpus ou qualquer outra condição em tratamento com fludarabina

pertencentes a populações geneticamente homogêneas e pacientes tratados com imunossupressores.

Sangue e componentes sanguíneos contendo linfócitos com HLA compatível com o receptor (doadores parentes de 1º e 2º graus) representam risco para o desenvolvimento da TA-GVHD, devendo ser necessariamente irradiados. Situação semelhante ocorre quando da necessidade do uso de concentrado de plaquetas HLA compatíveis.

COMPONENTES A SEREM IRRADIADOS

Os elementos celulares do sangue ou dos componentes responsáveis pela TA-GVHD são os leucócitos, especialmente os linfócitos. Estudos em animais e em receptores de transplante de medula óssea indicam que doses de 10^4 a 10^5 células T viáveis por quilograma em pacientes com ablação da MO induzem o aparecimento de TA-GVHD. O conteúdo de linfócitos no sangue e seus componentes varia na dependência do número de linfócitos do doador, da forma de coleta e do processo de fracionamento. Em situações habituais, o número de leucócitos no sangue total e de componentes varia desde 0 até 1×10^{10} (Tabela 25.2).

Todos os produtos que contêm linfócitos viáveis devem ser irradiados para a prevenção da TA-GVHD. O sangue total e componentes celulares (concentrado de hemácias, concentrado de plaquetas e concentrado de granulócitos) devem ser irradiados em qualquer uma de suas apresentações (lavados, filtrados, leucorreduzidos, congelados etc.). Existem relatos de casos da TA-GVHD após o uso de produtos leucorreduzidos. Demonstrou-se a presença de linfócitos T viáveis em concentrados de hemácias descongeladas após criopreservação em glicerol. Concentrados de plaquetas obtidos por aféreses e leucorreduzidos devem ser irradiados.

A irradiação do plasma fresco congelado é assunto controverso na literatura, existindo aqueles que sustentam que o processo de congelamento e descongelamento seja suficiente para eliminar os linfócitos T e outros que descrevem a presença de células progenitoras imunocompetentes viáveis nesse produto. O plasma mantido em estado líquido, caso ainda exista algum serviço que produza esse tipo de componente, deve ser irradiado visto que contém elevada carga de linfócitos T viáveis.

Crioprecipitados e plasma inativado por solvente/detergente são produtos que não contêm linfócitos T viáveis e, portanto, não precisam ser irradiados.

SELEÇÃO DA DOSE DE RADIAÇÃO

Até recentemente, não havia nenhum padrão pertinente à dose de irradiação que deveria ser

TABELA 25.2 CONTEÚDO DE LEUCÓCITOS DOS DIFERENTES COMPONENTES SANGUÍNEOS		
COMPONENTES	**VOLUME (ML)**	**CONTEÚDO DE LEUCÓCITOS**
Sangue total	450	$1\text{-}2 \times 10^9$
Concentrado de hemácias	250	$2\text{-}5 \times 10^9$
Concentrado de hemácias lavadas	Variável	$< 5 \times 10^8$
Concentrado de hemácias deglicerolizado	250	$\sim 10^7$
Concentrado de plaquetas	50-75	4×10^7
Concentrado de plaquetas aférese	200-500	$< 3 \times 10^8$
Crioprecipitado	25	0
Plasma fresco congelado	125	0
Plasma líquido	125	$1,5 \times 10^5$
Concentrado de granulócitos	200-500	1×10^{10}

usada no processo de prevenção da TA-GVHD. Uma pesquisa realizada em 1989 mostrou que era utilizado um intervalo de dose entre 1.500 e 5.000 cGy. A dose mínima de 1.500 cGy foi usada inicialmente com base nos resultados obtidos através de experimentos com cultura mista de linfócitos (LMC). Entretanto, estudos mais recentes que utilizaram a técnica de análise por limite de diluição (LDA) mostraram que 2.500 cGy é a dose mais apropriada.

A técnica LDA é a mais sensitiva das técnicas usadas para quantificar células T residuais viáveis. Ela se baseia no crescimento de células T estimulado pela ativação policlonal na presença de excesso de fatores de crescimento de células T. A LDA é predita no modelo de Poisson de uma única chance no qual uma única célula é suficiente para gerar uma resposta positiva. Neste modelo assume-se que: 1) células imunocompetentes estão diluídas em doses limitantes; 2) cada célula imunocompetente gera uma resposta detectável; 3) todos os outros fatores (celular e solúvel) estão diluídos em doses não limitantes.

Nesses estudos, experimentos LDA específicos para o crescimento de células T (ambas, CD4+ e CD8+) foram usados para quantificar células T residuais viáveis em função da dose no intervalo entre 0 e 3.000 cGy. Em 2.500 cGy observou-se um crescimento de células T menor que um em 10^6 células plaqueadas, representando uma redução na capacidade de proliferação das células T maior que 4,5 $\log_{10}$.

Esses estudos foram realizados em laboratórios distintos utilizando-se fontes de cobalto-60 (Co-60), de um equipamento de telecobaltoterapia, césio-137 (Cs-137), de um irradiador específico de sangue, e raios X, originados de um acelerador linear de uso clínico, com taxas de dose que variaram entre 0,5 e 10 Gy/min.

A Figura 25.1 apresenta a relação gráfica da inativação das células T em função da dose de radiação gama do Co-60 determinada pala técnica LDA. Nessa ilustração, observa-se que a inclinação da curva aumenta mais suavemente entre 500 e 1.000 cGy, torna-se aproximadamente linear entre 1.000 e 1.500 cGy (redução máxima na funcionalidade das células T por intervalo de dose) e, finalmente, decresce para doses superiores a 2.000 cGy.

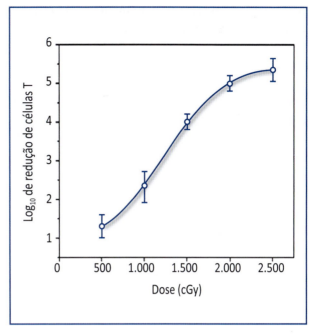

FIGURA 25.1 Redução do potencial de proliferação das células T irradiadas com Co-60 em função da dose.

Em 2.500 cGy, a redução na funcionalidade das células T alcança um patamar. Isso sugere um limite de detecção da técnica LDA. Esse comportamento também foi observado nos outros estudos que utilizaram as outras fontes de radiação. Desse modo, os autores que desenvolveram esses estudos concluíram que é necessário o uso de uma dose mínima de 2.500 cGy para inativar a capacidade proliferativa das células T em processos de prevenção da TA-GVHD através do uso da radiação X ou gama.

A FDA, a AABB e o Ministério da Saúde recomendam uma dose mínima de 2.500 cGy no plano médio central do volume do sangue irradiado e que a dose deve ser maior ou igual a 1.500 cGy em qualquer outro ponto do volume. Já o guia Europeu (Europen Directorate for the Quality of Medicines & HealthCare, EDQM) e o guia Britânico (Guidelines on the use of irradiated blood components – prepared by the British Committee for Standards in Haematology Blood Transfusion Task Force), além de recomendarem uma dose mínima de 2.500 cGy no plano médio do volume do sangue irradiado, estabeleceram que a dose máxima em algum outro ponto do volume não deve exceder a dose de 5.000 cGy.

ARMAZENAMENTO DOS COMPONENTES DE SANGUE IRRADIADOS

A irradiação do concentrado de hemácias produz alterações nas células levando a uma redução da sua viabilidade. Inúmeros estudos demonstraram redução na taxa de recuperação das hemácias irradiadas transfundidas em relação às hemácias não irradiadas, após 24 horas da infusão. Essa redução foi independente da idade do componente e do dia da irradiação. Por outro lado, a sobrevida de longo prazo *in vivo* não foi diferente entre as hemácias irradiadas e as não irradiadas.

Outras alterações metabólicas acontecem nas hemácias irradiadas, sendo a mais importante o aumento da liberação de potássio. Esse aumento de potássio acontece irremediavelmente, tendo sido o concentrado de hemácias submetido previamente ao processo de leucorredução ou não. Tal aumento deve ser considerado em situações clínicas especiais, como em pacientes com hipercalcemia ou em crianças que serão submetidas à transfusão de troca. Nessas situações, o concentrado de hemácias deve ser lavado necessariamente. Em situações clínicas normais em pacientes adultos, esta medida não é obrigatória.

Com base nos resultados desses estudos, o FDA norte-americano estabeleceu o período de estocagem máximo de 28 dias para os concentrados de hemácias após a irradiação, independentemente do dia de estocagem em que o procedimento de irradiação foi feito. Obviamente que nessa situação o tempo de estocagem não pode exceder o tempo normal de estocagem considerado para as hemácias não irradiadas.

A irradiação parece não afetar as plaquetas. Os concentrados de plaquetas irradiados estocados em condições padrões entre 20 °C e 24 °C apresentam as mesmas propriedades dos concentrados não irradiados e o seu tempo de armazenamento deve ser o mesmo.

De maneira semelhante às plaquetas, não se tem observado efeitos da radiação sobre o plasma e os granulócitos. Assim, não existe nenhuma recomendação em especial para o armazenamento desses componentes após a irradiação.

EQUIPAMENTOS E METODOLOGIAS USADOS NA IRRADIAÇÃO DE SANGUE

Processo de irradiação de sangue

O objetivo da irradiação de sangue e componentes é a inativação dos linfócitos T, as células causadoras da TA-GVHD. Esse objetivo pode ser alcançado provocando-se danos no DNA celular seja diretamente, seja indiretamente, mediante geração de íons e radicais livres que possuem o potencial de promover dano biológico.

Dois tipos de radiações ionizantes são capazes de promover a inativação dos linfócitos T nos componentes sanguíneos: os raios X e os raios gama.

Raios gama se originam do decaimento de átomos radioativos, como os de Cs-137 ou Co-60. Raios X são gerados a partir da interação de elétrons com uma superfície metálica. Equipamentos desenhados especialmente para a irradiação de componentes sanguíneos utilizam-se normalmente do césio ou do cobalto. Além disso, os aceleradores lineares, largamente utilizado nos hospitais, que geram raios X, e os equipamentos de telecobaltoterapia, que geram raios gama, podem ser empregados na irradiação de sangue e componentes.

Irradiador específico de sangue

Os irradiadores específicos de sangue empregam de uma a quatro fontes, geralmente de Cs-137, cada uma com atividade entre 22 e 89 TBq (600 a 2.400 Ci). A taxa de dose típica destes irradiadores é de 3 a 10 Gy/min. As fontes são, em geral, dispostas linearmente e verticalmente com o espaço entre elas arranjado de maneira a minimizar a heterogeneidade da dose no volume de irradiação. O vasilhame que armazena as bolsas de sangue possui paredes finas construídas com aço inoxidável ou plástico e, dependendo do modelo e do fabricante, o volume pode variar entre 750 e 4.000 cm^3 (capacidade para armazenar de uma a 10 bolsas de sangue).

O tempo de irradiação deve ser ajustado de acordo com a dose que se deseja liberar nas bolsas de sangue. O vasilhame é preenchido com as bolsas de sangue, posicionado sobre uma plataforma que é, então, girada de 180 graus, para alinhar o vasilhame em frente às fontes radioativas. Ao término do tempo de irradiação, a plataforma é retornada à posição inicial e o vasilhame é, então, removido. O irradiador possui uma blindagem estacionária ao redor das fontes, assim como uma blindagem que gira junto com a plataforma. Essas blindagens, normalmente de chumbo, permitem reduzir a exposição na superfície externa do irradiador a um valor inferior a 20 μSv/h durante o posicionamento do vasilhame na plataforma ou durante a irradiação. Esse nível de exposição permite que o irradiador seja instalado no próprio banco de sangue sem a necessidade de nenhuma blindagem adicional. Entretanto, em virtude do grande valor da massa da blindagem (mais de 2.000 kg), recomenda-se que este equipamento seja instalado em um andar térreo.

Além do Cs-137, os irradiadores de sangue também utilizam Co-60 como fonte emissora de raios gama. Nesse modelo, 12 fontes de Co-60 são configuradas em um arranjo circular ao longo do perímetro da câmara de irradiação. As bolsas de sangue são posicionadas no vasilhame e um sistema eletropneumático realiza o deslocamento vertical do vasilhame para o interior da câmara de irradiação. Independentemente da fonte de radiação usada e do modelo do irradiador, o vasilhame das bolsas de sangue possui a forma cilíndrica. O arranjo circular das fontes de Co-60 fornece homogeneidade da dose no volume de irradiação e neste caso não é necessária a rotação do vasilhame em frente às fontes. Mais recentemente, a indústria tem disponibilizado irradiadores de sangue munidos de fonte de raios X.

A meia-vida do Co-60 (5,3 anos) é menor que a do Cs-137 (30 anos) e, por esse motivo, o irradiador de sangue que utiliza fontes de Co-60 deverá ser calibrado com maior frequência (Tabela 25.3). A energia do Co-60 (1,25 MeV) é maior que a do Cs-137 (0,662 MeV) e, portanto, requer uma maior quantidade de material de blindagem. Por outro lado, como a energia do Co-60 é superior à do Cs-137, consegue-se maior homogeneidade da dose quando se utiliza fonte de Co-60 para a irradiação.

Equipamentos de teleterapia

Os equipamentos de teleterapia (acelerador linear e telecobaltoterapia) usados para o tratamento de pacientes oncológicos também podem ser utilizados para irradiar sangue. Os raios X, gera-

TABELA 25.3 MEDIDAS DE CONTROLE DA QUALIDADE RECOMENDADAS QUANDO SE UTILIZA IRRADIADOR ESPECÍFICO PARA A IRRADIAÇÃO DE SANGUE E COMPONENTES

MEDIDAS	INTERVALO DE TEMPO
Radiação de fuga	Diariamente
Rotação do vasilhame	Diariamente
Confirmação qualitativa da dose liberada	Em cada componente do sangue
Manutenção preventiva	Anual
Exatidão do tempo	Quadrimestral
Correção para o decaimento do radioisótopo	
Cobalto-60	Bimestral
Césio-137	Anual
Mapa de dose	
Cobalto-60	Bimestral
Césio-137	Anual
Raios X	Bimestral
Constância da taxa de dose	
Raios X	Mensal

dos pelo acelerador linear, e os raios gama, gerados pela fonte de Co-60, produzem o mesmo efeito biológico nas células T. A energia dos fótons de raios X produzidos pelos aceleradores lineares varia entre 5 e 25 MeV, dependendo do fabricante e do modelo. Esse tipo de equipamento possui um sistema de colimação que permite gerar campos de radiação de diferentes formas e tamanho.

Os equipamentos de telecobaltoterapia também apresentam um sistema de colimação do feixe de fótons que permite gerar campos de radiação de tamanho variável, mas com forma retangular ou quadrada, apenas.

Não existe uma padronização quanto à forma de armazenamento das bolsas de sangue durante a irradiação com equipamentos de teleterapia. A metodologia mais simples recomendada no caso é o uso de um vasilhame construído em acrílico com espaçadores, construídos com o mesmo material, para serem usados entre as bolsas de sangue a fim de melhorar a uniformidade da dose no volume de irradiação. De acordo com a literatura, outra maneira é a utilização de água para o preenchimento do espaço entre as bolsas mas, nesse caso, as bolsas de sangue devem ser protegidas por embalagens plásticas.

Normalmente, a temperatura de uma sala de teleterapia é mantida em torno de 24 °C. Nesse caso, não é necessário o uso de vasilhames térmicos para as bolsas de sangue se o processo da irradiação for completado em um intervalo de tempo menor que 30 minutos. Se o processo da irradiação for realizado num tempo superior a 30 minutos, recomenda-se o uso de vasilhame térmico para manter a temperatura de cada componente de sangue constante durante o processo da irradiação, conforme a metodologia preconizada na literatura.

De acordo com a energia da fonte utilizada para a irradiação, a espessura da parede do vasilhame deve garantir o equilíbrio eletrônico das cargas elétricas geradas pelo processo da interação da radiação com o material da parede. Além disso, para melhorar a uniformidade da dose no volume irradiado é necessário que o volume de sangue seja irradiado com, pelo menos, dois campos paralelos e opostos. Isto pode ser conseguido irradiando-se duas faces paralelas e opostas do vasilhame com 50% da dose total preconizada em cada uma delas.

Independentemente do tempo usado na irradiação de sangue, necessário para a liberação da dose de radiação recomendada, a literatura recomenda um sistema automatizado para armazenar as bolsas de sangue durante a irradiação com equipamentos de teleterapia. Esse sistema permite, de forma simultânea, preservar a temperatura do sangue e componentes e homogeneizar a dose no volume irradiado.

CONTROLE DA QUALIDADE DOS EQUIPAMENTOS E DO PROCESSO DE IRRADIAÇÃO DE SANGUE

Graças à não uniformidade do campo e à atenuação da radiação pela matéria, a dose preconizada não se distribui de maneira uniforme no volume do sangue irradiado. Assim, a determinação da taxa de dose e da distribuição da dose no volume de irradiação (mapa de dose) são tarefas

TABELA 25.4 MEDIDAS DE CONTROLE DA QUALIDADE RECOMENDADAS QUANDO SE UTILIZAM EQUIPAMENTOS DE TELETERAPIA PARA A IRRADIAÇÃO DE SANGUE E COMPONENTES	
MEDIDAS	**INTERVALO DE TEMPO**
Determinação do mapa de dose	Bimestral
Qualidade dos raios X	Mensal
Taxa de dose	Mensal
Confirmação qualitativa da dose liberada	Em cada componente do sangue

importantes relacionadas com o controle da qualidade. Isso é importante para garantir que nenhum ponto do volume receba menos que a dose mínima necessária para a prevenção da TA-GVHD.

Algumas medidas específicas de controle da qualidade são necessárias, tanto para os irradiadores de sangue quanto para os equipamentos de teleterapia, a fim de se garantir que o processo da irradiação está sendo conduzido de maneira correta.

A Tabela 25.3 apresenta os testes e as respectivas periodicidades que estes testes devem ser realizados considerando-se o uso dos irradiadores específicos para se irradiar sangue.

Os equipamentos de teleterapia não são projetados para irradiar sangue e, portanto, existe a necessidade de se implementar o controle da qualidade que, normalmente, é indicado na rotina do uso destes equipamentos. A Tabela 25.4 indica os procedimentos associados a execução do controle da qualidade quando esses equipamentos são usados para se irradiar sangue.

PROCEDIMENTOS DOSIMÉTRICOS

Taxa de dose e mapa de dose

O processo relacionado com a dosimetria dos irradiadores de sangue baseia-se no uso de objetos simuladores, que representam o sangue e componentes, e de sistema de detecção, necessário para se determinar a dose liberada. A taxa de dose é determinada no centro do volume do sangue irradiado e a distribuição da dose é determinada em um plano central do volume (mapa de dose). Normalmente, esse mapa de dose é representado através de curvas de isodose.

A taxa de dose e o mapa de dose associados aos irradiadores de sangue são determinados com o vasilhame completamente preenchido pelo material que constitui o objeto simulador. De acordo com a literatura, acrílico, poliestireno puro ou poliestireno alto impacto são alguns dos materiais que podem ser usados na construção dos objetos simuladores.

A configuração do objeto simulador depende do tipo de detector utilizado na determinação da taxa de dose e do mapa de dose. Quando o filme é usado como detector, por exemplo, a configuração do objeto simulador deve possibilitar a inserção desse material no plano central do objeto simulador. Independentemente do tipo de detector usado, o plano monitorado do simulador deve ser orientado no sentido transversal ao campo de radiação e o detector deve ser posicionado de maneira a monitorar a dose em toda a área do plano, incluindo o ponto central. A determinação da dose no ponto central do plano é importante para a obtenção da taxa de dose. Nos outros pontos desse plano, a monitorização da dose é importante para a obtenção da distribuição das doses, necessária para a construção do mapa de dose.

A quantidade e o tipo de fonte radioativa, o volume do vasilhame que contém o sangue, a geometria usada na distribuição das fontes em torno do vasilhame e a velocidade usada para girar o vasilhame em frente às fontes radiativas são fatores que influenciam a forma da distribuição da dose sobre o volume do sangue irradiado. Normalmente, a otimização desses fatores é feita de maneira diferente, de acordo com o modelo do irradiador. Assim, a heterogeneidade da distribuição da dose varia de acordo com o modelo do irradiador.

Em 1992, os resultados de um estudo dosimétrico realizado com diversos modelos de irradiadores de sangue, que usou objetos simuladores de poliestireno e detectores termoluminescentes, mostraram uma variação na distribuição de dose nos volumes irradiados entre 70 e 180%.

A determinação da taxa de dose e o planejamento da liberação da dose preconizada no centro do volume do sangue irradiado com equipamentos de teleterapia são realizados de acordo com a metodologia adotada na rotina do serviço de radioterapia. Entretanto, a determinação do mapa de dose, que fornece a distribuição da dose no volume do sangue irradiado com esses equipamentos, deve ser realizada utilizando-se os mesmos procedimentos usados na dosimetria dos irradiadores de sangue.

Sistemas dosimétricos

Existem vários sistemas dosimétricos comercialmente disponíveis, que realizam a confirmação da dose liberada nas bolsas de sangue. Esses materiais são etiquetas adesivas capazes de determinar qualitativamente se os limiares de dose recomendados foram alcançados, como, por exemplo, 1.500 cGy ou 2.500 cGy. Por meio dessas etiquetas também é possível observar se o valor máximo da dose recomendado (5.000 cGy) foi alcançado. O modo de funcionamento desses indicadores de dose baseia-se em um círculo (porção sensível) presente no centro da etiqueta, que altera sua coloração (de branca para azul, por exemplo) ao ser exposto à radiação ionizante, correspondendo ao valor máximo e mínimo da dose que foi absorvida. Assim, a mudança de cor depende do valor da dose que foi absorvida pela etiqueta.

Segundo as recomendações da AABB, esses dispositivos radiossensíveis devem ser empregados para a confirmação da dose liberada nas bolsas de sangue. Embora bastante práticos, tais indicadores não são considerados dosímetros, uma vez que não são capazes de quantificar as doses por eles absorvidas. Dessa maneira, é necessária a implantação de um controle da qualidade associado à dosimetria quantitativa do sangue irradiado, em conformidade com o plano de radioproteção inicialmente estabelecido.

Pelo que foi exposto, a seleção do detector de radiação, as sistemáticas de análise, armazenamento, gerenciamento e disponibilização dos dados dosimétricos devem ter como principal objetivo a garantia da qualidade associado à irradiação do sangue. Ademais, visando à praticidade, o método de detecção deve ser configurado de modo que a operacionalização do dosímetro, incluindo a determinação da dose, possa ser realizada nas dependências do próprio hemocentro.

Vários sistemas dosimétricos já foram propostos e/ou empregados para controle da qualidade associada ao processo de irradiação de sangue: termoluminescentes (TL), o dosímetro Fricke em forma de solução aquosa, dosímetros colorimétricos e filme radiocrônico. Dosímetros de estado sólido também já foram sugeridos na literatura e incluem aqueles constituídos de polimetacrilato (do tipo *red perspex*), de alanina, do tipo MOSFET e os diodos.

Em geral, vários desses dosímetros requerem algum tipo de equipamento especializado para a análise da resposta (leitura da dose) e, assim, serviços externos são normalmente contratados pelos hemocentros para realizar essa análise, que pode ser de maneira parcial ou completa.

Um sistema comercialmente disponível para a dosimetria quantitativa associada à irradiação de sangue emprega um cassete munido de um filme, o qual possibilita a determinação do valor da dose absorvida pelo sangue com precisão de ± 5%, aproximadamente. O uso desse dosímetro tem como base em sistema postal de dosimetria, isto é, o fabricante envia o cassete com o filme não irradiado juntamente com as instruções de uso, o cliente expõe o sistema no irradiador e, então, o filme irradiado retorna ao fabricante. Assim, o fabricante realiza os procedimentos relacionados com a determinação da dose absorvida pelo filme e, então, disponibiliza os resultados para o cliente.

Outro sistema muito usado na dosimetria do sangue irradiado com irradiadores específicos são aqueles com base na dosimetria termoluminescente, que se utiliza de dosímetros TLD. Essa dosimetria é feita por objetos simuladores dedicados (Figura 25.2). Algumas placas desse objeto simulador apresentam um conjunto de cavidades, distribuídas ao longo do plano central do objeto simulador. Essa distribuição possibilita a obtenção do mapa de dose ao longo desse plano. As cavidades são preenchidas com TLD, as placas são alinhadas pelos parafusos e, então, o objeto simulador é posicionado no vasilhame e exposto ao campo de irradiação do irradiador. A taxa de dose é obtida por detectores posicionados na cavidade localizada no centro do volume do objeto simulador.

Os dosímetros termoluminescentes e os filmes radiocrômicos são os sistemas dosimétricos

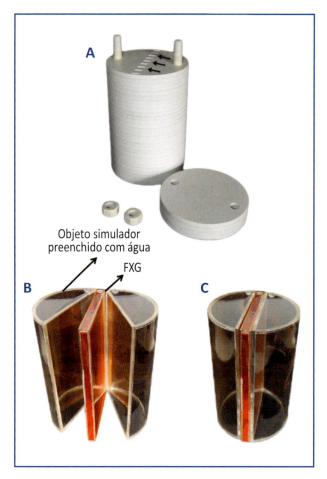

FIGURA 25.2 Objetos simuladores: **A**) simulador de poliestireno dedicado ao uso de TLD; **B**) simulador dedicado ao uso de FXG, aberto e apresentando o material FXG posicionado no seu plano central; e **C**) simulador fechado.

mais usados na dosimetria de irradiação de sangue. Entretanto, ambos apresentam limitações técnicas como: a) sensibilidade à temperatura ambiente; b) linearidade da resposta restrita a um pequeno intervalo de variação de dose; c) exigência de equipamento específico para a determinação do valor da dose absorvida pelo material dosimétrico. Dessa maneira, o custo relativo à operacionalidade desses sistemas dosimétricos, incluindo as facilidades de gerenciamento, devem ser considerados na seleção do sistema dosimétrico a ser usado nessa dosimetria.

Recentemente, foi proposto um objeto simulador, com forma cilíndrica, que acopla uma cubeta, na forma retangular, ao seu plano central (Figura 25.2B e C). A cubeta é preenchida com o material dosimétrico gel, com base no Fricke Xilenol

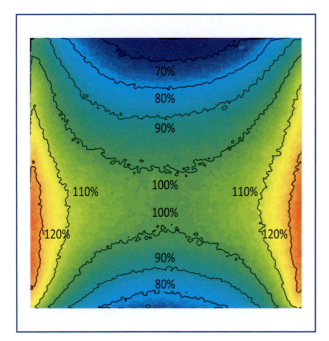

FIGURA 25.3 Mapa de dose de um irradiador específico obtido pelo sistema dosimétrico FXG (Figura 25.2C).

Gel (FXG), o objeto simulador, que contém água, é fechado (Figura 25.2C) e, então, exposto ao campo de irradiação do irradiador de sangue. Além do mapa de dose (Figura 25.3), esse sistema dosimétrico foi configurado para determinar a taxa de dose e confirmar a dose preconizada absorvida pelo sangue.

De acordo com as informações disponibilizadas na literatura especializada, esse sistema dosimétrico foi otimizado com o objetivo de se minimizar as operações relacionadas à confecção do material FXG, que agrega uma formulação química simples, e à leitura da dose absorvida pelo dosímetro FXG. Essa leitura pode ser feita por um espectrofotômetro. Portanto, essa otimização pode possibilitar a inclusão desse sistema na rotina dosimétrica de irradiação de sangue, de maneira a promover a operacionalidade da dosimetria e as facilidades de gerenciamento associados à irradiação de sangue com irradiadores dedicados.

Independentemente do sistema dosimétrico usado no controle da qualidade do sangue irradiado com irradiador específico ou com teleterapia, é necessário garantir a qualidade do produto irradiado, em conformidade com o Ministério da Saúde e com os protocolos internacionais, como a AABB e a FDA.

USO DA SIMULAÇÃO COMPUTACIONAL NA ROTINA DA IRRADIAÇÃO DE SANGUE

A simulação computacional consiste na construção de um modelo computacional com o objetivo de se representar uma situação real. Essa tarefa consiste na utilização de formalizações em computadores, como equações matemáticas, por exemplo, com o objetivo de descrever ou prever um fenômeno real. A simulação computacional pode ser aplicada em diversas áreas do conhecimento humano, como a biologia e a medicina, por exemplo.

O método computacional chamado de método Monte Carlo (MMC) é um método que se utiliza de formalismos matemáticos para solução de problemas que envolvem múltiplas variáveis independentes, como é o caso do transporte da radiação.

O pacote de simulação PENELOPE (PENetration and Energy LOss of Positrons and Electrons) utiliza o MMC para simular o transporte da radiação, obtendo resultados quantitativos acerca da interação da radiação com a matéria. A matéria através da qual ocorre esse transporte pode ser o sangue, por exemplo. Esse pacote computacional é amplamente utilizado em diversas áreas da medicina, como na radioterapia, medicina nuclear e radiodiagnóstico.

A aplicação do MMC-PENELOPE é validada para procedimentos dosimétricos relacionados ao uso das radiações X e gama em medicina e pode ser incorporado ao controle da qualidade associada à dosimetria do sangue irradiado. Esse método pode ser usado para se estimarem mudanças na distribuição da dose sobre o volume do sangue irradiado e em procedimentos associados ao controle da qualidade relacionado com a rotação das bolsas de sangue diante do feixe de radiação, por exemplo.

A Figura 25.4A apresenta um mapa de dose para a simulação do caso em que existe falha do sistema de rotação das bolsas de sangue em frente às fontes de radiação. Para esse caso, observa-se que a variação entre as doses máxima e mínima foi de 76% contra a variação de 44% (Figura 25.4B) obtida em uma simulação que considerou o uso de mais de um campo de radiação. Portanto, a falha desse sistema em girar as bolsas de sangue faz aumentar a diferença em dose entre os pontos quen-

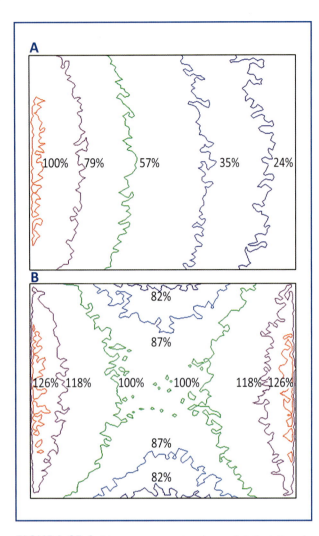

FIGURA 25.4 Mapas apresentando as distribuições de dose (isodoses) no volume de sangue obtidas através de simulações que consideraram a irradiação das bolsas de sangue: **A)** sem rotação; **B)** com rotação.

tes (maior valor da dose) e os pontos frios (menor valor de dose) e, nesse caso, o limite de dose recomendado não é alcançado.

De acordo com as Tabelas 25.3 e 25.4, o MMC-PENELOPE pode ser aplicado na determinação da radiação de fuga, mapa de dose e rotação do vasilhame. Além disso, esse pacote possibilita simular materiais dosimétricos associados à irradiação do sangue, avaliar a distribuição da dose nas bolsas de sangue em função do volume do sangue irradiado e estimar efeitos referentes a mudanças na geometria de irradiação, como, por exemplo, o deslocamento das fontes.

A aplicação da simulação computacional vem se expandindo em diversas áreas da atividade humana, o que inclui a pesquisa e a produção de novas tecnologias. A aplicação dessa metodologia na rotina relacionada à irradiação de sangue pode otimizar as tarefas diárias relacionadas com o controle da qualidade, que devem ser executadas de maneira a gerar um produto final com qualidade.

BIBLIOGRAFIA CONSULTADA

Anderson KC, Goodnough LT, Sayers M, et al. Variation in blood component irradiation practice: implication for prevention of transfusion-associated graft-versus-host disease. Blood 1991; 277:2096-2102.

Anderson KC, Weinstein HJ. Transfusion-associated graft-versus-host disease. N Engl J Med 1990; 32:315-321.

Brubaker DB. Human postransfusion graft-versus-host disease. Vox Sang 1983; 45:401-420.

Chapman J, Finney RD, Formam K. Guide on gamma irradiation of blood components for prevention of transfusion-associated graft-versus-host disease. Transfusion 1996; 6:261-271.

Dal-Pont C, Schennach H. Transfusion-associated graft-versus-host disease: an update. Mag Europ Med Oncol 2013; 6:254-257.

Dobrynski W, Thibodeau S, Truitt RL, et al. Third-party-mediated graft rejection and graft-versus-host disease after T-cell-depleted bone marrow transplantation as demonstrated by hypervariable DNA probes and HLA-DR polymorphism. Blood 1989; 74:2285-2294.

Ferrara JL, Deeg HJ. Graft-versus-host disease. N Engl J Med 1991; 324:667-674.

Góes EG, Borges JC, Covas DT, et al. Quality control of blood irradiation: determination T cells radiosensitivity to cobalt-60 gamma rays. Transfusion; 2005.

Góes EG, Covas DT, Haddad R, et al. Quality control system for blood irradiation using a teletherapy unit. Vox Sang 2004; 86:105-110.

Greenbaum BH. Transfusion-associated graft-versus-host disease: historical perspectives, incidence, and current use of irradiated blood products. J Clin Oncol 1991; 19:1989-1992.

Jamieson NV, Joysey V, Friend PJ, et al. Graft-versus-host disease in solid organ transplantation. Transpl Int 1991; 4:67-71.

Kerman NA, Collins NH, Juliano L, et al. Clonable T lymphocytes in T cell-depleted bone marrow transplants correlate with development of graft-v-host disease. Blood 1986; 68:770-773.

Kernan NA, Flomenberg N, Collins NH, et al. Quantitation of T lymphocytes in human bone marrow by a limiting dilution assay. Transplantation 1985; 40:317-322.

Lowenthal RM, Challis DR, Griffiths AE, et al. Transfusion-associated graft-versus-host disease: report of a case following administration of irradiated blood. Transfusion 1993; 33:524-529.

Luban NLC, Drothler D, Moroff G, Quinones R. Irradiation of platelet components: inhibition of lymphocyte proliferation assessed by limiting-dilution analysis. Transfusion 2000; 40:348-352.

Moretta A, Pantaleo G, Moretta L, et al. Direct demonstration of the clonogenic potential of every human peripheral blood T cell. Clonal analysis of HLA-DR expression and cytolytic activity. J Exp Med 1985; 157:743-754.

Moroff G, Luban NLC. The irradiation of blood and blood components to prevent graft-versus-host disease: technical issues and guidelines. Transfus Med 1997; 11:15-26.

Parkman R, Mosier D, Umansky I, et al. Graft-versus host disease after intrauterine and exchange transfusions for hemolytic disease of the newborn. N Engl J M 1974; 290:359-363.

Patton GA, Skowronski MG. Implementation of a blood irradiation program at a community cancer center. Transfusion 2001; 41:1610-1614.

Pelszynski MM, Moroff G, Luban NLC, et al. Effect of gamma irradiation of red blood cell units on T-cell inactivation as assessed by limiting dilution analysis: implication for preventing transfusion-associated graft-versus-host disease. Blood 1994; 83:1683-1689.

Przepiorka D, LeParc GF, Stovall MA, et al. Use of irradiated blood components: practice parameter. Am Clin Pathol 1996; 106:6-11.

Quinones RR, Gutierrez RH, Dinndorf PA, et al. Extended-cycle elutriation to adjust T-cell content in HLA-disparate bonne marrow transplantation. Blood 1993; 82:307-317.

Rosen NR, Weidner JG, Boldt HD, et al. Prevention of transfusion-associated graft-versus-host disease: selection of an adequate dose of gamma irradiation. Transfusion 1993; 33:125-127.

Sprent J, Anderson RE, Miller JF. Radiosensitivity of T and B lymphocytes: II effect of irradiation on response of T cells to alloantigens. Eur J Imunol 1974; 4:204-210.

Sproul AM, Chalmers EA, Mills KI, et al. Third party mediated graft rejection despite irradiation of blood products. Br J Haematol 1992; 80:261-262.

Sunul H, Erguven N. Transfusion-associated graft-versus-host disease. Transf Apheresis Sci 2013; 49: 331-333.

Taswell C. Limiting dilution assays for the determination of immunocompetent cell frequencies: I Data analysis. J Immunol 1981; 126:1614-1619.

Thaler M, Shamiss A, Orgad S, et al. The role of blood from HLA-homozygous donors in fatal transfusion-associated graft-versus-host disease after open heart surgery. N Engl J Med 1989; 321:25-28.

Thomaz ED, Herman EC, Greenough WB. Irradiation and marrow infusion in leukemia. Arch Intern Med 1961; 107:829-845.

Valerius NH, Johansen KS, Nielsen OS, et al. Effect of in vitro x-irradiation on lymphocyte and granulocyte function. Scand J Haematol 1981; 27:9-18.

Von Fliedner V, Higby DJ, Kim U. Graft-versus-host reaction following blood transfusion. Am J Med 1982; 72:951-959.

White DR, Booz J, Griffith RV, et al. Tissue Substitute in Radiation Dosimetry and Measurement. Bethesda, Maryland: International Commission on Radiation Units and Measurements 1989; report 44.

26

Uso do plasma fresco congelado

Melca Maria Oliveira Barros
Luis de Mello Amorim Filho

GENERALIDADES

Os componentes plasmáticos são os únicos dos componentes sanguíneos que tem uma dupla utilização em medicina transfusional: pode ser usado para transfusão, como um os demais hemocomponentes, ou pode ser a matéria-prima essencial para a indústria de hemoderivados.

Segundo a legislação vigente, a partir centrifugação do sangue total, obteremos os seguintes componentes, a depender do tempo de congelamento: plasma fresco congelado (PFC) quando congelado até 8 horas depois da coleta; PFC 24 horas, quando o congelamento ocorre entre 8 e 24 horas; o plasma isento de crio, não contém fator VIII, fator de von Willebrand, fator XII nem fibrinogênio, utilizado apenas na púrpura trombocitopênica trombótica; o plasma comum (PC), quando o congelamento do plasma ocorre mais de 24 horas depois da coleta, que não é utilizado para fins transfusionais.[1]

O plasma fresco congelado contém teores de proteínas, incluindo os fatores mais lábeis da coagulação, tais como os fatores VIII e V, praticamente iguais ao do plasma circulante (Tabela 26.1). Já no plasma normal, estes teores estão diminuídos, sendo esta diminuição diretamente proporcional ao tempo de congelamento do hemocomponente.

TABELA 26.1		
TIPOS DE PLASMA OBTIDOS A PARTIR DO SANGUE TOTAL		
TIPO	**FRACIONAMENTO**	**USO CLÍNICO**
Plasma fresco congelado	Até 8 horas da coleta	Sim
Plasma fresco congelado 24 horas	Até 24 horas da coleta	Sim
Plasma isento de crio	Sobrenadante do preparo do crioprecipitado	Apenas na púrpura trombocitopênica trombótica
Plasma comum	Após as 24 horas da coleta	Não

O plasma pode também ser coletado por aférese, porém a grande indicação para a obtenção de plasma por aférese é o fornecimento de matéria-prima para a indústria de hemoderivados. O custo da coleta de plasma por aférese para transfusão é muito elevado, sem que haja vantagens significativas, razão pela qual esse tipo de procedimento é raramente usado no Brasil.

A validade do plasma fresco congelado é de até 2 anos, caso seja mantido a temperaturas inferiores a -30 ºC, e de até um ano, se a temperatura de estocagem ficar entre -20 ºC e -30 ºC.

TIPOS DE PLASMA FRESCO CONGELADO

Existem alguns procedimentos a que pode ser submetida uma bolsa de plasma fresco congelado, o que implica mudança de algumas das características do produto.

Plasma vírus inativado

O plasma fresco pode passar por procedimentos de inativação de vírus que eventualmente existam no componente. Há dois procedimentos atualmente aprovados pelas autoridades sanitárias brasileiras: o tratamento por solvente-detergente e a inativação viral pelo azul de metileno.

O tratamento pelo solvente-detergente é um processo industrial, que requer o agrupamento de algumas centenas, ou mesmo milhares de bolsas de plasma em *pool*; este *pool* é tratado inicialmente com um solvente – geralmente o Tween 80 ou o Triton –, e, a seguir, é tratado com um detergente. O solvente penetra no envelope lipídico ao passo que o detergente retira o solvente de dentro da célula, levando a uma ruptura do envelope do vírus, que perde, assim, a sua infectividade. O solvente e o detergente são posteriormente retirados do plasma por cromatografia, e o plasma é reenvasado em bolsas plásticas contendo cerca de 250 mL de plasma, e recongelado a -20 ºC ou menos.

O tratamento pelo solvente-detergente requer a existência de uma indústria de hemoderivados, e o Brasil ainda não dispõe de instalações desse tipo. Assim, embora a técnica esteja aprovada para uso no país, o plasma tratado por solvente-detergente – geralmente chamado de plasma SD – somente pode ser obtido por importação ou pelo envio de plasma brasileiro para o exterior para ser submetido ao tratamento SD. É uma técnica comprovadamente eficaz contra vírus com envelope lipídico, tais como HIV, HCV e HTLV, mas não inativa vírus sem envelope, dos quais os mais importantes na medicina transfusional são o parvovírus B19 e vírus da hepatite A (HAV). A desvantagem da técnica, além do seu custo, é a perda de cerca de 20% de alguns fatores da coagulação e a necessidade de ser efetuado um *pool* de plasma.

O segundo método aprovado no Brasil consiste na utilização do azul de metileno para inativar os vírus. Ao contrário do tratamento pelo SD, essa técnica não requer um processo industrial e pode ser feita pelos próprios serviços de hemoterapia.

Para inativar plasma com o azul de metileno, é necessária uma filtração para eliminar os leucócitos residuais presentes no plasma, já que o azul de metileno não é eficaz contra vírus intracelulares. O filtro de leucócitos é parte integrante do kit de inativação viral; depois da filtração o 0,1 µMol de azul de metileno é introduzido na bolsa de plasma, que vai sofrer uma irradiação por luz visível, durante um período de 20 a 30 minutos. Ao final do processo, uma nova filtração do plasma é efetuada, desta vez para a retirada do azul de metileno.

O mecanismo de ação do azul de metileno não é completamente conhecido, mas provavelmente decorre de sua interposição entre o material genético do vírus. Ao ser irradiado por luz com um determinado comprimento de onda, ocorre um processo de foto-oxidação que degrada o vírus, que perde sua infectividade.

Tal como o tratamento SD, o azul de metileno somente é eficaz contra vírus com envelope lipídico. Suas desvantagens são o custo elevado e a perda de 20 a 25% de alguns fatores da coagulação em decorrência da aplicação da técnica.

Plasma de quarentena

O plasma de quarentena origina-se de um doador que foi retestado pelo menos quatro meses após a doação. O plasma, mesmo com sorologia normal, fica em quarentena até que o doador retorne para uma segunda doação (mínimo de 120 dias). Se a nova sorologia for não reativa, o plasma da primeira doação é liberado para uso. Esse procedimento tem o objetivo de evitar o período de janela imunológica, já que, se não houver soroconversão dentro do período de pelo menos 4 meses, existe a certeza de que a primeira doação não foi feita durante o período de janela.

Esse tipo de plasma ainda é muito pouco utilizado no Brasil, porque, apesar do baixo custo da técnica, há uma grande dificuldade logística na implementação do procedimento, que requer muito espaço de armazenamento e programas de informática adaptados.

INDICAÇÕES PARA O USO DE PLASMA

As normas que regem a hemoterapia brasileira estabelecem que não existem razões clínicas para a transfusão de plasma normal ou comum, estando, por isso, proscrito esse tipo de hemocomponente da prática hemoterápica. Existe indicação somente para o uso do plasma fresco congelado, uma vez que apenas esse tipo de plasma contém teores próximos ao normal de todos os fatores da coagulação e da anticoagulação.

A transfusão de plasma é uma intervenção terapêutica frequentemente empregada. Muitos países com sistemas avançados aos cuidados com a saúde, tais como Estados Unidos, Reino Unido e França, transfundem grandes volumes do plasma. Atualmente, há falta de evidências com base em estudos clínicos randomizados e controlados para guiar a transfusão de PFC. Os *guidelines* publicados são fundamentados em opiniões de especialista e perpetuados por práticas com base em experiência. Atualmente são descritas as seguintes indicações clínicas para transfusão de PFC: sangramento ativo no ajuste de deficiências de múltiplos fatores de coagulação (transfusão maciça, coagulação intravascular disseminada [CID]); reversão da varfarina em um paciente com sangramento ativo; e para realização de plasmaférese, particularmente no tratamento da PTT.

Deficiências simultâneas de múltiplos fatores da coagulação

Nas situações em que existe hemorragia e déficit combinado de dois ou mais fatores da coagulação, a transfusão de PFC vem sendo efetuada. As principais situações clínicas em que ocorre essa deficiência combinada estão descritas a seguir.

Transfusão maciça

A transfusão maciça (TM) é, por definição, aquela em que o volume transfundido, em um período inferior a 24 horas, é igual ou superior a uma volemia do paciente, ou como adotado em muitos serviços e protocolos uma transfusão superior a 10 unidades de concentrado de hemácias (CH). Como os hemocomponentes transfundidos nessas circunstâncias contêm níveis muito baixos de fatores da coagulação, a TM pode induzir à chamada coagulopatia dilucional, em que há acentuada diminuição nos níveis de fatores da coagulação, devido à diluição provocada pela administração de grande volume de sangue desprovido de fatores.

O uso de PFC na TM mudou drasticamente com a publicação de Borgman e cols., na qual foram descritos os efeitos sobre a mortalidade em 246 soldados norte-americanos no Iraque. Nesse estudo foi observada uma redução importante na mortalidade em pacientes que passaram por uma TM e que haviam recebido PFC na razão de 1 CH:1.4 PFC, quando comparada com razões inferiores. Esses dados foram confirmados por outros estudos observacionais, e também por algumas meta-análises. Nos pacientes do trauma que requerem TM, a transfusão de PFC em razões próximas a 1 CH:1 PFC foi associada a um risco significativamente menor de morte e de falência de múltiplos órgãos. De acordo com os estudos publicados nos últimos 10 anos, essa é a única indicação em que estratégias mais agressivas na transfusão de PFC trazem benefícios efetivos que compensariam os riscos decorrentes desse procedimento.

Coagulação intravascular disseminada

A CID é uma condição mórbida em que ocorre consumo anormal de descontrolado de fatores da coagulação e de plaquetas e que se caracteriza clinicamente, em sua forma clássica, pela presença simultânea de diátese trombogênica e hemorragias em múltiplos locais.

A infusão de plasma fresco congelado para o tratamento da CID deve ser feita sempre que houver hemorragia grave e alteração da coagulação, refletida pela anormalidade no tempo de protrombina (TP) e/ou no tempo parcial de tromboplastina ativada (TTPa). A transfusão de plasma promove reposição dos fatores da coagulação que estão sendo consumidos, mas também pode aumentar o risco de tromboses. O tratamento ideal da CID seria a correção dos fatores deflagrantes. São escassos trabalhos clínicos que avaliem o benefício da transfusão de PFC nesses pacientes, portanto não há consenso quanto à transfusão de PFC em pacientes com coagulopatia com sangramentos de pequena quantidade, mas o uso profilático de PFC na ausência de sangramentos não tem demonstrado nenhum benefício.

Uma quantidade significativa de plasma é usada atualmente para fazer ajustes nos valores de RNI, principalmente antes de procedimentos invasivos, entretanto há falta de evidências que demonstrem benefícios clínicos, com redução de sangramento ou mortalidade. Em uma análise com os estudos disponíveis, foi demonstrado que um RNI discretamente elevado (1,3-1,85) não é preditivo de risco elevado para sangramentos. Estudos randomizados controlados, que ofereçam suporte à transfusão de PFC para reduzir o risco de hemorragia antes de um procedimento invasivo em pacientes com coagulopatia, é limitado. Muller e cols. demonstraram, em um estudo multicêntrico randomizado controlado, que a ocorrência de complicações hemorrágicas após procedimento invasivo em pacientes de UTI com coagulopatia não apresentou diferença entre pacientes com ou sem uma transfusão profilática de PFC. Nesse estudo quase 50% dos pacientes avaliados apresentavam CID.

Hepatopatias

O fígado é o órgão no qual são sintetizados quase todos os fatores da coagulação; portanto, os pacientes que apresentam graus avançados de insuficiência hepática, aguda ou crônica, apresentam deficiências de diversos fatores da coagulação, o que se traduz por alterações importantes no TP e no TTPa. Contudo, esses pacientes são considerados um equilíbrio na homeostasia da coagulação, pois apresentam deficiência tanto dos fatores procoagulantes como dos anticoagulantes. Nos pacientes com doença hepática, a análise de níveis dos fatores de coagulação, levando em conta valores de RNI de 1,3 a 1,9, AP em torno de 30% eram adequados para manutenção da coagulação.

A transfusão de plasma fresco está indicada nestes pacientes na vigência de grandes hemorragias, com necessidade de TM. O uso rotineiro de PFC em outras circunstâncias, portanto, é questionável. Na preparação para a realização de procedimentos invasivos, tais como cirurgias, biópsias de fígado e punções de veias profundas há escassez de dados clínicos que suportem essa indicação, mas há alguns estudos, como os já descritos, que não demonstram benefícios na transfusão profilática de PFC em hepatopatas como preparação para procedimentos invasivos.

Transplante de fígado

O transplante de fígado causa grave coagulopatia, sobretudo durante a fase anepática do procedimento. A transfusão de plasma fresco faz parte da rotina transfusional desse tipo de cirurgia, com o objetivo de elevar os níveis de fatores da coagulação, que em geral já estão muito baixos antes mesmo de a cirurgia se iniciar, reduzindo-se consideravelmente durante o procedimento. No entanto, estudos têm demostrado que não há benefícios na transfusão de PFC em pacientes submetidos a procedimentos cirúrgicos em que não haja TM. Alguns desses estudos incluíam pacientes submetidos a transplante hepático, e não foi observada redução na mortalidade, sangramento ou transfusão de hemocomponentes, bem como taxas reduzidas de complicação como infarto do miocárdio e acidente vascular cerebral.

Reversão do uso de anticoagulantes cumarínicos

Os anticoagulantes do tipo cumarínico – varfarina, cumadin – agem impedindo a absorção de vitamina K, bloqueando, assim, a síntese dos fatores II, VII, IX e X, que necessitam da presença da vitamina K para serem produzidos. Pacientes que recebem terapia com um antagonista da vitamina K (AVK) têm risco aumentado de hemorragia durante intervenções cirúrgicas e procedimentos. Resultados de um estudo clínico de 2012 salientaram os riscos envolvidos, demonstrando que a frequência de sangramento em pacientes recebendo terapia AVK foi de 3,3% para procedimentos eletivos, mas 21 a 60% para os procedimentos de emergência. Além disso, alguns desses pacientes apresentam alargamento vultoso do TP e sangramento ativo. Quando isso acontece, é necessário reverter rapidamente o efeito do anticoagulante, particularmente quando envolve sangramento em sistema nervoso central, e embora a vitamina K isoladamente seja eficaz, a reversão pode levar várias horas. Essa reversão pode ser promovida com a rápida reposição dos fatores vitamina K dependentes mediante dois produtos: PFC ou complexo protrombínico não ativado, um concentrado que contém os fatores II, VII, IX e X.

Entretanto, nesse tipo de situação, estudos demonstram que a reposição do complexo protrombínico não ativado tem uma eficácia superior à do PFC, possibilitando correção muito mais rápida dos níveis de fatores vitamina K dependentes, estando altamente indicado. Além disso, apresenta risco reduzido de sobrecarga volêmica, pois tem volume muito menor do que o do PFC, associado à vantagem de ser um produto virtualmente isento de risco de transmissão de vírus. O plasma estaria indicado nos casos em que o complexo protrombínico não estivesse disponível.

Existe, contudo, uma exceção a esta regra: as hemorragias por déficits de vitamina K em recémnascidos. Nesses pacientes, o uso do complexo protrombínico está associado a um risco trombogênico elevado, razão pela qual se dá preferência ao plasma fresco nesse grupo etário.

Púrpura trombocitopênica trombótica

A púrpura trombocitopênica trombótica (PTT) é uma grave doença hematológica, cuja patogênese reside na destruição, por autoanticorpos, da proteína ADAMTS-13, uma enzima que tem a função de clivar o fator de von Willebrand. Não ocorrendo essa clivagem, haverá excesso de fator de von Willebrand, levando a um processo de trombose da microvasculatura com consumo de plaquetas e consequente trombocitopenia.

O tratamento de escolha da PTT consiste em uma combinação de plasmaférese terapêutica – para a retirada dos autoanticorpos e do excesso de fator de von Wiillebrand –, com infusão concomitante de plasma fresco congelado, até que se obtenha o controle dos sintomas.

Em algumas situações na quais, por algum motivo, não é possível a realização das plasmaférese, a infusão isolada de PFC está indicada em caráter de urgência, até que a plasmaférese seja realizada.

Persistem na literatura médica dúvidas acerca do melhor tipo de plasma a ser transfundido na PTT: PFC ou plasma isento do crio. O plasma isento do crioprecipitado tem a vantagem teórica de ser desprovido de fator de von Willebrand, o que poderia favorecer a evolução do paciente, que não receberia carga adicional de proteína envolvida na patogênese da doença.

A maioria dos trabalhos que se debruçou sobre a questão não encontrou diferença significativa entre os dois hemocomponentes no que concerne à resposta dos pacientes. A utilização do plasma isento do crio nos serviços que contam esse tipo de hemocomponente parece mais lógico, senão pela sua maior eficácia, pelo menos pelos aspectos relativos ao melhor gerenciamento do estoque de hemocomponentes, já que o plasma isento do crio somente teria essa única indicação, ao passo que o plasma fresco congelado não apenas tem muitas outras indicações, como pode ser usado para a produção industrial de hemoderivados.

Na PTT, o volume diário de plasma a ser infundido é de 30 a 35 mL/kg de peso do indivíduo; esse volume vai sendo progressivamente diminuído em função da melhora clínica do paciente.

Reposição de deficiências isoladas de fatores da coagulação

A transfusão de plasma fresco está indicada em pacientes portadores de déficits congênitos e isolados de fatores da coagulação que apresentem hemorragia ou que vão ser submetidos a algum tipo de procedimento invasivo, desde que não haja concentrados industriais daquele fator ou, havendo, não estejam disponíveis para utilização.

Dentre todos os fatores da coagulação, só não existe concentrado industrial de fator V. A hemorragia por deficiência dos fatores dependentes de vitamina K (II, VII, IX e X) pode ser tratada pela infusão de complexo protrombínico não ativado, um concentrado que contém os fatores II, VII, IX e X. Há também o fator VII recombinante, que, no entanto, tem outras indicações que não a reposição de fatores dependentes de vitamina K.

A deficiência de fator XIII deve ser preferencialmente tratada com concentrado de fator XIII, um produto que possui registro no Brasil, mas que raramente está disponível nos hospitais brasileiros. Não havendo a possibilidade de se usar o concentrado industrial, o tratamento dos pacientes que sangram por déficit de fator XIII deve ser feito com a transfusão de crioprecipitado, sendo o plasma fresco congelado a última dessas três opções terapêuticas nesses casos.

Na deficiência congênita de fator XI, o PFC é habitualmente usado para pacientes com sangramento associado a essa deficiência, ou antes, de procedimentos invasivos. Embora existam apresentações de concentrado de FXI fora do país, seu uso não é consensual em função da associação com complicações, pois pode induzir a formação de trombos.

O tratamento de escolha da deficiência congênita ou adquirida de fibrinogênio utiliza o concentrado de fibrinogênio obtido industrialmente. Quando esse produto não estiver disponível, a escolha terapêutica recai, também aqui, sobre o crioprecipitado, podendo o plasma ser uma alternativa nas situações em que o crioprecipitado não está disponível.

A dose para a transfusão de plasma fresco depende do tipo e do grau de deficiência de fator, mas, em geral, varia de 10 a 20 mL/kg de peso do paciente. O cálculo para determinar o volume de plasma a ser infundido parte do princípio de que cada mililitro de plasma fresco congelado contém de 0,7 a 1 unidade internacional de fator (Tabela 26.2).

O tratamento das hemofilias A e B, que nunca deve ser feito com a transfusão de plasma fresco, será abordado em outro capítulo.

Plasmaféreses terapêuticas

O plasma fresco congelado pode estar indicado como líquido de reposição nas plasmaféreses terapêuticas. Atualmente, a preferência recai sobre outros tipos de expansores plasmáticos – albumina ou amido hidroxilado –, ficando o plasma fresco reservado aos pacientes com PTT ou aos pacien-

TABELA 26.2
FATORES DE COAGULAÇÃO E SUA MEIA-VIDA PRESENTES NO PFC

FATOR	CONCENTRAÇÃO PFC (UI/ML)	MEIA-VIDA	NÍVEL HEMOSTÁTICO	ESTABILIDADE
Fibrinogênio	2-67	4-6 dias	1 mg/mL	Estável
Fator II	80	2-3 dias	40-50%	Lábil
Fator V	80	12 horas	10-30%	Estável
Fator VII	90	6 horas	10-20%	Estável
Fator VIII	92	12	30-80%	Lábil
Fator vW	80	24 horas	20-50%	Estável
Fator IX	100	24 horas	20-60%	Estável
Fator X	85	2 dias	10-40%	Estável
Fator XI	100	3 dias	20-30%	Estável
Fator XII	–	–	–	Estável
Fator XIII	83	6-10 dias	10%	Estável
Proteína C	–	8 horas	–	–
Proteína S	–	12 horas	–	–
AT III	100	2-3 dias	–	–

tes com coagulopatia prévia ou que desenvolvam alterações da coagulação durante o procedimento.

A dose a ser transfundida depende do volume de plasma que está sendo retirado e do grau de alteração da coagulação. Esse assunto é discutido minuciosamente em outro capítulo.

CONTRAINDICAÇÕES PARA O USO DO PLASMA FRESCO CONGELADO

O plasma fresco congelado é o hemocomponente que mais tem sido utilizado de maneira injustificada. Como mencionado, a transfusão de plasma tem um número relativamente pequeno de indicações, quase sempre ligadas a sangramentos ativos associados à reposição de fatores da coagulação.

O uso do plasma como expansor volêmico não tem razão de ser; para essa finalidade específica, os coloides sintéticos – gelatinas, dextran, amido hidroxilado e albumina – são mais baratos, mais seguros e tão ou mais eficazes que o plasma.

O plasma também não está indicado para melhorar cicatrização –uma indicação muito discutível de albumina – nem para reposição nutricional, muito menos como complemento aos concentrados de hemácias, ou como fonte de imunoglobulinas para pacientes com imunodeficiências.

ASPECTOS PRÁTICOS PARA A ADMINISTRAÇÃO DE PLASMA FRESCO CONGELADO

O plasma fresco congelado deve ser descongelado em banho-maria a 37 °C ou em equipamento próprio. Esse descongelamento deve ocorrer nos próprios serviços de hemoterapia. O PFC descongelado devem ser mantidos a 4 °C se houver qualquer atraso na transfusão. As diretrizes vigentes em nosso país são semelhantes às da American Association of Blood Banks (AABB) as quais permitem um atraso de até 24 horas, desde que seja mantida a temperatura 4 °C. A atividade FVIII em plasma vai diminuir depois de 24 horas a 4 °C em até 28%, mas todos os outros fatores permanecem estáveis por 5 dias. Ultrapassado esse limite, o plasma deve ser descartado, não devendo, a não ser em casos excepcionais, ser recongelado.

TABELA 26.3 COMPATIBILIDADE ABO* PARA A TRANSFUSÃO DE PLASMA FRESCO	
GRUPO RECEPTOR	**PFC**
A	A ou AB
B	B ou AB
AB	AB
O	O, A, B, AB

Não há necessidade de compatibilizar RhD.

O volume de PFC a ser transfundido depende do peso e da condição clínica e hemodinâmica do paciente. A utilização de PFC de 10-20 mL/kg PFC aumenta de 20 a 30% os níveis dos fatores de coagulação do paciente, chegando a níveis hemostáticos, sendo geralmente a dose utilizada em quase todas as condições clínicas, excetuando-se TM e PTT.

A transfusão de plasma deve ser feita com o uso de equipos de transfusão dotados de filtro-padrão, devendo ser realizada em até 4 horas. Não são necessárias provas de compatibilidade entre o doador e o receptor, mas os pacientes devem receber preferencialmente plasma o mesmo grupo ABO, ou na falta deste, compatível. A Tabela 26.3 mostra a compatibilidade ABO para a transfusão de plasma fresco. Embora o plasma possua estroma de hemoglobina, em quantidades mínimas, não é necessário respeitar a compatibilidade Rh para a transfusão de plasma.

É recomendável que plasmas que contenham anticorpos antieritrocitários irregulares não sejam usados para transfusão; se o forem, deve-se certificar de que o receptor não possui o(s) antígeno(s) contra o(s) qual(is) o doador do plasma desenvolveu anticorpo(s).

BIBLIOGRAFIA CONSULTADA

Bianco C. Choice of human plasma preparations for transfusion. Transfus Med Rev 1999; 13:84-88.

Borgman MA, Spinella PC, Perkins JG, et al. The ratio of blood products transfused affects mortality in patients receiving massive transfusions at a combat support hospital. J Trauma 2007; 63:805-813.

Boulat C, Clero B. Evolution of indications and consumptions of fresh frozen plasma from 1997 to 2003 in a teaching hospital. Transfus Clin Bol 2005; 12:251-256.

Brasil. Ministério da Saúde. Portaria nº 158. Diário Oficial da união. 4 de fevereiro de 2016.

Figueiredo S, Benhamou D. Use of fresh frozen plasma: from the 2012 French guidelines to recent advances. Transfus Apher Sci 2017; 56:20-25.

Hellstern P, Haulbelt H. Indications for plasma in massive transfusion. Thromb Res 2002; 107(Suppl 1): S19-22.

Müller MC, Arbous MS, Spoelstra-de Man AM, et al. Transfusion of fresh-frozen plasma in critically ill patients with a coagulopathy before invasive procedures: a randomized clinical trial (CME). Transfusion 2015; 55:26-35.

Murad MH, Stubbs JR, Gandhi MJ, et al. The effect of plasma transfusion on morbidity and mortality: a systematic review and meta-analysis. Transfusion 2010; 50:1370-1383.

O'Shaughnessy DF, Atterbury C, Bolton Maggs P, Murphy M, Thomas D, Yates S, et al. British Committee for Standards in Hematology. Blood Transfusion Task Force. Guidelines for the use of fresh-frozen plasma, cryoprecipitate and cryosupernatant. Br J Hematol 2004; 126:11-28.

Pita-Ramirez L, Cabrera Carbajal BE, Ortega Zavala C. Reasons for fresh frozen plasma transfusion in a general hospital. Rev Invest Clin 1999;51:89-92.

Practice Guidelines for blood component therapy: A report by the American Society of Anesthesiologists Task Force on Blood Component Therapy. Anesthesiology 1996; 84:732-747.

Roback JD, Caldwell S, Carson J, et al. Evidence-based practice guidelines for plasma transfusion. Transfusion 2010; 50:1227-1239.

Youssef WI, Salazar F, Dasarathy S, Beddow T, Mullen KD. Role of fresh frozen plasma infusion in correction of coagulopathy of chronic liver disease: a dual phase study. Am J Gastroenterol 2003; 98:1391-1394.

27

USO CLÍNICO DE CRIOPRECIPITADO E CONCENTRADOS DE FATORES DA COAGULAÇÃO

Sandra Vallin Antunes
Christiane Maria da Silva Pinto

INTRODUÇÃO

A evolução do conhecimento da hemostasia trouxe melhor entendimento dos mecanismos causadores das doenças hemorrágicas, tanto hereditárias como adquiridas, bem como das doenças trombóticas, permitindo um diagnóstico acurado. Por outro lado, o domínio das técnicas de fracionamento plasmático associado às de inativação viral disponibilizou produtos cada vez mais eficientes e seguros na terapia de reposição. Os fatores envolvidos para obtenção dessa meta são muitos e dependem da adequada seleção de doadores de sangue, da análise da matéria-prima com provas laboratoriais e da eliminação de todo vírus contaminante pelo processo de fabricação.

A escolha dos produtos mais apropriados para a terapia de reposição merece considerações sobre pureza e inativação/eliminação viral. Pureza é definida pela quantidade do fator desejado em relação à presença de outras proteínas contidas no produto; não há consenso sobre esta característica e a classificação dos vários produtos. Os métodos de inativação/eliminação viral mais utilizados têm sido o calor e o tratamento com solvente-detergente (SD).

Atualmente, a produção de concentrados de fatores pela tecnologia recombinante, cessou a preocupação das autoridades quanto à segurança microbiológica desses produtos, sendo eles a primeira opção de tratamento em muitos países europeus e no Canadá.[1]

A abordagem das diversas situações clínicas depende de fatores como conhecimentos da fisiopatologia das doenças, tipos de derivados de plasma existentes além da disponibilidade destes. Em condições ótimas, a escolha do produto a ser administrado deverá conter o fator deficiente com as melhores condições de segurança e, em doses adequadas.

CRIOPRECIPITADO

O crioprecipitado é obtido mediante congelamento de plasma fresco (1 a 6 °C), com posterior descongelamento e retirada do plasma líquido sobrenadante, após centrifugação. O armazenamento deverá ser a temperaturas abaixo de -18 °C, por no máximo 12 meses e sua administração deverá ser precedida de descongelamento a 30-37 °C. Sua composição depende de detalhes técnicos utilizados na manufatura e contém um mínimo de 80 unidades internacionais (UI) de fator VIII (FVIII), fator de von Willebrand (FVW), 150 a 250 mg de fibrinogênio e 50 a 75 UI de fator XIII (FXIII).[2]

Seu principal emprego consiste na reposição dos níveis de fibrinogênio, associado à hemorragia maciça, na qual o fibrinogênio cai a níveis críticos tanto pelo processo de consumo quanto de diluição e perda sanguínea. Apesar da existência de vários manuais que indicam as reais necessidades do uso do crioprecipitado, muitos estudos ainda mostram uma superutilização.[3]

Situações específicas de coagulopatias adquiridas têm sido amplamente estudadas e a utilização de crioprecipitado resultou na diminuição no risco de morte por sangramento. Dentre essas situações estão os grandes traumatismos com perda sanguínea significativa, sangramento obstétrico (hemorragia pós-parto) consequente à hipofibrinogenemia adquirida e as cirurgias cardíacas. Entretanto, na coagulopatia secundária à doença hepática, o uso do crioprecipitado mostrou-se menos eficaz que o plasma fresco congelado, além de estar associado a complicações biliares quando utilizado em transplantes hepáticos.

Para tratamento das alterações de fibrinogênio, níveis plasmáticos superiores a 150 mg/dL são considerados hemostáticos, seguindo o princípio geral de transfusão de 1 unidade de crioprecipitado para cada 10 kg de peso. A meia-vida do fibrinogênio é de 3-4 dias. Nas deficiências de FXIII, a dose de tratamento preconizada é a mesma, porém a meia-vida do FXIII é de 9-12 dias.[3,4]

Apesar de conter FVIII e FVW, sua utilização em pacientes hemofílicos e portadores de doença de von Willebrand (DVW) tem sido contraindicada pelo risco aumentado de transmissão de doenças virais. Evatt e cols. (2000) estimaram que um paciente que recebesse transfusões mensais de crioprecipitado preparado com sangue de 15 doadores ao longo da vida, durante 60 anos teria um risco de contaminação pelo HIV de 2% nos Estados Unidos e 40% na Venezuela.[5] Atualmente, no mercado, já dispomos de concentrado de fibrinogênio e de fator XIII, que têm sua principal utilização no tratamento das deficiências hereditárias, seguindo a mesma justificativa de uso das hemofilias.

Convém destacar que, a exemplo de outros países, a administração de crioprecipitado no Brasil para o tratamento da hemofilia A e DVW está restrito a situações em que os concentrados específicos não estão disponíveis (RDC 23, de janeiro de 2002).

CONCENTRADO DE FIBRINOGÊNIO

Produto derivado de plasma que deve ser considerado como primeira opção no tratamento dos distúrbios do fibrinogênio (afibrinogenemia, hipofibrinogenemia e disfibrinogenemia), com meia-vida de 2-4 dias, tem indicação de uso tanto profilático como em demanda. Estudos atuais avaliam sua utilização na reposição de fibrinogênio nos casos de coagulopatias de consumo, mas, em virtude de seu alto custo, a melhor escolha ainda é o crioprecipitado.[1]

CONCENTRADO DE FATOR VIII

Este concentrado é obtido por fracionamento de *pool* de plasmas, com técnicas variáveis que conferem características distintas aos produtos. Os concentrados de FVIII tiveram grande evolução e, atualmente, podem ser obtidos por métodos de crioprecipitação e, posteriormente, purificados por agentes de precipitação ou por cromatografia, além de poderem ser preparados por técnicas de anticorpos monoclonais, permitindo a separação do FVIII das outras proteínas plasmáticas, produzindo composto quase exclusivamente de FVIII.[1]

Vale ressaltar que existem no mercado concentrados de FVIII recombinante (rFVIII) que contêm fatores de coagulação produzidos em culturas de células de *hamsters* alteradas geneticamente pela introdução de genes de FVIII humano por tecnologia de DNA recombinante.[1] Os concentrados de rFVIII são manufaturados e formulados sem qualquer proteína humana ou animal e desde 2013 já estão disponíveis para o tratamento de hemofilia A no Brasil.[6]

O concentrado de fator VIII, seja recombinante ou derivado de plasma, é produto de escolha para o tratamento da hemofilia A tanto nos sangramentos ativos como na prevenção destes

CONCENTRADO DE FATOR IX

Também obtido por fracionamento de *pool* de plasmas, é submetido a processos que o tornam virtualmente livre de protrombina (FII), fator VII (FVII) e fator X (FX). Como os concentrados de FVIII, também são submetidos a métodos de inativação viral e já estão disponíveis os produtos recombinantes sem proteína humana ou animal em sua preparação. Nesse caso, não é necessária a utilização de estabilizadores.[1] O concentrado de fator IX recombinante ainda não está disponível no mercado brasileiro apesar de haver produtos desta classe registrados na ANVISA.

É o produto de escolha para o tratamento da hemofilia B, tanto nos sangramentos ativos como na profilaxia destes, em doses variáveis de acordo com o quadro clínico vigente. Nesse produto é possível demonstrar que a pureza interfere na segurança dos concentrados de FIX, pois os produtos que não contém FII, FVII e FX são preferíveis por representarem menor risco de tromboembolismo.[1,7]

(profilaxia), em doses variáveis de acordo com o quadro clínico vigente.

Estudos recentes demonstram que os concentrados de longa duração têm sido seguros e eficazes, além de reduzir o número de infusões de modo significativo, melhorando a qualidade de vida dessas pessoas. Até o momento, esses produtos também não são comercializados no Brasil.

CONCENTRADO DE FATOR VIII RICO EM FATOR DE VON WILLEBRAND

Utilizado para o tratamento da DVW nos pacientes que necessitam de terapia de reposição, indicados principalmente naqueles sem resposta ou resposta insuficiente ao DDAVP, que representam a minoria dessa população. Para serem seguros e eficazes, esses produtos derivados de plasma devem ser tratados com métodos de inativação viral; devem ter FVW com capacidade de corrigir a hemostasia primária, além de estabilizar o FVIII endógeno; bem como devem ter farmacocinética e eficácia testadas em estudos clínicos com portadores de DVW.

Vários produtos estão disponíveis no mercado mundial e encontram-se listados na Tabela 27.1.[8]

TABELA 27.1
CONCENTRADOS DE FATOR DE VON WILLEBRAND/FATOR VIII E SUAS CARACTERÍSTICAS

NOME COMERCIAL	MÉTODO DE PURIFICAÇÃO	MÉTODO DE INATIVAÇÃO VIRAL	FVW:RCO/ FVIII[a]	FABRICANTE
Alphanate	CT ligante heparina	SD; calor seco	1,2	Grifols (EUA)
Biostate	Precipitação, CT ligante heparina	SD; calor seco	2,0	CSL Behring
Fandhi	Precipitação, CT ligante heparina	SD; calor seco	1,6	Grifols (ES, IT)
Haemate-P	Precipitação de polieletrólito	Pasteurização	2,5	CSL Behring
Wilate	CT de afinidade, exclusão por tamanho	SD; calor seco	0,8	Octapharma
Wilfactin	Troca de íons, CT por afinidade	SD; NF; calor seco	60	LFB (Lille)
Emoclot*	CT de troca de íons	SD; calor seco	1,2	Kedrion
Immunate*	CT de troca de íons	SD; calor por vapor	0,2	Baxter
Innobrand*	CT de troca de íons	SD	2,5	LFB (Lille)
Koate DVI*	Precipitações, exclusão por tamanho	SD; calor seco	1,2	Talecris
8Y*	Precipitações de heparina/glicina	Calor seco	0,8	BioProducts

Adaptada de Federici & James, 2012.
CT: cromatografia; NF: nanofiltração; SD: solvente/detergente; ES: Espanha; EUA: Estados Unidos; IT: Itália.
[a]Atividade do fator VIII expressa em UI/dL.
*Atividade limitada de fator von Willebrand ou estudos publicados com número insuficiente de pacientes.

CONCENTRADO DE FATOR XI

Contém fator XI (FXI) derivado de plasma e é utilizado para tratamento de sangramento em pacientes com deficiência congênita de FXI que não respondem a outras terapias hemostáticas, como antifibrinolíticos, além de profilaxia de sangramento em procedimentos cirúrgicos. Como existe uma dissociação clínico-laboratorial, a reposição do fator deve se basear principalmente no grau de sangramento. Tem meia-vida variando entre 40 e 70 horas (Tabela 27.2).[1,4]

Vale destacar que ainda não está disponível no Brasil e essa condição clínica tem sido tratada com plasma fresco congelado.

CONCENTRADO DE FATOR XIII

Produto indicado para tratamento dos pacientes com deficiência congênita de fator XIII, indicado como reposição tanto como profilaxia quanto em demanda. Está disponível no Brasil na forma derivada de plasma pasteurizado, sendo o produto recombinante já disponível na Europa e Canadá. Sua meia-vida é de 9 a 12 dias.[4]

CONCENTRADO DE COMPLEXO PROTROMBÍNICO

Este concentrado contém os fatores II, VII, IX e X e também é obtido por fracionamento de *pool* de plasmas. Esses concentrados contêm quantidades conhecidas desses fatores de coagulação, embora a potência do frasco esteja expressa com base no conteúdo de FIX. A concentração das outras proteínas vitamina K dependentes, como protrombina (FII), FVII, FX, proteína C (PC), proteína S (PS), bem como de antitrombina (AT) e de heparina (adicionada para reduzir o risco de trombose), variam de modo significativo.

Está indicado tanto para o tratamento de coagulopatias hereditárias quanto adquiridas. As hereditárias incluem deficiências de FII e FX. Apesar de ser utilizado, não é recomendado para o tratamento das deficiências de FVII pelo risco de trombose tanto arterial quanto venosa. Em situações do passado, foi utilizado como alternativa hemostática em pacientes hemofílicos A que desenvolveram inibidores (anticorpos específicos contra o FVIII), em baixos títulos.

Há vasta literatura demonstrando a utilização desse produto para o tratamento das coagulopatias adquiridas, incluindo pacientes com alterações hepáticas submetidos a procedimento cirúrgico, os

Estudos clínicos estão em andamento com produtos fabricados com técnicas de recombinantes.

TABELA 27.2			
TERAPIA DE REPOSIÇÃO PARA COAGULOPATIAS HEREDITÁRIAS RARAS			
FATOR DEFICIENTE	**MEIA-VIDA PLASMÁTICA**	**NÍVEIS RECOMENDADOS**	**DOSES**
Fibrinogênio	2 a 4 dias	0,5 a 1,0 g/L	Concentrado de fibrinogênio 50 a 100 mg/kg
Protrombina	3 a 4 dias	20 a 30%	CCP: 20 a 40 UI/kg
Fator V	36 horas	10 a 20%	PFC: 15 a 25 mL/kg
Fator VII	4 a 6 horas	10 a 15%	CCP: 20 a 30 UI/kg rFVIIa: 15 a 30 µg/kg
Fator X	40 a 60 horas	10 a 20%	CCP: 20 a 30 UI/kg PFC: 10 a 20 mL/kg
Fator XI	50 horas	15 a 20%	PFC: 15 a 20 mL/kg Concentrado de fator XI 15 a 20 UI/kg
Fator XIII	9 a 12 dias	2 a 5%	Concentrado de fator XIII 50 UI/kg

Adaptada de Palla e cols., 2015.
CCP: complexo protrombínico; PFC: plasma fresco congelado; rFVIIa: fator VII ativado recombinante.

quais necessitam de atenção redobrada pelo risco de trombose; pacientes que receberam transfusão maciça; e na reversão da anticoagulação oral. Nesta última situação, está associada à rápida correção do INR e melhor evolução clínica.[9]

COMPLEXO PROTROMBÍNICO PARCIALMENTE ATIVADO

O complexo protrombínico parcialmente ativado (CPPA) contém FVII principalmente na forma ativada e FII, FIX e FX, sobretudo na forma inativa. Os mecanismos de ação parecem ser multifatoriais envolvendo o *bypass*, simultaneamente das três vias da coagulação. A protrombina e o FX ativado (FXa), componentes do complexo protrombinase e misturas dessas duas proteínas, mimetizam a ação do CPPA. Paralelamente, a protrombina facilita a ligação do FXI às plaquetas e antagoniza o efeito inibitório do cininogênio na ativação do FXI dependente da plaqueta pela trombina. Finalmente, o FXa do CPPA induz a ativação do FVII endógeno, aumentando a atividade da via extrínseca.[10]

Está indicado para o tratamento de todas as situações clínicas tanto em sangramentos agudos como na prevenção destes em pacientes hemofílicos com inibidores de alto título.

Como efeitos colaterais, têm sido descritos eventos trombóticos como infarto agudo do miocárdio, embolia pulmonar, tromboses e coagulação intravascular disseminada (CIVD), em geral associados a doses excessivas de CPPA, bem como a fatores de risco para doença cardiovascular incluindo obesidade e dislipidemias.[11]

FATOR VII RECOMBINANTE ATIVADO

O fator VII recombinante ativado (rFVIIa) foi identificado como um dos fatores ativados da coagulação com mínimo potencial para induzir eventos tromboembólicos, apesar de induzir significativa geração de trombina. Por sua disponibilidade plasmática ser bastante reduzida, o desenvolvimento da proteína através da tecnologia recombinante tornou viável sua fabricação.[11]

É um agente de *bypass* que foi inicialmente desenvolvido para tratar episódios de sangramento em pacientes com hemofilia congênita com inibidor. Seu uso tem sido comprovadamente eficaz para outras coagulopatias e trombopatias que incluem hemofilia adquirida, deficiência congênita de fator VII (profilaxia e demanda) e trombastenia de Glanzmann, podendo ser associado ao uso de antifibrinolíticos e transfusão de plaquetas de modo mais seguro quando comparado com o CCPA.[11,12]

As doses indicadas para cada condição clínica diferem, sendo as utilizadas no tratamento da hemofilia com inibidor mais elevadas em relação às indicações nas demais situações.

Alguns estudos em andamento analisam seu uso como adjuvante nas coagulopatias de consumo, porém ainda não existem dados suficientes que sustentem tal indicação.

CONCENTRADOS DE FATORES DA COAGULAÇÃO UTILIZADOS EM SEPSE

Os novos conhecimentos sobre a sepse e os mecanismos envolvidos no processo inflamatório permitem afirmar que quase a totalidade dos pacientes desenvolve algum grau de alteração da coagulação, variando desde discreta plaquetopenia até CIVD. As evidências acumuladas sugerem que um mecanismo complexo pode estar envolvido na relação entre a inflamação e a ativação da coagulação. As células endoteliais respondem às citocinas expressas e liberadas pelos leucócitos ativados e também podem liberar citocinas próprias. Além disso, as células endoteliais podem expressar moléculas de adesão e fatores de crescimento que promovem não somente a resposta inflamatória, mas também afetam a resposta da coagulação. Portanto, as células endoteliais estão associadas aos três principais mecanismos patogênicos da sepse: 1) geração de trombina mediada pelo fator tissular (TF); 2) disfunção da via de anticoagulação; e 3) bloqueio da fibrinólise.

A AT é uma glicoproteína plasmática, de cadeia simples que controla a atividade da trombina e que, paralelamente inibe outras proteases da cascata da coagulação. Assim, a AT tem potente atividade anticoagulante, além de demonstrada ação anti-inflamatória que independe dos seus efeitos na coagulação. Essas observações permitiram o desenvolvimento de um concentrado terapêutico de AT, obtido por cromatografia de afinidade utilizando heparina, que vem sendo utilizado no tratamento da sepse, com dois mecanismos de ação: 1) menor gravidade da CIVD; e 2) redução da inflamação, em parte pela ligação dos glicosaminoglicanos das células endoteliais com os leucócitos/linfócitos.

PC e PS são anticoagulantes naturais. A trombomodulina e o receptor das células endoteliais da PC estão intimamente ligados ao mecanismo de ativação da PC. Como os mediadores da inflamação geram a depleção dessas moléculas durante a sepse, os concentrados de proteína C ativada têm mostrado redução de mortalidade nos pacientes que evoluem com sepse.[13-15]

REFERÊNCIAS BIBLIOGRÁFICAS

1. Blanchette VS, Breakey RV, Revel-Vilk S. Sick kids handbook of pediatric thrombosis and hemostasis. Karger; 2013.

2. Nascimento B, Goodnough LT, Levy JH. Cryoprecipitate therapy. Brit J Anaesth 2014; 113 (6):992-934.

3. Anderson MA, Gazebrool B, Cutts B, Stevenson L, Bielby L, Borosak M. When do we transfuse cryoprecipitate? Intern Med J 2013; 43(8):896-902.

4. Palla R, Peynandi F, Shapiro AD. Rare bleeding disorders: diagnosis and treatment. Blood 2015; 125(13): 2052-2061.

5. Evatt B, Austin H, Leon G, Ruiz-Sáez A, De Bosch N. Predicting the long-term risk of HIV exposure by cryoprecipitate. Haemophilia 2000; 6(Suppl.1): 128-132.

6. Brasil. Ministério da Saúde. Secretaria de Atenção à Saúde. Departamento de Atenção Especializada e Temática. Manual de Hemofilia – Edição – Brasília, 2015. http://bvsms.saude.gov.br/bvs/publicacoes/manual_hemofilia_2ed.pdf. Acessado em: 21 de dezembro de 2015.

7. Bolton-Maggs PHB, Perry DJ, Chalmers EA, Parapia LA, Wilde JT, Williams MD, et al. The rare coagulation disorders – review with guidelines for management from the United Kingdom Haemophilia Centre Doctors' Organisation. Haemophilia 2004; 10:593-628.

8. Federici AB, James P. Current management of patients with severe von Willebrand disease type 3:A 2012 Update. Acta Haematol 2012; 128:88-99.

9. Franchini M, Lippi G. Prothrombin complex concentrates: an update. Blood Transfus 2010; 8:149-154.

10. Luu H, Ewenstein B. FEIBA® safety profile in multiple modes of clinical and home-therapy application. Haemophilia 2004; 10(Suppl.2):10-16.

11. Mannuci PM, Peyvandi F. Introduction and overview. Blood Rev 2015; 29:S1-S3.

12. Napolitano M, Giansily-Blaizot M, Dolce A, Schved JF, Auerswald G, Ingerslev J, et al. Prophylaxys in congenital fator VII deficiency: indications and safety. Results from the Seven Treatment Evaluation Registry (STER). Haematologica 2013; 98(4):538-544.

13. Levi M, de Jonge E, van der Poll T. Sepsis and disseminated intravascular coagulation. J Thromb Thrombol 2003; 16:43-47.

14. Saracco P, Vitale P, Scolfaro C, Pollio B, Pagliarino M, Timeus F. The coagulopathy in sepsis: significance and implications for treatment. Ped Reports 2011; 3(4):e30119-30121.

15. Roemisch J, Gray E, Hoffmann JN, Wiedermann CJ. Antithrombin: a new look at the actions of a serine protease inhibitor. Blood Coag Fibrinol 2002; 13: 657-670.

28

USO CLÍNICO DE IMUNOGLOBULINA

Luís de Mello Amorim Filho
Maria Angelica de Camargo Soares

DEFINIÇÃO

As imunoglobulinas são proteínas presentes em grande concentração no plasma humano. São os vetores da imunidade humoral, tendo como função precípua se unir aos antígenos estranhos ao indivíduo, de modo a neutralizá-los. Garantem, portanto, a proteção do organismo contra vírus, bactérias, alérgenos, toxinas etc.

As imunoglobulinas são constituídas por milhares de moléculas de espécies diferentes, existindo tantas moléculas de imunoglobulinas quanto anticorpos específicos. São produzidas pelos plasmócitos, que, por sua vez, resultam da transformação dos linfócitos B.

Essa enorme diversidade de moléculas de imunoglobulinas pode ser agrupada em cinco famílias, ou classes, segundo suas características imunológicas e físico-químicas: as imunoglobulinas A, D, E, G e M (IgA, IgD, IgE, IgG e IgM).

As imunoglobulinas, independentemente da sua classe, possuem estrutura composta por duas cadeias polipeptídicas pesadas, cujo peso molecular pode variar de 50 a 70.000 dáltons, e duas cadeias polipeptídicas leves, dos tipos kappa e lambda (peso molecular em torno de 23.000 dáltons).

Tanto as cadeias leves como as pesadas possuem uma parte variável, que corresponde à especificidade da atividade anticorpogênica da molécula e uma parte constante. A parte constante das cadeias pesadas define a classe da imunoglobulina.[1]

A Tabela 28.1 resume as principais características das cinco classes de imunoglobulina.

OBTENÇÃO DAS IMUNOGLOBULINAS HUMANAS PARA USO INTRAVENOSO

As preparações de imunoglobulina humana para uso terapêutico são obtidas a partir do fracionamento industrial do plasma. O plasma que se destina à indústria de fracionamento pode ser coletado por aférese ou ser proveniente de doação de sangue total. Neste último caso, o plasma é excedente do uso terapêutico.

Existem dois tipos de imunoglobulinas para uso clínico: as imunoglobulinas poliespecíficas e as imunoglobulinas específicas. As imunoglobulinas poliespecíficas são utilizadas por via intraveno-

TABELA 28.1
CARACTERÍSTICAS DAS IMUNOGLOBULINAS

CLASSE	SUBCLASSE	PESO MOLECULAR	CONCENTRAÇÃO SÉRICA	VIDA MÉDIA
IgG	IgG_1 IgG_2 IgG_3 IgG_4	150.000	1.200 mg%	23 dias
IgM		900.000	100 mg%	5 dias
IgA	IgA_1 IgA_2	160.000	200 mg%	6 dias
IgD		180.000	3 mg%	3 dias
IgE		200.000	0,03 mg%	2 dias

sa, embora haja relatos de utilização por vias subcutânea, intratecal, oral e até intra-auricular. Estão disponíveis para uso em apresentações de 500 mg, 1 g, 2,5 g, 3 g, 5 g, 6 g e 10 g e têm como componente principal as IgG, apesar de também conterem IgM e IgA em quantidades que variam de acordo com o fabricante. As imunoglobulinas específicas são aquelas que apresentam altos títulos de anticorpos específicos – por exemplo, anti-hepatite B ou antitétano. São produzidas a partir de plasma humano hiperimune, ou seja, com altos títulos de determinados anticorpos. Podem ser usadas por via intravenosa ou intramuscular, dependendo do tipo de produto e do fabricante.

A Tabela 28.2 mostra as principais imunoglobulinas específicas disponíveis nos mercados brasileiro e mundial, com as respectivas indicações.

MECANISMO DE AÇÃO DAS IMUNOGLOBULINAS

De modo geral, as imunoglobulinas são eficazes no tratamento de doenças autoimunes e como agente profilático ou protetor contra vírus e bactérias. Diversos mecanismos de ação têm sido propostos para explicar essas ações.

Alguns desses efeitos são de curto prazo, enquanto outros de longa duração. Entre os efeitos de curto prazo, devem ser mencionados:[1]

- Interações dependentes do fragmento Fc:
  - Inibição das lesões mediadas pelo complemento.

TABELA 28.2
IMUNOGLOBULINAS ESPECÍFICAS

TIPO DE IMUNOGLOBULINA	INDICAÇÃO
Imunoglobulina antissarampo	Sarampo
Imunoglobulina anticaxumba	Caxumba
Imunoglobulina anti-hepatite B	Hepatite B
Imunoglobulina antirrubéola	Rubéola
Imunoglobulina anti-hepatite A	Hepatite A
Imunoglobulina antirrábica	Raiva
Imunoglobulina anti-D (anti-Rh_0)	Prevenção da doença hemolítica perinatal
Imunoglobulina anti-CMV	Prevenção e tratamento da infecção por CMV
Imunoglobulina antivaricela	Varicela
Imunoglobulina antitétano	Tétano
Imunoglobulina anti-*pertussis*	Coqueluche
Imunoglobulina antidifteria	Difteria

- Bloqueio da captura do FcR pelas células do sistema reticuloendotelial.
- Alteração da função das células *natural killer* (NK).
- Interações dependentes das regiões F(ab')₂ ou da região V:
  - Formação de dímeros idiotipo-anti-idiotipo.
  - Neutralização de autoanticorpos, evitando sua ligação com os antígenos.
  - Estimulação da produção de anticorpos anti-idiotipo.
  - *Downregulation* da produção de autoanticorpos.
  - Neutralização/remoção de superantígenos.
- Mecanismos dependentes dos fragmentos Fc e F(ab')₂:
  - Solubilização dos imunocomplexos.
  - Diminuição no número de imunocomplexos circulantes.
- Imunorregulação:
  - Modulação da síntese e liberação das citocinas.
  - Diminuição da ativação das células endoteliais e da expressão das moléculas de adesão.
  - Diminuição da proliferação linfocitária.
  - Aumento da função e do número das células NK.
- Aumento do catabolismo das IgG.

Entre os efeitos de longa duração, estão:

- Neutralização passiva dos autoanticorpos.
- *Downregulation* da função das células B e supressão da síntese de autoanticorpos.
- Indução de resposta anti-idiotípica específica.
- Seleção do repertório das células T.
- Alteração na produção de citocinas e de antagonistas das citocinas.
- Diminuição na ativação das células endoteliais e das moléculas de expressão.
- Interação com os antígenos celulares de superfície.

INDICAÇÕES PARA O USO DAS IMUNOGLOBULINAS POLIESPECÍFICAS

Na década de 1940, o uso da imunoglobulina era intramuscular, evoluindo até a década de 1980 quando o uso de altas doses por via intravenosa na púrpura trombocitopênica imunológica (PTI) mostrou-se eficiente.

As imunoglobulinas têm sido usadas em imensa variedade de doenças, sendo hoje o produto que direciona a produção das indústrias de hemoderivados.[2] Há relatos de utilização das imunoglobulinas poliespecíficas em mais de 90 diferentes situações médicas.[3-5]

Seu consumo em países da América da Norte e da Europa Ocidental tem apresentado crescimento exponencial nos últimos 10 anos. Nos Estados Unidos, por exemplo, o consumo anual, em 1996, de imunoglobulina, situava-se na faixa de 6,14 kg por 100.000 habitantes por ano. No Canadá, em 2005, o consumo de imunoglobulinas já havia alcançado a marca de 80 kg por milhão de habitantes por ano. Na Austrália, no Canadá e na Alemanha, esse consumo era de 3,4 kg/100.000 habitantes por ano – e desde então o consumo vem aumentando cerca de 15% ao ano. No Brasil, estima-se que o consumo anual de imunoglobulinas se situe em torno de 1,5 tonelada, o que equivale a cerca de 9 kg/milhão de habitantes por ano, proporção quase 10 vezes inferior à canadense.

Para fazer frente à demanda similar à inglesa (considerada a mais baixa da Europa Ocidental) – e que é de 16 kg/milhão de habitantes por ano –, o Brasil necessitaria processar pelo menos 600.000 litros de plasma, quantidade muito acima da oferta de plasma excedente de qualidade industrial do país. Desse modo, o Brasil continua a precisar da importação desse hemoderivado, tendo, por isso, que pagar os crescentes preços do mercado internacional de imunoglobulinas (entre 40 e 70 dólares por grama).

A Agência Europeia de Medicamentos (EMEA) e a Food and Drugs Administration (FDA) americana reconhecem apenas algumas poucas situações como indicações absolutas para a utilização das imunoglobulinas. Essas restrições, porém, não têm impedido o chamado uso *off-label* das imunoglobulinas, que não para de crescer. Para além das *guidelines* "oficiais", muitas associações médicas, sociedades de especialistas e grupos de *experts* têm emitido suas próprias recomendações para a utilização das imunoglobulinas.

INDICAÇÕES RECONHECIDAS PELA FDA E/OU EMEA

Terapia de reposição

A primeira e mais bem estabelecida das indicações para o uso de imunoglobulina é a terapia de reposição em pacientes portadores de síndromes de imunodeficiência primária, tais como a hipo ou agamaglobulinemia congênita, a imunodeficiência congênita severa e combinada (SCID), a imunodeficiência variável comum e a síndrome de Wiskott-Aldrich. Esses pacientes apresentam ausência ou grande diminuição nos níveis séricos de imunoglobulinas, ficando assim muito suscetíveis a infecções. A terapia de reposição com imunoglobulina corrige o problema e previne a suscetibilidade às infecções. Diversos estudos comprovaram a eficácia e a inocuidade dessa abordagem, que se tornou o *gold standard* para essas situações clínicas.[3-5]

A terapia de reposição também pode estar indicada no mieloma ou na leucemia linfocítica crônica com hipogamaglobulinemia secundária grave e infecções recorrentes.

Em todas essas doenças a dose a ser administrada varia de 300 a 400 mg/kg de peso, aplicada uma vez por mês.

Prevenção de infecções recorrentes em crianças com Aids

Uma indicação bastante clara para o uso das imunoglobulinas ocorre em crianças com Aids e que apresentam infecções de repetição. O clássico estudo controlado, randomizado e duplo-cego (imunoglobulinas × placebo), posteriormente complementado por estudos com *cross over,* promovido pelo National Institutes of Health dos Estados Unidos publicados em 1992, 1993 e 1994, demonstrou que a frequência de infecções virais e bacterianas e a taxa de hospitalização eram significativamente menores no grupo que recebia a imunoglobulina profilaticamente.[6]

Outro estudo controlado, randomizado e duplo-cego publicado em 1994 também demonstrou que as imunoglobulinas reduziam a frequência de infecções bacterianas graves, embora com a ressalva de que os efeitos da imunoglobulina não fossem significativos nas crianças que recebiam sulfas (tri-metoprima + sulfametoxazol) profilaticamente. A dose nesse caso varia de 200 a 400 mg/kg de peso, administrada a cada 2 a 4 semanas.

O uso das imunoglobulinas, com a mesma finalidade, em adultos com Aids não é sustentado por evidências; ao contrário, os estudos já publicados mostram que a imunoglobulina não é eficaz neste contexto. Essa indicação deve, portanto, ser considerada não fundamentada.

Prevenção da doença do enxerto contra hospedeiro em pacientes submetidos a transplante de medula óssea

Há diversos estudos que demonstram que o uso de imunoglobulinas poliespecíficas em pacientes submetidos a transplante de medula óssea alogênico reduz a frequência e a gravidade das infecções por CMV e das septicemias, além de diminuir a intensidade da doença do enxerto contra hospedeiro (DECH). Esta indicação é hoje considerada uma das indicações formais para o uso das imunoglobulinas, tanto na Europa quanto nos Estados Unidos.[7,8]

Um estudo controlado e randomizado de grande porte – incluiu 382 pacientes –, publicado pelo grupo de TMO de Seattle, nos Estados Unidos, mostrou que a utilização das imunoglobulinas reduzia de modo significativo o aparecimento de infecções pelo CMV, de pneumonia intersticial, de DECH e de infecções pós-TMO alogênico e HLA compatível, além de reduzir a mortalidade relacionada ao transplante. Estes resultados eram observados com o uso das imunoglobulinas nos primeiros 90 dias pós-TMO. A análise dos resultados obtidos com as imunoglobulinas administradas entre os dias 90 e 360 pós-transplante mostrou que a infusão das imunoglobulinas neste período não afetava a taxa de complicações tardias, a não ser nos pacientes que apresentavam hipogamaglobulinemia. Esses resultados levaram o Centers for Disease Control (CDC), dos Estados Unidos, a incluírem as imunoglobulinas no esquema de profilaxia de infecções em pacientes submetidos a transplantes de medula óssea recomendado pelo órgão. A posologia mais adotada é de 200-400 mg uma vez por semana, por até 3 meses. Os dados disponíveis não demonstram nenhuma vantagem na continuação da terapia com imunoglobulinas após o nonagésimo dia pós-transplante.[8]

Doença de Kawasaki

A doença de Kawasaki é uma vasculite que acomete crianças e adolescentes e que tem como grande complicação o surgimento de aneurismas coronarianos. O uso de imunoglobulinas, sempre associada ao ácido acetilsalicílico (AAS), produz resposta clínica – desaparecimento da febre – e previne a formação dos aneurismas em grande proporção de casos. Esta conclusão foi obtida em 1986, a partir do estudo de Newburger e cols., que testou, em 154 crianças com a doença, a eficácia das imunoglobulinas associadas ao AAS, comparando-a com a do AAS isolado. Os resultados desse estudo randomizado e controlado foram extraordinariamente superiores no grupo que recebia imunoglobulinas (frequência de 18% de aneurismas no grupo que recebia apenas aspirina *versus* 4% no grupo que recebia imunoglobulinas). Desde então, as imunoglobulinas passaram a ser consideradas a forma mais adequada de tratamento da doença de Kawasaki, o que tem sido confirmado em diversos outros estudos, e em uma grande meta-análise feita pelo grupo Cochrane, que concluiu que o uso precoce das imunoglobulinas – até 10 dias depois do início dos sintomas – diminui drasticamente a frequência de aparecimento de aneurismas, mesmo naqueles pacientes que já apresentavam algum aneurisma ao iniciar o tratamento.[9]

A doença de Kawasaki inclui-se dentro das indicações formais de imunoglobulinas, e o esquema posológico mais recomendado é o emprego de 2 g/kg de peso, em dose única.

Púrpura trombocitopênica imunológica

As imunoglobulinas são um dos dois tratamentos clássicos para o tratamento de um episódio agudo de PTI, o outro tratamento sendo os corticosteroides.

As imunoglobulinas começaram a ser utilizadas como tratamento para as PTI em 1981, depois da publicação de série de 13 pacientes que receberam altas doses de imunoglobulina poliespecífica, e que apresentaram, em 100% dos casos, uma rápida resposta, medida pelo aumento na contagem de plaquetas. Essa resposta rápida nem sempre era mantida, sobretudo nos pacientes que apresentavam PTI crônica.

Esse relato inicial foi seguido por diversos outros estudos, que confirmavam a eficácia das imunoglobulinas nessa situação clínica. O estudo randomizado (corticosteroide oral *versus* imunoglobulina), multicêntrico e controlado, publicado por Imbach e cols. e que incluiu 108 crianças mostrou que as imunoglobulinas eram um tratamento tão eficaz quanto os corticosteroides e isento de efeitos colaterais graves.

As imunoglobulinas eram superiores aos corticoides nos pacientes que não respondiam bem ao tratamento inicial e precisavam continuar o tratamento por mais tempo.

O estudo de Blachette e cols. em 53 crianças com PTI aguda mostrou que as imunoglobulinas eram tão eficazes quanto os corticoides na correção da trombocitopenia, porém induziam uma resposta mais rápida.[10,11]

Um recente estudo multicêntrico francês, randomizado e controlado comparou as imunoglobulinas com a metilprednisolona em altas doses, em 232 adultos com PTI virgem de tratamento. Os resultados mostraram que as imunoglobulinas eram mais eficazes (p = 0,02) que a metilprednisolona na produção de uma resposta em curto prazo.

Persiste muito debate na literatura médica, que foi bem resumido em recente recomendação da Sociedade Americana de Hematologia para o manuseio da PTI, acerca da utilização das imunoglobulinas como terapia de primeira ou de segunda escolha nas PTI. Os dados atualmente disponíveis indicam a eficácia de ambos, embora as imunoglobulinas induzam respostas mais rápidas. O custo das imunoglobulinas é muito maior do que o dos corticoides, mas a frequência de efeitos colaterais bem menor. A maioria dos pacientes inicialmente tratados com imunoglobulinas necessita de complementação do tratamento, com corticoides ou com doses repetidas de imunoglobulinas.[12,13]

Resultados igualmente bons têm sido obtidos no tratamento da PTI associada ao HIV, com a vantagem adicional de que os efeitos colaterais, sobretudo no que se refere à predisposição às infecções, são bem inferiores aos observados com os corticosteroides.

Esse conjunto de evidências é suficiente para incluir a PTI como indicação formal de imunoglobulinas, como tratamento de primeira ou de segunda intenção. A PTI dos pacientes portadores de Aids também responde muito bem às imunoglobulinas, sendo também boa indicação para este hemoderivado.

A dose recomendada varia de 800 mg a 1 g/kg de peso, que pode ser repetida 2 a 3 dias depois, a 400 mg/kg de peso durante 2 a 5 dias.

Síndrome de Guillain-Barré

Há duas opções de tratamento para a síndrome de Guillain-Barré: as plasmáfereses e as imunoglobulinas. Por muito tempo, as aféreses foram o tratamento de primeira intenção; nos últimos anos, as imunoglobulinas vieram ganhando terreno por sua utilização ser muito mais simples que a realização de uma série de aféreses.

Alguns estudos randomizados e controlados mostraram que as imunoglobulinas são tão ou mais eficazes quanto as trocas plasmáticas na síndrome de Guillain-Barré.[14]

O estudo controlado e randomizado feito por van der Meche, que incluiu 150 pacientes, comparou imunoglobulinas com plasmaféreses, e concluiu que a resposta no grupo das imunoglobulinas era 34% superior ao do grupo das plasmaféreses.[15]

Outros estudos controlados mostraram que as imunoglobulinas e a plasmaférese têm eficácia semelhante na síndrome de Guillain-Barré. Uma meta-análise do grupo Cochrane chegou a conclusões semelhantes às desses dois estudos.

Todos esses dados demonstram que as imunoglobulinas são boa opção terapêutica para a síndrome de Guillain-Barré, que pode ser incluída na categoria das indicações formais. Não há dados convincentes que demonstrem a superioridade das imunoglobulinas sobre as plasmáfereses; a escolha deve levar em conta fatores como a facilidade de realização das aféreses e a disponibilidade das imunoglobulinas. As imunoglobulinas têm custo mais elevado, mas, por outro lado, é tratamento de realização bem mais simples. As doses geralmente utilizadas são de 400 mg/kg de peso, por 3 a 7 dias.

Além dessas indicações formais, aceitas pela maioria dos países centrais, existe grande número de situações clínicas em que as imunoglobulinas têm sido usadas. Algumas dessas indicações contam fortes evidências na literatura médica, ao passo que outras apresentam como suporte científico apenas relatos esporádicos ou observações de pequenas séries de casos.

Indicações não reconhecidas

Existem ainda utilizações que podem ser consideradas como sem fundamento científico, com base nos estudos publicados. Neste capítulo, dividimos as indicações por especialidade médica.

Indicações em hematologia

Trombocitopenia neonatal aloimune

A trombocitopenia neonatal aloimune é doença pouco frequente, que acomete 1 em cada 2.000 recém-nascidos. A criança afetada apresenta graus variáveis de trombocitopenia graças à passagem transplantária de anticorpos produzidos pela mãe e dirigidos contra antígenos específicos das plaquetas (HPA). Nas formas graves pode haver hemorragias espontâneas, inclusive cerebrais, que colocam em jogo o prognóstico vital da criança.

A administração materna de imunoglobulinas, nos casos em que a doença é diagnosticada no período pré-natal, é hoje considerada o padrão-ouro para o tratamento da doença, reservando-se as transfusões intrauterinas de plaquetas para os casos de trombocitopenia intensa.[16]

Diversos trabalhos abertos não controlados sugerem que esta terapêutica é eficaz. O único trabalho randomizado publicado, feito por Bussel e cols., compara, na verdade, o efeito de se adicionar corticoide (dexametasona) ao esquema de imunoglobulinas.[17]

As doses mais utilizadas nessa situação vão de 400 mg/kg de peso por 3 a 5 dias a 1 g/kg/semana. O tratamento das gestantes cujos fetos apresentam trombocitopenia aloimune *in utero* é uma indicação formal para o uso das imunoglobulinas.

O tratamento dos recém-nascidos com trombocitopenias neonatais graves aloimunes é geralmente feito com transfusão de plaquetas; tem sido proposta a utilização das imunoglobulinas no feto como forma de diminuir a gravidade da doença. Há alguns trabalhos abertos e alguns relatos de uso das imunoglobulinas, cujos resultados, talvez pelo número reduzido de casos, são contraditórios.[15]

Essa indicação da imunoglobulina deve ser considerada experimental.

Aplasia pura de série vermelha associada ao parvovírus B19

Em pacientes imunossuprimidos, o parvovírus B19 pode causar aplasia da série vermelha da medula óssea, levando à anemia intensa. Essa aplasia é quase sempre autolimitada, durando cerca de 2 semanas, mas pode eventualmente se tornar persistente. As imunoglobulinas têm sido utilizadas tanto para acelerar a recuperação da anemia quanto em casos de aplasias persistentes. Nesta situação clínica, para qual existe apenas tratamento de suporte – as transfusões de sangue – as imunoglobulinas podem reduzir a duração da aplasia, pelo efeito neutralizante dos anticorpos anti-B19 contidos nas preparações de imunoglobulinas. Há alguns relatos de pacientes tratados com imunoglobulinas, quase sempre com sucesso. Não há, contudo, nenhum estudo randomizado e controlado acerca da utilização das imunoglobulinas para esta situação clínica.

O uso de imunoglobulina para o tratamento da aplasia pura de série vermelha induzida pelo parvovírus B19 deve ser considerado tratamento aceitável.

Púrpura pós-transfusional

Essa complicação excepcionalmente rara das transfusões de sangue tem como um dos tratamentos de escolha as plasmaféreses. Recentemente, as imunoglobulinas começaram a ser empregadas no tratamento da doença.

Existem dois relatos de casos de púrpura pós-transfusional tratados com sucesso pelas imunoglobulinas, em altas doses (500 mg a 1 g/kg de peso, 3 a 5 dias); esses relatos tornaram as imunoglobulinas a forma mais aceitável de tratamento das púrpuras pós-transfusionais. Essa indicação é, portanto, aceitável.

Inibidor adquirido de fator VIII

O uso das imunoglobulinas em pacientes com hemofilia adquirida (anticorpos antifator VIII de etiologia autoimune) foi capaz de produzir rápida diminuição no título dos autoanticorpos em série de 19 pacientes tratados com doses de imunoglobulina que variou de 400 mg/kg por 5 dias a 1 g/kg durante 2 dias.

Outro estudo feito em série menor de pacientes mostrou que a imunossupressão clássica com corticoides e ciclofosfamida é superior à associação de imunoglobulinas/corticoides na supressão do autoanticorpo. Essa indicação deve ser considerada experimental.

Inibidor adquirido de fator de von Willebrand

Há dois estudos disponíveis sobre o uso das imunoglobulinas neste evento, de resto excepcionalmente raro. Em um desses trabalhos, houve resposta em apenas um de três pacientes estudados. No outro estudo, em que 10 pacientes com gamopatia monoclonal e inibidor adquirido do fator de von Willebrand foram incluídos, houve, na maioria dos casos, redução no tempo de sangramento e nos níveis séricos de anticorpos com o uso de imunoglobulinas, comparado com os outros *approaches* terapêuticos utilizados, e que foram a desmopressina e os concentrados de fator de von Willebrand.

O uso das imunoglobulinas em pacientes com inibidores adquiridos do fator de von Willebrand deve ser considerado experimental, em face do reduzido número de trabalhos publicados a respeito, trabalhos que, ademais, mostram resultados controversos.

Anemia hemolítica autoimune

O uso de imunoglobulinas nas anemias hemolíticas autoimunes (AHAI) tem sido proposto nos casos de resistência às formas clássicas de tratamento. Há vários relatos de casos ou de pequenas séries de pacientes em que essa forma de tratamento teve êxito, em anemias hemolíticas tanto primárias quanto secundárias.[18]

A indicação das imunoglobulinas nas AHAI é feita apenas como tentativa nos casos onde não se obtve resposta com outros esquemas terapêuticos.[19]

Neutropenia autoimune

Há um estudo aberto em que 20 pacientes portadores de neutropenia autoimune foram tratados com imunoglobulinas; houve resposta, ainda que transitória, em 10 casos. Além desse estudo, há relato de dois casos de neutropenia autoimune tratados com sucesso pelas imunoglobulinas. Esta indicação ainda deve ser considerada como experimental.

Anemia aplástica e anemia de Diamond-Blackfan

Alguns relatos esporádicos de tratamento da anemia aplástica e da doença de Diamond-Blackfan com imunoglobulinas foram publicados nos anos 1990. Os resultados têm sido muito limitados, na anemia aplástica, com percentual de cerca de 20% dos pacientes apresentando melhora, quase sempre modesta, nos parâmetros hematológicos. Os resultados das imunoglobulinas na doença de Diamond-Blackfan são praticamente nulos. A anemia aplástica e a doença de Diamond-Blackfan são indicações não fundamentada de imunoglobulinas.

Indicações em neurologia

Miastenia gravis

A miastenia *gravis* é doença autoimune na qual o indivíduo produz autoanticorpos dirigidos contra os receptores colinérgicos nicotínicos. O tratamento clássico da doença era feito com corticosteroides, eventualmente seguido de timectomia. Há alguns anos, porém, as imunoglobulinas vêm sendo propostas para o tratamento das crises miastênicas e na preparação para a cirurgia de retirada do timo.[20]

A primeira série de pacientes tratados com imunoglobulinas de exacerbações da miastenia foi relatada, em 1986, por Arsura e cols. Nesse grupo de 12 pacientes, a maioria apresentou melhora com imunoglobulina, melhora esta que foi mais rápida do que a obtida com corticoides.

Em estudo randomizado e controlado, com pequeno número de pacientes (15), não houve diferença na evolução clínica dos pacientes que receberam imunoglobulina daqueles tratados com placebo.

Um estudo randomizado e controlado, que comparou as imunoglobulinas com as plasmaféreses, em pacientes com miastenia *gravis* estável,

observou que ambos os tratamentos eram eficazes, mas a plasmaféreses produzia respostas mais rápidas.

O estudo controlado com o maior número de casos foi feito por Gajdos e cols. Incluiu 87 pacientes com agudizações da miastenia e mostrou que as imunoglobulinas seriam tão eficazes quanto as plasmaféreses e estavam associadas a menor toxicidade.

A ausência de estudos controlados com amostragem suficiente, e que comparem imunoglobulinas com placebo, ou imunoglobulina com corticoide, tanto na fase de latência quanto nas crises miastênicas, não permite que se inclua a miastenia entre as indicações formais de imunoglobulinas. Entretanto, as evidências disponíveis indicam que as imunoglobulinas podem ser utilizadas nas exacerbações da doença, com resultados satisfatórios, o que nos leva a incluir a miastenia *gravis* como indicação aceitável para o uso das imunoglobulinas.

A dose proposta varia de 400 mg/kg de peso, durante 3 a 5 dias, a 2 g/kg de peso em dose única.

Polirradiculoneuropatia desmielinizante crônica

A polirradiculoneuropatia desmielinizante crônica é doença imunológica caracterizada pelo aparecimento de sintomas motores e/ou sensitivos que acometem um ou mais membros e evoluem de maneira progressiva ou por surtos e remissões.

Alguns estudos randomizados e controlados têm sugerido que as imunoglobulinas são eficazes nessa doença e que essa eficácia é comparável à dos corticosteroides ou à das plasmaféreses.

O estudo feito por Mendell e cols., que incluiu 33 pacientes, mostrou que as imunoglobulinas eram mais eficazes que placebo e promoviam melhora de pelo menos um grau funcional em mais de um terço dos pacientes. Essa melhora clínica durava em média 32 dias.

O estudo de Hughes e cols., que comparou imunoglobulina com prednisona oral, observou que ambos os medicamentos produziam resposta neurológica em proporção idêntica de pacientes, embora a resposta fosse de muito pequena intensidade (0,16 grau funcional) e tivesse medida apenas 2 semanas depois de iniciado o tratamento.

Os resultados de Hahn e cols., que compararam imunoglobulina com placebo em 30 pacientes, sugerem que as imunoglobulinas são eficazes na redução do comprometimento neurológico motor; nos pacientes com comprometimento sensitivo, as imunoglobulinas foram ineficazes. A resposta durava em média 6 semanas nos pacientes respondedores.

Por sua vez, o estudo de Vermeulen em 28 pacientes que recebiam imunoglobulina ou placebo não mostrou nenhuma diferença estatisticamente significativa entre os dois braços do protocolo.

Uma meta-análise feita pelo grupo Cochrane concluiu que as imunoglobulinas são eficazes e melhoram o comprometimento neurológico por um período que vai de 2 a 6 semanas. As imunoglobulinas parecem ter a mesma eficácia dos corticoides e das plasmaféreses. A dose utilizada nesta doença varia de 400 mg/kg durante 5 dias a 2 g/kg, em dose única.

A polirradiculoneuropatia não pode ser considerada indicação formal de imunoglobulinas, pelo fato de os *trials* terem um certo grau de discordância, e pelo fato de que a melhora produzida parece ser pequena e de curta duração. As evidências disponíveis são, porém suficientes para que se inclua esta doença entre as indicações aceitáveis.

Doença do neurônio motor

Nessa entidade mórbida, que difere das polirradiculoneuropatia desmielinizante crônica pelo acometimento predominantemente motor distal, geralmente associado a câimbras e a fasciculações, as imunoglobulinas se mostram capazes de atenuar os sintomas na maioria dos pacientes tratados, ao contrário do que acontecia com o placebo, no único estudo controlado publicado em 2001 sobre o tema e que incluiu 19 pacientes.

Um estudo aberto, feito em 5 pacientes, em 1994 , já havia sugerido que as imunoglobulinas eram capazes de induzir resposta clínica nos pacientes com a doença do neurônio motor.

Uma meta-análise do grupo Cochrane, publicada em 2002, não havia encontrado nenhum trabalho randomizado sobre o assunto, e por isto mesmo, concluía que não havia elementos para julgar se a terapia com imunoglobulinas era ou não

eficaz. A publicação posterior de um *trial*, com resultados favoráveis às imunoglobulinas, o que veio reforçar as observações feitas em estudos abertos de pequenas séries, indica que a doença do neurônio motor pode ser considerada uma indicação aceitável para o uso das imunoglobulinas. A dose mais utilizada tem sido de 2 g/kg de peso, em cursos interativos, em função da evolução dos sintomas.

Esclerose múltipla

Há três estudos controlados que analisaram o tratamento desta doença pelas imunoglobulinas. O primeiro, feito por Achiron e cols., incluiu 40 pacientes, que recebiam imunoglobulina ou placebo, de modo randomizado, 33% dos pacientes tratados pelas imunoglobulinas apresentaram remissão durante período de 2 anos, ao passo que nenhum paciente do grupo placebo remitiu.

Em estudo aberto, publicado em 2003, e feito em 18 pacientes com doença refratária às demais formas de tratamento, Lebrun e cols. verificaram melhora clínica em 61% dos casos; essa melhora era bastante significativa, segundo os critérios de avaliação neurológica utilizados no protocolo clínico.

Um grande estudo controlado e multicêntrico, realizado na Áustria, e que incluiu 148 pacientes, concluiu que as imunoglobulinas promovem melhora significativa no *score* de comprometimento neurológico e diminuem consideravelmente a frequência das recidivas.

Outro estudo, feito pelo mesmo grupo Fazekas e publicado pouco depois, incluiu 243 pacientes e chegou às mesmas conclusões do primeiro estudo.

Outro trabalho controlado, feito por Sorensen e cols., na Dinamarca, com um total de 25 pacientes, sugeriu que as imunoglobulinas reduziam a frequência de agudizações da esclerose múltipla.

Esses relatos, cujos resultados são bastante convergentes, sugerem ação eficaz, embora relativamente modesta das imunoglobulinas, o que também é apontado por meta-análise publicada sobre o assunto. A principal ação das imunoglobulinas parece ser a diminuição na frequência das exacerbações da doença. Cabe mencionar que todos os estudos sobre o uso da imunoglobulina na esclerose múltipla avaliaram sua eficácia apenas nos casos de doença que evolui por surtos e remissões. A dose mais utilizada é de 400 mg/kg de peso durante 5 dias; essa dose pode ser seguida por aplicações únicas de 400 mg/kg de peso em intervalos a serem definidos caso a caso.

A esclerose múltipla que evolui por surtos e remissões pode ser incluída entre as indicações aceitáveis de imunoglobulinas; essa indicação ainda não pode ser considerada formal por faltarem estudos que definam melhor as situações em que a terapia deve ser tentada ao longo da evolução da esclerose múltipla.

Epilepsia pediátrica intratável

Uma meta-análise dos artigos dedicados ao tratamento da epilepsia intratável pelas imunoglobulinas constatou que 368 pacientes já foram tratados com imunoglobulinas para epilepsia refratária e intratável. Destes, 52% apresentavam redução nas convulsões e 45% de melhora no eletroencefalograma.

Em algumas síndromes (West, Lennox-Gastault, Landau-Kleffner), há relatos de melhora das crises convulsivas com o uso das imunoglobulinas.

As imunoglobulinas podem ser consideradas opção terapêutica experimental na epilepsia intratável (e suas variantes), mas há necessidade da realização de estudos randomizados para concluir sobre a eficácia.[21]

Autismo

Os pacientes com autismo poderiam, teoricamente, beneficiar-se com o uso das imunoglobulinas, partindo-se do princípio de que há diversas anormalidades imunológicas no autismo.

Há um estudo aberto, realizado em 10 crianças autistas, que observou que apenas um paciente mostrou alguma melhora com o uso de imunoglobulinas.

O autismo é uma indicação não fundamentada para a terapia com imunoglobulinas.

Polineuropatia do diabetes *mellitus*

Diversos estudos têm demonstrado que as imunoglobulinas podem ter papel relevante no tratamento da neuropatia diabética.

Um estudo aberto, feito em 26 diabéticos com polineuropatia, observou que 80% dos pacientes melhoravam dos sintomas neurológicos com o uso das imunoglobulinas. Diversos relatos de casos ou de pequenas séries, à exceção de relato de dois casos de plexopatia lombar diabética que não respondeu às imunoglobulinas, sugerem que as imunoglobulinas polivalentes promovem melhora nos casos de polineuropatia diabética.

A polineuropatia diabética é indicação aceitável para as imunoglobulinas.

Indicações em reumatologia

Dermato/polimiosites

O uso de imunoglobulinas nas dermatomiosites refratárias aos corticoides é referendado por estudo prospectivo randomizado e com *cross over*, realizado em 15 pacientes adultos. Nesse estudo, o *rash*, a função muscular e as lesões inflamatórias (avaliadas por biópsia) dos pacientes tratados com imunoglobulinas melhoraram significativamente em relação os que receberam placebo.

Nas polimiosites resistentes aos corticoides e a outros tratamentos imunossupressores, o uso de imunoglobulinas tem sido relatado, embora apenas em estudos abertos. Esses estudos mostram melhora significativa da função muscular e diminuição no nível sérico das enzimas musculares depois do uso das imunoglobulinas; um desses estudos mostra que em mais da metade dos pacientes refratários a outras terapias há resposta clínica prolongada às imunoglobulinas.

O pequeno número de estudos controlados para a dermatomiosite (apenas um, e com pequeno número de pacientes) e a existência somente de estudos abertos para a polimiosite, dos quais apenas um tem um número relativamente alto de pacientes acompanhados (35), impedem que a dermato/polimiosite seja incluída entre as indicações formais. Além disso, todos os estudos foram feitos nas poli/dermatomiosites refratárias.

As dermatomiosites e as polimiosites refratárias ao tratamento imunossupressor e anti-inflamatório podem, todavia, ser incluídas entre as indicações aceitáveis em face dos relatos que indicam que esse hemoderivado parece ser útil nessa situação clínica.

Vasculites ANCA-positivas

Um estudo aberto ao qual se seguiu um estudo randomizado feito pelos mesmos autores mostrou que as imunoglobulinas são eficazes nas vasculites refratárias associadas à presença de anticorpos anticitoplasma dos neutrófilos (ANCA) e produzem melhora clínica significativa. O estudo randomizado incluiu 34 pacientes com doença persistente e não responsiva aos corticoides. As imunoglobulinas produziram melhora dos sintomas e reduziram a atividade de doença em 85% dos pacientes, contra 23% no grupo-controle, que recebeu apenas placebo. No entanto, esse efeito não se mantinha por mais do que 3 meses. A dose utilizada nesses dois estudos foi de 2 g/kg de peso em dose única.

A escassez de estudos controlados, com o único estudo disponível se interessando por situação muito específica – doença persistente e refratária – permite incluir somente as vasculites ANCA-positivas entre as indicações aceitáveis.

Síndrome da pessoa rígida

A síndrome da pessoa rígida é doença do sistema nervoso central caracterizada por rigidez e espasmos musculares, associada à presença de anticorpos anti-glutamato decarboxilase (anti-GAD65). Um estudo controlado e randomizado (placebo 3 imunoglobulina), com *cross over* (n = 16), mostrou que a resposta clínica à imunoglobulina era bastante evidente, tanto antes quanto depois do *switch,* inclusive com redução significativa nos títulos de anticorpos anti-GAD65. Apesar dos brilhantes resultados obtidos com as imunoglobulinas nesse estudo, essa indicação ainda deve ser considerada aceitável, porque existe apenas esse *trial,* cuja amostra foi relativamente pequena, e ao qual ainda não se seguiu nem mesmo um relato de caso.

Lúpus eritematoso sistêmico

Sendo doença que se caracteriza, entre outras coisas, pelo aparecimento de autoanticorpos, o lúpus eritematoso sistêmico (LES) seria situação em que as imunoglobulinas poderiam estar indicadas. A maioria dos trabalhos que investigaram essa hipótese foi realizada no contexto da nefropatia lúpica ou da púrpura trombocitopênica imunológica.

Há estudos de pequena potência, com pequeno número de pacientes, embora um deles tenha sido controlado (imunoglobulina 3 ciclofosfamida) que sugerem que a imunoglobulina pode ser eficaz para o tratamento das exacerbações da doença lúpica.

Algumas manifestações clínicas do LES podem ser consideradas indicações experimentais para as imunoglobulinas.

Doença de Behçet

Há dois relatos na literatura de tratamento a doença de Behçet refratária pelas imunoglobulinas; o primeiro relata quatro casos e o segundo um caso, ambos com envolvimento predominantemente ocular. Em ambos os casos, a imunoglobulina produziu importante melhora nas lesões oftalmológicas. A doença de Behçet deve ser considerada indicação experimental.

Artrite reumatoide

As imunoglobulinas tiveram algum efeito benéfico em pacientes com artrite reumatoide com comprometimento visceral e também em pacientes com artrite reumatoide juvenil, em alguns estudos abertos, mas não em outros.

Na artrite reumatoide clássica do adulto, as imunoglobulinas não demonstraram ser eficazes.

A artrite reumatoide juvenil é indicação experimental, e a artrite reumatoide do adulto é indicação não fundamentada para as imunoglobulinas.

Síndrome da fadiga crônica

Um estudo randomizado e controlado, realizado com número adequado de pacientes (99), mostrou que as imunoglobulinas não trazem nenhum benefício para os pacientes portadores da síndrome da fadiga crônica. Essa indicação é, assim, considerada não fundamentada.

Cardite reumática

Já houve tentativa de utilizar as imunoglobulinas para tratamento das cardites reumáticas; uma extensa meta-análise dedicada ao assunto mostrou que esse hemoderivado não produzia nenhum resultado nesta situação clínica. Essa indicação não é fundamentada.

Indicações em pediatria

Prevenção e/ou tratamento de infecções em recém-nascidos de alto risco

Uma extensa meta-análise de 19 estudos controlados publicada pelo grupo Cochrane concluiu que não há evidências de que as imunoglobulinas reduzam a frequência de infecções em neonatos de alto risco.

Outra meta-análise, feita pelos mesmos autores, concluiu que as imunoglobulinas podem ter alguma ação, ainda que modesta, sobre a taxa de mortalidade em recém-nascidos de baixo peso. O trabalho determinante para essas conclusões foi feito por Baker, que estudou 588 crianças e verificou que o tratamento com imunoglobulinas diminuía a virulência e a frequência de infecções – apesar de a diminuição ser de pequena monta. Essa indicação deve ser considerada como experimental, em face das discordâncias nos resultados dos trabalhos, e em face dos resultados favoráveis, mas muito pouco expressivos, observados em duas meta-análises de excelente qualidade.[22]

Doença hemolítica perinatal

O uso das imunoglobulinas poliespecíficas em crianças com doença hemolítica perinatal e hiperbilirrubinemias acentuadas poderia reduzir a necessidade de exsanguineotransfusão, uma vez que as imunoglobulinas promoveriam *clearance* dos anticorpos. Três estudos controlados randomizados já foram feitos para testar essa abordagem. Esses estudos incluíram o total de 189 recém-nascidos. Os resultados dos três estudos mostraram que o uso das imunoglobulinas reduzia significativamente a necessidade de exsanguineotransfusões, embora dois dos estudos estabelecessem, no seu protocolo, que as exsanguíneos seriam realizadas de qualquer maneira, o que, de certo modo, elimina os benefícios das imunoglobulinas. Essa indicação ainda deve ser colocada no rol das indicações experimentais.

Infecção por rotavírus e enterocolite necrotizante em neonatos

Os rotavírus são a mais frequente das infecções virais nosocomiais em recém-nascidos e podem ser muito graves. A imunidade da mucosa intestinal é fator crítico na proteção do neonato contra o rotavírus. Por esse motivo, a administração de imunoglobulina por via oral em recém-nascidos de baixo peso, internados em unidades de terapia intensiva, tem sido proposta,[22] sendo essa indicação incluída na categoria não fundamentada.

Asma brônquica

Na asma brônquica córtico-dependente, o uso das imunoglobulinas pode ter algum efeito na redução da dependência aos corticosteroides. Dois estudos controlados foram feitos em pacientes córtico-dependentes, e visavam testar a eficácia das imunoglobulinas para diminuir a dependência aos corticosteroides. O primeiro estudo, que incluiu 38 pacientes, observou redução significativa na dose de corticoides, após o uso das imunoglobulinas, quando comparada com o efeito do placebo. No outro estudo (n = 40) não somente houve nenhuma diferença entre o grupo-controle o braço das imunoglobulinas, como o emprego de doses mais elevadas (2 g/kg de peso) se associou a número muito maior de complicações, que levaram inclusive à suspensão do estudo.

Outro estudo controlado testou a eficácia da imunoglobulina nas crises agudas de asma. A albumina foi usada como placebo no grupo-controle, e não houve diferença estatisticamente significativa entre os dois grupos em termos de melhora clínica ou dos parâmetros de função respiratória.

Os resultados controversos dos estudos controlados feitos nessa situação clínica incluem essa indicação na categoria experimental.

Indicações em dermatologia

Necrólise epidérmica bolhosa (síndrome de Lyell)

A síndrome de Lyell é doença com altíssima taxa de mortalidade; o uso das imunoglobulinas nessa doença teria como mecanismo potencial de ação o bloqueio do receptor CD95 dos queratinócitos, diminuindo, assim, a apoptose.

Efetivamente, inúmeros trabalhos têm mostrado que as imunoglobulinas podem ser muito eficazes na síndrome de Lyell. Não há, porém, nenhum trabalho controlado, talvez pela dificuldade de se constituir grupo-controle em doença de evolução gravíssima.

Todos os relatos de casos isolados são unânimes: as imunoglobulinas são eficazes em promover a cura da doença. Há, além destes, quatro estudos abertos que testaram a eficácia da imunoglobulina na síndrome de Lyell. O estudo da Universidade de Miami, em 16 pacientes, concluiu que as IgIV são altamente eficazes, levando a sobrevida superior a 92%, e diminuindo as chances de morte pela doença em 83%. O estudo multicêntrico e retrospectivo suíço, feito em 48 pacientes, mostrou que 88% dos pacientes sobreviviam e ficavam curados da doença. Um terceiro trabalho, prospectivo mas aberto, que incluiu 34 pacientes, não observou nenhum efeito na redução da mortalidade ou na incidência de complicações com o uso de imunoglobulinas. Os autores desse trabalho ressalvam que a maioria das mortes ocorreu em pacientes idosos, com comprometimento prévio da função renal, o que é importante para a análise dos resultados. Finalmente, o estudo-piloto em 10 pacientes, publicado em 1998, observou a resolução da doença, sem nenhuma morte, em todos os casos tratados com imunoglobulina.

Considerando-se a elevada morbimortalidade da síndrome de Lyell, doença para a qual não existe nenhuma outra forma de tratamento eficaz, as imunoglobulinas devem ser consideradas indicação formal, mesmo na ausência de estudos controlados.

As doses recomendadas são de 750 mg/kg de peso durante 4 dias, ou 2 g/kg de peso em dose única.

Indicações em doenças infecciosas

Sepse

O resultado do uso das imunoglobulinas nas sepse tem sido controverso. Uma meta-análise, feita pelo grupo Cochrane, de 27 estudos controlados e randomizados, mostrou que o uso das imunoglobulinas reduzia significativamente a mortalidade e era adjuvante muito promissor no tratamento da sepse. No entanto, todos os *trials* incluídos na meta-análise tinham pequeno número de pacientes.

Dois outros estudos não incluídos na meta-análise devem ser mencionados. O primeiro foi feito por Kaul e cols. e incluiu 21 pacientes com síndrome do choque tóxico causada por estreptococos do grupo A que foram tratados com imunoglobulina. Esse estudo concluiu que a sobrevida de 30 dias foi de 67% neste grupo, contra 34% nos controles históricos.[23] O segundo estudo recrutou 39 pacientes internados por traumatismos em unidades de terapia intensiva, e randomizados para receber imunoglobulina ou albumina (além de antibioticoterapia), e demonstrou que o grupo tratado com imunoglobulinas apresentava redução na frequência das complicações sépticas, embora não houvesse diferença na mortalidade.

Todas essas evidências indicam que o uso das imunoglobulinas nas septicemias pode ser classificado como aceitável.

Dengue hemorrágica

Há um relato de caso, publicado sob forma de carta, em que um paciente com dengue hemorrágica e trombocitopenia foi tratado com imunoglobulina e obteve reversão da trombocitopenia. Esse relato, por ser isolado e se referir a um único paciente, não permite avaliação do real papel da imunoglobulina, já que a trombocitopenia da dengue é geralmente de curta duração, mesmo sem tratamento. Essa indicação deve ser considerada experimental.

Indicações em gastroenterologia

Doença inflamatória intestinal

Há dois relatos de casos isolados de doença de Crohn na qual o uso de imunoglobulina foi eficaz na redução da inflamação intestinal e até das fístulas. Um estudo-piloto, aberto e não controlado, publicado em 1992, no qual 12 pacientes com colite ulcerativa ou Crohn receberam altas doses de imunoglobulinas, observou que as imunoglobulinas reduziam a inflamação intestinal e possibilitavam uma redução nas doses de corticoides. Não há nenhum estudo controlado sobre o assunto. As doenças inflamatórias intestinais são uma indicação aceitável.

Fibrose cística

O uso das imunoglobulinas para tratamento das exacerbações da fibrose cística foi ineficaz. Essa indicação não é fundamentada.

Indicações em oftalmologia

Retinopatia de Birdshot

O tratamento da uveíte de Birdshot, doença grave e progressiva, que compromete seriamente a acuidade visual, pode ser feito pelas imunoglobulinas, com bons resultados – similares ou melhores do que aqueles obtidos com o tratamento clássico, à base de corticosteroides e ciclosporina, de acordo com o resultado de estudo aberto que utilizou dose de 1,6 g/kg de peso a cada 4 semanas por 6 meses, seguida de uma dose de 1,2 a 1,6 g/kg a cada 6 a 8 semanas. Essa indicação deve ser considerada aceitável.

Oftalmopatia de Basedow-Graves

A oftalmopatia da doença de Basedow-Graves pode persistir mesmo depois de normalizada a função tireoidiana; os corticosteroides são as substâncias mais usadas para corrigir a anomalia, porém alguns pesquisadores têm utilizado as imunoglobulinas como alternativa terapêutica.

Dois estudos controlados que incluíram o total de 97 pacientes compararam a eficácia das imunoglobulinas com os corticoides, e observaram que os resultados eram muito semelhantes, mas a incidência de efeitos colaterais era menor no grupo tratado pelas imunoglobulinas. Um estudo aberto com 15 pacientes chegou às mesmas conclusões. A oftalmopatia de Graves é uma indicação aceitável para o uso de imunoglobulinas.

Indicações em obstetrícia

Prevenção de abortos recorrentes

Os abortos recorrentes têm quase sempre causa imunológica; o recurso a alguma forma de imunoterapia é, por conseguinte, uma das alternativas para o tratamento desta condição. As imunoglobulinas poliespecíficas são uma dessas opções.

Entretanto, uma meta-análise feita pelo grupo Cochrane de 19 estudos randomizados e controlados, que comparavam as diversas formas de imunoterapia, não encontrou nenhuma diferença significativa entre qualquer destas formas – e nenhuma delas se mostrou superior aos placebos. Todavia, estudos isolados continuam ser feitos, e

alguns deles têm mostrado algum resultado com a terapêutica à base de imunoglobulinas, sobretudo quando a causa dos abortos é a síndrome antifosfolipídica.

Dos quatro maiores estudos randomizados já publicados e que compararam a imunoglobulina com placebo ou com corticoides, três não encontraram nenhuma diferença estatisticamente significativa entre imunoglobulinas e placebo ou corticoide, e apenas um observou um efeito benéfico das imunoglobulinas (58% de sucesso – criança nasceu viva – contra 24% no grupo-controle).

As evidências disponíveis autorizam a inclusão dos abortos recorrentes como indicação experimental das imunoglobulinas.[24]

Indicações em endocrinologia

Diabetes *mellitus* tipo I

O diabetes *mellitus* tipo I é doença com forte componente de autoimunidade, na sua fase inicial. Logo, é, pelo menos teoricamente, passível de ser tratada com imunoglobulinas. No entanto, em um *trial* controlado, com 52 pacientes diabéticos tipo I, as imunoglobulinas não induziram nenhuma melhora no controle da glicemia ou na necessidade de insulina.

Uma meta-análise feita a propósito de seis estudos controlados concluiu que as imunoglobulinas não são eficazes no diabetes tipo I. Essa indicação deve ser considerada não fundamentada.

Indicações em transplantes de órgãos

Rejeição de transplante renal ou de outros órgãos sólidos

Um estudo não controlado, com pequeno número de pacientes, sugeriu que as imunoglobulinas contribuem para a reversão da rejeição ao transplante renal resistente às outras formas de imunossupressão. Outros dois relatos de pequenas séries de pacientes indicam que as imunoglobulinas podem contribuir para dessensibilizar os pacientes com alto grau de imunização anti-HLA pré-transplante.

Um estudo randomizado e controlado, com 41 pacientes que receberam um transplante renal comparou o esquema clássico de imunossupressão pós-transplante (quatro drogas) com ou sem um quinto medicamento – as imunoglobulinas. A sobrevida de 5 anos no grupo que recebeu imunoglobulina foi significativamente maior, provavelmente por menor rejeição ao rim transplantado. A utilização das imunoglobulinas em transplantes de órgãos sólidos é indicação experimental.

ASPECTOS PRÁTICOS DA ADMINISTRAÇÃO DE IMUNOGLOBULINAS

A maioria das preparações de imunoglobulinas produzidas pela indústria de hemoderivados tem concentração de 5%; a velocidade de infusão usual das imunoglobulinas é de 4 mL/kg/hora. Com essa velocidade de infusão, a dose mais utilizada, que é de 400 mg/kg, geralmente é administrada em cerca de 2 horas. Doses mais elevadas (p. ex., 2 g/kg de peso) requerem tempo de infusão que pode ser excessivamente longo, mas é absolutamente necessário para minimizar a incidência de efeitos colaterais. Recomenda-se que a infusão de imunoglobulinas se inicie lentamente, sobretudo se for a primeira vez que o paciente recebe esse tipo de hemoderivado. A infusão deve ser iniciada a velocidade de 0,4 a 0,6 mL/kg/hora, o equivalente a 0,01 mL/kg/minuto.

As imunoglobulinas poliespecíficas são quase sempre administradas por via intravenosa. Veias periféricas ou cateteres em veias centrais podem ser usados para a infusão. Em circunstâncias especiais, porém, podem ser administradas por via oral, via subcutânea ou até por via intratecal.

A Tabela 28.3 resume os principais aspectos dessa administração.

EFEITOS COLATERAIS DAS IMUNOGLOBULINAS

As imunoglobulinas poliespecíficas são produtos relativamente seguros, sobretudo em relação à transmissão de vírus. Entretanto, sua administração está associada ao aparecimento de diversos colaterais, a maioria dos quais sem grande repercussão clínica. Estima-se que entre 2 e 10% das infusões de imunoglobulinas se acompanhem de efeitos adversos.[25,26]

TABELA 28.3 ADMINISTRAÇÃO DAS IMUNOGLOBULINAS
Aspectos práticos para a administração de imunoglobulinas
Assegurar acesso venoso adequado (veia periférica de bom calibre ou veia central)
Manter o paciente bem hidratado
Checar e controlar glicemia e função renal antes e após a infusão
Não infundir a velocidades superiores a 2 mg de imunoglobulina/kg/minuto se a imunoglobulina contiver açúcar
Não infundir a velocidades superiores a 10 mg/kg/minuto para imunoglobulinas que não contêm açúcar
Monitorar cuidadosamente os efeitos colaterais e relatá-los à ANVISA, caso ocorram

Os principais efeitos colaterais já observados com a administração das imunoglobulinas estão descritos a seguir.

Reações alérgicas e anafiláticas

A frequência de choque anafilático parece ser diretamente proporcional ao teor de agregados contidos nas preparações de imunoglobulina. Como este teor é cada vez menor, em função dos cuidados tomados pelas empresas fracionadoras de plasma durante o processo de produção, a incidência de reações anafiláticas é ínfima. Os pacientes com agamaglobulinemia congênita ou com deficiência de IgA são os mais sujeitos a apresentarem reações anafiláticas graves.

Outras reações alérgicas que têm sido observadas são urticária, angioedema, cefaleia, rubor facial, dispneia, náuseas, vômitos e diarreia e sensação de opressão precordial. Essas reações alérgicas são frequentes e, na maioria das vezes, leves.

Toxicidade renal

A insuficiência renal aguda causada por lesão tubular aguda, que se manifesta clinicamente por oligoanúria tem sido complicação relatada com certa frequência após o uso de imunoglobulinas poliespecíficas. Entre 1981 e 1998, a FDA americano recebeu 114 notificações de insuficiência renal por uso de imunoglobulinas, dos quais 17 casos resultaram em morte do paciente. Essa complicação está associada ao uso de imunoglobulinas que contêm açúcar na sua formulação. Por esse motivo, a FDA limitou a velocidade de infusão das imunoglobulinas que contêm açúcar em 2 mg de imunoglobulina/kg/hora, ao passo que nas fórmulas que não contêm açúcar essa velocidade pode ser de até 3 mg de imunoglobulina/kg/hora. Além disso, o estado clínico dos pacientes no momento da infusão também está relacionado ao surgimento desta complicação. Lesão renal preexistente, diabetes *mellitus*, desidratação ou hipovolemia, sepse, paraproteinemia e uso concomitante de substâncias nefrotóxicas são condições predisponentes para a eclosão de insuficiência renal aguda após a administração de imunoglobulinas, e devem ser avaliadas e, se possível, corrigidas antes da utilização do produto. Caso não seja possível afastar o fator predisponente, devem ser tomados cuidados suplementares, tais como diminuição na velocidade de infusão e/ou da dose a ser administrada.

Efeitos tromboembólicos

Alguns casos de trombose venosa profunda, embolia pulmonar e acidente vascular cerebral isquêmico associados à administração de imunoglobulinas poliespecíficas têm sido relatados na literatura médica. Esses casos têm sido atribuídos à hiperviscosidade apresentada por alguns pacientes que recebem imunoglobulinas e também à presença de fatores da coagulação, notadamente o fator XI, nas preparações de imunoglobulinas – eventualidade cada vez mais rara, graças às exigências cada vez maiores na produção destes medicamentos.

Hiper e hipotensão arterial

Tanto a hipertensão quanto a hipotensão arterial são complicações relativamente comuns e geralmente autolimitadas do uso de imunoglobulinas. A hipotensão também está associada ao teor de fator XI nas preparações de imunoglobulinas.

Toxicidade neurológica

Meningite asséptica é efeito colateral das imunoglobulinas que pode ser mitigado ou até prevenido utilizando-se baixas velocidades de infusão, ou aumentando-se a diluição do produto, além de manter o paciente bem hidratado. Mais de 40 casos de meningite asséptica por uso de imunoglobulina já foram relatados sem nenhum óbito.

Cefaleia é outro efeito colateral neurológico bastante comum, com uma frequência que pode variar de 26 a 61%. A cefaleia parece ser dose-dependente.

Lesões cutâneas

Diversos tipos de alterações cutâneas, a maioria de etiologia alérgica, têm sido descritos. Entre essas alterações, estão *rashs* maculopapulares, urticária, eczema, eritema polimorfo e síndrome de Lyell.

Alterações hematológicas

Neutropenias transitórias e autolimitadas têm sido descritas, assim como hemólise. A hemólise é causada pela presença de anticorpos dirigidos contra os antígenos eritrocitários, sobretudo do sistema ABO, nas preparações de imunoglobulinas. A indústria de hemoderivados tem hoje limites estritos em relação ao teor de anticorpo anti-A e anti-B aceitáveis na formulação das imunoglobulinas poliespecíficas. Os casos que eventualmente sejam detectados devem ser notificados para acompanhamento do lote de imunoglobulina relacionado ao evento.

TRALI

Dois relatos de edema pulmonar agudo não cardiogênico (TRALI, sigla inglesa para *transfusion-relataded acute lung injury*), ligados à infusão de imunoglobulinas, foram publicados na literatura. O TRALI é causado pela presença nas imunoglobulinas de anticorpos anti-HLA altamente potentes.

A Tabela 28.4 elenca os principais efeitos colaterais da imunoglobulina intravenosa.

TRANSMISSÃO DE DOENÇAS INFECTOCONTAGIOSAS

Todas as empresas que produzem imunoglobulinas incorporaram, no processo de fracionamen-

TABELA 28.4
PRINCIPAIS EFEITOS COLATERAIS OBSERVADOS NO USO DA IMUNOGLOBULINA INTRAVENOSA

Associados a infusão

Febre, tremores, taquicardia, rubor facial, urticária, dor abdominal, cefaleia, dor lombar, dispneia, ansiedade, náusea e vômitos

Outros possíveis eventos adversos

Hipervolemia, trombose arteria (infarto, AVC), tromboembolismo venoso, CIVD, hemólise (consequente a anticorpos), nefrotoxicidade e neutropenia

AVC: acidente vascular cerebral; CIDV: coagulação intravascular disseminada.

to do plasma para a produção de hemoderivados, duas ou mais etapas capazes de inativar ou eliminar os vírus eventualmente presentes no plasma que dará origem aos hemoderivados. Os métodos de inativação/eliminação viral são altamente eficientes contra vírus com envelope lipídico – HIV, HCV, HBsAg – mas não são totalmente eficazes contra vírus sem envelope lipídico, especialmente o vírus da hepatite A e o parvovírus B19. Além disso, testes em *minipool* do plasma por métodos de detecção de genoma viral, inclusive para vírus como o HAV e parvovírus B19, também foram uma contribuição importante para a redução dos riscos virais das imunoglobulinas.

Pode-se afirmar que as imunoglobulinas são isentas de risco de transmissão de hepatites B e C, assim como de transmissão de HIV.

REFERÊNCIAS BIBLIOGRÁFICAS

1. Chaigne B, Mouthon L. Mechanisms of action of intravenous immunoglobulin. Transfusion and Apheresis Science 2017; 56:45-49.

2. Epstein JS, Gaines A, Kapit R, et al. Important drug information. FDA Medical Bulletin. Disponível em www.fda.gov/medbull/summer99.htmlk. Acessado em setembro 2003.

3. Knezevic-Maramica I, Kruskall MS. Intravenous immune globulins: an update for clinicians. Transfusion 2003; 43:1460-1480.

4. Optimisation de l'utilisation des immunoglobulines intraveineuses: vers un consensus. Rapport du groupe d'experts de la Conférence, Juin 2002. www.cbs.ca. Acessado em fevereiro 2003.

5. Core SPC for Human Normal Immunoglobulin for intravenous administration (IVIg). The European Agency for the Evaluation of Medicinal Products (EMEA). CPMP/BPWG/859/95 rev 1.

6. Mofenson LM, Moye Jr. J, Bethel J, et al. Prophylactic intravenous immunoglobulin in HIV-infected children with CD4+ counts of 0. 20 x 10(9)/L or more. Effect on viral, opportunistic, and bacterial infections. The National Institute of Child Health and Human Development Intravenous Immunoglobulin Clinical Trial Study Group. JAMA 1992; 268:483-489.

7. CDC. Infectious Disease Society of America, and the American Society of Blood and Marrow Transplantation. Guidelines for preventing opportunistic infections among hematopoietic stem cell transplant recipients. Recommendations of CDC, the Infectious Disease Society of America, and the American Society of Blood and Marrow Transplantation. Cytotherapy 2001; 3:41-54.

8. Buckley RH, Schiff RI. The use of intravenous immune globulin in immunodeficiency diseases. N Engl J Med 1991; 325:110-117.

9. Dietz SM, van Stijn D, Burgner D, et al. Dissecting Kawasaki disease: a state-of-the- art review. Eur J Pediatr 2017; 176(8):995-1009.

10. Blanchette VS, Luke B, Andrew M, et al. A prospective, randomized trial of high-dose intravenous immune globulin G therapy, oral prednisone therapy, and no therapy in childhood acute immune thrombocytopenic purpura. J Pediatr 1993; 123:989-995.

11. Cines DB, Blanchette VS. Immune thrombocytopenic purpura. N Engl J Med 2002; 346:995-1008.

12. George JN, Woolf SH, Raskob GE, et al. Idiopathic thrombocytopenic purpura: a practice guideline developed by explicit methods for the American Society of Hematology. Blood 1996; 88:3-40.

13. Cooper N. State of the art – how I manage immune thrombocytopenia. Br J Haematol 2017; 177(1): 39-54.

14. Plasma exchange/Sandoglobulin Guillain-Barré Syndrome Trial Group. Randomised trial of plasma exchange, intravenous immunoglobulin, and combined treatments in Guillain-Barre syndrome. Plasma Exchange/Sandoglobulin Guillain-Barre Syndrome Trial Group. Lancet 1997; 349:225-230.

15. Van der Meche FG, Schmitz PI. A randomized trial comparing intravenous immune globulin and plasma exchange in Guillain-Barre syndrome. Dutch Guillain-Barre Study Group. N Engl J Med 1992; 326: 1123-1129.

16. Birchall JE, Murphy MF, Kaplan C, et al. Fetomaternal Alloimmune Thrombocytopenia Study Group. European collaborative study of the antenatal management of feto-maternal alloimmune thrombocytopenia. Br J Haematol 2003; 122:275-288.

17. Bussel JB, Berkowitz RL, Lynch L, et al. Antenatal management of alloimmune thrombocytopenia with intravenous gamma-globulin: a randomized trial of the addition of low-dose steroid to intravenous gamma-globulin. Am J Obstet Gynecol 1996; 174:1414-1423.

18. Petz LD. Treatment of autoimmune hemolytic anemias. Curr Opin Hematol 2001; 8:411-416.

19. Brasil. Ministério da Saúde. Portaria SAS/MS nº 1.308, Protocolo Clínico e Diretrizes Terapêuticas – Anemia Hemolítica Autoimune. Acessado em 22 de novembro de 2013. Disponível em: http://portalarquivos.saude.gov.br/images/pdf/2014/abril/03/pcdt-anemia-hemol-autoimune-livro-2013.pdf.

20. Arsura EL, Bick A, Brunner NG, et al. High-dose intravenous immunoglobulin in the management of myasthenia gravis. Arch Intern Med 1986; 146: 1365-1358.

21. Geng J, Dong J, Li Y. Intravenous immunoglobulins for epilepsy. Cochrane Database Syst Rev 2017; 7: CD008557.

22. Ohlsson A, Lacy B. Intravenous immunglobulin for suspected or subsequently proven infections in neonates (cochrane Review). In: the Cochrane Library, Issue 3, 2003.

23. Kaul R, Mcgeer A, Norrby-Teglund A, et al. Intravenous immunoglobulin therapy for streptococcal toxic syndrome – a comparative observational study. Clin Infect Dis 1999; 28:800-807.

24. Scott JR. immunoglobulin for recurrent miscarriage. Cochrane Database Syst Rev 2003; (3):CD003642.

25. Ross-Pierce L, Jain N. Risks associated with the use of intravenous immunoglobulin. Transfus Med Rev. 2003; 17:241-251.

26. AABB Technical Manual, 18 ed. Bethesda, 2014; 529-532.

29

ALTERNATIVAS À TRANSFUSÃO ALÔGENICA DE HEMÁCIAS

Rodolfo Delfini Cançado

ANEMIA: DEFINIÇÃO, PREVALÊNCIA, EPIDEMIOLOGIA E IMPLICAÇÕES CLÍNICAS

Anemia é a alteração hematológica mais comumente encontrada na prática médica e definida como um sinal ou manifestação de doença subjacente, e não como entidade clínica em si mesma. Isso quer dizer que anemia não representa um diagnóstico definitivo e, sim, um achado laboratorial que demanda criteriosa investigação diagnóstica – detalhada história clínica e exame físico, seguidos da utilização de exames laboratoriais apropriados. Essa prática permite, na maioria dos casos, o diagnóstico correto da causa de anemia, possibilitando, portanto, tratamento adequado.[1,2]

Segundo a Organização Mundial da Saúde (OMS), a prevalência de anemia é de 30,2% em mulheres não grávidas, 41,8% em gestantes, 12,7% em homens e 23,9% em idosos. Essa taxa aumenta com a idade (prevalência de 17-63% em pessoas com mais de 65 anos) e com comorbidades como diabetes *mellitus*, insuficiência cardíaca, doença cardiovascular, doenças inflamatórias e neoplásicas.[3]

A prevalência de anemia em pacientes em programação de cirurgia eletiva é da ordem de 30 a 40%, em pacientes internados em unidades de terapia intensiva varia entre 40 e 70%, e em pessoas com câncer entre 14 e 77%.[3]

Há mais de uma década, vários estudos clínicos vêm chamando a atenção da importância da anemia como fator independente de pior prognóstico em relação ao paciente, bem como de pior prognóstico em relação à doença, ou seja, está associada a maiores taxas de morbidade e mortalidade, pior da qualidade de vida e piores resultados em relação ao tratamento cirúrgico, quimioterápico e/ou radioterápico.[4-6] Portanto, trata-se de condição patológica séria que não deve, ou não pode, ser vista simplesmente como um parâmetro laboratorial anormal.

Do ponto de vista fisiopatológico, o estado de anemia é decorrente da redução do número de hemácias ou da concentração da hemoglobina (Hb) circulante que, independentemente de sua causa, compromete a adequada oxigenação celular graças à menor capacidade de transporte de oxigênio aos tecidos.[2]

Segundo os critérios propostos pela OMS, anemia é definida laboratorialmente como Hb menor

METABOLISMO DO FERRO E ERITROPOESE

O ferro é um elemento essencial na maioria dos processos fisiológicos do organismo humano, desempenhando papel central no metabolismo energético celular. Suas principais funções metabólicas são: produção de energia oxidativa, transporte de oxigênio, respiração mitocondrial, inativação de radicais livres e síntese de DNA.[1]

A quantidade total de ferro no adulto normal é de, aproximadamente, 3 a 4 g (35-50 mg/kg de peso corpóreo). A maior parte do ferro (1,5 a 3,0 g) encontra-se ligado ao *heme* da Hb ou armazenado sob a forma de ferritina e hemossiderina no fígado, baço e medula óssea (600 a 1.500 mg).[1]

Fisiologicamente, a quantidade de ferro absorvida diariamente equivale à quantidade excretada, e o ferro do organismo é continuamente reciclado por meio de um eficiente sistema de reutilização deste metal de fontes internas. Mais especificamente, os eritrócitos senescentes são removidos da circulação pelos macrófagos (principalmente do baço) e o ferro deles extraído (20-30 mg/dia) retornam à medula óssea pela transferrina plasmática e são reincorporados pelos precursores eritropoéticos.[1,7]

A hepcidina é a principal proteína reguladora da homeostase de ferro do organismo. Trata-se de uma glicoproteína sintetizada majoritariamente no fígado e que atua inibindo a ação da ferroportina (principal proteína exportadora de ferro presente nos macrófagos, hepatócitos e enterócitos) com consequente redução da absorção intestinal de ferro e retenção ou "bloqueio" de ferro no interior dos macrófagos resultando na redução da biodisponibilidade de ferro à eritropoese. Situações como deficiência de ferro, anemia e hipóxia inibem a síntese de hepcidina, enquanto sobrecarga de ferro e inflamação estimulam a sua síntese.[1,7,8]

DEFICIÊNCIA DE FERRO E ANEMIA FERROPRIVA

A causa básica de deficiência de ferro (DFe) é o desequilíbrio entre quantidade absorvida e consumo e/ou "perda" que ocorrem por diversas vias, resultando na redução desse íon no organismo.[1,2]

A DFe, geralmente, resulta da combinação de dois ou mais fatores, tais como: necessidade aumentada de ferro (fatores fisiológicos: crescimento, menstruação, gestação, lactação); diminuição da oferta (baixa quantidade e/ou biodisponibilidade do ferro da dieta) ou da absorção de ferro (doenças inflamatórias intestinais [doença de Crohn, doença celíaca, colite ulcerativa], ressecções gástrica e/ou intestinal [gastrectomia, cirurgia bariátrica], infecção pelo *Helicobacter pylori*, gastrite atrófica, uso de antiácidos e inibidores de bomba de próton); ou "perda" de ferro (perda de sangue, principalmente pelos tratos genital e gastrointestinal, cirurgia, traumatismo, hemodiálise, doação de sangue).[1,2]

O diagnóstico de DFe se baseia, fundamentalmente, na avaliação do hemograma, do índice de saturação da transferrina (IST) [IST em % = (ferro/capacidade total de ligação de ferro) × 100] e da ferritina sérica. O IST é o resultado da relação entre o ferro sérico e a capacidade total de ligação do ferro multiplicada por 100, e reflete como está a oferta de ferro necessária para garantir e manter a eritropoese normal.

IST baixo (< 20%), ferritina baixa (< 30 ng/mL) sem anemia caracteriza a DFe, enquanto IST diminuído, ferritina baixa e anemia hipocrômica e microcítica confirma o diagnóstico de anemia ferropriva (AFe), que é o último estágio da DFe (Tabela 29.2).[2,6,7]

Com relação ao diagnóstico diferencial de AFe, as principais entidades que também podem cursar com anemia microcítica são: talassemias (alfa e beta) e outras hemoglobinopatias (E, C, Lepore), anemia de doença crônica (anemia da inflamação), anemia sideroblástica e intoxicação por chumbo.[6,7]

ANEMIA DE DOENÇA CRÔNICA

A anemia de doença crônica (ADC), também conhecida como anemia da inflamação ou deficiência funcional de ferro, é uma síndrome clínica caracterizada pelo desenvolvimento de anemia em pacientes com doença infecciosa, inflamatória ou neoplásica. Essa síndrome tem como aspecto peculiar anemia associada à diminuição da concen-

CAPÍTULO 29 • ALTERNATIVAS À TRANSFUSÃO ALÔGENICA DE HEMÁCIAS

tração do ferro sérico e do IST e, paradoxalmente, ferritina sérica e quantidade do ferro medular normal ou aumentada.[6-8]

ADC é a causa mais frequente de anemia em pacientes hospitalizados, particularmente quando se analisa pacientes com idade superior a 65 anos, e a segunda causa geral mais frequente de anemia, após a AFe. As principais entidades clínicas associadas à ADC são: artrite reumatoide, doença de Crohn, doença renal crônica, insuficiência cardíaca, infecção, inflamação, câncer, traumatismo e cirurgia.[6-8]

Os três principais mecanismos envolvidos na etiopatogenia da ADC são: a) diminuição da sobrevida das hemácias; b) resposta medular eritropoética inadequada para anemia (associada à secreção inapropriadamente baixa de eritropoetina (EPO), à diminuição da resposta da medula óssea à EPO e à diminuição da eritropoese consequente à menor oferta de ferro à medula óssea resultando na incapacidade da medula óssea em aumentar sua atividade eritropoética suficientemente para compensar a menor sobrevida das hemácias; c) distúrbio do metabolismo do ferro que é o mecanismo etiopatogênico mais importante e deve-se, em última análise, à síntese hepática e liberação de hepcidina que atua inibindo a ação da ferroportina presente nos macrófagos, hepatócitos e enterócitos, leva à redução da absorção duodenal de ferro e retenção ou "bloqueio" de ferro no interior dos macrófagos resultando na redução da biodisponibilidade de ferro à eritropoese.[8]

A ADC é de intensidade leve a moderada (Hb entre 11 e 9 g/dL, raramente menor que 8 g/dL), com hemácias normocrômicas e normocíticas, embora em 30% dos casos sejam hipocrômicas e microcíticas. Entretanto, quando há microcitose, esta não costuma ser tão intensa (raramente o volume corpuscular médio é < 70 fl) quanto a observada no paciente com AFe. A contagem de reticulócitos é normal ou pouco elevada, ou melhor, inadequadamente aumentada em relação à intensidade da anemia.[6-8]

Os testes laboratoriais bem como seus respectivos resultados para o diagnóstico de ADC e o diagnóstico diferencial entre ADC e AFe estão apresentados na Tabela 29.1.[6-8]

Normalmente, valores de ferritina inferiores a 30 ng/mL são característicos de deficiência de ferro e valores acima de 100 ng/mL são contrários a esse diagnóstico, mesmo havendo inflamação. Valores de ferritina entre 30 e 100 µg/L devem ser interpretados com cautela na vigência de estado inflamatório, infeccioso ou neoplásico porque podem ocultar a deficiência de ferro associada. Nessas situações clínicas, a história clínica detalhada, o exame físico e a dosagem de PCR são de grande valia.

ANEMIA NO PACIENTE CIRÚRGICO: PREVALÊNCIA, ETIOPATOGENIA E REPERCUSSÕES CLÍNICAS

Aproximadamente 30-40% dos pacientes em programação de cirurgia eletiva encontram-se anêmicos e estima-se que, em 50-70% destes casos, a anemia esteja relacionada com deficiência absoluta de ferro (AFe) e/ou deficiência funcional de ferro (anemia por doença crônica).[4,5]

A anemia pré-operatória está associada a maior risco de complicações clínicas, maior chance de transfusão alogênica de hemácias (TAH) e aumen-

| **TABELA 29.1** |
| **DIAGNÓSTICO DIFERENCIAL ENTRE ANEMIA FERROPRIVA E ANEMIA DE DOENÇA CRÔNICA[6-8]** |

PARÂMETRO	ANEMIA FERROPRIVA*	ANEMIA FERROPRIVA + ANEMIA DE DOENÇA CRÔNICA	ANEMIA DE DOENÇA CRÔNICA#
IST (%)	< 20	< 20	< 20
Ferritina (ng/mL)	< 30	≥ 30 e < 100	≥ 100
Proteína C reativa	Normal	Normal ou elevada	Elevada

*Anemia (Hb < 13, 12 e 11 g/dL para homens, mulheres e gestantes, respectivamente) hipocrômica e microcítica.
#Paciente com quadro infeccioso, inflamatório ou neoplásico que desenvolve anemia normocrômica e normocítica.

to da mortalidade no perioperatório. Além disso, tem impacto negativo na recuperação pós-operatória e na qualidade de vida dos pacientes.[4,5,9,10]

O impacto negativo da anemia pré-operatória quanto à mortalidade perioperatória foi muito bem documentado no estudo retrospectivo que avaliou 1958 pacientes testemunhas de Jeová submetidas a procedimento cirúrgico não cardíaco. Nesse estudo, pacientes com Hb ≤ 10 g/dL apresentaram maior taxa de mortalidade perioperatória e este aumento foi significantemente maior naqueles com doença cardiovascular (DCV), particularmente nos casos em que a queda do valor de Hb foi maior que 4 g/dL. Esse estudo demonstrou que os pacientes com Hb ≥ 7 g/dL apresentaram mais complicações clínicas, mas sem aumento de mortalidade. Os autores concluíram que, para cada decréscimo do valor de Hb de 1 g/dL abaixo de 7 g/dL, o aumento do risco de morte foi da ordem de 1,5.[11]

Quanto mais grave a doença e pior a condição clínica do paciente, maiores as chances de complicações clínicas e morte no perioperatório. Além disso, presença de anemia pré-operatória é um fator de risco independente associado à necessidade de TAH no perioperatório. Por outro lado, a transfusão de hemácias *per se* está associada a maiores morbidade e mortalidade (até cinco vezes maior nos primeiros 90 dias) no pós-operatório.[10,12,13]

O período pós-operatório ou pós-traumatismo caracteriza-se por um estado inflamatório agudo que envolve a liberação de citocinas inflamatórias, podendo resultar no desenvolvimento de ADC. Outras causas de anemia no pós-operatório são: anemia já presente no pré-operatório, perda de sangue perioperatória (sobretudo em cirurgias de médio e grande porte) e hemodiluição.[4-6]

Anemia no pós-operatório também está associada ao aumento de risco de complicações clínicas como infecção, isquemia miocárdica e outros eventos agudos cardiovasculares. O estudo randomizado mais importante que avaliou o impacto transfusional em 838 pacientes seguidos em unidade de terapia intensiva, incluindo pacientes submetidos à cirurgia, comparou a estratégia transfusional restritiva ("gatilho" transfusional quando Hb < 7 g/dL e transfusão para manter Hb entre 7 e 9 g/dL) *versus* a estratégia transfusional li-

beral ("gatilho" transfusional quando Hb < 10 g/dL e transfusão para manter Hb entre 10 e 12 g/dL). A taxa de mortalidade aos 30 dias foi semelhante para os dois grupos, houve redução de 54% do número de transfusões (2,6 *versus* 5,6 concentrado de hemácias/paciente) no grupo de estratégia restritiva. Além disso, as taxas de infarto miocárdico e de edema pulmonar foram estatisticamente menores no grupo de estratégia restritiva. Os autores desse estudo observaram que o grupo de pacientes sem DCV apresentou maior grau de tolerância à anemia pós-operatória enquanto o grupo de pacientes com DCV, o grau de tolerância à anemia foi menor e são os pacientes que mais se beneficiaram do tratamento transfusional para a correção da anemia.[12]

A estratégia mais eficaz com o objetivo de se evitar a anemia pós-operatória e reduzir a necessidade de TAH consiste em identificação, adequada investigação etiológica e correção, sempre que possível, da anemia pré-operatória. Portanto, a implementação de práticas visando o manejo da anemia na rotina do paciente candidato à cirurgia eletiva traz enormes benefícios para o paciente, além de reduzir os custos do tratamento em geral.[9,12,13]

Caso a anemia diagnosticada não tenha sido suficientemente elucidada ou tratada, cabe ao médico responsável pelo paciente, levando em consideração o diagnóstico e as condições clínicas do paciente, tomar a decisão compartilhada com o paciente e seus familiares, de adiar ou não o tratamento cirúrgico proposto.

INVESTIGAÇÃO DIAGNÓSTICA, PREVENÇÃO E TRATAMENTO DE ANEMIA NO PACIENTE CIRÚRGICO

Para todo paciente em programação de cirurgia recomenda-se a investigação de anemia, de preferência, pelo menos 30 dias antes do procedimento cirúrgico; tempo suficiente para a investigação e tratamento apropriado.[9,13-15]

A avaliação laboratorial pré-operatória para o diagnóstico de anemia inclui os seguintes exames: hemograma e contagem de reticulócitos; dosagem de ferro sérico, capacidade total de ligação de ferro e ferritina sérica (para avaliação do status de ferro do organismo); ureia e creatinina e proteína C reativa.

Para pacientes ≥ 60 anos, recomenda-se avaliação da função tireoidiana (T4 livre e TSH [hormônio estimulador da tireoide, sigla em inglês]) e dosagem de vitamina B12 e de folato, sobretudo quando há macrocitose e/ou a descrição de neutrófilos hipersegmentados no sangue periférico.[4-7]

PRINCIPAIS POSSIBILIDADES PARA PREVENÇÃO E TRATAMENTO DA ANEMIA PRÉ/PERIOPERATÓRIA

As principais possibilidades para prevenção e tratamento da anemia pré/perioperatória estão listadas na Tabela 29.2. Este capítulo tem como objetivo fazer uma atualização sobre o tratamento farmacológico com ferro associado ou não aos agentes estimuladores da eritropoese (AEE).[4,14-16]

Transfusão alogênica de hemácias

A transfusão alogênica de hemácias (TAH) é opção terapêutica rápida e eficaz no restabelecimento dos valores fisiológicos da Hb e normalização da capacidade de transporte de O_2, especialmente útil no contexto de anemia grave e/ou hemorragia ativa, sobretudo em pacientes com DCV.[4,5,11,12]

TABELA 29.2
PRINCIPAIS POSSIBILIDADES PARA PREVENÇÃO E TRATAMENTO DA ANEMIA PRÉ/PERIOPERATÓRIA
OTIMIZAÇÃO DO USO DE TRANSFUSÃO ALOGÊNICA DE HEMÁCIAS (TAH)

1. Correção da anemia pré/perioperatória
  • Ferro
  • Agentes estimuladores da eritropoese
  • Vitamina B12
  • Folato

2. Adoção de protocolos restritivos de TAH
  • Uso de transfusão autóloga
  • Doação pré-operatória
  • Recuperação perioperatória

3. Redução do sangramento perioperatório
  • Ácido tranexâmico
  • Complexo protrombínico
  • Fator VIIa recombinante
  • Adesivos
  • Selantes

Até a aprovação dos AEE para o tratamento da anemia nos pacientes com doença renal crônica e, posteriormente, daqueles com câncer submetidos a quimioterapia e/ou radioterapia; e dos compostos de ferro para uso intravenoso (IV), a TAH era a única opção terapêutica rápida e eficiente de correção da anemia.

Entretanto, vários trabalhos demonstraram que a TAH está associada ao aumento de complicações clínicas tais como: infecção, tromboembolismo, maior tempo de hospitalização, pior prognóstico, e como fator preditor independente de aumento de mortalidade.[4,5,9-13]

Apesar dos avanços incontestáveis quanto à melhoria da qualidade do sangue e da prática transfusional, a TAH continua sendo um procedimento de risco associado a complicações previsíveis e, algumas vezes, imprevisíveis; além da escassez desse componente hemoterápico em diferentes regiões ou países do mundo, particularmente em alguns períodos do ano, por queda na captação de doadores de sangue.[4,5,9-13]

É importante ressaltar que não está claramente demonstrado que a TAH melhore sistematicamente a oxigenação tecidual ou o prognóstico dos pacientes com anemia, sobretudo quando utilizada em pacientes hemodinamicamente estáveis, sem evidência de sangramento agudo e/ou infecção grave e sem DCV.[4,9]

Sabe-se que, em condições fisiológicas, a distribuição de O_2 (proporcional ao gasto cardíaco e conteúdo sanguíneo de O_2) é quatro vezes superior ao consumo, o que garante um aporte de O_2 suficiente para satisfazer as necessidades teciduais, inclusive em situações de anemia leve. Esses achados sugerem que devam ser utilizados outros parâmetros fisiológicos funcionais e não apenas o valor isolado de Hb como critério exclusivo ou suficiente para se indicar ou não o tratamento transfusional.[9]

Na prática, os dados científicos disponíveis recomendam que o valor de Hb indicativo de transfusão ("gatilho" transfusional) em pacientes normovolêmicos seja ≤ 7 g/dL (estratégia transfusional restritiva) para aqueles sem DCV e < 10 g/dL para aqueles com DCV e/ou com alteração hemodinâmica, sangramento ativo e intenso e septicemia.[9-13]

Portanto, como para todo procedimento de risco, a TAH não deve ser um recurso terapêutico de emprego universal e, muitas vezes, duvidoso, mas sim deve ser uma opção terapêutica reservada para os casos mais graves e, especialmente em situações agudas, nas quais o risco de possível complicação clínica grave supera os riscos inerentes ao procedimento transfusional.

Alternativas à transfusão alogênica de hemácias

Os fatos mencionados anteriormente motivaram vários estudiosos ao desenvolvimento de novas estratégias terapêuticas mais seguras e mais efetivas no tratamento da anemia. Assim, a administração de ferro (oral ou IV) associada ou não aos agentes estimuladores da eritropoese (AEE) representam as duas opções farmacológicas de maior impacto e mais empregadas como alternativas à TAH.[4,5,13-20]

Agentes estimuladores da eritropoese

A eritropoetina (EPO) humana é um polipeptídeo de 165 aminoácidos sintetizado principalmente pelas células peritubulares do interstício renal em resposta à redução do hematócrito, hipoxemia e/ou aumento da afinidade da Hb pelo oxigênio; que tem como principal função regular a atividade eritropoética. A expressão gênica da EPO é regulada por vários fatores de transcrição, entre os quais se destaca a via do fator induzido por hipóxia (HIF – *hypoxia inducible factor*) que é ativada em reposta à hipóxia.[4,5]

Os agentes estimuladores da eritropoese (AEE) estimulam a eritropoese pelo estímulo a proliferação e maturação dos precursores eritropoéticos bem como pela inibição da apoptose. A intensidade dessa resposta depende da dose do AEE administrada, da existência de doença inflamatória e/ou sistêmica concomitante e da disponibilidade de outros substratos indispensáveis à eritropoese, tais como: ferro, vitamina B12 e ácido fólico.[4,5]

A taxa de resposta favorável aos AEE varia entre 73-96% e pode ser confirmada pelo aumento da contagem dos reticulócitos (que é máxima em torno de 7-10 dias), aumento significativo da Hb e/ou correção da anemia (em 2-6 semanas).[4,5]

Inúmeros estudos têm demonstrado a eficácia dos AEE, sobretudo da EPO recombinante (alfa ou beta), em relação ao aumento da Hb, redução da necessidade transfusional (em até 50% dos casos) e melhora da qualidade de vida não apenas em pacientes com doença renal crônica (DRC), mas também no tratamento da anemia de pacientes em diferentes cenários, tais como: cirurgia eletiva (ortopédica, cardiovascular, ginecológica, gastrointestinal), doença neoplásica, hepatopatia, prematuridade, síndrome da imunodeficiência adquirida e em programas de doação autóloga ou recuperação e reinfusão perioperatória.[4,5,14-17]

As doses do AEE bem como o esquema terapêutico empregado para a correção de anemia do paciente cirúrgico variam amplamente. Em geral, utiliza-se a dose de 150-300 U/kg de EPO (alfa ou beta) 3×/semana ou 30.000-40.000 UI por via subcutânea 1×/semana (de uma única dose até quatro doses). O uso de AEE deve ser reservado aos pacientes com anemia moderada a grave (Hb < 10 g/dL) e, como a melhor resposta ao AEE depende de quantidades normais de ferro de depósito, recomenda-se a reposição concomitante com ferro, preferencialmente IV, nos pacientes com deficiência desse metal.[14-17]

É importante salientar que, tanto para homens como para mulheres, a concentração-alvo de hemoglobina é de 12 g/dL, e esse valor não deve ser excedido. Tal advertência está fundamentada em estudos que mostram que a manutenção inadvertida da Hb > 12 g/dL pelo uso de AEE está associado a maior risco de hipertensão arterial, de eventos tromboembólico e cardiovascular agudos e de mortalidade.[14-17]

Ferro oral

A via preferencial para o tratamento da AFe com ferro é a oral em função da sua alta efetividade e baixo custo. A dose terapêutica recomendada é de 100-200 mg/dia de ferro elementar para adultos e de 3-6 mg/kg/dia em crianças por um período de tempo suficiente para normalizar os valores da Hb (de 1 a 2 meses) e restaurar os estoques normais de ferro do organismo (de 2 a 6 meses ou até a obtenção de ferritina sérica maior que 30 ng/mL).[1,2,6]

Portanto, a duração do tratamento é de, no mínimo, 90 dias, podendo chegar a mais de 6 meses, dependendo da intensidade da deficiência de ferro, continuidade da perda de sangue, atividade eritropoética e fatores intraluminais que interfiram na absorção desse metal, ocorrência de eventos adversos e, consequentemente, da adesão ao tratamento.[1,2,6]

Considera-se uma boa resposta ao tratamento quando se observa aumento da Hb de, pelo menos, 2 g/dL após 3-4 semanas de ferro oral.[1,2,6]

Entretanto, são várias e frequentes as causas de falha do tratamento com ferro oral, tais como: continuidade da perda de sangue e/ou de distúrbio de absorção de ferro, elevada incidência de eventos adversos gastrointestinais (entre 35 e 59%, particularmente quando se utilizam sais ferrosos), doença concomitante interferindo na resposta (reduzindo a absorção de ferro e/ou favorecendo sangramento) ao tratamento oral com ferro – doença renal crônica; doença inflamatória ou infecciosa associada; doenças associadas a distúrbio de absorção do ferro – doença celíaca, gastrite atrófica autoimune e infecção pelo *Helicobacter pylori*; e deficiências nutricionais combinadas.[18,19]

No caso específico do paciente cirúrgico, em virtude do tempo prolongado de tratamento necessário para a resolução da anemia e restabelecimento dos depósitos de ferro do organismo, o uso de ferro oral no tratamento da anemia é quase sempre insatisfatório. Além disso, a reposição de ferro oral frequentemente não é capaz de compensar a perda sanguínea no perioperatório, pois tratando-se de um estado inflamatório e em função da ação da hepcidina, a absorção intestinal e a mobilização do ferro presente no interior dos macrófagos do sistema mononuclear fagocitário à eritropoese encontram-se diminuídas, justificando a ineficácia do tratamento com ferro por via oral (VO).[18,19]

Assim, a via oral, até então considerada via preferencial, tem sido rediscutida em função da possibilidade e, principalmente, da superioridade de novas opções terapêuticas como o ferro IV.

Ferro parenteral: ferro intramuscular e ferro intravenoso

Historicamente, o uso de ferro IV se iniciou timidamente na segunda metade do século XX graças à constatação de eventos adversos graves como reações anafiláticas (0,5 a 1% dos casos) e casos de morte relatados com o uso do ferro dextran de alto peso molecular, o que gerou grande temor na utilização de ferro por esta via até o final dos anos 1980.[18,19]

Em vista da necessidade e da importância do uso de ferro via parenteral, novas moléculas foram desenvolvidas e estudadas e, desde o início da década de 1990, novos compostos como o gluconato férrico e o sacarato férrico com excelente perfil de eficácia e segurança, possibilitaram o início de uma nova era no tratamento da AFe com a rápida generalização do uso do ferro IV como importante recurso terapêutico em diversos cenários da medicina moderna.[18,19]

Mais especificamente, desde 1998 a terapia com ferro IV se tornou um dos pilares no tratamento dos pacientes com DRC em programa de terapia de substituição renal (hemodiálise, diálise peritoneal). Vários estudos clínicos demonstraram que em comparação com a terapia oral, a associação de ferro IV ao tratamento com AEE era muito superior em termos de correção da anemia e manutenção de valores adequados de Hb. Além disso, observou-se que a dose terapêutica de AEE poderia ser reduzida em 25-30%. Isso porque, a interdependência sinérgica dessa associação terapêutica baseia-se em quantidades normais de ferro nos depósitos que garantam que a transferrina plasmática esteja sempre saturada de ferro para atender à eritropoese estimulada pelo AEE.[18,19]

Segundo a OMS, foram notificados 31 óbitos em 12 milhões de doses administradas do ferro dextran via IV, mas nenhum óbito em 25 milhões de doses administradas de ferro gluconato e sacarato. Assim, a partir de 2000, o uso de ferro IV, particularmente do sacarato férrico, se tornou a principal opção terapêutica nas diversas situações clínicas em que o ferro oral era ineficaz, insuficiente ou contraindicado.[18,19]

No Brasil, até 2014, a única opção disponível para a administração de ferro parenteral (IM e IV) era o sacarato férrico. Graças à absorção irregular e aos eventos adversos como dor, mancha hipercrômica e necrose muscular (rara) no local da aplicação, associado à disponibilidade de formulação de administração IV, a via IM tem sido cada vez menos utilizada. Entretanto, quando for a única possibilidade, recomenda-se a utilização da técnica de aplicação intramuscular denominada "técnica em Z".[18,19]

Apesar dos avanços obtidos no tratamento da AFe com ferro IV, a principal desvantagem do sacarato férrico é a necessidade de múltiplas infusões IV, uma vez que a dose máxima semanal é de 600 mg, o que determina a necessidade de várias visitas à unidade de infusão associada a outras questões como: acesso venoso, custo do procedimento, recurso humano, tempo gasto pelo paciente em função de ter que retornar ao serviço médico várias vezes durante o tratamento, além do custo dessas aplicações. Esse cenário motivou o desenvolvimento de novas moléculas de ferro com o objetivo de que essas tivessem, além das vantagens do sacarato férrico, a possibilidade de infusão de altas doses de ferro IV em apenas uma ou duas infusões.[18,19]

Na última década, três novos compostos de ferro para uso IV foram aprovados: carboximaltose férrica (disponível em mais de 50 pacientes, inclusive no Brasil desde 2014), isomaltose férrica (Europa) e ferumoxytol (Estados Unidos). A duas principais vantagens destes três novos compostos são: possibilidade de administração de grandes quantidades de ferro (entre 500-2.000 mg) em uma ou duas rápidas infusões IV e sem necessidade de dose teste.[18,19]

Vantagens e indicações do ferro intravenoso

Os excelentes resultados obtidos com o ferro IV o tornaram uma opção alternativa bastante eficaz e segura ao uso de TAH na prevenção e no tratamento de pacientes anêmicos. As principais indicações de tratamento com ferro IV estão listadas na Tabela 29.3.

Formulações de ferro intravenoso

Como mencionado anteriormente, há distintas formulações de ferro IV no mercado, com diferenças quanto às suas características físicas e bioquímicas (peso molecular, estabilidade do complexo, cinética de degradação), perfil de segurança (toxicidade aguda, risco de anafilaxia) e dosificação (dose máxima, necessidade de dose-teste, tempo de infusão, possibilidade de infusão da dose total deficiente em uma única aplicação).

Todas as formulações de ferro para uso IV são compostas de um núcleo central (core) de ferro elementar recoberto por uma "capa" de proteção que estabiliza o complexo e regula o tempo de liberação do ferro. Os diferentes produtos diferenciam-se de acordo com o tamanho do núcleo férrico e com o tipo de "capa" de carboidrato (dextran, sacarato, carboximaltose etc.).[18,19]

TABELA 29.3
PRINCIPAIS INDICAÇÕES DE TRATAMENTO COM FERRO IV[14-19]

- Intolerância ao ferro VO determinada pela ocorrência de EA que levaram ao abandono do tratamento
- Resposta inadequada definida como incremento < 1 g/dL da Hb após 3-4 semanas de administração oral de 160-200 mg/diário de sulfato ferroso (pós-gastrectomia/gastroplastia, doenças inflamatórias intestinais, hemorragia digestiva de repetição, anemia perioperatória, tratamento concomitante com AEE, anemia associada ao cancer e quimioterapia
- Correção da anemia e normalização mais rápida dos estoques de ferro em pacientes em programação de cirurgia eletiva, gestantes com mais de 14 semanas de gestação e pós-parto
- Hb < 10 g/dL e sangramento recente e/ou ativo (perioperatório) com o objetivo de obter uma resposta terapêutica mais rápida e diminuir o risco de TAH
- Pacientes em diálise com valor de ferritina sérica < 200 ng/mL, a fim de assegurar uma resposta terapêutica satisfatória à administração de AEE
- Programas de doação autóloga de sangue, pacientes anêmicos, sobretudo com sangramento ativo e com risco de sangramento (cirurgia) que recusam transfusão de sangue (p. ex., testemunha de Jeová)
- Anemia ferropriva de causa genética (IRIDA, *iron-refractory iron deficiency anaemias*)

Após a administração do ferro IV, o complexo de ferro-carboidrato circulante no plasma é fagocitado pelos macrófagos do sistema mononuclear fagocitário (SMF) do fígado, baço e principalmente da medula óssea pelo receptor de superfície denominado transportador de metais divantes ou DMT1. No interior do macrófago, a "capa" de carboidrato é degradada e o ferro liberado, o qual, por sua vez, ou incorpora-se à ferritina como depósito de ferro intracelular ou dirigi-se à membrana basolateral e, por meio da ferroportina, alcança o plasma para unir-se à transferrina e ser transportada aos locais de utilização ou armazenamento. O ritmo de transferência do ferro para o plasma depende da intensidade da deficiência de ferro, sendo mais rápido nos casos de deficiência absoluta de ferro e mais lento nos casos de deficiência funcional de ferro.[18-19]

Em função da experiência mundial obtida, o sacarato férrico IV e, mais recentemente, com a carboximaltose férrica (ambas formulações aprovadas no Brasil), enfatizamos neste capítulo os resultados de estudos científicos publicados com estes dois compostos.

Sacarato férrico

O sacarato férrico é um complexo de hidróxido de ferro férrico polinuclear envolto por um grande número de moléculas de sacarato unidas por ligação não covalente. Trata-se de um complexo de alto peso molecular, aproximadamente 43 kDa, bastante estável em condições fisiológicas, com baixa taxa de liberação de ferro não iônico e mínima imunogenicidade (ocorrência de reação alérgica < 1/100.000 infusões). Essas qualidades tornaram esse composto o produto de escolha para o tratamento da AFe na maioria dos países até o início do século XXI.[18,19,24]

Um grande número de trabalhos demonstrou a eficácia clínica do SF para a correção de anemias pré e perioperatória em pacientes candidatos à cirurgia (ortopédica, gastroenterológica, oncológica) em termos de recuperação dos valores normais de Hb, redução da necessidade transfusional perioperatória, redução de infecção e complicações pós-operatórias, menor número de hospitalizações e mortalidade.[18-24]

Da mesma maneira, a eficácia, efetividade e perfil de segurança desse composto têm sido confirmada em múltiplos ensaios clínicos envolvendo diferentes situações patológicas como: gestação, puerpério, população pediátrica, doenças gastrointestinais (doença de Crohn, doença inflamatória gastrointestinal), DRC, doença onco-hematológica, após cirurgia bariátrica.[18-24]

Cançado e cols.[24] avaliaram a eficácia e a segurança do uso do SF IV (200 mg, uma vez por semana) em 50 pacientes com AFe intolerantes ou refratários ao ferro oral e observaram aumento médio do valor de Hb de 3,61 g/dL para as mulheres e de 4,83 g/dL para os homens com a administração de um número médio de 12 ampolas por paciente, demonstrando um aumento significativo da Hb (valor médio inicial e final de 8,48 g/dL e 12,34 g/dL; respectivamente [p < 0,001]) e da ferritina sérica (valor médio inicial e final de 4,65 g/dL

TABELA 29.4
PRINCIPAIS ORIENTAÇÕES PRÁTICAS PARA O USO DE SACARATO FÉRRICO INTRAVENOSO[18,19,24]

- Para o cálculo da dose total em mg de ferro a ser reposta, utiliza-se a fórmula de Ganzoni: déficit de ferro (mg) = peso corporal (kg) × [Hb desejada (g/dL) – Hb atual (g/dL)] × 2,4 + 500
- Não há necessidade de se realizar a dose teste de hipersensibilidade antes da aplicação
- Diluir o composto apenas em solução fisiológica a 0,9%. **Não diluir em soro glicosado**
- Diluir cada ampola (5 mL, 100 mg) em, pelo menos, 100 mL de solução fisiológica
- Para cada solução contendo 100 mg de ferro sacarato, o tempo de infusão deve ser de, pelo menos, 15 minutos. Portanto, a infusão da solução contendo 200 mL (ou mais) de SF e 200 mg de sacarato deve ser feita em, pelo menos, 30 minutos
- É importante respeitar o tempo de infusão do medicamento
- Respeitar o intervalo entre as aplicações que é de, pelo menos, 24 horas; e o limite da dose máxima por aplicação que é de 200 mg (2 ampolas), e da dose máxima semanal de 600 mg. Doses mais elevadas e/ou tempo mais rápido de infusão estão relacionados com maior risco de eventos adversos
- Em crianças, recomenda-se a dose de 0,35 mL/kg de peso corporal diluídos em, pelo menos, 200 mL de solução fisiológica; a duração da infusão deve ser de, pelo menos, 3 horas; e a frequência de aplicação de apenas uma vez por semana
- Recomenda-se que a aplicação por via intravenosa seja feita em serviços, clínicas ou unidades de infusões com experiência na aplicação de medicamentos por via IV, por profissionais da área de enfermagem e com supervisão médica

e 93,20 g/dL; respectivamente [p < 0,0001]) após 6 semanas de tratamento. Se fossem administradas duas doses semanais de ferro sacarato, o incremento de Hb observado poderia ter ocorrido em apenas 3 semanas, o que comprova a eficácia e importância dessa composto no tratamento da anemia. Nesse estudo, nenhum paciente recebeu transfusão de hemácias.

As principais orientações práticas para o uso do SF IV estão relacionadas na Tabela 29.4.[18,19,24]

Carboximaltose férrica

Recentemente aprovada no Brasil (2014) e já utilizada há alguns anos em mais de 50 países, a carboximaltose férrica (CMF) é um composto indicado para o tratamento da DFe em pacientes com intolerância ao ferro oral ou em situação na qual esta via não é recomendada, ou em casos de necessidade de rápida correção de anemia e/ou reposição dos estoques de ferro.[18,19,25]

Trata-se de um complexo de ferro composto de um núcleo de hidróxido férrico envolto por uma camada de carboidrato (maltose). A CMF é um produto inovador que combina as vantagens do ferro dextran (alta estabilidade) com as do sacarato férrico (baixa imunogenicidade). É uma macromolécula de alto peso molecular (150 kDa) que, pela sua alta estabilidade, confere mínima (ou ausente) liberação de ferro em condições fisiológicas desse composto enquanto circula pela corrente sanguínea. A CMF é rapidamente fagocitada pelos macrófagos do SMF do baço, do fígado e, sobretudo, da medula óssea; a maltose é degradada e as moléculas de ferro são liberadas para constituírem o *pool* intracelular de ferro sob a forma de ferritina ou destinadas à eritropoese via transferrina plasmática. Quanto mais intensa a deficiência de ferro, tanto mais rápida a velocidade de captação do ferro da CMF.[18,19,25]

Além disso, a CMF não apresenta dextran em sua composição, o que lhe confere risco mínimo de eventos adversos graves como reação anafilática.

A maior vantagem deste produto em relação ao sacarato férrico, é que a CMF pode ser administrada em doses mais altas, cerca de 15 mg de ferro/kg de peso corpóreo (dose máxima por aplicação de 1.000 mg de ferro) e infundida em pelo menos 15 minutos, com risco mínimo de eventos adversos, e sem necessidade de dose teste previamente ao início do tratamento. Se a dose total calculada exceder 1.000 mg, a quantidade acima deste valor pode ser infundida respeitando-se um intervalo de 7 dias.[18,19,25]

Esta comodidade posológica facilita o tratamento, evita perda de tempo e a necessidade do paciente ter de retornar ao serviço várias vezes durante o tratamento. Para efeito de comparação, para a infusão de 1.000 mg de sacarato férrico são necessárias 5 infusões (máximo de 200 mg/aplicação diluídos em 500 mL de soro fisiológico, e tempo de infusão mínimo de 30 minutos; dose máxima semanal de 600 mg). Por seu perfil de segurança e rapidez de administração, a FCM tem sido uma opção terapêutica particularmente útil em pacientes tratados em ambulatório.[18,19,25]

Vários estudos clínicos multicêntricos, prospectivos, randomizados e controlados avaliaram a eficácia terapêutica e o perfil de segurança da CMF em pacientes com deficiência absoluta ou funcional de ferro, e com diferentes doenças de base, tais como: sangramento uterino excessivo, anemia pós-parto, doença inflamatória intestinal crônica (doença de Chron e retocolite ulcerativa), anemia pós-gastroplastia, insuficiência cardíaca e doença renal crônica. A maioria desses estudos teve como comparador o sulfato ferroso e mostrou superioridade da CMF quanto à eficácia, ou seja, maior proporção de pacientes que obtiveram normalização da Hb e, sobretudo, quanto à reposição dos estoques de ferro (normalização significativamente mais rápida dos estoques de ferro).[18,19,25-29]

Com relação à tolerabilidade e perfil de segurança deste composto, foram avaliados 5.638 pacientes com CMF e 3.674 com sulfato ferroso como grupo-controle (total de 9.312 pacientes estudados).

A maioria dos eventos adversos relatados foi leve e transitório, nenhum paciente interrompeu o tratamento, não houve nenhum caso de óbito. Os principais eventos adversos relatados com a CMF foram: cefaleia, tontura, hipotensão arterial, náusea, reação no local da aplicação, hipofosfatemia e aumento da alanina aminotransferase (frequência entre entre 1 e 10%); hipersensibilidade, taquicardia, hipotensão, dor torácica, dispneia, vômito, dor abdominal, mialgia, edema periférico e calafrios, aumento da aspartato aminotransferase e gama-glutamiltransferase (frequência entre 0,01 e 0,1%). Esses estudos demonstraram que a CMF é um composto seguro, com boa tolerabilidade, baixa toxicidade e eventos adversos de fácil manejo clínico.[18,19,25-29]

A dose total de CMF necessária para correção da anemia e dos estoques de ferro pode ser calculada de acordo a Hb encontrada e o peso corporal do paciente (Tabela 29.5). As principais orientações práticas para o uso da CMF estão relacionadas na Tabela 29.6.

TABELA 29.5
DOSE DE CARBOXIMALTOSE FÉRRICA IV DE ACORDO COM A HB E O PESO CORPORAL DO PACIENTE

HEMOGLOBINA (G/DL)	DOSE TOTAL DE CARBOXIMALTOSE FÉRRICA	
	PESO CORPORAL > 35 E < 70 KG	PESO CORPORAL ≥ 70 KG
< 10	1.500 mg	2.000 mg
≥ 10	1.000 mg	1.500 mg

TABELA 29.6
PRINCIPAIS ORIENTAÇÕES PRÁTICAS PARA O USO IV DE CARBOXIMALTOSE FÉRRICA

- Não há necessidade de se realizar dose teste antes da primeira infusão
- Diluir o composto apenas em solução fisiológica a 0,9%. Não diluir em soro glicosado
- Diluir cada ampola (10 mL, 500 mg) em, pelo menos, 100 mL de solução fisiológica
- A velocidade mínima de infusão preconizada é de 100 mg/min. O tempo de infusão é de 6 minutos para até 500 mg e de 15 minutos para doses entre > 500 e 1.000 mg
- A dose máxima por aplicação não deve exceder 1.000 mg (> 15 mg/kg de peso corporal) de ferro por aplicação
- Não administrar mais de 1.000 mg de ferro por semana. Portanto, o intervalo entre duas ou mais aplicações de 1.000 mg é de, no mínimo, 7 dias
- CMF é de uso exclusivo intravenoso e não deve ser administrada por via subcutânea ou intramuscular

Carboximaltose férrica versus *sacarato férrico*

Na Tabela 29.7 pode-se observar a comparação das principais características entre o SF e a CMF.[18,19,25]

Um estudo de Evstatiev e cols.[27] avaliou a eficácia do SF e da CMF em pacientes com doença inflamatória gastrointestinal crônica com AFe. Os autores demonstraram a superioridade da CMF em relação ao sacarato. O grupo de pacientes com CMF apresentou incremento significativamente maior de Hb (maior proporção de paciente que obtiveram aumento de Hb ≥ 2 g/dL e correção de anemia), o dobro de pacientes obteve normalização da Hb e ferritina, maior taxa de adesão ao tratamento (31% *versus* 17% com SF).

Lyseng-Williamson e cols.[25] avaliando o perfil de segurança da CMF (n = 118) e do SF (n = 119) observaram que a ocorrência de um ou mais eventos adversos foi significativamente menor com a CMF (5%) comparado com SF (10,2%).

Eventos adversos com ferro intravenoso

Os eventos adversos mais frequentemente descritos com as formulações de ferro IV são: cefaleia, urticária ou prurido, dor torácica, lombalgia, gosto metálico, artralgia, mialgia, tremor, náuseas e vômitos, diarreia, epigastralgia, edema periférico, hipotensão, bradicardia, proteinúria, reações anafilactoides (atribuídas ao ferro livre, sobretudo quando não se respeita a dose máxima por aplicação e seu respectivo tempo de infusão) ou anafiláticas (somente descritas com o ferro dextran IV).[25] A Tabela 29.8 compara a frequência de evento adverso grave e óbito entre ferro IV e TAH.

TABELA 29.7
COMPARAÇÃO ENTRE SACARATO FÉRRICO E CARBOXIMALTOSE FÉRRICA PARA USO INTRAVENOSO[18,19,25]

PARÂMETRO	SACARATO FÉRRICO	CARBOXIMALTOSE FÉRRICA
Dose máxima por aplicação	200 mg	1.000 mg
Tempo de infusão	200 mg em 30-60 minutos	1.000 mg em, pelo menos, 15 minutos
Número máximo de aplicações por semana	3 de 200 mg	1 de 1.000 mg
Reação anafilática	Muito rara	Muito rara
Reação tardia	Incomum	Incomum

TABELA 29.8
COMPARAÇÃO DA FREQUÊNCIA DE EVENTO ADVERSO GRAVE E ÓBITO ENTRE FERRO INTRAVENOSO E TRANSFUSÃO ALOGÊNICA DE HEMÁCIAS

PARÂMETRO	EVENTO ADVERSO GRAVE	ÓBITO
Ferro IV[30] (30 milhões de doses: gluconato, sacarato, dextran)	2,2/milhão	0,4/milhão
Transfusão alogênica de hemácias[31]	10/milhão	4/milhão

Contraindicações, advertências e precauções do uso de ferro intravenoso

Além da indicação correta e da administração dentro das recomendações previstas em bula, o teste laboratorial que confere maior segurança quanto ao uso de ferro IV é o índice de saturação da transferrina (IST) < 20%. As principais contraindicações, advertências e precauções com o uso de ferro IV estão relacionadas na Tabela 29.9.[18,19,25]

ALGORITMO PARA AVALIAÇÃO DE PACIENTE COM ANEMIA

Na Figura 29.1 pode-se observar proposta de algoritmo para avaliação de paciente com anemia em programação de cirurgia.

ORIENTAÇÕES PRÁTICAS PARA O TRATAMENTO E SEGUIMENTO LABORATORIAL DOS PACIENTES COM AFE EM PROGRAMAÇÃO CIRÚRGICA

- O ferro administrado via IV encontra-se rapidamente disponível à eritropoese e a Hb começa a aumentar a partir do 5-7º dia de tratamento.
- Para cada 200 mg de ferro IV administrado estima-se um aumento médio do valor de Hb de 0,5 g/dL. Portanto, em condições fisiológicas (sem sangramento ativo e/ou inflamação), com a administração de 1.000 mg de ferro IV (1 única dose de CMF ou 5 aplicações de 200 mg de SF), espera-se um incremento médio

TABELA 29.9
PRINCIPAIS CONTRAINDICAÇÕES, ADVERTÊNCIAS E PRECAUÇÕES COM O USO DE FERRO INTRAVENOSO[18,19,25]

CONTRAINDICAÇÕES DO USO DE FERRO INTRAVENOSO

- Qualquer tipo de anemia não relacionada com deficiência de ferro
- Índice de saturação de transferrina (IST) > 40-45%
- Ferritina sérica ≥ 500 ng/mL, independentemente do valor de IST
- Pacientes com infecção aguda, sobretudo na vigência de bacteremia/septicemia
- Pacientes com hipersensibilidade conhecida ao ferro ou a qualquer componente de sua formulação

ADVERTÊNCIAS E PRECAUÇÕES COM FERRO INTRAVENOSO

- O uso de ferro IV deve ser feito com cautela em pacientes com asma, eczema ou alergias atópicas, sobretudo naqueles com história pregressa de reação de hipersensibilidade moderada a intensa, incluindo reações anafiláticas. Nesses casos, recomenda-se o uso de antialérgicos (difenidramida IV) e/ou corticoterapia (hidrocortisona IV) como pré-medicação
- Devem ser tomadas as devidas precauções para se evitar o extravasamento venoso durante a administração do medicamento, o que pode causar alterações locais como: dor, irritação e coloração amarronzada da pele. Caso isso ocorra, a administração do produto deve ser imediatamente interrompida
- O uso de ferro IV deve ser evitado em pacientes com insuficiência hepática
- Deve-se evitar o uso de ferro IV em gestantes com menos de 12 semanas de gestação e em mulheres que estejam amamentando

de 2,5 g/dL. Para efeito de comparação, a perda de 500 mL de sangue corresponde à perda de cerca de 200-250 mg de ferro e o aumento esperado da Hb após a administração de uma unidade de concentrado de hemácias é de aproximadamente 1,0 g/dL.

- Para o paciente em uso de ferro IV, o monitoramento da resposta deve ser realizado pela análise do hemograma, contagem de reticulócitos nova determinação do status de ferro (ferro sérico, capacidade total de ligação de ferro e ferritina sérica) após ter sido adminis-

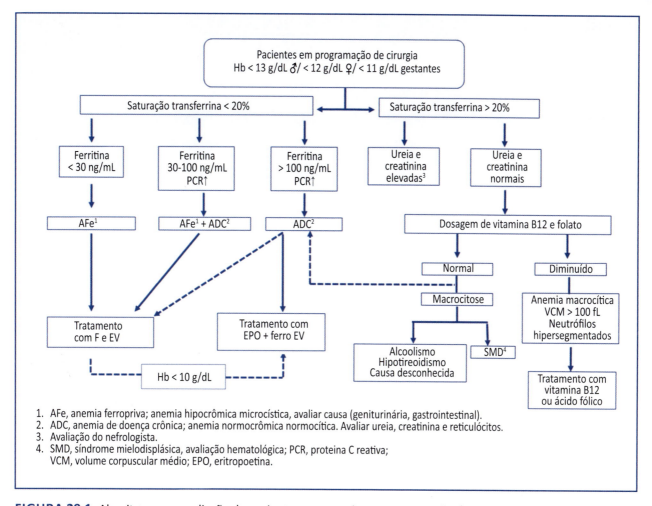

FIGURA 29.1 Algoritmo para avaliação de paciente com anemia em programação de cirurgia.

trada a dose total de ferro calculada para o paciente. O objetivo do tratamento é corrigir a anemia e os depósitos de ferro, ou seja, até a obtenção de valores de ferritina ≥ 30 ng/mL.

- Para pacientes em programação de cirurgia eletiva com diagnóstico de AFe, associada ou não à ADC, e/ou elevado risco de sangramento perioperatório (cirurgia de médio ou grande porte), recomenda-se o tratamento com ferro IV conforme orientação apresentada na Tabela 29.10.
- Aos pacientes com Hb < 10 g/dL, sobretudo naqueles com algum grau de disfunção renal, recomenda-se tratamento com ferro IV conforme orientação apresentada na Tabela 29.10 associado à EPO: uma dose de 30.000 a 40.000 UI de eritropoetina alfa ou beta via subcutânea, uma vez por semana por até quatro doses, na(s) semana(s) que antecede(m) o procedimento cirúrgico.
- Para pacientes com valores de Hb < 8 g/dL, clinicamente estáveis e em condições de aguardar o resultado do tratamento com o ferro IV, a indicação de TAH deve ser postergada e o procedimento cirúrgico, sempre que possível, adiado.
- Para pacientes com valores de Hb < 7 g/dL, dependendo das condições clínicas do paciente, da perda sanguínea, ou das condições maternas e fetais no caso de gestação, a TAH deve ser considerada e o procedimento cirúrgico, sempre que possível, adiado.
- Pacientes em programação de cirurgia eletiva sem anemia, mas com deficiência de ferro (ferritina sérica < 30 ng/mL), recomenda-se a administração de 500 mg de ferro IV na semana que antecede a cirurgia. O tratamento pós-operatório segue as mesmas recomendações descritas para pacientes anêmicos dependendo da quantidade da perda sanguínea (Tabela 29.10).

TABELA 29.10 ORIENTAÇÕES PARA USO DE FERRO INTRAVENOSO EM PACIENTES EM PROGRAMAÇÃO DE CIRURGIA ELETIVA OU GESTANTES (> 12 SEMANAS) COM AFE ASSOCIADA OU NÃO À ADC		
GRAU DE ANEMIA	**TRATAMENTO COM FERRO IV**	
	PRÉ-OPERATÓRIO	**PÓS-OPERATÓRIO**
Anemia leve (Hb ≥ 10 g/dL e < 13 g/dL para homens, < 12 g/dL para mulheres, < 11 g/dL para gestantes	1.000 mg de ferro IV (1.000 mg de CMF no dia -14 ou -7 da cirurgia) ou 200 mg de SF nos dias -28, -21, -14, -7 e no dia da cirurgia)	250 mg de ferro IV para cada 500 mL de sangue "perdido": • 3 doses de 200 mg (p. ex., dia +2,+4 e +6) de SF ou 1 dose única de 500 mg de CMF no dia +2 para aqueles com perda sanguínea entre 500 e 1.000 mL • Pode-se repetir o esquema na semana seguinte para aqueles com perda sanguínea > 1.000 mL
Anemia moderada (Hb ≥ 8 e < 10 g/dL) a grave (Hb < 8 g/dL)*	2.000 mg de ferro IV (1.000 mg de CMF no dia -14 e -7 da cirurgia) ou 200 mg de SF 2×/semana nas 5 semanas que antecedem a cirurgia	

CMF: carboximaltose férrica; SF: sacarato férrico.
*Pacientes clinicamente estáveis e em condições de aguardar o resultado do tratamento com o ferro IV e/ou sem indicação clínica imediata de TAH para melhora ou correção da anemia.

CONCLUSÕES

A correção da anemia no pré-operatório é um dos principais fatores favoráveis em relação ao sucesso do procedimento cirúrgico e em relação ao paciente propriamente dito, uma vez que a correção da anemia melhora as condições gerais do paciente, diminui os riscos de complicações perioperatórias, reduz a necessidade de TAH e o tempo de internação.

O uso de ferro IV associado ou não aos agentes estimuladores da eritropoese são opções terapêuticas altamente efetivas e seguras no tratamento da anemia e cada vez mais cada vez mais empregadas como alternativas à TAH.

É fundamental o empenho do médico cirurgião em conjunto com o clínico, hematologista ou hemoterapeuta, com o objetivo de melhorar as condições clínicas do paciente, oferecendo-lhe opções terapêuticas eficazes e de menor risco de agravo à sua saúde.

REFERÊNCIAS BIBLIOGRÁFICAS

1. Beutler E. Disorders of iron metabolism. In: Williams Hematology. 7 ed. Chapter 40. McGraw-Hill 2006; 511-553.

2. Cançado RD, Chiattone CS. Anemia ferropênica no adulto: causas, diagnóstico e tratamento. Rev Bras Hematol Hemoter 2010; 32:240-246.

3. Shander A, Knight K, Thurer R, Adamson J, Spence R. Prevalence and outcomes of anemia in surgery: a systematic review of the literature. Am J Med 2004; 116(suppl 7A):58S-69S.

4. Kumar J. Perioperative management of anemia: limits of blood transfusion and alternatives to it. Cleveland Clin J Med 2009; 76(4):S112-S118.

5. González ZM, Barrasa AG, Renau AR. Anemia, hierro, transfusión y alternativas terapéuticas. Revisión desde una perspectiva quirúrgica. Cir Esp 2010; 88(6): 358-368.

6. Cook JD. Diagnosis and management of iron-deficiency anaemia. Best Pract Res Clin Haematol. 2005; 18:319-332.

7. Grotto HZW. Diagnóstico laboratorial da deficiência de ferro. Rev Bras Hematol Hemoter 2010; 32(Supl. 2):22-28.

8. Ganz T. Anemia of inflammation. Hematol Oncol Clin North Am 2014; 28(4):671-681.

9. Hare GMT, Freedman J, Mazer CD. Risks of anemia and related management strategies: can perioperative blood management improve patient safety? J Can Anesth 2013;60:168-175.

10. Carson JL, Noveck H, Berlin JA, Gould SA. Mortality and morbidity in patients with very low postoperative Hb levels who decline blood transfusion. Transfusion 2002; 42(7):812-818.

11. Chohan SS, McArdle F, McClelland DB, Mackenzie SJ, Walsh TS. Red cell transfusion practice following the transfusion requirements in critical care (TRICC) study: prospective observational cohort study in a large UK intensive care unit. Vox Sang 2003; 84(3): 211-218.

12. Vamvakas EC, Blajchman MA. Transfusion-related mortality: the ongoing risks of allogeneic blood transfusion and the available strategies for their prevention. Blood 2009; 113:3406-3417.

13. Shander A, Javidroozi M, Ozawa S, Hare GM. What is really dangerous: anaemia or transfusion? Br J Anaesth 2011; 107(Suppl 1):i41-59.

14. Goodnough LT, Maniatis A, Earnshaw P et al. Detection, evaluation, and management of preoperative anaemia in the elective orthopaedic surgical patient: NATA guidelines. Br J Anaesth 2011; 106:13-22.

15. Beris P, Muñoz M, Garcıa-Erce JA, Thomas D, Maniatis A, Van der Linden P. Perioperative anaemia management: consensus statement on the role of intravenous iron. Br J Anaesth 2008; 100:599-604.

16. Leal-Novala SR, Muñoz M, Asuerob M, et al. Documento Sevilla de consenso sobre alternativas a la transfusión de sangre alogénica. Actualización del Documento Sevilla. Med Intensiva 2013; 37(4):259-283.

17. García-Erce JA, Cuenca J, Haman-Alcober S, Martínez AA, Herrera A, Muñoz M. Efficacy of preoperative recombinant human erythropoietin administration for reducing transfusion requirements in patients undergoing surgery for hip fracture repair. An observational cohort study. Vox Sang 2009; 97:260-267.

18. Auerbach M, Ballard H. Clinical use of intravenous iron: administration, efficacy and safety. Hematology Americam Society Hematology Education Program 2010; 338-347.

19. Cançado RD, Muñoz M. Intravenous iron therapy: how far have we come? Rev Bras Hematol Hemoter 2011; 33(6):461-469.

20. Auerbach M, Goodnough LT, Picard D, Maniatis A. The role of intravenous iron in anemia management and transfusion avoidance. Transfusion 2008; 48(5): 988-1000.

21. Muñoz M, Gómez-Ramírez S, Martín-Montañez S, Pavía J, Cuenca J, García-Erce JA. Perioperative intravenous iron; an upfront therapy for treating anaemia and reducing transfusion requirements. Nutr Hosp 2012; 27:1817-1836.

22. Muñoz M, Naveira E, Seara J, Cordero J. Effects of postoperative intravenous iron on transfusion requirements after lower limb arthroplasty. Br J Anaesth 2012; 108:532-534.

23. Muñoz M, Breymann C, García-Erce JA, Gómez-Ramírez S, Comin J, Bisbe E. Efficacy and safety of intravenous iron therapy as an alternative/adjunct to allogeneic blood transfusion. Vox Sang 2008; 94(3):172-183.

24. Cançado RD, de Figueiredo PO, Olivato MC, Chiattone CS. Efficacy and safety of intravenous iron sucrose in treating adults with iron deficiency anemia. Rev Bras Hematol Hemoter 2011; 33(6):439-443.

25. Lyseng-Williamson KA, Keating G. Ferric carboxymaltose. A review of its use in iron-deficiency anaemia. Drugs 2009; 69:739-756.

26. Koch TA, Myers J, Goodnough LT. Intravenous iron therapy in patients with iron deficiency anemia: dosing considerations. Anemia. 2015; 2015:763576. doi: 10.1155/2015/763576. Epub 2015 Jul 15.

27. Evstatiev, R. Marteau P, Iqbal T, et al. Efficacy and safety of standardised ferric carboxymaltose doses vs. individually calculated iron sucrose doses for IBD-associated iron deficiency anemia: a multicentre, randomised controlled trial. Gastroenterol 2011; 141(3):846-853.

28. Muñoz M, Gómez-Ramírez S, Martín-Montañez E, Naveira E, Seara J, Pavía J. Cost of post-operative intravenous iron therapy in total lower limb arthroplasty: a retrospective, matched cohort study. Blood Transfus 2014; 12(1):40-49.

29. Bisbe E, García-Erce JA, Díez-Lobo AI, Muñoz M. A multicentre comparative study on the efficacy of intravenous ferric carboxymaltose and iron sucrose for correcting preoperative anaemia in patients undergoing major elective surgery. Br J Anaesth 2011; 107:477-478.

30. Chertow GM, Mason PD, Vaage-Nilsen O, Ahlmén J. Update on adverse drug events associated with parenteral iron. Nephrol Dial Transplant 2006; 21: 378-382.

31. Stainsby D, Jones H, Asher D, et al. Serious hazards of transfusion: a decade of hemovigilance in the UK. Transfus Med Rev 2006; 20(4):273-282.

30

CUIDADOS NA ADMINISTRAÇÃO DA TRANSFUSÃO SANGUÍNEA

Cristiane Yoshie Nakazawa
José Mauro Kutner

INTRODUÇÃO

A transfusão de sangue e hemocomponentes é um processo complexo que envolve múltiplas etapas, envolve riscos imediatos ou tardios tais como doenças infecciosas, imunossupressão, aloimunização e é suscetível a erros humanos que podem resultar em efeitos adversos graves ao receptor, às vezes fatais.[1-4] Assim, deve ser criteriosamente indicada.

Esses erros podem ser mitigados por meio da adoção de procedimentos operacionais padronizados, trabalho multidisciplinar conjunto e treinamento contínuo dos profissionais envolvidos no processo transfusional.[1,3,5]

Apesar dos riscos envolvidos, a transfusão nunca foi considerada tão segura como na atualidade, pois obedece a diversas normas e controle de qualidade ditadas pelas autoridades sanitárias visando ao máximo de segurança ao paciente. Atualmente, após a introdução do teste de detecção do ácido nucleico (NAT), o risco de transmissão de HIV transfusional é muito baixo, com taxa de infecção de aproximadamente de 1 a cada 1,5 a 2 milhões de unidades transfundidas.[6-8] Entretanto,

como qualquer ato médico, a transfusão não está isenta de efeitos indesejáveis.

Qualquer solicitação de transfusão pode ser objeto de análise e aprovação pela equipe médica do serviço de hemoterapia capaz de negar solicitações inadequadas ou imprecisas.[3]

A decisão de transfundir um hemocomponente deve sempre ser compartilhada pela equipe médica com o paciente ou seu responsável legal, caso não apresente condições de entendimento. A indicação da transfusão e os riscos potenciais devem ser discutidos, dúvidas esclarecidas e recomenda-se a formalização da ciência e autorização da transfusão através de assinatura de termo de consentimento livre e esclarecido.[5]

SEGURANÇA TRANSFUSIONAL

A segurança transfusional envolve diversas etapas e inicia-se com a seleção e a triagem clínica dos doadores de sangue e hemocomponentes e termina na instalação adequada da transfusão (Figura 30.1).

O objetivo da seleção de doadores é garantir que o sangue seja coletado de indivíduos saudáveis

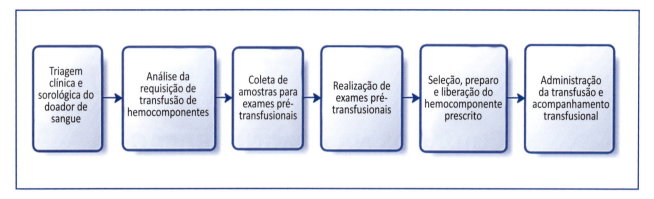

FIGURA 30.1 Principais etapas envolvidas na segurança do processo transfusional.

sem evidência clara ou presumida de que a transfusão possa causar efeitos deletérios aos receptores. Outro objetivo fundamental é garantir que a doação não cause malefício ao próprio doador. A triagem clínica deve ser realizada no dia da doação por profissional de nível superior devidamente qualificado e treinado sob supervisão médica e avalia condições de saúde atual e pregressa do candidato. O doador também deve ser avaliado quanto ao grau de sinceridade ou de acurácia das informações prestadas que podem ser usadas para impedir ou descartar uma doação. Após a doação de sangue, estes devem ser encorajados a notificarem o banco de sangue, caso apresentem sinais ou sintomas de processo infeccioso, tais como febre, diarreia, mialgia, artralgia até 7 dias após a doação.[2,3,9]

No Brasil, o serviço de hemoterapia deve realizar obrigatoriamente exames laboratoriais de alta sensibilidade a cada doação para detecção de marcadores para as infecções transmissíveis pelo sangue: hepatites B e C, doença de Chagas, sífilis, Aids e HTLV I/II no intuito de reduzir os riscos de transmissão de doenças e de garantir a qualidade do sangue doado. Testes sorológicos reagentes ou inconclusivos levam ao descarte da unidade coletada.[2,3]

Com relação ao atendimento ao paciente, é primordial o acompanhamento criterioso de todo o processo transfusional, desde a requisição de transfusão pela equipe médica e coleta de exames para testes pré-transfusionais até a instalação do componente sanguíneo e o término do seu acompanhamento.

Uma vez indicada a transfusão, todos os profissionais envolvidos no processo transfusional tem a responsabilidade de garantir que o hemocomponente correto será administrado no paciente correto no tempo certo.[4,10] O trabalho conjunto envolve não somente o serviço de hemoterapia, mas também médicos cirurgiões, anestesistas, clínicos, equipes envolvidas no transporte de amostra de sangue e hemocomponentes e de enfermagem.[11] Dados do SHOT (UK Serious Hazards of Transfusion) mostraram que cerca de 1 a cada 13.000 unidades de sangue, foi administrada para o paciente incorreto com desfechos fatais ocasionais. Desse modo, é necessário o treinamento contínuo de toda a equipe para seguir os protocolos padronizados e garantir a transfusão mais segura para o paciente.

Um dos erros mais comuns nessa etapa consiste na identificação incorreta do paciente no momento da coleta de amostras pré-transfusionais ou da instalação da transfusão. Assim, algumas medidas devem ser adotadas para minimizar estes erros: uso de pulseiras de identificação do receptor; identificação positiva do paciente antes da coleta da amostra e da instalação do hemocomponente; conferência de dados de identificação por duas pessoas (tubos de amostras de sangue × paciente, durante a coleta de amostra, bolsa × paciente, na instalação da transfusão). O uso de dispositivos de identificação por meio de código de barras ou radiofrequência corrobora com o aumento de segurança.[3] Qualquer discrepância entre os dados conferidos não deve ser aceita pelo serviço de hemoterapia.

SOLICITAÇÃO DE HEMOCOMPONENTES

O processo transfusional se inicia com a requisição de transfusão de sangue e hemocomponentes prescrita e assinada exclusivamente por um médico habilitado e registrada no prontuário do paciente.[2,3]

É recomendada a transfusão apenas do componente sanguíneo que o paciente necessita, com base na avaliação clínica e/ou laboratorial. As indicações de transfusão não devem ser empíricas ou com base somente na experiência do médico prescritor. Os benefícios da transfusão devem superar os riscos.[1]

As solicitações de hemocomponentes serão feitas em formulários específicos, eletrônicos ou impressos e deverão conter informações suficientes para a correta identificação do receptor, conforme a Tabela 30.1.

Essas informações devem ser completas, legíveis e sem rasuras. O serviço de hemoterapia ao receber o pedido de transfusão deve conferir se a requisição está devidamente preenchida.

O paciente e seus familiares devem ser informados sobre a indicação da transfusão de hemocomponentes, benefícios, riscos potenciais da transfusão e alternativas à transfusão alogênica de sangue. Nesse momento, deve ser dada a oportunidade de esclarecer dúvidas e assinar termo de consentimento livre e esclarecido, autorizando ou negando o procedimento.[5] A recusa da transfusão deve sempre ser registrada no prontuário do paciente.[11]

COLETA DE AMOSTRA PARA EXAMES PRÉ-TRANSFUSIONAIS

A coleta de amostra de sangue para realização de exames pré-transfusionais do paciente somente deve ser feita por profissional devidamente capacitado. As coletas devem ser realizadas individualmente, ou seja, apenas um paciente pode ser atendido por vez.[3,12]

Como barreira de segurança, o receptor no momento da coleta deve preferencialmente portar pulseira de identificação e ser ativamente questionado sobre o seu nome completo (identificação positiva) pelo profissional responsável pela coleta.[5]

O coletador deve preferencialmente levar ao quarto do paciente todo o material que será utilizado no momento da coleta e as etiquetas dos tubos das amostras com a identificação do paciente.

Essa etiqueta deve conter pelo menos dois identificadores independentes do receptor, data da coleta e a identificação do coletador.[5] Recomenda-se o uso de etiquetas impressas ou códigos de barras. A rotulagem dos tubos deve ser feita no momento e no mesmo local da coleta, e pelo mesmo profissional que as coletou, de preferência diante do paciente. A conferência dos dados das etiquetas dos tubos com os dados do paciente (pulseira) é fundamental.

O banco de sangue, por sua vez, deve aceitar somente as amostras de sangue identificadas, rotuladas e acondicionadas adequadamente. Caso contrário, nova coleta de amostra deverá ser realizada. Ao receber a amostras, avaliar a qualidade da amostra para que não comprometa a realização dos testes (amostra insuficiente, hemolisada).[3] As

---

TABELA 30.1
INFORMAÇÕES NECESSÁRIAS PARA AS REQUISIÇÕES DE TRANSFUSÃO

Identificação do paciente com pelo menos dois identificadores independentes
- Nome completo, data de nascimento, número de prontuário ou registro do paciente

Localização do paciente na unidade hospitalar
- Leito, enfermaria

Componente sanguíneo solicitado
- Tipo, volume, quantidade, necessidade de procedimentos especiais (lavagem, redução de plasma, irradiação, deleucotização)

Diagnóstico clínico

Antecedentes gestacional, transfusional e de reações transfusionais

Dados do paciente
- Idade, sexo e peso

Indicação da transfusão

Resultados laboratoriais que corroborem a justificativa da transfusão

Modalidade transfusional
- Programada, rotina, urgência, emergência

Identificação do médico solicitante
- Nome completo, assinatura, número do registro profissional

Data de solicitação

amostras para testes pré-transfusionais têm validade de até 72 horas.

As amostras de pacientes bem como os hemocomponentes destinados à transfusão devem ser transportados por equipe treinada, em recipientes com fechamento seguro e em condições que garantam a segurança e integridade do produto.[13]

TESTES PRÉ-TRANSFUSIONAIS

Os testes pré-transfusionais auxiliam na segurança transfusional na medida em que há a seleção do melhor hemocomponente para cada receptor. Incluem: tipagem sanguínea ABO e RhD, pesquisa de anticorpos irregulares (PAI) e teste de compatibilidade. Este último é realizada nas transfusões de componentes eritrocitários ou que contenham mais de 2 mL de volume eritrocitário (sangue total, concentrado de hemácias e concentrado de granulócitos). Os exames pré-transfusionais demoram cerca de uma a duas horas para serem realizados.[3,9,12] Caso o paciente apresente PAI positiva, o banco de sangue pode requerer tempo adicional para a identificação do anticorpo e para encontrar bolsa com fenótipo compatível.

Quando não for localizada bolsa compatível com o paciente, a transfusão de hemocomponentes não deve ser liberada e o médico prescritor deve ser comunicado. A decisão de transfusão será do médico assistente e/ou hemoterapeuta após avaliação clínica do paciente e de pesar riscos × benefícios de uma transfusão incompatível. É necessário registrar a justificativa por escrito em termo assinado pelo médico assistente e/ou hemoterapeuta e sempre que possível pelo paciente ou seu responsável legal, se optado por essa transfusão.[3,12]

Em situações de transfusão de concentrado de hemácias em caráter de emergência, estas podem ser liberadas e instaladas antes do término dos testes pré-transfusionais desde que sigam as seguintes condições:

- Quadro clínico do paciente que justifique a transfusão em regime de emergência, ou seja, quando o retardo no início da transfusão coloque em risco a vida do receptor.
- Existência de protocolos por escrito para regimes de liberação de hemocomponentes nesta modalidade.

- Termo de responsabilidade assinado pelo médico assistente no qual afirma estar ciente sobre os riscos e concorde com a transfusão.
- Finalização dos testes independente do término da transfusão.

As indicações desse tipo de modalidade de transfusão devem ser definidas por protocolo elaborado pelo Comitê Transfusional Institucional.[2] Se não houver amostra válida, esta pode ser coletada antes da transfusão ou pelo menos antes da administração de grande volume de componentes sanguíneos, para que não comprometa o resultado dos testes.

A legislação atual recomenda que nas situações em que não houver tempo hábil para tipagem sanguínea do paciente, deve-se utilizar hemácias O RhD negativo. Se não houver no serviço de hemoterapia estoque suficiente deste grupo sanguíneo, pode ser usado O RhD positivo principalmente nos pacientes do sexo masculino ou com idade superior a 45 anos, independentemente do sexo. Outra recomendação é que em situações de emergência concomitantes, atenção adicional para a identificação dos pacientes e preconiza-se o uso de hemácias O, no intuito de reduzir risco de incompatibilidade ABO por erro de identificação. A equipe assistencial deve observar que, na maioria dos casos de emergência, é possível realizar a tipagem do receptor e transfundir concentrado de hemácias isogrupo.

Os rótulos das bolsas de emergência devem conter a informação de que a unidade foi liberada sem a finalização dos testes, quando for o caso.[2] Havendo incompatibilidade, o médico prescritor será imediatamente comunicado e a decisão de suspender ou não a transfusão será tomada em conjunto com o médico hemoterapeuta.[2,3,12]

LIBERAÇÃO DE HEMOCOMPONENTES PARA TRANSFUSÃO

As bolsas de sangue e hemocomponentes somente devem ser liberadas para transfusão após a conclusão de todos os testes imuno-hematológicos e de triagem para marcadores de infecções transmissíveis pelo sangue, com resultados não reagentes/negativos.

TABELA 30.2
INFORMAÇÕES DO CARTÃO DE TRANSFUSÃO

Identificação do receptor
- Nome completo, número de prontuário ou registro do paciente

Localização do paciente na unidade hospitalar
- Instituição, leito, enfermaria

Tipagem ABO e RhD do paciente e da bolsa

Resultado do teste de compatibilidade, quando aplicável

Número de identificação da unidade

Resultado dos testes não reagentes para triagem de infecções transmissíveis pelo sangue

Nome do responsável pela realização dos testes pré-transfusionais e liberação do componente sanguíneo

Data da liberação da unidade para transfusão

As bolsas de hemocomponentes que serão transfundidos deverão conter um cartão de transfusão (rótulo ou etiqueta) que indique informações sobre hemocomponente, receptor e resultados dos testes pré-transfusionais, conforme Tabela 30.2.[2,3,9]

A legislação atual recomenda que o cartão de transfusão contenha também algumas instruções de procedimento ao transfusionista:

- Identificar adequadamente o receptor.
- Transfundir somente mediante prescrição médica.
- Utilizar equipo de transfusão específico para transfusão.
- Conferir os resultados dos exames que aparecem no rótulo da unidade.
- Não adicionar e nem infundir conjuntamente a medicamentos ou soluções isotônicas.
- Informar o banco de sangue sobre qualquer efeito adverso imediato.

O profissional do banco de sangue, antes da liberação do hemocomponente para transfusão, deve analisar além dos dados do cartão de transfusão, o aspecto da bolsa – integridade do sistema, presença de grumos, coágulos, bolhas, espuma, alteração coloração, evidência de hemólise; data de validade e descrição de procedimentos especiais quando solicitado.

Recomenda-se o armazenamento das amostras pré-transfusionais e do segmento da unidade instalada por pelo menos 3 dias após a data da transfusão com o intuito de investigar possíveis reações transfusionais.[2]

Antes da retirada do hemocomponente da agência transfusional, a equipe assistencial deve verificar alguns pontos: presença de pulseira de identificação do paciente, o termo consentimento livre e esclarecido devidamente assinado, hemocomponente prescrito, administração de pré-medicação quando indicada, acesso venoso adequado e equipe preparada para instalar e acompanhar a transfusão. O componente sanguíneo deve ser instalado o mais breve possível, após a chegada à área assistencial.

ADMINISTRAÇÃO DE HEMOCOMPONENTES

As transfusões de hemocomponentes deverão ser realizadas por um médico ou profissional de saúde habilitado e capacitado sob supervisão médica.[2,9]

O profissional responsável pela instalação da unidade deve checar a unidade a ser transfundida com o cartão de transfusão e prescrição médica. Se evidenciada qualquer discrepância nessa etapa, a bolsa não deve ser instalada e deve ser devolvida ao banco de sangue.[3]

A última barreira para evitar um erro transfusional potencialmente fatal é a checagem à beira de leito entre os dados do paciente e do hemocomponente, realizada a cada unidade transfundida.[4] Segundo a legislação vigente, imediatamente antes da transfusão, o receptor deverá ser identificado por meio da informação de seu nome completo prestado por ele (identificação positiva) ou por seu acompanhante.[5] Se o paciente estiver inconsciente ou desorientado, mecanismos, como pulseiras ou braceletes, são essenciais para minimizar erros de identificação do receptor.

Além dos dados de identificação do paciente (nome e prontuário), outros itens deverão ser reverificados antes do início da transfusão:

- Aparência do hemocomponente (alteração da coloração, existência de bolhas, espuma ou coágulos).

- Integridade e data de validade da bolsa.
- Prescrição médica (se o hemocomponente a ser instalado é de fato o que foi solicitado – tipo, volume, prazo de infusão e necessidade de procedimentos especiais).
- Tipagem sanguínea (se a tipagem sanguínea do paciente é compatível com a unidade).[4,10]

Desse modo, para a etapa de verificação ser considerada segura, deverá ser realizada por dois profissionais da área da saúde qualificados e se houver interrupção na verificação, esta deve ser reiniciada. Havendo discordância entre os dados de identificação do receptor e a da bolsa, esse hemocomponente não deverá ser instalado até a completa resolução da discrepância pelo banco de sangue (Figura 30.2). É aconselhável que as transfusões de sangue ocorram preferencialmente no período diurno, para diminuir a possibilidade de erros.[2]

A transfusão de qualquer componente sanguíneo será administrada somente por meio de equipos livres de pirógenos e descartáveis com filtros que retenham coágulos e agregados de plaquetas e leucócitos. Os filtros-padrão retêm os coágulos maiores, sendo os mais utilizados de 170 μm. O uso de filtros de deleucotização à beira de leito dispensa o uso desse filtro. A infusão de hemocomponentes com seringa acoplada a um filtro pode ser utilizada para infusão de volumes pequenos em pediatria. Utiliza-se um equipo a cada unidade de concentrado de hemácias.

Não é necessário realizar prime ou lavar o cateter com solução fisiológica, a menos que a transfusão ocorra posteriormente à infusão de outro fluido.

A administração concomitante de fluidos intravenosos ou medicamentos no mesmo acesso venoso em que o hemocomponente for administrado não deverá ocorrer, exceto a solução de cloreto de sódio a 0,9%, em casos excepcionais.[3] Se for imprescindível administrar outro fluido intravenoso concomitante, exceto a solução fisiológica, pode-se utilizar o mesmo acesso venoso em "Y". O ringer lactato ou outras soluções contendo grande cálcio podem ultrapassar a capacidade de tamponamento do anticoagulante citrato presente na bolsa e causar formação de coágulos se administrados na mesma linha de infusão e soluções hipotônicas podem levar a hemólise *in vitro*, deste modo, devem ser evitadas.[4,10,11] Soluções contendo dextrose podem causar edema celular e hemólise.[11] Alguns medicamentos podem ocasionar hemólise se adicionados à bolsa de hemocomponentes.

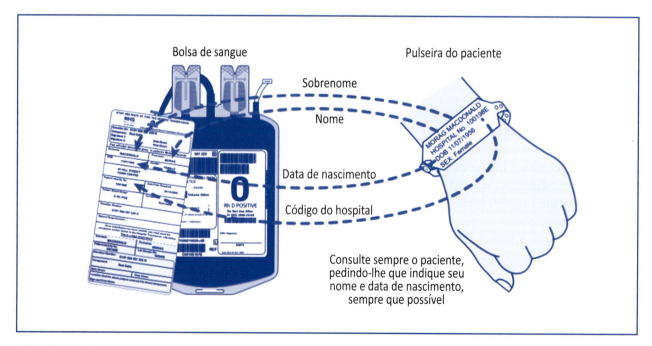

FIGURA 30.2 Conferência de dados entre pulseira do paciente e dados do cartão de transfusão. *(Fonte: Handbook of Transfusion Medicine. Capítulo 4; 2013.)*

CAPÍTULO 30 • CUIDADOS NA ADMINISTRAÇÃO DA TRANSFUSÃO SANGUÍNEA

A prática de aquecer os componentes sanguíneos deve ser utilizada quando grandes volumes são infundidos, no intuito de evitar distúrbios decorrentes da hipotermia ou em pacientes com anticorpos frios. Podem ocorrer distúrbios de coagulação em pacientes cirúrgicos ou pós-traumatismo e arritmias cardíacas se sangue não aquecido for transfundido rapidamente em cateter central ou em neonatos e crianças pequenas nas transfusões de grande volume.[11] Esse procedimento deve ser realizado de forma controlada em equipamentos específicos para essa finalidade, seguindo protocolos elaborados pelos serviços de hemoterapia. Não devem ser utilizadas outras formas de aquecimento não validadas tais como adição de soro aquecido, uso de estufas, micro-ondas ou imersão em água quente, dentre outros. Os aparelhos precisam conter um termômetro e alarme sonoro/visual deve ser disparado caso a temperatura do hemocomponente ultrapasse de 42 °C como medida de segurança para evitar hemólise.[2,3,10,11]

Os hemocomponentes podem ser transfundidos em acessos venosos periféricos ou centrais, embora a taxa de infusão seja reduzida em cateter de lúmen reduzido ou PICC. A escolha do calibre das agulhas para infusão deve levar em consideração a rede venosa do paciente.

A infusão de hemocomponentes com o uso de dispositivos de pressão no intuito de acelerar a velocidade de gotejamento deve ser controlada e a pressão excessiva, desencorajada pelo risco de hemólise mecânica e de vazamento ou ruptura da bolsa.[3,11] A pressão deve ser aplicada uniformemente sobre toda a bolsa.

Podem-se utilizar bombas de infusão validadas e aprovadas para uso transfusional ou gotejamento gravitacional do hemocomponente. Em ambas as situações é recomendado o monitoramento regular durante a transfusão para assegurar que a velocidade de infusão esteja adequada.[4]

No intuito de reduzir o risco de crescimento bacteriano, antes do início da transfusão, os concentrados de hemácias não devem permanecer à temperatura ambiente por mais de 30 minutos e serão infundidos em no máximo quatro horas. Após esse período, a transfusão deverá ser suspensa e a bolsa descartada. Essa bolsa deverá ser devolvida ao banco de sangue para pesagem. O médico prescritor será informado sobre o volume remanescente e decidirá sobre a necessidade de outra transfusão.

A infusão deverá começar lentamente em torno de 1 a 2 mL/minuto.[11] Reações graves podem ocorrer com volume pequeno, com menos de 10 mL. Se nenhum sinal de reação for evidenciado nos primeiros 10 minutos da instalação, a velocidade de infusão poderá ser aumentada e ajustada de acordo com a capacidade circulatória do paciente (peso, volemia, condições cardíaca e hemodinâmica) e com a prescrição médica. A infusão rápida de hemocomponentes pode ser feita em situações de emergência.

As unidades de plasma serão transfundidas o mais brevemente possível após seu descongelamento, não excedendo 24 horas quando armazenadas a 4 ± 2 °C. O crioprecipitado também deverá ser transfundido o mais brevemente possível após o seu descongelamento, não excedendo 6 horas, quando mantido à temperatura de 22 ± 2 °C. O plasma fresco congelado deverá ser infundido conforme prescrição médica; plaquetas e crioprecipitado e geralmente são transfundidos rapidamente.

Segundo a Portaria nº 2712, o receptor deve ter os seus sinais vitais (temperatura, pressão arterial e pulso) aferidos e registrados, no mínimo, imediatamente antes do início e após o término da transfusão. Esta deve ser acompanhada pelo profissional que a instalou durante os primeiros 10 minutos à beira de leito e, após esse período, durante todo o ato transfusional, manter monitorização periódica na tentativa de detectar precocemente eventuais reações transfusionais imediatas, principalmente nos pacientes inconscientes.

Além disso, deve-se também monitorar o acesso venoso e a taxa de infusão. Caso o gotejamento reduza, uma ou mais das seguintes medidas podem ser tomadas: checar possível perda ou obstrução de acesso; presença edema no local da infusão; elevar a bolsa; examinar o filtro (presença de ar, debris em excesso ou coágulos).[11]

O paciente/acompanhante deverá ser orientado quanto à possibilidade de reação adversa antes da instalação da bolsa e encorajado a reportar a equipe, caso apresente algum sintoma, também deve ser informado sobre a duração prevista da transfusão.[11] Na suspeita de reação adversa, a in-

TABELA 30.3
REGISTRO DE INFORMAÇÕES DA TRANSFUSÃO NO PRONTUÁRIO
Data da transfusão
Horário de início e término da transfusão
Origem e identificação das bolsas dos hemocomponentes transfundidos
Sinais vitais no início e no término
Identificação do profissional que a realizou a transfusão
Registro de reações adversas, quando for o caso

fusão deverá ser interrompida e o acesso venoso mantido com solução fisiológica até avaliação médica. Deve-se assegurar que o paciente está na ambiente em que ele possa ser observado continuamente.[10] As reações transfusionais serão abordadas na Parte 8 deste livro.

É obrigatório o registro de algumas informações relativas à transfusão no prontuário do paciente, conforme Tabela 30.3.[9]

Se alguma intercorrência impedir o início imediato da transfusão, em geral em até 30 minutos após a retirada da Agência Transfusional, a bolsa deverá ser devolvida para o correto armazenamento.[11] Para transfusão em centros cirúrgicos, é fundamental o controle rigoroso de temperatura de armazenamento dos hemocomponentes.

CONCLUSÃO

Os serviços de hemoterapia devem dispor de procedimentos operacionais padronizados e treinamento contínuo de toda a equipe envolvida no processo transfusional no intuito de garantir segurança na administração de transfusão hemocomponentes para os pacientes e minimizar erros, por vezes fatais.

REFERÊNCIAS BIBLIOGRÁFICAS

1. Brasil. Ministério da Saúde. Secretaria de Atenção à Saúde. Guia para o uso de Hemocomponentes. 2. ed. Brasília; 2015.

2. Brasil. Ministério da Saúde. Gabinete do Ministro. Portaria nº 2.712, de 12 de novembro de 2013. Redefine o regulamento técnico de procedimentos hemoterápicos. Brasília: Diário Oficial da União, Poder Executivo; 12 novembro 2013. Seção 1, p. 106.

3. Covas DT, Ubiali EMA, Santis GC. Manual de medicina transfusional. 2 ed. São Paulo: Atheneu; 2014.

4. United Kingdom Blood Services. Handbook of Transfusion Medicine. 5 ed. 2013.

5. British Society for Hematology. Guideline on the Administration of Blood Components. London; 2012.

6. Zou S, Dorsey KA, Notari EP, et al. Prevalence, incidence, and residual risk of human immunodeficiency virus and hepatitis C virus infections among United States blood donors since the introduction of nucleic acid testing. Transfusion 2010; 50(7):1495.

7. Dodd RY, Notari EP, Stramer SL. Current prevalence and incidence of infectious disease markers and estimated window-period risk in the American Red Cross blood donor population. Transfusion 2002; 42(8):975.

8. Busch MP, Glynn SA, Stramer SL, et al. A new strategy for estimating risks of transfusion-transmitted viral infections based on rates of detection of recently infected donors. Transfusion 2005; 45(2):254.

9. Brasil. Ministério da Saúde. Agência Nacional e Vigilância Sanitária. Diretoria Colegiada Resolução – RDC nº 34, de 11 de junho de 2014. Dispõe sobre as Boas Práticas no Ciclo do Sangue. Brasília: Diário Oficial da União. Imprensa Nacional. Brasília – DF. Nº 113 – 16/06/14 – Seção 1, p. 50.

10. World Health Organization (WHO). Blood Transfusion Safety. Geneva; 2002.

11. AABB. Technical manual. 17 ed. 2011.

12. American Society of Hematology. Clinical practice guide on red blood cell transfusion. 2012.

13. Brasil. Ministério da Saúde. Secretaria de Atenção à Saúde. Portaria conjunta nº 370, de 7 de maio de 2014. Regulamento técnico-sanitário para o transporte de sangue e componentes.

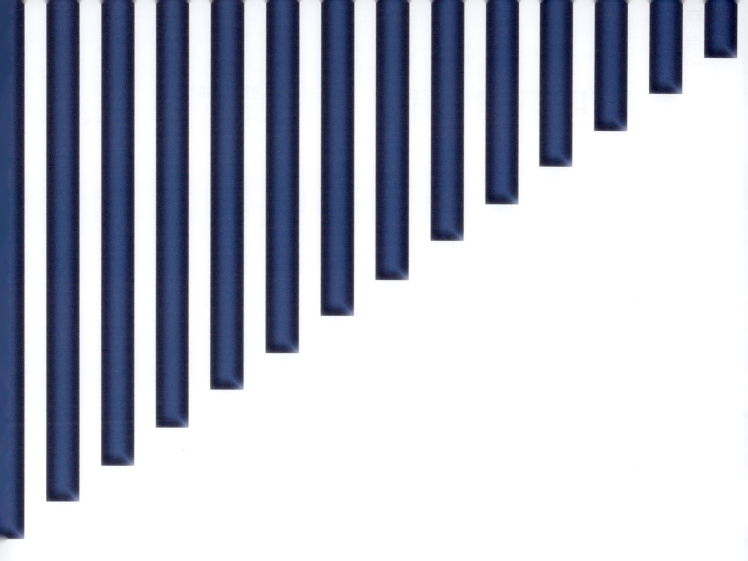

Parte 5

AFÉRESES

31

AFÉRESE – PRINCÍPIOS E TÉCNICAS

Alfredo Mendrone Júnior
Cyntia A. Arrais

INTRODUÇÃO

Por definição, aférese é o processo pelo qual o sangue de um doador ou paciente é removido e separado nos seus componentes, permitindo assim que um ou mais destes componentes sejam retidos e os remanescentes possam retornar ao doador ou paciente. O procedimento é realizado através de um separador celular automatizado e pode ser utilizado com finalidade transfusional ou terapêutica. De acordo com o componente retido, o procedimento de aférese pode ser classificado em plasmaférese ou troca plasmática, eritrocitaférese, leucaférese ou trombocitaférese.

HISTÓRICO

Nos primeiros anos da prática transfusional, o sangue total era coletado em recipientes que proporcionavam poucas possibilidades de manipulação do material coletado, sendo possível apenas a remoção de plasma do conteúdo de sangue total.

A remoção manual de grandes volumes de plasma foi primeiramente realizada em 1914, nos Estados Unidos, no contexto experimental de pesquisa de rim artificial.

Durante a Segunda Guerra Mundial, Cohn e cols. desenvolveram um método de preparação de proteínas plasmáticas com o objetivo de estocagem para utilização em caráter emergencial no tratamento do choque em decorrência do trauma. Após o término da Guerra, o mesmo grupo aperfeiçoou a técnica, desenvolvendo um equipamento que permitia a separação de hemácias do plasma, denominado centrífuga de Cohn. Nos anos seguintes, os princípios de separação dos hemocomponentes foram desenvolvidos e, no final da década de 1950, com o advento de bolsas plásticas para coleta de sangue, houve um incremento no programa de plasmaférese manual. Isto coincidiu com o reconhecimento de que muitas doenças estavam relacionadas com deficiência de um componente normal do sangue ou com a presença de determinado elemento patológico no plasma. Em 1960, Skog e Adams relataram a eficácia da *troca plasmática manual* em um paciente com macroglobulinemia de Waldestrom.[5,7,8,18]

O maior avanço no campo da aférese foi o surgimento dos equipamentos automatizados que permitiram a realização dos procedimentos de uma forma mais rápida, segura e eficaz. A possibilidade de separar o sangue total em componentes sanguíneos e utilizá-los para suprir deficiências celulares específicas iniciou uma nova era na medicina transfusional, proporcionando que a tecnologia da aférese pudesse ser utilizada também para fins transfusionais.

MÉTODOS DE SEPARAÇÃO DOS COMPONENTES SANGUÍNEOS

A separação dos componentes sanguíneos durante o procedimento de aférese pode ser realizada por meio de centrifugação, filtração ou adsorção.

Centrifugação

Os componentes sanguíneos são separados por força centrífuga baseando-se no princípio das diferenças de suas densidades (Tabela 31.1). É o método de separação utilizado pela grande maioria dos equipamentos de aférese disponíveis atualmente no mercado. O sangue total do doador ou paciente é bombeado para o interior de uma câmara de separação, a qual é submetida a centrifugação com consequente separação em componentes sanguíneos. A fração do sangue desejada é retida e os elementos remanescentes retornam para o doador/paciente.

Filtração

Utilizando um filtro com uma membrana, este processo permite a coleta de plasma de doadores normais para fins transfusionais ou a remoção terapêutica de constituintes anormais nele presentes. Entretanto, a filtração não é utilizada para coleta de concentrados celulares com fins transfusionais ou em casos de aférese terapêutica para citorredução. Nos equipamentos que utilizam a filtração como método de separação, o sangue total flui através de uma membrana contendo poros de tamanhos definidos. Uma maior pressão exercida na fase sanguínea do que no filtrado empurra os constituintes plasmáticos menores que o tamanho do poro para o filtrado através dessa membrana. A variação no tamanho dos poros permite maior seleção na remoção de proteínas plasmáticas.

Adsorção

A remoção seletiva de um elemento patológico apresenta vantagens teóricas sobre a remoção de todos os constituintes plasmáticos. Tanto os equipamentos que utilizam tecnologia de centrifugação quanto de filtração, podem ser adaptados a protocolos de adsorção após a fase de separação celular que removem seletivamente constituintes plasmáticos específicos solúveis no plasma. A remoção seletiva de lipoproteínas de baixa densidade (LDL) tem sido realizada em pacientes com hipercolesterolemia familiar homozigótica por meio de colunas de imunoafinidade (anti-LDL) ou de colunas de afinidade química (sulfato de dextran). Proteína A estafilocócccica, anticorpos monoclonais, substâncias de grupos sanguíneos e polímeros com agregados de IgG acoplados podem extrair anticorpos, antígenos de proteínas e imunocomplexos. O retorno do plasma depletado da substância que se pretendeu remover junto com os componentes celulares separados na primeira fase do procedimento reduz ou elimina a necessidade de fluidos de reposição. A imunoadsorção pode ser realizada *in line* ou o plasma pode ser separado dos componentes celulares, passar através de uma coluna *off-line* e então ser reinfundido.[1,4]

EQUIPAMENTOS

Os separadores celulares utilizados nos procedimentos de aférese podem ser classificados de acordo com o fluxo sanguíneo, em fluxo contínuo e fluxo intermitente.[6]

Fluxo intermitente

O sangue total é retirado do doador ou paciente, bombeado para dentro da câmara de centrifu-

TABELA 31.1 DISTRIBUIÇÃO DOS COMPONENTES SANGUÍNEOS DE ACORDO COM SUA DENSIDADE	
COMPONENTE SANGUÍNEO	**DENSIDADE**
Plasma	1.025-1.029
Plaquetas	1.040
Linfócitos	1.070
Granulócitos	1.087-1.092
Hemácias	1.093-1.096

gação e separado em componentes. Uma vez que a fração desejada é retida, a retirada do sangue é interrompida e a centrífuga é temporariamente desativada permitindo que os elementos remanescentes retornem para o doador ou paciente. Este ciclo de retirada do sangue total e devolução dos elementos remanescentes é repetido sucessivamente de acordo a necessidade de cada procedimento.

Fluxo contínuo

O sangue total é retirado do doador ou paciente, separado, o componente sanguíneo desejado é retido e os remanescentes são devolvidos de forma contínua ao doador ou paciente, sem que haja interrupção do processo de retirada do sangue e centrifugação.

AFÉRESE COM FINALIDADE TRANSFUSIONAL

Plaquetaférese ou trombocitaférese

A coleta de plaquetas por aférese (plaquetaférese) é utilizada para obtenção de concentrado de plaquetas com finalidade transfusional a partir de doadores voluntários da comunidade, de familiares ou de doadores com fenótipos HLA compatíveis com o paciente.

Uma unidade de concentrado de plaquetas coletada por aférese possui número de plaquetas equivalente ao contido em 6-8 unidades de concentrado de plaquetas preparados a partir da coleta de sangue total.

Doadores de plaquetas por aférese podem doar com maior frequência do que doadores de sangue, desde que preencham todos os critérios exigidos para doação. De acordo com a Portaria nº 2.712, de 12 de novembro de 2013 do Ministério da Saúde,[12] o intervalo mínimo entre duas plaquetaféreses em um doador é de 48 horas, podendo um mesmo indivíduo doar no máximo 4 vezes por mês e 24 vezes por ano. O volume sanguíneo extracorpóreo não deve ser superior a 15% da volemia do doador. O candidato a doação não pode ser submetido a um procedimento de plaquetaférese se a sua contagem de plaquetas for inferior a 150×10^9 plaquetas/L.

Os concentrados de plaquetas obtidos por aférese devem conter no mínimo $3,0 \times 10^{11}$ plaque-

tas em pelo menos 90% das unidades testadas. No caso de obtenção de componentes duplos, a contagem deve ser superior ou igual a $6,0 \times 10^{11}$ plaquetas em pelo menos 90% das unidades avaliadas. Devem ainda ter teste microbiológco negativo, pH > 6,4 no último dia de armazenamento e contagem de leucócitos menor que $5,0 \times 10^6$/unidade para ser considerada leucorreduzida.

Os concentrados plaquetários obtidos por aférese devem ser conservados a temperatura de 22 ± 2 ºC e mantidos sob agitação contínua, em agitador próprio para este fim. Se conservados sob estas condições, têm validade de até 5 dias.

Efeitos colaterais da doação de plaquetas por aférese

Reações vasovagais e relacionadas à hipovolemia são raras na doação de plaquetas por aférese. Entretanto, são comuns efeitos indesejáveis relacionados à infusão de citrato, um quelante de cálcio utilizado como anticoagulante no circuito extracorpóreo durante o procedimento. A hipocalcemia transitória decorrente da infusão do citrato geralmente é bem tolerada. Porém, a diminuição na concentração do cálcio ionizado pode aumentar a excitabilidade das membranas celulares nervosas permitindo despolarização espontânea, ocasionando sintomas como parestesia perioral e de extremidades, e sensação de vibração da caixa torácica. Nestes casos, a redução da velocidade de infusão do citrato ou a interrupção temporária do procedimento são as primeiras medidas a serem tomadas e, na grande maioria das vezes, levam a alívio dos sintomas. Doadores que apresentem sintomatologia refratária ou casos mais graves complicados por náuseas, vômitos, tetania e até convulsão, devem ser tratados também com a administração endovenosa de gluconato de cálcio. A administração prévia de carbonato de cálcio, via oral, ao doador como profilaxia dos sintomas resultantes da infusão de citrato pode ser realizada, embora seu efeito benéfico não tenha sido comprovado e por isso é muito controverso.

A infusão de citrato num fluxo igual ou inferior a 1 mg/kg/min, a qual é capaz de manter a concentração sérica de cálcio ionizado igual ou superior a 3 mg/dL, é bem tolerada e muito provavelmente não ocasionará sintomas importantes ao doador. Doses ou velocidade de infusão superiores devem ser cuidadosamente administradas e monitoradas.[17]

Apesar da redução na contagem de plaquetas no doador após um procedimento de plaquetaférese variar de acordo com o equipamento utilizado e com o volume sanguíneo processado, uma redução de 20 a 35% em relação a contagem pré-procedimento deve ser esperada. O número de plaquetas retorna ao normal em aproximadamente 72 horas após a coleta. A estimativa de contagem de plaquetas do doador no final do procedimento de coleta não pode ser inferior a 100×10^3 plaquetas/μL. Alguns estudos revelaram que a retirada de plaquetas durante o procedimento é maior que a redução na contagem de plaquetas produzida no doador, indicando uma provável mobilização de plaquetas da medula óssea e do *pool* esplênico para o sangue periférico durante a doação. Doadores submetidos à doação seriada de plaquetas por aférese podem ter uma maior redução do número de plaquetas nas primeiras doações com tendência à estabilização nas doações subsequentes.

Granulocitaférese

A neutropenia é um dos efeitos colaterais mais frequentes relacionados à quimioterapia agressiva e ao transplante de células progenitoras hematopoéticas; e o risco de infecção aumenta rapidamente quando a contagem de granulócitos cai abaixo de 500 células/mm³. A restauração do número de neutrófilos biologicamente ativos, por meio da transfusão de granulócitos, tem sido utilizada desde meados dos anos 1960 como arma terapêutica adjuvante ao tratamento e profilaxia de infecções em pacientes neutropênicos ou com disfunção na função granulocítica. Após um período de interesse na transfusão de granulócitos no início dos anos 1980, essa modalidade terapêutica caiu em desuso por razões que variavam desde a melhora no arsenal antimicrobiano, com maior controle das infecções, até à ausência de estudos demonstrando efeito clínico benéfico à transfusão de granulócitos. A baixa eficácia da terapia naquele momento se deu, em parte, devido à pequena quantidade de células coletadas e transfundidas aos pacientes, o que se refletia em aumento mínimo do número de neutrófilos circulantes no paciente transfundido.[3]

Com a sofisticação dos separadores celulares automatizados utilizados atualmente e com a possibilidade de se estimular previamente os doadores com fatores de crescimento hematopoéticos, utilizados isoladamente ou em conjunto com corticosteroides, aumentando assim o rendimento de granulócitos no produto coletado, a transfusão de granulócitos voltou a despertar interesse no tratamento de pacientes neutropênicos em vigência de infecção refratária ao tratamento com antibioticoterapia associada e de amplo espectro. Apesar disso, poucos estudos foram conduzidos até o momento para avaliar a eficácia e a toxicidade desta terapia. O Estudo RING (The Resolving Infection in People with Neutropenia with Granulocytes), um ensaio clínico randomizado e controlado, desenhado para testar a eficácia da transfusão de granulócitos estimulados com G-CSF em pacientes com neutropenia e infecção grave, não foi capaz de mostrar benefício da transfusão de granulócitos em relação ao tratamento convencional.[9,15]

Drogas utilizadas para aumentar o rendimento da coleta de concentrado de granulócitos

A dose terapêutica diária para um paciente adulto deve ser de, no mínimo, 1×1.010 granulócitos. Para se obter este número de granulócitos em uma única coleta por aférese, torna-se necessária a administração aos doadores de agentes mobilizadores de granulócitos e da utilização de agentes hemossedimentantes durante a coleta. A coleta só poderá ser feita se a contagem de leucócitos no doador for superior a $5,0 \times 103$ μL.

- Corticosteroides: podem duplicar o número de granulócitos circulantes por mobilizá-los para a circulação periférica. Os doadores devem receber 8 mg de dexametasona, administrada por via oral, entre 12 e 16 horas antes da coleta.
- Fatores de crescimento hematopoéticos: o fator de crescimento de colônias granulocíticas (G-CSF) é uma citoquina que exerce importante efeito sobre o número de granulócitos. Sua forma nativa é uma proteína glicosilada de 174 aminoácidos codificada por um gene único no cromossomo.[17] A administração de G-CSF a doadores normais resulta em dimi-

nuição transitória na contagem de neutrófilos no sangue periférico, seguido de rápida neutrofilia, com pico em aproximadamente 12 horas após a administração da droga. Essa neutrofilia aguda é atribuível à mobilização do *pool* de neutrófilos da medula óssea para o sangue periférico. O G-CSF também estimula a produção medular de neutrófilos, aumentando a taxa proliferativa dos precursores mieloides e acelerando a taxa de progressão pelo *pool* de maturação. Deve ser administrado em dose única, via subcutânea, entre 12 e 16 horas antes da coleta.[2,14]

- Hidroxietil *starch* (HES): agentes hemossedimentantes que promovem a sedimentação dos eritrócitos aumentando a eficiência da coleta de granulócitos, com menor contaminação de hemácias no produto coletado. O HES foi originalmente desenvolvido para uso como expansor plasmático. Consequentemente, doadores expostos a esta droga podem apresentar cefaleia, ganho de peso e hipertensão arterial. Apesar de níveis séricos de HES serem detectados até semanas após a sua administração, a incidência de efeitos adversos diretamente relacionadas com seu uso é baixa, variando de 0,09 a 0,7%.

Para profilaxia da doença do enxerto contra hospedeiro pós-transfusional, o concentrado de granulócitos coletado deve ser submetido à irradiação gama com 25 Gy (Gray = 100 rad) sobre seu plano médio. Durante o período de estoque, o concentrado de granulócitos deve permanecer em temperatura ambiente (22 +/- 2 ºC) e em repouso. Apesar de o produto poder ficar estocado por até 24 h, a unidade deve ser transfundida o mais rápido possível, preferencialmente nas primeiras 6 horas após o término da coleta.

Coleta de múltiplos componentes por aférese

O uso de separadores celulares automatizados para a coleta de múltiplos componentes por aférese faz com que seja possível a utilização de doadores de forma mais eficaz ao se personalizar a doação com base em seu perfil hematológico, imuno-hematológico e características físicas, levando assim à uma otimização do estoque de sangue e à melhor padronização do produto coletado.[13,19]

A coleta de múltiplos componentes por aférese permite a realização de uma das seguintes combinações num mesmo procedimento:

- Coleta de um concentrado de plaquetas com, no mínimo, $3,0 \times 1.011$ plaquetas e de um concentrado de hemácias com, no mínimo, 45 g de hemoglobina. Nesta situação:
  - O intervalo mínimo entre cada doação e o número máximo de coletas por ano são os mesmos estabelecidos para a doação de sangue total;
  - O doador deve ter contagem de plaquetas igual ou superior a $150 \times 103\ \mu L$, dosagem de hemoglobina superior a 13 g/dL e peso superior a 60 kg;
  - O volume total dos componentes coletados deve ser inferior a 8 mL/kg de peso do doador do sexo feminino e 9 mL/kg do sexo masculino.
- Coleta de duas unidades de concentrados de hemácias, cada uma com, no mínimo, 45 g de hemoglobina. Nesta situação:
  - O doador deve pesar, no mínimo, 70 kg e ter uma dosagem de hemoglobina superior a 14 g/dL;
  - O intervalo mínimo entre as doações será de 4 meses para os homens e de 6 meses para as mulheres;
  - O volume total dos componentes coletados deve ser inferior a 8 mL/kg de peso do doador do sexo feminino e 9 mL/kg do sexo masculino.
- Coleta de duas unidades de concentrados de plaquetas, cada uma com, no mínimo, $3,0 \times 10^{11}$ plaquetas.

Assim como na coleta de um único concentrado de plaquetas por aférese, na coleta de múltiplos componentes os efeitos indesejáveis se associam mais com a infusão de citrato do que com reações vasovagais ou hipovolemia. Igualmente, os sintomas derivados da hipocalcemia produzida pelo citrato são na maioria das vezes de natureza leve, transitórios e geralmente cedem rapidamente com a diminuição da velocidade de infusão do citrato.

Sem dúvida, este procedimento traz benefícios para o serviço de hemoterapia pois permite a otimização de doadores, especialmente aqueles com tipos sanguíneos ou fenótipos eritrocitários raros, além da maior padronização e qualidade dos componentes coletados. Além disto, a transfusão, em um mesmo paciente, de dois concentrados de hemácias ou de dois concentrados de plaquetas obtidos de um único doador diminui os riscos transfusionais associados à transfusão, por menor exposição a múltiplos doadores.

Um fator limitante para a doação de duas unidades de concentrado de hemácias em uma única coleta é a possibilidade de diminuição dos estoques de ferro e o aparecimento de anemia ferropriva nos doadores. Vários trabalhos têm surgido na literatura com o objetivo de responder à questão: estes doadores devem receber suplementação de ferro via oral como prevenção da ferropenia que a doação pode causar?[16] Mendrone e cols. analisaram 96 doadores brasileiros do sexo masculino submetidos a coleta dupla de hemácias sem suplementação de ferro, a fim de avaliar o impacto deste método de doação em reservas de ferro e encontraram uma redução significativa do nível de ferritina após este tipo de doação.[11] Neste estudo, os autores sugeriram que, para doação dupla de hemácias, os critérios de elegibilidade dos doadores devem ser mais rígidos para evitar a ferropenia pós-doação.

Com relação ao controle de qualidade dos produtos coletados, os resultados publicados têm sido muito satisfatórios em termos de volume, hematócrito, teor de hemoglobina, grau de hemólise e conteúdo leucocitário.

A desvantagem da coleta de hemácias em sistema automatizado inclui o custo do procedimento e a necessidade de se ter um *staff* especialmente treinado para operar os equipamentos.

Aférese com finalidade terapêutica

Aférese terapêutica compreende uma variedade de técnicas para separação e processamento sanguíneo utilizadas com o objetivo de melhorar os resultados nas doenças passíveis de controle através dessa modalidade terapêutica. As técnicas convencionais de aférese incluem a plasmaférese terapêutica (mais corretamente denominada troca plasmática), e a citaférese (separação e remoção de linhagens celulares sanguíneas via centrifugação).[10,20]

Algumas dessas aplicações são consideradas como terapia primária para certas doenças, enquanto outras são consideradas como terapia secundária ou adjuvante, sendo ambas as categorias consideradas efetivas e potencialmente benéficas. Tanto a troca plasmática quanto as citorreduções por aférese serão discutidas nos próximos capítulos.

Considerações gerais

Acesso venoso

Um fluxo sanguíneo adequado sempre deve ser estabelecido para qualquer modalidade de procedimento de aférese terapêutica e deve ser em torno de 60 a 150 mL por minuto, a depender do tipo de procedimento e do fluido utilizado na reposição do volume removido.

- Acesso venoso periférico: sempre que possível, acesso venoso periférico deve ser escolhido para realização de procedimentos de aférese, diminuindo riscos de infecção, hemorragia e trombose associados à utilização de cateter venoso central. As veias localizadas na fossa antecubital dos membros superiores são as recomendadas para punção, uma vez que estão localizadas próximas à superfície, são calibrosas o suficiente para acomodar agulhas de 16 a 18 G (gauge), não estão próximas a estruturas nervosas e são capazes de proporcionar fluxo sanguíneo de até 120 mL por minuto.
- Acesso venoso central: para pacientes muito debilitados, crianças ou quando o plano terapêutico requer grande número de procedimentos de aférese em pequeno espaço de tempo, a opção deve ser a implantação de cateter venoso central em veia subclávia, jugular interna ou femoral. Cateteres utilizados em procedimentos de hemodiálise são especialmente efetivos para procedimentos de aférese terapêutica, uma vez que apresentam dupla via e paredes rígidas, proporcionando fluxo sanguíneo adequado.

Anticoagulação

Assim como na coleta de componentes celulares por aférese, procedimentos de aférese terapêutica também requerem anticoagulação. O citrato é o anticoagulante preferencialmente utilizado e o aparecimento de efeitos colaterais relacionados com sua infusão devem ser sempre monitorados,

TABELA 31.2
EFEITOS ADVERSOS DAS AFÉRESES TERAPÊUTICAS

VASCULARES	RELACIONADAS COM O PROCEDIMENTO	TARDIAS
Local • Hemorragia • Esclerose • Trombose Cateter • Perfuração • Infecção Fístulas • Perda arterial • Infecção	Toxicidade pelo citrato • Parestesias • Tremores • Tetania • Arritmia • Náuseas/vômitos Reação vasovagal Hipo/hipervolemia Hemólise Hipotermia	Infecção • Bacteriana • Viral Hipoproteinemia Redução dos fatores de coagulação Hipogamaglobulinemia Ferropenia

especialmente em procedimentos onde hemocomponentes citratados são utilizados como fluido de reposição.

Fluidos de reposição

Os fluidos de reposição mais comumente utilizados nos procedimentos de aférese incluem os cristaloides, soluções de albumina e plasma fresco congelado. A escolha de qual fluido de reposição deverá ser utilizado depende da doença para a qual o procedimento foi indicado e das condições de base dos pacientes.

Volume extracorpóreo

O volume sanguíneo total, o volume hemático e o volume plasmático devem ser calculados em todos os pacientes que serão submetidos a procedimento de aférese. Estes volumes serão utilizados no procedimento para estimar a porcentagem de sangue total e da massa eritrocitária que estará em circuito extracorpóreo durante cada momento da aférese; para calcular o volume sanguíneo a ser processado; para calcular o volume de plasma a ser trocado (no caso de troca plasmática) e para calcular o volume hemático a ser trocado (no caso de troca hemática).

Efeitos adversos dos procedimentos de aférese

A frequência das complicações nos procedimentos de aférese varia de 5 a 17%, e a maioria des-

sas reações são de natureza leve. O aspecto mais importante no tratamento desses efeitos adversos é o diagnóstico correto e precoce da complicação. Na Tabela 31.2, estão relacionados os principais efeitos adversos que podem ocorrer durante um procedimento de aférese.

REFERÊNCIAS BIBLIOGRÁFICAS

1. Sanchez AP, Cunard R, Ward DM. The selective therapeutic apheresis procedures. J Clin Apheresis 2013; 28:20-29.

2. Anderlini P, Przepiorka D, Champlin R, Korbling M. Biologic and clinical effects of granulocyte colony-stimulating factor in normal individuals. Blood 1996; 88:2819-2825.

3. Arrais CA. Transfusão de granulócitos como adjuvante no tratamento de pacientes neutropênicos febris pós-quimioterapia: estudo clínico de toxicidade e eficácia [Dissertação de mestrado]. São Paulo Faculdade de Medicina,Universidade de São Paulo; 2003.

4. Berger GM, Firth JC, Jacobs P. Three different schedules of low-density lipoprotein apheresis compared with plasmapheresis in patients with homozygous familial hypercholesterolemia. Am J Med 1990; 88:94-100.

5. McLeod BC. Apheresis: principles and practice. 3 ed. Bethesda: AABB Press; 2010.

6. Ciavarella D. Blood processors and cell separators. Transfus Sci 1989; 10:165-184.

7. Gilcher RO. Apheresis: principles and practices. In: Rossi EC, Simon TL, Moss GS, Gould SA (eds). Principles of transfusion medicine. 2 ed. Baltimore: Williams &Wilkins 1996; 537-545.

8. Kambic HE, Nosé Y. Plasmapheresis: historical perspective, therapeutic applications and new frontiers. Artificial Organs 1993; 17(10):850-881.

9. Marr KA, Carter RA, Crippa F, Wald A, Corey L. Epidemiology and outcome of mould infections in hematopoietic stem cell transplant recipients. Clin Infect Dis 2002; 34(7):909.

10. Mendrone Jr A, Tatsui NH. Aféreses terapêuticas. In: Chamone DA, Novaretti MC, Dorlhiac-Llacer PE (eds). Manual de transfusão sanguínea. São Paulo: Editora Roca 2001; 257-271.

11. Mendrone Jr A, Arrais CA, Almeida Neto C, Gualandro SFM, Dorlhiac-Llacer PE, Chamone DAF, Sabino EC. Impact of allogeneic 2-RBC apheresis on iron stores of Brazilian blood donors. Transf Apheresis Sci 2009; 41:13-17.

12. Ministério da Saúde – Brasil. Portaria nº 2.712, de 12 de novembro de 2013. Redefine o regulamento técnico de procedimentos hemoterápicos. Diário Oficial da União, Brasília; 2013.

13. Bonomo P, Garozzo G, Bennardello F. The selection of donors in multicomponent collection management. Transf Apheresis Sci 2004; 30:55-59.

14. Price TH, Chatta GS, Dale DC. Effect of recombinant granulocyte colony-stimulating factor on neutrophil kinetics in normal young and elderly humans. Blood 1996; 88:335-340.

15. Price TH. The RING Study: A randomized controlled trial of GCSF-stimulated granulocutes e granulocitopenic patients. 56 ASH Annual meeting and Exposition; 2014.

16. Radtke H, Mayer B, Rocker L, Salama A, Kiesewetter H. Iron supplementation and 2-unit red blood cell apheresis: a randomized, double-blind, placebo-controlled study. Transfusion 2004; 44(10):1463-1467.

17. Sink BL. Anticoagulation. In: Kevy S, Haewon K, Sink B, Smith J, Vamvakas EC, Weinstein R (eds). Principles of apheresis technology, 2 ed. Chicago: ASFA 1998; 41-44.

18. Skoog WA, Adams WS. Plasmapheresis in a case of Waldestrom's macroglobulinemia. Clin Res 1959; 7:96.

19. Smith JW, Gilcher RO. Red blood cells, plasma and other new apheresis-derived blood products: improving product quality and donor utilization. Transf Med Rev 1999; 13(2):118-123.

20. Schwartz J, Winters JL, Padmanabhan A, Balogun RA, Delaney M, Linenberger ML, Szczepiorkowski ZM, Williams ME, Wu Y, Shaz BH. Guidelines on the use of therapeutic apheresis in clinical practice-evidence-based approach from the Writing Committee of the American Society for Apheresis: the sixth special issue. J Clin Apher 2013 Jul; 28(3):145-284.

32

CITAFÉRESES TERAPÊUTICAS

José Francisco Comenalli Marques Jr.

INTRODUÇÃO

A palavra aférese, de origem greco-latina, significa "afastar pela força" ou "retirar". No campo da medicina hemoterápica, traduz-se como a separação e retenção de um componente sanguíneo com retorno, ao doador ou paciente, dos componentes remanescentes.

A perspectiva de uma grande variedade de aplicações clínicas resultou no desenvolvimento tecnológico de equipamentos cada vez mais sofisticados e seguros, tanto para a coleta de componentes destinados à transfusão como para o tratamento de doenças denominadas aféreses terapêuticas.

Dessa maneira, as aféreses terapêuticas consistem em técnicas de purificação sanguínea em um circuito extracorpóreo destinadas à remoção de plasma (plasmaférese) ou componentes celulares (citaféreses), bem como a troca desses componentes pelo mesmo componente alogênico (troca plasmática ou eritrocitária) as quais envolvem a retirada de sangue anticoagulado por veias periféricas ou cateteres, separação dos diferentes componentes sanguíneos por princípios de centrifugação ou filtração, remoção e/ou substituição do componente indesejado ou em excesso e reinfusão dos componentes remanescentes com reposição fluida ao paciente, quando necessário, objetivando o controle ou o tratamento de doenças.

Atualmente, existem equipamentos que permitem procedimentos rápidos, seguros e efetivos, tornando as aféreses terapêuticas de grande utilidade na prática clínica, havendo diversas doenças que podem ser adequadamente controladas por esta tecnologia. Vale lembrar, porém, que estes procedimentos não são isentos de riscos e as indicações devem ser minuciosamente analisadas, envolvendo conjuntamente o médico assistente e o hemoterapeuta, ao considerar a influência deste recurso terapêutico no curso evolutivo da doença, as fases onde devem ser empregados, as doses e intervalos adequados, as contraindicações gerais e específicas e os seus efeitos colaterais.

Acompanhando a evolução da medicina científica, a filosofia atual consiste em que as indicações clínicas dos procedimentos de aféreses terapêuticas devam estar embasadas em evidências e graus de recomendação, havendo publicações que orientam, discutem e respaldam os procedimentos de aféreses para a especificidade e segurança dos pacientes.[1]

Uma importante modalidade aplicativa desses procedimentos é a retirada e/ou substituição das células sanguíneas, denominada citaférese terapêutica.

Em virtude de outros capítulos desta obra tratarem especificamente de eritrocitaféreses terapêuticas e coleta de células progenitoras hemopoéticas, o assunto a ser discutido neste capítulo se restringirá às leucaféreses terapêuticas e plaquetaféreses terapêuticas.

Leucaféreses e plaquetaféreses terapêuticas podem ser definidas como a remoção da fração celular anormal, qualitativa ou quantitativamente, responsável pela fisiopatologia e sintomas de uma doença de base. Exemplos típicos incluem hiperleucocitose e plaquetose extremas.

INDICAÇÕES CLÍNICAS GERAIS

A evolução do conhecimento acerca da efetividade dos procedimentos das aféreses terapêuticas vem se desenvolvendo desde o final da década de 1970 por meio de inúmeros estudos, inicialmente não controlados, caminhando para ensaios controlados, visando o entendimento da sua real utilidade clínica.

Na tentativa de classificar categoricamente as indicações para estes procedimentos, primeiramente a Associação Americana de Bancos de Sangue (AABB) e, após, a Sociedade Americana para Aféreses (ASFA), vêm publicando, regularmente, protocolos que determinam as categorias de evidência e graus de recomendação para classificar, direcionar e respaldar as condutas clínicas. Essas publicações, que vêm evoluindo com aumento gradativo do número de indicações e categorias, datam de 1986, 2000, 2007, 2010 e, a última, de 2013, sendo considerado protocolo mundialmente aceito e utilizado na prática clínica diária para os critérios de indicação das aféreses terapêuticas.

A Tabela 32.1 mostra os critérios de indicação, enquanto a Tabela 32.2, os graus de recomendação. A Tabela 32.3 demonstra as doenças com suas categorias de indicações e os procedimentos que envolvem as citaféreses terapêuticas.[1]

TABELA 32.1
CATEGORIA PARA INDICAÇÕES CLÍNICAS DAS HEMAFÉRESES TERAPÊUTICAS[1]

CATEGORIAS	DESCRIÇÃO
I	Aférese é aceita como tatamento de primeira linha, independente ou associado a outras terapias
II	Aférese é aceita como tratamento de segunda linha, independente ou associado a outras terapias
III	Aférese como terapia ainda não estabelecida, necessitando conduta individualizada
IV	Aférese ineficaz ou prejudicial, não devendo ser indicada

A seguir, vamos discorrer acerca das diversas situações clínicas envolvendo as citaféreses terapêuticas.

Leucaféreses terapêuticas

Hiperleucocitoses podem ser definidas como contagem de leucócitos no sangue periférico acima de $100.000/mm^3$ e, quando em forma de células blásticas, podem estar associadas à leucostase e, subsequentemente, leucoagregação microvascular, o que impede a adequada perfusão tecidual, potencialmente levando a isquemia, infarto, hemorragia e que podem resultar em grave dano tecidual. Para pacientes com leucemia mieloide aguda e leucostase clínica, numerosas publicações descrevem rápida reversão de manifestações neurológicas e pulmonares após leucorredução por leucaféreses terapêuticas.[2,3]

Além da redução de número excessivo de células, as leucaféreses podem também remover seletivamente células anormais e, consequentemente, regular a resposta imune celular, denominada modulação imune extracorpórea. Dessa maneira, há vários trabalhos que demonstram a efetividade das leucaféreses terapêuticas em algumas doenças imunomediadas, pelo fato de que o descarte ou a diminuição de linfócitos T circulantes ativados seja o suposto mecanismo dos efeitos clínicos observados. Diminuição nos granulócitos circulantes ativados também pode ter algum efeito contra

CAPÍTULO 32 • CITAFÉRESES TERAPÊUTICAS

TABELA 32.2
GRAUS DE RECOMENDAÇÃO[1]

RECOMENDAÇÃO	DESCRIÇÃO	QUALIDADE METODOLÓGICA DE EVIDÊNCIA DE SUPORTE	IMPLICAÇÕES
1A	Forte recomendação. Evidência de alta qualidade	Estudos randomizados sem limitações importantes ou importante evidência observacional de estudos	Forte recomendação, indicada para a maioria dos pacientes
1B	Forte recomendação. Evidência moderada qualidade	Estudos randomizados com limitações importantes, resultados inconsistentes, falhas metodológicas, mas com excepcionalmente forte evidência em estudos observacionais	Forte recomendação, indicada para a maioria dos pacientes
1C	Forte recomendação. Evidência de baixa qualidade	Estudos observacionais ou série de casos	Forte recomendação, mas pode mudar quando a evidência de maior qualidade tornar-se disponível
2A	Fraca recomendação. Evidência de alta qualidade	Estudos randomizados sem limitações importantes ou importante evidência observacional de estudos	Fraca recomendação, melhor indicação pode ser outra, mas podendo ser utilizada dependendo das circunstâncias
2B	Fraca recomendação. Evidência de moderada qualidade	Estudos randomizados com limitações importantes, resultados inconsistentes, falhas metodológicas, mas com excepcionalmente forte evidência em estudos observacionais	Fraca recomendação, melhor indicação pode ser outra, mas podendo ser utilizada dependendo das circunstâncias
2C	Fraca recomendação. Evidência de baixa qualidade	Estudos observacionais ou série de casos	Fraca recomendação, outras alternativas podem ser mais razoáveis

TABELA 32.3
CATEGORIAS DAS PRINCIPAIS INDICAÇÕES PARA CITAFÉRESES TERAPÊUTICAS (EXCLUINDO ERITROCITAFÉRESES E FOTOFÉRESES*)[1]

DOENÇAS	PROCEDIMENTOS	CONDIÇÃO	CATEGORIA	GRAU DE RECOMENDAÇÃO
Dermatomiosite ou polimiosite	Leucaférese	Qualquer	IV	2A
Hiperleucocitose	Leucaférese	Leucostase	I	1B
Hiperleucocitose	Leucaférese	Profilático	III	2C
Miosite de corpos de inclusão	Leucaférese	Qualquer	IV	2C
Psoríase	Linfocitaférese	Qualquer	III	2C
Plaquetose	Plaquetaférese	Sintomática	II	2C
Plaquetose	Plaquetaférese	Profilática ou secundária	III	2C

Serão abordados em capítulos específicos.

doenças inflamatórias, por modular diretamente a imunidade celular. Desta forma, as leucaféreses têm sido aplicadas amplamente como tratamento para doenças autoimunes em muitas áreas da medicina, como veremos adiante.

A seguir, vamos relatar as evidências dos procedimentos de leucaféreses em diversas situações clínicas específicas.

Dermatomiosite/polimiosite

A dermatomiosite e a polimiosite são formas de miopatias inflamatórias idiopáticas com significante morbidade e mortalidade, mesmo com tratamentos protocolares. Fraqueza muscular, usualmente leve e insidiosa no início mas com piora progressiva, é uma característica comum. A severidade das manifestações clínicas é variável, havendo elevação das enzimas musculares.

Comparada com a polimiosite, a dermatomiosite está associada com manifestações clínicas na pele e neoplasias.

A incidência dessa situação clínica encontra-se em torno de 1:100.000/ano, e um regime terapêutico ideal ainda não existe. Tratamentos com drogas imunossupressoras e imunomoduladoras são frequentemente utilizados para melhorar as manifestações clínicas, permitindo a redução na dose crônica dos corticosteroides. A maioria dos pacientes responde à corticoterapia inicialmente, porém, a recorrência ou a resistência pode requerer doses cada vez maiores desses medicamentos, sendo indicados azatioprina, methotrexato, rituximabe, imunoglobulinas intravenosas, entre outros.

Autoanticorpos estão comumente presentes na fisiopatologia dessas doenças, alguns associados com deposição de imunocomplexos. Além disso, na polimiosite o dano muscular parecer ser mediado por linfócitos T, o que pode explicar respostas a procedimentos de leucaféreses terapêuticas, que são classificados nos critérios da ASFA como categoria de evidência IV, porém com recomendação 2A, isto é, baseado em estudos randomizados sem limitações importantes ou importante evidência observacional em estudos, caracterizando como fraca recomendação, podendo ser utilizada dependendo das circunstâncias.[4]

Hiperleucocitose

As leucemias agudas podem se apresentar com quantidade extremamente alta de células blásticas circulantes, tanto em crianças como em adultos, situação conhecida como hiperleucocitose, e que podem causar falência respiratória, sangramento intracraniano e graves anormalidades metabólicas, sendo determinantes importantes da mortalidade precoce nestes pacientes. O processo que leva a estas complicações é conhecido como leucostase, situação que requer pronta e rápida leucorredução.

Manifestações clínicas da leucostase incluem confusão mental, sonolência, tontura, cefaleia, delírio, coma e hemorragia parenquimatosa. Complicações pulmonares como hipóxia, hemorragia alveolar difusa e falência respiratória com infiltrado intersticial ou alveolar também podem ocorrer.

Há evidências que a leucostase resulte das interações de adesividade entre blastos leucêmicos e o endotélio vascular. As moléculas de adesão e sua resposta quimiotática às citoquinas no microambiente vascular são provavelmente mais importantes como causa da leucostase do que o número absoluto de células circulantes, o que pode explicar porque existe a possibilidade de haver leucostase em alguns pacientes com hiperleucocitose leucêmica e não em outros, além de alguns pacientes com leucemia aguda sem hiperleucocitose (< 50.000 blastos/mm^3) desenvolverem leucostase e responderem à leucorredução.

A incidência dessa situação clínica varia de 5 a 18% e de 12 a 18% nas fases iniciais de leucemia mieloide aguda em adultos e crianças, respectivamente. Na leucemia linfoide aguda, contagens leucocitárias periféricas iniciais acima de 400.000/mm^3 ocorrem em cerca de 3% dos casos.

Portanto, a prevalência de hiperleucocitose sintomática é maior em leucemia mieloide aguda em relação à linfoide aguda. Pelo fato de efetivamente reduzir a contagem de blastos em muitos pacientes com hiperleucocitose leucêmica, a leucaférese permanece como a principal forma de terapia aguda nas síndromes de leucostase, desde a sua introdução há mais de 30 anos, apesar de não estar bem definido que ela possa realmente reverter as consequências clínicas da leucostase instalada, ou que possa prevenir mortes precoces de forma mais eficiente que a soroterapia, a administração de hidroxiureia e a pronta indução quimioterápica. Porém, o tratamento logicamente envolve a quimioterapia específica para cada doença de base, além dos cuidados de suporte. Drogas leucorredutoras temporárias como a hidroxiureia, hidratação, controle da hiperuricemia e balanço hidroeletrolítico, transfusões de hemocomponentes, entre outras, são medidas que podem auxiliar na diminuição da morbimortalidade e, quando associados a procedimentos de leucaféreses terapêuticas, resultam em grande benefício para os pacientes.

Outra vantagem presumida para a indicação precoce dos procedimentos de leucaféres em hiperleucocitose se baseia no fato de que blastos circulantes são usualmente removidos muito rapidamente e, com a realização de múltiplos procedimentos, podem-se recrutar células leucêmicas marginadas para o espaço intravascular, revertendo assim, os agregados leucocitários da microcirculação. Assim, a remoção física de grande número de células leucêmicas e a possibilidade de se administrar líquidos e eletrólitos durante os procedimentos pode significativamente reduzir o risco de hemorragia e os efeitos da síndrome de lise tumoral. Desvantagens consistem na necessidade de implantação de cateter central, nem sempre disponível imediatamente, e na piora da plaquetopenia pela remoção dessas juntamente com os leucócitos, além da redução leucocitária poder resultar em rápido efeito rebote e que, ocasionalmente, a hiperleucocitose possa não ser resolvida mesmo com múltiplos procedimentos.

Dessa maneira, é importante ressaltar que em quadro clínico de leucostase, a leucaférese, se disponível, deve ser realizada o mais precocemente possível sem, portanto, retardar as medidas terapêuticas específicas, como a quimioterapia, o uso de alopurinol, a hiper-hidratação, a alcalinização, a correção das coagulopatias etc.

Caracteristicamente, em pacientes portadores de leucemia mielomonocítica crônica, procedimentos de leucaféreses podem resultar em dramática melhora, quando indicados precocemente. A associação com nível sérico elevado de lactato desidrogenase nestes pacientes que, provavelmente, está associado à falência na microcirculação, torna de grande benefício a indicação precoce da leucaférese nestes casos.

Vários estudos retrospectivos de coorte em leucemia mieloide aguda com hiperleucocitose sugerem que a leucaférese profilática, na ausência de leucostase, pode reduzir a taxa de mortalidade precoce, mas não parece ter impacto na mortalidade tardia ou na sobrevida global,[5] sendo consenso que a leucaférese terapêutica profilática não oferece vantagens sobre a quimioterapia de indução nas fases iniciais de tratamento de pacientes sem leucostase, portanto, classificada como categoria III de indicação e grau de recomendação 2C.[1]

Quando a leucostase se faz presente clinicamente, vários trabalhos descrevem rápida reversão das manifestações pulmonares e neurológicas após citorredução com leucaféreses,[6-9] conferindo-lhe a categoria de indicação I e grau de recomendação 1B.[1] Nesses pacientes, os procedimentos de leucaféreses devem ser repetidos até o controle das manifestações clínicas. Importante lembrar que a quimioterapia não deve ser postergada, para o controle mais rápido da doença de base.

Um único procedimento de leucaférese pode reduzir a contagem de leucócitos entre 30 e 60%, não sendo necessário o emprego de agentes sedimentantes de hemácias. O preenchimento do circuíto extracorpóreo poderá ser feito por concentrados de hemácias alogênicos nos casos de anemia importante que impeça a adequada separação dos componentes por centrifugação, além de melhorar as condições de estabilidade clínica do paciente durante os procedimentos. O volume processado deverá ser de 1,5 a 3 volemias e os procedimentos devem ser feitos diariamente até o objetivo ser alcançado, sempre lembrando que o parâmetro clínico é mais importante que a contagem periférica de leucócitos no pós-procedimento.

Miosites por corpos de inclusão

São doenças raras que se manifestam com alteração progressiva e degenerativa da musculatura esquelética. Tem início na idade adulta ou avançada com fraqueza e atrofia da musculatura esquelética acometendo quadríceps, flexores do punho e dedos e, muitas vezes, disfagia. A biópsia muscular tipicamente revela processo inflamatório endomisial e invasão de células mononucleares no interior de fibras não necróticas. A causa é desconhecida, apesar de linfócitos T e B, células dendríticas e autoanticorpos estarem implicados no processo fisiopatológico.

Até o momento, não há tratamento efetivo para essas doenças, que não respondem a corticoides ou drogas imunossupressoras. A administração de imunoglobulina intravenosa tem efeito transitório em alguns casos. O prognóstico, em geral, é pobre e o tratamento é sintomático e de suporte.

Os resultados descritos com o uso de leucaféreses são escassos e os efeitos transitórios, além de associados com outros tipos de tratamentos e nem sempre com diagnósticos especificados, o que lhe confere categoria de indicação IV e grau de recomendação 2C.[1,10]

Psoríase

Doença crônica da pele, é caracterizada por uma alta predisposição genética, apresentando-se com placas e pápulas resultantes da proliferação e diferenciação anormal da epiderme, o que leva a seu espessamento. Demonstra-se na biópsia infiltrado inflamatório de células dendríticas, macrófagos e linfócitos T na derme e neutrófilos na epiderme. A recirculação desses linfócitos T na pele leva à proliferação de queratinócitos.

Há tratamentos tópicos e sistêmicos para a psoríase, cuja escolha é geralmente baseada na sua severidade, comorbidades e preferência do paciente, assim como pela aderência do paciente ao tratamento. Tratamento tópico inclui emolientes, corticoides e análogos da vitamina D, como o calcitriol, retinoides, inibidores tópicos do calcineurin como o tracolimus, entre outros. Também são utilizadas diferentes modalidades de radiação ultravioletas, fotoquimioterapias etc.

Tratamentos sistêmicos incluem metotrexato, retinoides, ciclosporina e, recentemente, agentes biológicos como diversos anticorpos monoclonais.

A racionalidade do uso dos diferentes procedimentos de aféreses baseia-se na fisiopatologia dessa doença. Poucos estudos anedóticos mostraram que a troca plasmática não oferece benefício para o controle da psoríase. A remoção seletiva de leucócitos por meio de colunas de adsorção de granulócitos e monócitos é respaldada fisiopatologicamente, especialmente no contexto da psoríase pustular disseminada, mas não há estudos conclu-

dentes se essa terapia isoladamente possa ser efetiva, o mesmo ocorrendo com os procedimentos de linfocitaféreses.[11]

Por todas essas razões, as linfocitaféreses terapêuticas com psoríases são classificadas como categoria III e grau de recomendação 2C.[1]

Plaquetaféreses terapêuticas

Procedimentos de plaquetaféreses terapêuticas são usados algumas vezes em plaquetoses extremas que podem estar associadas agudamente com tromboembolismo ou dano tecidual decorrente de agregação plaquetária microvascular ou em um paciente onde o tromboembolismo ou lesão tecidual decorrente de agregação plaquetária é considerado risco iminente. Tipicamente, plaquetose extrema está associada com doenças mieloproliferativas como a trombocitemia essencial ou policitemia *vera*.

Aproximadamente metade dos pacientes portadores de trombocitemia essencial é assintomático ao diagnóstico, enquanto o restante apresenta ampla variedade de complicações vasomotoras, trombóticas ou hemorrágicas. Não existe correlação direta entre o grau de plaquetose ou das anormalidades da função plaquetária com as manifestações clínicas. Risco aumentado de tromboses tem sido associado a pacientes com idade superior a 60 anos e antecedentes de trombose. O risco de hemorragia pode aumentar com plaquetoses extremas ($> 2.000.000$ mm^3).

A plaquetaférese terapêutica também pode ser utilizada em circustâncias especiais como em plaquetose reacional após esplenectomia[12] ou durante gestações para prevenção de perda fetal.

Outras causas de plaquetoses extremas são as reacionais a sangramento agudo, hemólise, infecções, inflamações, neoplasias, asplenia ou deficiência de ferro. Esse aumento, por se tratar de plaquetas funcionalmente normais, dificilmente predispõe o paciente a processos trombóticos ou hemorrágicos, o que não acontece com o aumento das plaquetas em doenças mieloproliferativas como a trombocitemia essencial, policitemia *vera*, mielofibrose primária e anemia refratária com sideroblastos em anel, pois elas são funcionalmente anormais e o seu aumento exagerado pode estar associado com eventos trombo-hemorrágicos, que incluem trombose microcirculatória, acidentes cerebrovasculares, infarto do miocárdio, tromboembolismo venoso e perda fetal no primeiro trimestre de gestação, podendo ocorrer espontaneamente ou durante situações de hipercoagulabilidade como cirurgias e gravidez. Interessante evidenciar que a contagem absoluta e a avaliação funcional qualitativa das plaquetas *in vitro* não são preditivas de risco trombótico.

Tratamentos para essas condições incluem baixas doses de aspirina como tromboprofilaxia em pacientes de baixo risco. Em pacientes de alto risco são usados medicamentos que diminuem a contagem plaquetária como a hidroxiureia e anagrelide, reservando o interferon-alfa ou o bussulfano quando não há resposta satisfatória. Em casos de complicações trombóticas venosas, impera-se o tratamento com anticoagulantes de forma protocolar, enquanto eventos trombóticos arteriais são tratados agudamente com drogas antiagregantes plaquetárias ou, menos comumente, com a heparina.

Anticoagulação ou drogas antiagregantes plaquetárias e terapia citorredutora diminuem significativamente o risco de tromboembolismo recorrente. Pacientes com plaquetoses extremas e quadro hemorrágico devem ter sua contagem plaquetária diminuída com medicamentos ou plaquetaféreses terapêuticas, utilizadas para prevenir a recorrência ou tratar quadros tromboembólicos ou hemorrágicos agudos em pacientes selecionados com doenças mieloproliferativas e plaquetoses de difícil controle medicamentoso, sendo descrita rápida melhora de complicações microvasculares isquêmicas.

Cada procedimento de plaquetaférese terapêutica abaixa a contagem de plaquetas entre 30 e 60% com o processamento de 1,5 a 2,0 volemias, e podem ser realizadas diariamente conforme a resposta clínica e laboratorial. Geralmente, o intuito é baixar a contagem plaquetária periférica para menos de 600.000 plaquetas/mm^3, continuando com drogas citorredutoras.[13-17] Importante enfatizar que o efeito da plaquetaférese terapêutica é fugaz e exige procedimentos repetidos, devendo a terapia citorredutora clínica ser instituída o mais cedo possível para o controle da plaquetose em longo prazo, quando assim indicado.

Os procedimentos de plaquetaférese terapêutica são geralmente bem tolerados, e os riscos incluem potenciais complicações relacionadas à colocação de cateteres, como sangramentos e tromboses, além de infecções, arritmias, hipotensão e toxicidade ao citrato. Os benefícios, entretanto, são de curto prazo. A decisão para se realizar procedimento de plaquetaférese terapêutica em pacientes com doença mieloproliferativa deve ser individualizada e baseada na sintomatologia. Não há estudos controlados que demonstrem a real eficácia da plaquetaférese terapêutica em pacientes assintomáticos, mesmo que a contagem plaquetária esteja acima de 1.000.000/mm^3. Nestes casos, é preferível o uso de drogas que promovam a redução gradual da contagem plaquetária.

Apesar de, conceitualmente, a remoção física das plaquetas no contexto de uma contagem plaquetária elevada possa parecer uma abordagem racional, a evidência não é tão forte e o protocolo atual da ASFA designa o uso da plaquetaférese em plaquetose sintomática como categoria II, e o uso profilático ou para plaquetose secundária, categoria III, ambos com grau de evidência 2C, isto é, fraca recomendação, baixa qualidade ou muito baixa qualidade de evidência.[1]

A seguir, vamos elencar alguns pré-requisitos, limitações e detalhes técnicos que auxiliam um serviço de aféreses para a realização rotineira desses procedimentos.

PRÉ-REQUISITOS E LIMITAÇÕES

Condições venosas

O acesso venoso tem importância crucial para realização dos procedimentos de aféreses. Apesar de preferencialmente optarmos pelas veias antecubitais, as quais devem ser satisfatórias a ponto de suportar repetidas punções com agulhas de grosso calibre das diversas sessões quanto forem necessárias, raramente conseguimos completar os ciclos sem a implantação de um cateter venoso de material rígido e não colabante, assim, sua implantação deve ser encarada como rotina para esses pacientes.

Consentimento informado

Seguindo requisitos da legislação brasileira, que consta na Portaria nº 2.712, de 12/11/2013,[18] deve ser obtido um Termo de Consentimento Informado Livre e Esclarecido (TCLE) para cada procedimento realizado, assinado pelo paciente ou responsável, médico hemoterapeuta e, também, pelo médico assistente.

Cuidados gerais com o paciente

Os pacientes poderão ser submetidos a citaférese terapêutica tanto em regime hospitalar como ambulatorial, dependendo das suas condições clínicas, da doença de base e do nível de complexidade do procedimento. Durante a citaférese é importante que diversos cuidados sejam tomados, como o monitoramento do ritmo cardíaco, o controle médico presencial durante todo o período, identificação precoce dos efeitos adversos, entre outros. Deve-se também evitar procedimentos em jejum. Medicamentos não deverão ser administrados durante o procedimento e nas 4 horas que antecedem o mesmo, e sim, preferencialmente, logo após o término deste. Evitar a coleta de exames, a soroterapia e outras punções etc., nas veias antecubitais no período em que o paciente estiver sendo submetido aos ciclos de procedimentos, pois as mesmas devem ser preservadas quando o acesso venoso for periférico, como já abordado anteriormente.

Solicitação dos procedimentos

Citaférese terapêutica só deverá ser efetuada mediante solicitação escrita do médico responsável pelo paciente e com a concordância do médico hemoterapeuta, segundo legislação em vigor no Brasil.[18] Tal solicitação deverá conter todos os dados que permitam a adequada análise da indicação pelo hemoterapeuta que, como responsável direto pelos procedimentos, deverá determinar o volume sanguíneo a ser processado, a frequência dos procedimentos, a necessidade de cuidados especiais, bem como anotar os dados no prontuário do paciente relativos às intercorrências e tratamentos instituídos.

Exames laboratoriais

No início da sequência de procedimentos, devem ser coletados exames como hemograma com contagem de plaquetas, cálcio sérico, pro-

teínas totais e frações e, mediante justificativa clínica, raios X de tórax, eletrocardiograma, ecocardiograma etc.

Além desses, deverão ser coletados exames pré e pós-procedimento, baseando-se na doença de base e, na medida do possível, exames que demonstrem laboratorialmente a efetividade do procedimento, quantificando-se as células que se deseja retirar, substituir ou tratar, determinando a porcentagem de decréscimo entre as amostras coletadas imediatamente antes e cerca de 40 minutos após o término da citaférese.

PROCEDIMENTOS-PADRÃO

Alguns exemplos de procedimentos-padrão para a realização das citaféreses terapêuticas serão descritos a seguir.

É importante enfatizar que os casos deverão ser analisados e avaliados individualmente, para serem adaptados às realidades dos pacientes, tanto no aspecto da doença de base como às suas condições clínicas e conforto.

Leucaféreses terapêuticas – hiperleucocitoses

Deverá ser processado em cada sessão, volume sanguíneo correspondente entre 1,5 e 3 volemias, evitando-se ultrapassar 4 h de procedimento. A reposição deverá ser baseada no volume retirado do paciente da seguinte maneira: quando o volume retirado for inferior a 15% da volemia, não há necessidade de reposição; acima de 15%, a reposição deverá ser realizada somente com solução fisiológica 0,9%, proporcionalmente, isto é, com o mesmo volume retirado; as reposições com soluções de albumina a 4% só deverão ser consideradas em situações especiais.

Plaquetaféreses terapêuticas – plaquetoses

O volume sanguíneo a ser processado também deverá ser o correspondente entre 1,5 e 3 volemias sanguíneas por sessão, não ultrapassando 4 horas de procedimento. A reposição deverá seguir os mesmos critérios das leucaféreses terapêuticas anteriormente descritas.

CONDUTAS EM REAÇÕES ADVERSAS DURANTE OS PROCEDIMENTOS

Em procedimentos de citaféreses terapêuticas, algumas reações adversas podem ocorrer, sendo exemplificadas a seguir.

Alterações no balanço volumétrico, com consequente hipotensão, hipertensão, taquicardia, bradicardia e síncope são efeitos colaterais comuns, principalmente quando empregados equipamentos de fluxo descontínuo. O controle destas situações deve basear-se na necessária correção do balanço hídrico no equipamento, adequando os fluxos e velocidades de retirada e reinfusão bem como infundir fluidos, quando necessário.

Hipoglicemia, traduzida por tontura, sudorese fria e ansiedade, deve ser controlada com a administração de solução de glicose a 25%, inicialmente 20 mL, podendo-se chegar até 50 mL, pela via de reinfusão, lentamente e com o procedimento interrompido.

Muito frequentes, porém leves, são as reações ao anticoagulante citratado, caracterizado por parestesias, tremores etc. A adequação dos fluxos e a proporção do anticoagulante, na maioria das vezes, conseguem controlar o quadro. Quando essas medidas não forem suficientes, administrar solução de gluconato de cálcio a 10%, 10 mL diluídos em 100 mL de soro fisiológico 0,9%, pela via de reinfusão, em 20 minutos, até cessarem os sintomas. Se esses procedimentos forem insuficientes, interromper a citaférese por, no mínimo, 5 minutos.

Náuseas e vômitos também podem ocorrer e, muitas vezes, estão relacionados às alterações hemodinâmicas ou a quadros de ansiedade. Pode-se administrar antieméticos pela via de reinfusão, lentamente. Geralmente, não há necessidade de alterar fluxos ou interromper o procedimento.

Outras situações menos frequentes deverão ser avaliadas, e as condutas tomadas individualmente.

CONSIDERAÇÕES FINAIS

É importante enfatizar que as citaféreses terapêuticas devem ser indicadas com base em critérios científicos e respaldadas na literatura, devendo sempre ser encaradas como inseridas no plano de tratamento global da doença de base. Na grande maioria das vezes, os efeitos benéficos desses procedimentos são temporários, necessários para que se tenha tempo hábil para a efetividade do tratamento específico e definitivo. Além disso, é importante lembrar que o procedimento só será efetivo quando as alterações fisiopatológicas responsáveis pelo quadro clínico dos pacientes ainda forem reversíveis.

Cada paciente poderá responder diferentemente aos procedimentos, o que justifica, como na maioria das condutas clínicas, o senso crítico de avaliá-lo individualmente tanto no aspecto da indicação como na programação a ser adotada.

Apesar de já bem estabelecidas na prática clínica hemoterápica, as aféreses têm permanecido um campo onde a experiência pessoal de cuidados médicos ainda colide com os requerimentos da medicina baseada em evidências que, certamente, deverá ser seguida.

Finalmente, a realidade atualmente é que não há somente interpretações conflitantes acerca dos benefícios dos procedimentos de aféreses terapêuticas, mas também diferenças expressivas do acesso à tecnologia disponível setorialmente no nosso país e ao redor do mundo.

REFERÊNCIAS BIBLIOGRÁFICAS

1. Schwartz J, Winters JL, Padmanabha A, et al. Guidelines on the use of therapeutic apheresis in clinical practice-evidence-based approach from the Writing Committee of the American Society for Apheresis: The sixth special issue. J Clin Apher 2013; 28: 145-284.

2. Piro E, Carillio G, Levato L, et al. Reversal of leukostasis-related pulmonary distress syndrome after leukapheresis and low-dose chemotherapy in acute myeloid leukemia. J Clin Oncol 2011; 29:725-726.

3. Kasner MT, Laury A, Kasner SE, et al. Increased cerebral blood flow after leukapheresis for acute myelogenous leukemia. Am J Hematol 2007; 82:1110-1112.

4. Le Guern V, Guillevin L. Therapeutic apheresis for myositises. Transfus Apher Soc 2007; 36:169-172.

5. Bug G, Anargyrou K, Tonn T, Bialleck H, Seifried E, Hoelzer D, Ottmann OG. Impact of leukapheresis on early death rate in adult acute myeloid leukemia presenting with hyperleukocytosis. Transfusion 2007; 47:1843-1850.

6. De Santis GC, de Oliveira LC, Romano LG, Almeida Prado Bde P, Simoes BP, Rego EM, Covas DT, Falcao

RP. Therapeutic leukapheresis in patients with leukostasis secondary to acute myelogenous leukemia. J Clin Apher 2011; 26:181-185.

7. Ganzel C, Becker J, Mintz PD, Lazarus HM, Rowe JM. Hyperleukocytosis, leukostasis and leukapheresis: practice management. Blood Rev 2012; 26:117-122.

8. Piro E, Carillio G, Levato L, Kropp M, Molica S. Reversal of leukostasis-related pulmonary distress syndrome after leukapheresis and low-dose chemotherapy in acute myeloid leukemia. J Clin Oncol 2011; 29:725-726.

9. Shafique S, Bona R, Kaplan AA. A case report of therapeutic leukapheresis in an adult with chronic myelogenous leukemia presenting with hyperleukocytosis and leukostasis. Ther Apher Dial 2007; 11:146-149.

10. Dau PC. Leukocytapheresis in inclusion body myositis. J Clin Apher 1987; 3:167-170.

11. Liumbruno GM, Centoni PE, Molfettini P, Ceretelli S, Ceccarini M, Bachini L, Pomponi A, Bagnoni G, Vitolo M, Eberle O, Biondi A, Sodini ML. Lymphocytapheresis in the treatment of psoriasis vulgaris. J Clin Apher 2006; 21:158-164.

12. Raval JS, Redner RL, Kiss JE. Plateletpheresis for post-splenectomy rebound thrombocytosis in a patient with chronic immune thrombocytopenic purpura on romiplostim. J Clin Apher 2013; 28:321-324.

13. Schafer AI. Thrombocytosis. N Engl J Med 2004; 350:1211-1219.

14. Tefferi A. Polycythemia vera and essential thrombocythemia: 2012 update on diagnosis, risk stratification, and management. Am J Hematol 2012; 87: 284-293.

15. Adami R. Therapeutic thrombocytapheresis: a review of 132 patients. Int J Artif Organs 1993; 16(Suppl 5):183-184.

16. Campbell PJ, MacLean C, Beer PA, Buck G, Wheatley K, Kiladjian JJ, Forsyth C, Harrison CN, Green AR. Correlation of blood counts with vascular complications in essential thrombocythemia: analysis of the prospective PT1 cohort. Blood 2012; 120:1409-1411.

17. Taft EG, Babcock RB, Scharfman WB, Tartaglia AP. Plateletpheresis in the management of thrombocytosis. Blood 1977; 50:927-933.

18. Portaria nº 2.712, de 12/11/2013, publicada no DOU nº 221 em 13/11/13, seção 1, página 106.

33

PROCEDIMENTO DE TROCA PLASMÁTICA (PLASMAFÉRESE TERAPÊUTICA)

Alfredo Mendrone Júnior

INTRODUÇÃO

O termo aférese é utilizado para descrever o procedimento no qual ocorre a retirada do sangue total de um paciente ou doador, seguido da sua separação em componentes por filtração ou centrifugação, retenção do plasma (troca plasmática) ou de um componente celular do sangue (citaférese) e subsequente devolução dos elementos remanescentes ao paciente ou doador. A aférese pode ter finalidade terapêutica ou pode se destinar à obtenção de componentes sanguíneos para fins transfusionais. Atualmente, este termo é mais amplamente aplicado referindo-se também à manipulação extracorpórea dos componentes plasmáticos por colunas de afinidade (aférese seletiva) e à exposição de componentes celulares do sangue à fotoirradiação ultravioleta (fotoquimioterapia extracorpórea/fotoférese). Neste capítulo serão abordados os princípios, as principais indicações e as complicações da troca plasmática terapêutica, inicialmente denominada plasmaférese terapêutica.

Como já referido, a troca plasmática (TP) se refere à remoção do plasma do paciente uti-

lizando um equipamento de aférese e reposição do volume plasmático removido com coloide (solução de albumina ou plasma) e/ou cristaloide (solução salina). A TP pertence a lista de terapias extracorpóreas cujo objetivo é remover substâncias biológicas tóxicas com alto peso molecular relacionadas com a patogênese da doença do paciente, incluindo anticorpos anômalos (frequentemente autoanticorpos), complexos imunes, crioglobulinas, toxinas ou lipídeos. O racional para realização do procedimento baseia-se na hipótese de que a remoção dessa substância irá reverter ou estabilizar a doença. Muito frequentemente a troca plasmática é aplicada em associação com medicações imunossupressoras, as quais limitarão a síntese das substâncias patogênicas, ou outras medicações relacionadas com o tratamento da patologia de base. Além disso, a troca plasmática tem o benefício adicional de permitir a infusão de grande quantidade de uma determinada substância, o que pode contribuir para o tratamento da patologia (p. ex., a infusão de plasma fresco congelado na púrpura trombocitopênica trombótica).

PRINCÍPIOS

Volume de troca plasmática, frequência e número total de procedimentos de troca plasmática

A remoção contínua do plasma que ocorre durante um procedimento de troca plasmática leva à redução progressiva na concentração de várias substâncias plasmáticas.

Alguns modelos matemáticos têm sido utilizados para se avaliar a eficiência da remoção de determinado componente plasmático durante o procedimento. Entretanto, estes modelos assumem que o compartimento intravascular é um compartimento fechado e que a massa da substância a ser removida está isolada do compartimento extravascular (modelo "um compartimento"),[1] ou seja, a substância a ser removida não sofre transferência entre os compartimentos intra e extravascular, se mistura bem com o fluido de reposição utilizado e há um equilíbrio entre a síntese e o catabolismo da substância durante o procedimento. Este modelo é útil para estimar a remoção de algumas substâncias-alvo durante a troca plasmática. No entanto, tem baixo valor para predizer a remoção de substâncias que rapidamente se redistribuem entre os compartimentos, que têm uma grande capacidade de distribuição e que apresentam um desequilíbrio entre síntese e catabolismo durante o procedimento. Do ponto de vista prático, esses modelos de "um compartimento" se aplicam muito bem para substâncias como imunoglobulinas tipo M, complexos imunes e outras moléculas de alto peso molecular como o LDL-colesterol, os quais são predominantemente intravasculares.

Uma das maneiras utilizadas para se avaliar a eficiência da remoção de substâncias plasmáticas durante a troca plasmática, baseia-se na seguinte equação:

$$C/C_o = e^{2x}$$

Onde:
C_o = corresponde à concentração sérica da substância ao início do procedimento de aférese;
C = corresponde à sua concentração em qualquer momento do procedimento; e
x = é o número de volumes plasmáticos removidos no momento do procedimento, em que a eficiência está sendo avaliada.

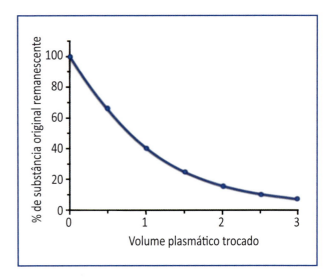

FIGURA 33.1 Relação entre o volume plasmático removido durante um procedimento de troca plasmática e a porcentagem remanescente no plasma de uma determinada substância (modelo "um compartimento").

De acordo com esta equação, em um procedimento de troca plasmática, após a troca de 1,0 a 1,5 volumes plasmáticos, estima-se um decréscimo aproximado de 60 a 65% dos níveis séricos da substância avaliada (Figura 33.1).

No modelo logarítmico expresso na Figura 33.1, a remoção de determinado constituinte plasmático sofre queda exponencial durante um procedimento de troca plasmática. Por esta razão, o volume de troca, geralmente, é limitado em 1,0 a 1,5 volumes plasmáticos do paciente por procedimento. Trocas maiores trarão pequeno acréscimo na eficiência da remoção, com maior risco de desencadear efeitos indesejáveis diretamente relacionados ao procedimento.[5]

O índice de equilíbrio entre o espaço intra e extravascular da substância que se deseja remover, o seu grau de biossíntese, assim como a sua fração de catabolismo, ditarão o intervalo ideal entre os procedimentos de troca plasmática.[2-4]

O tipo de doença e, principalmente, a resposta clínica e laboratorial do paciente, indicarão o número total de sessões que devem ser realizadas para se obter o efeito terapêutico desejado.

Cálculo do volume plasmático

Antes do início da aférese, o volume sanguíneo total (VST), o volume hemático e o volume plasmático devem ser calculados para se poder estimar a fração do volume plasmático e hemático que estarão no circuito extracorpóreo durante o procedimento, e para calcular o volume da troca plasmática que será realizada.

O volume sanguíneo total está relacionado com a massa corporal e é maior em homens do que em mulheres, mesmo que tenham o mesmo peso e a mesma altura. Num paciente adulto, o VST pode ser estimado multiplicando-se o peso do paciente por 70 mL/kg. Embora seja uma forma bastante fácil e prática de se estimar o VST, esta fórmula não leva em conta o sexo e a altura. Por isto, para uma avaliação mais acurada, esta fórmula foi modificada por Gilcher.[6] Esta modificação é conhecida como a fórmula dos "5" de Gilcher e leva em conta o peso, o sexo e o tipo de corpo (magro, normal, gordo ou muscular) (Tabela 33.1). Também inclui uma estimativa em mL/kg para pacientes pediátricos.

Para cálculo do volume plasmático:

> Volume plasmático = volume sanguíneo total (VST) × (1,0 – hematócrito)

Exemplo:

Paciente adulto, sexo masculino, normal, com peso de 70 kg e com hematócrito de 40%:

Volume sanguíneo total: $70 \times 70 = 4.900$ mL

Volume plasmático: $4.900 \times (1,0 - 0,4) =$
                                   $4.900 \times 0,6 = 2.940$ mL

Volume hemático: $4.900 - 2.940 = 1.960$ mL

Importante: Para diminuir o risco de hipovolemia durante a aférese, em qualquer momento do procedimento o volume extracorpóreo não deve exceder 15% do VST do paciente.

Fluidos de reposição utilizados no procedimento de troca plasmática

Durante um procedimento de troca plasmática, o volume de plasma removido é simultaneamente substituído por determinado fluido de reposição. Os fluidos mais comumente utilizados para reposição do volume plasmático removido, suas vantagens, desvantagens e indicações estão resumidos na Tabela 33.2.[7]

Apesar da reposição geralmente ser isovolumétrica, o procedimento de troca plasmática permite flexibilidade no volume de reposição de acordo com as condições clínicas do paciente. Balanços hídricos positivos ou negativos podem ser estabelecidos em qualquer momento do procedimento, caso as condições hemodinâmicas do paciente assim exigirem.

Embora, na grande maioria dos procedimentos de troca plasmática, o volume de plasma removido seja reposto com soluções isentas de fatores da coagulação e imunoglobulinas (solução de albumina 5%), correções específicas de deficiências proteicas induzidas pelo tratamento com troca plasmática raramente são necessárias. No entanto, pacientes submetidos a múltiplos procedimentos consecutivos, em curto espaço de tempo, podem apresentar redução do nível de fatores da coagulação, hipofibrinogenemia e/ou queda dos níveis plasmáticos de IgG. Na primeira condição, a reposição parcial do volume removido com plasma e/ou a infusão de crioprecipitado após o procedimento deve ser considerada, quando as provas de coagulação estiverem alteradas e o nível sérico de fibrinogênio cair abaixo de 70 mg/dL. No caso de hipogamaglobulinemia, embora a reposição não esteja ainda totalmente estabelecida, alguns autores utilizam a infusão de 0,4 g/kg de gamaglobulina intrave-

TABELA 33.1 REGRA DOS "5" DE GILCHER PARA CÁLCULO DO VOLUME SANGUÍNEO TOTAL				
PACIENTE	**GORDO**	**MAGRO**	**NORMAL**	**MUSCULAR**
Homens	60 mL/kg	65 mL/kg	70 mL/kg	75 mL/kg
Mulheres	55 mL/kg	60 mL/kg	65 mL/kg	70 mL/kg
RN/crianças	–	–	80-70 mL/kg	–

TABELA 33.2
COMPARAÇÃO ENTRE OS FLUIDOS DE REPOSIÇÃO HABITUALMENTE UTILIZADOS EM PROCEDIMENTOS DE TROCA PLASMÁTICA

FLUIDO DE REPOSIÇÃO	VANTAGENS	DESVANTAGENS	INDICAÇÕES
Plasma fresco congelado (PFC)	Mais fisiológico Iso-oncótico Repõe não somente albumina como também complemento, fatores pró-coagulantes, imunoglobulinas, anticoagulantes naturais e outras proteínas	Risco de transmissão de doenças infecciosas Reações alérgicas Sobrecarga de citrato Necessidade de compatibilidade ABO	Coagulopatias graves Deficiência isoladas ou combinadas de fatores da coagulação Coagulação intravascular disseminada Púrpura trombocitopênica trombótica Púrpura pós-transfusional
Plasma isento em crio	Iso-oncótico Nível reduzido de fator de von Willebrand de alto peso molecular Níveis normais da maioria dos outros constituintes plasmáticos	As mesmas do plasma fresco congelado	Púrpura trombocitopênica trombótica
Critaloides	Baixo custo Não alergênico Isento de risco de transmissão de doenças infecciosas	Hipo-oncótico Isento de proteínas, de fatores da coagulação, de complemento e imunoglobulinas	Utilizado em procedimentos destinados à redução aguda da viscosidade plasmática
Solução de albumina 4-5%	Iso-oncótico Não contém mediadores inflamatórios Isento de risco de transmissão de doenças infecciosas Baixo risco de reações	Alto custo Isento de fatores da coagulação, complemento e imunoglobulinas	Todas as outras situações, representando o fluido de reposição utilizado em cerca de 90% dos procedimentos de plasmaférese

nosa (IVIG), para pacientes com níveis plasmáticos de IgG < 200 mg/dL, particularmente se o paciente estiver em uso de corticosteroides e/ou outros imunossupressores.

Efeito da troca plasmática nos constituintes normais do plasma

Dentre as terapias extracorpóreas, a troca plasmática é aquela capaz de alterar a concentração apenas dos constituintes plasmáticos com alta massa molecular. A concentração de moléculas de tamanho pequeno e médio praticamente não se altera após um procedimento de troca plasmática. A Tabela 33.3 exibe o tipo de terapia extracorpórea ideal em função do tamanho da molécula.

Eletrólitos e pequenas moléculas

Eletrólitos e pequenas moléculas são pouco removidos pelo procedimento de troca plasmática. Isto ocorre devido ao tamanho das moléculas, grande intercâmbio entre os compartimentos intra e extravascular e aos mecanismos homeostáticos responsáveis por manter suas concentrações dentro de limites normais. De particular significado clínico é a redução na concentração sérica do cálcio que acompanha rápidas infusões de hemocomponentes que contenham citrato e podem ser utilizados como fluidos de reposição. Exceto em disfunções hepáticas e renais coexistentes, o ritmo de infusão de citrato na ordem de 0,03 mL/kg/min é bem tolerado, não necessitando reposição de cálcio.

TABELA 33.3
TIPO DE TERAPIA EXTRACORPÓREA EM FUNÇÃO DO TAMANHO DA MOLÉCULA

SUBSTÂNCIA	PESO MOLECULAR (KILODÁLTONS)	TAMANHO DA MOLÉCULA	TIPO DE TERAPIA EXTRACORPÓREA PARA SUA REMOÇÃO
BUN	0,06	Pequena	Hemodiálise/hemofiltração
Creatinina	0,113		
Vit. B12	1,355	Média	Hemofiltração
Beta2-microglobulina	11,8		
Cadeia leve kappa	25		
Cadeia leve lambda	50		
Albumina	66	Grande	Troca plasmática
IgG	160		
IgM	950		

Imunoglobulinas

Apenas 45% do total de imunoglobulina G (IgG) encontra-se no compartimento intravascular, sendo que esta classe de imunoglobulina sofre grande difusão do meio extravascular para o intravascular após redução sérica de sua concentração. Após a remoção intravascular de IgG, usualmente, ocorre redistribuição da imunoglobulina e o procedimento de troca plasmática subsequente irá causar uma nova diminuição da concentração corporal total. Este comportamento acaba ditando o esquema de tratamento com troca plasmática em pacientes cuja doença seja causada por uma IgG anômala. Também é importante lembrar que a depleção abrupta nos níveis séricos da IgG causados pelo procedimento é capaz de provocar aumento rebote nos níveis de IgG após o término do tratamento com aférese. Este aumento rebote ocorre, principalmente, em decorrência de aumento na sua síntese e/ou diminuição na sua fração de catabolismo. Por isso, a associação com imunossupressores irá aumentar a eficácia do tratamento com troca plasmática quando o objetivo é a remoção de IgG. Por outro lado, por ser um componente predominantemente intravascular e a sua fração de síntese e/ou catabolismo não estar relacionada com seus níveis séricos, a remoção da IgM é mais seguramente estimada por meio da curva logarítmica de queda,

com redução de 60 a 65% da concentração, após a troca de 1 a 1,5 volume plasmático.

Complemento

Os componentes C3 e C4 do complemento são eficazmente removidos pela plasmaférese, com redução aproximada de 65% de seus níveis séricos após troca de um volume plasmático.

Fatores da coagulação

Todos os fatores da coagulação, incluindo o fibrinogênio, sofrem redução após a troca de um volume plasmático. A redução dos níveis dos fatores de coagulação é responsável pelo prolongamento dos tempos de protrombina (TP), de tromboplastina parcial ativado (TTPa) e de trombina (TT), frequentemente observado após o término do procedimento. Embora estas alterações laboratoriais sejam observadas, complicações hemorrágicas e/ou trombóticas raramente são descritas. Com exceção dos pacientes portadores de hepatopatias graves, as provas laboratoriais da coagulação geralmente encontram-se normais 24 a 48 horas após o término da aférese. Pacientes que necessitem serem submetidos a procedimentos invasivos nas primeiras 12 horas após o término da aférese, deverão receber terapia de reposição com fatores de coagulação antes do procedimento.

INDICAÇÕES

A troca plasmática tem sido utilizada com finalidade terapêutica desde o início dos anos 1970. Enquanto os primeiros relatos sobre a sua eficácia no tratamento de algumas doenças eram baseados, predominantemente, em estudos não controlados ou experiências clínicas isoladas, atualmente, para se aceitar uma nova indicação para o tratamento com troca plasmática, há exigência de estudos controlados. Esta prática tem resultado no reconhecimento de novas indicações, no abandono de outras e maior confiabilidade nas reais indicações do procedimento de troca plasmática.

Em 2013, a Sociedade Americana de Aférese (ASFA) publicou a última diretriz sobre o uso de aférese terapêutica na prática clínica. Nesta diretriz as patologias foram classificadas em quatro categorias, de acordo com a sua resposta ao tratamento.[8]

- *Categoria I:* inclui doenças para as quais a aférese é considerada terapia de primeira linha, isoladamente ou em conjunto com outras formas de tratamento. Exemplo: troca plasmática em Guillain-Barré como terapia isolada e troca plasmática na miastenia *gravis* como terapia associada à imunossupressão e inibidor da colinesterase.
- *Categoria II:* inclui doenças onde a aférese é geralmente aceita como terapia de segunda linha, isoladamente ou em conjunto com outras formas de tratamento. Exemplo: troca plasmática como terapia de segunda linha para encefalomielite disseminada aguda não responsiva a corticosteroides.
- *Categoria III:* evidências atuais não são suficientes para estabelecer a real eficácia da aférese neste grupo de doenças. O risco/benefício da terapia ainda não está completamente estabelecido. A decisão deve ser individualizada. Exemplo: troca plasmática em pacientes com sepse e falência de múltiplos órgãos.
- *Categoria IV:* inclui doenças cujas evidências demonstram ou sugerem que a aférese é ineficaz ou de risco para o paciente. Exemplo: troca plasmática em artrite reumatoide ativa.

As indicações de troca plasmática e a respectiva classificação ASFA 2013 das doenças estão listadas na Tabela 33.4.

Algumas das indicações mais frequentes

A troca plasmática é comumente utilizada para remover anticorpos patogênicos e complexos imunes circulantes (p. ex., síndrome de Guillain-Barré, miastenia *gravis* e síndrome de Goodpasture); crioglobulinas; substâncias fisiológicas, porém presentes em concentrações anormais (hipercolesterolemia) ou para repor determinadas substâncias que se encontram com concentrações séricas reduzidas no plasma (púrpura trombocitopênica trombótica).

A síndrome de Guillain-Barré (SGB) é doença aguda do sistema nervoso periférico, progressiva, caracterizada por paralisia flácida ascendente, geralmente simétrica, acompanhada por arreflexia profunda. A análise do líquor revela proteinorraquia moderada, sem pleocitose. Fisiopatologia autoimune tem sido sugerida, com base nos achados patológicos e em modelos animais. Anticorpos dirigidos contra gangliosídeos têm sido potencialmente implicados na SGB. Como a produção de anticorpos é autolimitada, a doença apresenta remissão espontânea na maioria dos casos. Durante a fase de paralisia da doença, o tratamento de suporte é fundamental, incluindo ventilação mecânica e fisioterapia. Entretanto, como muitos pacientes apresentam períodos prolongados de paralisia, de intubação orotraqueal e de internação, algumas abordagens terapêuticas têm sido associadas à terapia de suporte com o objetivo de reduzir o período de paralisia. Corticosteroides foram utilizados empiricamente, sem resposta. A troca plasmática foi a primeira modalidade de tratamento que se mostrou benéfica em reduzir o tempo de doença. Vários trabalhos mostraram que a adição da aférese foi capaz de reduzir o tempo de intubação e o tempo de doença quando comparado com pacientes submetidos exclusivamente ao tratamento de suporte.[9,10] Mais recentemente, estudos sugeriram que o tratamento com imunoglobulina intravenosa é tão eficaz quanto a troca plasmática no tratamento da SGB.

Quando a opção for pelo tratamento com aférese, recomenda-se a troca de um volume plasmático por procedimento em dias alternados, num total de 6 procedimentos em 12-14 dias. O fluido de reposição deve ser solução de albumina a 5%.

CAPÍTULO 33 • PROCEDIMENTO DE TROCA PLASMÁTICA (PLASMAFÉRESE TERAPÊUTICA)

TABELA 33.4
INDICAÇÕES PARA REALIZAÇÃO DE TROCA PLASMÁTICA
E RESPECTIVAS CATEGORIAS ASFA 2013

PATOLOGIA	CATEGORIA ASFA 2013
Incompatibilidade ABO maior – transplante de células progenitoras hematopoéticas	II
Incompatibilidade ABO maior – transplante hepático – doador vivo	I
Rejeição humoral – transplante hepático	III
Incompatibilidade ABO maior – transplante renal – doador vivo	I
Rejeição humoral – transplante renal	I
Rejeição humoral aguda – transplante cardíaco	III
Encefalomielite aguda disseminada	II
Síndrome de Guillain-Barré – pré-IVIG	I
Síndrome de Guillain-Barré – ausência de resposta no tratamento com IVIG	III
Falência hepática aguda	III
Amiloidose sistêmica	IV
Esclerose lateral amiotrófica	IV
Glomerulonefrite rapidamente progressiva associada à ANCA (diálise dependente ou com hemorragia alveolar)	I
Glomerulonefrite rapidamente progressiva associada à ANCA (diálise independente)	III
Síndrome de Goodpasture (diálise independente/hemorragia alveolar)	I
Síndrome de Goodpasture (diálise dependente)	III
Anemia hemolítica autoimune grave por anticorpo quente	III
Anemia hemolítica autoimune grave por anticorpo frio	II
Síndrome antifosfolípide catastrófica	II
Encefalite focal crônica (Rasmussen)	III
Polirradiculoneurite crônica inflamatória desmielinizante	I
Inibidores de fator da coagulação (autoanticorpos)	III
Inibidores de fator da coagulação (aloanticorpos)	IV
Crioglobulinemia	I
Dermato/polimiosite	IV
Cardiomiopatia dilatada idiopática	III
Glomeruloesclerose segmentar focal recorrente após transplante	I
Síndrome hemolítico urêmica atípica	
Deficiência congênita de proteínas reguladoras do complemento	II
Autoanticorpo dirigido contra fator H	I
Deficiência congênita de MCP	IV
Síndrome hemolítico urêmica associada com infecção	
Associada com diarreia	IV
Associada com pneumonia	III

Continua

TABELA 33.4 Continuação INDICAÇÕES PARA REALIZAÇÃO DE TROCA PLASMÁTICA E RESPECTIVAS CATEGORIAS ASFA 2013	
PATOLOGIA	**CATEGORIA ASFA 2013**
Purpura Henoch-Schönlein	III
Trombocitopenia induzida por heparina	III
Pancreatite secundária a hipertrigliceridemia	III
Hiperviscosidade em gamopatias monoclonais	I
Nefropatia por IgA	III
Púrpura trombocitopênica refratária	IV
Glomerulonefrite rapidamente progressiva decorrente de complexos imunes	III
Síndrome miastênica de Eaton-Lambert	II
Rejeição humoral de enxerto pulmonar	III
Esclerose múltipla	III
Miastenia *gravis* (moderada a grave/pré-timectomia)	I
Nefropatia do mieloma	II
Neuromielite óptica (desmielinização aguda)	II
Neuromielite óptica (terapia de manutenção)	III
Polineuropatia desmielinizante associada a paraproteínas (IgG/IgA/IgM)	I
PANDAS	I
Pênfigo vulgar	III
Doença de Refsum (doença de acúmulo do ácido fitânico)	II
POEMS	IV
Purpura pós-transfusional	III
Psoríase	IV
Aplasia pura de série vermelha	III
Sepse com falência de múltiplos órgãos	III
Coreia de Sydenham	I
Lúpus eritematoso sistêmico – nefrite	IV
Lúpus eritematoso sistêmico – manifestações extrarrenais graves	II
Púrpura trombocitopênica trombótica	I
Microangiopatia trombótica	
Associada a ticlopidina	I
Associada a clopidogrel	III
Associada a ciclosporina/tacrolimus	III
Associada a gencitabina	IV
Associada a quinina	IV
Associada a transplante de células progenitoras hematopoéticas	III
Doença de Wilson	I

Instabilidade autonômica é uma das características da SGB. Por isto, particular atenção deve ser dada à monitorização dos sinais vitais durante os procedimentos.

Na miastenia *gravis* (MG), há formação de anticorpos dirigidos contra os receptores de acetilcolina da placa motora terminal da junção neuromuscular, resultando em fraqueza muscular proximal e/ou fadiga. Os sinais e sintomas incluem ptose palpebral, diplopia, disfagia e dispneia. Embora a terapia farmacológica com drogas anticolinesterásicas e corticosteroides seja a principal arma no tratamento da MG, a troca plasmática pode ser associada ao tratamento convencional em casos de insuficiência respiratória aguda de rápida instalação, no preparo de pacientes para timectomia, em casos refratários ou na crise miastênica.

O tratamento deve incluir 1 sessão de aférese ao dia, por 2-3 dias consecutivos, trocando um volume plasmático em cada sessão por solução de albumina 5%, ou a troca de 225 mL de plasma/kg peso num período de até 2 semanas.[11] É importante salientar que a aférese, quando indicada no tratamento da MG, é terapia adjuvante ao tratamento convencional, jamais devendo ser utilizada como terapia isolada. Como as drogas anticolinesterásicas podem ser removidas com o procedimento, é recomendável que a droga seja administrada após a aférese e que o padrão respiratório do paciente seja monitorizado nas primeiras horas após o procedimento de troca plasmática.[12]

A síndrome de Goodpasture (SG) é doença rara, relacionada com a presença de anticorpos dirigidos contra colágeno tipo IV, presente na membrana basal glomerular e na membrana alveolar. O quadro clínico se caracteriza por glomerulonefrite rapidamente progressiva e hemorragia pulmonar. Historicamente, pacientes não tratados, não recuperam a função renal e apresentam alta mortalidade, particularmente devido a sangramento alveolar.[13] A introdução de imunossupressão oral não alterou o prognóstico da doença. Por outro lado, o uso de aférese em combinação com prednisolona e ciclofosfamida melhoraram muito a evolução dos pacientes. A troca plasmática tem importante papel na redução aguda dos níveis de anticorpos e no controle da hemorragia pulmonar.[14] É recomendada a troca plasmática associada à imunossupressão, com realização de um procedimento ao dia, com troca de um volume plasmático por sessão por solução de albumina 5%, até controle total do sangramento alveolar ou até que o nível de anticorpo dirigido contra membrana basal se torne indetectável. Plasma fresco congelado pode ser necessário, como fluido de reposição em pacientes com quadro hemorrágico intenso.

Crioglobulinas são imunoglobulinas que se precipitam ao frio e novamente se tornam solúveis quando aquecidas. Os agregados de crioglobulinas podem se depositar em pequenos vasos e causar dano tecidual. Crioglobulinemia é a doença decorrente da presença de crioglobulina na circulação e é associada com uma grande variedade de patologias como doenças linfoproliferativas, doenças autoimunes e infecções virais. Três tipos são descritos: tipo I, caracterizado pela presença de uma proteína monoclonal IgG ou IgM, é associado com doenças como mieloma múltiplo, macroglobulinemia de Waldestrom ou outras doenças linfoproliferativas; tipo II, decorre da presença de uma proteína IgG policlonal ou de uma proteína IgM monoclonal e, usualmente, ocorre devido a infecção pelo vírus C da hepatite; tipo III, também é uma crioglobulinemia mista (com imunoglobulinas policlonais, IgG e IgM) e está associado com infecção pelo vírus das hepatites B e C, doenças inflamatórias ou doenças autoimunes. Clinicamente, o tipo I é associado com diminuição do fluxo venoso, por aumento da viscosidade sanguínea com fenômeno de Raynaud, acrocianose, púrpura e gangrena de extremidades. Doença renal pode estar associada devido à deposição de crioglobulina nos capilares glomerulares. Os tipos II e III, frequentemente, se apresentam como doenças mediadas por complexos imunes, com ativação de complemento e vasculite. Neuropatia periférica é muito comum. O diagnóstico é feito pela história, baixos níveis de complemento e detecção e caracterização da crioglobulina.

O benefício da troca plasmática no tratamento da crioglobulinemia já está bem estabelecido. Durante o curso da doença, a troca plasmática está indicada toda vez que houver sinais e sintomas importantes decorrentes da doença.[15] Em cada sessão deve ser trocado o equivalente a um volume plasmático, e o volume removido deve ser 50% substituído por solução de albumina 5% e 50% por solução fisiológica. A terapia com aférese deve ser realizada diariamente ou a cada 48 horas, até controle dos sinais e sintomas. Novo ciclo de troca plasmática pode ser repetido 4 semanas após a remissão clínica, para evitar recorrência precoce dos sinais e sintomas. Durante os procedimentos de aférese, cuidado especial deve ser dado ao aquecimento do sangue que se encontra no circuito extracorpóreo, especialmente da fração que está sendo devolvida ao paciente, devido ao risco de exacerbação do quadro clínico em decorrência do resfriamento do sangue.[16]

A síndrome de hiperviscosidade é doença grave, secundária à presença de altas concentrações plasmáticas de paraproteína que pode ocorrer em doenças como macroglobulinemia de Waldestron, mieloma múltiplo ou outras doenças linfoproliferativas. O alto nível da paraproteína aumenta a viscosidade sanguínea, levando ao empilhamento dos eritrócitos na microcirculação e prejudicando, assim, a oxigenação tecidual de órgãos vitais. O quadro clínico inclui fenômenos hemorrágicos, distúrbios visuais, hemorragia ou trombose retiniana e sintomas neurológicos como zumbido, tontura e cefaleia, podendo chegar até o coma. Podem ocorrer neuropatia periférica e insuficiência cardíaca congestiva. A concentração de paraproteína capaz de desenvolver a síndrome de hiperviscosidade é altamente variável de paciente para paciente.

Geralmente, a hiperviscosidade responde bem a uma ou duas sessões de troca plasmática, realizadas em dias consecutivos, com troca de 1 a 1½ volumes plasmáticos por procedimento. Igualmente à crioglobulinemia, o volume plasmático removido durante o procedimento realizado para controle dos sinais e sintomas da hiperviscosidade deve ser 50% substituído por solução de albumina 5% e 50% por solução fisiológica. O tratamento com aférese deve ser realizado diariamente até controle completo dos sinais e sintomas de hiperviscosidade. A fundoscopia pode ajudar na monitorização da resposta ao tratamento.[17,18]

A púrpura trombocitopênica trombótica (PTT) foi descrita em 1924 por Eli Moschcowitz. Caracteriza-se clinicamente por anemia hemolítica microangiopática, trombocitopenia, febre, comprometimento neurológico e renal.

A formação sistêmica de trombos plaquetários na microcirculação parece ser o evento inicial e é responsável pelas lesões teciduais encontradas na doença. Embora haja predomínio de comprometimento do SNC e renal, qualquer órgão pode ser acometido. Se não tratada, a PTT tem alta mortalidade.

Sua patogênese está relacionada com o acúmulo, na circulação, de uma forma multimérica de altíssimo peso molecular do fator de von Willebrand (ULVWF) decorrente de redução na concentração sérica, ou mesmo ausência, da enzima responsável pela proteólise da ULVWF, uma metaloprotease da família ADAMTS – ADAMTS13.

O tratamento de escolha da PTT é a troca plasmática. Após sua introdução, a mortalidade da doença caiu de 90% para 10 a 20%. A troca plasmática deve ser instituída o mais rápido possível, preferencialmente nas primeiras 24 horas após o diagnóstico. O retardo no início da terapia pode levar a falha no tratamento.

O número de procedimentos necessários para se obter a remissão é altamente variável. Embora a eficácia da terapia com aférese esteja muito bem estabelecida, o regime ideal de tratamento ainda não foi determinado. A maioria dos autores indicam sessões diárias com a troca de um volume plasmático por sessão, reservando trocas mais intensas para casos resistentes.

Também não há um consenso sobre a duração do tratamento. Tem sido recomendado que a troca plasmática deva ser continuada por um período mínimo de 2 dias após a remissão completa (definida como contagem plaquetária e DHL normais e hemoglobina em ascensão, independente de transfusão). A Associação Americana de Bancos de Sangue (AABB) recomenda aférese diária, por 2 ou 3 dias consecutivos, após a contagem plaquetária atingir um número $\geq 150 \times 10^9$ L. A fim de evitar recaídas precoces da doença, alguns centros orientam a retirada gradual da aférese e não a sua suspensão abrupta.

O fluido de reposição utilizado durante os procedimentos para tratamento da PTT deve ser o plasma fresco congelado (PFC), para repor os níveis da metaloprotease deficiente. O plasma isento de crioprecipitado, pelo fato de não conter formas multiméricas do FVW, presentes normalmente no PFC, foi sugerido como sendo superior ao PFC na obtenção de remissão em pacientes com PTT. No entanto, não há consenso na literatura sobre a superioridade do plasma isento de crio sobre o PFC na PTT.[19,20]

Apesar da troca plasmática ser o tratamento de escolha, a simples infusão de PFC deve ser indicada caso não haja disponibilidade da realização de aférese naquele momento.

Embora nenhum estudo tenha sido conduzido para avaliar se a associação de corticosteroides é superior ao tratamento isolado com aférese, a adição de esteroides é recomendada, uma vez que a presença de inibidor da ADAMTS13 tem sido demonstrada na maioria dos pacientes com a forma aguda de PTT.

A neuromielite óptica (NO) ou doença de Devic é uma doença inflamatória desmielinizante caracterizada por comprometimento do cordão espinal e do nervo óptico. Os sintomas da mielite incluem paraparesia e perda sensorial abaixo da lesão, perda de controle dos esfíncteres, diestesia e dor radicular. Os sintomas de neurite óptica incluem dor ocular e diminuição do campo visual. Pode estar associada a doenças autoimunes como lúpus eritematoso sistêmico, síndrome de Sjögren e miastenia *gravis* bem como a infecções virais e vacinação. A evolução clínica pode ser monofásica ou com recaídas intercaladas por períodos de remissão.[21,22]

Os ataques agudos, geralmente, são tratados com esteroides intravenosos em altas doses (usualmente, metilprednisolona 1 g, a cada 24 horas, por 5 dias). Caso não ocorra melhora dos sintomas com esteroides, a troca plasmática deve ser associada. A prevenção de novas recaídas é realizada com uso de imunossupressores.

O racional para o uso de aférese baseia-se na patogênese imunológica da neuromielite óptica. Vários casos têm sido relatados com melhora da doença após introdução da troca plasmática. Um estudo randomizado mostrou que troca plasmática + esteroides é mais eficaz no controle da NO do que somente esteroides no tratamento de NO.

Quando a opção for introduzir troca plasmática no tratamento da exacerbação aguda da doença, a orientação é realizar a troca de 1 a 1,5 volumes plasmáticos diariamente ou em dias alternados, num total de 5 procedimentos, utilizando solução de albumina como fluido de reposição. Os procedimentos de troca plasmática também podem ser utilizados como terapia de manutenção em pacientes com exacerbações frequentes e numerosas.[23,24]

Medicações

O hemoterapeuta deve estar atento para as medicações que o paciente está recebendo e deve avaliar se a troca plasmática não afetará o nível sérico e a eficácia dessas medicações. Infelizmente, existe pouca informação na literatura sobre o índice de remoção de medicamentos durante o procedimento de troca plasmática. As propriedades farmacocinéticas e farmacodinâmicas definem o quanto um determinado medicamento pode ser removido durante o procedimento de troca plasmática. Drogas com baixo volume de distribuição extravascular (plasma, tecido adiposo, meio intracelular etc.) e alta capacidade de ligação às proteínas serão importantemente removidas com a aférese.

O momento de administração da droga e o início da troca plasmática também são importantes fatores na determinação da remoção das drogas pelo procedimento. O ideal é que a infusão e a distribuição extravascular da droga estejam completas antes do início da troca plasmática. Geralmente, o nível plasmático de antibióticos, anticonvulsivantes e digitais estão reduzidos após um procedimento de troca de um volume plasmático. Por isto, incluir um especialista em farmacologia como parte do grupo que está avaliando o paciente e o tratamento com troca plasmática certamente será bastante benéfico para otimizar os efeitos do procedimento, sem alterar de forma significativa o efeito terapêutico das medicações que o paciente está recebendo.[25,26]

Algumas medicações merecem atenção especial em pacientes que estão sob tratamento com troca plasmática. Entre elas: inibidores da enzima conversora da angiotensina (inibidores da ECA) e brometo de piridostigmina. Os inibidores de ECA são associados com efeitos adversos graves em pacientes em regime de troca plasmática e, se possível, devem ser suspensos 48-72 horas antes do tratamento. Esses efeitos incluem hipotensão arterial, bradicardia e dispneia.[27]

Acesso vascular

O fluxo sanguíneo necessário para a realização dos procedimentos de troca plasmática varia de 10-40 mL/min para pacientes pediátricos e de 40-100 mL/min para pacientes adultos. Por isso, o acesso vascular é fundamental para a eficácia do procedimento e deve ser determinado para cada paciente que irá iniciar procedimento de troca plasmática, levando-se em consideração as seguintes variáveis:

- A idade do paciente.
- A urgência da indicação.
- O número, a frequência e a duração dos procedimentos.
- A capacidade do paciente em cooperar com o procedimento.
- A presença de um acesso venoso periférico adequado.

Todos os tipos de acessos invasivos trazem riscos de infecção, sangramento, trombose e arritmias cardíacas, além da possibilidade de ocorrência de hemotórax ou pneumotórax durante a sua inserção. Os riscos e benefícios de cada tipo de acesso venoso devem ser levados em consideração antes do início dos procedimentos e, sempre que possível, discutidos com o próprio paciente.

Acesso periférico é sempre preferível, pelo menor risco de infecção. No entanto, existem algumas restrições à sua escolha: necessidade de um acesso venoso adequado em cada membro superior para inserção de uma agulha de calibre 16-18 G; o paciente deverá permanecer com os membros imóveis durante todo o procedimento; somente será possível para pacientes que serão submetidos a poucos e infrequentes procedimentos. Por outro lado, embora os cateteres venosos centrais ofereçam maior risco, eles permitem um fluxo venoso mais rápido e mais consistente e a realização de um número maior e mais frequente de procedimentos. Os cateteres podem ser inseridos nas veias subclávia, femoral ou jugular. Cateteres inseridos nas veias femorais têm maior risco de infecção do que nos outros sítios. Cateteres de longa permanência também podem ser utilizados para esta proposta.[28,29]

COMPLICAÇÕES DA TROCA PLASMÁTICA

Embora seja um procedimento relativamente seguro, diversas complicações têm sido relacionados com procedimentos de troca plasmática. Na Tabela 33.5 estão relatadas as principais complicações relacionadas diretamente com o procedimento.

De acordo com Norda e cols.,[30] em mais de 14.000 procedimentos de aférese terapêutica avaliados, efeitos adversos ocorreram em aproximadamente 5,6% dos procedimentos de troca plasmática, sendo que os efeitos indesejáveis mais frequentes foram toxicidade pelo citrato, hipotensão arterial, urticária, tremores e náuseas. Nenhuma complicação fatal ocorreu no período avaliado.

Acesso vascular

O tratamento com aférese geralmente requer repetidas venopunções, sendo o acesso vascular muitas vezes difícil, podendo tornar-se um fator limitante para a realização do procedimento. Nestas situações, faz-se necessário acesso venoso central e,

TABELA 33.5 PRINCIPAIS COMPLICAÇÕES DO PROCEDIMENTO DE TROCA PLASMÁTICA		
RELACIONADAS COM O ACESSO VASCULAR	**IMEDIATAS, RELACIONADAS COM O PROCEDIMENTO OU COM O FLUIDO DE REPOSIÇÃO**	**TARDIAS, RELACIONADAS COM O PROCEDIMENTO OU COM O FLUIDO DE REPOSIÇÃO**

Periférico
• Hemorragia
  – Trombose
  – Esclerose
 	
Cateter
• Perfuração
  – Infecção
• Tromboembolismo
  – Trombose
	Toxicidade pelo citrato
	Hipervolemia/hipovolemia
	Reação vasovagal
	Hemólise intravascular
	Reações alérgicas
	Anafilaxia
	Hipotermia
	Arritmia cardíaca
	Tromboembolismo
	Edema pulmonar
		Redução dos fatores da coagulação
		Infecções
		• Bacterianas
		• Virais (quando o fluido de reposição for PFC ou plasma isento de crio)
		Trombocitopenia

Efeito do citrato

A anticoagulação do circuito extracorpóreo que se estabelece durante o procedimento de aférese é, usualmente, obtida utilizando-se o citrato, um quelante de cálcio. Embora a maioria dos pacientes com função normal da glândula paratireoide consiga manter a homeostasia do cálcio durante uma aférese terapêutica, sinais e sintomas relacionados com a redução dos níveis plasmáticos do cálcio ionizado podem ocorrer. Os mais comuns são parestesia perioral e de extremidades, sensação de frio e tremores. Os efeitos colaterais do citrato são facilmente controlados, reduzindo-se a velocidade de sua infusão. A hiperventilação, hipotermia e hipomagnesemia que podem decorrer da infusão de plasma fresco congelado (PFC), quando este for utilizado como fluido de reposição, podem exacerbar a toxicidade do citrato. Se não debelados, os sinais e sintomas de hipocalcemia podem progredir para contratura muscular, opressão retroesternal, náuseas e vômitos. Em casos extremos, o paciente pode evoluir com arritmia cardíaca, obrigando o tratamento com infusão intravenosa de cálcio. Em crianças e pacientes impossibilitados de se comunicarem, a monitorização da calcemia deve ser rigorosa durante todo o procedimento.[5,31,32]

Efeitos circulatórios

Hipovolemia e hipotensão podem ocorrer durante procedimentos de aférese terapêutica, especialmente quando o volume de sangue extracorpóreo exceder 15% da volemia do paciente. Os sintomas incluem hipotensão arterial, taquicardia e sudorese. Crianças, idosos, pacientes anêmicos e aqueles que estão em uso de anti-hipertensivos, particularmente os inibidores da enzima conversora da angiotensina, são mais propensos a este tipo de complicação. Durante todo o procedimento é essencial manter-se um registro contínuo e cuidadoso do volume plasmático retirado e do volume reinfundido, assim como monitorização frequente dos sinais vitais. Reação vasovagal pode mimetizar uma reação de hipovolemia. Ocorre em decorrência de estresse, ansiedade ou dor, e se manifesta com palidez, sudorese e hipotensão arterial. Entretanto, um achado que habitualmente ajuda a diferenciar a reação vasovagal da hipotensão é a bradicardia (ou ausência de taquicardia), presente na primeira e ausente na última. Esta reação pode ser tratada com interrupção temporária do procedimento, posição de Tremdelemburg e administração de fluidos.

Reações alérgicas são frequentes quando o fluido de reposição utilizado é o plasma fresco congelado e plasma isento em crioprecipitado. Geralmente são reações leves, caracterizadas por reação urticariforme localizada ou generalizada. Reações mais graves envolvem dispneia e estridor laríngeo. As reações alérgicas respondem rapidamente a administração endovenosa de difenidramina. Anafilaxia é muito rara. Pacientes que apresentaram reações alérgicas em procedimentos anteriores podem ser pré-medicados com anti-histamínicos nos procedimentos subsequentes.

Efeitos adversos relacionados com o procedimento de troca plasmática podem ser de origem imunológica também, quando plasma fresco congelado e plasma isento em crioprecipitado são utilizados como fluido de reposição. Incluem reações transfusionais hemolíticas intravasculares decorrentes da infusão passiva de anticorpos contra antígenos do sistema ABO incompatíveis, reação ao óxido de etileno (utilizado para esterilização dos kits de aférese), reação pulmonar aguda relacionada com a transfusão (TRALI).

CONSIDERAÇÕES TÉCNICAS EM PEDIATRIA

As aféreses terapêuticas realizadas em pacientes pediátricos são tecnicamente similares aos procedimentos realizados em pacientes adultos. Dificuldades técnicas encontradas anteriormente, principalmente relacionadas com o volume extracorpóreo e com o acesso vascular, têm sido minimizadas com o desenvolvimento de modernos equipamentos de aférese, os quais têm menor volume extracorpóreo, e com o uso de cateteres percutâneos. Apesar destes avanços tecnológicos, a aférese em pacientes pediátricos continua limitada, devido ao pequeno número de indicações universalmente aceitas para a uso desta modalidade terapêutica em crianças. Muitas das decisões em tratar pacientes pediátricos com aférese são baseadas em estudos clínicos em adultos, extrapolados para crianças.

Acesso vascular

Na grande maioria das vezes, as veias periféricas de pacientes pediátricos não acomodam o calibre das agulhas necessárias para manter o fluxo de sangue durante um procedimento de aférese. Habitualmente, agulha de calibre 16-18 G é necessária para a via de retirada do sangue, e agulha de calibre 19 G para a via de devolução dos elementos remanescentes. Desta forma, apenas em adolescentes e em adultos, estes procedimentos podem ser realizados sem dificuldades utilizando-se veias periféricas. Em pacientes menores, acesso venoso central se faz necessário.

Volume extracorpóreo

Durante todo e qualquer procedimento de aférese, é estabelecido um volume extracorpóreo que varia com o tipo de procedimento e com o equipamento de aférese que está sendo utilizado. Em pacientes pediátricos, este volume pode representar mais do que 15% da volemia, representando grave risco de hipovolemia e anemia aguda para o paciente. Nesta situação, uma unidade de concentrado de glóbulos vermelhos pode ser utilizada para a realização do *prime* do circuito extracorpóreo do equipamento, evitando desvios no balanço hídrico e mantendo a capacidade de transporte de oxigênio durante o procedimento. Se utilizado este recurso, quando o paciente for conectado ao equipamento e for iniciada a remoção de seu sangue pelo equipamento, a unidade de concentrado de glóbulos vermelhos utilizada para o *prime* será concomitantemente infundida no paciente, compensando assim o volume extracorpóreo que irá se estabelecer.[34]

REFERÊNCIAS BIBLIOGRÁFICAS

1. Kaplan AA. Therapeutic plasma exchange. A technical and operational review. J Clin Apher 2013; 2;3-10.

2. Kaplan AA. Therapeutic plasma exchange: a technical and operational review. J Clin Apher 2013; 28: 3-10.

3. Samtleben W, Randerson DH, Blumenstein M, Habersetzer R, Schmidt B, Gurland HJ. Membrane plasma exchange: principles and application techniques. J Clin Apher 1984; 2:163-169.

4. Williams ME, Balogun RA. Principles of separation: indications and therapeutic targets for plasma exchange. Clin J Am Soc Nephrol 2014 Jan 7; 9(1): 181-190.

5. Davenport D. Therapeutic apheresis. In: Roback JD, Combs MR, Grossman BJ, Hillyer CD (eds). Thechnical manual 16 ed. Bethesda, MD: AABB Press 2008; 697-713.

6. Jones HG, Bandarenko N. Management of the therapeutic apheresis patient. In: McLeod BC, Price T, Weinstein R (eds). Apheresis: principles and practice. 2 ed. Bethesda, MD: AABB Press 2003; 253-282.

7. Rohe RM, Potok D. Care of patients receiving therapeutic apheresis. In: Linz W, Chhibber V, Crookston K, Vrielink H (eds). Principles of apheresis technology. 5 ed. Vancouver: ASFA 2014; 87-103.

8. Schwartz J, Winters JL, Padmanabhan A, et al. Guidelines on use of therapeutic apheresis in clinical practice-evidence-based approach from the Writing Committee of the American Society for Apheresis: The Sixth Special Issue. J Clin Apher 2013; 28: 145-284.

9. Weinstein R. Therapeutic apheresis in neurological diseases. J Clin Apheresis 2000; 15:74-128.

10. Cortese I, Chaudhry V, So YT, Cantor F, Cornblath DR, Rae-Grant A. Evidence-based guideline update: plasmapheresis in neurologic disorders: report of the Therapeutics and Technology Assessment Subcommittee of the American Academy of Neurology. Neurology 2011; 76:294-300.

11. Gajdos P, Chevret S, Toyka K. Plasma exchange for myasthenia gravis. Cochrane Database Syst Rev 2002; CD002275.

12. Mandawat A, Kaminski H, Cutter G, Katirji B, Alshekhlee A. Comparative analysis of therapeutic options used for myasthenia gravis. Ann Neurol 2010; 68:797-805.

13. Pusey CD. Anti-glomerular basement membrane disease. Kidney Int 2003; 64:1535-1550.

14. Levy JB, Turner AN, Rees AJ, Pusey CD. Long-term outcome of anti-glomerular basement membrane antibody disease treated with plasma exchange and immunosuppression. Ann Intern Med 2001; 134: 1033-1042.

15. Berkman EM, Orlin JB. Use of plasmapheresis and partial plasma exchange in the management of patients with cryoglobulinemia. Transfusion 1980; 20: 171-178.

16. Terrier B, Krastinova E, Marie I, Launay D, Lacraz A, Belenotti P, et al. Management of noninfectious mixed cryoglobulinemia vasculitis: data from 242 cases included in the CryoVas survey. Blood 2012; 119:5996-6004.

17. Avnstorp C, Nielsen H, Drachmann O, Hippe E. Plasmapheresis in hyperviscosity syndrome. Acta Med Scand 1985; 217:133-137.

18. Stone MJ, Bogen SA. Evidence-based focused review of management of hyperviscosity syndrome. Blood 2012; 119:2205-2208.

19. Guidelines on the diagnosis and management of thrombotic thrombocytopenic purpura and other thrombotic microangiopathies. Br J Haematol 2012; 158:323-335.

20. Brunskill SJ, Tusold A, Benjamin S, Stanworth SJ, Murphy MF. A systematic review of randomized controlled trials for plasma exchange in the treatment of thrombotic thrombocytopenic purpura. Transfus Med 2007; 17:17-35.

21. Argyriou AA, Makris N. Neuromyelitis optica: a distinct demyelinating disease of the central nervous system. Acta Neurol Scand 2008; 118:209-217.

22. Awad A, Olaf Stüve O. Idiopathic transverse myelitis and neuromyelitis optica: clinical profiles, pathophysiology and therapeutic choices. Curr Neuropharmacol 2011; 9:417-428.

23. Bonnan M, Cabre P. Plasma exchange in severe attacks of neuromyelitis optica. Mult Scler Int 2011; 2012:1155-1164.

24. Khatri BO, Kramer J, Dukic M, Palencia M, Verre W. Maintenance plasma exchange therapy for steroid-refractory neuromyelitis optica. J Clin Apher 2012; 27:183-192.

25. Ibrahim RB, Balogum RA. Medications in patients treated with therapeutic plasma exchange. Prescription dosage, timing, and drug overdose. Semin Dial 2012; 25:176-189.

26. Ibrahim RB, Balogum RA. Medications and therapeutic apheresis procedures: Are we doing our best. J Clin Apher 2013; 28:73-77.

27. Moreau ME, Adam A. Multifactorial aspects of acute side effects of angiotensin converting enzyme inhibitors. Ann Pharm Fr 2006; 64:276-286.

28. Okafor C, Kalantarinia K. Vascular access considerations for therapeutic apheresis procedures. Semin Dial 2012; 25:40-44.

29. Kalantari K. The choice of vaxular access for therapeutic apheresis. J Clin Apher 2012; 27:153-159.

30. Norda R, Berseus O, Stegmayr B. Adverse events and problems in therapeutic hemapheresis. A report from the Swedish registry. Transfus Apher Sci 2001; 25:33-41.

31. Owen HG, Brecher ME. Management of the therapeutic apheresis patient. In: McLeod BC, Price TH, Drw MJ (eds). Apheresis: principles and practice. Bethesda: AABB Press 1997; 223-241.

32. Dierickx D , Macken E. The ABC of apheresis. Acta Clinica Belgica 2015; 70(2):95.

33. Garcia A, Gallangher C, McLain E. Pediatric Apheresis Special Considerations for Children < 25 kg. In: Linz W, Chhibber V, Crookston K, Vrielink H, (eds). Principles of Apheresis Technology. Vancouver: ASFA 2014; 153-165.

34

MOBILIZAÇÃO E COLETA DE CÉLULAS PROGENITORAS HEMATOPOÉTICAS

Karin Zattar Cecyn

INTRODUÇÃO

O transplante de medula óssea é um procedimento bem estabelecido e aceito para o tratamento de pacientes com doenças malignas e não malignas. Desde o início dos anos 1990, células progenitoras do sangue periférico (CPSP) coletadas por aférese têm sido amplamente utilizadas, em substituição à medula óssea (MO), como fonte de células hematopoéticas em transplantes autólogos, sendo seu uso cada vez mais frequente em transplantes alogênicos. O recrutamento de células progenitoras hematopoéticas (CPH) da medula óssea (MO) para o sangue periférico (SP), após tratamento quimioterápico ou do uso de agentes estimulantes da hematopoese, é um processo denominado mobilização. Este método é seguro e eficaz para a obtenção de CPSP capazes de garantir a pega medular rápida e sustentada garantindo o sucesso do transplante.[1]

Todas as células do sangue são originárias de um *pool* de células comuns pluripotentes, a chamada célula-tronco hematopoética (CTH), que possui a propriedade de autorrenovação e diferenciação em várias linhagens sanguíneas. Ao contrário da CTH, as células progenitoras hema-

topoéticas (CPH) são comissionadas a uma determinada linhagem sanguínea, sem a capacidade de autorrenovação (Figura 34.1). Neste capítulo, a coleta por aférese de células circulantes contendo CTH e CPH serão denominadas CPSP.[2]

HISTÓRICO

O reconhecimento da CPH na circulação sanguínea foi sugerido pela primeira vez por Maximow, em 1909, mas, por muito tempo, esta observação não foi considerada pela comunidade científica.[3] As primeiras evidências foram descritas somente em 1962, em experimentos com camundongos que sofreram irradiação letal e apresentaram reconstituição da função medular com células do doador, após infusão de leucócitos. Posteriormente, mais precisamente em 1971, essas células circulantes foram relatadas em humanos.[4,5] Os experimentos posteriores apresentaram diferenças funcionais das células circulantes com as da MO, sugerindo que elas não teriam a mesma capacidade proliferativa. Entretanto, a retrospectiva destes estudos demonstrou que o problema era decorrente das condições experimentais e não da capacidade funcional da célula.

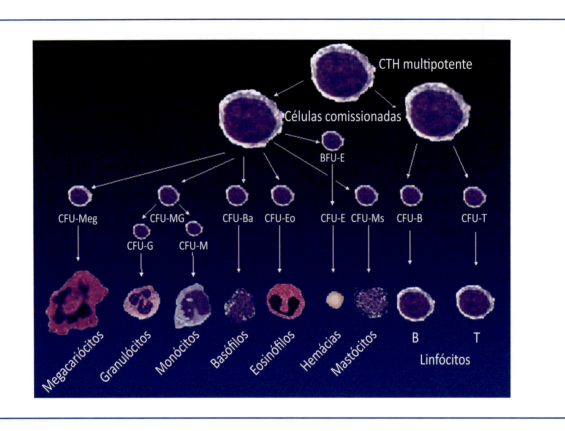

FIGURA 34.1 Representação esquemática da CTH mostrando os seus diferentes graus de diferenciação.

No início da década de 1980, foram descobertas várias moléculas biologicamente ativas que influenciavam no crescimento hematopoético, *in vivo* e *in vitro*, surgindo uma nova era de experimentos em mobilização. Muitas das interleucinas, quimiocinas ou fatores de crescimento hematopoético (FCH), como o fator estimulante de colônia de granulócitos (G-CSF), fator estimulante de colônia de granulócitos-monócitos (GM-CSF) e eritropoetina (EPO), mostraram atuação eficiente em células hematopoéticas em diferentes estágios maturativos.[6]

Com desenvolvimento dos equipamentos de aférese, tornou-se possível o processamento de grandes volumes de sangue e coleta eficiente de CPSP para a realização dos transplantes. No período de 1985-1986, vários centros, em diferentes partes do mundo, relataram resultados promissores na realização do transplante autólogo utilizando CPSP coletadas por aférese.[5] O primeiro transplante alogênico de CPSP foi realizado em 1989. Esse transplante ocorreu porque o único doador HLA compatível, de um paciente de 18 anos de idade, portador de leucemia linfoblástica aguda em terceira remissão clínica, ficou relutante em receber anestesia geral para coletar MO por aspiração.[6]

Com o aprimoramento dos protocolos de mobilização, a MO foi sendo gradativamente substituída pelo SP. Isto ocorreu porque as células mobilizadas da MO para o SP apresentavam uma série de vantagens como: melhor rendimento de células CD34+, rápida pega medular, coleta realizada por aférese evitando-se o uso de anestesia geral e a ausência de efeitos dolorosos ao término do procedimento.[7,8]

CARACTERIZAÇÃO DA CÉLULA PROGENITORA HEMATOPOÉTICA

As CPH expressam um marcador antigênico específico na superfície celular. A descoberta do anticorpo (Ac) monoclonal My10 proporcionou a realização de numerosos estudos para a caracterização fenotípica da CPH em humanos. O antígeno (Ag) reconhecido pelo Ac My10 foi designado CD34, que é uma fosfoglicoproteína transmembrana com cerca de 107 kDa. A população de células CD34+ é bastante heterogênea. A verdadeira

CTH (CD34+, CD38-, CD33-, Thy-1^{low}, CD71-, c-kit+ e CD45RA^{low}) representa somente uma pequena subpopulação de células CD34+. Na prática clínica, a dosagem de células CD34+ é o indicador utilizado para se determinar o início das coletas por aférese e a eficiência do produto coletado.[9]

RACIONALIDADE NA UTILIZAÇÃO DO TRANSPLANTE HEMATOPOÉTICO

O transplante de CTH é um procedimento largamente utilizado para o tratamento efetivo de uma série de patologias (Tabela 34.1). As doenças neoplásicas têm sua principal indicação. O sucesso do transplante depende de uma série de fatores como: idade, estádio clínico, estágio da doença, sensibilidade ao tratamento quimio e radioterápico, e grau de compatibilidade HLA entre doador e receptor.[10] O transplante é classificado como autólogo quando as CTH são provenientes do próprio indivíduo transplantado, que neste caso também é o receptor. O transplante é dito alogênico quando as CTH provêm de um outro indivíduo, chamado de doador.

TABELA 34.1 PRINCIPAIS INDICAÇÕES PARA O TRANSPLANTE AUTÓLOGO E ALOGÊNICO DE CTH	
AUTÓLOGO	
Mieloma múltiplo	
Linfoma não Hodgkin	
Linfoma de Hodgkin	
Leucemia mieloide aguda	
Neuroblastoma	
Tumor de células germinativas	
Doenças autoimunes (esclerose múltipla*, lúpus eritematoso sistêmico [LES]*, doença de Crohn*, artrite reumatoide*)	
Amiloidose	
ALOGÊNICO	
Leucemia mieloide aguda	Leucemia linfoide aguda
Leucemia mieloide crônica	Leucemia linfoide crônica
Doenças mieloproliferativas	Síndrome mielodisplásica
Mieloma múltiplo	Linfoma não Hodgkin
Linfoma de Hodgkin	Anemia aplástica
Aplasia pura de série vermelha	Hemoglobinúria paroxística noturna
Anemia de Fanconi	Talassemia
Anemia falciforme	Imunodeficiência severa combinada (SCID)
Síndrome de Wiskott-Aldrich	Linfohistiocitose hemofagocítica
Erro inato do metabolismo	Epidermólise bolhosa
Neutropenia congênita severa	Síndrome Diamond-Shwachman
Anemia de Blackfan-Diamond	Deficiência de adesão leucocitária

Opcional baseado em riscos e benefícios.

FONTE DE CÉLULAS PROGENITORAS HEMATOPOÉTICAS

As CPH podem ser provenientes da MO, do cordão umbilical/placenta (SCU) ou SP. O objetivo é a obtenção de um número suficiente de CPH que possa garantir uma recuperação hematológica rápida, completa e sustentada após o enxerto, tanto em receptores autólogos como alogênicos. A MO é a fonte mais tradicional de CPH mas, atualmente, as CPSP têm substituído amplamente a MO, principalmente nos transplantes autólogos. Isto ocorreu por uma série de fatores que influenciaram na coleta de MO, como presença de infiltração e fibrose medular, maior risco de contaminação tumoral, radioterapia pélvica prévia, obesidade e alto risco para anestesia.[10] O SCU representa o compartimento de sangue circulante do feto, que permanece na placenta e em vasos umbilicais, após o nascimento. O primeiro transplante utilizando estas células foi realizado em 1989, em um menino portador de anemia de Fanconi. Nos últimos anos, o SCU tem sido utilizado especialmente em pacientes pediátricos. Quando comparado à MO ou as CPSP, o SCU contém células com maior capacidade de autorrenovação e proliferação, entretanto o tempo para recuperação hematológica após transplante é mais lento. Isso deve-se ao fato que o número de células nucleadas contidas em uma unidade de SCU corresponde a cerca de 1/10 da quantidade obtida na MO normal e 1/100 no SP.[11]

MOBILIZAÇÃO DE CÉLULAS PROGENITORAS HEMATOPOÉTICAS

Denominamos mobilização, a migração de CPH da MO para o SP. Sabemos que sob condições basais, menos do que 0,05% das células nucleadas circulantes expressam o antígeno CD34. No passado, através da observação de que as CPH apresentavam aumento temporário na circulação sanguínea durante a recuperação hematopoética, após tratamento quimioterápico, surgiram as primeiras técnicas de mobilização. Com base neste princípio, os agentes mobilizadores eram exclusivamente quimioterápicos.[12] Com a descoberta e produção de citoquinas hematopoéticas, melhorou em muito a capacidade de mobilização da CPH. O processo de mobilização é iniciado por um estresse induzido pela quimioterapia e por estímulos repetidos de fatores de crescimento hematopoético (FCH). O G-CSF, o mais potente mobilizador de células mieloides disponível comercialmente, age induzindo a liberação de enzimas proteolíticas no microambiente medular. Essas enzimas ativam e degradam algumas moléculas de adesão, em especial rompem o eixo CXCR4 (quimiocina CXC do receptor-4) com o SDF-1 (fator-1 derivado do estroma) promovendo a degradação do SDF-1 e permitindo a liberação da CPH para o SP (Figura 34.2).[13] O uso de quimioterapia associado aos FCH, geralmente, produzem quantidades maiores de CPH circulantes.[14] O melhor entendimento do

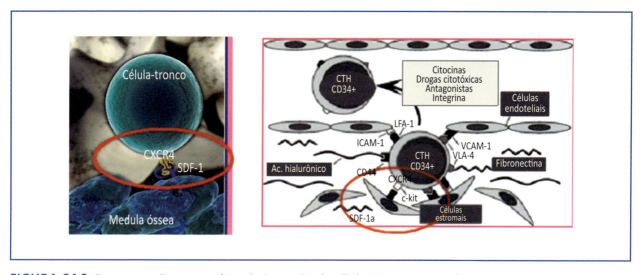

FIGURA 34.2 Representação esquemática da interação da célula CD34+ com os demais componentes do estroma medular. Destaque para a interação CXCR4/SDF-1a, que desempenha papel-chave na regulação do tráfico de CPH da medula óssea para o sangue circulante.

processo de mobilização levou ao desenvolvimento de protocolos mais eficientes, principalmente para aqueles pacientes que são considerados maus mobilizadores.

Estratégia inicial de mobilização

A estratégia de mobilização de CPSP varia se o procedimento tem como objetivo o transplante autólogo ou alogênico. Embora o principal objetivo da mobilização é coletar um número suficiente de CPH para permitir a realização do transplante, esse não deveria ser o único fator a ser considerado. Novas estratégias para minimizar o número de sessões de aférese, reduzir custos e evitar complicações, como hospitalizações por neutropenia febril, são muito importantes. A prevenção da falha de mobilização deveria ser de alta prioridade, uma vez que isso pode ocorrer em até 30% das mobilizações com os regimes tradicionais.[15] Além do G-CSF, outros agentes mobilizadores como o GM-CSF e pegfilgrastim (PEG) podem ser utilizados no processo de mobilização. Estes dois últimos parecem ser menos vantajosos por apresentarem custo elevado e proporcionarem menor rendimento de células CD34+. Alguns estudos demonstraram sucesso com a associação de dois FCH em doadores e pacientes que falharam na mobilização com G-CSF. A biologia da mobilização de CPH utilizando outros agentes, além do G-CSF, foi revisada recentemente. Novos mobilizadores como o plerixafor, um antagonista seletivo e reversível do CXCR4 que bloqueia a ligação do seu cognato o SDF-1, tem propiciado uma nova opção de mobilização. Esse medicamento foi aprovado para uso nos Estados Unidos, em 2008, e no Brasil, em 2010. O seu uso ainda hoje é restrito, pelo alto custo. A utilização do plerixafor em combinação com o G-CSF é indicada para mobilização de pacientes com linfoma não Hodgkin (LNH), linfoma de Hodgkin (LH) e mieloma múltiplo (MM) com indicação de transplante autólogo de CPH.[15] A população celular mobilizada pelo combinação de G-CSF com plerixafor difere daquela mobilizada apenas com G-CSF. Quando essa associação é adotada, as CPSP apresentam uma maior proporção de células em fase de crescimento, células mais primitivas CD34+ CD38-, linfócitos B e T, células dentríticas e células *natural killer*. Também apresentam maior expressão de VLA-4, uma β-1 integrina, CXCR4 e dos genes que promovem a adesão e motilidade celular e funções antiapoptóticas.[16,17] Isto sugere que produtos de aférese mobilizados com plerixafor tem maior capacidade de repovoar a medula e reconstituir o sistema imune. Essas propriedades foram caracterizadas tanto em modelos com primatas quanto com camundongos.[18,19]

Mobilização em transplante autólogo de CPH

Embora ainda não se entenda completamente porque alguns indivíduos apresentam insucesso de mobilização e outros não, a escolha do regime de mobilização deveria ser baseada em alguns critérios já bem estabelecidos. Estes podem sugerir uma eventual falha deste processo como: tipo de doença de base, idade, condição clínica, uso de drogas prévias como lenalidomida, agentes alquilantes, regimes contendo platina e análogos da purina, extensiva quimioterapia, radioterapia, falha de mobilização em tentativas anteriores e número baixo de células CD34+ pré-aférese (Tabela 34.2).

Os regimes de mobilização são baseados na associação de quimioterapia com FCH, especialmente o G-CSF, uso exclusivo de G-CSF ou associação de G-CSF e plerixafor. Vários esquemas quimioterápicos têm a capacidade de mobilizar CPH. O agente quimioterápico mais utilizado em mobilização é a ciclofosfamida, em doses que variam de 3 a 7 g/m^2.[20] A combinação de drogas também é muito comum, principalmente a utilização do mesmo esquema quimioterápico utilizado no salvamento de certas doenças, como no caso dos linfomas de Hodgkin e não Hodgkin. Podemos citar o ICE (ifosfamide, carboplatina e etoposide), DHAP (dexametasona, aracytin e cisplatina), ESHAP (etoposídeo, aracytin, metilprednisolona e cisplatina) como regimes utilizados para mobilizar CPH. A quimioterapia induz a mielossupressão transitória e profunda levando a uma importante queda leucocitária, cerca de 7 dias após o ciclo. O G-CSF pode ser introduzido logo após o término da quimioterapia ou no momento da queda leucocitária. Este deverá ser mantido até o último dia da aférese. A dose de G-CSF, nestes casos, varia de 5 a 10 μg/kg/dia, administrado por via subcutânea, 1 ou 2 vezes ao dia. A quantificação de células CD34+ circulantes é iniciada quando o número total de leucócitos for superior a 2×10^9 L. Durante a coleta por aférese,

TABELA 34.2
FATORES DE RISCO ASSOCIADOS A FALHA DE MOBILIZAÇÃO DE CTH

FATORES DE RISCO	MECANISMOS
Relacionado à medula óssea (MO) • Plaquetopenia basal • Infiltração de MO	Reflete a reserva de CPH
Baixo nível basal de fator de necrose tumoral (TNF-α)	Disfunção de nicho Resposta do macrófago ao G-CSF
Relacionados ao paciente • Idade avançada > 60 anos • Diagnóstico de LNH • Diabetes *mellitus*	Redução da reserva CPH Senescência Perda ou disfunção de nicho Perda óssea ou metabolismo ósseo alterado
Relacionados ao tratamento • Quimioterapia extensiva • Radioterapia • Uso prévio de fludarabina, lenalidomida, agentes alquilantes e regimes contendo platina	Toxicidade direta da CPH Lesão de nicho Efeitos na motilidade da CPH

sempre considerar um intervalo de 6 horas entre a aplicação do G-CSF e o início da aférese.

A mobilização baseada no uso exclusivo de FCH também costuma ser muito utilizada. Os pacientes sem fatores de risco para uma falha de mobilização são os maiores beneficiados. Neste caso, a dose de G-CSF varia entre 10 e 16 µg/kg/dia, administrado por via subcutânea, 1 ou 2 vezes ao dia. O aumento do número de células CD34+ circulantes ocorre a partir do 4º dia, e geralmente alcança seu ápice no 5º dia da mobilização. Assim, as coletas por aférese são iniciadas entre 4º e o 6º dia do início do G-CSF. O PEG, outro FCH, também pode ser utilizado para mobilização de CPH, isoladamente ou em associação com quimioterapia. A dose utilizada é única e fixa de 6 ou 12 mg. O PEG é resultado da adição do monometil polietilenoglicol ao filgrastim. Isto reduz a depuração sérica e aumenta a sua meia-vida em até 14 dias. Embora sua principal indicação seja após quimioterapia de altas doses para a prevenção de neutropenia febril, ele é bastante efetivo em mobilizar células CD34+. Quando comparado ao G-CSF, há menos informação na literatura, especialmente quando utilizado em pacientes de forma exclusiva, ou seja não associado à quimioterapia. Nestas condições, o pico de células CD34+ no SP ocorre também a partir do 4º dia da mobilização.[21]

Uma tendência atual em regimes de mobilização envolve a adição preemptiva de plerixafor em associação com G-CSG em pacientes sabidamente maus mobilizadores. A mobilização é iniciada com G-CSF na dose 10-16 µg/kg/dia. Com base na contagem de células CD34+ no SP ou no rendimento do produto coletado na primeira aférese, pode-se optar pelo uso do plerixafor. Vários autores propuseram algoritmos para o uso preemptivo do plerixafor. Abhyankar e cols. preconizam o uso de plerixafor no dia 5 de G-CSF se o número de células CD34+ no SP for ≤ 10 µL, para um rendimento-alvo de $2,5 \times 10^6$ kg no produto de aférese. O início da leucaférese seria no dia 6 da mobilização. Se o alvo de células CD34+ for de $5,0 \times 10^6$ kg e a contagem de células CD34+ no SP estiver ≥ 10 µL, mas < 20 µL, propõe o uso de plerixafor no 5º dia de mobilização.[22] Micallef e cols. recomendam o uso de plerixafor se a contagem de células CD34+ no SP for < 10 µL no dia 4 da mobilização para um alvo de $2,0 \times 10^6$ kg. Para um alvo de $4,0 \times 10^6$ kg e um CD34+ no SP inferior a 20 µL também indicam seu uso. Quando o rendimento de células CD34+ na primeira aférese era inferior $1,5 \times 10^6$ kg, o plerixafor também era administrado. Desta forma obteve-se um sucesso de mobilização em 71%, daqueles que foram maus mobilizadores, em tentativas anteriores.[22] A dose recomendada de plerixafor é de 0,24 mg/kg/dia, administrado por injeção subcutânea, de 6-11 horas antes do início da aférese. Tem sido mais comumente utilizado por 2 a 4 dias consecutivos, embora há relatos de uso por 7 dias.[24]

Remobilização em transplante autólogo de CTH

Geralmente, estratégias de remobilização unicamente baseadas no uso de citoquinas são inadequadas. A possibilidade da combinação de dois FCH ou doses elevadas de G-CSF parece produzir resultados igualmente ruins, estando associado a uma taxa de 82% de falha de mobilização. Historicamente, o uso de ciclofosfamida tem sido recomendado como primeira opção para aqueles pacientes que falharam com o uso exclusivo de G-CSF. Infelizmente, a taxa de falha ainda é alta, beirando cerca de 74%. Tradicionalmente, a próxima alternativa para esses pacientes seria a coleta de MO por aspiração em centro cirúrgico. Além desta abordagem ser mais inconveniente e de alto custo, raramente é bem sucedida, principalmente nos casos onde a falha de mobilização ocorreu previamente. Atualmente, temos a opção do uso combinado de G-CSF e plerixafor. Este regime está associado a taxas inferiores de falha, cerca de 30%. Relatos de um único centro de transplante demonstrou falha na remobilização de pacientes em 82% com o uso de G-CSF, 74% com ciclofosfamida e 28% com a combinação de G-CSF e plerixafor.[25] O uso de plerixafor e quimioterapia ainda apresentam dados insuficientes, na literatura, para a uma conclusão definitiva. Poderá ser uma estratégia promissora, entretanto, algumas questões ainda precisam ser respondidas, principalmente com relação a cinética desta mobilização, como melhor hora para a aplicação do plerixafor.[15]

Mobilização em transplante alogênico de CTH

A mobilização de doadores alogênicos é feita com o uso exclusivo de FCH. A dose de G-CSF varia de 10 a 16 µg/kg/dia, administrado por via subcutânea, 1 ou 2 vezes ao dia. O pico máximo de células CD34+ no SP costuma ocorrer no 5º dia. Após o 6º dia de G-CSF, independente da dose administrada, ocorre um decréscimo do número de células CD34+ circulantes.

QUANDO INICIAR A LEUCAFÉRESE?

Para TMO autólogo

Vários critérios, incluindo o número absoluto de leucócitos e número de células mononucleares já foram usados para monitorizar o início da aférese. No entanto, não existe correlação direta entre o número de leucócitos e o número de células CD34+ circulantes. A análise fenotípica da célula CD34+ no SP, por meio da citometria de fluxo, fornece o melhor parâmetro para o início da aférese. Esse é o principal fator, universalmente aceito, para se iniciar o procedimento. Tradicionalmente as coletas são iniciadas quando o número de células CD34+ no SP atingem 10 µL.[26] Entretanto, os critérios utilizados para o início da leucaférese podem diferir de instituição para instituição. Para pacientes mobilizados com quimioterapia combinada a FCH aguarda-se a recuperação leucocitária, após nadir, para se iniciar as dosagens de células CD34+ no SP. Geralmente, a primeira dosagem é realizada quando os leucócitos atingem uma contagem mínima de 2×10^9 L. Para àqueles mobilizados unicamente com FCH, a contagem de células CD34+ inicia-se no 4º ou 5º dia da mobilização. O mesmo é válido para a associação de G-CSF e plerixafor. A falha de mobilização geralmente é caracterizada quando, após quantificações seriadas de células CD34+ circulantes, esta for inferior a 10 µL e a contagem de leucócitos, superior a 30×10^9 L. Para esses pacientes, o melhor método para se conseguir um bom recrutamento de células CD34+ seria o uso preemptivo de plerixafor, caso este ainda não tenha sido utilizado. A possibilidade de uma remobilização não é descartada. A coleta de aspirado de MO em combinação ou em substituição de CPSP poderá ser uma alternativa.[15]

Para TMO alogênico

Diferente do TMO autólogo, doadores alogênicos de CPSP mobilizados com G-CSF podem ter o início programado da leucaférese. O aumento do número de células CD34+ circulantes é dramático no 4º dia e, geralmente, tem seu pico máximo no 5º dia. Assim, as coletas por aférese são iniciadas entre o 4º e o 6º dia do início do G-CSF. Cada doador alogênico realiza, em média, 1 a 2 leucaféreses. O rendimento de células CD34+

ainda apresenta alto grau de variabilidade, e podem ocorrer falhas de mobilização em cerca de 5% dos casos.

COLETA DE CÉLULAS PROGENITORAS DO SANGUE PERIFÉRICO (CPSP)

A coleta por aférese de CPSP, denominada leucaférese, é realizada utilizando-se um separador celular. Tem como objetivo obter a camada linfo-mononuclear do sangue e devolver ao paciente ou doador os demais hemocomponentes. Atualmente, há equipamentos de aférese que operam em sistema de fluxo contínuo, como exemplo podemos citar: Òptia-Spectra e Cobe-Spectra (COBE BCT Inc., Lakewood, CO, EUA); Amicus (Baxter Healthcare, Deerfield, IL, EUA), COM.TEC (Fresenius HemoCare GmbH, Bad Hamburg, Alemanha).[27] Neste caso, a aspiração, retorno do sangue e a separação do componente desejado são feitos de modo simultâneo. A tecnologia Haemonetics-MCS+ (Haemonetics Corp., Braintree, MA, EUA) é um exemplo de fluxo descontínuo. Todas as tecnologias utilizam o princípio da força de centrifugação e gradiente de densidade para estabelecer a separação celular. Entre os equipamentos citados, nenhum em particular mostrou diferenças relacionadas à efetividade na reconstituição hematológica pós-TMO. Há, contudo, diferenças em relação ao volume extracorpóreo, volume do produto coletado, rendimento de células CD34+, velocidade e tipo de fluxo utilizado. Essas diferenças e particularidades, assim como as instruções detalhadas e protocolos mais atualizados de coleta, são obtidos diretamente com os fabricantes.

A coleta de CPSP é dita convencional quando são processadas menos do que três volemias sanguíneas do paciente ou doador. O processamento de três ou mais volemias sanguíneas, em uma única coleta, denomina-se leucaférese de grande volume (LGV). Muitos centros optam pela LGV visando um maior rendimento de células CD34+ com um número menor de sessões de leucaférese, consequentemente reduzindo gastos e diminuindo o desgaste físico e psicológico do paciente e da própria equipe técnica.[28] A volemia sanguínea total (VST) pode ser calculada manualmente por meio do peso do paciente/doador ou automaticamente pelo software, inserido pelos fabricantes, nos equipamentos de aférese. Geralmente, estes utilizam o peso, sexo e altura como variáveis para calcular a VST do paciente/doador. Antes de iniciar o procedimento de aférese, é necessário checar o hemograma, perfil eletrolítico, coagulograma, além do número de células CD34+ no SP. É altamente recomendável avaliar a necessidade de reposição de concentrado de hemácias e/ou plaquetas pré ou pós-procedimento. Sempre evitar a transfusão de hemocomponentes durante o procedimento de aférese, pois isso pode interferir na interface da coleta, prejudicando o rendimento de células progenitoras. Para o procedimento de aférese utilizamos um kit descartável, próprio de cada equipamento, que é acoplado a ele. Além disso, uma solução anticoagulante, geralmente o ACD-A (ácido cítrico e dextrose) e uma solução salina são conectadas ao kit. O preenchimento do kit descartável com essas soluções é iniciado com o intuito de preparar o sistema para o início da leucaférese. Quando o procedimento é realizado em crianças com até 25 kg, ou quando o volume de sangue extracorpóreo ultrapassa 15% da volemia sanguínea do indivíduo, recomenda-se o uso de concentrado de hemácias filtradas e irradiadas, em troca da solução salina, para a realização desta preparação. Outro aspecto importante para o sucesso da coleta é a definição do acesso venoso. Para pacientes, quase sempre é necessário a colocação de cateter venoso central (CVC). Os cateteres de Schilley, Mahurkar e Permcath utilizados em hemodiálise costumam ser os mais adequados para a obtenção de um fluxo sanguíneo constante, pois são rígidos e não colabam. Para pacientes pediátricos é obrigatório o uso de CVC. Para doadores alogênicos, prioriza-se o uso de acesso venoso periférico e a utilização de CVC será considerada somente naqueles casos com acesso periférico inadequado.[28]

É fundamental a utilização de um anticoagulante durante o procedimento de aférese para se evitar a formação de grumos e coágulos no sistema. A falta deste, inevitavelmente, prejudicará o bom andamento da coleta e acarretará riscos ao paciente/doador. O anticoagulante mais utilizado é o ACD-A. A heparina também é utilizada, principalmente naqueles pacientes com alergia ao ACD-A ou para pacientes pediátricos, em combinação com ACD-A. Quando se utiliza o citrato, a relação sangue/anticoagulante deve estar entre

11:1 e 15:1. Essa relação poderá variar de acordo com o hematócrito e o número de plaquetas no dia do procedimento. Para pacientes com hematócrito baixo até 36% e número de plaquetas inferior a 150×10^9/mL, podemos aumentar a relação sangue/citrato para até 15:1. Quando se utiliza o citrato associado à heparina, a relação costuma ser mais alta, chegando até 25:1. A anticoagulação com o citrato tem uma série de vantagens com relação a anticoagulação sistêmica com heparina, minimizando principalmente os riscos de sangramento. O citrato liga-se rapidamente ao cálcio, provocando a queda dos níveis de cálcio ionizado e eliminando, de forma eficaz, a formação do coágulo. Quando se processa grandes volemias sanguíneas é importante monitorar o níveis de calcemia. Nestes casos, a infusão de cálcio concomitante ao procedimento de aférese é mandatória para se evitar hipocalcemia acentuada. O cálcio pode ser administrado sob a forma de gluconato de cálcio a 10%, por via parenteral, de 10 a 20 mL em bólus, durante 5 a 10 minutos. Para doses maiores, é necessária a diluição em solução fisiológica estabelecendo-se uma infusão mais prolongada, de 3 a 4 horas. Os sinais vitais deverão ser acompanhados a cada 30 minutos, e os parâmetros de coleta devidamente anotados. Os pacientes devem ser orientados sobre a possibilidade de aparecimento de sinais de hipocalcemia inicialmente manifestada por parestesia perioral. Outras alterações eletrolíticas frequentes são hipomagnesemia e hipocalemia, que também devem ser monitoradas.[29]

A duração do procedimento é cerca de 4 horas e depende do número de volemias sanguíneas processadas e do fluxo sanguíneo adotado. Normalmente, o fluxo sanguíneo varia entre 50 e 100 mL/min. Ao final do procedimento ocorre a devolução dos demais elementos sanguíneos que ficaram retidos no circuito. A bolsa contendo o produto de aférese é selada e desconectada do kit. O volume do material contendo as CPSP costuma variar de 200-400 mL. Isso dependerá do número de volemias processados e do tipo de equipamento de aférese utilizado para a coleta. O material deverá ser enviado imediatamente ao laboratório de referência. O processamento dos produtos contendo CPH é, geralmente, realizado imediatamente após a coleta, podendo se estender, no máximo, por 24 horas. O controle de qualidade de cada produto deverá ser rigoroso. Deve-se cuidadosamente aferir o volume, quantificar o número de células nucleadas e CD34+, e verificar a viabilidade celular e a esterilidade do material.[28,29]

RENDIMENTO DE CÉLULAS CD34+

O rendimento de células CD34+/kg do receptor é o parâmetro utilizado para a continuidade das coletas por aférese. O número mínimo aceitável de células CD34+ para garantir a recuperação de neutrófilos e plaquetas no pós-transplante é de $2,0 \times 10^6$ kg. A decisão para aceitarmos coletas com rendimentos inferiores, entre 1 e 2×10^6 kg, devem ser individualizadas, considerando principalmente as características e circunstâncias clínicas de cada paciente. Em alguns casos, o benefício poderá ser compensador e o uso de doses mais baixas será absolutamente necessário.[15] Embora o número mínimo de células esteja bem definido, o número ideal ainda precisa ser melhor caracterizado. Geralmente, altas doses de células CD34+ estão associadas com uma pega medular mais rápida, entretanto algumas considerações devem ser feitas para se obter um equilíbrio, entre o rendimento de células CD34+ e o número de sessões de aférese. Atualmente, a recomendação é para o uso de 3-5 $\times 10^6$ kg.[15] Em alguns casos, poderá ser razoável o uso de $2,5 \times 10^6$ kg, quando obtidos em uma única sessão de aférese, evitando-se assim a prorrogação da mobilização e novas aféreses. Doses maiores são necessárias quando se planeja múltiplos transplantes. O número-alvo de células CD34+, nestes casos, deve ser pelo menos o dobro daquele que se usa para um transplante único. Certamente um número maior de células CD34+, como 5×10^6 kg, está associado a uma enxertia mais acelerada, redução de dias de internação hospitalar, diminuição dos episódios febris e do uso de antibióticos no período pós-transplante. Dados atuais reforçam o benefício econômico na utilização de um número maior de células CD34+, quando comparado ao número mínimo aceitável para a pega do enxerto. Para doadores alogênicos, o número mínimo de células CD34+ é de 2×10^6 kg do receptor. Nestes casos, a doença de base e o tipo de condicionamento utilizado deverão ser considerados. O número de leucaféreses para a obtenção do número-alvo de células CD34+ é diretamente proporcional ao número destas células no SP e do número de volemias sanguíneas processadas. Além disso, temos que considerar a eficiência da coleta (EC). A EC reflete o número de células coletadas de um número total de células processadas por um determinado equipamento. O ideal é que cada serviço tenha sua EC. Há algumas fórmulas para calculá-la; uma bastante simples e muito utilizada é: *EC = total de células CD34+ no produto de aférese ÷ (CD34+ SP/μL) × (volume de sangue total processado – ACD-A) × 1.000.*[30] Várias tentativas tem sido feitas para o desenvolvimento de uma fórmula matemática que pudesse predizer, de forma acurada, o rendimento de células progenitoras. Não há uma fórmula universal, mas Pierelli e cols. propuseram uma fórmula matemática simples para estimar o rendimento de células progenitoras no primeiro dia da aférese.[31] Esta é baseada na contagem de células CD34+ do SP pré-aférese, sangue total processado e peso do doador/receptor. Ela parece ter um alto nível de correlação entre o rendimento coletado e o previsto, e alta acuracidade. Aqui encontra-se demonstrada a fórmula de Pierelli: *número de células CD34+ coletadas/kg = (número de células CD34+ do SP/mm³) × 0,4 × (volume sangue total processado em mm³ ÷ peso (kg) do doador).* Esta fórmula estima que a EC é de 40%, mas isso pode variar de serviço para serviço. Em média, são realizadas de uma a quatro aféreses para a obtenção de um rendimento adequado de células CD34+. Prolongar esse número para mais do que quatro coletas raramente trará benefício, e quando isso se torna necessário, a melhor estratégia é uma remobilização para se alcançar a meta desejada.

COMPLICAÇÕES RELACIONADAS À COLETA DE CPSP

Relacionadas ao cateter

Infecção

A via mais comum de infecção é a contaminação exógena, originária da pele no momento da inserção do cateter, durante sua utilização ou manutenção. Raramente a infusão de eletrólitos ou de solução salina são fontes de infecção. Medidas preventivas e rígidas devem ser adotadas para se evitar a contaminação do cateter.

Trombose

Pode ser causado por lesão endotelial durante a passagem do cateter, presença de corpo estranho intravascular (o próprio cateter) ou risco aumentado para desenvolver coagulopatias. Suas complicações incluem: predisposição para o desenvolvimento de infecções, embolia pulmonar e obstrução da drenagem venosa. O tratamento baseia-se na retirada do cateter e no uso de terapia anticoagulante.

Sangramento

O sangramento pode ocorrer quando existe dificuldade na passagem do cateter, especialmente quando são feitas várias tentativas para a sua inserção. Nesta situação, especialmente naqueles pacientes plaquetopênicos, mesmo que tenham recebido transfusão de plaquetas, é aconselhável iniciar a leucaférese 24 horas após o procedimento. A execução imediata da leucaférese, o baixo número de plaquetas e as alterações transitórias dos testes de coagulação, associadas ao uso do ACD-A e da heparina, poderão levar a um quadro dramático de sangramento.

Pneumotórax e perfuração cardíaca

Pode ocorrer por acidente de punção na passagem do cateter. Em paciente plaquetopênicos recomenda-se a passagem do mesmo, guiado por ultrassom, para uma maior segurança do procedimento.

Relacionadas ao citrato

O citrato tem uma ação quelante do cálcio. Ele é rapidamente metabolizado em bicarbonato ao ligar-se ao cálcio livre. A falta relativa de cálcio bloqueia várias etapas necessárias à cascata da coagulação e agregação plaquetária. O citrato é depurado no fígado e transformado em trifosfato adenosina, CO_2 e H_2O. Pacientes com insuficiência hepática apresentam maior facilidade em desenvolver reações adversas relacionadas ao uso do citrato, principalmente a hipocalcemia.[32] Sintomas de hipocalcemia são usualmente observados quando a média de infusão de citrato ultrapassa 65 mg/kg/hora (1,0 a 1,2 mL de ACD-A/kg/min). Os sintomas são rapidamente minimizados pela redução do fluxo sanguíneo e pela reposição de cálcio. Quando a hipocalcemia é de leve a moderada, as queixas mais frequentes são parestesia na região perioral e de extremidades. Estas podem, eventualmente, progredir levando ao aparecimento de náuseas, vômitos, tosse e opressão torácica. O sinal mais grave relacionado à hipocalcemia são os espasmos musculares na região da face e carpo-pedal, conhecido como sinal de Chevostek e Trousseau. Em pacientes pediátricos, a monitorização do intervalo Q-T no eletrocardiograma é uma excelente alternativa para acompanhar o grau de hipocalcemia durante o procedimento. Outra alternativa é o monitoramento rigoroso da calcemia. Para LGV é sempre necessária a reposição de cálcio por via intravenosa. Além do cálcio, a monitorização de outros eletrólitos como o magnésio e o potássio é muito importante, pois estes podem ter seus níveis reduzidos pela ação do citrato.[29]

Hipomagnesemia

É geralmente manifestada por espasmos musculares e fraqueza muscular. Nos casos mais graves poderá haver relaxamento do tônus muscular e arritmia cardíaca. Como medida, deve-se diminuir o fluxo de aspiração de sangue, aumentar a relação do sangue com anticoagulante e providenciar a reposição de magnésio por via parenteral.

Hipocalemia

Mais comumente manifestada por fraqueza generalizada e, nos casos mais graves, pode ocorrer arritmia cardíaca. Como medida, deve-se diminuir o fluxo de aspiração de sangue, aumentar a relação sangue:citrato e providenciar a reposição de potássio, por via parenteral.

Alcalose metabólica

Comumente ocorre com o agravamento da hipocalcemia. Como medida, deve-se diminuir o fluxo de aspiração de sangue e aumentar a relação sangue:citrato.

Trombocitopenia

A redução de 40 a 50% do número de plaquetas ao final do procedimento é uma complicação bem conhecida da LGV. Geralmente, a reposição de plaquetas não é necessária, já que normalmente, após 24 horas, elas retornam ao seu valor basal. Entretanto, não é aconselhável iniciar LGV com contagem de plaquetas inferior a 40×10^6 mL. Isto ocorre devido ao acúmulo de plaquetas, na bolsa do produto, contendo as células progenitoras.

Anemia

Embora o nível de hemoglobina quase nunca seja afetado, recomenda-se que a hemoglobina esteja acima de 8 g/dL para a realização da aférese. O sangue que fica retido no sistema durante o procedimento é devolvido ao término deste, evitando uma queda importante dos níveis de hemoglobina.

Hipovolemia

Geralmente, ocorre em indivíduos de baixo peso, em especial em pacientes pediátricos. Neste caso, alguns cuidados devem ser adotados: quando o volume de sangue extracorpóreo ultrapassar 15% da VST do paciente, o preparo do kit deve ser feito com concentrado de hemácias e não com solução salina, evitando esse tipo de complicação.

REFERÊNCIAS BIBLIOGRÁFICAS

1. Cottler-Fox MH, Lapidot T, Petit I, Kollet O, DiPersio JF, Link D, et al. Stem cell mobilization. ASH Education Book 2003; 1:419-437.

2. Till JE, Mcculloch EA. A direct measurement of the radiation sensitivity of normal mouse bone marrow cells. Radiat Res 1961; 14:213-215.

3. Goodman JW, Hodgson GS. Evidence for stem cells in the peripheral blood of mice. Blood 1962; 19:702-744.

4. Verfaillie CM. Adult stem cells: assessing the case for pluripotency. Trends Cell Biol 2002; 12:502-508.

5. Reddy RL. Mobilization and collection of peripheral blood progenitor cells for transplantation. Transfusion and Apheresis Science 2005; 32:63-72.

6. Kessinger A, Smith DM, Strandford SW, Landmark JD, Dooley DC, Law P, et al. Allogeneic transplantation of blood-derived, T cell-depleted haemopoietic stem cells after myeloablative treatment in a patient with acute lymphoblastic leukemia. Bone Marrow Transpl 1989; 4:643-646.

7. Nervi B, Link DC, DiPersio JF. Cytokines and hematopoietic stem cell mobilization. J Cell Biochem 2006; 99(3):690-705.

8. Horsfall MJ, Hui CH, To LB, Begley CG, Basser RL, Simmons PJ. Combination of stem cell factor and granulocyte colony-stimulating factor mobilizes the highest number of primitive haemopoietic progenitors

as shown by pre-colony-forming unit (pre-CFU) assay. Br J Haematol 2000; 109(4):751-758.

9. Engelhardt M, Lübbert M, Guo Y. CD34+ or CD34-: which is the more primitive? Leukemia 2002; 16(9): 1603-1608.

10. Stroncek DF, Confer DL, Leitman SF. HPC Peripheral blood progenitor cells for transplants involving unrelated donors. Transfusion 2000; 40:732-741.

11. Gluckman E, Broxmeyer HA, Auerbach AD, Friedman HS, Douglas GW, Devergi P, et al. Hematopoietic reconstitution in a patient with Fanconi's anemia by means of umbilical-cord blood from an HLA-identical sibling. N Engl J Med 1989; 321:1174-1178.

12. Socinski MA, Cannistra SA, Elias A, Antman KH, Schnipper L, Griffin JD, et al. Granulocyte-macrophage colony stimulating factor expands the circulating haemopoietic progenitor cell compartment in man. Lancet 1988; 331:1194-1198.

13. Broxmeyer HE. Chemokines in hematopoiesis. Curr Opin Hematol 2008; 15(10):49-58.

14. Chao NJ, Grima DT, Carrum G, Holmberg L, Fung HC, Brown S, et al. Chemo-mobilization provides superior mobilization and collection in autologous stem cell transplantsbut with less predictability and at a higher cost. ASH Annual Meeting Abstracts. Blood 2011; 118:4048.

15. Giralt S, Costa L, Schriber J, Dipersio J, Maziarz R, McCarty J, Shaughnessy P, et al. Optimizing autologous stem cell mobilization strategies to improve patient outcomes: consensus guidelines and recommendations. Biol Blood Marrow Transplant 2014; 20(3):295-308.

16. Harvey RD, Kaufman JL, Johnson HR, Nooka A, Vaughn L, Flowers CR, et al. Temporal changes in plerixafor administration and hematopoietic stem cell mobilization efficacy: results of a prospective clinical trial in multiple myeloma. Biol Blood Marrow Transplant 2013; 19:1393-1395.

17. Larochelle A, Krouse A, Metzger M, Orlic D, Donahue RE, Fricker S, et al. AMD3100 mobilizes hematopoietic stem cells with long-term repopulating capacity in nonhuman primates. Blood 2006; 107:3772-3778.

18. Fruehauf S, Veldwijk MR, Seeger T, Schubert M, Laufs S, Topaly J et al. A combination of granulocyte colony-stimulating factor (G-CSF) and plerixafor mobilizes more primitive peripheral blood progenitor cells than G-CSF alone: results of a European Phase II study. Cytotherapy 2009; 11:992-1001.

19. Fruehauf S, Seeger T, Maier P, Li L, WeinhardtS, Laufs S, et al. The CXCR4 antagonist AMD3100 releases a subset of G-CSF primed peripheral blood progenitor cells with specific gene expression characteristics. Exp Hematol 2006; 34:1052-1059.

20. Ahn JS, Park S, Im SA, Yoon SS, Lee JS, Kim BK, et al. High-dose versus low-dose cyclophosphamide in combination with G-CSF for peripheral blood progenitor cell mobilization. Korean J Intern Med 2005; 20(3):224-231.

21. Costa LJ, Kramer C, Hogan KR, Butcher CD, Littleton AL, Shoptaw KB, et al. Pegfilgrastim versus filgrastim based autologous hematopoietic stem cell mobilization in the setting of preemptive use of plerixafor: efficacy and cost analysis. Transfusion 2012; 52: 2375-2381.

22. Abhyankar S, Dejarnette S, Aljitawi O, Ganguly S, Merkel D, McGuirk J. A risk-based approach to optimize autologous hematopoietic stem cell (HSC) collection with the use of plerixafor. Bone Marrow Transplant 2011; 47:483-487.

23. Micallef IN, Sinha S, Gastineau DA, Wolf R, Inwards DJ, Gertz MA. Cost-effectiveness analysis of a risk-adapted algorithm of plerixafor use for autologous peripheral blood stem cell mobilization. Biol Blood Marrow Transplant 2013; 19(1):87-93.

24. Calandra G, McCarty J, McGuirk J, Tricot G, Crocker SA, Badel K, et al. AMD3100 plus G-CSF can successfully mobilize CD34+ cells from non-Hodgkin's lymphoma, Hodgkin's disease and multiple myeloma patients previously failing mobilization with chemotherapy and/or cytokine treatment: compassionate use data. Bone Marrow Transplantation 2008; 41:331-338.

25. Pusic I, Jiang SY, Landua S, Uy GL, Rettig MP, Cashen AF, et al. Impact of mobilization and remobilization strategies on achieving sufficient stem cell yields for autologous transplantation. Biol Blood Marrow Transplant 2008 Sep; 14(9):1045-1056.

26. Arslan O, Moog R. Mobilization of peripheral blood stem cells. Transfus Apher Sci 2007; 3(2):179-185.

27. Altuntas F, Kocyigit I, Ozturk A, Kaynar L, Sari I, Oztekin M, et al. Comparison of the Fenwal Amicus and Fresenius Com.Tec cell separators for autologous peripheral blood progenitor cell collection. Transfus Apher Sci 2007 Apr; 36(2):159-67.

28. Cecyn KZ, Seber A, Ginani VC, Gonçalves AV, Caram EM, Oguro T, et al. Large-volume leukapheresis for peripheral blood progenitor cell collection in low body weight pediatric patients: a single center experience. Transfus Apher Sci 2005; 32(3):269-274.

29. Ypma PF, Muradin A, Kerkhoffs JL. Large volume apheresis: electrolyte imbalance and loss of platelets; watch for clinically relevant disturbances. Transfus Apher Sci 2013; 48(2):149.

30. Neyrinck MM, Vrielink H, Joint Task Force for Education and Certification. Calculations in apheresis. J Clin Apher 2015; 30(1):38-42.

31. Hosing C, Saliba RM, Hamerschlak N, Kutner JM, Sakashita AM, Kondo AT, et al. Peripheral blood stem cell yield calculated using pre apheresis absolute CD34+ cell count, peripheral blood volume processed, and donor body weight accurately predicts actual yield at multiple centers. Transfusion 2014; 54(4):1081-1087.

32. Lerma EV, Berns JS, Nissenson AR. Current: nefrologia e hipertensão: diagnóstico e tratamento. Mac Graw Hill; 2009.

35

ERITROCITAFÉRESES TERAPÊUTICAS EM ANEMIA FALCIFORME

Antônio Sergio Torloni

HISTÓRICO

A eritrocitaférese, transfusão de sangue, é um procedimento seguro, simples e eficaz que tem efeito imediato e duradouro (semanas) em pacientes que sofrem de crise de anemia falciforme que não respondem ao tratamento médico e quando é complicada por síndrome torácica aguda e priapismo. A eritrocitaférese pode salvar vidas em doenças parasitárias de hemácias, como a malária (> 7% de parasitemia)[1] ou babesiose, que não respondem à terapia antiparasitária. A troca de glóbulos vermelhos tem sido de uso limitado em outros eventos hemolíticos intravasculares agudos, tais como hemólise intravascular aguda secundária por incompatibilidade ABO (experiência do autor). A American Association for Afheresis (ASFA), após cuidadosa e periódica revisão da literatura atual, dividiu indicações para aférese terapêutica em quatro categorias (Tabela 35.1), onde a categoria I inclui distúrbios na qual a aférese é a primeira linha de terapia, podendo ser única ou em conjunto com outras modalidades, e categoria IV são as condições as quais demonstraram ser ineficazes ou prejudiciais, portanto, não indicadas.

TABELA 35.1 CATEGORIAS DA ASFA[9]	
CATEGORIAS	**DESCRIÇÃO**
I	A aférese é aceita como primeira linha de terapia com ou sem outros modos de tx
II	A aférese é aceita como segunda linha de terapia com ou sem outros modos de tx
III	O papel ideal da aférese não foi estabelecido. A decisão deve ser individualizada
IV	Transtornos nos quais evidências publicadas sugerem que a aférese é ineficaz ou prejudicial

A aprovação do IRB é recomendada.

Essas recomendações são, atualmente, seguidas na América do Norte e na Europa. Embora nem todas as indicações de hemácias se enquadrem em uma categoria específica, o tratamento deve ser individualizado e o médico de aférese tomará a decisão final. As indicações atuais para eritrocitaférese estão listadas na Tabela 35.2.

TABELA 35.2 DOENÇAS PARA AS QUAIS A TROCA DE RBC FOI USADA[10]		
DOENÇA	**CATEGORIA ASFA**	**AGUDO**
Doença de anemia de células falciformes	I	Sim
Acidente vascular encefálico	I	Sim
Profilaxia de acidente vascular	II	Não
Dor vaso-oclusiva	III	Não
Síndrome torácica aguda	II	Sim
Priapismo	III	Sim
Falência de múltiplos órgãos	III	Sim
Colestase intra-hepática severa	III	Sim
Hipertensão pulmonar	III*	
Pré-cirúrgico	III	Não
Babesiose (grave)	I	Sim
Babesiose (população de alto risco)	II	Sim
Hemocromatose hereditária	I	Sim
Malária	II	
Policitemia rubra *vera*	I	Sim
Eritrócitos secundários	III	Sim
Overdose de drogas		
Tacrolimus	III	Sim
Ciclosporina A	III*	Sim
BMT incompatível ABO	III	Não
Envenenamento por monóxido de carbono	III*	Sim
Meta-hemoglobinemia	III*	

Nenhuma categoria ASFA atribuída.

ANEMIA FALCIFORME

As doenças falciformes e suas muitas manifestações são, de longe, as indicações mais frequentes de eritrocitaférese. A doença falciforme já foi discutida anteriormente neste livro e não será discutida aqui em maiores detalhes. Resumidamente, a hemoglobina S polimeriza e forma cristais em condições hipóxicas e de estresse. As RBC rígidas ocluem e distorcem a microcirculação e resultam em isquemia distal subsequente. Isso resultará em hemólise e produzirá um estado pró-inflamatório que afetará, predominantemente, a microcirculação no SNC, no baço, nos pulmões e no pênis, resultando em priapismo. A obstrução da microcirculação pulmonar se manifesta como síndrome torácica aguda. O envolvimento da microvasculatura no SNC, inicialmente, causa dores de cabeça severas, alterações no estado mental e pode progredir para AVC isquêmico com sequelas. O priapismo resulta da obstrução do corpo cavernoso e, se não for tratado, resulta em impotência da isquemia e possível necrose. A autoesplenectomia causada por isquemia/trombose esplênica repetida é uma ocorrência comum na maioria dos pacientes portadores da forma homozigótica da doença. Esses pacientes terão um risco aumentado de infecções bacterianas e, portanto, devem ser vacinados (Pneumovax® etc.). É de interesse o fato de que a LDH 5 seja elevada, em vez de LDH I e LDH II, o que seria indicativo de hemólise. Isso aponta para o fato de que a crise das SS leva também a um processo isquêmico (experiência do autor).

Por causa da vida encurtada dos pacientes de RBC com doença de SS são frequentemente transfundidos profilaticamente. A transfusão frequente dá origem a aloanticorpos e isso, por sua vez, torna a obtenção de sangue para futuras transfusões cada vez mais difícil. Têm sido desenvolvidos programas sociais para fornecer sangue fenotipicamente pareado a pacientes com SS que necessitam de transfusão, sempre que necessário, para não desenvolver aloimunização para antígenos de grupo sanguíneo. Tais programas são a exceção e não a regra, e a maioria dos pacientes que necessitam de transfusão sanguínea ou apresentam crise falciforme com complicações para as quais é necessária transfusão sanguínea ou exsanguíneo transfusão, frequentemente apresentam atrasos significativos na obtenção de unidades sanguíneas negativas para anticorpos.

Papel da eritrocitaférese na anemia das células falciformes[2]

Pacientes que apresentam crise falciforme e que falharam no tratamento médico estabelecido são os principais candidatos e obterão alívio rápido dos sintomas quando tratados pela eritrocitaférese.

O envolvimento do SNC na doença da SS é uma complicação séria da SSD, e afeta principalmente as crianças. A troca de hemácias pode prevenir morbidade e mortalidade graves quando há envolvimento do SNC.

Um diagnóstico de SSD e cefaleias progressivas, alterações do estado mental ou estudos de imagem que sugerem isquemia ou acidente vascular cerebral são indicações absolutas de eritrocitaférese imediata.

A crise de anemia das células falciformes com envolvimento do SNC é considerada uma indicação da categoria I pelo ASFA.

A troca de RBC pelo envolvimento do SNC é uma emergência médica e o procedimento deve ser iniciado sem demora (ou seja, "não podemos esperar até a manhã seguinte"). Quando a eritrocitaférese não está disponível, é altamente recomendável que esses pacientes sejam estabilizados hemodinamicamente, controlados e transferidos para um centro médico onde este procedimento possa ser realizado.

Vários estudos demonstraram que eritrocitaféreses automatizadas são significativamente superiores na remoção rápida de hemácias contendo Hb S, elevando a hemoglobina do hematócrito com hemácias AA, sem o risco de sobrecarga de volume ou hipercalemia. O controle da dor também é um aspecto importante do tratamento e, embora listado como ASFA categoria III, é frequentemente usado quando os opioides ou a morfina, isoladamente, não são capazes de controlar a dor.

Pacientes que tiveram um acidente vascular cerebral são candidatos a troca de RBC profilático, como discutido anteriormente. A frequência desses esquemas deve ser individualizada após os níveis de Hb S por eletroforese e/ou sintomas clínicos.

TROCA DE RBC PARA MALÁRIA (CATEGORIA 1 ASFA)[3]

A malária é uma infecção protozoária tendo como vetor mosquitos, e é transmitida por mosquitos ou transfusão de sangue em áreas endêmicas. A doença é causada por *Plasmodium vivax*, *P. ovale*, *P. malarieae* ou *P. falciparum* que infectam os glóbulos vermelhos como parte do seu ciclo de vida. Devido a facilidade de acesso a viagens internacionais, a malária deve ser incluída no diagnóstico diferencial de qualquer pessoa que tenha viajado ou imigrado de uma área de malária endêmica ou "de alto risco". O Centro de Controle de Doenças (CCD) mantém vigilância e atualiza, constantemente, um mapa múndi onde a infecção é endêmica ou epidêmica.

O *Plasmodium falciparum* apresenta grave morbidade e mortalidade em indivíduos infectados. A fase intra-eritrocitária da vida do organismo. Os sintomas, geralmente, começam quando a parasitemia > 5%, e consiste em hemólise, anemia subsequente, febre alta periódica, mal-estar, dores de cabeça severas e disfunção de múltiplos órgãos. A malária do sistema nervoso central pode levar a convulsões, alterações do estado mental e edema, e tem uma mortalidade maior do que a infecção de outras formas de plasmódio, variando de 5 a 20%.

Além dos tratamentos convencionais, que estão além do escopo deste capítulo, a eritrocitaférese é recomendada para indivíduos com parasitemia > 10% (> 8% e sintomáticos, na experiência do autor). Uma troca de dois volumes de sangue pode reduzir a porcentagem de hemácias parasitadas em 85 a 90% (FCR de 10-15%)! Instrumentos automatizados são bastante eficientes na execução dessa troca, conforme descrito mais adiante neste capítulo. Uma sessão de eritropatia é suficiente para aliviar os sintomas e acelerar a depuração da parasitemia. Um tratamento (2 trocas de volume sanguíneo) é suficiente para tratar o episódio agudo e pode ser repetido, se necessário. É importante enfatizar que a eritrócite autofágica, por si só, não é curativa e deve sempre ser usada em conjunto com esquemas terapêuticos apropriados. Como os pacientes atendidos em países ocidentais, geralmente, são acometidos por doenças agudas e subsequentemente não foram transfundidos, a aloimunização não deve ser um problema, portanto, as unidades de sangue compatíveis com reação cruzada geralmente não são difíceis de encontrar.

ERITROCITAFÉRESE PARA BABESIOSE (ASFA CATEGORIA I)[4]

A babesiose é uma doença transmitida por carrapatos e é mais frequente no Noroeste dos Estados Unidos, bem como nos estados do Norte dos Estados Unidos, tais como Minnesota e Wisconsin. A infecção é transmitida por carrapatos *Ixodes scapularis* de mamíferos selvagens, como camundongos, guaxinins, esquilos e, raramente, de aves. As indicações de eritrocitaférese para babesiose baseiam-se, principalmente, no tratamento da malária. Portanto, um paciente com mais de 10% de parasitemia e que, atualmente, não está respondendo ao tratamento é um candidato para a troca de RBC.

Instrumentos

Uma variedade de instrumentos está, atualmente, disponível para troca de células vermelhas.

Nos Estados Unidos, o instrumento de fluxo contínuo Cobe Spectra® (Terrumo Corporation) ainda é o mais comumente usado para a eritrocitaférese. Instrumentos mais modernos, como o Terrumo Optia® (Terrumo Corporation), o Fenwal Amicus® (Frezenius-Kabi), os instrumentos da série Fraesenius AS® e o Haemonetics® (Haemonetics Corporation) também são usados. As características específicas de cada instrumento estão além do escopo deste capítulo, e as informações podem ser encontradas na internet no site específico do fabricante.

ERITROCITAFÉRESE PARA OUTRAS CONDIÇÕES (CATEGORIA ASFA III)

A eritrocitaférese para outras condições, embora não comprovada por estudos controlados, mostrou ser útil em algumas situações (Tabela 35.2). Relatos de troca de RBC por intoxicação com monóxido de carbono, bem como meta-hemoglobinemia,[5] overdose de tacrolimus e ciclosporina A têm sido usados com sucesso. Além disso, a troca de eritrócitos durante uma reação transfusional hemolítica aguda, devido à transfusão incompatível ABO, foi tentada com sucesso por este autor. Estudos controlados para essas condições não são possíveis *in vivo* e, portanto, provavelmente permanecerá uma opção nessas situações raras. O terapeuta deve documentar e estar pronto para explicar as razões para a eritrocitaférese em situações inesperadas. Uma revisão abrangente da literatura para tais indicações está disponível.

Acesso

Em adultos, para acesso de veias periféricas, são preferidas agulhas com calibres de 16 ou 18 G capazes de sustentar, mas nem sempre estão disponíveis. Quando veias periféricas não estão disponíveis, deve ser colocado um cateter de duplo lúmen temporário adequado para hemodiálise.

Linhas centrais são procedimentos invasivos que devem ser executados por pessoal qualificado. Sempre que possível, a colocação da linha central deve ser feita de forma eletiva. No entanto, em caso de emergência, os funcionários da UTI, radiologia intervencionista ou cirurgiões podem facilmente obter acesso colocando grandes cateteres de fluxo.

O posicionamento do cateter *deve* ser verificado por imagem apropriada antes do início do procedimento, a fim de evitar desastres que ameacem a vida, como o pneumotórax ou a ponta do cateter no pericárdio (comunicação pessoal). Em crianças, numa situação de emergência, uma linha femoral é adequada. Portos devem ser considerados para trocas crônicas em crianças, enquanto os cateteres em túnel são mais apropriados para adultos. No momento da redação deste artigo, tivemos pouco sucesso e inconsistências usando portas em adultos.

Procedimento

Dados precisos e resultados de testes laboratoriais recentes são necessários para programar o instrumento (Tabela 35.3).

A compreensão completa da aférese terapêutica é fundamental para um tratamento bem sucedido. A monitorização cuidadosa do paciente e uma pausa processual são recomendadas. O procedimento de troca, aqui descrito, é o mesmo para todas as doenças tratadas por esta modalidade. Apenas o volume de hemácias trocadas varia de acordo com o diagnóstico.

O volume extracorpóreo não pode exceder 15% a qualquer momento durante o procedimento. O *prime* com sangue é necessário para pacientes que não atendem a esse critério. Consiste em encher a tubulação inteira, conectada ao paciente, a correia da centrífuga, o circuito de aquecimento do sangue e a linha de retorno com sangue cruzado. Isso permitirá uma troca isovolêmica. Tipicamente, o sangue no circuito é descartado no final do procedimento, porém as indicações variam de acordo com os instrumentos e situações clínicas.

Para pacientes com anemia falciforme, eritrocitaférese parece ser uma grande oportunidade para corrigir a anemia crônica do paciente, aumentando o hematócrito do paciente para níveis "normais". Pacientes com doença da SS estão acostumados a um hematócrito menor; a rápida correção do hematócrito para níveis significativamente mais elevados coloca esses pacientes em risco de desenvolver hiperviscosidade, dores de cabeça severas e alterações do estado mental. A hipercorreção do hematócrito pela eritrocitose deve ser tratada com flebotomia terapêutica. A remoção de uma ou mais unidades de sangue pode ser necessária para aliviar os sintomas. Quando a flebotomia terapêutica é realizada, a remoção de mais de uma unidade de sangue de cada vez requer reposição de fluidos com cristaloides para evitar hipovolemia/choque hipovolêmico.

A eritrocitaférese para malária e babesiose pode ter como meta o restabelecimento de hematócrito próximo ou normal, uma vez que o início da anemia nesses pacientes é aguda.

A eritrocitaférese ou troca de células vermelhas é um dos procedimentos de aférese mais rápidos e clinicamente recompensadores a serem realizados pelo profissional da saúde. Já que as hemácias estão presentes apenas no compartimento intravascular, e nenhuma permissão para o terceiro espaçamento precisa ser feita. Portanto, é comum uma melhora significativa dos sintomas até a metade do procedimento, como refletido pelo alívio da dor, melhora ou resolução da síndrome torácica aguda e do priapismo. Geralmente, um procedimento de troca de

TABELA 35.3 DADOS NECESSÁRIOS PARA A PROGRAMAÇÃO DE INSTRUMENTOS PARA A TROCA DE GLÓBULOS VERMELHOS	
Hematócrito pré-procedimento	Obtido, no máximo, até 3 horas após o início do procedimento
Hematócrito pós-procedimento	Geralmente não mais que 3 pontos acima do tempo pré-procedimento, a menos que inicial seja perigosamente baixo (< 20%)
FCR	Porcentagem de glóbulos vermelhos originais do paciente que permanecerão após o procedimento. 30% é um número realista*
Hematócrito de PRBC	Hematócrito médio das unidades de PRBC usadas

*Limiares mais baixos de FCR podem ser usados.
FCR: fração de células remanescentes.

glóbulos vermelhos é necessário para o tratamento da crise falciforme.

O modelo matemático de troca de células vermelhas foi desenvolvido. Basta dizer que uma eficácia de troca de 100% não pode ser alcançada, uma vez que exigiria a exsanguinação completa do paciente. Portanto, como um tanque de combustível de automóvel, que nunca ficou sem combustível, sempre conterá pequena quantidade do combustível originalmente colocado no tanque da fábrica. A quantidade inicial de combustível será diluída cada vez mais conforme as recargas ocorrerem; e tende ao infinito. A porcentagem desejada de Hgb SS RBC presente é conhecida como "fração de células remanescentes" (FCR). Isso será necessário, assim como o hematócrito inicial, o hematócrito final e o hematócrito das unidades de sangue usados para substituir os eritrócitos do paciente.

ALTERAÇÕES HEMODINÂMICAS DURANTE A GRAVIDEZ[6]

Logo após a concepção e durante a gravidez, ocorrem mudanças significativas nos sistemas cardiovascular e renal, bem como na dinâmica dos fluidos. Com o avanço da idade gestacional, há um aumento acentuado no débito cardíaco e uma diminuição concomitante na resistência vascular sistêmica e na pressão arterial.[7]

No período gestacional, a mãe terá acúmulo de 6,5 a 8,5 L de líquido, sendo a maior parte no espaço extravascular. O aumento do volume intravascular é majoritariamente plasmático com um aumento modesto de 300 a 400 mL de glóbulos vermelhos.

Eritrocitaférese durante a gravidez

Em geral, a manutenção de um hematócrito materno de 20 a 30% demonstrou prevenir ou minimizar o risco de crise SC. Quando um diagnóstico de SSD está presente, tanto a mãe quanto o feto correm risco de eventos adversos durante a gravidez. Uma revisão recente da literatura mostra uma taxa de mortalidade de até 11,4% para a mãe e 20% para o feto.[8] A oclusão vascular ocorrida durante a crise falciforme tende a ocorrer no 2º e 3º trimestres. A anemia crônica associada a SSD também leva ao retardo do crescimento fetal.

Episódios vaso-oclusivos, invariavelmente, levam a comprometimento da circulação placentária, o que pode resultar em necrose isquêmica de vilosidades placentárias e, possivelmente, em descolamento da placenta. O tópico do manejo do CMS durante a gravidez foi abordado em outras partes deste livro.

Uma avaliação cuidadosa deve ser feita sobre o risco/benefício da transfusão regular *versus* eritrócitos eletivos durante a gestação. Para a eritropoese, uma FCR de cerca de 30% é, geralmente, apropriada e segura para ser realizada. Como sempre, evitar a hipotensão durante qualquer procedimento de aférese na gravidez é de suma importância.

Ao considerar a eritrocitaférese, deve-se também considerar as mudanças que ocorrem durante a gestação. Para fins práticos, com base na volemia, no peso e em exames laboratoriais recentes, os hematócritos do paciente devem ser usados como parâmetros de troca e todo esforço deve ser feito para evitar a hipotensão a todo custo. Sempre é importante lembrar que o feto normal se desenvolve em um estado fisiológico de baixo metabolismo aeróbico, com valores de PO_2 no sangue arterial entre 20 e 35%. Isso é compensado pela extração mais eficiente de oxigênio da hemoglobina fetal, bem como outros mecanismos. A concentração de 2,3-difosfoglicerato nos eritrócitos aumenta na gestação, diminuindo assim a afinidade da hemoglobina materna pelo oxigênio. Isto facilita a dissociação do oxigênio da hemoglobina, aumentando assim a transferência de oxigênio para o feto.[7] As taxas de fluxo sanguíneo uterino a termo são de, pelo menos, 750 mL/min, ou 10 a 15% do débito cardíaco materno. Grande fluxo de água (3,6 L/h) ocorre entre mãe e feto. A diminuição da resistência vascular uterina[1] e o aumento do fluxo sanguíneo são devidos, em parte, à vasodilatação direta induzida pelo estrogênio da vasculatura uterina.[8]

RCE durante a gravidez: considerações práticas

"Sangue jovem" (sangue com menos de 10 dias) deve ser usado como troca para minimizar a sobrecarga de potássio, bem como a sobrecarga de ferro. Alternativamente, os RBC podem ser lavados e reconstituídos com 5% de albumina humana ou plasma universal para um hematócrito específico. O sangue acumula K+ a uma taxa de 1 mEq/dia de armazenamento, por exemplo, um K normal é

4 mEq/L, no dia 10 a unidade conterá 14 mEq de K+. A eritrocitaférese durante a gravidez é, geralmente, realizada com soro fisiológico de *blood prime* ou desvio de solução salina, o que resultará em uma troca isovolêmica. É importante lembrar que, ao usar *blood prime*, o enxaguamento não deve ser realizado, para não alterar o hematócrito-alvo. Nossa abordagem atual é monitorar cuidadosamente os sinais vitais maternos, incluindo O_2 de saturação a cada 10 minutos durante os primeiros 30 minutos da troca, e depois a cada 15 minutos. O monitoramento do coração fetal (MCF) deve estar disponível, para tranquilizar o operador. O monitoramento cardíaco não precisa ser contínuo, desde que os operadores tenham experiência nesse procedimento. Em nossa experiência, a maioria dos pacientes tolerou bem a ECR durante a gravidez, e as variações da frequência cardíaca fetal não foram observadas durante o procedimento.

TAXA DE ALTERAÇÃO

Dependendo do volume de sangue do paciente (até 17 ou mais unidades foram usadas em transfusões de troca por este autor), os riscos de transfusão, seja por reações transfusionais ou por doenças transmitidas por transfusão, estão bem estabelecidos e resumidos na Tabela 35.4. Todos os pacientes devem ser pré-medicados com acetaminofeno 600 mg e Benadryl® 25 mg PO. Atualmente, não há suporte na literatura para o uso profilático de esteroides ou Demerol®, como é prática comum em alguns centros.

TABELA 35.4 RISCOS DA TRANSFUSÃO
Reação alérgica
FNHTR (reação febril não hemolítica)
Contaminação bacteriana
Transmissão por HIV
Hepatite C
Hepatite B
Doença de Chagas
Vírus da Zika*

Desconhecido no momento da redação deste documento.

Embora o sangue tenha sido fornecido para a exsanguinotransfusão, a reação sanguínea tenha sido cuidadosamente feita e tenha sido combinado fenotipicamente, os riscos imediatos durante a exsanguinotransfusão são reações transfusionais não hemolíticas febris, reações alérgicas, hipercalemia e TRALI. A hemólise mecânica também pode ocorrer devido ao mau funcionamento do aquecedor ou ao tubo dobrado no circuito de aférese. Uma taxa razoável de troca é de 40 a 60 mL/min. À medida que uma nova unidade é suspensa, a taxa de fluxo deve ser reduzida para 40 mL/min e o paciente deve ser observado de perto para erupções cutâneas, sibilos, falta de ar ou rigidez. Após 1 minuto, a taxa pode ser aumentada para 60 mL/min, enquanto ainda se observa o paciente atentamente. Um monitor que fica ao lado e acima do paciente é comumente usado para monitorar pulso, respiração, pressão arterial e oximetria de pulso.

REAÇÃO ALÉRGICA DURANTE TROCA DE RBC

Caso qualquer sinal de reação ou reação suspeita seja observada, o procedimento deve ser interrompido até a resolução dos sintomas. A unidade de sangue envolvida deve ser removida e o procedimento para reação à transfusão deve ser iniciado. Quando os sintomas diminuírem, outra unidade de sangue deve ser suspensa e a transfusão de troca deve ser retomada. Tratar uma reação alérgica com difenidramina e esteroides IV até que os sintomas se resolvam; é contraindicado continuar a exsanguinotransfusão com a mesma unidade de sangue. As reações de urticária podem evoluir rapidamente para falta de ar, laringoespasmo e reação anafilática completa, quando o mesmo alérgeno presente na unidade em questão continuar a ser infundido. Epinefrina também deve ser disponibilizada. Na nossa instituição, se 2 doses repetidas de Benadryl® não melhorarem os sintomas, deve-se administrar Solu-cortef® 100 mg IV. Isto pode ser repetido até 5 vezes (dose total de 500 mg). O agravamento dos sintomas exigirá cuidados urgentes, epinefrina, possível intubação e transferência para uma UTI. Se isso ocorrer, a transfusão de troca deve ser abortada e só deve ser retomada quando o paciente for considerado estável o suficiente.

REAÇÃO NÃO HEMOLÍTICA FEBRIL DURANTE O PROCEDIMENTO DE TROCA DE HEMÁCIAS

As reações febris são definidas como um aumento de 1 ºC na temperatura durante a transfusão. O procedimento deve ser pausado, a unidade atualmente sendo infundida deve ser removida e enviada de volta ao banco de sangue para uma avaliação da reação transfusional.

REFERÊNCIAS BIBLIOGRÁFICAS

1. Shaz BH, Schwartz J, Winters JL, Padmanabhan A, Balogun RA, Delaney M, et al. American society for apheresis guidelines support use of red cell exchange transfusion for severe malaria with high parasitemia. Clin Infect Dis 2014; 58(2):302-303.

2. Kim HC. Red cell exchange: special focus on sickle cell disease. Hematology: the Education Program of the American Society of Hematology American Society of Hematology Education Program. 2014; 2014(1):450-456.

3. Fegan D, Glennon MJ. Erythrocytapheresis treatment in severe malaria. Internal Med J 2011; 41(9): 709-710.

4. Saifee NH, Krause PJ, Wu Y. Apheresis for babesiosis: Therapeutic parasite reduction or removal of harmful toxins or both? J Clin Apheresis; 2015.

5. Golden PJ, Weinstein R. Treatment of high-risk, refractory acquired methemoglobinemia with automated red blood cell exchange. J Clin Apheresis 1998; 13(1):28-31.

6. Motta S, Perseghin P, Consonni S, Regalia AL, Masera N. A case report of a successful monochorionic diamniotic twin pregnancy in a patient affected by sickle cell disease treated with erythrocytapheresis. Therapeutic apheresis and dialysis: official peer-reviewed journal of the International Society for Apheresis, the Japanese Society for Apheresis, the Japanese Society for Dialysis Therapy 2010; 14(1): 112-115.

7. Ouzounian JG. Physiologic Changes during normal pregnancy and delivery. Cardiol Clin 2012; 317-329.

8. Thornburg KL, Giraud GD, Morton MJ. Hemodynamic changes in pregancy. Seminars in Perinatology 2000; 24(1):11-14.

9. Boga C, Ozdogu H. Pregnancy and sickle cell disease: A review of the current literature. Crit Rev Oncology/ Hematology 2016; 98:364-374.

10. Bille-Brahe NE. Red cell 2,3 diphosphoglycerate in pregnancy. Acta Obstet Gynaecol Scand 1979; 58(19).

36

FOTOFÉRESES

José Francisco Comenalli Marques Jr.

INTRODUÇÃO

As aféreses, um ramo da atividade hemoterápica, consiste hoje em um importante recurso terapêutico para diversas doenças e condições clínicas nas mais variadas áreas da medicina. De origem greco-latina, o termo aférese significa "afastar pela força", ou "retirar", traduzindo no campo da medicina hemoterápica como a separação e retenção de um componente sanguíneo com retorno, ao doador ou paciente, dos remanescentes.

A evolução tecnológica permitiu o desenvolvimento de técnicas cada vez mais sofisticadas e específicas, tendo como um clássico exemplo os procedimentos de fotoféreses, nos quais os pacientes, após tratados sistemicamente com metoxipsoraleno, ou *in vitro*, tem seus leucócitos isolados por leucaféreses, os quais, em um circuito extracorpóreo, é exposto à luz ultravioleta A. A administração do metoxipsoralen, seguido pela ativação da luz ultravioleta A na camada leucocitária do circuito, produz um efeito imunomodulatório pela inativação desses leucócitos devido a quebra do DNA e, assim, induzindo a apoptose dos linfócitos T e modificando as células dendríticas. Esse processo induz alterações clonais específicas na continuidade da resposta imune, incluindo a produção de células T regulatórias que alteram o equilíbrio em direção à tolerância imune. Uma vez que não há retenção de fluidos nesses procedimentos, não há necessidade de qualquer tipo de reposição.

Dessa maneira, a fotoférese pode ser contextualizada como um processamento sanguíneo em um circuito extracorpóreo envolvendo leucaférese e exposição da camada leucocitária à luz ultravioleta A, inicialmente desenvolvida para o tratamento de linfoma de células T cutâneas, ou síndrome de Sézary, sendo também indicada, atualmente, para o tratamento de pacientes selecionados com doenças aloimunes mediadas por células, como a doença do enxerto contra hospedeiro e rejeição celular de transplante pulmonar ou cardíaco e doenças autoimunes mediada por células.

No contexto da evolução da medicina como atividade científica, a prática atual exige que as indicações clínicas das fotoféreses sejam embasadas em evidências e graus de recomendação, sendo disponibilizadas, na literatura médica, publicações que orientam, discutem e respaldam esses procedimentos, com especificidade, e incrementando a segurança dos pacientes.[1]

As três principais indicações clínicas, como veremos a seguir, são para linfomas de células T cutâneas, doença do enxerto contra hospedeiro e rejeição de transplante de órgãos sólidos, primariamente pulmões e rins.

INDICAÇÕES CLÍNICAS GERAIS

A efetividade dos procedimentos das aféreses terapêuticas vem se desenvolvendo progressivamente desde os anos 1970 por meio de inúmeros estudos, inicialmente não controlados, para ensaios controlados visando o entendimento da sua real utilidade clínica.

Na tentativa de classificar categoricamente as indicações para esses procedimentos, primeiramente a Associação Americana de Bancos de Sangue (AABB) e, após, a Sociedade Americana para Aféreses (ASFA), vem publicando regularmente protocolos que determinam as categorias de evidência e graus de recomendação para classificar, direcionar e respaldar as condutas clínicas. Essas publicações, que vêm evoluindo com aumento gradativo do número de indicações e categorias, datam de 1986, 2000, 2007, 2010 e, a última, de 2013, sendo considerado protocolo mundialmente aceito e utilizado na prática clínica diária para os critérios de indicação das aféreses terapêuticas.

A Tabela 36.1 mostra os critérios de indicação, enquanto a Tabela 36.2 mostra os graus de recomendação. A Tabela 36.3 demonstra as 13 condições clínicas com suas categorias de indicações e os procedimentos que envolvem as fotoféreses terapêuticas.[1]

A seguir, vamos discorrer acerca das diversas situações clínicas envolvendo as fotoféreses.

Transplante cardíaco

Importantes avanços nos métodos de imunossupressão têm melhorado significativamente a sobrevida e a qualidade de vida dos pacientes após transplante de coração, apesar de infecções, doenças malignas e rejeição continuarem a ser um problema ameaçador em longo prazo. A rejeição em transplantes cardíacos podem ser hiperagudas, nos casos de incompatibilidade ABO ou HLA aguda celular ou crônica, mediadas por anticorpos, quan-

TABELA 36.1 CATEGORIA PARA INDICAÇÕES CLÍNICAS DAS HEMAFÉRESES TERAPÊUTICAS[1]

CATEGORIAS	DESCRIÇÃO
I	Aférese é aceita como tatamento de primeira linha, independente ou associado a outras terapias
II	Aférese é aceita como tratamento de segunda linha, independente ou associado a outras terapias
III	Aférese como terapia ainda não estabelecida, necessitando conduta individualizada
IV	Aférese ineficaz ou prejudicial, não devendo ser indicada

do envolve vasculopatia. No caso da aguda celular, o tipo mais comum, é mediado pelos linfócitos T.

Nessa condição, a fotoférese tem sido defendida como uma terapia para melhorar os resultados em pacientes com severa rejeição aguda, diminuindo significativamente o risco de rejeição e, consequente, morte secundária à essa complicação.[2,3]

Apesar do mecanismo da fotoférese em rejeição de transplante cardíaco não ser exatamente conhecido, dados recentes sugerem que se trata da diminuição das células T efetoras e, ao mesmo tempo, a expansão das células T regulatórias.

Em pacientes de baixo peso, a fotoférese requer ajustes nos protocolos para compensar o volume extracorpóreo durante os procedimentos. Ainda não é conhecida a dose mínima de células mononucleares necessárias a serem tratadas para justificar o benefício da fotoférese, considerando o fato da linfopenia ser comum nesses pacientes. Para se obter resultados satisfatórios, aconselha-se processar duas volemias por sessão de fotoférese. Devem ser realizados dois procedimentos em dias consecutivos, semanalmente ou a cada 2 a 8 semanas, por vários meses, dependendo da evolução clínica, sem necessidade de qualquer tipo de reposição substitutiva.

Não há critérios claros para a descontinuidade do tratamento com fotoférese. Tipicamente, os tratamentos são continuados até a estabilização dos sintomas.

TABELA 36.2
GRAUS DE RECOMENDAÇÃO[1]

RECOMENDAÇÃO	DESCRIÇÃO	A QUALIDADE METODOLÓGICA DE EVIDÊNCIA DE SUPORTE	IMPLICAÇÕES
1A	Forte recomendação, evidência de alta qualidade	Estudos randomizados sem limitações importantes ou importante evidência observacional de estudos	Forte recomendação, indicada para a maioria dos pacientes
1B	Forte recomendação, evidência de moderada qualidade	Estudos randomizados com limitações importantes, resultados inconsistentes, falhas metodológicas, mas com evidência excepcionalmente forte em estudos observacionais	Forte recomendação, indicada para a maioria dos pacientes
1C	Forte recomendação, evidência de baixa qualidade	Estudos observacionais ou série de casos	Forte recomendação, mas pode mudar quando a evidência de maior qualidade tornar-se disponível
2A	Fraca recomendação, evidência de alta qualidade	Estudos randomizados sem limitações importantes ou importante evidência observacional de estudos	Fraca recomendação, melhor indicação pode ser outra, mas podendo ser utilizada dependendo das circunstâncias
2B	Fraca recomendação, evidência de moderada qualidade	Estudos randomizados com limitações importantes, resultados inconsistentes, falhas metodológicas, mas com evidência excepcionalmente forte em estudos observacionais	Fraca recomendação, melhor indicação pode ser outra, mas podendo ser utilizada dependendo das circunstâncias
2C	Fraca recomendação, evidência de baixa qualidade	Estudos observacionais ou série de casos	Fraca recomendação, outras alternativas podem ser mais razoáveis

Linfoma cutâneo de células T, micose fungoide e síndrome de Sézary

A micose fungoide e sua variante leucêmica, a síndrome de Sézary, representam 60 e 5% dos casos de linfomas T cutâneos, respectivamente. A micose fungoide se apresenta como uma dermatopatia recorrente com manchas e placas, podendo até se apresentar como eritrodermia, que podem progredir para pápulas ou nódulos, alopecia e erosões com infiltração de linfonodos e órgãos viscerais.

Por comparação, a síndrome de Sézary se apresenta com eritrodermia pruriginosa generalizada, linfadenopatia e células clonais circulantes.

O diagnóstico e estadiamento da micose fungoide e da síndrome de Sézary é baseado em algoritmo que considera critérios clínicos, histopatológicos, moleculares e imunopatológicos. São consideradas doenças incuráveis e o objetivo do tratamento é aliviar os sintomas, melhorar as manifestações cutâneas, controlar as complicações extracutâneas e minimizar a imunossupressão. No geral, doenças limitadas tipicamente respondem às terapias tópicas com corticoides, quimioterapia, retinoides, fototerapia e radioterapia local. Envolvimento cutâneo generalizado pode ser tratado com banho de elétrons. Pacientes com síndrome de Sézary se beneficiam com retinoides sistêmicos, interferon, inibidores de deacetilase, drogas qui-

TABELA 36.3 CATEGORIAS DAS INDICAÇÕES PARA FOTOFÉRESES[1]			
DOENÇAS	**CONDIÇÃO**	**CATEGORIA**	**GRAU DE RECOMENDAÇÃO**
Transplante cardíaco	Profilaxia da rejeição	II	2A
Transplante cardíaco	Rejeição celular ou recorrente	II	1B
Linfoma cutâneo de células T, micose fungoide, síndrome de Sézary	Forma eritrodérmica	I	1B
Linfoma cutâneo de células T, micose funcoide, síndrome de Sézary	Forma não eritrodérmica	III	2C
Doença do enxerto contra hospedeiro	Pele (crônica)	II	1B
Doença do enxerto contra hospedeiro	Pele (aguda)	II	1C
Doença do enxerto contra hospedeiro	Outro órgão que não a pele (aguda/crônica)	III	2B
Doença inflamatória intestinal	Doença de Crohn	III	2C
Rejeição de transplante de pulmão	Síndrome bronquiolítica obliterante	II	1C
Fibrose sistêmica nefrogênica	Qualquer	III	2C
Pênfigo vulgar	Forma severa	III	2C
Psoríase	Qualquer	III	2B
Esclerose sistêmica progressiva	Qualquer	III	2B

mioterápicas, anticorpos monoclonais, transplante alogênico de células hematopoéticas e fotoférese, muitas vezes em tratamentos combinados.[4]

A racionalidade do uso da fotoférese nessas condições é a coleta das células circulantes malignas CD41, sendo que o efeito parece ser mediado por uma estimulação *in vivo* da imunidade antitumoral através das interações das células malignas com células dendríticas apresentadoras de antígenos.

As respostas completas e parciais nos pacientes em estágios avançados foram 30 e 45%, respectivamente, em tratamentos combinados utilizando fotoféreses, com duração de respostas excedendo 1 a 2 anos em 69 e 26%, respectivamente.[5]

O NCCN (National Comprehensive Cancer Network), recomenda considerar a fotoférese como primeira linha em pacientes com estágio III (eritrodermia) de micose fungoide e em síndrome de Sézary, esta última condição em combinação com terapias tópicas ou sistêmicas.

A fotoférese tem a vantagem da relativa pouca imunossupressão, o que leva a menor risco de infecções.

As sessões de fotoféreses são realizadas em 2 dias consecutivos, 1 a 2 vezes por mês. Para pacientes com síndrome de Sézary, 2 ciclos mensais são recomendados. O volume a ser tratado deverá ter um concentrado de células mononucleares de 200 a 270 mL, o que se consegue processando 2 volemias. Não há necessidade de reposição substitutiva.

O tempo médio de resposta à fotoférese é de 5 a 6 meses, apesar de regimes de combinação poderem induzir a remissão mais precocemente. Alguns pacientes podem demorar até 6 meses para obter resposta adequada. Resposta mais rápida se correlaciona com maior tempo de remissão. Quando resposta máxima é adquirida, as sessões de fotoféreses podem ser reduzidas para 1 ciclo de 2 dias a cada 6 a 12 semanas, com subsequente interrupção, se não houver recaída. Na recaída, pode-se reinstituir o tratamento com sessões 1 a 2 vezes por mês, com ou sem tratamento coadjuvante, conforme evolução.

Doença do enxerto contra hospedeiro

A doença do enxerto contra hospedeiro (DECH) após transplante alogênico de células progenitoras hematopoéticas pode ser classificada como aguda, crônica ou sobreposta. A aguda clássica ocorre até 100 dias após o transplante e manifesta-se como dano tecidual e necrose, traduzidos como descamação cutânea, inflamação do epitélio gastrointestinal, dano colangio-hepático e icterícia colestática. A DECH crônica afeta a pele, trato gastrointestinal, fígado, pulmões, orofaringe, olhos, trato genital, sistema musculoesquelético e se caracteriza pela ausência dos fatores da DECH aguda.

A DECH aguda resulta da ativação das células T dos doadores pelas células apresentadoras de antígenos do receptor, levando a um dano tecidual mediado por citocinas, enquanto a crônica é devido à desregulação das células T e B alo ou autorreativas, células apresentadoras de antígenos e células NK, levando a fibrose, inflamação, esclerose e atrofia dos tecidos afetados. DECH severas estão associadas à alta mortalidade ou severa morbidade devido a complicações dos tecidos envolvidos ou infecções.

Geralmente, essas condições, quando severas, são tratadas com imunossupressão com corticoides, globulina antitimócito, anticorpos anticélulas T e anticitocinas, micofenolato etc. Quando refratários a esses tratamentos, pode ser feito azatioprina, pentostatin, anticorpos monoclonais contra células T e B ou citocinas e a fotoférese.

O efeito terapêutico da fotoférese para DECH parece ser desencadeado pela indução à apoptose dos linfócitos T tratados, o que poderá modular a resposta imune *in vivo* que inclui o aumento da diferenciação das células dendríticas, subregulação das células B autorreativas, alterações nas subpopulações das células T *helper*, geração de células T regulatórias entre outras.

Respostas à fotoférese em pacientes com DECH aguda refratária a corticoterapia variam de 52-100%; em pele, trato gastrointestinal e fígado de 66-100%, 40-83% e 27-71%, respectivamente. Também, 30-65% dos pacientes com DECH crônica dependente de corticoides melhoram com a fotoférese, a maioria com resposta parcial. Pele, boca e olhos com DECH crônica respondem a 30-100% dos casos, enquanto complicações no fígado, articulações e trato gastrointestinal melhoram de 30-80%, 50% e 0-50%, respectivamente. Fotoférese também pode estabilizar a função pulmonar com bronquiolite obliterante relacionada com a DECH crônica. Resposta máxima para DECH crônica normalmente requer 2 a 6 meses de tratamento.

Protocolos clínicos e consensos para o uso de fotoféreses em DECH têm sido publicados por muitos grupos, sendo considerada atualmente como uma opção terapêutica de segunda linha para os pacientes refratários a corticoides na forma crônica, particularmente envolvendo a pele.[6-9]

Propõe-se tratar em cada procedimento 200 a 270 mL de células mononucleares, processando-se 2 volemias por sessão em 2 dias consecutivos, a cada 1 a 2 semanas, sem necessidade de reposição fluídica. Para DECH aguda, preconiza-se 1 ciclo de 2 sessões semanalmente até resposta clínica, seguindo por procedimentos a cada 2 semanas antes da descontinuidade. Para a DECH crônica, considerar 1 ciclo semanal até a resposta, ou 8 a 12 semanas seguido de 1 ciclo a cada 2 a 4 semanas até a resposta máxima.

Doença inflamatória intestinal

Compreende a retocolite ulcerativa e a doença de Crohn e são causadas por fatores ambientais, microbiota intestinal e fatores genéticos que podem levar a recrutamento de leucócitos para a mucosa intestinal. Esses leucócitos acompanhados de citocinas e fatores pró-inflamatórios causam dano tecidual, com o consequente quadro clínico de doença inflamatória intestinal.

O tratamento clássico dessas situações clínicas incluem anti-inflamatórios, corticoides e medicações imunossupressoras, mas intervenções cirúrgicas podem ser necessárias.

A racionalidade para o uso de procedimentos de aféreses recai sobre a evidência sugerindo que granulócitos e monócitos pró-inflamatórios, células dendríticas desreguladas e subsequente resposta a células T inflamatórias têm papel fisiopatológico nessas doenças, sendo que as aféreses podem ser úteis para os pacientes dependentes de corticoides ou que tiveram falha nas outras modalidades terapêuticas.

Duas publicações de séries de casos sugerem que a fotoférese pode promover remissão para uma proporção de pacientes que são intolerantes a tratamento corticoterápico ou imunossupressor, mas outros estudos são necessários.[10,11]

Rejeição de transplante de pulmão

Rejeição aguda é um dos principais fatores de risco para a rejeição crônica que consiste na mais comum causa de morte após o primeiro ano do transplante de pulmão, por evolução para a síndrome bronquiolítica obliterante.

Os tratamentos disponíveis para essa situação incluem, na época do transplante, regime de indução com globulina antitimócito, anticorpos monoclonais e manutenção com terapia imunossupressora.

O uso da fotoférese já foi realizado em casos de síndrome bronquiolítica obliterante refratária com algum benefício clínico, porém deve ser indicada precocemente, uma vez que a fotoférese não reverte a proliferação de fibroblastos que provocam a irreversibilidade do quadro.

Publicações recentes têm demonstrado significante melhora da função pulmonar em pacientes com síndrome bronquiolítica obliterante[12,13] e seu potencial mecanismo de ação é o já descrito em transplante cardíaco ABO incompatível.

Deve ser tratado o volume de 200 a 270 mL de células mononucleares por meio do processamento de 2 volemias por sessão, não estando ainda definido o número de sessões e o tempo de tratamento, que deve ser direcionado pela evolução clínica. Sugere-se que a manutenção de 2 ciclos por mês seja recomendada em longo prazo.

Fibrose sistêmica nefrogênica

É uma rara, porém severa, doença sistêmica vista em pacientes com doenças renais agudas ou crônicas que receberam contraste contendo gadolíneo, sendo que o tempo médio decorrido entre a administração do contraste e o quadro clínico é de 2 dias, podendo variar de zero dia a 18 meses.

O quadro clínico envolve a pele com eritema simétrico, edema, parestesia e coceira nas extremidades. Achados adicionais incluem queda de cabelo, gastroenterite, conjuntivite, infiltrado pulmonar bilateral e febre. Após 6 meses, o inchaço, a coceira e as alterações sensoriais se resolvem, enquanto a pele progride para adelgaçamento, escurecimento e atrofia epidérmica. Fibroses resultam em contraturas que podem levar à dependência de cadeira de rodas e podem se estender para tecidos profundos misculoesqueléticos, coração, pericárdio, pleura, pulmões, diafragma, esôfago, rins etc. A cura é rara e a fisiopatologia desconhecida.

O transplante renal tem sido associado com a cessação da progressão e reversão do quadro. Tratamentos adicionais incluem corticoides, drogas imunossupressoras, imatinibe, quelação com sódio tiossulfato, fototerapia, plasmaféreses e fotoféreses.

A fotoférese vem sendo indicada nessa situação clínica pela similaridade dos sintomas da DECH e da esclerodermia. Poucos casos são descritos na literatura e demonstram melhora clínica quando empregados.[14-16]

As sessões de fotoféreses devem ser realizadas em 2 dias consecutivos, a cada 2 a 4 semanas, ou 5 procedimentos em dias alternados, aumentando o número de semanas entre os ciclos até melhora significativa, que varia de 4 a 16 meses.

Pênfigo vulgar

Pênfigo vulgar é uma doença rara, potencialmente fatal, bolhosa, mucocutânea e autoimune. Patologicamente, é caracterizada por uma deposição de um autoanticorpo na superfície do queratinócito. Esse anticorpo também está presente na circulação.

O tratamento dessa doença, especialmente na forma severa, é desafiante. Historicamente, esta doença foi associada a alta morbimortalidade, mas com a introdução da corticoterapia, a mortalidade foi reduzida drasticamente de 70 a 100% para cerca de 30%, porém, a corticoterapia deve ser administrada em longo prazo, com seus conhecidos efeitos indesejáveis. Outras formas de tratamento incluem dapsona, sais de ouro e antibióticos sistêmicos, muitas vezes associados com outros agentes imunossupressores como azatioprina, metotrexato e ciclofosfamida, além de anticorpos monoclonais, plasmaférese e fotoférese terapêuticas.

A resposta clínica em pacientes que foram submetidos à fotoféreses foi observada após 2 a 7 ciclos de 2 dias consecutivos. O total de ciclos recebidos variou entre 2 e 48. Em uma publicação, observou-se 100% da resposta clínica com diminuição do autoanticorpo circulante.[17,18]

Psoríase

Doença crônica com alta predisposição genética, a psoríase é caracterizada por placas e pápulas como resultado de hiperproliferação e diferenciação anormal da epiderme, a qual leva ao adelgaçamento e acantose. O infiltrado inflamatório consiste de células dendríticas, macrófagos e células T na derme e neutrófilos com algumas células T na epiderme.

Há tratamentos tópicos e sistêmicos para a psoríase, sendo que a escolha é determinada pela severidade, comorbidade e preferência do paciente, bem como pela aderência ao tratamento. As modalidades terapêuticas incluem molientes tópicos, corticoides, análogos da vitamina D, retinoides, tracolimus, diferentes modalidades de luz ultravioleta, fotoquimioterapia e laser. Terapia sistêmica inclui metotrexato, retinoides, ciclosporina, anticorpos monoclonais, entre outros.

O melhor entendimento da fisiopatologia da psoríase sugere que a fotoférese possa ser usada no seu tratamento. Um grande estudo controlado com 52 pacientes no braço terapêutico mostrou melhora estatisticamente significante e vários outros estudos mostram uma variedade de respostas.[19]

A fotoférese é realizada processando 1.000 a 3.000 mL dependendo do método utilizado, 1 a 2 vezes por semana, até a melhora clínica.

Esclerose sistêmica progressiva

Também chamada de esclerodermia, é uma doença multissistêmica de etiologia desconhecida com distribuição cosmopolita, que se caracteriza clinicamente por adelgaçamento da pele e pelo envolvimento de órgãos viscerais incluindo trato gastrointestinal, pulmões, coração e rins. Anticorpos antinucleares estão presentes em mais de 95% dos pacientes e são direcionados contra a topoisomerase 1, centrômero, RNA polimerase I, II e III, Th RNP, U1 RNP e PM/Scl. O acúmulo de colágeno e outras proteínas extracelulares na pele e em outros órgãos são característicos. O entendimento atual da fisiopatologia implica a imunidade mediada por linfócitos T ativados.

O tratamento objetiva a liberação dos sintomas e a melhora dos órgãos envolvidos, sendo considerada uma doença incurável. Penicilamina é a droga mais utilizada. Na doença rapidamente progressiva, corticoide, azatioprina, metotrexato, ciclofosfamida e outros agentes imunossupressores têm sido empregados. Os novos tratamentos incluem minociclina, psoralen, transplante de pulmão, etanercept e talidomida. Porém, nenhuma medicação parece ser verdadeiramente efetiva em pacientes com doença agressiva. Benefício clínico já foi observado com altas doses de quimioterapia seguida de transplante autólogo de células hematopoéticas.

A fotoférese tem sido usada no tratamento da esclerodermia, com melhora.[20,21] Preconiza-se o tratamento de 200 a 270 mL de células, o que corresponde ao processamento de 2 volemias, 2 procedimentos em dias consecutivos a cada 4 a 6 semanas por, pelo menos, 6 a 9 meses.

CONSIDERAÇÕES FINAIS

É importante enfatizar que as fotoféreses terapêuticas devem ser indicadas com base em critérios científicos e respaldadas na literatura, devendo sempre ser encaradas como inseridas no plano de tratamento global da doença de base. Na maioria das vezes, os efeitos benéficos desses procedimentos são temporários, necessários para que se tenha tempo hábil para a efetividade do tratamento específico e definitivo, porém, algumas vezes, raras em aféreses, podem ser indicadas quando da não resposta a outras terapias convencionais.

Além disso, é importante lembrar que o procedimento só será efetivo quando as alterações fisiopatológicas responsáveis pelo quadro clínico dos pacientes ainda forem reversíveis.

Cada paciente poderá responder diferentemente aos procedimentos, o que justifica, como na maioria das condutas clínicas, o senso crítico de avaliá-lo, individualmente, tanto no aspecto da indicação como na programação a ser adotada.

Apesar de já bem estabelecidas na prática clínica hemoterápica, as aféreses têm permanecido um campo onde a experiência pessoal de cuidados médicos ainda colide com os requerimentos da medicina baseada em evidências que, certamente, deverá ser seguida, como vastamente demonstrado neste capítulo.

Finalmente, a realidade atual é que não há somente interpretações conflitantes acerca dos benefícios dos procedimentos de fotoféreses, mas também diferenças expressivas do acesso à tecnologia disponível setorialmente no nosso país e ao redor do mundo.

REFERÊNCIAS BIBLIOGRÁFICAS

1. Schwartz J, Winters JL, Padmanabha A, et al. Guidelines on the use of therapeutic aphresis in clinical practice-evidence-based approach from the Writing Committee of the American Society for Apheresis. The sixth special issue. J Clin Apher 2013; 28:145-284.

2. Kirklin JK, Brown RN, Huang ST, Naftel DC, Hubbard SM, Rayburn BK, McGiffin DC, Bourge RB, Benza RL, Tallaj JA, Pinderski LJ, Pamboukian SV, George JF, Marques M. Rejection with hemodynamic compromise: objective evidence for efficacy of photopheresis. J Heart Lung Transplant 2006; 25:283-288.

3. Kirklin JK, Naftel DC, Bourge RC, McGiffin DC, Hill JA, Rodeheffer RJ, Jaski BE, Hauptman PJ, Weston M, White-Williams C. Evolving trends in risk profiles and causes of death after heart transplantation: a ten-year multi-institutional study. J Thorac Cardiovasc Surg 2003; 125:881-890.

4. Olsen EA, Whittaker S, Kim YH, Duvic M, Prince HM, Lessin SR, Wood GS, Willemze R, Demierre MF, Pimpinelli N, Bernengo MG, Ortiz-Romero PL, Bagot M, Estrach T, Guitart J, Knobler R, Sanches JA, Iwatsuki K, Sugaya M, Dummer R, Pittelkow M, Hoppe R, Parker S, Geskin L, Pinter-Brown L, Girardi M, Burg G, Ranki A, Vermeer M, Horwitz S, Heald P, Rosen S, Cerroni L, Dreno B, Vonderheid EC; International Society for Cutaneous Lymphomas; United States Cutaneous Lymphoma Consortium; Cutaneous Lymphoma Task Force of the European Organisation for Research and Treatment of Cancer. Clinical end points and response criteria in mycosis fungoides and S_ezary syndrome: A consensus statement of the International Society for Cutaneous Lymphomas, the United States Cutaneous Lymphoma Consortium, and the Cutaneous Lymphoma Task Force of the European Organisation for Research and Treatment of Cancer. J Clin Oncol 2011; 29:2598-2607.

5. Raphael BA, Shin DB, Suchin KR, Morrissey KA, Vittorio CC, Kim EJ, Gardner JM, Evans KG, Introcaso CE, Samimi SS, Gelfand JM, Rook AH. High clinical response rate of Sezary syndrome to immunomodulatory therapies. Arch Dermatol 2011; 147:1410-1415.

6. Flowers ME, Apperley JF, van Besien K, Elmaagacli A, Grigg A, Reddy V, Bacigalupo A, Kolb HJ, Bouzas L, Michallet M, Prince HM, Knobler R, Parenti D, Gallo J, Greinix HT. A multicenter prospective phase 2 randomized study of extracorporeal photopheresis for treatment of chronic graftversus-host disease. Blood 2008; 112:2667-2674.

7. Hildebrandt GC, Fazekas T, Lawitschka A, Bertz H, Greinix H, Halter J, Pavletic SZ, Holler E, Wolff D. Diagnosis and treatment of pulmonary chronic GVHD: report from the consensus conference on clinical practice in chronic GVHD. Bone Marrow Transplant. 2011; 46:1283-1295.

8. Martin PJ, Rizzo JD, Wingard JR, Ballen K, Curtin PT, Cutler C, Litzow MR, Nieto Y, Savani BN, Schriber JR, Shaughnessy PJ, Wall DA, Carpenter PA. First- and second-line systemic treatment of acute graft-versus-host disease: recommendations of the American Society of Blood and Marrow Transplantation. Biol Blood Marrow Transplant 2012; 18:1150-1163.

9. Wolff D, Schleuning M, von Harsdorf S, Bacher U, Gerbitz A, Stadler M, Ayuk F, Kiani A, Schwerdtfeger R, Vogelsang GB, Kobbe G, Gramatzki M, Lawitschka A, Mohty M, Pavletic SZ, Greinix H, Holler E. Consensus conference on clinical practice in chronic GVHD: second-line treatment of chronic graft-versus-host disease. Biol Blood Marrow Transplant 2011; 17:1-17.

10. Abreu M, von Tirpitz C, Hardi R, Kaatz M, Van Assche G, Rutgeerts P, Bisaccia E, Goerdt S, Hanauer S, Knobler R, Mannon P, Mayer L, Ochsenkuhn T, Sandborn WJ, Parenti D, Lee K, Reinisch W; Crohn's Disease Photopheresis Study Group. Extracorporeal photopheresis for the treatment of refractory Crohn's disease: results of an open-label pilot study. Inflamm Bowel Dis 2009; 15:829-836.

11. Reinisch W, Knobler R, Rutgeerts PJ, Ochsenk€uhn T, Anderson F, von Tirpitz C, Kaatz M, Janneke van der Woude C, Parenti D, Mannon PJ. Extracorporeal photopheresis (ECP) in patients with steroid-dependent Crohn's disease: an openlabel, multicenter, prospective trial. Inflamm Bowel Dis 2013; 19:293-300.

12. Benden C, Speich R, Hofbauer GF, Irani S, Eich-Wanger C, Russi EW, Weder W, Boehler A. Extracorporeal photopheresis after lung transplantation: a 10-year single-center experience. Transplantation 2008; 86:1625-1627.

13. Jaksch P, Scheed A, Keplinger M, Ernst MB, Dani T, Just U, Nahavandi H, Klepetko W, Knobler R. A

prospective interventional study on the use of extracorporeal photopheresis in patients with bronchiolitis obliterans syndrome after lung transplantation. J Heart Lung Transplant 2012; 31:950-957.

14. Gilliet M, Cozzio A, Burg G, Nestle FO. Successful treatment of three cases of nephrogenic fibrosing dermopathy with extracorporeal photopheresis. Br J Dermatol 2005; 152:531-536.

15. Lauchli S, Zortea-Caflisch C, Nestle FO, Burg G, Kempf W. Nephrogenic fibrosing dermopathy treated with extracorporeal photopheresis. Basel, Switzerland: Dermatology 2004; 208:278-280.

16. Pesek GD, Tyler L, Theus J, Nakagawa M, Pellowski D, Cottler-Fox M. Extracorporeal photopheresis (ECP), a promising treatment for nephrogenic fibrosing dermopathy (NFD). J Clin Apher 2006; 21:13.

17. Wollina U, Lange D, Looks A. Short-time extracorporeal photochemotherapy in the treatment of drug-resistant autoimmune bullous diseases. Dermatology 1999; 198:140-144.

18. Sanli H, Akay BN, Ayyildiz E, Anadolu R, Ilhan O. Remission of severe autoimmune bullous disorders induced by longterm extracorporeal photochemotherapy.Transfus Apher Sci 2010; 43:353-359.

19. Molochkov VA, Kil'diushevski AV, Molochkov AV, Karzanov OV, Iakubovskaia ES, Fedulkina VA. Clinical and immunological aspects of extracorporeal photochemotherapy for psoriasis and psoriatic arthritis. Ter Arkh 2012; 84:69-74.

20. Enomoto DN, Mekkes JR, Bossuyt PM, Yong SL, Out TA, Hoekzema R, de Rie MA, Schellekens PT, ten Berge IJ, de Borgie CA, Bos JD. Treatment of patients with systemic sclerosis with extracorporeal photochemotherapy (photopheresis). J Am Acad Dermatol 1999; 41:915-922.

21. Knobler RM, French LE, Kim Y, Bisaccia E, Graninger W, Nahavandi H, Strobl FJ, Keystone E, Mehlmauer M, Rook AH, Braverman I. A randomized, double-blind, placebo-controlled trial of photopheresis in systemic sclerosis. J Am Acad Dermatol 2006; 54:793-799.

37

INFUSÃO DE LINFÓCITOS DO DOADOR EM PACIENTES SUBMETIDOS A TRANSPLANTE DE CÉLULAS HEMATOPOÉTICAS ALOGÊNICO

Fábio R. Kerbauy
Philip Bachour

INTRODUÇÃO

O transplante de células-tronco hematopoéticas (TCTH) é uma modalidade terapêutica consagrada para o tratamento de uma grande variedade de doenças hematológicas benignas e malignas.

A cada ano, cerca de 50.000 pessoas são submetidas ao TCTH no mundo.[1-3] Estima-se que, no ano de 2016, foram realizados cerca de 2.100 TCTH no Brasil, segundo dados do Registro Brasileiro de Transplantes, seguindo as perspectivas mundiais de incremento no número de procedimentos realizados.[4,5]

De acordo com o doador, o TCTH pode ser denominado: autólogo, quando a célula-tronco hematopoética (CTH) enxertada é do próprio paciente; alogênico, quando provindo de outro doador; e singênico, quando o doador é um gêmeo univitelino. Nos transplantes alogênicos, o doador pode ser aparentado ou não aparentado, proveniente de registro de doadores ou de banco de sangue de cordão umbilical e placentário (SCUP).[8,9]

O TCTH alogênico consiste na reconstituição da medula óssea através da infusão intrave-

nosa de células-tronco hematopoéticas (CTH) de um doador aparentado ou não aparentado após a utilização de um regime de condicionamento. Este último tem por objetivo não somente erradicar as células neoplásicas por citotoxicidade direta, mas também de criar um espaço imunológico no receptor, por meio da imunoablação e imunossupressão, permitindo a enxertia das CTH alogênicas.

As disparidades genéticas mediadas por meio do complexo principal de histocompatibilidade (CPH), existentes entre o doador e receptor, irão desencadear as principais reações aloimunes que acometem o pós-TCTH: a rejeição, a doença do enxerto contra hospedeiro (DECH) e o efeito enxerto contra tumor (ECT). Os linfócitos T do doador foram considerados os principais efetores desses dois efeitos.

O efeito ECT tem um papel central no TCTH alogênico, pois as células T alorreativas do doador serão responsáveis por eliminar as células malignas residuais e, consequentemente, contribuindo com menor risco de recaída da doença de base. Desta forma, atualmente considera-se que o TCTH alogênico seja a forma mais eficaz de terapia celular antitumor.[9]

A recaída da doença de base após o transplante alogênico é ainda uma das principais complicações. Existem várias formas de prevenir e tratar a recidiva, como intensificação do regime de condicionamento, uso de medicamentos específicos contra a doença de base no pós-TCTH, administração de células-tronco hematopoéticas periféricas, manipulação da imunossupressão e infusão de linfócitos do doador (ECT). A seguir, abordaremos os principais conceitos relacionados a ILD no TCTH alogênico.[10,11]

INFUSÃO DE LINFÓCITOS DO DOADOR

Em 1990, o primeiro relato do uso de ILD descreveu três casos de leucemia mieloide crônica recidivadas pós-TCTH alogênico tratados com interferon-alfa e ILD. A partir daí, o uso de ILD foi extensamente utilizado para esta doença, além de outras como leucemia mieloide aguda (LMA), leucemia linfoide aguda (LLA), linfoma não Hodgkin (LNH), linfoma de Hodgkin (LH) e mieloma múltiplo (MM). Atualmente, o uso de ILD é utilizado em três situações após o TCTH alogênico: 1) uso terapêutico para tratamento de recidiva ou progressão da doença de base; 2) uso profilático para pacientes com alta probabilidade de recidiva; e 3) reversão de perda progressiva do enxerto.[12]

COLETA

O processo de coleta é realizado por aférese em equipamentos de fluxo intermitente ou contínuo. São efeitos indesejáveis comuns relacionados ao uso de citrato utilizado no processo de aférese com hipocalcemia transitória com parestesia perioral e de extremidades. As complicações relacionadas ao procedimento variam de 5 a 17%, sendo em sua maioria de natureza leve, tais como tremores, hipotermia, hipo ou hipervolemia, náuseas e vômitos. O acesso venoso periférico deve ser escolhido sempre que possível, para reduzir riscos de infecção, hemorragia e trombose relacionados ao uso de cateter venoso central em doadores.

Em pacientes com alto risco de recaída e doenças de prognóstico ruim, considerar de forma preemptiva a separação de alíquotas de linfócitos CD3+ em situações em que o rendimento do pro-

duto de aférese, na oportunidade do transplante, for suficiente para realização do mesmo, ou seja, a quantidade de CD34+ do produto coletado para o TCTH tenha sido alcançada e a retirada de alíquotas não altere a segurança técnica da quantidade de células CD34+ programada para o receptor. Por fim, o uso de ILD pode ser a fresco ou a partir de linfócitos T CD3+ criopreservados.[12]

DOSES E ADMINISTRAÇÃO

Não há na literatura estudos prospectivos que definam doses de linfócitos T CD3+ específicos para cada doença e situação clínica. Entretanto, com base em estudos envolvendo pacientes com LMC, algumas regras devem ser respeitadas: 1) a análise do quimerismo entre doador e receptor sempre dever ser feita antes da ILD, uma vez que a perda do enxerto, ou mesmo baixo quimerismo, inviabiliza o uso de ILD; 2) a presença de DECH aguda ou crônica é uma contraindicação – será discutido mais adiante neste capítulo; 3) de forma geral, o paciente deve estar sem imunossupressão, uma vez que o efeito ECT será diminuído. Além disso, estudos mostram que é possível reverter recidivas, somente com a retirada da imunossupressão; 4) sempre que possível, deve-se utilizar tratamento citorredutor, uma vez que a carga tumoral é um fator importante da resposta à ILD. O esquema utilizado tembém é de grande importância. Diversos estudos envolvendo diferentes patologias mostram que o uso escalonado, ou seja, doses iniciais menores com doses progressivamente maiores são tão eficazes quanto doses únicas maiores, mas com menor taxa de complicações como DECH e aplasia de medula óssea.[13] Não há consenso quanto a dose mínima inicial. Fatores como doença de base, tipo e compatibilidade do doador e carga tumoral devem ser levadas em conta. Como exemplo, podemos citar a dose inicial de 1×10^7 CD3+/kg, para pacientes com recidiva de LMC em fase crônica, e doses subsequentes 3 a 5 vezes maiores, sucessivamente.[14]

Toxicidade

O uso de ILD tem como principal mecanismo de ação a atividade imunológica mediada por linfócitos T CD3+ contra células tumorais. Entretanto, esta atividade imunológica pode também fazer-se presente em outros tecidos do paciente, caracterizando a DECH aguda ou crônica. Esta é a principal complicação da ILD. Atinge de 20 a 50% dos pacientes na forma aguda e pode ser fatal em até 20% dos casos. Já a DECH crônica, é menos frequente e atinge em média 40% dos pacientes. Tanto na forma aguda como crônica a pele é o órgão mais frequentemente envolvido. O tratamento é o uso de corticosteroide associado ou não à inibidores de calcineurina. A forma mais eficaz de prevenção da DECH é a utilização de doses escalonadas de ILD, uma vez que um dos principais fatores de risco é a dose de linfócitos T CD3+ infundido. Outro ponto importante a ser ressaltado é que pacientes que já tenham desenvolvido DECH têm contraindicação da ILD, uma vez que este pode exacerbar a DECH. Aplasia de medula óssea é outra complicação possível, e descrita principalmente em pacientes portadores de LMC, atingindo até 30% deles. Por fim, infecções virais e fúngicas são descritas também como possíveis toxicidades relacionadas a ILD, ainda que estejam diretamente associadas com outros fatores como doença de base, imunossupressão, entre outros.[13,23]

EFICÁCIA

A eficácia à ILD é extremamente variável nos diferentes tipos de doenças tratadas. Vários fatores influenciam esta variação: 1) carga tumoral pré-ILD, onde pacientes que apresentam recidiva molecular, citogenética ou imunofenotípica têm melhor resposta do que aqueles com recidiva hematológica ou clínica; 2) agressividade ou taxa de proliferação da doença de base: doença com maior proliferação tende a responder menos do que aquelas com comportamento mais indolente; 3) fatores inerentes às células tumorais onde antígenos celulares importantes para o desencadeamento do efeito ECT são pouco presentes, ou ausentes, garantindo menor estímulo imunológico. Desta forma, é possível classificar doenças com sensibilidade baixa (LNH agressivos e LLA),[25,32,46] intermediária (MM, LMA e LH)[16,17,34,35] e alta (LMC, LNH baixo grau e de células do manto)[14,15,33,45] ao efeito ECT e ILD.

A seguir, descreveremos a efetividade nas doenças específicas.

Leucemia mieloide aguda e síndromes mielodisplásicas

O prognóstico de pacientes que recidivam após TCTH é, na maioria das vezes, ruim. Não há consenso quanto a melhor estratégia terapêutica e o uso de segundo transplante após indução é uma opção terapêutica possível. Entretanto, o uso de ILD mostra-se possível e eficaz, trazendo taxas de sobrevida geral em torno de 35% e taxas de remissão completa de 15 a 45%. A grande maioria dos autores apontam como principal fator de resposta o status da doença no momento da infusão, sendo que pacientes em remissão têm maior chance de resposta do que pacientes com atividade da doença.[18-20] Desta forma, o uso de quimioterapia ou agentes hipometilantes, antes da ILD, deve ser utilizado sempre que possível.[21,43] Um estudo retrospectivo recente do CIBMTR, que avaliou 1.788 pacientes que recidivaram após TCTH alogênico, mostra importantes observações relacionadas à conduta utilizada em diversos centros de transplantes. Neste trabalho, 70% dos pacientes receberam algum tipo de tratamento: 37% somente com quimioterapia, 11% receberam ILD (com ou sem quimioterapia) e 21% segundo transplante (associado ou não à quimioterapia).[21] Nota-se que 32% dos pacientes que receberam ILD sobreviveram mais do que 1 ano. A análise multivariada não mostrou superioridade de sobrevida em nenhuma forma de tratamento (ILD, quimioterapia ou segundo transplante), que foi influenciada por tempo de recidiva pós-transplante (pacientes com recidiva após 1 ano sobreviveram mais do que pacientes com recivida mais precoce), idade inferior a 41 anos, citogenética desfavorável, presença de DECH ativa e uso de doadores alternativos. Neste estudo, o melhor cenário mostrou 44% de sobrevida geral para pacientes com idade inferior a 41 anos, que recidivaram após 1 ano de transplante e que receberam ILD como tratamento.[22,24]

Leucemia linfoide aguda

Neste grupo de pacientes, o prognóstico na recidiva é extremamente baixo. A taxa de sobrevida em 5 anos relatada encontra-se abaixo de 10%. Pacientes com recidiva precoce, transplantados além da primeira remissão completa e que apresentam mais de 10% de blastos no sangue periférico na ocasião da recidiva têm prognóstico pior.[26] O uso de ILD é, geralmente, precedido por quimioterapia e as taxas de sobrevida geral são entre 5 e 13%. Uma forma de trazer melhores resultados é o uso de ILD pré-emptivo, ou profilático, para pacientes que apresentem quimerismo misto ou altas chances de recidiva. A sobrevida geral reportada é de 68 a 93%, ainda que com altas taxas de toxicidade, como 20 a 30% de DECH e até 20% de mortalidade relacionada ao tratamento.[27,28]

Mieloma múltiplo

O uso de TCTH alogênico em pacientes com mieloma múltiplo é limitado, ainda que seja uma opção de cura para pacientes de alto risco. O uso de ILD traz taxas de resposta que variam de 22 a 75%, a depender da carga tumoral e, principalmente, do uso concomitante de agentes como lenalidomida e bortezomibe.[39,40]

Linfomas

A realização de TCTH com regimes de condicionamento de intensidade reduzida e não mieloablativos no tratamento de linfoma/leucemia linfoide crônica (LLC), LNH e LH é fundamentada no ECT, onde os regimes de condicionamento empregados têm pouca ou nenhuma atividade contra a doença de base, restando o efeito imunológico pós-transplante como principal forma de cura para estes pacientes.

A utilização de ILD nas recidivas de linfomas, reportados na literatura, utiliza uma dose de células T CD3+/kg de 0,01 a 1×10^8. Nestes estudos, as taxas de remissão completa variam de 42 a 85%, com sobrevida global em 2 anos que pode ser de até 88%.[31,35,36] Apesar da taxa de recidiva ser iminente no pós-TCTH imediato, a mortalidade por recaída de doença é constantemente reduzida e a IDL deve ser considerada nas recaídas pós-TCTH. O grande poder antitumoral do IDL é maior quanto menor a carga tumoral e quanto menor for a taxa de crescimento tumoral. Vale salientar que, em pacientes com LH, o efeito EVT fica mais evidente com a utilização de ILD que induz apoptose das células de Hodgkin por meio da redução e alteração do microambiente de Hodgkin.[37,38,41] Por outro lado, nos pacientes com linfomas agressivos, as taxas de resposta são menores e a utilização de quimioterapia de indução parece ser um fator determinante. Vale salientar que, como ocorre em outras patologias, a ILD não é isenta de toxicidades e, nas doenças linfoides, a incidência de DECH aguda variou de 14 a 46%, enquanto os dados sobre DECH crônica são escassos, com incidência de 31 e 46%.[35]

ILD EM TRANSPLANTES COM DOADORES HAPLOIDÊNTICOS

A utilização de doadores alternativos aumentou exponencialmente com advento do protocolo de Baltimore, que utiliza a ciclofosfamida no pós-TCHT com infusão de CTH não manipuladas. Apesar do ILD neste contexto ser possível, ainda há poucos estudos conduzidos. Entretanto, sugere-se que a dose inicial de linfócitos T CD3+ seja de 1×10^5 kg do receptor. Com esta dose inicial, as taxas de remissão completa para diversas patologias é cerca de 30%, com incidência de DECH aguda grau 2-4 em cerca de 25%. Assim como nos pacientes com doadores idênticos, a carga tumoral influenciou negativamente na resposta ao tratamento. Sendo assim, a maioria dos pacientes deve receber terapia de indução de remissão com quimiterapia e/ou radioterapia antes da ILD.[29,30,42,44]

CONCLUSÕES

O uso de ILD para pacientes com alto risco de recidiva ou recidiva da doença de base no pós-transplante é uma opção terapêutica viável e com eficácia documentada. A dose inicial de linfócitos CD3+ não é estabelecida, mas deve-se atentar para o risco de DECH em doses iniciais superiores a 1×10^7 kg. O uso de ILD profilático é uma opção viável para pacientes com alto risco de recidiva, principalmente aqueles que já tenham indícios de recidiva como positivação de marcadores moleculares, citogenéticos ou imunofenotípicos e perda progressiva do quimerismo. O uso de ILD sem manipulação ainda é a terapia mais utilizada, mesmo com novos estudos utilizando subtipos diferentes de células com linfócitos *natural killer* (NK).

REFERÊNCIAS BIBLIOGRÁFICAS

1. Copelan EA. Hematopoietic stem-cell transplantation. New Engl J Med 2006; 354(17):1813-1826.

2. Passweg JR, Halter J, Bucher C, Gerull S, Heim D, Rovó A, Buser A, Stern M, Tichelli A. Hematopoietic stem cell transplantation: a review and recommendations for follow-up care for the general practitioner. Swiss Med Wkly 2012 Oct 15; 142:w13696.

3. Majhail NS, Rizzo JD, Lee SJ, Aljurf M , Atsuta Y, Bonfim C, Burns LJ, Chaudhri N, Davies S, Okamoto S, Seber A, Socie G, Szer J, Lint MTV, Wingard JR, Tichelli A. Recommended screening and preventive practices for longterm survivors after hematopoietic cell transplantation. Bone Marrow Transplant 2012 March; 47(3):337-341.

4. RBT – Registro Brasileiro de Transplantes. Dimensionamento dos transplantes no Brasil e em cada estado 2005-2012. Relatório na internet. São Paulo, 2012, Ano XVIII, nº 4. Disponível em: http://www.abto.org.br/abtov03/Upload/file/RBT/2012/RBTdimensionamento2012.pdf. Acessado em 24 jun 2013.

5. INCA – Instituto Nacional do Câncer. Medula Net, nº 27. Relatório na internet. Rio de Janeiro, 2013. Disponível em: http://www1.inca.gov.br/conteudo_view.asp?id=2922. Acessado em 24 jun 2013.

6. Buchholz S, Ganser A. Hematopoietic stem cell transplantation. Indications, foundations and perspective. Internist (Berl) 2009 May; 50(5):572-580.

7. Voltarelli JC. Transplante de células-tronco hematopoéticas. São Paulo: Atheneu; 2009.

8. Symons HJ, Fuchs EJ. Hematopoietic SCT from partially HLA-mismatched (HLA-haploidentical) related donors. Bone Marrow Transplant 2008 Sep; 42(6): 365-377.

9. Gyurkocza B, Rezvani A, Storb RF. Allogeneic hematopoietic cell transplantation: the state of the art. Expert Rev Hematol 2010 Jun; 3(3):285-299.

10. Luznik L, Fuchs EJ. Donor lymphocyte infusions to treat hematologic malignancies in relapse after allogeneic blood or marrow transplantation. Cancer Control 2002; 9:123-137.

11. Tomblyn M, Lazarus HM. Donor lymphocyte infusions: the long and winding road: how should it be traveled? Bone Marrow Transplant 2008; 42:569-579.

12. Deol A, Lum LG. Role of donor lymphocyte infusions in relapsed hematological malignancies after stem cell transplantation revisited. Cancer Treat Rev 2010; 36:528-538.

13. Drobyski WR, Keever CA, Roth MS, Koethe S, Hanson G, McFadden P, et al. Salvage immunotherapy using donor leukocyte infusions as treatment for relapsed chronicmyelogenous leukemia after allogeneic bone marrow transplantation: efficacy and toxicity of a defined T-cell dose. Blood 1993; 82:2310-2318.

14. Bär BM, Schattenberg A, Mensink EJ, Geurts Van Kessel A, Smetsers TF, Knops GH, et al. Donor leukocyte infusions for chronic myeloid leukemia relapsed after allogeneic bone marrow transplantation. J Clin Oncol 1993; 11:513-519.

15. Mackinnon S, Papadopoulos EB, Carabasi MH, Reich L, Collins NH, Boulad F, et al. Adoptive immunotherapy evaluating escalating doses of donor leukocytes for relapse of chronic myeloid leukemia after bone marrow transplantation: separation of graft-versus-leukemia responses from graft-versus-host disease. Blood 1995; 86:1261-1268.

16. Bachireddy P, Wu CJ. Understanding anti-leukemia responses to donor lymphocyte infusion. Oncoimmunology 2014; 17:e28187.

17. Choi S-J, Lee J-H, Lee J-H, Kim S, Seol M, Lee Y-S, et al. Treatment of relapsed acute myeloid leukemia after allogeneic bone marrow transplantation with chemotherapy followed by G-CSF-primed donor leukocyte infusion: a high incidence of isolated extramedullary relapse. Leukemia 2004; 18:1789-1797.

18. Schmid C, Labopin M, Nagler A, Bornhäuser M, Finke J, Fassas A, et al. Donor lymphocyte infusion in the treatment of first hematological relapse after allogeneic stem-cell transplantation in adults with acute myeloid leukemia: a retrospective risk factors analysis and comparison with other strategies by the EBMT Acute Leukemia Working Party. J Clin Oncol 2007; 25:4938-4945.

19. Schmid C, Labopin M, Nagler A, Niederwieser D, Castagna L, Tabrizi R, et al. Treatment, risk factors, and outcome of adults with relapsed AML after reduced intensity conditioning for allogeneic stem cell transplantation. Blood 2012; 119:1599-1606.

20. Krishnamurthy P, Potter VT, Barber LD, Kulasekararaj AG, Lim ZY, Pearce RM, et al. Outcome of donor lymphocyte infusion after T cell-depleted allogeneic hematopoietic stem cell transplantation for acute myelogenous leukemia and myelodysplastic syndromes. Biol Blood Marrow Transplant 2013; 19:562-568.

21. Tessoulin B, Delaunay J, Chevallier P, Loirat M, Ayari S, Peterlin P, et al. Azacitidine salvage therapy for relapse of myeloid malignancies following allogeneic hematopoietic SCT. Bone Marrow Transplant 2014; 49:567-571.

22. Eefting M, von dem Borne PA, de Wreede LC, Halkes CJ, Kersting S, Marijt EW, et al. Intentional donor lymphocyte-induced limited acute graft-versus-host disease is essential for long-term survival of relapsed acute myeloid leukemia after allogeneic stem cell transplantation. Haematologica 2014; 99: 751-758.

23. Bejanyan N, Weisdorf DJ, Logan BR, Wang HL, Devine SM, de Lima M, et al. Survival of patients with acute myeloid leukemia relapsing after allogeneic hemato-

poietic cell transplantation: a center for internacional blood and marrow transplant research study. Biol Blood Marrow Transplant 2015; 21:454-459.

24. Takami A, Yano S, Yokoyama H, Kuwatsuka Y, Yamaguchi T, Kanda Y, et al. Donor lymphocyte infusion for the treatment of relapsed acute myeloid leukemia after allogeneic hematopoietic stem cell transplantation: a retrospective analysis by the Adult Acute Myeloid LeukemiaWorking Group of the Japan Society for Hematopoietic Cell Transplantation. Biol Blood Marrow Transplant 2014; 20:1785-1790.

25. Shiobara S, Nakao S, Ueda M, Yamazaki H, Takahashi S, Asano S, et al. Donor leukocyte infusion for Japanese patients with relapsed leukemia after allogeneic bone marrow transplantation: lower incidence of acute graft-versus-host disease and improved outcome. Bone Marrow Transplant 2000; 26:769-774.

26. Spyridonidis A, Labopin M, Schmid C, Volin L, Yakoub-Agha I, Stadler M, et al. Outcomes and prognostic factors of adults with acute lymphoblastic leukemia who relapse after allogeneic hematopoietic cell transplantation. An analysis on behalf of the Acute Leukemia Working Party of EBMT. Leukemia 2012; 26:1211-1217.

27. Lutz C, Massenkeil G, Nagy M, Neuburger S, Tamm I, Rosen O, et al. A pilot study of prophylactic donor lymphocyte infusions to prevent relapse in adult acute lymphoblastic leukemias after allogeneic hematopoietic stem cell transplantation. Bone Marrow Transplant 2008; 41:805-812.

28. Eefting M, Halkes CJ, de Wreede LC, van Pelt CM, Kersting S, Marijt EW, et al. Myeloablative T cell-depleted alloSCT with early sequential prophylactic donor lymphocyte infusion is an efficient and safe post-remission treatment for adult ALL. Bone Marrow Transplant 2014; 49:287-291.

29. Luznik L, O'Donnell PV, Symons HJ, Chen AR, Leffell MS, Zahurak M, et al. HLA-haploidentical bone marrow transplantation for hematologic malignancies using nonmyeloablative conditioning and high-dose, posttransplantation cyclophosphamide. Biol Blood Marrow Transplant 2008; 14:641-650.

30. Ghiso A, Raiola AM, Gualandi F, Dominietto A, Varaldo R, Van Lint MT, et al. DLI after haploidentical BMT with post-transplant CY. Bone Marrow Transplant 2015; 50:56-61.

31. Richardson SE, Khan I, Rawstron A, Sudak J, Edwards N, Verfuerth S, et al. Risk-stratified adoptive cellular therapy following allogeneic hematopoietic stem cell transplantation for advanced chronic lymphocytic leukaemia. Br J Haematol 2013; 160:640-648.

32. Peggs KS, Kayani I, Edwards N, Kottaridis P, Goldstone AH, Linch DC, et al. Donor lymphocyte infusions modulate relapse risk in mixed chimeras and induce durable salvage in relapsed patients after

T-cell-depleted allogeneic transplantation for Hodgkin's lymphoma. J Clin Oncol 2011; 29:971-978.

33. Mandigers CM, Verdonck LF, Meijerink JP, Dekker AW, Schattenberg AV, Raemaekers JM. Graft-versus-lymphoma effect of donor lymphocyte infusion in indolent lymphomas relapsed after allogeneic stem cell transplantation. Bone Marrow Transplant 2003; 32(12):1159-1163.

34. Anderlini P, Saliba R, Acholonu S, Giralt SA, Andersson B, Ueno NT, et al. Fludarabine-melphalan as a preparative regimen for reducedintensity conditioning allogeneic stem cell transplantation in relapsed and refractory Hodgkin's lymphoma: the updated M.D. Anderson Cancer Center experience. Haematologica 2008; 93:257-264.

35. Montefusco V, Spina F, Patriarca F, Offidani M, Bruno B, Montanari M, et al. Bortezomib plus dexamethasone followed by escalating donor lymphocyte infusions for patients with multiple myeloma relapsing or progressing after allogeneic stem cell transplantation. Biol Blood Marrow Transplant 2013; 19:424-428.

36. Thomson KJ, Morris EC, Milligan D, Parker AN, Hunter AE, Cook G, et al. T-cell-depleted reduced-intensity transplantation followed by donor leukocyte infusions to promote graft-versus-lymphoma activity results in excellent long-term survival in patients with multiply relapsed follicular lymphoma. J Clin Oncol 2010; 28:3695-3700.

37. Burroughs LM, O'Donnell PV, Sandmaier BM, Storer BE, Luznik L, Symons HJ, et al. Comparison of outcomes of HLA-matched related, unrelated, or HLA-haploidentical related hematopoietic cell transplantation following nonmyeloablative conditioning for relapsed or refractory Hodgkin lymphoma. Biol Blood Marrow Transplant 2008; 14:1279-1287.

38. Raiola A, Dominietto A, Varaldo R, Ghiso A, Galaverna F, Bramanti S, et al. Unmanipulated haploidentical BMT following non-myeloablative conditioning and post-transplantation CY for advanced Hodgkin's lymphoma. Bone Marrow Transplant 2014; 49:190-194.

39. Lokhorst HM, Schattenberg A, Cornelissen JJ, van Oers MH, FibbeW, Russell I, et al. Donor lymphocyte infusions for relapsed multiple myeloma after allogeneic stem-cell transplantation: predictive factors for response and long-term outcome. J Clin Oncol 2000; 18:3031-3037.

40. Alyea E, Weller E, Schlossman R, Canning C, Webb I, Doss D, et al. T-cell–depleted allogeneic bone marrow transplantation followed by donor lymphocyte infusion in patients with multiple myeloma: induction of graft-versus-myeloma effect. Blood 2001; 98:934-939.

41. Alvarez I, Sureda A, Caballero MD, Urbano-Ispizua A, Ribera JM, Canales M, et al. Nonmyeloablative stem cell transplantation is na effective therapy for refractory or relapsed Hodgkin lymphoma: results of a

Spanish prospective cooperative protocol. Biol Blood Marrow Transplant 2006; 12:172-183.

42. Or R, Hadar E, Bitan M, Resnick IB, Aker M, Ackerstein A, et al. Safety and efficacy of donor lymphocyte infusions following mismatched stem cell transplantation. Biol Blood Marrow Transplant 2006; 12:1295-1301.

43. Kumar AJ, Hexner EO, Frey NV, Luger SM, Loren AW, Reshef R, et al. Pilot study of prophylactic ex vivo costimulated donor leukocyte infusion after reduced-intensity conditioned allogeneic stem cell transplantation. Biol Blood Marrow Transplant 2013; 19:1094-1101.

44. Lewalle P, Triffet A, Delforge A, Crombez P, Selleslag D, De Muyinck H, et al. Donor lymphocyte infusion in adult haploidentical transplant: a dose finding study. Bone Marrow Transplant 2003; 31:39-44.

45. Dazzi F, Szydlo RM, Craddock C, Cross NC, Kaeda J, Chase A, et al. Comparison of single-dose and escalating-dose regimens of donor lymphocyte infusion for relapse after allografting for chronic myeloid leukemia. Blood 2000; 95:67-71.

46. Hossain NM, Klumpp T, Ulicny J, Garner M, Kropf PL, Mangan KF, et al. Donor lymphocyte infusion in hematologic malignancies-good to be fresh? Clin Lymphoma Myeloma Leuk 2016; 16:111-115.

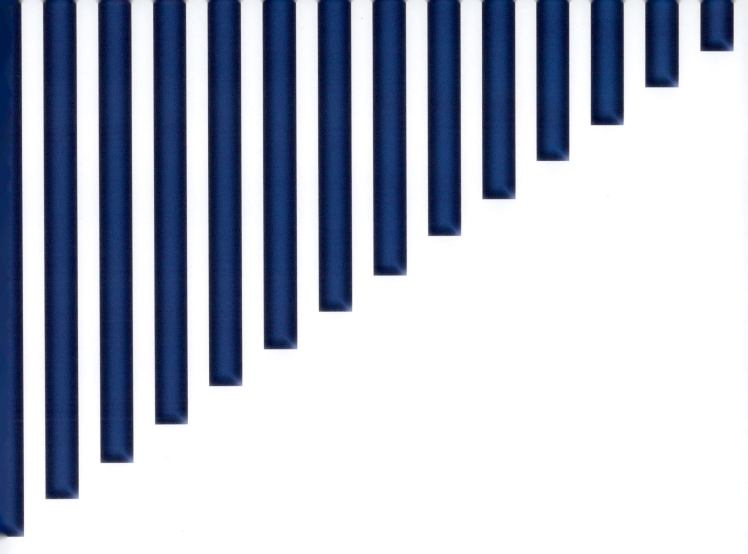

Parte 6

TRANSFUSÃO EM CIRURGIA

38

TABELA DE USO MÁXIMO DE SANGUE E HEMOCOMPONENTES

Maria Margarida Nunes Pêcego
Henrique Nunes Pêcego

INTRODUÇÃO

Este capítulo tem por finalidade abordar as estimativas de transfusão em pacientes submetidos às cirurgias, rever as estratégias para a seleção dos componentes sanguíneos nas cirurgias eletivas e de urgência e abordar as dificuldades que os serviços de hemoterapia enfrentam para manter os estoques de sangue necessários às reservas cirúrgicas desenvolvendo estratégias para minimizá-las.

DIFICULDADES DOS SERVIÇOS DE HEMOTERAPIA PARA ATENDER ÀS RESERVAS CIRÚRGICAS

Os serviços de hemoterapia enfrentam inúmeras dificuldades para atender à demanda perioperatória com risco reduzido. O primeiro deles se refere aos estoques necessários para atender às solicitações em razão da intensa variabilidade nos pedidos médicos, sendo necessário que os serviços de hemoterapia tenham normas preestabelecidas quanto às estimativas de transfusão para os diferentes tipos de cirurgia. Essas normas podem ser estabelecidas por meio de séries publicadas ou por avaliações de séries históricas no próprio hospital, criando-se, assim, estimativas de utilização para cada cirurgia.[1] Quando os padrões são fundamentados em séries históricas próprias, há necessidade de compará-las com os padrões internacionais com a finalidade de introduzir medidas de avaliação e correção, no caso, da estimativa local para reserva de sangue supere a estimativa padronizada para a determinada cirurgia .

A indicação correta do uso de hemocomponentes permite que os estoques intra-hospitalares se mantenham em níveis seguros, de forma que não haja risco de falta de um determinado componente para os pacientes que realmente necessitam de transfusão. Frequentemente, observamos um exagero na utilização de sangue no período pré, per e pós-operatório.[2] A equipe cirúrgica deve avaliar os riscos e os benefícios de uma transfusão sanguínea porque apesar dos avanços e do alto nível de segurança alcançados pela medicina transfusional, o risco zero não existe. Os riscos compreendem a transfusão relacionada a transmissão de doenças (TTD),[3-5] transfusão relacionada com lesão pulmonar aguda (TRALI), transfusão relacionada com imunomodulação (TRIM), aloimunizações eritrocitárias e por antígenos do sistema de histocompatibilidade, contaminação bacteriana dos componentes transfundidos, transfusão relacionada a sobrecarga circulatória (TACO).[6] Outro risco que não pode ser esquecido, é o decorrente da incompatibilidade ABO, que ocorre principalmente por erro de identificação do paciente ou de identificação da amostra coletada para preparo da transfusão.[7] Em um estudo de revisão realizado em Nova York, a estimativa de risco de transfusão ABO incompatível seria de um caso para cada 38 mil transfusões e de reação hemolítica fatal aguda estaria em um caso para cada 2 milhões de transfusões realizadas.[8] Na análise retrospectiva desses casos foi constatado que erros acontecem com mais frequência quando as rotinas hemoterápicas eram modificadas para atender a exceções, como, por exemplo, reservas de sangue solicitadas no momento da cirurgia, muitas vezes com os pacientes no centro cirúrgico.

TESTES PRÉ-TRANSFUSIONAIS

Os serviços de hemoterapia devem elaborar procedimentos operacionais padrão (POP) para os testes realizados nas rotinas de seleção de hemocomponentes para cirurgias eletivas, emergenciais ou sangramentos anormais no centro cirúrgico.

Cirurgias eletivas

A rotina de seleção pré-transfusional consiste na tipagem ABO (direta e reversa), Rh D, triagem para a pesquisa de anticorpos irregulares eritrocitários do paciente (PAI), retipagem da unidade de sangue e da prova de compatibilidade maior. Caso a pesquisa de anticorpos irregulares seja positiva, deve ser realizado o estudo imuno-hematológico, o que implicará retardo na obtenção de concentrados de hemácias compatíveis. A equipe cirúrgica deve estar ciente que suspensões temporárias de cirurgias podem ocorrer quando as reservas de sangue são solicitadas muito próximas ao dia da cirurgia e o paciente apresente este problema.[9,10]

Cirurgias de urgência

A rotina de exames pré-transfusional vai depender da situação clínica em que o paciente se encontra. A situação clínica do paciente é classificada como de emergência quando o retardo da transfusão põe em risco sua vida. Quando existe necessidade de transfusão emergencial e não há tempo para tipagem ABO e Rh D, a transfusão deve ser realizada com hemácias do grupo O, RhD negativo. Caso não haja no estoque sangue com essas características, deve ser usado sangue O RhD positivo, sobretudo, em pacientes do sexo masculino ou de qualquer sexo com mais de 45 anos.[11] A despeito das transfusões estarem em curso os exames de seleção pré-transfusionais devem ser realizados. Essa conduta implica riscos, já que podemos estar diante de um paciente RhD negativo, previamente aloimunizado, ou provocar a partir dessa transfusão sensibilização contra o antígeno D, tornando-se um problema ainda mais sério se ocorrer em mulheres em idade fértil. A ocorrência de aloimunização ocorre em 80% dos pacientes transfundidos com sangue RhD positivo. Quando a emergência do paciente permitir um retardo de 10 a 15 minutos para o início da transfusão, devemos realizar a tipagem ABO e RhD do paciente para transfundir sangue do mesmo grupo sanguíneo, preservando os estoques escassos de sangue RhD negativo dos serviços. As unidades a serem transfundidas deverão ser retipadas para evitar a possibilidade da incompatibilidade ABO em caso de ter havido erros na etiquetagem prévia.

Nos casos de emergências que permitam um retardo de 30 minutos para o início da transfusão, devem ser realizadas a tipagem sanguínea e a pesquisa de anticorpos irregulares do paciente, a retipagem das unidades a serem transfundidas e a prova de compatibilidade.

Nas situações em que o paciente necessita de transfusão com urgência e apresenta PAI positivo, não havendo tempo hábil para identificar o anticorpo envolvido e as provas cruzadas realizadas com os estoques disponíveis não conseguirem unidades compatíveis, devemos compartilhar a decisão com a equipe cirúrgica quanto a transfundir ou não sangue incompatível.

Sangramentos anormais no perioperatório de cirurgias eletivas

Em situações nas quais as rotinas pré-transfusionais foram realizadas e a reserva de sangue programada foi preparada e que, no entanto, tornou-se insuficiente, basta retipar as unidades de concentrado de hemácia e realizar a prova cruzada maior em

TABELA 38.1
ESTIMATIVA DE PERDA AGUDA DE SANGUE (HOMEM DE 70 KG)[12]

	CLASSE I	CLASSE II	CLASSE III	CLASSE IV
Perda de sangue (mL)	Até 750 mL	750 a 1.500 mL	1.500 a 2.000 mL	> 2.000 mL
Perda de sangue (%)	Até 15%	15 a 30%	30 a 40%	> 40%
Frequência cardíaca	< 100 bpm	> 100 bpm	> 120 bpm	> 140 bpm
Pressão arterial	Normal	Normal	Diminuída	Diminuída
Frequência respiratória	14 a 20 irpm	20 a 30 irpm	30 a 35 irpm	> 35 irpm
Débito urinário (mL/h)	> 30 mL/h	20 a 30 mL/h	5 a 15 mL/h	Ausente
Estado mental	Ansiedade leve	Ansiedade moderada	Ansiedade Confusão	Confusão Letargia
Reposição de fluidos (3:1)	Cristaloide	Cristaloide	Cristaloide/sangue	Cristaloide/sangue

salina, já que o banco de sangue dispõe de amostra do paciente e já conhece sua tipagem sanguínea. Essa situação é perfeitamente suportável, exceto, ao tratar-se de paciente Rh D negativo ou que apresente anticorpos antieritrocitários previamente. O conhecimento prévio do perfil fenotípico e de anticorpos facilita disponibilização de unidades compatíveis por meio do banco de dados de doadores fenotipados do próprio serviço ou por intercâmbio com outros serviços. Os pacientes que apresentam anticorpos irregulares devem ter reservas cirúrgicas que prevejam maior número de unidades disponíveis para que haja concentrados disponíveis para situações emergenciais. A Tabela 38.1 estabelece os parâmetros para avaliação para reposição de fluidos e sangue em perda aguda de sangue.[12]

FATORES DETERMINANTES PARA A DIMINUIÇÃO DAS TRANSFUSÕES ALOGÊNICAS

Para se evitar ou diminuir a utilização das transfusões alogênicas no perioperatório, três aspectos devem ser levados em consideração: as condições clínicas dos pacientes, a planificação cirúrgica e anestésica.

Avaliação clínica do paciente

Todos os pacientes que irão se submeter à cirurgia devem ser avaliados em relação à sua história clínica. Anamnese dirigida em relação a quadros anêmicos pregressos ou atuais, a episódios hemorrágicos anteriores, tais como sangramentos nasais e orais inexplicáveis, frequentes equimoses, sangramentos após extrações dentárias, sangramentos ginecológicos anormais, história obstétrica prévia com hemorragias pós-parto além de história familiar detalhada. Com relação à utilização de medicamentos, devem ser avaliados quadros alérgicos relacionados a substâncias, ao uso de medicamentos que interfiram na hemostasia (anticoagulantes ou antiplaquetárias), além de perguntas dirigidas para a investigação de doenças renais, hepáticas, cardíacas e neurológicas. Os exames laboratoriais pré-operatórios devem avaliar o grau de anemia, assim como níveis de ferro, ácido fólico e vitamina B12, a fim de serem corrigidos. A prescrição de eritropoetina acelera a correção da hemoglobina, permitindo abordagem mais agressiva de procedimentos de hemodiluição normovolêmica no perioperatório, além de aumentar a resposta medular à perda de sangue.[13]

Os exames básicos para avaliação de risco de sangramento são o TAP, PTT, tempo de sangramento e contagem de plaquetas. Se algum desses exames apresentar resultado anormal ou resultados normais porém com história pregressa de sangramento importantes, os pacientes, devem ser submetidos a exames específicos que analisem o tempo de trombina, curva de agregação plaquetária, tromboelastograma e dosagem de fatores de coagulação.

Planejamento da cirurgia

Em todos os tipos de cirurgia as estimativas de utilização de sangue no perioperatório dependem do local da cirurgia, técnica cirúrgica, técnica anestésica, destreza do cirurgião, comorbidades prévias além do estado clínico atual do paciente.

Na Tabela 38.2, há exemplos de algumas cirurgias com as respectivas reservas de concentrados de hemácias para o período perioperatório.

Com a otimização das condutas de hemostasia as perdas sanguíneas no per e no pós-operatório vêm diminuindo. A eletrocauterização, cortes ultrassônicos e as embolizações arteriais pré-operatórias foram determinantes para essa diminuição, além de disponibilização de arsenal terapêutico para o uso de agentes hemostáticos tópicos, tais como a cola de fibrina, gel de plaquetas e de drogas que inibem a fribrinólise como o ácido aminocaproico e o ácido tranexâmico.

O planejamento prévio de salvamento de sangue perioperatório e a hemodiluição normovolêmica, principalmente em cirurgias com estimativas de grandes perdas sanguíneas, também vem contribuindo de modo significativo para diminuir as transfusões alogênicas.[14] O sítio cirúrgico tem grande importância nas estratégicas de abordagem, já que pequenos sangramentos em órgãos nobres podem causar danos graves como, por exemplo, no sistema nervoso central e na retina. Nas cirurgias cujos órgãos são ricos em ativadores de plasminogênio, tais como pulmão, próstata e útero, a fibrinólise secundária pode ocorrer, agravando a hemorragia.

O planejamento anestésico tem contribuído para a diminuição das perdas sanguíneas utilizando técnicas de abordagem que melhor se enquadram às cirurgias propostas, mantendo os pacientes normotérmicos que favorecem a função das proteínas da coagulação e evitando a hipertensão que aumenta as perdas sanguíneas, além da avaliação criteriosa quanto à tolerância à anemia normovolêmica.[15,16]

Transfusão no pré-operatório

Existe muita controvérsia entre os diversos autores em relação aos níveis de hemoglobina seguros para os pacientes no pré-operatório. Muitos cirurgiões e anestesistas transfundem desnecessariamente, por negarem-se a realizar cirurgias em pacientes em que o hematócrito e hemoglobina estejam abaixo de 30% e 10 g/dL, respectivamente.

TABELA 38.2
TABELA DE RESERVA DE CONCENTRADO DE HEMÁCIAS PARA CIRURGIAS

Colecistectomia	GS/PAI*	*Bypass* ileal	GS/PAI
Colectomia	2 U	Esplenectomia	2 U
Biópsia de mama	GS/PAI	Mastectomia radical	1 U
Gastrectomia	2 U	Hernioplastia inguinal	GS/PAI
Pleurodese	GS/PAI	*Bypass* aortofemoral	4 U
Endarterectomia	2 U	Histerectomia	GS/PAI
Craniotomia	2 U	Hérnia de disco	GS/PAI
Toracotomia	2 U	Artroplastia	GS/PAI
Prótese total de quadril	3 U	Prótese total de joelho	GS/PAI
Nefrectomia radical	1 U	Prostatectomia	2 U
Hipofisectomia transesfenoidal	2 U	Correção de aneurisma de aorta abdominal	4 U
Pneumectomia	GS/PAI	Transplante de fígado-receptor	5 U
Cirurgia de troca valvar	4 U	Cirurgia de revascularização do miocárdio	3 U

GS: grupo sanguíneo; PAI: pesquisa de anticorpos irregulares.

Essa regra ainda é utilizada em muitos hospitais brasileiros, tendo por base a recomendação Adams e Lundy publicada em 1940, a despeito de inúmeros novos trabalhos publicados.

A Conferência de Consenso sobre o nível seguro de hemoglobina em cirurgia da Sociedade Americana de Anestesiologia (ASA), mediante o relato elaborado por sua força-tarefa em hemoterapia, estabeleceu que o nível seguro de hemoglobina é de 6 g/dL em pacientes hígidos.[17]

A Conferência de Consenso promovida em 1993, em Paris, pela Agência Nacional para o Desenvolvimento da Avaliação Médica (ANDEM), concluiu que 8 g/dL é um nível seguro em pacientes hígidos.

Vallet e cols. chegaram as mesmas conclusões analisando através de fórmulas matemáticas a saturação de oxigênio, a concentração arterial de oxigênio e o índice cardíaco e concluíram que hemoglobina de 6 a 7 g/dL assegura adequada liberação de oxigênio para os tecidos garantindo um equilíbrio entre oferta e demanda de oxigênio.[18]

Cabe ressaltar que todos esses estudos são unânimes em afirmar que essas recomendações não se aplicam a pacientes com cardiopatias ou doenças pulmonares prévias, nas quais a hemoglobina exerce papel preponderante para liberação de oxigênio tecidual, já que o aumento do débito cardíaco e a saturação de oxigênio estão prejudicados. Nesses casos os níveis de hemoglobina recomendáveis são acima de 10 g/dL.[19,20]

O risco de isquemia cerebral parece ter pouca relação com o grau de anemia. Na verdade, alguns trabalhos têm mostrado que a anemia, mesmo intensa, aumenta o fluxo sanguíneo cerebral, elevando a pressão de perfusão cerebral. A anemia somente fará diminuir o fluxo sanguíneo cerebral se ela estiver acompanhada de hipocapnia intensa, hipotensão grave ou arteriosclerose cerebral.[21]

Em pacientes trombocitopênicos, é aconselhável manter a hemoglobina acima de 9 g/dL, já que a anemia nesses pacientes aumenta a chance de sangramento perioperatório. A anemia, ao diminuir a hemólise fisiológica, disponibiliza menos ADP para utilização plaquetária, reduzindo sua função. Nos pacientes com uremia, a anemia favorece o sangramento pela menor disponibilidade de ADP, gerando um distúrbio qualitativo das plaquetas.

Transfusão de concentrado de hemácias no perioperatório

As indicações de transfusão de concentrado de hemácias não são padronizadas. Muitas vezes a perda de sangue é aguda e limitada, sendo assim, passível de ser manejada apenas com reposição da volemia com soluções cristaloides ou coloides. No entanto, por pressão da equipe cirúrgica, a transfusão muitas vezes é realizada. Quase sempre as decisões são tomadas apressadamente, prevalecendo os critérios individuas, quando na verdade, deveriam ter sido usados critérios clínicos e laboratoriais específicos. Por isso, é necessária a sistematização de parâmetros, tais como volume de perda, sinais de hipóxia e diminuição de débito cardíaco do paciente. Em dois trabalhos publicados por Carson e cols., avaliando pacientes que recusavam transfusão e sem doença cardíaca prévia, o risco de isquemia do miocárdio acontecia quando a dosagem de hemoglobina alcançava valores de 8 e 7 g/dL, respectivamente, desde que a volemia estivesse mantida.[22]

Transfusão de concentrado de hemácias no pós-operatório

Somente devem ser realizadas caso a anemia se instale agudamente ou em pacientes com doença pulmonar ou cardíaca prévia cujos valores da hemoglobina estejam abaixo de 10 g/dL que comprometem sua oxigenação tecidual. As anemias pós-operatórias em pacientes hígidos são corrigidas com reposição de ferro, folato, vitamina B12 e eritropoetina.[23]

A eficácia da transfusão de concentrado de hemácias pode ser avaliada pela seguinte fórmula:

$$Hb \text{ total inicial} = \frac{Hb \text{ pré-Tx (g/dL)} \times VST}{100}$$

$$Hemoglobina \text{ esperada} = \frac{Hb \text{ total inicial} + Hb \text{ CH}}{VST}$$

Sendo:
Hb = hemoglobina;
Hb pré-Tx = hemoglobina pré-transfusão (g/dL);
VST = volume sanguíneo total;
CH = concentrado de hemácias.

Tranfusão de concentrado de plaquetas em pré, per e pós-operatório

Todos os pacientes com contagem de plaquetas abaixo de 50.000/mm³ devem ser transfundidos com concentrados de plaquetas no período pré-operatório imediato, sendo que as transfusões no período perioperatório vão depender do tempo cirúrgico, da contagem de plaquetas durante a cirurgia e da avaliação do sangramento no período perioperatório. Nas cirurgias neurológicas e oftalmológicas, os pacientes com contagem de plaquetas abaixo de 100.000/mm³ devem ser transfundidos, e as transfusões subsequentes seguem a mesma regra anterior. O cálculo da dose é em torno de 1 U de plaquetas para cada 10 kg de peso.

A transfusão de concentrados de plaquetas no pós-operatório vai depender do local da cirurgia e da doença de base do paciente.[24,25]

Os pacientes cuja contagem de plaquetas após a transfusão não alcançar o valor esperado, principalmente, no período pós-operatório devem ter uma avaliação quanto à curva de aproveitamento plaquetário que fornecerá informações importantes sobre a possível causa do não aproveitamento da transfusão. Para essa avaliação, é necessário contagem de plaquetas 15 minutos a 1 hora antes da transfusão, e 24 horas após o término da mesma. Considera-se uma transfusão eficaz se o aproveitamento alcançar 30% em 1 hora e 20% em 24 horas.[26,27]

Transfusão de plasma fresco congelado

O plasma fresco congelado (PFC) tem todos os fatores de coagulação, porém sua utilização para casos de deficiência de fatores é somente considerada quando não se tem alternativa para utilização de fatores específicos. A dose recomendada é de 5 a 20 mL/kg. Cabe destacar que sua utilização como expansor plasmático está proscrita por causa dos riscos transfusionais.

O crioprecipitado é alternativa ao PFC para a correção de deficiências das seguintes proteínas plasmáticas de alto peso como fibrinogênio, fibronectina, FVIII:C, fator von Willebrand, FXIII e proteína C quando não se tem alternativa para utilização de fatores específicos.[28-30]

CONSIDERAÇÕES FINAIS

Existe uma intensa variabilidade na utilização de hemocomponentes nos diversos tipos de cirurgias entre os hospitais brasileiros. Contribuem para isso, as discrepâncias entre tecnologia e arsenal terapêutico, a baixa disponibilidade de hemocomponentes e hemoderivados além da falta de padronizações intra e inter-hospitalares preestabelecidas por cada serviço.

Hospitais que estabeleceram tais rotinas apresentam melhores desempenhos em todos os aspectos avaliados. É aconselhável que cada situação tenha uma abordagem individualizada norteada por parâmetros clínicos e laboratoriais definidos e baseados em evidência amplamente divulgada em consensos e *guidelines*.

REFERÊNCIAS BIBLIOGRÁFICAS

1. Boral LI, Dannemiller FJ, Stanford W, et al. A guideline for antecipated blood usage during elective surgical procedures. Am J Clin Pathol 1979; 71:680.

2. Lopes MED, Amorim L, Akiko C, Navarro A, Moura ML, Motta KM. Análise retrospectiva das indicações de transfusão de componentes sanguíneos no Rio de Janeiro. Rev Bras Hematol Hemoter 1998; XXVIII(Supl 1):A159.

3. World Health Organization (WHO). Blood Transfusion safety, Geneva: World Healthy Organization; 2014 Jun [cited 2014 sep 23]. Disponível em: http://www.who.int/bloodsafety/en/.

4. Bush MP, et al. A new strategy for estimating risks of transfusion – Transmited viral infections based on rates of detection of recently infected donnors. Transfusion 2005; 45.

5. Zou S, Dorsey KA, Notari EP, et al. Prevalence, incidence and residual risk of human immodeficiency virus and hepatitis C virus infections among United States blood donors since the introduction of nucleica cid testing. Transfusion; 2010.

6. Public Healthy Agency of Canada. Canadian transfusión adverse event reporting from transfusión transmited injuries surveillance system. Canada 2007 [cited 2013 mar 27]. Disponível em: http://www.phac-aspc.gc.ca/hcai-iamss/tti-it/pdf/ctavr_form-eng.pdf.

7. Sazama K. Reports of 355 tranfusion-associated deaths: 1976 through 1985. Transfusion 1990; 30:583-590.

8. Lindin JV, et al. Pretransfusion trigger platelet counts and dose for prophylactic platelet transfusions. Curr Opin Hematol 2005; 12:499-502.

9. Brasil. Ministério da Saúde. Portaria nº 2.712; novembro 2013.

10. Brasil. Agência Nacional de Vigilância Sanitária (Anvisa). Resolução: RDC nº 34; junho 2014.

11. Frohn C, Diimbgen L, et al. Probability of anti-D development in D – patients receiving D+ RBC's. Transfusion 2003; 43:893-898.

12. Advance Trauma Life Support Manual. Chicago: American College of Surgeons; 1993.

13. Corwin HL, et al. Efficacy of recombinant human erythropoietin in the critically ill patient: a randomized, double blind, placebo-controlled trial. Care Med 1999; 27:2346-2350.

14. Segal JB, Colmenares EB, Norris EJ, et al. Preoperative acute normovolemic hemodilution: a meta-analysis. Transfusion 2004; 44:632-644.

15. Practice Guidelines for Perioperative Blood transfusion and adjuvant therapies. An updated report by the American Society of anesthesiologist task Force on perioperative blood transfusion and adjuvant therapies. Anesthesiology 2006; 105:198-208.

16. Schmied H, Kurz A, Sessler DF, et al. Mild hypothermia increases blood loss and transfusion requirements during total hip arthroplasty. Lancet 1996; 347:289-292.

17. Practice Guidelines for Blood Component Therapy. A report by the American Society of anesthesiologist Task Force on Blood Component Therapy. Anesthesiology 1996; 84:732-747.

18. Vallet B, Lejus C, Ozier Y, et al. Peut-on definir le contenu et le transport artériel en oxygène adaptes aux bésoins em cas d`anémie aigüe? Cah Anesthesiol 1997; 45(2):17-122.

19. Carson JL, Duff A, et al. Effect of anaemia and cardiovascular disease on surgical mortality and morbidity. Lancet 1996; 348(9034):1055-1060.

20. Carson JL, Hill S, et al. Tranfusion triggers: a systematic review of the literature. Transf Med Rev 2002; 16(3):187-199.

21. Borgstön H, Johansson, Siesjo BK. The influence of acute normovolemic anaemia on cerebral blood flow and oxygen consumption of anesthetized rats. Acta Physiol Scan 1975; 93(2):505-509.

22. Carson JL, Noveck H, et al. Mortality and morbidity in patients with very low post-operative Hb levels who ecline blood transfusion. Transfusion 2002; 42:812-818.

23. Carson JL, Poses RM, et al. Severity of anaemia and operative mortality and morbidity. Lancet 1988; 1:727-731.

24. Strauss R, et al. Pre Transfusion triggers platelet counts and dose for prophylactic platelet transfusions. Curr Opin Hematol 2005; 12:499-502.

25. Slichter SJ, et al. Dose prophylactic platelet transfusion and prevention of hemorrhage. N. Engl J Med 2010; 362:600-613.

26. Slichter SJ, et al. Factors affecting posttransfusion platelet increments, platelet refractoriness, and platelet transfusion intervals in thrombocytopenic patients. Blood 2005; 105:4106-4114.

27. Friedberg RC, Donnelly SF, et al. Clinical and Blood Bank Factors in management of refractoriness and alloimmunization. Blood 1993; 81:3428-3434.

28. Calder L, Hebert PC, Carter AO, et al. Review of published recommendations and guidelines for the transfusion of allogeneic red blood cells and plasma. Can Med Assoc J 1997; 156:1-8.

29. Tinegate H, Allard S, et al. Cryoprecipitate for transfusion: which patients receive it and why? A study of patterns of use across three regions in England. Transf Med 2012; 22:356-361.

30. Luk C, Eckert KM, et al. Prospective audit of the use of fresh frozen plasma, based on Canadian Medical Association Transfusion Guidelines. Can Med Ass Oc J 2002; 166:1539-1540.

39

AUTOTRANSFUSÃO (PROGRAMA DE CONSERVAÇÃO SANGUÍNEA)

Sérgio Domingos Vieira
Fernanda da Cunha Vieira

INTRODUÇÃO

Autotransfusão (transfusão de sangue autólogo) não é um procedimento recente. A reinfusão de sangue "perdido" foi empregada inicialmente em 1819 por James Blundell em Londres, quando ele autotransfundiu 10 mulheres que tiveram severa hemorragia pós-parto. O primeiro caso registrado de autotransfusão na literatura americana foi por Lockwood, que em 1917 reinfundiu 750 mL de sangue obtidos a partir do baço de um paciente com doença de Banti. A doação de sangue pré-operatória foi defendida por Bernard Fantus em 1937, justamente no ano em que se estabeleceu o primeiro banco de sangue dos Estados Unidos. Surgiram relatos esporádicos de reinfusão de sangue "recuperado" de doentes portadores de lesões traumáticas na literatura entre 1931 e início dos anos 1970.[1]

Nesse mesmo ano, a autotransfusão entrou na era moderna, quando Klebanoff, um cirurgião militar, desenvolveu um dispositivo, posteriormente comercializado pela Bentley, que recuperava, anticoagulava, filtrava e reinfundia o sangue perdido. Esse aparelho extremamente simples combinava uma bomba de roletes DeBakey sequestrado a partir de uma máquina coração-pulmão com um reservatório de cardiotomia padrão. Em 1974, no entanto, Haemonetics (Braintree, MA) introduziu seu Cell Saver, que recuperava, lavava, concentrava e reinfundia células vermelhas, por meio de processadoras celulares automatizadas de sangue. Esse dispositivo foi o resultado do trabalho pioneiro de Wilson e Taswell na Clínica Mayo.

Houve dois grandes estímulos para o rápido crescimento dos programas de transfusão de sangue autólogo em diferentes décadas:

1. O primeiro foi a cirurgia cardíaca de ponte de safena (*coronary-artery bypass surgery*), que nos anos 1970 foi transformada de uma cirurgia radical em casos avançados de alto risco para uma cirurgia comumente realizada em muitos hospitais no país. Durante muitos anos foi a cirurgia mais realizada mundialmente, e com o seu rápido crescimento, a demanda de sangue aumentou consideravelmente. Isso levou os cirurgiões cardíacos a pensar em uma maneira de reduzir o uso de sangue homólogo para esses pacientes. Tornou-se necessário determinar uma forma alternativa para garantir que as cirurgias ocorressem com quantidades

limitadas de sangue. A circulação extracorpórea utiliza tanto o oxigenador (desenvolvido inicialmente por Gibbon) e o rolete (desenvolvido por DeBakey) para oxigenar e circular o sangue totalmente anticoagulado. Durante o procedimento, os pacientes têm vários litros de seu sangue removidos por minuto, oxigenados e bombeados de volta para eles, permitindo que a cirurgia seja realizada com o coração vazio. Esse foi o primeiro maior uso da transfusão autóloga. Os pacientes submetidos a essa cirurgia geralmente ficam bem e vivem por muitos anos. Alguns desses pacientes que tiveram muitas transfusões de sangue homólogo sofreram com hepatite e outras doenças pós-transfusionais. Isso estimulou a preocupação sobre as questões de segurança do paciente submetido à transfusão homóloga e fez os médicos mais conscientes da necessidade alternativa de técnicas autólogas.

2. O segundo grande estímulo foi mais intenso e impactante: o aparecimento, na década de 1980, da síndrome da imunodeficiência adquirida (Aids). Claramente, o medo da transmissão transfusional da Aids, especialmente nos pacientes, mas também na comunidade médica, contribuiu para o desenvolvimento dos programas de transfusões autólogas. Apesar do surgimento, mais tarde, de testes sorológicos em todas as doações de sangue para a detecção de anticorpos do HIV, manteve-se o efeito da janela imunológica, causando uma enorme preocupação por causa da natureza "letal" da Aids naquela época.[2]

EFEITOS ADVERSOS RELACIONADOS COM A TRANSFUSÃO HOMÓLOGA OU ALOGÊNICA

A melhoria na triagem dos doadores, o desenvolvimento de testes mais eficazes e específicos (principalmente com a introdução do NAT) e investimento em tecnologia de inativação de patógenos, têm desempenhado um importante papel na redução dos riscos de doenças infecciosas transmitidas por transfusão de sangue homólogo. A transfusão de sangue é um procedimento aceito mundialmente e com efeitos benéficos comprovados, mas que não é isenta de riscos, não há transfusão com "risco zero" e continuam a ser uma preocupação. Atualmente, o risco de uma trans-

missão do vírus da hepatite C ou do HIV é menor do que 1 em 1.000.000, e o risco de hepatite B é inferior a 1 em 300.000 transfusões. Quanto aos riscos não infecciosos da transfusão, incluindo reação hemolítica aguda, reação febril não hemolítica, alérgica, anafilaxia, lesão pulmonar relacionada com a transfusão (TRALI), sobrecarga circulatória associada a transfusão são muito mais frequentes e muitas vezes passam desapercebidas (Tabela 39.1).

Outro fator no impulso para uma melhor gestão do uso de sangue alogênico é a preocupação com o risco de transmissão para doenças não testadas e, portanto, não quantificadas. Estudos recentes mostraram que essas doenças incluen príons na variante de Creutzfeldt-Jakob, vírus Epstein-Barr, síndrome respiratória aguda severa (SARS), vírus do Oeste do Nilo e parasitas como o *Plasmodium* (malária), *Babesia* e doença de Lyme (transmitidas por carrapato), *Trypanosoma cruzi* (doença de Chagas), *Leishmania* (leishmaniose), toxoplasmose e brucelose.[3]

Outro risco da transfusão alogênica é relacionado com a modulação imunológica (TRIM). Os efeitos da imunossupressão da transfusão alogênica foram observados pela primeira vez em pacientes submetidos a transplantes renais que tiveram taxas de sobrevida de enxerto mais elevadas, quando tinham recebido transfusões alogêni-

TABELA 39.1 RISCO RELACIONADO COM A TRANSFUSÃO DE SANGUE HOMÓLOGO	
REAÇÃO ADVERSA	**INCIDÊNCIA**
Reação hemolítica aguda	1:76.000
Reação febril não hemolítica	1:100-1:1.000
Alergia	1:100-1:33
Anafilaxia	1:20.000-1:50.000
TRALI	1:1.200-1:190.000
Contaminação bacteriana	1:3.000
Sobrecarga circulatória	< 1:100
Aloimunização tardia	1:100
Transmissão de hepatite B	< 1-300.000
Transmissão de hepatite C/HIV	< 1-1.000.000

cas.[4] Essa prática transfusional tornou-se padrão até o aparecimento de potentes substâncias imunosupressoras. Esse efeito imunosupressor pode resultar em maior infecção pós-operatória e possíveis taxas de recorrência de câncer em pacientes cirúrgicos que receberam sangue alogênico. Há controvérsia sobre a extensão desses efeitos imunosupressores. Muitos estudos observacionais sugerem um forte efeito, mas ensaios clínicos randomizados sugerem um efeito menor ou inexistente.[5] No entanto, tem sido proposto por pesquisadores a utilização de filtros de leucócitos para a redução do risco de TRIM.

Alguns estudos recentes identificaram uma ligação entre a transfusão alogênica e a piora na evolução dos pacientes. Embora muitos desses estudos sejam observacionais, um grande número de pacientes de várias especialidades diferentes foi incluído e concluíram repetidamente que existe uma forte associação entre transfusão de concentrado de glóbulos vermelhos e piora da evolução dos pacientes. Vários estudos têm demonstrado o risco de infecção hospitalar em UTI, cirurgia e pacientes com traumatismo, de ser 2 a 4 vezes maior nos doentes transfundidos do que nos não transfundidos.. Além disso, o risco é dose-dependente, ou seja, quanto mais transfusão o paciente recebe, maior é o risco de eventos adversos. A transfusão de concentrado de glóbulos tem sido associada, de forma dose-dependente, com as maiores taxas. Um estudo com mais de 800 pacientes criticamente doentes, demonstrou que a transfusão foi independentemente associada ao risco de lesão pulmonar aguda e o risco foi maior com a transfusão de componentes sanguíneos que envolvem plasma e plaquetas do que com transfusão de concentrados de glóbulos vermelhos. Plasma em pacientes criticamente enfermos, tem demonstrado pouco benefício e associado a uma piora da evolução.

Apesar dos avanços na segurança transfusional, os pacientes estão preocupados sobre a possível necessidade de uma transfusão de sangue durante o seu tratamento. Seja por sua doença de base, inadequada comunicação ou comportamento de seu médico, alguns pacientes acreditam que o prescritor da transfusão esteja agindo no seu melhor interesse. Várias vezes, os pacientes não solicitam ou não são informados sobre opções alternativas de tratamento antes de receber uma transfusão.

A transfusão alogênica é considerada uma intervenção terapêutica e, como acontece com outras intervenções médicas, requer que o paciente tenha um consentimento informado, próprio para esse fim. A discussão desse consentimento deve incluir informações sobre os riscos e benefícios não apenas da opção de transfusão, mas das alternativas à transfusão e também das possíveis recusas do tratamento.

Estratégias de gerenciamento do sangue do paciente são uma necessidade para os pacientes nas quais a transfusão de sangue não é uma opção por seu estado de saúde, influências culturais, crenças religiosas ou indisponibilidade de sangue compatível. Do ponto de vista do paciente, a justificativa de tal gerenciamento é a capacidade de fazer uma escolha com maiores informações, ter acesso a maior qualidade de atendimento e, potencialmente, enfrentando menos risco transfusional.

PROGRAMAS DE CONSERVAÇÃO DE SANGUE EM PACIENTES CIRÚRGICOS E CRITICAMENTE ENFERMOS

A expressão "transfusão autóloga" indica que o doador de sangue e o receptor da transfusão são idênticos. Pacientes podem doar sangue para si mesmo preoperatoriamente, mas técnicas também podem ser usadas no intra e no pós-operatório para coletar e reinfundir o sangue perdido na cirurgia ou no traumatismo. Esses procedimentos são algumas vezes combinados com hemodiluição normovolêmica, coleta de componentes autólogos, hipotensão anestésica ou uso de agentes farmacológicos para diminuir a perda sanguínea. Muitas vezes, utilizar uma combinação dessas técnicas é apropiado para reduzir a necessidade de transfusão alogênica, por isso, vários centros de transfusões e hospitais ao redor do mundo adotaram "Programas de Conservação de Sangue".

REDUÇÃO DA PERDA DE SANGUE AGUDA EM DOENTES EM ESTADO CRÍTICO

Diferentes estratégias de conservação de sangue têm sido utilizadas no tratamento da perda de sangue aguda em pacientes criticamente doentes (Tabelas 39.2 e 39.3).[6] Essas estratégias incluem o

TABELA 39.2
SUMÁRIO DAS RECOMENDAÇÕES CLÍNICAS PARA ESTRATÉGIAS DE CONSERVAÇÃO DE SANGUE EM PACIENTES CRITICAMENTE DOENTES

ESTRATÉGIA	MECANISMO DE AÇÃO	POTENCIAIS BENEFÍCIOS E VANTAGENS
Redução da perda aguda de sangue		
Agentes antifibrinolíticos		
Ácido tranexâmico ou épsilon-aminocaproico	Aumenta hemostasia	• Redução do risco de sangramento e morte recorrente associada à hemorragia digestiva • Redução do risco de sangramento intraoperatório e necessidade de reoperação em cirurgia cardíaca • Sobre investigação em pacientes com traumatismo
Aprotinina	Aumenta hemostasia	• Redução do risco de sangramento intraoperatório e necessidade de reoperação em cirurgia cardíaca
Desmopressina	Aumenta hemostasia pelo aumento dos níveis de fator VIII e de von Willebrand	• Redução do risco de hemorragias em doentes com defeitos de coagulação congênita (disfunção plaquetária, doença de von Willebrand, hemofilia A leve) e aqueles com insuficiência renal
Fator VII ativado recombinante	Aumenta hemostasia	• Possível benefício em casos selecionados refratária ao tratamento cirúrgico e médico padrão
Técnicas de recuperação pós-operatória de sangue (*cell-saver*)	Retorno do sangue coletado em drenos	• Menor necessidade de transfusão de sangue perioperatório em cirurgia ortopédica, mas não em cirurgia cardíaca
Para evitar anemia subaguda		
Reduzindo a perda de sangue associadas com o teste de diagnóstico		• Aumento dos níveis de hemoglobina
Técnicas de coleta de sangue fechada	Redução da perda de sangue iatrogênica de testes de diagnóstico	• Eliminação da perda de sangue de descarte antes de testar em pacientes com cateteres centrais • Redução do risco de contaminação bacteriana da ponta do cateter e infecções na corrente sanguínea
Tubos de amostras de pequeno volume	Redução da perda de sangue iatrogênica de testes de diagnóstico	• Redução da perda sanguinea
Microanálises laboratoriais	Redução da perda de sangue iatrogênica de testes de diagnóstico	• Resultados dos testes mais rápidos • Redução do tempo pessoal
Eritropoetina	Aumento da produção de glóbulos vermelhos na medula óssea	• Aumento do nível de hemoglobina e possível redução da necessidade de transfusão • Possível redução na mortalidade entre os pacientes vítimas de traumatismo
Restritivo "gatilho" para transfusão de glóbulos vermelhos	Aumento do limiar de hemoglobina para transfusão de glóbulos	• Menor necessidade de transfusão de sangue, sem aumento na morbidade ou mortalidade na maioria dos pacientes criticamente doentes

TABELA 39.3
RISCOS POTENCIAIS E DESVANTAGENS ASSOCIADAS A ESTRATÉGIAS DE CONSERVAÇÃO DE SANGUE

ESTRATÉGIA	POTENCIAIS RISCOS E DESVANTAGENS
Agentes antifibrinolíticos	• Trombose • Possível aumento do risco de morte com o uso de aprotinina
Desmopressina	• Trombose
Fator VII ativado recombinante	• Trombose • Nenhum benefício com o uso rotineiro em casos de traumatismo ou sangramento maciço
Técnicas de recuperação pós-operatória de sangue (*cell-saver*)	• Aplicabilidade limitada para pacientes de cuidados mais críticos • Redução da qualidade do sangue reinfundido (hemólise, diluídos, citocinas etc.)
Redução da perda de sangue associadas com o teste de diagnóstico	
Técnicas de coleta de sangue fechada	• Embolização arterial retrógrada
Tubos de amostras de pequeno volume	• Potencial volume insuficiente para o teste de diagnóstico
Microanálises laboratoriais	• Exatidão e precisão variável (necessidade de garantia de qualidade e calibração)
Eritropoetina	• Trombose
"Gatilho" restritivo para transfusão de glóbulos vermelhos	• Possível risco de morte entre pacientes com doença cardíaca ativa

uso de agentes hemostáticos (p. ex., agentes antifibrinolíticos, desmopressina e fator VIIa recombinante e técnicas de recuperação de sangue. Geralmente, tais estratégias são medidas secundárias que complementam o tratamento primário destinado a obter a hemostasia (ou seja, cirurgia, endoscopia). Hemostasia cirúrgica é o fator mais crítico para parar o sangramento e reduzir a necessidade de transfusões de sangue. Da mesma maneira, a manutenção de condições ótimas de hemostasia é fundamental e inclui a utilização adequada de produtos hemostáticos de sangue (plaquetas, plasma e crioprecipitado congelado) e manter os níveis normais de pH, temperatura e cálcio.

Antifibrinolíticos

Antifibrinolíticos são agentes hemostáticos gerais que inibem a desagregação de coágulos sanguíneos usados em diversas condições clínicas para reduzir a hemorragia. Uma meta-análise do uso perioperatório de antifibrinolíticos sugeriu que o uso de ácido tranexâmico, ácido épsilon-aminocaproico ou aprotinina em casos selecionados pode reduzir a necessidade de transfusões de sangue e reoperação, sem aumentar o risco de eventos adversos.[7] Uma revisão sistemática de ácido tranexâmico para hemostasia em pacientes com hemorragia digestiva alta demonstrou uma redução na recorrência de sangramento e na mortalidade.[8] No entanto, os benefícios incrementais, quando combinado com terapias endoscópicas mais recentes e terapia com inibidor da bomba de prótons, não foram avaliados. Com base nesses estudos, o uso de agentes antifibrinolíticos pode ser útil para controlar hemorragias em pacientes criticamente selecionados. Contudo, a eficácia desses agentes na redução da necessidade de transfusão e o risco de complicações trombóticas e morte em um amplo espectro de pacientes criticamente doentes permanece obscuro.

Desmopressina

Acetato de desmopressina (1-deamino-8-D-arginina vasopressina [DDAVP]) é um análogo sintético da vasopressina. Ela induz a liberação de fator VIII armazenado e fator de von Willebrand a partir de células endoteliais. Uma dose de 0,3 µg/kg administrada por via subcutânea geralmente resulta em um aumento de três a cinco vezes dos níveis de factor VIII e factor de von Willebrand.[9] Por esse motivo, a terapia com desmopressina é eficaz no controle e prevenção da hemorragia em doentes com hemofilia A leve e doença de von Willebrand. Também tem demonstrado ser eficaz no controle e na prevenção de hemorragia em pacientes que têm distúrbios congênitos das plaquetas e aqueles que têm disfunção das plaquetas associada à insuficiência renal. Pacientes criticamente doentes, porém, muitas vezes apresentam níveis elevados de fator VIII e fator de von Willebrand, ambos reagentes de fase aguda, e o equilíbrio entre benefícios e danos potenciais de desmopressina para estes doentes não é clara. Uma meta-análise de desmopressina no tratamento de sangramento intraoperatório mostrou apenas uma pequena redução não significativa na perda de sangue, sem evidências de uma redução da necessidade de transfusões de sangue. Desmopressina, portanto, pode não ser eficaz para melhorar a hemostasia ou para a redução da perda de sangue aguda em pacientes criticamente enfermos que não têm distúrbios específicos de sangramento, como hemofilia leve A, doença de von Willebrand e uremia.

Fator VII ativado recombinante

Fator recombinante ativado VII é um concentrado de fator de coagulação aprovado para uso em todo o mundo em pacientes com deficiências de fatores (hemofilia) e na Europa para uso em pacientes com distúrbios de plaquetas congênitas. Inúmeros relatos de casos e séries mostraram redução da perda de sangue associada ao uso de fator VIIa recombinante em pacientes cirúrgicos, politraumatizados, que receberam transfusões maciças, doença hepática e com sangramento gastrointestinal.[10] Há poucos ensaios clínicos randomizados e controlados avaliando a eficácia clínica do fator VIIa recombinante envolvendo pacientes em estado crítico, incluindo pacientes com traumatismo, hemorragia digestiva, submetidos a cirurgia cardíaca, transplante de fígado ou pacientes com hemorragia intracraniana. Uma revisão sistemática recente examinou a evidência para uso profilático e terapêutico do fator VIIa recombinante em pacientes sem hemofilia e concluiu que a sua eficácia como agente hemostático permanece incerto. Nessa avaliação, as estimativas combinadas de resultados adversos mostrou tendências não significativas para o aumento de complicações tromboembólicas. Boffard e cols.[11] publicaram recentemente dois ensaios controlados randomizados multicêntricos que avaliaram o uso de fator VIIa recombinante *versus* placebo em pacientes com traumatismo contuso (n = 143) e penetrante (n = 134). Os pacientes que receberam 8 unidades de sangue foram distribuídos aleatoriamente para receber fator VIIa recombinante (dose inicial de 200 mg/kg mais doses adicionais de 100 µg/kg em 1 e 3 horas mais tarde) ou placebo. No geral, não houve diferenças significativas entre os grupos de tratamento e placebo no número de unidades de sangue transfundidas posteriormente (desfecho primário). Entre os pacientes que sobreviveram mais de 48 horas, o fator VIIa recombinante foi associado a uma redução no número de transfusões de 2,6 unidades no grupo de traumatismo sem corte e por 1,0 unidade no grupo de traumatismo com penetração.

Com base nos estudos até o momento , o uso rotineiro de fator VIIa recombinante em pacientes criticamente doentes não pode ser recomendado. No entanto, o uso em pacientes específicos que têm hemorragia maciça descontrolada e que não respondem aos tratamentos padrão e componentes de sangue convencionais, ainda pode ser uma opção razoável, após os potenciais benefícios e riscos de complicações trombóticas serem avaliados.

Técnicas de recuperação de sangue

A recuperação de células vermelhas do sangue intraoperatória (*cell-saver*) é bem reconhecida e utilizada como uma estratégia de conservação de sangue, mas tem aplicabilidade limitada em pacientes criticamente enfermos. Recuperação pós-operatória e transfusão de sangue de drenos cirúrgicos estéreis em cirurgia cardíaca mostrou apenas uma redução marginal das necessidades transfusionais. A viabilidade e a eficácia de técni-

PREVENÇÃO DA ANEMIA SUBAGUDA EM PACIENTES CRITICAMENTE DOENTES

Reduzindo a perda de sangue associada com o teste de diagnóstico

A coleta de testes de diagnóstico é uma importante causa de perda de sangue em pacientes criticamente enfermos. Amostras de sangue para testes de diagnóstico são comumente coletadas até 24 vezes por dia, dependendo da gravidade da doença, da facilidade da coleta e prática institucional. Os cateteres venosos ou arteriais centrais contribuem para aumentar a coleta de amostras e perda de sangue por causa da facilidade de amostragem e pela normatização para descartar os primeiros mililitros do sangue coletado. Estudos da década de 1980 relataram uma perda média de sangue por paciente de 377 mL/dia em UTI cardiotorácica, 240 mL/dia em UTI cirúrgica geral e 41,5 mL/dia em UTI médico-cirúrgica. Um estudo mais recente envolvendo 1.136 pacientes em 145 UTI europeias estimou uma perda de sangue considerável por meio de amostragem de sangue, com média de 41,1 mL/dia por paciente. Em um estudo envolvendo pacientes internados em UTI por mais de 3 dias, amostras de sangue foram responsáveis por 17% da perda de sangue total. Em dois estudos norte-americanos, análises retrospectivas identificaram que a coleta de sangue foi responsável por 50% da variação na quantidade de glóbulos vermelhos transfundidas. Não surpreendentemente, parece haver uma correlação entre a gravidade da doença e o número e a quantidade de amostras coletadas. Esse aumento da perda de sangue por meio de testes de diagnóstico coloca os pacientes mais gravemente doentes em maior risco de anemia e os expõe aos riscos inerentes de transfusão de sangue.

Em dois estudos, o uso de tubos de coleta de sangue pediátricos reduziu o volume em 37 e 47%, respectivamente. No primeiro estudo, isso foi associado a uma significativa redução na proporção de pacientes que necessitam de transfusões de sangue. A introdução de ensaios de ponto de cuidados pode reduzir ainda mais o volume de amostras colhidas. Além de melhorar o tempo de resposta e diminuição do tempo de pessoal, estes testes de diagnóstico de cabeceira muitas vezes exigem menos do que 0,5 mL. Como a confiabilidade e acessibilidade dessas tecnologias melhoraram, eles podem se tornar uma adição valiosa para as estratégias de conservação de sangue.

Eritropoetina

A eritropoetina recombinante e outros agonistas do receptor de eritropoetina são comumente utilizadas em pacientes que sofrem de insuficiência renal crônica ou câncer com supressão da medula óssea, para aumentar os níveis de hemoglobina e evitar a necessidade de transfusões de sangue. A eritropoetina recombinante também tem sido usada em pacientes criticamente doentes com a mesma finalidade. No ensaio publicado mais recentemente, Corwin e cols. estudaram aleatoriamente 1.460 pacientes críticos para receberem 40.000 unidades de eritropoetina recombinante ou placebo semanalmente por até 3 semanas. O aumento na concentração de hemoglobina no dia 29 foi maior no grupo de eritropoetina que no grupo placebo. No entanto, em comparação com os resultados de ensaios anteriores, não houve diferença entre os dois grupos no número de doentes que receberam transfusões de sangue ou do número de unidades transfundidas. Essa diminuição da necessidade transfusional foi atribuída à utilização de uma estratégia de transfusão mais restritiva. Em geral, não houve diferença significativa na mortalidade no dia 29 entre os 2 grupos. No entanto, em uma análise de subgrupo, a mortalidade foi significativamente menor entre os pacientes vítimas de traumatismo no grupo eritropoetina do que entre os pacientes com traumatismo que receberam placebo. Esses achados da análise de subgrupo devem ser considerados apenas geradores de hipótese, mas porque eles são consistentes com os de um grande ensaio anterior de eritropoetina em pacientes criticamente enfermos, maior investigação é necessária. Importante, houve um aumento significativo na taxa de trombose venosa profunda nos pacientes que receberam eritropoetina.

Em uma revisão sistemática de nove estudos, incluindo o mais recente estudo por Corwin e cols., Zarychanski e cols. avaliaram o uso de eritropoetina em pacientes criticamente enfermos. Eles descobriram uma redução significativa na probabilidade de um paciente receber pelo menos uma transfusão de glóbulos vermelhos. Não houve diferenças observadas na mortalidade ou ocorrência de trombose venosa profunda. Com base nesses resultados, a eritropoetina parece eficaz no aumento dos níveis de hemoglobina em doentes em estado crítico e pode resultar em uma reduzida frequência de transfusões de sangue, mas esse último efeito é provavelmente corrigido pela utilização de uma estratégia de transfusão restritiva. Além disso, a utilização de eritropoetina não reduz a mortalidade, e preocupações quanto ao potencial risco aumentado para eventos trombóticos.

"Gatilhos" restritivos para transfusão de sangue

O uso de limiares de hemoglobina mais baixos como transfusão restritiva em pacientes criticamente enfermos tem sido extensivamente estudada. Três grandes estudos randomizados e controlados examinaram os efeitos de práticas restritivas de transfusão em pacientes adultos, pediátricos e em neonatologia. Todos mostraram que as práticas restritivas de transfusão reduziam a necessidade de transfusão, sem aumentar a morbidade ou mortalidade. Como os pacientes com sangramento agudo foram excluídos nestes estudos, os resultados não podem ser generalizados para pacientes com perda aguda de sangue.

Em um recente estudo randomizado envolvendo 637 pacientes em UTI pediátrica controlada, Lacroix e cols. descobriram que quando se utilizou um limiar de hemoglobina de 7,0 g/dL, em comparação com um limiar mais liberal de 9,5 g/dL, a necessidade de transfusão reduziu em 44%, sem diferenças na mortalidade ou na disfunção progressiva de múltiplos órgãos entre os dois grupos. Resultados semelhantes foram encontrados no estudo que envolveu 451 crianças prematuras (< 31 semanas de gestação) com peso de nascimento extremamente baixo (< 1.000 g). Nesse estudo, os limiares de hemoglobina variaram de acordo com idade (dias), o método de coleta de sangue (capilar *versus* cateter central) e necessidade de suporte respiratório. As diferenças nos limiares de hemoglobina para as estratégias de transfusão restritivas e liberais eram entre 9 e 20 g/L. Em comparação com os bebês da estratégia liberal em relação ao da restritiva, houve um nível de hemoglobina média menor e uma tendência para a diminuição do número de transfusões. Os lactentes da estratégia restritiva foram expostas a menos doadores de hemácias. Os dois grupos não diferiram no resultado primário combinado de morte ou sobrevida com displasia broncopulmonar, na retinopatia da prematuridade grave ou lesão cerebral. Da mesma maneira, em um estudo anterior de um único centro envolvendo 100 recém-nascidos prematuros, Bel e cols. não encontraram diferenças em sobrevida, persistência do canal arterial, retinopatia ou displasia broncopulmonar entre os grupos estudados, mas encontraram um aumento de eventos de apneia e neurológicos no grupo da estratégia restritiva.

Avaliados em conjunto, esses estudos multicêntricos fornecem fortes evidências de que uma estratégia restritiva à transfusão com um limiar de hemoglobina reduzido é seguro. Em geral, um limite de hemoglobina 7,0 g/dL parece ser apropriado para doentes adultos e pediátricos críticos, e noções anteriores de limiares mais elevados devem ser abandonadas na maioria dos grupos de pacientes.

AUTOTRANSFUSÃO: ALTERNATIVA SEGURA AO PACIENTE CIRÚRGICO

A transfusão de sangue assumiu um papel importante no desenvolvimento da prática médica e cirúrgica moderna, incluindo o surgimento de técnicas cirúrgicas que exigem a reparação da perda do sangue cirúrgico. A transfusão de sangue autólogo pode ser obtida por meio de diferentes técnicas, incluindo doação pelo paciente da quantidade necessária de sangue ao longo de um período de tempo antes da operação (predepósito); da coleta de sangue do paciente imediatamente antes da operação com substituição por coloides ou expansores de plasma (hemodiluição normovolêmica aguda); ou de resgate de sangue perdido durante ou imediatamente após a cirurgia e sua retransfusão após a lavagem (recuperação intraoperatória ou pós-operatória). O uso integrado dessas técnicas pode contribuir para evitar, ou pelo menos limitar, a exposição do paciente aos riscos da transfusão de sangue homólogo.

Indicações

As mais frequentes, que podem ser obtidas por uma de suas possíveis técnicas, são:

- Grupos sanguíneos raros.
- Prevenção de aloimunização.
- História prévia de reação transfusional grave.
- Presença de aloanticorpos, com consequente dificuldade para obtenção de sangue compatível.
- Crenças religiosas (testemunha de Jeová).
- Dificuldade de manutenção dos estoques sanguíneos, principalmente em comunidades isoladas.
- Previsão de perda sanguínea maior que 20% da volemia.
- Hemorragia maciça em cavidades limpa.
- Transplantes, que geralmente podem ocorrer com grandes sangramentos.

Benefícios

Para o paciente/doador

- Nenhuma transmissão de doença infectocontagiosa (HIV, hepatite, doença de Chagas, sífilis, HTLV l/ll ou outras possíveis infecções emergentes).
- Nenhum risco de aloimunização.
- Nenhum risco de reação hemolítica febril ou alérgica.
- Nenhum risco de reação "enxerto contra hospedeiro".
- Estímulo da eritropoese pela flebotomia pré-operatória.
- Reduz custos, se exames ou testes sorológicos não forem realizados.
- Diminuição de exposição aos riscos do sangue homólogo.

Para os centros ou serviços transfusionais

- Uso imediato do sangue.
- Possibilidade de estoque adequado, em pacientes com dificuldade de sangue compatível, ou em locais distantes onde o fornecimento não é regular.
- Reduz custos, se exames ou testes sorológicos não forem realizados.
- Manutenção do estoque de sangue.
- Conscientização da importância do "ato de doar", para que no futuro se torne um doador voluntário.

Métodos de procedimentos

- Pré-depósito.
- Hemodiluição normovolêmica aguda.
- Recuperação de sangue intraoperatória (*cell-saver*).
- Recuperação de sangue pós-operatória.

DOAÇÃO AUTÓLOGA PRÉ-DEPÓSITO

Do início da década de 1980 até o início dos anos 1990 houve um aumento considerável no uso de alternativas de transfusão sanguínea alogênica, em função da descoberta de transmissão de doenças como hepatite C e Aids por esse procedimento. No auge da preocupação do público, as agências governamentais recomendavam o uso de doação autóloga pré-depósito e, com isso, cerca de 8,5% das doações nos Estados Unidos eram obtidas assim.[12]

Contudo, ao longo dos últimos anos, tem havido um declínio no uso dessa modalidade. Esse declínio pode ser explicado por uma combinação de diversos fatores, incluindo menor risco de transmissão de doenças através da transfusão alogênica, utilização de melhores técnicas para detecção de patógenos transmissíveis pela transfusão, adoção de melhores práticas de manejo transfusional, que têm reduzido a necessidade de transfusão perioperatória, e maior conscientização da população frente à segurança transfusional.

Uma das principais indicações, no passado, do uso da transfusão autóloga era abolir o risco de transmissão de doenças. Apesar de que, com novas técnicas de detecção, ocorreu uma drástica diminuição no risco de transmissão de doenças por transfusão alogênica, esse risco ainda existe.

Outro possível benefício da doação pré-depósito está relacionado com a preservação dos estoques de sangue, permitindo melhor manejo nos períodos de escassez. A doação pré-depósito também reduz o risco de algumas reações adversas relacionadas a transfusão alogênica e elimina o risco de aloimunização. Rara, porém muito importante, é a sua indicação para pacientes com múltiplos aloanticorpos. Nesses pacientes, a impossibilidade de se obter uma reserva de sangue adequada no pré-operatório pode levar ao cancelamento do procedimento.

O risco de infecção bacteriana não parece ser reduzido em pacientes que receberam transfusão autóloga. Outras complicações também não são abolidas com o uso da transfusão autóloga pré-depósito, como complicações imunológicas ou erros transfusionais. Vários estudos tem demonstrado que indivíduos que doam pré-depósito mais frequentemente recebem transfusão de qualquer fonte, principalmente por chegarem ao centro cirúrgico com níveis mais baixos de hemoglobina.[13] Os pacientes que participam de doação autóloga pré-depósito assumem todos os riscos associados a doação de sangue, que pode ser importante em pacientes com doença cardiopulmonar. Em um estudo com mais de 4,1 milhões de doações da American Red Cross, a taxa de hospitalização pós-doação (1,9 dia) em doadores autólogos foi quase 12 vezes maior que nos doadores alogênicos ($1/16.783 \times 1/198.119$), respectivamente.[14]

Com relação aos custos, existe a preocupação de que sejam maiores, já que, mesmo para indicação de doação autóloga pré-depósito incontestável como a necessidade de sangue raro, a taxa de desperdício se aproxima de 45%.[15]

Contraindicações para doação autóloga pré-depósito[16]

- Evidência de infecção e risco de bacteremia.
- Angina instável.
- Infarto do miocárdio ou cerebrovascular há menos de 6 meses.
- Doença cardíaca cianótica.
- Cirurgia agendada para correção de estenose aórtica.
- Hipertensão não controlada.

Seleção dos pacientes

Os critérios de seleção dos candidatos à doação pré-depósito são menos rigorosos que os da seleção da doação alogênica. Todas as unidades autólogas passam pelos mesmos testes de uma doação convencional, embora essa doação não possa ser utilizada como transfusão alogênica posteriormente.

A AABB recomenda que pacientes com angina instável ou infecção sistêmica sejam excluídos.[17] Pacientes com marcadores virais positivos podem realizar doação autóloga desde que tenha consentimento e aprovação do seu médico.

Cirurgias ortopédicas constituem a maioria dos casos de doação autóloga pré-depósito, mas também são utilizadas em outros tipos de cirurgia, como as urológicas, ginecológicas. Excepcionalmente, gestantes com múltiplos aloanticorpos ou antígenos de alta frequência podem ser potenciais candidatas. Mais controversa ainda é a indicação de doação autóloga pré-depósito em gestantes com placenta prévia ou outras condições associadas a hemorragia durante o parto.

Técnica

A doação pré-depósito deve ser programada e planejada para permitir a recuperação da hemoglobina até a cirurgia. A doação deve ter início 4 semanas antes da cirurgia, com intervalo entre as coletas de 7 dias até alcançar o número de unidades desejadas e a última coleta não pode ter um intervalo menor que 72 horas até a cirurgia.

A suplementação com ferro oral é recomendada e deve ser prescrito e iniciado preferencialmente antes do ínicio da primeira coleta.

HEMODILUIÇÃO NORMOVOLÊMICA AGUDA

A hemodiluição normovêmica aguda (HNA) é uma técnica de transfusão autóloga, que vem sendo usada desde os anos 1960 com o intuito de reduzir a necessidade transfusional alogênica do paciente.

HNA envolve a remoção do sangue do paciente logo após a indução anestésica e a manutenção da volume do paciente é realizada com reposição de cristaloide e/ou coloide.

O intuito da HNA é reduzir o hematócrito do paciente, melhorar a fluidez sanguínea e aumentar o débito cardíaco e o fluxo sanguíneo para os órgãos, compensando, com isso, o declínio na capacidade de oxigênio do sangue diluído; com isso qualquer perda de sangue durante a cirurgia é diluída e tem uma menor concentração de hematócrito.

Indicação

HNA é indicada para pacientes com nível de hemoglobina de no mínimo 12 g/dL e que serão submetidos a cirurgias com potencial de grandes perdas sanguíneas (superior a 20%), como as car-

Contraindicações

As principais contra indicações para HNA são: pacientes com função cardíaca comprometida que podem ter capacidade limitada para aumentar o débito cardiaco, doença pulmonar restritiva ou obstrutiva, insuficiência renal aguda, anemia, hemoglobinopatia com hemólise, coagulopatia conhecida previamente e sepse grave.

Técnica

- Equipe anestésica treinada para o procedimento e paciente monitorizado.
- Imediatamente antes ou logo após a indução anestésica na sala cirúrgica retira-se o volume de bolsas de sangue total desejadas, que permanecem na sala cirúrgica em temperatura ambiente, devidamente identificadas, com base na fórmula proposta por Gross:

$$V = EBV \times (H_i - H_f)/H_{av}$$

Onde:
V = volume de sangue a ser tirado;
EBV = volume de sangue estimado do paciente, geralmente 70 mL/kg × peso do paciente em kg;
H_i = hematócrito inicial antes do procedimento;
H_f = hematócrito final desejado após a hemodiluição;
H_{av} = hematócrito médio do procedimento.

- A reposição volêmica é realizada simultaneamente com a infusão de expansores plasmáticos ou cristaloides, mantendo-se o paciente normovolêmico.
- A reinfusão das unidades de sangue total é feita em ordem inversa, isto é, a última bolsa coletada é a primeira a ser transfundida, em razão de os fatores de coagulação e as plaquetas que estarem em maiores concentrações/atividades.
- Não são realizados testes sorológicos e imuno-hematológicos nestas bolsas.
- Pacientes submetidos à cirurgia cardíaca devem realizar a reinfusão preferencialmente após a protamina.

Vantagens

HNA pode reduzir a exposição do paciente ao risco de complicações relacionadas com a transfusão alogênica e diminuir a perda sanguínea durante a cirurgia.[18]

É a única técnica capaz de obter sangue total fresco, com todos os fatores de coagulação e plaquetas autólogas ativas.

Comparando-se com a doação autóloga pré-depósito, a HNA tem as seguintes vantagens: custo menor, pois não são realizados testes imuno-hematólogicos e sorológicos, pode ser feita tanto em cirurgias programadas quanto em não programadas (emergência) e como são armazenadas na própria sala reduz o risco de erro humano.

RECUPERAÇÃO DE SANGUE INTRAOPERATÓRIA (*CELL-SAVER*)

A técnica de coleta de sangue "perdido" na cirurgia e a sua reinfusão no próprio paciente é denominada recuperação de sangue intraoperatória ou resgate celular (*cell-saver*). Quando essa técnica é utilizada adequadamente, vários volumes de glóbulos vermelhos lavados, podem ser recuperados e reinfundidos. A fim de executar a técnica adequada e devolver um produto seguro e eficaz para o paciente, é necessária uma boa compreensão desse sistema de recuperação e a forma como funciona. Por isso, é fundamental que o operador dessas processadoras celulares automatizadas de sangue tenham pleno conhecimento e adequado treinamento, assegurando assim, boa qualidade ao produto final.

Sistema de coleta

O sistema de coleta é constituído de quatro componentes: vácuo, uma linha de aspiração, anticoagulante e o reservatório de cardiotomia. A recuperação se inicia com a aspiração do sangue "perdido" na ferida cirúrgica, através do vácuo feito na linha de duplo-lúmen, no qual na ponta do aspirador do cirurgião o sangue se mistura ao anticoagulante. Conforme a pressão de sucção é aplicada, pode afetar diretamente a integridade celular. Deve ser regulada entre 80 e 100 mmHg, na maioria dos equipamentos disponíveis no mercado. Valores mais altos de pressão causam hemólise dos glóbulos ou um traumatismo sub-hemolítico, que pode reduzir a vida útil dessas células. No caso de necessidade do uso de dois aspiradores, essa pressão de vácuo será reduzida pela metade. A finalidade do anticoagulante é evitar a formação de coágulo no reservatório de cardiotomia ou no sistema de processamento, o que pode acarretar na perda do sangue já recuperado ou a necessidade da troca do reservatório ou do *bowl*. Por seu baixo custo e disponibilidade imediata, a heparina é mais utilizada na dosagem de 25.000 unidades diluída em 1.000 mL de soro fisiológico a 0,9%. Se a heparina é uma preocupação devido à trombocitopenia induzida pela heparina, o citrato deve ser considerado. Esse sangue aspirado é armazenado no reservatório de cardiotomia, aguardando seu processamento.

Reservatório de cardiotomia

Em geral, a quantidade mínima de sangue necessário para um processamento completo, é de aproximadamente três vezes a capacidade do *bowl* utilizado. O produto final (concentrado de glóbulos lavados) é concentrado para um nível de hematócrito de 50 a 70%, sendo necessário, portanto, que haja massa de glóbulos vermelhos suficiente para se alcançar esses níveis. Esses reservatórios são geralmente disponíveis com filtros de tamanhos que variam de 40 a 120 mícrons. É recomendável evitar filtros menores, porque quantidades menores de coágulo residual poderão impedir o fluxo de sangue adequado. Quando ocorre a anticoagulação inadequada e forma-se um coágulo no reservatório de cardiotomia, os glóbulos vermelhos podem se aderir ao coágulo. Essas células podem ser recuperadas por agitação mecânica do reservatório, com a simultânea infusão de solução salina normal, utilizando-se uma das entradas na parte superior do reservatório.

Sistema de processamento

O componente de trabalho dos dispositivos de lavagem celulares é em essência, uma câmara centrífuga de separação, que são chamados de *bowl* de Latham, nas processadoras celulares de fluxo semicontínuo ou em forma de disco nas de fluxo contínuo. Independentemente do tipo de câmera ou

bowl utilizado, todos os sistemas de lavagem processam os componentes do sangue utilizando-se das leis básicas da física.

O processamento começa quando o sangue é bombeado por rolete(s) do reservatório de cardiotomia para o *bowl*, através de um túnel central, saindo pela base do *bowl*, enquanto ele está girando rapidamente para gerar a força centrífuga. A separação dos elementos do sangue depende do equilíbrio entre as densidades dos vários componentes do sangue, velocidade da entrada do fluido e as forças centrífugas aplicadas no *bowl* do processamento. Como os glóbulos vermelhos são mais pesados do que os outros componentes, elas sedimentam contra as paredes do *bowl*. As partículas menores e mais leves sedimentam mais perto do centro do *bowl*. Como o sangue é bombeado para a camêra, duas forças (hidrostática e centrífuga) vão ser aplicadas sobre os conteúdos do *bowl*. Como plasma, estroma dos glóbulos vermelhos e outros detritos têm menos massa do que os glóbulos vermelhos, a força centrífuga aplicada a elas é menor. Assim, essas partículas mais leves irão sair do *bowl* preferencialmente. Uma vez que a força hidrostática pode vencer a força centrífuga quando as velocidades do rolete são elevadas, deve-se observar cuidadosamente o sistema de lavagem, a fim de garantir que as células vermelhas não estão sendo dispensadas para a bolsa de desprezo.

Sistema de lavagem

A solução de lavagem (soro fisiológico a 0,9%) é bombeada para dentro do *bowl* através de seu túnel central e se infiltra na massa eritrocitária, transportando os detritos leves e aglomerados irregulares para fora. A lavagem é considerada completa quando a linha de saída ficar clara e límpida e um volume de lavagem de, pelo menos, três vezes o volume do *bowl* ter sido utilizado. Para esvaziar o concentrado de glóbulos lavados, há uma inversão do rolete que aspira esse sangue através do tunel central, sendo encaminhado para a bolsa de reinfusão. Uma vez que o recipiente tenha sido esvaziado de sangue, pode ser iniciado outro ciclo. Em nenhuma circunstância um manguito de pressão deve ser usado na bolsa de reinfusão quando o sangue estiver sendo infundido diretamente para o paciente.

Qualidade do produto

O operador das processadoras celulares de fluxo semicontínuo, determina a eficiência da coleta e a produção de células vermelhas, bem como a sua limpeza, através da seleção adequada do programa estabelecido. Nem todas as processadoras irão produzir um produto equivalente, nas mesmas condições de processamento ou com diferentes parâmetros operacionais. O operador deve tomar as decisões sobre a taxa de fluxo adequado para cada função e situação clínica para garantir o desempenho ideal. A seleção do enchimento, lavagem e as velocidades de esvaziamento irão determinar o hematócrito do produto, a eficácia de lavagem e o nível de contaminante residual. A velocidade do enchimento do *bowl*, afeta diretamente o hematócrito, sendo que velocidades menores provocará uma densidade maior da massa eritrocitária. Velocidades mais elevadas podem produzir um aumento na diluição e hematócritos menores. O nível ideal do hematócrito é entre 50 e 70%. Valores abaixo ou acima deste hematócrito podem resultar em uma pequena alta de contaminante residual, principalmente a hemoglobina livre. Sob qualquer programa de lavagem, o operador deve inspecionar a linha de saída do *bowl*, para determinar se o volume utilizado foi adequado. A solução deve ser límpida, sem qualquer turvação ou cor, no final do ciclo de lavagem. Se for necessária, a lavagem adicional deve ser realizada.

Na processadora de fluxo contínuo, esses fluxos de enchimentos, lavagens e esvaziamentos se fazem automaticamente conforme o programa selecionado, pela integração dos três roletes envolvidos durante todo o procedimento, não sendo possível portanto, a interferência do operador no produto final.

Apesar dos avanços tecnológicos nas processadoras celulares automatizadas, como mostradores dos níveis de hematócrito e indicadores da qualidade da lavagem, devem ser realizados controles internos da qualidade do produto, conforme a legislação vigente.

Recuperação e conservação de sangue em cirurgia cardíaca

A Sociedade de Cirurgiões Torácicos e a de Anestesiologistas Cardiovasculares, por meio de uma "força-tarefa" baseada em evidências , elaboraram uma "Diretriz Clínica" destinada a ajudar os médicos e outros prestadores de cuidados da saúde na tomada de decisão clínica, descrevendo uma série de abordagens geralmente aceitas para o diagnóstico, gestão ou prevenção de doenças ou condições específicas.[19] Eles reviram toda evidência publicada disponível relacionada com a conservação de sangue durante a cirurgia cardíaca, incluindo ensaios clínicos randomizados, informações observacional publicadas e relatos de casos (757 referências). Os métodos convencionais identificaram o nível de evidências disponíveis para cada uma das intervenções de conservação de sangue. Depois de considerar o nível de evidência, foram feitas recomendações em relação a cada intervenção usando o sistema de classificação da American Heart Association/American College of Cardiology. Descrevem que a recuperação de sangue intraoperatória de células vermelhas, usando uma processadora celular, é uma parte importante de conservação de sangue em cirurgias cardíacas com circulação extracorpórea. A partir de meados de 1970, dispositivos de recuperação celular disponíveis no mercado tornaram-se disponíveis para uso rotineiro em operações de alto risco cardíaco e outros. Vários relatórios documentaram a segurança da recuperação de células vermelhas do sangue. Especificamente, não há eventos adversos do sistema nervoso central, não aumentaram as complicações infecciosas, não há aumento de hemólise, ou êmbolos de gordura, os marcadores de inflamação sistêmica circulante são reduzidos com a remoção da maioria das citocinas do sangue aspirado e as taxas de complicações gerais diminuídas estão associadas ao uso de recuperação intraoperatória de hemácias. Pelo menos 10 relatórios publicados, incluindo alguns estudos randomizados controlados, suportam o uso rotineiro de recuperadores de hemácias para reduzir o sangramento e a transfusão de sangue, embora a redução nas transfusões pode ser modesta. No entanto, o uso extensivo de sistemas de recuperação de células para processar o conteúdo do circuito extracorpórea após a descontinuação da perfusão ou com o processamento de quantidades extensas de sangue derivadas da cardiotomia pode acarretar perda importante de fatores de coagulação e plaquetas, podendo resultar em uma diátese hemorrágica. Esta opinião é corroborada por uma análise multivariada que demonstrou que volumes de salvamento de células processados foram relacionadas com sangramento/transfusão. Com os protocolos usuais de recuperação de células vermelhas de sangue, cerca de metade do sangue aspirado a partir do paciente em última instância deve ser reconstituída. Com cuidadosa atenção para hemostasia intraoperatória em pacientes com baixo risco de sangramento operatório, pode ser que o uso de um dispositivo de *cell-saver* não seja uma medida eficaz em termos de custos, embora a maioria das avaliações de custo falem a favor do uso rotineiro de dispositivos de recuperação celular.

O resultado desse trabalho indica que a avaliação de relatórios publicados identificou um perfil de alto risco associado ao aumento de transfusão de sangue no pós-operatório. Seis variáveis se destacam como indicadores importantes de risco: 1) idade avançada; 2) baixo volume de células vermelhas do sangue no pré-operatório (anemia pré-operatória ou pequeno tamanho corporal); 3) substâncias antiplaquetárias ou antitrombóticas no pré-operatório; 4) procedimentos de reoperação ou de alta complexidade; 5) operações de emergência; e 6) comorbidades não cardíacas do paciente. Uma análise cuidadosa revelou intervenções pré e perioperatórias que são suscetíveis de reduzir o sangramento e transfusão de sangue no pós-operatório. Intervenções pré-operatórias suscetíveis a reduzir a transfusão de sangue incluem a identificação de pacientes de alto risco que devem receber todas as intervenções de conservação de sangue pré e perioperatórios disponíveis e limitação de medicamentos antitrombóticos. Intervenções de conservação de sangue perioperatória incluem o uso de substâncias antifibrinolíticas, uso seletivo de cirurgia de revascularização sem circulação extracorpórea, uso rotineiro de um dispositivo de recuperação celular e implementação de indicações de transfusão adequadas.

Concluíram que, com base nas evidências disponíveis, protocolos específicos da instituição devem ser feitos para pacientes de alto risco, como intervenções de conservação de sangue tendem a ser mais produtivas para esse grupo. Técnicas de conservação sanguínea baseadas em evidências disponíveis incluem: 1) substâncias que aumentam o volume de sangue no pré-operatório (p. ex.,

eritropoetina) ou diminuir sangramento pós-operatório (p. ex., antifibrinolíticos); 2) aparelhos que conservam sangue (p. ex., recuperação de sangue intraoperatória e intervenções poupadoras de sangue); 3) intervenções que protegem o próprio sangue do paciente do estresse da operação (p. ex., pré-doação autóloga e hemodiluição normovolêmica); 4) consenso, algoritmos de transfusão de sangue específicos da instituição suplementados com testes *point-of-care*; e, mais importante; 5) uma abordagem de multimodalidade para conservação de sangue, combinando todos os itens acima.

Indicações gerais para a recuperação de sangue intraoperatória

- Cirurgia cardíaca:
  - Troca valvar;
  - Revascularização do miocárdio;
  - Correção de aneurisma de aorta;
  - Transplante cardíaco;
  - Traumatismo torácico;
  - Reoperações.
- Cirurgia ortopédica:
  - Fusão espinhal;
  - Artroplastia bilateral de joelhos;
  - Laminectomia;
  - Artroplastia total de quadril;
  - Fraturas pélvicas.
- Cirurgia urológica:
  - Prostatectomia radical;
  - Cistectomia (radioterapia prévia);
  - Nefrectomia (se tumor envolve grandes vasos).
- Neurocirurgia:
  - Aneurisma basilar gigante.
- Cirurgia obstétrica:
  - Gravidez ectópica.
- Cirurgia ginecológica:
  - Histerectomia.
- Cirurgia vascular:
  - Correção de aneurisma toracoabdominal;
  - Enxerto aortofemoral;
  - Revascularização de lesões femorais;
  - Transplante hepático.
- Outros:
  - Procedimentos em testemunha de Jeová;
  - Perda maçica de sangue inesperada;
  - Esplenectomia.

Contraindicações na recuperação de sangue intraoperatória

- Agentes farmacológicos (tópicos):
  - Agentes coagulantes (Avitene®, Surgicel®, Gelfoan® etc.);
  - Soluções de irrigação (Betadine®, antibióticos tópicos);
  - Metilmetacrilato (polímeros usados em próteses);
  - Anticoagulantes.
- Contaminantes:
  - Urina;
  - Fragmentos ósseos;
  - Gordura;
  - Conteúdo intestinal;
  - Infecção;
  - Líquido amniótico;
  - Estroma celular.
- Doenças hematológicas:
  - Doença falciforme;
  - Talassemia.
- Outros:
  - Monóxido de carbono (fumaça do eletrocautério);
  - Catecolaminas (feocromocitoma);
  - Oxymetazoline (Afrin®);
  - Malignidade.

Recuperação de sangue pós-operatória

A recuperação do sangue no pós-operatóro, ou seja, coleta e reinfusão do sangue, lavado ou não, proveniente dos drenos e feridas, é utilizada principalmente em cirurgias cardíacas e ortopédicas nos casos em que o volume de sangramento é superior a 500 mL.

Com relação ao produto não lavado, o contato com tecidos, superfícies estranhas não endoteliais e ar produzem uma grande alteração sanguínea. O hematócrito varia de acordo com a proporção da hemorragia, mas usualmente é cerca de 20%. Os níveis de hemoglobina livre plasmática geralmente estão elevados (superiores a 5 g/L) e o sangue coletado é desfibrinogenado (não coagula) e com baixa atividade plaquetária. Níveis elevados de plasminogenio tissular ativado e produtos de degradação da fibrina (PDF) também são encontrados.

O produto lavado e concentrado tem uma melhor qualidade e segurança do produto, manten-

do um hematócrito maior, uma menor exposição a contaminantes e citocinas. O tempo máximos de utilização do sangue coletado no pós-operatório é de 6 horas por ser considerado contaminado. Devido ao risco de contaminação e o surgimento de novas técnicas de reutilização de sangue, a técnica de autotransfusão pós-operatória vem sendo muito pouco utilizada.

REFERÊNCIAS BIBLIOGRÁFICAS

1. Stehling L. Foreword – Perioperative Autologous Transfusion (Transcribed Proceedings of a National Conference); American Association of Blood Banks, Arlington, Virginia – 1991; xi.

2. Thurer RL. Perioperative Blood Salvage – Where It Began and Where It Is Going; Perioperative Autologous Transfusion (Transcribed Proceedings of a National Conference). Arlington, Virginia: American Association of Blood Banks 1991; 11-16.

3. Buch MP, Keinman SH, Nemo GJ. Current and emerging risks of blood transfusions. JAMA 2003; 289; 959-962.

4. OpelzG, Graver B, Terasaki PI. Induction of high kidney graft survival rate by multiple transfusion. Lancet 1981; i:1223-1225.

5. Vamvakas EC, Blajchman MA. Deleterious clinical effects of transfusion-assciated immunomodulation: Fact or fiction? Blood 2001; 97:1180-1195.

6. Tinmouth AT, McIntyre LA, Fowler RA. Blood conservation strategies to reduce the need for red blood cell transfusion in critically ill patients. CMAJ 2008; 178(1). doi: 10.1503/cmaj.071298.

7. Henry DA, Carless P, Moxey A, et al. Anti-fibrinolytic use for minimizing perioperative allogeneic blood transfusion (review). Cochrane Database Syst Rev 2007; (4):CD001886.

8. Henry DA, O'Connell DL. Effects of fibrinolytic inhibitors on mortality from upper gastrointestinal haemorrhage. BMJ 1989; 298:1142-1146.

9. Mannucci PM, Hemostatic drugs. N Engl J Med 1998; 339:245-253.

10. Levi M, Peters M, Buller HR. Efficacy and safety of recombinant factor VIIa for treatment of severe bleeding: a systematic review. Crit Care Med 2005; 33: 883-890.

11. Boffard KD, Riou B, Warren B, et al. Recombinant fator VIIa as adjunctive therapy for bleeding control in severely injured trauma patients: two parallel randomized, placebo-controlled, double-blind clinical trials. J Trauma 2005; 59:8-15.

12. Brecher ME, Goodnough LT. The rise and fall of preoperative autologous blood donation. Transfusion 2002; 42:1618-1622.

13. Vassalo R, et al. Preoperative autologous donation: waning indications in an era of improvement blood safety. Transfus Med Rev; 2015.

14. Popovsky MA, Whitaker B, Arnold NL, Severe outcomes of allogeneic and autologous blood donation: frequency and characterization.Transfusion 1995; 35:734-737.

15. Rock G, Berger R, Bormanis J, et al. A review of nearly two decades in an autologous blood programme: The rise and fall of activity.Transfus Med 2006; 16:307-311.

16. AABB. Technical Manual. Patient blood management. 18 ed. Bethesda: AABB Press 2014; 605-607.

17. Goodnough LT. Alternatives to allogeneic transfusion in patients with surgical anemia. In: Mintz PD (ed.). Transfusion therapy: clinical principles and practice. 3 ed. Bethesda: AABB Press 2011; 699-700.

18. Weiskopf RB. Mathematical analysis os isovolemic hemodilution indicates that it can decrease the need for allogeneic blood transfusion. Transfusion 1995; 35:37.

19. Victor AF, Suellen PF, Sibu PS, et al. Perioperative blood transfusion and blood conservation in cardiac surgery: The Society of Thoracic Surgeons and The Society of Cardiovasc. Anesthesiologists Clinical Practice Guideline. Ann Thorac Surg 2007; 83:S27-86.

40

TRANSFUSÃO DE HEMÁCIAS NA CIRURGIA CARDÍACA

Stéphanie Itala Rizk
Juliano Pinheiro de Almeida
Ludhmila Abrahão Hajjar

INTRODUÇÃO

A prática da transfusão, ou seja, a transferência de sangue da circulação de um indivíduo para outro com fins terapêuticos, é relativamente recente. A primeira descrição científica sobre transfusão sanguínea remonta ao século XVII quando William Harvey descreveu a circulação e as propriedades do sangue.[1] As primeiras tentativas de transfusões sanguíneas também começaram nessa época, embora muitas vezes não fossem bem sucedidas, e algumas vezes até fatais. Em 1667, Jean-Baptiste Denis transfundiu sangue de um animal para um homem. Em 1818, o obstetra britânico James Blundell transfundiu sangue humano em pacientes que sofreram hemorragia durante o parto. No entanto, somente após 1901, com a descoberta do sistema ABO por Karl Landsteiner, a transfusão de hemácias se tornou uma prática segura.[1,2]

Durante a Segunda Guerra Mundial, milhões de soldados tiveram suas vidas salvas por meio da transfusão sanguínea. Entretanto, desde aquela época, efeitos adversos relacionados com a transfusão vêm sendo descritos. O gatilho transfusional foi descrito em 1942, quando foi relacionado o limiar de 10 g/dL com melhores desfechos clínicos.[3] A transfusão de sangue, desde então, é uma das terapias médicas mais prescritas no mundo, e a cirurgia cardíaca é o cenário de maior utilização de hemoderivados. Aproximadamente 60% dos pacientes submetidos à cirurgia cardíaca recebem uma transfusão. Se, por um lado, a transfusão pode resultar em adequação hemodinâmica e otimização do fluxo de oxigênio para os tecidos, há uma crescente preocupação relacionada com eventos adversos relacionados com essa prática.[4] Nos últimos anos, a medicina baseada em evidência trouxe dados importantes sobre a transfusão de hemácias que auxiliam os médicos na tomada de decisão e mostram que uma estratégia restritiva também pode ser segura.[5]

EPIDEMIOLOGIA

Na América Latina, cerca de 25 milhões de unidades de concentrado de hemácias são transfundidas anualmente e aproximadamente 85 milhões de unidades são transfundidas em todo o mundo.[6] A grande variabilidade desses números na prática clínica sugere que muitas transfusões possam ser desnecessárias. A literatura sugere o uso excessivo em muitos cenários, principalmente no cenário do doente crítico e no paciente cirúrgico.[7,8]

Em 2002, Vincent e cols.[9] realizaram um estudo prospectivo observacional com 1.136 pacientes de 145 unidades de terapia intensiva (UTI) da Europa e avaliaram a incidência de anemia e de transfusão de hemácias em pacientes críticos (Anemia and Blood Transfusion in Critical Care [ABC] Study). A taxa global de transfusão durante o período de 28 dias foi de 42% e, 73% dos pacientes internados na UTI há mais de 7 dias foram transfundidos. O valor médio do nível de hemoglobina pré-transfusional foi de 8,4 g/dL. Os pacientes idosos e os de internação prolongada na UTI foram os mais transfundidos. Os pacientes transfundidos apresentaram disfunções orgânicas mais graves e maiores taxas de mortalidade do que os pacientes não transfundidos.[9] Em 2004, a análise de anemia e transfusão de sangue no estudo Critical Ill (CRIT), estudo de desenho similar ao citado anteriormente, avaliou prospectivamente um total de 4.892 pacientes críticos em 284 UTI americanas.[10] Após 48 horas de internação na UTI, cerca de 70% dos pacientes tinham anemia. No geral, 44% dos pacientes receberam uma ou mais unidades de concentrados de hemácias durante a internação na UTI.[10]

Em 2010, foi realizada uma coorte observacional em 798 hospitais nos Estados Unidos envolvendo 102.470 pacientes submetidos a revascularização do miocárdio e a taxa de transfusão encontrada variou de 0 a 97,5%.[7] As taxas variaram conforme a localização geográfica, o volume hospitalar e o meio acadêmico. Nem o estado clínico nem os parâmetros fisiológicos dos pacientes contribuíram para a decisão da transfusão. Nesses estudos, o nível de hemoglobina foi o principal parâmetro utilizado para decidir a transfusão. No entanto, essa prática rotineira pode gerar riscos sem gerar benefícios. O uso ideal da transfusão de sangue deve buscar melhorar os desfechos clínicos, evitando assim transfusões desnecessárias que aumentem custos e exponham os pacientes a riscos.

RISCO DA ANEMIA

A anemia é definida pela Organização Mundial de Saúde como um nível de hemoglobina inferior a 13 g/dL em homens e 12 g/dL em mulheres. A prevalência da anemia é elevada e, em alguns subgrupos, o efeito prejudicial da anemia é mais significativo, como nos pacientes de alto risco cirúrgico, pacientes críticos, idosos e cardiopatas. A anemia é muito prevalente entre os doentes críticos; 60% dos pacientes internados em UTI são anêmicos e, após 7 dias, 80% dos pacientes com UTI têm um nível de hemoglobina inferior a 9 g/dL.[11] Pacientes submetidos a procedimentos cirúrgicos de alto risco, como cirurgia cardíaca, também apresentam alta incidência de anemia.[7]

Há basicamente dois mecanismos responsáveis pela anemia nessa população: a curta duração da meia-vida das hemácias e a redução da produção eritrocitária. Algumas razões que justificam a primeira situação incluem perda sanguínea, hemólise e anormalidades na coagulação. A segunda situação pode ser decorrente de deficiência nutricional e inflamação, entidades frequentes nessa população. No entanto, a maioria dos pacientes desenvolve anemia pela combinação de múltiplos mecanismos, em que os mais predominantes são a anemia secundária a processos inflamatórios e a deficiência de ferro.[12,13] Os pacientes submetidos à cirurgia cardíaca desenvolvem anemia por perdas, hemólise, hemodiluição, distúrbios da coagulação, disfunção plaquetária e inflamação.

Há evidências suficientes que demonstram que a anemia em pacientes cirúrgicos é um fator de risco independente de mortalidade. A Tabela 40.1 mostra estudos avaliando a anemia pré e intraoperatória e os seus desfechos em cirurgia cardíaca e não cardíaca.[24] Nesses estudos, a anemia foi associada a piores desfechos, incluindo mortalidade, eventos cardiovasculares e complicações infecciosas, respiratórias, neurológicas e renais, tempo de hospitalização, maior taxa de readmissão e maior custo.[14-23]

O risco da anemia resulta da redução da oferta de oxigênio, levando à hipóxia tecidual, disfunção orgânica e morte celular. Entretanto, a oferta de oxigênio (DO_2) não depende apenas do nível de hemoglobina mas também do débito cardíaco e dos níveis de oxigênio (Figura 40.1).

Na anemia aguda, felizmente, mecanismos compensatórios são ativados, incluindo ativação simpática, com elevação da frequência cardíaca, pré-carga, pós-carga e otimização da contratili-

TABELA 40.1
ANEMIA E DESFECHOS APÓS PROCEDIMENTOS CIRÚRGICOS

ESTUDO	Nº DE PACIENTES	DESFECHOS	ACHADOS
van Straten e cols.[14]	10.025	Mortalidade (precoce: com 30 dias; tardio: após 30 dias)	Anemia pré-operatória: fator de risco para mortalidade precoce e tardia
Karkouti e cols.[15]	3.500	Desfecho composto de mortalidade hospitalar, AVE ou IRA	Anemia pré-operatória: fator de risco para desfecho composto
Hung e cols.[16]	2.688	Primário: transfusão sanguínea perioperatória; secundário: mortalidade hospitalar, tempo de internação em UTI, custos da transfusão	Anemia pré-operatória: fator de risco para transfusão, mortalidade intra-hospitalar
Kulier e cols.[17]	5.065	Morbimortalidade intra-hospitalar cardíaca e não cardíaca	Anemia pré-operatória: preditor para evento não cardíaco
Fang e cols.[18]	2.738	Mortalidade pós-operatória	Anemia: fator de risco para mortalidade pós-operatória
DeFoe e cols.[19]	6.980	Mortalidade intra-hospitalar, necessidade de BIA, AVE, nova revascularização, reoperação por sangramento	Anemia: associada ao aumento do risco de mortalidade intra-hospitalar, necessidade de BIA e nova revascularização
Loor e cols.[20]	7.957	Morbimortalidade intra-hospitalar, marcadores de disfunções orgânicas, uso de recursos, tempo de sobrevida	Anemia: associada à pior função renal, injúria miocárdica, maior tempo de suporte ventilatório, maior tempo de hospitalização e maior da mortalidade
Karkouti e cols.[21]	10.949	AVE pós-operatório	Menor hematócrito: associada ao aumento de AVE pós-operatório
Shander e cols.[22]	293	Mortalidade em 30 dias	Menor hemoglobina: associado ao aumento do risco de morte
Carson e cols.[23]	300	Mortalidade em 30 dias	Menor hemoglobina aumenta o risco de mortalidade

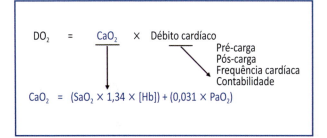

FIGURA 40.1 O fornecimento de oxigênio está diretamente relacionado ao conteúdo arterial de oxigênio e ao débito cardíaco. CaO_2: conteúdo arterial de oxigênio; DO_2: fornecimento de oxigênio; SaO_2: saturação arterial de oxigênio; Hb: hemoglobina; PaO_2: pressão arterial de oxigênio.

dade cardíaca, para contrabalancear a redução do DO_2. Outro mecanismo adaptativo é a dissociação da curva de hemoglobina para direita, aumentando a oferta de oxigênio aos tecidos.[25] O fator induzido pela hipóxia (HIF-α) é ativado em situações de anemia com limiares diferentes de hemoglobina de forma individualizada. A ativação do HIF-α resulta em aumento do débito cardíaco, ativação da óxido nítrico e ativação de quimiorreceptores para contrabalancear os efeitos deletérios da anemia.[26]

O raciocínio de se individualizar a indicação de transfusão de sangue ao invés de padronizar um gatilho universal como um valor de hemoglobina de 10 g/dL, baseia-se no fato de que cada paciente possui uma reserva fisiológica variável de DO_2, conforme circunstância clínica e gravidade. Isso significa que o organismo pode tolerar reduções significativas de DO_2, sem redução do consumo de oxigênio (VO_2). No entanto, se a redução de DO_2 chegar ao ponto crítico ou DO_2 dependência, haverá uma redução significativa no VO_2, resultando em hipóxia tecidual grave, expressa laboratorialmente por hiperlactatemia e valores mais baixos de saturação venosa central ($ScVO_2$).

Nas últimas décadas, o tratamento mais utilizado para a anemia é a transfusão de sangue alogênica. O principal objetivo da transfusão de concentrado de hemácias é aumentar a oferta de oxigênio aos tecidos, para adequar a perfusão tecidual e melhorar os desfechos clínicos.[27] No entanto, há dados suficientes que demonstram que em algumas situações, a transfusão sanguínea não reduz o risco da anemia e não aumenta a perfusão tecidual.[28] Além disso, pode resultar em um risco ainda maior para alguns pacientes.[28]

RISCOS DA TRANSFUSÃO

Embora há muitas décadas acredita-se que as transfusões de sangue salvem vidas, muitos eventos adversos têm sido descritos.[29-32] As infecções transmitidas por transfusão foram especialmente reconhecidas na década 1980 com os vírus da imunodeficiência humana (HIV) e hepatites B e C. Com os avanços de testes sorológicos dos bancos de sangue, a transmissão desses agentes virais diminuiu muito, mas novos agentes infecciosos emergentes transmitidos através de transfusão de sangue foram descritos, como *Babesia*, *Trypanosoma cruzi*, *Leishmania*, vírus linfotrópicos de primatas, vírus espumoso simiano, vírus Chikungunya, uma nova variante de doença de Creutzfeldt-Jakob e vírus da dengue, entre outros. Existe também um risco considerável de contaminação bacteriana de componentes sanguíneos em alguns casos, podendo resultar em choque séptico e morte.[33]

São grandes as evidências que sugerem que os pacientes têm efeitos adversos adicionais associados à transfusão de sangue. A Tabela 40.2 mostra os riscos da transfusão que incluem doenças infecciosas, reações transfusionais, lesão pulmonar aguda relacionada com a transfusão (TRALI),[32] erros

TABELA 40.2 RISCOS DA TRANSFUSÃO SANGUÍNEA
POSSÍVEIS RISCOS DE TRANSFUSÃO DE SANGUE
1. Agentes infecciosos • Doença transmissível por transfusão – Hepatite B – HIV – Hepatite C – Vírus linfotrópico de células T humanas – Vírus do Oeste do Nilo – Bactérias – *Trypanosoma cruzi* – Citomegalovírus – Sífilis – Vírus da hepatite A – Parvovírus B19 – Vírus da dengue – Vírus da Chikungunya – *Babesia* spp. – *Plasmodium* spp. – *Leishmania* spp. – *Brucella* spp. – Nova variante da doença de Creutzfeldt-Jakob – Patógenos desconhecidos
2. Reações transfusionais
3. Aloimunização
4. Erros médicos
5. Lesão pulmonar aguda associada à transfusão
6. Sobrecarga circulatória associada à transfusão
7. Sobrecarga de ferro
8. Imunomodulação
9. Lesões de estocagem

na administração de sangue, sobrecarga circulatória e ainda riscos indefinidos, como a imunomodulação, consequências da sobrecarga de ferro e da lesão de armazenamento de sangue.[30] A TRALI está relacionada com maior porcentagem de causa de mortes relacionada com a transfusão, seguida de reações hemolíticas causadas por incompatibilidades não ABO ou ABO.

Não há ensaios clínicos randomizados que compararam prospectivamente transfusão *versus* não transfusão. Os dados existentes são derivados de estudos retrospectivos ou de ensaios prospectivos que compararam estratégias liberais ou restritivas de transfusão baseando-se em diferentes gatilhos transfusionais. A maioria dos estudos mostra que a transfusão aumenta as complicações, incluindo morte.[34] Os estudos ABC e CRITT mostraram que, em pacientes críticos, a transfusão era um fator de risco independente para a mortalidade.[9,10] Na síndrome coronariana aguda, uma meta-análise recente de Chatterjee e cols.,[35] incluindo cerca de 203.000 pacientes com infarto agudo do miocárdio (IAM), mostraram que a transfusão de sangue estava associada a um risco maior de mortalidade por todas as causas (risco relativo de 2,91 e P < 0,001] e IAM recorrente (RR 2,04 e P = 0,03).

Em cirurgia cardíaca, uma análise retrospectiva com 10.289 pacientes submetidos à cirurgia de revascularização miocárdica de Koch e cols.[36,37] mostrou que em um seguimento de 10 anos, a sobrevida é inversamente relacionada como número de unidades de concentrado de hemácias transfundidas.

ENSAIOS CLÍNICOS RANDOMIZADOS

Durante décadas, a maioria das transfusões era realizada de forma liberal, levando em consideração apenas o nível de hemoglobina. O raciocínio baseou-se em observações prévias de que os pacientes anêmicos teriam melhores desfechos clínicos se fossem transfundidos objetivando-se níveis de hemoglobina superiores a 10 g/dL.[1,2]

Nos últimos 20 anos, a prática transfusional tem sido questionada. Alguns estudos controlados randomizados de boa qualidade foram publicados, reforçando a estratégia restritiva. Essa é a base de um novo tempo na medicina transfusional – o tempo de individualização, de pensamento racional, de ponderar riscos e benefícios da transfusão e da abordagem do *patient blood management* (PBM) para tentar evitar tanto a anemia quanto a transfusão.

O estudo Transfusion Requirements in Critical Care (TRICC) de Paul Hébert é um ensaio clínico histórico que aborda a prática transfusional. Foi o primeiro ensaio clínico randomizado que comparou uma estratégia restritiva de transfusão (gatilho de transfusão de hemoglobina de 7 g/dL) com uma estratégia liberal (gatilho de transfu-

são de hemoglobina de 10 g/dL) em 838 pacientes críticos – clínicos e cirúrgicos.[38] Os pacientes do grupo restritivo tiveram taxas de mortalidade semelhantes em 30 dias (e taxas de mortalidade ainda menores no subgrupo de pacientes com menor gravidade da doença [Acute Physiology and Chronic Health Evaluation II Score ≤ 20] e em pacientes com menos de 55 anos). Algumas limitações do estudo devem ser consideradas. Foi realizado há quase duas décadas, época em que a leucorredução ainda não era rotina. Além disso, desde então, as técnicas de conservação dos bancos de sangue sofreram avanços expressivos. Outro fator que suscita dúvidas sobre a generalização dos resultados é que os pesquisadores inscreveram apenas 13% dos pacientes avaliados. Apesar disso, esse estudo multicêntrico é a evidência mais forte que orienta a política transfusional em pacientes críticos.

Considerando-se o uso excessivo de transfusão de sangue em cirurgia cardíaca em todo o mundo, em 2009, realizamos um ensaio clínico randomizado de não superioridade – o estudo TRACS. Durante o período de 1 ano, no Instituto do Coração da Universidade de São Paulo, 502 pacientes submetidos à cirurgia cardíaca foram randomizados para uma estratégia restritiva de transfusão (transfundir para manter o hematócrito ≥ 24%) ou para uma estratégia liberal (transfundir para manter o hematócrito ≥ 30%).[39] Neste estudo, o desfecho primário de mortalidade em 30 dias e de complicação hospitalar foi comparável entre as estratégias. O grupo restritivo teve uma redução de 60% no número de unidades transfundidas. Além disso, as transfusões foram identificadas como fator de risco independente de mortalidade (razão de risco para cada unidade adicional transfundida 1,2 e P = 0,002). O estudo TRACS também demonstrou que a transfusão está associada de modo independente a todas as complicações, incluindo mortalidade em 30 dias.[39]

Vincent e cols.[40] analisaram o futuro da pesquisa na área de transfusão. Alguns pontos importantes foram abordados: as dificuldades na realização de ensaios clínicos randomizados definindo um único nível de hemoglobina; a heterogeneidade dos pacientes incluídos; a relutância dos médicos em aleatorizar certos pacientes para uma ou outra estratégia; e a elevada porcentagem de desvio de protocolo. Isso leva a uma reflexão importante na medicina transfusional: a importância de estudos de observação de boa qualidade para criar a evidência. Esses estudos refletem o "mundo real" e, com uma análise estatística apropriada para ajustar fatores de confusão (p. ex., escore de propensão e modelo multivariável), podem fornecer resultados muito mais translacionáveis e relevantes.[40]

PATIENT BLOOD MANAGEMENT (PBM)

A expressão *blood management* poderia ser traduzida como "o uso adequado do sangue e componentes sanguíneos, com o objetivo de minimizar seu uso".[41] O PBM é uma abordagem baseada em evidências, de caráter multidisciplinar que inclui especialistas em medicina transfusional, cirurgiões, anestesiologistas, intensivistas e outros profissionais de saúde (enfermeiros, perfusionistas e farmacêuticos). O objetivo do PBM é identificar, avaliar e manusear a anemia; otimizar a hemostasia; estabelecer limites de decisão para a administração adequada de transfusão. Foi recentemente reconhecido como um meio para "promover a disponibilidade de alternativas de transfusão". Para alcançar esses objetivos, as instituições de saúde e as agências de acreditação e regulação se concentraram na utilização do sangue para melhorar os desfechos clínicos e a segurança do paciente.[42]

O objetivo do programa de PBM é reduzir a morbimortalidade relacionada com a transfusão tanto de sangue como de seus componentes, garantindo o uso seguro e racional.[43] O plano estratégico envolve avanços em alguns campos da medicina transfusional:

- Autossuficiência no suprimento de sangue por meio de 100% de doação de sangue voluntária não remunerada.
- Fortalecimento da gestão de qualidade.
- Vigilância da saúde, hemovigilância, gerenciamento de riscos, monitoramento e avaliação.

CONCLUSÕES

A transfusão de hemácias é uma terapia reconhecidamente eficiente para ofertar oxigênio aos tecidos, tendo como objetivo final a restauração da fisiologia celular e a prevenção da disfunção orgânica.

Durante muitos anos, mitos, crenças e experiência eram utilizadas para guiar a decisão de transfusão. Ao mesmo tempo, inúmeros efeitos adversos relacionados com a transfusão foram sendo identificados. A medicina baseada em evidências tornou possível a racionalização da terapia transfusão no paciente cirúrgico e produziu dados suficientes para modificar a prática de transfusão nesse contexto. Acredita-se que uma abordagem padronizada baseada em um "gatilho" ou "limiar" para a transfusão não é apropriada. Pacientes diferentes em circunstâncias específicas podem ou não se beneficiar da transfusão. Ainda é um grande desafio da medicina equilibrar os riscos da anemia com os riscos da transfusão.[5] À beira de leito, a recomendação é fazer uso adequado da literatura disponível em associação com o julgamento clínico para decidir se há ou não a necessidade de se transfundir. Isso deve levar em consideração as características individuais do paciente, incluindo idade, doenças cardiovasculares e dados fisiológicos, como medidas hemodinâmicas e marcadores de perfusão tecidual.[44] O processo de tomada de decisão deve combinar todos esses dados para determinar o nível de hemoglobina que determinará a transfusão para cada paciente individualmente.[45]

REFERÊNCIAS BIBLIOGRÁFICAS

1. Sturgis CC. The history of blood transfusion. Bull Med Libr Assoc 1942; 30:105-112.

2. Ramsey G, Schmidt PJ. Transfusion medicine in Chicago, before and after the 'blood bank'. Transfus Med Rev 2009; 23:310-321.

3. Salpeter SR, Buckley JS, Chatterjee S. Impact of more restrictive blood transfusion strategies on clinical outcomes: a meta-analysis and systematic review. Am J Med 2014; 127:124-131; e3.

4. Shander A, Javidroozi M. Strategies to reduce the use of blood products: a US perspective. A very interesting review describing recent developments in patient blood management, focusing in strategies to reduce blood allogeneic blood transfusion. Curr Opin Anaesthesiol 2012; 25:50-58.

5. Vincent JL, Hajjar LA. What's new in transfusion policies? Intensive Care Med 2013; 39:1002-1004.

6. Hogshire L, Carson JL. Red blood cell transfusion: what is the evidence when to transfuse? Curr Opin Hematol 2013; 20:546-551.

7. Bennett-Guerrero E, Zhao Y, O'Brien SM, et al. Variation in use of blood transfusion in coronary

artery bypass graft surgery. J Am Med Assoc 2010; 304:1568-1575.

8. Shander A, Puzio T, Javidroozi M. Variability in transfusion practice and effectiveness of strategies to improve it. J Cardiothorac Vasc Anesth 2012; 26:541-544.

9. Vincent JL, Baron JF, Reinhart K, et al. Anemia and blood transfusion in critically ill patients. J Am Med Assoc 2002; 288:1499-1507.

10. Corwin HL, Gettinger A, Pearl RG, et al. The CRIT study: anemia and blood transfusion in the critically ill: current clinical practice in the United States. Crit Care Med 2004; 32:39-52.

11. Retter A, Wyncoll D, Pearse R, et al. Guidelines on the management of anaemia and red cell transfusion in adult critically ill patients. These guidelines show a compelling evidence of benefits and risks of anemia and blood transfusion, helping clinicians in the decision-making process. Br J Haematol 2013; 160:445-464.

12. Hayden SJ, Albert TJ, Watkins TR, et al. Anemia in critical illness: insights into etiology, consequences, and management. Am J Respir Crit Care Med 2012; 185:1049-1057.

13. Singh S, Gudzenko V, Fink MP. Pathophysiology of perioperative anaemia. Best Pract Res Clin Anaesthesiol 2012; 26:431-439.

14. van Straten AH, Hamad MA, van Zundert AJ, et al. Preoperative hemoglobin level as a predictor of survival after coronary artery bypass grafting: a comparison with the matched general population. Circulation 2009; 120:118-125.

15. Karkouti K, Wijeysundera DN, Beattie WS. Risk associated with preoperative anemia in cardiac surgery: a multicenter cohort study. Circulation 2008; 117:478-484.

16. Hung M, Besser M, Sharples LD, et al. The prevalence and association with transfusion, intensive care unit stay and mortality of preoperative anaemia in a cohort of cardiac surgery patients. Anaesthesia 2011; 66:812-818.

17. Kulier A, Levin J, Moser R, et al. Impact of preoperative anemia on outcome in patients undergoing coronary artery bypass graft surgery. Circulation 2007; 116:471-479.

18. Fang WC, Helm RE, Krieger KH, et al. Impact of minimum hematocrit during cardiopulmonary bypass on mortality in patients undergoing coronary artery surgery. Circulation 1997; 96:II194-II199.

19. DeFoe GR, Ross CS, Olmstead EM, et al. Lowest hematocrit on bypass and adverse outcomes associated with coronary artery bypass grafting. Northern New England Cardiovascular Disease Study Group. Ann Thorac Surg 2001; 71:769-776.

20. Loor G, Li L, Sabik JF, et al. Nadir hematocrit during cardiopulmonary bypass: end-organ dysfunction and mortality. J Thorac Cardiovasc Surg 2012; 144: 654-662; e4.

21. Karkouti K, Djaiani G, Borger MA, et al. Low hematocrit during cardiopulmonary bypass is associated with increased risk of perioperative stroke in cardiac surgery. Ann Thorac Surg 2005; 80:1381-1387.

22. Shander A, Javidroozi M, Naqvi S, et al. An update on mortality and morbidity in patients with very low postoperative hemoglobin levels who decline blood transfusion. Transfusion 2014; doi: 10.1111/trf.12565. [Epub ahead of print]

23. Carson JL, Noveck H, Berlin JA, et al. Mortality and morbidity in patients with very low postoperative Hb levels who decline blood transfusion. Transfusion 2002; 42:812-818.

24. Kilic A, Whitman GJ. Blood transfusions in cardiac surgery: indications, risks, and conservation strategies. Ann Thorac Surg 2014; 97:726-734.

25. Morgan TJ. The oxyhaemoglobin dissociation curve in critical illness. Crit Care Resusc 1999; 1:93-100.

26. Semenza GL. Oxygen sensing, homeostasis, and disease. N Engl J Med 2011; 365:537-547.

27. Leach RM, Treacher DF. The pulmonary physician in critical care * 2: oxygen delivery and consumption in the critically ill. Thorax 2002; 57:170-177.

28. Shander A, Javidroozi M, Ozawa S, et al. What is really dangerous: anaemia or transfusion? Br J Anaesth 2011; 107(Suppl 1):i41-i59.

29. The Joplin Globe. Decline in need for blood leads to staff cuts at center. Disponível em: http://www.joplinglobe.com/news/local_news/article_407f0b5a-7b56-5c1a-8568-a1c94999d80b.html. Acessado em: 8 set 2014.

30. Goodnough LT, Levy JH, Murphy MF. Concepts of blood transfusion in adults. Lancet 2013; 381:1845-1854.

31. Zuck TF. Legal liability for transfusion injury in the acquired immunodeficiency syndrome era. Arch Pathol Lab Med 1990; 114:309-315.

32. Rana R, Fernandez-Perez ER, Khan SA, et al. Transfusion-related acute lung injury and pulmonary edema in critically ill patients: a retrospective study. Transfusion 2006; 46:1478-1483.

33. Perkins HA, Busch MP. Transfusion-associated infections: 50 years of relentless challenges and remarkable progress. Transfusion 2010; 50:2080-2099.

34. Goodnough LT. Blood management: transfusion medicine comes of age. Lancet 2013; 381:1791-1792.

35. Chatterjee S, Wetterslev J, Sharma A, et al. Association of blood transfusion with increased mortality in myocardial infarction: a meta-analysis and diversity adjusted study sequential analysis. J Am Med Assoc Intern Med 2013; 173:132-139.

36. Bernard AC, Davenport DL, Chang PK, et al. Intraoperative transfusion of 1 U to 2 U packed red blood cells

is associated with increased 30-day mortality, surgical-site infection, pneumonia, and sepsis in general surgery patients. J Am Coll Surg 2009; 208:931-937; 937.e1-2; discussion 938–9. doi:10.1016/j.jamcollsurg.2008.11.019.

37. Koch CG, Li L, Duncan AI, et al. Transfusion in coronary artery bypass grafting is associated with reduced long-term survival. Ann Thorac Surg 2006; 81:1650-1657.

38. Hebert PC, Wells G, Blajchman MA, et al. A multicenter, randomized, controlled clinical trial of transfusion requirements in critical care. Transfusion Requirements in Critical Care Investigators, Canadian Critical Care Trials Group. N Engl J Med 1999; 340:409-417.

39. Hajjar LA, Vincent JL, Galas FR, et al. Transfusion requirements after cardiac surgery: the TRACS randomized controlled trial. J Am Med Assoc 2010; 304: 1559-1567.

40. Vincent JL, Sakr Y, Lelubre C. The future of observational research and randomized controlled trials in red blood cell transfusion medicine. Shock 2014; 41(Suppl 1):98-101.

41. Goodnough LT, Shander A. Blood management. Arch Pathol Lab Med 2007; 131:695-701.

42. Goodnough LT, Shander A. Patient blood management. Anesthesiology 2012; 116:1367-1376.

43. World Health Organization (WHO). Universal access to safe blood transfusion; 2008.

44. Vincent JL. Transfusion triggers: getting it right! Crit Care Med 2012; 40:3308-3309.

45. Hajjar LA. Strategies to reduce blood transfusion: a Latin-American perspective. Curr Opin Anesthesiol 2015; 28:81-88.

41

TRANSFUSÃO MACIÇA

Luciana Correa Oliveira de Oliveira
Gil Cunha De Santis

DEFINIÇÃO E ASPECTOS GERAIS

A transfusão maciça (TM) de hemocomponentes é a resposta médica a uma situação clínica de hemorragia maciça, muitas vezes com choque circulatório, que requer, frequentemente, além da transfusão, a infusão de fluidos sintéticos. A TM é mais comumente realizada em consequência da hemorragia secundária ao trauma, mas também pode ocorrer em outras condições clínicas, como em obstetrícia, em transplante de fígado, em cirurgia cardíaca e em hemorragia pelo trato gastrointestinal, entre outras.

Historicamente, a TM era definida como a troca de, pelo menos, uma volemia no período de 24 horas. Posteriormente, resolveu-se adotar definições mais dinâmicas, que pudessem balizar a tomada de condutas transfusionais (e de outras, não transfusionais) mais precocemente, de modo que, em alguns textos, encontra-se a definição de TM como a de transfusão de 8-10 unidades de concentrado de hemácias (CH) em 24 horas ou, melhor ainda, 4-5 unidades de CH em 1-3 horas, considerando-se apenas indivíduos adultos. Para as crianças, alguns autores ainda consideram a troca de uma volemia em 24 horas como o definidor de TM, ou a troca de meia volemia em até 3 horas.

Os pacientes submetidos à TM, geralmente, apresentam lesão tecidual grave, complicações renais, pulmonares, hemostáticas e metabólicas, que podem ser agravadas pela transfusão. A mortalidade nesses pacientes submetidos à TM é de aproximadamente 60%.

Diante da elevada mortalidade observada e da dificuldade em se ter à disposição em tempo real (ou próximo disso) exames laboratoriais que permitam a avaliação adequada da hemostasia, e diante da necessidade quase imediata de transfundir hemocomponentes específicos, com todas as questões logísticas implicadas (p. ex., tipagem ABO, descongelamento do plasma fresco congelado, encaminhamento das unidades até o local de uso etc.), muitos serviços adotaram nos últimos anos uma série de medidas de atendimento ao paciente vítima de trauma, entre as quais estão protocolos transfusionais preestabelecidos, que permitem a padronização e a maior agilidade das condutas transfusionais com, aparentemente, bons resultados. Os desafios do tratamento da hemorragia maciça são basicamente três: manutenção ou restauração da volemia e da capacidade de transporte de oxigênio e correção dos distúrbios da hemostasia. Os três desafios podem ser atendidos, em grande parte, por meio da administração de hemocomponentes.

A ênfase deste capítulo será dada à TM no trauma pois, além de ser a mais bem estudada, ela pode fornecer o embasamento para a tomada de decisões transfusionais em outras situações de hemorragia maciça.

TM NO TRAUMA

O trauma é a situação clínica que mais comumente leva a hemorragia maciça, no entanto, apenas uma pequena porcentagem dos pacientes admitidos em hospital com esse problema é de fato submetido à TM. A publicação citada a seguir relata a ilustrativa experiência de um centro especializado no atendimento ao trauma. Como e cols. relataram que apenas 8% (479 de 5.645) dos pacientes que sofreram trauma receberam transfusão de CH, com mortalidade de 27% neste grupo. Mais de 60% das transfusões foram feitas nas primeiras 24 horas do atendimento. Apenas 3% do total de pacientes (147 de 5.645) receberam mais de 10 unidades de CH (71% das transfusões de CH foram para este grupo), e tiveram mortalidade de 39%. Aproximadamente 90% do grupo de pacientes politransfundidos (> 10 CH) também receberam transfusão de plasma fresco congelado (PFC) e 71% concentrado de plaquetas (CP).[1] Outro grupo mostrou que 17% dos pacientes atendidos por trauma (total de 25.599), avaliados ao longo de 6 anos em um único centro, recebiam transfusão de hemocomponentes, com taxa de óbito de 20% no grupo transfundido. Os autores mostraram ainda queda de 23,5% de taxa de transfusão de CH e aumento de 60,7% na taxa de transfusão de PFC ao longo dos anos de estudo, o que mostra a tendência de aumentar o uso de PFC. Os autores não relataram alteração quanto à taxa de transfusão de crioprecipitado e de concentrado de plaquetas.[2] Esses dados mostram que a minoria dos pacientes que sofreram trauma que de fato requereria a adoção, pelos médicos, de protocolos de TM e que, nesses casos, é muito comum a transfusão de plasma.

COAGULOPATIA NO TRAUMA

A maior parte do conhecimento atual acerca da coagulopatia decorrente da hemorragia maciça e da TM provém de estudos com pacientes vítima de trauma. As alterações hemostáticas nesses pacientes ocorrem de forma dinâmica e têm origem multifatorial, relacionadas à coagulopatia precoce induzida pelo trauma (CPIT, também conhecida por coagulopatia aguda do trauma), a transfusão de hemocomponentes e a infusão de cristaloides (Figura 41.1). Historicamente, acreditava-se que a

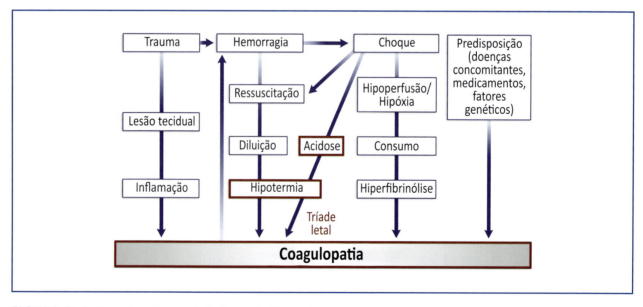

FIGURA 41.1 Coagulopatia associada à transfusão maciça.

CPIT pudesse ser atribuída à transfusão de cristaloide e RBC sem a administração de plaquetas e plasma, ou ambos. No entanto, estudos subsequentes mostraram que, em grande parte dos pacientes, a CPIT pode ser detectada 30 minutos após o trauma, mesmo antes do início das transfusões ou do uso de fluidos para ressuscitação.

A presença de CPIT se correlaciona com pior prognóstico independentemente da gravidade de lesão. CPIT está associada com estado de hipocoagulabilidade e hiperfibrinólise. Sumariamente, a lesão tecidual do trauma ou cirurgia libera fator tecidual no local e, subsequentemente, de forma sistemática, desencadeia a ativação da coagulação. Esta iniciação resulta numa coagulopatia de consumo maciça que é mais comumente vista em pacientes com lesão grave cerebral ou lesão muscular extensa. Além disso, a hipoperfusão (choque) decorrente da hemorragia profusa leva a expressão de trombomodulina nas células endoteliais. O complexo trombina-trombomodulina atua na ativação da proteína C, que é um agente anticoagulante que inibe os fatores V e VIII ativados, e no aumento da fibrinólise, diminuindo o inibidor do ativador do plasminogênio (PAI-1) e acelerando a formação de plasmina. A ligação da trombina com a trombomodulina diminui a clivagem do fibrinogênio pela trombina e, consequentemente, reduz a ativação do inibidor da fibrinólise ativado pela trombina (TAFI), o que também contribui para hiperfibrinólise.[3]

Em adição a CPTI e hiperfibrinólise, a coagulopatia é agravada pela infusão de cristaloides, hemoderivados e pela anemia grave.

Os cristaloides são muito usados para a restauração da volemia, pois têm baixo custo e são facilmente armazenados. Numa fase inicial da restauração da volemia, a administração de cristaloides pode de fato ser útil, especialmente para os pacientes com hemorragia leve ou moderada, em que não há, ou não se espera haver, alteração significativa da hemostasia. Entretanto, nos casos de hemorragia maciça, a administração de cristaloides pode agravar a coagulopatia. Além disso, o aumento da pressão arterial proporcionado pela infusão da solução cristaloide poderia contribuir para remover os trombos formados e, dessa forma, provocar a recrudescência da hemorragia. Por isso, nos últimos anos, tem-se recomendado permitir certo grau de hipotensão controlada (pressão arterial sistólica de 90 mmHg, aproximadamente), de modo a evitar este fenômeno. Além disso, a infusão de cristaloides, com restauração da pressão arterial, pode provocar o que se denominou lesão de reperfusão, que ocorre quando tecidos previamente hipóxicos são subitamente reperfundidos e sofrem, por isso, lesão oxidativa.[4]

A anemia, encontrada na maioria dos casos de hemorragia maciça, pode contribuir para a alteração da hemostasia primária, especialmente nas arteríolas, onde o fluxo sanguíneo laminar mantém próximas do endotélio a maior quantidade das plaquetas. A redução da massa eritrocitária não deslocaria para a periferia do vaso as plaquetas, que estariam mais distantes, portanto, do seu local de atuação. O resultado é uma menor adesão das plaquetas ao endotélio lesado. Ademais, o uso isolado de CH, sem plasma ou plaquetas, nos pacientes em TM, pode resultar em alterações adicionais da hemostasia decorrentes da hemodiluição (coagulopatia dilucional e trombocitopenia) e de distúrbios metabólicos (acidose e hipotermia).

A acidose, que em geral decorre do choque circulatório (ocorre diminuição do transporte de O_2, que resulta em hipóxia tecidual, desvio para o metabolismo anaeróbico que, de seu lado, determina o aumento dos níveis de ácido láctico), afeta diretamente a coagulação, especialmente a ligação dos fatores da coagulação ativados, mais o cálcio, com os fosfolípides de membrana, que têm carga negativa. O resultado é uma diminuição significativa da função, por exemplo, do complexo protrombinase (Xa/Va), que é reduzida em 50 e 70% nos pHs de 7,2 e 7,0, respectivamente.[5] Foi demonstrado que pH do sangue inferior a 7,3 resulta em redução da geração de trombina e aumento da degradação do fibrinogênio. Também foi demonstrado que a acidose leva ao prolongamento do tempo de protrombina (TP), e tempo de tromboplastina parcialmente ativada (TTPa).[4]

A hipotermia (definida como temperatura corporal inferior a 35,0 °C) associada ao trauma, ao contrário do que ocorre com a hipotermia induzida e controlada, às vezes indicada em situações especiais, está correlacionada a um pior prognóstico, e tanto pior quanto mais baixa a temperatura. Por exemplo, a temperatura corporal de 32,2 °C está associada à mortalidade de 23%, mas que pode chegar a 100% em temperaturas inferiores a 32,0 °C.[6] A principal consequência da hipotermia é o aumento da hemorragia por alteração da hemostasia, basicamente por diminuição da atividade enzimática dos fatores da coagulação ativados e da função plaquetária. Neste último caso, ocorre grande redução da ativação plaquetária desencadeada pela ligação do complexo da glicoproteína Ib/IX/V ao fator de von Willebrand.[7] Para revisão, consultar Kirkpatrick e cols. (1999) e Moffatt (2013).[4,8] As alterações da coagulação *in vivo* nessas situações podem, entretanto, passar despercebidas ou ser subestimadas, pois os testes da coagulação são realizados à temperatura de 37,0 °C, o que as "corrigiria" *in vitro*. Além dos efeitos da hipotermia sobre a hemostasia, é importante lembrar que ela diminui a liberação de O_2 aos tecidos (desvio para a esquerda da curva de dissociação do O_2 da hemoglobina), reduz o débito cardíaco e pode induzir o aparecimento de arritmias, o que complica ainda mais o quadro clínico do paciente. A reversão do quadro de hipotermia requer, além do aquecimento direto do paciente, aquecimento dos fluidos infundidos, dentre eles dos hemocomponentes.

A combinação de coagulopatia, acidose e hipotermia é frequentemente catastrófica para a vítima de trauma, o que motivou alguns autores a denominar essa combinação de fatores de tríade letal. A concomitância da acidose com a hipotermia potencializa os efeitos deletérios de cada um deles sobre a coagulação.

FATORES PREDITORES DE TM

O reconhecimento precoce e o tratamento imediato são essenciais no sucesso do tratamento dos pacientes submetidos à TM. No entanto, em muitas situações, o grande desafio é reconhecer o paciente que necessitará de TM. Vários modelos envolvendo parâmetros clínicos e laboratoriais têm sido desenvolvidos na tentativa de prever os pacientes que necessitarão de TM (necessidade CH > 10 U em 24 h). Os escores conhecidos como TASH (Trauma Associated Severe Hemorrhage), ABC (Assessment of Blood Consumption) e PWH (Prince of Wales Hospital) têm sido os mais utilizados.[9] No entanto, nenhum deles é perfeito e dependem, muitas vezes, do resultado de exames laboratoriais que não estão disponíveis em tempo

TABELA 41.1 ESCORES DE RISCO PARA TRANSFUSÃO MACIÇA	
ESCORES	**PARÂMETROS AVALIADOS**
ABC	PAS/FC/trauma penetrante/FAST+
ETS	PAS/FAST+/acidente de trânsito ou queda > 3 m/fratura pélvica/idade/ admissão direta
TASH	PAS/FC/BE/Hb/FAST+/fratura pélvica/ fratura de fêmur/sexo masculino
McLaughlin	PAS/FC/pH/Ht
PWH	PAS/FC/Hb/BD/FAST+/escala de Glasgow/fratura pélvica
Vandromme	PAS/FC/Hb/lactato/RNI
Moore	PAS/pH/ISS**
Baker	PAS/FC/lesão de alto risco

ABC: Assessment of Blood Consumption; ETS: Emergency Transfusion Score; TASH: Trauma Associated Severe Hemorrhage; PWH: Prince of Wales Hospital; PAS: pressão arterial sistólica; FC: frequência cardíaca; BE: base excess; Hb: hemoglobina; FAST: focused assessment sonography of trauma; ISS: injury severity score; RNI: razão normatizada internacional.

real. Os parâmetros avaliados nos diferentes escores estão sumarizados na Tabela 41.1.

CONDUTA HEMOTERÁPICA

No passado, os pacientes com sangramento profuso, especialmente aqueles vítimas de trauma, eram inicialmente submetidos à infusão de fluidos como coloides ou cristaloides. Após a infusão de cerca de 2 litros desses fluidos, iniciava-se a transfusão de hemocomponentes, geralmente guiada pelos resultados dos exames laboratoriais, com o objetivo de manter a hemoglobina (Hb) > 10 g/dL, a contagem plaquetária > 50.000 μL e INR ≤ 1,5. Utilizando-se essa estratégia, muitas vezes a perda de sangue se prolongava em decorrência da demora em se obter os resultados dos exames.

Atualmente, o uso precoce de hemácias, plasma e plaquetas e a redução do uso de cristaloides na ressuscitação têm sido estimulados, devido ao conhecimento recente sobre o aumento da morbidade e mortalidade associados ao uso de cristaloides, assim como a melhor compreensão da fisiopatologia da CPIT.

A administração de concentrado de hemácias (CH):plasma:plaquetas na relação 1:1:1 foi proposto pela primeira vez pelo exército dos Estados Unidos e, posteriormente, apoiada por outros estudos em militares e civis. A justificativa para o uso da relação 1:1:1 era a tentativa de se reconstituir o sangue total, auxiliando, assim, no tratamento e prevenção da CPIT. Além disso, análises matemáticas mostraram que essa razão de 1:1:1 constituiria uma "unidade transfusional" de cerca de 645 mL e teria, levando-se em consideração as perdas relativas à armazenagem, hematócrito de 26%, atividade dos fatores de coagulação de 40-50% e 90.000 µL plaquetas. Aumento na proporção de um dos componentes causaria a diluição dos outros dois, em detrimento de um maior equilíbrio hemostático.[10]

Vários estudos retrospectivos, no cenário militar, mostraram um aumento na taxa de sobrevida dos pacientes quando se intensificou a transfusão de plasma, reduzindo a relação CH:plasma transfundido. Borgman e cols. mostraram uma redução da mortalidade de 66% para 19% com a redução da razão CH:plasma de 8:1 para 2:1.[11] No entanto, por serem retrospectivos, esses estudos apresentam algumas limitações, principalmente no que tange a análise de sobrevida, uma vez que os pacientes que sobreviveram mais podem ter recebido mais hemocomponentes, justamente por terem vivido o suficiente para receber esses produtos sanguíneos. Dessa forma, a razão ideal entre CH:plasma:plaquetas ainda não está estabelecida.

Um importante estudo prospectivo, randomizado (PROPPR), publicado recentemente, avaliou pacientes com trauma grave e hemorragia e comparou as estratégias de administração precoce de plasma:plaquetas:CH na razão de 1:1:1 e 1:1:2. Não houve diferença significativa nas taxas de mortalidade em 24 horas ou em 30 dias entre os dois grupos. No entanto, mais pacientes do grupo 1:1:1 apresentaram melhora da hemostasia em 24 horas e apresentaram menor taxa de mortalidade relacionada à sangramento.[12]

Protocolos de TM

O estabelecimento de protocolos de TM (PTM) nas instituições é uma maneira de coordenar as ações entre as diversas áreas (equipe do trauma, enfermagem, medicina transfusional, la-

boratórios) para o atendimento adequado dos pacientes que necessitarão de TM. Estudos mostram que eles são efetivos no aumento da sobrevida dos pacientes e na redução das taxas de falência de órgãos e complicações pós-trauma.[13]

Nos PTMs, os hemocomponentes podem ser liberados em "pacotes transfusionais" predefinidos ou de acordo com os resultados dos testes laboratoriais. A combinação dessas duas estratégias também é utilizada. Na maioria das instituições o uso de pacotes transfusionais predefinidos é preferido e, embora a composição dos pacotes seja variável nos serviços, todos eles contêm unidades de PFC, CH e plaquetas.

O crioprecipitado, algumas vezes, é incluído nos pacotes, tendo em vista que o aumento da proporção de fibrinogênio:CH foi associado à diminuição da mortalidade decorrente de sangramentos. O fibrinogênio é o primeiro fator da coagulação a atingir níveis críticos após a perda maciça de sangue. Diretrizes recentes da sociedade europeia recomendam a monitorização precoce e repetida do fibrinogênio, com a reposição do mesmo se os níveis forem inferiores a 150-200 mg/dL.[14]

Seleção e preparo dos hemocomponentes no PTM

Para a aplicação de PTM, é necessário que a instituição estabeleça os mecanismos de acionamento da equipe de urgência e os critérios para dispensação dos hemocomponentes, principalmente no que se refere a tipagem ABO e D e os testes de compatibilidade.

Muitos pacientes que se submetem à TM apresentam perda volêmica aguda importante e necessitam de transfusão imediata antes mesmo da realização dos testes transfusionais. Nestas situações, utilizam-se o CH do tipo O e o plasma AB até que a tipagem seja obtida. Com relação ao antígeno D, muitos serviços têm utilizado a estratégia de transfundir D negativo em mulheres < 45 anos e crianças, e para mulheres > 45 anos e homens, transfundir qualquer produto (positivo ou negativo) de acordo com a disponibilidade em estoque. Assim que a tipagem é realizada, produtos ABO e D compatíveis são disponibilizados. Na Tabela 41.2, encontram-se algumas recomendações para a escolha dos hemocomponentes para TM.

TABELA 41.2
RECOMENDAÇÕES PARA ESCOLHA DOS HEMOCOMPONENTES PARA TM

HEMOCOMPONENTES	RECOMENDAÇÕES
Concentrado de hemácias (CH)	ABO: inicialmente, transfundir unidades tipo O. Após a tipagem, utilizar ABO compatível D: inicialmente, usar unidades D negativo para mulheres < 45 anos e crianças. Para mulheres > 45 anos e homens liberar qualquer Rh, de acordo com a disponibilidade em estoque*
Plasma fresco congelado (PFC)	ABO: inicialmente, transfundir unidades AB. Após a tipagem, utilizar unidades ABO compatível Rh: qualquer Rh, a depender da disponibilidade em estoque
Plaquetas	ABO: qualquer tipo ABO, a depender da disponibilidade em estoque Rh: segue as mesmas recomendações descritas para CH
Crioprecipitado	ABO: qualquer tipo ABO, a depender da disponibilidade em estoque, exceto em crianças com peso inferior a 30 kg, as quais devem receber unidades ABO compatíveis Rh: qualquer Rh, a depender da disponibilidade em estoque

*Nos casos de pacientes Rh negativos, em que houver necessidade de transfundir CH Rh positivo, deverá ser avaliada necessidade de posterior uso de imunoglobulina anti-D.

Com o início de estratégias mais agressivas de transfusão de plasma, houve um aumento do consumo de plasma AB, gerando uma preocupação institucional para a reposição dos estoques, tendo em vista que os doadores AB correspondem a apenas 3% do total. Uma alternativa que tem sido proposta é a utilização de plasma A em pacientes vítimas de trauma que necessitem de transfusão emergencial de plasma, devido a oferta limitada de plasma AB. Essa estratégia não foi associada a aumento de mortalidade ou de complicações como reação hemolítica.

É muito importante que as amostras dos pacientes sejam testadas o mais rapidamente possível após a sua admissão para que produtos tipo-específicos sejam administrados, quando disponíveis. Isso ajuda a preservar o estoque de CH tipo O e plasma tipo AB.

A frequência de desenvolvimento de anti-D após a transfusão de hemocomponente D-positivo em paciente D-negativo é em torno de 20% para CH, e menor que 4% para as plaquetas (provavelmente muito mais baixa para plaquetas colhidas por aférese). É especialmente importante evitar a formação de anti-D em mulheres em idade fértil, devido à possibilidade de doença hemolítica do feto e do recém-nascido em gestações futuras.

O uso de imunoglobulina anti-D deve ser considerado para evitar aloimunização anti-D em pacientes D-negativas que recebem sangue D-positivo. No entanto, deve-se avaliar o risco de hemólise como o uso da imunoglobulina, principalmente se a paciente tiver recebido mais do que uma unidade de CH D-positivo.

Outra consideração importante é a disponibilidade de unidades de plasma descongeladas para os pacientes que necessitam de TM. O descongelamento do plasma leva em torno de 20 minutos e, por isso, para agilizar a transfusão de plasma no processo de reanimação, muitas instituições mantêm algumas unidades de plasma descongeladas. A manutenção de plasmas AB descongeladas esbarra nas limitações de estoque já discutidas.

CONDUTA MEDICAMENTOSA

Antifibrinolíticos

Recentemente, o ácido tranexâmico passou a ser amplamente indicado aos pacientes vítima de trauma, tendo em vista que seu uso, no estudo CRASH-2, esteve associado não só à redução da taxa de mortalidade relacionada ao sangramento, mas também a taxa de mortalidade global, tanto na população militar quanto civil. Esse benefício ocorre especialmente se a droga for administrada nas 3 primeiras horas após a lesão (preferencialmente, na primeira hora).[15,16] Ademais, não se detectou risco aumentado de complicação trombótica com a administração desses agentes.[17] Portanto, atualmente, algumas sociedades recomendam que o uso do ácido tranexâmico faça parte do processo de ressuscitação precoce.[14]

A dose recomendada é de 1 g, por via endovenosa, em infusão lenta por 10 minutos (preferencialmente, iniciado nas 3 primeiras horas após o trauma), seguido de 1 g, 8 horas depois.[14]

Fator VIIa recombinante e concentrado de complexo protrombínico

O fator VIIa recombinante é indicado para tratar deficiência do fator VII e hemofilia, A ou B, com inibidor. No entanto, este produto foi usado nos últimos anos para controlar a hemorragia/coagulopatia do trauma, mas não se demonstrou benefício com o seu uso; pelo contrário, parece ter havido aumento dos eventos trombóticos. Portanto, seu uso de rotina na TM não parece estar justificado.[18]

O concentrado de complexo protrombínico é um produto obtido do plasma que contém os fatores II (protrombina), VII, IX e X (e as proteínas C e S) e é indicado para tratar algumas coagulopatias congênitas e para reverter a anticoagulação por cumarínicos. Seus efeitos na TM não foram estabelecidos, portanto, este produto deve ser evitado nessa situação, inclusive por causa de sua associação com complicações trombóticas em outros contextos clínicos, mas que talvez pudessem ser também aplicados, com mais razão ainda, aos pacientes vítimas de trauma.

AVALIAÇÃO LABORATORIAL DURANTE A TM

O monitoramento da hemostasia em pacientes em TM é essencial e bastante difícil, porque os testes convencionais, o TP, o TTPa, os níveis de fibrinogênio e contagem plaquetária, não es-

tão disponíveis em tempo real. Além disso, estes testes não são capazes de detectar algumas alterações hemostáticas, como disfunção plaquetária e hiperfibrinólise. Apesar disso, eles devem ser solicitados para ajudar na correção retrospectiva de anormalidades ocorridas durante o processo de ressuscitação e melhorar, continuamente, o PTM institucional.

Recentemente, tem-se sugerido o uso da tromboelastografia (TEG) e tromboelastometria rotacional (ROTEM) para a avaliação da coagulação em pacientes em TM. Esses testes oferecem uma representação gráfica da coagulação, que pode ser usada para guiar a transfusão de hemocomponentes, como o plasma e o crioprecipitado por exemplo, e também de drogas antifibrinolíticas. Em cirurgia cardíaca, por exemplo, o uso do TEG foi associado à redução da morbidade e da mortalidade atribuídas ao sangramento. No entanto, em outros cenários, como a TM relacionada ao trauma e à hemorragia pós-parto ainda não há um consenso sobre o benefício do uso desses ensaios para a conduta transfusional.[19]

Além da avaliação da hemostasia, a avaliação de alterações metabólicas (potássio, cálcio, gasometria arterial) devem ser realizadas em pacientes em TM.

COMPLICAÇÕES DA TM

Como já abordado neste capítulo, a hemorragia maciça é uma condição clínica associada a uma série de complicações e o tratamento dessa condição, com a TM, pode agravar essas complicações.

Além do risco de reações transfusionais associado a cada unidade transfundida, os pacientes submetidos a TM estão sujeitos a outros efeitos adversos decorrentes do grande volume de transfusão, tais como a hipocalcemia e a acidose, devido ao citrato, e a hipotermia, devido à temperatura de armazenamento do plasma. As principais complicações metabólicas estão contempladas na Tabela 41.3.[20]

As reações transfusionais (imediatas e tardias) serão abordadas em capítulo específico.

TABELA 41.3
COMPLICAÇÕES METABÓLICAS DA TRANSFUSÃO MACIÇA

COMPLICAÇÕES	COMENTÁRIOS
Hipocalcemia	Devido à sobrecarga de citrato
Hipomagnesemia	Devido à infusão de líquidos com baixa concentração de magnésio e à sobrecarga de citrato
Hipercalemia	Devido à estocagem ou irradiação
Alcalose metabólica	Devido à sobrecarga de citrato (citrato é metabolizado no fígado para bicarbonato)
Acidose	Devido à hipoperfusão, sobrecarga de citrato e disfunção hepática
Hipotermia	Devido à exposição corporal, a infusão de fluidos/hemoderivados a baixas temperaturas, abertura de cavidades do corpo, diminuição da produção de calor e controle termorregulatório prejudicado

REFERÊNCIAS BIBLIOGRÁFICAS

1. Como JJ, Dutton RP, Scalea TM, Edelman BB, Hess JR. Blood transfusion rates in the care of acute trauma. Transfusion 2004; 44(6):809-813.

2. Teixeira PG, Oncel D, Demetriades D, Inaba K, Shulman I, Green D, et al. Blood transfusions in trauma: six-year analysis of the transfusion practices at a Level I trauma center. Am Surg 2008; 74(10):953-957.

3. Hess JR, Brohi K, Dutton RP, Hauser CJ, Holcomb JB, Kluger Y, et al. The coagulopathy of trauma: a review of mechanisms. J Trauma 2008; 65(4):748-754.

4. Moffatt SE. Hypothermia in trauma. Emerg Med J 2013; 30(12):989-996.

5. Meng ZH, Wolberg AS, Monroe DM, Hoffman M. The effect of temperature and pH on the activity of factor VIIa: implications for the efficacy of high-dose factor VIIa in hypothermic and acidotic patients. J Trauma 2003; 55(5):886-891.

6. Jurkovich GJ, Greiser WB, Luterman A, Curreri PW. Hypothermia in trauma victims: an ominous predictor of survival. J Trauma 1987; 27(9):1019-1024.

7. Kermode JC, Zheng Q, Milner EP. Marked temperature dependence of the platelet calcium signal induced by human von Willebrand factor. Blood 1999; 94(1):199-207.

8. Kirkpatrick AW, Chun R, Brown R, Simons RK. Hypothermia and the trauma patient. Can J Surg 1999; 42(5):333-343.

9. Maegele M, Brockamp T, Nienaber U, Probst C, Schoechl H, Gorlinger K, et al. Predictive Models and Algorithms for the Need of Transfusion Including Massive Transfusion in Severely Injured Patients. Transfus Med Hemother 2012; 39(2):85-97.

10. Armand R, Hess JR. Treating coagulopathy in trauma patients. Transfus Med Rev 2003; 17(3):223-231.

11. Borgman MA, Spinella PC, Perkins JG, Grathwohl KW, Repine T, Beekley AC, et al. The ratio of blood products transfused affects mortality in patients receiving massive transfusions at a combat support hospital. J Trauma 2007; 63(4):805-813.

12. Holcomb JB, Tilley BC, Baraniuk S, Fox EE, Wade CE, Podbielski JM, et al. Transfusion of plasma, platelets, and red blood cells in a 1:1:1 vs a 1:1:2 ratio and mortality in patients with severe trauma: the PROPPR randomized clinical trial. JAMA 2015; 313(5):471-482.

13. Cotton BA, Au BK, Nunez TC, Gunter OL, Robertson AM, Young PP. Predefined massive transfusion protocols are associated with a reduction in organ failure and postinjury complications. J Trauma 2009; 66(1):41-48; discussion 8-9.

14. Spahn DR, Bouillon B, Cerny V, Coats TJ, Duranteau J, Fernandez-Mondejar E, et al. Management of bleeding and coagulopathy following major trauma: an updated European guideline. Crit Care 2013; 17(2):R76.

15. Collaborators C, Roberts I, Shakur H, Afolabi A, Brohi K, Coats T, et al. The importance of early treatment with tranexamic acid in bleeding trauma patients: an exploratory analysis of the CRASH-2 randomised controlled trial. Lancet 2011; 377(9771):1096-1101, 101 e1-2.

16. Collaborators C-t, Shakur H, Roberts I, Bautista R, Caballero J, Coats T, et al. Effects of tranexamic acid on death, vascular occlusive events, and blood transfusion in trauma patients with significant haemorrhage (CRASH-2): a randomised, placebo-controlled trial. Lancet 2010; 376(9734):23-32.

17. Ker K, Roberts I, Shakur H, Coats TJ. Antifibrinolytic drugs for acute traumatic injury. Cochrane Database Syst Rev 2015; 5:CD004896.

18. Simpson E, Lin Y, Stanworth S, Birchall J, Doree C, Hyde C. Recombinant factor VIIa for the prevention and treatment of bleeding in patients without haemophilia. Cochrane Database Syst Rev 2012; 3:CD005011.

19. Levi M, Hunt BJ. A critical appraisal of point-of-care coagulation testing in critically ill patients. J Thromb Haemost 2015; 13(11):1960-1967.

20. Diab YA, Wong EC, Luban NL. Massive transfusion in children and neonates. Br J Haematol 2013; 161(1):15-26.

42

TRANSFUSÃO EM TRANSPLANTES DE ÓRGÃOS SÓLIDOS

Bruna Maria Ozenda Fontes
Carlos Roberto Jorge

INTRODUÇÃO

Não resta dúvida a respeito do grande crescimento científico que passou a hemoterapia, desde a descrição do primeiro sistema de grupos sanguíneos, em 1900, por Karl Landsteiner e cols., o ABO, que juntamente com o Rh, descrito posteriormente, são os mais importantes para a medicina transfusional. Atualmente, a especialidade exerce fundamental importância em dar suporte hemoterápico a cirurgias complexas como o transplante de fígado e, mais recentemente, o transplante multivisceral, com grande impacto no estoque dos hemocomponentes; além disso, é importante também com relação aos procedimentos como a plasmaférese, para permitir a realização de transplantes de rim mesmo ABO incompatíveis, diminuindo assim a longa fila de espera dos pacientes que padecem aguardando o transplante.

A função do Serviço de Hemoterapia (SH) vai além da transfusão, dando suporte clínico, laboratorial e procedimentos não somente para a realização dos transplantes como também para que as rejeições dos enxertos sejam evitadas.

O SH é responsável por manter o estoque adequado de sangue e hemocomponentes, garantir uma transfusão segura e efetiva, investigar, relatar e esclarecer as reações transfusionais.

PROCURA DE ÓRGÃOS

A procura de órgãos no Brasil é regulada pelo Ministério da Saúde (Sistema Nacional de Transplantes).[1] Na procura de órgão compatível, a compatibilidade do sistema ABO é vital para realização do transplante de órgão sólido.

O ideal é a realização de duas tipagens ABO/Rh do doador e do receptor realizadas separadamente.

A presença de aloimunização HLA afeta a habilidade de obter órgão compatível e aumenta o risco de rejeição mediada por anticorpos.

Além dos testes imuno-hematológicos, como tipagem sanguínea e pesquisa de anticorpos irregulares, devem ser realizados no doador de órgão, os seguintes testes sorológicos: hepatite B/C, HIV1/2, HTLVI/II, citomegalovírus (CMV), sífilis, doença de Chagas, EPB (Epstein-Baar).

TABELA 42.1
INFECÇÕES TRANSMITIDAS POR TOS
ÓRGÃOS SÓLIDOS (RIM, CORAÇÃO, FÍGADO)
HIV, hepatites B e C, CMV
Epstein-Barr, parvovírus
Toxoplasmose
Chagas
Malária
Bactérias
Estrongiloidíase
Sarcoidose

TABELA 42.2 CONDIÇÕES DE PRESERVAÇÃO E VALIDADE DE ÓRGÃOS HUMANOS		
ÓRGÃO	**PRESERVAÇÃO**	**VALIDADE**
Rim	Refrigerado	48 a 72 horas
Fígado	Refrigerado	8 a 24 horas
Coração	Refrigerado	3 a 5 horas
Pâncreas	Refrigerado	12 a 24 horas

É importante lembrar que o transplante de órgãos sólidos (TOS) tem suas desvantagens, efeitos colaterais e complicações, como transmissão de infecções bacterianas, virais e fúngicas, devendo a seleção do doador ser bastante criteriosa. Na Tabela 42.1 são demonstradas as infecções transmitidas por alguns tipos de transplante.[8]

Ao realizar os testes no doador, é importante saber seu status transfusional, pois possíveis doadores de órgão que tenham recebido transfusão maciça recente podem apresentar resultados falso-negativos por hemodiluição.

Como a espera de um órgão depende também da compatibilidade ABO, a presença de órgãos e doadores é escassa. Em muitos casos, a doação de um órgão é feita por doador vivo familiar.

CONDIÇÕES DE PRESERVAÇÃO E VALIDADE DE ÓRGÃOS HUMANOS

Na Tabela 42.2 estão descritas as condições de preservação e validade dos órgãos humanos.[8]

NÚMERO TOTAL DE TOS NO BRASIL

Na Tabela 42.3 consta o número total de TOS no Brasil, de acordo com dados fornecidos pela Associação Brasileira de Transplantes de Órgãos/ Registro Brasileiro de Transplantes, desde 2005 até o primeiro semestre de 2015.[1]

BARREIRA IMUNOLÓGICA

O teste fundamental para transplante de órgão é a tipagem ABO, então no TOS deve ser ABO compatível. A compatibilidade HLA é também importante para a maioria dos transplantes de órgãos sólidos.

TABELA 42.3 NÚMERO ANUAL DE TRANSPLANTES DE 2005 A JUNHO DE 2015										
	2005	**2006**	**2007**	**2008**	**2009**	**2010**	**2011**	**2012**	**2013**	**2014**	**2015**
Coração	181	149	161	201	201	166	160	228	271	311	175
Fígado	949	1.037	1.008	1.177	1.334	1.413	1.496	1.598	1.723	1.756	835
Pâncreas	178	191	163	174	160	133	181	151	142	126	55
Pulmão	45	49	46	53	59	61	49	69	80	67	41
Rim	3.367	3.285	3.462	3.815	4.285	4.656	4.976	5.422	5.447	5.653	2.664

Fonte: Associação Brasileira de Transplante de Órgãos/Registro Brasileiro de Transplante 2015/1º semestre.

Compatibilidade ABO[2]

A compatibilidade ABO é de extrema importância para o sucesso do TOS. O transplante de órgão ABO incompatível pode resultar em rejeição hiperaguda. Os antígenos ABO são expressos nas células endoteliais. Os anticorpos anti-A ou anti-B se ligam às células endoteliais com fixação de complemento, dano vascular e trombose disseminada no enxerto, levando a rejeição.

Devido à espera de candidatos a TOS ser maior do que a oferta de órgãos, com os avanços do tratamento se tornou possível transplantar órgãos ABO incompatíveis.

Entre os protocolos para realização de TOS ABO incompatíveis estão incluídos: plasmaférese para diminuir os anticorpos do receptor seguido por uma variedade de regimes imunossupressores. Podem ser utilizados doadores de rim do grupo A_2, em receptores B e O, assim como doadores A_2B para pacientes B.

Devido à expressão de ABH e resposta imune ser menor em crianças, os transplantes cardíacos com incompatibilidade ABO maior podem ser realizados neste grupo de pacientes. Em receptores de órgãos ABO incompatível, deve-se ter o cuidado de não transfundir hemocomponentes com grandes volumes de plasma que contenham anticorpos dirigidos contra antígenos do enxerto (doador).

Sistema HLA

Os candidatos a transplantes de órgão sólido são avaliados para a presença de anticorpos anti HLA:[2]

- Em candidatos a transplante renal, a presença de anticorpos anti-HLA no soro do receptor direcionados contra antígenos do rim do doador, pode levar a rejeição aguda ou hiperaguda do órgão.[3]
- Em pacientes e doadores de transplante renal, a compatibilidade de antígenos HLA A, B, DR, apresenta melhores resultados de sobrevida.
- Para os pacientes submetidos a transplante renal, é necessário antes da cirurgia uma prova cruzada entre soro do receptor e linfócitos do doador para detectar anticorpos pré-formados no receptor contra antígenos HLA do doador, com o objetivo de eliminar uma rejeição hiperaguda.[2,3]

No caso de coração e pulmão, se o receptor possuir anticorpos anti-HLA, o doador deve ser HLA compatível.[2]

Pacientes e doadores de fígado não requerem compatibilidade HLA ou prova cruzada.[2]

USO DE HEMOCOMPONENTES

Transplante de fígado

Na década de 1980, teve início a era dos transplantes de fígado no Brasil, e foi um grande desafio ao Serviço de Hemoterapia por causa do impacto que causou nos estoques dos hemocomponentes pela grande demanda. Com o passar do tempo, o consumo de sangue intraoperatório diminuiu bem, a ponto de ocorrerem várias cirurgias com consumo zero, mas mesmo assim é um procedimento cirúrgico de um paciente com risco potencial de sangramento, podendo entrar em transfusão maciça. Vários fatores têm contribuído para esta redução do sangramento e necessidade de transfusão como, por exemplo, a terapia com ferro e eritropoetina pré-operatório, a melhoria não somente da técnica cirúrgica como também da monitorização da coagulação, a recuperação de sangue intraoperatório e uso de antifibrinolíticos. Com relação à recuperação de sangue intraoperatório, a Portaria nº 2.712, de novembro de 2013, do Ministério da Saúde,[15] contraindica esse procedimento se houver presença de célula neoplásica ou contaminação por bactéria. Mesmo com a queda da utilização dos hemocomponentes, alguns procedimentos precisam ser feitos pela agência transfusional no preparo do sangue: caso o paciente tenha grupo sanguíneo raro ou presença de anticorpos eritrocitários, onde serão inicialmente liberadas unidades de concentrado de hemácias (CH) antígeno negativo, enquanto os anticorpos ainda estão presentes no plasma do paciente e são reservadas algumas unidades de CH antígeno negativo para o final, quando já diminuiu o sangramento do paciente.[4]

De especial interesse é a alteração na coagulação e necessidade de transfusão, e alguns serviços monitoram com hemoglobina, contagem de plaquetas, tempo de protrombina, tempo de tromboplastina parcial ativado e dosagem de fibrinogênio. Muitos serviços utilizam a tromboelastografia (TEG) e tromboelastrometria (ROTEM). É importante algum esclarecimento a respeito da terminologia destes testes: o termo tromboelastografia foi usado para descrever o traço produzido pela medida da viscosidade elástica do coágulo das alterações com polimerização de fibrina; em 1996, a empresa Haemoscope Corporation registrou a marca TEG, que é o aparelho que faz a tromboelastografia, da mesma maneira que, posteriormente, a Pentapharm GmbH fez com a tromboelastometria, feita pelo ROTEM.[5]

A importância do TEG durante os transplantes de fígado, como monitor da coagulação, tem sido descrita com o passar do tempo,[6] sendo que Kang e cols.[7] foram os pioneiros em utilizar a tromboelastografia nestas cirurgias; foi escola para muitos anestesistas, que seguem os ensinamentos até hoje. A literatura mostra que o uso do TEG/ROTEM tem reduzido o número de hemocomponentes transfundidos durante o transplante de fígado,[6] e nos Estados Unidos um terço do total de transplantes utiliza esses exames, enquanto nos transplantes de fígado em pediatria, a coagulação é geralmente monitorada pelos testes convencionais.

Nas Figuras 42.1 e 42.2, estão descritos, respectivamente, os valores normais e traçados típicos do TEG.[8]

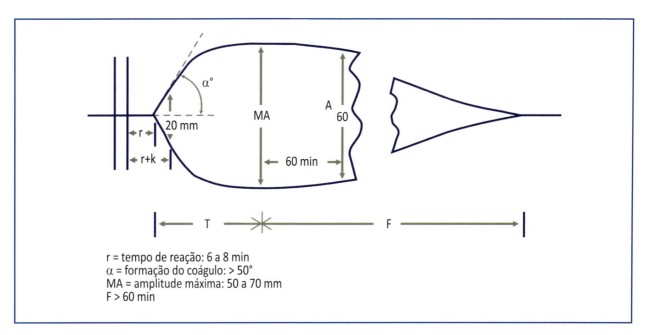

FIGURA 42.1 Valores normais do TEG.

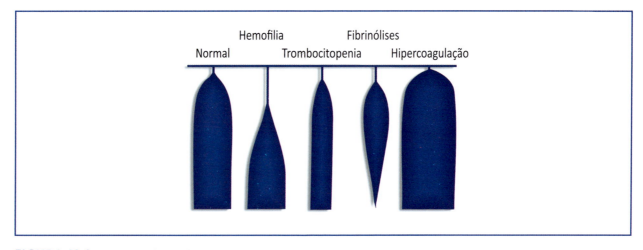

FIGURA 42.2 Traçados típicos do TEG.

Em 2014, foram realizados 103 transplantes de fígado no Hospital das Clínicas (FMUSP) e destes pacientes, apenas 4 (3,8%) apresentaram anticorpos clinicamente significantes, que foram: anti-E, anti-JK[a], anti-E+Alo IgG indeterminada e anti-D. O consumo de concentrado de hemácias foi, em média, 1,8 unidade que, de acordo com a literatura, mostra uma queda da utilização dos hemocomponentes, porém como já foi referido anteriormente, trata-se de um paciente com chance de grande sangramento e o SH precisa estar preparado para este atendimento.

O transplante de fígado é dividido em três fases:

- Hepatectomia: é a fase de dissecção e retirada do órgão doente, podendo levar de 4 a 8 horas,[2] e nesse momento pode ser instituído o *bypass* venovenoso para manter o retorno venoso ao coração.
- Anhepática: há o clampeamento da veia cava inferior abaixo e acima do fígado, veia porta e artéria hepática, em que os vasos são seccionados e o fígado é removido, podendo levar de 1 a 1,5 hora.
- Reperfusão: é a anastomose da artéria hepática e preparação da drenagem biliar.

É importante destacar que as maiores alterações da hemostasia acontecem nas fases anhepática e reperfusão.[5]

Transplante multivisceral

O transplante de intestino/multivisceral é o procedimento cirúrgico menos realizado em comparação com os demais transplantes de órgãos sólidos, sendo atualmente o maior desafio não somente a toda equipe multiprofissional responsável pelo procedimento mas também ao Serviço de Hemoterapia, pelo enorme impacto que causa nos estoques dos hemocomponentes, necessitando também de uma equipe muito competente e organizada para que esses produtos sejam rapidamente preparados, confiáveis e liberados para transfusão. Os resultados iniciais foram muito negativos por causa da alta mortalidade, porém nos últimos 10 anos tem evoluído como os outros transplantes, em que deixa de ser visto como um procedimento experimental, sendo uma real opção terapêutica, pois é a última possibilidade de cura a pacientes

TABELA 42.4 TRANSPLANTE MULTIVISCERAL EM 2014*		
HEMOCOMPONENTE	**MAIO**	**NOVEMBRO**
CHI	60	35
PFC	50	47
CRIO	40	20
CPAFLI	6	2
POOL	–	1

*Consumo de hemocomponentes em unidades (u).
CHI: concentrado de hemácias irradiadas; PFC: plasma fresco congelado; CRIO: crioprecipitado; CPAFLI: concentrado de plaquetas por aférese irradiadas e deleucotizadas; POOL: pool de concentrado de plaquetas (5 u).

com falência intestinal. A principal causa de mortalidade é a sepse, associada ao uso de drogas imunossupressoras em doses elevadas. O equilíbrio entre infecção/rejeição precisa ser seguido com muita cautela.

Conforme relato da literatura,[9] o Brasil realizou seis transplantes de intestino/multivisceral, sendo que o Hospital das Clínicas da Faculdade de Medicina da Universidade de São Paulo (HC-FMUSP) foi o pioneiro mundial, com o professor Okumura, na década de 1960.[9]

Em 2014, foram realizados no HCFMUSP dois transplantes multiviscerais, em maio e novembro, cujo consumo intraoperatório está demonstrado na Tabela 42.4.

CARACTERÍSTICAS DOS HEMOCOMPONENTES

Citomegalovírus (CMV)

A infecção primária por CMV e a reativação da infecção são complicações potenciais para todos os pacientes transplantados. O aloenxerto é o sítio mais comum de reconhecimento da doença por CMV quando o receptor de rim, fígado e coração, desenvolve CMV primário. Este risco está aumentado caso o receptor for CMV negativo e o doador CMV positivo. Se o receptor de órgão sólido for sorologia CMV negativa e o doador for CMV negativo, os hemocomponentes a serem transfundidos devem ter risco reduzido de transmissão de CMV, que é conseguido por: leucorredução pré-estocagem e/ou hemocomponente CMV negativo.[10]

Efeito imunomodulatório da transfusão alogênica

Originalmente, os pacientes candidatos a transplante renal requeriam considerável número de transfusões antes da cirurgia devido a anemia associada à doença renal avançada. Com o surgimento de eritropoetina, a necessidade transfusional diminuiu muito.[11]

Durante os anos 1960 e início dos anos 1970, para diminuir o risco de aloimunização com anticorpos anti-HLA, cuja presença dificulta a obtenção de rim compatível, evitava-se transfundir o paciente. Isto resultou em pacientes mantidos com níveis baixos de hemoglobina, o que piorava a condição clínica.[12]

Em 1973, Opelz e cols.[12] mostraram que pacientes submetidos a transfusões evoluíam melhor do que pacientes não transfundidos. O que levou a prática intencional de transfundir os pacientes antes dos transplantes. Nos anos 1980 a prática transfusional em transplante renal mudou mais uma vez. O uso de ciclosporina para a imunossupressão assim como a melhora no cuidado dos pacientes aumentaram a sobrevida do enxerto e do paciente, de modo que não se demonstrava mais o efeito benéfico da transfusão. Atualmente, a indicação transfusional é mais restrita. Quando necessário, são utilizados hemocomponentes leucorreduzidos para diminuir o risco de aloimunização HLA.[11]

Leucorredução

Receptores de órgão devem receber hemocomponentes leucorreduzidos a fim de diminuir o risco de aloimunização HLA, assim como transmissão de CMV. As transfusões devem ser leucorreduzidas antes, durante e após o transplante pois, caso o paciente desenvolva anticorpos HLA, o risco de rejeição aumenta e fica mais difícil encontrar órgão compatível.

Como os receptores de órgãos recebem uma imunossupressão intensa ficam predisponentes a infecções oportunistas, como o CMV, que geralmente leva a uma infecção benigna, mas no paciente imunodeprimido pode ser muito grave e até fatal, e uma das maneiras de prevenção é a transfusão de hemocomponentes leucorreduzidos.

Irradiação

Apesar dos receptores de órgão sólido serem imunossuprimidos, há poucos casos descritos de doença do enxerto contra hospedeiro transfusional. A indicação de irradiação de hemocomponentes para esses pacientes varia de centro para centro. A Fundação Pró-Sangue Hemocentro de São Paulo utiliza hemocomponentes irradiados para receptores de órgãos sólidos.

Síndrome dos linfócitos de passagem

Síndrome de linfócitos de passagem (SLP) ocorre em transplante de órgão sólido quando linfócitos B são implantados com o enxerto, e pode produzir iso-hemaglutininas.[13]

Ocorre, principalmente, em transplantes com incompatibilidade ABO menor e incompatibilidade Rh, embora casos relacionados a anticorpos de outros grupos sanguíneos também foram implicados: Kell, Kidd e outros.[11,14]

A SLP consiste na produção de anticorpos dos linfócitos de passagem do doador, transplantados com o enxerto, contra antígenos de hemácias do receptor. A síndrome foi descrita em transplantes de rim, pulmão, coração-pulmão, fígado, pâncreas. O risco de hemólise aumenta quanto maior a massa de linfócitos transplantados com o enxerto, sendo mais frequente em: pulmão-coração (70%), fígado (40%) e rins (17%). Quando os linfócitos do doador infundidos proliferam, produzem resposta imune primária ou secundária (anamnéstica), com início da hemólise ocorrendo entre 3 e 24 dias após o transplante.

A hemólise, geralmente, é leve e autolimitada. O teste de antiglobulina direto se torna positivo no receptor, e anticorpos anti-A e/ou anti-B são detectados no soro ou eluato.

O tratamento pode incluir transfusão de hemácias do tipo O ou antígeno negativo na presença de outros anticorpos. Em raras situações onde ocorre hemólise maciça, tratamentos adicionais como imunossupressão ou plamaferése podem ser necessários.[13,14]

REAÇÕES TRANSFUSIONAIS

Como qualquer paciente que recebe hemocomponentes, pacientes submetidos à TOS estão sujeitos a reações transfusionais.

As reações transfusionais podem ser agudas, quando ocorrem em até 24 horas após a transfusão, ou tardias, após este período.[4]

As principais reações transfusionais estão descritas na Tabela 42.5.

Na Tabela 42.6 estão descritas as reações transfusionais tardias.

CONCLUSÃO

O TOS tem mostrado que não somente mantém o paciente vivo, mas também com qualidade de vida, sendo realizado rotineiramente em muitos centros médicos, apesar da limitada oferta de órgãos, e o Serviço de Hemoterapia precisa estar bem suprido e organizado para dar atendimento

TABELA 42.5
REAÇÕES TRANSFUSIONAIS AGUDAS

REAÇÕES AGUDAS	CLÍNICA	DIAGNÓSTICO DIFERENCIAL	LABORATÓRIO
RTHA*	Febre, dor lombar, hemoglobinúria, insuficiência renal, CIVD	RFNH, contaminação bacteriana, TRALI	TAD+ (teste de antiglobulina direto) PC+ (prova cruzada)
Alérgica	Urticária, prurido	RTHA	
Anafilática	Hipotensão – choque, edema local, insuficiência respiratória (broncoespasmo, edema de laringe)	TACO TRALI RTHA	Pesquisa de anti-IgA (se IgA deficiente)
TRALI*	Dispneia, hipoxemia febre, edema pulmonar bilateral, hipo/hipertensão	TACO, RTHA Contaminação bacteriana	*Screen* de anticorpos leucocitários no doador, prova cruzada leucocitária, raios X de tórax, BNP (*brain natriuretic peptide*)
RFNH*	Febre, calafrios, podem ocorrer naúseas e vômitos	RTHA, contaminação bacteriana, TRALI	Descarte de outras causas
Contaminação bacteriana, sepse	Febre alta, hipotensão	RTHA, RFNH	Cultura: paciente/hemocomponente
TACO*	Tosse seca, hipertensão, estertores bilaterais, ortopneia	TRALI, anafilática	Raios X de tórax/BNP

RTHA: reação transfusional hemolítica aguda; *TRALI*: lesão pulmonar aguda relacionada à transfusão; *RFNH*: reação febril não hemolítica; *TACO*: sobrecarga respiratória associada à transfusão.

TABELA 42.6
REAÇÕES TRANSFUSIONAIS TARDIAS

REAÇÕES TARDIAS	CLÍNICA	LABORATÓRIO
DECHT*	Eritroderma, *rash* maculopapular, pancitopenia, febre	Biópsia pele (análise molecular para quimerismo)
RTHT*	Febre, queda de hemoglobina, leve icterícia	TAD, PAI positivo Perfil hemolítico
Aloimunização para antígenos eritrocitários	Risco de RTHA e RTHT	PAI positivo

DECHT: doença do enxerto contra hospedeiro transfusional; *RTHT*: reação transfusional hemolítica tardia.

aos procedimentos de maior consumo e suporte clínico e laboratorial na tentativa de prevenir ou reverter uma possível rejeição do enxerto.

REFERÊNCIAS BIBLIOGRÁFICAS

1. Associação Brasileira de Transplantes de Órgãos (ABTO)/Registro Brasileiro de Transplantes.

2. Simon TL, Snyder EL, Solheim BS, Stowell CP, Strauss RG. Rossi's. Principles of Transfusion Medicine. In: Ramsey G. Transfusion therapy in solid-Organ. Transplantation; 2009.

3. Ken HG, Anster DJ. Mollison's. Blood Transfusion in Clinical Medicine. 12 ed.; 2014.

4. (AABB) Technical Manual, 17 ed. Noninfectious Complications of Blood Transfusion; 2014.

5. Luddington RJ. Thrombelastograhy/thromboelastometry. Clin Lab Haem 2005; 27:81-90.

6. Singh S, Nasa V, Tandon M. Perioperative monitoring in liver transplants patients. J Clin Exp Hepatology. 2012; 2(3):271-278.

7. Lu SY, Tanaka KA, Abuelkasem E, Planinsic RM. Clinical applicability of rapid thrombelastography and functional fibrinogen thromboelastography to adult liver transplantation. Liver Transplantation 2014; 20:1097-1105.

8. Bordin JO, Langhi Júnior DM, Covas DT. Hemoterapia fundamentos e prática. In: Jorge CR (ed). Transfusão em transplantes de órgãos sólidos. Atheneu 2007; 363-370.

9. Meira Filho SP, Guardia BD, Evangelista AS, Matielo CE, Neves DB, Pandullo FL, Felga GE, Alves JA, Diaz LG, Curvelo LA, Rusi MB, Viveiros MM, Almeida MD, Epstein MG, Pedroso PT, Salvalaggio P, Meirelles Júnior RF, Rocco RA, Almeida SS, Rezende MB. São Paulo: Einstein 2015 Jan-Mar; 13(1):136-141.doi: 10.1590/S.

10. Hillyer CD, Shaz BH, Zimring JC, Abshire TC. Transfusion medicine and hemostasis clinical and laboratory aspects. 2009; 219-222.

11. McCullough J. Transfusion medicine. 3 ed. In: Transfusion therapy in specific clinical situations; 2012.

12. Opelz G, Dengar D, Mickey M, Terasaki P. Effect of transfusion on subsequent kidney transplant. Transplant Proc 1973; 5:253.

13. Simons DP, Savage WJ. Hemolysis from ABO Incompatibility. Hematol Oncol Clin N Am 2015; 429-443.

14. Romero S, Solves P, Lancharro A, Cano O, Moscardó F, Carpio N, Sanz MA. Passenger lymphocyte syndrome in liver transplant recipients: a description of 12 cases. Blood Trans 2015; 13:423-428.

15. Brasil. Ministério da Saúde. Portaria nº 2.712, 12 de novembro de 2013. Normas técnicas para coleta, processamento e transfusão de sangue, componentes e hemoderivados. Diário Oficial da União (República Federativa do Brasil), Brasília; 2013.

43

Transfusão em urgência e trauma

José Mauro Kutner
Claudia Terzian

A transfusão de hemocomponentes é um recurso terapêutico eficaz nos atendimentos de urgência, seja pela frequência com que é utilizado ou pela importância na estabilização hemodinâmica de pacientes graves. Entretanto, os riscos associados a esse procedimento devem ser considerados, uma vez que consiste em forma de transplante alogênico com exposição do receptor a potenciais complicações.

As indicações básicas para as transfusões de hemocomponentes são: restaurar ou manter a capacidade de transporte de oxigênio, repor o volume sanguíneo e promover a hemostasia.

Pacientes na sala de urgência do hospital diferem em relação a idade, diagnóstico, comorbidades e gravidade da doença. Esses fatores influenciam a tolerância à anemia e alteram a relação entre benefícios e riscos relacionados à transfusão. Portanto, nessas situações clínicas, a avaliação individual do contexto de cada paciente é fundamental na tomada de decisão sobre a melhor estratégia transfusional.

Pacientes que estão com hemorragia rápida ou incontrolável, como ocorre no trauma, podem necessitar de transfusão imediata ou urgente. O adiamento da transfusão de sangue em situações de emergências pode ser mais deletério ao paciente do que o risco de transfundir sangue incompatível. Nestas situações a transfusão pode ser realizada antes da finalização de todos os testes pré-transfusionais e da prova cruzada. Habitualmente, o médico do banco de sangue deverá ser consultado, mas é responsabilidade do médico assistente avaliar o risco de administrar um componente parcialmente incompatível, ou até incompatível, *versus* o risco de atrasar a transfusão até que todos os testes de compatibilidade estejam prontos.

Visando situações extraordinárias e seguindo as diretrizes da RDC número 34, de 11 de junho de 2014, artigo 136 parágrafo 2º, quando o quadro clínico do paciente justifica a extrema urgência da transfusão de sangue, ou seja, quando o atraso no início da transfusão poderá levar o paciente a óbito, a liberação do hemocomponente deve ser realizada de acordo com o protocolo de liberação do serviço de hemoterapia e a responsabilidade das consequências e riscos do ato transfusional fica a cargo do médico solicitante. Por conta desta legislação, os registros devem conter a assinatura do médico que solicitou a transfusão e a justificativa clínica para essa decisão.[1]

De acordo com o Manual Técnico da Associação Americana de Banco de Sangue (AABB), frente a uma solicitação urgente a equipe do banco de sangue deverá tomar as seguintes ações:[2]

1. Liberação de sangue sem prova cruzada:
   a) Se a tipagem ABO do paciente não é conhecida, usar concentrado de hemácias grupo O; se a tipagem RhD também é desconhecida, usar RhD negativa, principalmente se o paciente é do gênero feminino e em idade fértil. Nos casos de transfusão maciça, em homens adultos ou mulheres acima de 50 anos, podem ser encaminhadas unidades RhD positivas.
   b) Escolher ABO e RhD compatível caso haja tempo hábil para a tipagem.
2. Indicar de forma bem visível na etiqueta anexa ao hemocomponente que os testes de compatibilidade não foram completamente realizados.
3. Iniciar os testes de compatibilidade e, caso se identifique incompatibilidade com o hemocomponente liberado, avisar imediatamente o médico assistente e o responsável técnico pelo banco de sangue.

URGÊNCIAS NÃO HEMORRÁGICAS

A Organização Mundial de Saúde (OMS) define como anemia níveis de hemoglobina menores que 13 g/dL para homens e 12 g/dL para mulheres, e como anemia grave níveis de hemoglobina menores que 8 g/dL. Cerca de 60% dos doentes críticos que são internados na unidade de atendimento intensivo (UTI) estão anêmicos, sendo que 20 a 30% têm um nível de hemoglobina menor que 9 g/L. Após uma semana, 80% dos pacientes têm hemoglobina menor que 9 g/dL. Hemodiluição, perda sanguínea e amostras de sangue para exames contribuem para a anemia nos pacientes gravemente enfermos.[3]

Apenas 20% das transfusões são administradas para tratamento de hemorragias, a maioria é administrada para correção de anemia. Nas unidades de cuidados intensivos, a média de consumo é de 2 a 4 unidades de concentrado de hemácias por internação.

A anemia reduz a capacidade de transporte de oxigênio acarretando hipóxia tecidual. Mecanismos fisiológicos compensatórios promovem maior extração tecidual. Entretanto, existe um ponto crítico a partir do qual este mecanismo já não consegue compensar o transporte ineficiente de oxigênio. A partir deste ponto, a hipóxia é inevitável. Estudos que utilizaram hemodiluição normovolêmica demonstraram que adultos jovens podem manter um adequado transporte de oxigênio com uma concentração de hemoglobina entre 4 e 5 g/dL.[3] O coração e o cérebro são órgãos que podem limitar esses mecanismos compensatórios, pois têm altas taxas de extração de oxigênio. Além disso, pacientes gravemente enfermos toleram menos a anemia, pois têm um aumento do consumo de oxigênio decorrente da patologia de base.

TRANSFUSÃO DE CONCENTRADO DE HEMÁCIAS

Dados recentes da literatura indicam que uma estratégia transfusional restritiva nas transfusões em urgências é a melhor conduta. A transfusão de concentrado de hemácias está indicada para manter a hemoglobina entre 7 e 9 g/dL, devendo ser evitada quando os níveis de hemoglobina forem superiores a 10 g/dL. Os pacientes que não toleram bem a anemia, como os cardiopatas, idosos e pneumopatas graves, devem ser transfundidos com hemoglobina inferior a 8 g/dL.[3] Entretanto, o nível de hemoglobina não deve ser o fator determinante da conduta. A decisão de indicar uma transfusão deve depender principalmente dos parâmetros clínicos, como sinais vitais, condições hemodinâmicas e presença de sangramentos.

Os efeitos adversos da transfusão de concentrado de hemácias devem sempre serem considerados. Recentemente, tem sido postulado que a transfusão pode estar associada a piores resultados nos pacientes críticos, incluindo falência de múltiplos órgãos, infecção, internação prolongada e óbito. Nestes pacientes a injúria pulmonar associada a transfusão (TRALI) e a sobrecarga circulatória (TACO) são complicações bastante relevantes e devem ser particularmente consideradas.

SEPSE

Sepse é uma das principais causas de internação em UTIs. Nos estágios precoces, se houver uma clara evidência de inadequada liberação de oxigênio tecidual, recomenda-se transfundir concentrado de hemácias para que se mantenha a hemoglobina entre 9 e 10 g/dL. A redução da liberação do oxigênio pode ocorrer por uma série de mecanismos, incluindo disfunção cardíaca, insuficiência respiratória e anormalidades de fluxo microvascular. Entretanto, nos estágios mais tardios pode ser adotada uma conduta transfusional mais restritiva, mantendo-se a hemoglobina entre 7 e 9 g/dL.[3]

LESÃO CEREBRAL

Na lesão cerebral grave, vários fatores contribuem para redução da liberação do oxigênio ao tecido, incluindo hipoxemia, hipovolemia, aumento da pressão intracraniana, vasoespasmo etc. O tecido cerebral é particularmente vulnerável a isquemia e, a despeito dos mecanismos compensatórios, pode haver lesão neuronal secundária quando a taxa de extração de oxigênio não é adequada.

Embora o aumento do hematócrito esteja relacionado a melhor liberação de oxigênio, há também uma relação inversa entre aumento no nível do hematócrito e a viscosidade sanguínea, que pode levar a redução do fluxo sanguíneo e isquemia.

Existem poucos estudos relacionando níveis ótimos de hemoglobina em pacientes com lesão neurológica grave. Consideraremos diferentes condutas para a lesão cerebral traumática, hemorragia subaracnoide e acidente vascular isquêmico.

Nos pacientes com lesão cerebral traumática, deve-se considerar a transfusão de concentrado de hemácias com hemoglobina entre 7 e 9 g/dL, mas se houver evidência de isquemia recomenda-se manter hemoglobina em torno de 9 g/dL.[3]

A anemia está associada a um pior prognóstico nos pacientes com diagnóstico de hemorragia subaracnoide, mas não está comprovado se a transfusão leva a melhores resultados. Nestas situações, sugere-se que os níveis de hemoglobina fiquem em torno de 8 a 10 g/dL. Não há evidências suficientes para manter um nível de hemoglobina baixo nos pacientes que sofreram acidente vascular isquêmico e a hemoglobina deve ser mantida acima de 9 g/dL.[3]

DOENÇA CARDIOVASCULAR

A anemia é um fator de risco e está associada a maior taxa de morte nos pacientes com doença cardiovascular. Pacientes sofrendo de síndrome coronariana aguda devem ser transfundidos com o objetivo de manter a hemoglobina acima de 8 g/dL. Nos pacientes com angina estável a transfusão só deverá ser indicada para manter a hemoglobina acima de 7 g/dL.[3]

TRANSFUSÃO DE CONCENTRADO DE PLAQUETAS EM URGÊNCIAS

A transfusão de concentrado de plaquetas deve ser considerada quando houver sangramento ativo associado a: contagem de plaquetas menor ou igual a 10.000/mm³ secundária à falência da medula óssea; uso de medicação antiplaquetária; plaquetopenia autoimune; vigência de sangramento grave no sistema nervoso central, gastrointestinal ou geniturinário; risco de morte; ou diante da coagulação intravascular disseminada.

A Figura 43.1 resume a sugestão de conduta em pacientes criticamente doentes.

URGÊNCIAS HEMORRÁGICAS

O objetivo primário do atendimento médico do paciente com sangramento deve ser o controle da hemorragia e o reestabelecimento do volume intravascular.

SUPORTE HEMOTERÁPICO NO PACIENTE VÍTIMA DE TRAUMA

O trauma é uma importante causa de morte na população com idade entre 1 e 44 anos e contribui com até 10% da mortalidade global. A hemorragia, no trauma grave, é a causa mais frequente de óbito precoce.[4] Entretanto, apenas uma pequena parte dos pacientes vítima de trauma necessitará de transfusão; as grandes hemorragias ocorrem em cerca de 3 a 5% da população civil e em 10% da população militar.[4] A perda de até 75% da massa eritrocitária pode ser bem tolerada, desde que seja mantida a volemia; porém, perdas volêmicas de cerca de 30% são frequentemente fatais.

No atendimento do trauma é extremamente importante identificar quais são os pacientes que têm maiores chances de perder grandes volumes de sangue, caracterizando uma hemorragia maciça. A hemorragia maciça (HM) requer a reposição

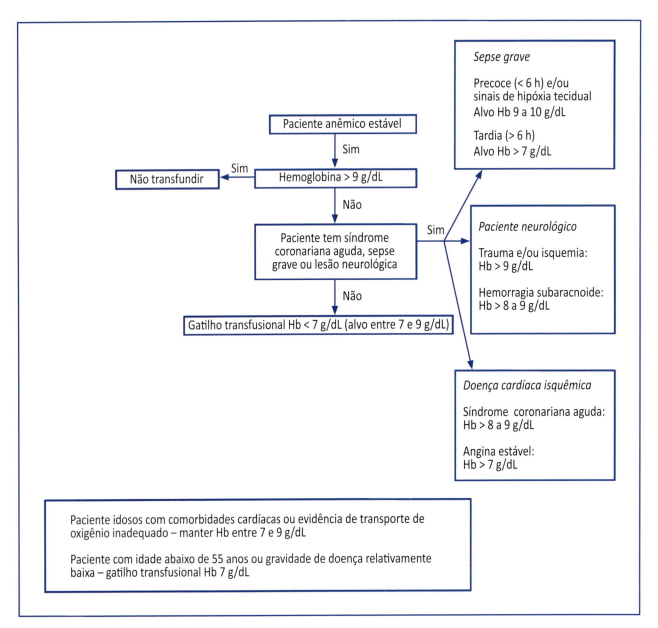

FIGURA 43.1 Sugestão de conduta em paciente crítico.[3]

de hemocomponentes, hemoderivados e soluções cristaloides e coloides, e é considerada uma das principais causas de morte potencialmente prevenível. Em todo o mundo mais de 5 milhões de pessoas morrem por ano devido a hemorragia maciça, e estima-se que 10 a 20% deles poderia sobreviver com o controle correto do sangramento.[4,5]

Além do trauma, a transfusão maciça (TM) é relativamente comum em cirurgias de grande porte, transplante de fígado, hemorragias do trato gastrointestinal, cirurgias cardiovasculares e hemorragias obstétricas.

Os pacientes submetidos a transfusão maciça devem receber um atendimento multidisciplinar e, por isso, é importante que propostas de consenso sejam estabelecidas e sirvam como pauta para a prevenção, diagnóstico e tomada de medidas terapêuticas adequadas e oportunas.

Existem definições diferentes para transfusões maciças, e um dos pontos de partida é a definição adequada. Em adultos, a transfusão maciça pode ser definida como a transfusão de metade da volemia em 3 horas, ou de uma ou mais volemias sanguíneas em 24 horas.[2,5]

Após uma transfusão maciça a amostra pré-transfusional já não mais representa o sangue circulante do paciente e uma nova amostra pode ser solicitada para garantir a compatibilidade nas próximas unidades administradas.

Nos pacientes que sofreram trauma recomenda-se aplicar escalas preditivas do grau de hemorragia, como a Escala de Trauma associada a hemorragia, que tem sensibilidade de 84,4% e especificidade 78,4%.[6] Os valores obtidos vão de 0 a 28 pontos e dependem de parâmetros clínicos e laboratoriais obtidos nos primeiros 15 minutos de ingresso na sala de emergência. Um escore de 16 pontos tem chances de 50% de transfusão maciça. Alguns itens que se deve avaliar são: pressão arterial sistólica < 100 mmHg, frequência cardíaca > 100 bpm, hemoglobina menor que 7 g/dL, instabilidade hemodinâmica, fraturas de ossos longos e pelve, déficit de base < -10 mmol/L e INR > 1,5 durante o período de reanimação.

Com relação aos parâmetros laboratoriais na admissão hospitalar, o déficit de base superior a 6 mEq/L, a hemoglobina inferior a 11 g/dL e o pH inferior a 7,25 aumentam o risco de transfusão maciça e fazem parte de várias escalas preditivas.

Além da avaliação inicial em um paciente politraumatizado, devemos determinar de forma sequencial a pressão arterial (PA), a frequência cardíaca e respiratória e calcular o índice de choque (IC = FC/PAS). Essas medidas devem ser realizadas no local do atendimento e na admissão hospitalar, sendo que a diferença entre as medidas poderá determinar o prognóstico do paciente.

A classificação do grau de hemorragia preconizado pela Advanced Trauma Life Support (ATLS) está apresentada na Tabela 43.1.

De um modo geral, não há necessidade de transfusão de hemácias para os pacientes com trauma agudo classes I e II, particularmente em pacientes jovens que podem adaptar-se bem à anemia por perda aguda.

A aplicação de um protocolo institucional tem demonstrado reduzir o uso de hemocomponentes e a mortalidade nos pacientes classes III e IV. Os mecanismos implicados em melhores resultados parecem ser o uso precoce de concentrado de hemácias e a administração de plasma e plaquetas em elevadas proporções. Essa conduta pode corrigir precocemente a coagulopatia estancando o sangramento e, consequentemente, reduzir o número de hemocomponentes utilizado.[7] Além de um protocolo de transfusão maciça multidisciplinar, sugere-se que sejam realizadas campanhas informativas entre os membros das equipes envolvidas no atendimento com avaliação periódica do cumprimento e efetividade da ação.

TABELA 43.1
PERDA AGUDA DE SANGUE ESTIMADA BASEADA NA APRESENTAÇÃO CLÍNICA INICIAL

	CLASSE I	CLASSE II	CLASSE III	CLASSE IV
Perda de sangue (mL)	Até 750	750-1.500	1.500-2.000	> 2.000
Perda de sangue – % VS	Até 15	15-30	30-40	> 40
Pulso (minuto)	< 100	100-120	120-140	> 140
Pressão arterial	Normal	Normal	Diminuída	Diminuída
Freq. respiratória – mim	< 20	20-30	30-40	> 40
Débito urinário – mL/hora	> 30	20-30	5-15	Desprezível
SNC (estado mental)	Ansiedade discreta	Ansiedade moderada	Ansioso Confuso	Confuso Letárgico
Fluidos	Cristaloides	Cristaloides Possível TS*	Cristaloides Provável TS	TS e cristaloides
Pressão de pulso	N	N	D	D

TS: transfusão sanguínea; N: normal; D: diminuída.

Existem muitas controvérsias sobre qual é o melhor suporte hemoterápico nos casos de transfusão no trauma grave, entretanto o objetivo do tratamento deve ser: estancar o sangramento, restaurar e manter a volemia e a capacidade de transporte de oxigênio e corrigir os distúrbios da hemostasia e metabólicos.

Mais de 30% desses pacientes, ao dar entrada na sala de emergência, apresenta coagulopatia decorrente do trauma, que pode ser complicada pela transfusão e devido as lesões causadas pelas manobras de ressuscitação.

Nos pacientes com hemorragia grave, a tríade hipotermia, acidose e coagulopatia (tríade letal) agrava o prognóstico. Mais recentemente, o grau de hipóxia e a hiperglicemia também foram relacionados com o agravo do prognóstico.[7]

HIPOTERMIA

Hipotermia é definida como temperatura corpórea menor que 35 ºC. Ocorre frequentemente em pacientes com choque hemorrágico e associa-se a muitas complicações, tais como redução do metabolismo hepático, redução dos fatores de coagulação, disfunção plaquetária e inibição das reações enzimáticas da cascata da coagulação. Consequentemente, a hipotermia está associada ao aumento do sangramento, das necessidades transfusionais e da mortalidade. Temperatura corpórea inferior a 35 ºC em pacientes politraumatizados está diretamente relacionada ao risco de morte, e o risco é tanto maior quanto menor for a temperatura.

Por isso, nos pacientes com hemorragia maciça é prioritário adotar medidas que possibilitem e contribuam para evitar a perda de calor, mantendo a temperatura corpórea acima de 35 ºC. Dentre elas, sugere-se o uso de aquecedores de fluidos para a administração dos hemocomponentes e dos sistemas de aquecimento extracorpóreo nos pacientes com hipotermia grave e risco de parada cardíaca.

REPOSIÇÃO DA VOLEMIA

O paciente com hemorragia grave e hipotensão deve receber precocemente, e de maneira rápida, fluidos para restabelecer a volemia. A res-

suscitação deve ser feita, inicialmente, com cristaloides isotônicos, evitando as soluções hipotônicas como o ringer lactato. Dentre as soluções isotônicas, se recomenda o uso de cristaloides balanceados. O papel dos coloides na expansão volêmica é extremamente controverso.

A administração de hemocomponentes deve ser considerada na reposição da volemia. Estudos recentes demonstram que a instituição de um protocolo para transfusão maciça, com administração precoce de hemocomponentes e aumento da relação entre plasma, plaquetas e concentrado de hemácias, está associada à redução da mortalidade. Entretanto, os estudos são controversos sobre qual seria a relação ideal entre esses hemocomponentes. Estudo de coorte observacional prospectivo multicêntrico, conduzido em 10 centros de trauma norte-americanos (PROMMTT), consideram que a transfusão precoce de plasma e plaquetas em altas taxas está associada com redução da mortalidade em pacientes com hemorragia grave.[9] Este estudo demonstrou que os clínicos, geralmente, transfundem pacientes com hemocomponentes em uma relação de 1:1:1 ou 1:1:2 e que a transfusão precoce de plasma (em minutos após a admissão hospitalar) está associada a maior sobrevida.[8-10]

Tradicionalmente, considera-se que a restauração da volemia e da PA seja o objetivo fundamental em pacientes com choque hemorrágico decorrente de trauma, para isso é necessário o aporte maciço de volume. Entretanto, o controle da PA sem o controle do sangramento pode ocasionar um aumento da hemorragia e, consequentemente, uma maior necessidade de reposição de volume, com maior risco de hipotermia, coagulopatia e outras complicações que levam ao aumento do sangramento, e com isso entramos em um círculo vicioso que piora consideravelmente o prognóstico do paciente.

Nos últimos anos, postula-se que os pacientes sem trauma encefálico (TCE) grave devem receber uma conduta mais conservadora, denominada reanimação hipotensiva. Esta conduta assegura a perfusão crítica dos órgãos vitais a fim de não alterar a função destes até que ocorra o controle do sangramento. Esse objetivo é atingido mantendo a pressão arterial sistólica (PAS) entre 80 e 90 mmHg.

Nos pacientes com TCE, a presença de hipotensão está associada a aumento da mortalidade e pior prognóstico. Recomenda-se que a PAS deve ser mantida em 110 mmHg e a pressão arterial média (PAM) em, pelo menos, 80 mmHg.[7,9]

Pacientes que perdem sangue rapidamente podem ter anormalidades da hemostasia preexistentes e/ou decorrentes da ressuscitação. Essas anormalidades hemostáticas podem incluir coagulopatia dilucional, CIVD e disfunção hepática e plaquetária. A coagulopatia pode ser agravada quando o suporte inicial é realizado apenas com concentrado de hemácias e fluidos de reposição. As taxas de mortalidade nesses pacientes variam de 20 a 50% e ocorrem por hipotermia, coagulopatia ou acidose metabólica.

Estudos em pacientes vítimas de trauma demonstram aumento progressivo da incidência de sangramento microvascular característico de coagulopatia, que aumenta com a transfusão. Essas lesões ocorrem após a substituição de 2 a 3 volemias. Pode haver discrepância entre os testes laboratoriais e as evidências clínicas de sangramento; parece que o déficit de plaquetas é mais importante no sangramento do que as deficiências dos fatores de coagulação. Sangramento microvascular ocorre com contagem de plaquetas entre 50.000 e 60.000/mm^3.

EXAMES LABORATORIAIS

É recomendado que os resultados dos testes laboratoriais saiam rapidamente para auxiliar os médicos assistentes e o hemoterapeuta na melhor conduta transfusional.

Entre estes exames laboratoriais devem constar a determinação rápida e seriada dos parâmetros hematológicos básicos como hemoglobina, lactato, pH sanguíneo e testes de hemostasia para diagnóstico da coagulopatia. Estes testes tendem a se alterar rapidamente e são um bom indicador do prognóstico. A determinação do lactato arterial e do excesso de base ajudará a distinguir os casos mais graves.

Para avaliar a hemostasia devem ser solicitados o tempo de tromboplastina parcial ativada (TTPa), tempo de protrombina (TP), razão de normalização internacional (INR), fibrinogênio e plaquetas e, para completar, o estudo da coagulação, o tromboelastograma (TEG) e tromboelastometria rotacional (ROTEM), sempre considerando a dis-

ponibilidade de cada centro. A utilização de testes viscoelásticos, como TEG e ROTEM, podem ajudar a detectar, controlar e orientar o tratamento da coagulopatia associada à hemorragia aguda, sobretudo na presença da tríade letal.[7]

ADMINISTRAÇÃO DE HEMOCOMPONENTES

Concentrado de hemácias

Recomenda-se protocolos que incluam a transfusão precoce do concentrado de hemácias. Para guiar a transfusão devemos considerar os parâmetros clínicos (PA, FC e IC) e laboratoriais (HB, lactato, BE), individualizando a conduta para cada paciente. Os protocolos de transfusão devem funcionar de acordo com sistemas de alarme estabelecidos previamente pelo comitê de hemoterapia de cada serviço, como um protocolo de consenso interdisciplinar.

O manejo da hemorragia grave com alta relação de plasma fresco e plaquetas em relação ao concentrado de hemácias parece trazer bons resultados à medida que corrige, e até previne, coagulopatia. Como exposto antes, neste capítulo, existe uma grande divergência na literatura sobre qual é a melhor relação na administração de hemocomponentes.

Em resumo, apesar dos benefícios sugeridos com as estratégias transfusionais com relação fixa entre os hemocomponentes 1:1:1 ou 2:1:1, não existem evidências de qual é o melhor protocolo. Ressalta-se que em algumas situações houveram complicações ao paciente, gerada por protocolos institucionais de proporções fixas.[8,9]

Plasma fresco congelado

O uso do plasma fresco congelado (PFC) tem como objetivo tratar e prevenir o distúrbio de coagulação na hemorragia maciça. Entre os inconvenientes do uso do PFC, estão a possibilidade de sobrecarga circulatória associada à transfusão (TACO), principalmente se há falência cardíaca, a lesão pulmonar associada a transfusão (TRALI) e a necessidade de um tempo de espera para descongelar o produto. O volume recomendado deve ser avaliado com base nos parâmetros clínicos e laboratoriais de cada paciente.

Plaquetas

Não existe uma evidência científica sólida sobre qual é o número mínimo de plaquetas que assegura uma hemostasia adequada. Em pacientes politraumatizados recomenda-se manter nível mínimo de plaquetas acima de 50×10^9 L. Naqueles casos em que a hemorragia persiste, deve-se considerar aumentar o gatilho para 79×10^9 L. Apenas para casos de TCE com sangramento encefálico maciço devemos manter plaquetas acima de 100×10^9 L.[7]

Agentes hemostáticos

O agente hemostático tópico ideal seria aquele que conseguisse o controle local da hemorragia de maneira rápida, sem afetar os mecanismos de coagulação a nível sistêmico, de preferência de fonte humana e não bovina. A associação dos agentes hemostáticos com as medidas convencionais para o controle da hemorragia tem sido bastante recomendada.

Complexo protrombínico

Em pacientes que fazem uso de inibidores da vitamina K, pode-se administrar concentrado de complexo protrombínico (CCP) como alternativa ao uso de PFC como forma de reverter o efeito anticoagulante. A dose inicial sugerida é de 50 UI/kg, associada a dose de 10 mg de vitamina K.[10]

Para evitar os efeitos trombogênicos relacionados ao uso de CCP, em doses elevadas e/ou sucessivas, deve-se realizar INR antes de sugerir nova dose. Se INR estiver acima de 1,5, a repetição da dose será benéfica, desde que se considere os parâmetros clínicos.

Nos pacientes com hemorragia maciça não associada ao uso de anticoagulante antivitamina K, não se recomenda o uso de CCP como primeira linha. Entretanto, pode ser uma alternativa para casos selecionados, principalmente diante da impossibilidade de esperar o tempo necessário no preparo do PFC, se o paciente apresenta sinais de sobrecarga de volume relacionada à transfusão (TACO) ou sinais e sintomas de TRALI.

O CCP é considerado um fármaco bastante seguro, entretanto podem ocorrer algumas complicações, fundamentalmente, do tipo trombóticas. Naqueles pacientes com risco trombótico cardiovascular, portadores de próteses valvulares cardíacas, revascularizados ou com qualquer outra situação de risco para trombose, o CCP deve ser utilizado com cautela e em dose reduzida (20-25 UI/kg).

Fibrinogênio

O fibrinogênio é o fator que diminui mais rapidamente em uma hemorragia grave.

Existem algumas técnicas para a determinação do fibrinogênio, e a aplicação e interpretação incorreta das técnicas pode complicar o diagnóstico e as decisões sobre a estratégia transfusional. A determinação do fibrinogênio funcional (FIBTEM), com ROTEM no TEG, permite diagnosticar de forma rápida o nível do fibrinogênio em pacientes traumáticos e guarda estreita relação com os níveis obtidos pelo método tradicional, com a vantagem de ser mais rápida, auxiliando na decisão terapêutica e manejo da transfusão de urgência.

A dose recomendada deve ser individualizada de acordo com a gravidade do caso e grau da hemorragia, e com a concentração de fibrinogênio atual.

Antifibrinolíticos

O uso precoce (nas primeiras 3 horas) de ácido tranexâmico nos pacientes com hemorragia maciça secundária a trauma é muito recomendado. A dose inicial é de 1 g em 10 minutos, seguida de uma infusão endovenosa de 1 g em 8 horas. A administração tardia, ou seja, após 3 horas do trauma, não deve ser aplicada, por aumentar a mortalidade associada à hemorragia.[7]

Hipocalcemia

O cálcio é essencial para a formação do coágulo e para a adequada atividade das plaquetas, além do seu importante papel na contratilidade cardíaca e na manutenção da resistência vascular sistêmica.

Pacientes politraumatizados que são admitidos no hospital com baixos níveis plasmáticos de cálcio têm alto risco de apresentar hemorragia maciça. Da mesma forma, a hipocalcemia nas primeiras 24 horas após o trauma pode estar relacionada

COMPLICAÇÕES

As principais complicações das transfusões de grandes volumes de hemocomponentes estão resumidas na Tabela 43.2.

Toxicidade pelo citrato

Os hemocomponentes (plasma, plaquetas e concentrado de hemácias) contêm citrato como anticoagulante. Quando um grande volume de hemocomponentes é administrado rapidamente, particularmente na presença de disfunção hepática, os níveis de citrato podem aumentar resultando em hipocalcemia. Nos pacientes com função hepática normal o citrato é rapidamente metabolizado e esses sintomas são transitórios. Hipocalcemia é mais provável em pacientes em choque e/ou hipotérmicos.

A redução plasmática dos níveis de cálcio aumenta a excitabilidade neuronal que pode se manifestar, no paciente, como formigamento perioral ou de extremidades, tremores, tontura, fasciculação, espasmo e náuseas.

No sistema nervoso central a hipocalcemia pode aumentar a sensibilidade do centro respiratório ao dióxido de carbono causando hiperventilação. Como a contração muscular depende do cálcio intracelular, a hipocalcemia poderá levar à depressão cardíaca.

Para evitar a hipocalcemia, pacientes submetidos à transfusão maciça, principalmente aqueles com doença hepática, poderão se beneficiar da reposição de cálcio. A reposição deve ser considerada quando a concentração de cálcio estiver menor que 50% do valor normal ou quando os sintomas de hipocalcemia forem evidentes.

Hipocalemia e hipercalemia

Quando a hemácia é estocada em uma temperatura de 1 a 6 ºC, o potássio intracelular é liberado para o plasma sobrenadante e solução aditiva. Apesar disso, como o volume é pequeno, o total de potássio extracelular não ultrapassa 0,5 mEq por unidade fresca, e chega até 5 a 7 mEq em unidades próximas do período de expiração. Isso raramente causará danos ao paciente; entretanto, hipercalemia poderá ocorrer em pacientes com insuficiência renal, prematuros ou recém-nascidos que estejam recebendo grandes volumes de hemocomponentes. Isto pode ocorrer em cirurgias cardíacas ou exsanguinotransfusão, mas trata-se de um evento transitório que ocorre em transfusões rápidas.

Hipocalemia é observada mais frequentemente que a hipercalemia porque o potássio liberado das hemácias do doador leva a um influxo intracelular deste íon. O metabolismo do citrato também leva a um influxo de potássio em resposta a um consumo de prótons. As catecolaminas liberadas em resposta à perda urinária de aldosterona pode ser um gatilho para a hipocalemia durante a transfusão maciça. De uma maneira geral, não é necessário nenhum tratamento ou estratégia de prevenção.

Embolismo gasoso

Embolismo gasoso pode ocorrer se a transfusão ocorrer em sistema aberto sob pressão, ou se entrar ar no cateter central enquanto o sangue está

TABELA 43.2
COMPLICAÇÕES DAS TRANSFUSÕES
Anormalidades metabólicas que podem levar à depressão ventricular
Hipotermia pela infusão de hemocomponente refrigerado
Toxicidade ao citrato
Acidose láctica decorrente da hipoperfusão e isquemia
Hipercalemia
Hemólise
Embolismo gasoso

---

tanto com aumento da mortalidade quanto com a maior necessidade transfusional, e pode ser um indicador mais importante do que o fibrinogênio baixo, a acidose ou a plaquetopenia.

Conclui-se que a detecção precoce da hipocalcemia pode ser um indicador precoce dos pacientes vítimas de trauma com maior risco de evoluir para transfusão maciça, permitindo acionar o protocolo de transfusão maciça de forma mais rápida.

sendo administrado. O volume mínimo de ar que leva a embolia aérea em um adulto é de, aproximadamente, 100 mL. Os sintomas incluem tosse, dispneia, dor torácica e choque.

REFERÊNCIAS BIBLIOGRÁFICAS

1. Resolução da Agência Nacional de Vigilância Sanitária – ANVISA RDC, nº 34, 11 de junho de 2014.

2. Fung MK, Grossman BJ, Hillyer C, Westhoff CM. Technical Manual, 18 ed. AABB; 2014.

3. Retter A, Wyncoll D, Pearse R, Carson D, McKechnie S, Stanworth S, et al; British Committee for Standards in Haematology. Guidelenes on the management of anaemia and red cell transfusion in adult critically ill patients. Br J Haematol 2013 Feb; 160(4):445-464.

4. Fernández CM, García-Fuentes C, Alonso-Fernández MA, Toral-Vázquez D, Bermejo-Aznarez S, Alted-López E. Massive transfusion predictive scores in trauma. Experience of a transfusion registry 2011 Dec; 35(9):546-551.

5. Murdock AD, Berséus O, Hervig T, Strandenes G, Lunde TH. Whole blood: the future of traumatic hemorrhagic shock resuscitation. Shock 2014 May; 41(Suppl 1):62-69.

6. Vymazal T. Massive hemorrhage management – A best evidence topic report; Ther Clin Risk Manag 2015 Jul 27; 11:1107-1111.

7. Llau JV, Acosta FJ, Escolar G, Fernández-Mondéjar E, Guasch E, Marco P, et al. Multidisciplinary consensus documento in the management of massive haemorrhage. Med Intensiva 2015 Jul 29. pii: S0210-5691(15)00113-8.

8. Ho AM, Holcomb JB, Ng CS, Zamora JE, Karmakar MK, Dion PW. The traditional vs "1:1:1" approach debate on massive transfusion in trauma should not be treated as a dichotomy. Am J Emerg Med 2015 Oct; 33(10):1501-1504.

9. Holcomb JB, del Junco DJ, Fox EE, Wade CE, Cohen MJ, Schreiber MA, et al; PROMMTT Study Group. The prospective, observational, multicenter, major trauma transfusion (PROMMTT) study: comparative effectiveness of a time-varying treatment with competing risks. JAMA Surg 2013 Feb; 148(2): 127-136.

10. Holcomb JB, Tilley BC, Baraniuk S, Fox EE, Wade CE, Podbielski JM, et al; PROPPR Study Group. Transfusion of plasma, platelets, and red blood cells in a 1:1:1 vs a 1:1:2 ratio and mortality in patients with severe trauma: the PROPPR randomized clinical trial. JAMA 2015 Feb 3; 313(5):471-482.

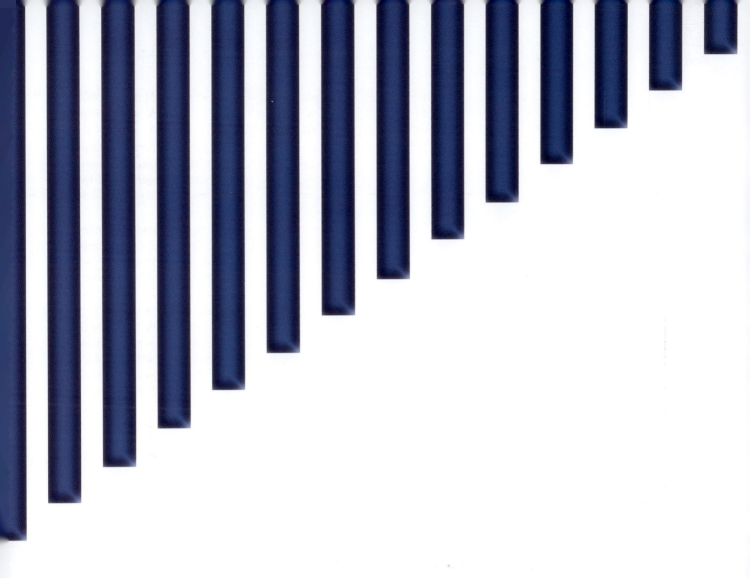

Parte **7**

SITUAÇÕES ESPECIAIS EM HEMOTERAPIA

44

PROTOCOLOS DE TRANSFUSÃO EM HEMOGLOBINOPATIAS

Rodolfo Delfini Cançado
Monica Pinheiro de Almeida Veríssimo

DOENÇA FALCIFORME

Introdução

Os distúrbios hereditários das hemoglobinas, sobretudo a doença falciforme e as talassemias, são as doenças genéticas mais frequentes do homem e mais difundidas no mundo, abrangendo sobretudo continentes como África, Américas, Europa e extensas regiões da Ásia.

O termo anemia falciforme (AF) é reservado para a forma de doença que ocorre nos homozigotos (SS). Além disso, o gene da hemoglobina S pode combinar-se com outras alterações hereditárias das hemoglobinas, como hemoglobina C, hemoglobina D e talassemia (alfa ou beta) gerando combinações que também são patológicas (hemoglobinopatia SC, S/beta-talassemia etc.) denominadas doença falciforme (DF).

A DF é a doença hereditária monogênica mais comum do Brasil ocorrendo, predominantemente, entre afrodescendentes; distribui-se de forma heterogênea, sendo mais frequente nos estados Norte e Nordeste. Segundo dados do Programa Nacional de Triagem Neonatal, estima-se o nascimento

anual de, aproximadamente, 3.000 crianças portadoras de DF, número este que corresponde ao nascimento de uma criança com DF para cada 1.000 recém-nascidos vivos (incidência de 1:650 na Bahia e de 1:3.000 a 4.000 em Minas Gerais, Rio de Janeiro e São Paulo, por exemplo).

O evento fisiopatológico básico da AF é a mutação (guanina-adenina-guanina por guanina-timina-guanina) no sexto códon do gene da globina beta da hemoglobina (Hb), originando a formação da Hb S, que em situação de desoxigenação, sofre polimerização de suas moléculas com falcização das hemácias, ocasionando encurtamento da vida média dos glóbulos vermelhos (anemia hemolítica crônica), eventos repetidos de vaso-oclusão, episódios de dor e lesão crônica e progressiva de órgãos, resultando em piora da qualidade de vida e aumento das taxas de morbidade e mortalidade. A DF é considerada uma doença inflamatória crônica permeada de episódios agudos clinicamente controláveis.

O diagnóstico e tratamento precoces aumentam a sobrevida e melhoram a qualidade de vida das pessoas com DF que, para tanto, devem ser acompanhadas, preferencialmente, em centros de referência especializados capazes de oferecer atendimento global, multidisciplinar e multiprofissional.

Além da adoção de medidas profiláticas (diagnóstico neonatal, vacinas e penicilina, orientação do reconhecimento precoce do sequestro esplênico, Doppler transcraniano para identificação dos pacientes com maior risco de acidente cerebrovascular), o tratamento da DF compreende: transfusão de hemácias, hidroxiureia e transplante alogênico de células-tronco hematopoéticas.

Neste capítulo, aprofundaremos a transfusão de hemácias na DF e nas talassemias.

Transfusão na doença falciforme

A anemia é a manifestação mais comum da DF e, em geral, a gravidade do quadro clínico da doença correlaciona-se com a sua intensidade; é bem tolerada pela maioria dos pacientes desde a infância. As células falciformes têm sobrevida muito curta, de 16 a 20 dias, quando comparada aos 120 dias do eritrócito normal. Em contrapartida, a Hb S tem a afinidade pelo oxigênio diminuída e, portanto, maior facilidade no transporte de oxigênio para os tecidos.

Nos casos em que há indicação, a transfusão de hemácias, além de conferir aumento da concentração de Hb e da oxigenação tecidual, é capaz de diminuir a concentração de células que contêm Hb S, reduzindo o risco de fenômenos vaso-oclusivos, e de reduzir a síntese e liberação de eritropoetina pelo aumento da Hb circulante levando à supressão da eritropoese endógena.

A transfusão de hemácias tem sido um dos recursos terapêuticos cada vez mais utilizados, em parte por ter se tornado procedimento mais seguro, mas sobretudo porquê é capaz de prevenir a ocorrência de eventos vaso-oclusivos e de complicações graves como acidente vascular encefálico (AVE) e síndrome torácica aguda, entre outras. Aproximadamente 60% dos pacientes com DF recebem transfusão de hemácias, sobretudo aqueles com os genótipos SS e Sβ^0-talassemia seguido dos pacientes com Sβ^+-talassemia e SC.

Indicações de transfusão de hemácias

Há duas categorias de regime transfusional: transfusões eventuais ou episódicas, usadas para estabilizar ou reverter complicações imediatas; e transfusões crônicas, de caráter profilático, para prevenir futuras complicações. Estima-se que 20 a 30% dos pacientes são mantidos em regime transfusional crônico. As principais indicações de transfusão na DF estão relacionadas no Tabela 44.1.

TABELA 44.1 PRINCIPAIS INDICAÇÕES DE TRANSFUSÃO DE HEMÁCIAS NA DOENÇA FALCIFORME	
INDICAÇÕES DE TRANSFUSÕES EVENTUAIS (EPISÓDICAS)	**INDICAÇÕES DE TRANSFUSÕES CRÔNICAS**
• Acidente vascular encefálico (AVE) agudo • Síndrome torácica aguda* • Crise de sequestro esplênico • Priapismo • Anemia hemolítica grave • Crise aplástica • Falência de múltiplos órgãos • Preparo pré-operatório (casos selecionados) • Gestação complicada	• Prevenção secundária (de recorrência) de AVE • Prevenção primária de AVE (pacientes pediátricos de alto risco)# • Prevenção de recorrência de infarto cerebral silencioso • Prevenção de recorrência de síndrome torácica aguda • Insuficiência de órgãos (fígado, rins, coração) • Hipertensão pulmonar crônica • Dor crônica em pacientes não respondedores à hidroxiureia • Prevenção de recorrência de sequestro esplênico (em crianças ≤ 2-3 anos) • Gestação • Úlcera de perna (programa de curta duração)

*Corresponde à principal causa de óbito em pacientes adolescentes e adultos jovens com DF.
#Crianças com Doppler transcraniano anormal (velocidade de fluxo sanguíneo de artéria cerebral ≥ 200 cm/s).

Prevenção de complicações neurológicas com transfusão de hemácias

No AVE agudo, recomenda-se transfusão de troca nas primeiras 6-12 horas para redução da Hb S < 30%. Após o evento agudo, recomenda-se manter esquema transfusional crônico e a Hb S entre 30-50%.

Das principais indicações de transfusão na DF (Tabela 44.1), 50-70% delas têm como finalidade as prevenções primária (em crianças de alto risco) e secundária de AVE, e de recorrência de infarto silencioso agudo.

O estudo STOP I (1998) possibilitou a identificação de crianças com maior chance de evento cerebral agudo e reduziu a ocorrência de AVE de 10% ao ano para menos de 1%. Além disso, o pronto diagnóstico e tratamento do AVE com regime regular de transfusão de hemácias reduziu o risco de recorrência de novo evento cerebral agudo em 92%.

O estudo STOP II (2005) identificou crianças com ressonância nuclear magnética normal e que obtiveram normalização do Doppler transcraniano com transfusão regular de hemácias. Um grupo de crianças continuou o regime de transfusão e o outro grupo mantido sem transfusão regular. Após 2 anos de acompanhamento, observou-se que 35% das crianças não transfundidas voltaram a apresentar elevado risco de evento isquêmico agudo (voltaram a apresentar Doppler transcraniano anormal) e 2 crianças apresentaram AVE, enquanto no grupo de pacientes mantidos em transfusão não houve evento agudo cerebral. Esse estudo teve seu término antecipado e demonstrou que não é seguro parar as transfusões em crianças com elevado risco para AVE; concluindo, portanto, que as transfusões devem ser mantidas indefinidamente neste grupo de pacientes.

O estudo SWiTCH (The Stroke With Transfusions Changing to Hydroxyurea) comparou o tratamento convencional (transfusão e quelação de ferro) *versus* tratamento alternativo (hidroxiureia e flebotomia) na prevenção secundária de AVE e observou que a taxa de incidência de AVE foi de 10% (7 casos em 67 pacientes) no grupo alternativo *versus* nenhum caso de AVE (0 em 66 pacientes) no grupo convencional. Os autores concluíram que o tratamento com transfusão regular e quelação de ferro

continua sendo o tratamento de escolha na prevenção secundária de AVE em pacientes com DF.

Mais recentemente, o estudo SIT (Silent Infarct Transfusion) comparou transfusão regular *versus* observação por 3 anos em crianças com DF sem história prévia de AVE, mas com um ou mais episódios de infarto silencioso confirmado pela ressonância magnética e com exame neurológico normal. Este estudo demonstrou que o regime transfusional crônico reduz de maneira significante a taxa de recorrência de infarto cerebral nas crianças estudadas.

Preparo transfusional para procedimentos cirúrgicos e com contrastes endovenosos

Para cirurgias de pequeno porte (ambulatoriais) com anestesia local, não há necessidade de preparo hemoterápico.

Em procedimentos cirúrgicos sob anestesia geral, com previsão de menos de 2 horas de duração, recomenda-se transfusão simples para se elevar a Hb para 9,5-10,0 g/dL. Em cirurgias com duração prevista para mais de 2 horas (ou procedimentos que utilizem contrastes endovenosos), recomenda-se a transfusão de troca com o objetivo de reduzir a Hb S para cerca de 30%, procurando manter a Hb circulante próxima de 10,0 g/dL.

Os principais cuidados pré, peri e pós-operatórios incluem oxigenação e hidratação endovenosa adequadas, e medidas para se evitar acidose e hipotermia (temperatura corporal < 36 ºC). Recomenda-se o monitoramento contínuo da oxigenação (oxímetro de pulso) durante os períodos peri e pós-operatório.

Transfusão e gestação

A DF não é impeditiva para gravidez, mas pode conferir riscos tanto para a gestante (sobretudo para aquelas com genótipo SS) como para o feto e o recém-nascido.

As principais complicações clínicas, hematológicas e/ou obstétricas que podem ser graves e complicar a evolução da gravidez são: piora da anemia, crises de dor, infecção (principalmente do trato urinário), síndrome torácica aguda, aborto espontâneo, placenta prévia e descolamento prematuro de placenta, pré-eclâmpsia (cerca de cinco vezes mais frequente na gestante com DF), parto pré-termo ou prematuro, óbito materno e fetal.

O atendimento no pré-natal deve iniciar-se precocemente. O ideal é que a gestante seja acompanhada por equipe da atenção básica e, simultaneamente, atendida no pré-natal de alto risco e em serviço especializado de hematologia com suporte de medicina transfusional. O trabalho conjunto e articulado dos diversos níveis da atenção à saúde pode contribuir para diminuir as complicações e reduzir a mortalidade materna e perinatal na gestante com doença falciforme.

Quando transfundir (transfusão sob demanda) a gestante com doença falciforme?

- Piora da frequência e intensidade das crises vaso-oclusivas refratárias ao uso de analgésicos.
- Queda da hemoglobina basal (Hb < 6 g/dL ou queda maior do que 30% da Hb basal ou sinais de descompensação cardíaca).
- Síndrome torácica aguda.
- Retardo crescimento intrauterino.
- Complicação preexistente (AVE, vasculopatia cerebral, hipertensão pulmonar grave).
- Uso prévio de hidroxiureia por complicação grave.
- Preparo de parto cesárea.

Quando indicada, recomenda-se transfusão simples com o objetivo de elevar o nível de Hb, não ultrapassando o valor de Hb final de 10,0 g/dL.

Em 2015, foi publicado um estudo sistemático e meta-análise que incluiu 10 trabalhos retrospectivos e 2 prospectivos com o objetivo de revisar sistematicamente o impacto da transfusão profilática *versus* transfusão esporádica na morbimortalidade materna e fetal. Este estudo concluiu que a adoção de transfusão profilática levou à redução da mortalidade materna e perinatal, taxas de crise vaso-oclusiva, complicações pulmonares (incluindo o tromboembolismo pulmonar) e parto prematuro.

Embora não seja aceita de forma universal, vários serviços recomendam que todas as gestantes com DF devam ser incluídas em programa regular de transfusão crônica. Em geral, a transfusão regular é iniciada a partir da 28ª semana de gestação para as pacientes oligossintomáticas, e antes desta idade gestacional para pacientes com histórico de crises vaso-oclusivas graves e/ou uso de hidroxiureia, e pacientes com crises vaso-oclusivas durante a gestação.

Indicações inapropriadas ou contraindicações

Via de regra, transfusão de hemácias não está indicada nas seguintes situações: apenas para elevar o valor de Hb, em episódios não complicados de dor ou infecção, cirurgias sob anestesia local e necrose asséptica de cabeça do fêmur ou úmero.

Métodos e modos de transfundir na doença falciforme

A escolha de métodos como transfusão simples, transfusão de troca parcial (ou exsanguinotransfusão parcial manual) e eritrocitaférese automática (realizada em processadoras automáticas de fluxo contínuo ou descontínuo), dependem de requisitos específicos do paciente, sobretudo da indicação de transfusão de acordo com a complicação apresentada (Tabela 44.2).

Com exceção dos casos de anemia grave, a eritrocitaférese automática é a que oferece mais benefícios e o procedimento mais realizado na maioria dos centros dos países desenvolvidos. No Brasil, o procedimento mais realizado é a transfusão de troca parcial (Tabela 44.2).

Uma vez decidido transfundir, os principais requisitos para se administrar um concentrado de hemácias ideal são:

- Hemácias negativas para Hb S e fenotipadas para os sistemas Rh (D, C, c, E, e) e Kell. Sempre que possível, proceder fenotipagem estendida (Kidd, Duffy, S), sobretudo nos pacientes aloimunizados.
- Produto leucodepletado a fim de diminuir os riscos de reações febris não hemolíticas, aloimunização por antígenos do HLA, transmissão do citomegalovírus, imunomodulação relacionada à transfusão e edema pulmonar não cardiogênico (TRALI, *transfusion-related acute lung injury*).
- Produto com tempo de armazenamento ≤ 5 dias.
- Volume a ser transfundido: 5 a 10 mL/kg em 1-2 horas.

TABELA 44.2
MÉTODO, INDICAÇÃO E CONSIDERAÇÕES DE TRANSFUSÃO DE HEMÁCIAS NA DOENÇA FALCIFORME

MÉTODO	INDICAÇÃO E CONSIDERAÇÕES
Transfusão simples	Hb < 7,0 g/dL ou < 8,0 g/dL na vigência de complicação aguda ou crônica Procedimento amplamente disponível, pode aumentar o risco de hiperviscosidade e causar sobrecarga de ferro Recomenda-se evitar Hb pós-transfusional > 12 g/dL
Transfusão de troca parcial* (exsanguinotransfusão parcial manual)	Indicada na maioria dos casos, sobretudo nos pacientes com Hb entre 8-10 g/dL Diminui a concentração de Hb S sem mudança significativa da Hb circulante Em geral, o objetivo é manter a Hb S ≤ 30% pela transfusão de 1-3 unidades de concentrado de hemácias a cada 3-4 semanas Exige experiência da equipe de saúde, disponibilidade de acesso venoso e diminui o risco/intensidade de sobrecarga de ferro
Transfusão de troca automatizada (exsanguinotransfusão automática ou eritrocitaférese)	É o procedimento ideal ou preferível, porém há necessidade de equipamento adequado, equipe de saúde especializada, acesso venoso e o custo é elevado, sobretudo nos países em desenvolvimento Quando não é possível realizar este procedimento na rotina, é uma opção importante em situações graves nas quais é necessário rápido ↑ da Hb total e concomitante ↓ da Hb S (< 30%), sem alteração significativa do volume e viscosidade sanguíneos (p. ex., falência de múltiplos órgãos, AVE agudo, síndrome torácica aguda, priapismo intratável) O risco de sobrecarga de ferro é mínimo

Transfusão de troca parcial: trata-se da remoção de cerca de 5-10 mL/kg de peso do paciente num período de 20-40 minutos. Deve-se evitar a remoção de mais de 500 mL por procedimento. Após a sangria, o mesmo volume retirado deve ser substituído por soro fisiológico 0,9% seguido da transfusão de hemácias 5-10 mL/kg. Este procedimento pode ser repetido no mesmo dia ou nos dias subsequentes, dependendo da indicação e das condições clínicas do paciente.

- Evitar ultrapassar a concentração de Hb pós-transfusional de 12 g/dL pelo risco de hiperviscosidade sanguínea, sobretudo nos pacientes com Hb S elevada.

Além da correta indicação de transfusão de hemácias, deve-se sempre levar em consideração seus benefícios, mas também os diversos riscos inerentes a este procedimento.

Das diferentes complicações associadas à transfusão de hemácias (ver a seguir – Talassemias), vale a pena ressaltar a importância do diagnóstico e tratamento precoces da reação transfusional hemolítica tardia, também conhecida como síndrome hiper-hemolítica na DF.

Trata-se de reação hemolítica tardia, cuja frequência varia entre 5 e 36%, ocorrendo entre 3-10 dias após a transfusão e, geralmente, acompanhada de febre, exacerbação da dor e hemoglobinúria. Do ponto de vista laboratorial, observa-se as seguintes alterações:

- Piora da anemia após a transfusão. A queda da Hb pode ocorrer quando a hemólise das hemácias do doador é acompanhada pela supressão da eritropoese, uma vez que os eritrócitos falciformes têm sobrevida curta. Em alguns casos, é possível que aconteça hiper-hemólise do sangue autólogo (*bystander immune hemolysis*) que também favorece a diminuição dos valores de Hb, embora se trate de fenômeno pouco documentado. Observa-se redução da Hb A pós-transfusional (destruição das hemácias heterólogas).
- Reticulocitopenia importante (redução significativa na contagem absoluta de reticulócitos em relação ao valor basal).
- Piora dos parâmetros de hemólise (bilirrubinas e DHL).
- Transfusões subsequentes podem agravar ainda mais o quadro hemolítico, colocando em risco a vida do paciente.

O tratamento consiste da administração de corticosteroides via endovenosa. Nos casos mais graves, pode-se associar imunoglobulina e/ou eritropoetina.

TALASSEMIAS

Transfusão em talassemia maior e intermediária

A terapia transfusional está em constante evolução nestes últimos anos, por meio de um número cada vez maior de incrementos tecnológicos que permitem melhoria na qualidade do ciclo do sangue.

Este crescente aprimoramento na produção de hemocomponentes exige que outras áreas interligadas como seleção de doadores de sangue, técnicas sorológicas de triagem laboratorial e técnicas de imuno-hematologia, tanto para paciente quanto para doadores de sangue, se desenvolvam de forma a minimizar ou evitar os efeitos adversos relacionados às transfusões sanguíneas.

Nas síndromes talassêmicas, as transfusões de sangue de forma regular são um dos pilares do tratamento e propiciam adequado transporte de oxigênio aos tecidos, vida média e recuperação de hemoglobina satisfatória, que permita crescimento e desenvolvimento às pessoas com talassemias por meio de processamento e estocagem de sangue com qualidade.

Assim, os objetivos da terapia transfusional são correção da anemia, supressão da eritropoese e inibição da absorção do ferro gastrointestinal. Situações estas que podem ocorrer naqueles pacientes não transfundidos como consequência de uma eritropoese aumentada, mas ineficaz.

A terapia transfusional inicia-se após a confirmação do diagnóstico laboratorial de talassemia maior, além de outros critérios, conforme estabelecido pela diretriz da Federação Internacional de Talassemia (TIF), a saber:

- Se Hb < 7,0 g/dL em duas ocasiões diferentes (intervalo maior que duas semanas). Excluir todas as outras causas que podem ter contribuído para a queda, tais como infecções virais, deficiência de ácido fólico, co-herança de deficiência de G6PD ou perda sanguínea.

- Se Hb > 7,0 g/dL com o paciente apresentando mudanças faciais, crescimento comprometido, fraturas ou hematopoese extramedular. A transfusão regular não deve ser baseada apenas no grau de anemia, mas no monitoramento criterioso por um período de tempo, observando a severidade da eritropoese ineficaz, o crescimento e desenvolvimento, a qualidade de vida, bem como a coexistência de complicações clínicas.

A transfusão regular iniciará, em geral, nos primeiros 2 anos de vida nas formas talassêmicas mais graves. Nas formas intermediárias, as transfusões podem ocorrer de forma esporádica nas primeiras décadas de vida e depois podem evoluir para um regime regular de transfusão. Quando na infância, inicia-se em virtude da falha de crescimento em vigência de anemia significativa, comprometimento ou ausência do estirão na adolescência ou aumento progressivo do baço. Já na vida adulta, pode-se iniciar pelas deformidades ósseas, predisposição à trombose, úlceras de pernas, infartos silenciosos, hipertensão pulmonar ou sinais de descompensação cardíaca.

No Optimal Care Study, pacientes com talassemia intermediária que receberam transfusão e quelação tiveram menor incidência de complicações (incluindo endocrinopatia) quando comparados com pacientes que não receberam tratamento, ou que receberam apenas um tipo de tratamento.

A Hb pré-transfusional deve ser mantida entre 9,5-10 g/dL, com intervalo transfusional variando de 2 a 5 semanas, de acordo com as necessidades individuais de cada pessoa. Este regime transfusional inibe a atividade eritropoética da medula e minimiza o acúmulo de ferro transfusional.

Se doença cardíaca ou não supressão da eritropoese ineficaz (presença de hematopoese extramedular ou esplenomegalia) mantém-se Hb pré-transfusional entre 11 e 12 g/dL. Alguns pacientes com dor em região lombar, próximo ao período da transfusão, podem precisar manter Hb pré-transfusional mais alta.

Quanto a Hb pós-transfusional, deverá manter-se entre 14-15 g/dL.

A quantidade de sangue a ser transfundido depende de vários fatores, como peso do paciente, Hb-alvo a ser atingida e hematócrito da bolsa de sangue. Existem gráficos e fórmulas apropriados para calcular a quantidade de concentrado de hemácias a ser transfundido. De forma geral, a quantidade não deve exceder 15-20 mL/kg/d, com velocidade máxima de infusão de 5 mL/kg/h para evitar aumento rápido da volemia sanguínea. Se Hb menor que 5 g/dL e/ou na presença de falência cardíaca, pequenas alíquotas de concentrado de hemácias (5 mL/kg) devem ser infundidas lentamente de forma a prevenir sobrecarga volêmica até que a Hb atinja 9 g/dL.

Para monitorar a efetividade transfusional, alguns índices devem ser relatados e armazenados a cada transfusão, tais como Hb pré e pós-transfusional, hematócrito e quantidade de concentrado de hemácias que foi transfundido, e intervalo transfusional. Estas medidas fornecem subsídios para calcular a necessidade transfusional anual e a oferta de ferro transfusional, medidas fundamentais para o adequado monitoramento da transfusão e da terapia quelante nesses pacientes.

A *necessidade transfusional anual* é a quantidade média anual de volume sanguíneo recebido pelo paciente [(número de unidades transfundidas × volume em mL recebido) dividido pelo peso corporal em kg]. A necessidade transfusional nos pacientes não esplenectomizados é mais alta que nos pacientes esplenectomizados (ao redor de 30%).

Saber a necessidade transfusional anual de cada paciente é fundamental para identificar mudanças que podem corresponder a hiperesplenismo ou presença de hemólise secundária a anticorpos.

Hiperesplenismo é caracterizado quando ocorre necessidade transfusional de mais de 200 mL/kg/ano de hemácias com hematócrito a 100% (puras) e a esplenectomia é usada para reduzir a sobrecarga de ferro transfusional.

Antes de iniciar o regime de transfusão regular é mandatório vacinar contra as hepatites A e B, realizar a tipagem sanguínea completa do paciente para os sistemas ABO, RH, Kell, Kidd e Duffy (fenotipagem estendida). Atualmente, podemos também disponibilizar a genotipagem eritrocitária para estes pacientes, promovendo uma maior qualidade transfusional, principalmente para aqueles pacientes que não tiveram sua fenotipagem estendida realizada ao diagnóstico.

O concentrado de hemácias a ser transfundido deve ser compatível para os sistemas ABO, RH e Kell pelo menos, mas recomenda-se que se ofereça a compatibilidade para a fenotipagem estendida, de forma a reduzir a possibilidade de aloimunização.

Reações transfusionais agudas

1. *Reação transfusional febril não hemolítica* tem sua incidência drasticamente reduzida devido ao uso sistemático de filtros deleucocitários, com promoção de um melhor controle na redução dos leucócitos e menor quantidade de citocinas produzidas.

2. *Reação hemolítica transfusional aguda* ocorre por hemólise intravascular das hemácias incompatíveis devido à presença de anticorpos pré-formados na circulação do paciente.
   É considerada uma reação extremamente grave vinculada à quantidade de concentrado de hemácias transfundido. A principal causa deve-se a erros de identificação do receptor ou das amostras coletadas para os testes pré-transfusionais.
   É possível prevenir esta reação realizando a identificação do receptor (dupla checagem), instalação da bolsa com conferência dos dados como tipagem ABO/RH e fenotipagem, e início lento da infusão nos primeiros 15 minutos. Diagnóstico diferencial deve ser com contaminação bacteriana da bolsa.

3. *Reações alérgicas* ocorrem devido a proteínas plasmáticas presentes no sangue. Podem ser leves, moderadas ou graves, podendo evoluir para choque anafilático.
   Podem ser autolimitadas, mas recomenda-se o uso de anti-histamínico. Quando ocorrer primeira reação grave deve-se medicar antes das próximas transfusões e/ou lavar o concentrado de hemácias.
   A reação anafilática, em geral, ocorre por deficiência de IgA ou anticorpo anti-IgA. Deve-se usar medidas de suporte. Pode-se prevenir com o uso de concentrado de hemácias lavadas ou de doador deficiente de IgA.

4. *TRALI ou lesão pulmonar relacionada à transfusão* é outra reação transfusional aguda caracterizada por hipoxemia, dispneia, insuficiência respiratória, febre e edema pulmonar bilateral. Ocorre pela presença de anticorpos

anti-neutrófilos ou anti-HLA no doador ou mesmo no paciente. Manifesta-se durante ou até 6 horas após a transfusão. Recomenda-se uso de corticosteroides, diuréticos, oxigênio e medidas de suporte, podendo precisar de ventilação assistida.

5. *Sobrecarga volêmica* é pouco habitual em pacientes portadores de talassemia, já que o cálculo de volume é baseado na necessidade transfusional, mas pode ocorrer se o paciente tiver comprometimento funcional cardíaco e a velocidade de infusão for inadequadamente rápida.

Reações transfusionais tardias

Entre as reações transfusionais tardias destacam-se a aloimunização, a anemia hemolítica autoimune, a doença do enxerto contra hospedeiro (GVHD) pós-transfusional e a conversão sorológica por agentes infectocontagiosos.

Quanto à aloimunização, ou o desenvolvimento de um ou mais anticorpos (Ac) eritrocitários circulantes, é uma complicação comum da terapia crônica transfusional, podendo variar de 3 a 28%.

A prevalência da aloimunização aumenta com o retardo do início da transfusão. Quando se inicia a transfusão em menores de 1 ano, a taxa de aloimunização é ao redor de 7,7%. Se iniciar a transfusão após 1 ano de idade, esta taxa vai para 27,9%, de acordo com dados publicados por Michail-Merionou.

Prevenir esta complicação é possível por meio do monitoramento regular de pacientes com testes que possam detectar os novos Ac. Antes de cada transfusão, realizar testes de compatibilidade completa e pesquisa de Ac eritrocitários. Se novos Ac aparecerem, é mandatória a identificação para evitar reações hemolíticas futuras.

A presença de aloimunização depende da diversidade genética da população e da origem do doador e do receptor e, assim, existem relatos em determinados países de baixas taxas de aloimunização, diferentemente de outros países onde esta taxa é bem maior. A própria imigração de pacientes também pode contribuir com mudanças nas taxas de aloimunização. Assim, deve-se sempre oferecer hemocomponentes fenotipados totalmente compatíveis às pessoas portadoras de talassemia

maior. Outro fator de risco independente é o tempo de exposição às transfusões, como visto na publicação do grupo americano, em 2014.

A anemia hemolítica autoimune pode ocorrer usualmente em pacientes com aloanticorpos, mas pode ocorrer também sem a presença destes. Tem maior incidência quando a transfusão é iniciada mais tardiamente. Corticosteroides, imunossupressores e imunoglobulina podem ser usados.

A doença do enxerto contra hospedeiro (GVHD) pós-transfusional também pode ocorrer devido a presença de linfócitos viáveis em concentrado de hemácias a serem transfundidos. É uma complicação rara, mas que pode ser fatal. Prevenção é realizada com irradiação de hemocomponentes celulares (concentrado de hemácias, por exemplo). Manifesta-se entre 1 e 4 semanas pós-transfusão.

Com relação à transmissão de doenças infectocontagiosas temos ainda um grande desafio. Inúmeras melhorias foram introduzidas tais como questionários mais abrangentes para triagem clínica e a obrigatoriedade de realização do Teste de Ácido Nucleico (NAT) para o vírus da imunodeficiência humana (HIV) e da hepatite tipo C (HCV) permitindo a redução do período de janela imunológica. Porém, é necessário lembrar que os doadores são testados para um número pequeno de agentes infecciosos, e novos agentes emergentes tais como doença de Creutzfeldt-Jakob, vírus do Oeste do Nilo, Zika e Chikungunya surgiram contribuindo para aumentar o risco transfusional.

Futuras estratégias devem envolver pré-tratamento de hemácias para eliminar agentes conhecidos ou desconhecidos.

A qualidade do processo transfusional exige uma monitorização cuidadosa da transfusão, que inclui um relato completo da tipagem eritrocitária, do fenótipo eritrocitário, presença ou não de anticorpos (Ac) e reações transfusionais descritas para cada paciente, de forma a manter a segurança deste processo.

BIBLIOGRAFIA CONSULTADA

Doença falciforme

Hankins J, Ware RE. Sickle-cell disease: an ounce of prevention, a pound of cure. Lancet 2009; 374:1308.

Rees DC, Williams TN, Gladwin MT. Sickle-cell disease. Lancet 2010; 376:2018.

Cançado RD, Jesus AJ. A doença falciforme no Brasil. Rev Bras Hematol Hemoter 2007; 29:204-206.

Chou ST. Transfusion therapy for sickle cell disease: a balancing act. Hematology Am Soc Hematol Educ Program 2013; 2013:439.

Yawn BP, Buchanan GR, Afenyi-Annan AN, et al. Management of sickle cell disease: summary of the 2014 evidence-based report by expert panel members. JAMA 2014; 312:1033-1048.

Adams RJ. Big strokes in small persons. Arch Neurol 2007; 64(11):1567-1574.

Adams RJ, McKie VC, Hsu L, Files B, Vichinsky E, Pegelow C, et al. Prevention of a first stroke by transfusions in children with sickle cell anemia and abnormal results on transcranial Doppler ultrasonography. N Engl J Med 1998; 339(1):5-11.

Adams RJ, Brambilla D. Optimizing primary stroke prevention in Sickle Cell Anemia (STOP 2) trial investigators. Discontinuing prophylactic transfusions used to prevent stroke in sickle cell disease. N Engl J Med 2005; 353(26):2769-2778.

Ware RE, Helms RW, SWiTCH Investigators. Stroke With Transfusions Changing to Hydroxyurea (SWiTCH). Blood 2012; 119:3925.

DeBaun MR, Gordon M, McKinstry RC, et al. Controlled trial of transfusions for silent cerebral infarcts in sickle cell anemia. N Engl J Med 2014; 371:699.

Malinowski AK, Shehata N, D'Souza R, et al. Prophylactic transfusion for pregnant women with sickle cell disease: a systematic review and meta-analysis. Blood 2015; 126:2424.

de Montalembert M, Dumont MD, Heilbronner C, et al. Delayed hemolytic transfusion reaction in children with sickle cell disease. Haematologica 2011; 96:801.

Talassemias

Cappellini MD, Cohen A, Eleftheriou A, Piga A, Porter JB, Taher A. Guidelines for the clinical management of thalassemia. 2 ed. Nicosia: Thalassaemia International Federation, 2009.

Cazzola M, Borgna-Pignatti C, Locatelli F, Ponchio L, Beguin Y, De Stefano P. A moderate transfusion regimen may reduce iron loading in beta-thalassemia major without producing excessive expansion of erythropoiesis. Transfusion 1997; 37(2):135-140.

Galanello R, Origa R. Beta-thalassemia. Orphanet J Rare Dis 2010; 21(5):11. doi: 10.1186/1750-1172-5-11.

Michail-Merianou V, Pamphili-Panousopoulou L, Piperi-Lowes L, Pelegrinis E, Karaklis A. Alloimmunization to red cell antigens in thalassemia: comparative study of usual versus better-match transfusion programmes. Vox Sang 1987; 52(1-2):95-98.

Musallam KM, Angastiniotis M, Eleftheriou A, Porter JB. Cross-Talk between available guidelines for the management of patients with beta-thalassemia major. Acta Haematol 2013; 130:64-73.

Piomelli S, Graziano J, Karpatkin M, et al. Chelation therapy, transfusion requirement, and iron balance in young thalassemic patients. Ann N YAcad Sci 1980; 344:409-417.

Piomelli S, Hart D, Graziano J, et al. Current strategies in the management of Cooley's anemia.Ann N Y Acad Sci 1985; 445:256-267.

Rachmilewitz EA, Giardina PJ. How I treat thalassemia. Blood 2011; 118(13):3479-3488.

Taher AT, Musallam KM, Karimi M, El-Beshlawy A, Belhoul K, Daar S, Saned MS, ElChafic AH, Fasulo MR, Cappellini MD. Overview on practices in thalassemia intermedia management aiming for lowering complication rates across a region of endemicity: the OPTIMAL CARE study. Blood 2010; 115:1886-1892.

Thompson AA, Cunningham MJ, Singer ST, Neufeld EJ, Vichinsky E, Yamashita R, Giardina P, Kim HY, Trachtenberg F, Kwiatkowski JL. Thalassemia clinical research network investigators. Red cell alloimmunization in a diverse population of transfused patients with thalassaemia. Br J Haematol 2011; 153:121-128.

Yardumian A, Telfer P, Darbyshire P. Standards for the clinical care of children and adults with thalassaemia in the UK. 2 ed. London: Thalassaemia Society; 2008.

Vichinsky E, Levine L, Bhatia S, Bojanowski J, Coates T, Foote D, Fung E, Harmatz P, Jeng M, Knudsen JM, Lal A, Pakbaz Z, Schroepfer C, Singer ST, Sweeters N, Walters M, Wood J, Levine M. Standards of care guidelines for thalassemia. Oakland: Children's Hospital and Research Center Oakland; 2009.

Vichinsky E, Neumayr L, Trimble S, Giardina PJ, Cohen AR, Coates T, Boudreaux J, Neufeld EJ, Kenney K, Grant A, Thompson AA, CDC Thalassemia Investigators. Transfusion complications in thalassemia patients: a report from the Centers for Disease Control and Prevention (CME). Transfusion 2014 Apr; 54(4):972-981.

Vlaar APJ, Juffermans NP. Transfusion-related acute lung injury: a clinical review. Lancet 2013; 382:984-994.

ANVISA: Manual técnico de hemovigilância – investigação das reações transfusionais imediatas e tardias não infecciosas; 2015.

45

SUPORTE HEMOTERÁPICO EM TRANSPLANTE DE CÉLULAS PROGENITORAS HEMATOPOÉTICAS

Alfredo Mendrone Júnior
Dante Mário Langhi Júnior

INTRODUÇÃO

O transplante de células-tronco hematopoéticas (TCTH) é uma terapia cada vez mais utilizada no tratamento de doenças hematológicas, malignas e não malignas. A quimioterapia em altas doses é o princípio básico deste tratamento e tem como consequência períodos variáveis de pancitopenia cujos efeitos podem ser amenizados com suporte clínico e transfusional adequado. A terapia transfusional se baseia, principalmente, na profilaxia e tratamento de manifestações hemorrágicas e dos sintomas de anemia, bem como na prevenção da aloimunização na fase pré-transplante, o que pode contribuir para o sucesso do transplante.[1]

PRINCÍPIOS GERAIS

Todos os componentes sanguíneos, incluindo unidades plasmáticas e crioprecipitado, devem ser transfundidos após passarem por um filtro capaz de reter coágulos sanguíneos, fibrina e outros macroagregados. O equipo-padrão de transfusão já apresenta *in line* um filtro com poro de 170-260 micra, capaz de reter estes agregados. Filtros para redução de leucócitos agem por afinidade entre a carga da superfície do filtro e os leucócitos da unidade, mas também são capazes de reter macroagregados. Portanto, a leucorredução no momento da transfusão (*bed-side*) é suficiente para reter macroagregados e, por isso, não necessita ser utilizada em conjunto com equipo-padrão de transfusão. Por outro lado, hemocomponentes leucorreduzidos pré-estoque devem obrigatoriamente ser transfundidos com a utilização de equipos com filtros.[32]

O único fluido de utilização intravenosa que pode ser administrado em conjunto com a transfusão de hemocomponente é a solução salina isotônica 0,9%. Ringer lactato não pode ser utilizado, por conter cálcio e, consequentemente, poder deflagrar a coagulação do sangue. A infusão concomitante de solução salina hipo ou hipertônica, ou de solução glicosada, resultará em hemólise. Da mesma forma, medicamentos não podem ser infundidos na mesma via e de maneira concomitante com a transfusão de componentes sanguíneos. Se houver necessidade de administração de algum medicamento durante a transfusão, esta deve ser realizada em acesso venoso diferente daquele que está sendo utilizado para transfusão. Exceção deve ser feita aos cateteres de duplo lúmen, inseridos em veias de alto fluxo, que permitem a infusão simultânea de fluidos sem que haja mistura entre os mesmos.[32]

A transfusão rápida de grandes volumes de sangue refrigerado pode levar à arritmias e parada cardíaca. Aquecedores de sangue podem ser utilizados em situações de emergência, quando a velocidade de transfusão necessita ser superior a 100 mL por minuto. Nestas situações, certificar-se de que o aquecedor utilizado garanta a temperatura adequada ao hemocomponente. Aquecimento exagerado de componentes sanguíneos pode levar à hemólise.

Antes da transfusão de um hemocomponente, os seguintes testes devem ser realizados:[32]

- Determinação do tipo sanguíneo ABO e Rh (D) em amostra do receptor. Se necessário, outros antígenos eritrocitários do receptor também devem ser determinados.
- Pesquisa de anticorpos eritrocitários irregulares em amostra de soro ou plasma do receptor.
- Confirmação do tipo sanguíneo ABO/Rh do hemocomponente a ser transfundido.
- Teste de compatibilidade entre as hemácias do doador e o soro ou plasma do receptor (no caso de transfusão de sangue total, concentrado de hemácias, concentrado de granulócitos, concentrado de linfócitos ou de células progenitoras hematopoéticas). Para transfusão de componentes plasmáticos, crioprecipitado e concentrado de plaquetas não há necessidade da realização deste teste, a menos que o hemocomponente a ser transfundido tenha um volume eritrocitário igual ou superior a 1 mL.

TRANSFUSÃO DE CONCENTRADO DE HEMÁCIAS

O concentrado de hemácias (CH) é obtido a partir da remoção do plasma de uma unidade de sangue total ou através de coleta automatizada. Cada unidade tem um volume aproximado de 280 mL. A concentração mínima de hemoglobina no componente é de 45 g/unidade e o hematócri-

to varia de 65-80%, se coletado em CPDA-1, e de 50-70%, se coletado com uma solução aditiva (AS). Deve ser estocado à temperatura de 4 °C ± 2 °C. O tempo de estoque varia de acordo com a solução anticoagulante/criopreservante utilizada. Para CPDA-1, o tempo de estoque é de 35 dias. Se houver adição de uma solução aditiva, o tempo de estoque pode ser estendido para 42 dias.

A transfusão de CH tem como principal objetivo restaurar a capacidade de transporte de oxigênio reduzida em decorrência de queda da hemoglobina (Hb) no sangue. No entanto, a literatura não define um valor único de hemoglobina que possa ser utilizado como gatilho transfusional de CH. As seguintes condições devem ser consideradas no momento da indicação de uma transfusão de CH: A anemia é aguda ou crônica? A anemia é sintomática? O paciente apresenta doença cardiovascular ou respiratória associada? O paciente está séptico ou apresenta sangramento ativo? A anemia está retardando a recuperação do paciente?[2]

Muito embora uma conduta cada vez mais restritiva seja a mais utilizada em termos de indicação de transfusão de CH em pacientes assintomáticos, no sentido de transfundir apenas os pacientes com Hb ≤ 7,0 g/dL, um nível de hemoglobina entre 7-9 g/dL pode ser utilizado como gatilho para transfusão de hemácias em pacientes submetidos a transplante de medula óssea, desde que assintomáticos e sem outras morbidades. Por outro lado, pacientes com doença cardiopulmonar, insuficiência coronariana, doença vascular periférica, diabetes *mellitus*, infecção associada ou qualquer outra situação que diminua a tolerância à anemia, devem ser transfundidos quando a hemoglobina for igual ou inferior a 9-10 g/dL. Na presença de sintomas cardiopulmonares ou de baixo débito decorrentes da anemia, a transfusão de concentrado de hemácias deve ser realizada, independentemente do nível de hemoglobina.[1,3]

Em geral, em um adulto, a transfusão de uma unidade de concentrado de glóbulos vermelhos eleva o hematócrito em 3-4% e o nível de hemoglobina em 1-1,2 g/dL. O concentrado de hemácias deve ser submetido à irradiação gama para prevenção da doença do enxerto contra hospedeiro transfusional e, sempre que possível, leucorreduzido para prevenção de aloimunização e da transmissão de CMV.

TRANSFUSÃO DE CONCENTRADO DE PLAQUETAS

A transfusão de plaquetas é utilizada na prática clínica para prevenir ou tratar manifestações hemorrágicas em pacientes com trombocitopenia pós-tratamento mielossupressor e/ou transplante de medula óssea.[4] A disponibilidade de concentrados de plaquetas a partir da década de 1960 reduziu a mortalidade por sangramento em pacientes com leucemia aguda. Apesar do avanço considerável nos últimos anos, controvérsias persistem com relação ao gatilho transfusional, dose ideal e transfusão profilática ou terapêutica de plaquetas.[5] A administração em pacientes sem evidência de sangramento ativo, ou seja, transfusão profilática de plaquetas, é a estratégia padrão na prática clínica desde os anos 1970. Esta conduta foi determinada fundamentalmente por estudos observacionais não randomizados e contagem plaquetária inferior a 20.000 mm^3 passou a ser indicativa de transfusão profilática.[6] Ao longo da década de 1990, vários estudos retrospectivos e prospectivos demonstraram que a redução do gatilho transfusional de 20.000 para 10.000 mm^3 em pacientes estáveis não levou a maior incidência de hemorragia.[7,8] Em decorrência disto, atualmente, o gatilho transfusional de 10.000 mm^3 é recomendado e amplamente utilizado na prática clínica em pacientes estáveis com trombocitopenia pós-quimioterapia e sem fatores de risco adicionais para hemorragia. Febre, sepse, instabilidade hemodinâmica, queda rápida na contagem plaquetária, hiperleucocitose e coagulopatia são algumas das condições associadas a maior risco de sangramento. Nestas situações, transfusão profilática com contagem plaquetária entre 15.000 a 20.000 mm^3 é aceitável.[9]

O paciente submetido a transplante de medula óssea (TMO), geralmente, apresenta maior risco de desenvolver mucosite quando comparado àquele em tratamento quimioterápico convencional para leucemia aguda. Apesar disto, os dados disponíveis até o momento sugerem que contagem plaquetária de 10.000 mm^3 também é o gatilho transfusional recomendado no paciente estável pós-transplante de medula óssea.[10]

Situações associadas a risco adicional de sangramento nesta população de pacientes, além das já citadas anteriormente, e nas quais se recomenda transfusão com contagem plaquetária inferior a 20.000 mm^3 inclui: mucosite grave, doença do enxerto contra hospedeiro aguda, tratamento com globulina antitimocitária.[11]

Um aspecto importante a ser lembrado é que a contagem plaquetária é um dos parâmetros que deve ser analisado na indicação profilática de plaquetas. A observação clínica cuidadosa para detecção precoce de risco adicional de sangramento e elevação do nível do gatilho transfusional, quando necessário, constituem o alicerce da indicação adequada para transfusão profilática de plaquetas.[12]

A conduta transfusional no paciente com trombocitopenia submetido a procedimentos invasivos ou cirúrgicos é baseada, principalmente, em recomendações de um painel de especialista da American Society of Clinical Oncology (ASCO).[10] Este painel sugere que contagem plaquetária acima de 40.000 a 50.000 mm^3 é adequada para procedimentos invasivos ou cirurgias de grande porte sem coagulopatia associada. Exemplos de procedimentos invasivos incluem passagem de cateter venoso central, biópsia endoscópica de esôfago e traqueia, biópsia hepática, broncoscopia, cirurgias de grande porte. Por outro lado, estudos demonstram que biópsia de medula óssea e mielograma podem ser executadas com segurança com contagem plaquetária inferior a 20.000 mm^3. Já para as cirurgias neurológicas e oftalmológicas considera-se seguro nível plaquetário acima de 100.000 mm^3.

A transfusão terapêutica é definida como a administração de plaquetas na vigência de sangramento significante (grau WHO > 2) associado à contagem plaquetária inferior a 50.000-100.000 mm^3. O sistema de classificação da Organização Mundial da Saude (WHO), descrito na Tabela 45.1, é o mais utilizado para definir a gravidade do sangramento.[13]

A dose ideal ainda não está estabelecida e o consenso aceito é que a transfusão terapêutica deve elevar a contagem plaquetária o suficiente para restaurar a hemostasia. A dose na transfusão profilática é mais controversa e, na maioria dos centros, varia de 3-6 × 10^{11} plaquetas. Um estudo multicêntrico, controlado e randomizado recente não demonstrou diferença estatisticamente significante na incidência de sangramento quando comparada transfusão profilática de dose baixa – 1,1 × 10^{11} *versus* dose alta – 4,4 × 10^{11} de plaquetas.[14]

TABELA 45.1
SISTEMA CLASSIFICAÇÃO DE SANGRAMENTO ORGANIZAÇÃO MUNDIAL SAÚDE (WHO)

GRAU WHO	DESCRIÇÃO
0	Sem sangramento
1	Sangramento petequial; sangramento retiniano sem comprometimento visual
2	Sangramento leve: melena, hematúria, hematêmese, hemoptise
3	Sangramento moderado em qualquer sítio e que requer transfusão de hemácias
4	Sangramento grave; sangramento retiniano ou em sistema nervoso central com alta morbidade ou evolução fatal

Concentrado de plaquetas com tipagem ABO idêntica a do receptor é a primeira escolha e deve ser transfundido sempre que possível. A transfusão de concentrado plaquetário ABO não idêntico tem sido associada a menor incremento em alguns estudos, mas sem repercussão na eficiência hemostática do componente, o que torna esta conduta aceitável na prática hemoterápica. Entretanto, concentrado de plaquetas do grupo O só deve ser transfundido em receptor de outros grupos sanguíneos se o título de anti-A e anti-B não for elevado. Atualmente, não há consenso com relação ao melhor teste laboratorial, padronização e valor de corte para definir título elevado.[10,15]

Receptor do sexo feminino RhD negativo em idade fértil deve receber transfusão de concentrado plaquetário RhD negativo sempre que possível. Caso essa receptora tenha sido transfundida com componente RhD positivo, recomenda-se a administração de imunoglobulina anti-D. Uma dose de 300 UI dessa imunoglobulina é capaz de neutralizar 5 doses de plaquetas em um adulto por um período de 6 semanas. A administração via endovenosa é a recomendada no paciente trombocitopênico.[10]

O concentrado plaquetário deve ser submetido à irradiação gama para prevenção da doença do enxerto contra hospedeiro transfusional e, sempre que possível, leucorreduzido para prevenção de aloimunização e da transmissão de CMV.

A eficácia do uso do concentrado de plaqueta é avaliada pela resposta clínica, quando há sangramento, ou pelo incremento na contagem plaquetária pós-transfusional. Refratariedade plaquetária pode ser definida simplesmente como um incremento pós-transfusional abaixo do esperado. A fórmula mais utilizada para avaliar a resposta é o incremento da contagem corrigido (CCI):

$$CCI = \frac{(\text{plaqueta pós} - \text{plaqueta pré}) \times \text{superfície corpórea (m}^2)}{\text{Total plaquetas transfundidas (10}^{11})}$$

O diagnóstico de refratariedade requer o cálculo do CCI em, pelo menos, duas avaliações sequenciais após transfusão de plaquetas ABO compatível com tempo de estocagem inferior a 72 h. A amostra para contagem plaquetária deve ser coletada 1 ou 24 horas após a transfusão. A obtenção de CCI $< 7,5 \times 10^9$/L, 1 hora, ou $< 4,5 \times 10^9$/L, 24 horas após a transfusão, caracterizam refratariedade plaquetária.[1,10]

As causas mais comuns de refratariedade plaquetária são não imunológicas e incluem: esplenomegalia, febre, infecção, sangramento ativo, coagulação intravascular disseminada, drogas (anfotericina, vancomicina, heparina etc.). A presença de anticorpos anti-HLA e antiplaquetários é a principal causa imunológica de refratariedade.

O gatilho transfusional num paciente com refratariedade plaquetária não deve ser diferente do estabelecido para o paciente não refratário. O tratamento da condição de base ou a remoção do agente etiológico é a conduta para contornar a refratariedade de causa não imunológica. Já na refratariedade de causa imunológica, a transfusão de concentrado de plaquetas HLA compatível melhora o rendimento pós-transfusional. A obtenção deste componente é possível por meio de duas estratégias: 1) identificação e coleta de concentrado de plaquetas de um doador HLA compatível com o receptor; 2) seleção de um componente através de prova de compatibilidade plaquetária. Em muitos pacientes, essas duas estratégias são complementares.[6,10]

A transfusão de concentrado plaquetário não compatível num paciente aloimunizado e refratário, sem incremento pós-transfusional, não é recomendada. Esse paciente deve ser transfundido somente se apresentar sangramento.[10]

Em resumo, transfusão de plaquetas é uma ferramenta terapêutica adjuvante importante no manejo de pacientes com trombocitopenia associada à quimioterapia ou transplante de medula óssea. Apesar da extensa experiência clínica, ainda não está estabelecido se transfusão profilática é a melhor alternativa, qual é a dose e quais são os parâmetros ideais para avaliar a eficiência da transfusão.

TRANSFUSÃO DE CONCENTRADO DE GRANULÓCITOS

O concentrado de granulócitos é um hemocomponente celular enriquecido por granulócitos suspensos em plasma. Deve ser coletado por aférese, após a administração de corticoesteroides associado ou não à G-CSF ao doador, 12 horas antes da coleta. Embora deva ser transfundido o mais rápido possível após o término da coleta, pode ser estocado por até 24 horas, desde que em repouso e à temperatura de 22 ºC ± 2 ºC. Pelo menos 75% das unidades testadas devem conter um número igual ou superior a 10×10^{10} granulócitos/bolsa. Está indicado em pacientes com neutropenia severa (granulócitos < 500/µL), com infecção bacteriana ou fúngica, não responsiva a antibioticoterapia apropriada e de amplo espectro.[1,16,17]

Uma vez iniciada a transfusão de concentrado de granulócitos, esta deve ser realizada diariamente ou em dias alternados até que um ou mais dos seguintes parâmetros tenham sido atingidos: resolução do quadro infeccioso, melhora do padrão febril, melhora dos parâmetros hemodinâmicos ou recuperação ganulocítica. Uma vez que a unidade contém grande quantidade de hemácias, a compatibilidade ABO deve ser respeitada para sua transfusão. A transfusão deve ser realizada lentamente e, preferencialmente, distante temporalmente da infusão de anfotericina B. O componente deve ser submetido à irradiação gama antes da infusão para profilaxia da doença do enxerto contra hospedeiro pós-transfusional.[18]

INFUSÃO DE LINFÓCITOS DO DOADOR

A infusão de linfócitos do doador (DLI) é uma alternativa terapêutica para recaída das doenças hematológicas malignas após o transplante alogênico de células-tronco hematopoéticas (TCTH) e os transplantes de condicionamento não mieloablativos. O sucesso terapêutico do TCTH está relacionado ao efeito antitumoral (GVL – *graft versus leukemia*) induzido pelos linfócitos T do doador, e esta é a base para o uso da DLI nas recaídas após TCTH.[19,20]

Evidências do efeito GVL mediadas por linfocitos T do doador[21] foram extensamente descritas e apoiadas em algumas observações clínicas, tais como pacientes submetidos a TCTH singênicos recaíram mais que os que TCTH alogênicos; em muitas situações a diminuição mais rápida da imunossupressão profilática para DECH induz a remissões, e um maior número de recidivas em pacientes que receberam enxertos depletados de células T.

A principal indicação para a realização de DLI é a recaída da doença de base após TCTH alogênico,[20,22] seguida da diminuição progressiva do quimerismo após TCTH alogênico não mieloablativo (exceção ao quimerismo misto presente na maior parte dos pacientes que receberam um regime de condicionamento não mieloablativo e que não está relacionado com pior prognóstico e, portanto, não há indicação da realização de DLI).[23]

Embora a morbidade e mortalidade relacionadas ao DLI não sejam um obstáculo às suas indicações, a infusão de linfócitos do doador é contraindicada em algumas situações: DECH aguda – grau II, DECH crônica extensa ou localizada, infecções em curso e quimerismo do doador menor que 5%.[20,22,23]

Apesar de não haver um consenso na literatura, recomenda-se uma dose inicial de 1×10^7 células T CD3/kg em pacientes com doadores relacionados HLA idênticos. Em receptores de enxerto HLA idêntico não relacionado preconiza-se uma dose inicial de 1×10^6 células T CD3/kg. Na ausência de GVHD, a DLI pode ser repetida, utilizando doses escalonadas de células (com incremento de ½ a 1 log/transfusão), com intervalos mínimos de 4 a 6 semanas.[22,24-26] Não há evidências que doses iniciais mais altas de DLI estejam relacionadas com aumento da taxa de remissão.[22] Em transplantes haploidênticos, a dose inicial recomendada é de 1×10^5 células T CD3/kg.[27,28]

A coleta das células T CD3 deve ser realizada por aférese. O produto deve ser ABO compatível com o receptor, não deve ser submetido à irradiação gama e deve ser infundido logo após o término da coleta e da realização das provas pré-transfusionais.

A ocorrência de DECH aguda (DECHa) está relacionada a uma adequada resposta à DLI e sobrevida livre de doença em longo prazo. A DECHa ocorre em 50 a 60% dos pacientes que recebem dose total superior a 1×10^8 células T/kg de peso, e em menos que 10% naqueles que receberam dose total inferior a 10^7 células T/kg de peso. Interessantemente, a mortalidade relacionada a DECH é baixa após a DLI.[20,24]

Aplasia de medula óssea após DLI ocorre em cerca de 20 a 40% dos pacientes, não possui causa conhecida e merece apenas tratamento de suporte até a recuperação hematológica que, em geral, é espontânea.[20,24]

TCTH ALOGÊNICO COM INCOMPATIBILIDADE ABO

Diferentemente do que ocorre nos transplantes de órgãos sólidos, a compatibilidade ABO não é considerada crítica para seleção de potenciais doadores de células progenitoras hematopoéticas (CPH), já que as CPH mais primitivas e as CPH multipotentes não expressam antígenos do grupo ABO. No entanto, um transplante de CPH com incompatibilidade entre doador e receptor nos antígenos do sistema ABO pode levar a complicações imuno-hematológicas que incluem hemólise intravascular e prolongamento do tempo para enxertia celular. As consequências imuno-hematológicas que podem ocorrer no transplante de CPH ABO incompatível estão resumidas na Tabela 45.2.

A hemólise decorrente do transplante alogênico ABO incompatível pode ser dividida em aguda ou tardia, de acordo com o momento do seu aparecimento. A hemólise aguda ocorre imediatamente após a infusão do enxerto ABO incompatível, levando à lise dos eritrócitos do doador por iso-hemaglutininas presentes no receptor (incompatibilidade ABO maior) ou lise dos eritrócitos do receptor por iso-hemaglutininas presentes no enxerto (incompatibilidade ABO menor). Já a hemólise tardia está sempre relacionada com incompatibilidade ABO menor; pode ocorrer devido à infusão de grande quantidade de plasma ABO incompatível juntamente com as células progenitoras hematopoéticas, ou em decorrência da presença de linfócitos B no enxerto capazes de produzir iso-hemaglutininas após serem estimulados por eritrócitos do doador.

TABELA 45.2
CONSEQUÊNCIAS IMUNO-HEMATOLÓGICAS DOS TRANSPLANTES ABO INCOMPATÍVEIS

INCOMPATIBILIDADE ABO	CONSEQUÊNCIAS	CAUSAS
Maior	• Reação hemolítica aguda	• Infusão de hemácias incompatíveis
	• Retardo na enxertia de granulócitos e plaquetas	• Perda de CPH no processo de deseritrocitação do produto medular • Expressão de antígenos do grupo ABO em granulócitos e plaquetas
	• Retardo na enxertia eritroide	• Persistência de iso-hemaglutinina antidoador
	• Aplasia pura de série vermelha	
Menor	• Hemólise aguda	• Altos títulos de iso-hemaglutinina no plasma do doador
	• Reação hemolítica tardia	• Transferência de linfócitos B do doador produtores de iso-hemaglutinina anti-receptor

O atraso no tempo de enxertia eritroide ocorre independentemente da recuperação leucocitária ou plaquetária. Este fenômeno é atribuído à presença de iso-hemaglutininas do receptor dirigidas contra eritrócitos maduros e precursores eritroides do doador, os quais também expressam antígenos do sistema ABO. A forma mais intensa deste quadro é caracterizada por uma aplasia pura da série vermelha, com reticulocitopenia prolongada (superior a 60 dias) e ausência de precursores eritroides na medula óssea.

A remoção de eritrócitos do enxerto (deseritrocitação) tem sido a conduta tomada pela maioria dos centros transplantadores com o objetivo de minimizar o risco de hemólise aguda durante a infusão da unidade incompatível. Entretanto, não existe um consenso sobre o nível seguro de hemácias incompatíveis que pode ser infundido no paciente sem que ocorra quadro hemolítico de grande significância clínica. O volume aceito é, geralmente, de até 20 mL de hemácias. Para evitar a perda de CPH que ocorre durante o procedimento de deseritrocitação, alguns autores sugerem a redução do título da iso-hemaglutinina incompatível no receptor através de troca plasmática ou de imunoadsorção *in vivo*.[29]

Além dos cuidados que devem ser tomados no momento da infusão do produto de CPH ABO incompatível, alguns critérios devem ser respeitados na escolha do hemocomponente a ser transfundido no receptor, tanto no período pré-transplante quanto no período pós-transplante. Em linhas gerais, nos transplantes ABO incompatíveis, os componentes plasmáticos e concentrados de plaquetas, sempre que possível, devem ser compatíveis com as hemácias do receptor e do doador. Já a escolha dos concentrados de hemácias, vai depender da fase do transplante em que o paciente se encontra. As recomendações para uma seleção adequada de hemocomponentes para suporte transfusional no paciente submetido a transplante de CPH ABO incompatível estão apresentadas na Tabela 45.3.[30,31]

TRANSMISSÃO DE CITOMEGALOVÍRUS (CMV) PELA TRANSFUSÃO

O citomegalovírus (CMV) é membro da família *Herpesviridae* e sua transmissão ocorre através do contato de um indivíduo com sangue ou fluidos corpóreos infectados. O CMV é um patógeno comum com distribuição global homogênea. A prevalência de sorologia positiva para CMV na população adulta varia 50 a 90%, sendo mais elevada nos grupos com baixa condição socioeconômica.[33]

A história natural da infecção pelo CMV pode ser dividida em infecção primária, infecção latente e reinfecção.[34] A infecção primária num adulto imunocompetente é assintomática na grande maioria dos casos e, quando sintomática, consiste de uma síndrome similar à mononucleose: febre, astenia, linfadenopatia generalizada, erupção cutânea, faringite e artralgia. Manifestações menos frequentes incluem pneumonia, hepatite, colite, gastrite, nefrite, polineuropatia, miocardite e meningoencefalite.[35]

O CMV tem a capacidade de permanecer latente por período prolongado após a infecção primária podendo ser, ocasionalmente, reativado. Esta reativação temporária geralmente é assintomática e induzida pela alteração do equilíbrio imunológico entre hospedeiro e vírus desencadeada, por exemplo, por gestação, doenças consumptivas e drogas imunossupressoras. A reinfecção é decorrente da contaminação por um tipo antigênico diferente, sendo clinicamente indistinguível da reativação.[34]

A infecção latente assintomática, associada à alta soroprevalência na população adulta, torna o doador de sangue uma potencial fonte de transmissão do CMV. A infecção pelo CMV pode ocorrer de 3 a 8 semanas após a transfusão de hemocomponente soropositivo para CMV. O receptor imunocompetente raramente apresenta repercussão clínica e, mesmo quando há sintomatologia, o prognóstico é bom. Por outro lado, o receptor com a imunidade comprometida pode apresentar infecção primária ou recorrente totalmente assintomática ou, mais frequentemente, desenvolver viremia associada a períodos de febre e manifestações variáveis de comprometimento hepático, pulmonar, gastrointestinal ou retiniano. A infecção por CMV está associada à morbi/mortalidade significativa em receptores imunodeprimidos como neonatos de baixo peso, portadores do vírus HIV e pacientes submetidos a transplante de órgãos sólidos e de medula óssea.[34,36,37]

A reativação do CMV é a principal causa de infecção grave em pacientes submetidos a transplante

TABELA 45.3
RECOMENDAÇÃO DE SUPORTE TRANSFUSIONAL PÓS-TRANSPLANTE EM RECEPTORES DE CPH ABO INCOMPATÍVEIS

RECEPTOR	DOADOR	TIPO DE INCOMPA-TIBILIDADE	FASE I	FASE II				FASE III
			TODOS HEMOCOMPONENTES	CONCENTRADO DE HEMÁCIAS	CONCENTRADO DE PLAQUETAS		PLASMA	TODOS HEMOCOMPONENTES
					PRIMEIRA ESCOLHA	PRÓXIMAS ESCOLHAS		
A	O	Menor	A	O	A	AB; B; O	A;AB	O
B	O	Menor	B	O	B	AB; A; O	B;AB	O
AB	O	Menor	AB	O	AB	A; B; O	AB	O
AB	A	Menor	AB	A	AB	A; B; O	AB	A
AB	B	Menor	AB	B	AB	B; A; O	AB	B
O	A	Maior	O	O	A	AB; B; O	A;AB	A
O	B	Maior	O	O	B	AB; A; O	B;AB	B
O	AB	Maior	O	O	AB	A; B; O	AB	AB
A	AB	Maior	A	A	AB	A; B; O	AB	AB
B	AB	Maior	B	B	AB	B; A; O	AB	AB
A	B	Maior e menor	A	O	AB	A; B; O	AB	B
B	A	Maior e menor	B	O	AB	B; A; O	AB	A

Fase I: do início da preparação do paciente até o início do condicionamento.
Fase II: do início do condicionamento até o teste direto de antiglobulina se tornar negativo e a tipagem direta do paciente se tornar igual ao doador.
Fase III: a partir do momento em que a tipagem direta e reversa do paciente for igual ao doador.
Obs.: *A partir da Fase I, todos os hemocomponentes devem ser irradiados e, se possível, filtrados.*

de órgãos sólidos e medula óssea. Fatores preditivos do risco de infecção por este agente incluem o grau de imunossupressão, necessidade transfusional, presença de doença do enxerto contra hospedeiro e sorologia CMV do doador e do receptor.[38] O risco de desenvolver infecção grave pelo CMV é alto no receptor de transplante alogênico e autólogo de medula óssea. A manifestação clínica mais importante é a pneumonia intersticial e o CMV é o agente infeccioso mais frequentemente associado à evolução fatal neste grupo de pacientes.[39]

Portanto, a prevenção da transmissão do CMV pela transfusão, portanto, é um aspecto importante no controle hemoterápico do receptor de trans-

plante de medula óssea. O índice de transmissão em receptor imunodeprimido soronegativo para CMV descrito é de até 50% após transfusão de sangue total ou de componentes celulares não leucorreduzidos. A transfusão de hemocomponentes de doador soronegativo para CMV nesta população de alto risco tornou-se o padrão-ouro no final da década de 1980, após evidência que esta estratégia reduzia significativamente a taxa de infecção por este agente associada à transfusão.[33,40] Entretanto, a logística para manter um estoque de componentes soronegativos e outro de soropositivos para CMV é trabalhosa, além da dificuldade de se obter quantidade adequada de componentes negativos numa população com alta prevalência de sorologia positiva.[41]

Estudos têm demonstrado que o CMV permanece latente em células da linhagem monocitária-macrofágica nas quais pode ocorrer a replicação viral. Filtros de terceira geração removem, aproximadamente, 3 logs dos leucócitos de um hemocomponente, reduzindo, em teoria, a probabilidade de transmissão do CMV por transfusão.[41]

A prática de utilizar componentes soronegativos para CMV ou leucorreduzidos tem sido eficaz na prevenção de infecção associada a transfusão. A introdução da leucorredução universal em vários países trouxe à tona o questionamento da necessidade de se manter a triagem sorológica e um estoque de componentes soronegativos para CMV.[42] Um estudo randomizado comparou a eficácia destas duas estratégias na prevenção de infecção pós-transfusional em 502 receptores de transplante de medula óssea soronegativos para CMV. A incidência de infecção por CMV associada à transfusão não foi diferente: 2,4% no grupo que recebeu componentes leucorreduzidos *versus* 1,4% no grupo com componentes CMV soronegativos (p = 0,5).[43] Em contrapartida, o maior estudo clínico comparando estas duas estratégias concluiu que o uso de componentes soronegativos para CMV talvez seja superior aos componentes leucorreduzidos e considerou provavelmente prematuro abandonar a triagem sorológica para CMV na era da leucorredução universal.[40]

Uma meta-análise verificou o risco de infecção por CMV associada à transfusão em 11 estudos envolvendo 829 receptores de componentes leucorreduzidos e 12 estudos com 878 receptores de componentes soronegativos para CMV. Dentre os receptores de transplante de medula óssea, o risco de infecção por CMV foi, respectivamente, de 3,01% (21/697 pacientes) e 1,63% (11/674 pacientes). As duas estratégias foram, virtualmente, equivalentes e a redução do risco foi de 92,3% com leucorredução e 93,1% com componente soronegativo para CMV. Ainda assim, a literatura disponível sugere que o risco de infecção por CMV associada à transfusão varia atualmente de 1,5 a 3,0% nos pacientes soronegativos para CMV submetidos a transplante de medula óssea.[42] Uma reunião de consenso canadense, realizada em 2000, concluiu que não havia evidência consistente para definir se a triagem sorológica para CMV poderia ser abandonada com a introdução da leucorredu-

ção universal. A recomendação foi manter a provisão de componentes soronegativos para CMV para gestantes soronegativas para CMV, transfusão intrauterina e receptores de transplante alogênico de medula óssea. Em contraste, um painel de especialistas reunido pelo University Health System Consortium, nos Estados Unidos, definiu que componentes leucorreduzidos pelas técnicas atuais são equivalentes aos componentes soronegativos para CMV, opinião corroborada pela AABB (Advancing Transfusion and Cellular Therapies Worldwide). No Brasil, a Portaria nº 1.353, do Ministério da Saúde, preconiza que componentes celulares leucorreduzidos (< 5,0 × 10^6 leucócitos residuais) podem substituir a utilização de componentes soronegativos para prevenção da transmissão de CMV pela transfusão.[32]

DOENÇA DO ENXERTO CONTRA HOSPEDEIRO ASSOCIADA À TRANSFUSÃO

As manifestações clínicas associadas com a doença do enxerto contra hospedeiro associada com transfusão (DECH-T), geralmente, se iniciam entre 4-30 dias após a transfusão. Os sintomas incluem febre, *rash* morbiliforme de evolução centrífuga, febre, enterocolite com diarreia aquosa, elevação das enzimas hepáticas e pancitopenia.

Diferente da DECH secundária ao transplante alogênico de CTH, a DECH-T causa profunda aplasia de medula, com índice de mortalidade superior a 90%. A evolução é muito rápida, com óbito em 1 a 3 semanas após o início dos sintomas.[44,45] A biópsia de pele revela infiltrado linfocitário perivascular, queratinócitos necróticos e formação de bolhas.[46]

A fisiopatologia da doença está relacionada com a incapacidade do receptor em rejeitar células imunocompetentes presentes na bolsa transfundida. Na DECH-T, os linfócitos imunocompetentes transfundidos montam uma resposta imunológica contra antígenos do receptor. De acordo com Billinghan, os três principais fatores que determinam o risco para o desenvolvimento de DECH-T são: grau de imunodeficiência do receptor; número de linfócitos T viáveis presentes no hemocomponente transfundido e o grau de diversidade genética da população.[47]

Estados de imunodeficiência considerados de risco para o desenvolvimento de DECH-T incluem: leucemias, linfomas, transplante de CPH, uso de drogas imunossupressoras, imunodeficiências congênitas e alguns estados neonatais. Já o número mínimo de linfócitos viáveis necessário para causar DECH-T não é conhecido. Embora a leucorredução promova redução significativa no número de linfócitos presentes no hemocomponente, não é capaz de eliminar o risco de GVHD-T. A irradiação do componente é a única maneira de garantir redução no número de linfócitos viáveis suficiente para a prevenção da DECH-T.[48]

O tratamento se baseia na administração de drogas imunossupressoras. Infelizmente, a doença é quase sempre fatal. Por esta razão, deve ser dada ênfase à prevenção da doença.[49,50] A DECH-T pode ser prevenida por meio da irradiação gama dos hemocomponentes celulares. A Portaria MS nº 1.353, de 13/06/2011, estabelece uma dose mínima de 25 Gy (2.500 cGy) sobre o plano médio do hemocomponentes e, no mínimo, 15 Gy (1.500 cGy) em qualquer ponto do hemocomponente. Componentes não celulares como unidades plasmáticas e crioprecipitado não necessitam ser irradiados.[32]

FONTE DA CÉLULA PROGENITORA HEMATOPOÉTICA

O transplante de célula progenitora hematopoética (CPH) evoluiu de uma estratégia experimental utilizada em poucos centros acadêmicos para tratamento de primeira linha em várias doenças hematológicas adquiridas, congênitas ou oncológicas. Os primeiros relatos de transplante alogênico de medula óssea (TMO) com doadores aparentados HLA compatíveis e receptores com imunodeficiência, realizado com sucesso, são do final da década de 1960.[51]

Nas décadas de 1970 e 1980, a técnica utilizada para obtenção da CPH era a coleta cirúrgica através de múltiplas punções e aspirações da medula óssea. A descrição da presença de CPH na circulação, no início da década de 1960, foi o ponto de partida para utilizar o sangue periférico como fonte desta célula. Entretanto, para obtenção de quantidade suficiente de CPH para promover a recuperação da hematopoese, após tratamento mieloablativo, seria necessário aumentar significativamente o total

destas células na circulação. A constatação de que este aumento ocorre na fase de recuperação após quimioterapia mielossupressora, associada ao desenvolvimento tecnológico dos equipamentos de aférese, tornou viável a coleta de quantidade adequada de CPH do sangue periférico (CPH SP). A partir do relato de sucesso de um transplante no início da década de 1980, o sangue periférico passou a ser a fonte preferencial no transplante autólogo.[52]

Estudos da década de 1970 descrevem a presença de CPH com potencial de restaurar a hematopoese no sangue de cordão umbilical e placentário (SCUP), e o primeiro transplante utilizando esta fonte foi realizado em 1988 num paciente portador de anemia de Fanconi.[53]

A CPH apresenta diferenças qualitativas e funcionais em função da sua fonte: células de SCUP são consideradas mais embrionárias, com maior capacidade de enxertia e proliferativa quando comparadas às do SP e de MO. Estas características tornam o SCUP uma fonte alternativa atraente para realização de transplante com algum grau de incompatibilidade HLA e um total de CPH inferior ao preconizado com MO e SP. A evolução clínica pós-transplante também varia de acordo com a fonte de CPH. As vantagens e desvantagens do TMO, de acordo com a fonte de CPH, estão descritas na Tabela 45.4.[54,55]

A coleta de CPH de MO requer anestesia geral e múltiplas punções na crista ilíaca posterior. Efeitos adversos podem ocorrer devido à anestesia, mas o mais frequente é dor local. A dose ideal de CPH não está estabelecida e, geralmente, o alvo desejado é dado pelo total de células nucleadas (TCN) de acordo com o peso do receptor. Atualmente, a prática mais comum tem como objetivo atingir TCN de 2 a 3×10^8/kg, com o cuidado de não ultrapassar 20 mL/kg de volume coletado. Uma dose mínima de 1×10^8/kg é necessária para promover recuperação hematopoética.[54]

A coleta de CPH de SP requer a mobilização de grande quantidade desta célula para a circulação. A administração de fator de crescimento hematopoético, mais frequentemente o fator estimulador de colônias granulocíticas (G-CSF), é utilizada para mobilização em doador alogênico e autólogo. Já a associação de quimioterapia e fator de crescimento hematopoético é uma estratégia restrita ao transplante autólogo.

TABELA 45.4
VANTAGENS E DESVANTAGENS NO TMO ALOGÊNICO DE ACORDO COM A FONTE DE CPH

	CPH SCUP	CPH MO	CPH SP APARENTADO
Vantagens	Maior flexibilidade na compatibilidade HLA	Menor taxa DECH crônica	Enxertia mais rápida
	Sem risco para o doador		Melhor sobrevida em doença avançada
	Menor taxa DECH		
Desvantagens	Enxertia mais tardia	Enxertia mais tardia	Maior taxa DECH crônica
	Aumento da mortalidade associada ao transplante?	Risco para o doador	Risco para o doador
		Sobrevida pior (× SP) em doença avançada	

O plerixafor (Mozobil) é uma droga da classe das quimiocinas, com capacidade de mobilizar CPH da medula óssea para o sangue periférico. Seu mecanismo de ação baseia-se no bloqueio reversível da ligação do receptor CXCR4 da membrana celular ao seu ligante cognato na matriz celular SDF-1. O pico de mobilização ocorre após 12 horas da administração da droga. Embora seja uma droga bastante eficaz como agente mobilizador com poucos efeitos adversos, tem sido utilizada apenas em pacientes/doadores que não apresentaram mobilização aos esquemas habitualmente utilizados, devido ao seu alto custo.[62]

Atualmente, a expressão do antígeno CD34+ é o marcador mais utilizado para determinar o início e a dose de CPH a ser coletada. Geralmente, a leucaférese é iniciada com contagem de células CD34+ no SP superior a 10-20 mm³. A dose mínima de células CD34+ necessária para promover a recuperação hematopoética adequada é de 1×10^6/kg peso do receptor e, atualmente, o alvo recomendado varia de 2 a 5×10^6/kg. Doses maiores não têm impacto significativo no tempo de recuperação neutrofílica, mas estão diretamente associadas a um menor tempo para recuperação plaquetária. Os efeitos adversos da coleta de CPH de SP incluem manifestações associadas ao uso do G-CSF, complicações relativas ao acesso venoso (periférico ou cateter central) ou sintomas secundários à hipocalcemia induzida pela solução anticoagulante utilizada (citrato de sódio).[55,56]

O SCUP é coletado através da canulação da veia umbilical presente no cordão umbilical, pré-ou pós-dequitação da placenta, sempre após a retirada do recém-nascido. Um volume de aproximadamente 100 mL é coletado. O órgão regulatório americano (FDA – Food and Drug Administration) recomenda que a unidade coletada deve conter TCN $\geq 5 \times 10^8$, células CD34+ $\geq 1,25 \times 10^6$ e viabilidade celular $\geq 85\%$. Para o receptor, a celularidade de uma unidade de CPH de SCUP é cerca de 10 vezes menor do que a CPH de MO, fator que contribui para retardo na recuperação hematopoética.[55]

CRIOPRESERVAÇÃO DA CÉLULA PROGENITORA HEMATOPOÉTICA

Na grande maioria dos transplantes autólogos, e em alguns transplantes alogênicos, a unidade de CPH coletada necessita ser congelada e estocada até o momento da sua infusão. Entretanto, em decorrência da desidratação celular e da formação de cristais de gelo, o congelamento pode levar à diminuição da viabilidade e lise celular, comprometendo a qualidade do enxerto. Por esta razão, a técnica de criopreservação das células progenitoras tem como principal objetivo diminuir os efeitos do congelamento e garantir o maior grau de viabilidade e capacidade clonogênica celular possível após o seu descongelamento. Esses efeitos adversos do congelamento podem ser minimizados por meio da adição de um agente crioprotetor e da redução lenta e gradual da temperatura da célula.

O dimetilsulfóxido (DMSO), principal agente crioprotetor utilizado no congelamento de CPH, é uma molécula que penetra a membrana celular e modera o balanço osmótico que ocorre no interior da célula durante o processo de congelamento, diminuindo a quantidade de água absorvida pelos cristais de gelo e, consequentemente, o seu tamanho.[57]

A maioria das soluções crioprotetoras utilizadas no congelamento de células mononucleares são compostas de 20% de DMSO, 40% de plasma autólogo ou albumina humana e 40% de solução eletrolítica tamponada ou meio de cultura celular. A solução crioprotetora é combinada com um volume igual de células, de forma a obter uma concentração final de DMSO de 10%. O hidroxiethyl *starch* (HES), uma substância polimérica estritamente extracelular, também tem sido utilizada como agente crioprotetor em combinação com o DMSO. Nesse caso, a solução crioprotetora é composta de DMSO, HES e albumina humana em concentrações finais de 5%, 6% e 4%, respectivamente.[58]

Os danos celulares que ocorrem durante o congelamento, especialmente durante a mudança do citosol e do meio extracelular do estado líquido para o estado sólido, também são minimizados com a redução lenta e controlada da temperatura das células. Esse efeito é obtido por meio da utilização de sistemas computadorizados que promovem um congelamento celular sob taxas preestabelecidas e controladas de resfriamento, com redução de 1-3 °C/min.[59]

Para garantia da viabilidade da célula congelada por um período superior a 2 anos, a temperatura ideal de estoque deve ser igual ou inferior a -145 °C. Esta temperatura pode ser obtida com freezers mecânicos ou com nitrogênio líquido. O nitrogênio líquido, tanto em sua fase de vapor quanto em fase líquida, oferece maior segurança ao estoque.

Um método alternativo e de custo inferior para o congelamento de CPH é a utilização de freezers mecânicos de temperatura de -80 °C, onde as unidades são depositadas sem ser submetidas à taxa controlada de resfriamento. Nesta condição, a solução crioprotetora utilizada é composta da associação de DMSO com HES e, apesar de não controlada, a taxa de resfriamento celular é gradual pelo simples fato da unidade ser acondicionada no interior de um estojo metálico antes de ser colocada no interior do freezer. Embora já tenha sido relatado sucesso na enxertia com células congeladas desta forma e infundidas após 2 anos de congelamento, a viabilidade por esse método é garantida por um período de até 2 anos de estoque.[57]

DESCONGELAMENTO E INFUSÃO DA CÉLULA PROGENITORA HEMATOPOÉTICA

O descongelamento da unidade de CPH deve ser feito de maneira rápida, em banho-maria contendo água estéril ou solução salina a temperatura de 37 °C. Uma vez descongelada, a infusão da unidade deve ocorrer o mais breve possível, já que o DMSO à temperatura ambiente é tóxico para a célula.

A infusão deve ser realizada, preferencialmente, em acesso venoso central, com ou sem a utilização de filtro padrão de transfusão (170 μm). A velocidade de infusão deve ser de, aproximadamente, 10-15 mL/min. A dose máxima recomendada de DMSO para ser infundida em uma única sessão é de 1 g/kg ou 10 mL/kg de uma solução com DMSO a 10%. Volumes e quantidades superiores de DMSO devem ser divididos em duas doses e infundidas em dias consecutivos, ou uma dose pela manhã e a outra à tarde.[59] Uma alternativa para remover o DMSO é lavar o produto antes da infusão, prática comum quando se utiliza CPH de SCUP em crianças. Entretanto, deve-se ter em mente que esse procedimento leva a perda de CTH.[55]

Os efeitos adversos associados com a infusão da unidade descongelada incluem: náuseas, vômitos, febre, tremores, rubor facial, instabilidade cardiovascular, dor abdominal e toxicidade neurológica. Esses efeitos são decorrentes da infusão do DMSO e de restos celulares presentes na unidade e podem ser minimizados com a prévia administração de anti-histamínicos, antitérmicos e antieméticos, hidratação e alcalinização da urina.[60,61]

REFERÊNCIAS BIBLIOGRÁFICAS

1. Covas DT, Langhi Júnior DM, Bordin JO. Hemoterapia: fundamentos e prática. São Paulo: Atheneu 2007; 632p.

2. Wallis JP. Red cell transfusion triggers. Transfusion and Apheresis Science 2008; 39:151-154.

3. Hebert PC, Wells G, Blajchman MA, Marshall J, Martin C, Pagliarello G, et al. A multicenter, randomized, controlled clinical trial of transfusion requirements in critical care. Transfusion requirements in critical care investigators, Canadian Critical Care Trials Group. New Engl J Med 1999; 340:409-417.

4. Hod E, Schwartz J. Platelet transfusion refractoriness. Br J Haematol 2008; 142:348-360.

5. Lozano M, Cid J. Consensus and controversies in platelet transfusion: Trigger for indication, and platelet dose. Transfus Clin Biol 2007; 14:504-508.

6. British Committee for Standards in Haematology, Blood Transfusion Task Force. Guidelines for use of platelet transfusions. Br J Haematol 2003; 122:10-23.

7. Gmur J, Burger J, Schanz U, Fehr J, Schaffner A. Safety of stringent prophylactic platelet transfusion policy for patients with acute leukemia. Lancet 1991; 338:1223-1226.

8. Rebulla P, Finazzi G, Maragoni F, et al. The threshold for prophylactic platelet transfusion in adults with acute myeloid leukemia. Gruppo Italiano Malattie Ematologiche Maligne dell'Adulto. N Engl J Med 1997; 337:1870-1875.

9. Blumberg N, Heal JM, Philips GL. Platelet transfusions: trigger, dose, benefits, and risks. F1000 Med Rep 2010; 2:5.

10. Schiffer CA, Anderson KC, Bennett CL, et al. Platelet transfusion for patients with cancer: clinical practice guidelines of the American Society of Clinical Oncology. J Clin Oncol 2001; 5:1519-1538.

11. Wandt H, Ehringer G, Gallmeier WM. New strategies for prophylatic platelet transfusion in patients with hematologic diseases. Oncologist 2001; 6:446-450.

12. Stroncek D, Rebulla P. Platelet transfusions. Lancet 2007; 370:427-438.

13. Apelseth TO, Hervig T, Bruserud O. Current practice and future directions for optimization of platelet transfusions in patients with severe therapy-induced cytopenia. Blood Rev 2011; 25:113-122.

14. Slichter SJ, Kaufman RM, Assmar SF, et al. Dose of prophylactic platelet transfusions and prevention of hemorrhage. N Engl J Med 2010; 362:600-613.

15. Shehata N, TInmouth A, Naglie G, et al. ABO-identical versus nonidentical platelet transfusion: a systematic review. Transfusion 2009; 49:2442-2453.

16. O'Donghaile D, Childs RW, Leitman SF. Blood consult: granulocyte transfusions to treat invasive aspergillosis in a patient with severe aplastic anemia awaiting mismatched hematopoietic progenitor cell transplantation. Blood 2012; 119:1353-1355.

17. Stanworth SJ, Massey E, Hyde C, Brunskill S, Lucas G, Navarrete C, Marks DI. Granulocyte transfusions for treating infections in patients with neutropenia or neutrophil dysfunction. Cochrane Database Syst Rev 2005; 20(3):CD005339.

18. Ikemoto J, Yoshihara S, Fujioka T, et al. Impact of the mobilization regimen and the harvesting technique on the granulocyte yield in healthy donors for granulocyte transfusion therapy. http://www.ncbi.nlm.nih.gov/pubmed/22519863 Transfusion 2012; Apr 23 doi: 10.1111/j.1537-2995.2012.03661.x.

19. Felix Keil, et al. Donor leukocyte infusion for leukemic relapse after allogeneic marrow transplantation: lack of residual donor hematopoiesis predicts aplasia. Blood 1997; 89:3113-3117.

20. Deol A, Lum LG. Role of donor lymphocyte infusions in relapsed hematological malignancies after stem cell transplantation revisited. Cancer Treat Rev 2010. doi:10.1016/j.ctrv.2010.03.004.

21. Horowitz MM, Gale RP, Sondel PM, Goldman JM, Kersey J, Kolb HJ, et al. Graftversus-leukemia reactions after bone marrow transplantation. Blood 1990; 75(3):555-562.

22. Porter DL, et al. Treatment of relapsed leukemia after unrelated donor marrow transplantation with unrelated donor leukocyte infusions. Blood 2000; 95:1214-1221.

23. Bethge WA, et al. Adoptive immunotherapy with donor lymphocyte infusions after allogeneic hematopoietic cell transplantation following nonmyeloablative conditioning. Blood 2004; 103:790-795.

24. Sehn, et al. Comparative outcomes of T-cell–depleted and non–T-cell–depleted allogeneic bone marrow transplantation for chronic myelogenous leukemia: impact of donor lymphocyte infusion. Laurie H. J Clin Oncol 1999; 17:561-568.

25. Siegert W, et al. Treatment of relapse after allogeneic bone marrow transplantation with unmanipulated G-CSF-mobilized peripheral blood stem cell preparation. Bone Marrow Transplantation 1998; 22:579-583.

26. Bethge WA, et al. Adoptive immunotherapy with donor lymphocyte infusions after allogeneic hematopoietic cell transplantation following nonmyeloablative conditioning. Blood 2004; 103:790-795.

27. Ghiso A, Raiola AM , Gualandi F, Dominietto A, Varaldo R, Van Lint MT, Bregante S, Di Grazia C, Lamparelli T, Galaverna F, Stasia A, Luchetti S, Geroldi S, Grasso R, Colombo N, Bacigalupo A. DLI after haploidentical BMT with post-transplant CY. Bone Marrow Transplantation 2015; 50:56-61.

28. Lewalle P, Triffet A, Delforge A, Crombez P, Selleslag D, De Muynck H, Bron D, Martiat P. Donor lymphocyte infusions in adult haploidentical transplant: a dose finding study. Bone Marrow Transplant 2003 Jan; 31(1):39-44.

29. Rowley SD, Donato ML, Bhattacharyya P. Red blood cell-incompatible allogeneic hematopoietic progenitor cell transplantation. Bone Marrow Transplant 2011; 46:1167-1185.

30. O'Donghaile D, Kelley W, Klein HG, Flegel WA. Recommendations for transfusion in ABO-incompatible hematopoietic stem cell transplantation. Transfusion 2012; 52:456-458.

31. Radia R, Pamphilon D. Transfusion strategies in patients undergoing stem-cell transplantation. Expert Rev Hematol 2011; 4:213-220.

32. Mazzei CA, Popvsky MA, Koplo PM. Noninfectious Complications of Blood Transfusion. In: Roback JD, Combs MR, Grossman BJ, Hillyer CD (eds). AABB Technical Manual, 16 ed. Bethesda: AABB Press 2008; 715-749.

33. Gilliss BM, Looney MR, Gropper MA. Reducing noninfectious risks of blood transfusion. Anesthesiology 2011; 115:635-649.

34. Brasil. Ministério da Saúde. Portaria nº 1.353 de 13 de Junho de 2011. DOU 14/06/2011.

35. Fiebig EW, Busch MP. Infectious disease screening. In: Roback JD, Combs MR, Grossman BJ, Hillyer CD (eds). AABB Technical Manual, 16 ed. Bethesda: AABB Press 2008; 241-282.

36. Drago F, Aragone MG, Lugani C, Rebora A. Cytomegalovirus infection in normal and immunocompromised humans. Dermatology 2000; 200:189-195.

37. Khoshnevis M, Tyring SK. Cytomegalovirus infections. Dermatol Clin 2002; 20:291-299.

38. Nichols WG, Price TH, Gooley T, Corey L, Boeckh M. Transfusion-transmitted cytomegalovirus infection after receipt of leukoreduced blood products. Blood 2003; 101:4195-4200.

39. Wu Y, Zou S, Cable R, Dorsey K, Tang Y, Hapip CA, Melmed R, Trouen-Trend J, Wang JH, Champion M, Fang C, Dodd R. Direct assessment of cytomegalovirus transfusion-transmitted risk after universal leukoreduction. Transfusion 2010; 50:776-786.

40. Zaia JA, Forman SJ. Cytomegalovirus infection in the bone marrow transplant recipient. Infect Dis Clin North Am 1995; 9:879-900.

41. Tegtmeir GE. Posttransfusion cytomegalovirus infections. Arch Pathol Lab Med 1989; 113:236-245.

42. Nichols WG, Price TH, Gooley T, Corey L, Boeckh M. Transfusion-transmitted cytomegalovirus infection after receipt of leukoreduced blood products. Blood 2003; 101:4195-4200.

43. Preiksaitis JK. The cytomegalovirus-"safe" blood product: is leukoreduction equivalent to antibody screening? Transfus Med Rev 2000;14:112-136.

44. Vamvakas EC. Is White blood cell reduction equivalent to antibody screening in preventing transmission of cytomegalovirus by transfusion? A review of the literature and meta-analysis. Transfus Med Rev 2005; 19:181-199.

45. Bowden RA, Slichter SJ, sayers MH, et al. Use of leukocyte-depleted platelets and cytomegalovirus-rseronegative red blood cells for prevention of primary cytomegalovirus infection after bone marrow transplant. Blood 1991; 79:246-250.

46. Six CK, Haught JM, Safyan EL, Patton T, Stahlfeld K. Transfusion-associated graft-versus-host disease: A case report and review of literature. J Am Acad Dermatol 2012; 66:141-143.

47. Alyea EP, Anderson KC. Transfusion-associated graft-versus-host disease. In: Popovsky MA (ed). Transfusion Reactions, 3 ed. Bethesda: AABB Press 2007: 229-249.

48. Dwyre DM, Holland PV. Transfusion-associated graft-versus host disease. Vox Sang 2008; 95:85-93.

49. Billingham R. The biology of graft-versus-host reactions. In: The Harvey lecture series, 1966-1967. Orlando: Academic Press 1968; 62:21-78.

50. Mazzei CA, Popvsky MA, Koplo PM. Noninfectious Complications of Blood Transfusion. In: Roback JD, Combs MR, Grossman BJ, Hillyer CD (eds). AABB Technical Manual, 16 ed. Bethesda: AABB Press 2008; 741-742.

51. Greenbaum BH. Transfusion-associated graft-versus-host disease: historical perspectives, incidence, and current use of irradiated blood products. J Clin Oncol 1991; 9:1889-1902.

52. Klein HG. Transfusion-associated graft-versus-host disease: Less fresh blood and more gray (Gy) for an aging population. Transfusion 2006; 46:878-880.

53. Gratwohl A, Baldomero H. Trends of hematopoietic stem cell transplantatiom in the third millenium. Curr Opin Hematol 2009; 16:420-426.

54. Korbling M, Freireich E. Twenty-five years of peripheral blood stem cell transplantation. Blood 2011; 114:6411-6416.

55. McKenna DH, Kadidlo DM, McCullough J. Umbilical cord blood. In: Roback JD, Combs MR, Grossman BJ, Hillyer CD (eds). AABB Technical Manual, 16 ed. Bethesda: AABB Press 2008; 809-832.

56. Schmitz N, Barrett J. Optimizing engrafment – Source and dose of stem cells. Semin Hematol 2002; 39:3-14.

57. Haspel RL, Miller KB. Hematopoietic stem cells: Source matters. Curr Stem Cell Res Ther 2008; 3:229-236.

58. Jillella AP, Ustun C. What is the optimum number of CD34+ peripjeral blood stem cells for an autologous transplant? Stem Cell Dev 2004; 13:598-606.

59. Bakken AM. Cryopreserving human peripheral blood progenitor cells. Curr Stem Cell Res Ther 2006, 1:47-54.

60. Snyder EL, Haley R. Hematopoietic progenitor cells: a primer for medical professionals. Bethesda: American Association of Blood Banks 2000; 230.

61. Davis-Sproul J, Haley R, McMannis JD. Collecting and processing marrow products for transplantation. In: Roback JD, Combs MR, Grossman BJ, , Hillyer CD (eds). AABB Technical Manual, 16 ed. Bethesda: AABB Press 2008; 765-786.

62. Rowley SD, Donato ML. Practical aspects of stem cell collection. In: Hoffman R et al (eds). Hematology basic principles and practice. 5 ed. Philadelphia: Churchill Livingstone 2009; 1695-1712.

63. Junior AM, Arrais CA, Saboya R, Velasques RD, Junqueira PL, Dulley FL. Neurotoxicity associated with dimethylsulfoxide-preserved hematopoietic progenitor cell infusion. Bone Marrow Transplant 2008; 41:95-96.

64. Hopman RK, DiPersio JF. Advances in stem cell mobilization. Blood Rev 2014; 28(1):31-40.

46

TRANSFUSÃO EM OBSTETRÍCIA E NEONATOLOGIA

André Luís Albiero

O sistema imunológico feminino deve adaptar-se fisiologicamente para levar adiante a evolução do concepto humano. Nem sempre a natureza colabora para que o sucesso da gravidez aconteça.

A medicina transfusional não mede esforços para ocupar-se desse conflito biológico mediado por anticorpos. Ao diagnosticar, tratar e prevenir patologias relacionadas à incompatibilidade materno-fetal, a hemoterapia dá a sua contribuição para salvar vidas.

O escopo da hemoterapia avança sobre a neonatologia desde que a ampla disseminação do suporte avançado de vida aos prematuros, devido ao uso de surfactante, assistência ventilatória e nutrição parenteral, criou a necessidade de transfusão especializada a esse período, uma vez que todos os recém-nascidos, em princípio, são viáveis.[1]

A própria hemoterapia evolui e recursos diferenciados, como a irradiação e a leucorredução, melhoram a qualidade dos hemocomponentes e diminuem riscos para os recém-nascidos.

A transfusão de sangue e hemocomponentes é a pedra angular que sustenta todo o arsenal terapêutico que assiste aos bebês de risco, desde sua vida intrauterina até sua saída da unidade de cuidados intensivos neonatal.

TRANSFUSÃO NA GESTANTE

Na década de 1970, a observação de que as transfusões podiam fazer diminuir a incidência de abortamentos de repetição fez com que alguns serviços propusessem-nas com esse propósito terapêutico. Acredita-se que esse efeito fosse resultado da indução de tolerância imunológica por parte dos antígenos leucocitários presentes nos hemocomponentes, efeito também observado sobre viabilidade de transplantes renais. A proposta de imunomodulação pós-transfusional[2] para o tratamento dessa eventualidade mórbida foi abandonada logo que o risco das transfusões tornou-se maior que esse benefício. A transfusão de hemocomponentes na gestante passou a ter indicação tão restrita quanto para os demais pacientes adultos.

A gestante compreende, de fato, dois indivíduos, e o aporte adequado de oxigênio ao feto depende da adequada disponibilidade de oxigênio para os tecidos maternos e da boa funcionalidade da placenta. Os exames pré-natais oferecem indicações da adequação desse aporte através do crescimento uterino e de técnicas ultrassonográficas que podem diagnosticar insuficiência placentária.

Anemias durante a gravidez, com níveis de hemoglobina (Hb) inferiores a 11,0 g/dL estão relacionadas a trabalho de parto prematuro, baixo peso ao nascimento, retardo de crescimento uterino, óbito fetal e APGAR abaixo de 5. Embora haja relatos de gestações levadas a cabo com níveis de Hb em torno de 7,0 g/dL, estas são de altíssimo risco.

Quando tais anemias não puderem ser tratadas com a simples oferta de substrato, a transfusão deve ser indicada. Antes, durante e após as transfusões, a atenção aos aspectos imuno-hematológicos devem ser redobrados, tanto com o soro materno quanto com a saúde fetal.

INCOMPATIBILIDADE MATERNO-FETAL

A incompatibilidade materno-fetal mais frequente ocorre contra os antígenos eritrocitários; e destes, o sistema mais comumente implicado é o ABO. Felizmente, esse tipo de incompatibilidade raramente causa doença hemolítica do recém-nascido (DHRN) grave, o que faz com que o neonato necessite apenas de fototerapia.[3] A maioria dos episódios é causada pelo componente IgG dos anticorpos naturais anti-A de mães do grupo sanguíneo O contra fetos portadores do antígeno A. Ocorre em cerca de 15% das gravidezes. Como os títulos de anti-B são mais baixos e a expressão fetal dos antígenos B é menor, a incompatibilidade contra B é muito menos frequente e ainda menos grave.

Depois que a profilaxia da isoimunização materno-fetal contra o antígeno Rh1 (D) pelo uso da imunoglobulina anti-D em puérperas Rh negativo que dão à luz recém-nascidos Rh D positivo tornou-se prática comum, a incidência de casos graves de DHRN por incompatibilidade Rh decresceu bastante.

Como não há profilaxia contra os outros antígenos do sistema RH, tampouco contra antígenos de outros sistemas, descrições de DHRN por incompatibilidade contra os mesmos têm sido cada vez mais frequentes: anti-Rh4 (c), Rh5 (ē), Rh30 (Goᵃ), Rh32 (Rᴺ), Rh17 (Cc), K, k, Kp(b), Js(b), Fy(a), M, S, U4 e Mur5 ilustram tal variedade.

Políticas sérias[6] de saúde pública para a profilaxia da DHRN incluem: a transfusão Rh-Kell compatível em todas as pessoas do sexo feminino, desde o nascimento até o fim da idade reprodutiva, e uma pesquisa de anticorpos irregulares para todas as gestantes no segundo mês de gravidez, repetida no sexto, no oitavo e no nono mês para mulheres Rh negativo, e mesmo para mulheres Rh positivo que tenham antecedente transfusional.

Uma vez que a pesquisa de anticorpos irregulares seja positiva, a identificação do anticorpo é obrigatória e a conduta deve depender do risco que ele representa. Anticorpos contra os antígenos P, H, HI e I não oferecem risco ao feto porque sua expressão antigênica é incompleta até o nascimento. DHRN por anticorpos contra antígenos dos sistemas Lewis e Lutheran nunca foram comprovadas.

Anticorpos contra os antígenos Fy(a, b), Jk(a, b), S, s, M, E, C e ē apresentam risco limitado e a melhor abordagem inicia-se pela fenotipagem do pai biológico. Em caso de fenótipo paterno positivo, cordocentese com teste de antiglobulina direta (TAD) no sangue fetal e titulação do anticorpo materno no oitavo mês de gestação são recomendados. Títulos de anti-Fy(a) acima de 64 representam risco. O nascimento deve ser aguardado com possibilidade de fototerapia e exsanguinotransfusão (EXT).

Na ausência do pai biológico, pode ser feita a fenotipagem fetal de amostra colhida por cordocentese e/ou a genotipagem fetal por PCR do DNA de amostra colhida por amniocentese, celocentese ou métodos não invasivos.[7]

Os anticorpos de alto risco são o anti-D, o anti-c e o anti-K. Nesses casos, além da fenotipagem do pai, o título do anticorpo materno (sem LISS) deve ser realizado. Títulos inferiores a 8 para o anti-D, 16 para o anti-c e 32 para o anti-K parecem não representar risco. Acima desses, preconiza-se a amniocentese e a plotagem da densidade óptica do líquido amniótico (delta DO450) no diagrama de Liley para indicar a necessidade de transfusão intrauterina.

Somente as IgG atravessam a barreira placentária e podem causar DHRN, e a capacidade de fixação de complemento é diferente de acordo com a subclasse de IgG. A IgG3 tem maior capacidade de ativar o sistema complemento e, por isso, é mais agressiva que as demais.

Posto isso, alguns serviços têm considerado apenas a titulação de anticorpos de valor prognóstico limitado. As DHRN mais graves são causadas por uma combinação de IgG1 e IgG3. Ensaios do tipo ADCC (*antibody-dependent cellular cytotoxicity*), MMA (*monocyte monolayer assays*), teste da quimioluminescência e determinações quantitativas por AutoAnalyser e ELISA tentam uma melhor correlação com o prognóstico. Até o momento, não há uma conclusão unânime: enquanto o ADCC correlaciona-se melhor à atividade da IgG1 anti-D e o MMA ao seu componente IgG3, a agressividade do anti-K parece estar melhor correlacionada à sua concentração determinada por ELISA.

DOENÇA HEMOLÍTICA DO RECÉM-NASCIDO

Portanto, a DHRN é causada pela reação de anticorpos maternos contra os antígenos eritrocitários do feto. Esses anticorpos formam imunocomplexos que são reconhecidos pelos macrófagos fetais (no baço) que, por sua vez, opsonizam as hemácias que portam aqueles antígenos, causando hemólise extravascular.

Anemia hemolítica grave pode instalar-se desde o início do segundo trimestre de gestação. Quando os sinais ultrassonográficos são observados, o nível de Hb fetal deve estar abaixo de 6,0 g/dL: edemas pericárdico, pleural, cutâneo, ascite e aumento do líquido amniótico. O feto hidrópico sobrevive apenas uma semana se não for tratado. Os sinais de sofrimento fetal podem ser observados em tococardiografia: variações sinusoidais do ritmo cardíaco fetal, ritmo plano ou bradicardia importante no momento de uma contração uterina.

Após o nascimento, a icterícia provoca impregnação amarela e necrose dos núcleos neurovegetativos da base encefálica, diminuindo a motricidade do recém-nascido (RN), rigidez e até opistótono. O *kernicterus* pode levar ao óbito ou a sequelas graves.

TRANSFUSÃO INTRAUTERINA E EXSANGUINOTRANSFUSÃO

Tentativas para suprimir os anticorpos em mulheres sensibilizadas foram infrutíferas. Os recursos atualmente disponíveis para o tratamento e a prevenção da DHRN são: transfusão intrauterina (TIU), EXT e EXT intrauterina (EXTIU).[8]

Os procedimentos técnicos que permitem a execução da TIU e EXTIU são de domínio dos obstetras, assim como a EXT costuma ser executada pelos neonatologistas.

O primeiro método de TIU, descrito em 1963, previa a infusão do concentrado de hemácias (CH) via intraperitonial. Por esse método, os glóbulos atingem a corrente circulatória fetal pelo ducto linfático. Na década de 1980, iniciaram-se as TIU intravasculares (veia umbilical) guiadas por fetoscopia e ultrassonografia. O risco de acidentes na realização de TIU é pequeno (1-2%), e a maioria dos resultados tem sido espetaculares.

O hemocomponente indicado para TIU é CH "fresco" (rico em 2,3-DPG), compatíveis com o soro materno, irradiado. O CH também deve ser negativo para Hb S com sorologia negativa para CMV e/ou leucorreduzidos.[9]

Para evitar incompatibilidade ABO menor recomenda-se lavar as hemácias em solução fisiológica para a obtenção de hematócrito final entre 75 e 80%. A TIU não deve ser indicada antes da vigésima semana de gestação, mas após essa idade gestacional pode ser repetida a cada duas semanas.

O volume transfundido na TIU depende da via de administração utilizada:

- Celocentese: V = (idade gestacional em semanas – 20) × 10 mL.
- Cordocentese: V = 50 mL/kg (peso estimado para feto não hidrópico da idade gestacional correspondente).

A EXT foi um procedimento idealizado por Hart, em 1925, e aperfeiçoado por Diamond, em 1948, que o fez pela primeira vez de forma intermitente pela veia umbilical.

A EXT também pode ser indicada para tratar hiperbilirrubinemia neonatal por outras causas, como eritroenzimopatias (deficiência de G-6PD e piruvatoquinase) e defeitos estruturais congênitos da membrana eritrocitária (esferocitose e eliptocitose), e também como recurso adjuvante na condução de casos de sepse neonatal. Também na trombocitopenia aloimune neonatal, para o clareamento dos anticorpos contra antígenos plaquetários (ver a seguir).

Ela pode ser realizada precocemente, baseada apenas em antecedentes de *kernicterus* em recémnascidos anteriores e/ou hidropisia atual, diagnosticado durante os exames pré-natais.

O objetivo da EXT na DHRN é o de corrigir a anemia, reduzir o título dos anticorpos maternos, remover hemácias sensibilizadas, substituí-las por hemácias não sensibilizadas e remover a bilirrubina não conjugada antes da sua difusão para os tecidos.

Durante as primeiras 24 horas de vida, a EXT está indicada quando o TAD for positivo, a bilirrubina indireta (BI) $\geq$ 4,0 mg/dL, o nível sérico de Hb $\leq$ 13,0 g/dL e/ou a elevação de BI $\geq$ 0,5 mg/dL/hora.

Após as primeiras 24 horas de vida, a EXT é indicada somente pela evolução dos níveis séricos de bilirrubina indireta. O uso do nível sérico da bilirrubina indireta, como critério de indicação de EXT, baseia-se no fato de existir uma relação direta entre este e a incidência de *kernicterus* e de ser uma variável numérica passível de mensuração. Os níveis de bilirrubina indireta (BI) que sugerem a indicação de EXT estão na Tabela 46.1.

O produto de escolha para EXT é o sangue total (ST) ou o sangue total reconstituído (STR), composto de CH (sem solução aditiva) fresco (3 a 5 dias; rico em 2,3-DPG) + plasma fresco congelado (PFC), no volume de 160 mL/kg de peso, que corresponde ao dobro da volemia do RN de termo,

o que permite remover, em média, 87% dos glóbulos vermelhos do RN.

A presença de albumina livre no ST/STR constitui uma vantagem devido à sua habilidade para ligar-se à bilirrubina livre. Soluções de albumina humana a 20% podem ser utilizadas como terapia complementar, na dose de 5 mL/kg.

Assim como para a TIU, o ST ou o CH que compõe o STR devem ter menos de 5 dias (diversos serviços usam entre 3 e 7 dias), ser negativo para Hb "S" e sofrer irradiação gama (2.500 rads) poucas horas antes do procedimento.

Dois princípios básicos norteiam a escolha individualizada dos produtos de acordo com a presença de antígenos e anticorpos dos sistemas eritrocitários: as hemácias devem ser compatíveis com o soro da mãe e o PFC deve ser compatível com as hemácias do RN.

Recomenda-se controle de qualidade na unidade de sangue total (ST) ou sangue total reconstituído (STR). Os índices laboratoriais da unidade que conferem segurança à EXT estão descritos na Tabela 46.2.

Durante a EXT, à medida que a bilirrubina é removida, há redistribuição de bilirrubina do espaço extravascular para o intravascular. Este equilíbrio ocorre simultaneamente, de maneira que ao final do procedimento, apesar de 87% da massa eritrocitária ter sido substituída, o nível sérico de bilirrubina diminui apenas de 40 a 50%. Nesse sen-

TABELA 46.1 NÍVEIS DE BILIRRUBINA INDIRETA SUGERIDOS PARA INDICAÇÃO DE EXT		
	NÍVEIS DE BI (MG/DL)	
RN de termo saudável	> 22	
RN de termo	18-22	
com hemólise franca; ou		
com fatores de risco para encefalopatia		
RN pré-termo e/ou baixo peso	Com hemólise franca	Estável
Peso ao nascimento (g)		
2.000-2.499	18	20
1.500-1.999	16	18
< 1.500	13	16

TABELA 46.2
CONTROLE DE QUALIDADE NA UNIDADE DE ST PARA EXT

Na+	≤ 170 mEq/L
K+	≤ 7 a 8 mEq/L
Hb	≥ 13,0 g/dL
pH	≥ 6,8

tido, quanto mais lento for o procedimento, maior o decréscimo da bilirrubina: 5 mL/kg/3 min. Uma segunda EXT costuma ser necessária em 44% das DHRN por incompatibilidade pelo sistema Rh e em 17% das DHRN pelo sistema ABO.[10]

As principais complicações da EXT são: embolias, tromboses, arritmias por sobrecarga de volume, inclusive parada cardíaca; distúrbios ácido-básicos (acidose metabólica, logo após o procedimento e alcalose metabólica 3 horas após) e hidroeletrolíticos: hipernatremia, hipercalemia, hipocalcemia e hipomagnesemia. A trombocitopenia decorrente de patologia do RN, ou da própria EXT, preconiza a transfusão de concentrado de plaquetas (CP) após a realização da mesma, se a plaquetometria pós-EXT for inferior a 50.000/mm³.

TRANSFUSÃO DE CONCENTRADO DE HEMÁCIAS

O principal motivo que explica a frequência elevada de anemia entre os recém-nascidos é iatrogênico: coleta excessiva de amostras para a realização de exames de análises clínicas.

Outras causas de anemia no período neonatal podem estar associadas à primeira: anemia tardia do prematuro, sangramentos ocultos devido a acidentes obstétricos e malformações de placenta e/ou rotura de cordão, hemorragia oculta fetoplacentária, corioangioma, transfusão gêmeo-a-gêmeo, hemorragia intracraniana e retroperitonial, que podem não ser acompanhadas de distúrbios hemodinâmicos evidentes no RN, mas podem causar anemia.

A anemia neonatal também pode ser causada pela produção insuficiente de eritrócitos, como a síndrome de Blackfan-Diamond. A Hb F, geral-

mente, protege os portadores de hemoglobinopatias congênitas de manifestações clínicas nos primeiros 30 dias de vida.

Pela melhor capacidade de oferta de O_2 da Hb A aos tecidos, recém-nascidos com insuficiência respiratória, em oxigenoterapia ou ventilação mecânica, com displasia broncopulmonar, apneia ou irregularidade do ritmo respiratório, podem se beneficiar da transfusão de pequenos volumes de CH.

Os recém-nascidos em cuidados intensivos, sobretudo os prematuros, estão sujeitos à espoliação excessiva por coleta de amostras, distúrbios respiratórios e anemia tardia fisiológica. A presença de infecção associada causa um prejuízo na síntese de eritrócitos e favorece a hemólise. O estado de sepse provoca distúrbios de hemostasia e facilita sangramentos. Logo, a anemia e as indicações de transfusão de glóbulos em recém-nascidos podem ser decorrentes de vários fatores associados.

A necessidade de transfusão de CH em prematuros é maior que para os recém-nascidos de termo, porque os níveis de Hb que indicam essa necessidade para os primeiros são mais elevados que para os últimos.[11]

Os neonatologistas usam diversos critérios para indicar a necessidade de transfusão de CH para o RN. Um deles é a pressão parcial de oxigênio (PPO_2) do sangue venoso misto (obtido de artéria pulmonar) inferior a 38 mmHg.

O oxigênio disponível (O_2D) pode ser obtido pelo cálculo: $O_2D = [0,54 + (0,005 \times IG$ corrigida*$)] \times Hb$ (g/dL). Se $O_2D < 6$ mL/dL, transfundir. Se > 7 mL/dL, não transfundir. Se entre 6 e 7 mL/dL, a decisão depende do estado clínico do RN. A transfusão de CH no recém-nascido fornece Hb A e esta realiza hematose melhor adaptada para a vida extrauterina que a Hb F. Portanto, a transfusão de CH no recém-nascido tende a ser hipereficiente. Transfusões recentes de CH ajudam os neonatologistas que preferem estratégias transfusionais restritivas a optar por não transfundir recém-nascidos com O_2D entre 6 e 7 mL/dL.

Há também indicações de CH quando a "fração periférica da extração do oxigênio" por espectroscopia infravermelha for superior a 0,47 e de acordo com a concentração de lactato capilar.[11]

---

*Idade gestacional ao nascimento + idade pós-natal.

O fato de haver tantos métodos significa que não há consenso entre os diferentes serviços sobre os parâmetros e limites que devem ser utilizados para indicar transfusão de CH. No entanto, é unânime a distinção nos limites dessa indicação de acordo com a presença ou ausência de fatores de risco associados à anemia: insuficiência respiratória, processos infecciosos e hemorrágicos. Recém-nascidos com riscos associados são transfundidos com níveis de Hb maiores que aqueles sem riscos. O tempo de vida do RN e a sua maturidade ao nascer também são parâmetros frequentemente utilizados.

Posto isto, as indicações de transfusão de CH de acordo com o nível de Hb podem ser mais conservadoras[12] (de 9,0 a 13,0 g/dL), ou mais liberais[11] (de 7,0 a 12,0 g/dL). À partir do segundo mês de vida, os gatilhos de Hb pré-transfusional já são semelhantes aos dos praticados em adultos.

O hemocomponente indicado para transfusão de pequenos volumes de CH não precisa ser fresco.[13] A irradiação gama está indicada somente para recém-nascidos com menos de 1.200 g. Também deve ser negativo para Hb S e com sorologia negativa para CMV e/ou leucorreduzidos. Um programa para a restrição da exposição dos recém-nascidos a múltiplos doadores é recomendável, devido ao risco residual de contaminação por patógenos.[11]

Novos métodos de detecção (NAT) e/ou inativação viral de patógenos em unidades de hemocomponentes enfraquecem a ênfase nas estratégias transfusionais restritivas pelo risco residual. No entanto, supostas vantagens no desenvolvimento neuropsicomotor em longo prazo de recém-nascidos submetidos à estratégia liberal ainda carecem de confirmação.[14,15]

A determinação do fenótipo ABO humano depende da presença de antígenos e anticorpos (iso-hemaglutininas). Até 4 meses de idade, a expressão desses antígenos pode ser incompleta (expressão fraca) e os anticorpos detectados, geralmente são de origem materna.

Nessa faixa etária, o que orienta a transfusão de CH é a compatibilidade com o soro materno. A disponibilidade de uma amostra de sangue da mãe pode tornar prescindível a amostra da criança para os testes de compatibilidade. Se a amostra da mãe não estiver disponível, a tipagem reversa na amostra da criança deve ser feita com antiglobulina para aumentar a sensibilidade dos testes.

Entretanto, quando a criança expressa antígenos "A" e/ou "B" e não há incompatibilidade materno-fetal, a transfusão de hemácias do mesmo tipo que da sua tipagem direta (transfusão isogrupo) é recomendada (Tabela 46.3).

A opção pela transfusão isogrupo recai sobre o fato de que cerca de 40% dos doadores de sangue de tipo "O" têm títulos de iso-hemaglutininas (principalmente anti-A) superiores a 512. Esses títulos aumentam o risco de hemólise por incompatibilidade menor em recém-nascidos. Se o serviço de hemoterapia não determinar o título de anticorpos dos doadores "O", a transfusão indiscriminada de CH "O" em RN é desaconselhada.

Crianças com menos de 16 semanas de vida ainda não têm capacidade de desenvolver anticorpos irregulares contra antígenos eritrocitários. Por isso, a repetição da pesquisa de anticorpos irregulares para essas crianças é desnecessária, mesmo que tenham recebido transfusão prévia de CH. Essa medida, juntamente à utilização de micrométodos, que necessitam de menor volume de amostras, constituem esforços para poupar o RN da espoliação e por consequência, diminuir sua necessidade transfusional.

O volume de CH a ser transfundido depende da diferença entre o nível sérico de Hb desejado e o encontrado, da tolerância da criança à infusão de volume e das características dos produtos disponíveis.

O volume recomendado de CH conservados em CPDA-1 (35 dias) é o de 10 mL/kg de peso. Esse volume deve proporcionar um incremento de 3,3 g/dL de Hb. Para aumentar 1,0 g/dL de Hb, transfundir 3 mL/kg de peso.

As soluções aditivas conservam os CH por mais tempo (42 dias). Para obter-se rendimento semelhante ao obtido com o concentrado em CPDA-1, preconiza-se o volume de 15 a 20 mL/kg de peso.

Esses volumes representam 10 a 20% da volemia das crianças e podem ser infundidos a 2,5 mL/min. Os riscos de sobrecarga de volume são grandes em recém-nascidos com insuficiência car-

TABELA 46.3
ESCOLHA DO GRUPO SANGUÍNEO DOS PRODUTOS A SEREM TRANSFUNDIDOS EM RECÉM-NASCIDOS EM ACORDO COM O GRUPO SANGUÍNEO MATERNO

MÃE	RECÉM-NASCIDO		TRANSFUSÃO	
FENÓTIPO	TIPAGEM DIRETA	TIPAGEM REVERSA COM ANTIGLOBULINA	CH	PFC – CP CRIO
O	A	anti-A, anti-B	O	A
	B	anti-A, anti-B	O	B
	O	anti-A, anti-B	O	O
A	A	anti-B	A	A
	B	anti-B	O	B
	AB	anti-B	A	AB
	O	anti-B	O	O
B	B	anti-A	B	B
	A	anti-A	O	A
	AB	anti-A	B	AB
	O	anti-A	O	O
AB	A	–	A	A
	B	–	B	B
	AB	–	AB	AB

díaca e renal. Recém-nascidos com insuficiência respiratória podem ter queda de saturação de O_2 durante a transfusão. Nesses casos, a velocidade da transfusão deve ser diminuída ou cessada.

Diante da iminência de sobrecarga de volume, induzir balanço hídrico negativo, transfundir mais lentamente (até o limite de 4 horas por unidade) e/ou em alíquotas menores.

O equipo correto para transfusão em recém-nascidos tem bureta graduada e filtro de macro-agregados (140 a 170 μ). Se o fluxo do CH estiver muito limitado pela viscosidade na via de acesso do RN, pode-se acrescentar 20% do volume original em solução fisiológica para diluição na bureta, à beira de leito, com os cuidados-padrão de assepsia.

Toda transfusão deve ser acompanhada pela equipe de enfermagem, registrando os sinais vitais antes de iniciar a transfusão. Embora não sejam comuns entre os recém-nascidos, variações bruscas nos sinais vitais durante a transfusão podem ser indicativas de reação transfusional (ver a seguir).

Em recém-nascidos, a capacidade de manutenção da temperatura corpórea está comprometida e hemocomponentes em baixa temperatura, quando infundidos, podem provocar alterações metabólicas profundas, com morbidade significativa (apneia, hipotensão, hipoglicemia).

A temperatura do CH, no momento da transfusão, deve estar entre 20 e 30 °C. O CH conservado a 4 °C atinge o equilíbrio com essa temperatura ambiente em 20 minutos. Na velocidade de infusão mencionada acima, o CH em 20 a 30 °C atinge rapidamente a temperatura corpórea.

O aquecimento de unidades de CH ou ST a ser transfundido é justificado somente para EXT ou transfusões maciças, pois a infusão rápida em baixas temperaturas pode causar arritmias cardíacas, bradicardia sinusal e outras arritmias complexas ventriculares. Há aquecedores "em linha" desenvolvidos especificamente para esse fim. Qualquer outra forma de aquecimento é desnecessária e desaconselhada.

As soluções anticoagulante-conservantes (CPDA-1 e soluções aditivas) permitem uma estocagem com garantia de riscos mínimos de lesões até o limite de seu prazo de validade, ainda que com frequência diária e mesmo em prematuros. Não há relatos de problemas em transfusões com produtos estocados em soluções aditivas na dose de 15 a 20 mL/kg. O excesso de Na+ (877 mg/100 mL) pode ser deduzido de outros fluidos parenterais e da dieta.

Excesso de manitol pode ser neurotóxico e o de metabólitos de adenina pode ser nefrotóxico, sobretudo em recém-nascidos com insuficiência renal. Para transfusões maciças e EXT, os CH em soluções aditivas devem ser lavados em salina ou albumina.

As reações pós-transfusionais hemolíticas, febris não hemolíticas e urticariformes em recém-nascidos são extremamente raras. Os recém-nascidos podem apresentar hiperinsulinemia e hipoglicemia de rebote. A vigilância da glicemia, por meio de fita reagente, é recomendada até 3 horas após o início da transfusão de CH. A reposição de solução de glicose pode ser necessária.

Em 1982, foi descrito o síndrome pós-transfusional benigno do RN exposto a múltiplas transfusões (inclusive TIU e EXT). Caracteriza-se por eritema maculopapular transitório, que pode vir acompanhado de eosinofilia e trombocitopenia.

Hipotensão persistente, a despeito de reposição adequada de volume, sugere hipocalcemia secundária ao citrato (das soluções conservantes). O risco é maior nos recém-nascidos com insuficiência hepática e renal. A dosagem de Ca++ sérico e sua reposição são práticas recomendadas, sobretudo após transfusões maciças e EXT. O citrato é metabolizado em bicarbonato, que resulta em alcalose e hipocalemia. Alguns serviços propõem heparina como anticoagulante ideal em CH para recém-nascidos.

TRALI (*transfusion-related acute lung injury*) já foi descrita em recém-nascidos, embora permaneça subnotificada.[16,17] O fenômeno depende da presença de anticorpos contra antígenos HLA no plasma do doador e de lesões pulmonares pré-

vias, condição em que os portadores de doença da membrana hialina se enquadram. Os recursos para sua profilaxia incluem: o uso de CH lavados, de doadores homens, doadoras nulíparas ou HLA compatível.

A retinopatia da prematuridade ocorre devido a ação tóxica do oxigênio em excesso sobre os capilares da retina. A Hb "A" administrada por transfusões parece ser um fator concorrente para o fenômeno.

Recursos propostos para diminuir o consumo de CH homólogo pelos recém-nascidos prematuros incluem: o uso de eritropoetina humana recombinante (h-EPOr), 3 a 5 doses semanais de 300 a 1.200 UI/kg reduzem a incidência da anemia tardia do prematuro, desde que acompanhada da suplementação de Fe++. A coleta de sangue de cordão umbilical tem servido melhor como fonte de células-tronco do que para o fim de transfusão autóloga.

TROMBOCITOPENIA ALOIMUNE NEONATAL

A fisiopatologia da trombocitopenia aloimune neonatal é muito semelhante à da DHRN. Trata-se de uma incompatibilidade materno-fetal contra antígenos plaquetários. Estudos populacionais revelam que sua frequência é de cerca de 1/2.000 nascimentos.

Neste caso, os anticorpos maternos que atravessam a barreira placentária são contra antígenos pertencentes ao sistema plaquetário HPA, sobretudo os antígenos HPA-1a e HPA-5b.

Esses anticorpos podem ser detectados por diversos métodos em laboratório especializado: imunofluorescência, radioimunoensaio, ELISA com anticorpos monoclonais (MAIPA-teste) ou imunoprecipitação. As mães HLA DR3 e DRw52a são frequentemente portadoras de anti-HPA-1a e as HLA DRw6, portadoras de anti-HPA-5b. A recorrência é de 90%, com plaquetopenia mais grave a cada gestação.

O diagnóstico antenatal pode ser feito pela evidência ultrassonográfica de hemorragia intracraniana (HIC) no feto em 10% dos casos. Nestas situações, a punção do cordão umbilical revela uma plaquetometria inferior a 30.000/mm^3. Dez por cento dos portadores de HIC evoluem para óbito, outros 20%, com sequelas neurológicas graves, e os demais apresentam uma evolução favorável, com resolução espontânea da plaquetopenia em 8 a 15 dias após o nascimento. Ao nascimento, o diagnóstico pode ser fortuito, por ocasião de uma plaquetometria de rotina ou devido à presença de petéquias até púrpura extensa.

No caso de suspeita de trombocitopenia aloimune neonatal (pela presença de HIC ou antecedente), somente a punção do cordão umbilical pode confirmar o diagnóstico. Isso é possível a partir da 20ª semana de gestação. O tratamento da mãe, com corticoides e/ou imunoglobulina polivalente endovenosa em altas doses, é recomendado. Uma segunda punção é recomendada na 32ª semana. A partir desse período, a transfusão intrauterina de plaquetas pode ser realizada.

O concentrado de plaquetas indicado para transfusão é aquele cujas plaquetas não apresentam os antígenos contra os quais a mãe desenvolveu anticorpos. No caso de HPA-1a, apenas 2,1% da população caucasiana não porta esse antígeno. Logo, o doador de plaquetas HPA-1a negativo mais próximo é a própria mãe. O CP materno pode ser coletado por aférese e irradiado antes da transfusão.

A indução do parto, ou cesariana, pode ser considerada quando a plaquetopenia mantém-se apesar do tratamento, de acordo com a capacidade de atendimento da unidade de cuidados intensivos neonatais.

TRANSFUSÃO DE CONCENTRADO DE PLAQUETAS

O CP é o segundo tipo de hemocomponente mais solicitado para recém-nascidos. O uso deste hemocomponente destina-se ao tratamento e/ou profilaxia de hemorragias causadas por prejuízo numérico e/ou funcional das plaquetas.

As causas da trombocitopenia do RN podem ser congênitas (com alterações quantitativas e qualitativas associadas), ou adquiridas: trombocitopenia induzida por fototerapia, aloimunização contra antígenos eritrocitários do sistema Rh, infecções, EXT, aspiração de mecônio, policitemia, hipertensão pulmonar persistente e outras desordens metabólicas. A trombocitopenia no período neonatal pode atingir 25 a 40% dos recém-nasci-dos internados em unidades de cuidados intensivos neonatais.

Há púrpuras com produção medular normal ou aumentada de plaquetas, causadas por aumento do consumo periférico (são as mais frequentes). Além da trombocitopenia aloimune neonatal, há púrpura trombocitopênica imunológica, idiopática ou secundária (a doença linfoproliferativa ou autoimune), púrpura trombocitopênica trombótica, e as não imunológicas: síndrome hemolítico-urêmica, coagulação intravascular disseminada, hemangioma gigante, trombocitopenia induzida por cateteres, próteses, circulação extracorpórea, oxigenador de membrana, uremia e hepatopatia.

Trombocitopenias podem ser induzidas por drogas como: heparina, quinidina, digoxina, penicilinas e ácido valproico. As drogas inibidoras da ciclo-oxigenase (aspirina e similares) não induzem plaquetopenia, mas provocam uma diminuição significativa na função de agregação plaquetária, o que pode prolongar o tempo de sangramento e justificar a necessidade de transfusão de CP em caso de hemorragia e antes de procedimentos cirúrgicos.

As trombocitopenias causadas por diminuição de produção de plaquetas no RN são infrequentes, mas podem ocorrer na aplasia congênita de medula óssea, por processos infiltrativos (leucemias e outras neoplasias não hematológicas) e como resultado de quimioterapia.

A transfusão de CP deve ser indicada toda vez que houver um sangramento ativo devido a um defeito qualitativo e/ou quantitativo de plaquetas, independentemente de sua etiologia.

No que concerne à transfusão profilática de plaquetas, a discussão é fecunda. Há fatores associados à plaquetopenia que põem em risco a hemostasia dos recém-nascidos: sistema de coagulação imaturo, deficiência fisiológica dos fatores dependentes de vitamina K, capacidade significativamente diminuída de produzir trombina, dificuldade natural de mobilizar o Ca++ intraplaquetário, maior fragilidade vascular e presença de anticoagulante natural materno que atravessa a barreira placentária.

A presença de distúrbios de hemostasia secundária (coagulopatia) sugere menos tolerância à plaquetopenia nos recém-nascidos do que os gatilhos adotados para os adultos. Na previsão de cirurgia ou outros procedimentos invasivos, manter a plaquetometria acima de 50.000/mm^3; se a cirurgia for cardíaca ou neurológica, acima de 100.000/mm^3.

Outra situação importante é a plaquetopenia dilucional pós-EXT. A transfusão de CP é indicada se a contagem de plaquetas pós-EXT for inferior a 50.000/mm^3.

A compatibilidade ABO na transfusão de CP para recém-nascidos deve ser respeitada, sempre que possível. Os antígenos do sistema ABO estão presentes nas plaquetas em quantidades variáveis e a transfusão de concentrados de plaquetas ABO incompatíveis (incompatibilidade maior) implica em prejuízo de seu rendimento. Na incompatibilidade ABO menor, os títulos de iso-hemaglutininas presentes no plasma sobrenadante do CP podem implicar em risco de hemólise para o RN. A compatibilidade do sistema Rh pode ser ignorada para a transfusão de CP no período neonatal.

Na indisponibilidade de CP ABO isogrupo, a incompatibilidade maior é menos perigosa para os recém-nascidos. A seleção do CP plasma incompatível com o título de iso-hemaglutininas mais baixo disponível (de preferência abaixo de 100) é recomendado.

O cálculo do volume indicado para transfusão de CP depende da diferença entre a plaquetometria vigente e a desejada, da volemia da criança, da concentração de plaquetas no produto utilizado e do rendimento plaquetário "padrão" após 1 hora (0,80).[18]

O cálculo da volemia dos recém-nascidos leva em conta o peso e a idade gestacional ao nascimento. Prematuros têm uma relação diferente entre seu peso e sua volemia, que pode chegar a 110 mL/kg.

$$V\ (mL) = \frac{\text{plaquetometria desejada-observada (plaqs/mL)} \times 1.000\ (mL/mL) \times \text{volemia (mL)}}{K\ (plaqs/mL) \times \text{rendimento } (0,80^*)}$$

*ou menor, de acordo com o rendimento observado previamente.

Onde: K depende do produto utilizado: $9,1 \times 10^8$ plaqs/mL (para CP randômicas) ou $1,5 \times 10^9$ plaqs/mL (para CP aférese).

O tempo de infusão dos CP depende da capacidade de sobrecarga circulatória, das funções cardíaca e renal e da relação entre o volume do hemocomponente e a volemia da criança, em geral, de 20-30 minutos, sem ultrapassar 4 horas após a abertura do sistema.

O risco de contaminação em CP é bem maior que em concentrados de hemácias, pois o estoque entre 22 e 24 °C favorece a proliferação bacteriana nessas últimas. A transfusão de CP com contaminação bacteriana pode produzir choque e distúrbio de coagulação. Amostras da(s) unidade(s) suspeitas devem ser encaminhadas para bacterioscopia e cultura. Hemocultura da criança também deve ser colhida.

TRANSFUSÃO DE PLASMA FRESCO CONGELADO E HEMODERIVADOS

A transfusão de PFC é pouco frequente na faixa etária neonatal. O PFC é indicado principalmente na reposição de fatores dependentes de vitamina K (II, VII, IX, X, proteína C e proteína S) em recém-nascidos que apresentam tempo de protrombina prolongado e sangramento ativo ou necessitam de cirurgia de emergência, na reversão de alterações da hemostasia decorrentes de EXT, nos quais a deficiência de fator seja a principal alteração. Na coagulação intravascular disseminada (CID), o tratamento deve ser direcionado para o tratamento da doença de base e a terapia de reposição está indicada quando ocorre hemorragia.

A entidade conhecida como púrpura neonatal fulminante decorre de uma deficiência congênita de proteína C, que promove trombose microvascular e fenômenos hemorrágicos semelhantes aos da CID. O diagnóstico é difícil, ela não responde à reposição de vitamina K e o tratamento das formas graves (homozigóticas) exige PFC ou reposição de proteína C purificada.

Na deficiência da C1 esterase, o PFC está indicado como terapia profilática antes da cirurgia para prevenir edema laríngeo em RN com angioedema hereditário, quando não houver disponibilidade do concentrado específico e em cirurgia com circulação extracorpórea.

O PFC é contraindicado como expansor de volume e como suplementação nutricional. Na circulação extracorpórea, para neutralizar o efeito da heparina, o uso de PFC também é incorreto. Neste caso, indica-se protamina.

Dos hemoderivados, os mais utilizados são: a albumina humana (cujo uso já foi mencionado anteriormente, no item *Transfusão intrauterina e exsanguinotransfusão*) e a imunoglobulina polivalente endovenosa, na sepse neonatal, na dose de 500 mg/kg, em 6 horas, 1 vez por semana, durante 4 semanas.

TRANSFUSÃO DE CONCENTRADO DE GRANULÓCITOS

Apesar do aumento constante do arsenal antimicrobiano e do desenvolvimento de fatores estimuladores de colônias (G-CSF e GM-CSF), a infecção ainda é uma complicação comum e muitas vezes fatal em recém-nascidos neutropênicos.

Devido à rápida deterioração da função dos granulócitos durante seu estoque, o concentrado de granulócitos (CG) deve ser irradiado (profilaxia do GVHD-TA) e infundido em até 6 h. A infusão do CG deve ser lenta, a uma velocidade de 1-2 × 10^{10} células/hora. A pré-medicação com anti-histamínicos e/ou antipiréticos é recomendada.

Em decorrência do grande número de eritrócitos presentes no concentrado de granulócitos, a transfusão deve ser ABO compatível. Em caso de incompatibilidade ABO entre doador e receptor, os eritrócitos devem ser removidos do componente por sedimentação.

A dose de CG recomendada para crianças é de 1,0-2,0 × 10^9/kg ou 15 mL/kg/dia. A infusão deve ser continuada até que tenha ocorrido a recuperação endógena dos granulócitos ou a erradicação da infecção; e deve ser interrompida se houver piora evidente da infecção ou reação transfusional grave.

A terapia com granulócitos deve ser considerada em RN neutropênico (< 3,0 × 10^9/L)[19] com infecção bacteriana ou fúngica grave, refratária ao tratamento antimicrobiano combinado de amplo espectro e, principalmente, se o RN for portador de disfunção granulocítica congênita.

Vários autores têm relatado o uso de transfusão de CG no tratamento da sepse neonatal. De seis estudos controlados realizados para avaliar a eficácia da transfusão de CG no tratamento de infecção neonatal, quatro puderam demonstrar maior sobrevida no grupo que a recebeu quando comparados com o grupo-controle. No entanto, esses estudos trataram pequeno número de pacientes que apresentavam heterogeneidade das populações tratadas e da qualidade do CG. Portanto, o uso de transfusão de CG no tratamento da septicemia neonatal ainda é controverso e, por isso, muitos neonatologistas preferem utilizar imunoglobulina intravenosa ou a administração de G-CSF no tratamento adjuvante da infecção neonatal.

Novos estudos controlados são necessários para se definir o potencial real da transfusão de granulócitos no tratamento da infecção em recém-nascidos.

SANGUE DE CORDÃO

O capítulo termina com a última incursão da hemoterapia à sala de parto: a coleta de sangue de cordão. O volume de 100 a 120 mL é de fácil obtenção e deve fornecer cerca de 3,0 × 10^6 células CD34+. O risco de contaminação bacteriana é desprezível.

A prática desse procedimento tem cerca de 10 anos e cresce em escala geométrica. Bancos de sangue do mundo inteiro estão se organizando para constituir-se em bancos de sangue de cordão.

A coleta de sangue de cordão pode ter duas finalidades: a transfusão autóloga (já mencionada) e a obtenção de células-tronco, abundante no sangue do cordão.

O sangue de cordão tem sido explorado também para transplantes de células-tronco hematopoéticas entre doadores não relacionados, para o tratamento de mucopolissacaridoses graves, distrofias musculares, síndromes de imunodeficiência congênitas, doença de Parkinson e como fonte de células progenitoras somáticas neurogliais e endoteliais, por enquanto.

REFERÊNCIAS BIBLIOGRÁFICAS

1. Ramos JLA. Como decidir pela não-reanimação de recém-nascidos muito imaturos em sala de parto? Rev Assoc Med Bras 2003; 49(4):354.

2. Blajchman MA, Bordin JO. Mechanisms of transfusion-associated immunosuppression. Curr Opin Hematol 1994; 1(6):457-461.

3. Yogev-Lifshitz M, Leibovitch L, Schushan-Eisen I, Taran C, Strauss T, Maayan-Metzger A. Indication of mild hemolytic reaction among preterm infants With ABO incompatibility. Pediatr Blood Cancer 2016 Jun; 63(6):1050-1053.

4. Novaretti MC, Jens E, Pagliarini T, et al. Hemolytic disease of the newborn due to anti-U. Rev Hosp Clin Fac Med São Paulo 2003; 58(6):320-323.

5. Bakhtary S, Gikas A, Glader B, Andrews J. Anti-Mur as the most likely cause of mild hemolytic disease of the newborn. Transfusion 2016 May; 56(5): 1182-1184.

6. Goldman M, Lane D, Webert K, Fallis R. The prevalence of anti-K in Canadian prenatal patients. Transfusion 2015 Jun; 55(6 Pt 2):1486-1491.

7. Rieneck K, Clausen FB, Dziegiel MH. Noninvasive antenatal determination of fetal blood group using next-generation sequencing. Cold Spring Harb Perspect Med 2015 Oct 28; 6(1):a023093.

8. Poissonier MH, Picone O, Brossard Y, et al. Intravenous fetal exchange transfusion before 22 weeks of gestation in early and severe red cell fetomaternal alloimmunization. Obstet Gynecol Surv 2004; 59(5): 327-328.

9. Murray NA, Roberts IA. Neonatal transfusion practice. Arch Dis Child Fetal Neonatal Ed 2004; 89(2): F101-7.

10. Ceccon MEJ, Diniz EMA, Ramos JLA, et al. Exchange transfusion in newborn infants with perinatal hemolytic disease. Eficacy of the procedure. S Paulo Med J 1993; 11:348-353.

11. Albiero AL, Diniz EM, Novaretti MC, et al. Blood component transfusion in full-term and premature newborn infants. Rev Assoc Med Bras 1998; 44(3): 201-209.

12. Albiero AL. Transfusão de glóbulos vermelhos. In: Marcondes E, Vaz FAC, Ramos JLA, Okay Y (eds). Pediatria Básica. 9 ed. São Paulo: Sarvier 2003; 739-769.

13. Fergusson DA, Hébert P, Hogan DL, LeBel L, Rouvinez-Bouali N, Smyth JA, Sankaran K, Tinmouth A, Blajchman MA, Kovacs L, Lachance C, Lee S, Walker CR, Hutton B, Ducharme R, Balchin K, Ramsay T, Ford JC, Kakadekar A, Ramesh K, Shapiro S. Effect of fresh red blood cell transfusions on clinical outcomes in premature, very low-birth-weight infants: the ARIPI randomized trial. JAMA 2012 Oct 10; 308(14): 1443-1451.

14. Whyte RK. Neurodevelopmental outcome of extremely low-birth-weight infants randomly assigned to restrictive or liberal hemoglobin thresholds for blood transfusion. Seminars in Perinatology 2012; 36(4):290-293.

15. McCoy TE, Conrad AL, Richman LC, Brumbaugh JE, Magnotta V, Bell EF, Nopoulos PC. The relationship between brain structure and cognition in transfused preterm children at school age. Dev Neuropsychol 2014; 39(3):226-232.

16. Gupta S, Som T, Iyer L, Agarwal R. Transfusion related acute lung injury in a neonate. Indian J Pediatr 2012 Oct; 79(10):1363-1365.

17. Lieberman L, Petraszko T, Yi QL, Hannach B, Skeate R. Transfusion-related lung injury in children: a case series and review of the literature. Transfusion 2014 Jan; 54(1):57-64.

18. Albiero AL. Transfusão de plaquetas. In: Marcondes E, Vaz FAC, Ramos JLA, Okay Y (eds). Pediatria Básica. 9 ed. São Paulo: Sarvier 2003; 749-754.

19. Mendrone Jr A. Aféreses e transfusão de granulócitos. In: Marcondes E, Vaz FAC, Ramos JLA, Okay Y (eds). Pediatria Básica. 9 ed. São Paulo: Sarvier 2003; 739-769.

47

TRANSFUSÃO EM ANEMIA HEMOLÍTICA AUTOIMUNE

Melca Maria Oliveira Barros
Dante Mário Langhi Júnior

INTRODUÇÃO

Anemia hemolítica autoimune (AHAI) é uma condição clínica na qual se tem uma destruição acelerada das hemácias (hemólise) em razão da fixação de imunoglobulinas ou complemento na superfície das hemácias, produzidos pelo sistema imunológico do próprio paciente. Os sintomas iniciais são decorrentes da anemia causada pela hemólise, caso o setor eritroblástico da medula óssea não apresente hiperplasia compensatória suficiente, dos efeitos secundários do quadro hemolítico ou da doença primária que está causando a AHAI.[1,2]

A AHAI é a segunda citopenia imunológica mais frequente, sendo superada apenas pela púrpura trombocitopênica imunológica. Acomete cerca de 1 a 3 indivíduos em cada 100.000 que, em geral, são mulheres com idade superior a 40 anos.[1-5] Por ser uma doença relativamente rara, as recomendações quanto ao tratamento da AHAI, incluindo recomendações quanto ao suporte transfusional, são baseadas principalmente em resultados de dados retrospectivos com amostras de pacientes relativamente pequenas e heterogêneas e, às vezes, apenas relato de casos. Uma situação

mais frequente em imuno-hematologia é a presença de autoanticorpos eritrocitários, sem hemólise clínica correspondente.

CLASSIFICAÇÃO DAS AHAI

A AHAI pode ser classificada pela presença, ou ausência, de várias circunstâncias ou doenças subjacentes associadas (Tabela 47.1). O termo AHAI primária ou idiopática é aplicado quando não há nenhuma doença ou condição subjacente associada. O termo AHAI secundária é utilizado quando surge como manifestação ou complicação de outra doença.[1-3]

A AHAI pode ser classificada com base nos resultados dos testes laboratoriais imuno-hematológicos (Tabela 47.1).[1-3] Essa é a classificação de maior utilidade clínica pois o tratamento, o prognóstico e o acompanhamento diferem significantemente, sendo extremamente importante do ponto de vista transfusional. É considerada AHAI por anticorpos a quente, quando a temperatura ótima de reatividade do anticorpo é de 37 °C e AHAI por anticorpos a frio, quando apresenta maior afinidade pela hemácia em uma temperatura próxima a

TABELA 47.1
CLASSIFICAÇÃO DAS ANEMIAS HEMOLÍTICAS AUTOIMUNES

1. Causada por anticorpos a quente
   a) Primária ou idiopática
   b) Secundária
   - Doença linfoproliferativa
   - arcinomas
   - Mielodisplasia
   - Colagenoses
   - Retocolite ulcerativa
   - Hepatites

2. Causada por anticopos a frio
   a) Doença das aglutinas a frio
   - Idiopática ou primária
   - Secundária (linfomas, *Mycoplasma*, mononucleose)
   b) Hemoglobinúria paroxística a frio
      Idiopática ou primária
      Secundária (sífilis, infecções virais)

3. Mista
   - Idiopática ou primária
   - Secundária

4. Induzida por drogas
   a) Indução de autoimunidade
   b) Adsorção de drogas
   c) Adsorção de imunocomplexos
   d) Adsorção não imunológica de proteínas

4 °C e diminuição da afinidade em temperaturas fisiológicas. Ocasionalmente, o paciente pode ter uma combinação de autoanticorpos a quente e a frio, sendo denominada AHAI mista. AHAI também pode ser induzida por fármacos. Anticorpos induzidos por fármacos podem reconhecer antígenos intrínsecos da hemácia ou fármacos ligados à hemácia.[1-5]

AHAI por anticorpos quentes

A AHAI por anticorpos quentes (AHAI-Q) compreende a maioria dos casos AIHA, variando de 60 a 90% de todos os casos, dependendo da série estudada.[1-6] Em um estudo italiano multicêntrico com 308 pacientes, 60% apresentavam AHAI-Q.[6] É causada por autoanticorpo eritrocitário, na maioria das vezes da classe IgG, isolado ou associado a frações do sistema complemento (SC). A etiologia

do autoanticorpo na AHAI-Q ainda não é conhecida. A associação com outras desordens de origem imune reflete um distúrbio generalizado na homeostasia do sistema imune.[3]

O diagnóstico de AHAI se baseia no quadro clínico e laboratorial de hemólise, com confirmação sorológica do autoanticorpo. Os pacientes apresentam sintomas de anemia progressiva, acompanhada de icterícia. Dependendo do grau de hemólise, os sintomas podem variar de quadro leve e insidioso até anemia grave com evolução de poucos dias. No hemograma, pode ser observada uma queda acentuada nos níveis de hemoglobina nos casos mais graves, até níveis normais ou próximos ao normal em pacientes compensados. Os reticulócitos encontram-se elevados, mas na fase inicial da doença um quadro de reticulocitopenia transitória pode ser identificado.[1-5] Uma reticulocitopenia persistente pode ocorrer em pacientes com comprometimento medular ou devido à existência de autoanticorpo que também atua contra antígenos expressos em precursores eritrocitários.[7] Ocorre também elevação da bilirrubina indireta (BI), da desidrogenase láctica (DHL) e diminuição da haptoglobina que participa da catabolização da hemoglobina livre no plasma. Nos casos de hemólise fulminante, o paciente pode apresentar hemoglobinemia, e até hemoglobinúria.[1-5] O teste de antiglobulina direto (TAD) é o procedimento de escolha para demonstrar a presença de anticorpos na superfície das hemácias *in vivo*, e será discutido mais a frente.

AHAI a frio

AHAI causada por anticopos a frio é causada por anticorpos que apresentam temperatura ótima de reação à 4 °C, com diminuição de afinidade em temperaturas fisiológicas. Autoanticorpos a frio causam duas entidades clínicas distintas: doença de aglutininas a frio (DAF) e hemoglobinúria paroxística a frio (HPF).[1-3,8]

A doença da aglutinina a frio representa 10 a 32% dos casos de AHAI, ocorre nas formas primária, ou idiopática, e secundária. Atinge pessoas na sexta ou sétima década de vida, com predominância no sexo feminino. A forma secundária mais comum é a de etiologia infecciosa que envolve *Mycoplasma Pneumoniae* e mononucleose, podendo surgir de maneira aguda transitória após um quadro respiratório.[1,2,8] A DAF apresenta-se com um quadro de hemólise com sinais e sintomas semelhantes aos observados na AHAI a quente. Geralmente, o frio exacerba os sintomas, surgindo acrocianose e hemoglobinúria. As alterações laboratoriais na DAF são semelhantes às encontradas em outras anemias hemolíticas: anemia, DHL elevado, hiperbilirrubinemia indireta e diminuição de haptoglobinas. A primeira observação a sugerir no diagnóstico de DAF é a autoaglutinação da amostra de sangue do paciente com anticoagulante, que ocorre rapidamente na amostra a temperatura ambiente, sendo intensificada a 4 °C e revertida a 37 °C. Os achados imuno-hematológicos nos pacientes com DAF são representados por um TAD positivo com reagente poliespecífico e com o monoespecífico contendo C3d, sendo negativo com o monoespecífico contendo IgG.[1,2,8]

A HPF é uma causa incomum de AHAI, com frequência em torno de 2% das AHAI. Existe na forma primária e secundária. A ocorrência na forma primária é extremamente rara. A etiologia da HPF está associada a uma infecção viral de vias aéreas superiores. Clinicamente, a HPF é caracterizada por uma hemólise intravascular explosiva com hemoglobinúria e icterícia associada à dor abdominal, palidez cutaneomucosa, febre, calafrios e cefaleia, precedida de 1 a 2 semanas de um quadro de infecção respiratória. Outros achados laboratoriais comuns secundários à hemólise são: DHL elevado, hiperbilirrubinemia indireta; e como resultado da hemólise intravascular teremos diminuição de haptoglobinas, hemoglobinemia e hemoglobinúria, e se houver evolução com insuficiência renal, aumento dos níveis séricos de ureia e creatinina.[1,2,8]

TRANSFUSÃO EM AHAI: OBJETIVOS E DIFICULDADES

A transfusão de concentrado de hemácias (CH) em AHAI propicia para o paciente apenas benefícios temporários, até que a terapêutica definitiva interrompa o quadro hemolítico e a medula compense as perdas, com aumento do volume eritrocitário. Toda decisão clínica relacionada a condutas terapêuticas e os possíveis benefícios devem ser pesados em relação aos possíveis riscos. A recomendação da transfusão de sangue está rela-

cionada à severidade da anemia, à velocidade de progressão da anemia e, especialmente, aos achados clínicos associados. A transfusão de CH pode ser necessária particularmente em pacientes mais velhos, sintomáticos, pacientes com doença coronariana e situações em que há risco de morte ou risco de eventos cardíacos ou cerebrais devido anemia. Tais pacientes devem receber transfusão de CH para manter seus níveis de hemoglobina e uma condição clínica aceitável, pelo menos até que outros tratamentos venham interromper o quadro hemolítico.[9-12] O tratamento inicial preconizado é a utilização de corticosteroide, que tem sua ação em interromper a hemólise de 24 a 72 horas após o seu início, quando é observada interrupção na queda dos níveis de hemoglobina, e até mesmo sua ascensão. Os outros tratamentos iniciais indicados em casos mais graves, a base de imunoglobulina ou anticorpos monoclonais, também têm seu início de ação rápido, não se justificando a transfusão de CH em pacientes estáveis.[1,3]

A transfusão de sangue no paciente com AHAI caracteriza situação, frequentemente, única de problemas em potencial. A indicação de transfusão deve ser considerada à luz dos seguintes fatos:

- Meia-vida curta das hemácias transfundidas.
- Mascarar a presença de um aloanticorpo.
- Dificuldade na realização de testes de compatibilidades.

Um dos problemas óbvio é a meia-vida curta das hemácias transfundidas. Experiências demonstram que, quando a incompatibilidade é devida somente à presença do autoanticorpo, a meia-vida das hemácias transfundidas é aproximadamente a mesma que aquela de hemácias autólogas.[3,9,10] Na AHAI, a cinética de destruição dos eritrócitos descreve uma curva exponencial, de modo que quanto maior o volume eritrocitário em uma unidade de tempo maior será a hemólise.[11] Em estudos clínicos restrospectivos não houve sinais de intensificação da hemólise.[10,12,13] Nos pacientes com autoanticorpos, Parker e cols.[12] encontraram incremento de hemoglobina (1,4-1,7 g/dL) similar aos outros grupos, com aloanticorpos e sem nenhum anticorpo. Das e cols.[13] demonstraram um incremento de hemoglobina de 0,88 g/dL por unidade transfundida, semelhante a pacientes sem AHAI.

Os autoanticorpos são, geralmente, panaglutininas que podem reagir com antígenos de qualquer hemácia, a própria e dos doadores. O autoanticorpo costuma reagir fortemente *in vitro* pelo teste da antiglobulina indireto com todas as hemácias a serem transfundidas, tornando impossível obter sangue compatível para a transfusão. Tais autoanticorpos mascaram frequentemente a presença dos aloanticorpos que, por ventura, possam estar presentes no soro desses pacientes. Os aloanticorpos eritrocitários podem formar-se em consequência de transfusão ou de gravidez precedentes, e é o problema técnico mais importante enfrentado frequentemente pelo serviço transfusional em pacientes com AHAI.[3,9] Relatos indicam que 7,5 a 40% dos pacientes com AHAI apresentam aloanticorpo associado, que podem levar a reação hemolítica aguda ou tardia (Tabela 47.2).[3,13-21]

A seleção da melhor unidade de CH para pacientes com AHAI envolve, geralmente, a necessidade de procedimentos e teste de compatibilidade mais complexos, e muito mais demorados. Esses testes visam identificar aloanticorpos e impedir reações hemolíticas transfusionais. O médico assistente deve entender o tempo necessário para que o serviço de hemoterapia possa realizar esses testes. O médico do paciente e o serviço de hemoterapia devem estar em contato, para que tanto o serviço de hemoterapia entenda a urgência da situação quanto o médico do paciente entenda a complexidade dos estudos laboratoriais, para liberação da transfusão mais seguramente possível.[3,9]

TABELA 47.2 INCIDÊNCIA DE ALOANTICORPO EM AHAI		
AUTOR	**ANO**	**INCIDÊNCIA (%)**
Das SS et al.[13]	2014	7,5
Yu Y et al.[14]	2013	29,5
Barros et al.[15]	2009	11,1
Das SS & Chaudhary R[16]	2009	30,4
Shirey et al.[17]	2002	40
Branch et al.[18]	1999	32
Leger et al.[19]	1999	47/40
Issit et al.[20]	1996	43
Laine et al.[21]	1985	38

INDICAÇÃO DE TRANSFUSÃO EM AHAI

A recomendação da transfusão de sangue está relacionada à severidade da anemia, à velocidade de progressão da anemia e, especialmente, aos achados clínicos associados. Como qualquer outra patologia, a indicação da transfusão de CH não deve se basear apenas no nível de hemoglobina, mas também nos sinais e sintomas desses pacientes. A AHAI é uma anemia aguda ou subaguda, e devido ao seu início relativamente rápido, os pacientes costumam ser sintomáticos, demonstrando menos tolerância a essa perda que outras anemias hemolíticas crônicas; entretanto, como já explicado anteriormente, esses pacientes apresentam resposta rápida ao tratamento, não se justificando submetê-los ao risco transfusional devido a sintomatologias leve. A transfusão estaria indicada quando esses pacientes apresentam sinais de hipoxemia importante, tais como angina, descompensação cardíaca ou sintomas neurológicos que incluem letargia, fraqueza, sonolência e confusão mental. Esses sintomas, geralmente, ocorrem quando os valores de hemoglobina caem abaixo de 5 g/dL, porém podem ocorrer com anemia menos severa.[1-5,9] Apesar dos poucos dados publicados na literatura (Tabela 47.3)[13,22-30] relacionando a severidade da anemia estratificada pelo nível de hemoglobina (Figura 47.1), há um consenso que nas anemias leves e moderadas a transfusão seria desnecessária, pois os sintomas geralmente são leves e corrigidos rapidamente.[9,12,22-30] A avaliação clínica mais crítica são dos pacientes com anemia grave, cuja hemoglobina está acima de 5 g/dL. Nesses pacientes, devido ao risco de instabilidade, a monitorização clínica e laboratorial deve ser constante, não devendo ultrapassar 6 horas. No manuseio de pacientes com hemoglobina abaixo de 5 g/dL, a transfusão de CH em quantidade suficiente para manter aumento modesto da hemoglobina até a terapia para AHAI se tornar efetiva, é a conduta mais apropriada. Os relatos catastróficos descritos ocorrem, geralmente, com hemoglobina abaixo desse desse nível.[7,28]

Outro fator a ser analisado nesses pacientes é a velocidade de progressão da hemólise. Associado à avaliação clínica do paciente, os valores laboratoriais têm um papel importante na prevenção de danos graves causados pela hipoxemia, e também auxiliam na interpretação da resposta do pacien-

TABELA 47.3
NÍVEIS DE HEMOGLOBINA E TRANSFUSÃO EM AHAI

AUTOR	ANO	N	HB G/DL	HT %
Das SS et al.[13]	2014	15	3,8-6,5	–
Brain MC et al.[22]	2010	1	3,5	–
Mason HM et al.[23]	2008	1	4,8	–
PacKer CD et al.[24]	2008	1	6,6-3,3*	–
Wikman et al.[25]	2005	20	3,9-9,9	–
Hsieh HY et al.[26]	2002	1	4,1	–
Javeed M et al.[27]	2002	1	–	8,3-15

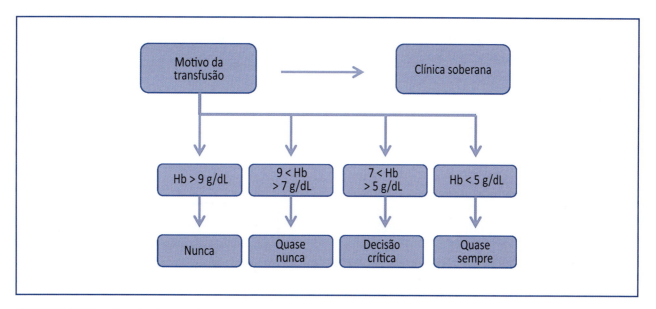

FIGURA 47.1 Indicação de transfusão de CH em AHAI.

te à terapia realizada, oferecendo grande ajuda na decisão da necessidade de transfusão. Os pacientes com AHAI devem ser avaliados a cada 6 horas, com testes que validem a atividade hemolítica: hemograma, reticulócitos, DHL, haptoglobina e bilirrubinas. Não é raro pacientes que têm uma hemólise de progressão rápida, estável clinicamente com hemoglobina de 7 g/dL, evoluírem com manifestações clínicas importantes de anemia e queda de hemoglobina para 5 g/dL em menos de 24 horas, com necessidade transfusional importante.

A associação com outras doenças também deve ser avaliada, principalmente as de origem cardíaca. Os pacientes cardiopatas têm uma tolerância menor a perdas agudas e, portanto, um risco maior de cor anêmico ou angina instável; nesses casos, a transfusão com níveis de hemoglobina mais alta é a conduta mais apropriada.

AVALIAÇÃO IMUNO-HEMATOLÓGICA DE PACIENTES COM AHAI

A avaliação imuno-hematológica e a seleção de sangue para transfusão em pacientes com AHAI apresenta desafio especial e não encontrado na rotina transfusional. A classificação imuno-hematológica é extremamente importante do ponto de vista transfusional, pois direciona os tipos de

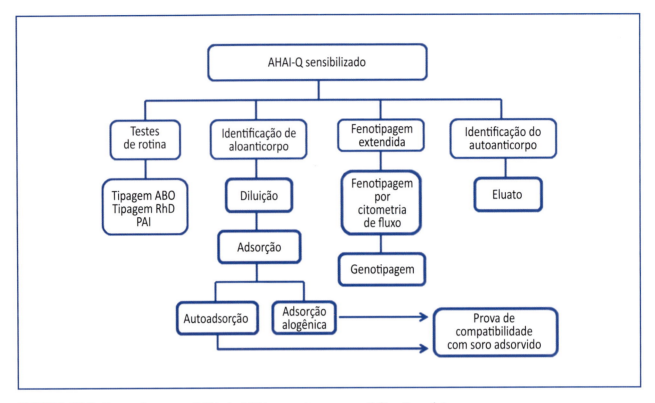

FIGURA 47.2 Testes de compatibilidade AHAI a quente com sensibilização prévia.

teste que serão realizados, sendo que na AHAI-Q esses testes são muito mais intensivos e demorados (Figura 47.2), e na AHAI por anticorpos à frio são menos complexos e podem ser realizados em um tempo menor (Figura 47.3). Uma informação importante que também pode reduzir os exames pré-transfusionais é o histórico transfusional e gestacional do paciente. Em pacientes cuja possibilidade de aloimunização é praticamente descartada, os exames podem ser simplificados em favor do tempo, pois geralmente estamos numa situação de urgência (Figura 47.4).

O teste de antiglobulina direto (TAD) é o procedimento de escolha para demonstrar a presença de: a) anticorpos na superfície das hemácias *in vivo*; b) eritrócitos ligados apenas a IgG ou eritrócitos ligados a IgG associado a componentes do complemento, nas AHAI-Q; e c) eritrócitos ligados apenas a componente do complemento, nas AHAI por anticorpos a frio. Imunoglobulinas da classe IgA ou IgM são encontradas menos comumente, frequentemente associadas a IgG e/ou complemento (Tabela 47.4).[1,2,5,7] O teste inicial é feito utilizando-se soro de antiglobulina humana poliespecífico (ou soro de Coombs), que contém obrigatoriamente

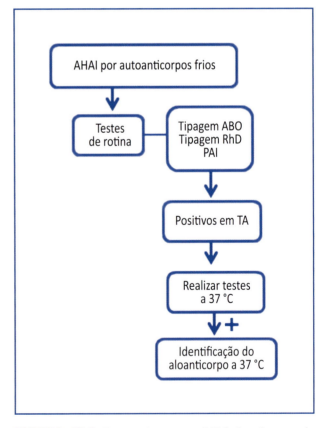

FIGURA 47.3 Testes de compatibilidade: doença de aglutininas a frio e hemoglobinúria paroxística a frio.

CAPÍTULO 47 • Transfusão em anemia hemolítica autoimune

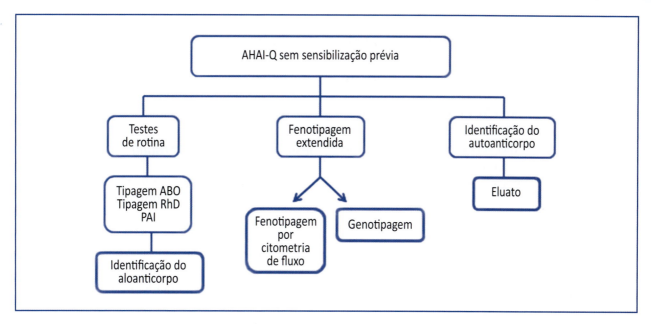

FIGURA 47.4 Testes de compatibilidade AHAI a quente sem sensibilização prévia.

anti-IgG e anti-C3d, podendo conter também atividade anti-C4, anti-IgM e anti-IgA. O ponto final do teste é a presença (positivo) ou ausência (negativo) de aglutinação. Nos casos positivos, é obrigatória a realização de TAD com soro monoespecífico, contendo anti-IgG ou anti-C3d.

Todas as hemácias têm certa quantidade de IgG ligada à sua superfície. Indivíduos normais têm menos de 50 moléculas de IgG por hemácia, enquanto as hemácias de pacientes com AHAI estão recobertas de grande quantidade de IgG. Aproximadamente 5 a 10% dos pacientes apresentam TAD negativo, dependendo da metodologia utilizada, tubo ou gel, evidenciando que o TAD tem uma sensibilidade limitada. As causas que estão associadas a TAD negativo na AHAI são: classe de imunoglobulina diferente, autoanticorpos de baixa afinidade e baixa concentração de IgG ou C3d. A metodologia em gel é mais sensível que o tubo, pois além de eliminar a necessidade de lavagem, está positivo quando a quantidade de IgG é superior a 200 moléculas por hemácia. Assim, a detecção do autoanticorpo pode necessitar de técnicas mais sensíveis, como o teste de consumo de anti-

TABELA 47.4
ACHADOS SOROLÓGICOS EM AHAI

	IG*	TAD* POLI	TAD* MONO ANTI-IGG	TAD* MONO ANTI-C3D	TAI*	ELUATO	ESPECIFICIDADE
AHAI* a quente	IgG	+	+	+ ou −	+	IgG	Panaglutinina Rh/outros (raro)
DAF*	IgM	+	−	+	+**	−	I/i
HPF*	IgG	+	−	+	+**	−	P
AH* induzida por drogas	IgG	+	+	+ ou −	−	+ ou −	

*Ig: imunoglobulina; TAD poli: teste de antiglobulina poliespecífico; TAD mono anti-IgG: teste de antiglobulina direto monoespecífico anti-IgG; TAD mono anti-C3d: teste de antiglobulina direto monoespecífico anti-C3d; TAI: teste de antiglobulina indireto; AHAI: anemia hemolítica autoimune; DAF: doença de aglutininas a frio; HPF: hemoglobinúria paroxística a frio; AH: anemia hemolítica.
**Temperatura ambiente.

corpos que fixam complemento, teste de formação de rosetas, teste por radioimunensaio, teste imunoenzimático (ELAT – *enzyme-linked antiglobulin test*) e citometria de fluxo. Nas AHAI-Q, os autoanticorpos devem ser eluídos da hemácia, após sua detecção no TAD, e testados contra as hemácias do próprio paciente e um painel de hemácias. Na maioria das vezes, reage com todas as hemácias, não apresentando especificidade sendo, por isso, poliespecífico. O resultado de eluato reativo ou positivo suporta o diagnóstico de AHAI, ao passo que o resultado negativo sugere TAD induzido por droga ou por outra doença que não AHAI.[1-3,5] Caso o autoanticorpo apresente especificidade bem definida (p. ex., anti-e), deve-se obter sangue compatível, a menos que isso atrase de maneira significativa a liberação da transfusão. Alguns imuno-hematologistas recomendam que se ignore a especificidade do autoanticorpo, e essa recomendação está baseada em duas considerações: primeiro, a evidência indicando boa sobrevida relacionada à "especificidade relativa" do autoanticorpo não é muito extensa; segundo, em alguns relatos não se conseguiu demonstrar diferenças na sobrevida das hemácias transfundidas, e em outros, o benefício foi mínimo.[2,9]

Os achados sorológicos nos pacientes com doença de aglutininas a frio são representados por um TAD positivo com o reagente poliespecífico e com o monoespecífico contendo C3d, e sendo negativo, com o monoespecífico contendo IgG. O TAD na hemoglobinúria paroxística a frio exibe o mesmo padrão positivo com reagente poliespecífico e com anti-C3d. O autoanticorpo é uma IgG bifásica que pode ser reconhecida pelo teste de Donath-Landsteiner, no qual o sangue é resfriado para permitir a ligação às hemácias e, então, é aquecido para pesquisa de hemólise. Esse teste é positivo em quase todos os casos. O resumo dos achados sorológicos na AHAI se encontra na Tabela 47.4.

Avaliação imuno-hematológica pré-transfusional de pacientes com AHAI por anticorpos a quente

Os pacientes com AHAI-Q constituem um desafio na realização de testes pré-transfusionais e na seleção de CH o mais seguro e compatível possível. Como o tempo é um fator determinante nesses ca-

sos, em pacientes cuja possibilidade de aloimunização é praticamente descartada, os exames podem ser simplificados. Nos pacientes com possibilidade de aloimunização, não podemos nos contentar em oferecer apenas o CH menos "incompatível", termo que deve ser desencorajado.

Testes transfusionais de rotina

Todos os pacientes com AHAI-Q devem ser submetidos aos testes de rotina pré-transfusionais: tipagem ABO direta e reversa, tipagem RHD e pesquisa de anticorpo irregular (PAI, também conhecido como Teste de Antiglobulina Indireto – TAI ou Teste de Coombs Indireto – TCI). Os autoanticorpos a quente, usualmente, não interferem com a tipagem ABO e Rh, porque as hemácias desses pacientes não apresentam aglutinação espontaneamente *in vitro* em temperatura ambiente. Entretanto, as moléculas de autoanticorpo dos indivíduos com AHAI estão em equilíbrio dinâmico entre o plasma e as hemácias, de modo que podem ser detectadas no soro, através do PAI. Em aproximadamente 80% dos casos de AHAI, autoanticorpos estão presentes não somente ligados às hemácias do paciente, como também livres circulantes no soro. O PAI em paciente com AHAI-Q pode ser positivo pela presença de autoanticorpo ou aloanticorpo, ou ambos.[2,5,9] Várias técnicas podem ser utilizadas para detecção de aloanticorpos em pacientes com autoanticorpo e sensibilizados previamente, sendo importante a realização desses testes para se prevenir reações hemolíticas transfusionais. Em pacientes cuja possibilidade de aloimunização é praticamente descartada, os testes de detecção de aloanticorpos podem ser suprimidos mas, para facilitar o algoritmo de transfusões futuras, são recomendados testes adicionais de fenotipagem e genotipagem eritrocitária.

Fenotipagem eritrocitária

O conhecimento de outros antígenos expressos nas hemácias, tais como Rh, Kell, Kidd, Duffy e MNSs pode ser útil no manuseio de pacientes com AHAI-Q, especialmente quando o paciente necessita transfusões repetidas. O valor da fenotipagem eritrocitária estendida se torna ainda maior quando técnicas para identificação de aloanticorpos não podem ser realizadas ou completadas em situações de necessidade urgente de transfusão. Portanto, unidades de CH que não possuam antígenos contra os quais o paciente possa ter produzido anticorpos clinicamente significantes podem ser selecionadas para a transfusão. Infelizmente, a realização de fenotipagem estendida em pacientes que apresentem as hemácias recobertas por autoanticorpos são de difícil realização nos fenótipos que exigem a utilização de soro de antiglobulina humana (AGH), pela possibilidade de falso positivo. Nesses casos, são recomendadas técnicas especiais que permitam a remoção do autoanticorpo sem alterar a expressão antigênica, como dissociação com a cloroquina ou a técnica de bloqueio com AGH.[5,9,17] Entretanto, mesmo com a utilização dessas técnicas, 40-50% dos pacientes mantém ainda os autoanticorpos na sua hemácia, sendo possível determinar o fenótipo completo em 50-60% dos casos. Em um estudo com 20 pacientes com AHAI-Q, o fenótipo foi determinado em 12 pacientes (60%), o que simplificou o algoritmo de transfusões realizadas posteriormente.[17] A determinação do fenótipo eritrocitário pode ser impossível após o paciente receber transfusão de sangue; portanto, não se deve perder essa oportunidade quando o paciente for avaliado antes de ser transfundido. Uma fenotipagem eritrocitária só deve ser validada 3 meses após a ultima transfusão de CH.

Genotipagem eritrocitária

Nas ultimas décadas, métodos de genotipagem de antígenos de grupos sanguíneos têm sido desenvolvidos. Os genes que codificam os antígenos de grupos sanguíneos foram clonados e sequenciados, o que permitiu o desenvolvimento de diversas técnicas de biologia molecular que são utilizadas na prática transfusional. As técnicas de biologia moleculares descritas se baseiam em reação em cadeia de polimerase (PCR), e as mais utilizadas são: PCR-RFLP, PCR alelo específico, PCR multiplex, PCR Real Time, OpenArray, SNaPshot, além de métodos que fazem a genotipagem de grupos sanguíneos em larga escala, como BloodChip e BeadChip.[29]

A grande vantagem dos métodos de biologia molecular em relação a metodologia de fenotipagem para AHAI reside no fato de que as técnicas de biologia molecular não sofrem interferência do autoanticorpo. Além disso, diferente da fenotipagem, pacientes recentemente transfundidos podem ter seus antígenos genotipados sem sofrer interferência dos antígenos contidos nas hemácias dos doadores, pois a grande quantidade de DNA do paciente previne a detecção de DNA de leucócitos transfundidos. Outra vantagem em pacientes pediátricos e com anemia severa é a quantidade de amostra necessária para realização dos testes.[29]

A dificuldade na realização de testes de biologia molecular reside no fato de não estar acessível a todos os laboratórios, necessitar de pessoas altamente treinadas e o custo. Um trabalho publicado em 2014, calculou o custo médio com testes sorológicos em pacientes com anticorpos irregulares e diversos diagnósticos. O maior custo foi de pacientes com AHAI (US$ 1.460), apenas com testes sorológicos, sendo sugerido que novas técnicas, como as de biologia molecular, reduziria o tempo, o número de técnicas sorológicas e, consequentemente, o custo, sendo um grande aliado e alternativa aos testes sorológicos.[30]

Identificação do aloanticorpo

Como em qualquer rotina para determinação de especificidade de aloanticorpo, em um recptor com PAI reativo a 37 °C, em fase de AGH, o soro deve ser testado contra painel de hemácias fenotipadas. Caso haja a presença de autoanticorpo fracamente reativo e aloanticorpo fortemente reativo, isso será evidenciado pela diferenças de intensidade de reação com as várias células do painel. É importante salientar que não se pode assegurar que, caso haja a presença de aloanticorpo associado, este reagirá mais intensamente que o autoanticorpo, portanto, outros testes para detecção de aloanticorpos se fazem necessários.

Técnica de diluição

A técnica de diluição deve ser empregada em situações de urgência, e baseia-se na premissa que o autoanticorpo apresenta título mais baixo que o aloanticorpo e, portanto, menos reativo a fase de AGH. Legger e Garraty,[19] analisando 119 amostras de pacientes com autoanticorpos, conseguiram identificar aloanticorpos em apenas 19% dos casos, com perda da identificação de aloanticorpos clinicamente significantes. Apesar desta técnica frequentemente fornecer informações úteis e ser mais rápida, ela só tem valor informativo quando o aloanticorpo apresentar título maior que o autoanticorpo.[5,9,18,19]

Técnicas de adsorção

Essa técnica envolve preferentemente a remoção do autoanticorpo do soro, por meio da incubação com hemácias. Após o procedimento de adsorção, o soro do paciente, livre do autoanticorpo, deverá ser testado contra um painel de hemácias fenotipadas para identificação do aloanticorpo. O soro adsorvido, independente da técnica de adsorção, também deverá ser preservado para a realização da prova de compatibilidade.

Autoadsorção

A adsorção com hemácias autólogas é o melhor método para a detecção de aloanticorpos potencialmente significantes, pois utiliza hemácias próprias do paciente para adsorver o autoanticorpo do soro, deixando somente o aloanticorpo presente. Quando comparada à adsorção alogeneica, a adsorção com células autólogas é menos trabalhosa, visto que só é necessária a adsorção com uma única amostra de hemácias, resultando em um volume maior de soro remanescente após a adsorção do que quando se realiza a adsorção alogeneica, onde é necessário a utilização de múltiplas células. Outra importante vantagem é a presença de aloanticorpos clinicamente significantes contra antígenos de alta frequência, o que permite adsorção do autoanticorpo sem a perda desse aloanticorpos, o que poderia ocorrer na adsorção alogeneica.[5,9,18,19]

Apesar de ser o melhor método, essa técnica possui algumas limitações. Uma das principais limitações é o tempo, pois para o procedimento de autoadsorção ser efetivo, é necessário que o autoanticorpo seja primeiramente removido por meio de procedimento de eluição a quente e tratamento das hemácias do paciente com enzima para aumentar a adsorção do autoanticorpo. O procedimento mais amplamente realizado utiliza o reagente ZZAP, que efetivamente dissocia IgG da hemácia e simultaneamente resulta no seu tratamento com enzima proteolítica.[18,19] Entretanto, têm-se obtido bons resultados, com número menor de adsorções e em menor tempo utilizando-se técnicas com polietilenoglicol (PEG) e LISS/papaína.[16] Outra grande

limitação é o volume de hemácias, sendo muitas vezes difícil a obtenção de quantidade suficiente de amostra de hemácias autólogas de pacientes severamente anêmicos. A autoadsorção deve ser utilizada nos casos de pacientes que não receberam transfusão de sangue nos últimos 3 meses. Estudo por citometria de fluxo tem demonstrado que pequenas quantidades de hemácias contendo antígenos são suficientes para adsorver o aloanticorpos.[9,16,18,19]

Adsorção alogeneica

É o segundo método de escolha para identificação de aloanticorpos em pacientes que apresentem autoanticorpos. O princípio desse teste é a reatividade do autoanticorpo ser menor que do aloanticorpos, utilizando-se hemácias alogeneicas com fenótipos específicos conhecidos para a adsorção. Caso o fenótipo ou genótipo estendido do paciente seja conhecido, hemácias antigenicamente compatíveis podem ser utilizadas, o que facilita o processo. Nos casos em que o fenótipo e/ou genótipo do paciente não seja determinado, deve realizar a adsorção alogeneica diferencial de três maneiras. Hemácias são selecionadas para a realização dessa adsorção de tal maneira que os aloanticorpos clinicamente de maior importância, tais como aqueles contra os antígenos Kell, Kidd, Duffy e Rh possam ser indentificados nas alíquotas do soro adsorvido do paciente. Hemácias de três diferentes doadores são utilizadas em paralelo para realizar a adsorção. A distribuição antigênica nesses três doadores deve ser tal que pelo menos um seja negativo para os antígenos DCcEe, MNSs, Fy^a, Fy^b, JK^a, JK^b e K.[9,16,18,19] Como na adsorção com células autólogas, a técnica mais amplamente utilizada é a do ZZAP; entretanto, têm-se obtido bons resultados com número menor de adsorções e em menor tempo utilizando-se técnicas com polietilenoglicol (PEG) e LISS/papaína.[16] Independentemente da técnica, múltiplas adsorções podem ser necessárias para remover completamente o autoanticorpo. Portanto, essa etapa pode ser a de maior consumo de tempo na investigação sorológica pré-transfusional do paciente com AHAI.

Prova de compatibilidade

A etapa final na seleção de sangue para a transfusão é a prova cruzada maior, que consiste na incubação do soro do paciente com as hemácias do doador e avaliação da presença de aglutinação. Se houver a identificação de aloanticorpos no teste para detecção de anticorpos, deve-se selecionar hemácias que não contenham o respectivo antígeno para a realização da prova cruzada. A metodologia mais indicada para a seleção de unidades compatíveis é utilizar o soro adsorvido remanescente (auto ou aloadsorção) dos pacientes com autoanticorpos e cruzar com as hemácias previamente selecionadas do doador.[9,13-19] Desse modo, estaremos transfundindo CH totalmente compatível e, portanto, seguro nos pacientes com AHAI-Q. Em contraste, em pacientes sem tempo hábil para os procedimentos de adsorção, o autoanticorpo presente no soro, e identificado pelos testes pré-transfusionais, tipicamente se liga à todas as hemácias tornando as unidades de sangue em teste incompatível. Não há evidências clínicas ou laboratoriais de aumento da sobrevida *in vivo* de unidades menos reativas, ditas "menos incompatíveis", quando comparadas à unidades fortemente reativas. Portanto, essa é uma prática que deve ser desencorajada, devendo-se optar por unidades de sangue mais segura e compatíveis seguindo os procedimentos preconizados.

Avaliação imuno-hematológica pré-transfusional de pacientes com AHAI por anticorpos a frio

Autoanticorpos frios apresentam temperatura ótima de reação à 4 ºC, com diminuição de afinidade em temperaturas fisiológicas; no entanto, se tornam clinicamente significantes somente quando sua amplitude de reatividade se estende entre 28 e 32 ºC. Os autoanticorpos frios patogênicos diferem dos benignos pela sua capacidade em ativar o sistema de complemento na superfície das hemácias e mediar hemólise intra e extravascular, resultando nas manifestações clínicas da DAF e HPF. Apesar de muitos indivíduos apresentarem aglutininas frias em seu soro, somente pequena parcela desses desenvolvem doença hemolítica por autoanticorpo frio, ou DAF.[1,2,8,9]

Os autoanticorpos da classe IgM ligam-se às hemácias nas regiões corporais mais frias e fixam complemento, embora raramente consigam ativar a via clássica do complemento até o final, acarretando hemólise intravascular. Na maioria dos casos, há a dissociação desses anticorpos nas regiões centrais mais aquecidas do organismo, sendo deixadas frações de complemento na superfície das hemácias, que são removidas da circulação pelos macrófagos do fígado e, mais raramente, do baço.[1,2,8,9]

Os testes de compatibilidade para anticorpos a frio são menos intensivos que nos anticorpos a quente pois, como não são reativos a 37 ºC, permitem a identificação de aloanticorpos clinicamente significantes. Os testes pré-transfusionais utilizados na DAF e HPF são os mesmos. Existem várias maneiras de se realizar a avaliação sorológica e os testes de compatibilidade em pacientes com autoanticorpos a frio. Um método é realizar os testes de compatibilidade a 37 ºC. Caso ocorra reatividade a 37 ºC com uso de hemácias-testes suspensas em salina, deve-se suspeitar de falha técnica (células e soro não preaquecidos, centrifugação realizada em temperatura inferior a 37 ºC ou se a lavagem das células após a incubação não utilizar salina aquecida a 37 ºC).[8,9]

Os autoanticorpos a frio atrapalham na classificação ABO e Rh, pois pode haver autoaglutinação espontânea das hemácias do paciente em temperatura ambiente. Essa interferência na reatividade do soro também pode ser eliminada preaquecendo o soro a 37 ºC.[8,9]

A realização dos testes de compatibilidade a 37 ºC pode ser utilizado mesmo em situações onde o paciente tenha recebido transfusão de sangue recentemente e elimina a necessidade de procedimentos demorados de adsorção. Aloanticorpos que reagem em temperaturas inferiores a 37 ºC não serão detectados; entretanto, isso apresenta pouca consequência, pois aloanticorpos clinicamente significantes que não reagem *in vitro* em temperaturas inferiores a 37 ºC são raros.[8,9]

É de extrema importância ressaltar que todos os cuidados técnicos devem estar assegurados para garantir que se trabalhe a 37 ºC. Deve-se validar todos os procedimentos a 37 ºC. A centrífuga deve ser aquecida, ou a centrifugação deve ser realizada em ambiente a 37 ºC. Os tubos devem estar aquecidos a 37 ºC. Amostras transferidas de banho-maria a 37 ºC e centrifugadas, imediatamente, em temperatura ambiente apresentam queda de aproximadamente 7 a 8 ºC após 1 minuto de centrifugação.

A realização de teste de compatibilidade a 37 °C elimina a aglutinação provocada pelo autoanticorpo a frio, havendo reatividade com a realização dos testes aquecidos devemos proceder a rotina de identificação de aloanticorpos.

Autoadsorção e adsorção alogênica frias

Método alternativo e pouco utilizado, é a realização da adsorção dos anticorpos frios do soro do paciente antes da realização dos testes de compatibilidade. Caso o laboratório onde estão sendo realizados os testes não conseguir garantir a realização a 37 °C, a realização de um ou dois procedimentos de autoadsorções frequentemente remove de maneira satisfatória as aglutininas frias, de modo que os testes de compatibilidade podem ser realizados adequadamente. Em pacientes recentemente transfundidos, pode-se realizar aloadsorção da mesma forma que para autoanticorpos quentes em pacientes com AHAI-Q.[8,9]

Outros métodos

Outra maneira de realizar os testes de compatibilidade em pacientes com DAF é a inativação da aglutinina fria IgM com o uso de 2-mercaptoetanol (2ME), ou DTT.

O uso desses reagentes também inativará aloanticorpos do tipo IgM, adicionalmente à autoaglutinina.

Prova de compatibilidade

A etapa final na seleção de sangue para a transfusão é a prova cruzada maior, que consiste na incubação do soro do paciente com as hemácias do doador e avaliação da presença de aglutinação. Nesses casos, essa reação também deve ser realizada a 37 °C. Deve-se selecionar sangue que não contenha nenhum antígeno correspondente a aloanticorpos, quando esses estiverem presentes no soro do paciente.[2,8,9]

Os autoanticorpos na DAF podem ser dirigidos a vários antígenos eritrocitários, mas o complexo I/i é o mais encontrado. A especificidade I é observada na doença primária, e a secundária a *Mycoplasma pneumoniae* e doenças linfoproliferativas. Anticorpos anti-i são tipicamente associados

à mononucleose infecciosa, podendo também ser encontrada em linfomas e CMV.[8] A HPF está associada a infecção das vias aéreas superiores e o anticorpo de Donath-Landsteiner, geralmente, possui especificidade anti-P. Como são dirigidos contra antígenos I, i e P, encontrados na maioria da população, o uso de hemácias negativas para esses antígenos não é prático (por causa da raridade) e não traz benefícios.[2,8,9]

Anemia hemolítica autoimune por anticorpos quentes e frios

AHAI mista, causada por anticorpos a frio e a quente, representa aproximadamente 6 a 8% das AHAI nos adultos, e é extremamente rara em crianças.[1-3,5] Entretanto, Mayer e cols.[31] estabeleceram AHAI mista somente em 2 pacientes de um de total 2.194 com anticorpo a quente (< 0,1%) e atribuíram altas taxas descritas anteriormente à presença de anticorpos frios e quente com amplitude térmica elevada.

A avaliação sorológica demonstra tanto autoanticorpos IgG reativos à quente quanto IgM reativos à frio. Em contraste com a DAF típica, os autoanticorpos IgM usualmente apresentam baixos títulos (< 1:64 a 4 °C), porém têm grande amplitude térmica com reatividade até 37 °C. Os resultados do TAD são positivos para IgG e C3d e o eluato contém, como esperado, o autoanticorpo IgG. Assim como na AHAI-Q e na DAF, é importante identificar a presença de aloanticorpos como parte dos testes laboratoriais pré-transfusionais, utilizando as técnicas já demonstradas anteriormente.[1-3,5]

MODIFICAÇÕES DOS HEMOCOMPONENTES

Leucorredução

Não existe indicação formal de leucorredução em pacientes por apresentarem autoanticopos. A transfusão de sangue leucorreduzido pode ser utilizada em pacientes com AHAI para minimizar os riscos de reações febris e prevenir atrasos desnecessários na investigação dessas reações. Além disso, os procedimentos imuno-hematologicos nesses pacientes são extremamente complexos e caros, não devendo ser desperdiçados por uma reação febril.

Transfusão em alíquotas

O aparecimento de hemoglobinemia e hemoglobinúria pós-transfusional, geralmente, tem sido atribuído ao aumento na taxa de hemólise, no entanto, essas situações ocorrem mais comumente como resultado do aumento da massa eritrocitária disponível para ser hemolisada após a transfusão. Como já descrito anteriormente, na AHAI a cinética de destruição dos eritrócitos descreve uma curva exponencial, de modo que quanto maior o volume eritrocitário em uma unidade de tempo maior será a hemólise. Grande preocupação com essa situação tem sugerido a não utilização de grandes volumes na transfusão de pacientes com AHAI. Para esses pacientes, o risco pode ser agravado pela transfusão de grandes volumes de sangue em unidade de tempo, consequentemente, deve-se transfundir o volume mínimo de hemácias que confira algum benefício clínico. Nessas situações, sugere-se que a transfusão de 25-50 mL/h, e como isso geralmente ultrapassa o limite máximo de tempo para a transfusão, o concentrado de hemácia deve ser aliquotado. O objetivo das transfusões é oferecer quantidade suficiente de hemácias para prevenir a hipoxemia e, ao mesmo tempo, evitar reações perigosas resultantes da transfusão exagerada.[1,2,9-13]

Aquecimento

Diferentes autores têm demonstrado opiniões distintas sobre o uso de sangue preaquecido para a transfusão em pacientes com DAF. Nenhum estudo foi realizado para avaliar a sobrevida das hemácias transfundidas em diferentes temperaturas. Talvez deva-se dar maior ênfase em manter o próprio paciente aquecido. Procedimentos que necessitam de hipotermia sistêmica, como cirurgias de revascularização do miocárdio, podem levar à ativação do sistema de complemento e hemólise. Cardioplegia fria pode causar hemaglutinação intracoronária, levando a isquemia e infarto. A maioria dos serviços de hemoterapia não realiza de forma rotineira a investigação de aglutininas frias clinicamente significantes em pacientes agendados para cirurgia de revascularização do miocárdio, porém realizam estudos sorológicos nos pacientes com DAF sintomáticos.[2,8,9]

REFERÊNCIAS BIBLIOGRÁFICAS

1. Bordin JO, Barros MMO. Anemias hemolíticas imunes. In: Zago MA, Falcão RP, Pasquini R. Tratado de Hematologia. São Paulo: Atheneu 2013; 29:239-247.

2. Petz LD, Garratty G. Acquired immune hemolytic anemia. New York: Churchill Livingstone; 1980.

3. Barros MM, Blajchman MA, Bordin JO. Warm autoimmune hemolytic anemia: recent progress in understanding the immunobiology and the treatment. Transfus Med Rev 2010; 24:195-210.

4. Sokol RJ, Hewitt S, Stamps BK. Autoimmune haemolysis: an 18-year study of 865 cases referred to a regional transfusion centre. Br Med J (Clin Res Ed) 1981; 282(6281):2023-2027.

5. Packman CH. Hemolytic anemia due to warm autoantibodies. Blood Rev 2008; 22:17-31.

6. Barcellini W, Fattizzo B, Zaninoni A, et al. Clinical heterogeneity and predictors of outcome in primary autoimmune hemolytic anemia: a GIMEMA study of 308 patients. Blood 2014; 124:2930-2936.

7. Conley CL, Lippman SM, Ness PM, et al. Autoimmune hemolytic anemia with reticulocytopenia and erythroid marrow. N Engl J Med 1982; 306:281-286.

8. Petz LD. Cold antibody autoimmune hemolytic anemias. Blood Rev 2008; 22(1):1-15.

9. Petz LD. A physician's guide to transfusion in autoimmune haemolytic anaemia. Br J Haematol 2004; 124:712-716.

10. Salama A, Berghöfer H, Mueller-Eckhardt C. Red blood cell transfusion in warm-type autoimmune haemolytic anaemia. Lancet 1992; 340:1515-1517.

11. Rosenfield RE, Jagathambal. Transfusion therapy for autoimmune hemolytic anemia. Semin Hematol 1976; 13:311-321.

12. Park SH, Choe WH, Kwon SW. Red blood cell transfusion in patients with autoantibodies: is it effective and safe without increasing hemolysis risk? Ann Lab Med 2015; 35:436-444.

13. Das SS, Zaman RU, Safi M. Incompatible blood transfusion: Challenging yet lifesaving in the management of acute severe autoimmune hemolytic anemia. Asian J Transfus Sci 2014; 8:105-108.

14. Yu Y, Sun XL, Ma CY, et al. Serological characteristics and transfusion efficacy evaluation in 61 cases of autoimmune hemolytic anemia. Zhongguo Shi Yan Xue Ye Xue Za Zhi 2013; 21:1275-1279.

15. Barros MM, Yamamoto M, Figueiredo MS, et al. Expression levels of CD47, CD35, CD55, and CD59 on red blood cells and signal-regulatory protein-alpha,beta on monocytes from patients with warm autoimmune hemolytic anemia. Transfusion 2009; 49:154-160.

16. Das SS, Chaudhary R. Utility of adsorption techniques in serological evaluation of warm autoimmune haemolytic anaemia. Blood Transfus 2009; 7:300-304.

17. Shirey RS, Boyd JS, Parwani AV, et al. Prophylactic antigen-matched donor blood for patients with warm autoantibodies: an algorithm for transfusion management. Transfusion 2002; 42:1435-1441.

18. Branch DR, Petz LD. Detecting alloantibodies in patients with autoantibodies. Transfusion 1999; 39:6-10.

19. Leger RM, Garratty G. Evaluation of methods for detecting alloantibodies underlying warm autoantibodies. Transfusion 1999; 39:11-16.

20. Issitt PD, Combs MR, Bumgarner DJ, et al. Studies of antibodies in the sera of patients who have made red cell autoantibodies. Transfusion 1996; 36: 481-486.

21. Laine ML, Beattie KM. Frequency of alloantibodies accompanying autoantibodies. Transfusion 1985; 25:545-546.

22. Brain MC, Ruether B, Valentine K, Brown C, ter Keurs H. Life-threatening hemolytic anemia due to an autoanti-Pr cold agglutinin: evidence that glycophorin A antibodies may induce lipid bilayer exposure and cation permeability independent of agglutination. Transfusion 2010; 50:292-301.

23. Mason HM, Arndt PA. A 13-year-old girl with cold agglutinin syndrome caused by anti-i. J Pediatr Hematol Oncol 2008; 30:543-545.

24. Packer CD, Hornick TR, Augustine SA. Fatal hemolytic anemia associated with metformin: a case report. J Med Case Rep 2008; 10(2):300.

25. Wikman A, Axdorph U, Gryfelt G, Gustafsson L, Björkholm M, Lundahl J. Characterization of red cell autoantibodies in consecutive DAT-positive patients with relation to in vivo haemolysis. Ann Hematol 2005; 84:150-158.

26. Hsieh HY, Moroney D, Naumann D, Hata J, et al. Warm autoimmune hemolytic anemia with mimicking anti-c and -E specificities. Immunohematology 2002; 18:19-22.

27. Javeed M, Nifong TP, Domen RE, Rybka WB. Durable response to combination therapy including staphylococcal protein A immunoadsorption in life-threatening refractory autoimmune hemolysis. Transfusion 2002; 42:1217-1220.

28. Mainwaring CJ, Walewska R, Snowden J, et al. Fatal cold anti-i autoimmune haemolytic anaemia complicating hairy cell leukaemia. Br J Haematol 2000; 109:641-643.

29. Reid ME, Denomme GA. DNA-based methods in the immunohematology reference laboratory. Transfus Apher Sci 2011; 44:65-72.

30. Mazonson P, Efrusy M, Santas C, et al. The HI-STAR study: resource utilization and costs associated with serologic testing for antibody-positive patients at four United States medical centers. Transfusion 2014; 54:271-277.

31. Mayer B, Yurek S, Kiesewetter H, Salama A. Mixed-type autoimmune haemolytic anemia: differential diagnosis and a critical review of reported cases. Transfusion 2008; 48:2229-2234.

48

TRANSFUSÃO EM OUTRAS ANEMIAS CRÔNICAS

Perla Vicari
Maria Stella Figueiredo

A anemia de doença crônica é a mais frequente anemia em pacientes hospitalizados e, geralmente, incide em indivíduos com doenças inflamatórias crônicas, tais como neoplasias, infecções e doenças autoimunes. Apesar de a gravidade ser variável, é um fator determinante na evolução e prognóstico destas patologias.

Historicamente, a transfusão de glóbulos vermelhos (GV) tem sido indicada em casos com hemoglobina (Hb) inferior a 10 g/dL. Entretanto, evidências que suportem este valor arbitrário de Hb não são conclusivas. Estudos em transplantes renais e testemunhas de Jeová submetidos a cirurgias, com Hb inferior a 8 g/dL, mostraram sucesso, entretanto com informações limitadas quanto à morbidade e recuperação destes indivíduos.

TRANSFUSÃO E CÂNCER

A anemia tem sido identificada em 30-90% dos pacientes com câncer. Sua prevalência varia de acordo com o tipo de neoplasia e a fase do tratamento. Pode ser secundária à hemólise, perda sanguínea ou produção ineficaz de GV. Existem inúmeros mecanismos que influenciam a produ-

ção eritrocitária em indivíduos com câncer, tais como: deficiência nutricional, falência medular e baixa resposta à eritropoetina (EPO). Além disso, citocinas inflamatórias, geradas na resposta tumoral à hipóxia, diminuem a produção de EPO resultando em menor produção eritrocitária.

A hipóxia tumoral, por outro lado, tem sido associada com resistência ao tratamento com quimio e/ou radioterapia, além de estimular a angiogênese que é um marcador de agressividade tumoral. A fadiga associada à anemia possui um impacto negativo na qualidade de vida destes pacientes. A melhora da sobrevida e os regimes atuais mais intensos têm produzido um acréscimo na utilização de transfusão de GV. O uso de agentes eritropoéticos, tais como alfaepoetina e alfadarbepoetina, é recomendado para indivíduos em quimioterapia mielossupressora com o objetivo de diminuir a necessidade transfusional. A concentração de hemoglobina (Hb) a ser atingida deve ser a menor possível, isto é, aquela capaz de evitar transfusão, variando de acordo com o paciente e sua condição clínica. Este uso deve ser feito com cautela, levando-se em consideração trabalhos recentes que mostraram aumento do risco de trombose, diminuição da sobrevida global e aumento do crescimento tumoral em pacientes com anemia secundária a neoplasia em uso de EPO recombinante. Assim, o uso de transfusão nesses pacientes deve levar em conta o risco das complicações do tratamento com EPO e os riscos associados ao processo transfusional.

TRANSFUSÃO EM IDOSOS

A anemia é um dos mais frequentes problemas em idosos e parece estar amplamente correlacionada a doenças comuns ao envelhecimento, sendo, muitas vezes, multifatorial. As principais causas são anemia de doença crônica, doenças de trato gastrointestinal relacionadas com sangramento agudo ou crônico, infecções e anemias carenciais. Aproximadamente 80% dessas anemias são normocíticas e a grande maioria pode ser classificada como tendo apresentação leve.

A indicação transfusional nestes pacientes, sempre que possível, deve ser limitada aos casos de perda aguda de sangue acompanhada de repercussões clínicas ou hemodinâmicas. Um extenso e retrospectivo estudo de coorte, em pacientes idosos submetidos a cirurgias ortopédicas, não evidenciou diferença na sobrevida de indivíduos com Hb < 8 g/dL, submetidos ou não à transfusão de GV. Entretanto, em indivíduos idosos portadores de infarto agudo do miocárdio, a terapêutica transfusional é recomendada naqueles com hematócrito inferior a 30%, por estar associada à redução das taxas de mortalidade após 30 dias da admissão hospitalar.

TRANSFUSÃO E INSUFICIÊNCIA RENAL CRÔNICA

A anemia na insuficiência renal acompanha a gravidade da doença, podendo o hematócrito atingir valores entre 20 e 15%. Como toda anemia crônica, mecanismos compensatórios ocorrem para manter os níveis de oxigenação tissular, tais como: aumento dos níveis de 2,3-DPG, diminuição da resistência vascular periférica e elevação do débito cardíaco.

Os mecanismos patológicos correlacionam-se com hipoproliferação eritropoética devido à baixa produção de EPO e destruição eritrocitária secundária a toxinas plasmáticas relacionadas à uremia. A presença de sangramentos gastrointestinais e perdas durante a hemodiálise costumam levar à ferropenia.

O tratamento da anemia fundamenta-se no uso de EPO humana recombinante, reversão de intoxicação por alumínio e correção de outras possíveis deficiências, tais como ferro, folato e vitamina B12.

As transfusões devem ser evitadas ao máximo, não somente pelo conhecido risco de infecções e de sobrecarga de volume, como também para evitar a inibição do feedback positivo na produção de EPO causada pela hipoxemia crônica.

TRANSFUSÃO E COLAGENOSES

A anemia presente nos casos de colagenoses pode ser atribuída a muitas causas como hemólise, deficiência de ferro causada por perdas gastrointestinais secundárias ao uso de anti-inflamatórios não hormonais e diminuição da resposta medular a eritropoetina.

A artrite reumatoide, em especial, possui prevalência de anemia estimada entre 33-60%. O tratamento da doença de base tende a controlar a anemia, melhorando os sintomas e a qualidade de vida destes pacientes. Nos casos mais refratários o uso da EPO deve ser considerado.

A progressão da artrite reumatoide leva à destruição óssea e articular, sendo necessária a colocação de próteses articulares. Devido a alta prevalência de anemia nestes pacientes, é comum a necessidade transfusional durante o procedimento cirúrgico. Entretanto, o uso de EPO tem diminuído consideravelmente o requerimento transfusional.

TRANSFUSÃO E DOENÇA INFLAMATÓRIA INTESTINAL

A anemia é uma das complicações extra-intestinais da colite ulcerativa e da doença de Crohn. A prevalência desta complicação em doenças inflamatórias intestinais varia entre 8,8 e 73,7%, dependendo da população estudada. Além da perda crônica de ferro, assim como em outras anemias em doenças crônicas, a ativação de citocinas inflamatórias leva a subutilização da EPO, eritropoese ineficaz e diminuição da sobrevida do GV. Muitos destes pacientes são intolerantes ou refratários à reposição oral com ferro, porém a correção da anemia com ferro intravenoso e/ou EPO tem demonstrado expressiva melhora na clínica e qualidade de vida. O uso da terapêutica transfusional encontra-se limitado aos casos de perda sanguínea aguda com repercussões hemodinâmicas.

TRANSFUSÃO E VÍRUS DA IMUNODEFICIÊNCIA HUMANA (VIH)

Em pacientes com VIH, a anemia é uma anormalidade comumente associada à evolução clínica e qualidade de vida. A prevalência da anemia nestes pacientes varia consideravelmente (1,3-95%) e depende de vários fatores, incluindo idade, sexo, estágio da doença, gestação e uso de drogas. Em geral, com a progressão da doença, há um aumento na prevalência e gravidade da anemia. Logo, a anemia é um preditor de progressão da síndrome da imunodeficiência adquirida e está associada ao maior risco de óbito nos pacientes com VIH (40,8% dos pacientes VHI com anemia grave contra 3,1% dos pacientes VHI sem anemia).

O tratamento com alfaepoetina tem reduzido a necessidade transfusional destes pacientes de 20% para 5% em 4 meses (p < 0,01), bem como a média de unidades transfundidas por paciente de 0,5 para 0,14 (p < 0,01). A resolução da anemia relacionada ao VIH correlaciona-se com melhora na qualidade de vida, fadiga e adinamia destes indivíduos. Recentemente, o uso de potente terapia antirretroviral também tem sido associado a elevação dos níveis de Hb.

TRANSFUSÃO E UNIDADE DE TERAPIA INTENSIVA

As estimativas quanto à prevalência de anemia nas unidades de terapia intensiva (UTI) são variáveis de acordo com o tipo de doença e sua gravidade. Em recente estudo europeu, com 146 pacientes, foi encontrado 63% de indivíduos com Hb < 12,0 g/dL na admissão da UTI e foi indicado transfusão em cerca de 55% dos pacientes nas primeiras 24 h de internação. Vale ressaltar que as taxas transfusionais aumentam de acordo o tempo de estadia na UTI, estimando-se um requerimento transfusional de cerca de 0,34 U por dia por paciente.

A anemia pode ser resultante de varias etiologias (Tabela 48.1), entretanto a flebotomia (coleta de sangue para exames laboratoriais) é o maior determinante de anemia em pacientes graves, consumindo aproximadamente 41 mL de sangue por dia.

A concentração de Hb adequada em pacientes graves depende do grau de oxigenação dos tecidos para manter seu metabolismo. Na prática, é difícil estabelecer o grau de hipóxia tissular em pacientes euvolêmicos antes de atingir graus elevados. Apesar de não existirem sinais específicos para a determinação de hipóxia tissular, a presença de hipotensão, acidemia, saturação arterial de O_2 e oligúria sugerem esta disfunção orgânica, além de parâmetros orgânicos específicos, tais como análise do seguimento ST e tonometria gástrica.

As estratégias transfusionais para pacientes graves, tanto em adultos quanto em crianças, são bastante controversas. A adoção de uma taxa de Hb limítrofe para a indicação transfusional, independentemente da presença de sinais ou sintomas de anemia, tem sido historicamente controversa. Em 1999, estudo canadense controlado e randomizado, comparou o impacto de regime transfusional conservador *versus* liberal na morbimortalidade de pacientes em UTI. O estudo comprovou que uso de transfusões limitadas, mantendo níveis de

---

**TABELA 48.1
CAUSAS DE REDUÇÃO NAS TAXAS DE HEMOGLOBINA EM PACIENTES INTERNADOS EM UNIDADES DE TERAPIA INTENSIVA**

Perdas sanguíneas
- Flebotomia
- Cirurgias
- Sangramentos gastrointestinais
- Hemodiálise

Redução da meia-vida eritrocitária
- Redução na eritropoese
- Produção ineficaz de eritropoetina (citocinas, insuficiência renal)
- Resistência à ação da eritropoetina
- Diminuição da disponibilidade de ferro

Hemodiluição

Hb entre 7-9 g/dL, não pioraram a sobrevida em 30 dias ou a falência orgânica quando comparados a regime de transfusões liberais, com taxas de Hb entre 10-12 g/dL. Além disso, em pacientes jovens e menos graves, o mesmo estudo mostrou mortalidade e disfunção orgânica significantemente inferior no grupo submetido à estratégia conservadora. Outros estudos clínicos, também comparando práticas transfusionais restritivas *versus* liberais, demonstram melhor evolução dos pacientes quanto menor o número de transfusões. Complicações cardíacas, particularmente infarto agudo do miocárdio e edema pulmonar, foram mais presentes no grupo submetido à estratégia liberal ($p < 0,001$), fato que advoga outras estratégias para controle da anemia em pacientes cardíacos, como EPO e ferro endovenoso. Entretanto, recente meta-análise de 31 estudos clínicos, envolvendo 9.813 pacientes, não evidenciou diferenças na mortalidade, morbidade e incidência de infarto, quando comparadas estas duas estratégias.

O uso de transfusões sanguíneas em pacientes anêmicos pode ajudar na demanda de oxigênio durante o desmame da ventilação mecânica. Entretanto, edema pulmonar e infecções hospitalares resultantes da imunomodulação transfusional podem prolongar o tempo de ventilação mecânica nestes pacientes.

Em resumo, com a possibilidade de uso de EPO humana recombinante, a indicação de transfusão de GV em anemias crônicas tem sido bastante discutida, com resultados ainda não claramente definidos em algumas doenças. No entanto, para a definição da melhor estratégia de abordagem da anemia deve-se sempre considerar as condições clínicas de cada paciente, os riscos associados ao procedimento transfusional, bem como as complicações relacionadas ao uso de EPO.

BIBLIOGRAFIA CONSULTADA

Petrides M. Red cell transfusion "trigger": A review. South Med J 2003; 96(7):664-667.

Bosanquet N, Tolley K. Treatment of anaemia in cancer patients: implications for supportive care in the National Health Service Cancer Plan. Curr Med Res Opin 2003; 19(7):643-650.

Carmel R. Anemia and aging: an overview of clinical, diagnostic and biological issues. Blood Reviews 2001; 15:9-18.

Wu WC, Rathore SS, Wang Y, Radford MJ, Krumholz HM. Blood transfusion in elderly patients with acute myocardial infarction. N Engl J Med 2001; 345(17): 1230-1236.

Weiss G. Pathogenesis and treatment of anaemia of chronic disease. Blood Reviews 2002; 16:87-96.

Wilson A, Yu HT, Goodnough LT, Nissenson AR. Prevalence and outcomes of anemia in rheumatoid arthritis: a systematic review of literature. Am J Med 2004; 116(7A):50S-57S.

Wilson A, Reyes E, Ofman J. Prevalence and outcomes of anemia in inflammatory bowel disease: a systematic review of the literature. Am J Med 2004; 116(7A):44S-49S.

Belperio PS, Rhew DC. Prevalence and outcomes of anemia in individuals with human immunodeficiency virus: a systematic review of the literature. Am J Med 2004; 116(7A):27S-43S.

McLellan AS, McClelland DBL, Walsh TS. Anaemia and red blood cell transfusion in the critically ill patient. Blood Reviews 2003; 17:195-208.

Hebert PC, Wels G, Blajchman MA, Marshall J, Martin C, Pagliarello G, et al. A multicenter, randomized, controlled clinical trial of transfusion requirements in critical care: transfusion requirements in critical care investigators, Canadian Critical Care Trials Group. N Engl J Med 1999; 340:409-417.

Holst LB, Petersen MW, Haase N, Perner A, Wetterslev. Restrictive versus liberal transfusion strategy for red blood cell transfusion: systematic review of randomized trials with meta-analysis and trial sequential analysis. BMJ 2015; 350:h1354.

Shah N, Andrews J, Goodnough LT. Transfusions for anemia in adult and pediatric patients with malignancies. Blood Rev 2015 Feb 14. doi: 10.1016/j.blre. 2015.02.001.

Alizadeh-Ghavidel A, Totonchi Z, Hoseini A, Ziyaeifard M, Azarfarin R. Blood transfusion practice in a Referral Cardiovascular Center in Tehran, Iran: a critical point of view. Res Cardiovasc Med 2014; 3(4): e21772.

Rizzo JD, Brouwers M, Hurley P, Seidenfeld J, Arcasoy MO, Spivak JL, Bennett CL, Bohlius J, Evanchuk D, Goode MJ, Jakubowski AA, Regan DH, and Somerfield MR. American Society of Hematology/American Society of Clinical Oncology clinical practice guideline update on the use of epoetin and darbepoetin in adult patients with cancer. Blood 2010; 116(20): 4045-4059.

49

TRATAMENTO HEMOTERÁPICO NAS COAGULOPATIAS ADQUIRIDAS

Dayse Maria Lourenço

COAGULOPATIAS ADQUIRIDAS

As principais coagulopatias adquiridas incluem a coagulação intravascular disseminada (CIVD), a coagulopatia de pacientes críticos e da doença hepática e o sangramento decorrente do uso de drogas anticoagulantes ou antiplaquetários.

Neste capítulo será também abordado o papel da hemoterapia no tratamento da púrpura trombocitopênica trombótica (PTT) e da síndrome hemolítico-urêmica (SHU).

O princípio do tratamento das coagulopatias e trombopatias adquiridas é baseado na reposição do componente cujo nível plasmático está reduzido o bastante para causar sangramento ou com função comprometida.

O planejamento terapêutico do paciente que apresenta sangramento depende do quadro clínico e do diagnóstico, além da gravidade da situação e das circunstâncias, como a eventual necessidade de intervenção cirúrgica.

O tratamento hemoterápico das alterações da hemostasia é feito com hemocomponentes representados pelo concentrado de plaquetas, o plas-

ma fresco congelado (PFC) e o crioprecipitado, e os hemoderivados que incluem os concentrados de fatores específicos (como os fatores VIII, IX, XIII e fibrinogênio) e o complexo protrombínico (CCP).

O PFC contém as proteínas da coagulação preservadas pelo congelamento e sua infusão pode restaurar a função hemostáticas de todos os fatores da coagulação.

É necessário a infusão de grandes volumes para conseguir elevação dos níveis adequados dos fatores reduzidos, em geral de 10 a 20 mL/kg, o que pode ser limitante em pacientes que tenham restrição para sobrecarga volêmica.

O crioprecipitado é obtido do plasma de um único doador e é rico em fibrinogênio, fator VIII, fator de von Willebrand e fator XIII, concentrados em pequeno volume de 20 a 50 mL. Ele deve ser administrado em pacientes que possuam deficiência destes fatores especificamente.

O complexo protrombínico é obtido, industrialmente, por purificação do plasma de milhares de doadores, e contém os fatores dependentes de vitamina K: II, VII, IX e X.

Os concentrados de fatores específicos, como fator VIII, IX, VII, XIII ou fibrinogênio, são obtidos também a partir de *pool* de plasma e são usados para reposição da deficiência de um único fator.

O fator VII ativado não é derivado do sangue, ele é obtido por técnica recombinante a partir de cepas bacterianas e sua infusão leva à ativação da coagulação, com geração de trombina e grande poder hemostático.

Sua indicação principal é o tratamento de hemofílicos com inibidor, mas sua utilização em outras coagulopatias como sangramento pós-operatório, sangramento intracraniano ou após trauma grave deve ser cuidadosa, pelo risco de trombose.

COAGULAÇÃO INTRAVASCULAR DISSEMINADA

A CIVD decorre da ativação patológica da coagulação, que determina formação intravascular de fibrina com obstrução da microcirculação e lesão isquêmica de diversos tecidos, e também consumo de plaquetas e de fatores da coagulação. A CIVD surge associada a determinadas afecções que ativam a coagulação, seja por ativação direta dos fatores da coagulação, lesão da célula endotelial ou liberação de fator tecidual. São elas: choque, infecção, endotoxinas, complexos antígeno-anticorpo, aneurismas, tumores vasculares, descolamento prematuro de placenta, feto morto retido, embolia amniótica, neoplasias, malária, reações transfusionais, traumas e queimaduras.

Os pacientes que evoluem com CIVD estão, em geral, instáveis e requerem suporte em unidade de terapia intensiva para manter suas funções vitais. Apesar das medidas de suporte à vida representarem etapa essencial no manejo desses pacientes, a sobrevida é fundamentalmente determinada pela possibilidade de se controlar o mecanismo desencadeante. Assim, o primeiro passo na abordagem da CIVD é tratar a doença de base que, se realizado com sucesso, elimina a ativação da coagulação e o processo é revertido.

Na presença de sangramento é essencial a terapêutica de reposição, guiada pelos testes laboratoriais. Não há evidência de que esses pacientes sejam beneficiados com administração profilática de hemoderivados. Desta forma, transfusões de plaquetas ou plasma não devem ser instituídas com base apenas nos resultados laboratoriais, sendo indicadas nas situações de sangramento ativo ou nos pacientes que serão submetidos a procedimentos invasivos.

A transfusão de plaquetas, na dose de 1 unidade para cada 10 kg de peso, deve ser usada para correção de trombocitopenia, geralmente abaixo de 30.000 plaquetas/μL, em paciente com sangramento ativo.

A transfusão de plasma fresco congelado (PFC) deve ser usada em pacientes com prolongamento do tempo de protrombina ou tempo de tromboplastina parcial ativado, que apresentam sangramento. O PFC contém todos os fatores da coagulação preservados, mas é necessária a infusão de grande volume para que se atinja concentração dos fatores a níveis hemostáticos. Ademais, trata-se de produto sem tratamento para inativação viral, trazendo, portanto, risco potencial de contaminação. A dose é de 10 a 20 mL/kg/dia, o que depende da capacidade do paciente de tolerar a infusão de líquidos.

O tratamento com concentrado de fatores apresenta a vantagem de se administrar menor volume, mas traz o problema de conter apenas um determinado fator, ou apenas alguns deles, como o concentrado de complexo protrombínico (CCP), que possui os fatores vitamina K dependentes, ou seja, os fatores II, VII, IX e X. Assim, os concentrados tornam-se ineficazes para correção da deficiência de múltiplos fatores observada na CIVD. Além disso, eles podem conter concentrações perigosas de fatores ativados que poderiam piorar a ativação intravascular da coagulação.

O crioprecipitado raramente é utilizado no tratamento de CIVD, pois é incomum a ocorrência de importante redução importante do fibrinogênio (abaixo de 1,0 g/L) fora das causas obstétricas de CIVD. A dose recomendada é de 1 a 2 unidades para cada 10 kg de peso, mas tanto a dose como o intervalo de administração dependem da situação clínica e do nível de fibrinogênio.

A transfusão de concentrado de hemácias depende do grau de anemia decorrente do sangramento.

Os concentrados de antitrombina e de proteína C, se administrados em doses adequadas, são capazes de elevar os inibidores que habitualmente estão reduzidos na CIVD. A administração desses inibidores não se restringe apenas a limitar a geração de trombina, mas também regular sua ação sobre a resposta inflamatória gerada durante a sepse, diminuindo a agressão à célula endotelial e ativação de monócitos, que acabam expressando o fator tecidual. O concentrado de antitrombina não promoveu redução significante da mortalidade de pacientes com sepse, o que foi demonstrado para o concentrado de proteína C ativada (PCA), ainda que em população selecionada de pacientes com sepse e sem trombocitopenia grave. A administração da PCA pode aumentar o risco de hemorragia grave durante o período de sua infusão, principalmente nos pacientes com alguma condição predisponente para sangramento, tornando fundamental a monitorização clínica desses pacientes.

SANGRAMENTO EM PACIENTES CRÍTICOS

Sangramento maciço é uma causa importante de morte em pacientes com trauma grave. A coagulopatia decorrente desta situação é causada por vários mecanismos, tais como hemodiluição por transfusão maciça, hipotermia e alterações metabólicas que determinam comprometimento da função hemostática.

Há um número crescente de relatos na literatura, representados na sua maioria por pequenas séries de pacientes não hemofílicos com sangramento grave não responsivo à reposição de plaquetas e fatores que se beneficiam com o uso do concentrado de fator VII ativado (fator VIIa) recombinante.

O fator VIIa recombinante foi desenvolvido para tratamento de pacientes hemofílicos que desenvolvem inibidores e que, por esta razão, são de difícil manejo. Sua ação consiste na capacidade de se ligar ao fator tecidual expresso em células endoteliais, monócitos ou no local da lesão endotelial, gerando grande quantidade de trombina, capaz de levar à formação local de fibrina e cessar o sangramento, a despeito da presença de anticorpos contra fator VIII ou fator IX.

Existem alguns poucos relatos de trombose arterial e venosa após uso de fator VIIa recombinante em pacientes hemofílicos e não hemofílicos. A maior parte dos eventos ocorreu em pacientes com algum fator de risco como câncer e doença cardiovascular, e não teve relação com a dose administrada. Até que dados adicionais provenientes de estudos mais amplos sejam obtidos, recomenda-se cautela na administração de fator VIIa recombinante em pacientes com fatores de risco para fenômenos tromboembólicos. De toda forma, o fator VIIa recombinante revelou ser uma arma eficaz que poderá ser usada em situações nas quais o paciente apresente sangramento incontrolável ou em locais perigosos como o sistema nervoso central.

DOENÇA HEPÁTICA

O fígado é importante local de síntese de fatores da coagulação, assim como das proteínas que regulam a coagulação e que participam da fibrinólise. As alterações da hemostasia decorrem da deficiência de síntese por causa de insuficiência hepatocelular grave e da presença de hipertensão portal que levam à coagulação intravascular e ao consumo crônico de fatores no território das veias porta e esplênica (CIV crônica). Além disso, esses pacientes apresentam trombocitopenia em função do hiperesplenismo secundário à hipertensão portal. O tratamento da coagulopatia decorrente da insuficiência hepática visa corrigir cada deficiência em particular.

Nos defeitos de síntese com quadro de sangramento, ou na necessidade de procedimentos invasivos, preconiza-se a reposição com PFC na dose de 10 a 20 mL/kg de peso. Entretanto, este procedimento tem valor limitado pelo grande volume infundido e pela baixa concentração dos fatores no plasma total. Logo após o término da administração do PFC, testes laboratoriais devem ser realizados, à medida que a resposta ao PFC não é previsível em pacientes hepatopatas e a normalização completa da coagulopatia nem sempre é observada.

Dados da literatura mostram que o CCP não ativado foi eficaz na melhora da hemostasia na maioria dos pacientes com doença hepática. Entretanto, mesmo as preparações mais recentes e com menor potencial tromboembólico, devem ser utilizadas de forma cautelosa na doença hepática, pelo risco de descompensar a coagulação intravascular, assegurando-se que se mantenham níveis adequados de antitrombina.

O fator VIIa recombinante já foi administrado antes de biópsia hepática, transplante hepático ou para controle de hemorragia em pacientes cirróticos. O uso de fator VIIa recombinante em pacientes cirróticos com hemorragia digestiva não alterou a mortalidade em comparação com placebo, mas reduziu o número de falhas no controle do sangramento. Apesar do uso crescente do FVIIa recombinante em pacientes com doença hepática, há necessidade de mais estudos controlados para se determinar de modo mais assertivo a eficácia e segurança da droga neste grupo de pacientes.

Os pacientes com doença hepática grave, habitualmente, apresentam trombocitopenia e hipofibrinogenemia intensas. Nestes casos, é também necessária a transfusão de plaquetas e crioprecipitado frente a hemorragias graves ou cirurgias de urgência.

SUPERDOSAGEM DE ANTICOAGULANTES ORAIS

Os anticoagulantes orais incluem os antagonistas da vitamina K (AVK) (varfarina e a femprocumona) e os inibidores diretos de trombina (dabigatrana) e do fator X ativado (rivaroxabana, apixabana e edoxabana).

Os antagonistas da vitamina K (AVK) inibem enzimas essenciais para a ação da vitamina K como cofator na carboxilação de moléculas de ácido glutâmico dos fatores vitamina K dependentes: os fatores II, VII, IX e X, e os inibidores da coagulação, a proteína C e a proteína S.

O sangramento associado às drogas AVK decorre da deficiência dos fatores vitamina K dependentes e pode ou não estar associado à superdosagem da droga.

A intensidade da anticoagulação e a história prévia de sangramento, especialmente do trato gastrointestinal, são os principais fatores associados à ocorrência de hemorragia associada ao uso dos anticoagulantes orais.

A presença de sangramento grave e potencialmente fatal como hemorragia cerebral, digestiva e retroperitoneal, são situações de emergência que exigem, além da suspensão da droga AVK, a rápida reversão da anticoagulação por meio da reposição dos fatores vitamina K dependentes com infusão de CCP não ativado e PFC.

Em conjunto com CCP ou PFC, a vitamina K1 também deve ser administrada.

O PFC contém todos os fatores da coagulação preservados, porém é necessária a infusão de grande volume para que se atinja nível plasmático adequado dos fatores.

O CCP, que contém os fatores vitamina K dependentes, reverte de forma mais eficaz e precoce o efeito anticoagulante comparado ao PFC, seu volume de infusão é menor, além de ser mais seguro por receber tratamento para inativação viral. Assim, o uso do CCP deve ser preferido frente a hemorragias graves, reservando o PFC quando o CCP não for disponível.

Ressalta-se que a administração do CCP só se justifica quando é necessária a reversão rápida do efeito anticoagulante da droga AVK, em caso de sangramento grave ou de cirurgia de urgência.

Os anticoagulantes orais inibidores diretos de trombina ou de fator Xa representam um avanço importante na profilaxia e no tratamento de doenças tromboembólicas, por seu uso por via oral, sua biodisponibilidade com rápido início de ação e por prescindirem de controle laboratorial. O manejo de sangramento com estas drogas consiste no suporte básico e na espera até que a concentração da droga caia, uma vez que estas drogas têm vida média curta e, no paciente com função renal normal, o nível da droga será indetectável após 24 horas.

Como se tratam de inibidores, a reposição de fatores de coagulação através de hemocomponentes ou hemoderivados não se aplica no caso de sangramento causado por estas drogas.

O uso de CPP mostrou redução dos tempos de coagulação em pacientes em uso de rivaroxabana, mas não há dados sobre o efeito nos casos de sangramento.

O fator VII ativado poderá ser usado como agente hemostático em situações de emergência.

Há antídotos específicos representados por moléculas que bloqueiam especificamente os inibidores diretos de trombina, como o idarucizumab para a dabigatrana, para os inibidores diretos de fator X ativado, como o andexanet alfa para a

SANGRAMENTO PELO USO DE DROGAS ANTIPLAQUETÁRIAS

As principais drogas antiplaquetárias de uso crônico são a aspirina, que é inibidor da ciclo-oxigenase prevenindo a formação do tromboxane A2, e os inibidores do receptor do ADP na plaqueta, representados pelo clopidogrel e por drogas com melhor perfil farmacológico, como o prasugrel e o ticagrelor.

Os inibidores de glicoproteína (GP) IIb-IIIa são usados por curto período de tempo, durante a realização de procedimentos como a angioplastia: o abciximab tem grande avidez pela GP IIb-IIIa e possui ação prolongada, enquanto o tirofiban e o eptifibatide têm meia-vida mais curta com ligação competitiva à GP IIb-IIIa, o que tem importância no tratamento de hemorragia ou necessidade de reversão do efeito no caso de cirurgia.

A hemorragia em pacientes que receberam antiplaquetários é controlada na urgência, com transfusão de plaquetas, pois a função plaquetária é recuperada em apenas alguns dias após suspensão da droga.

A transfusão de plaquetas não costuma ser eficaz nos pacientes que receberam epitifibatide ou tirofiban, pois há um número muito alto de moléculas circulantes que se ligam também às plaquetas transfundidas, reduzindo o seu efeito. Já no caso do abciximab, a droga liga-se com grande afinidade à GP IIb-IIIa e a transfusão de plaquetas tem maior eficácia que nas outras duas drogas, pois há poucas moléculas em circulação no plasma.

PÚRPURA TROMBOCITOPÊNICA TROMBÓTICA

Púrpura trombocitopênica trombótica (PTT) é uma microangiopatia trombótica caracterizada pela oclusão difusa de arteríolas terminais e capilares por trombos ricos em plaquetas e fator de von Willebrand (FVW).

Ela decorre da redução dos níveis reduzidos da enzima localizada na parede da célula endotelial, que cliva os grandes multímeros do FVW, a metaloprotease denominada ADAMTS13.

A presença de grandes multímeros de FVW leva à agregação espontânea das plaquetas na microcirculação, causando isquemia de tecidos, especialmente cérebro e rins, e a anemia hemolítica microangiopática, com presença de esquizócitos no sangue periférico e trombocitopenia.

Existe uma forma congênita da deficiência de ADAMTS13 que é muito rara.

A forma adquirida da PTT pode ser primária ou secundária à gestação, puerpério, infecções (particularmente pelo HIV), neoplasias malignas, doenças autoimunes, drogas (p. ex., quinina, ticlopidina, clopidogrel, ciclosporina, tacrolimus, mitomicina C), ou transplante de células progenitoras hematopoéticas ou de órgãos sólidos.

O tratamento tem como objetivo remover a quantidade excessiva de fator de von Willebrand de peso molecular anormalmente alto e repor a atividade da metaloprotease ADAMTS13, com intuito de reverter o processo de microangiopatia trombótica.

A plasmaférese com reposição de PFC é a base do tratamento da PTT, permitindo sobrevida em cerca de 80 a 90% dos casos.

O efeito benéfico do PFC e da plasmaférese seria a reposição da enzima ADAMTS13, através da infusão de plasma, e a retirada dos multímeros de alto peso molecular do FVW e do anticorpo dirigido contra a enzima.

É importante que a plasmaférese seja realizada precocemente, tão logo se faça o diagnóstico, pois isso aumenta a chance de resposta ao tratamento. Entretanto, caso haja impossibilidade de iniciar a plasmaférese nas primeiras 24 horas, a infusão de PFC deve ser instituída. Nesse caso, recomenda-se que o volume administrado de PFC seja em torno de 25 a 30 mL/kg/dia, o que obriga rigorosa monitorização do paciente a fim de evitar sobrecarga volêmica.

A plasmaférese deve ser realizada diariamente, com troca a cada sessão de 1 a 1,5 volemia de plasma (aproximadamente, 40 a 60 mL de plasma/kg de peso). De modo geral, a maioria dos serviços, ao diagnóstico, inicia plasmaférese diária de uma volemia plasmática, reservando regimes mais intensos para casos refratários. Entretanto, volumes de troca acima de 1,5 vez por sessão podem resultar em declínio progressivo da eficácia do procedimento e aumentar os seus efeitos colaterais.

É fundamental que os pacientes sejam tratados em serviços capazes de oferecer plasmaférese diária, já que a omissão prematura de uma única sessão pode associar-se à exacerbação da doença. A resposta à plasmaférese deve ser monitorada diariamente por meio da medida da hemoglobina, contagem de plaquetas, nível de desidrogenase láctica (DHL) e a presença de esquizócitos, bem como a regressão dos sintomas neurológicos.

O regime de plasmaférese diário não deve ser interrompido antes que se estabeleça uma remissão estável, o que significa a normalização do quadro neurológico, da contagem plaquetária, do nível de DHL e ascensão da hemoglobina por, pelo menos, 2 a 3 dias consecutivos. Dados da literatura mostram que o número de plasmaféreses para atingir remissão é muito inconstante, podendo variar de 3 a mais de 90 procedimentos. Esta grande variabilidade ocorre, provavelmente, pela heterogeneidade das condições clínicas que se manifestam como PTT, e que são tratadas com plasmaférese. Uma vez atingida remissão estável, pode-se reduzir gradualmente a frequência da plasmaférese ou pará-la abruptamente. O princípio da redução gradual fundamenta-se na tentativa de diminuir as exacerbações ou recaídas precoces, embora não existam estudos controlados e randomizados que justifiquem esta prática. Em estudo retrospectivo, não houve diferença significante entre redução gradual e parada abrupta da plasmaférese na taxa de recaída.

Visto que multímeros de FVW com peso molecular anormalmente alto estão envolvidos na fisiopatologia da PTT, o sobrenadante do crioprecipitado e o plasma tratado com solvente-detergente, que são deficientes nos grandes multímeros, foram propostos como fluido de reposição durante a plasmaférese. Dados da literatura indicam que o sobrenadante do crioprecipitado e o plasma tratado com solvente-detergente possuem níveis de atividade de ADAMTS13 semelhantes ao do PFC.

Apesar de trombocitopenia intensa, recomenda-se evitar a transfusão de plaquetas na PTT, pelo risco de se acentuar a trombose na microcirculação com piora da evolução. Esta recomendação é baseada em relatos de casos clínicos, e não em estudos controlados.

A infusão de PFC é eficaz no tratamento da PTT congênita ou familiar, de modo que a plasmaférese terapêutica habitualmente não é necessária no manejo destes pacientes. Nos casos graves e recorrentes de PTT familiar, preconiza-se infusão profilática de PFC, sobrenadante do crioprecipitado ou plasma tratado com solvente-detergente a cada 3 ou 4 semanas. Nos casos brandos da doença cujos episódios ocorrem mais tardiamente, geralmente associados a fatores precipitantes como gestação, cirurgia ou infecções, recomenda-se infusão de plasma durante os episódios, além de cuidadosa monitorização quando houver exposição aos fatores precipitantes.

A síndrome hemolítico-urêmica (SHU) também se caracteriza por anemia hemolítica microangiopática e trombocitopenia, mas com predomínio do envolvimento da microcirculação renal. A SHU pode ser idiopática, porém, usualmente associa-se à infecções por bactérias produtoras de verocitotoxina como *E. coli* 0157:H7, possuindo, neste caso, caráter epidêmico e maior incidência em crianças. Mais raramente, a SHU pode ser familiar, sendo que a maior parte dos casos apresenta deficiência do fator H, que é uma proteína plasmática responsável em modular a ativação do sistema complemento através da via alternativa. A consequência da deficiência do fator H é a excessiva ativação do sistema complemento por meio da fração C3, que leva à lesão do endotélio glomerular, culminando com formação de trombos na microcirculção renal.

O tratamento da SHU é baseado fundamentalmente em medidas de suporte e diálise renal, quando necessária. Até o momento, não há evidência que infusões de PFC ou plasmaférese terapêutica tenham efeito na evolução da doença. No caso da SHU familiar, tanto a infusão de PFC, que faria a reposição do fator H, como a plasmaférese, não foram capazes de prevenir recaídas ou limitar a progressão da insuficiência renal. Cabe ressaltar que a distinção entre PTT e SHU nem sempre é possível, especialmente no adulto, e neste caso o paciente deve ser abordado como portador de PTT, e ser tratado com plamaférese.

BIBLIOGRAFIA CONSULTADA

Kumar A, Mhaskar R, Grossman BJ, Kaufman RM, Tobian AA, Kleinman S, Gernsheimer T, Tinmouth AT, Djulbegovic B. AABB Platelet Transfusion Guidelines Panel. Platelet transfusion: a systematic review of the clinical evidence. Transfusion 2015; 55(5):1116-1127.

Turvani F, Pigozzi L, Barutta L, Pivetta E, Pizzolato E, Morello F, Battista S, Moiraghi C, Montrucchio G, Lupia E. Bleeding prevalence and transfusion requirement in patients with thrombocytopenia in the emergency department. Clin Chem Lab Med 2014; 52(10): 1485-1488.

Estcourt LJ, Birchall J, Allard S, Bassey SJ, Hersey P, Kerr JP, Mumford AD, Stanworth SJ, Tinegate H; British Committee for Standards in Haematology. Guidelines for the use of platelet transfusions. Br J Haematol 2017; 176(3):365-394.

Levi M. Platelets in critical illness. Semin Thromb Hemost 2016; 42(3):252-257.

Poon MC, Di Minno G, d'Oiron R, Zotz R. New insights into the treatment of Glanzmann thrombasthenia. Transfus Med Rev 2016; 30(2):92-99.

Provan D, Newland AC. Current management of primary immune thrombocytopenia. Adv Ther 2015; 32(10):875-887.

Rodeghiero F, Ruggeri M. Treatment of immune thrombocytopenia in adults: the role of thrombopoietin-receptor agonists. Semin Hematol 2015; 52(1):16-24.

Shah A, McKechnie S, Stanworth S. Use of plasma for acquired coagulation factor deficiencies in critical care. Semin Thromb Hemost 2016; 42(2):95-101.

Erez O, Mastrolia SA, Thachil J. Disseminated intravascular coagulation in pregnancy: insights in pathophysiology, diagnosis and management. Am J Obstet Gynecol 2015; 213(4):452-463.

Thachil J, Falanga A, Levi M, Liebman H, Di Nisio M; Scientific and Standardization Committee of the International Society on Thrombosis and Hemostasis. Management of cancer-associated disseminated intravascular coagulation: guidance from the SSC of the ISTH. J Thromb Haemost 2015; 13(4): 671-675.

Umemura Y, Yamakawa K, Ogura H Yuhara H, Fujimi S. Efficacy and safety of anticoagulant therapy in three specific populations with sepsis: a meta-analysis of randomized controlled trials. J Thromb Haemost 2016; 14(3):518-530.

Tripodi A, Mannucci PM. The Coagulopathy of Chronic Liver Disease. N Engl J Med 2011; 365:147-156.

Han SK, Lee J. Bleeding complications in critically ill patients with liver cirrhosis. Korean J Intern Med 2016; 31(2):288-295.

Chai-Adisaksopha C, Crowther M, Isayama T, Lim W. The impact of bleeding complications in patients receiving target-specific oral anticoagulants: a systematic review and meta-analysis. Blood 2014; 124(15):2450-2458.

Beyer-Westendorf J, Förster K, Pannach S, et al. Rates, management, and outcome of rivaroxaban bleeding in daily care: results from the Dresden NOAC registry. Blood 2014; 124(6):955-962.

Crowther MA, Warkentin TE. Managing bleeding in anticoagulated patients with a focus on novel therapeutic agents. J Thromb Haemost 2009; 7(Suppl. 1): 107-110.

Hoffman M, Monroe DM. Reversing targeted oral anticoagulants. Hematology 2014; 2014(1):518-23.

Gomez-Outes A, Suarez-Gea ML, Lecumberri R, Terleira-Fernandez AI, Vargas-Castrillon E. Specific antidotes in development for reversal of novel anticoagulants: a review. Recent Pat Cardiovasc Drug Discov 2014; 9(1):2-10.

Appel GB. Thrombotic microangiopathies: Similar presentations, different therapies. Cleve Clin J Med 2017; 84(2):114-130.

50

HEMOTERAPIA PARA PACIENTES COM COAGULOPATIAS HEREDITÁRIAS

Elbio Antonio D'Amico
Paula Ribeiro Villaça
Erica Okazaki

INTRODUÇÃO

A coagulação do sangue compreende uma cadeia de reações enzimáticas, onde zimogênios de serino-proteases são transformados em enzimas ativas, que atuam sobre zimogênios subsequentes. As enzimas e seus cofatores agrupam-se sobre superfícies celulares, resultando no aumento da concentração local das substâncias envolvidas na reação. A sequência natural de reações, onde o produto atua como enzima seguinte, amplifica a velocidade total da reação. O evento final dessa sequência é a geração de trombina, que transforma uma proteína solúvel, o fibrinogênio, em polímeros insolúveis, a fibrina, formando o coágulo.

As anormalidades hereditárias da coagulação resultam de deficiências congênitas de qualquer uma das proteínas envolvidas nas reações mencionadas acima. A grande maioria dessas alterações pode resultar em sangramentos, porém algumas delas não se associam com manifestações hemorrágicas (deficiências do fator XII, pré-calicreína e cininogênio de alto peso molecular).

As coagulopatias hereditárias mais frequentes na prática médica correspondem à doença de von Willebrand e às hemofilias A e B.

DOENÇA DE VON WILLEBRAND

A doença de von Willebrand (DVW) é a coagulopatia hereditária mais frequente, com prevalência estimada na população geral de 0,8 a 3%. Porém, a prevalência de doença sintomática é de, aproximadamente, 1 em 10.000.[1] Segundo dados do Ministério da Saúde, em 2012 havia 5.445 pacientes com o diagnóstico de DVW, correspondendo a 29,35% do total de pacientes com coagulopatias hereditárias no Brasil.[2]

A DVW é causada por deficiência quantitativa e/ou anormalidade funcional do fator de von Willebrand (FVW), que é uma glicoproteína produzida pelas células endoteliais e pelos megacariócitos, e que se organiza formando multímeros de tamanhos variados. O FVW desempenha importantes funções biológicas: a) ligação ao colágeno presente na matriz subendotelial; b) ligação à glicoproteína plaquetária Ib (GP Ib/IX/V); c) ligação à glicoproteína plaquetária IIb/IIIa (GP IIb/IIIa); e d) ligação ao fator VIII coagulante (FVIII:C). Dessa maneira, o FVW faz a mediação da interação plaquetária com a matriz subendotelial que, exposta em locais de lesão vascular, participa da agregação plaquetária nos vasos onde o fluxo sanguíneo apresenta força de cisalhamento elevada e transporta o fator VIII:C, protegendo-o da degradação proteolítica prematura e liberando-o diretamente nos locais de necessidade.[3]

A DVW caracteriza-se pela tríade: história de sangramentos cutaneomucosos, herança autossômica dominante e testes laboratoriais confirmatórios positivos. Os sintomas hemorrágicos mais comumente associados à DVW são epistaxes, sangramentos após exodontias, equimoses, hematomas e menometrorragia. O padrão de sangramento é muito variável, sendo dependente do tipo e da gravidade da doença. Os sangramentos póscirúrgicos são comuns, especialmente nos casos com reduções acentuadas do FVIII:C. Recomenda-se o uso de questionário padronizado para se avaliar a história hemorrágica do paciente através do escore de sangramento.[2,4]

O diagnóstico da DVW é feito em três etapas: 1) identificação dos pacientes com possível DVW: baseando-se na história clínica; 2) testes iniciais: devido à incapacidade dos testes de triagem (coagulograma, tempo de sangramento e hemograma) em diagnosticar com precisão a DVW, é essencial a realização de testes específicos quando o diagnóstico é altamente suspeito devido a uma história hemorrágica significativa. São eles: quantificação antigênica do FVW (FVW:Ag), mensuração da atividade do FVW (FVW:RCo – cofator de ristocetina, FVW:CB – ligação ao colágeno) e quantificação do fator VIII coagulante (FVIII:C); 3) classificação da DVW: aglutinação plaquetária induzida pela ristocetina (RIPA), análise multimérica do FVW e quantificação da ligação do FVW ao FVIII:C.[2]

Por meio dos achados laboratoriais, a doença de von Willebrand será classificada em (Tabela 50.1): 1) tipo 1: deficiência quantitativa do FVW (> 70% dos casos); 2) tipo 2: deficiência qualitativa do FVW (15 a 20% dos casos), que pode ser dos seguintes subtipos: subtipo 2A (redução da função de ligação às plaquetas, associada à ausência dos multímeros de alto peso molecular); subtipo 2B (maior afinidade pela plaqueta; ausência ou redução dos multímeros de alto peso molecular); subtipo 2M (redução da função de ligação às plaquetas, com presença de todos os multímeros); e subtipo 2N (redução da afinidade do FVW pelo FVIII:C); e 3) tipo 3: deficiência quantitativa virtualmente completa do FVW (2-5% dos casos).[4]

O tratamento dos pacientes com DVW tem a finalidade de corrigir os dois defeitos hemostáticos presentes nesta doença, ou seja, os baixos níveis plasmáticos do FVIII:C e a hemostasia primária.[5] De modo geral, os níveis do FVIII:C devem ser normalizados quando ocorrem hemorragias de partes moles e cirurgias de grande porte. Isto, contudo,

TABELA 50.1
ACHADOS LABORATORIAIS NOS DIFERENTES TIPOS E SUBTIPOS DA DVW[1,6]

	ALTERAÇÕES QUANTITATIVAS		ALTERAÇÕES QUALITATIVAS			
	TIPO 1	TIPO 3	TIPO 2 A	TIPO 2 B	TIPO 2 M	TIPO 2N
FVW:Ag	↓ ou ↓↓	↓↓↓	↓ ou normal	↓ ou normal	↓ ou normal	Normal
FVW:RCo	↓ ou ↓↓	↓↓↓	↓↓ ou ↓↓↓	↓↓	↓↓	Normal ou ↓
FVIII:C	Normal ou ↓	↓↓↓	↓ ou normal	↓ ou normal	↓ ou normal	↓↓
RIPA	Normal ou ↓	↓↓↓	↓	↑	ou normal	Normal
Multímeros	Todos presentes	Ausentes	Ausência MAPM	Redução ou ausência dos MAPM	Todos presentes	Todos presentes

FVW:Ag, quantificação antigênica do FVW; FVW:RCo, mensuração da atividade do FVW (cofator de ristocetina); FVIII:C, quantificação do fator VIII coagulante; RIPA, aglutinação plaquetária induzida pela ristocetina; MAPM, multímeros de alto peso molecular; ↓, leve redução; ↓↓, diminuição moderada; ↓↓↓, diminuição acentuada; ↑, aumento.

não se aplica para os sangramentos de membranas mucosas, gastrointestinal ou uterina, onde a normalização da hemostasia primária é fundamental.[6]

As opções de tratamento farmacológico das manifestações hemorrágicas no paciente com DVW são tão importantes quanto o tratamento de reposição.

A principal escolha dessa modalidade terapêutica é o uso do DDAVP (1-deamino-8-D-arginina vasopressina, desmopressina), que é análogo sintético da vasopressina, e tem como vantagem não apresentar os efeitos vasopressores observados com o hormônio natural. O seu mecanismo de ação ainda não é completamente conhecido mas, aparentemente, atua promovendo a liberação do FVW, especialmente os multímeros de alto peso molecular (HMWM) dos corpúsculos de Weibel-Palade do endotélio vascular, e a liberação do FVIII:C dos sinusoides hepáticos. Além disso, a desmopressina melhora a interação entre as plaquetas e o subendotélio, mediada por monócitos e por outro agente agregante, independentemente do FVW.[6,7]

Em todos os pacientes com o diagnóstico de DVW, exceto naqueles com o diagnóstico de DVW subtipo 2B e DVW tipo 3, deve ser realizado um teste prévio com DDAVP, visando determinar o padrão individual de resposta. Geralmente, faz-se a aplicação intravenosa de DDAVP na dose de 0,3 mcg/kg, diluído em 50 a 100 mL de solução salina, infundido em 15 a 30 minutos.[6] A administração também pode ser feita por via subcutânea, na mesma dosagem. Nos pacientes responsivos, os valores máximos do FVIII:C e do FVW são observados após 15 a 30 minutos do término da infusão, podendo haver incremento de 3 a 5 vezes os valores basais. É importante quantificar os níveis plasmáticos do FVIII:C e do FVW 4 horas após a infusão do DDAVP, a fim de se determinar o padrão de clareamento destas moléculas. Quando do seu uso terapêutico, o DDAVP poderá ser repetido cada 12 a 24 horas. Os efeitos colaterais relacionados com a desmopressina são leves e transitórios, consistindo de rubor, cefaleia, hipotensão/hipertensão e taquicardia. Devido aos seus efeitos antidiuréticos, podem surgir retenção hídrica e hiponatremia.[4-7]

O tratamento de reposição é indicado nos pacientes que não apresentam resposta ao DDAVP, apresentam plaquetopenia, são portadores da doença de von Willebrand do tipo 3 ou que necessitam de terapia de reposição por tempo prolongado. A forma mais segura de reposição desses fatores é feita por meio dos concentrados liofilizados específicos.[4,6,7] Determinação do Ministério da Saúde (Resolução RDC nº 23, de 24 de janeiro de 2002 – ANVISA) indica que no tratamento de substituição sempre deve-se empregar os concentrados comerciais de fator VIII/FVW, sendo possível o uso do crioprecipitado somente quando há falta dos concentrados comerciais (http://redsang. ial.sp.gov.br/site/docs_leis/rs/rs14.pdf).

Conforme mostra a Tabela 50.2, a dose de concentrado de FVIII/FVW a ser administrada varia com a condição clínica apresentada pelo paciente.

Nos pacientes que receberam doses adequadas de concentrado de FVIII/FVW e que continuam

TABELA 50.2
DOSE DE CONCENTRADOS DE FVIII-FVW DE ACORDO COM A CONDIÇÃO CLÍNICA APRESENTADA PELO PACIENTE COM DVW[6,7]

TIPO DE SANGRAMENTO	DOSE *(UI/KG)*	ADMINISTRAÇÃO	OBJETIVOS
Cirurgia de grande porte	50	Uma vez ao dia ou em dias alternados	FVIII:C > 50% até cicatrização completa
Cirurgia de pequeno porte	30	Uma vez ao dia ou em dias alternados	FVIII:C > 30% até cicatrização completa
Exodontia	20	Única	FVIII:C > 30% por 6 horas
Sangramento espontâneo ou pós-traumático	20	Única	

apresentando sangramento ativo, a transfusão de concentrado de plaquetas pode resultar em interrupção da hemorragia.[5]

Dentre as complicações do tratamento de reposição, citam-se as doenças transmissíveis por hemocomponentes ou hemoderivados e o desenvolvimento de aloanticorpos anti-FVW em cerca de 10 a 15% dos pacientes portadores da DVW tipo 3. Como esta última é condição pouco usual, há pouca experiência no seu tratamento, sendo o uso do FVIII recombinante, em infusão contínua, e do fator VII ativado recombinante, alternativas válidas nessas situações.[4,5]

As drogas antifibrinolíticas (ácido tranexâmico ou ácido épsilon-aminocaproico) são utilizadas sobretudo nos sangramentos de mucosas. Estão formalmente contraindicadas nos casos de hematúria. A dose usual do ácido tranexâmico é de 10 mg/kg/dose, por via intravenosa (cada 8 h), e 15-20 mg/kg/dose (cada 8 h), por via oral. A dose do ácido épsilon-aminocaproico é de 50 a 60 mg/kg a cada 4-6 horas, por via intravenosa, e 25-50 mg/kg/dose (cada 6-8 h), por via oral. Os antifibrinolíticos também podem ser usados localmente, ou topicamente em lesões hemorrágicas.[5,6]

Os selantes de fibrina são também muito úteis como coadjuvantes em procedimentos cirúrgicos e odontológicos.

Os estrógenos aumentam as concentrações plasmáticas do FVW. Desse modo, o uso continuado de contraceptivos orais contendo estrogênios poderá ser eficaz nos casos de menorragia, quando os antifibrinolíticos forem ineficientes.[5,6]

Como a DVW é uma condição relativamente frequente e que acomete igualmente os dois sexos, não é incomum a sua associação com a gestação. Nesses casos, deve-se considerar que, nas mulheres com DVW tipo 1 e 2, as concentrações plasmáticas do FVW tendem a subir durante a gestação normal (após a 10ª-11ª semana gestacional). Admite-se que o parto vaginal é considerado seguro quando a atividade do FVW (FVW:RCo) é superior a 40 UI/dL. Para o parto via cesárea, os valores da atividade do FVW devem ser superiores a 50 UI/dL. Como na doença de von Willebrand tipo 3 não há aumento dos níveis do FVIII:C e do FVW, os concentrados de FVIII:C/FVW são necessários no parto vaginal ou via cesárea por, no mínimo, 7 dias.[4-6]

HEMOFILIAS

A hemofilia A (hemofilia clássica) e a hemofilia B (doença de Christmas) são doenças hemorrágicas hereditárias, que resultam de anormalidades quantitativas ou funcionais (moleculares) dos fatores VIII e IX, respectivamente. A hemofilia A corresponde a 80% dos casos.[8,9] Embora sejam doenças hereditárias, com transmissão recessiva ligada ao cromossomo X, em 30 a 40% dos casos de hemofilia A não há história familiar de sangramentos.[8]

A incidência da hemofilia A é de 1/10.000 indivíduos, enquanto para a hemofilia B de 1/60.000.[9] No Brasil, em 2012, havia 9.122 pessoas com hemofilia A e 1.801 com hemofilia B, correspondendo a 49,17% e 9,71% do total dos 18.552 portadores de coagulopatias hereditárias.[2]

As manifestações hemorrágicas ocorrem após traumatismos de intensidade mínima, ou mesmo sem associação com traumatismos evidentes, sendo que a frequência e a gravidade do quadro hemorrágico são geralmente proporcionais à intensidade da deficiência do fator VIII ou IX. As hemartroses são as manifestações mais frequentes, sendo as articulações mais acometidas os joelhos, cotovelos, tornozelos, ombros, coxofemorais e punhos.[10] Os hematomas musculares correspondem à segunda causa mais comum de sangramento nos pacientes hemofílicos graves, podendo ocorrer espontaneamente ou após pequenos traumatismos. Se não tratados adequadamente, podem resultar em organização fibrosa com contratura muscular. Nas extremidades, os hematomas musculares, por ordem de frequência, acontecem na panturrilha, coxa, glúteos e grupo flexor do antebraço e podem causar compressão neurovascular.[8,10] Hematoma particularmente importante é o que ocorre no músculo ileopsoas. Mesmo quando de pequeno volume, este hematoma causa dor de intensidade variável, no quadrante inferior do abdômen, acompanhado de flexão da coxa.[8,10] As hemorragias retroperitoneais e intraperitoneais também são comuns. Os sangramentos espontâneos ou pós-traumáticos da língua, da musculatura ou de partes moles do pescoço ou da garganta podem levar à rápida obstrução das vias aéreas superiores.[8,10]

A hematúria é manifestação relativamente frequente, ocorrendo em geral após os 12 anos de idade. Geralmente é benigna e indolor, exceto se acompanhada de coágulo intra-ureteral. Sua intensidade é variável, desde leve alteração da coloração urinária até hematúria franca, com eliminação de coágulos.[10]

A ocorrência de sangramento gastrointestinal não é incomum, porém é menos frequente que a hematúria.[10]

O sangramento intracraniano é o evento hemorrágico mais perigoso para o paciente hemofílico. Esta hemorragia pode ser subdural, epidural, subaracnoidea ou intracerebral, ocorrendo após traumatismos ou espontaneamente. Os sintomas comumente surgem logo após o evento traumático, mas às vezes podem aparecer depois de dias ou semanas, principalmente nos hematomas subdurais. Quanto às compressões de nervos periféricos, os mais acometidos são o femoral e o ulnar.[8,10]

Epistaxe é comum nos hemofílicos graves, sendo que nos pacientes leves, em geral, se associa à lesão local.

A hemorragia da mucosa oral é manifestação precoce da hemofilia, devido a ferimentos cortantes da língua, secundários à mordedura e lesão do frênulo. Ferimentos superficiais, geralmente, não apresentam sangramento anormal.[10]

O diagnóstico da hemofilia é baseado na história clínica, no exame físico e nos exames laboratoriais. O tempo de tromboplastina parcial ativado (TTPA) está prolongado, com normalidade do tempo de protrombina (TP), tempo de trombina (TT) e da contagem plaquetária. O diagnóstico definitivo de hemofilia é feito por meio da dosagem do fator VIII e do fator IX.[8]

De acordo com os valores da concentração plasmática do fator VIII ou fator IX, a hemofilia é classificada em leve, moderada ou grave (Tabela 50.3).[12]

De modo ideal, o tratamento dos pacientes hemofílicos deve ser realizado por equipe multidisciplinar (hematologista/pediatra, enfermeira, assistente social, psicóloga, ortopedista, fisioterapeuta, cirurgião-dentista, entre outros), com função assistencial e de orientação ao paciente e à sua família.[8,13]

O tratamento da hemofilia baseia-se na reposição do fator deficiente que, quando indicada, é realizada o mais precocemente possível. A forma mais segura de reposição destes fatores é através do uso dos concentrados liofilizados específicos, que podem ser derivados de plasma ou recombinantes.[9,13] Determinação do Ministério da Saúde indica que, para o tratamento de substituição, deve-se sempre empregar os concentrados comerciais de fator VIII ou fator IX, sendo possível o uso do crioprecipitado (para reposição de fator VIII) e do plasma fresco congelado (para reposição do fator IX) somente quando há falta dos concentrados comerciais (http://redsang.ial.sp.gov.br/site/docs_leis/rs/rs14.pdf).

Dependendo da periodicidade da reposição dos fatores de coagulação, pode-se definir o tratamento nas seguintes modalidades: sob demanda (episódico) ou profilático (Tabela 50.4).[12]

No Brasil, o protocolo de profilaxia primária foi implantado preliminarmente em novembro de 2011 e aprovado em 2014, por meio da Portaria nº 364, de 6 de maio de 2014. Se baseia no escalonamento da dose de acordo com manifestações

TABELA 50.3
CLASSIFICAÇÃO E CARACTERÍSTICAS CLÍNICAS DAS HEMOFILIAS SEGUNDO A GRAVIDADE[8,12]

CLASSIFICAÇÃO	NÍVEL DE FATOR VIII OU IX	CARACTERÍSTICAS CLÍNICAS
Grave	< 1% (< 0,01 UI/mL)	Sangramentos espontâneos desde a infância Hemartroses e outras manifestações hemorrágicas espontâneas frequentes
Moderada	1 a 5% (0,01-0,05 UI/mL)	Hemorragia secundária à trauma pequeno ou cirurgia Hemartroses espontâneas
Leve	> 5 a < 40% (> 0,05 a < 0,40 UI/mL)	Hemorragias secundárias a traumatismos e cirurgias Raramente sangramento espontâneo

TABELA 50.4
MODALIDADES DE TRATAMENTO DA HEMOFILIA[8,12]

MODALIDADE DE TRATAMENTO	DEFINIÇÃO
Episódico (sob demanda)	Tratamento de reposição de fator no momento de evidencia clínica de sangramento
Profilaxia contínua	
Profilaxia primária	Tratamento de reposição regular contínua* iniciado antes da evidência de alteração osteocondral (determinada por exame físico e/ou exames de imagem) e iniciada antes da segunda hemartrose (tornozelos, joelhos, coxofemorais, cotovelos e ombros) e idade até 3 anos
Profilaxia secundária	Tratamento de reposição regular contínua* com início após 2 ou mais hemartroses (tornozelos, joelhos, coxofemorais, cotovelos e ombros) e antes da evidência de alteração osteocondral (determinada por exame físico e/ou exames de imagem)
Profilaxia terciária	Reposição regular contínua* com início após evidência da alteração osteocondral (determinada por exame físico e/ou radiografia simples da articulação afetada)
Profilaxia intermitente	
Periódica ou de curta duração	Tratamento utilizado com o objetivo de prevenir sangramentos. Realizado com período inferior a 45 semanas ao ano

*Reposição regular contínua é definida como reposição com intenção de tratar por 52 semanas ao ano e tendo sido tratado por, pelo menos, 45 semanas ao ano (85% da intenção de tratar)

hemorrágicas.[11] O mesmo encontra-se disponível no site http://bvsms.saude.gov.br/bvs/saudelegis/sas/2014/prt0364_06_05_2014.html.

A terapia de reposição nas hemofilias depende do quadro clínico e o procedimento a ser realizado; para o cálculo do número de unidades que devem ser infundidas, são utilizadas as seguintes equações:[8,13]

- *Hemofilia A*: dose de fator VIII (número de unidades internacionais – UI) = peso (kg) × incremento desejado no nível plasmático do fator VIII (unidades/dL)/2.
- *Hemofilia B*: dose de fator IX (número de unidades internacionais – UI) = peso (kg) × incremento desejado no nível plasmático do fator IX (unidades/dL).

Por exemplo:

a) Para um hemofílico A grave, com 60 kg de peso, com hemartrose de joelho, para o qual se pretende elevar o FVIII para 30%, o número de unidades internacionais a ser infundido é de: número de UI de FVIII = 60 × 30/2 = 1.800/2 = 900 UI (neste caso, infunde-se 1.000 UI, pois deve-se considerar a apresentação dos frascos para arredondamento da dose, para cima ou para baixo, de acordo com a gravidade do episódio hemorrágico; frascos disponíveis de 250, 500 ou 1.000 UI).

b) Para um hemofílico B grave, também com 60 kg, com hemartrose de joelho, para o qual também pretende-se elevar o FIX à 30%, o número de unidades internacionais a ser infundido é de: número de UI de FIX = 60 × 30 = 1.800 (neste caso, infunde-se 2.000 UI, pois deve-se considerar a apresentação dos frascos para arredondamento da dose, para cima ou para baixo, de acordo com a gravidade do episódio hemorrágico; frascos disponíveis de 250, 500 ou 1.000 UI).

O nível hemostático do fator que se deve atingir varia com o tipo e localização do sangramento, ou com o procedimento a ser realizado (Tabela 50.5). Deve-se, ainda, considerar que, em condições normais, a vida média do fator VIII é de 8 a 12 horas e a do fator IX é de 18 a 24 horas.[8]

Recomenda-se que seja consultado o Manual de Hemofilias do Ministério da Saúde.[13]

TABELA 50.5
NÍVEIS HEMOSTÁTICOS DE FATORES VIII E IX PARA DIFERENTES CONDIÇÕES HEMORRÁGICAS[8,13]

LOCAL DA HEMORRAGIA	CONCENTRAÇÃO DESEJADA (UI/DL)	DOSE INICIAL (UI/KG)		DURAÇÃO (DIAS)
		FVIII	FIX	
Epistaxe ou gengivorragia	20-30	10-15	20-30	Dose única, em geral
Ferimento corto-contuso	30-50	15-25	30-50	Dose única, em geral
Fratura	50-80	25-40	50-80	3-5
Hemartrose	30-50	15-25	30-50	1-3; algumas vezes podendo se prolongar
Hematomas graves (com compressão neurológica)	80-100 (inicial) 40-60 (manutenção)	40-50 (inicial) 20-30 (manutenção)	80-100 (inicial) 40-60 (manutenção)	1-2 3 a 7; após, manter esquema de profilaxia
Hematomas ileopsoas (sem compressão neurológica)	50-80 (inicial) 30-60 (manutenção)	25-40 (inicial) 15-30 (manutenção)	50-80 (inicial) 30-60 (manutenção)	1 a 2 3 a 5; após, manter esquema de profilaxia
Hematomas musculares	30-50	15-25	30-50	1-3; algumas vezes podendo se prolongar
Hematúria (após hiper-hidratação)	30-50	15-25	30-50	Até resolução (em geral 1-3). Manter hidratação
Hemorragia digestiva	80 (inicial) 40-50 (manutenção)	40 (inicial) 20-25 (manutenção)	80 (inicial) 40-50 (manutenção)	1-7; até resolução
Hemorragia SNC	80-100 (inicial) 30-50 (manutenção)	40-50 (inicial) 15-25 (manutenção)	80-100 (inicial) 30-50 (manutenção)	1 a 7 8-21; após, manter esquema de profilaxia
Retrofaringe, assoalho da língua	80-100 (inicial) 30-50 (manutenção)	40-50 (inicial) 15-25 (manutenção)	80-100 (inicial) 30-50 (manutenção)	1-7 8-14

A programação de cirurgias deve ser realizada sob orientações de hematologista habituado ao tratamento de hemofílicos, juntamente com a equipe cirúrgica. Preferencialmente, deve ser programada para o início da semana e já ter reservado todo o concentrado de fator necessário para o procedimento cirúrgico até a recuperação completa do quadro (p. ex., o tratamento de reabilitação no caso de procedimento ortopédico).[8,13]

A administração dos concentrados pode ser realizada em bólus ou por infusão contínua, sendo esta última geralmente limitada a uso hospitalar, em centros especializados e com capacidade para a realização dessa modalidade terapêutica, em casos de cirurgias ou em hemorragias maiores.[11,13]

Como tratamento adjuvante, podem ser empregados as drogas antifibrinolíticas e, no caso dos hemofílicos A leves, o DDAVP (1-deamino-8-D-arginina vasopressina, desmopressina), com as mesmas considerações feitas para a doença de von Willebrand.[11,13]

Como regra, não devem ser utilizadas medicações por via intramuscular, bem como medicamentos que contenham ácido acetilsalicílico ou outros fármacos que também possam interferir com a função plaquetária. Para analgesia, recomenda-se o paracetamol, associado ou não à codeína. Como anti-inflamatórios, recomenda-se o uso de ibuprofeno, naproxeno e os inibidores da COX-2.[8,13] A realização de qualquer procedimento invasivo (endoscopia, punções arteriais ou liquóricas e biópsia) deverá ser precedida de preparo.[8,13]

O desenvolvimento de inibidores representa grave complicação do tratamento de reposição do paciente hemofílico, que pode ocorrer entre 10-30% dos hemofílicos A e entre 1-5% dos hemofílicos B.[14,15] Clinicamente os inibidores manifestam-se por má resposta ao tratamento habitual, ou aumento da frequência e/ou gravidade dos episódios hemorrágicos. Os inibidores são classificados como de baixo título (níveis ≤ 5 unidades Bethesda – UB/mL) ou alto título (níveis > 5 UB/mL).[8,14,15]

O tratamento dos inibidores apresenta dois objetivos principais: 1) o controle dos episódios hemorrágicos; e 2) a erradicação do inibidor.[8,15]

Para o controle/prevenção dos episódios hemorrágicos:[14]

- Se baixo título: dobrar a dose usual do fator VIII ou IX a cada 12-24 h; se não tiver boa resposta, utiliza-se os agentes de *bypass* – CCPa (75-100 U/kg a cada 12-24 h) ou o FVII ativado recombinante (90-120 mcg a cada 2-3 h).
- Se alto título: utiliza-se os agentes de *bypass* – CCPa (75-100 U/kg a cada 12-24 h) ou o FVII ativado recombinante (90-120 mcg a cada 2-3 h). Nos pacientes com hemofilia B que apresentam reação alérgica ao concentrado de fator IX ou CCPA, deve ser utilizado o concentrado de FVII ativado recombinante para o tratamento dos eventos hemorrágicos, pois o mesmo não possui fator IX em sua composição.

A erradicação do inibidor se faz por meio da indução de imunotolerância, que consiste na administração regular do fator por um período mínimo de 9 meses e máximo de 36 meses. No Brasil, o protocolo de imunotolerância para hemofilia A foi implantado preliminarmente em outubro de 2011 e aprovado em 2014, por meio da Portaria nº 478, de 16 de junho de 2014. O mesmo encontra-se disponível no site http://bvsms.saude.gov.br/bvs/saudelegis/sas/2014/anexo/anexo_prt0478_16_06_2014.pdf.

Como a presença de inibidor no paciente hemofílico implica em uma situação de maior gravidade, o tratamento das manifestações hemorrágicas deve ser conduzido por profissional com experiência nessas situações.

OUTRAS COAGULOPATIAS

Segundo dados do Ministério da Saúde, em 2012 havia 903 pacientes com o diagnóstico de coagulopatias raras, correspondendo a 4,87% do total de pacientes com coagulopatias hereditárias no Brasil.[2]

A deficiência congênita do fator XI é pouco comum, exceto entre os judeus Ashkenazi, onde a frequência do gene mutado pode ser de até 13%.[16] Sua prevalência é de 1/2.000.000, correspondendo a 26% dos pacientes com coagulopatias raras, de acordo com dois grandes estudos epidemiológicos em doenças hemorrágicas hereditárias raras, um conduzido pela Federação Mundial de Hemofilia (FMH) e outro pela European Network of the Rare Bleeding Disorders (EN-RBD).[17] O padrão de sua transmissão é autossômico recessivo; no entanto, em alguns casos a herança pode ser autossômica dominante.[17] O número e a gravidade das manifestações hemorrágicas comumente não apresentam correlação com os valores plasmáticos do fator XI. Mais recentemente, o teste de geração de trombina, um teste que avalia a hemostasia de forma global, parece ser promissor para distinguir os pacientes com fenótipo hemorrágico dos que não vão evoluir com sangramentos, entretanto, há necessidade de estudos maiores e padronização dessa técnica para o uso na prática clínica.[18] Dessa maneira, a história prévia pessoal e familiar de sangramentos deve ser sempre levada em consideração como bom indicador do risco hemorrágico. As manifestações hemorrágicas são, em geral, de mucosas, ou relacionadas com traumatismos e cirurgias. São descritas associações da deficiência do fator XI com a doença de von Willebrand, que pode ser o fator precipitante mais importante para as complicações hemorrágicas. O tratamento dos sangramentos e a profilaxia cirúrgica, usualmente, é realizado satisfatoriamente ao aumentar o nível do fator XI para 30 a 45%, através da infusão de plasma fresco congelado (Tabela 50.6). Porém, o volume de plasma infundido pode causar sobrecarga de volume e necessitar de tempo prolongado de infusão. O concentrado de fator XI derivado de plasma não está disponível no Brasil, somente em alguns países europeus, e são descritas complicações trombóticas associadas a seu uso.[16,17] Os antifibrinolíticos são indicados para prevenir episódios hemorrágicos, particularmente em cirurgias de orofaringe e próstata. Em alguns casos, pode ser empregado o DDAVP.[19]

A deficiência congênita do fator X é condição relacionada a herança autossômica recessiva, com frequência estimada de heterozigose de 1/1.000.000. Suas manifestações clínicas são mais graves nas deficiências intensas do fator X, sendo que as deficiências mais leves, ou os "heterozigotos sintomáticos", podem apresentar sangramentos somente após traumas ou cirurgias. As formas graves da deficiência do fator X podem cursar com hemartroses, hemorragia pós-operatória, pseudotumores e sangramento de sistema nervoso central. Já os pacientes com deficiências leves, podem apresentar equimoses após pequenos traumas, ou sangramentos abundantes após cirurgias ou traumas. Laboratorialmente, há prolongamentos do tempo de protrombina e do tempo de tromboplastina parcial ativado, tempo de trombina normal e prolongamento do tempo do veneno da víbora de Russell. Os valores plasmáticos do fator X apresentam-se reduzidos em intensidade variável. A necessidade do tratamento de reposição, com plasma fresco congelado ou concentrados de complexo protrombínico, deve ser norteada pela gravidade das manifestações hemorrágicas (Tabela 50.6). Admite-se que um nível plasmático de 10 a 40% seja adequado para a hemostasia.[17]

TABELA 50.6
ESQUEMAS DE TRATAMENTOS RECOMENDADOS PARA DIFERENTES CONDIÇÕES CLÍNICAS EM PACIENTES COM COAGULOPATIAS HEMORRÁGICAS HEREDITÁRIAS[16,17]

FATOR DEFICIENTE	CIRURGIA	SANGRAMENTO ESPONTÂNEO	NÍVEL HEMOSTÁTICO DO FATOR	MEIA-VIDA DO FATOR
Fibrinogênio	Concentrado: 50-100 mg/kg Crio: 1 bolsa a cada 10 kg* PFC: 15-20 mL/kg*	Concentrado: 50-100 mg/kg Crio: 1 bolsa a cada 10 kg* PFC: 15-20 mL/kg*	0,5-1 g/dL	2-4 dias
Protrombina	CCP: 20-30 U/kg PFC: 15-20 mL/kg*	CCP: 20-30 U/kg PFC: 15-20 mL/kg*	20-30%	3-4 dias
V	PFC: 15-20 mL/kg	PFC: 15-20 mL/kg	15-20%	36 horas
VII	rFVIIa: 15-30 µg/kg a cada 4-6 horas CCP: 20-30 U/kg PFC: 15-20 mL/kg*	rFVIIa: 15-30 µg/kg a cada 4-6 horas CCP: 20-30 U/kg PFC: 15-20 mL/kg*	15-20%	4-6 horas
X	CCP: 20-30 U/kg PFC: 15-20 mL/kg*	CCP: 20-30 U/kg PFC: 15-20 mL/kg*	15-20%	40-60 horas
XI	PFC: 15-20 mL/kg	PFC: 15-20 mL/kg	15-20%	40-70 horas
XIII	Concentrado: 10-20 U/kg Crio: 1 bolsa a cada 10 kg* PFC: 15-20 mL/kg*	Concentrado: 10-20 U/kg Crio: 1 bolsa a cada 10 kg* PFC: 15-20 mL/kg*	2-5%	11-14 dias

Crio: crioprecipitado; PFC: plasma fresco congelado; CCP: concentrado de complexo protrombínico; rFIIa: fator VII ativado recombinante.
*Somente em situações de urgência em que não há concentrado de fator disponível.

A deficiência do fator VII é encontrada com frequência aproximada de 1/500.000, com padrão de transmissão autossômico recessivo. Geralmente, os heterozigotos são assintomáticos. Em 20% dos casos descreve-se somente alteração (redução) da atividade funcional do VII, sem alteração da sua quantificação imunológica. Nesta deficiência, a gravidade das manifestações hemorrágicas é variável e sem relação com as concentrações plasmáticas do fator VII. Assim, os homozigotos podem ter manifestações leves, mesmo com valores do fator VII inferiores a 10%. Contudo, quando esses valores são inferiores a 1%, as manifestações hemorrágicas são graves e podem se assemelhar às da hemofilia A ou B. Desse modo, esses pacientes geralmente apresentam sangramentos cutâneos e mucosos, mas as formas graves podem apresentar hemartroses, artropatia crônica, hematomas, hematoma retroperitoneal e sangramento em sistema nervoso central. Laboratorialmente, esta é a única coagulopatia hereditária que apresenta somente prolongamento do tempo de protrombina. O diagnóstico é confirmado por meio da quantificação da atividade funcional do fator VII. O tratamento das suas manifestações hemorrágicas baseia-se na infusão de concentrado de complexo protrombínico ou fator VII ativado recombinante (Tabela 50.6).[16,17,19]

A deficiência hereditária do fator V é doença rara (frequência não superior à 1/1.000.000), com transmissão usualmente autossômica recessiva. Somente os homozigotos são sintomáticos, apresentando equimoses pós-traumáticas, menorragia, epistaxe e sangramento mucoso, sendo descritos eventos tromboembólicos em alguns pacientes. Laboratorialmente, há prolongamento do tempo de protrombina e do tempo de tromboplastina parcial ativado, com tempo de trombina normal. O tratamento das manifestações hemorrágicas fundamenta-se no uso do plasma fresco congelado (Tabela 50.6), mas os concentrados de plaquetas podem ser empregados nos sangramentos agudos, já que nas plaquetas encontram-se aproximadamente 20% do fator V corpóreo total.[17,19]

A deficiência hereditária da protrombina (fator II) é uma das coagulopatias hereditárias mais raras, correspondendo a 1% dos pacientes com as coagulopatias raras, segundo os estudos epidemiológicos da FMH e EN-RBD.[17] Pode ser decorrente da menor produção da protrombina (hipoprotrombinemia) ou da síntese de uma molécula anormal (disprotrombinemia), ambas com herança autossômica recessiva. São também descritos os heterozigotos compostos (hipoprotrombinemia associada à disprotrombinemia e heterozigose para dois tipos de disprotrombinemia). As disprotrombinemias são mais comuns do que as hipoprotrombinemias. Os pacientes com a forma homozigótica da disprotrombinemia ou os heterozigotos compostos podem apresentar manifestações hemorrágicas que variam de leves a graves, conforme a intensidade da redução da geração de trombina. Em geral, os sangramentos ocorrem após traumatismos, sendo comuns as hemorragias de membranas mucosas. Pode haver hemartroses. As formas heterozigóticas são assintomáticas ou apresentam sangramentos mínimos. Laboratorialmente, observam-se prolongamentos do tempo de protrombina e do tempo de tromboplastina parcial ativado, com tempo de trombina normal. Tanto a hipoprotrombinemia como a disprotrombinemia apresentam redução da atividade funcional do protrombina, mas somente no primeiro caso a quantificação antigênica do fator II também está diminuída. O tratamento das manifestações hemorrágicas da deficiência hereditária da protrombina é realizado com a infusão de concentrado de complexo protrombínico e, em situações de urgência em que não há disponibilidade deste hemoderivado, plasma fresco congelado (Tabela 50.6). Aparentemente, níveis de protrombina de 10 a 20% são suficientes para a hemostasia, na maioria dos casos.[17,19]

As deficiências congênitas do fibrinogênio podem se expressar como afibrinogenemia, hipofibrinogenemia e disfibrinogenemia. A afibrinogenemia congênita é transmitida como traço autossômico recessivo, mas um padrão intermediário de herança tem sido descrito. Sua prevalência varia de 1 a 2/2.000.000, havendo, em geral, história de consanguinidade entre os pais. Os homozigotos, apesar das reduzidas concentrações de fibrinogênio, podem não ter manifestações hemorrágicas graves. Os sangramentos são usualmente pós-traumáticos ou pós-cirúrgicos e as mulheres podem ter fluxo menstrual aumentado. O tempo de sangramento pode ser prolongado e são relatados casos com redução da contagem plaquetária e anormalidades nos testes que avaliam a função das plaquetas. As manifestações hemorrágicas são tratadas com concentrado de fibrinogênio e, em situações de urgência em que não há concentrado disponível, infusão de crioprecipitado ou de plasma fresco congelado (Tabela 50.6). As hipofibrinogenemias raramente apresentam manifestações hemorrágicas graves e são consideradas como o estado heterozigoto das afibrinogenemias. As disfibrinogenemias podem cursar com quadro trombótico e/ou hemorrágico ou podem, ainda, ser assintomáticas. Os sangramentos tendem a ser leves, geralmente acometendo as membranas mucosas, ou surgindo após traumas ou cirurgias. Seu tratamento segue os mesmos princípios da afibrinogenemia.[16,17]

A deficiência congênita do fator XIII é uma anormalidade rara, transmitida como traço autossômico recessivo, associada à diátese hemorrágica grave, quando os níveis do fator XIII são inferiores a 1 a 2%. Estima-se a frequência da deficiência do fator XIII em 1/2.000.000. A deficiência do fator XIII apresenta tendência hemorrágica de intensidade variável, caracterizada por sangramentos tardios após traumatismos leves. A manifestação típica desta coagulopatia congênita é o sangramento neonatal através do coto umbilical, mas também são características as hemorragias em tecidos moles, como tecido subcutâneo e intramuscular. As hemartroses são, em geral, pós-traumáticas. As hemorragias intracranianas parecem ser mais frequentes na deficiência congênita do fator XIII do que nas outras coagulopatias hereditárias. Nas mulheres, são comuns os abortamentos nas fases precoces da gestação. Tipicamente, os pacientes são tratados com concentrado de fator XIII ou crioprecipitado, este último quando não há disponibilidade do concentrado numa situação de urgência (Tabela 50.6).[16,17,20]

REFERÊNCIAS BIBLIOGRÁFICAS

1. Ng C, Motto DG, Di Paola J. Diagnostic approach to von Willebrand disease. Blood 2015; 125(13):2029-2037.
2. BRASIL. Ministério da Saúde. Perfil das coagulopatias hereditárias no Brasil: 2011-2012. Brasília, 2014.
3. Federici AB, Castaman G, Mannucci PM; Italian Association of Hemophilia Centers (AICE). Guidelines for the diagnosis and management of von Willebrand disease in Italy. Haemophilia 2002; 8(5):607-621.

4. Laffan MA, Lester W, O'Donnell JS, et al. The diagnosis and management of von Willebrand disease: a United Kingdom Haemophilia Centre Doctors Organization guideline approved by the British Committee for Standards in Haematology. Br J Haematol 2014; 167(4):453-465.
5. Mannucci PM, Franchini M, Castaman G, Federici AB; Italian Association of Hemophilia Centers. Evidence-based recommendations on the treatment of von Willebrand disease in Italy. Blood Transfus 2009; 7(2):117-126.
6. D'Amico EA, Villaça PR, Rezende SM. Manual de diagnóstico e tratamento da Doença de von Willebrand. Brasília: Ministério da Saúde, 2006 (Manual).
7. Mannucci PM, Federici AB. Management of inherited von Willebrand disease. Best Pract Res Clin Haematol 2001; 14(2):455-462.
8. Srivastava A, Brewer AK, Mauser-Bunschoten EP, et al. Guidelines for the management of hemophilia. Haemophilia 2013; 19(1):e1-47.
9. Mannucci PM, Tuddenham EGD. The hemophilias – from royal genes to gene therapy. N Engl J Med 2001; 344 (23):1773-1779.
10. Craig M, Kessler CM, Mariani G. Clinical manifestations and therapy of the hemophilias. In: Colman RW, Hirsh J, Marder VJ, Clowes AW, George JN (eds). Hemostasis and Thrombosis. Basic principles and clinical practice. 4 ed. Philadelphia: Lippincott 2001; 880-904.
11. Berntorp E, Shapiro AD. Modern haemophilia care. Lancet 2012; 379(9824):1447-1456.
12. Blanchette VS, Key NS, Ljung LR, et al. For the Subcommittee on Factor VIII, Factor IX and Rare Coagulation Disorders. Definitions in hemophilia: communication from the SSC of the ISTH. J Thromb Haemost 2014; 12(11):1935-1939.
13. http://www.hemofiliabrasil.org.br/wp-content/uploads/2014/07/Minuta-Portaria-Consulta-Pública-n0-11-de-2-07-2014-Manual-de-hemofilia.pdf.
14. Brasil. Ministério da Saúde. Hemofilia congênita e inibidor: manual de diagnóstico e tratamento de eventos hemorrágicos. Brasília, 2008.
15. Collins PW, Chalmers E, Hart DP, et al. Diagnosis and treatment of factor VIII and IX inhibitors in congenital haemophilia. 4 ed. Br J Haematol 2013; 160(2): 153-170.
16. Mannucci PM, Duga S, Peyvandi F. Recessively inherited coagulation disorders. Blood 2004; 104(5): 1243-1252.
17. Palla R, Peyvandi F, Shapiro AD. Rare Bleeding disorders: diagnosis and treatment. Blood 2015; 125(13): 2052-2061.
18. James P, Salomon O, Mikovic D, Peyvand F. Rare bleeding disorders – bleeding assessment tools, laboratory aspects and phenotype and therapy of FXI deficiency. Haemophilia 2014; 20(Suppl. 4):71-75.

19. Roberts HR, Hoffman M. Hemophilia and related conditions – inherited deficiencies of prothrombin (factor II), factor V, and factors VII to XII. In: Beutler E, Lichtman MA, Coller BS, Kipps TJ (eds). William's Hematology. 5 ed. New York: McGraw-Hill 1995; 1413-1439.

20. Loewy AG, McDonagh J, Mikkola H, Teller DC, Yee VC. Structure and function of factor XIII. In: Colman RW, Hirsh J, Marder VJ, Clowes AW, George JN, (eds). Hemostasis and Thrombosis. Basic principles and clinical practice. 4 ed. Philadelphia: Lippincott 2001; 232-247.

51

AGENTES ESTIMULADORES DA ERITROPOESE E SUBSTITUTOS DO SANGUE

Gil Cunha De Santis
Flávia Leite Souza Santos

INTRODUÇÃO

Entende-se aqui por substitutos do sangue todos os medicamentos, agentes biológicos ou produtos sintéticos transportadores de oxigênio (estes últimos também chamados de "sangue artificial") que possam, de alguma forma, contribuir para reduzir ou mesmo abolir a necessidade de transfundir hemácias. Não será abordado neste capítulo o papel de produtos biológicos que possam ser usados em lugar de outros hemocomponentes, como o plasma e as plaquetas. Também não será aqui abordado o tratamento das anemias carenciais com sais de ferro, folato ou cobalamina, pois este tema se enquadraria melhor num capítulo de hematologia clínica. Portanto, a ênfase aqui será sobre o uso clínico da eritropoetina (Epo) e substitutos sintéticos da hemoglobina.

Os motivos mais importantes para evitar a transfusão de sangue são as complicações a ela associadas, os seus custos cada vez maiores e a eventual recusa de recebê-las pelos pacientes, por motivos religiosos ou não. Além desses fatores, estudos bem controlados da real eficácia da transfusão de hemácias têm demonstrado que a adoção de políticas restritivas à transfusão não são inferiores do ponto de vista clínico em relação a políticas mais liberais. Portanto, o primeiro, e talvez principal, "substituto do sangue" seria a simples abstenção da transfusão, pois os cuidados adequados ao paciente, especialmente ao paciente em estado grave, podem proporcionar a obtenção de índices de morbimortalidade equivalentes ou mesmo superiores àqueles obtidos de grupo de pacientes mais liberalmente transfundidos.

AGENTES ESTIMULADORES DA ERITROPOESE (AEE)

A eritropoetina humana recombinante foi introduzida na prática clínica no final dos anos 1980, inicialmente para tratar a anemia da insuficiência renal crônica (IRC), mas, posteriormente, também passou a ser empregada para tratar anemia de outras causas, como anemia decorrente da quimioterapia antineoplásica e da síndrome mielodisplásica.

A Epo é uma glicoproteína de 30,4 KDa (165 aminoácidos) cuja principal função é regular a eritropoese. A Epo é sintetizada pelo rim e pelo fígado fetal. A expressão do gene da Epo é afetada pela tensão de oxigênio. A diminuição desta última acarreta aumento da síntese de Epo por meio da ativação do fator de transcrição HIF-1 (*hypoxia inducible fator-1*). A Epo age na prevenção à apoptose, no estímulo à proliferação celular e à diferenciação dos eritroblastos, que expressam o receptor para esta molécula (EpoR).[1] A Epo encurta o tempo de transição entre o estágio de pró-eritroblasto e os estágios subsequentes, o que resulta em aumento do número de reticulócitos e aumento do hematócrito em menos de 2 semanas depois do aumento da concentração plasmática de Epo.[2]

Células de outros tecidos (não hematopoéticos) também expressam o receptor da Epo, tais como células endoteliais, astrócitos, neurônios, mioblastos e miócitos (músculo liso), células da retina, rim e células epiteliais mamárias.[3] Sua função nestes tecidos não é bem compreendida, mas crê-se que confira algum tipo de proteção celular. Também já foi demonstrada a expressão do EpoR numa série de células tumorais, como de hepatocarcinoma, melanoma, mama, cólon, pâncreas, estômago, ovário, rim, bexiga, próstata e outros, o que poderia trazer consequências clínicas deletérias ao paciente com o uso da Epo.[4]

São três os agentes estimuladores da eritropoese (AEE) usados com mais frequência na prática clínica: a epoetina α, a epoetina β e a darbepoetina α, esta última um análogo hiperglicosilado da Epo, que tem a meia-vida mais longa que a dos outros dois agentes. Mais recentemente, passou-se a usar também um produto de terceira geração, denominado CERA (*continuous erythropoietin receptor activator*; epoetina β metoxi-polietileno glicol), uma molécula com meia-vida mais prolongada, e que tem sido usada para controlar a anemia na IRC, mas de uso ainda, em grande parte, experimental.[5] Os AEE podem ser classificados de acordo com a seu tempo de ação, em AEE de ação curta e AEE de ação prolongada. Os AEEs de ação curta têm meia-vida de 6-8 horas quando administrados por via endovenosa e de 19-24 horas quando por via subcutânea, quando então se tornam mais eficazes. Além disso, os AEES de ação curta são mais instáveis à temperatura ambiente, e sua eventual manipulação inadequada pode aumentar o risco de imunogenicidade. Os AEEs de ação prolongada oferecem maior vantagem do ponto de vista far-

TABELA 51.1 AGENTES ESTIMULADORES DA ERITROPOESE (AEE)
AEE DE AÇÃO CURTA
Epoetina α
Epoetina β
Epoetina delta (retirada do mercado)
Epoetina ômega
Epoetina teta
Biossimilares da epoetina α
AEE DE AÇÃO PROLONGADA
Darbepoetina α
CERA (*continuous erythropoietin receptor activator*)
Peginesatide

macocinético e farmacodinâmico, de modo que podem ser administrados em intervalos mais longos, alguns até com periodicidade mensal. A sua desvantagem seria um aumento mais pronunciado da concentração de hemoglobina (Hb), exatamente em razão de sua ação prolongada. Por isso, recomenda-se iniciar tratamento com dose mais baixa e aumentá-la gradativamente até que se atinja a taxa de Hb alvo (Tabela 51.1).

AEE no tratamento da anemia secundária ao câncer

A anemia é uma complicação frequente em pacientes com câncer. Sua etiologia é variada, e frequentemente estão presentes dois ou mais fatores concomitantemente, como, por exemplo, inflamação (redução da eritropoese por ação direta das citocinas inflamatórias e redução da disponibilidade do ferro por elevação dos níveis da hepcidina), perdas por sangramento, deficiências nutricionais, autoimunidade (especialmente em doenças linfoproliferativas), infiltração da medula óssea (MO), hipoplasia da MO pelo tratamento e insuficiência da Epo.

Além de implicar diminuição da qualidade de vida, a anemia também está associada a prognóstico mais reservado que aquele observado em pacientes não anêmicos.[6] Por isso, o controle da

CAPÍTULO 51 • AGENTES ESTIMULADORES DA ERITROPOESE E SUBSTITUTOS DO SANGUE

anemia em pacientes com câncer passou a ser considerado um objetivo de grande importância, que pode ter impacto na sobrevida global dos pacientes. Com essa finalidade, são disponíveis a transfusão de hemácias e a administração de agentes estimuladores da eritropoese. A transfusão de hemácias está relacionada a efeitos adversos potencialmente graves, além de ser cada vez mais cara, a fim de aumentar a segurança transfusional. Portanto, consideram-se os tratamentos medicamentosos que reduzem a necessidade transfusional um avanço no manejo do paciente com câncer e anemia.

A administração de AEE em pacientes com câncer mostrou resultados contraditórios. Revisão sistemática em que se avaliaram 57 estudos clínicos, num total de 9.353 pacientes com vários tipos de câncer, mostrou que o uso da epoetina ou da darbepoetina reduziu a necessidade transfusional como, aliás, seria de esperar (RR: 0,64; 95% IC: 0,60-0,68 – 42 estudos e 6.510 pacientes). Entretanto, o grupo que recebeu AEE apresentou maior risco de complicação tromboembólica (RR: 1,67; 95% IC: 1,35-2,06 – 35 estudos e 6.769 pacientes); mas não houve diferença na sobrevida global entre os grupos (RR: 1,08; 95% IC: 0,99-1,18 – 42 estudos e 8.167 pacientes).[7]

A complicação tromboembólica associada ao uso de AEE em pacientes com câncer é bem conhecida. Bennett e cols., em revisão sistemática, mostraram que o risco de tromboembolismo venoso foi de 7,5% (334 episódios em 4.610 pacientes) no grupo tratado com AEE e de 4,9% no grupo não tratado (173 episódios em 3.562 pacientes) (RR: 1,57; 95% IC: 1,31-1,87). Esses mesmos autores também mostraram maior risco de morte no grupo que recebeu AEE (RR: 1,10; 95% IC: 1,01-1,20).[8]

Parece que o risco de complicação tromboembólica está relacionado ao resultado objetivo do tratamento com AEE. Em estudos com pacientes com IRC ou doença cardíaca, a elevação da concentração de hemoglobina ou hematócrito para níveis iguais ou superiores a 14,0 g/dL ou 42%, respectivamente, é que estaria relacionada ao risco de trombose, e não eventuais outras ações biológicas do AEE.[9] Cuidado especial deve ser dado às particularidades dos pacientes para os quais se cogita introduzir AEE, como os antecedentes de tromboembolismo, cirurgia recente ou a realizar, imobilização, grau de disseminação da doen-

ça neoplásica e comorbidades, entre outros. Parece razoável evitar a indicação de AEE para pacientes considerados em risco aumentado de sofrer trombose. Nesses casos, a transfusão de hemácias pode ser a melhor opção, apesar de todos os seus inconvenientes e riscos.

SUBSTITUTOS ARTIFICIAIS DO SANGUE

O envelhecimento da população e o número crescente de procedimentos cirúrgicos, entre outros fatores, são responsáveis pelo número crescente de transfusões de sangue observado mundialmente. Apesar da demanda crescente, a população disponível de doadores é limitada, o que motiva a busca contínua dos pesquisadores por substitutos artificiais do sangue. O termo "substituto artificial do sangue" é, normalmente, aplicado aos substitutos de hemácias e são agentes carreadores de oxigênio. Um substituto artificial de hemácias teria inúmeras vantagens sobre o concentrado de hemácias (CH) convencional, por exemplo, teria validade superior aos 42 dias do CH, não ofereceria os riscos de transmissão de agentes infecciosos e não necessitaria dos testes de controles de qualidade empregados atualmente, que encarecem o produto.

Idealmente, o substituto artificial do sangue deve ter uma fonte abundante ou inesgotável, apresentar longa meia-vida e durabilidade em estoque, demonstrar ótima afinidade pelo oxigênio e boa liberação para os tecidos, dispensar os testes pré-transfusionais e não desencadear reações adversas relevantes. Diversos agentes foram desenvolvidos ao longo das últimas duas décadas mas, em decorrência principalmente dos efeitos adversos provocados por eles, a maioria não obteve êxito clínico. As deficiências constatadas nos primeiros modelos de transportadores artificiais de oxigênio estão sendo corrigidas em pesquisas mais recentes que buscam novas alternativas para substitutos das hemácias. A seguir, são descritas brevemente as principais classes de agentes desenvolvidos até o momento.

Perfluorocarbono

O perfluorocarbono (PFC) foi uma das primeiras tentativas de obter um substituto para as hemácias. Ele é um composto sintético formado por uma emulsão aquosa de hidrocarbonos fluorados capazes de armazenar grande quantidade de oxigênio. A molécula foi aprovada para uso clínico nos Estados Unidos pelo Food and Drug Administration (FDA), em 1989, para oxigenação tecidual durante angioplastia (Fluosol-DA), mas logo foi removida do mercado, pois sua capacidade de ligação ao oxigênio era muito inferior à da hemácia (7,2% v/v × 20% v/v) e por apresentar curta meia-vida. Diversos outros compostos de PFC foram desenvolvidos com o objetivo de aumentar a capacidade de transporte de O_2 e aumentar a sua meia-vida, no entanto efeitos adversos graves foram registrados, e os estudos clínicos foram suspensos. As pesquisas, atualmente, com o PFC estão voltadas para a produção de nanopartículas ativas na biodistribuição de drogas e úteis também como agentes de contraste em estudos de imagem molecular.[10]

Transportadores de oxigênio dependentes de hemoglobina

Os transportadores de oxigênio dependentes de hemoglobina (TODH) são compostos acelulares constituídos por moléculas de hemoglobina derivadas de eritrócitos humanos, bovinos ou, ainda, resultantes de recombinação gênica. As moléculas de hemoglobina podem ser ligadas umas às outras, polimerizadas ou, ainda, conjugadas. A maioria desses agentes falhou em demonstrar meia-vida adequada na circulação, o que restringiu a sua aplicação clínica a casos de hemorragia aguda por um curto intervalo de tempo. Além disso, diversos estudos clínicos com esses agentes demonstraram elevada toxicidade, incluindo crise hipertensiva, potente vasoconstrição da microvasculatura com lesão de órgão-alvo e aumento da mortalidade. O principal mecanismo que explica a elevada toxicidade desses compostos é a interação das moléculas de hemoglobina com o endotélio vascular levando à lesão oxidativa e ao consumo de óxido nítrico (ON). Outros TODHs de maior tamanho (polimerizados) demonstraram menor sequestro de ON, provavelmente por minimizarem a interação da hemoglobina com o endotélio. Os TODHs perdem ainda a capacidade de regular a oxidação do ferro no grupo *heme*, que permanece no estado férrico (Fe^{3+}) e contém meta-hemoglobina. Esta última possui alta afinidade pelo oxigênio e dificulta a sua liberação tecidual, e pode levar à bradicardia e hi-

potensão. Atualmente, o único agente dessa classe comercializado é o Hemopure (ou Oxyglobin), que é aprovado na África do Sul para uso perioperatório em humanos, enquanto nos Estados Unidos e na Europa seu uso é exclusivamente veterinário.[11]

Novos transportadores de oxigênio

Com o objetivo de minimizar os efeitos adversos, de tornar o aporte de oxigênio o mais próximo do fisiológico e de reduzir o custo dos substitutos do sangue, pesquisas recentes desenvolvem e testam novos transportadores de oxigênio com diferentes meias-vidas e potencial para aplicação em situações clínicas específicas. As micropartículas lipídicas (MPLs), por exemplo, são formadas por um centro contendo moléculas de oxigênio envolvidas por uma camada fosfolipídica estabilizada por polímeros e possuem um diâmetro médio de 2 a 4 μm. As MPLs possuem alta capacidade de transportar oxigênio (90% v/v), têm estabilidade de 2 semanas, mas persistem na circulação por menos de 1 hora. Elas mostraram-se muito eficazes na transferência de oxigênio para a hemoglobina desoxigenada, revertendo rapidamente a hipoxemia em modelo de asfixia animal e, por isso, representa um agente promissor na reversão rápida da hipoxemia refratária em emergências como, por exemplo, na síndrome da angústia respiratória do adulto (SARA).

As nanopartículas associadas aos TODHs foram desenvolvidas com o objetivo de reduzir os seus efeitos adversos e de aumentar a capacidade de transporte de oxigênio. Elas consistem em moléculas de hemoglobina encapsuladas em lipossomos ou polimerossomos que comportam, ainda, a introdução de enzimas e outros agentes capazes de reduzir a formação de meta-hemoglobina. A superfície das nanopartículas é normalmente modificada para torná-las menos imunogênicas e aumentar a sua permanência na circulação. Elas podem ser conjugadas ao polietilenoglicol (PEG), que atua como um protetor da membrana e aumenta a sua estabilidade *in vitro*, melhora a biodisponibilidade *in vivo* e prolonga a meia-vida dessas estruturas, que varia de 18 a 48 h. Alguns agentes têm características de ligação ao oxigênio, assim como de sua liberação, semelhantes às da hemácia humana. Os polimerossomos, com diâmetro entre 50 e 300 nm, apresentam viscosidade e propriedades oncóticas próximas à do sangue humano, podem ser produzidos em larga escala e armazenadas em temperatura ambiente por vários meses.[11]

Outro substituto para o concentrado de hemácias humano são as células eritroides artificialmente produzidas *in vitro* por meio da diferenciação hematopoética de culturas celulares. A vantagem dessa metodologia é que as hemácias obtidas possuem propriedades físico-químicas e biológicas muito semelhantes à hemácia natural. A diferenciação hematopoética pode ser obtida a partir de células-tronco embrionárias, de células progenitoras hematopoéticas e também de células-tronco de pluripotência induzida e podem representar uma fonte inesgotável de hemácias para fim transfusional.[12] A produção *in vitro* de hemácias seria especialmente útil para pacientes em regime transfusional crônico, para pacientes aloimunizados por múltiplos anticorpos ou por anticorpos contra antígenos de alta frequência, e também para pacientes com autoanticorpos.

O custo envolvido na produção *in vitro* de hemácias, entretanto, ainda é proibitivo para sua produção em larga escala. Outros pontos negativos que são levantados acerca do método e do impacto no receptor são os possíveis efeitos deletérios de vetores virais utilizados para reprogramação celular e de mutações oncogênicas precipitadas pela manipulação do material genético celular. Apesar de representar uma alternativa promissora como substituto para hemácias doadas, a geração de hemácias *in vitro* não eliminaria completamente os problemas relacionados à armazenagem, à imunogenicidade e a algumas das reações adversas relacionadas à transfusão.

REFERÊNCIAS BIBLIOGRÁFICAS

1. Merchionne F, Dammacco F. Biological functions and therapeutic use of erythropoiesis-stimulating agents: perplexities and perspectives. Br J Haematol 2009; 146:127-141.

2. Jelkmann W. Developments in the therapeutic use of erythropoiesis stimulating agents. Br J Haematol 2008; 141:287-297.

3. Arcasoy MO. The non-haematopoietic biological effects of erythropoietin. Br J Haematol 2008; 141: 14-31.

4. Hardee ME, Arcasoy MO, Blackwell KL, Kirkpatrick JP, Dewhirst MW. Erythropoietin biology in cancer. Clin Cancer Res 2006; 12:332-339.

5. Macdougall IC. CERA (Continuous Erythropoietin Receptor Activator): a new erythropoiesis-stimulating agent for the treatment of anemia. Curr Hematol Rep 2005; 4:436-440.

6. Caro JJ, Salas M, Ward A, Goss G. Anemia as an independent prognostic factor for survival in patients with cancer: a systemic, quantitative review. Cancer 2001; 91:2214-2221.

7. Bohlius J, Wilson J, Seidenfeld J, Piper M, Schwarzer G, Sandercock J, et al. Recombinant human erythropoietins and cancer patients: updated meta-analysis of 57 studies including 9353 patients. J Natl Cancer Inst 2006; 98:708-714.

8. Bennett CL, Silver SM, Djulbegovic B, Samaras AT, Blau CA, Gleason KJ, et al. Venous thromboembolism and mortality associated with recombinant erythropoietin and darbepoetin administration for the treatment of cancer-associated anemia. JAMA 2008; 299:914-924.

9. Besarab A, Bolton WK, Browne JK, Egrie JC, Nissenson AR, Okamoto DM, et al. The effects of normal as compared with low hematocrit values in patients with cardiac disease who are receiving hemodialysis and epoetin. N Engl J Med 1998; 339: 584-590.

10. Kaneda MM, Caruthers S, Lanza GM, Wickline SA. Perfluorocarbon nanoemulsions for quantitative molecular imaging and targeted therapeutics. Ann Biomed Eng 2009; 37:1922-1933.

11. Tao Z, Ghoroghchian PP. Microparticle, nanoparticle, and stem cell-based oxygen carriers as advanced blood substitutes. Trends Biotechnol 2014; 32: 466-473.

12. Lengerke C, Grauer M, Niebuhr NI, Riedt T, Kanz L, Park IH, et al. Hematopoietic development from human induced pluripotent stem cells. Ann N Y Acad Sci 2009; 1176:219-227.

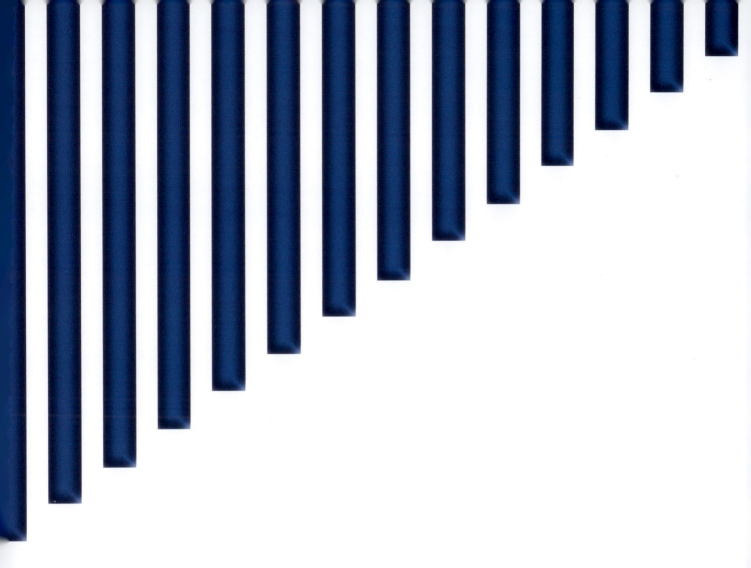

Parte 8

REAÇÕES TRANSFUSIONAIS

52

REAÇÕES TRANSFUSIONAIS HEMOLÍTICAS

Dante Mário Langhi Júnior
João Pedro Marques Pereira
Cláudia Marques Pereira

INTRODUÇÃO

As reações transfusionais são um grupo de eventos adversos que ocorrem como consequência da transfusão, durante ou próximo ao episódio transfusional.

São ocorrências relativamente comuns e o médico que prescreve a transfusão deve estar apto a reconhecer as sequelas adversas da transfusão.

Não existe sinal ou sintoma patognomônico que diferencie as reações transfusionais de outros potenciais problemas médicos; portanto, vigilância adequada deve ser feita durante e após a transfusão, sempre que o paciente apresentar alteração em seu status clínico.

É útil e prático classificar as reações transfusionais de acordo com os sinais e sintomas desenvolvidos pelo paciente. Esses sinais e sintomas podem ser agrupados em cutâneos, inflamatórios, cardiovasculares, respiratórios, gastrointestinais e dolorosos. Essa classificação pode ser útil na elaboração dos diagnósticos diferenciais.

REAÇÃO HEMOLÍTICA TRANSFUSIONAL (RHT)

A RHT é definida como a diminuição da sobrevida das hemácias após transfusão de sangue e pode ser devido a causas imunes ou não imunes.

A RHT imunomediada resulta da infusão de hemácias incompatíveis com anticorpos anti-A ou anti-B, presentes no soro do paciente, ou contra outros anticorpos antieritrocitários. Pode, ainda, ocorrer pela infusão de plasma incompatível, usualmente em transfusão de plaquetas por aférese. Em ambas as situações, a interação antígeno-anticorpo pode levar à hemólise intra ou extravascular.

A RHT não imune ocorre quando as hemácias são hemolisadas por outros fatores que não anticorpos, tais como a administração conjunta com a transfusão de soluções hipo ou hipertônicas, transfusão de sangue armazenado de forma inadequada ou, ainda, pelo uso de sistemas de infusão não validados ou com funcionamento inadequado.

Neste capítulo trataremos das reações hemolíticas de causas imunes.

A RHT pode, ainda, ocorrer de duas formas: aguda ou tardia. A RHT aguda (RHTA) ocorre nas primeiras 24 horas da transfusão e a RHT tardia (RHTT) pode ocorrer dias ou semanas após a transfusão.

REAÇÃO HEMOLÍTICA TRANSFUSIONAL AGUDA (RHTA)

Por definição, a RHTA ocorre nas primeiras 24 horas da transfusão.

Frequência

Sistemas de hemovigilância, para monitorar e detectar eventos adversos relacionados à transfusão, têm sido implementados em todo o mundo. Esses sistemas utilizam diferentes metodologias adequadas às infraestruturas de diferentes sistemas de saúde. Nos Estados Unidos, estima-se que 20.933.000 unidades de hemocomponentes foram transfundidos no ano de 2011, e que aproximadamente 51.000 eventos adversos, relatados, devam ter ocorrido nesse período.[1]

A verdadeira frequência da RHTA é de difícil determinação, por conta da subnotificação e, muitas vezes, da falha em se fazer o diagnóstico correto.

Estudo realizado nos Estados Unidos entre os anos de 2010 e 2012, avaliando 2.144.723 hemocomponentes transfundidos, evidenciou 5.136 eventos adversos. Entre esses eventos adversos relatados, 24 (0,5%) foram classificados como RHTA. A porcentagem desse tipo de reação, em relação ao total de hemocomponentes transfundidos, foi de 0,001%.[2]

REAÇÃO HEMOLÍTICA TRANSFUSIONAL TARDIA (RHTT)

Por definição, a RHTT ocorre, pelo menos, 24 horas após a transfusão. O tempo decorrido da transfusão ao diagnóstico pode ser bastante variável. A maioria dos pacientes apresenta sintomas nas primeiras 2 semanas, porém pode ser clinicamente reconhecida mais de 6 semanas após a transfusão.

Frequência

A frequência de RHTT é de, aproximadamente, 1:2.500 transfusões, porém pode ocorrer em até 11% dos pacientes portadores de anemia falciforme.[3]

FISIOPATOLOGIA DAS RHTS

A destruição imunomediada de hemácias circulantes ocorre por dois mecanismos distintos: 1) destruição intravascular, através da lise mediada pelo complemento, frequentemente, mas não sempre, iniciada por anticorpos pertencentes à classe IgM de imunoglobulinas; 2) destruição extravascular, mediada por células imunes que reconhecem hemácias ligadas à moléculas de IgG ou complemento.

Se moléculas de IgM se ligam às hemácias na circulação, a cascata do complemento pode ser ativada, rompendo a membrana celular e causando hemólise intravascular. A menos que grandes quantidades de C3b sejam geradas para se combinarem com C5, a ativação do complemento não leva à lise. Quando moléculas de IgG se ligam às hemácias, essas podem ser selecionadas para serem destruídas no sistema mononuclear fagocitário, primariamente no baço e no fígado.[4]

Teoricamente, anticorpos da classe IgM ativam complemento mais prontamente que os da classe IgG,[5] entretanto, duas moléculas de IgG ligadas de forma próxima, na superfície da hemácia, podem ativar o complemento. Na prática, a natureza e distribuição dos sítios antigênicos parece ser mais importante do que a classe de imunoglobulina, porque a habilidade dos anticorpos antieritrocitários em ativar o complemento está intimamente relacionada à especificidade do sistema de grupo sanguíneo.[6]

A diferença, clinicamente significante, entre os dois mecanismos de hemólise é a taxa máxima de destruição de hemácias. A hemólise extravascular é limitada a 0,25 mL de hemácias/kg/h, pela capacidade do sistema mononuclear fagocitário. Em contraste, a hemólise intravascular pode destruir 200 mL, ou mais, de hemácias em 1 hora. A diminuição da hemoglobina para níveis em torno de 5 g/dL, ou menos, pode ocorrer em poucas horas, o que pode ser fatal, se não houver reposição.[7]

Não são muitos os anticorpos que destroem hemácias de forma intravascular, através da ativação do complemento.[8] Somente anti-A e anti-B, comumente, destroem as hemácias dessa forma.

Outros anticorpos, tais como anti-Jk^a, Jk^b, Vel, PP1Pk e Le^a, em raras ocasiões, são capazes de causar lise intravascular, mas alguns outros poucos são capazes de ativar complemento de forma suficientemente eficiente para formar o complexo de ataque de membrana.[8]

A hemólise mediada por células requer o reconhecimento das hemácias e a ligação à monócitos, ou macrófagos, que controlam a hemólise extravascular. Várias proteínas estão envolvidas na marcação das hemácias para o reconhecimento pelos macrófagos[7] (Tabela 52.1).

O receptor Fc é crítico na ligação das hemácias recobertas por IgG. O acúmulo de proteínas do complemento, ativadas, que é bastante efetivo na hemólise intravascular mediada por anticorpos, também contribui para a hemólise mediada por células, por meio do reconhecimento das duas proteínas do complemento, C3b e iC3b, pelos macrófagos, o que facilita a ligação às hemácias.

TABELA 52.1
EXEMPLOS DE MOLÉCULAS ENVOLVIDAS NA LIGAÇÃO ENTRE HMCS E MONÓCITOS/MACRÓFAGOS

RECEPTOR EM	
Monócitos/ macrófagos*	Proteínas que podem se ligar à superfície da HMC
Fc	IgG1, IgG3, IgA, possível IgG2
CR1	C3b, iC3b**
CR3	iC3b
CR4	ic3b

*Monócitos, na corrente sanguínea (intravascular) e macrófagos nos tecidos (extravascular), são o mesmo tipo de células.
**iC3b é um derivado inativo de C3b e se degrada em C3dg, que é o último passo in vivo e pode permanecer ligado à superfície da HMC pelo resto da sobrevida da mesma. In vivo, C3dg pode ser adicionalmente clivado, pela tripsina, para C3d.
Fc = receptores Fc. Existem diversas formas.
CR1 = receptor 1 do complemento, CD35, sistema de grupo sanguíneo Knops.
CR3 = receptor 3 do complemento, CD11b + CD18, integrina α-M.
CR4 = receptor 4 do complemento, CD11c + CD18, integrina α-X.

O macrófago, uma vez ligado à hemácia, pode levar à hemólise de três modos: 1) a hemácia é fagocitada e destruída pelo macrófago; 2) a hemácia é parcialmente fragmentada, pela ação do macrófago na membrana, deixando a hemácia na forma de esferócito, com a sobrevida encurtada na circulação; 3) a hemácia permanece fora do macrófago e é lisada por citotoxicidade celular dependente de anticorpo (CCDA),[7] por meio de substâncias tóxicas líticas secretadas por macrófago.

Todos os três mecanismos têm início por meio da aderência das hemácias aos macrófagos.

Quando as proteínas do complemento, ligadas à superfície da hemácia, não induzem hemólise, diretamente ou pelo recrutamento celular, elas são degradadas e a fração C3dg permanece ligada à hemácia pelo resto da meia-vida, sem causar piora da sobrevida. Após 3 a 4 meses do evento, hemácias recobertas por complemento podem ser detectadas através do teste de antiglobulina direto anti-C3d.[7]

A proporção de reações hemolíticas transfusionais tardias (RHTT) que causam hemólise não é bem determinada, mas alguns estudos estimam que seja em torno de 1/3 dos casos.[9] Muitas vezes, quando ocorre hemólise, esta pode não ser clinicamente reconhecida, a não ser quando a hemólise mediada por anticorpo é fator atribuído, isoladamente, ao efeito adverso. Esse fato pode explicar a possível subnotificação de eventos adversos graves secundários à anticorpos não ABO.

A terceira causa mais comum de fatalidades associadas à transfusão são as reações hemolíticas causadas por anticorpos contra antígenos do sistema ABO.[10] Essas reações ocorrem, principalmente, devido a erros humanos, na coleta de amostras ou na identificação do paciente.

Estudo recente, avaliando 304.136 transfusões identificou 1 caso de erro, demonstrando prevalência de 1:304.136/0,3:100.000 transfusões.[11]

Essas transfusões são letais para o paciente em, aproximadamente, 10% dos casos.[12]

A evolução clínica depende, de forma significante, do volume transfundido de hemácias ABO incompatíveis. Volumes maiores que 50 mL estão associados a taxa de letalidade ao redor de 20%.[12]

Entre os anos de 2011 e 2015, foram relatados ao Food and Drug Administration (FDA), nos Estados Unidos, 37 casos de reações hemolíticas fatais, sendo 7,5% dessas causadas por incompatibilidade ABO.[13]

Exposição a anticorpos de classes de imunoglobulinas mista (IgM, IgG e IgA), em transfusões de plasma ABO incompatível, raramente pode ser fatal.

O risco, teórico, de hemólise após a infusão de anticorpos ABO incompatíveis pode ser estratificado com base no fenótipo ABO do receptor e a situação atenuante da presença de antígenos solúveis A e B em indivíduos secretores. Cerca de 40% dos receptores podem ter alto risco de desenvolver hemólise, enquanto mais de 40% não têm esse risco.[7]

QUADRO CLÍNICO

A consequência da destruição intravascular das hemácias é a liberação de hemoglobina livre, que na circulação se liga às proteínas plasmáticas, haptoglobina, hemopexina e albumina. A partir do momento que essas proteínas se tornam saturadas, a hemoglobina livre começa a ser filtrada nos glomérulos renais, podendo ser reabsorvida ou excretada na urina quando a capacidade de reabsorção dos túbulos renais é excedida.

Com a ativação do sistema complemento, ocorre a estimulação de mastócitos com liberação de histamina e serotonina, levando à vasodilatação, extravasamento de plasma pela parede do endotélio vascular, acúmulo de fluido no terceiro espaço e subsequente hipotensão.

De forma adicional, a hemólise estimula a liberação de citoquinas pelos leucócitos, com consequente desenvolvimento de síndrome da resposta inflamatória sistêmica. Ocorre o aparecimento de febre, piora da hipotensão, ativação de neutrófilos, indução de moléculas de adesão e dano endotelial.

Simultaneamente, a ativação do sistema cinina-calicreína e da cascata da coagulação promovem aumento da permeabilidade capilar, produzem dilatação arteriolar e coagulação intravascular disseminada. Como consequência, ocorre consumo de fatores da coagulação e sangramento difuso. Disfunção de múltiplos órgãos, com eventual falência, podem ocorrer.[14]

Na RHTT, o paciente desenvolve hemólise por resposta imune anamnéstica a antígeno previamente reconhecido pelo sistema imune do paciente, em consequência a estímulo transfusional, por gestação ou transplante.

A reação é mediada por IgG, ocorrendo primariamente hemólise extravascular. As hemácias recobertas por IgG e complemento (C'), têm o seu *clearence* mediado por receptores Fcγ e receptores de complemento (CR), respectivamente. Em indivíduos não esplenectomizados, os macrófagos do baço fazem o *clearance* das hemácias opsonizadas, e nos esplenectomizados, isso é feito pelas células de Kupffer, no fígado. Ainda, outras células como células endoteliais e neutrófilos podem ingerir as hemácias opsonizadas.[15]

A RHTT provavelmente pouco se apresenta como emergência clínica. O paciente pode apresentar hemoglobinúria e hemoglobinemia, porém de forma menos pronunciada que na RHTA, onde há predomínio de hemólise intravascular. Isso se deve ao aumento gradual no título do anticorpo e, na maioria das RHTTs, os anticorpos não são bastante eficientes na ativação do sistema complemento.

Não existem sinais ou sintomas patognomônicos de RHTT e os pacientes podem apresentar febre, piora da anemia, dores torácicas, abdominais e nas costas, dispneia, urina escura, icterícia, com desenvolvimento de teste de antiglobulina direto positivo e eluato demonstrando o aparecimento de novo aloanticorpo.

As RHTTs são de natureza moderada, porém, em pacientes portadores de anemia falciforme, podem precipitar crises vaso-oclusivas, produção de autoanticorpos ou síndrome de hiper-hemólise. É prudente obter a história transfusional dos pacientes falciformes que relatam novas queixas.

Como já mencionado, as reações transfusionais podem ser classificadas em RHTs somente se evidências de hemólise (p. ex., diminuição da sobrevida das hemácias) forem documentadas. O termo reação sorológica transfusional tardia (RSTT) foi criado para classificar as reações nas quais ocorre aloimunização, levando ao aparecimento de teste de antiglobulina direto (TAD) positivo após transfusão de sangue, porém sem evidência de anemia hemolítica.

DIAGNÓSTICO DA RHT

O diagnóstico de RHT requer suspeição clínica, principalmente quando a transfusão ocorreu a dias ou semanas. A investigação laboratorial inicial inclui a realização de teste para pesquisa de hemoglobina livre e o TAD em amostra de sangue pós-reação.

A inspeção visual do plasma, pós-reação, com alteração da coloração, pode ocorrer em situações onde há presença de hemoglobina livre na concentração de 20 a 50 mg/dL, o equivalente à lise de aproximadamente 10 mL de hemácias em indivíduo adulto. Deve ser lembrado que a hemoglobina sérica livre também pode estar presente em situações de hemólise não imune, síndromes de hemácias fragilizadas, hemoglobinopatias, queimaduras severas, poliaglutinação ou quando há infusão de soluções carreadoras de oxigênio a base de hemoglobina. Causa comum de falso resultado positivo para detecção de hemoglobina livre é a coleta de amostra de sangue por técnicas inadequadas. Resultado falso-negativo pode ocorrer quando se passou intervalo grande de tempo entre a reação e a obtenção de amostra de sangue. Nível baixo de hemoglobina livre pode ser de difícil detecção em amostras de sangue ictéricas.

O TAD pode ser positivo devido ao efeito de drogas, doenças autoimunes ou autoanticorpos. Se o TAD, pós-reação, for positivo, deve-se realizar o teste em amostra estocada pré-reação. Caso o TAD também seja positivo na amostra pré-reação, o teste não é válido para detecção ou exclusão da presença de hemácias transfundidas recobertas por aloanticorpos. O TAD também pode ser negativo se hemácias transfundidas, antígeno positivas, já tiverem sido clareadas da circulação e em situações onde haja pequenas quantidades de células recobertas por anticorpos, pois o TAD realizado por técnicas rotineiras pode não ser suficientemente sensível.

A unidade de sangue implicada deve ser devolvida ao serviço de hemoterapia e todas as unidades dispensadas para o paciente devem retornar para quarentena. Unidades transfundidas nas últimas 24 horas devem ser identificadas. As tipagens ABO e Rh das amostras pré e pós-reação devem ser repetidas e deve-se dar atenção à identificação de reações com características de aglutinação em campo misto. A pesquisa de anticorpos deve ser repetida em ambas as amostras e a tipagem de qualquer antígeno especial das unidades transfundidas deve ser repetida.

Amostras de sangue recuperadas de segmentos ou unidades transfundidas nas últimas 24 horas devem ser cruzadas com as amostras pré e pós-reação do paciente.

O estabelecimento do diagnóstico de RHT pode ser particularmente difícil em pacientes portadores de doença hepática, anemia hemolítica autoimune (AHAI) ou com sangramento ativo. Pacientes com doença hepática crônica frequentemente apresentam TAD positivo, hiperbilirubinemia e valores elevados de lactato desidrogenase (DHL).

Pacientes com reabsorção de hematomas podem apresentar manifestações muito similares àquelas vistas em casos de RHT extravasculares. Em ambos os casos, o paciente pode apresentar hiperbilirubinemia não conjugada, valores elevados de DHL e valores diminuídos de haptoglobina.

TRATAMENTO

O melhor tratamento disponível para RHT é a prevenção: prover o sangue correto para o paciente correto no tempo correto. Portanto, esforços extensivos têm sido feitos para estocar o sangue apropriadamente, tipar o doador e o receptor de modo acurado, triar o receptor para a presença de aloanticorpos, realizar a prova cruzada e monitorar a transfusão com atenção.

Infelizmente, as opções de tratamento não têm mudado nas últimas décadas, apesar das poucas evidências no que diz respeito à efetividade. Os tratamentos atuais incluem os corticosteroides, que são efetivos para tratar anemia hemolítica autoimune, porém podem não ser efetivos para RHT, fluidos e diuréticos (talvez associado a alcalinização da urina), tratamento padrão da CIVD, quando presente, e suporte clínico.

Pacientes que apresentam sintomas mínimos são melhor manipulados por meio da observação cuidadosa; no entanto, a intervenção precoce e vigorosa nas reações severas pode salvar a vida do paciente.

A severidade da RHT é diretamente proporcional ao volume e velocidade de infusão do sangue incompatível; portanto, o reconhecimento precoce e a interrupção da transfusão são as primeiras e essenciais etapas do tratamento. Caso o paciente desenvolva coagulação intravascular disseminada (CIVD) ou anormalidades renais, tratamento urgente se faz necessário. Choque e falência renal são as causas mais comuns de morte em pacientes com RHT, e como a hipotensão é importante componente de ambas as situações, deve ser tratada prontamente, preservando-se o volume intravascular com a imediata infusão de soluções cristaloides ou coloides. Deve-se tomar cuidado para evitar sobrecarga de fluidos, principalmente em pacientes com funções cardíaca e renal comprometidas.

A diurese deve ser induzida o mais precocemente possível para aumentar o fluxo sanguíneo renal e limitar a extensão da piora da função renal. A manutenção do débito urinário através da infusão precoce de fluidos e diuréticos, tais como manitol (20 g como solução a 20%) ou furosemida (80 a 120 mg EV), têm sido utilizados com sucesso, no entanto, se o paciente apresentar oligúria, a administração de fluido não deve exceder a sua capacidade de excreção (p. ex., 500 mL/dia). O uso de agentes vasopressores com efeitos vasodilatadores diretos no leito vascular renal, tais como dopamina em dose baixa (1 a 5 μg/kg/min), pode ser considerada. A função renal do paciente deve ser monitorada; caso os valores de ureia no sangue aumentem menos de 20 mg/dL/dia, o paciente, usualmente, apresenta boa resposta ao tratamento conservador. Taxas maiores de catabolismo podem sugerir que o tratamento com diálise seja necessário.

A prevenção e o tratamento da CIVD são assuntos controversos. O uso de heparina tem sido advogado por alguns autores (p. ex., infusão rápida de 50 a 100 mg de heparina aquosa, seguida da infusão lenta de 250 a 350 mg de heparina no curso de 24 horas). Adicionalmente, a heparina pode ter efeito anticomplemento, o que limita a hemólise intravascular e as sequelas da ativação do complemento.[16] O efeito colateral do uso de heparina, especialmente nos pacientes cirúrgicos, é o potencial de hemorragia. Portanto, o uso de heparina deve ser reservado aos pacientes com evidências claras de coagulação intravascular (trombocitopenia, hipofibrinogenemia, presença de produtos de degradação da fibrina e D-dímeros). O uso de plasma fresco congelado (PFC) ou concentrado de plaquetas na CIVD é, de certa forma, controverso e

a transfusão desses hemocomponentes deve ficar limitada àqueles pacientes com hemorragia ativa.

Alguns pacientes que apresentam RHT com hemólise extravascular podem se beneficiar do uso de imunoglobulina intravascular (IGIV). A aplicação de dose única de 400 mg/kg de IGIV até 24 horas, após a transfusão, tem sido utilizada com sucesso para prevenir reação transfusional em pacientes aloimunizados para os quais não é possível obter sangue compatível. Esse tratamento, no entanto, não pode ser considerado como padrão.

No contexto dos mecanismos fisiopatológicos, outros tratamentos são possíveis, alguns dos quais têm sido testados no cenário da hemólise anticorpo mediada. Esses tratamentos incluem a modificação dos efeitos da hemólise intravascular utilizando a inalação de NO,[17] utilização de arginina oral, infusão de haptoglobina e hemopexina, suprarregulação da função de HO-1 e acetaminofeno para reduzir a oxidação induzida do *heme*.[18] Adicionalmente, a utilização de inibidores do sistema complemento (C') podem, potencialmente, diminuir a hemólise intravascular e extravascular. A depleção macrofágica ou a inibição funcional também poderiam prevenir a hemólise extravascular e suas consequências; isso foi realizado em modelo utilizando clodronato, etanol suplementação com glicina e depleção de glutamina. A função FcγR também pode ser bloqueada diretamente ou por inibição subsequente do sinal de transdução. Finalmente, a modulação da resposta inflamatória e da produção exacerbada de citoquinas é atrativa e pode ser um dos mecanismos de ação dos corticoesteroides. Novos modelos incluem a utilização intravenosa de gamaglobulina, etil-piruvato e a infusão de IL-10, ou IL-1ra.[18]

Apesar de difícil estudo durante episódios esporádicos de RTH em humanos, essas tentativas de tratamento podem ser avaliadas em modelos animais.

Embora a RHTT seja infrequentemente causa de morbidade grave e, muito menos, de mortalidade, ela permanece sendo problema inquietante. Tratamento específico é raramente necessário; entretanto, é prudente monitorar a diurese, a função renal e a hemostasia desses pacientes. Se transfusões ainda forem necessárias, as unidades deverão ser testadas e selecionadas mediante comprovada ausência do antígeno correspondente ao anticorpo identificado. Caso tais unidades não estejam disponíveis e a transfusão for necessária, o risco iminente de reação hemolítica transfusional aguda (RHTA) deve ser considerado *versus* o risco de não transfundir, ou de retardar a transfusão. O médico assistente e o paciente devem ser informados acerca do anticorpo envolvido, para que futuras transfusões sejam administradas com cautela. Em tais pacientes, rigorosa e completa prova de compatibilidade pré-transfusional é mandatória. O serviço de hemoterapia deve preservar os registros laboratoriais desses pacientes, pois o anticorpo pode tornar-se indetectável novamente.

Nos casos em que o componente hemolítico intravascular for predominante, o tratamento deverá ser o mesmo que o indicado para as RHTA.

PREVENÇÃO

Muitas atividades do serviço de hemoterapia são direcionadas para a prevenção das RHTs. A tipagem adequada das unidades de sangue doadas, os testes pré-transfusionais, identificação de anticorpos e o manuseio adequado das transfusões são críticos.

A identificação adequada do receptor da transfusão e das unidades a serem transfundidas é o aspecto mais importante na prevenção, porque essas são as causas mais comuns de RHTs. Todo serviço de hemoterapia deve estabelecer seus procedimentos a serem seguidos na rotina transfusional, e eles devem incluir a identificação meticulosa de cada paciente a ser transfundido.

A prevenção total da RHTT é irreal, pois os presentes métodos de detecção de anticorpos não são suficientemente sensíveis para predizer uma resposta secundária ou anamnéstica, ou detectar todos os anticorpos.

REFERÊNCIAS BIBLIOGRÁFICAS

1. US. Department of Health and Human Services. The 2011 national blood collection and utilization survey report. Washington, DC: Department of Health and Human Services; 2013.

2. Harvey AR, Basavaraju SV, Chung K-W, Kuehnert MJ. Transfusion-related adverse reactions reported to the National Healthcare Safety Network Hemovigilance Module, United States, 2010 to 2012. Transfusion 2015; 55:709-718.

3. Talano JA, Hillery CA, Gottschall JL, Baylerian DM, Scott JP. Delayed hemolytic transfusion reaction/hyperhemolysis syndrome in children with sickle cell disease. Pediatrics 2003; 111:e661-65.

4. Garratty G. The James Blundell Awards Lecture 2007: do we really understand immune red cell destruction? Transfus Med 2008; 18:321-334.

5. Garratty G. The significance of IgG on the red cell surface. Transfus Med Rev 1987; 1:47-57.

6. Freedman J. The significance of complement on the red cell surface. Transfus Med Rev 1987; 1:58-70.

7. Flegel WA. Pathogenesis and mechanisms of antibody-mediated hemolysis. Transfusion 2015; 55:S47-S58.

8. Petz LD, Garratty G. Immune hemolytic anemias. Philadelphia: Churchill Livingstone/Elsevier Science 2004; 133-134.

9. Pineda AA, Vanvakas EC, Gorden LD, et al. Trends in the incidence of delayed hemolytic and delayed serologic transfusion reactions. Transfusion 1999; 39:1097-1103.

10. Vanvakas EC, Blajchman MA. Blood still kills: six strategies to further reduce allogeneic blood transfusion-related mortality. Transfus Med Rev 2010; 24:77-124.

11. Nuttall GA, Albenstein JP, Stubbs JR, et al. Computadorized bar code-based blood identification system and near-miss transfusion episodes and transfusion errors. Mayo Clin Proc 2013; 88:354-359.

12. Janatpour KA, Kalmin ND, Jansen HM, et al. Clinical outcomes of ABO-incompatible RBC transfusions. Am J Clin Pathol 2008; 129:276-281.

13. U.S. Food and Drug Administration. Fatalities Reported to FDA Following Blood Collection and Transfsion Annual Summary For FY 2015. 2016. Disponível em: http://www.fda.gov/downloads/BiologicsBloodVaccines/SafetyAvailability/ReportaProblem/TransfusionDonationFatalities/UCM518148.pdf.)

14. Susan KF, Jacob H, Andrew B, Allisson RJ, Michelle RB. Adverse Reactions to transfusion of blood products and best practices for prevention. Crit Care Nurs Clin N Am 2017; 29:271-290.

15. Fens MH, van Wijk R, Andringa G, van Rooijken KL, Dijstelbloem HM, et al. A role for activated endothelial in red blood cell clearence: implications for vasopathology. Haematologica 2012; 97:500-508.

16. Gray JM, Oberman HA, Beck ML. Delay in the onset of immune hemolysis in vivo apparently due to heparinization. Transfusion 1973; 13:422-424.

17. Rassaf T, Preik M, Kleinbongard P, Lauer T, Heib C, et al. Evidence for in vivo transporto of bioactive nitric oxide in human plasma. J Clin Invest 2002; 109:1241-1248.

18. Zimring JC, Spitalnik SL. Pathobiology of transfusion reactions. Annu Rev Pathol Mech Dis 2015; 10:83-110.

53

REAÇÃO FEBRIL NÃO HEMOLÍTICA

Melca Maria Oliveira Barros
Dante Mário Langhi Júnior

INTRODUÇÃO

É definido como reação febril não hemolítica a presença de febre (temperatura $\geq 38\ ^{\circ}C$) com aumento de pelo menos $1\ ^{\circ}C$ em relação ao valor pré-transfusional, ocorrido durante a transfusão de hemocomponentes ou até 4 horas após. É um diagnóstico de exclusão, e para ser confirmado, outras causas de febre devem ser excluídas, tais como contaminação bacteriana, reação hemolítica ou outra condição subjacente.[1] Segundo a Agência Nacional de Vigilância Sanitária (ANVISA), a RFNH e sua relação com a transfusão pode ser classificada em: confirmada, provável, possível, improvável, inconclusiva, descartada (Tabela 53.1).

A RFNH é uma das reações transfusionais mais frequentes, sendo mais comum durante ou após a transfusão de plaquetas do que concentrado de hemácias. Além da febre, o paciente pode apresentar tremores, calafrios, náuseas, vômitos e dispneia. Durante o quadro de tremores e calafrios, o paciente pode apresentar uma discreta queda da saturação de oxigênio (Sat O_2), que retorna ao valor basal após o desaparecimento desses sintomas. A maioria das RFNH são autolimitadas e não oferecem risco à vida do paciente, entretanto provoca um grande desconforto ao paciente, interrupção da transfusão e, portanto, piora um quadro clínico subjacente que necessitava da transfusão.[2,3]

FREQUÊNCIA

É uma das formas mais comuns de reação transfusional imediata, sendo muito mais frequente em pacientes politransfundidos. A frequência de RFNH em transfusões de concentrado de hemácias (CH) foi estimada para ser 0,5 a 6,8% de todas as unidades transfundidas.[2,4] Entretanto, definir sua frequência não é uma tarefa fácil, pois depende do tipo de hemocomponente utilizado e da atuação da hemovigilância. Alguns ensaios clínicos demonstram evidências convincentes que a frequência de RFNH vem sendo reduzida significativamente pela leucorredução dos hemocomponentes, sendo isso observado, principalmente, em países que adotaram a leucorredução universal (LU).[5-8] Outro fator determinante é se o país ou centro onde estejam sendo computados os números de reações transfusionais possui um sistema de hemovigilância bem estabelecido.[9-13] A frequência de RFNH está demonstrada na Tabela 53.2.

TRATADO DE HEMOTERAPIA • PARTE 8: REAÇÕES TRANSFUSIONAIS

TABELA 53.1
CLASSIFICAÇÃO DA RFNH SEGUNDO A ANVISA

TIPO DE RFNH	CRITÉRIOS
Confirmada	Ausência de outras causas que possam causar os sinais e sintomas
Provável	Quando há correlação dos sinais e sintomas com a transfusão, mas há outras causas associadas que possam ser responsável pelos sinais/sintomas
Possível	Quando há evidências de que outra causa é a responsável pelos sinais e sintomas, mas a transfusão não pode ser descartada como responsável
Improvável	Quando há evidências claras de que outra causa é a responsável pelos sinais e sintomas, mas a transfusão não pode ser descartada como responsável
Inconclusiva	Não há evidências suficientes para descartar a correlação com a transfusão
Descartada	Quando há evidências suficientes para descartar a correlação com a transfusão

TABELA 53.2
FREQUÊNCIA DE RFNH E TIPO DE HEMOCOMPONENTE

AUTOR	PERÍODO	TIPO DE HEMOCOMPONENTE	FREQUÊNCIA DE RFNH (%)
Menis et al., 2015[3]	2011-2012	Leucorreduzido pré-estoque	0,058
Paglino et al., 2004[5]	1995-1999	Maioria não leucorreduzido	CH: 0,34 Plaquetas: 2,18
Paglino et al., 2004[5]	1999-2000	Leucorreduzido	CH: 0,18 Plaquetas: 0,15
Yazer et al., 2004[6]	1997-1999	Não leucorreduzido	CH: 0,33 Plaquetas: 0,45
Yazer et al., 2004[6]	1999-2001	Leucorreduzido	CH: 0,19 Plaquetas: 0,11
King et al., 2004[7]	1994	Não leucorreduzido	0,37
King et al., 2004[7]	2001	Leucorreduzido	0,19
Wang et al., 2012[8]		Leucorreduzido	Pós-estoque: 0,3 Pré-estoque: 0,16
Harvey et al., 2015[9]	2010-2012	Leucorreduzido pré-estoque (> 95% das unidades)	0,086
Payandeh et al., 2013[10]	2010-2012	Não leucorreduzido	CH: 0,3 Plaquetas: 0,6
Robillard et al., 2004[11]	2000-2001	Leucorreduzido pré- estoque	CH: 0,19 Plaquetas: 0,24 (*pool* de 5 U)
Steinsvåg et al., 2013[12]		Leucorreduzido pré- estoque	0,08
Hussain et al., 2015[13]		Não leucorreduzido	CH: 0,2 Plaquetas: 0,03

Yazer e cols.,[6] analisando 70.396 transfusões de concentrado de hemácias (CH – não modificados), realizadas no Canadá, encontraram uma frequência de 0,33 de RFNH. Achado similar foi observado por Paglino e cols.[5] em um estudo retrospectivo, analisando 145.369 transfusões de CH, com uma frequência de 0,34%. Em uma análise retrospectiva, no Hospital Johns Hopkins, a frequência de RTFNH foi de 0,37% em 16.346 transfusões de CH. No Japão e Irã, frequências semelhantes também foram encontradas.

Em países que adotaram a LU, a frequência de RFNH é menor do que a relatada anteriormente. O sistema de hemovigilância do Canadá relatou uma frequência de 0,19% de RTNF após a adoção de LU, no ano de 2001. Nos Estados Unidos, entre 2010 e 2012, foi relatada uma frequência de 0,08% de RFNH, apesar de não ter adotado a LU, 95% dos hemocomponentes eram leucorreduzidos. Resultado similar foi achado na Noruega.[12]

Alguns autores relatam que a frequência de RTNF relacionada com a transfusão de plaquetas é maior que com a transfusão de CH. Yanzer e cols.,[6] analisando 6.502 transfusões de plaquetas (não leucorreduzidas), encontraram uma frequência de 0,45% de RTNF. Paglino e cols.[5] encontraram uma frequência de 2,38% na transfusão de *pool* de plaquetas não leucorreduzidas.

Até o século passado, a RFNT era a reação transfusional mais frequente, panorama que vem sendo modificado após muitos países adotarem a LU. Entretanto, mesmo com a LU, a RFNH é a segunda reação transfusional mais frequente, não sendo totalmente eliminada mesmo quando a LU é realizada pré-estoque.

FISIOPATOLOGIA

São descritos três mecanismos diferentes que podem explicar a ocorrência de RNFH: destruição imune de leucócitos dos doadores, transferência de citocinas pró-inflamatórias e destruição imune de plaquetas do doador. Independentemente do mecanismo, a fase final é comum, com liberação de citocinas pró-inflamatórias, como a interleucina-1 (IL-1) e fator de necrose tumoral alfa (TNF-α), mediadores de febre (Figura 53.1). O primeiro mecanismo resulta da presença de anticorpos no re-

ceptor previamente sensibilizado contra antígenos leucocitários do doador, principalmente relacionados ao sistema HLA. No segundo mecanismo proposto, os leucócitos presentes nos hemocompentes liberariam citocinas pró-inflamatórias durante o estoque, como IL-1, TNF-α, IL-6, IL-8 e CD40L, que seriam transferidas para o receptor. O terceiro mecanismo seria resultado da presença no receptor de anticorpos contra o sistema HLA ou contra antígenos plaquetários específicos.[4,14-16]

A destruição imune dos leucócitos do doador é o principal mecanismo responsável pela RFNH na transfusão de CH. Esta conclusão foi derivada dos estudos realizados na década de 1980, que demonstraram que a maioria de RFNH envolvidas com transfusão de CH poderiam ser impedidas pela remoção de 1 log de leucócitos (leucócitos residual $< 5 \times 10^8$ no CH).[14,17] Essa fisiopatologia também foi comprovada por estudos demonstrando que os anticorpos dirigidos a antígenos de leucócitos estavam, frequentemente, presentes no plasma dos pacientes que apresentaram RFNH após transfusão de CH, principalmente dirigidos aos antígenos do sistema HLA.[14,18] A quantidade de citocinas que se acumulam no CH durante o estoque é irrelevante, sendo esse um mecanismo pouco comum envolvido na RFNH em transfusão de CH. Muitos trabalhos mensuraram o nível de citocinas pró-inflamatórias (IL-1,TNF-α, IL-6, IL-8) em CH, e apesar de haver o aumento dessas citocinas durante o estoque, os estudos relataram níveis de citocinas consistentemente baixos e irrelevantes quando comparados aos níveis detectados nos produtos plaquetários. Provavelmente, isso é devido ao armazenamento de CH em baixas temperaturas, pois a produção das citocinas é suprimida em temperaturas mais frias, embora seja possível a produção em concentrações baixas.[14,18] Essa teoria vem sendo comprovada nas últimas décadas com a publicação de vários estudos demonstrando o efeito da leucorredução com redução extremamente significativa na frequência de RFNH.[5-13]

Em contraste com a transfusão de CH, todos os três mecanismos citados estão envolvidos nas RFNH por transfusão de plaquetas. A maioria de RFNH relacionada a transfusão de plaquetas é causada pelo acúmulo de citocinas.[4,14] A implicação do acúmulo de citocinas como uma causa de RFNH à transfusão de plaquetas foi feita após pu-

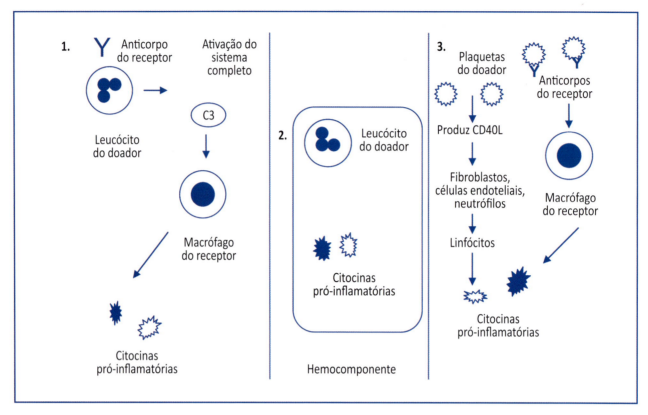

FIGURA 53.1 Mecanismos envolvidos na RFNH. **1)** Leucócitos do doador reagem com anticorpos do receptor, resultando em liberação de IL e TNF. **2)** Leucócitos do doador presentes no hemocomponente liberam IL e TNF. **3)** Anticorpos do receptor reagem com antígenos plaquetários (HLA ou plaquetários específicos) com liberação de citocinas pró-inflamatórias. Plaquetas do doador produzem CD40L, que liga-se aos receptores e ativam linfócitos que produz as citocinas.

blicações indicarem que a idade do hemocomponente era o preditor mais significativo. Numerosos estudos têm documentado o acúmulo de citocinas liberadas pelos leucócitos durante o estoque de plaquetas. Algumas citocinas são produzidas por leucócitos, algumas por plaquetas e outras são geradas pelo contato entre o plasma sobrenadante do hemocomponente e a superfície plástica da bolsa do hemocomponente.[4,14] Os níveis de citocinas são diferentes nos vários produtos plaquetários (randômico, *pool*, aférese), pois nesses produtos a concentração de leucócitos e plaquetas são diferentes. As concentrações de citocinas são maiores nos concentrados randômicos de plaquetas, principalmente se preparados a partir do plasma rico em plaquetas, porque este método de preparação tem o nível o mais elevado de leucócitos. A concentração de citocinas nos produtos obtidos por aférese, geralmente, são indetectáveis no 5º dia de armazenamento, pois nas aféreses realizadas atualmente a concentração de leucócitos no produto é inferior a 5×10^6/unidade e, portanto, leucorreduzido, condição adquirida por produtos randômicos em que a leucorredução é realizada pré-estoque.

Nos hemocomponentes plaquetários, os leucócitos residuais são representados, em sua maioria, por linfócitos, embora ainda persista uma pequena quantidade de monócitos. Ainda não é completamente conhecida a fonte da produção da citocinas pró-inflamatórias nos hemocomponentes plaquetários; entretanto, os hemocomponentes plaquetários com as contagens mais elevadas de monócitos apresentaram as concentrações mais elevadas dessas citocinas, sugerindo que os de monócitos possam ser a fonte da produção de citocinas, embora os linfócitos de T e de B possam também ter seu papel.[14,19]

Apesar do uso de unidades de plaquetas leucorreduzidas pré-estoque, RFNH continuam a ocorrer numa minoria residual de receptores de concentrados de plaquetas, com uma frequência inferior a 0,2%. Essas reações podem ser atribuídas à infusão de plaquetas incompatíveis com anticorpos anti-HLA ou antiplaquetários específicos do receptor, que leva a formação de imunocomplexos e liberação de citocinas, resultando em febre, que não seria prevenida pela leucorredução pré ou pós-estoque.[15] Outro fator importante que vem sendo apontado como responsável pela RFNH na transfusão de plaquetas é o fator solúvel sCD40L (formalmente denominado CD154). O sCD40L é um membro da família do fator de necrose tumoral, e as plaquetas são sua principal fonte de produção. Liga-se aos seus receptores expressos em células endoteliais, fibroblastos e neutrófilos, tendo um importante papel na inflamação e na ativação de linfócitos. Durante o estoque de plaquetas, foi demonstrado um aumento extremamente significante dos níveis de sCD40L no plasma sobrenadante. Estes níveis são similares àqueles vistos nos pacientes com doença inflamatória em atividade e sugerem que sCD40L transfundido nos produtos plaquetários estava em concentrações biológicas relevantes. Alguns autores demonstraram que a incidência de respostas inflamatórias após a transfusão, tais como a febre e calafrios, aumentam proporcionalmente aos valores de sCD40L acumulados no estoque. Este efeito dramático da dose-resposta sugere que sCD40L são candidatos a causa dessas reações. Quando o plasma sobrenadante das plaquetas é removido antes da infusão no paciente pela lavagem com solução salina a 0,9%, estas complicações são praticamente abolidas.[20]

POTENCIAIS FATORES DE RISCO

Há poucos estudos publicados sobre a avaliação de fatores de risco que possam levar a ocorrência ou recorrência de RFNH. Alguns estudos sugerem que a população idosa pode ter um risco aumentado de RFNH, atribuído a uma utilização desproporcionalmente alta de hemocomponentes entre os idosos e a importância da aloimunização anterior. Em estudo retrospectivo com 4.336.338 transfusões realizadas entre idosos (> 65 anos) observou-se um aumento substancial na frequência de RFNH associado a transfusão de produtos eritrocitários e plaquetários, quando comparados unicamente aos componentes plasmáticos. Outros achados foram a ocorrência maior de RFNH em múltiplas transfusões, principalmente acima de 5 unidades, sexo feminino, idade mais avançada (acima de 85 anos) e outras comorbidades.[3]

Em contraste, outros estudos sugerem que RFNH é menos frequente em crianças. Entretanto, em um estudo retrospectivo comparando 17.541 transfusões realizadas em crianças com 116.130 transfusões realizadas em adultos, a frequência de RFNH foi de 0,19% por unidade transfundida em crianças, bem superior a frequência de 0,047% por unidade transfundida em adultos, e similar a outros dados de hemovigilância. Em ambos, a RFNH esteve mais associada a produtos eritrocitários e plaquetários. Enquanto na população adulta a RFNH ocorreu similarmente em ambos os sexos, na população pediátrica a ocorrência de RFNH em meninos foi significativamente maior que em meninas (2,6/100 *vs.* 1,2/100, respectivamente, p = 0,04).[21]

PREVENÇÃO

Efeito da leucorredução

O papel da leucorredução em melhorar a taxa de RFNH não tinha sido bem estabelecido até o início do século XXI, quando publicações demostraram que a leucorredução está associada com uma redução significativa na taxa de RFNH. A Portaria nº 2712 do Ministério da Saúde,[22] de novembro de 2013, define como leucorredução ou deleucotização do concentrado de hemácias, do *pool* de plaquetas e do concentrado de plaquetas obtido por aférese, aqueles nos quais foram retirados mais de 99,9% de leucócitos do componente original, devendo conter uma quantidade menor que 5×10^6 leucócitos por unidade. O concentrado de plaqueta obtido de uma unidade de sangue total deverá conter menos que $0,83 \times 10^6$ leucócitos por unidade. Uma unidade de sangue total contém cerca de $2\text{-}3 \times 10^9$ leucócitos. Muitos métodos são conhecidos para reduzir a quantidade de leucócitos da unidade original, com variação em eficácia: filtração, centrifugação, lavagem, sedimentação, congelamento e descongelamento. A filtração é o método mais eficiente de remoção de leucócitos, sendo o único capaz de promover uma redução de 99,9% (> 3 log) dos leucócitos presentes em uma unidade de sangue, portanto, os outros métodos são utilizados apenas para produzir hemocomponentes pobres em leucócitos.[22]

A filtração de sangue para a remoção de leucócitos pode ser realizada no período que antecede o armazenamento (pré-estoque) ou após o armazenamento (pós-estoque), a qual pode ser realizada no banco de sangue ou à beira de leito. Como já mostrado anteriormente, a filtração pré-estoque oferece mais benefícios devido ao acúmulo de citocinas e sCD40L. O termo leucorredução universal (LRU) tem sido usado para definir o processo segundo o qual é realizada leucorredução em 100% dos hemocomponentes produzidos pelos bancos de sangue de todo o país. A maioria dos países que optou pela política de leucorredução universal está realizando filtração pré-estoque.[15]

Há evidências que a filtração pós-estoque realizada no banco de sangue apresenta uma maior eficiência do que a realizada à beira de leito, onde as condições de temperatura e velocidade, que interferem no desempenho do filtro, estão melhores definidas e controladas. Além disso, uma grande desvantagem da filtração à beira de leito é a dificuldade de documentação e controle do processo, uma vez que durante a filtração não pode ser obtida uma amostra para controle de qualidade, e ao término do processo a concentração de leucócitos é menor.[15]

A remoção de 1 log de leucócitos (leucócitos residual < 10) já é suficiente para prevenção de RFNH em transfusão de CH, pois a destruição imune dos leucócitos do doador é o principal mecanismo responsável pela RFNH e a quantidade de citocinas que se acumulam no CH durante o estoque é irrelevante. Na última década foram publicados alguns estudos comparando períodos pré e pós-leucorredução.

King e cols. (2004)[7] analisaram, retrospectivamente, o número RFNH antes e depois de leucorredução ser implementada em sua instituição. Os dados analisados foram divididos em 2 períodos de tempo: o primeiro, de julho a dezembro de 1994 (16.246 transfusões), que representa o período de tempo no qual a leucorredução não era praticada; e o segundo período, de julho a dezembro de 2001 (19.916), representando o período de tempo em que praticamente todas as CHs eram submetidas a leucorredução pré-estoque (99,5%). A comparação entre os 2 períodos revelou que a incidência de RFNHs diminuiu de 0,37% para 0,19% após a mudança de prática (Tabela 53.2).

Um grande estudo retrospectivo foi conduzido no Canadá, por Yazer e cols.,[6] onde foi analisada a frequência de RFNH antes e depois da implementação da LRU de plaquetas e hemácias em 7 hospitais canadenses. Antes da implementação da LRU foram realizadas 70.396 transfusões de CH, entre julho de 1997 e julho de 1999, resultando em 231 FNHTRs (0,33%). Além disso, 6.502 transfusões de plaquetas foram administradas entre julho de 1997 e janeiro de 1998, resultando em 29 RFNH (0,45%). Após a implementação da LRU, foram administradas 72.949 transfusões de CH com ocorrência de 136 RFNH (0,19%). Além disso, foram administradas 50.555 transfusões de plaquetas, resultando em 56 RFNH (0,11%). Estes resultados mostraram uma diminuição estatisticamente significativa (p < 0,0001) de RFNH após a implementação da LRU, tanto na transfusão de CH como de produtos plaquetários (Tabela 53.2).

Paglino e cols. (2004)[5] examinaram a eficácia de leucorredução de plaquetas e hemácias em reduzir a RFNH no Hospital de Yale New Haven. O estudo encontrou significância estatística para apoiar LRU de plaquetas e hemácias na redução RFNH. Três períodos distintos foram analisados, retrospectivamente. O primeiro período representou um tempo em que se praticava leucorredução seletiva (LRS), de modo que nesse primeiro período 25% de CH transfundidas eram leucorreduzidas pré-estoque ou à beira de leito, e 30% das plaquetas administradas eram filtradas à beira de leito. O segundo período consistia em um tempo em que mais de 95% de plaquetas e hemácias passou por LRU. No terceiro período, a LRU estava implementada (100%). As taxas de RFNH e transfusões de CH diminuíram de 0,34% durante o período de LRS para 0,18% durante LRU, com uma redução significativa de 47,1% (p < 0,0001). RFNH associadas com transfusões de plaquetas diminuíram de 2,18% durante LRS para 0,15% durante LRU, com uma significativa redução de 93,1% (p < 0,0001) na frequência de RFNH (Tabela 53.2).

Em um estudo prospectivo multicêntrico,[8] com 70.015 unidades de plaquetas administradas, foi avaliado o efeito da leucorredução na transfusão de plaquetas. A incidência de RTFNH foi de 0,30% com leucorredução pós-estoque, contra 0,16% na leucorredução pré-estoque e 0,07% nos produtos obtidos por aférese. Comparando a leucorredução pós-estoque com as duas metodologias pré-estoque, houve uma redução significativa na frequência de RFNH em favor dos grupos pré-estoque (Tabela 53.2). Esse estudo é mais um que demonstra que apenas a leucorredução não é o suficiente para reduzir a RFNH relacionada a transfusão de plaquetas, já que o principal mecanismo envolvido é o acúmulo de citocinas e CD40L durante o estoque.

Outro fator importante em demonstrar a importância da leucorredução na prevenção de RFNH, é a redução de RFNH nos países onde se adotou a LRU, muito semelhante a encontrada nos trabalhos acima citados e, atualmente, a RFNH perdeu, nesses países, o título de evento adverso mais frequente relacionado à transfusão, sendo ultrapassada pela reação alérgica.

Efeito da pré-medicação

A maioria dos estudos publicados até hoje não demonstraram benefícios do uso de pré-medicação para redução de RFNH, embora todos deixem claro que seriam necessários estudos prospectivos e randomizados para uma conclusão definitiva a esse respeito (Tabela 53.3).

Wang e cols.,[23] em um estudo clínico randomizado, duplo-cego, placebo-controlado com 98 transfusões em 51 pacientes oncológicos adultos, não encontraram nenhuma diferença na taxa de RFNH com ou sem o uso de pré-medicação (acetominofeno 500 mg oral e difenidramina 25 mg endovenoso). A taxa das reações era 15,2% nos pacientes pré-medicados contra 15,4% naqueles pré-medicados com placebo.

Kennedy e cols.,[24] em um estudo clínico randomizado, duplo-cego, placebo-controlado com 4.199 transfusões em 315 pacientes adultos com doença oncológica submetidos a transplante de células-tronco, encontraram uma redução significante de RFNH no grupo que recebeu pré-medicação. Neste estudo, os pacientes recebiam exclusivamente hemocomponentes irradiados e leucorreduzidos (pré-estoque) e as plaquetas todas obtidas por aféreses. A taxa das reações era 0,35% nos pacientes pré-medicados com acetominofeno e difenidramina (7 RFNH de 2.008 transfusões) contra 0,64% naqueles pré-medicados com placebo (14 RFNH de 2.191 transfusões).

Patterson e cols.,[25] em um estudo prospectivo, analisaram reações transfusionais à plaquetas em pacientes onco-hematológicos de 5 hospitais universitários em 3 verões consecutivos. No primeiro período analisado, 73% dos pacientes foram pré-medicados e RFNH ocorreu em 14,1% dos pacientes. No segundo período analisado, os pacientes seguiam protocolo de pré-medicação e apenas se apresentou RFNH prévia e, apesar da importante redução no uso de pré-medicação, ocorreu em 15,1% dos pacientes. Esse estudo sugere que a pré-medicação não tem efeito na redução de RFNH.

TABELA 53.3
EFEITO DA PRÉ-MEDICAÇÃO SOBRE RNFH

AUTOR	TIPO DE ESTUDO	MEDICAÇÃO	EFEITO
Handle et al.[4]	Prospectivo	Acetominofeno	Reduz febre, mas sem efeito nos calafrios e tremores
Wang et al.[24]	Prospectivo, randomizado, duplo-cego	Difenidramina e acetominofeno	Sem efeito
Kennedy et al.[25]	Prospectivo, randomizado, duplo-cego	Difenidramina e acetominofeno	Redução de RFNH em hemocomponente leucorreduzido
Patterson et al.[26]	Prospectivo	Acetominofeno, em sua maioria	Sem efeito
Sanders et al.[27]	Retrospectivo	Difenidramina e acetominofeno	Sem efeito
Martí-Carvajal et al.[28]	Revisão Cochrane	Difenidramina e acetominofeno	Sem efeito

Sanders e cols.,[26] em um estudo retrospectivo, avaliaram o efeito do pré-medicação com acetominofeno e difenidramina no risco de RFNH em 7.900 transfusões de hemocomponentes administrados a 385 pacientes onco-hematológicos pediátricos com idade mediana de 12,5 anos. Neste estudo, os pacientes recebiam exclusivamente hemocomponentes irradiados e leucorreduzidos (pré-estoque), incluindo plaquetas por aféreses. Nenhuma pré-medicação foi administrada a 2.521 transfusões (32%), acetaminofeno foi usado sozinho como pré-medicação em 1.064 transfusões (13%), difenidramina sozinha foi usada em 1.271 transfusões (16%), e ambas as medicações em 3.044 transfusões (38%). As RFNHs ocorreram em 0,95% dos pacientes que receberam acetaminofeno contra 0,53% daqueles sem pré-medicação (em análise multivariada p = 0,22). Os autores atribuíram a incidência baixa de RFNH ao uso uniforme de hemocomponentes leucorreduzidos em sua instituição. Estes dados sugerem que o acetaminofeno não é eficaz em diminuir a incidência de RFNH.

Uma recente revisão Cochrane de Martí-Carvajal e cols.[27] concluiu que pré-medicação não reduz o risco de RFNH, baseado em dados de baixa qualidade. Foram avaliados os efeitos clínicos nas intervenções farmacológicas para a prevenção de RFNH. Dois trabalhos selecionados usava acetominofeno e difenidramina, e outro ainda utilizava 50 mg de hidrocortisona. Não houve diferença significativa na incidência de RFNH com o uso da pré-medicação contra o placebo.

É uma prática usual para diminuir reações subsequentes o uso de pré-medicação nos pacientes que tiveram uma reação precedente à transfusão. Essa prática foi avaliada no estudo publicado por Sanders e cols.,[26] que não demonstraram nenhuma diferença em taxas da reação com uso do pré-medicação, mesmo quando os pacientes tiveram uma história de duas ou mais reações prévias. Uma limitação deste estudo retrospectivo e da literatura atual é que o efeito do pré-medicação na severidade da reação não foi analisado.

Em quase todos os trabalhos analisados, a pré-medicação é realizada apenas com antipirético (acetominofeno ou paracetamol) e anti-histamínico (difenidramina), sendo o uso de corticosteroides reservado apenas para o tratamento de reações alérgicas graves. Além disso, foi demonstrado que o uso de antipirético impede o aumento de temperatura, mas não de outros sintomas que acompanham a RFNH, como calafrios e tremores.[4] Como observado por Tobias e cols.,[28] no estudo prospectivo analisado por Kennedy,[24] só foram incluídas como RFNH quando houve aumento de temperatura, de modo que neste estudo alguns pacientes podem ter experimentando muitas das consequências negativas da RFNH, mas a reação não foi reconhecida e documentada, pois o uso de antipirético mascarava a reação por impedir o aumento da temperatura.

TRATAMENTO

A primeira medida a ser realizada diante de uma RFNH é a imediata interrupção da transfusão, pois a febre é uma das primeiras manifestações da reação hemolítica aguda e também de contaminação bacteriana. A investigação padrão no paciente compreende testes para descartar uma possível reação hemolítica, como hemograma, DHL e haptoglobina, e hemocultura do paciente. Ao mesmo tempo, amostras de sangue do receptor e o hemocomponente envolvido devem ser enviados ao banco de sangue para realização dos testes de compatibilidade, devendo ser incluído o Teste de Antiglobulina Direto no receptor. Os testes de compatibilidades devem também ser repetidos com as amostras utilizadas antes da transfusão, para assegurar que não houve troca de amostra. Nenhum estudo clínico foi publicado a respeito do tratamento dos sintomas nas RFNH. Experiências com vários tipos de antipirético, como acetominofeno e paracetamol, comprovam que têm sido eficazes em suprimir a febre, embora alguns autores relatem que sejam menos eficientes em abolir sintomas como tremores e calafrios.[4,14] No Brasil, usa-se amplamente a dipirona, com bons resultados. Uso de anti-inflamatórios, anti-histamínicos e corticosteroides também vem sendo utilizado com essa finalidade, embora não exista nenhum estudo comprovando sua eficácia. Uma recomendação universal é que, em casos em que haja persistência de sintomas após o uso de antipiréticos, o diagnóstico seja cuidadosamente revisado.

REFERÊNCIAS BIBLIOGRÁFICAS

1. Agência Nacional de Vigilância Sanitária. Marco Conceitual e Operacional de Hemovigilância: Guia para a Hemovigilância no Brasil. 2015; 25-41.

2. Perrotta PL, Snyder EL. Non-infectious complications of transfusion therapy. Blood Rev 2001; 15:69-83.

3. Menis M, Forshee RA, Anderson SA, et al. Febrile non-haemolytic transfusion reaction occurrence and potential risk factors among the U.S. elderly transfused in the inpatient setting, as recorded in Medicare databases during 2011-2012. Vox Sang 2015; 108:251-261.

4. Heddle NM, Klama LN, Griffith L, et al. A prospective study to identify the risk factors associated with acute reactions to platelet and red cell transfusions. Transfusion 1993; 33:794-797.

5. Paglino JC, Pomper GJ, Fisch GS, Champion MH, Snyder EL. Reduction of febrile but not allergic reactions to RBCs and platelets after conversion to universal prestorage leukoreduction. Transfusion 2004; 44:16-24.

6. Yazer MH, Podlosky L, Clarke G, Nahirniak SM. The effect of prestorage WBC reduction on the rates of febrile nonhemolytic transfusion reactions to platelet concentrates and RBC. Transfusion 2004; 44: 10-15.

7. King KE, Shirey RS, Thoman SK, et al. Universal leukoreduction decreases the incidence of febrile nonhemolytic transfusion reactions to RBCs. Transfusion 2004; 44(1):25-29.

8. Wang RR, Triulzi DJ, Qu L. Effects of prestorage vs poststorage leukoreduction on the rate of febrile nonhemolytic transfusion reactions to platelets. Am J Clin Pathol 2012; 138:255-259.

9. Harvey AR, Basavaraju SV, Chung KW, Kuehnert MJ. Transfusion-related adverse reactions reported to the National Healthcare Safety Network Hemovigilance Module, United States, 2010 to 2012. Transfusion 2015; 55:709-718.

10. Payandeh M, Zare ME, Kansestani AT, et al. Descriptions of Acute Transfusion Reactions in the Teaching Hospitals of Kermanshah University of Medical Sciences, Iran. IJHOSCR 2013; 7:11-16.

11. Robillard P, Nawej KI, Jochem K. The Quebec hemovigilance system: description and results from the first two years. Transfus Apher Sci 2004; 3: 111-122.

12. Steinsvåg CT, Espinosa A, Flesland Ø. Eight years with haemovigilance in Norway. What have we learnt? Transfus Apher Sci 2013; 49:548-552.

13. Hussain S, Moiz B, Ausat FA, Khurshid M. Monitoring and reporting transfusion reactions as a quality indicator – a clinical audit. Transfus Apher Sci 2015; 52:122-127.

14. Heddle NM. Pathophysiology of febrile nonhemolytic transfusion reactions. Curr Opin Hematol 1999; 6:420-426.

15. Dzik S, Aubuchon J, Jeffries L, et al. Leukocyte reduction of blood components: Public Policy and New technology. Transfus Med Rev 2000; 14:34-52.

16. Bilgin YM, van de Watering LM, Brand A. Clinical effects of leucoreduction of blood transfusions. Neth J Med 2011; 69:441-450.

17. Menitove JE, McElligott MC, Aster RH. Febrile transfusion reaction: what blood component should be given next? Vox Sang 1982, 42:318-321.

18. Decary F, Ferner P, Giavedone L, et al. An investigation of nonhemolytic transfusion reactions. Vox Sang 1984; 46:277-285.

19. Grey D, Erber WN, Saunders KM, Lown JA. Monocyte activation in platelet concentrates. Vox Sang 1998; 75:110-114.

20. Blumberg N, Spinelli SL, Francis CW, et al. The platelet as na immune cell-CD40 ligand and transfusion immunomodulation. Immunol Res 2009; 45:251-260.

21. Oakley FD, Woods M, Arnold S, Young PP. Transfusion reactions in pediatric compared with adult patients: a look at rate, reaction type, and associated products. Transfusion 2015; 55:563-570.

22. Portaria nº 2.712, de 12 de novembro de 2013. Ministério da Saúde, 2013.

23. Wang SE, Lara Jr PN, Lee-Ow A, et al. Acetaminophen and diphenhydramine as premedication for platelet transfusions:a prospective randomized double-blind placebo-controlled trial. Am J Hematol 2002; 70:191-194.

24. Kennedy LD, Case LD, Hurd DD, Cruz JM, Pomper GJ. A prospective, randomized, double-blind controlled trial of acetaminophen and diphenhydramine pretransfusion medication versus placebo for the prevention of transfusion reactions. Transfusion 2008; 48:2285-2291.

25. Patterson B, Freedman J, Blanchette V, et al. Effect of premedication guidelines and leucoreduction on the rate of febrile nonhaemolytic transfusion reactions. Transfusion medicine 2000; 10:199-206.

26. Sanders RP, Maddirala SD, Geiger TL, et al. Premedication with acetaminophen or diphenhydramine for transfusion with leucoreduced blood products in children. Br J Haematol 2005; 130:781-787.

27. Martí-Carvajal AJ, Solà I, González LE, et al. Pharmacological interventions for the prevention of allergic and febrile non-haemolytic transfusion reactions. Cochrane Database Syst Rev 2010; 16:6.

28. Tobian AA, King KE, Ness PM. Prevention of febrile nonhemolytic and allergic transfusion reactions with pretransfusion medication: is this evidence-based medicine? Transfusion 2008; 48:2274-2276.

54

REAÇÕES TRANSFUSIONAIS ALÉRGICAS

Karin Zattar Cecyn
Divaldo de Almeida Sampaio

INTRODUÇÃO

A reação transfusional alérgica (RTA) é um dos eventos adversos mais comuns associados a transfusão de sangue com relação às transfusões de plasma e, principalmente, plaquetas. Globalmente, corresponde a cerca de 1 a 3% do total das reações transfusionais (RTs), entretanto esta incidência pode ser mais alta, podendo chegar hipoteticamente até 10%, quando se avalia prospectivamente protocolos de pesquisa de vigilância ativa.[1-4] Frequentemente, são reações autolimitadas que envolvem o aparecimento de *rush* cutâneo do tipo urticariforme com ou sem prurido, onde as reações mais severas como o aparecimento de angioedema, broncoespasmo e anafilaxia também podem ocorrer. Todos os mecanismos envolvidos nas RTAs ainda não são bem caracterizados ou totalmente elucidados sendo, na maioria das vezes, não diagnosticada laboratorialmente. As RTAs do tipo severa são mais raras e correspondem a cerca de 1% das RTAs.[3]

DADOS HISTÓRICOS DAS RTAS

As observações modernas das respostas de hipersensibilidade aos componentes sanguíneos começaram no final do século XIX, quando se observaram reações de hipersensibilidade imediata e doença do soro após imunização em seres humanos e animais. A primeira teoria sobre os mecanismos de sensibilização por um antígeno "estranho" foi proposta, em 1903, por Nicolas Arthus,[6] Bela Schick e Clemens von Pirquet.[7] A introdução do termo "alergia" (grego: *allos*, "outro" + *ergon*, "reação") foi confirmada pelo trabalho de von Pirquet e Schick.[7,8] Embora esse trabalho não fosse totalmente voltado aos efeitos adversos à transfusão de sangue, Von Pirquet observou que após a rejeição do soro de cavalo em crianças, poderia ocorrer uma "reação imedita" que consistia no aparecimento de lesões do tipo urticariformes, hiperemiadas, edemaciadas e, por vezes, podendo levar a hipotensão e choque. Seu trabalho ajudou a estabelecer, em 1963, a classificação de Gell e Coombs, dos quatro tipos de reações de hipersensibilidade, sendo as reações do tipo I classificadas como reações de hipersensibilidade imediata.[9] Um grande avanço na compreensão das RTAs ocorreu no final da década de 1960, com os relatórios de Vyas e Schmidt, sobre a deficiência de IgA e anticorpos anti-IgA como um mecanismo específico para as RTAs.[10]

FISIOPATOLOGIA

As reações transfusionais alérgicas permanecem incertas quanto à fisiopatologia e variam totalmente na sua apresentação clínica e gravidade, desde uma urticária leve, na maioria das vezes, até reações graves anafiláticas ou anafilactoides que se manifestam por reduções repentinas da pressão arterial, broncoespasmo, angioedema e choque. Um clássico mecanismo atribuído as RTAs é a reação de hipersensibilidade imediata do tipo I. Esta deve-se a presença de anticorpos de imunoglobulina IgE que interagem com alérgenos e ativam os mastócitos e basófilos.[4] São chamadas imediatas, não por acaso, já que dentro de 15 a 30 minutos após a exposição ao alérgeno, o organismo começa a desencadear a reação aguda. O processo se inicia com a primeira exposição ao antígeno (alérgeno). Ele é processado pelas células apresentadoras de antígenos e seus peptídeos são apresentados aos linfócitos T CD4+. Em seguida, os linfócitos T CD4+ liberam citocinas que estimulam os linfócitos B a produzirem e secretarem anticorpos IgE específicos para aquele alérgeno. A IgE recém-produzida liga-se com alta afinidade à membrana de mastócitos e basófilos, sensibilizando-os. Até aqui as reações são apenas moleculares e celulares, não causando sintomatologia.[11,12] Do segundo contato em diante, todas as vezes que o indivíduo entrar em contato com aquele alérgeno específico terá uma reação aguda. Sendo assim, quando há exposição subsequente ao mesmo alérgeno, ocorre reação cruzada com aqueles anticorpos IgE pré-formados ligados aos mastócitos e basófilos. Essas células degranulam liberando várias substâncias farmacologicamente ativas. Dentre elas, encontram-se mediadores pré-formados (histamina, triptase, cininogenase etc.) e mediadores recém-formados (prostaglandinas, leucotrienos etc.), além de fatores quimiotáxicos, que atraem eosinófilos e neutrófilos para o local. A histamina e os mastócitos são os principais responsáveis pela sintomatologia na fase aguda. A histamina é um potente mediador farmacológico com ação vascular sobre a musculatura lisa, o que causa vasodilatação, broncoconstrição, contração do músculo liso e edema.[11-13]

Outros mecanismos, cujas vias de ativação são independentes de IgE, também podem levar a manifestação clínica de reações de hipersensibilidade. Estas vias não são muito conhecidas e sua ativação ocorre através da via modificadora da resposta biológica (MRB). Estão implicadas a quimiocinas e citocinas inflamatórias acumuladas em hemocomponentes estocados.[13,14] A IgG pode induzir diretamente a um quadro de anafilaxia através da ligação do receptor de IgG de baixa afinidade FcγRIII em modelos animais. O significado da IgG nas reações anafiláticas em seres humanos não está bem estabelecido, mas pode envolver a ativação do complemento.[13] Reações anafiláticas ocorrem também pela deficiência de IgA, C4, C3 e haptoglobina.[5,14,15] Alguns indivíduos têm níveis séricos de IgA baixos e podem formar anticorpos anti-IgA classe específica. A deficiência sérica isolada de IgA é a imunodeficiência primária mais comum. O padrão de herança é variável, podendo ser autossômico dominante ou recessivo. A deficiência também pode ser adquirida como resultado de infecções por toxoplasmose, sarampo, rubéola ou exposição às drogas, como álcool e benzeno. Indivíduos considerados deficientes de IgA (IgA sérico < 0,05 mg/dL) são elegíveis para doação de componentes sanguíneos "IgA deficientes", que teoricamente não têm sido associados a reações anafiláticas. Aproximadamente um terço dos indivíduos com deficiência de IgA apresentam anticorpos anti-IgA classe específica.[15-16]

Outra forma de anafilaxia relacionada a transfusão seria através da transferência passiva de alérgenos em hemocomponentes para os quais o receptor tem anticorpos, ou vice-versa.[17] É razoável pensar que indivíduos alérgicos tendem a ter múltiplas manifestações de alergia, e uma predisposição atópica é um fator de risco para as RTAs. Wilhelm e cols. descobriram que 91% dos receptores de plaquetas apresentaram teste positivo para IgE específica para alérgenos ambientais.[18] Savage e cols. relataram que a mediana da IgE total, uma medida bruta de predisposição atópica, foi 6,7 vezes maior em indivíduos que experimentaram uma RTA em comparação com os controles que nunca tiveram reações.[19] A evidência atual apoia o conceito de que tanto a suscetibilidade atópica do receptor quanto as características particulares do doador e hemocomponentes são fatores de riscos exclusivos para o desenvolvimento de RTAs. Assim, a frequência e, possivelmente, até a gravidade das RTAS, dependem da combinação de quão forte a predisposição do paciente e os fatores específicos do doador ou do produto sanguíneo estão envolvidos.

CARACTERIZAÇÃO E CONTEXTO CLÍNICO

A principal diferença entre reações alérgicas e reações anafiláticas é o grau de intensidade e a velocidade do aparecimento dos sintomas. As reações alérgicas são leves, enquanto as reações anafiláticas estão associadas à liberação maciça de histamina e outros mediadores.[14] As RTAs são classificadas como leves, moderadas ou severas, neste último caso, também chamadas anafiláticas. Reações leves são definidas como erupções cutâneas do tipo urticariforme, na ausência de outros sintomas. Bem mais frequentemente elas ocorrem sozinhas, como reação alérgica corriqueira a uma transfusão. O achado mais comum é uma erupção cutânea hiperemiada e intensamente pruriginosa, localizada ou disseminada. Isso consiste em pápulas claras bem circunscritas com bordas serpiginosas, elevadas e eritematosas com centro esbranquiçado. Prurido generalizado pode preceder a erupção. Alternativamente, pode haver eritema generalizado ou ruborização da pele. Angioedema também pode ocorrer, sendo uma manifestação cutânea mais severa. Geralmente, se iniciam ao final da transfusão ou até 1 a 2 horas do término desta.[1,3,13] É importante lembrar que as RTAs que ocorrem durante uma transfusão de sangue podem ser meramente coincidentes. O paciente pode ser alérgico e estar reagindo a uma determinada droga administrada até 8 horas antes da transfusão ou ter consumido algum alimento até 4 horas antes da mesma, para o qual tem alergia. Consequentemente, para uma avaliação correta de qualquer RTA é imperativo saber a quais drogas ou substâncias o paciente se expôs previamente a transfusão. Como já comentado anteriormente, pacientes atópicos são mais propensos a desenvolver RTAs.[1,20] As reações alérgicas moderadas, além dos sintomas cutâneos, também podem apresentar sintomas do trato respiratório superior e inferior, porém não chegam a produzir instabilidade hemodinâmica e choque, como nos casos severos. As reações anafiláticas, diferentemente das reações alérgicas leves, geralmente começam dentro de alguns segundos ou minutos após o início da transfusão, e isso é bem característico. Os pacientes, geralmente, apresentam grave hipotensão de início repentino, tosse, broncoespasmo, laringoespasmo, angioedema, urticária, náuseas, dores abdominais, vômitos, diarreia, choque e até perda de consciência (Tabela 54.1). Esta pode ser uma reação fatal que ocorre a cada 1:20.000/1:50.000 transfusões. O diagnóstico diferencial de uma reação transfusional do tipo anafilática inclui outras causas de dispneia e hipotensão durante uma transfusão, à exemplo da sobrecarga circulatória (TACO), lesão pulmonar aguda relacionada à transfusão (TRALI), sepse, doença subjacente do paciente ou um evento clínico coincidente não relacionado à transfusão. Ao contrário das reações anafiláticas, essas outras RTs geralmente não estão associadas a sibilos e angioedema, e não se resolvem rapidamente com medicamentos.[14,19]

Há uma tendência na piora das RTAs quando são administradas infusões repetidas de plasma ou plaquetas. O prurido decorrente da primeira transfusão pode ser seguido de erupção cutânea após a segunda transfusão, e de uma reação anafilática com comprometimento respiratório, após a terceira. As reações transfusionais anafiláticas, embora sejam eventos raros, podem resultar em morte se não forem rapidamente reconhecidas e tratadas.[15,16,19]

TABELA 54.1 SINAIS E SINTOMAS DAS RTAS	
SISTEMA	**SINAIS E SINTOMAS**
Cutâneo	Prurido, urticária, ruborização da pele e angioedema
Respiratório	Obstrução de vias aéreas superiores: rouquidão, estridor. Obstrução de vias aéreas inferiores: sibilos, opressão torácica, dor retroesternal, dispneia, cianose, sensação de morte iminente
Cardiovascular	Hipotensão, choque, arritmia cardíaca, parada cardíaca
Gastrointestinal	Náuseas, vômitos, dores abdominais, diarreia

DIAGNÓSTICO

Nos casos de RTAs moderadas e graves, o soro pré-transfusional do paciente deve ser testado para deficiências de proteínas plasmáticas, especialmente de IgA, e pela presença de anticorpos contra proteínas plasmáticas, como anti-IgA. O teste mais utilizado como triagem é o da inibição da hemaglutinação passiva (PHIA). Anti-IgA também pode ser detectado por enzimaimunoensaio (EIA) e radioimunoensaio (RIA).[21] Mesmo quando não há a identificação de deficiência de proteínas plasmáticas ou da presença de anticorpos, é possível examinar se os produtos sanguíneos transfundidos foram os causadores da RTAs, através de dois métodos. O teste da triptase que é uma enzima encontrada nos mastócitos. Níveis elevados de triptases no soro, no plasma e em outros fluidos biológicos são consistentes com ativação de mastócitos em anafilaxia sistêmica e em outras reações alérgicas de hipersensibilidade imediata. Outro método que poderá ser utilizado é o teste de ativação dos basófilos (BAT). Este foi desenvolvido para o gerenciamento de doenças alérgicas. Nele, uma amostra de sangue total de um paciente é incubada com um alérgeno. A ativação subsequente dos basófilos é avaliada por meio da citometria de fluxo com base em marcadores de degranulação e ativação celular, CD63 e CD203c.[14] Infelizmente, poucos laboratórios estão preparados para a realização destes exames e, geralmente, não são realizados na prática. O diagnóstico é feito em bases clínicas pela exclusão de explicações alternativas para os sinais e sintomas do paciente. Testes estabelecendo outras causas de RTAs exigem esforços investigativos substanciais e são raramente realizados, ficando a maioria das RTAs sem causa detectável.

TRATAMENTO

As RTAs leves são uma das poucas RTs em que o restante do hemocomponente não transfundido poderá ser administrado. Inicialmente, a transfusão deverá ser interrompida e o paciente medicado com 25 a 50 mg de difenidramina, administrados por via oral ou intravenosa. Se houver redução do processo alérgico e nenhuma progressão para um quadro de dispneia, hipotensão ou angioedema, a transfusão poderá ser retomada.[14,22] Raramente,

uma reação urticariforme pode ser o primeiro sinal de uma reação mais severa. Se houver evidências de hipotensão ou dificuldade respiratória, a possibilidade de anafilaxia deve ser avaliada com urgência. As RTAs severas do tipo anafiláticas são assustadoras e potencialmente fatais. A avaliação inicial e o gerenciamento de emergência da anafilaxia são fundamentais para salvar o paciente. As principais intervenções incluem: cessação imediata da transfusão, injeção subcutânea de epinefrina (0,3-0,5 mL de uma solução aquosa 1:1.000) considerado tratamento padrão; caso o paciente permaneça hipotenso, pode-se aumentar a eficácia da droga, utilizando a epinefrina por via intravenosa na dose de 0,5 mL de uma solução aquosa 1:10.000, e expansão volêmica com reposição de fluidos intravenosos; manutenção das vias aéreas e oxigenação; utilização de vasopressores, à exemplo da dopamina, quando necessário. Embora não existam evidências documentadas de que os corticosteroides intravenosos são benéficos para o manejo das RTAs do tipo anafiláticas, considerações teóricas fazem com que a maioria dos clínicos inclua uma infusão de hidrocortisona ou prednisolona, se uma resposta imediata à epinefrina não ocorrer. Intubação endotraqueal e ventilação mecânica assistida podem ser necessárias para tratar broncoespasmo grave. Em casos de edema grave de laringe, ventilação por cateter transtraqueal ou traqueostomia podem ser igualmente necessárias. Todos os pacientes com RTAs moderadas e severas devem ficar em observação por, pelo menos, 6 horas após o evento adverso. Monitoramento cuidadoso está indicado para aqueles pacientes com obstrução de vias aéreas superiores, hipotensão ou broncoespasmo persistente. É aconselhável guardar o plasma que não foi transfundido para exames imunológicos posteriores.[14,20,22]

PROFILAXIA

A prevenção das RTAs consiste em estabelecer o diagnóstico após a constatação da RT e evitar exposições futuras. O hemocentro responsável pelo hemocomponente deverá ser notificado para que as ações adequadas possam ser tomadas como, por exemplo, a remoção do doador do grupo de doadores, caso indicado, lavagem dos hemocomponentes celulares para a redução do plasma remanescente. Se a reação for devida a presença de anticorpos anti-IgA, produtos sanguíneos com deficiência de IgA deverão ser utilizados.[2,4,15] Medicamentos pré-transfusionais como o acetaminofeno e a difenidramina são amplamente utilizados como medicamentos pré-transfusionais para prevenir reações, apesar da falta de evidência quanto aos seus efeitos preventivos.[2] Dois estudos robustos, descritos a seguir, mostraram essa falta de eficácia. Kennedy e cols., em 2008,[23] realizaram um grande estudo, prospectivo, randomizado, duplo-cego, com acetaminofeno e difenidramina como medicamentos pré-transfusionais *versus* placebo para a prevenção de RTs do tipo febril não hemolítica e alérgica. Um total de 315 pacientes elegíveis foram estudados. Destes, 62 desenvolveram RTs ao receber um total de 4.199 transfusões. Vinte e nove reações ocorreram em pacientes que receberam o medicamento ativo para um total de 2.008 transfusões, enquanto 33 reações ocorreram em pacientes que receberam o placebo e tiveram um total de 2.191 transfusões. A maioria dessas reações (36/62) era de natureza urticariforme. Não houve diferença significativa entre os dois grupos estudados. Sanders e cols., em 2005,[24] conduziram um estudo retrospectivo de 7.900 transfusões administradas em 385 pacientes pediátricos com diagnóstico de câncer ou que realizaram transplante de células-tronco hematopoéticas. A incidência de reações alérgicas foi de 0,75%. Reações alérgicas foram associadas a 0,9% das transfusões em pacientes que receberam difenidramina comparadas a 0,56% nos pacientes que não receberam pré-medicações.

Todos os pacientes submetidos à transfusão de sangue devem ser acompanhados por uma equipe capaz, não somente de identificar os sinais e sintomas relacionados com as RTAs, mas também, habilitada nas condutas de tratamento e prevenção. O registro de RTAs e a observância dos sinais e sintomas associados a essas reações, devem ser objeto permanente de controle e supervisão médica cuidadosa. Serviços que administram transfusões de sangue devem implantar e manter um sistema de notificação e acompanhamento de RTs, de modo a prevenir sua recorrência e diminuir os riscos da transfusão, representando um sistema de vigilância e alarme.

REFERÊNCIAS BIBLIOGRÁFICAS

1. Domen RE, Gerald A, Hoeltge GA. Allergic Transfusion Reactions. An evaluation of 273 consecutive reactions. Arch Pathol Lab Med 2003; 127:316-320.

2. Tobian AA, King KE, Ness PM. Transfusion premedications: a growing practice not based on evidence. Transfusion 2007; 47:1089-1096.

3. Savage WJ, Savage JH, Tobian AA, Thoburn C, Hamilton RG, Schroeder JT, et al. Allergic agonists in apheresis platelet products are associated with allergic transfusion reactions. Transfusion 2012; 52:575.

4. Tobian AA, Savage WJ, Tisch DJ, Thoman S, King KE, Ness PM. Prevention of allergic transfusion reactions to platelets and red blood cells through plasma reduction. Transfusion 2011; 51:1676-1683.

5. Shimada E, Tadokoro K, WatanabeY, Ikeda K, Niihara H, Maeda I, et al. Anaphylactic transfusion reactions in haptoglobin-deficient patients with IgE and IgG haptoglobin antibodies. Transfusion 2002; 42: 766-773.

6. Arthus M. Injections repeetes de serum de cheval chez le lapin. Compt rendu Soc de Biol 1903; 50:20.

7. Von Pirquet C, Schick B. Zur theorie der inkubationszeit. Wuen klin Wchnschr 1903; 16:1244.

8. Wagner R, von Pirquet C. His life and work. Baltimore: The Johns Hopkins Press; 1968.

9. Coombs RRA, Gell PGH. The classification of allergic reactions underlying disease. In: Gell PGH, Coombs RRA (eds). Clinical aspects of immunology. Philadelphia: Davis 1963; p. 317.

10. Schmidt AP, Taswell HF, Gleich GJ. Anaphylactic transfusion reactions associated with anti-IgA antibody. The New Engl J Med 1969; 280:188-193.

11. Vaz AJ, Takei K, Bueno EC. Imunoensaios: fundamentos e aplicações. Guanabara Koogan; 2007.

12. Owen JA, Punt J, Strandford SA, Jones PP, Kuby J. Kuby immunology. New York: W.H. Freeman; 2013.

13. Savage WJ, Tobian AA, Savage JH, Wood RA, Schroeder JT, Ness PM. Scratching the surface of allergic transfusion reactions. Transfusion 2013; 53(6): 1361-1371.

14. Hirayama F. Current understanding of allergic transfusion reactions: incidence, pathogenesis, laboratory tests, prevention and treatment. British J Haemat 2013; 160: 434-444.

15. Sandler SG. How I manage patients suspected of having had an IgA anaphylactic transfusion reaction. Transfusion 2006; 46(1):10-13.

16. Sandler SG, Eder AF, Goldman M, Winters JL. The entity of immunoglobulin A – related anaphylactic transfusion reactions is not evidence based. Transfusion 2015; 55:199-204.

17. Matsuyama N, Yasui K, Amakishi E, Hayashi T, Kuroishi A, Ishii H, et al. The IgE-dependent pathway in allergic transfusion reactions: involvement of donor bloodallergens other than plasma proteins. Int J Hematol 2015; 102:93-100.

18. Wilhelm D, Kluter H, Klouche M, Kirchner H. Impact of allergy screening for blood donors: relationship to nonhemolytic transfusion reactions. Vox Sang 1995; 69:217-221.

19. Savage WJ, Tobian AA, Savage JH, Hamilton RG, Ness PM. Atopic predisposition of recipients in allergic transfusion reactions to apheresis platelets. Transfusion 2011; 51:2337-2342.

20. Tinegate H, Birchall J, Gray A, Haggas R, Massey E, Norfolk D, et al. Guideline on the investigation and management of acute transfusion reactions. Prepared by the BCSH Blood Transfusion Task Force. Br J Haematol 2012; 159:143-153.

21. Sandler SG, Eckrich R, Malamut D, Mallory D. Hemagglutination assays for the diagnosis and prevention of IgA anaphylactic transfusion reactions. Blood 1994; 84:2031-2035.

22. Roback JD. Technical Manual, 17 ed. Bethesda: American Association of Blood Banks; 2011.

23. Kennedy LD, Case LD, Hurd DD, Cruz JM, Pomper GJ. A prospective, randomized, double-blind controlled trial of acetaminophen and diphenhydramine pre transfusion medication versus placebo for the prevention of transfusion reactions. Transfusion 2008; 48:2285-2291.

24. Sanders RR, Maddirala SD, Geiger TL, Pounds S, Sandlund JT, Ribeiro RC, et al. Premedication with acetaminophen or diphenhydramine for transfusion with leucoreduced blood products in children. British J Haemat 2005; 130:781-787.

55

INSUFICIÊNCIA PULMONAR AGUDA ASSOCIADA À TRANSFUSÃO

Antonio Fabron Jr.

INTRODUÇÃO

Enormes progressos têm sido alcançados com relação à segurança das transfusões de componentes do sangue nas últimas décadas. Devido às preocupações relacionadas com a transmissão, por transfusão, do vírus da imunodeficiência humana (HIV) e das hepatites virais, as restrições impostas aos doadores e o uso de testes mais sensíveis têm diminuído substancialmente o risco da transmissão viral por transfusão de sangue. Além disso, a maioria das pesquisas realizadas em medicina transfusional têm tratado de doenças infecciosas. Enquanto o resultado desses esforços tem reduzido substancialmente o risco da transmissão viral por produtos do sangue, relativamente pouca atenção tem sido dada às complicações não infecciosas relacionadas à transfusão, mesmo que tais eventos possam resultar em morte para o paciente.

Duas complicações não infecciosas importantes, e que podem levar a quadro de insuficiência pulmonar aguda – sobrecarga circulatória e TRALI – serão discutidas neste capítulo.

SOBRECARGA CIRCULATÓRIA

Sobrecarga circulatória é o resultado da hipertransfusão em indivíduos com reserva cardíaca diminuída. Em tais pessoas, a rápida ou maciça infusão de sangue, precipita o edema pulmonar agudo secundário à insuficiência cardíaca congestiva (ICC). Embora a hipervolemia com sinais de ICC possam ocorrer em qualquer paciente rapidamente transfundido, o quadro geralmente ocorre com adultos acima de 60 anos e neonatos. Nestes últimos, mesmo pequenas quantidades de sangue podem desencadear o quadro.

As manifestações clínicas da sobrecarga circulatória, tais como dispneia, cianose, taquicardia, edemas e aumento da pressão arterial, acontecem geralmente algumas horas após a transfusão. Manifestações não específicas incluem cefaleia, dor torácica e tosse seca.

A prevalência de sobrecarga circulatória relacionada à transfusão de sangue não é conhecida. No entanto, estima-se que possa ocorrer sobrecarga circulatória em 1 de 708 receptores de transfusões, e 1 em 3.168 pacientes transfundidos com concentrado de hemácias (CH).[1] Estes dados sugerem que sobrecarga circulatória é complicação frequente relacionada à transfusão de sangue. Nesta complicação, aumento da pressão venosa central e do volume de sangue nos pulmões, com diminuição da complacência pulmonar, resultam no edema pulmonar.

O tratamento é o mesmo utilizado para indivíduos com ICC de outras etiologias. Após o diagnóstico, caso seja necessário manter a transfusão, deve ser feita muito lentamente e administrar diuréticos de ação rápida, como a furosemida. Colocar o paciente em decúbito elevado e fornecer suporte de oxigênio através de cateter nasal ou máscara. Para pacientes mais graves, pode ser utilizado flebotomia de 200-400 mL.

Para pacientes com risco de desenvolver o quadro de sobrecarga circulatória, como modo de profilaxia, administrar o produto lentamente (1 mL/kg peso/hora) e utilizar diuréticos.[2]

INSUFICIÊNCIA PULMONAR AGUDA ASSOCIADA A TRANSFUSÃO (TRALI)

Embora ainda não haja consenso definitivo, insuficiência pulmonar aguda associada a transfusão (TRALI), tem sido definida como sendo complicação da transfusão de sangue alogênico, caracterizada por hipoxemia e edema pulmonar não cardiogênico, que ocorrem geralmente entre 4 e 6 horas após a transfusão.[3] Manifestada tipicamente por dispneia, febre e hipotensão, TRALI foi reconhecida como uma entidade clínica nos anos 1980.[4] Recentemente, TRALI foi reportada pelo Food and Drug Administration (FDA) como sendo a primeira causa de morte relacionada à transfusão de sangue nos Estados Unidos.[5] Portanto, TRALI representa importante síndrome clínica. Embora muito se tenha aprendido sobre esta síndrome desde que foi descrita, ainda é pouco entendida na patogênese, no tratamento e na prevenção.

Epidemiologia

A frequência de TRALI não é conhecida e é provável que seja pouco diagnosticada. Estima-se, por meio de estudos clínicos, uma variação de 1:1.300 a 1:5.000 transfusões.[6] Por ser condição pouco considerada entre clínicos, e mesmo entre os hemoterapeutas, é facilmente confundida com outras situações de insuficiência respiratória aguda como, por exemplo, a síndrome de angústia respiratória do adulto (SARA), sobrecarga de fluidos e ICC; acredita-se que este evento deva acontecer com maior frequência que relatado.

Casos de TRALI têm sido documentados em todas as idades e igualmente em homens e mulheres. Os fatores de risco que contribuem para o desencadeamento de TRALI não são conhecidos. No entanto, tem sido sugerido que pacientes com doenças onco-hematológicas e aqueles submetidos a cirurgias cardíacas teriam maior predisposição para TRALI. Além disso, muitos casos de TRALI parecem ocorrer em pacientes com condições clínicas graves no momento da transfusão.[7]

TRALI está associada à transfusão de componentes sanguíneos que contenham plasma. Esses componentes incluem sangue total, CH, concentrado de plaquetas (CP) randomizadas e por aféreses, granulócitos coletados por aféreses e plasma fresco congelado (PFC).[8] Produtos contendo menos que 60 mL de plasma, tais como crioprecipitado e concentrado de plaquetas, são suficientes para iniciar o evento pulmonar. A severidade do quadro de TRALI não parece estar relacionada ao tipo de produto transfundido e à quantidade de plasma do produto, e não parece ser dependente da dose ou título de anticorpos no produto transfundido. No entanto, a ocorrência de TRALI parece aumentar com a transfusão de componentes estocados por mais tempo.

Fisiopatologia

Embora o exato mecanismo patológico de TRALI ainda não tenha sido totalmente elucidado, não exista consenso quanto à sua patogênese e tenha sido sugerido que tanto mecanismos imunológicos como não imunológicos possam desencadear TRALI, existem fortes indícios de que seja um evento mediado imunologicamente. É possível também que existam fatores próprios do paciente que possam contribuir para desencadeamento do quadro de TRALI, por meio de um desses mecanismos, ou da combinação de ambos.

Mecanismos imunológicos

Diferentemente da maioria das reações transfusionais desencadeadas por mecanismo imune, em TRALI, os anticorpos são tipicamente do doador. Em menos de 10% dos casos de TRALI, os aloanticorpos podem ser originários do receptor e dirigidos contra aloantígenos leucocitários do doador.[9]

Postula-se que a transferência passiva de anticorpos do doador, presentes no componente sanguíneo transfundido, possa interagir com antígenos leucocitários (geralmente granulócitos) do receptor, o que pode resultar na ativação da cascata do complemento. A ativação de componentes do sistema de complemento, como C5a, promoveria sequestro de granulócitos na microcirculação pulmonar, causando danos ao endotélio vascular e, subsequentemente, extravasamento de líquido para os alvéolos e interstício pulmonar, desencadeando o quadro de edema pulmonar não cardiogênico.

Nos últimos 20 anos, numerosos relatos têm documentado a presença de anticorpos anti-HLA classe I e antigranulócitos específicos no plasma de doadores do componente sanguíneo implicado no aparecimento de TRALI. No estudo clássico de Popovsky e Moore, os autores identificaram a presença de anticorpos antigranulócitos de especificidade indeterminada em, pelo menos, 1 doador em 32 casos (89%), e anticorpos anti-HLA (maioria com especificidade classe I) em 26 casos (72%).[10] Os aloantígenos granulocitários específicos que têm sido implicados em episódios de TRALI incluem NA1 (ou HNA-1a), NA2 (ou HNA-1b), 5b, NB2 e NB1 (ouHNA-2a).

Embora anticorpos dirigidos contra antígenos leucocitários tenham sido associados com TRALI, o mecanismo pelo qual eles causam os sinais e sintomas clínicos de TRALI não é claro. Recentemente, a descoberta de anticorpos anti-HLA classe II (anti-HLA DR) em casos de TRALI, tem levado a pensar que a ativação de monócitos possa desempenhar algum papel na fisiopatologia de TRALI.[9]

A maioria dos doadores implicados em TRALI são mulheres multíparas. Isto deve estar associado à formação de anticorpos pela mãe, após exposição à aloantígenos paternos presentes nos leucócitos fetais.[11]

Embora exista forte evidência de que anticorpos antileucocitários possam desencadear TRALI,

questão importante, e ainda não respondida, é se todos os anticorpos dirigidos contra antígenos leucocitários podem igualmente desencadear TRALI. Esta questão é muito importante devido ao potencial rastreamento de doadores para prevenir TRALI. Densmore e cols. demonstraram que doadoras femininas têm frequentemente anticorpos anti-HLA classe I e ou/classe II.[12] No entanto, a relativa infrequência dos casos de TRALI, sugere que nem todos os doadores com anticorpos causarão o TRALI. Além disso, mesmo quando anticorpo do doador e o correspondente antígeno do receptor estão presentes, não ocorre necessariamente o aparecimento do TRALI. Portanto, melhor entendimento sobre qual desses anticorpos são mais prováveis de causar TRALI, poderão permitir descartar apenas a subpopulação de tais doadores, sem descartar os doadores que pouco provavelmente causariam o quadro pulmonar agudo.

Mecanismos não imunológicos

A despeito do significante rol de evidências de que anticorpos antileucocitários podem e causam TRALI, tais anticorpos não têm sido demonstrados em muitos casos. Alguns autores têm levantado a hipótese de que a geração de lipídeos biologicamente ativos, interleucina (IL)-6 ou IL-8, encontrados em componentes celulares estocados possam desencadear TRALI.[13] Em adição, um estudo recente demonstrou evidente inflamação sistêmica em pacientes que desenvolveram TRALI e possível TRALI, e sua relação com a documentada presença de citocinas, mas não casos de insuficiência pulmonar associada à sobrecarga de volume.[14]

Outra hipótese é que dois estímulos são necessários para produzir evidência clínica de TRALI: o primeiro seria a predisposição clínica do paciente, tal como cirurgia, trauma ou presença de infecção severa; o segundo, relacionado à infusão de modificadores da resposta biológica, tais como lípides biologicamente ativos, citocinas (fator de necrose tumoral, IL-1, IL-6, IL-8) ou a presença de aloanticorpos leucoaglutinantes, presentes no componente celular transfundido.[15] Esta hipótese tem sido sustentada pelo fato de que TRALI parece ser mais comum após a transfusão de componentes sanguíneos estocados por períodos mais longos de tempo. No entanto, é improvável que lípides biologicamente ativos sejam responsáveis por todos os casos de TRALI, uma vez que eles não têm sido demonstrados em PFC, um componente frequentemente implicado em casos de TRALI.

Apresentação clínica

TRALI é uma séria complicação da transfusão de sangue e que, na sua forma clássica, é praticamente indistinguível da SARA. Com base na definição proposta na última Conferência de Consenso sobre TRALI, em pacientes sem condição prévia de insuficiência pulmonar aguda, o diagnóstico clínico de TRALI é feito se existe uma situação nova de insuficiência pulmonar aguda, que ocorra durante ou até 6 horas após completada a transfusão, e sem outros fatores de risco para situação de insuficiência pulmonar aguda. Os sintomas de TRALI incluem dispneia aguda, sinais de hipoxemia com $PaO_2/FIO_2 < 300$ mmHg ou saturação de $O_2 < 90\%$ e cianose, edema pulmonar bilateral evidenciado por raios X de tórax (Figura 55.1) e sem evidência de sobrecarga circulatória.[3] A frequência desses e de outros sinais e sintomas, também vistos em casos de TRALI, são mostrados na Tabela 55.1. A hipotensão, frequentemente observada em pacientes com TRALI, geralmente não responde à infusão de fluidos endovenosos. O exame físico é compatível com edema pulmonar não cardiogênico. Em contraste com a sobrecarga circulatória, pacientes com TRALI apresentam pressão venosa central (PVC) e pressão capilar pulmonar normais, com ausência da terceira bulha cardíaca. Embora a maioria dos casos de TRALI relatados na literatura se refiram à forma clássica, considerada como severa, na realidade, TRALI representa uma variação de severidade clínica, e casos mais leves têm sido relatados.

TABELA 55.1 SINTOMAS ASSOCIADOS COM TRALI

SINTOMAS E SINAIS	FREQUÊNCIA
Dispneia	Muito comum
Hipóxia	Muito comum
Edema pulmonar bilateral	Muito comum
Febre (aumento 1 a 2 °C)	Muito comum
Taquicardia	Comum
Hipotensão	Comum
Cianose	Comum
Hipertensão	Raro

Diagnóstico laboratorial

Não existe um teste rápido e conclusivo para o diagnóstico laboratorial de TRALI. Após iniciar o tratamento dos sintomas agudos do paciente, investigação laboratorial deve ser realizada na tentativa de confirmar a suspeita clínica de TRALI. Durante a última Conferência de Consenso sobre TRALI, algumas estratégias na investigação de casos suspeitos foram sugeridas (Tabela 55.2).[16] O diagnóstico de TRALI é definitivamente confirmado se existe concordância entre o anticorpo encontrado no plasma do doador com o antígeno presente nos leucócitos do receptor (cross-match positivo). Entretanto, se o anticorpo não reage com as células do receptor, a simples presença de tais aloanticorpos é considerada evidência forte de TRALI, uma vez que até 40% dos casos não mostram concordância. Recentemente, foi documentada a presença de leucopenia transitória

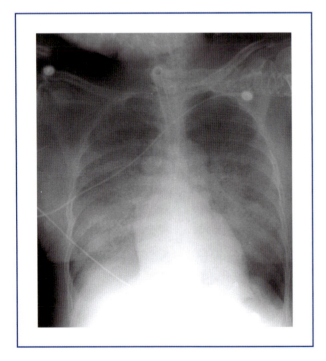

FIGURA 55.1 Raios X de tórax mostrando infiltrado pulmonar bilateral consistente com edema pulmonar.

TABELA 55.2
INVESTIGAÇÃO LABORATORIAL EM CASOS SUSPEITOS DE TRALI

- Estratégia na investigação de um caso
- Examinar todos os componentes transfundidos dentro de 6 horas antes da reação
- Iniciar pelos doadores de maior risco (multíparas), primeiro os que doaram PFC e pelos componentes mais recentemente transfundidos

- Doador: testar anticorpos anti-HLA classe I e II e antigranulócitos
- Não existe consenso quanto ao método mais adequado
- Se possível, identificar a especificidade do anticorpo

- Receptor: fazer as tipagens HLA classe I e II e granulocitária, se possível
- Testar anticorpos, se anticorpos não foram identificados no doador

- Realizar *cross-match*, se forem encontrados anticorpos

---

em pacientes que apresentaram TRALI após transfusão de concentrado de plaquetas com anticorpos antileucocitários.[17] Com base neste achado, recomenda-se a contagem de leucócitos quando da investigação de reações pulmonares após transfusão de componentes do sangue. Além disso, doadores de pacientes que apresentaram leucopenia transitória deveriam ser investigados para a presença de anticorpos leucocitários.

O diagnóstico laboratorial de TRALI pode ser problemático porque anticorpos anti-HLA e/ou granulocitários não são encontrados em todos os doadores. As possíveis explicações incluem resultados falso-negativos, a presença de aloanticorpos para os quais os testes não foram realizados (isto é, anticorpos dirigidos contra antígenos outros que HLA-I ou II ou granulócitos), a presença de possíveis anticorpos no receptor e não no doador, ou os casos de TRALI causados por mecanismos não imunológicos.

Como a maioria dos métodos laboratoriais, rotineiramente utilizados, têm identificado em doadores apenas causas imunológicas de TRALI, muitos casos não serão diagnósticados.

Tratamento

Não existe tratamento específico para TRALI. O tratamento requer a manutenção do equilíbrio hemodinâmico do paciente. O suporte ventilatório, que varia da oxigenação até a intubação orotraqueal com ventilação mecânica, é requerido pela quase totalidade dos pacientes e deve ser instituído o mais precocemente possível. Devido à hipotensão não responder à infusão de fluidos, que ocorre na maioria dos pacientes, o uso de vasopressores pode ser necessário. O uso de diurético não está indicado, uma vez que a fisiopatologia não é de sobrecarga de volume.

Em um Fórum Internacional debatido por 10 especialistas sobre o tratamento de escolha em casos de TRALI, houve concordância geral que o aspecto principal da terapia para TRALI inclui suporte ventilatório e hemodinâmico e o uso de fluidos e vasopressores, se necessário. O uso de corticosteroides foi indicado por metade dos especialistas, mesmo considerando que pouco se sabe sobre a real eficácia do seu uso.[18]

Prognóstico

Diferentemente dos pacientes com SARA, pacientes com TRALI têm bom prognóstico. Pacientes com TRALI geralmente melhoram clinicamente dentro de 48 a 96 horas do início da reação. O quadro de infiltrado pulmonar, visto por raios X de tórax (Figura 55.1), desaparece dentro de 1 a 4 dias.[19] No entanto, em aproximadamente 20% dos pacientes, a hipóxia e o infiltrado pulmonar pode permanecer por até 7 dias. Na maioria dos pacientes com TRALI, as lesões pulmonares são geralmente transitórias, não deixando sequelas.[19]

Embora pacientes com TRALI tenham um excelente prognóstico, evolução fatal tem sido relatada em aproximadamente 5 a 10% dos casos.[19]

Prevenção

Como a fisiopatologia e a etiologia de TRALI não são totalmente elucidadas e como não existe um teste diagnóstico rápido, recomendações claras para a prevenção de novos casos de TRALI não existem. Além disso, não existe suficiente evidência, até o momento, para recomendar algum teste de rastreamento e/ou medidas outras de descarte que possam ser implementadas para excluir doadores no sentido de reduzir o risco de TRALI. No entanto, algumas medidas têm sido sugeridas para sua prevenção, e estas incluem o descarte de todos os doadores implicados em casos de TRALI, o descarte de todas as mulheres multíparas ou o uso de plasma de multíparas, apenas para o fracionamento em derivados proteicos do plasma, o rastreamento de todos os doadores (ou apenas mulheres multíparas) para anticorpos anti-HLA e antigranulócitos, o uso de CH desleucotizados antes da estocagem e o uso de componentes celulares mais jovens (CH estocados menos de 10 dias e plaquetas obtidas por aférese estocadas menos de 2 dias). Recentemente, um estudo experimental demonstrou que a filtração pré-estocagem de concentrado de hemácias foi capaz de remover anticorpos e diminuir a quantidade de lípides do sobrenadante atenuando TRALI *in vivo*.[20]

CONCLUSÕES

TRALI é uma síndrome clínica complexa que, provavelmente, não represente uma única doença. Nos últimos anos, tem havido número crescente de relatos de casos de TRALI, o que mostra que o pulmão está emergindo como uma importante área de investigação para as complicações severas das transfusões. A implementação de programas de hemovigilância são fundamentais no sentido de educar os profissionais envolvidos com a transfusão de componentes do sangue para um melhor reconhecimento, diagnóstico e notificação dos efeitos adversos das transfusões. Além disso, dados gerados de programas de hemovigilância na França e Canadá sugerem que deveria se dar prioridade à pesquisas relacionadas aos riscos não infecciosos das transfusões como, por exemplo, TRALI. Espera-se que, nos próximos anos, muitas das questões ainda não respondidas e controversas sobre TRALI possam ser elucidadas o que, consequentemente, ajudará na prevenção e manejo desta severa complicação transfusional.

REFERÊNCIAS BIBLIOGRÁFICAS

1. Popovsky MA, Taswell HF. Circulatory overload: an underdiagnosed consequence of transfusion (abstract). Transfusion 1985; 25:469.

2. Brecher ME. Technical manual. 15 ed. Bethesda: AABB 2005; 648-649.

3. Toy P, Popovsky MA, Abraham E, Ambruso DR, Holness LG, Kopko PM, et al. Transfusion-related acute lung injury: definition and review. Crit Care Med 2005; 33:721-726.

4. Popovsky MA, Abel MD, Moore SB. Transfusion-related acute lung injury associated with passive transfer of antileukocyte antibodies. Am Rev Respir Dis 1983; 128:185-189.

5. Fatalities Reported to FDA following Blood Collection and Transfusion. Annual summary for fiscal year 2014.

6. Toy P, Gajic O, Bacchetti P, Looney MR, Gropper MA, Hubmayr R, et al. Transfusion-related acute lung injury: incidence and risk factors. Blood 2012; 119: 1757-1767.

7. Sachs UJ. Recent insights into the mechanism of transfusion-related acute lung injury. Curr Opin Hematol 2011; 18:436-442.

8. Vlaar AP, Binnekade JM, Prins D, van Stein D, Hofstra JJ, Schultz MJ, et al. Risk factors and outcome of transfusion-related acute lung injury in the critically ill: a nested case-control study. Crit Care Med 2010; 38:771-778.

9. Kopko PM, Paglieroni TG, Popovsky MA, Muto KN, Mackenzie MR, Holland PV. TRALI: correlation of antigen-antibody and monocyte activation in donor-recipient pairs. Transfusion 2003; 43:177-184.

10. Popovsky MA, Moore SB. Diagnostic and pathogenetic considerations in transfusion-related acute lung injury. Transfusion 1985; 25(6):573-577.

11. Triulzi DJ, Kleinman S, Kakaiya RM, et al. The effect of previous pregnancy and transfusion on HLA alloimmunization in blood donors: implications for a transfusion-related acute lung injury risk reduction strategy. Transfusion 2009; 49(9):1825-1835.

12. Densmore TL, Goodnough LT, Ali S, Dynis M, Chaplin H. Prevalence of HLA sensitization in female apheresis donors. Transfusion 1999; 39:103-106.

13. Silliman CC, Boshkov LK, Mehdizadehkashi Z, Elzi DJ, Dickey WO, Podlosky L, Clarke G, Ambruso DR. Transfusion-related acute lung injury: epidemiology and a prospective analysis of etiologic factors. Blood 2003; 101(2):454-462.

14. Vlaar AP, Hofstra JJ, Determann RM, et al. The incidence, risk factors and outcome of transfusion-related acute lung injury in a cohort of cardiac surgery patients: a prospective nested case control study. Blood 2011; 117:4219-4225.

15. Silliman CC. The two-event model of transfusion-related acute lung injury. Crit Care Med 2006; 34(5 Suppl):S124-131.

16. Kleinman S, Caulfield T, Chan P, Davenport R, McFarland J, McPhedran S, et al. Toward an understanding

of transfusion-related acute lung injury: statement of a consensus panel. Transfusion 2004; 44:1774-1789.

17. Fadeyi EA, Muniz MA, Wayne AS, Klein HG, Leitman SF, Stroncek DF. The transfusion of neutrophil-specific antibodies causes leucopenia and a broad spectrum of pulmonary reactions. Transfusion 2007; 47:245-250.

18. Engelfriet CP, Reesink HW, Brand A, Palfi M, Popovsky MA, Martin-Vega C, et al. Transfusion-related acute lung injury (TRALI). Vox Sang 2001; 81(4): 269-283.

19. Webert KE, Blajchman MA. Transfusion-related acute lung injury. Curr Opin Hematol 2005; 12(6): 480-487.

20. Silliman CC, Kelher MR, Khan SY. Experimental prestorage filtration removes antibodies and decreases lipids in RBC supernatants mitiging TRALI in vivo. Blood 2014; 123(22):3488-3495.

56

EFEITOS IMUNES E INFLAMATÓRIOS ASSOCIADOS À TRANSFUSÃO

José Orlando Bordin
Dante Mário Langhi Júnior

Embora os candidatos à doação de sangue sejam examinados por triagem clínica rigorosa, e o sangue coletado seja submetido à investigação laboratorial pré-transfusional abrangente, as transfusões de produtos hemoterápicos alogênicos podem ser associadas à ocorrência de reações adversas nos pacientes transfundidos. Tais complicações transfusionais incluem: reações transfusionais hemolíticas agudas e tardias, aloimunização, doença do enxerto contra hospedeiro, transmissão de agentes infecciosos e alterações imune-inflamatórias.

A literatura especializada acumulou um número considerável de estudos que sugerem que transfusões de sangue alogênico podem estar clinicamente associadas a efeitos imunomodulatórios nos pacientes transfundidos. A imunomodulação associada às transfusões alogênicas poderia influenciar negativamente o prognóstico clínico geral de pacientes submetidos a cirurgias para tratamento de tumores malignos, uma vez que as transfusões alogênicas administradas no período perioperatório poderiam provocar distúrbios na regulação do sistema imunológico permitindo crescimento tumoral descontrolado. Além disso, a imunossupressão do sangue alogênico poderia estar relacionado a um aumento na incidência de infecções bacterianas diagnosticadas no período pós-operatório de cirurgia abdominais, torácicas ou ortopédicas. Em contraste, os efeitos imunossupressores associados às transfusões alogênicas podem ser benéficos para grupos selecionados de pacientes, prolongando a sobrevida de enxertos renais, reduzindo o número de crises recidivantes em pacientes com doenças intestinais inflamatórias e diminuindo a taxa de recorrência de abortos espontâneos em gestantes (Tabela 56.1).

RESPOSTA IMUNE NORMAL

Para iniciar a resposta imune normal, os linfócitos T devem reconhecer aloantígenos associados a moléculas do complexo de histocompatibilidade maior (MHC, HLA). Os complexos de peptídeos são apresentados ao receptor de células T por células dendríticas que participam da resposta imune como células apresentadoras de antígenos. Os linfócitos T dos receptores respondem aos aloantígenos associados às moléculas de HLA usando duas vias distintas. A primeira envolve a apresentação direta de moléculas intactas do HLA presentes em

TABELA 56.1
EFEITOS CLÍNICOS DA IMUNOMODULAÇÃO ASSOCIADA À TRANSFUSÃO DE SANGUE ALOGÊNICO
1. Maléficos   • Imunossupressão facilitando a proliferação de células malignas   • Imunossupressão causando maior suscetibilidade à infecção
2. Benéficos   • Aumento da sobrevida de enxerto renal   • Redução na incidência de abortamento espontâneo   • Diminuição da taxa de recidiva da doença de Crohn

células apresentadoras de antígenos do doador aos linfócitos T do receptor. A segunda, indireta, envolve a apresentação de peptídeos HLA processados presentes em células apresentadoras de antígeno do receptor. Além dessa apresentação, sinais coestimulatórios são necessários para possibilitar a geração e amplificação da resposta de células T. Nesse contexto, a molécula B7-1 (CD80) inicia um sinal via receptor CD28, enquanto a molécula B7-2 (CD86) libera um sinal coestimulatório que resulta em proliferação clonal de células T. Ocorre produção de interleucina 2 (IL-2) que alimenta de modo retroativo a proliferação de linfócitos T, e auxilia a diferenciação de células T para a via Th1 que é relacionada à imunidade mediada por células. A IL-4 dirige as células T para a via Th2 que controla a produção de anticorpos por células B. A proliferação de linfócitos B é induzida, principalmente, pela IL-2 e IL-5, enquanto a IL-6 participa da maturação dos linfócitos B (Figura 56.1).

MECANISMOS DOS EFEITOS IMUNES E INFLAMATÓRIOS ASSOCIADOS À TRANSFUSÃO

Têm sido postulados vários mecanismos possivelmente responsáveis pela imunomodulação e inflamação associadas à transfusão de sangue alogênico incluindo: 1) transfusão de leucócitos alogênicos ativos; 2) infusão de substâncias biológicas solúveis secretadas por grânulos ou membranas de leucócitos que se acumulam durante o armazenamento no sobrenadante de concentrados

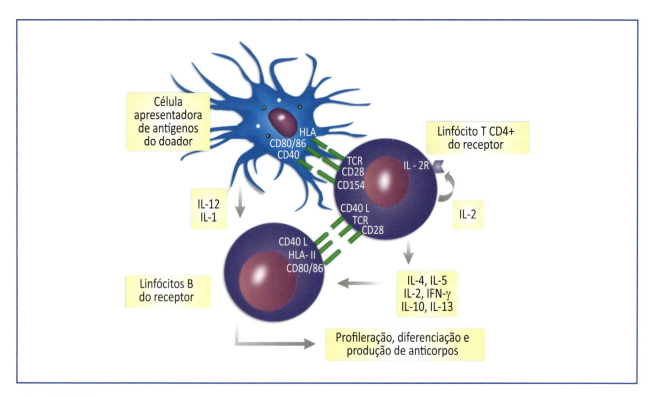

FIGURA 56.1 Interações biológicas da resposta imune pós-transfusional.

TABELA 56.2
ALTERAÇÕES DA FUNÇÃO IMUNE ASSOCIADA À TRANSFUSÃO DE SANGUE ALOGÊNICO

- Diminuição de células CD4+
- Diminuição da relação CD4+/CD8+
- Diminuição da resposta de linfócitos a mitógenos
- Redução da hipersensibilidade tardia
- Diminuição do número e da função de células NK
- Diminuição da função de fagocitose de monócitos/macrófagos
- Ativação de células B e hipergamaglobulinemia
- Diminuição da produção de citocinas Th1
- Aumento da produção de citocinas Th2
- Aumento da produção de anticorpos anti-idiotipos

de hemácias e plaquetas; e 3) transfusão de peptídeos HLA solúveis ou outros mediadores que circulam no plasma alogênico. Não há confirmação clínica precisa sobre essas hipóteses, e os mecanismos não são mutuamente exclusivos sendo possível que ocorra ação sinérgica entre eles. A leucorredução realizada antes do armazenamento de hemocomponentes não só retira os leucócitos como previne o acúmulo de mediadores biológicos durante o armazenamento dos produtos hemoterápicos. Substâncias tais como a histamina, a mieloperoxidase e o inibidor da ativação do plasminogênio, têm sido detectadas no sobrenadante de concentrados celulares e podem causar lesão tissular e efeitos inflamatórios nos receptores de transfusão. Além disso, citocinas do tipo Th2 estão aumentadas em concentrados de hemácias não leucorreduzidos e podem causar efeitos imunossupressores em pacientes transfundidos. Conforme apresentado na Tabela 56.2, as transfusões de sangue alogênico podem causar várias alterações da função imune do receptor, particularmente na imunidade mediada por células.

TRANSFUSÃO DE SANGUE E CÂNCER

A provável associação entre transfusão de sangue alogênico administrada no perioperatório e aumento na taxa de recidiva de câncer foi relatada pela primeira vez por Gantt, em 1981. Desde então, foram publicados mais de 100 estudos, retrospectivos e prospectivos, que avaliam os efeitos da transfusão de sangue alogênico no pré-operatório na taxa de recidiva de câncer e/ou no prognóstico geral de pacientes com doença maligna submetidos à cirurgia. Entretanto, devido aos dados disponíveis serem predominantemente de estudos retrospectivos ou investigações prospectivas observacionais, esses estudos não devem ser aceitos como definitivos. Os efeitos negativos da transfusão de sangue alogênico foram observados em aproximadamente 60% dos estudos que avaliaram pacientes portadores de uma grande variedade de doenças malignas incluindo tumores de mama, pulmão, rim, próstata, estômago, colo de útero, vulva, cabeça e pescoço, laringe, tecidos moles, ossos e metástases hepáticas, sendo que em cerca de 40% dos estudos o efeito adverso não foi detectado.

Resultados de estudos envolvendo pacientes com carcinoma colorretal foram submetidos à meta-análise por dois grupos de autores independentes. O primeiro grupo de investigadores relatou que a razão de risco (*odds ratio*, OR) de recidiva de câncer, morte associada ao câncer e morte por outra etiologia em pacientes submetidos à transfusão de sangue alogênico foi 1,80, 1,76 e 1,63, respectivamente. Os autores concluíram que a transfusão de sangue alogênico estava associada com maior risco de recidiva de câncer. O segundo grupo de investigadores concluiu que a transfusão de sangue alogênico no pré-operatório pode aumentar o RR (risco relativo) de câncer em 37% (20-50%; inter-

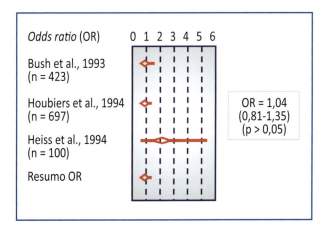

FIGURA 56.2 Resultados dos estudos clínicos randomizados realizados para analisar a correlação entre transfusão de sangue e recidiva de câncer colorretal.

valo de confiança (IC) 95%). A Figura 56.2 resume os resultados dos principais estudos clínicos randomizados que analisaram a possível associação entre transfusão alogênica e recidiva precoce de câncer colorretal.

Uma meta-análise realizada com resultados de diversos estudos observacionais publicados, concluiu que o risco de uma evolução desfavorável variou de 6% no câncer de mama a 262% para carcinomas de cabeça e pescoço. A associação entre transfusão de sangue alogênico e pior prognóstico foi significante em todos os tipos de câncer, exceto com o de mama. A possível correlação entre transfusões alogênicas e o risco de desenvolver câncer foi avaliado em, aproximadamente, 37.000 mulheres sem diagnóstico prévio de câncer, e com idade variando de 55 a 69 anos. Os resultados indicaram que o RR era de 2,20 (IC 95%: 1,35 a 3,58) para linfoma não Hodgkin, e de 2,53 (IC 95%: 1,34 a 4,78) para câncer renal. Um estudo que acompanhou 29.910 pacientes hospitalizados na Suécia, observou que os pacientes transfundidos apresentaram maior risco para aparecimento de linfomas e câncer de pele, no período de 3 a 9 anos, que os pacientes-controles não transfundidos. É importante ressaltar que na maioria dos estudos citados acima as transfusões alogênicas não eram leucorreduzidas.

A correlação entre transfusões alogênicas e crescimento de tumores também foi investigada em modelos experimentais com animais. Embora exista controvérsia sobre o efeito das transfusões alogênicas na evolução de neoplasias malignas em estudos clínicos, os resultados de modelos experimentais indicam, com maior concordância, que as transfusões alogênicas aceleram o crescimento de tumores em animais. Em modelo com roedores, foi demonstrado que camundongos transfundidos com sangue alogênico, e inoculados intramuscularmente com células de melanoma maligno singênico (tumor B16) ou mastocitoma singênico (tumor P815), desenvolveram tumores significantemente maiores que camundongos transfundidos com sangue singênico e inoculação das células tumorais. Resultados similares foram abservados quando células do tumor B16 foram inoculadas endovenosamente para verificação do número de nódulos pulmonares metastáticos.

A importância do momento em que as transfusões alogênicas são administradas também foi examinada. Modelos experimentais com camundongos e coelhos revelam que o sangue alogênico está associado a crescimento tumoral quando administrado previamente à inoculação das células tumorais. Para melhor reproduzir o que é observado clinicamente, em pacientes com câncer que recebem transfusões alogênicas, a participação das transfusões alogênicas no crescimento tumoral foi investigada em animais que receberam transfusões alguns dias após a inoculação de células tumorais, isto é, após a instalação biológica do tumor. Nesses experimentos, os animais que receberam transfusões alogênicas apresentaram um número de nódulos pulmonares metastáticos significantemente maior que animais infundidos com sangue singênico ou soro fisiológico, demonstrando que transfusões de sangue alogênico estavam associadas a crescimento tumoral também em animais com tumores biologicamente instalados.

De relevância clínica e fisiopatológica, foi observado que animais com tumores, que recebiam transfusões alogênicas não modificadas, desenvolviam número significantemente maior de nódulos pulmonares metastáticos que animais transfundidos com sangue alogênico leucorreduzido. Além disso, foi demonstrado que o crescimento tumoral associado às transfusões alogênicas podia ser prevenido com a remoção dos leucócitos alogênicos antes do armazenamento do sangue, mas que a proteção oferecida pela leucorredução não ocorria se a remoção dos leucócitos fosse realizada após o armazenamento do sangue. Foi evidenciado, também, que camundongos transfundidos com *buffy-coat* alogênico desenvolviam número significantemente maior de nódulos pulmonares metastáticos que animais que recebiam sangue alogênico leucorreduzido, ou plasma alogênico não leucorreduzido. A Tabela 56.3 resume os resultados de estudos experimentais realizados para investigar o efeito de transfusões singênicas ou alogênicas na formação de nódulos tumorais pulmonares em animais.

TRANSFUSÃO DE SANGUE E INFECÇÕES BACTERIANAS

A relação entre transfusão de sangue alogênico e complicações infecciosas bacterianas pós-opera-

TABELA 56.3
EFEITO DE TRANSFUSÕES SINGÊNICAS OU ALOGÊNICAS NA FORMAÇÃO DE NÓDULOS TUMORAIS PULMONARES EM ANIMAIS EXPERIMENTAIS

MODELO ANIMAL	DIA DA TRANSFUSÃO*	MEDIANA DO NÚMERO DE NÓDULOS PULMONARES – TRANSFUSÃO DE SANGUE SINGÊNICO	MEDIANA DO NÚMERO DE NÓDULOS PULMONARES – TRANSFUSÃO DE SANGUE ALOGÊNICO	VALOR DE P
Camundongo	-10 e -7	1,0	5,0	0,01
Camundongo	0 e +4	3,0	48,0	0,009
Camundongo	+4 e +9	6,5	90,0	0,0003
Camundongo	+9 e +11	9,0	36,0	0,002
Coelho	-10 e -7	3,0	27,5	0,0006
Coelho	+4 e +9	20,0	68,0	0,0027

tórias foi examinada por diversos estudos clínicos. Os resultados são predominantemente advindos de estudos não controlados que não oferecem evidências concretas de que transfusão de sangue alogênico no pré-operatório represente fator prognóstico independente para complicações sépticas pós-operatórias. Um estudo clínico prospectivo randomizado, que selecionou pacientes com câncer colorretal para receberem sangue autólogo ou alogênico, detectou de modo mais convincente que a taxa de infecção bacteriana pós-operatória em pacientes transfundidos com sangue alogênico era significantemente mais elevada que a taxa de infecção bacteriana em indivíduos transfundidos com sangue autólogo (27% vs. 12%, p = 0,036). Através de análise de regressão multivariada, detectou-se que o grupo de pacientes transfundidos com sangue alogênico apresentava probabilidade quase três vezes maior (OR = 2,84; 1,02-7,98, IC 95%: p = 0,047) de desenvolver infecção bacteriana pós-operatória que o grupo de pacientes transfundidos com sangue autólogo.

Alguns estudos clínicos prospectivos randomizados avaliaram o impacto da transfusão de sangue na prevalência de infecções bacterianas pós-operatórias em pacientes transfundidos. Um estudo multicêntrico randomizado avaliou 697 pacientes submetidos à cirurgia colorretal para receber concentrado de hemácias leucorreduzidas e sem *buffy-coat*, ou concentrado de hemácias alogênicas não leucorreduzidas sem o *buffy-coat*. Nenhuma diferença foi observada quanto à prevalência de infecção bacteriana pós-operatória em pacientes transfundidos nos dois grupos estudados. Entretanto, os pacientes transfundidos apresentaram um maior número de infecções bacterianas em relação aos pacientes não transfundidos (39% vs. 24%, p < 0,01). A Figura 56.3 resume os resultados dos principais estudos clínicos randomizados realizados para analisar a correlação entre transfusão de sangue e infecção bacteriana pós-operatória.

Com base nos dados clínicos disponíveis, o índice de infecção bacteriana em pacientes transfundidos com sangue alogênico não modificado varia de 20 a 30%, comparado com 5 a 10% em pacientes não transfundidos, ou transfundidos com sangue

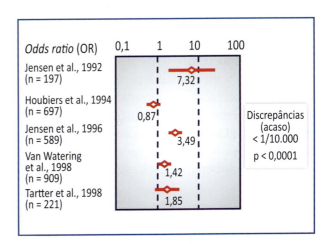

FIGURA 56.3 Resultados dos principais estudos clínicos randomizados realizados para analisar a correlação entre transfusão de sangue e infecção bacteriana pós-operatória.

autólogo. A definição do termo "infecção" nesses pacientes é muito importante, uma vez que se for delimitada a definição de complicações infecciosas nos indivíduos com culturas positivas, a prevalência de infecção fica subestimada, enquanto se a definição de infecção incluir febre, a prevalência ficará superestimada.

TRANSFUSÃO DE SANGUE E MORTALIDADE

Uma possível associação entre transfusão alogênica e mortalidade foi sugerida por estudos clínicos randomizados controlados envolvendo pacientes submetidos à cirurgia cardíaca que receberam transfusões de concentrados de hemácias não leucorreduzidos comparativamente a pacientes receptores de transfusões de concentrados de hemácias leucorreduzidos. Uma meta-análise que incluiu 14 estudos realizados entre 1992 e 2002, que incluíram como grupo de tratamento pacientes que haviam recebido concentrados de hemácias não leucorreduzidos, e como grupos-controle indivíduos que haviam sido transfundidos com concentrados de hemácias autólogos ou concentrados de hemácais leucorreduzidos, não encontrou associação entre transfusão alogênica e mortalidade precoce entre os 14 estudos (OR = 1,20; IC 95%: 0,87-1,65), ou entre 3 estudos randomizados que analisaram mortalidade tardia (OR = 0,87; IC 95%: 0,64-1,19). A análise de subgrupos revelou que havia diferença na taxa de mortalidade precoce em 3 estudos de cirurgia cardíaca (OR = 2,26; IC 95%: 1,31-3,90), e em 7 estudos que compararam receptores de sangue não leucorreduzido com receptores de sangue alogênico leucorreduzido antes do armazenamento (OR = 1,45; IC 95%: 1,00-2,11). Desse modo, a meta-análise concluiu que não foi detectada associação entre transfusão alogênica e mortalidade entre os grupos, mas que a análise de subgrupos sugere uma associação entre transfusão alogênica com leucócitos e mortalidade precoce em pacientes submetidos à cirurgia cardíaca.

CONCLUSÕES

A relação causal entre transfusão de sangue alogênico e efeitos clínicos imunossupressores ou inflamatórios, tais como infecção bacteriana e recidiva precoce de câncer, ainda não foi comprovada por métodos baseados em evidências científicas. Devido aos resultados contraditórios dos estudos clínicos randomizados, ainda é necessária uma melhor definição sobre a influência de transfusões alogênicas na maior suscetibilidade para infecção pós-operatória, recorrência precoce de câncer e maior taxa de mortalidade. Entretanto, dados de estudos clínicos e experimentais justificam a suspeita de que a imunomodulação associada à transfusão ocorra, e possa influenciar a evolução clínica dos pacientes transfundidos nos diversos cenários clínicos. Estratégias tais como a seleção criteriosa de doadores de sangue, a leucorredução de hemocomponentes e o emprego da autotransfusão em pacientes elegíveis podem contribuir para a redução dos efeitos imunes e inflamatórios após transfusão alogênica de hemocomponentes.

BIBLIOGRAFIA CONSULTADA

Blajchman MA, Bordin JO. Mechanisms of transfusion-associated imunossuppression. Curr Opin Hematol 1994; 1:457-461.

Blajchman MA. Allogeneic blood transfusions, immuno-modulation, and postoperative bacterial infection: do we have the answers yet? Transfusion 1997; 37:121-125.

Bordin JO, Bardossy L, Blajchman MA. Growth enhancement of established tumors by allogeneic blood transfusion in experimental animals and its amelioration by leukodepletion: The importance of the timing of the leukodepletion. Blood 1994; 84:344-348.

Bordin JO, Blajchman MA. Blood transfusion and tumor growth in animal models. In: Vamvakas EC, Blajchman MA (eds). Immunomodulatory Effects of Blood Transfusion. Association of Blood Banks 1999; 29-42.

Bordin JO, Heddle NM, Blajchman MA. Biologic effects of white blood cells present in transfused cellular blood products. Blood 1994; 84:1703-1721.

Busch ORC, Hop WCJ, Van Papendrecht MAWH. Blood transfusion and prognosis in colorectal cancer. N Engl J Med 1993; 328:1372-1376.

Cata JP, Wamg H, Gottumukkala V, Reuben J, Sessler DI. Inflammatory response, immunosuppression, and câncer recurrence after perioperative blood transfusions. Br J Anesthes 2013; 110:690-701.

Dzik WH. Leukoreduction of blood components. Curr Opin Hematol 2002; 9:521-526.

Hod EA, Zhang N, Sokol SA. Transfusion of red blood cells after prolonged storage produces harmful effetces that are mediated by iron and inflammmation. Blood 2010; 115:4284-4292.

Houbiers JG, van de Velde CJ, van de Watering LM. Transfusion of red blood cells is associated with increased incidence of bacterial infection after colorectal surgery: a prospective study. Transfusion 1997; 37:126-134.

Raghavan M, Marik PE. Anemia, allogeneic blood transfusion, and immunomodulation in the critically ill. Chest 2005; 127:295-307.

Shander A. Emerging risks and outcomes of blood transfusion in surgery. Semin Hematol 2004; 41:117-124.

Vamvakas EC, Blajchman MA. Deleterious clinical effects of transfusion-associated immunomodulation: fact or fiction. Blood 2001; 97:1180-1195.

Vamvakas EC. Possible mechanisms of allogeneic blood transfusion-associated postoperative infection. Transfus Med Rev 2002; 16:144-160.

Vamvakas EC. Transfusion-associated cancer recurrence and postoperative infection: meta-analysis of randomized, controlled clinical trials. Transfusion 1996; 36:175-186.

Vamvakas EC. WBC-containing allogeneic blood transfusion and mortality: a meta-analysis of randomized controlled trials. Transfusion 2003; 43:963-973.

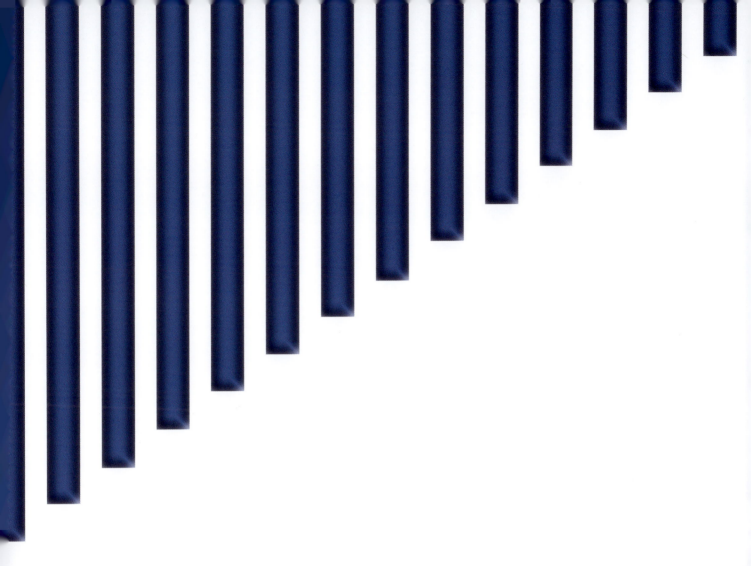

Parte 9

INFECÇÕES TRANSMITIDAS POR TRANSFUSÃO

57

INFECÇÕES TRANSMITIDAS POR TRANSFUSÃO

Antonio Eduardo Benedito Silva
Janaína Luz Narciso-Schiavon
Maria Lucia Gomes Ferraz
Roberto José de Carvalho Filho

INTRODUÇÃO

A pesquisa de marcadores sorológicos dos vírus das hepatites B (HBV) e C (HCV) em candidatos a doadores de sangue foi um grande avanço para se reduzir os casos de hepatites pós-transfusionais (HPTs) em receptores de sangue ou derivados.

Historicamente, a hepatite B foi a primeira infecção a ser identificada como transmissível a um indivíduo por transfusão sanguínea. A associação entre transfusão de hemoderivados e desenvolvimento de hepatite, clinicamente manifesta, foi descrita pela primeira vez em 1943.[1]

A partir da introdução de testes diagnósticos para hepatite B e, posteriormente, indiretos para não A e não B (anti-HBc e ALT), a incidência de HPT foi reduzindo progressivamente na década de 1980. Porém, com a pesquisa sorológica de anticorpos contra o vírus da hepatite C (anti-HCV), esta redução foi mais significativa. Donahue e cols. demonstraram que, com a introdução da pesquisa do anti-HCV na seleção de doadores de sangue, o risco de se adquirir HPT caiu de 3,84% por paciente em 1985/86 para 0,57% por paciente em 1990.[2]

Em 1996, Screiber e cols. estimaram que o risco de transmissão por transfusão de sangue e/ou hemoderivados nos Estados Unidos seria de 1:63.000 e de 1:103.000 por unidade transfundida para o HBV e para o HCV, respectivamente.[3] Casos residuais ainda deveriam ocorrer devido a transfusão de sangue doado no período de janela imunológica destas doenças.[4] Atualmente, o risco estimado de se adquirir hepatite C por transfusão é de 1:2.000.000 por unidade transfundida.[5]

No Brasil, em 1993, a Portaria nº 1.376 normatizou as práticas hemoterápicas, tornando obrigatória a inclusão dos testes para diagnóstico das hepatites B e C, e a determinação do nível sérico de atividade da alanina aminotransferase (ALT), como marcador indireto de HPT, nos exames de triagem de doadores de sangue.[6] Mais recentemente, a determinação da ALT não tem sido mais realizada.

Os testes empregados na triagem sorológica das hepatites B e C em bancos de sangue exibem boa sensibilidade e especificidade. Porém, ao serem aplicados em populações de baixo risco, um percentual considerável de resultados falsos-positivos pode aparecer. Problemas na especificidade dos testes podem acarretar rejeição de doadores desnecessariamente.

Naqueles indivíduos cuja amostra inicial foi positiva para algum teste sorológico, os serviços de hemoterapia repetem o mesmo teste em outra amostra, coletada em outra ocasião. Além disso, alguns serviços realizam a pesquisa de testes suplementares nos soros dos doadores confirmados como positivos. A partir daí, os rejeitados são encaminhados a serviços especializados no acompanhamento de doenças hepáticas.

Neste capítulo, serão revisados alguns aspectos clínicos de ambas as doenças e, posteriormente, serão apresentados os algoritmos para diagnóstico utilizados na Liga de Hepatites da UNIFESP, serviço especializado no atendimento de doadores de sangue rejeitados por algum dos marcadores sorológicos positivo.

HEPATITE B

A hepatite B é um grave problema de saúde pública em todos os países do mundo. Segundo a Organização Mundial da Saúde (OMS), aproximadamente 30% da população do planeta, ou cerca de dois bilhões de pessoas, já foram infectadas pelo HBV. Estima-se que existam cerca de 240 milhões de indivíduos infectados cronicamente.[7]

A OMS acredita que haja na América Latina e no Caribe, aproximadamente 400.000 novas infecções pelo HBV a cada ano. No Brasil, em 1999, dentre as 2.837.937 doações de sangue efetuadas, a prevalência do HBsAg (antígeno de superfície do HBV) foi de 0,7% e a do anti-HBc total (anticorpos contra a porção central do HBV) foi de 4,9%.[8]

No Brasil, a prevalência da infecção pelo HBV varia amplamente conforme a região geográfica estudada, aumentando do Sul para o Norte, onde a região Amazônica caracteriza-se como área de alta prevalência.[9]

Os portadores crônicos do HBV representam a maior fonte de infecção para outras pessoas e apresentam um grande risco de morte por cirrose hepática e/ou carcinoma hepatocelular.[10]

A via de transmissão da hepatite B varia de acordo com a prevalência do HBV em uma determinada região. Nas regiões de alta prevalência, a principal via de transmissão é a vertical, responsá-

vel por 35 a 40% dos casos novos no mundo. Em regiões de baixa endemicidade, a maioria das infecções ocorre em adultos, de forma horizontal, por contato sexual ou exposição a sangue e derivados contaminados com o HBV.[11]

O HBV pertence à família *hepadnaviridae*, nome derivado do seu hepatotropismo e do seu genoma DNA. A hepatite B tem um período de incubação que varia entre 60 e 180 dias. A maioria dos indivíduos, ao entrar em contato com o HBV, apresenta recuperação completa da função hepática após a remissão do quadro, enquanto uma pequena minoria (< 1%) evolui para óbito por falência hepática aguda.[11]

Após a infecção aguda, um percentual variável de indivíduos vai continuar infectado por mais de 6 meses (5 a 10% entre adultos imunocompetentes). Naqueles permanentemente infectados, pode ocorrer a integração do vírus ao genoma da célula hepática do hospedeiro e este passar a expressar vírus ou proteínas virais que podem contaminar outros indivíduos, ou favorecer o aparecimento de neoplasias.[12]

Diagnóstico da hepatite B

O diagnóstico da infecção causada pelo HBV se baseia em aspectos clínicos, bioquímicos e na avaliação do perfil sorológico da doença.

Clinicamente, estima-se que apenas 20% dos pacientes com infecção aguda apresentem o quadro clássico ictérico. A infecção crônica é assintomática na maioria das vezes. Sinais e sintomas aparecem apenas em fases avançadas da doença, quando está descompensada.[11]

Na fase aguda da doença, os níveis séricos das aminotransferases têm elevação acentuada (> 100×), enquanto na fase crônica da doença, esses valores oscilam entre 2 e 5× o limite superior da normalidade.

Para diagnóstico sorológico, antígenos e seus respectivos anticorpos são utilizados, o que permite caracterizar a fase da doença e monitorar a evolução.

Na fase aguda da hepatite B, o primeiro marcador a aparecer no soro é o HBsAg (antígeno de superfície do HBV). Concomitante à instalação do quadro clínico, surge o primeiro anticorpo, o anti-HBc IgM, que permanece positivo por cerca de 4 a 6 meses. Nos casos que evoluem para a cura, há o desaparecimento do HBsAg e, após o sexto mês, passa a ser detectado o anticorpo anti-HBs que confere imunidade à doença.[11]

Em aproximadamente 10% dos adultos imunocompetentes, a infecção pelo HBV persiste por mais de 6 meses, sendo considerada crônica. Sorologicamente, é caracterizada pela persistência do HBsAg por um período superior a 6 meses.

Durante a evolução da infecção crônica pelo HBV, duas fases distintas são identificadas: uma inicial, caracterizada por intensa replicação viral, denominada *replicativa*. Nessa fase, encontram-se positivos no soro, além do HBsAg, o HBeAg e o DNA do HBV (HBV DNA). Este último é pesquisado por técnicas de biologia molecular. Após meses ou anos de evolução, o sistema imune do paciente consegue fazer o vírus parar de se multiplicar, progredindo para uma fase *não replicativa* da infecção. Essa é caracterizada pela conversão HBeAg/anti-HBe, ou seja, desaparecimento no soro do HBeAg e aparecimento do anti-HBe. Nessa fase, em geral, ocorre negativação do HBV DNA.[11]

As diferentes situações na infecção pelo HBV podem ser sorologicamente caracterizadas:

- Infecção aguda: HBsAg e anti-HBc IgM positivos.
- Cura: presença do anti-HBc total e anti-HBs.
- Infecção crônica: HBsAg e anti-HBc total positivos (dependendo da fase evolutiva, positividade ou não do HbeAg).

Desde o início da década de 1990, vários autores demonstraram que a simples caracterização do sistema "e" (HBeAg/antiHBe) não seria suficiente para definir a presença de replicação viral na infecção crônica pelo HBV. Sabe-se hoje que quando a replicação é viral, superior a 2.000 UI/mL, variantes mutantes do HBV e doença hepática significativa podem estar presentes. Portanto, em pacientes HBeAg negativo, a determinação quantitativa do HBV DNA faz parte da avaliação laboratorial dos doentes.

Tratamento da hepatite B

Ao longo do tempo, aproximadamente 20% dos portadores crônicos do HBV pode evoluir para cirrose hepática. Esses indivíduos têm 100 vezes mais chance de desenvolver câncer de fígado que a população geral.[13]

A indicação de tratar ou não o paciente com hepatite B crônica se baseia na presença de replicação viral sérica e na evidência de lesão hepática com caráter progressivo ao estudo histológico. Portanto, devem ser tratados os pacientes com HBsAg positivo por mais de 6 meses e que apresentem:

- HBeAg (+) com níveis elevados de ALT (> 1,5× o normal) e hepatite de interface ao estudo histológico.
- HBeAg (-) com níveis elevados de ALT (> 1,5× o normal), carga viral do HBV > 20.000 UI/mL e hepatite de interface ao estudo histológico.

Dois tipos de drogas têm sido empregadas habitualmente no tratamento da hepatite B crônica:

1. Imunoestimulantes, tais como interferon α (convencional ou peguilado).
2. Antivirais, tais como tenofovir e entecavir.

Vantagens e desvantagens têm sido descritas para cada uma das drogas utilizadas no tratamento da hepatite B crônica. A favor dos imunoestimulantes estariam o tempo finito de tratamento (16 a 48 semanas) e a baixa recorrência da doença após a suspensão da medicação (< 20%), enquanto para os antivirais, a principal vantagem seria a ausência, na maioria dos casos, de efeitos colaterais durante o tratamento.

HEPATITE C

A OMS estima que 3% da população mundial, cerca de 170 milhões de pessoas, sejam portadoras crônicas do HCV.[14]

A distribuição geográfica da infecção pelo HCV é ampla e variada, distinguindo-se quatro grupos de regiões envolvidas, segundo a sua prevalência: 1) muito baixa (inferior a 0,1%), como ocorre na Inglaterra e nos países escandinavos; 2) baixa (entre 0,2 e 1%), tal como verificado na Europa Ocidental, na Austrália e na África do Sul; 3) intermediária (entre 1 e 5%), onde se alocam os países do Leste Europeu, Mediterrâneo, Oriente Médio, Subcontinente Indiano e partes da África e da Ásia, além dos Estados Unidos; e 4) alta (superior a 5%), como Líbia (7%) e Egito, sendo este último o país de maior prevalência em todo o mundo, onde 17 a 36% da população é infectada pelo HCV.[14]

Embora a escassez de estudos provenientes de amostras populacionais não selecionadas possivelmente subestime os números reais, o Brasil é considerado um país de prevalência intermediária de infecção pelo HCV, exibindo taxas que variam entre 0,7 e 2,1% entre candidatos a doadores de sangue nas diversas regiões do país.[15]

A importância da infecção pelo HCV como grave problema de Saúde Pública no Brasil é reforçada pela constatação de que a cirrose hepática associada a esse vírus representa a principal indicação de transplante hepático em nosso país.[16]

O HCV é membro da família *flaviviridae* com um genoma formado por uma molécula de RNA de fita simples constituída por cerca de 9.600 nucleotídeos que codificam aproximadamente 3.300 aminoácidos. É um vírus que apresenta grande heterogeneidade genética e é classificado em sete genótipos principais (1 a 7).[17]

A principal forma de transmissão do HCV é a parenteral, por transfusão sanguínea e pelo uso de drogas ilícitas intravenosas (IV). Atualmente, o uso de drogas IV é a principal forma de transmissão do HCV nos Estados Unidos, onde é o responsável por 60% dos casos novos de hepatite C.[18] Nesses indivíduos a infecção pelo HCV é adquirida rapidamente, estimando-se que 80% deles se tornarão anti-HCV positivo no primeiro ano de uso.[19]

A eficiência da transmissão do HCV pela via sexual é baixa, embora a sua importância como modo de transmissão seja crescente. Nos Estados Unidos, 21% dos novos casos de hepatite C são atribuídos a esta via. Fatores facilitadores da transmissão do HCV por esta via seriam o número de parceiros sexuais e a história prévia de doença sexualmente transmissível.[14]

A transmissão perinatal do HCV é possível embora seja responsável por um pequeno número de casos. O risco de transmissão materno-fetal é aumentado entre gestantes anti-HIV positivo.[20]

A despeito de todo o conhecimento epidemiológico acumulado sobre o HCV, não é possível identificar a fonte de contaminação em 9% dos casos, os quais são classificados como esporádicos.[18]

Na maioria das vezes, as hepatites agudas pelo HCV são anictéricas. Após um episódio agudo, 49 a 91% dos indivíduos são incapazes de clarear o vírus, tornando-se portadores crônicos do HCV.[21]

Uma vez que a infecção pelo HCV se torna crônica, a possibilidade de progressão para cirrose hepática deve ser considerada. Segundo Tong e cols.,[22] o tempo necessário para o desenvolvimento de hepatite crônica, cirrose e carcinoma hepatocelular é de 10, 20 e 30 anos, respectivamente. Entretanto, a velocidade de progressão da fibrose hepática é variável em portadores de hepatite C, sugerindo que outros fatores além da infecção possam estar envolvidos.

Fatores inerentes ao HCV (carga viral, genótipo viral, multiplicidade de *quasispecies*) e fatores relacionados ao hospedeiro (idade da infecção, duração da infecção, gênero, condição imunológica, suscetibilidade genética, coinfecção com HBV e/ou HIV, sobrecarga de ferro e consumo de álcool) já foram intensamente analisados. Poynard e cols. identificaram a idade na infecção maior que 40 anos, o consumo de álcool superior a 50 g/dia e o sexo masculino como fatores associados de forma independente à progressão da fibrose hepática em portadores de hepatite crônica C.[23]

Diagnóstico da hepatite C

Os testes diagnósticos utilizados para o manejo dos portadores de hepatite C crônica podem ser divididos em duas categorias:

- Indiretos: identificam anticorpos específicos contra antígenos do HCV (anti-HCV).
- Diretos: são capazes de detectar, quantificar e caracterizar componentes do HCV.

Os testes indiretos se prestam a identificar contato prévio com o HCV e são utilizados para rastreamento populacional em grupos de risco ou em bancos de sangue. Por outro lado, os testes diretos são utilizados para identificar portadores crônicos do HCV e definir características da infecção que podem determinar o tipo e a duração da terapia antiviral, além de monitorizar a resposta terapêutica.[24]

Os principais testes indiretos são os ensaios imunoenzimáticos (EIA) que detectam anticorpos contra diferentes regiões do HCV. Atualmente, o

EIA de 3ª geração é o teste de rastreamento mais utilizado em todo o mundo. Tem especificidade e sensibilidade estimadas superiores a 99%.

Os ensaios do tipo *immunoblot* – como o RIBA – detectam anticorpos específicos contra o HCV usando antígenos virais individualmente adsorvidos em tiras de nitrocelulose, sendo, portanto, considerados também como testes indiretos. As sensibilidades do EIA e dos ensaios do tipo *immunoblot*, ambos de 3ª geração, são comparáveis. Embora seja utilizado como teste suplementar em alguns bancos de sangue, este tipo de teste possui custo alto. Deste modo, tem sido substituído pelos testes diretos no manejo da infecção pelo HCV.[25]

Entre os testes diretos, temos a detecção qualitativa do HCV-RNA, a quantificação da carga viral e a genotipagem do HCV.

Tratamento da hepatite C

O principal objetivo do tratamento da hepatite C crônica é a cura da infecção a fim de evitar a progressão para cirrose hepática, descompensação, aparecimento de hepatocarcinoma e/ou manifestações extra-hepáticas graves e morte.

Manuais de conduta escritos até 2010 recomendavam a utilização do interferon-alfa peguilado (Peg-IFN) associado à ribavirina (RBV) como tratamento de escolha para todos os pacientes com hepatite C crônica. Segundo essas recomendações, o genótipo do HCV orientaria a duração do tratamento, que deveria ser de 48 semanas para os casos com genótipo 1 e de 24 semanas para os portadores de genótipo 2 ou 3.

Até aquele momento, os fatores preditivos de resposta favorável ao tratamento duplo seriam: genótipo 2 ou 3; carga viral baixa (< 800.000 UI/mL); baixo grau de fibrose no estudo histológico (fibrose ausente ou restrita ao espaço porta); idade ≤ 40 anos; gênero feminino e peso mais baixo.

A falta de resposta e a ocorrência de recaída virológica após o término do tratamento em parcela significativa dos pacientes com os esquemas de terapia dupla com Peg-IFN e RBV motivaram a pesquisa de novos esquemas terapêuticos, o que foi possível graças ao conhecimento do ciclo de replicação do HCV e das diversas enzimas que atuam nesse processo.

Os primeiros antivirais de ação direta (DAAs – *direct antiviral agents*) empregados foram drogas inibidoras da protease viral NS3/4A (IPs) – boceprevir e telaprevir – ainda em associação com Peg-IFN e RBV. Porém, apesar dessas drogas terem aumentado as taxas de resposta virológica em pacientes com genótipo 1, acarretavam inúmeros efeitos colaterais e foram abandonadas.

Novos DAAs mais potentes e mais seguros foram desenvolvidos (DAAs de 2ª geração). No início foram utilizados junto com Peg-IFN e RBV, mas gradativamente foram substituídos por esquemas sem IFN (terapias *interferon-free*) com taxas de resposta virológica sustentada (RVS) superiores a 90%.

A melhora na resposta ao tratamento da hepatite C crônica ao longo do tempo fica bem evidenciada na Figura 57.1. Observa-se que desde a identificação do HCV, em 1989, e os primeiros tratamentos baseados na utilização do interferon convencional até o momento atual, houve melhora significativa nas taxas de sucesso. Atualmente, cerca de 90% ou mais dos pacientes atingem a RVS, que reflete a cura da infecção.

Os esquemas de tratamento sem IFN incluem a combinação de dois ou mais DAAs, que atuam em diferentes regiões do HCV: inibidores de protease (NS3/4A), inibidores da região NS5A e inibidores da polimerase (NS5B).

Os tratamentos da hepatite C crônica com os DAAs de uso oral tornaram a terapia muito mais fácil e bem tolerada, em geral com duração de apenas 12 semanas. No Brasil, algumas dessas drogas já foram aprovadas pela ANVISA e parte delas foi incorporada aos protocolos de tratamento no Sistema Único de Saúde.[26]

Indicações de tratamento

Todos os pacientes com hepatite C crônica devem ser considerados candidatos ao tratamento antiviral. Entretanto, o custo elevado das drogas é fator limitante a essa conduta. Assim, numa fase inicial, a fim de otimizar os recursos econômicos, alguns pacientes foram priorizados para tratamento no Brasil.[26] São eles:

- Coinfecção com o HIV, independentemente do grau de fibrose hepática.

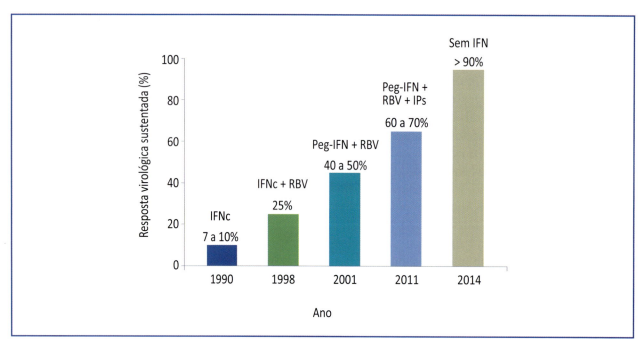

FIGURA 57.1 Evolução do sucesso no tratamento da hepatite C crônica. IFNc = interferon convencional; Peg-IFN = interferon peguilado; RBV = ribavirina; IPs = inibidores de protease.

- Manifestações extra-hepáticas com acometimento neurológico motor incapacitante, porfiria cutânea e líquen plano com envolvimento de mucosa.
- Crioglobulinemia com manifestação em órgão-alvo (olhos, pulmão, sistema nervoso periférico e central), glomerulonefrite, vasculites e poliarterite nodosa.
- Sinais clínicos ou evidências ecográficas sugestivas de cirrose hepática (varizes esofágicas, ascite, alterações da morfologia hepática compatíveis com cirrose).
- Insuficiência hepática e ausência de carcinoma hepatocelular, independentemente da necessidade de transplante hepático.
- Insuficiência renal crônica.
- Púrpura trombocitopênica idiopática (PTI).
- Pós-transplante de fígado e de outros órgãos sólidos.
- Linfoma, gamopatia monoclonal, mieloma múltiplo e outras doenças hematológicas malignas.
- Fibrose hepática avançada (METAVIR F3 ou F4).
- Biópsia hepática com METAVIR F2 presente há mais de 3 anos.

Pacientes que não se enquadram nessas categorias deverão ser monitorados periodicamente até que se configure uma indicação de terapia.

Avaliação de resposta ao tratamento

O melhor parâmetro para se avaliar a resposta virológica durante o tratamento é o comportamento da viremia. É avaliada em dois momentos: final do tratamento e 3 meses após seu término.

A RVS é o desfecho desejado no tratamento da hepatite C crônica. É definida pela persistência de HCV-RNA indetectável num ensaio sensível (< 15 UI/mL) 3 meses após o seu término. Corresponde à erradicação da infecção pelo vírus C e tem excelente prognóstico.

HEPATITES B E C EM BANCOS DE SANGUE

A Liga Acadêmica de Hepatites da Escola Paulista Medicina/UNIFESP foi fundada em 1997. Tem como finalidade o atendimento de doadores de sangue rejeitados por apresentarem testes sorológicos das hepatites B ou C positivos, e/ou elevação da ALT no soro. Os pacientes são atendidos por acadêmicos de Medicina e supervisionados

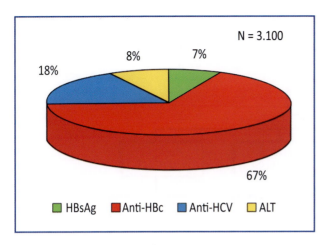

FIGURA 57.2 Distribuição dos motivos de encaminhamento de doadores de sangue à Liga de Hepatites da EPM/UNIFESP entre 1997 e 2005.

por médicos e docentes da Disciplina de Gastroenterologia da mesma instituição de ensino.

No período compreendido entre agosto de 1997 e julho de 2005, 3.100 doadores de sangue foram atendidos na Liga de Hepatites. Eram provenientes de diferentes bancos de sangue da cidade de São Paulo e os principais motivos que justificaram a rejeição são apresentados na Figura 57.2.

HBsAg

Os marcadores sorológicos do HBV pesquisados na rotina dos bancos de sangue são o HBsAg e o anti-HBc total.

Pacientes HBsAg positivo apresentam também positividade para o anti-HBc total e são portadores do HBV. Devem ter o soro retestado quando atendidos em Centros de Referência. Cifras italianas da década de 1980 demonstraram cerca de 6% de discordância entre os resultados de diferentes EIE que detectavam o HBsAg e eram comercialmente disponíveis naquele país.[27]

Depois de confirmada a presença do HBsAg e do anti-HBc total, o soro deverá ser testado para o HBeAg, a fim de definir se há ou não replicação do HBV nesses indivíduos. O término da replicação viral é um divisor de águas na história natural da infecção crônica pelo HBV. Pacientes que clareiam o HBeAg possuem melhor prognóstico do que aqueles que permanecem com este antígeno positivo.[28] Entretanto, a ausência desse marcador não indica obrigatoriamente ausência de replicação. Mutações do HBV, principalmente na região pré-*core*, impedem que este antígeno seja sintetizado e o diagnóstico da replicação é feito pela pesquisa do HBV DNA no soro.

Em uma revisão de casos atendidos por hepatite B crônica, realizada no Setor de Hepatites da Escola Paulista de Medicina/UNIFESP, 645 pacientes com infecção crônica pelo HBV haviam sido cadastrados entre 1986 e 1999.[29] Houve predomínio de homens (76%) com mediana de idade de 36 anos. Ao se analisar os testes bioquímicos e sorológicos desses pacientes, 43% apresentavam ALT elevada e 32% tinham o HBeAg positivo, respectivamente.

O algoritmo diagnóstico utilizado na Liga de Hepatites da EPM/UNIFESP, quando um doador é encaminhado por HBsAg positivo, é apresentado na Figura 57.3.

Anti-HBc

Dentre os marcadores sorológicos, o anti-HBc é o primeiro anticorpo a aparecer após a infecção aguda pelo HBV. Inicialmente, é uma imunoglobulina da classe IgM e, posteriormente, IgG. É detectado no soro alguns dias após o aparecimento do HBsAg, persistindo por longo período de tempo, inclusive nas fases de convalescença e de doença crônica.

O anti-HBc é o marcador mais sensível para diagnóstico de contato prévio com o HBV. No entanto, a interpretação desse teste positivo depende da presença de outro marcador. Quando associado à positividade do HBsAg indica infecção ativa, ou seja, caracteriza o estado de portador do vírus, agudo ou crônico. Quando o anti-HBc se associa ao anti-HBs configura o perfil de imunidade à hepatite B, após recuperação de um surto agudo ou após a exposição ao vírus, sem o desenvolvimento de doença clínica. Porém, algumas vezes este marcador é encontrado de forma isolada, ou seja, com HBsAg e anti-HBs negativos. Esse achado pode ocorrer com uma frequência variável conforme a região estudada, desde 0,1% em áreas de baixa endemicidade de infecção pelo HBV (Estados Unidos) até 13,2 e 20% em áreas hiperendêmicas (Xangai e Senegal, respectivamente).

O encontro desse teste positivo isoladamente no soro é passível de diferentes interpretações.

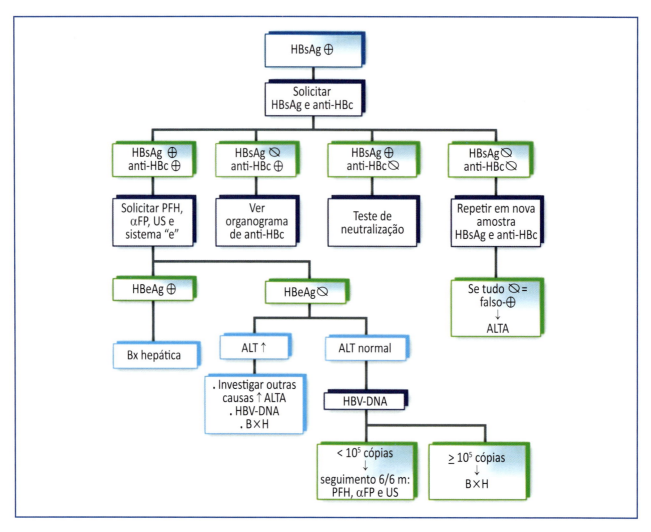

FIGURA 57.3 Algoritmo diagnóstico adotado pela Liga de Hepatites da EPM/UNIFESP em pacientes encaminhados por HBsAg positivo.

Teoricamente, são quatro as interpretações sugeridas para esse achado:

1. Portador do HBV com níveis séricos de HBsAg muito baixos, que não seriam detectados pelos métodos habituais de pesquisa.
2. Imune à hepatite B, nos casos de infecção remota, com baixos títulos de anticorpo anti-HBs, não detectados pelos métodos de rotina.
3. Janela imunológica, que é aquela na evolução de uma hepatite aguda, entre o desaparecimento do HBsAg e o aparecimento do anti-HBs. Este período pode levar de 1 a 4 semanas.
4. Falso-positivo, ou seja, esse marcador não refletiria contato com o HBV.

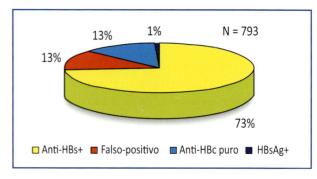

FIGURA 57.4 Caracterização sorológica de doadores de sangue com anti-HBc positivo atendidos na EPM/UNIFESP entre 1990 e 1996.

No Brasil, a prevalência de anti-HBc varia conforme a região estudada, desde 6% nas regiões de baixa endemicidade até 50% nas áreas endêmicas, como a Amazônia.[30]

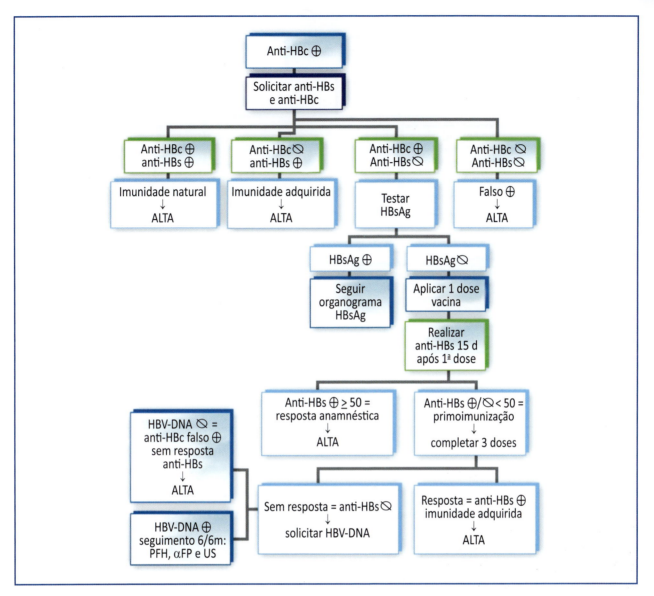

FIGURA 57.5 Algoritmo diagnóstico adotado pela Liga de Hepatites da EPM/UNIFESP em pacientes encaminhados por anti-HBc positivo.

Inicialmente, a pesquisa do anti-HBc foi introduzida na rotina dos bancos de sangue como marcador indireto de hepatite não A e não B. Com a identificação do HCV e a adoção da pesquisa do anti-HCV nos candidatos a doadores de sangue, a pesquisa do anti-HBc passou a ser questionada. Atualmente, esse teste tem importância na detecção dos casos de portadores do HBV, em que o HBsAg não é detectado, visto que o anti-HBc é melhor marcador de contato prévio com o HBV do que o HBsAg.

Em um estudo realizado na UNIFESP, em 1997, que incluiu 793 doadores de sangue com anti-HBc positivo atendidos entre 1990 e 1996, observou-se que 584 (73,6%) deles apresentavam anti-HBs (imunes ao HBV). Entre os 209 não imunes (anti-HBs negativo) repetiu-se o anti-HBc, e esse teste foi negativo em 104 (49,8%). Esse resultado foi confirmado num segundo exame e foram considerados como falsos-positivos. Em 105 pacientes nos quais se confirmou a positividade do anti-HBc, evidenciou-se a presença do HBsAg em 6 casos (5,7%). Apenas 99 pacientes (12,5%) apresentaram o anti-HBc positivo de forma isolada (Figura 57.4). Entre os pacientes com este achado, o HBV DNA foi detectado em 22,2%, utilizando-se técnica de PCR qualitativo (sensibilidade de 200 UI/mL).[31]

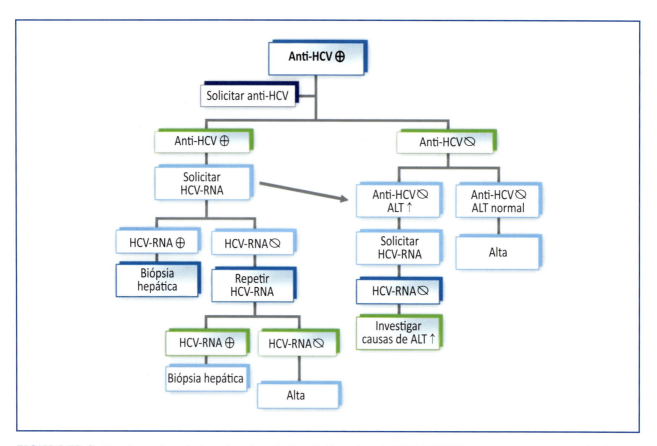

FIGURA 57.6 Algoritmo diagnóstico adotado pela Liga de Hepatites da EPM/UNIFESP em pacientes encaminhados por anti-HCV positivo.

Na impossibilidade de se pesquisar o HBV DNA utilizando-se técnicas de biologia molecular, uma outra maneira de se abordar os pacientes com anti-HBc isolado é a aplicação de uma dose de vacina contra o HBV. Sabe-se que indivíduos suscetíveis à hepatite B apresentam resposta primária à vacinação, ou seja, desenvolvimento de anti-HBs após três doses de vacina. Diferentemente, indivíduos imunes à hepatite B apresentam resposta precoce, com altos títulos de anti-HBs (> 50 UI/L), após uma única dose da vacina, o que seria chamado de resposta anamnéstica, enquanto portadores do HBV não apresentariam resposta ao estímulo antigênico.[32]

Na Figura 57.5, é apresentado o algoritmo utilizado nos pacientes encaminhados à Liga de Hepatites por anti-HBc positivo.

Anti-HCV

Como já comentado, com a introdução do anti-HCV na triagem de doadores de sangue, houve redução na ocorrência de HPTs. Os EIEs de 3ª geração detectam o anti-HCV após 2 ou 3 semanas de infecção pelo HCV. Este anticorpo persiste durante o curso da infecção crônica pelo HCV e também está presente no soro de pacientes que apresentaram resolução da doença na fase aguda. Portanto, a pesquisa do anti-HCV não diferencia infecção pregressa ou atual, sendo necessário, nesta situação, a pesquisa do HCV-RNA por PCR qualitativo. Além disso, a pesquisa do HCV-RNA estaria indicada nas seguintes situações:

- Diagnóstico precoce da infecção aguda (ainda em fase de janela).
- Diagnóstico de transmissão vertical.
- Identificação dos genótipos com o emprego de diferentes *primers*.
- Monitorização da resposta terapêutica às drogas antivirais.

Em estudo realizado na UNIFESP, em 2008, que avaliou 380 doadores de sangue encaminhados por apresentarem anti-HCV positivo, constatou-se que 77,1% eram virêmicos e que 74,6% tinham infecção pelo genótipo 1 do HCV.[33]

O algoritmo diagnóstico utilizado nos pacientes encaminhados por anti-HCV positivo para a Liga de Hepatites da EPM/UNIFESP é apresentado na Figura 57.6.

E finalizando, a hemoterapia, inicialmente responsável pela transmissão de hepatites virais numa grande porcentagem de casos, foi o setor que permitiu os mais importantes avanços no diagnóstico e prevenção da disseminação dessas doenças.

Novas perspectivas para minimizar ainda mais o risco da aquisição de novas infecções pela transfusão de hemoderivados têm sido avaliadas, e incluem testes moleculares cuja avaliação custo-benefício ainda carece de maiores estudos.

REFERÊNCIAS BIBLIOGRÁFICAS

1. Beeson PB. Jaundice occurring one to four months after transfusion of blood or plasma. Report of 7 cases. JAMA 1943; 121:1332.

2. Donahue JG, Munoz A, Ness PM, Brown Jr DE, Yawn DH, McAllister Jr HA, et al. The declining risk of post-transfusion hepatitis C vírus infection. NEJM 1992; 327:369-673.

3. Screiber GB, Bush MP, Kleinman SH, Korelitz JJ, for The Retrovirus Epidemiology Donor Study. The risk of transfusion-transmitted viral infections. NE JM 1996; 334:1685-1690.

4. Widell A, Helmud H, Persson MH, Jonsson M. Transmission of hepatitis C via both erythrocyte and platelet transfusions from a single donor in serological window-phase of hepatitis C. Vox sang 1996; 71: 55-57.

5. CDC. Viral hepatitis: hepatitis C information. Disponível em: cdc.gov/hepatitis/hcv/hcvfaq.htm#b4. Acessado em 4 de junho de 2017.

6. Ministério da Saúde. Normas Técnicas. Portaria nº 1.376 de 19-11-1993. DOU 23-12-1993.

7. Ott JJ, Stevens GA, Groeger J, Wiersma ST. Global epidemiology of hepatitis B virus infection: new estimates of age-specific HBsAg seroprevalence and endemicity. Vaccine 2012; 30:2212-2219.

8. Agência Nacional de Vigilância Sanitária (ANVISA). Relatório da produção da hemorrede de 1998, 1999 e 2000. Disponível em http://www.anvisa.gov.br, Brasília, 2003.

9. Souto FJD. Distribution of hepatitis B infection in Brazil: the epidemiological situation at the beginning of the 21st century. Rev Soc Bras Med Trop 2015; 34:349-355.

10. Kane M. Global programme for control of hepatitis B infection. Vaccine 1995; 13:S47-49.

11. Lok ASF. Hepatitis B. In: Dooley JS, Lok ASF, Burroughs AK, Heathcote EJ (eds). Sherlock's diseases of the liver and biliary system. 12 ed. Oxford: John Wiley & Sons 2011; 367-392.

12. Shaftritz DA. Hepatitis B virus DNA molecules in the liver of HBsAg carriers: Mechanistic considerations in the pathogenesis of hepatocellular carcinoma. Hepatology, 2: 35S-45S, 1982.

13. Chu CM. Natural history of chronic hepatitis B virus infection in adults with emphasis on the occurrence of cirrhosis and hepatocellular carcinoma. J Gastro Hepatol 2000; 15:E25-30.

14. Wasley A, Alter MJ. Epidemiology of hepatitis C: geographic differences and temporal trends. Semin Liver Dis 2000; 20:1-16.

15. Sociedade Brasileira de Hepatologia (SBH). Relatório do Grupo de Estudo da Sociedade Brasileira de Hepatologia. Epidemiologia da Infecção pelo Vírus da Hepatite C no Brasil. GED 1999; 18:53-58.

16. Sociedade Brasileira de Hepatologia (SBH). Inquérito Nacional de Cirrose Hepática, XVI Congresso Brasileiro de Hepatologia. Vitória, 2001.

17. Smith DB, Bukh J, Kuiken C, et al. Expanded classification of hepatitis C virus into 7 genotypes and 67 subtypes: Updated criteria and genotype assignment web resource. Hepatology 2014; 59:318-327.

18. Alter MJ. Hepatitis C virus infection in the United States. J Hepatol 1999; 31:88-91.

19. Garfein RS, Vlahov D, Galai N, Doherty MC, Nelson KE. Viral infections in short-term injection drug users: the prevalence of the hepatitis C, hepatitis B, human immunodeficiency, and human T-lymphotropic viruses. Am J Public Health 1996; 86:655-661.

20. Zannetti AR, Tanzi E, Romano L, Zuin G , Minola E, Vecchi L, Principi N. A prospective study on mother-to-infant transmission of hepatitis C virus. Intervirology 1998; 41:208-212.

21. Pagliaro L, Peri V, Linea C, Camma C, Giunta M, Magrin S. Natural history of chronic hepatitis C. Ital J Gastroenterol Hepatol 1999; 31:28-44.

22. Tong MJ, El-Farra NS, Reikes AR, et al. Clinical outcomes alter transfusion-associated hepatitis C. N Engl J Med 1995; 332:1463-1466.

23. Poynard T, Ratziu V, Charlotte F, Goodman Z, McHutchinson J, Albrecht J. Rates and risk factors of liver fibrosis progression in patients with chronic hepatitis C. J Hepatol 2001; 34:730-739.

24. Pawlotsky J-M. Use and interpretation of hepatitis C virus diagnostic assays. Clin Liver Dis 2003; 7: 127-137.

25. Carithers Jr RL, Marquardt A, Gretch DR. Diagnostic testing for hepatitis C. Semin Liver Dis 2000; 20: 159-171.

26. Ministério da Saúde. Protocolo Clínico e Diretrizes Terapêuticas para Hepatite C e Co-infecções. Disponível em http://portalsaude.saude.gov.br, 2015.

27. Malvano R, Pizzocolo G, Ferroni P, Tanzi E, Signorini C, Zanetti A, et al. Interlaboratory quality of immunometric assays of HBsAg and anti-HBs in italian laboratories: a two-year experience. Ann Ist Super Sanit 1988; 24:225-234.

28. Marco V, Iacono OL, Camma C, Vaccaro A, Guinta M, Martorana G, et al. The long-term course of chronic hepatitis B. Hepatology 1999; 30:257-264.

29. Moutinho RS. Aspectos clínico-laboratoriais e evolutivos da infecção crônica pelo vírus da hepatite B: experiência do Setor de Hepatites da Universidade Federal de São Paulo. São Paulo, 2001. (Tese – Mestrado – Escola Paulista de Medicina).

30. Strauss E. Marcadores de hepatites virais em doadores de sangue: o dilema da escassez versus possibilidade de contaminação. GED 1995; 14:72-76.

31. Cruz CFN. Estudo de doadores de sangue com a presença do anticorpo anti-HBc sérico como marcador isolado de infecção pelo vírus da hepatite B. São Paulo, 1997. (Tese – Doutorado – Escola Paulista de Medicina).

32. Draelos M, Morgan T, Schifman RB, Sampliner RE. Significance of isolated antibody to hepatitis B core antigen determined by immune response to hepatitis B vaccination. JAMA 1987; 258:1193-1195.

33. Narciso-Schiavon JL, Schiavon LL, Carvalho-Filho RJ, Freire FCF, Cardoso JR, Bordin JO, et al. Anti-hepatitis C virus-positive blood donors: are women any different? Transfusion Medicine 2008; 18:175-183.

58

HIV

Dimas Tadeu Covas
Simone Kashima Haddad
Svetoslav Nanev Slavov

Os vírus da imunodeficiência humana (HIV-1 e 2) e os vírus linfotrópicos de células T (HTLV-1 e 2) são retrovírus que podem ser transmitidos por via parenteral, inclusive pelas transfusões sanguíneas.

Há mais de três décadas, desde o reconhecimento da entidade clínica causada pelo HIV, a síndrome da imunodeficiência adquirida (Aids/SIDA), a nossa percepção sobre essa doença tem sido dramaticamente alterada sendo que os seus efeitos continuarão nas décadas seguintes. Embora a doença inicialmente era restrita a América do Norte, Europa Ocidental e África Subsaariana, o HIV disseminou-se pelo mundo e, atualmente, é um dos maiores problemas para a saúde pública em aspecto global. No entanto, os esforços dos programas de combate a Aids e as comunidades científica e médica têm mostrado os primeiros resultados promissores; o número anual de mortes causadas por Aids tem caído drasticamente em decorrência da ampla disseminação do tratamento antirretroviral.[1,2]

Neste capítulo, abordaremos algumas características gerais dos retrovírus e especificamente do HIV-1, realçando alguns aspectos epidemiológicos, moleculares e diagnósticos.

RETROVÍRUS

Os retrovírus incluem, clinicamente, importantes patógenos em humanos e animais que têm como característica comum a integração do seu material genético ao genoma dos seus hospedeiros. Estes vírus compreendem uma grande e diversa família de vírus envelopados ou recobertos (*enveloped virus*) que apresentam ciclo replicativo intrigante: o material genético, que é constituído por RNA, é transcrito com a ajuda de enzima viral denominada transcriptase reversa em DNA que, posteriormente, é integrado ao genoma da célula hospedeira e serve como uma matriz de produção de novos vírus.[3,4]

Taxonomicamente, os retrovírus estão agrupados em duas subfamílias (*Orthoretrovirinae* e *Spumaretrovirinae*) e sete gêneros principais dentro da família *Retroviridae* (Tabela 58.1). Os cinco primeiros gêneros possuem potencial oncogênico (principais entidades oncológicas carcinoma, eritroleucemia, leucemia, carcinoma da mama, sarcoma) e anteriormente eram classificados em um grupo denominado *Oncovírus*. Alguns retrovírus, como os identificados em drosophila e em pei-

TABELA 58.1
CLASSIFICAÇÃO TAXONÔMICA DOS RETROVÍRUS

Família *Retroviridae*
Subfamília Orthoretrovirinae

Gêneros

1. Gênero Alpharetrovirus

2. Gênero Betaretrovirus

3. Gênero Gammaretrovirus

4. Gênero Deltaretrovirus

5. Gênero Epsilonretrovirus

6. Gênero Lentivirus

Subfamília *Spumaretrovirinae*

7. Gênero Spumavirus

xes que antigamente não podiam ser acomodados nesta classificação taxonômica agora são agrupados no gênero Epsilonretrovirus. Na espécie humana, em condições naturais, até o momento foi demonstrada a infecção por cinco espécies de retrovírus: HIV (vírus da imunodeficiência humana tipos 1 e 2), HTLV (vírus linfotrópico de células T humano tipos 1 e 2) e pelo HFV (vírus esponjoso humano).[5,6]

A DESCOBERTA DOS RETROVÍRUS

Os primeiros retrovírus foram descobertos no início do século XX por investigadores que estudavam doenças neoplásicas em galinhas. Em 1908, dois pesquisadores holandeses, Vilhelmann Ellerman e Olaf Bang, demonstraram que a leucose das galinhas, uma forma de leucemia e linfoma, era causada por vírus. Em 1911, um pesquisador do Instituto Rockefeller de Nova York, Peyton Rous, descreveu a transmissão de um tipo de sarcoma em galinhas, por meio de um filtrado isento de células do tumor. O vírus descoberto por Ellerman e Bang hoje é conhecido como vírus da leucose aviária (ALV = *avian leukosis virus*), e o descoberto por Rous é conhecido por vírus do sarcoma de Rous. Estes dois vírus fazem parte do gênero Alpharetrovirus, genericamente denominados vírus do sarcoma/leucose aviária (ALSV).[1]

O primeiro vírus indutor de tumor em mamíferos foi descoberto, em 1936, por John Bittner, que demonstrou que o carcinoma mamário de camundongos era determinado por um agente filtrável transmitido pelo leite. Nas décadas de 1950, 1960 e 1970, dezenas de vírus capazes de induzir tumores em camundongos, gatos, macacos e bovinos foram identificados. Muitos desses vírus tornaram-se importantes modelos para estudos de biologia molecular e celular. O vírus da leucemia murina de Rauscher e Friend proporcionou excelente modelo para o estudo da eritropoese. Outros retrovírus, como o vírus do sarcoma dos roedores de Kirsten, Harvey e Moloney, o vírus do sarcoma dos felinos de McDonough, o vírus da eritroblastose aviária de Elgelbret-Holm e Rothe Meyer, possuem oncogenes que desempenham papel crítico na tradução de sinais celulares, sendo importantes na gênese de tumores humanos não virais. A descrição da anemia infecciosa equina, feita em 1904, foi a primeira descrição de uma doença causada por um lentivírus. A visna, doença neurológica que acomete os ovinos, é causada por um lentivírus e foi descrita em 1954, originando o conceito de infecção viral lenta. Inúmeros retrovírus que causam imunodeficiências em diversas espécies de mamíferos, inclusive no homem, foram descritas nas décadas de 1970 e 1980. Os espumavírus foram descritos em 1954, a partir da observação do aspecto esponjoso observado em culturas de células infectadas.[8-10]

A DESCOBERTA DO HIV

Os primeiros relatos sobre a morte inexplicável em pacientes devido a infecções oportunistas foram relatados, inicialmente, na revista Lancet na década de 1960 por médicos europeus que trabalhavam na África Subsaariana. No entanto, a síndrome da imunodeficiência adquirida (SIDA/Aids) foi reconhecida como uma entidade distinta em 1981, a partir da demonstração de que havia número muito elevado de indivíduos homossexuais masculinos com infecções consideradas raras em pessoas imunocompetentes como sarcoma de Kaposi e pneumonia pelo *Pneumocistis jirovecii* (*Pneumocistis carinii*). Inicialmente, atribuiu-se a causa desta nova síndrome a algum fator relacionado à prática homossexual masculina (como a exposição retal frequente ao esperma e o uso de nitrato de amilo com efeitos psicotrópicos). No período de 1982 a 1984, a SIDA/Aids foi descrita em outras populações não homossexuais, como a de usuários de drogas endovenosas, a de hemofílicos, receptores de transfusões sanguíneas, adultos da África Central, crianças nascidas de mães com Aids ou usuárias de drogas endovenosas. Estes dados epidemiológicos direcionaram os pesquisadores suspeitar de uma nova doença com provável origem infecciosa e transmissível.[11-14]

Pelo menos três grupos de pesquisadores propuseram, ao mesmo tempo, que o agente etiológico da Aids deveria ser uma variante do HTLV descrito da década de 1980. A primeira indicação que a Aids poderia ser causada por agente infeccioso surgiu em 1983, quando um agente viral foi isolado pelo grupo científico do professor Luc Montagnier no Instituto Pasteur, França. Simultaneamente, o grupo do professor Robert Gallo, do National Institute of Health, Bethesda, relatou o isolamento de novo agente viral que foi denominado HTLV do tipo 3. A razão desta proposição baseava-se no fato de que o HTLV era o único vírus humano trópico para os linfócitos auxiliares, que eram as células seletivamente afetadas na Aids. O primeiro isolamento desse vírus de indivíduos assintomáticos foi realizado pelo pesquisador norte-americano Jay A Levy, da Universidade da Califórnia, em 1984, que o denominou retrovírus associado a Aids (ARV). Posteriormente, um comitê internacional recomendou a denominação deste agente viral como o vírus da imunodeficiência humana (HIV – *human immunodeficiency virus*). No mesmo ano, um outro vírus com características muito semelhantes ao HIV foi descrito e denominado vírus da imunodeficiência humana do tipo 2 (HIV-2). Atualmente, dois tipos virais distintos são descritos como agentes causadores da Aids, apresentando uma identidade parcial no material genético e na reatividade sorológica: o HIV-1 e o HIV-2. A maioria dos casos de infecção, que ocorre mundialmente, é atribuída ao HIV-1 e não HIV-2, porém, o quadro clínico é similar.[15-17]

ESTRUTURA DA PARTÍCULA VIRAL

Por meio de microscopia eletrônica de alta resolução foi elucidada a estrutura do HIV. Observa-se que o HIV possui um centro cônico denso (nucleocapsídeo), constituído de duas moléculas de RNA e proteína p24. As moléculas de RNA compõem o genoma viral e são de fita simples não covalentemente ligadas com polaridade positiva (Figura 58.1). Estas estruturas estão envolvidas por proteínas do nucleocapsídeo oriundas de uma proteína de 55 kDa, que é clivada em fragmentos de 24 kDa (proteína do capsídeo viral), 17 kDa (proteína da matriz), 7 kDa (proteína do nucleocapsídeo) e um último fragmento de 6 kDa. As moléculas do genoma viral são associadas as enzimas virais transcriptase reversa, integrase e protease, assim como a proteína do nucelocapsídeo p61.[8,19]

O nucleocapsídeo viral, por sua vez, está envolvido por um envelope lipídico composto por um fragmento da membrana da célula hospedeira onde estão inseridas espículas de glicoproteínas,

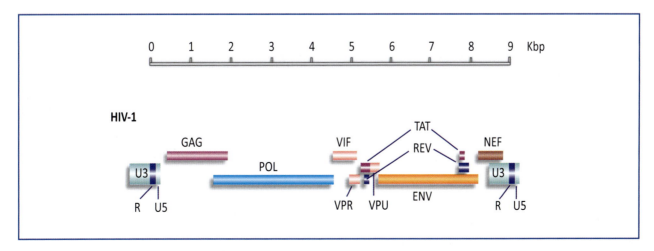

FIGURA 58.1 Organização genômica do HIV-1.

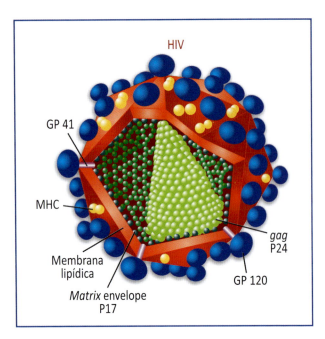

FIGURA 58.2 Esquema da partícula viral do HIV-1.

sintetizadas a partir de um precursor glicosilado de 160 kDa (GP160). Este precursor é clivado no aparelho do Golgi em duas proteínas: uma externa da superfície de 120 kDa (GP120) e uma transmembrana de 41 kDa (GP41), que estão associadas por ligações não covalentes (Figura 58.2). Estas glicoproteínas do envelope lipídico são codificadas pelo gene estrutural *env*, que exibe alto grau de variabilidade nas sequências nucleotídicas entre os diferentes isolados de HIV. A glicoproteína da superfície GP120 contém os sítios de ligação aos receptores celulares e os principais domínios de neutralização.

A bicamada lipídica do envelope, originada da célula infectada, apresenta proteínas do hospedeiro, principalmente moléculas do complexo de histocompatibilidade principal (CHP) de classe I e classe II. O complexo enzimático que é característico da estrutura do vírus é composto por três enzimas: transcriptase reversa, integrase e protease.[20,21]

ORGANIZAÇÃO GENÔMICA

O genoma dos retrovírus possui propriedades únicas entre os vírus, incluindo sua organização física, sua forma característica de síntese e seu sistema de replicação. É o único genoma viral diploide, o único que é sintetizado e processado pelos mecanismos celulares normais de transcrição da célula hospedeira, o único associado a um RNA específico cuja função é iniciar a replicação viral, e o único RNA genômico viral de fita positiva que não funciona como RNA mensageiro após a infecção.

Com base na organização genômica, os retrovírus podem ser classificados em retrovírus simples e complexos. Retrovírus simples possuem apenas três regiões codificantes no seu genoma: o *gag* (*group specific antigen*), que codifica as proteínas que formam a matriz (MA), o capsídeo (CA) e as nucleoproteínas (NC) virais; o *pol* (polimerase), que codifica as enzimas transcriptase reversa e integrase; e o *env* (envelope), que codifica as glicoproteínas de superfície (SU) e transmembrana (TM) que formam a parte proteica do envelope viral. Os retrovírus complexos apresentam, além destes genes, regiões codificantes adicionais que originam proteínas reguladoras. Os gêneros deltavírus, lentivírus e espumavírus são formados por retrovírus complexos, enquanto os demais gêneros compreendem apenas retrovírus simples.[22]

O HIV possui genoma de 9,8 kb com genes estruturais comuns aos demais retrovírus (*gag, pol* e *env*), seis *open reading frames* (ORFs) suplementares denominadas: *tat, rev, nef, vif, vpr, vpx* e *vpu*. Enquanto os genes *tat* e *rev* codificam proteínas reguladoras essenciais da transcrição viral, *nef, vif, vpr, vpx* e *vpu* dão origem a proteínas denominadas auxiliares ou acessórias. O HIV-2 não possui *vpu* na organização genômica que é substituído por *vpx*.[23,24]

As sequências que regulam as transformações estruturais do genoma viral, durante o seu ciclo de vida, estão reunidas próximas às extremidades das fitas do RNA e determinam sinais para a iniciação e progressão da síntese de DNA, para integração e transcrição do provírus, além do processamento e empacotamento do RNA nas partículas da progênie. Durante o mecanismo complexo usado para sintetizar o DNA viral, as sequências presentes próximas às extremidades 3' e 5' das fitas são duplicadas para gerar as repetições terminais longas (*long terminal repeat* – LTR). As regiões LTR se situam nas duas extremidades do genoma viral e não codificam nenhuma proteína viral. Cada LTR é composta por 638 pares de bases e contém três elementos regulatórios: U3, R e U5, e está envol-

TABELA 58.2
GENES E RESPECTIVOS PRODUTOS DO HIV-1

PROTEÍNAS DO HIV	TAMANHO	FUNÇÃO	LOCALIZAÇÃO
Gag MA	p17	Ancoragem na membrana; interação com o *env*; transporte nuclear do *core*; proteína matriz	Virion
CA	p24 p7	Proteína miristilada do capsídeo Capsídeo *core*	Virion Virion
NC	p6	Nucleocapsídeo, ligante de RNA Liga o *Vpr* , promove o brotamento	Virion
Protease (PR)	p15	Clivagem do *gag/pol* e maturação	Virion
Transcriptase reversa (RT)	p66/p51 p51 (heterodímero)	Transcrição reversa, atividade RNase H, DNA-polimerase, DNA-dependente	Virion
Integrase		Integração do DNA proviral	Virion
Env	GP120/GP41	Glicoproteína externa, ligante de CD4, proteína transmembrana do envelope	Membrana plasmática, envelope viral
Tat	p16/p14	Transativador transcricional	Nucléolo/núcleo
Rev	p19	Transporte de RNA, estabilidade e fator de utilização (fosfoproteínas)	Nucléolo/núcleo, migrando entre o nucléolo e o citoplasma
Vif	p23	Inativa a atividade antiviral de APOBEC3G, aumenta infectividade viral, modula as vias de ativação celular	Citoplasma (citosol, membrana, virion)
Vpr	p10-15	Localização nuclear do complexo de prointegração, inibe divisão celular, congela células Infectadas em G2/M, apoptose	Virion Núcleo (membrana nuclear?)
Vpu	p16	Liberação extracelular de partículas virais, degrada CD4 no RE	Proteína integral da membrana
Nef	p27-p25	Regulação negativa do CD4 (proteína miristilada)	Membrana plasmática, citoplasma (virion?)
Vpx	p12-16	Homólogo *Vpr*?, apenas no HIV-2 e SIV, participa do transporte nuclear	Virion (núcleo?)
Tev (tnv)	p28	Proteína formada por segmentos *tat-env-rev*	Nucléolo/núcleo

vida com as interações específicas entre o genoma viral e a célula hospedeira.[25-27]

A Tabela 58.2 apresenta uma descrição geral dos genes e respectivas proteínas do HIV; a Figura 58.1 mostra esquema do genoma do HIV-1 e a Figura 58.2 um esquema da partícula viral.

REGIÕES GÊNICAS CODIFICANTES E SEUS PRODUTOS

Gene *gag*

O gene *gag* é o primeiro na posição 5' do genoma viral, e foi assim denominado, pois acreditava-se que ele codificasse as proteínas específicas para cada grupo viral ou *group-specific-antigens*. É traduzido como uma poliproteína precursora (p55), que é subsequentemente clivada para originar as proteínas maduras que vão formar a *matriz* (MA – 19 kDa), o *capsídeo* (CA – 24 kDa) e a proteína ligante de ácido nucleico (NC – 15 kDa). Estas proteínas formam a estrutura interna da partícula viral. Na porção 3' da *open reading frame* (ORF) do *gag* existe superposição com a ORF que codifica a protease. Existem cerca de 2.000 moléculas GAG em cada *virion*. As funções dos produtos gênicos são sucintamente descritas a seguir:

- *Proteína MA (membrane associated* ou *matrix*): constitui o domínio aminoterminal da proteína GAG e se apresenta em estreita associação com a membrana. Esta associação é facilitada pela miristilação que ocorre no domínio aminoterminal sobre a sequência consenso Met-Gly-X-X-Ser/Thr. A ocorrência desta miristilação é fundamental para a formação da partícula viral, pois liga o precursor GAG (p55) à superfície interna da membrana da célula hospedeira.[4,28]
- *Proteína CA (Capsid)*: forma a maior estrutura interna do *virion,* constituindo o abrigo do genoma viral. A proteína CA dos retrovírus, exceção feita aos espumavírus, apresenta os primeiros 20 aminoácidos conservados, formando a chamada MHR (*major homology region*). O CA é altamente imunogênico. O capsídeo viral, juntamente com seu conteúdo, forma o "coração" ou *core* viral.
- *Proteína NC (NuCleocapsid)*: proteína pequena e básica encontrada em associação com RNA genômico. Os retrovírus, com exceção feita aos espumavírus, apresentam um ou dois conjuntos de sequências na forma Cys-X2-Cys-X4-His-Cys denominados abreviadamente CCHC. Este tipo de estrutura é característico dos chamados "dedos de zinco" (*zinc fingers*), que possuem papel na ligação de certas proteínas aos ácidos nucleicos. Estas estruturas são fundamentais no processo de empacotamento do RNA viral.

Gene *pro*

As proteases do HTLV e do HIV são codificadas por uma ORF sobreposta à região 3, do gene *gag,* e à região 5, do gene *pol*. Em senso estrito, os genes *pro* e *pol* não são genes distintos uma vez que são sintetizados como extensão do *gag*. A protease age tardiamente, após o brotamento viral, clivando a poliproteína GAG e a GAG-POL, ocasionando profunda alteração morfológica no virion, transformando-o em vírus infectante maduro.

Gene *pol*

A ORF do *pol* codifica as enzimas essenciais no ciclo de vida dos retrovírus: a transcriptase reversa (RT), protease (PR) e a integrase (IN). O produto primário do gene *pol* é clivado pela protease, originando uma porção aminoterminal, que contém as atividades necessárias para a síntese de DNA (DNA polimerase dependente de RNA e DNA e ribonuclease H), e a porção carboxiterminal, que contém a atividade de integrase, fundamental no fenômeno de integração do provírus viral no genoma da célula hospedeira.[29,30]

Gene *env*

O gene *env* codifica duas glicoproteínas do envelope viral que constituem a parte mais externa ou exposta do *virion*. O produto primário é uma poliproteína, a GP160 (Env), que posteriormente é clivada pelas proteases celulares (furina), originando as duas subunidades do envelope que apresentam a função de ligação com receptores específicos na superfície celular, mediando a penetração viral. A subunidade mais externa, conhecida como glicoproteína de superfície (SU) de 120 kDa – GP120 – é responsável pela ligação específica ao receptor celular, CD4+, e correceptores; enquanto a glicoproteína transmembrana (TM) – a GP41 – possui peso molecular de 41 kDa, sendo importante no processo de fusão entre a membrana viral e a célula do hospedeiro.

O RNA mensageiro para a poliproteína do envelope é um RNA subgenômico produzido por *splicing* e regulado por proteínas acessórias. A poliproteína precursora possui um segmento *leader* que é responsável pela sua ligação com a membrana do retículo endoplasmático (RE). No RE, o ENV se oligomeriza e, após a clivagem do segmento *leader*, é transportado através do aparelho de Golgi até a membrana celular. As glicoproteínas permanecem ligadas uma à outra por interações não covalentes. Uma vez na membrana celular, ocorre a incorporação à partícula viral no processo de brotamento do vírus.

As proteínas do ENV são responsáveis pela determinação do tipo celular que será infectado pelo HIV, visto que os seus ligantes são receptores celulares específicos. A ligação da GP120 com o receptor CD4+ resulta numa alteração estrutural na SU, expondo os sítios de ligação para os correceptores de quimiocinas, sendo os principais CCR-5 e CXCR-4, que são usados pelos vírus com tropismo por monócitos/macrófagos e por células T, respectivamente. Quando a proteína SU se liga com os correceptores, ocorre uma exposição da porção N-terminal da TM (peptídeo de fusão), iniciando o processo de fusão célula-vírus. Ainda, a proteína ENV é capaz de realizar a fusão célula infectada com outra não infectada, resultando no processo denominado formação de sincício.[28-31]

Genes específicos do HIV

- *TAT*: transativador da expressão gênica do HIV. É um dos dois fatores reguladores necessários (o outro é o Rev) para a expressão gênica do HIV-1. Duas formas são conhecidas: o éxon Tat-1 (forma menor) com 72 aminoácidos e o éxon Tat-2 (forma maior) com 86 aminoácidos. Baixos níveis de ambas as proteínas são encontrados em células persistentemente infectadas. O TAT foi localizado primariamente no nucléolo/núcleo por imunofluorescência. Age pela ligação ao TAT RNA e por ativação do início da transcrição e/ou elongação a partir do *promoter* LTR. Foi o primeiro fator de transcrição eucariótico reconhecido a interagir com RNA ao invés de DNA.
- *REV*: fator regulador necessário para a expressão do HIV. É uma fosfoproteína de 19 kDa localizada primariamente no núcleo/nucléolo. Age ligando-se ao RRE e promovendo a exportação, estabilização e utilização do mRNA viral que contém o RRE. A proteína REV é considerada a mais conservada dos lentivírus.
- *VIF*: fator de infectividade viral (*viral infectiviby factor*). É uma proteína essencial da infectividade viral, mas não para a produção de partículas virais. Na ausência do VIF, a produção de partículas virais é defectiva, embora

a transmissão célula-célula do vírus não seja afetada significativamente. O VIF é uma proteína citoplasmática encontrada na quase totalidade dos lentivírus.
- *VPR* (*viral protein R*): proteína de 96 aminoácidos que é incorporada ao *virion* e interage com o p6gag. Localiza-se no núcleo. Funções propostas incluem a importação nuclear do complexo de pré-integração, bloqueio do ciclo celular, transativação de genes celulares e indução de diferenciação celular.
- *VPU* (*viral protein U*): proteína de 16 kDa com 81 aminoácidos fazendo parte do grupo de proteínas integrais da membrana tipo 1. Exerce dois tipos de funções: 1) degradação do CD4 no retículo endoplasmático, e 2) facilitador da liberação de *virions* da membrana de células infectadas.
- *NEF*: proteína miristilada de 27 kDa produzida por ORF localizada na extremidade 3' do genoma, compreendendo as bases 8.343 a 8.710. Localiza-se principalmente no citoplasma e está associada à membrana plasmática por meio de resíduo miristil. É uma das primeiras proteínas produzidas na célula infectada e a mais imunogênica das proteínas acessórias. Tem papel importante na replicação viral, na disseminação e na progressão da doença.
- *TEV*: fosfoproteínas formadas pelo primeiro éxon do *tat*, pequena parte do *env* e segundo éxon do *rev*. Exibe funções do TAT e do REV. É produzida precocemente na infecção.
- *PPT* (*polypurine tract*): serve como região de ligação de *primer* para a síntese da fita de DNA com polaridade positiva.

CICLO BIOLÓGICO

Muitos avanços no entendimento dos mecanismos de entrada do HIV na célula aconteceram nos últimos anos em virtude desta etapa ser um importante momento de intervenção do ciclo viral por meio de agentes antirretrovirais.

O ciclo biológico do HIV inicia-se quando a partícula viral encontra um receptor de alta afinidade. Esta reação específica de alta afinidade ocorre entre a glicoproteína externa do envelope viral (GP120) e duas moléculas celulares: a glicoproteína CD4 e um receptor de quimiocinas que pode ser tanto CCR5 ou CXCR4. Essa interação leva à ativação do domínio fusogênico da glicoproteína transmembrana, a GP41, que faz uma modificação conformacional levando à fusão entre membrana celular e viral. A preferência ao correceptor está associada com a especificidade: vírus com tropismo pelo CXCR4 têm sido associados com a patogenicidade e progressão mais rápida da doença.

O receptor CD4 é encontrado nas linhagens de células monocíticas-macrofágicas, na linhagem linfoide e em algumas outras células como: células da glia, células de Langerhans, células do epitélio intestinal e progenitores da medula óssea. A GP120 interage com o receptor CD4 e, a seguir, ocorre a fusão da partícula viral com a membrana celular. Após a ligação e a internalização da partícula viral, o capsídeo viral se desintegra parcialmente e uma fita simples de DNA complementar ao RNA viral é gerada no citoplasma pela ação da transcriptase reversa. Uma segunda fita de DNA então é sintetizada, levando a formação de uma molécula de DNA fita dupla. Após a entrada no núcleo, o DNA proviral é inserido ao cromossomo do hospedeiro pela integrase viral. Uma vez integrado, o DNA proviral pode ficar latente na ausência de ativação celular ou então entrar em ciclo replicativo acompanhando a ativação celular do hospedeiro. Uma vez inserido ao cromossomo, o vírus se torna altamente dependente do seu hospedeiro para realizar as funções de replicação, transcrição e tradução. As proteínas celulares se ligam ao DNA proviral, iniciando a transcrição. Os mRNA correspondentes ao vírus deixam o núcleo, e no citoplasma são traduzidos em proteínas regulatórias, estruturais e enzimáticas. Finalmente, novas partículas virais são produzidas e liberadas para o exterior da célula.

VARIABILIDADE GENÉTICA DO HIV-1

A variabilidade genética, característica dos vírus de genoma RNA, tem sido amplamente caracterizada para o HIV. As cepas de HIV-1 circulantes no mundo apresentam elevado grau de diversidade genética, o que pode influenciar seus aspectos biológicos, tais como progressão da doença, diagnóstico da infecção, terapia antirretroviral e desenvolvimento de vacinas. O surgimento de mutações genômicas do HIV-1 é decorrência de vários fatores incluindo erros na transcrição reversa, elevadas taxas de recombinação, grande quantidade de vírus infeccioso produzido e número alto de indivíduos infectados em aspecto mundial.[2,20]

A primeira tentativa de classificar as sequências do DNA proviral do HIV foi para dividi-las em cepas europeias, norte-americanas e africanas. No entanto, a disponibilidade de sequências de HIV-1 isoladas de diversas regiões do mundo demonstrou que esta divisão era inconsistente. Em geral, o HIV-1 demonstra uma taxa muito elevada de mutações e para descrever essa variabilidade genética, usa-se o conceito de *quasespecies* que engloba subpopulações de vírus presentes no mesmo indivíduo infectado pelo HIV, e não uma população única de vírus infectante. Para analisar a variação genética do HIV-1 realiza-se uma análise filogenética na qual é analisada a sequência inteira do genoma do HIV-1 e, principalmente, da região codificadora dos genes *gag* e *env*. Nesse sentido, o HIV-1 é classificado em quatro grupos: M (*major*), O (*outlier,* ou seja cepas mais distantes), N (*non-M non-O,* nem M nem O) e P (*putative,* putativo). O último grupo havia sido caracterizado recentemente a partir de um isolado de HIV-1 obtido de uma mulher da República dos Camarões morando na França. Este grupo tem variabilidade genética muito alta comparado com os grupos M, N e O e, filogeneticamente, é mais próximo aos isolados do vírus símio da imunodeficiência de gorilas.[2,20,32,33]

O grupo M compõe a maioria dos isolados mundiais de HIV-1. Ele é, por sua vez, subdividido em nove subtipos (A-J), pelo menos 90 formas recombinantes circulantes, CRF (até 2017, https://www.hiv.lanl.gov/content/sequence/HIV/CRFs/CRFs.html) e múltiplas formas recombinantes únicas. Em geral, a variabilidade genética situa-se entre 25-30% dos subtipos e em torno de 15-20% dentro de cada um subtipo. A cepa norte-americana/europeia é o protótipo do subtipo B que atualmente é mais prevalente no mundo. Os subtipos A e F dividem-se em subgrupos distintos, designados como sub-subtipos (ou subgrupos): A1-A5, F1 e F2, respectivamente.

Os grupos O, N e P representam apenas 5% das infecções mundiais pelo HIV-1 e são exclusivamente encontradas na República dos Camarões, Gabão e Nova Guiné ou em indivíduos provenientes dessa parte da África. Estas cepas divergem em mais de 50% comparadas com os isolados do grupo M e são próximas às cepas obtidas de primatas. No entanto, a diversidade genética dentro do subtipo O é comparável com a do subtipo M.

A maioria das cepas de HIV-1 se agrupa de forma consistente na análise filogenética, independentemente de qual região do genoma é analisada. Entretanto, algumas cepas apresentam discrepâncias de agrupamento filogenético quando diferentes regiões do genoma são analisadas. Estas sequências são atribuídas a vírus recombinantes ou mosaicos. Os eventos de recombinação são facilmente demonstráveis, pois ocorrem entre subtipos diferentes ou cepas distintas do mesmo subtipo. O exemplo mais ilustrativo de recombinação é o subtipo E, prevalente na Tailândia e países do sudeste asiático. A região do envelope viral do subtipo E forma um subtipo distinto dos demais, enquanto as regiões *gag* e *pol* se agrupam com o subtipo A. Assim, o subtipo E parece ser uma forma recombinante entre os subtipos A e E, embora um subtipo E legítimo (sem a porção A) ainda não tenha sido descrito. Esta situação tem aparecido frequentemente na literatura, o que determinou a necessidade de definição de critérios mais rigorosos para a designação de novos subtipos, incluindo a necessidade de sequenciamento do genoma completo. Acrescente-se a estas considerações, o fato de que formas recombinantes estão se tornando epidemiologicamente importantes. A classificação do HIV em CRFs é complexa e sujeita a constantes mudanças de acordo com os novos dados que surgem em decorrência das pesquisas mais recentes.

A denominação "subtipos" continua sendo aplicada às distintas cepas no interior do grupo M que são responsáveis pela pandemia de Aids. As designações dos subtipos A-J devem ser mantidas. Novos subtipos devem ser denominados mantendo a sequência alfabética. A designação sub-subtipos deve ser usada para denominar linhagens distintas que não são geneticamente distantes o suficiente para justificar a designação de um novo subtipo. Os vírus recombinantes epidemiologicamente significantes serão denominados CRFs e numerados sequencialmente na ordem de descrição. Conforme o exposto, a exigência de sequenciar completamente o genoma é mandatória para a caracterização fidedigna dos subtipos de HIV circulantes.[34-38]

No mundo, o grupo M é responsável por 99,6% das infeções, sendo o subtipo C predominante na África, América Latina e Ásia. O subtipo A e as CRFs provenientes desse subtipo são encontrados principalmente na região Centro-Oeste da África. O subtipo A também é a principal causa da epidemia de HIV-1 na Rússia. A pandemia de HIV no Brasil é dominada pelo subtipo B. Algumas cepas deste subtipo apresentam composição molecular variante na região central da alça V3, o que as distingue da forma mais frequente do subtipo B circulante na Europa e nos Estados Unidos. Outros subtipos foram identificados no Brasil e têm um papel importante no cenário da variabilidade genética, uma vez que na região Sul do país pode ser observado uma prevalência de 45% de cepas do subtipo C, demonstrando um aumento crescente no número de casos no sentido norte do país. Também já foram descritos os subtipos F e D, além das formas recombinantes CRF-BC e BF. O subtipo C predomina na África Meridional e Leste, Índia e Nepal, e é responsável pelas epidemias mais extensas do HIV, causando mais da metade de todas as infeções no mundo. O subtipo D é limitado na região Centro-Leste da África, enquanto o subtipo F está disseminado na África Central, América do Sul e Europa Oriental. O subtipo G, e as CRFs provenientes desse subtipo, encontra-se predominantemente no Leste e Oeste da África e na região central da Europa.[2,39-46]

CURSO DA INFECÇÃO PELO HIV

O HIV causa uma vasta gama de apresentações clínicas, desde infeções assintomáticas até quadros oportunistas com risco de vida e alta taxa de mortalidade. Em pessoas com infeção por HIV-1, a replicação viral produz uma queda na imunidade celular que, por sua vez, pode acarretar manifestações clínicas de infeções oportunistas. A síndrome da imunodeficiência adquirida (Aids) é o estado mais avançado da doença na qual o portador não pode mais controlar os micro-organismos oportunistas ou doenças malignas que normalmente não causam infeções em indivíduos saudáveis. As características clínicas do HIV podem variar de acordo com a idade, gênero, raça, localização geográfica, estado de tratamento e comportamento de risco.[1,7,14]

Após a infecção pelo HIV, segue-se um período de 1 a 2 semanas de intensa replicação viral nas mucosas e no tecidos linfoides periféricos. Esta fase na qual o vírus está presente, mas é indectável, é conhecida como fase de eclipse ou janela imunológica. Passada esta fase, ocorre rápida disseminação viral com invasão maciça do sangue periférico que se reflete na possibilidade de detecção do RNA viral cerca de 10 a 12 dias após o início da viremia. Cerca de 15 a 17 dias após o início da viremia é possível detectar-se em circulação o antígeno viral p24. O aparecimento de anticorpos anti-HIV em circulação ocorre por volta do 20º ao 22º dia após o início da viremia. Neste período de soroconversão, cerca de 40% dos pacientes apresentam sintomatologia semelhante ao início de um episódio gripal. Os anticorpos inicialmente produzidos são da classe IgM e podem ser detectados por ensaios imunoenzimáticos sensíveis (3ª geração). Ensaios que detectam apenas IgG (2ª geração) somente se tornam positivos por volta do 40º dia após o início da viremia.[13]

O período de tempo compreendido entre o início da viremia, quando o sangue torna-se infeccioso, e o aparecimento de marcadores virais detectáveis (RNA, antígenos e anticorpos) é chamado janela infecciosa. A duração da janela infecciosa varia de acordo com a sensibilidade do teste de detecção empregado, sendo de 45 dias para o teste EIA de 2ª geração, 22 dias para o EIA de 3ª geração, 15 dias para o antígenos p24 e 10 dias para o RT-PCR que detecta o RNA viral. A sequência de eventos descrita acima encontra-se resumida na Figura 58.3.

Síndrome da imunodeficiência adquirida

A infecção pelo HIV-1 determina um quadro insidioso e progressivo de perda da função imunológica, culminando no quadro grave da síndrome da imunodeficiência adquirida (SIDA/Aids), que se caracteriza por infecções oportunistas e neoplasias várias. A velocidade de progressão, desde o momento inicial da infecção até o aparecimento da SIDA/Aids, é extremamente variável entre os pacientes, apresentando mediana de 10 anos. O aparecimento da doença sofre a influência de vários fatores tanto do hospedeiro como do vírus e é significantemente alterado por medidas profiláticas e terapêuticas. A história natural da infecção pelo HIV pode ser dividida em estágios.

Estágios clínicos da infecção pelo HIV-1

As células CD4+ são o alvo primário na infecção pelo HIV devido a afinidade com o receptor CD4 presente na superfície celular. Estas células

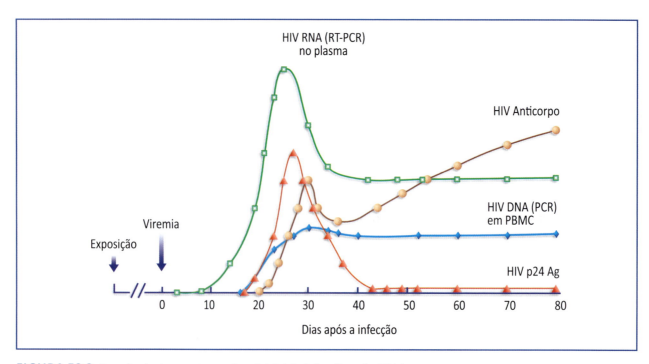

FIGURA 58.3 Sequência de eventos na fase inicial da infecção pelo HIV-1.

são responsáveis por funções imunológicas essenciais e a perda destas resulta em declínio da resposta imunológica. Muitos estudos sobre a história natural da doença têm documentado um amplo espectro de manifestações das doenças, variando de infecção assintomática até imunodeficiência severa (incluindo as infecções oportunistas) e câncer. Outros autores demonstraram uma forte associação entre o desenvolvimento da doença e a contagem das células CD4+.[1,7]

Com isso, vários sistemas foram propostos para a classificação da infecção pelo HIV-1. O mais utilizado é o que foi proposto pelo *Centers for Disease Control and Prevention* (CDC) dos Estados Unidos, em 1993. Este sistema emprega uma combinação de condições clínicas associada à contagem de células CD4+. São definidas três categorias (A, B e C) e cada uma dividida em subfases (A1-A3, B1-B3 e C1-C3): categoria 1 (fase assintomática ou latência clínica) – maior ou igual a 500 células/mL; categoria 2 (fase sintomática intermediária) – 200-499 células/mL; e categoria 3 (fase sintomática tardia ou infecção) – menos de 200 células/mL.

- Categoria A: assintomático, linfadenopatia generalizada, infecção primária (aguda).
- Categoria B: compreende condições sintomáticas indicativas de falha na imunidade celular e que não estão na categoria C: angiomatose bacilar, candidíase (orofaringe e vulvovaginal) persistente, displasia cervical (moderada ou severa), sintomas constitucionais (febre 38,5 °C) ou diarreia com duração maior que 1 mês, leucoplasia oral, herpes-zóster, trombocitopenia púrpura idiopática, listeriose, doença pélvica inflamatória e neuropatia peripérica.
- Categoria C: candidíase pulmonar e esofágica, câncer cervical, paracoccidioifomicose, criptococose, CMV, esofagite herpética, encefalopatia, histoplasmose, isosporíase, sarcoma de Kaposi, linfoma, micobactérias, infecção por *Pneumocistis jirovecii*, penumonia bacteriana, leucoencefalopatia multifocal progressiva, salmonelose, toxoplasmose cerebral.

Fase inicial da infecção

A infecção inicial pelo HIV-1 pode ser completamente assintomática ou se apresentar, como ocorre em cerca de 50% dos casos, com quadro semelhante a um episódio gripal ou, às vezes, com quadro semelhante ao da mononucleose infecciosa. Os sintomas geralmente aparecem de 2 a 6 semanas (mediana de 21 dias) após a exposição ao vírus. Os sintomas mais frequentes são febre, faringite, linfoadenopatia, úlceras aftosas, esofagite, mialgia, artralgia, diarreia, náusea, vômitos, cefaleia e eritrodermia. Independentemente da gravidade, os sintomas desaparecem 14 a 21 dias após o seu início. O quadro laboratorial nesta fase aguda revela linfopenia com diminuição dos linfócitos CD4+ e CD8+. À linfopenia, segue-se linfocitose com aumento predominante dos linfócitos CD8+. A contagem de células CD4+ também aumenta, mas permanece em nível menor do que o inicial. Nesta fase também ocorrem, 2 a 4 semanas após a infecção, altas concentrações de vírus na circulação, o que induz resposta imunológica humoral e celular que são responsáveis pelos sintomas. Cerca de 1 a 3 semanas após o início dos sintomas é possível a detecção de anticorpos anti-HIV que são inicialmente da classe IgM e posteriormente, ao cabo de 3 meses, desaparecem, sendo substituídos por IgG.

Fase precoce

A fase precoce da doença se caracteriza pelas contagens de células CD4+ acima de 500 células/mL. Os pacientes, nesta fase, geralmente são assintomáticos, embora alguns apresentem linfoadenopatia, mais frequentemente nas cadeias cervical, axilar e inguinal. Manifestações dermatológicas são frequentes, incluindo a dermatite seborreica, foliculite eosinofílica e perifoliculite. Na cavidade oral, são frequentes as úlceras aftosas e a leucoplasia.

Fase intermediária

Esta fase caracteriza-se pela contagem de células CD4+ entre 200 e 500 células/mL. A probabilidade do desenvolvimento de infecções oportunistas é maior, embora os pacientes sejam na sua maioria assintomáticos. As lesões dermatológicas e orais são mais frequentes. As infecções mais frequentes nesta fase incluem as infecções recorrentes pelo *herpes simplex* e pelo *varicela-zóster*. Os sintomas habitualmente incluem diarreia persistente, febre, perda de peso, candidíase oral e vaginal. Este conjunto de sintomas é também conhecido como ARC (*Aids related complex*).

Fase tardia

Nesta fase, a contagem de células CD4+ situa-se entre 50 e 200 células/mL. De acordo com a classificação do CDC, estes pacientes possuem SIDA/Aids. A incidência de infecções oportunistas ou condições definidoras de Aids aumenta drasticamente. A pneumonia pelo *P. carinii* é a infecção mais frequente, podendo também ocorrer toxoplasmose, encefalite, criptococose, isosporíase, tuberculose, linfomas, sarcoma de Kaposi e candidíase. Podem aparecer neoplasias como o câncer cervicouterino nas mulheres e o carcinoma de reto nos homens. Anormalidades hematológicas como anemia, neutropenia e plaquetopenia são frequentemente observadas.

Fase avançada

Caracterizada por contagens de células CD4+ inferiores a 50 células/mL. Nesta fase, a profunda imunodeficiência predispõe ao aparecimento de infecções oportunistas graves como meningite criptocócica, aspergilose invasiva, retinite por citomegalovírus, leucoencefalopatia multifocal progressiva e infecções disseminadas como a histoplasmose, coccidiodomicose, bartonelose e outras. Estas infecções tendem a aparecer de forma combinada, agravando o quadro clínico.

Fase terminal

Esta fase se caracteriza pela incapacidade de controle dos sintomas da doença a despeito dos tratamentos utilizados, que se tornam ineficazes.[47-54]

DIAGNÓSTICO DA INFECÇÃO PELO HIV

Os testes laboratoriais para detecção da infecção pelo HIV são realizados para identificar indivíduos com a infecção, portadores de HIV (doadores de sangue e órgãos sólidos, gestantes) e confirmar a presença do HIV (testes confirmatórios).

Os principais testes laboratoriais para o diagnóstico da infecção pelo HIV baseiam-se na pesquisa de anticorpos anti-HIV e antígenos virais

(p24). São usados rotineiramente na identificação sorológica em bancos de sangue e em programas de testagem populacional.

Duas categorias de testes são definidas: triagem e confirmatório. Os testes de triagem mais utilizados são os ensaios imunoenzimáticos (EIA). A comunicação de resultados positivos, no entanto, somente deve ser feita após a realização de exames confirmatórios suplementares como o *Western blot* (WB) ou a imunofluorescência indireta (IFI). Mesmo após a realização de exames confirmatórios, o médico deve providenciar a repetição dos testes em nova amostra quando for a primeira vez que o paciente se submete ao teste, quando o resultado foi inconclusivo (indeterminado) ou na existência de qualquer outra razão que coloque em dúvida o resultado.

Os testes de anticorpos são altamente sensíveis e específicos, mas possuem baixos valores preditivos quando aplicados em populações com baixa incidência de infecção pelo HIV. Este fato é melhor entendido quando se considera uma população de indivíduos não infectados. Nesta população, quando um indivíduo sem risco para o HIV apresenta teste positivo, a probabilidade de se tratar de um teste falso-positivo é maior do que a frequência de infecções pelo HIV. Por este motivo existe a necessidade dos testes confirmatórios, que são fundamentais para a distinção entre os falso-positivos e os positivos verdadeiros.

Testes imunoenzimáticos

Os testes imunoenzimáticos (EIA, ELISA) para a detecção de anticorpos anti-HIV são produzidos com antígenos virais purificados derivados da lise viral ou de antígenos recombinantes. Estes antígenos são adsorvidos nas cavidades de placas de poliestireno, formando a chamada "fase sólida" da reação. O soro do paciente é adicionado à fase sólida e, havendo anticorpos específicos, ocorrerá a reação antígeno-anticorpo. O anticorpo fixado é identificado por uma anti-imunoglobulina anti-humana ligada a uma enzima. Na fase final da reação, é adicionado o substrato enzimático que, na presença da enzima, desenvolverá cor que será lida em espectrofotômetro. Valores de densidade óptica superiores ao valor médio dos controles negativos (*cutt off*) indicam positividade da reação.

Western blot

O teste de imunoeletroforese ou *immunoblot*, popularmente conhecido como *western blot*, foi, desde o início dos estudos com o HIV, considerado como teste confirmatório. Consiste na separação dos antígenos purificados do HIV em gel de SDS poliacrilamida seguida de transferência (*blotting*) destes antígenos para uma fita de nitrocelulose. O teste consiste na incubação das fitas contendo os antígenos virais com o soro do paciente de forma semelhante ao descrito anteriormente para o EIA. A visualização do resultado se faz pelo desenvolvimento de cor nas bandas virais específicas. O critério de positividade mais aceito compreende a presença de, pelo menos, duas das três proteínas virais específicas: p24, GP41 e GP120/160.

Pesquisa de antígeno p24

Determina a quantidade da proteína viral p24 presente no plasma ou no sobrenadante de cultura de tecido. Esta proteína apresenta-se em maior concentração no período que antecede a soroconversão e nas fases mais avançadas da doença. O método é baseado na técnica de ELISA (imunoenzimático).

Imunofluorescência indireta

Células infectadas, contendo o antígeno viral, são fixadas em lâminas de microscópio. Posteriormente, incuba-se o soro dos indivíduos, seguindo-se um tratamento com anti-imunoglobulina humana (anti-lgG) conjugada a um fluorocromo (geralmente isotiocinato de fluoresceína). A presença dos anticorpos anti-HIV é revelada por visualização da reação em microscopia de fluorescência. Também é utilizado como teste confirmatório.

Testes rápidos

Em casos de urgência, como acidentes ocupacionais e gestantes (no momento do parto), estes testes podem ser realizados, tendo como vantagem o diagnóstico rápido. Além disso, podem ser úteis em situações em que haja dificuldade de estrutura laboratorial.

É importante lembrar que os métodos que pesquisam anticorpos devem ser realizados fora do período de janela imunológica, que se refere ao período de tempo necessário para o desenvolvimento de anticorpos específicos anti-HIV no hospedeiro. Este período pode levar até 3 meses após a infecção.

Testes de amplificação do ácido nucleico viral

Métodos que se baseiam na pesquisa de ácidos nucleicos (DNA proviral e RNA) têm sido amplamente utilizados, tanto para a confirmação do *status* diagnóstico, bem como para o monitoramento da terapia antirretroviral. A partir do ano 2014, o teste de amplificação de ácidos nucleicos (NAT) em banco de sangue tornou-se obrigatório no Brasil. A utilização do NAT-HIV reduz a janela imunológica e confirma amostras sorologicamente não reagentes para anti-HIV IgG.[55,56]

EPIDEMIOLOGIA DA INFECÇÃO PELO HIV

As principais vias de transmissão do HIV ocorrem pelo contato sexual, sanguíneo (sangue ou hemoderivados e em usuários de drogas injetáveis, ou UDI) e vertical (da mãe para o filho) que pode ocorrer no momento do parto, durante a gestação ou através do aleitamento.

Também pode ocorrer a transmissão ocupacional, geralmente em profissionais da área da saúde que sofrem acidentes com instrumentos perfurocortantes contaminados com sangue de pacientes infectados pelo HIV. Embora o vírus tenha sido isolado de vários fluidos corporais, como saliva, urina e lágrimas, estas vias não têm sido envolvidas como fontes de infecção.

A Organização Mundial da Saúde (OMS) estimou que o número mundial de indivíduos infectados pelo HIV, em 2016, era de 36,7 milhões, sendo 17,8 milhões mulheres, 16,7 milhões homens e 2,1 milhões crianças. A região mais atingida pela epidemia de HIV é o continente africano com 25,6 milhões de pessoas infectadas seguido pelo Sudeste Asiático (3,5 milhões) e América Latina (3,3 milhões). Em uma menor proporção, a epidemia atinge Europa (2,4 milhões), Oeste do Pacífico (1,5 milhões) e o Oriente Médio (0,36 milhões). A mortalidade por Aids em 2016 estima-se de ter atingido um milhão de pessoas. Apenas a metade das pessoas portadoras de HIV (53%) têm recebido tratamento antirretroviral, devido ao acesso limitado a ART na África Subsaariana e no Sudeste Asiático.

O Brasil concentra quase a totalidade dos casos do HIV na América do Sul. O país demonstra um modelo epidemiológico peculiar e aumento preocupante nas taxas de soroprevalência. Inicialmente, a infecção era concentrada entre homens que fazem sexo com homens, no entanto, a epidemia se disseminou entre usuários de drogas intravenosas e na população em geral, particularmente mulheres. Este tipo de infecção é consequência do comportamento sexual dos parceiros e a prática de sexo sem proteção. A prevalência do HIV em usuários de drogas intravenosas no Brasil tem caído nos últimos anos devido ao uso de entorpecentes inalatórios e, como consequência, a taxa de mortalidade por Aids tem mostrado uma brusca queda nessa população.

RISCO DA TRANSMISSÃO DO HIV-1 PELAS TRANSFUSÕES

Os recipientes de sangue que não sejam triados para HIV, os coloca em risco alto dessa infecção. O HIV tem sido transmitido pela transfusão de sangue total, componentes celulares sanguíneos, plasma e fatores de coagulação. A possibilidade de uma pessoa ser infectada pelo HIV após o recebimento de sangue contaminado é de aproximadamente 100%.[1,57,58]

No Brasil, antes da descoberta do vírus e da instituição dos testes sorológicos nos bancos de sangue, ocorreu uma epidemia de transmissão transfusional do HIV que atingiu duramente os pacientes politransfundidos, principalmente os portadores de hemofilia. Em 1988, o Ministério da Saúde registrou que 8% de todos os casos de Aids registrados no país se deviam à transmissão transfusional. A despeito do aspecto dramático deste acontecimento, a grande lição aprendida diz respeito a como um agente infeccioso com longo período de incubação (+ de 10 anos) pôde se disseminar lentamente na população e na sua base de doadores de sangue sem que tenha sido reconhecido. Acredita-se que a epidemia do HIV começou nos Estados Unidos, disseminando-se rapidamente nos grupos de homens homossexuais e bissexuais, na década de 1970. Entretanto, foi somente a partir de 1981 que grupos de homossexuais com sarcoma de Kaposi e pneumonia por *Pneumocistis jirovecii* foram identificados. As primeiras descrições de manifestações de Aids em hemofílicos e receptores de transfusões sanguíneas apareceram em 1982. Foi somente a partir destes relatos que se suspeitou de um agente etiológico transmissível pelo sangue e se implementaram medidas para exclusão da doação de indivíduos com sintomas ou fatores associados com a Aids. Cerca de um ano após, o HIV-1 foi descoberto, o que levou ao desenvolvimento de teste para despistagem sorológica em bancos de sangue, em 1985.[59-62]

Estudos posteriores com amostras de sangue colhidos em 1984 permitiram que se calculasse o risco de transmissão do HIV pelas transfusões entre 1978 e 1985 (Figura 58.4). No final de 1982, o

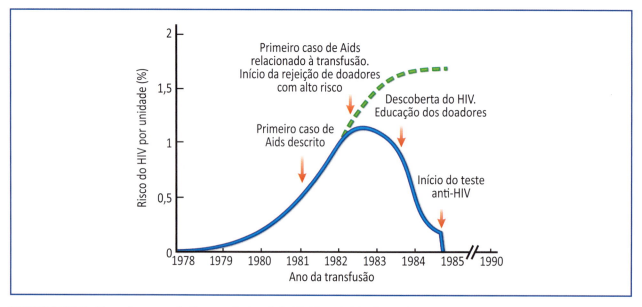

FIGURA 58.4 Risco da transmissão transfusional do HIV-1 no início da epidemia.

risco transfusional associado a uma unidade de componente sanguíneo era de 1,1%. A política de exclusão de doadores produziu uma inflexão na curva ascendente de transmissão, mesmo na ausência do teste, demonstrando a efetividade de medidas de triagem clínica na redução da transmissão transfusional do HIV. Os hemofílicos que receberam grande quantidade de unidades de fatores de coagulação, derivados por sua vez de milhares de unidades de plasma, foram atingidos duramente pela epidemia. Em 1982, nos Estados Unidos, o risco transfusional era de 22 por 100 pessoas-ano em risco. Em 1984, esse risco caiu para 4 por 100; no entanto, nesta época, mais de 50% da população de hemofílicos já estava contaminada. A redução no risco transfusional, a partir de 1982, ocorreu devido às medidas de exclusão de doadores com fatores de risco, redução no uso de concentrados de fatores, a partir de 1982, introdução de concentrados de fatores tratados pelo calor, em 1984, e finalmente, com a implementação do teste para anticorpos anti-HIV, em 1985.

No Brasil, entre 2007 e 2017, foram notificados 136.945 casos de infecção por HIV, sendo o risco residual de transmissão pela transfusão sanguínea em torno de $1,3 \times 10^{-6}$ após a introdução do NAT obrigatório, em 2012, de triagem de HIV nos bancos de sangue. Neste período, também no Brasil, pelos dados do Ministério da Saúde, foram detectadas 39 janelas imunológicas confirmadas do HIV e 14 não confirmadas. O risco atual de transmissão transfusional do HIV é muito baixo nos países desenvolvidos. Nos Estados Unidos, antes da introdução do teste para o antígeno, o risco estimado era de 1 infecção para 60.000 unidades transfundidas. Subsequentemente, após a introdução do teste de ácidos nucleicos (NAT) este risco decresceu para 1 infecção para cada 2.135.000 unidades transfundidas. Estas transmissões podem ocorrer, principalmente, em associação com a doação de sangue que ocorre quando o doador está infectado pelo HIV mas se encontra na chamada janela imunológica; o teste de amplificação não possui uma sensibilidade analítica adequada para detectar número baixo de cópias.

O Brasil tem, atualmente, a maior taxa de prevalência de HIV na América do Sul, cuja incidência na população geral pode ser considerada baixa (1%), no entanto, em alguns grupos específicos como profissionais do sexo, usuários de drogas intravenosas e homens que fazem sexo com outros homens, a prevalência do HIV ultrapassa 50%. Para controlar a epidemia de HIV no país, o Ministério da Saúde criou centros de triagem voluntária que oferecem, além de diagnóstico de HIV, tratamento e aconselhamento de prevenção de outras doenças sexualmente transmissíveis. Deste modo, esses centros favorecem a prevenção de transmissão transfusional de HIV. No entanto, o serviço é subutilizado, e entre a maioria dos homens (36-39%), por exemplo, a triagem para HIV é feita via doação de sangue. Essa prática irregular acarreta risco, além de transmissão de HIV, de outras doenças sexualmente transmissíveis, uma vez que esses indivíduos apresentam altas taxas de coinfecções.

No Brasil, não existem estudos completos relatando o risco residual de transmissão por transfusão do HIV após a introdução do NAT obrigatório nos bancos de sangue. Um estudo de 2017, da região Norte do país, demonstra que o risco transfusional residual de transmissão transfusional de HIV caiu de 1 caso em 107.527 doações para 1 por 769.231 com a implementação do NAT, no Brasil, para a triagem obrigatória de HIV nos bancos de sangue. Esse resultado difere dos dados nacionais de 2012, que estipulavam 1 caso transfusional residual para 884.955 doações (sem a utilização do NAT) com tendência de diminuir a 1 caso para mais de 2 milhões de doações. Essa diferença, provavelmente, deve-se a sensibilidade analítica do teste para detecção dos variantes do HIV-1.[63]

REFERÊNCIAS BIBLIOGRÁFICAS

Human immunodeficiency virus. In: Bennett J, Dolin R, Blaster M (eds). Principles and Practice of Infectious Diseases, 8 ed. Philadelphia: Elsevier Saunders; 2014.

Vírus da imunodeficiência humana. In: Santos NOS, Romanos MTV, Wigg MD. Introdução à virologia humana. Rio de Janeiro: Guanabara Koogan 2008; 410-447.

Coffin JM. Retroviridae: the virus and their replication. In: Fields BN, Knipe DM, Howley PM (eds). Fields Virology. Philadelphia: Lippincott-Raven 1996; 1767-1847.

Gelderblom HR. Assembly and morphology of HIV: potential effect of structure on viral function. Aids 1991; 5(6):617-637.

Petropoulos C. Retrovirus taxonomy, protein structures, sequences and genetic maps. In: Coffin JM, Hughes

SH, Varmus HE (eds). Retroviruses. New York: Cold Spring Harbor Laboratory Press 1997; 7757-7805.

Vogt PK. Historical introduction to the general properties of Retroviruses. In: Coffin JM, Hughes SH, Varmus HE (eds). Retroviruses. New York: Cold Spring Harbor Laboratory Press 1997; 1-25.

CDC. Centers for Disease Control task force on Kaposi's sarcoma and opportunistic infections. N Engl J Med 1982; 306:248.

Maloney JBA. Virus-induced rhabdomyosarcoma of mice. Natl Cancer Inst Monogr 1966; 22:139-142.

Poiesz BJ, Ruscetti FW, Gazdar AF, Bunn PA, Minna JD, Gallo RC. Detection and isolation of type C retrovirus particles from fresh and cultured lympho-cytes of a patient with cutaneous T-cell lymphoma. Proc Natl Acad Sciences USA 1980; 77(12):7415-7419.

Vogt VM. Retroviral virions and genomes. In: Coffin JM, Hughes SH, Varmus HE (eds). Retroviruses. New York: Cold Spring Harbor Laboratory Press 1997; 27-69.

Clavel F, Guétard D, Brun-Vézinet F, Chamaret S, Rey MA, Santos-Ferreira MO, Laurent AG, Dauguet C, Katlama C, Rouzioux C, Klatzmann D, Champalimaud JL, Montagnier L. Isolation of a new human retrovirus from West African patients with Aids. Science 1986; 233(4761):343-346.

Davis KC, Horsburgh CR, Hasiba U, Schocket AL, Kirkpatrick CH. Acquired immunodeficiency syn-drome in a patient with hemophilia. Ann Intern Med 1983; 98(3):284-286.

Gallo RC, Sarin PS, Gelmann EP, Robert-Guroff M, Richardson E, Kalyanaraman VS, et al. Isolation of human T-cell leukemia virus in acquired immune dficiency syndrome (Aids). Science 1983; 220(4599):865-867.

Gottlieb MS, Schroff R, Schanker HM, Weisman JD, Fan PT, Wolf RA, et al. Pneumocystis carinii pneumonia and mucosal candidiasis in previously heal-thy homosexual men: evdence of a new acquired cellular immunodeficiency. N Engl J Med 1981; 305(24): 1425-1431.

Kalyanaraman VS, Sarngadharan MG, Robert-Guroff M, Miuoshi I, Blayney D, Golde D, et al. A new subtype of human T-cell leukemia virus (HTLV-II) associated with a T-cell variant of hairy cell leukemia. Science 1982; 218(4572):571-573.

Poiesz BJ, Ruscetti FW, Reitz MS, Kalyanaraman VS, Gallo RC. Isolation of a new type C retrovirus (HTLV) in primary uncultured cells of a patient with Sézary T-cell leukaemia. Nature 1981; 294(5838):268-271.

Seigal FP, Lopez C, Hammer GS, Brown AE, Kornfeld SJ, Gold J, et al. Severe acquired immunodeficiency in male homosexuals, manifested by chronic perianal ulcerative herpes simplex lesions. N Engl J Med 1981; 305(24):1439-1444.

Covas DT, Biscaro TA, Kashima S, Duarte G, Machado AA. A high frequency of the GWG (Pro-Trp) envelope variant of HIV-1 in southeast Brazil. J Acquir Immune Defic Syndr Hum Retrovirol. 1998; 19(1):74-79.

Gelderblom HR, Hausmann EHS, Özel M, Pauli G, Koch MA. Fine structure of human immunodeficiency virus (HIV) and immunolocalization of structure proteins. Virology 1987; 156(1):171-176.

Louwagie J, Janssens W, Mascola J, Heyndrickx L, Hegerich P, van der Groen G, et al. Genetic diversity of the envelope glycoprotein from human immuno-deficiency virus type 1 isolates of African origin. J Virol 1995; 69(1):263-271.

Starcich BR, Hahn BH, Shaw GM, Mcneely PD, Modrow S, Wolf H, Parks ES, Parks WP, Josephs SF, Gallo RC, Wong-Staal F. Identification and characterization of conserved and variable regions in envelope gene of HTLV-III/LAV, the retrovirus of Aids. Cell 1986; 45(5): 637-648.

Chen IS, McLaughlin J, Gasson JC, Clark SC, Golde DW. Molecular characterization of genome of a novel human T-cell leukaemia virus. Nature 1983; 305(5934): 502-505.

Awang G, Sen D. Mode of dimerization of HIV-1 genomic RNA. Biochemistry 1993; 32(42):11453-11457.

Gessain A, Mauclère P, Froment A, Biblione M, Hesran JYL, Tekaia F, Millan J, De Thé G. Isolation and molecular characterization of a human T-cell lymphotropic virus type II (HTLTV-II), subtype B, from a healthy Pygmy living in a remote area of Cameroon: an ancient origin for HTLV-II in Africa. Proc Natl Acad Sci USA 1995; 92(9):4041-4045.

Wain-Robson S, Sonigo P, Danos O, Cole S, Alizon M. Nucleotide sequence of the Aids virus, LAV. Cell 1985; 40(1):9-17.

Shimotohno K, Takahashi Y, Shimizu N, Gojobori T, Golde DW, Chen ISY et al. Complete nucleotide sequence of an infectious clone of human T-cell leukemia virus type II: an open reading frame for the protease gene. Proc Natl Acad Sci USA 1985; 82(10):3101-3105.

Li WH, Tanimura M, Sharp PM. Rates and dates of divergence between Aids vírus nucleotide sequences. Mol Biol Evol 1988; 5(4):313-330.

Fauci AS. The human immunodeficiency virus: infectivity and mechanisms of pathogenesis. Science 1988; 239(4840):617-622.

Janssens W, Heyndrickx L, Fransen J, Motte J, Peeters M, Nkengasong JN, et al. Genetic and phylogenetic analysis of env subtypes G and H in central Africa. Aids Res Hum Retroviruses 1994; 10(7):877-879.

Murphy FA. Virus taxonomy. In: Fields BN, Knipe DM, Howley PM, et al. (eds). Fields Virology. Philadelphia: Lippincott-Raven 1996; 15-57.

Triques K, Bourgeois A, Vidal N, Mpoudi-Ngole E, Mulanga-Kabeya C, Nzilambi N, et al. Near-full length genome sequencing of divergent African HIV-1 subtype F viruses leads to the identification of a new HIV-1 subtype designated K. Aids Res Hum Retroviruses 2000; 16(2):139-151.

Santoro MM, Perno CF. HIV-1 genetic variability and clinical implications. ISRN Microbiol 2013; ID 481314.

Trotter AB, Hong SY, Srikantiah P, Abeyewickreme I, Bertagnolio S, Jordan MR. Systematic review of HIV drug resistance in Southeast Asia. Aids Rev 2013; 15(3):162-170.

Vallari A, Holzmayer V, Harris B, Yamaguchi J, Nganspo C, Makamche F, Mbanya D, Kaptue L, Ndembi N, Gurtler L, Devare S, Brennan C. Confirmation of putative HIV-1 group in Cameroon. J Virol 2011; 85(3): 1403-1407.

Diaz RS, Sabino EC, Mayer A, Mosley JW, Busch MP. Dual human immunodificiency virus type 1 infection and recombination in a dually exposed transfusion recipient. J Virol 1995; 69(6):3273-3281.

Dube S, Love JL, Dube DK, Leon-Ponte M, De Perez GE, Baroja M, Bianco N, Poiesz BJ. The complete genomic sequence of an HTLV-II isolate from a guahibo indian from venezuela. Virology 1999; 253(2):181-192.

Eiraku N, Novoa P, Ferreira MC, Monken C, Ishak R, Ferreira OC, Zhu SW, Lorenco R, Ishak M, Azvedo V, Guerreiro J, de Oliveira MP, Loureiro P, Hammerschlak N, Ijichi S, Hall WM. Identification and characterization of a new and distinct molecular subtype of human t-cell lymphotropic virus type 2. J Virol 1996; 70(3):1481-1492.

Kostrikis LG, Bagdades E, Cao Y, Zhang L, Dimitriou D, Ho DD. Genetic analysis of human immuno-deficiency vírus type 1 strains froma patients in Cyprus: identification of a new subtype designated subtype I. J Virol 1995; 69(10):6122-6130.

Leitner T, Alaeus A, Marquina S, Lilja E, Lidman K, Albert J. Yet another subtype of HIV type 1? Aids Res Hum Retroviruses 1995; 11(8):995-997.

Mccutchan FE, Carr JK, Bajani M, Sanders-Buell E, Harry TO, Stoeckli TC, et al. Subtype G and multiple forms of A/G intersubtype recombinant human immunodeficiency virus ype 1 in Nigeria. Virology 1999; 254(2):226-234.

Montavon C, Bibollet-Ruche F, Robertson D, Koumare B, Mulanga C, Esu-Williams E, et al. The identification of a complex A/G/I/J recombinant HIV-1 virus in different West African countries. Aids Res Hum Retroviruses 1999; 15(18):1707-1712.

Quinones-Mateu ME, Arts EJ. Recombination in HIV-1: update and implications. Aids Rev 1999; 1:89-100.

Robertson DL, Anderson JP, Bradac JA, Carr JK, Foley B, Funkhouser RK, et al. HIV-1 nomenclature proposal. Science 2000; 288(5463):55-56.

Robertson DL, Sharp PM, Maccutchan FE, Hahn BH. Recombination in HIV-1. Nature 1995; 374:124-126.

Simon F, Mauclere P, Roques P, Loussert-Ajaka I, Muller-Trutwin MC, Saragosti S, et al. Identification of a new human immunodeficiency virus type 1 distinct from group M and group O. Nat Med 1998; 4(9):1032-1037.

Triques K, Bourgeois A, Saragosi S, Vidal N, Mpoudi-Ngole E, Nzilambi N, et al. High diversity of HIV-1 subtype F strains in Central Africa. Virology 1999; 259(1): 99-109.

Essex M, McLane MF, Lee TH, Tachibana N, Mullins JI, Kreiss J, et al. Antibodies to cell membrane antigens associated with human T-cell leukemia virus in patients with Aids. Science. 1983 May 20; 220(4599):859-62.

Dalgleish AG, Beverley PC, Clpham PR, Crawford DH, Greaves MF, Weiss RA. The CD4 (T4) antigen is an essential component of the receptor for Aids retrovirus. Nature 1984; 312(5996):763-767.

Klatzmann D, Champagne E, Chamaret S, Gruest J, Guetard D, Hercendi T, Gluckman JC, Montagnier L. T-lymphocyte T4 molecule behaves as the receptor for human retrovirus LAV. Nature 1984; 312:573-574.

Masur H, Michelis MA, Greene JB, Onorato I, Stouwe RA, Holzman RS, et al. An outbreak of community-acquired Pneumocystis carinii pneumonia: initial manifestation of celular immune dysfunction. N Engl J Med 1981; 305(24):1431-1438.

Poon MC, Landay A, Prasthofer EF, Stagno S. Acquired immunodeficiency syndrome with *Pneumocystis carinii* pneumonia and *Mycobac*terium aviu-intra-cellulare infection in a previously healthy patients with classic hemophilia: clinical, immunologic, and virologic findings. Ann Intern Med 1983; 98(3):287-290.

Rubinstein A, Sicklick M, Gupta A, Bernstein L, Klein N, Rubinstein E, et al. Acquired immunodeficiency with reversed T4/T8 ratios in infants born to prom-is-cuous and drug-addicted mothers. JAMA 1983; 249(17):2350-2356.

Schnittman S, Psallidopoulos MC, Lane HC, Thompson L, Baseler M, Massari F, Fox CH, Salzman NP, Fauci AS The reservoir for HIV-1 in human peripheral blood is a cell that mantains expression of CD4. Science 1989; 245(4915):305-308.

Busch MP, Lee LLL, Satten GA, Henrard DR, Farzadegan H, Nelson KE, Read S, Dodd RY, Petersen LR. Time course of detection of viral and serologic markers preceding human immunodeficiency virus type 1 seroconversion: implications for screening of blood and tissue donors. *Transfusion* 1995; 35(2):91-97.

Stramer SL, Aberle-Grasse J, Brodsky JP, Busch MP, Lackritz EM. US blood donor screening with p24 Antigen (Ag): one year experience. *Transfusion* 1997; 37(Suppl.):S1 (Abstract).

Sabino EC, Gonçalez TT, Carneiro-Proietti AB, Sarr M, Ferreira JE, Sampaio DA, Salles NA, Wright DJ, Custer B, Busch M; NHLBI Retrovirus Epidemiology Donor Study-II (REDS-II), International Component. Human immunodeficiency virus prevalence, incidence, and residual risk of transmission by transfusions at

Retrovirus Epidemiology Donor Study-II blood centers in Brazil. Transfusion 2012; 52(4):870-879.

Vieira PCM, Lamarão LM, Amaram CEM, Corrêa ASM, de Lima MSM, Barile KADS, de Almeida KLD, Sortica VA, Kayath, Burbano RMR. Residual risk of transmission of human immunodeficiency virus and heptitis C virus infections by blood transfusion in Northern Brasil. Transfusion 2017; 57(8):1968-1976.

Andrade Neto JL, Pintarelli VL, Felchner PC, de Morais RL, Nishimoto FL. HIV prevalence among blood donors in a blood bank in Curitiba (Brazil). Braz J Infect Dis 2002; 6(1):15-21.

Canutti Júnior V. Risco transfusional: metodologia e estudo. Atualização em Hemoterapia. Série de Monografias da Escola Brasileira de Hematologia 1998; 5:90-99.

Curran JW, Lawrence DN, Jaffe H, et al. Acquired immunodeficiency syndrome (Aids) associated with transfusion. N Engl J Med 1984; 310(2):69-75.

Sabino EC, Salles N, Sáez-Alquézar A, Santos GR, Chamone DF, Busch MP. Estimated risk of transfusion-transmitted HIV infection in São Paulo, Brazil. *Transfusion* 1999; 39(10):1150.

Salles NA, Sabino EC, Barreto CC, Barreto AM, Otani MM, Chamone DF. The discarding of blood units and the prevalence of infectious diseases in donors at the Pro-Blood Foundation/Blood Center of Sao Paulo, Sao Paulo, Brazil. Rev Panam Salud Publica 2003; 13(2-3):111-116.

Schreiber GB, Busch MP, Kleinman SH, Korelitz JJ. The risk of transfusion-transmitted viral infections. N Engl J Med 1996; 334(26):1685-1690.

59

VÍRUS LINFOTRÓPICOS DAS CÉLULAS T HUMANAS – HTLV-1 E 2

Anna Bárbara de Freitas Carneiro-Proietti
Bernadette Correa Catalan-Soares
Fernando Augusto Proietti
Simone Kashima Haddad

HTLV

O HTLV pertence à família *Retroviridae*, à subfamília *Orthoretrovirinae e ao gênero Deltaretrovirus*. Atualmente, quatro tipos distintos para esta retrovirose são descritos: HTLV-1, HTLV-2, HTLV-3 e HTLV-4. O HTLV-1 (vírus linfotrópico da célula T humana tipo 1) foi descrito, em 1980, como o primeiro retrovírus humano, tendo sido isolado de um paciente com linfoma cutâneo de células T.[1] O HTLV-2 foi identificado, em 1982, numa linhagem de células T estabelecida de paciente com leucemia de célula T pilosa. Em 2005, os outros dois tipos virais, HTLV-3 e HTLV-4, foram identificados em um número pequeno de indivíduos na África Central e, até o momento, não estão associados à doença. Entretanto, ambos estão relacionados ao HTLV-1 e apresentam similaridades na replicação, patogênese e forma de transmissão.

Os HTLVs tipo 1 e tipo 2 compartilham cerca de 65% de homologia na sequência de nucleotídeos. A variabilidade genética observada entre as linhagens tem levado à descrição de subtipos e à construções de árvores filogenéticas que representam relações evolutivas entre eles, dependentes da sua origem geográfica. Não existe uma relação estabelecida entre os diferentes subtipos virais e a patologia associada.

O HTLV possui uma estrutura morfológica similar a de outros retrovírus (Figura 59.1). São RNA vírus que apresentam o envelope viral composto por proteínas que se projetam para a superfície externa. A proteína transmembrana (GP20) atravessa a membrana e ancora a glicoproteína de superfície (GP45), que fica voltada para o exterior da partícula viral. A GP45 é responsável pela ligação do vírus ao receptor na célula hospedeira.

Junto ao envelope se encontra a proteína da matriz, que está adicionada de um ácido graxo no seu término amino, uma modificação característica de muitas proteínas que se situam na face interna da membrana celular. Um capsídeo, composto principalmente pelas proteínas codificadas pela região *gag*, constitui o *core* da partícula viral. Essa estrutura abriga, no seu interior, o genoma viral, representado por duas fitas simples de RNA (ver a seguir), às quais estão associadas várias pequenas proteínas básicas chamadas proteínas do nucleocapsídeo (NC). Outras proteínas também estão presentes no interior do capsídeo, como a trans-

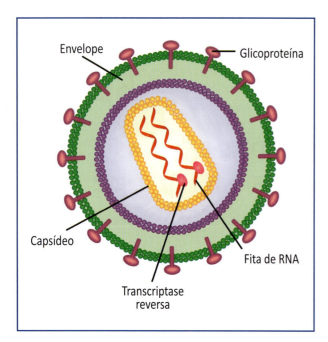

FIGURA 59.1 Representação esquemática do vírus linfotrópico da célula T humana (HTLV), evidenciando as principais estruturas e componentes virais.

criptase reversa e a integrase, essenciais no processo de integração do DNA proviral ao genoma da célula hospedeira.

O HTLV tem um genoma de RNA de fita simples de aproximadamente 9.032 pares de bases (Figura 59.2), com uma estrutura genética similar aos outros retrovírus. Possui os genes estruturais *gag*, *pol* e *env*, que codificam as proteínas do capsídeo, as enzimas necessárias à replicação e as proteínas do envelope viral (GP45 – proteína de superfície e a GP20 – proteína transmembrana). Próxima à extremidade 3', denominada região PX, a qual codifica duas proteínas regulatórias, *Tax* e *Rex*, as extremidades do genoma são flanqueadas por duas regiões repetidas, chamadas LTR (*long terminal repeats*), composta pelas regiões U3, R e U5 que são essenciais na integração do DNA proviral junto ao DNA cromossômico do hospedeiro e também na regulação da transcrição do genoma do HTLV.

O HTLV apresenta um ciclo de replicação típico dos retrovírus, caracterizado pela ligação do vírus via glicoproteína do envelope (Env) ao receptor de superfície na membrana celular que incluem transportador de glicose (GLUT-1), HSPG (*heparin sulfate proteoglycan*) e neurofilina-1 (NRP-1). Após a ligação, ocorre um processo de fusão das proteínas da membrana viral e do hospedeiro, levando a liberação da proteínas/genoma viral contidas no capsídeo viral para o citoplasma da célula-alvo. A seguir, ocorre a transcrição reversa do genoma viral de RNA para DNA, pela enzima transcriptase reversa. O DNA viral sintetizado integra-se no núcleo da célula, formando o provírus.

TRANSMISSÃO

Os vírus HTLV-1 e HTLV-2 são transmitidos de modo semelhante. A via de transmissão mais

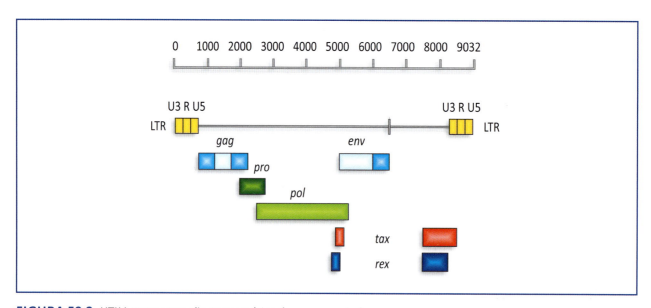

FIGURA 59.2 HTLV: representação esquemática do genoma viral.

importante e eficiente é a transmissão vertical, principalmente pelo aleitamento materno. As outras formas de transmissão incluem: sexual, transfusão de sangue e derivados contendo linfócitos infectados, uso compartilhado de agulhas e seringas contaminadas e também por meio de transplante de órgãos.

Transmissão vertical

No período pré ou pós-natal (através do leite materno). Os estudos indicam que o risco de infecção para o recém-nascido é maior no período pósnatal. Transmissão intrauterina e durante o parto também são possíveis, porém raras. A amamentação apresenta taxa de soroconversão maior que a transplacentária, 20% e 1-2%, respectivamente.

Transfusão de sangue e derivados

A transmissão do HTLV através do sangue é bem documentada, com taxa de soroconversão de mais de 60% em receptores de produtos celulares do sangue contaminados com o vírus.[2-4] Soroconversão não foi registrada entre receptores de unidades de plasma fresco HTLV-1/2 positivas. A soroconversão ocorre, em média, entre 20 e 50 dias após a transfusão. O risco de doar sangue no período de janela imunológica após teste sorológico negativo foi estimado em 1:640.000 entre doadores americanos. O DNA proviral nos linfócitos do doadores agiriam como o agente infeccioso. Estudos demonstraram que a probabilidade de soroconversão no recipiente é de 44%. Daí a necessidade da triagem do HTLV em doadores de sangue em áreas endêmicas.

Transmissão sexual

A transmissão do homem para mulher é mais frequente. Estudos entre casais realizados no Japão estimaram que a eficiência da transmissão homem para mulher, durante período de 10 anos, é de 60,8%, e de 0,4% da mulher para homem, durante o mesmo período.

Como para toda infecção sexualmente transmissível, a eficácia da transmissão depende do tempo de relacionamento, e é maior na presença de ulcerações genitais.[5]

Agulhas e seringas contaminadas

Presume-se que o uso compartilhado de seringas e agulhas seja o fator responsável pela alta soroprevalência para HTLV-1/2 em usuários de drogas injetáveis (UDI). A soroprevalência para HTLV-1/2 entre UDIs, quando comparada àquela relatada para doadores de sangue, homens que têm relações sexuais com outros homens, clientes de clínicas para doenças sexualmente transmissíveis e mulheres profissionais na comercialização do sexo, indica que populações de UDIs estão em maior risco para essa infecção, sendo importante reservatório desses vírus.

A prevalência de 17,8% foi encontrada entre UDIs participantes do programa de redução de riscos, no sul do Brasil. A duração do período de injeção de drogas e o compartilhamento de seringas e agulhas foram os principais fatores de risco associados à infecção nesse grupo.

Parece ser baixo o risco de infecção em pessoas que têm acidentes (contato com pele ou mucosa, picada de agulhas), mesmo em áreas endêmicas. Parece não haver transmissão por contato casual (picada de mosquito etc.).

Na infância, somente cerca de 1% das crianças são soropositivas. O aumento da prevalência com a idade acentua-se a partir da adolescência e início da idade adulta. O aumento é mais marcante em mulheres do que em homens: naquelas, o aumento continua após 40 anos, enquanto nos homens a prevalência atinge um platô após 40 anos. A explicação mais provável para essa diferença é a transmissão por via sexual mais eficiente do homem para a mulher e as transfusões sanguíneas mais frequentes em mulheres.

DISTRIBUIÇÃO GEOGRÁFICA

A infecção pelo HTLV-1 e HTLV-2 caracteriza-se por agrupamento (*cluster*) da infecção em áreas geográficas definidas no mundo e variação espacial das taxas de soroprevalência, dentro de áreas de prevalência reconhecidamente elevadas. Historicamente, havia uma estimativa de que 15 a 20 milhões de pessoas no mundo estavam infectadas pelo HTLV-1/2. Um estudo mais recente estimou em torno de 5 a 10 milhões de indivíduos infectados pelo HTLV. As áreas de maior prevalên-

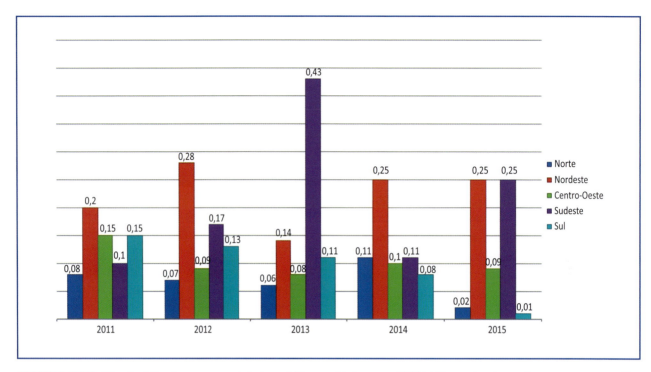

FIGURA 59.3 Distribuição do percentual da inaptidão sorológica para HTLV-1/2 em doadores de sangue, por região, no período de 2011-2015. *(Fonte: HEMOPROD – 1º a 4º Boletins de Produção Hemoterápica.)*

cia são o Japão (6-37%), Caribe (3-6%), áreas equatoriais da África, América do Sul e Oriente Médio, com taxas que variam de 0,5% a 50% (revisado).[6]

No Brasil, o HTLV-1/2 está presente em todas as regiões pesquisadas (Figura 59.3). As hipóteses para a entrada do vírus no continente sul-americano são três: 1) via imigração japonesa, 2) ameríndios nativos que vieram da Ásia, e 3) o tráfico de escravos africanos (Nigéria, Senegal, Sudão, Angola, Moçambique).

Prevalência em doadores de sangue

A prevalência entre doadores de sangue varia de acordo com a região geográfica avaliada.[7] Taxas entre 0% e 3,6% podem ser observadas mundialmente (Tabela 59.1).

A soroprevalência média encontrada entre doadores aptos à doação no país, de 0,46%, é cerca de 20 a 100 vezes maior do que aquela relatada, por exemplo, para os Estados Unidos e Europa. Esse dado, aliado à extensão territorial e população, leva a crer que o Brasil pode possuir o maior número absoluto de indivíduos soropositivos para HTLV-1/2 entre todos os países, estimado em mais de 2 milhões de indivíduos. Deve-se ressaltar que, caso no Brasil a soroprevalência entre homens seja menor que entre mulheres, como ocorre no Japão e Caribe, as estimativas de soroprevalência para a população geral, baseadas em dados encontradas entre doadores de sangue (a maioria do sexo masculino), subestimariam a verdadeira soroprevalência.

TABELA 59.1
PREVALÊNCIA DO HTLV (%) NOS DIFERENTES CONTINENTES

CONTINENTE	PREVALÊNCIA EM DOADORES DE SANGUE (%)
África	0 a 3,6
Américas	0 a 1,5 (2,0 Caribe)
Austrália	0,001 a 0,3
Ásia	0 a 1,9
Europa	0 a 2,12

DOENÇAS ASSOCIADAS

O HTLV-1 é o agente etiológico da leucemia/linfoma de células T do adulto (ATLL), uma doença agressiva e maligna das células T CD4, e também de uma neuropatia denominada paraparesia espástica tropical/mielopatia associada ao HTLV-1 (HAM/TSP).[8] Outras manifestações neurológicas como déficit cognitivo, neuropatia periférica, bexiga neurogênica e esclerose amiotrófica lateral também estão associadas ao HTLV-1, bem como dermatite infecciosa, uveíte, desordens reumatológicas e pulmonares.

Mais de 90% dos infectados permanecem assintomáticos, ou seja, apenas 5 a 10% desenvolvem alguma doença durante a vida, provavelmente dependendo de cofatores (genéticos, demográficos, ambientais, entre outros) que poderiam variar de acordo com a localização geográfica. A concomitância de ATL e HAM/TSP parecia excepcional até pouco tempo atrás, mas já foi registrada em estudos de coorte e relatos de casos.

A infecção pelo HTLV-1 resultante de transfusão pode levar ao aparecimento de HAM/TSP em cerca de 4 a 8% dos casos no período de 1 mês a 4 anos após a aplicação do componente. Em 420 pacientes japoneses com diagnóstico de HAM/TSP, para os quais havia informações completas, 26% relataram história pregressa de transfusão de sangue. O intervalo médio entre transfusão e início dos sintomas foi estimado em 4 anos, período de latência muito mais curto do que aquele relatado para ATL.

Devido ao longo período de incubação, o risco de ATL entre pessoas infectadas por meio da transfusão de sangue parece ser baixo. Muitas dessas pessoas são idosas e podem não sobreviver à doença que determinou a transfusão. Pouquíssimos casos de ATL associada à transfusão de sangue têm sido relatados, mesmo em áreas nas quais a infecção pelo HTLV-1/2 é endêmica.

DIAGNÓSTICO

O diagnóstico sorológico da infecção pelo HTLV-1/2 baseia-se na detecção de anticorpos, presentes no soro do indivíduo e dirigidos contra antígenos virais.

Os testes sorológicos para detecção de anticorpos anti-HTLV-1/2 dividem-se em dois grandes grupos: as reações de triagem e as reações confirmatórias. Apesar de reações cruzadas entre os vírus HTLV-1 e 2, os testes de triagem (ensaios enzimáticos – EIA ou aglutinação de partículas) devem idealmente conter antígenos de ambos, aumentando assim a sensibilidade para a detecção dos vírus. A triagem não discrimina entre infecção pelo HTLV-1, HTLV-2 ou ambos (coinfecção).

Como métodos para confirmação e discriminação dos tipos virais, utilizam-se o *western blot* (WB), *immunoblot* ou imunofluorescência indireta. Os métodos moleculares que se baseiam na pesquisa do DNA proviral do HTLV também podem ser utilizados para a discriminação dos tipos virais. Entretanto, como não existem kits moleculares disponíveis comercialmente, na maioria das vezes são aplicados métodos desenvolvidos *in house* que necessitam de padronização sistemática.

PREVENÇÃO DA TRANSMISSÃO E ACONSELHAMENTO DO DOADOR

Desde 1986, a triagem de doadores de sangue foi incluída no Japão. Em 1988, o Centers for Diseases Control and Prevention recomendou a triagem anti-HTLV nos Estados Unidos. No Brasil, a triagem sorológica para o HTLV se tornou obrigatória em bancos de sangue em 1993. A Tabela 59.2 demonstra os países que realizam a triagem para HTLV.

A queda na prevalência para HTLV em doadores de sangue (Figura 59.3), observada na maioria das regiões do país, reflete provavelmente a exclusão progressiva de indivíduos soropositivos para o HTLV do grupo de candidatos a doadores de sangue. É possível que esses indivíduos não estejam sendo repostos em velocidade semelhante à de sua exclusão.

A prevenção da transmissão do HTLV-1/2 pelas transfusões, da mesma forma que para as outras doenças infecciosas, deve ser feita por meio de triagem clínica e sorológica criteriosas.

A despeito dos avanços nos testes diagnósticos, é importante manter rigoroso processo de seleção de doadores e investir em ações que contribuam para o aumento daqueles fidelizados, potencialmente em menor risco de infecção para o HTLV e para outras infecções passíveis de transmissão pelo sangue e seus derivados.[9]

TABELA 59.2
TRIAGEM PARA HTLV EM DIFERENTES PAÍSES (ANO 2015)

PAÍSES QUE REALIZAM A TRIAGEM ANTI-HTLV	PAÍSES QUE NÃO REALIZAM A TRIAGEM ANTI-HTLV
Austrália	África (muitos países)
Brasil	Áustria
Canadá	Bélgica
Caribe	República Checa
China (poucas regiões)	Alemanha
Dinamarca*	Hungria
França	Itália
Ilhas francesas	Malta
Grécia	Polônia
Irã	Rússia
Irlanda	Eslováquia
Israel	Eslovênia
Japão	Espanha
Países Baixos	Suíça
Nova Zelândia	África do Sul
Portugal	Tailândia
Romênia	Turquia
Arábia Saudita	
América do Sul	
Suécia*	
Tailândia	
Estados Unidos	
Reino Unido	

Modificada a partir de Marano et al., 2016.
*Testes de triagem realizados somente em doadores de primeira vez.

Os procedimentos para a redução dos leucócitos de hemocomponentes – leucorredução – são considerados uma medida preventiva importante, pois diminuem a chance de transmissão HTLV, uma vez que o vírus se encontra integrado ao genoma das células mononucleares como um provírus. Importante destacar que a expressão como partículas virais é reduzida ou inexistente na infecção pelo HTLV. Há uma estimativa de que são necessários 9×10^4 células contendo o DNA proviral do HTLV-1 para que seja estabelecida a infecção via transfusão. E as evidências demonstram que o processo de leucorredução reduz em 93% a probabilidade de transmissão do HTLV via transfusão.[10-12]

Com relação o uso de plasma congelado, não há evidências de transmissão do HTLV. Acredita-se que há inativação viral no processo de congelamento. Ainda, o HTLV é suscetível aos vários métodos de inativação durante o processo de fracionamento de plasma.

O risco residual de infecção pós-transfusional tem caído à medida que métodos laboratoriais mais seguros nos permitem diagnósticos precoces. Todavia, não podemos dizer que atingimos segurança completa nos processos transfusionais. No Brasil, o residual de transmissão transfusional do HTLV-1/2 é de 5 em 1 milhão de doações (2007-2009) que não leva em consideração o processo de leucorredução.[13]

REFERÊNCIAS BIBLIOGRÁFICAS

1. Poiesz BJ, Ruscetti FW, Gazdar AF, Bunn PA, Minna JD, Gallo RC. Detection and isolation of type C retrovirus particles from fresh and cultured lymphocytes of a patient with cutaneous T-cell lymphoma. Proc Natl Acad Sci USA 1980; 77(12):7415-7419.

2. Sato H, Okochi K. Transmission of ATLV (HTLV-I) through blood transfusion. Uirusu 1986; 36(2):195-201.

3. Manns A, Wilks RJ, Murphy EL, Haynes G, Figueroa JP, Barnett M, et al. A prospective study of transmission by transfusion of HTLV-I and risk factors associated with seroconversion. Int J Cancer 1992; 51(6): 886-891.

4. Marano G, Vaglio S, Pupella S, Facco G, Catalano L, Piccinini V, Liumbruno GM, Grazzini G. Human T-lymphotropic virus and transfusion safety: does one size fit all? Transfusion 2016; 56(1):249-260.

5. Catalan-Soares B, Proietti F, Carneiro-Proietti A. Os vírus linfotrópicos de células T humanos (HTLV) na última década (1990-2000): aspectos epidemiológicos. Revista Brasileira de Epidemiologia 2001; 4(2): 81-95.

6. Proietti FA, Carneiro-Proietti AB, Catalan-Soares BC, Murphy EL. Global epidemiology of HTLV-I infection and associated diseases. Oncogene 2005; 24(39): 6058-6068.

7. Carneiro-Proietti A, Sabino E, Leão S, Salles N, Loureiro P, Sarr M, et al. Human T-Lymphotropic virus type 1 and type 2 seroprevalence, incidence, and residual transfusion risk among blood donors in Brazil during 2007-2009. AIDS Research and Human Retroviruses 2012; 28(10):1265-1272.

8. Gessain A, Cassar O. Epidemiological Aspects and World Distribution of HTLV-1 Infection. Frontiers in Microbiology 2012; pg. 3.

9. Catalan-Soares B, Carneiro-Proietti A, Proietti F. Vírus-T linfotrópico humano em familiares de candidatos a doação de sangue soropositivos: disseminação silenciosa. Revista Panamericana de Salud Pública 2004; 16(6):387-394.

10. Sobata R, Matsumoto C, Uchida S, et al. Estimation of the infectious viral load required for transfusion-transmitted human T-lymphotropic virus type 1 infection (TT-HTLV-1) and of the effectiveness of leukocyte reduction in preventing TT-HTLV-1. Vox Sang 2015; 109(2):122-128.

11. Hewitt PE, Davison K, Howell DR, et al. Human T-lymphotropic virus lookback in NHS blood and transplant (England) reveals the efficacy of leukoreduction. Transfusion 2013; 53(10):2168-2175.

12. Cesaire R, Kerob-Bauchet B, Bourdonne O, Maier H, Ould Amar K, Halbout P, et al. Evaluation of HTLV-I removal by filtration of blood cell components in a routine setting. Transfusion 2004; 44(1): 42-48.

13. Chiavetta JA, Escobar M, Newman AM, et al. Incidence and estimated rates of residual risk for HIV, hepatitis C, hepatitis B and human T-cell lymphotropic viruses in blood donors in Canada, 1990-2000. Can Med Ass J 2003; 14:169-177.

60

CONTAMINAÇÃO BACTERIANA DE HEMOCOMPONENTES

Eugênia Maria Amorim Ubiali
Gil Cunha De Santis

INTRODUÇÃO

Mesmo com a redução significativa da transmissão dos vírus da hepatite B, hepatite C, HTLV e HIV por transfusão de sangue, sua transmissão permanece como a maior preocupação do público leigo e dos meios de comunicação. Entretanto, acredita-se que seja atualmente a contaminação bacteriana de hemocomponentes a fonte infecciosa de morbidade e mortalidade mais relacionada com a transfusão, apesar de sua incidência ser difícil de ser determinada, pois os estudos utilizam diferentes métodos de detecção bacteriana nos hemocomponentes. Segundo o CDC (Centers for Disease Control), a prevalência de sepse clinicamente significante e de bacteremia fatal por transfusão são estimadas, respectivamente, em 1 e 0,13 em cada milhão de concentrados de hemácias (CH) transfundidos, enquanto, para os concentrados de plaquetas, a contaminação seja de 1 em cada 1.000-3.000 concentrados de plaquetas (CP) e a sepse associada à transfusão ocorra em 1/13.000-100.000 transfusões, com desfecho fatal em 1/500.000 receptores.

A prevalência verdadeira da contaminação bacteriana de hemocomponentes pode ser mais alta que a relatada, pois reações transfusionais sépticas frequentemente não são reconhecidas, podendo ser confundidas com os sinais e sintomas das reações transfusionais febris não hemolíticas ou da doença de base do paciente. Além disso, a sepse transfusional pode ser mascarada pelo uso de pré-medicação, como os esteroides e os antipiréticos, pelo uso de antibióticos e pela imunossupressão provocada pela doença de base. Por fim, a contaminação bacteriana de um hemocomponente pode não se traduzir em eventos clínicos nos casos de bactérias com baixo potencial patogênico ou presentes em quantidade pequena no hemocomponente.

A utilização de técnicas assépticas na coleta e processamento do sangue, a refrigeração de hemácias, o congelamento de plasma, além da introdução do sistema de bolsas interligadas que permite fracionamento do sangue em sistema fechado vieram reduzir os incidentes de contaminação bacteriana de hemocomponentes. Somente na década de 1990, voltaram à literatura os relatos de sepse, choque e morte de origem bacteriana associados à transfusão de componentes de sangue.

Ainda hoje, embora medidas de prevenção e testes para redução e detecção da contaminação bacteriana de concentrados de plaquetas (CP) sejam adotadas pelos serviços de hemoterapia, a contaminação bacteriana de produtos plaquetários continua a ocorrer. Possivelmente, isso se deve a que os produtos plaquetários são armazenados em bolsas permeáveis a trocas gasosas e em temperatura entre 20 e 24 ºC, o que favorece a proliferação bacteriana de pequenos inóculos iniciais não detectados pelos testes. Por esta razão, além do limite de detecção dos testes de avaliação microbiológica nos hemocomponentes, o momento de sua realização é de fundamental importância. Recomenda-se colher amostra da bolsa para cultura aproximadamente 24 horas após o seu preparo, a fim de haver tempo para o crescimento bacteriano a níveis detectáveis, e/ou a realização de testes para detecção de bactérias imediatamente antes da liberação do produto para transfusão.

FONTES DE CONTAMINAÇÃO DE HEMOCOMPONENTES

Apesar de serem tomados todos os cuidados na coleta, processamento e estocagem do sangue e componentes, uma completa eliminação dos agentes microbianos é virtualmente impossível. Na maioria das vezes, as bactérias introduzidas nos concentrados de plaquetas são provenientes da flora da pele do doador no momento da flebotomia. Uma vez que é impossível descontaminar totalmente a pele humana, e que bactérias residentes das camadas profundas da pele não são acessíveis aos desinfetantes, ou mesmo, em razão de realização de inadequado procedimento de antissepsia, organismos comensais ou da flora transitória da pele podem permanecer no local da punção venosa e contaminar os componentes. As bactérias de origem exógena podem também ser introduzidas nas unidades de hemocomponentes a partir da rolha de pele deslocada pela agulha para o interior da bolsa. É descrito ainda que a idade do doador possa influenciar na incidência de contaminação de hemocomponentes, uma vez que a flora cutânea aumenta com a idade. Outro fator que merece destaque são as coletas realizadas em locais que contenham cicatrizes e ondulações decorrentes de punções venosas repetidas que, por se tornarem colonizadas por bactérias, favorecem a contaminação dos hemocomponentes. Além das bactérias co-

mensais normalmente encontradas, existem casos relatados em que micro-organismos que não são parte da flora normal foram associados a sepse.

Outras fontes de contaminação exógena dos componentes sanguíneos são os artigos descartáveis (relatos de lotes de bolsas contaminadas), abertura dos lacres ou dos tubos coletores das bolsas, microfuros nas bolsas, contaminação retrógrada a partir de tubos a vácuo, contaminação durante a confecção de *pool* de concentrados de plaquetas e contaminação pelas luvas do profissional. Existem também relatos de bolsas íntegras e sem defeitos, porém intensamente contaminadas. Além disso, outros fatores de contaminação são o uso de soluções endovenosas não estéreis, por exemplo, em procedimentos de aférese e de lavagem de hemocomponentes, e o uso de banho-maria contaminado para descongelamento de plasma congelado e de crioprecipitado.

As bactérias que contaminam os hemocomponentes podem também ter origem endógena, envolvendo bactérias da corrente circulatória do doador com bacteremia oculta ou infecção preexistente, em situações tais como: fase de incubação ou recuperação de gastroenterite (*Yersinia enterocolitica*, *Streptococcus bovis*, *Campylobacter jejuni* e salmonela entérica), infecção respiratória alta assintomática (*Streptococcus pyogenes*), feridas cutâneas com infecção inaparente (*Serratia liquefasciens*), osteomielite (estafilococos e *Salmonella choleraesuis*) e manipulação dentária recente (*Streptococcus viridans*).

HEMOCOMPONENTES E CONTAMINAÇÃO BACTERIANA

Todos os hemocomponentes são passíveis de contaminação bacteriana, porém, como mencionado acima, os concentrados de plaquetas, por serem armazenados entre 20 e 24 ºC, em bolsas que permitem troca de gases, são especialmente suscetíveis à proliferação de germes tanto Gram-positivos (56%) quanto Gram-negativos, especialmente os aeróbicos. Nesses casos, é mais frequente a contaminação por Gram-positivos provenientes da pele que, inicialmente, estão em baixa concentração no produto e, portanto, oferecem reduzido risco para o receptor. Durante o armazenamento, com o passar dos dias, a concentração de bactérias aumenta progressivamente acarretando elevado potencial em provocar reações sépticas graves, eventualmente letais.

Os micro-organismos predominantes da flora da pele são os estafilococos (coagulase negativos e *Staphylococcus aureus*), bacilos difteroides aeróbicos e anaeróbicos (*Corynebacterium* sp., *Propionibacterium* sp.), estreptococos, bacilos Gram-negativos e *Bacillus* sp. Entre os Gram-negativos envolvidos como contaminantes de CP estão a *Pseudomonas aeruginosa, Escherichia coli, Klebsiela pneumoniae, Salmonella* sp., *Enterobacter* sp., *Morganella morganii, Serratia* sp., *Flavobacterium* sp. e *Bacillus* sp.

Estudos com cultura encontraram taxas de verdadeiros positivos para bactérias de 0,02-0,05% para CP obtidos por aférese ou de sangue total e 0,1-0,25% para *pools* de CP obtidos de sangue total.

Os concentrados de hemácias (CH), geralmente com estocagem acima de 21 dias, podem estar contaminados, embora infrequentemente, por bactérias Gram-negativas criofílicas que se multiplicam em refrigerador tais como *Yersinia enterocolitica, Serratia* sp. (*liquefaciens* ou *marcescens*) e *Pseudomonas fluorescens*. Transfusões de unidades de hemácias intensamente contaminadas por micro-organismos Gram-negativos produzem, geralmente, eventos de início rápido, como febre e calafrios, e desfechos catastróficos nos receptores.

A prevalência exata da contaminação por bactéria em componentes sanguíneos é certamente superior ao reportado, inferindo-se que 1 em cada 3.000 produtos celulares contenha alguma bactéria, dependendo do tipo de hemocomponente, do número e da idade dos componentes analisados e da metodologia de teste utilizada. Estudos têm sugerido que exista uma correlação direta entre a duração do período de estocagem das plaquetas em temperatura ambiente e a incidência de contaminação bacteriana nesses produtos. As reações sépticas associadas à transfusão de CP contaminados por bactérias, usualmente, ocorrem com unidades estocadas por 3 dias ou mais, tendo sido demonstrado que, para CP com 5 dias de armazenamento, a taxa de sepse associada a transfusão foi cinco vezes maior que para CP com 4 dias de armazenamento.

Atualmente, a contaminação bacteriana de componentes sanguíneos (principalmente CP) é a maior causa de óbito relacionada à transfusão nos Estados Unidos, sendo menos comum somente que a lesão pulmonar aguda relacionada à transfusão (TRALI – *transfusion-related lung injury*) e a reação transfusional hemolítica. A sepse associada à transfusão de componente plaquetário é reconhecida como a complicação infecciosa mais frequente da terapia transfusional, superando em duas ordens a transmissão das infecções virais por transfusão.

A contaminação bacteriana é quase zero no plasma congelado e no crioprecipitado, porém a *Pseudomonas aeruginosa* e *Burkholderia cepacia* já foram encontradas nesses componentes, provenientes de contaminação no banho-maria usado para descongelamento.

Contaminação bacteriana é também importante em preparações de células progenitoras hematopoéticas (CPH), tendo como fator importante para isso a ineficiência da desinfecção da pele, especialmente em suas camadas mais profundas. Como os receptores dessas células são, usualmente, imunossuprimidos graves, mesmo pequeno inóculo bacteriano, que em receptor imunocompetente seria eficazmente eliminado, pode causar infecções muito graves. Dullius e cols. encontraram 36 de 837 preparações de CPH contaminadas por estafilococos coagulase negativos.

PREVENÇÃO DOS RISCOS DA CONTAMINAÇÃO BACTERIANA DE HEMOCOMPONENTES

Até o momento, não existe uma estratégia única e bem definida para prevenir os riscos da contaminação bacteriana de hemocomponentes mas, certamente, a primeira medida para reduzir as reações transfusionais sépticas é a diminuição da exposição do receptor às transfusões desnecessárias com indicação precisa de transfusões, redução dos gatilhos transfusionais e também com a utilização de bolsas dedicadas a recém-nascidos e crianças pequenas que poderão receber várias alíquotas de uma mesma unidade de hemocomponente.

Além dessa medida, uma combinação de estratégias visando, simultaneamente, limitar a entrada de bactérias, utilizar métodos para detectar sua presença nos hemocomponentes, reduzir seu número, inibir seu crescimento ou inativá-las pode agir sinergicamente e reduzir o risco da contaminação bacteriana de hemocomponentes.

Idealmente, a responsabilidade por limitar os riscos da contaminação bacteriana de hemocomponentes é compartilhada entre o serviço que coleta e produz os hemocomponentes e o serviço que os transfunde. O primeiro, responsabilizando-se pela seleção dos candidatos a doação de sangue, coleta de bolsas e produção de hemocomponentes de maneira asséptica e garantia da ausência de bactérias em nível detectável por método sensível usado após a produção, em um ou em mais momentos durante o armazenamento do CP, e o segundo, utilizando um teste rápido para detecção de contaminação bacteriana no momento da liberação do CP para transfusão ou à beira de leito.

Limitação da entrada de bactérias

Na tentativa de limitar a contaminação bacteriana dos componentes sanguíneos por bactérias de origem endógena, a triagem clínica do candidato à doação de sangue, incluindo a verificação de sua temperatura, é valiosa ferramenta para excluir doadores com infecção ou em uso atual ou recente de antibióticos. Contudo, a história médica do doador não tem sensibilidade e especificidade suficientes para identificar doadores com bacteremia assintomática, como pode ocorrer no caso de doadores implicados em sepse por CH contaminado por *Yersinia*. Como medida acessória, o doador deve ser orientado a comunicar ao serviço onde doou sangue algum problema de saúde, por exemplo, febre, que tenha surgido em até 72 horas após a doação.

Muitos estudos têm demonstrado a grande importância da limpeza da pele antes da punção para reduzir a entrada de micro-organismos da pele nos hemocomponentes durante a coleta. Para isso, tanto o antisséptico aplicado, sua concentração e esterilidade, quanto o modo e os tempos de sua aplicação no preparo do braço do doador são importantes. Embora existam estudos mostrando eficácia de antissepsia em um só estágio, a maioria dos métodos envolve processos de dois estágios, usando fricção de iodóforos, clorexidina ou álcool. Para os indivíduos alérgicos ao iodo, pode ser usada fricção por duas vezes de solução de clorexidina

2% em álcool isopropílico 70%. Sabe-se, entretanto, que em razão de existirem bactérias residentes nas camadas profundas da pele, dos folículos pilosos e das glândulas sebáceas, a limpeza da superfície não será capaz de eliminar completamente a contaminação bacteriana dos hemocomponentes relacionada à flebotomia.

Ademais, o material de coleta deve ser estéril e de uso único. Uma técnica cuidadosa de flebotomia é também passo importante para limitar a contaminação bacteriana associada à punção venosa, e para isto é fundamental o treinamento dos profissionais que a realizam, quanto à escolha de um local para punção livre de lesões cutâneas, cicatrizes ou ondulações decorrentes de punções anteriores, e quanto a uma técnica de venopunção cuidadosa e pouco traumática, sem o manuseio do local após a antissepsia.

Bolsas de coleta com dispositivo que permite o desvio dos primeiros mililitros de sangue total/hemocomponente por aférese coletados reduzem o risco de contaminação bacteriana do produto, pois a rolha de pele retirada pela agulha seria desviada para a bolsa-satélite, e este volume de sangue será usado apenas para testes dos marcadores virais e testes imuno-hematológicos (Figura 60.1). Esse procedimento diminui em cerca de 50% a contaminação proveniente da superfície cutânea. As bactérias eventualmente não removidas com o desvio do fluxo inicial, podem ser encontradas no descarte de uma segunda amostra e, por esta razão, recomenda-se que o volume desviado da bolsa de coleta seja de 30 a 45 mL.

Entre as estratégias propostas para limitar a entrada de bactérias nos hemocomponentes, devemos também salientar os cuidados durante o processamento, a modificação e a estocagem dos hemocomponentes, desde a otimização das temperaturas de conservação, a limpeza dos locais de armazenamento e das caixas de transporte, o cuidado com o funcionamento dos seladores elétricos, aparelhos de conexão estéril e demais dispositivos utilizados no processo transfusional, o uso de soluções estéreis para aférese e lavagem de hemocomponentes, até o cumprimento das boas práticas de fabricação específicas para obtenção de hemocomponentes. Países como a Alemanha e o Japão fizeram a opção de reduzir o tempo de validade dos CP para 4 e 3 dias, respectivamente, a fim de dimi-

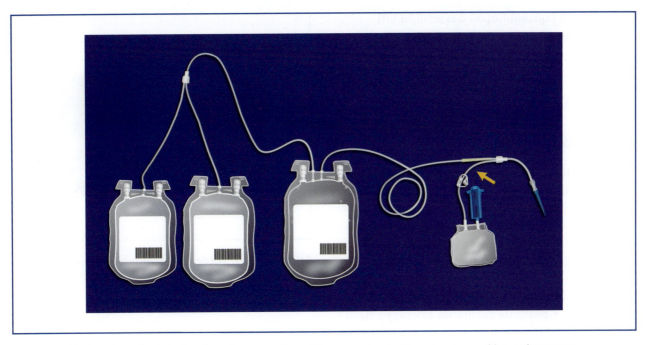

FIGURA 60.1 Fotografia de bolsa de coleta com dispositivo para desvio dos primeiros mililitros de sangue.

nuir os riscos da sepse após transfusão desse hemocomponente. Há estudos que mostram maior índice de complicação fatal quando o CP foi transfundido no quinto dia de armazenagem, possivelmente porque o inóculo bacteriano seria de muito maior magnitude do que nos dias anteriores e, portanto, menos propensos a provocar sepse grave.

O uso de filtros leucorredutores é outra medida que pode reduzir a taxa de contaminação bacteriana, pois diminui a magnitude do inóculo bacteriano. Entretanto, as bactérias eventualmente remanescentes podem proliferar durante o armazenamento e provocar sepse no receptor. Aparentemente, a leucorredução não apresenta a mesma eficácia para todos os tipos de bactérias, ou mesmo de cepas diversas da mesma espécie. É importante que a leucorredução seja realizada em até 8 horas após a coleta, removendo leucócitos e as bactérias por eles fagocitadas.

Para inibir o crescimento de bactérias nos hemocomponentes, especialmente nos componentes plaquetários, normalmente armazenados em temperatura ambiente (20-24 °C), tem sido avaliada a possibilidade de armazenar os CPs em temperatura de geladeira ou mesmo congelados. Entretanto, os estudos têm mostrado que essa medida resulta em agregação e ativação plaquetária, perda de função e eliminação prematura das plaquetas após a transfusão. Existem pesquisas em andamento envolvendo o uso de crioprotetores como o dimetilsulfóxido (DMSO) e o ThromboSol, até o momento sem resultados definitivos.

A adição de antibióticos para assegurar a esterilidade dos hemocomponentes não parece ser uma solução aceitável, principalmente por induzir modificações possivelmente deletérias à sua conservação, pelo risco de seleção e desenvolvimento de cepas resistentes, e mesmo pela possibilidade de desenvolvimento de reações à droga utilizada. Além disso, essa medida implica abertura do sistema e, por isso, acarretaria risco de inoculação de bactérias.

A incidência de contaminação bacteriana, unidade a unidade, entre CP obtido de sangue total e CP obtido por aférese parece ser a mesma (uma flebotomia para cada), entretanto a incidência por *pool* de plaquetas de sangue total se mostra aproximadamente como múltiplo do número das unidades constituintes do *pool*. Dessa forma, o uso de CP por aférese parece reduzir proporcionalmente a contaminação bacteriana em relação ao uso de CP de sangue total. Em contrapartida, uma unidade de plaquetas obtida por aférese contaminada poderá ter seu risco multiplicado, no caso em que for realizado fracionamento da mesma para transfundir em mais de um paciente.

Detecção de contaminação bacteriana em hemocomponentes

A detecção da contaminação bacteriana em hemocomponentes não criopreservados é fundamental para a redução deste risco transfusional.

Inspeção visual

A maneira mais simples, porém pouco sensível, de suspeitar de contaminação bacteriana consiste na inspeção visual do componente, especialmente do CP. Nesse caso, a presença de bolhas e a perda do movimento do turbilhão no produto (*swirling*) sugerem contaminação bacteriana. A avaliação do *swirling* é rápida e de fácil execução, pois não requer a coleta de amostra da bolsa, e deve ser parte da rotina da liberação destes hemocomponentes no momento da transfusão. A não observação do turbilhonamento característico do CP ("*swirling* negativo") indica plaquetas não funcionantes, com a possibilidade de que o hemocomponente em questão esteja contaminado por bactérias e, portanto, não deve ser liberado para a transfusão. Este método baseia-se na difração da luz causada pela compactação das plaquetas em razão de seu formato discoide. Quando há queda do pH, como ocorre em caso de contaminação bacteriana, mas também em outras condições, as plaquetas adquirem formato esférico, que não mais provocam a difração da luz e, desta forma, o CP perde sua opalescência característica quando submetido a movimentação. A desvantagem deste método decorre de sua baixa especificidade e sensibilidade, sendo capaz de sugerir a presença de bactérias somente em nível de 10^7 UFC/mL. Além disto, este é um método essencialmente subjetivo, que depende muito da experiência do observador. Por esta razão, o método deve ser usado apenas como complemento a outros mais sensíveis.

A inspeção também tem seu papel quando se trata de CH (Figura 60.2), sendo bem menos eficaz, pois alterações relativamente grosseiras não são detectadas, em parte pela própria característica visual desse hemocomponente. Em geral, o CH contaminado adquire uma coloração mais escura, que pode ser contrastada com o tom mais vivo presente na extensão do CH não afetada pela contaminação. Também podem, eventualmente, ser observadas hemólise e a presença de coágulos no interior da bolsa.

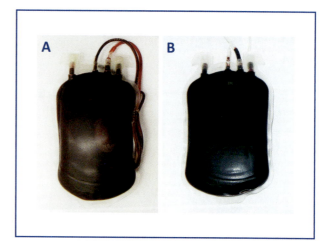

FIGURA 60.2 Fotografias mostrando diferença de coloração entre CH não contaminado **(A)** e CH contaminado por *Streptococcus sp.* **(B)**.

Testes para detecção de bactérias nos hemocomponentes

Foram propostos numerosos métodos de detecção de bactérias em hemocomponentes, no entanto, todos eles apresentam limitações, tais como baixa sensibilidade para detectar inóculo pequeno de bactérias, como é comum logo após a coleta da bolsa (10-100 bactérias/bolsa ou 0,03-0,30 UFC/mL), obtenção de amostras representativas e as características específicas das diferentes bactérias que podem estar envolvidas. Assim, o momento de obtenção das amostras para os testes tem grande importância pois, em geral, no primeiro dia de armazenagem, a quantidade de colônias de bactérias pode ser diminuta e, desta forma, passar indetectada, mas aumentar progressivamente até o momento em que a unidade de hemocomponente afetado for transfundida, passando a representar uma carga de bactérias suficiente para provocar um quadro grave de sepse no receptor. Portanto, recomenda-se um período de tempo entre a coleta da unidade de sangue e da amostra para cultura a fim de permitir a proliferação bacteriana do inóculo inicial e possibilitar sua detecção pelos métodos laboratoriais, antes de sua liberação para transfusão. Em geral, esse tempo de espera seria de 36-48 horas, incluídos os tempos para coleta da amostra (24 horas) e para incubação da cultura (24 horas).

O maior desafio na detecção de bactérias nos hemocomponentes é a obtenção de um teste barato, fácil de realizar, altamente sensível e específico,

TABELA 60.1
MÉTODOS PARA A DETECÇÃO DE BACTÉRIAS CONTAMINANTES DE HEMOCOMPONENTES

Métodos de incubação e cultivo
- Sistema BacT/ALERT
- Sistema Pall Enhanced Bacterial Detection System – Pall e-BDS
- Outros sistemas de cultivo: Bactec-BD, Hemobac Trifásico – Probac

Métodos rápidos de detecção
- Pan Genera Detection – PGD (Verax)
- Citometria de fluxo – Bactiflow
- Teste de ácidos nucleicos – NAT

Outros testes
- ScanSystem
- ELISA
- Monitoramento contínuo do oxigênio do CP
- Microcalorimetria
- Uso de biossensores

que requeira amostra pequena, que seja capaz de detectar uma ampla variedade de organismos e que forneça resultados rápidos, antes de sua liberação para transfusão.

Os testes atuais para detecção de bactérias nos CP podem ser divididos em dois grupos: os métodos de incubação e cultivo e os métodos rápidos de detecção, conforme Tabela 60.1.

Métodos de incubação e cultivo

Esses métodos são utilizados durante o armazenamento do concentrado de plaquetas. Exigem um tempo de 24 horas para a inoculação e 18-24 horas de incubação. Sua sensibilidade é alta, 1-10 UFC/mL e seu resultado negativo apenas indica que a cultura daquele CP está "negativa até a data". As limitações desse método incluem o fato de o inóculo inicial ser geralmente pequeno e sua dependência da cinética das bactérias que podem ser de crescimento lento ou terem uma fase inicial sem multiplicação (*lag phase*) em que a cultura se mostra negativa (falso-negativa) para, em seguida, crescerem rapidamente podendo provocar graves quadros sépticos no receptor, mesmo com resultados iniciais negativos. São considerados como métodos padrão-ouro, sendo, entretanto, de custo alto.

Existem alguns sistemas automatizados ou semiautomatizados de cultura bacteriana para controle da qualidade em hemocomponentes, particularmente úteis nos CP. A seguir, serão apresentados alguns desses sistemas.

BacT/ALERT (bioMérieux)

Esse foi o primeiro sistema difundido e aprovado pelo FDA como teste para detecção de bactérias em CP de aférese leucorreduzido. Consiste em frascos de cultura que contêm um sensor colorimétrico que detecta a mudança de cor decorrente do aumento dos níveis de CO_2 produzido pelas bactérias contaminantes, e uma incubadora (Figura 60.3).

O BacT/ALERT requer 4 a 8 mL de amostra do CP para cultura. Vale ressaltar que, embora a alíquota do CP seja obtida com dispositivo de conexão estéril, sua inoculação nos frascos envolve um sistema aberto com agulha e seringa, passível de contaminação externa, sendo fundamental a antissepsia rigorosa do ponto da inoculação. Rotineiramente, o fabricante recomenda o uso de frascos para cultura de germes aeróbicos e anaeróbicos, embora organismos anaeróbicos apenas muito raramente tenham sido implicados em contaminação bacteriana de hemocomponentes com repercussão clínica. Em seguida, os frascos inoculados são incubados entre 34-37 °C no sistema de cultura BacT/ALERT e, se houver presença de bactérias, o dióxido de carbono liberado provoca queda no pH do meio de cultura, ocasionando mudança da cor do disco sensor que existe no fundo

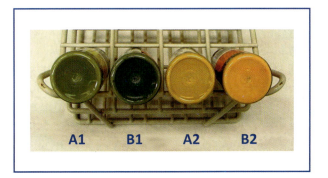

FIGURA 60.3 Fotografia de frascos para cultura de germes aeróbicos e anaeróbicos em hemocomponentes mostrando a alteração de cor após o crescimento bacteriano – Sistema BacT/ALERT. Aeróbico negativo **(A1)**; Anaeróbico negativo **(B1)**; Aeróbico positivo **(A2)**; Anaeróbico positivo **(B2)**.

do frasco. Essa mudança de cor é detectada pela alteração da luz refletida no disco. A liberação do hemocomponente para transfusão deve ser feita depois de 12 a 24 horas de incubação, tempo necessário para o crescimento e, portanto, a detecção dos germes presentes exceto aqueles de crescimento lento, como o *Propionebacterium acnes* e algumas cepas de *Staphylococcus epidermidis* que são detectados frequentemente apenas depois de 24 horas de incubação. Por esta razão, recomenda-se o monitoramento dos frascos de cultura pelo período de, pelo menos, 24 horas antes de liberar o produto, ou até a data de sua expiração, mesmo que ele já tenha sido transfundido, ou então até que a cultura se torne positiva, se isto anteceder as duas situações anteriores. Sendo assim, este teste indica presença ou ausência de bactérias naquele momento ("negativo até a data") podendo revelar bactérias posteriormente com a manutenção da incubação do frasco por mais tempo. Dois terços dos sinais inicialmente positivos são contaminação do frasco ou sinais falsos do sistema.

Pall enhanced Bacterial Detection System – Pall e-BDS

Este é outro sistema de cultura aprovado nos Estados Unidos para teste de controle microbiológico precoce durante o armazenamento de CP de aférese e produtos plaquetários derivados de sangue total. É constituído por uma tubulação com válvula de sentido único, uma pequena bolsa para coleta da amostra controlada por código de barras contendo dois tabletes em seu interior (um meio enriquecedor e um produto para minimizar os inibidores naturais do crescimento bacteriano usualmente presentes no sangue), além de uma incubadora e um aparelho analisador de oxigênio. A bolsa de amostra é conectada ao tubo do CP por dispositivo de conexão estéril (sistema fechado) e 24 horas após a coleta da bolsa, uma amostra de 2-3 mL do CP é transferida para seu interior, sendo esta bolsa então selada, separada do CP, incubada a 35 °C e mantida sob agitação contínua (Figura 60.4). Esse método utiliza a redução do oxigênio dentro do sistema como marcador indireto do crescimento de germes aeróbicos e anaeróbicos facultativos. O nível de oxigênio é medido, após incubação por 18-24 horas, por meio de um analisador de oxigênio, dando resultado *pass* ou *fail*

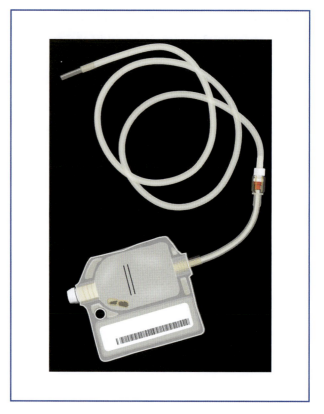

FIGURA 60.4 Dispositivo para coleta de amostra, em sistema fechado, para cultura de germes aeróbicos e aeróbicos facultativos em hemocomponentes – Sistema Pall e-BDS.

para contaminação bacteriana. Trata-se, portanto, de um sistema de fácil uso, que opera em regime fechado tanto para coleta da amostra quanto para sua inoculação, minimizando o risco de resultados falso-positivos e que possui leitura única em determinado momento, evitando-se resultados após a transfusão do CP, já que se acredita que muitos resultados positivos tardios costumam ser falso-positivos ou não são clinicamente significantes. Por outro lado, esse método não é capaz de detectar bactérias anaeróbicas estritas e, talvez por utilizar uma amostra menor, possa perder em sensibilidade de detecção se comparado ao BacT/ALERT.

Outros sistemas de cultura como o Bactec (Becton Dickson) e Hemobac Trifásico (Probac) também estão disponíveis no mercado e são usados por alguns serviços. Estudos de validação com o sistema Bactec já foram publicados e informam ser o sistema capaz de detectar 10 UFC/mL.

Os métodos de cultura são bastante sensíveis, especialmente se respeitado um intervalo de

24 horas entre a coleta da bolsa e a inoculação dos frascos. Apresentam sensibilidade *in vitro* de 1-10 UFC/mL, mas é importante salientar que resultados falso-negativos podem ocorrer por inoculação insuficiente da cultura, por número de bactérias em nível inferior à capacidade de detecção do teste ou porque o meio de cultura não possibilitou o crescimento bacteriano, entre outras razões.

Os frascos/bolsas de amostra para cultura com resultados positivos requerem que seja feita subcultura do mesmo frasco/bolsa de amostra, da cultura e também do CP original, quando disponível. O isolamento da mesma espécie de bactéria em ambos configura resultado verdadeiro positivo. Uma nova cultura do CP original com resultado negativo sugere que o resultado inicial possa ter sido um falso-positivo.

Realização de Gram de culturas positivas pode fornecer um resultado inicial que orienta as primeiras condutas a serem tomadas com o receptor da transfusão, mas é importante que seja realizada a identificação da bactéria contaminante a fim de se ter ideia da fonte da contaminação, orientar o manejo dos pacientes receptores de transfusões se o hemocomponente já tiver sido transfundido, além de recuperar o hemocomponente que ainda não tenha sido transfundido para nova cultura. Nos casos verdadeiros positivos, causados por germes que sejam contaminantes de pele, a antissepsia do braço do doador deve ser questionada e, quando se tratar de outros micro-organismos de interesse clínico, notificar, orientar e encaminhar para avaliação médica o doador da bolsa que gerou o hemocomponente em questão.

Métodos rápidos de detecção

Esses métodos são propostos para uso no momento da liberação do concentrado de plaquetas para transfusão ou à beira de leito, antes da instalação da transfusão. São menos sensíveis que os métodos de cultivo e seus limites inferiores de detecção fazem com que não sejam testes de esterilidade. Têm a vantagem de permitir a coleta tardia da amostra, o que minimiza a limitação imposta pela quantidade inicial baixa de bactérias e pelas bactérias de crescimento lento. Em geral são passíveis de automação, não são baratos e levam 4-6 horas para sua execução.

Outra estratégia seria o uso desses métodos rápidos de detecção para testagem do estoque de CP disponível no dia, de forma que cada unidade de CP seria testada em, pelo menos, dois momentos durante seu armazenamento. Esses métodos serão apresentados a seguir.

Pan Genera Detection-PGD (Verax Biomedical)

Teste qualitativo rápido, de fácil uso, do tipo imunoensaio para bactérias aeróbicas e anaeróbicas, Gram-positivas e Gram-negativas. Uma amostra de 600 μL do CP é processada conforme instruções do fabricante e, posteriormente, colocada no dispositivo do teste que se encontra impregnado com anticorpos contra antígenos bacterianos (ácido lipotecoico para Gram-positivos e lipopolissacarídeo para Gram-negativos). As amostras positivas para bactérias Gram-negativas ou Gram-positivas são mostradas em janelas específicas na forma de uma pequena barra vertical. Dessa maneira, esse método é capaz de detectar 10^3-10^5 UFC/mL de bactérias aeróbicas e anaeróbicas em 30-40 minutos (podendo chegar a mais de 60 minutos, em casos de Gram-negativos) e de distinguir organismos Gram-positivos de Gram-negativos. O teste positivo é visto como uma linha de precipitação rosa em um dos lados, conforme seja bactéria Gram-positiva ou Gram-negativa. Estudos têm demonstrado que a sensibilidade pode não ser tão boa para Gram-negativos, já que o teste não detecta igualmente diferentes cepas de *Escherichia coli* e *Klebsiella pneumoniae*, e que a interpretação dos resultados, às vezes, é difícil, em razão da presença de bandas inespecíficas e da forte dependência da interpretação do profissional. Está aprovado pelo FDA como teste coadjuvante realizado imediatamente antes do uso dos produtos plaquetários de aférese já previamente avaliados para contaminação bacteriana por outro método, e como método único para *pools* de CP de sangue total, leucorreduzidos ou não, reunidos no momento do uso.

Teste por citometria de fluxo (BactiFlow/FAC-Scan)

Esse teste utiliza uma marcação fluorescente das células viáveis por meio da presença de atividade da esterase, sendo, em seguida, feita a identificação das bactérias por citometria de fluxo. É feita digestão enzimática de plaquetas e centrifiltração dos debris de plaquetas para eliminar as partículas não alvo e aumentar a sensibilidade do teste. Utiliza amostra de 5-10 mL, apresenta sensibilidade de 150-300 UFC/mL, tempo de execução em torno de 1 hora e custos de reagentes equivalentes aos da cultura. É um teste robusto, com boa aplicabilidade para detecção de bactérias em hemocomponentes, exige pessoal e equipamentos especializados, mas não tem sido usado.

Testes de ácidos nucleicos (NAT)

Os métodos de amplificação e detecção de ácidos nucleicos ou de proteínas bacterianas por biologia molecular começam a ser implantados em serviços de hemoterapia; no entanto, em razão de seu custo e das dificuldades e complexidade dos mesmos, são inacessíveis para a maioria dos serviços. Sua execução demanda pessoal treinado e equipamentos altamente especializados e seu tempo de realização ainda é grande (em torno de 4 horas). São capazes de detectar baixos níveis de bactérias nos hemocomponentes, sendo os mais sensíveis entre os testes rápidos (10-50 UFC/mL). Esses testes usam um par de *primers* e técnicas de amplificação do gene 16S, comum às bactérias, constituindo o PCR universal 16S RNA. Uma limitação a esse método é a inexistência de reagentes de biologia molecular livres de bactérias. Nesse sentido, como a fonte das enzimas usadas na amplificação de ácidos nucleicos é proveniente de bactérias (p. ex., *Thermus aquaticus* para obtenção da Taq polimerase), as reações moleculares não são livres de contaminação por fragmentos de genoma de bactérias, podendo surgir sinais não específicos na amplificação ocasionando resultados falso-positivos. Além disso, material nucleico de bactérias mortas também seria detectado, o que implicaria aumentar a taxa de descarte sem necessariamente ser uma contaminação bacteriana clinicamente significante.

Outros métodos

ScanSystem

Consiste de dispositivos para filtração e coloração da amostra e de um sistema de citometria fluorescente de fase sólida com laser de argônio para detecção direta de bactérias, vivas e mortas. Sua sensibilidade é elevada, podendo detectar níveis muito baixos de bactérias (100-1.000 UFC/mL) em CP e em CH. Embora tenha recebido aprovação do FDA, a diferenciação entre bactérias e outras substâncias marcadas é difícil, e não se encontra disponível no mercado.

ELISA

Esse método utiliza um imunoensaio enzimático com alto rendimento, que pode testar até 180 amostras em 3 horas. Baseia-se na utilização de uma proteína de reconhecimento de alta afinidade que se liga a um componente da parede celular bacteriana e tem sensibilidade analítica de 10^4 UFC/mL.

Vários métodos estão em desenvolvimento. Para uso em beira de leito tem sido avaliado um sistema de monitoramento contínuo da concentração do oxigênio no interior da bolsa de CP por meio de sondas, tendo sido demonstrada uma correlação entre um aumento da concentração de bactérias aeróbicas e o decréscimo da concentração de oxigênio. Embora a sensibilidade analítica desse teste seja baixa (10^3-10^6 UFC/mL), ele pode ser clinicamente eficiente porque pode detectar CP contaminados imediatamente antes da transfusão. Pode-se ainda citar a microcalorimetria, que se baseia na medida do calor da replicação dos micro-organismos e o uso de esporos bacterianos como biossensores.

A escolha dos métodos de detecção de contaminação de hemocomponentes esbarra na disponibilidade de recursos financeiros e de pessoal treinado, pois se tratam de métodos específicos e caros.

Métodos não recomendados

Os métodos bioquímicos e os métodos colorimétricos não devem ser utilizados em razão de sua baixa sensibilidade e especificidade, não sendo mais aceitos para teste de contaminação bacteriana de hemocomponentes.

Componentes contaminados por bactéria tendem a ter menores concentrações de glicose e pH mais baixo, em razão do consumo do primeiro e da produção de ácidos orgânicos. A concentração de glicose e a determinação do pH costumavam ser aferidos nos CP por meio de equipamentos ou estimados com o emprego de fitas reagentes, como as usadas para análise de amostras de urina. Esses métodos são rápidos, de fácil realização e, embora forneçam dados mais objetivos que a avaliação do turbilhonamento, têm sensibilidade igualmente baixa e não devem ser usados (em torno de 10^7 UFC/mL).

Os métodos de coloração são baratos e relativamente simples de realizar, embora sejam demorados e exijam pessoal com formação especializada. Sua sensibilidade não é considerada muito maior que a avaliação do turbilhonamento e da fita reagente e, por esta razão, também não devem ser utilizados. As colorações mais empregadas eram de Gram, de Wright e o alaranjado de acridina. Essa última confere maior sensibilidade na detecção de produtos contaminados (> 10^5 UFC/mL) quando comparada com a coloração de Gram (> 10^6 UFC/mL), entretanto, requer mais tempo e esforço para a sua realização. A coloração de Wright é a mais simples de interpretar, pois todos os micro-organismos coram-se de azul-escuro.

Inativação das bactérias presentes no hemocomponente

Uma medida atraente e que tem sido avaliada como uma alternativa aos testes para detecção de contaminação bacteriana de hemocomponentes, a inativação de patógenos deve inibir o crescimento bacteriano e manter a funcionalidade do hemocomponente até o fim de seu armazenamento. Entretanto, as técnicas de inativação são caras, têm como limitação uma capacidade de inativação de até aproximadamente 10^6 patógenos/mL, uma menor eficácia em inativar bactérias formadoras de esporos e o potencial de reduzir o rendimento do hemocomponente, a sobrevida e a função celulares após infusão.

Três princípios diferentes de inativação de patógenos são reconhecidos, sendo o primeiro por meio de reações fotodinâmicas que produzem radicais de oxigênio que inativam estruturas bacterianas por processos de oxidação (fenotiazinas como azul de metileno e tionina, e vitaminas como a riboflavina); o segundo, feito com o emprego de agentes fotossensibilizadores como o amotosalen HCL (S-59), que penetram na célula e se incorporam ao DNA do micro-organismo. Quando ativado pela luz UVA de comprimento de onda longo, o amotosalen se liga irreversivelmente ao ácido nucleico do patógeno e previne sua replicação e proliferação (psoralenos e PEN-110 ou S-303). O terceiro princípio é o método solvente-detergente usado para *pool* de plasma, o qual interage com membranas e destrói bactérias.

O amotosalen é utilizado para inativação de patógenos em plasma e CP. Inativa amplo espectro de bactérias Gram-positivas e Gram-negativas e é efetivo especialmente para baixos níveis e bactérias (1-1.000 UFC/mL), mas não inativa esporos. A riboflavina associada à luz ultravioleta A tem sido utilizada para inativação de patógenos em plasma e CP, e encontra-se em estudo para uso em CH. Bastante segura, sem efeitos adversos sérios e/ou sangramento anormal ou aumento do uso de CP, a riboflavina é eficaz contra bactérias; mas não há relatos de que inative esporos bacterianos. O amotosalen e a riboflavina já são utilizados em muitos países. Ainda com aplicação em plasma e CP, a luz ultravioleta C tem sido muito utilizada e parece ser segura e efetiva contra muitas bactérias. Para inativar bactérias em concentrados de hemácias, encontra-se em avaliação a utilização do S-303 (FRALE – *frangible anchor linker effector*). O azul de metileno não é efetivo contra bactérias e o método solvente-detergente é efetivo contra algumas bactérias, sendo ambos de uso exclusivo em produtos plasmáticos.

QUADRO CLÍNICO E CONDUTA NA OBSERVAÇÃO DE CONTAMINAÇÃO BACTERIANA DE HEMOCOMPONENTES E NAS REAÇÕES TRANSFUSIONAIS SÉPTICAS

Quadro clínico

Os clínicos precisam estar cientes de que, apesar dos testes realizados para detecção da contaminação bacteriana dos concentrados de plaquetas, a transfusão de sangue contaminado com bactérias, em razão de resultados falso-negativos nos testes, é uma complicação transfusional potencial e que reações transfusionais sépticas e mesmo fatalidades continuam a ocorrer. Devem, portanto, estar atentos aos sinais e sintomas dos pacientes durante e após as transfusões, a fim de suspeitarem precocemente, investigarem e tratarem, se necessário, os casos suspeitos e/ou confirmados.

Os sinais e sintomas clínicos da transfusão de hemocomponentes contaminados, em geral, são de rápida instalação, e podem ser identificados ainda no decorrer da transfusão da unidade implicada. Entretanto, as consequências clínicas da infusão de unidades contaminadas são variáveis, podendo ser imediatas ou tardias, e em caso de contaminação por um pequeno inóculo ou por bactérias pouco patogênicas (p. ex., estafilococos coagulase-negativos), podem ser inexistentes ou leves a ponto de serem confundidas com outras reações adversas ou com a doença de base. Por outro lado, reações transfusionais podem ocorrer com tão poucas bactérias quanto 10^2 a 10^3 UFC/mL, mesmo com organismos de baixa virulência. O quadro clínico também depende das características do receptor, de seu estado imune, do uso concomitante de antibiótico e de pré-medicação com esteroides ou antipiréticos, que podem mascarar as manifestações.

Quando presentes, os sintomas iniciais decorrentes da transfusão de hemocomponentes contaminados incluem febre, em geral com aumento superior a 2 °C em relação à temperatura basal, calafrios e tremores, durante ou logo após a transfusão (usualmente até 2 horas após seu início), com progressão para hipotensão, náusea, vômito, diarreia, oligúria, insuficiência renal e choque. Outros sintomas incluem: dispneia, tosse e sangramento em consequência de coagulação intravascular disseminada.

A maioria das bactérias associadas com reações sépticas é aeróbica ou são espécies facultativas, apesar de frequentemente ocorrer isolamento de *Propionibacterium acnes* nas culturas de frascos BacT/ALERT para aeróbicos e para anaeróbicos. Entretanto, algumas reações sépticas por anaeróbicos têm sido descritas (*Propionibacterium acnes, Clostridium perfringens*). As reações mais graves, geralmente, ocorrem quando a contaminação se deve a bactérias produtoras de endotoxinas como bacilos Gram-negativos (p. ex., dos gêneros *Serratia, Enterobacter* e *Salmonella* sp.), principalmente quando as contagens de bactérias são superiores a 10^5 UFC/mL.

Conduta

Com os hemocomponentes e com os receptores de hemocomponentes contaminados

A conduta imediata com o receptor deve ser baseada na gravidade do quadro clínico e no tipo da bactéria envolvida, o que pode orientar na escolha dos antibióticos a serem usados. A primeira providência a ser tomada é a suspensão imediata da transfusão sob suspeita. Deve-se manter o acesso venoso com a infusão de solução salina e, eventualmente, cateterizar veia central calibrosa em casos graves. A infusão de volume pode ser benéfica em casos de choque circulatório, assim como o uso de substâncias vasoativas. Em geral, os casos mais graves devem ser mantidos em unidades de terapia intensiva. Concomitantemente, devem ser colhidas amostras de sangue do paciente e da unidade envolvida para testes de esterilidade, coloração pelo Gram, assim como hemograma, testes para avaliar a coagulação (tempo de protrombina, tempo de tromboplastina parcialmente ativado, dosagem do fibrinogênio, entre outros), avaliação da função renal e eletrólitos. A continuação das transfusões com outras unidades de hemocomponentes pode ser feita, se o quadro clínico assim o permitir (Tabela 60.2).

Vale ressaltar que os receptores sintomáticos ou assintomáticos, que tenham recebido transfusão de hemocomponente posteriormente descoberto como tendo cultura microbiológica positiva, devem ser avaliados, mantidos em observação e serem submetidos a coletas de amostras para hemoculturas. Caso um hemocomponente com cultura microbiológica positiva ainda não tenha sido liberado para transfusão, ele deve ser bloqueado/recolhido, assim como seus co-componentes, sendo todos eles submetidos à nova cultura e identificação do micro-organismo.

TABELA 60.2 MEDIDAS EM CASO DE SUSPEITA DE TRANSFUSÃO DE HEMOCOMPONENTE CONTAMINADO
Suspender a transfusão sob suspeita
Manter acesso venoso
Colher amostras para culturas e testes
Infundir volume (solução salina), se choque circulatório
Substâncias vasoativas podem ser necessárias
Continuar a transfusão com outras unidades
Avaliar necessidade de internação do paciente

Se um receptor de transfusão apresentar sinais e sintomas sugestivos de sepse pós-transfusão, mesmo com controle microbiológico do hemocomponentes negativo, deve-se observá-lo cuidadosamente, coletar amostra de seu sangue para cultura e realizar cultura do hemocomponente residual da transfusão e de seus co-componentes.

Com os doadores de hemocomponentes contaminados

Quando forem identificadas quaisquer bactérias Gram-negativas ou Gram-positivas clinicamente significantes (p. ex., *Staphylococcus aureus, Streptococcus pneumonie*), recomenda-se a convocação dos doadores das bolsas envolvidas para avaliação, orientação, coleta de amostra para hemocultura e encaminhamento para pesquisa de infecção ou bacteremia oculta. Nos casos de identificação nos hemocomponentes de germes sugestivos de flora cutânea normal (*Staphylococcus epidermidis, Propionibacterium acnes*), os procedimentos de seleção e antissepsia do local de coleta, a técnica de flebotomia, bem como a ocorrência de incidentes na coleta devem ser reavaliados e submetidos à revisão, se necessário.

Se for identificado agente de notificação compulsória (p. ex., *Nesseria meningitidis*) ou de risco para a saúde pública (p. ex., *Bacillus anthracis, Yersinia pestis, Clostridium botulinum, Francisella tularensis*), o órgão competente deve ser notificado.

CONCLUSÕES

A contaminação bacteriana de hemocomponentes ainda é um desafio na medicina transfusional, sendo os CP e as preparações de medula óssea os componentes de maior risco. Os esforços para reduzir o risco da contaminação bacteriana de CP têm sido efetivos, mas não eliminaram o risco de sepse por transfusão, e mortes por sepse pós-transfusão continuam a ocorrer.

Os testes usados para detecção de bactérias nos componentes têm limitações, existindo resultados falso-negativos e a necessidade de adoção de múltiplas estratégias para minimizar os riscos da contaminação bacteriana dos hemocomponentes, já que não há uma medida única que seja eficaz. A inativação de patógenos tem sido usada em alguns países como alternativa à cultura microbiológica e ao teste para detecção de bactérias usado no momento da liberação do CP para transfusão.

BIBLIOGRAFIA CONSULTADA

American Association of Blood Banks. Actions following an initial positive test for possible bacterial contamination of a platelet unit. Association Bulletin #04-07. Bethesda: AABB; 2004.

American Association of Blood Banks. Guidance on management of blood and platelet donors with positive or abnormal results on bacterial contamination tests. Association Bulletin #05-02. Bethesda: AABB; 2005.

American Association of Blood Banks. Bacterial contamination of platelets: summary for clinicians on potential management issues related to transfusion recipients and blood donors. Disponível em http://www.aabb.org/advocacy/regulatorygovernment/bloodcomponents/platelets/Documents/bactcontplat022305.pdf Acessado em: 13 set 2015.

Blajchman MA, Goldman M, Baeza F. Improving the bacteriological safety of platelets transfusion. Transfus Med Rev 2004; 1:11-24.

Blajchman MA, Beckers EAM, Dickmeiss E, Lin L, Moore G, Muylle LM. Bacterial detection of platelets: current problems and possible resolutions. Transfus Med Rev 2005; 19(4):259-272.

Brecher M, Hay NS. Bacterial contamination of blood components. Clin Microbiol Rev 2005; 18:195-204.

Brecher ME, Heath DG, Hay SN, Rothenberg SJ, Stutzman LC. Evaluation of a new generation culture bottle using BacT/ALERT 3D Microbial Detection System on common contaminating organisms found in platelet components. Transfusion 2002; 42:774-779.

Centers for Control Disease and Prevention. Bacterial contamination of platelets; 2013. Disponível em http://www.cdc.gov/bloodsafety/bbp/bacterial-contamination-of-platelets.html Acessado em: 13 set 2015.

De Korte D, Marcelis JH, Soeterboek AM. Determination of the degree of bacterial contamination of whole-blood collections using an automated microbe-detection system. Transfusion 2001; 41:815-818.

Dullius AI, Schmalfuss T, Robsig LM, et al. Autologous transplant: microbial contamination of hematopoetic stem cell products. Braz J Infect Dis 2012; 16: 345-350.

Fung MK, Grossman BJ, Hillyer CD, Westhoff CM. Technical Manual. 18 ed. Bethesda: American Association of Blood Banks; 2014.

Garson JA, Patel P, McDonald C, Ball J, Rosenberg G, Tettmar KI, Brailsford SR, Pitt T, Tedder RS. Evaluation of an ethidium monoazide-enhanced 16S rDNA real-time polymerase chain reaction assay for bacterial screening of platelet concentrates and comparison with automated culture. Transfusion 2014; 54:870-878.

Hillyer C, Josephson C, Blajchman M, Vostal JG, Epstein J, Goodman JL. Bacterial contamination of blood components: risks, strategies and regulation. Joint ASH and AABB Educational Session in Transfusion Medicine. Hematology; 2003.

Mathai J. Problem of bacterial contamination in platelet concentrates. Transfus Apheres Sci 2009; 41:139-144.

McCullough J, Vesole DH, Benjamin RJ, Slichter SJ, Pineda A, Snyder E, et al. Therapeutic efficacy and safety of platelets treated with a photochemical process for pathogen inactivation: the SPRINT Trial. Blood 2004; 104:1534-1541.

Montag T. Perspectives and limitations in the bacterial screening of platelets concentrates. Journal of Laboratory Medicine 2006; 30:60-65.

Morrow JF, Braine HG. Septic reactions to platelet transfusion, a persistent problem. JAMA 1991; 266:555-558.

Nascimento F. Contaminação bacteriana nos componentes do sangue – Algumas medidas preventivas. ABO 2002; 10:21-28.

Palavecino E, Yomotovian R. Risk and prevention of transfusion-related sepsis. Curr Opin Hematol 2003; 10:434-439.

Palavecino EL, Yomotovian RA, Jacobs MR. Detecting bacterial contamination in platelets products. Clin Lab 2006; 52:443-456.

Palavecino EL, Yomotovian RA, Jacobs MR. Bacterial contamination of platelets. Transfus Apheres Sci 2010; 42:71-82.

Schmidt M. Bacterial contamination of blood products. ISBT Science Series 2013; 8:177-180.

Schmidt M, Sireis W, Seifrid E. Implementation of bacterial detection methods into blood donor screening – overview of different technologies. Transfus Med Hemother 2011; 38:259-265.

Vasconcelos E, Seghatchian J. Bacterial contamination in blood components and preventative strategies: an overview. Transfus Apheres Sci 2004; 31:155-163.

Vollmer T, Hinse D, Kleesiek K, Dreier J. The Pan Genera Detection Immunoassay: a novel point-of-issue method for detection of bacterial contamination in platelets concentrates. Journal Clin Microbiol 2010; 48(10):3475-3481.

Vollmer T, Dreier J, Schottsteadt V, Bux J, Tapernon K, Sibrowski W, Kleesiek K, Knabbe C. Detection of bacterial contamination in platelets concentrates by a sensitive flow cytometry assay (BactiFlow): a multicenter validation study. Transfus Med 2012; 22:262-271.

Wagner SJ. Transfusion-transmitted bacterial infection: risks, sources and interventions. Vox Sang 2004; 86:157-163.

Vollmer T, Kleesiek K, Dreier J. Detection of bacterial contamination in platelets concentrates using flow cytometry and real time-PCR methods. Methods Mol Biol 2013; 943:91-103.

61

DOENÇA DE CHAGAS, MALÁRIA E LEISHMANIOSE TRANSFUSIONAL

Helio Moraes de Souza
Márcia Maria Ferreira da Silva

A possibilidade de transmissão de infecções parasitárias por transfusão de sangue é reconhecida há mais de um século, com a publicação do primeiro caso de malária transfusional em 1911. Hoje se sabe que qualquer infecção por um agente que passe por uma fase sanguínea assintomática, tem o potencial de ser transmitida inadvertidamente por via transfusional. Outras características necessárias incluem a capacidade de sobrevivência do agente infeccioso ao processamento e conservação dos produtos sanguíneos e a capacidade de causar doença significativa quando transmitidos por via sanguínea. Fatores dependentes não só do agente infeccioso mas também do receptor, como o seu estado imunitário, vão determinar a frequência e a gravidade das infecções transmitidas.

As infecções parasitárias que reúnem estas características incluem a malária, a doença de Chagas, a tripanossomíase americana e africana, a leishmaniose, toxoplasmose e babesiose. Todas classificadas como doenças neglicenciadas ou, mais recentemente, "doenças promotoras da pobreza".

Pelas suas relevâncias no Brasil, abordaremos aqui a doença de Chagas, a malária e a leishmaniose visceral.

DOENÇA DE CHAGAS
Introdução

A doença de Chagas ou tripanossomíase americana, uma zoonose causada pelo protozoário *Trypanosoma cruzi*, é transmitida principalmente pelas fezes de insetos triatomíneos – conhecidos como "barbeiros" ou "chupões", ou ainda como "vinchucas" nos países de língua espanhola – no momento da picada para o repasto sanguíneo. É considerada pela Organização Mundial de Saúde (OMS) uma doença tropical negligenciada que se concentra nas regiões mais carentes das Américas. É uma doença potencialmente fatal, originalmente encontrada em áreas endêmicas de 21 países da América Latina, com aproximadamente 7 milhões de infectados, dos quais 1,9 milhões no Brasil. Nas Américas, as características epidemiológicas da doença de Chagas podem ser distribuídas em grupos, conforme o tipo de ciclo da doença (doméstico, peridomiciliar e silvestre). No Brasil, e na maioria dos países latino-americanos, ocorrem os três ciclos simultaneamente, com alta prevalência de infecção humana e predomínio de cardiopatia chagásica. A Figura 61.1 explicita a distribuição da endemia na America Latina.

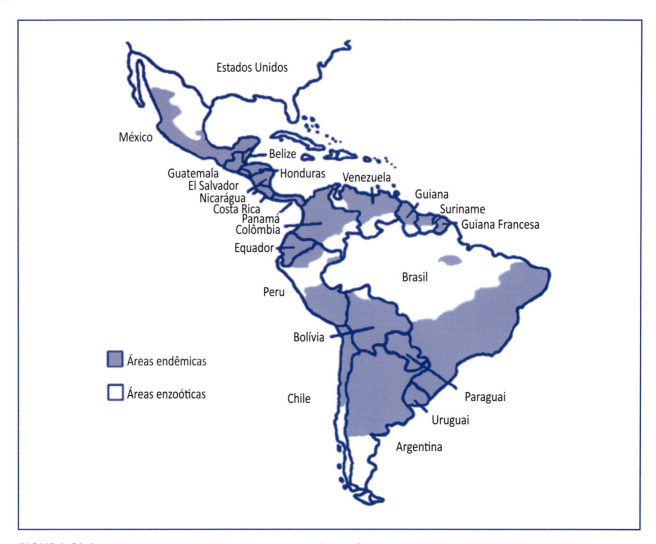

FIGURA 61.1 Distribuição da doença de Chagas nas Américas. *(Fonte: Coura e Dias, 2009.)*

A maioria dos infectados se origina de áreas rurais e, devido a políticas sociourbanizadoras, no Brasil, mais de 80% destes indivíduos migraram para os centros urbanos nas últimas décadas. Desde a década de 1980, quando os programas de controle do vetor tornaram-se efetivos e com ampla cobertura, a transmissão vetorial da doença de Chagas e os casos agudos vêm diminuindo progressivamente. Situação semelhante está ocorrendo também nos demais países endêmicos.

Quadro clínico

Após a infecção, o indivíduo afetado pode apresentar, entre outros sinais, o edema no local da picada (chagoma de inoculação) ou das pálpebras (sinal de Romanã). A febre é o primeiro sintoma, podendo ser seguida de outras manifestações como: hepatoesplenomagalia, linfoadenomegalia, náuseas, vômitos e diarreia. A fase aguda aparente, pouco comum, ocorre principalmente entre crianças de baixa idade, e a inaparente é encontrada em indivíduos de qualquer faixa etária. Na maioria dos casos, todas as manifestações desta fase desaparecem espontânea e progressivamente, sem tratamento específico, no prazo de poucas semanas a 2 meses.

Com o desaparecimento das manifestações da fase aguda, o paciente passa por um longo período assintomático de 10 a 30 anos, conhecido como fase indeterminada, com prognóstico incerto. Poderá permanecer latente e assintomática por toda vida ou evoluir para a forma crônica, com manifestações relacionadas com o sistema cardiovascular (forma cardíaca), digestivo (forma digestiva) ou ambas (forma cardiodigestiva ou mista).

Doença de Chagas e transfusão de sangue

Devido à efetividade das medidas de controle do vetor, sobretudo após a Iniciativa do Cone Sul, em 1991, mecanismos alternativos de transmissão vêm assumindo importante papel ao longo dos anos, em decorrência da migração de indivíduos infectados de áreas rurais para áreas urbanas, e do sucesso do controle vetorial alcançado em alguns países da América Latina. Dentre estes mecanismos se destaca a transmissão transfusional, congênita e oral, existindo ainda a possibilidade de se adquirir a infecção em transplante de órgãos, acidentes de laboratório e por ferimentos em caçadores durante o manuseio de animais infectados.

A possibilidade de transmissão da doença de Chagas através da transfusão de sangue foi aventada em 1936, na Argentina, e confirmada em 1952, no Brasil. O processo migratório no sentido campo-cidade, com o início da industrialização do Brasil, a partir da década de 1950, promoveu a urbanização da doença e foi responsável pela alta prevalência de doadores chagásicos nos bancos de sangue do país, atingindo índices de aproximadamente 10%. Quadro semelhante foi observado, gradativamente, em todos os demais países endêmicos.

A alta prevalência de indivíduos chagásicos nos centros urbanos e a inexistência de programas de controle, fez com que a transmissão transfusional da tripanossomíase passasse a ser, nas décadas de 1970 e 1980, o segundo mais importante mecanismo de transmissão. Ocorrida a transmissão, a infecção chagásica no receptor é, geralmente, assintomática e as raras formas agudas manifestam-se, quase exclusivamente, nos pacientes imunodeprimidos e/ou lactentes. Nestes, como em transplantados, portadores do HIV e pacientes em quimioterapia, além do maior risco de transmissão, a doença se manifesta na maioria dos casos de forma aguda e grave, com febre prolongada (não responsiva aos antibióticos), linfoadenomegalia e hepatoesplenomegalia. Manifestações neurológicas como meningite e encefalite, insuficiência cardíaca, endocardite e morte, podem advir na fase aguda da doença.

A predominância absoluta de infecção assintomática explica o pequeno número de casos de transmissão transfusional bem documentados (aproximadamente 300), frente a uma estimativa de ocorrência anual de 20.000 casos no Brasil e mais de 4.000 na Argentina na década de 1970, várias centenas na Bolívia no final dos anos 1990 e mais de 1.000 casos no México no ano 2000.

Com o gradativo controle da transmissão natural e a correspondente redução ou mesmo interrupção da transmissão vetorial, em alguns dos países endêmicos, a transfusão de sangue passou a ser o principal mecanismo de disseminação da doença ao longo das décadas de 1980 e 1990, sobretudo devido aos grandes fluxos migratórios.

Contudo, a implementação, também gradativa, do controle sorológico dos doadores de sangue, especialmente a partir dos anos 1990, resultou na reversão do dramático quadro observado até o final dos anos 1980, conforme demonstrado na Tabela 61.1. Merece destaque a altíssima prevalência

TABELA 61.1 PREVALÊNCIA DE INAPTIDÃO SOROLÓGICA EM DOADORES BRASILEIROS: EVOLUÇÃO EM QUATRO DÉCADAS			
PERÍODO/ANO	**AMÉRICA LATINA**	**BRASIL**	**UBERABA**
Anos 1970*	6,06	11,08	16,02
Anos 1980*	6,8	7,03	6,91
Anos 1990*	2,63	3,18	1,07
2000**	2,08	0,73	0,55
2006***	1,28	0,21	0,31
2011§	–	0,20	0,08

*Moraes-Souza, 1984 e 2006; **Schmunis, 1991 e 2005; ***OPS, 2006; §HRU – Boletim Hemominas.

da infecção nos doadores de sangue em Uberaba (MG) nos anos 1970 (16,02%), contrastando com a prevalência atual de apenas 0,08%.

No Brasil, é também promissor o fato de que, além de muito baixa a prevalência sorológica nos doadores, esta vem sendo observada quase que exclusivamente naqueles maiores de 25 anos, como demonstra estudo multicêntrico coordenado pela Fundação Pró-Sangue, de São Paulo, no qual a prevalência de infectados foi 75 vezes maior nos doadores com mais de 25 anos. Considerando que 40,96% dos doadores brasileiros têm menos de 29 anos, a expectativa é de que, nos próximos 10 a 20 anos, a presença de um doador chagásico nos bancos de sangue do país será extremamente rara.

Contudo, paralelamente à melhora do panorama nos países endêmicos, vem sendo constatada a internacionalização da doença de Chagas, com sua difusão a países não endêmicos, onde a sua transmissão tem sido documentada através da transfusão de hemocomponentes, transplante de órgãos e congênita. Estes fatos são decorrência dos grandes fluxos migratórios da América Latina para a América do Norte, Europa, Japão e Austrália, especialmente a partir da década de 1980 e que se intensificaram muito nos últimos anos.

A Figura 61.2 e a Tabela 61.2 evidenciam, respectivamente, as rotas de migração a partir da América Latina para América do Norte, Europa, Austrália e Japão e o número de imigrantes e de infectados nos diversos países.

Risco de transmissão

A real incidência de infecção pelo *T. cruzi* adquirida pela transfusão sanguínea é desconhecida, uma vez que a maioria dos casos permanece assintomática ou a doença se manifesta anos, e até décadas, mais tarde.

O risco de um paciente se infectar ao receber unidade de sangue de doador chagásico depende dos seguintes fatores: presença do parasito no sangue ou componente transfundido; carga parasitária do doador infectado, tipo e número do produto sanguíneo infectado transfundido; estado imunológico do receptor; nível de cobertura sorológica dos doadores e sensibilidade dos testes sorológicos empregados na seleção dos doadores.

Assim, o risco do receptor contaminar-se ao receber uma única unidade de hemocomponente infectada nos países endêmicos é de 12 a 48%. Naqueles com baixos índices de transmissão natural, como Argentina, Brasil, Chile e Uruguai, oscila entre 12 e 18%, risco que aumenta nos pacientes politransfundidos e/ou quando o doador é proveniente de região de transmissão ativa da infecção e, muitas vezes, contaminado recentemente, trazendo consigo uma alta carga parasitária, como na Bolívia. Em países não endêmicos, estima-se que este risco seja inferior a 5%, como demonstram vários estudos retrospectivos desenvolvidos pela American Red Cross e pelo Food and Drug Administration (FDA) dos Estados Unidos. Isto se deve ao fato de que a carga parasitária tende a decrescer com o tempo de infecção e, como se sabe, os imi-

TABELA 61.2 SITUAÇÃO DA DOENÇA DE CHAGAS EM PAÍSES NÃO ENDÊMICOS			
PAÍS/ANO	**Nº DE IMIGRANTES**	**Nº DE INFECTADOS**	**INFECTADOS SINTOMÁTICOS**
Canadá, 2006	158.960	5.863 (3,6%)	1.130
Estados Unidos, 2007	16.689.172	360.888 (2,1%)	72.178
Austrália, 2006	80.522	3.093 (3,8%)	619
França, Alemanha, Grã-Bretanha, Suíça, Grécia, Holanda, Suécia e Luxemburgo, 2005	248.526	7.207 (2,9%)	1.441
Espanha, 2008	1.673.687	86.711 (5,1%)	17.342

Adaptada de Schmunis, 2010.

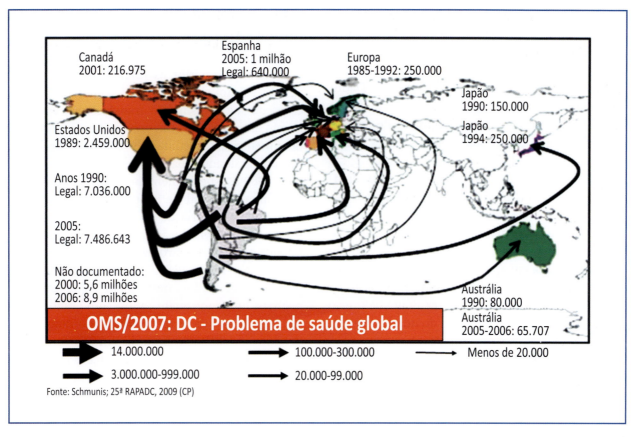

FIGURA 61.2 Correntes migratórias de pacientes chagásicos para países não endêmicos. *(Fonte: Adaptação Schmunis, 2007.)*

grantes soropositivos se infectaram nos países de origem, geralmente há vários anos.

Ainda com relação à carga parasitária, estudos realizados em nosso país demonstraram que os filtros de leucócitos são capazes de reter número considerável de *Trypanosoma cruzi* do sangue filtrado, o que, certamente, reduz o risco de transmissão. Recentemente, estudos americanos vêm testando o chamado sistema Mirasol, que utiliza riboflavina e luz ultravioleta para inativar agentes patogênicos, visando reduzir os níveis de *T. cruzi* viáveis em sangue coletado de um doador chagásico. Os resultados destes estudos indicam que a utilização do sistema Mirasol reduz em mais de 99% o número dos parasitas viáveis nas bolsas de sangue infectado.

Com relação ao produto sanguíneo, sabe-se que o *Trypanosoma cruzi* sobrevive muito bem nos diversos componentes sanguíneos durante seus respectivos períodos de preservação e que, pela sua densidade, é mais frequentemente encontrado nos concentrados plaquetários, seguido do concentrado de hemácias e, com menor concentração, no plasma fresco congelado. Portanto, o concentrado de plaquetas é o principal hemocomponente relacionado aos casos de transmissão transfusional registrados nos últimos anos.

Quanto à sensibilidade dos testes sorológicos, os de ELISA (*enzyme-linked immunosorbent assay*), exigido no Brasil como teste único e exigido ou recomendado na maioria dos demais países, apresenta sensibilidade geralmente superior a 99%, como demonstrado em avaliação coordenada pelo Ministério da Saúde do Brasil que, entre 11 diferentes marcas de kits, 6 apresentaram sensibilidade de 100%, 4 de 99% e apenas 1 de 97%.

Contudo, apesar da alta sensibilidade dos testes sorológicos e, paralelamente, baixa prevalência de doadores chagásicos, o que torna extremamente improvável a ocorrência de exames falso-negativos, chama atenção a grande variação dos índices de especificidade, oscilando entre 60 e 98%, resultando em proporção expressiva de falso-positivos e/ou indeterminados. Três diferentes estudos desenvolvidos no Brasil evidenciaram índices de inconclusão e/ou discrepância sorológica entre doadores inaptos sorológicos que variaram de 53 a 69,6%. Dados dos hemocentros coordenadores nas cinco regiões brasileiras demonstram que o número de reações inconclusivas pode ser superior às reações positivas e chegam a 0,11% das inaptidões sorológicas para doença de Chagas. Nos Estados Unidos, diante de um índice de inaptidão sorológica de 0,012%, em 3,5 milhões de doadores no primeiro semestre de 2007, a confirmação da presença de infecção chagásica, pela técnica da radioimunoprecipitação (RIPA), foi feita em apenas 111 (0,004%), apresentando, portanto, um índice de indeterminação de 74%. Tais resultados, além de dificultar a definição do verdadeiro status sorológico do doador, trazem graves consequências psicológicas ao mesmo pelo, quase sempre, falso receio de ser portador de uma doença grave e estigmatizante.

Sabe-se, também, que pacientes imunodeprimidos são mais suscetíveis e os que apresentam a forma aguda da doença, como miocardite e insuficiência cardíaca graves.

Medidas de controle

Resultados tão auspiciosos na queda da prevalência de doadores chagásicos são consequência, sobretudo, de políticas de saúde estaduais, nacionais e macrorregionais. Destaque especial deve ser dado às iniciativas macrorregionais implementadas pelos governos dos diversos países endêmicos, contando com o estímulo e com o apoio estratégico e político da Organização Pan-Americana da Saúde (OPAS). Delineadas pela comunidade científica, as estratégias de controle foram centradas no combate sistemático ao vetor, melhoramento das moradias, educação sanitária das comunidades e cobertura sorológica dos doadores de sangue. Sob a coordenação da OPAS, formalizou-se em Brasília, em 1991, a Iniciativa do Cone Sul para eliminação do *Triatoma infestans* e controle da transmissão transfusional da doença de Chagas, envolvendo Argentina, Bolívia, Brasil, Chile, Paraguai e Uruguai. Seguindo-se à Iniciativa do Cone Sul, foram implementadas as Iniciativas dos Países do Pacto Andino e da América Central e Belize em

1999, a Iniciativa do México em 2003 e a Iniciativa Amazônica em 2004.

Outra grande contribuição para os avanços da hemoterapia, anterior às Iniciativas coordenadas pela OPAS, foi o advento da Aids e os frequentes casos de sua transmissão transfusional, especialmente entre os hemofílicos, resultando no recrudescimento das medidas de controle sorológico do sangue doado a partir da segunda metade dos anos 1980 e, especialmente no Brasil, a criação do Programa Nacional de Sangue e Hemoderivados (Pró-Sangue). A criação do Pró-Sangue, em 1980, resultou na implantação gradativa de uma rede pública estadual hierarquizada de serviços de hemoterapia – HEMORREDE. Os investimentos financeiros aplicados nesta hemorrede atraíram recursos humanos qualificados, com grande reflexo na qualidade da triagem clínica e sorológica dos doadores de sangue e em toda a cadeia do sangue. A melhora técnico-científica e as ações de vigilância sanitária junto aos serviços de hemoterapia, públicos e privados, e ainda, o controle da transmissão natural, reduziu a prevalência da soropositividade para *Trypanosoma cruzi* entre os doadores de sangue do país em 35 vezes (de 6,9 para 0,2%) em aproximadamente 30 anos.

Também atesta os exitosos resultados obtidos no combate ao vetor, a queda da prevalência da infecção chagásica em jovens, entre as décadas de 1980 e 1990, nos seis países do Cone Sul, com quedas que oscilaram de 68,1%, no Paraguai, a 99,8%, no Brasil. De 94 mil crianças brasileiras, entre 0 e 5 anos, a soroprevalência foi de 0%, o que pode ser interpretado como confirmação da interrupção da transmissão da doença de Chagas no Brasil. Como resultado dessas iniciativas macrorregionais, quatro países (Uruguai em 1997, Chile em 1999, Brasil em 2006 e a Guatemala em 2008) foram certificados pela Organização Pan-Americana de Saúde como livre da transmissão vetorial e transfusional da doença de Chagas. Ademais, enquanto em 1993 apenas Honduras e Venezuela faziam cobertura universal de seus doadores para doença de Chagas, em 2007, dos 17 países endêmicos, 12 faziam triagem sorológica de 100% dos seus doadores, em 4 a cobertura era superior a 99% e apenas no México era de 53%.

Assim, diante do panorama atual da doença de Chagas nos países endêmicos e não endêmicos com significativo contingente de imigrantes potencialmente infectados, as estratégias para reduzir, ou mesmo eliminar, a sua transmissão por transfusão de sangue incluem: a triagem e seleção epidemiológica de doadores, a triagem sorológica, a leucorredução e a inativação de patógenos.

Nos países endêmicos, a medida mais eficaz e viável é a triagem sorológica, uma vez que a exclusão de doadores através de antecedentes epidemiológicos, excetuando a história de ter sido picado pelo triatomíneo e/ou de ser chagásico, compromete pesadamente o suprimento sanguíneo desses países. No Brasil, a Portaria nº 2.712/2013, que redefine o Regulamento Técnico de Procedimentos Hemoterápicos estabelece em seu art. 58 que: *"Para doença de Chagas, o candidato com antecedente epidemiológico de contato domiciliar com triatomíneo em área endêmica ou com diagnóstico clínico ou laboratorial de doença de Chagas deve ser excluído de forma permanente, sendo considerado doador inapto definitivo"*; e no art. 130 que: *"É obrigatória a realização de exames laboratoriais de alta sensibilidade a cada doação para detecção de marcadores para as seguintes infecções transmissíveis pelo sangue, cumprindo-se ainda, os algoritmos descritos no Anexo V para cada marcador: I - sífilis; II - **doença de Chagas**; III - hepatite B; IV - hepatite C; V - Aids; e VI - HTLV I/II"*.

Nos países não endêmicos, as estratégias para reduzir a transmissão por transfusão de sangue incluem a seleção de doadores por questionário epidemiológico, testes de triagem sorológica e, recentemente, alguns países onde há grande contingente de latino-americanos, como Estados Unidos, Espanha e França, estão adotando, além de triagem epidemiológica e testagem sorológica dos doadores de risco, a leucorredução e sistemas de inativação de patógenos.

De acordo com estudos realizados em nosso país, os filtros de leucócitos são capazes de reduzir um número considerável de *Trypanosoma cruzi* do sangue filtrado, reduzindo significativamente o risco de transmissão. Recentemente, estudos americanos vêm testando o chamado sistema Mirasol, que utiliza riboflavina e luz ultravioleta para inativar agentes patogênicos, visando reduzir os níveis de *T. cruzi* viáveis em sangue coletado de um doador chagásico. Os resultados destes estudos indicam que a utilização do sistema Mirasol reduz mais de 99% dos parasitas viáveis nas bolsas de sangue infectado.

Enfim, como resultado das eficazes medidas de controle da transmissão vetorial do *T. cruzi* e da universalização da triagem sorológica dos doadores de hemocomponentes na quase totalidade dos países endêmicos e daquelas desenvolvidas nos países não endêmicos, o risco da transmissão transfusional da doença de Chagas se restringe a eventuais erros clericais e àqueles raros casos de falha de sensibilidade do teste sorológico. Contudo, está na manutenção de tais medidas e numa hemovigilância eficaz, a garantia de que a doença de Chagas transfusional venha a ser, nas próximas décadas, apenas uma triste lembrança.

MALÁRIA

Introdução

A malária é uma doença infecciosa aguda causada por protozoários do gênero *Plasmodium*, dos quais existem quatro espécies que comumente podem ser transmitidas aos seres humanos: *vivax, falciparum, malariae* e *ovale*.

É uma das mais importantes doenças parasitárias no mundo e continua a ser um grande desafio para a humanidade. A malária pode ser transmitida de forma eficiente por transfusão de hemocomponentes celulares e é, sem dúvida, responsável pela maioria de casos de doenças parasitárias transmitidas por transfusão no mundo.

A doença apresenta ampla distribuição, fundamentalmente nas regiões tropicais do globo, constituindo ainda hoje num dos mais importantes problemas de saúde pública em nível mundial. A Organização Mundial da Saúde (OMS) estima a ocorrência de cerca de 210 milhões de casos anuais de malária no mundo, sendo endêmica em 98 países; e está diretamente associada às classes mais pobres. Os países mais afetados são os africanos, situados ao sul do deserto do Saara (responsáveis por mais de 80% dos casos), os do Sudeste Asiático e os da América Latina, particularmente os que compõem a Região Amazônica (Figura 61.3).

Na região das Américas, estima-se que o número chegou a 1,1 milhão de casos anuais (0,5% dos casos do mundo) com 1.100 mortes, em 2005.

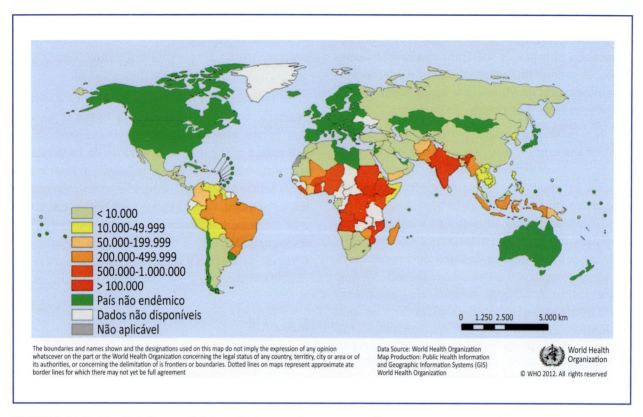

FIGURA 61.3 Distribuição mundial da malária. Os países em vermelho no mapa correspondem àqueles com maiores números de casos anuais e, em verde, países considerados não endêmicos pela OMS.

Os nove países latino-americanos que possuem parte da Região Amazônica em seu território (Bolívia, Brasil, Colômbia, Equador, Guiana, Guiana Francesa, Peru, Suriname e Venezuela) contribuem com 90% dos casos americanos. É no território brasileiro que está a maior parte da Amazônia e o Brasil é responsável por 55% dos casos de malária nas Américas, tendo registrado, entre 2000 e 2011, uma média de 422 mil ocorrências anuais, sendo mais de 99% desses na Amazônia Legal. Nesta região, a malária também atinge mais contundentemente as populações rurais e os mais pobres, com dificuldade de acesso aos serviços de saúde.

No Brasil, a malária é causada principalmente pelo *Plasmodium vivax*, que corresponde a mais de 80% dos casos identificados; o *Plasmodium falciparum* é responsável por 16,3%, e o *Plasmodium malariae* está associado com um pequeno número de casos.

As estratégias da Organização Mundial da Saúde (OMS) para controle da malária se baseiam no controle do vetor, na quimioprofilaxia, no diagnóstico e tratamento precoces dos casos e na vigilância. Quanto ao diagnóstico e tratamento precoces como estratégia de controle da malária, vale destacar que os testes rápidos ou leitura microscópica tem ampliado sua cobertura, o que permite a correta identificação da espécie e o uso racional dos medicamentos. O acesso rápido ao tratamento efetivo da malária é um aspecto central para o sucesso de qualquer programa de controle da doença. Idealmente, o tratamento a base de derivados das artemisininas deve começar dentro de 24 horas após o início dos sintomas.

Nas últimas décadas houve grande expansão no financiamento e cobertura dos programas de controle da malária, o que resultou em ampla redução da sua incidência e mortalidade. Estima-se que entre 2001 e 2010 cerca de 1,1 milhão de mortes por malária foram evitadas e que 58% destas vidas foram salvas nos dez países de maior prevalência. A OMS estima que sejam necessários investimento de 5,1 bilhões de dolares anuais para atingir a meta de reduzir em 75% a incidência de casos de malária, até 2015, em relação ao ano 2000, e erradicar a endemia até 2030. Contudo, apesar dos investimentos nacionais e internacionais terem aumentado substancialmente, estes ainda representam aproximadamente a metade do necessário. Contudo, com as ações já implementadas, 50 dos 99 países com transmissão ativa estão a caminho de atingir a meta prevista para 2015. Na região europeia, a eliminação da malária parece alcançável até 2015.

A transmissão da malária se faz, majoritariamente, através da picada de mosquitos do gênero *Anopheles*; embora outros mecanismos, como transfusão de sangue e componentes celulares, o transplante e o uso de seringas contaminadas também possam ser responsabilizados pela disseminação da doença.

Quadro clínico

O quadro clínico da malária é variável, dependendo da procedência do indivíduo, da espécie do plasmódio infectante, do uso de medicação profilática e da resposta imune do hospedeiro.

Os sintomas, usualmente, surgem dentro de 8 semanas após o contato com o vetor, na infecção pelo *P. falciparum*, enquanto na infecção pelo *P. vivax* e *P. ovale* possam surgir após vários meses, devido à fase tecidual hepática prolongada (hipnozoítos). Contudo, a maioria das infecções será sintomática dentro de 1 ano após o contato, independentemente da espécie infectante. Aqueles que utilizaram quimioprofilaxia podem ter um período de incubação mais prolongado e sintomas atenuados. Febre é quase sempre presente, em geral acima de 38 °C. A febre coincide com a rutura de hemácias após um ciclo de reprodução assexuada nos eritrócitos, com liberação de merozoítos na circulação, levando à resposta imunomediada por macrófagos com liberação de citocinas inflamatórias. Outros sintomas comuns são calafrios, astenia intensa, cefaleia, mialgias, tosse e sintomas gastrointestinais como náuseas, vômitos, diarreia ou dor abdominal. Os achados mais comuns no exame físico são febre e esplenomegalia. Icterícia, hepatomegalia e dor à palpação do abdômen são menos frequentes.

Em indivíduos residentes em áreas endêmicas, infecções prévias produzem uma resposta humoral e celular que não é completamente protetora, uma vez que o plasmódio tem vários mecanismos de evasão à resposta imune do hospedeiro, permitindo infecções repetidas. Contudo, a apresentação clínica entre estes nativos "imunes" é menos severa, com poucos casos graves, com mais de 80% dos casos com parasitemia oligossintomática ou assintomática. Desse modo, a febre não é o melhor indicador de malária em áreas endêmicas. Contudo, a cefaleia, sensação de frio, artralgias, anemia, esplenomegalia e hepatomegalia são comuns.

A malária grave, que usualmente ocorre quando o parasitismo eritrocitário é maior ou igual a 5%, se manifesta com prostração extrema, rebaixamento do nível de consciência, edema pulmonar ou síndrome da angústia respiratória aguda (SARA), convulsões, choque cardiovascular, sangramento anormal, icterícia, hemoglobinúria ou anemia grave, com taxa de mortalidade que excede 20%, mesmo com tratamento otimizado.

Uma das mais graves complicações é o comprometimento do sistema nervoso central pela malária cerebral, decorrente da oclusão da microvasculatura cerebral, com estado mental alterado, convulsões e déficits neurológicos focais; também com mortalidade alta (15-25%) e sequelas neurológicas nos sobreviventes.

Apesar dos residentes de áreas endêmicas terem menor propensão à malária grave, estes (principalmente crianças) podem ter complicações decorrentes de anemia crônica (esplenomegalia maciça), causando dor abdominal e disfunção da medula óssea e do sistema imune (esplenonegalia malárica hiperreativa e linfomas), e síndrome nefrótica por deposição glomerular de imunocomplexos.

Malária e transfusão de sangue

A malária foi uma das primeiras doenças reconhecidas como transmissível por transfusão de sangue. O primeiro caso de malária transfusional foi descrito em 1911 e, ainda hoje, permanece como uma das doenças parasitárias de maior preocupação e incidência na hemoterapia.

A transmissão do parasita por transfusão pode representar um fator de risco importante, pois eles podem causar malária grave com uma alta taxa de mortalidade. A infecção crônica pode persistir em seres humanos por um longo período de tempo: até dois anos ou mais para o *P. falciparum*, até 7 anos para *P. vivax*, e até mesmo por toda vida para

P. malariae. Por conseguinte, um indivíduo assintomático que não tem conhecimento de seu status sorológico e/ou parasitológico pode transmitir os parasitas durante a doação de sangue. Normalmente, a concentração de parasitas é baixa em indivíduos assintomáticos; no entanto, podem causar infecção grave em receptores de sangue imunodeprimidos ou debilitados.

O plasmódio pode sobreviver por mais de uma semana em componentes sanguíneos estocados à temperatura ambiente ou a 4 °C. O *Plasmodium falciparum* viável já foi identificado no sangue estocado por 19 dias.

Por ser um parasita intraeritrocitário, a transmissão se dá primordialmente através dos componentes que contêm hemácias. No entanto, há relatos de casos após transfusão de concentrado de plaquetas, de concentrado de leucócitos e, muito raramente, por crioprecipitados, provavelmente pela contaminação desses hemocomponentes por hemácias. Há também raros relatos de transmissão por transfusão de concentrado de hemácias congeladas. Por outro lado, não há casos transmitidos por transfusão do plasma fresco congelado ou por hemoderivados.

O receptor transfundido com um hemocomponente que possua hemácias parasitadas com formas esquizontes dos plasmódios vai receber essas hemácias na corrente sanguínea que podem se romper em menos de 48 horas, a depender da maturidade em que os esquizontes se encontravam no doador. Portanto, dependendo da quantidade de hemácias parasitadas transfundidas, o início dos sintomas pode ser semelhante ao do ciclo natural da doença (em torno de 15 dias). Por outro lado, como não há ciclo hepático na malária transfusional, pois não há esporozoítos envolvidos, o período de incubação pode ser maior que no ciclo natural se a concentração de hemácias parasitadas transfundidas for muito pequena, pois o ciclo eritrocitário terá que se repetir por mais vezes, em comparação com a infecção natural, para que a concentração parasitária seja tal que provoque os sintomas.

De fato, o período de incubação da malária transfusional pode variar de 8 a 36 dias para *P. falciparum* (mediana de 16 dias), de 11 a 42 dias para *P. vivax* (mediana de 17 dias) e de 8 a 90 dias (mediana de 48 dias) para *P. malariae*. Esse longo período

é uma das dificuldades para a suspeita diagnóstica, podendo levar ao retardo do tratamento específico e a casos graves e fatais.

Não há consenso sobre a mínima dose infectante de plasmódios para causar a malária transfusional. Contudo, estima-se que um indivíduo com muito baixa parasitemia (p. ex., com 0,001 parasito/μL ou 1,0 parasito/mL), que doasse uma bolsa de sangue total, produziria uma bolsa de concentrado de hemácias (250 mL) com uma dose de 250 parasitos, o que seria suficiente para causar a infecção no receptor. Pode-se argumentar ainda que a infectividade do plasmódio se reduz durante o armazenamento a baixas temperaturas (4 °C para o concentrado de hemácias) e que, portanto, a mínima dose infectante deve ser maior na medida em que se amplia o tempo de armazenamento.

O risco de transmissão da malária por transfusão é pouco conhecido e provavelmente subestimado, em especial nos países endêmicos em razão da hemovigilância precária ou inexistente, das dificuldades relacionadas à rastreabilidade dos hemocomponentes ou pela dificuldade de distinguir casos induzidos de casos da infecção natural. Por outro lado, nos Estados Unidos, onde não há malária endêmica, o número médio de casos notificados é de 3 casos por ano, com uma incidência média de 0,25 casos por milhão de transfusões. Na França, entre 1990 e 2006, o risco de ocorrência foi de 7,5 casos para cada milhão de transfusões. Contudo, com o aumento dos deslocamentos internacionais, torna-se mais frequente a exposição de indivíduos de países indenes a áreas endêmicas, com o consequente aumento da prevalência de doadores infectados e do risco de transmissão transfusional.

Nos países endêmicos, estima-se que a incidência exceda 50 casos por milhão de transfusão. No Brasil, segundo dados do Sistema de Notificações em Vigilância Sanitária (NOTIVISA), desde que se iniciou o Sistema Nacional de Hemovigilância (SNH), em 2002, foram notificados apenas 4 casos de malária transfusional, sendo 3 em 2006, no estado de Rondônia, e 1 em 2007, no estado do Amazonas. Todos os casos notificados foram causados por *P. vivax* e todos evoluíram para óbito (Agência Nacional de Vigilância Sanitária, 2009). Os três casos que ocorreram no estado de Rondônia eram neonatos, transfundidos com concentrado de hemácias fracionado oriundo de um único doador. Estima-se que, apenas na Região Amazônica brasileira, sejam realizadas cerca de 300 mil transfusões por ano, o que resultaria em 15 casos por ano e 120 nos oito anos de atuação da hemovigilância, sugerindo fortemente alto índice de subnotificação.

Apesar dos raros registros, os casos de malária transfusional são usualmente muito graves. A letalidade varia em função da espécie de *Plasmodium*, sendo que os casos por *P. falciparum*, assim como na infecção natural, são os que apresentam maior morbidade e letalidade.

Alguns dos importantes fatores que afetam a letalidade são a gravidade da doença de base e a idade do receptor, assim como tempo entre o início dos sintomas, o diagnóstico e o tratamento da doença.

Medidas de controle (mecanismos de prevenção da malária transmitida por transfusão de sangue)

O controle da malária transfusional se faz pela exclusão de indivíduos de risco e pela triagem laboratorial do sangue coletado. A triagem clínica e epidemiológica pode excluir número significativo de indivíduos não infectados, comprometendo o suprimento de sangue, devendo merecer abordagens diferenciadas nas diversas regiões (endêmicas e não endêmicas) e em diferentes situações.

A triagem laboratorial do sangue coletado se faz através da pesquisa do parasita intraeritrocitário e de antígenos e anticorpos em amostras de soro.

A triagem clínica e epidemiológica para a prevenção da malária transfusional

A febre é o sintoma mais característico da malária. A aferição da temperatura corporal e a investigação de febre nos dias que antecederam à doação são requisitos obrigatórios em qualquer serviço de hemoterapia, pois previnem a transmissão de várias doenças virais, bacterianas e parasitárias. Os indivíduos febris no momento da doação ou com relato de febre nos dias anteriores à doação são considerados inaptos. Assim, indivíduos portadores da forma oligossintomática da malária, se bem avaliados, poderão ser excluídos por esse critério clínico.

Contudo, os indivíduos assintomáticos tanto em período de incubação quanto o portador crônico da protozoose, o grande contingente de infectados que doam sangue, representam um grande desafio para a hemoterapia no que se refere aos critérios de seleção dos doadores.

Nos países não endêmicos, os critérios clínicos e epidemiológicos de seleção para impedir a doação de indivíduos com risco de infecção por *Plasmodium* são altamente sensíveis, porém, pouco específicos. No geral, a exclusão de candidatos à doação é feita com base nos relatos de deslocamentos para áreas de risco e na história clínica de infecção anterior por malária.

Nos Estados Unidos, ficam impedidos de doar por 12 meses os indivíduos assintomáticos que viajaram para regiões endêmicas e por 3 anos se moraram em regiões endêmicas. Indivíduos que adoeceram por malária ficam impedidos de doar sangue por 3 anos após o final do tratamento e ausência de sintomas; não são realizados testes laboratoriais de triagem para malária.

Na Europa, indivíduos assintomáticos com deslocamentos para regiões endêmicas ficam impedidos de doar sangue por 6 meses. Aqueles que moraram em regiões endêmicas dentro dos primeiros 5 anos de vida ficam impedidos de doar por 3 anos após a última visita a uma área endêmica. Indivíduos com história de malária ou com sintomas de malária após deslocamento para área endêmica ficam impedidos de doar sangue por 3 anos após o tratamento e/ou ausência de sintomas.

Na América do Sul, os países com áreas endêmicas no seu território adotam critérios de seleção diferentes para as áreas endêmicas e indenes.

A triagem laboratorial para a prevenção da malária transmitida por transfusão

A triagem laboratorial para malária entre doadores de sangue é um desafio a ser enfrentado pelos serviços de hemoterapia, especialmente nas áreas endêmicas. Os métodos de detecção indireta da infecção (anticorpos) contra o *Plasmodium* são indicados para os países onde a malária não é endêmica. Eles têm sido empregados na Europa, Nova Zelândia e Austrália, como complemento à triagem clínica e epidemiológica, com o objetivo de reduzir o tempo de inaptidão de candidatos à doação expostos a áreas de risco de transmissão de malária e reduzir o descarte de sangue saudável.

Já em áreas endêmicas, a efetividade do uso de testes sorológicos é questionada. A resposta imunológica aos plasmódios é um fenômeno complexo. O sistema imunológico apresenta respostas variadas tanto no estágio pré-eritrocítico como no estágio eritrocítico e envolve uma diversidade de classes e subclasses de imunoglobulinas, bem como um número elevado de citocinas. Além disso, anticorpos anti-*Plasmodium* podem permanecer circulantes por décadas, mesmo na ausência da infecção.

Nas áreas endêmicas, a depender da prevalência de positividade na população, a utilização de métodos de detecção de anticorpos na triagem laboratorial dos doadores de sangue pode gerar desabastecimento. Além disso, os testes de detecção indireta não permitem a detecção de anticorpos no período de incubação ou mesmo nos primeiros dias de sintomas da doença, o que resultaria em testes com resultados falsamente negativos.

Dada a limitação dos testes sorológicos, para áreas endêmicas é indicado que a triagem laboratorial para malária seja realizada com métodos de detecção direta ou indireta do parasito. Os métodos de visualização direta dos plasmódios, tradicionalmente utilizados para detecção de casos de malária, são os exames microscópicos das lâminas de sangue corados com Giemsa ou Giemsa com azul de metileno (Walker) ou solução de Wright. As lâminas podem ser preparadas em esfregaço ou gota espessa. Também é comum o uso do alaranjado de acridina, que pode ser aplicado em lâminas ou em tubos capilares, chamados de testes QBC˙.

Entre os testes de detecção indireta, os testes rápidos imunocromatográficos vêm sendo amplamente utilizados. Estes testes detectam antígenos plasmodiais circulantes no sangue dos infectados. Os antígenos mais utilizados são a proteína rica em histidina (HRP-2), a desidrogenase láctica plasmodial (pLDH) e a aldolase. Os testes de detecção de ácidos nucleicos (NAT) ainda não são comuns para diagnóstico da malária, mas têm sido empregados em estudos epidemiológicos de portadores assintomáticos e sugeridos como relevantes na triagem laboratorial de doadores de sangue. Ainda assim,

nos países endêmicos que realizam a triagem laboratorial para a malária nos doadores de sangue, a gota espessa é sem dúvida o teste mais utilizado.

A regulamentação brasileira para prevenção da malária transmitida por transfusão

No Brasil, os requisitos sanitários para seleção de doadores começaram a ser estabelecidos em 1965 com a Lei nº 4.701/1965. Os primeiros critérios de seleção de doadores, baseados no risco de infecção por *Plasmodium*, foram estabelecidos em 1969 por uma Portaria da extinta Comissão Nacional de Hemoterapia. Em 1988, com a publicação da Lei nº 7.649/1988, a malária foi incluída no rol de doenças que deveriam obrigatoriamente ser consideradas na triagem de doadores. Apesar disso, somente após a Resolução Mercosul nº 42/2000, é que o MS, por meio da Resolução de Diretoria Colegiada (RDC) da Agência Nacional de Vigilância Sanitária (ANVISA) nº 343/2002, incluiu nos regulamentos técnicos da hemoterapia a obrigatoriedade da triagem para malária. Outra alteração substancial instituída pela RDC ANVISA nº 343/2002 foi a que estabeleceu que deveriam ser utilizadas faixas de risco como critério para exclusão de candidatos à doação provenientes de zona endêmica.

Os critérios estabelecidos atualmente, por meio da Portaria do Ministério da Saúde, nº 2.712, de 12/11/2013, que redefinem o regulamento técnico de procedimentos hemoterápicos para impedir a doação de indivíduos com risco de infecção por *Plasmodim* sp., estabelecem em seu artigo 57: *"a inaptidão de candidato à doação de sangue deve ocorrer usando-se, como critério de referência, a Incidência Parasitária Anual (IPA) do Município. §1º Em áreas endêmicas com antecedentes epidemiológicos de malária, considerar-se-á inapto o candidato: I – que tenha tido malária nos 12 (doze) meses que antecedem a doação; II – com febre ou suspeita de malária nos últimos 30 (trinta) dias; e III – que tenha se deslocado ou procedente de área de alto risco (IPA maior que 49,9) há menos de 30 (trinta) dias. §2º Em áreas não endêmicas de malária, considerar-se-á inapto o candidato que tenha se deslocado ou que seja procedente de Municípios localizados em áreas endêmicas há menos de 30 (trinta) dias. §3º Em áreas não endêmicas de malá-*

ria, considerar-se-á apto o candidato: I – procedente de Municípios localizados em áreas endêmicas, após 30 (trinta) dias e até 12 (doze) meses do deslocamento, sendo que, nesse período, é necessária a realização de testes de detecção do plasmódio ou de antígenos plasmodiais, conforme art. 131; II – procedente de Municípios localizados em áreas endêmicas, após 12 (doze) meses do deslocamento, sem necessidade de realização de testes de detecção; e III – que tenha manifestado malária após 12 (doze) meses do tratamento e comprovação de cura. §4º Independentemente da endemicidade da área, será considerado inapto definitivo o candidato que teve infecção por Plasmodium malariae (febre quartã). §5º Em casos de surtos de malária, a decisão quanto aos critérios de inaptidão deve ser tomada após avaliação conjunta com a autoridade epidemiológica competente".

Métodos alternativos para prevenção da malária transmitida por transfusão

Várias são as estratégias alternativas já experimentadas ou recomendadas em diferentes locais do mundo para a prevenção da malária transfusional. Entre elas destacam-se a profilaxia universal de receptores e a adição de substâncias químicas ou irradiação capazes de matar o plasmódio.

A profilaxia universal dos receptores, ou minimamente para aqueles de alto risco para a malária, tem sido recomendada por diversos autores e pela OMS para os países holoendêmicos e hiperendêmicos da África Subsaariana, onde a prevalência de doadores positivos para malária pode chegar a 55%. Nestas áreas, entende-se que os danos causados pelo desabastecimento de sangue superam os riscos associados à profilaxia para a malária nos pacientes. Por outro lado, os custos dessa medida para o sistema hemoterápico podem ser proibitivos para alguns países nessa situação.

Outra estratégia é a adição de substâncias químicas (violeta genciana, medicamentos, entre outras) ou irradiação das bolsas de sangue. Essa medida tem sido explorada há algum tempo por diversos pesquisadores com a intenção de eliminar os plasmódios.

A adição de violeta genciana teve sua eficácia comprovada como agente químico capaz de eliminar o Plasmodium de hemácias infectadas. Contu-

do, por sua toxicidade mitocondrial em ratos e seu potencial carcinogênico em camundongos, seu uso não é recomendado nem mesmo para produtos cosméticos. A adição de medicamentos utilizados para a profilaxia ou o tratamento da malária também é sugerida para eliminar o parasito das bolsas de sangue. Por exemplo, a adição de sulfadoxina-piremetamina foi capaz de eliminar 100% dos *P. falciparum* de 30 bolsas de sangue total humano após 48 horas de armazenamento a 4 ºC. A dose letal para os plasmódios a 99% (DL 99%) após 48 horas de armazenamento se mostrou segura para os pacientes e não afetou significativamente as características do sangue. Há, porém, preocupações que devem ser ressaltadas, como a resistência do *P. falciparum* às drogas e o consequente aumento necessário da dose letal para se alcançar a mesma eficácia que, ao mesmo tempo, deve ser segura para o receptor do sangue. Soma-se a isso o fato de que a droga não tem ação contra *P. vivax*, que é a espécie predominante nas Américas.

A irradiação do sangue com raios gama também é uma medida sugerida para eliminar os plasmódios das bolsas de sangue. Hemocomponentes irradiados com raios gama, particularmente o concentrado de hemácias, são amplamente utilizados na medicina transfusional. O objetivo da irradiação é eliminar ou reduzir a concentração de leucócitos viáveis na bolsa, o que é muito útil em algumas situações especiais. Em pacientes imunossuprimidos, a transfusão de leucócitos pode provocar o desenvolvimento da doença do enxerto contra hospedeiro, que é muito grave e pode levar a óbito.

No Brasil, nem a profilaxia pré-transfusional para malária nem a adição de substâncias ou a irradiação das bolsas foram adotadas como técnicas para evitar a malária transfusional. Toda a regulação sanitária brasileira para prevenção da malária transfusional é baseada nas técnicas de seleção de doadores, ou seja, na triagem clínica e epidemiológica, e na triagem laboratorial, por meio de testes laboratoriais de detecção direta do *Plasmodium* ou seus antígenos.

Assim, a grande expectativa para o definitivo controle da transmissão transfusional da malária está na efetiva conquista das metas, proposta pela OMS, de erradicação da malária no mundo, prevista para o ano de 2030.

LEISHMANIOSE VISCERAL

Introdução

As leishmanioses são antropozoonoses causadas por protozoários da família *Trypanosomatidae* e gênero *Leishmania*. A leishmaniose visceral humana (LVH), também denominada calazar, é a forma clínica resultante da infecção do indivíduo suscetível por alguma leishmania viscerotrópica. O gênero *Leishmania* é dividido em dois subgêneros: *Leishmania* e *Viannia*, sendo que o primeiro inclui as principais espécies causadoras da leishmaniose visceral. No Velho Mundo são predominantes a *L. (L.) infantum*, na região do Mediterrâneo, Ásia, China e Norte da África e a *L. (L.) donovani*, no Sudão, Índia, Bangladesh, Paquistão e Nepal. A *L. (L.) chagasi* é a espécie que mais frequentemente causa calazar no Novo Mundo, mais especificamente na América do Sul, onde ocorrem casos humanos da doença.

Classicamente, a transmissão de parasitas *Leishmania* ocorre através da picada de flebotomíneos, contudo, a transmissão transfusional também tem sido referida em diversos estudos.

O calazar é endêmico em 62 países, com um total de 200 milhões de pessoas em risco de adquirir a doença (Figura 61.4). A Organização Mundial de Saúde estima a ocorrência de 500.000 casos novos por ano em todo mundo, com registro de 41.000 óbitos no ano de 2000. Cerca de 90% dos casos concentra-se em em sete países: Índia, Etiópia, Quênia, Somália, Sudão, Sudão do Sul e Brasil.

Além do aumento no número de casos notificados, observou-se a crescente urbanização da doença que vem ocorrendo desde a década de 1970. Atualmente, a leishmaniose vem se urbanizando, e no chamado padrão recente de transmissão, vários casos têm sido notificados em grandes centros urbanos. Até a década de 1990, o Nordeste correspondeu a 90% dos casos de LVA do país. Porém, a doença vem se expandindo para as regiões Centro-Oeste, Sudeste e Norte, modificando esta situação. Atualmente, os estados nordestinos passaram a representar 47,6% do total de casos.

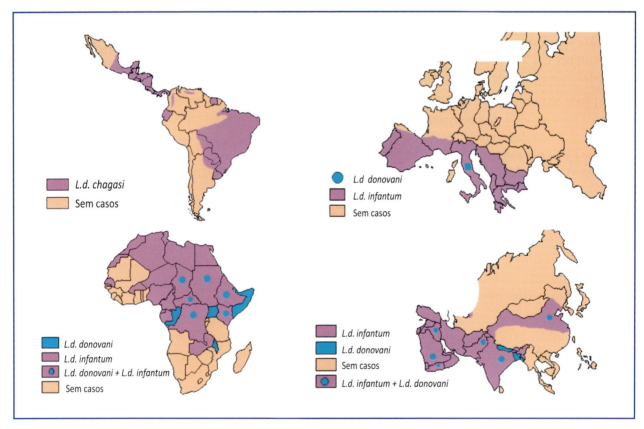

FIGURA 61.4 Distribuição da leishmaniose visceral no mundo, com discriminação dos agentes etiológicos envolvidos. Observa-se que a *Leishmania chagasi* está restrita às Américas, enquanto as demais (*L. donovani* e *L. infantum*) estão distribuídas pelo globo.

Quadro clínico

Com relação ao acometimento do homem pela leishmaniose visceral, pode-se constatar que a doença não tem apresentação clínica uniforme. A forma clínica clássica da doença é a mais frequentemente diagnosticada. No entanto, vários autores chamam a atenção para indivíduos que tiveram uma forma frustra ou assintomática da doença, descrita com os nomes de latente, assintomática, inaparente ou subclínica. Ultimamente, o surgimento da Aids veio confirmar a presença do parasito em indivíduos assintomáticos para o calazar que, na vigência de imunossupressão (contagem de células CD4 < 200), desenvolveram o quadro clínico da doença.

O calazar clássico tem período de incubação variável, em média de 2 a 8 meses, existindo casos com até 4 anos de evolução. Depois de instalada, a doença geralmente se manifesta em três períodos: um inicial, outro de estado e um estágio final.

O período inicial pode ser insidioso, marcado por febre baixa (até 38,5 ºC), sem padrão estabelecido, hiporexia, astenia e palidez progressiva, podendo apresentar esplenomegalia discreta. Outros casos têm início abrupto, com febre alta, contínua e aumento considerável do baço.

O período de estado da doença apresenta amplo quadro clínico. Tem como sinal mais comum a febre, sem toxemia, sendo a astenia progressiva com a evolução do quadro. Pode ocorrer edema, especialmente de membros inferiores, e associado a hipoalbuminemia. Alguns indivíduos apresentam sinais de hemorragia, sendo a epistaxe o mais comum, seguido de gengivorragia e petéquias. Avaliando as alterações de pele e fâneros na doença manifesta, verifica-se palidez e adelgaçamento, queda e perda da pigmentação dos cabelos. O emagrecimento é outra manifestação frequente na doença.

O baço apresenta crescimento lento, acompanhando a evolução da doença, geralmente de forma transversal (baço em J), indolor, inicialmente com consistência firme e posteriormente endurecido. A hepatomegalia também tem valor diagnóstico, apesar de habitualmente não ocorrer no início do quadro, e ser, frequentemente, de menor monta. A maioria dos pacientes apresenta distensão abdominal, com tensão da parede, decorrente principalmente da visceromegalia, mas podendo ser causada por distúrbios gastrointestinais. A diarreia é o sintoma mais frequente do aparelho digestivo, havendo relatos de dor abdominal, náuseas, vômitos ou mesmo obstipação. Pode também ser observada nesse período a tosse, seca ou produtiva, decorrente de uma pneumonite intersticial sendo, por vezes, o motivo que leva o paciente a procurar o serviço de saúde.

Finalmente, sem intervenção, a doença evolui para o período final quando o paciente apresenta caquexia, anasarca e agravamento dos sinais e sintomas descritos. É frequente o surgimento de complicações bacterianas graves como pneumonia e sepse, podendo levar o paciente ao óbito.

No Brasil, observou-se que, nos últimos anos, a letalidade da leishmaniose visceral vem aumentando gradativamente, passando de 3,6% no ano de 1994 para 5,5% em 2005, um incremento de 57,6%. Em 2016, a letalidade foi ainda maior (7,8%). Neste contexto, motivou o Ministério da Saúde a definir critérios para avaliar os sinais de gravidade dos doentes com calazar. Neste contexto, deve ser considerado grave todo paciente de LVH com idade inferior a 6 meses ou superior a 65 anos, desnutrição grave, comorbidades ou uma das seguintes manifestações clínicas: icterícia, fenômenos hemorrágicos (exceto epistaxe), edema generalizado, sinais de toxemia (letargia, má perfusão, cianose, taquicardia ou bradicardia, hipoventilação ou hiperventilação e instabilidade hemodinâmica). Deverão ser hospitalizados todos os pacientes que se enquadrarem nas situações de alerta ou gravidade.

Testes para detecção da leishmaniose

Considerando o aumento de imunoglobulinas reativas nesses pacientes, foram desenvolvidas reações sorológicas para identificar os anticorpos sanguíneos. As reações sorológicas mais frequentemente empregadas para fins de diagnóstico da LVH são a reação de imunofluorescência indireta (RIFI) e a ELISA (enzime-linked immunosorbent assay).

A RIFI foi primeiramente descrita em 1964. Foi demonstrado que essa técnica apresentou boa sensibilidade no diagnóstico da leishmaniose visceral. A RIFI foi então padronizada e considerada como método convencional de diagnóstico por apresentar alta sensibilidade, persistindo até os dias atuais como uma boa alternativa. Entretanto, a especificidade da técnica não alcançou igual desempenho, devido às reações cruzadas, especialmente com doença de Chagas. Isso traz dificuldade diagnóstica quando existe superposição das áreas endêmicas.

Seguiram-se experimentos utilizando a ELISA com antígeno de promastigota, que mostraram alta positividade nos casos de calazar e baixo número de reações cruzadas com outras. Outros trabalhos demonstraram, porém, uma especificidade menor que a prevista inicialmente, principalmente devido às reações positivas com doença de Chagas, malária e leishmanioses cutânea e mucosa, que ocorriam, em geral, com baixos títulos. Comparada com a RIFI, a técnica de ELISA apresentou sensibilidade semelhante, com maior facilidade operacional. Assim, a ELISA com antígeno de promastigota também foi considerada como bom método convencional, sendo aplicada por pesquisadores para diagnóstico em áreas endêmicas. Todavia, apresenta as mesmas limitações quanto à sua especificidade.

Nesse contexto, vários antígenos são propostos para uso da técnica de ELISA. O antígeno K39 foi desenvolvido com o objetivo de aumentar a especificidade dos exames, sem perder em sensibilidade. Recebeu a denominação K39 por conter 39 aminoácidos repetidos que são parte de uma proteína (cinesina) comum às leishmanias: *L. (L.) donovani* e *L. (L.) chagasi*. O produto recombinante (rK39) foi empregado como antígeno para a técnica de ELISA e também impregnado em fita imunocromatográfica. Esses métodos exibiram sensibilidade e especificidade acima de 90% por pesquisadores no Brasil, China, Sudão, Paquistão, Turquia e Índia. A biologia molecular ganhou um espaço progressivo no campo de diagnóstico das leishmanioses. A reação em cadeia da polimerase (PCR), nos casos de LVH, pode ser realizada em sangue periférico, mas tem tido melhores resultados em aspirados de medula óssea ou esplênico. Alguns estudos demonstraram que tal técnica apresenta sensibilidade e especificidade variáveis, podendo chegar a quase 100% no diagnóstico dos casos humanos sintomáticos.

Leishmaniose visceral e transfusão de sangue

Após a epidemia de HIV, a maioria dos países adotou uma política de utilização racional do sangue e transfusão de sangue seguro. Apesar disso, muitos agentes patogênicos, incluindo vírus e parasitas não receberam uma legislação específica de triagem nos serviços de hemoterapia, como é o caso do calazar. No Brasil, o Regulamento Técnico de Procedimentos Hemoterápicos (Portaria nº 2.712/2013), preconiza como rotina nos bancos de sangue do país testes sorológicos para doença de Chagas, hepatites B e C, sífilis, HTLV-1 e 2, HIV-1 e 2 e para malária em regiões endêmicas, não fazendo qualquer referência a leishmaniose visceral e a outras endemias nacionais como a dengue e a babésia.

Apesar da maior vigilância em bancos de sangue, a partir da década de 1980, uma série de doenças parasitárias, que não são rotineiramente triadas em bancos de sangue, são reconhecidas por apresentarem um risco potencial de transmissão por via transfusional, como é o caso da leismaniose visceral.

A transmissão transfusional de um patógeno depende de vários fatores, entre eles, da sua prevalência na população, do status imunológico do receptor e das características físicas que os façam resistir às etapas de processamento e conservação dos hemocomponentes.

No caso da leishmaniose visceral, os pacientes infectados podem ter o parasita circulante no sangue periférico por mais de 30 anos sem apresentarem alterações clínicas e hematológicas. Esse fato faz com que pacientes assintomáticos sejam uma fonte potencial de transmissão transfusional da doença, já que os sintomas clínicos são indetectáveis durante a triagem clínica em bancos de sangue.

Avaliações *in vitro* demonstraram que a forma amastigota intracelular da *Leishmania tropica* viscerotrópica sobreviveu como parasitas intracelulares em monócitos por 30 dias a 4 °C e durante pelo menos cinco dias a 24 °C. Parasitas intracelulares sobreviveram mais tempo do que promastigotas extracelular ou amastigotas livres. Além disto, os parasitas sobreviveram como formas intracelulares em monócitos, por 25 dias, na fração de células vermelhas do sangue mantido a 4 °C, 5 dias na fração plaquetária mantida a 24 °C, 35 dias na fração de células vermelhas do sangue congelado com glicerol e durante 30 dias no sangue total. Experimentos idênticos com *Leishmania donovani* demonstraram dados de sobrevivência comparáveis. Alíquotas retiradas diariamente para determinar a viabilidade do parasita demonstraram que o mesmo sobreviveu por 15 dias em sangue total mantido sob condições de banco de sangue.

Soma-se à informação de viabilidade da *Leishmania* às condições habituais de transfusão, aos relatos de caso da literatura, nos quais a transfusão de sangue tem sido incriminada como a única explicação para aquisição da leishmaniose visceral. Os primeiros foram descritos na China, em 1948, referindo que duas crianças adquiriram a doença depois de receberem injeções de sangue para profilaxia de sarampo. Posteriormente, a transmissão transfusional de leishmaniose foi considerada provável em diversos artigos, relatando casos ocorridos inclusive em pacientes de países não endêmicos como Bélgica, Alemanha e Inglaterra. Chamam atenção os casos descritos de leishmaniose visceral depois de transfusão devido a procedimentos cirúrgicos, cirurgia cardíaca e colecistectomia, com manifestações clínicas bastante adversas, inclusive com evolução para óbito.

Vários autores, em diversas regiões do mundo, têm buscado estabelecer a prevalência de infecção assintomática por *Leishmania* dentre os doadores de sangue. Este tem sido considerado o primeiro passo para avaliação do risco de transmissão transfusional da leishmaniose visceral. Estudos na Itália demonstraram positividade baixa ou inexistente para as reações de ELISA, RIFI e PCR, mas os autores concluíram que, mesmo os poucos casos de positividade poderiam representar um risco potencial de transmissão. Na França, foi verificada a ocorrência de *L. infantum* no sangue de doadores assintomáticos, inclusive com isolamento do parasito por hemocultura, mas o risco transfusional foi considerado baixo devido ao rotineiro processo de leucodepleção ao qual o hemoderivado é submetido antes da transfusão. Na Espanha, estudo com 122 doadores evidenciou positividade nas reações de ELISA (2,6%), *western blotting* (7,6%) e PCR (22,1%), além do isolamento de *L. infantum* em hemocultivo de três doadores. Depois de 18 meses, em 9 doadores a PCR persistia positiva em sangue periférico. Posteriormente, os mesmos autores verificaram prevalência de 3,1% usando *western blotting* em 1.437 doadores, e 5,9% PCR positiva dentre os 304 doadores de área endêmica. Em parte dos doadores com PCR positiva (13 indivíduos) foi realizada a leucodepleção do sangue e,

posteriormente, repetida a PCR, sendo que todos se tornaram negativos para este teste.

No Brasil, já foi constatada a presença de anticorpos anti-leishmania, bem como DNA de *Leishmania*, em amostras de sangue de doadores de sangue nas áreas endêmicas. Em 1997, Luz e cols. avaliaram amostras de 1.194 doadores procedentes de área endêmica (Natal, RN) para leishmaniose visceral, encontrando positividade de 9% para o ELISA com antígeno de fucose-manose ligante (ELISA-FML).

Um recente trabalho realizado em quatro regiões endêmicas (Montes Claros-MG, Fortaleza e Sobral-CE e Teresina-PI), demonstrou uma prevalência de 6,1% de soropositividade para o teste ELISA, entre 608 doadores de sangue avaliados. Neste mesmo trabalho, observou-se dois casos de seroconversão no acompanhamento de seis pacientes (33,3%) que receberam sangue de doadores com sorologia positiva.

Inquérito realizado no país em 1997, em politransfundidos em hemodiálise, a soropositividade para *Leishmania* sp. foi de 37% *versus* 9% em doadores, sugerindo fortemente a possibilidade de transmissão transfusional.

Considerando a demonstrada viabilidade do parasito aos métodos de obtenção e armazenamento das bolsas de sangue e a alta prevalência de doadores soropositivos em regiões endêmicas, infere-se que o risco de transmissão exista e provavelmente interfira na epidemiologia da leishmaniose visceral, sobretudo pelo fato do sangue transfundido no Brasil e na maioria dos países endêmicos em desenvolvimento não ser submetido aos processos que poderiam limitar o risco de transmissão, tais como leucodepleção e/ou tratamento fotoquímico do sangue. No Brasil, esta possibilidade torna-se ainda mais preocupante frente ao crescente número de casos de leishmaniose visceral que, restrita inicialmente ao nordeste brasileiro, disseminou-se por todas as regiões do país.

Diante do atual cenário, poderia ser sugerida a triagem sorológica em todo doador de sangue de países endêmicos nos quais não seja possível a implementação de outras medidas de controle. Contudo, a triagem universal e o descarte de sangue de doadores soropositivos diminuiria significativamente o suprimento de sangue.

Ademais, a falta de consenso sobre o(s) teste(s) mais adequado(s) para identificação de indivíduos infectados com *Leishmania,* tendo em vista a baixa sensibilidade destes em indivíduos assintomáticos resultando em alta taxa de falso-negativos e, portanto, pouco eficaz, e a baixa especificidade refletindo negativamente no baixo suprimento de sangue, situação comum nos países subdesenvolvidos ou em desenvolvimento.

Ademais, apesar das diversas evidências, faz-se necessário definir, com segurança, o real risco de transmissão transfusional da leishmaniose visceral, o que permitirá a proposição de estratégias mais apropriadas, como as estabelecidas para o controle da transmissão da doença de Chagas e malária.

Em síntese, a introdução e/ou a manutenção de políticas governamentais que garantam a implementação constante das medidas preventivas preconizadas ou a preconizar (que permitam a identificação do doador infectado) e as ações efetivas de hemovigilância (que identifiquem os casos de transmissão transfusional destes parasitas), são condições indispensáveis para a segurança transfusional e a erradicação da transmissão transfusional destas três importantes endemias.

BIBLIOGRAFIA CONSULTADA

ANVISA. Agência Nacional de Vigilância Sanitária. Resolução RDC nº 57, de 17 de outubro de 2010. Publicada no Diário Oficial da União em 16 de dezembro de 2010. Disponível em: http://portal.anvisa.gov.br/ Acessado em 11 de outubro de 2011.

Caballero ZC, Sousa ED, Sáez-Alquezar A, Umezawa ES. Evaluation of serological tests to identify *Trypanosoma cruzi* infection in humans and determine cross-reactivity with *Trypanosoma rangeli* and *Leishmania* spp. Clinical and Vaccine Immunology 2007; 14(8):1045-1049.

Dias JCP, Amato Neto V, Luna EJA. Alternative transmission mechanisms of *Trypanosoma cruzi* in Brazil and proposals for their prevention. Revista da Sociedade Brasileira de Medicina Tropical 2011; 44(3):375-379.

Ferreira-Silva MM, Teixeira LAS, Tibúrcio M S, Rodrigues V, et al. Socio-epidemiological Characterisation of blood donors with asumptomatic Leishmania infantum infection from three Brazilian endemic regions and analysis of the transfusional transmission risk of visceral leishmaniasis. Transfusion Medicine 2018; Aug 24. doi: 10.1111/tme.12553. [Epub ahead of print].

Schmunis GA. Tripanosomíase Americana: seu impacto nas Americas e perspectivas de eliminação. In: Dias JCP, Coura JR (eds). Clínica e terapêutica da doença de Chagas. Rio de Janeiro: FIOCRUZ 1997; 11-23.

Schmunis GA, Zicker F, Del Pozo A, Segura E. Blood transmited infections diseases in Argentina, 1995 trough 1997. Transfusion 2000; 40:1048-1053.

Schofield CJ, Dias JCP. A cost benefit analysis of Chagas disease control. Memórias do Instituto Oswaldo Cruz 1991; 86:285-295.

Coura JR, Dias JCP. Epidemiology, control and surveillance of Chagas disease: 100 years after its discovery. Mem Inst Oswaldo Cruz 2009; 104(1):31-40.

Silva-Nunes M, Moreno M, Conn JE. Amazonian malaria: asymptomatic human reservoirs, diagnostic challenges, environmentally driven changes in mosquito vector populations, and the mandate for sustainable control strategies. Acta Tropica 2012; 121(3): 281-291.

Purdy E, Perry E, Gorlin JK. Transfusion-transmitted malaria: unpreventable by current donor exclusion guidelines? [letter] Transfusion 2004; 44:464.

Kiesslich D, Araújo MA, Yurtsever SV, Torres K. Controle da malária pós transfusional na Amazônia Brasileira: proposta de modificação das normas técnicas. Informe Epidemiológico do SUS 1999; 8:53-57.

Seed CR, Kee G, Wrong T. A ssessing the safety and efficacy of a test-based targeted donor screening strategy to minimize transfusion transmitted malaria. Vox Sanguinis 2010; 98(3).

Grande R, Petrini G, Silvani I, Simoneschi B, Marconi M, Torresani E. Immunological testing for malaria and blood donor deferral: the experience of the Ca' Granda Polyclinic Hospital in Milan. Blood Transfus 2011; 9:162-166.

Cayla A, Perrot R, Marques L. A case of kala azar caused by blood transfusion in an 8-month old infant; presence of Leishmania in the blood; recovery. Arch Fr Pediatr 1957; 14(7):732-734.

Mathur P, Samantaray JC. The first probable case of platelet transfusion-transmitted visceral leishmaniasis. Transfusion Medicine 2004; 14:319-321.

Mpaka MA, Daniil Z, Kyriakou DS, Zakynthinos E. Septic shock due to visceral leishmaniasis, probably transmitted from blood transfusion. J Infect Dev Ctries 2009; 3(6):479-483.

Riera C, Fisa R, Chejade PL, et al. Asymptomatic infection by *Leishmania infantum* in blood donors from the Balearic Islands. Transfusion 2008; 48:1383-1389.

Urias E, Carvalho SFG, Oliveira CL, Carvalho ML, et al. Prevalência de adultos infectados por *Leishmania chagasi* entre doadores de sangue do Hemocentro Regional de Montes Claros, Minas Gerais, Brasil. Revista Brasileira de Hematologia e Hemoterapia 2009; 31(5):348-354.

62

INFECÇÕES EMERGENTES TRANSMISSÍVEIS POR TRANSFUSÃO DE SANGUE

Maria Rios
Rafaelle C. G. Fares
Celso Bianco

CONCEITO

No fim da década de 1970, a epidemia da síndrome de imunodeficiência causada pelo HIV (SIDA) surpreendeu muitos cientistas e médicos que acreditavam que o risco apresentado por moléstias infecciosas havia sido eliminado após a descoberta de vacinas e antibióticos. O evento desencadeou muita preocupação, incentivando análises das origens da epidemia e do risco potencial de outras igualmente perigosas e destrutivas. Uma das análises mais importantes foi feita pela Academia Nacional de Ciências dos Estados Unidos, publicada em 1992.[1] Os participantes do estudo, procurando medidas que pudessem prevenir a ocorrência de uma catástrofe semelhante, definiram infecções emergentes como quaisquer infecções em que a incidência aumentou consideravelmente nas duas décadas passadas. A definição é ampla, pouco específica, varia com o tempo e a geografia, e requer atenção a muitos agentes infecciosos. Entretanto, definir infecções emergentes é importante para se determinar o momento em que sistemas de vigilância da saúde pública devem ser ativados levando a implementação de medidas preventivas que ajudem a mitigar uma nova epidemia.

Em resposta à tragédia da SIDA, a União Europeia codificou o "Princípio de Precaução" em lei, recomendando que, no caso de reconhecimento de uma ameaça biológica ou ambiental, se faça rapidamente "uma avaliação científica tão completa quanto possível, se determine o grau de incerteza científica, e se faça avaliação do risco e das potenciais consequências de não agir", prescrevendo implementação de medidas de precaução mesmo na ausência de respostas definitivas. A lei também recomenda o reexame das medidas adotadas à luz da evolução científica do conhecimento sobre a ameaça.[2]

Outro aspecto relacionado com infecções emergentes é a área de terrorismo biológico ou bioterrorismo. Ela inclui infecções causadas intencionalmente, para produzir infecções emergentes causando grandes danos à saúde pública. Um exemplo importante é a varíola, eliminada da face da terra há várias décadas. Pequenos estoques do vírus são mantidos em pouquíssimos locais seguros. A população mundial está desprotegida porque a vacinação contra varíola foi suspensa, uma vez que as complicações da vacina eram muito maiores do que o risco de exposição ao vírus. Devemos notar que a maioria dos agentes que poderiam ser usados em bioterrorismo não são transmitidos por transfusão de sangue. No entanto, todos comprometeriam seriamente o sistema de coleta e transfusão por afetar doadores, funcionários de centros de sangue, hospitais e pacientes internados em hospitais. Definir um agente infeccioso como emergente ou agente de bioterrorismo é dizer: Atenção! Este é um problema que devemos estudar cuidadosamente, e para o qual devemos estar preparados.

A lista de infecções emergentes é grande. No topo da lista, atualmente, temos a gripe aviária (*avian flu*) causada pelo vírus influenza A. Dentre os vários subtipos do vírus destaca-se o H5N1, que nunca causou epidemias humanas no passado e é agora uma ameaça à saúde pública. A grande preocupação é que o vírus H5N1 se adapte através da recombinação com outros sorotipos de vírus da gripe já existentes na população e comece a ser facilmente transmitido de pessoa para pessoa, ao invés de ser transmitido apenas de ave para pessoa, como acontece no momento. Não existe até hoje evidência de transmissão do vírus da gripe por sangue ou componentes. Outras infecções classificadas como emergentes são os vírus Chikungunya (CHIKV), Zika (ZIKV) e o Dengue (DENV) nas Américas, o HHV-8 (*Human Herpes Virus 8*, agente do sarcoma de Kaposi) nos Estados Unidos, a Ebola, a febre de Lassa e o Marburg na África. Na última década estimava-se que cerca de 15 milhões (> 25%) do total de 57 milhões de mortes no mundo estavam relacionadas diretamente com doenças infecciosas.[3] As zoonoses – infecções humanas adquiridas de animais domésticos ou selvagens – e as doenças vetoriais – infecções transmitidas de um vertebrado para outro por um vetor artrópode – são consideradas as doenças emergentes mais importantes da atualidade.[4]

A experiência adquirida com a crise da SIDA direcionou uma transformação na biossegurança dos bancos de sangue, pela inclusão de maior regulamentação e embasamento científico para combater potenciais transmissões por transfusão de forma proativa e eficiente. Os agentes infecciosos investigados nas amostras do sangue doado variam de acordo com o país. Atualmente, nos bancos de sangue brasileiros, as amostras de sangue coletadas do doador são encaminhadas para a realização de testes sorológicos para investigação da presença dos seguintes patógenos: vírus HIV, vírus das hepatites B e C, *Trypanosoma cruzi* (causador da doença de Chagas), bactéria *Treponema pallidum* (causadora da sífilis), vírus HTLV-I (associado com a leucemia/linfoma de células T do adulto – ATL) e a mielopatia/paraparesia espástica tropical do HTLV-I (HAM/TSP), vírus HTLV-II (não está claramente associado com doenças), testes moleculares (*nucleic acid tests* – NAT) para os vírus HIV 1/2, hepatite C e hepatite B. Nos Estados Unidos, devido à condição epidêmica, a presença do vírus WNV (*West Nile virus*) também é investigada usando NAT. O reconhecimento de que a hepatite E é transmitida por transfusão é recente. O vírus resiste à inativação pelo método solvente-detergente comumente utilizado para inativação de vírus em derivados de plasma[5,6] e, por isto, requer testes ou outros métodos de inativação.

O número de infecções emergentes e reemergentes vem aumentando vertiginosamente,[7] mas nem todos esses patógenos representam risco de transmissão por transfusão ou transplantes. O risco de transmissão por transfusão deve ser investigado e a definição é determinada pela existência de certas condições: a) se a infecção apresenta uma fase virêmica e assintomática, e se o patógeno está presente no sangue durante esta fase; b) se o patógeno sobrevive no componente de sangue armazenado após processamento; c) a comprovação de que a infecção causa um quadro clínico em pacientes que receberam a transfusão de sangue com avaliação da severidade, taxa de mortalidade e, adicionalmente, se imunossupressores aumentam o risco e seriedade da doença; d) a prevalência da doença na população de doadores, observando a variação da prevalência, se aumentando ou diminuindo; e) o impacto para a saúde pública; f) a existência de medidas efetivas para excluir, eliminar ou inativar o patógeno, se existirem.[8]

Com essas preocupações em mente, o Comitê de Doenças Transmitidas por Transfusão da Associação Americana de Bancos de Sangue (AABB) publicou, em agosto de 2009, um volume da revista Transfusion[8] com detalhada avaliação dos parâmetros acima listados e dos agentes causadores de infecções emergentes com um potencial risco de transmissão por transfusão, entre os quais destacam-se agentes bacterianos (10), parasitários (7), príons (3), ricketsias (6) e viroses (42), sendo 28% (12) dessas viroses transmitidas por insetos (arbovírus). Ao todo, foram 68 agentes infecciosos potencialmente transmissíveis por transfusão, e para os quais ainda não existia uma estratégia de controle nos bancos de sangue, gerando potencial risco.[9] Hoje, esta lista subiu para 77.[10] O Comitê da AABB continua atualizando informações sobre agentes emergentes e incluindo estes agentes no lado público da internet, no sítio acima referido [http://www.aabb.org/tm/eid/Pages/default.aspx].

Alguns exemplos de doenças internacionalmente reconhecidas como um potencial risco para os bancos de sangue e para a segurança da transfusão de sangue estão descritos com mais detalhes a seguir.

AGENTES TRANSMISSÍVEIS POR TRANSFUSÃO DISCUTIDOS NESTE CAPÍTULO

- *Babesia* sp.;
- Vírus do Oeste do Nilo/Nilo Ocidental ou *West Nile virus* (WNV);
- Dengue vírus;
- Chikungunya vírus;
- Zika vírus;
- Doença de Creutzfeldt-Jakob (príon).

Babesia sp.

Babesioses são infecções causadas por protozoários do gênero *Babesia,* sendo que *B. microti* é a espécie dominante nos Estados Unidos e a responsável pela maioria dos casos de babesiose. A babesiose é prevalente em muitas partes dos Estados Unidos e é endêmica em diversos estados no Nordeste e Meio-Oeste americano, incluindo Minnesota, Wisconsin, Connecticut, New Jersey, New York, Rhode Island, Massachusetts, Maine e New Hampshire.[10] A infecção por *B. microti* pode ser assintomática, mas também pode apresentar manifestações clínicas semelhantes à malária e ocasionar fatalidades, principalmente em recém-nascidos, pacientes esplenectomizados e imunossuprimidos. O parasita tem um ciclo complexo que envolve carrapatos do gênero *Ixodes*, cervos (onde o carrapato tem a fase sexual) e camundongos, onde vive no interior de eritrócitos. Humanos são hospedeiros acidentais após serem picados pelo carrapato. O parasita infecta eritrócitos e é, às vezes, confundido com malária. O parasita também pode ser transmitido por transfusão do sangue de um doador infectado. Atualmente, nos Estados Unidos, *B. microti* está no topo da lista dos patógenos mais frequentemente transmitidos por transfusão, para os quais não existe teste para seleção de doadores em bancos de sangue.[11]

O primeiro caso de babesiose transmitida por transfusão foi publicado em 1980[12] e, desde então, mais de 200 casos foram documentados em 22 estados americanos.[13] De acordo com dados reportados ao FDA (U.S. Food and Drug Administration), babesiose é responsável por 38% das fatalidades relacionadas a infecções transmitidas por transfusão.[14] Entre 1979-2009, 28 mortes foram atribuídas a complicações de babesiose adquirida por transfusão,[13] e no período de 2010-2014, 4 mortes associadas à babesiose foram reportadas ao FDA (Tabela 62.1).[15]

Vírus do Oeste do Nilo/Nilo Ocidental ou *West Nile virus* (WNV)

O WNV pertence ao gênero *Flavivirus*, membro da família *Flaviviridae*. O vírus foi inicialmente identificado em Uganda, em 1937, e desde então causou epidemias esporádicas. Desde meados da década de 1990, a ocorrência de epidemias se intensificou, acontecendo em vários países: Romênia, Israel, Sul da Europa (Itália e França), Norte da África (Tunísia, Marrocos), Rússia e, finalmente, Estados Unidos. Nos Estados Unidos, a primeira epidemia ocorreu em 1999, no bairro de Queens na área metropolitana de Nova Iorque. Desde então, epidemias ocorreram todos os anos, espalhando-se gradualmente do leste ao oeste do país, e finalmente afetando todos os estados americanos no continente e em Porto Rico. Dados do CDC mostram que, entre 1999 e 2014, foram reportados 41.762 casos de WNV, dos quais 18.810 foram neuroinvasivos e 1.765 casos resultaram em fatalidade.[18] Desde 2002, a infecção com WNV tornou-se a causa mais comum de encefalite viral no Hemisfério Norte. O vírus é transmitido por mosquitos do gênero *Culex* e outras espécies. Pássaros são os hospedeiros onde os vírus se replicam

TABELA 62.1
PRINCIPAIS CARACTERÍSTICAS DAS BABESIOSES

AGENTE	VETORES	PERÍODO DE INCUBAÇÃO	SINTOMATOLOGIA	DIAGNÓSTICO	DOCUMENTAÇÃO DE TRANSMISSÃO POR TRANSFUSÃO
Protozoários Família: *Babesiidae* Gênero: *Babesia*	Carrapatos Gênero: *Ixodes*	1 a 4 semanas[16]	50% das crianças e 25% dos adultos infectados permanecem assintomáticos[17] *Sintomas:* febre, calafrios, mialgias, fadiga, hepatoesplenomegalia e anemia hemolítica[16]	*Microscopia:* detecção do parasita em esfregaço sanguíneo *Sorologia:* IFA, ELISA, *immunoblot* *Testes moleculares:* NAT[17]	Sim Não existe teste para seleção de doadores em bancos de sangue

IFA: indirect immunofluorescence assay; ELISA: enzyme linked immune-sorbent assay.

mais eficazmente. Humanos, equinos e bovinos são hospedeiros ocasionais.

A epidemia do WNV nas Américas começou nos Estados Unidos em 1999, chegando ao Canadá em 2000, no México e na República Dominicana em 2002, na Jamaica e El Salvador em 2003, em Porto Rico em 2004, na Colômbia e Cuba em 2005, e em 2006 na Argentina e Venezuela.[19] A propagação do WNV ocorreu através da migração dos pássaros, inclusive com circulação confirmada recentemente no Brasil.[20] O WNV infecta mais de 30 espécies de mosquitos presentes na América do Norte que, por sua vez, infectam pelo menos 150 espécies de pássaros, muitos dos quais migram para locais distantes, espalhando o vírus para zonas rural e urbana nas Américas do Norte e Central,[21] mantendo o ciclo de infecções e, consequentemente, a ocorrência de novos surtos epidêmicos. Infecções humanas são na maioria assintomáticas (70-80%) e os casos sintomáticos (20-30%) variam de uma doença branda, semelhante à gripe, a uma doença neurológica severa (menos de 1% dos casos).

Em 2002, o CDC identificou que a transmissão entre seres humanos pode ocorrer através de transplante de órgãos, de mãe para filho (pelo aleitamento e via transplacentária) e por transfusão de sangue, fazendo a infecção por WNV um grande problema para a saúde pública. O primeiro caso de TT de WNV foi documentado em 2002[22] estimulando o rápido desenvolvimento de testes de ácidos nucleicos (NAT) para a triagem de doadores de sangue. Estes foram, inicialmente, implementados em caráter de pesquisa com aprovação do FDA, e após licenciamento, como medida de prevenção da disseminação viral através da transfusão de hemocomponentes. Nos Estados Unidos, o NAT para WNV é rotineiramente usado na triagem de toda doação de sangue na plataforma de mini-*pool* (6 ou 16 doações, dependendo do fabricante) e, quando o período epidêmico inicia, os testes passam a ser efetuados em doações individuais. Por outro lado, nos bancos de sangue do Canadá, o NAT para WNV é utilizado apenas durante o período epidêmico, em testes individuais, sob o racional de que no inverno canadense o frio é intenso e não há circulação de mosquitos.

Desde a implementação do NAT para WNV nos Estados Unidos, em 2003, mais de 4.000 bolsas de sangue positivas para RNA do WNV doadas por pessoas infectadas assintomáticas foram detectadas e removidas de circulação.[8,23,24] Entretanto, desde 2003 já ocorreram 11 casos de transmissão de WNV por transfusão associados a 9 unidades virêmicas que não foram detectadas pelo NAT e foram liberadas como negativas para WNV.[23,25,26] Além destas 11 transmissões, houve, em 2010, um caso de WNV transmitido por transfusão de granulócitos coletados por aférese que foram transfundidos antes da disponibilidade dos resultados de testes, devido à meia-vida curta dos granulócitos;[27] em 2012, um caso fatal de encefalite causada por WNV foi reportado como possível ITT.[28] De fato, em 2012, ocorreu um grande surto de WNV nos Estados Unidos com 5.674 casos reportados, incluindo 2.873 casos neuroinvasivos e 286 fatalidades causados pela infecção viral, os maiores números reportados desde 2003 (Tabela 62.2).[28]

Dengue

O vírus da dengue (DENV) também é um *Flavivirus* da família *Flaviviridae* e possui quatro sorotipos (DENV-1 a 4) distintos, mas antigenicamente relacionados. Apesar do WNV ser uma grande preocupação em termos epidemiológicos em países desenvolvidos, a dengue continua sendo a doença viral transmitida por mosquitos mais importante e significativa globalmente. A doença causada pela infecção por qualquer dos quatro sorotipos do DENV é semelhante. A grande maioria (~75%) dos infectados não apresenta sintomas. Pacientes sintomáticos apresentam desde sintomas brandos, como os da gripe, até doença grave caracterizada por hemorragias e choque sistêmico fatal.

O DENV é transmitido primariamente pelo mosquito *Aedes aegypti*, o mosquito vetor da febre amarela. Mais recentemente foi demonstrada transmissão pelo *Aedes albopictus*, representando uma significativa mudança em relação ao potencial de reemergência da dengue.[31] Esta espécie originária da Ásia foi introduzida nas Américas e nos estados da região sul dos Estados Unidos. O *Ae. albopictus* circula em maior abundância que o *Ae. aegypti*, e sobrevive as diferentes estações climáticas, colocando dezenas de milhões de pessoas sob o risco de infecções pelo DENV. De fato, a contínua expansão global do *Ae. albopictus* preocupa, por favorecer a manutenção do DENV na natureza e alterar a dinâmica de transmissão de várias doenças causadas por arbovírus (infecções virais transmitidas por mosquitos como vetores).[3] Vários fatores propiciam a proliferação de mosquitos *Aedes* e, consequentemente, a transmissão de doenças em países tropicais e subtropicais, em grandes cidades de países em desenvolvimento. Entre estes fatores estão precárias condições sociais e econômicas e a má qualidade de habitações, sem proteção contra mosquitos (telas) e ar condicionado, com temporadas de chuva que favorecem acúmulo de águas paradas que funcionam como criadouros para reprodução dos mosquitos vetores.[32]

Nos últimos anos, o número de casos de dengue aumentou substancialmente e atingiu novos locais, como a América do Norte e a Europa. Atualmente, a dengue é endêmica em mais de 100 países, com 40% da população mundial sob o risco de adquirir a infecção. Estima-se que aproximadamente 390 milhões de infecções, aparentes e não aparentes, ocorrem por ano.[33] Nas Américas, no ano de 2015, 2.082.361 casos suspeitos de dengue foram reportados, dos quais 526.130 foram confirmados e 8.181 foram classificados como dengue severa, com 1.039 mortes notificadas.[34]

O alto percentual (75%) de indivíduos infectados com DENV que permanecem assintomáticos

TABELA 62.2 PRINCIPAIS CARACTERÍSTICAS DA INFECÇÃO POR WNV					
AGENTE	**VETORES**	**PERÍODO DE INCUBAÇÃO**	**SINTOMATOLOGIA**	**DIAGNÓSTICO**	**DOCUMENTAÇÃO DE TRANSMISSÃO POR TRANSFUSÃO**
Vírus Família: *Flaviviridae* Gênero: *Flavivirus*	Mosquitos Gêneros: *Culex* e *Aedes*	3 a 14 dias[29]	70-80% dos casos são assintomáticos *Sintomas:* febre, dor de cabeça, dores no corpo e articulações, vômito, diarreia e erupção cutânea Encefalite ou meningite podem ocorrer nos casos mais graves[29]	*Sorologia:* PRNT, IFA, ELISA, HIA *Testes moleculares:* NAT[30]	Sim Os bancos de sangue dos Estados Unidos aplicam testes moleculares (NAT) para seleção de doadores de sangue

PRNT: *Plaque Reduction Neutralization Test;* IFA: *indirect immunofluorescence assay;* ELISA: *enzyme linked immune-sorbent assay;* HIA: *hemagglutination-inhibition test.*

é fator de risco para a transfusão de sangue, uma vez que a doação pode ocorrer durante o período de viremia, quando o indivíduo se sente suficientemente bem. A presença de material genômico do DENV em doadores assintomáticos foi documentada em doadores de Honduras e do Brasil, com a frequência de viremia de 0,3 e 0,04%, respectivamente.[35] O RNA de DENV foi encontrado em 0,73/1.000 de amostras coletadas, em Porto Rico, em 2005[36] e em 0,47/1.000 de amostras coletadas em 2007.[37] Durante a epidemia de dengue de 2012, 0,51 e 0,80% das doações avaliadas nos bancos de sangue do Rio de Janeiro e Recife, respectivamente, foram positivas para o RNA de DENV. Apesar da alta taxa de transmissão por transfusão (37,5%) mostrada nesse estudo, os pacientes não tiveram manifestações clínicas resultantes da transfusão do sangue positivo para DENV.[38] A transmissão do DENV por transfusão de sangue foi documentada em Hong Kong,[39] Singapura,[40] Porto Rico[37] e no Brasil.[38,41] Presentemente, não se faz triagem de doadores para dengue em bancos de sangue de países endêmicos, mesmo durante epidemias, porque os surtos são explosivos e a maioria das transmissões resultam de picadas dos insetos vetores (Tabela 62.3).

Chikungunya

Chikungunya (CHIKV) é um alfavírus da família *Togaviridae* transmitido por mosquitos *Aedes sp.*, os mesmos que transmitem o DENV. A infecção por CHIKV caracteriza-se por um início abrupto de febre frequentemente acompanhada por dor articular intensa. Outros sinais e sintomas comuns incluem dor muscular, dor de cabeça, náuseas, fadiga e erupção cutânea.[44] A incidência de infecção por CHIKV cresceu muito desde 2004, atingindo as Américas em 2013. Em 2015, nas Américas, foram registrados 635.955 casos suspeitos e 30.356 casos confirmados por testes laboratoriais.[45] O período de incubação é de aproximadamente 12 dias.[44] A literatura corrente indica que até 28% das pessoas infectadas permanecem assintomáticas durante a viremia, dando oportunidade para que pessoas infectadas e com alta viremia sintam-se saudáveis, doem sangue e potencialmente disseminem a infecção. Um estudo caso-controle realizado em 2009, na Tailândia, demonstrou alta carga viral tanto em amostras de indivíduos assintomáticos quanto sintomáticos.[46]

Apesar da transmissão de CHIKV por transfusão de sangue ainda não haver sido documentada, é provável que ocorra, porque a presença do vírus em hemocomponentes e a infecção percutânea já foram documentadas. A documentação da transmissão por transfusão durante surtos é dificultada pela necessidade de excluir uma possível transmissão pelo mosquito vetor. Um provável caso de transmissão do vírus Ross River (RRV), um alfavírus semelhante ao CHIKV, foi descrito em um paciente que desenvolveu sintomas da doença que soroconverteu após ter recebido uma transfusão que depois testou positiva para o RRV.[47]

TABELA 62.3 PRINCIPAIS CARACTERÍSTICAS DA INFECÇÃO PELO DENV					
AGENTE	VETORES	PERÍODO DE INCUBAÇÃO	SINTOMATOLOGIA	DIAGNÓSTICO	DOCUMENTAÇÃO DE TRANSMISSÃO POR TRANSFUSÃO
Vírus Família: *Flaviviridae* Gênero: *Flavivirus*	Mosquitos Gênero: *Aedes*	4 a 10 dias[42]	Cerca de 75% dos casos são assintomáticos *Sintomas:* febre alta, forte dor de cabeça, dor atrás dos olhos, dores musculares e articulares, náuseas, vômitos, inchaço das glândulas ou prurido[42]	*Isolamento viral:* cultura de linhagens celulares de mosquito *Sorologia:* PRNT, ELISA *Testes moleculares:* NAT[43]	Sim Não existe teste para seleção de doadores em bancos de sangue

PRNT: Plaque Reduction Neutralization Test; ELISA: enzyme linked immune-sorbent assay.

A preocupação com a possibilidade de transmissão de CHIKV por transfusão sanguínea é real, principalmente durante grandes surtos epidêmicos. Um estudo realizado em 557 amostras de doações feitas à Cruz Vermelha americana em Porto Rico, no ano de 2014, mostrou que três (0,54%) foram positivas para RNA de CHIKV. Uma correspondeu a um doador com diagnóstico confirmado para CHIKV que desenvolveu sintomas da infecção; os outros dois doadores permaneceram assintomáticos.[48] Outro estudo realizado em amostras de doadores de sangue da região das Antilhas Francesas mostrou que 0,2% das amostras avaliadas apresentaram resultado positivo para CHIKV.[49]

Durante as epidemias de CHIKV na ilha de La Reunión, em 2004, e na região Norte da Itália as coletas de sangue para transfusão foram suspensas, e as necessidades de pacientes foram atendidas com glóbulos vermelhos importados da França e de outras regiões da Itália. Plaquetas, porque só podem ser armazenadas por 5 dias, foram coletadas localmente e submetidas à inativação fotoquímica, como tentativa de evitar a transmissão do vírus.[50] Entretanto, essa opção não está disponível na maioria das regiões com risco de epidemias, principalmente países em desenvolvimento. O NAT específico para o vírus é o teste ideal para a seleção de doadores em bancos de sangue; entretanto, apesar de existirem alguns ensaios para CHIKV em desenvolvimento, nenhum deles é licenciado ou exigido por autoridades sanitárias até o presente momento (Tabela 62.4).

Zika

Zika vírus (ZIKV), como DENV, é um *Flavivirus* da família *Flaviviridae* também transmitido por mosquitos *Aedes sp.* Originalmente isolado de um macaco rhesus da Uganda, em 1947, ZIKV foi associado com infecções em humanos em estudos serológicos feitos na África (Nigéria, Uganda, Tanzânia, Egito, República da África Central, Serra Leoa e Gabão), Ásia (incluindo Índia, Malásia, Filipinas, Tailândia, Vietnã e Indonésia), Pacífico Norte, Europa, Japão e finalmente nas Américas, entre 1951 e 1981.[52,53] O primeiro caso autóctone de ZIKV nas Américas foi confirmado em fevereiro de 2014, no Chile, onde novos casos foram descritos até junho de 2014. Atualmente, casos autóctones já foram confirmados em 22 países do continente americano: Barbados, Bolívia, Brasil, Colômbia, República Dominicana, Equador, El Salvador, Guiana Francesa, Guadalupe, Guatemala, Guiana, Haiti, Honduras, Martinica, México, Panamá, Paraguai, Porto Rico, Saint Martin, Suriname, Ilhas Virgens dos Estados Unidos e Venezuela.[54] Os recentes surtos epidêmicos e o rápido crescimento no número de casos de Zika em diferentes regiões do mundo demonstra o potencial de propagação do vírus em territórios onde os vetores (mosquitos *Aedes sp.*) são encontrados.

No Brasil, casos de transmissão autóctone do ZIKV foram confirmados em 24 estados até janeiro de 2016. Com destaque para a região Nordeste, o número de casos de Zika aumentou concomi-

TABELA 62.4 PRINCIPAIS CARACTERÍSTICAS DA INFECÇÃO PELO CHIKV					
AGENTE	**VETORES**	**PERÍODO DE INCUBAÇÃO**	**SINTOMATOLOGIA**	**DIAGNÓSTICO**	**DOCUMENTAÇÃO DE TRANSMISSÃO POR TRANSFUSÃO**
Vírus Família: *Togaviridae* Gênero: *Alphavirus*	Mosquitos Gênero: *Aedes*	2 a 12 dias[44]	3 a 28% dos casos são assintomáticos *Sintomas:* início abrupto de febre, frequentemente acompanhada por dor articular. Outros sinais e sintomas comuns incluem dor muscular, dor de cabeça, náuseas, fadiga e erupção cutânea[44]	*Isolamento viral:* cultura celular *Sorologia:* ELISA, ICA *Testes moleculares:* NAT[51]	Não Não existe teste para seleção de doadores em bancos de sangue

ELISA: enzyme linked immune-sorbent assay; ICA: immunochromatographic assay.

tantemente com o número de casos de síndromes neurológicas, como a síndrome de Guillain-Barré, e malformações congênitas, como a microcefalia. Em 2014, foram registrados 147 casos de microcefalia durante todo o ano. Após o aparecimento do Zika em 2015, 4.180 casos suspeitos de microcefalia foram identificados em 830 municípios brasileiros[55] até 16 de janeiro de 2016. Nesse período, foram notificados 68 óbitos atribuídos à infecção. Um destes óbitos foi um recém-nascido com microcefalia e outras malformações congênitas em que o genoma viral do ZIKV foi detectado em amostras de sangue e tecidos.[55] Diante desse contexto, a Organização Panamericana de Saúde publicou um alerta epidemiológico com recomendações atualizadas para a vigilância do ZIKV, apontando a possível relação da infecção viral com síndromes neurológicas e malformações congênitas.[56]

O ZIKV também foi detectado em amostras de líquido amniótico de duas mulheres grávidas, demostrando transmissão congênita da infecção. Outros modos de transmissão do vírus, inclusive a possibilidade de transmissão por transfusão, não podem ser descartadas.

Em outubro de 2013, a Polinésia Francesa sofreu o maior surto de infecção pelo ZIKV já documentado, com aproximadamente 28.000 casos (cerca de 11% da população). Com o objetivo de prevenir a transmissão do ZIKV por transfusão sanguínea, foram implementados testes específicos (NAT) para triagem do vírus nas amostras de sangue de doadores. Entre novembro de 2013 e fevereiro de 2014, 42 (3%) de 1.505 doadores de sangue, que estavam assintomáticos no momento da doação, apresentaram resultado positivo para ZIKV.[57]

Outras infecções por arbovírus como febre amarela, febre do Rift Valley e a encefalite japonesa, Saint Louis, Powassan, Murray Valley, transmitidas por mosquitos, e aquelas transmitidas por carrapatos, ocorreram no passado e foram classificadas como emergentes ou reemergentes em diferentes regiões do globo. Elas também apresentam risco potencial de transmissão por transfusão e transplantes.[58,59] Muitas infecções emergentes serão constantemente uma ameaça à segurança da transfusão de sangue e, por isso, os bancos de sangue de cada país devem estar atentos à realidade epidemiológica local, principalmente em relação às infecções que apresentam ameaça a pacientes que necessitam transfusões (Tabela 62.5).

Hepatite E

O vírus da hepatite E (HEV), da família *Herpesviridae* e do gênero *Herpesvirus*, é o agente infeccioso da hepatite E.

A hepatite E está distribuída globalmente, porém com maior prevalência nas regiões Leste e Sul da Ásia. A cada ano são relatados aproximadamente 20 milhões de infecções por VHE, com 3,3 milhões de casos sintomáticos.[60] É considerada uma preocupação emergente mundial, principalmente devido às manifestações clínicas desencadeadas pela infecção como, por exemplo, o comprometimento neurológico que, consequentemente, aumenta a conscientização sobre a doença.[65]

TABELA 62.5 PRINCIPAIS CARACTERÍSTICAS DA INFECÇÃO PELO ZIKV					
AGENTE	VETORES	PERÍODO DE INCUBAÇÃO	SINTOMATOLOGIA	DIAGNÓSTICO	DOCUMENTAÇÃO DE TRANSMISSÃO POR TRANSFUSÃO
Vírus Família: *Flaviviridae* Gênero: *Flavivirus*	Mosquitos Gênero: *Aedes*	3 a 12 dias[60]	Cerca de 80% dos casos são assintomáticos *Sintomas:* febre, erupções na pele, conjuntivite, dor muscular e articular, mal-estar e dor de cabeça. Possível relação com doenças neurológicas[60]	*Isolamento viral:* cultura celular *Sorologia:* ELISA *Testes moleculares:* NAT[60]	Não Não existe teste para seleção de doadores em bancos de sangue

ELISA: enzyme linked immune-sorbent assay.

CAPÍTULO 62 • INFECÇÕES EMERGENTES TRANSMISSÍVEIS POR TRANSFUSÃO DE SANGUE

Apesar de duas vacinas promissoras para hepatite E estarem em desenvolvimento, ambas na fase 3 dos estudos clínicos, atualmente não existe uma vacina disponível contra hepatite E.[66] De acordo com a Organização Mundial da Saúde (OMS), a China desenvolveu e licenciou uma vacina para sua prevenção, entretanto essa vacina não está disponível em contexto mundial.[60]

A transmissão do VHE ocorre por via oral-fecal, principalmente através da ingestão de água contaminada. VHE pode também ser transmitido pelo sangue e seus componentes e, assim, ser transmitido por transfusão de sangue.[65]

Devido à alta endemicidade da hepatite E no Sul da França, desde 2012 o NAT para VHE tem sido usado nos bancos de sangue, com uma avaliação em *pools* de 96 amostras.[67] Outra medida implementada nos bancos de sangue da França, também em 2012, foi o processamento antes da transfusão das amostras de plasma com um solvente-detergente. Apesar dessa medida reduzir o risco de transmissão do vírus por transfusão, um estudo recente realizado com amostras de doação de sangue na França mostrou uma alta frequência do VHE nessas amostras (1/2.218), com uma taxa de detecção do RNA do VHE estimada em 0,045%, mesmo após o processamento das mesmas.[67] De fato, desde 2012, foram diagnosticados 5 casos de hepatite E crônica transmitida por transfusão de sangue nesse país.[66] A mesma estratégia de processamento do plasma tem sido aplicada nos bancos de sangue da Holanda e, ainda assim, após avaliação de 59.474 doações, o material genético do VHE foi encontrado em 45 dessas amostras (0,076%).[68] A presença do RNA de VHE também foi investigada em amostras de sangue doadas em diferentes regiões dos Estados Unidos, sendo encontrada uma frequência de 1/9.500 ou 0,0106%, após análise de 18.829 amostras de doadores de sangue.[69] Em conjunto, os dados acima corroboram a preocupação da transmissão do VHE por transfusão e a discussão em relação à implementação de um teste para rastreamento do vírus em amostras de doação de sangue.

Doença de Creutzfeldt-Jakob

Esta enfermidade causou grande preocupação nos últimos 20 anos, principalmente pela suspeita de que um segmento importante da população de doadores estava infectada e que o agente, sempre fatal, poderia ser transmitido por transfusão. A introdução de medidas preventivas tornou a transmissão um raro evento. Segue uma descrição do problema. A doença de Creutzfeldt-Jakob (CJD) é uma doença degenerativa do sistema nervoso causada por príons, proteínas presentes normalmente na membrana de muitas células que podem assumir duas conformações – uma normal, chamada PrPc, e uma anormal, chamada PrPsc ou PrPres. A conformação anormal é muito estável termodinamicamente, é resistente a proteases (não é destruída efetivamente por macrófagos), e precipita como uma proteína amiloide. O precipitado amiloide de príons produz lesões irreversíveis no sistema nervoso central, resultando em doença degenerativa classificada anatomicamente como espongiforme. A enfermidade é sempre fatal. A incidência de casos esporádicos de CJD em todo o mundo é de 1 caso por milhão de população. O CJD pode também ser adquirido pela exposição (geralmente iatrogênica, por reutilização de instrumentos cirúrgicos) ao material infeccioso; ou pode ser familial, causado por uma mutação genética do gene da proteína do príon.

Em 1996, uma forma variante de CJD (vCJD) foi identificada no Reino Unido. O vCJD é distinto do CJD pela idade de aparecimento dos sintomas, diferenças na apresentação clínica e mudanças neuropatológicas: a doença aparece em jovens (idade média de 28 anos), é mais curta e afeta órgãos linfoides. Placas com depósitos amiloides, que podem ser identificadas por imunofluorescência em biópsias, são encontradas em grande quantidade nas tonsilas, baço e intestino. O reconhecimento de vCJD levou a definição de um grupo de doenças associadas com príons com o nome, em inglês, de *transmissible spongiform encephalopathies* ou TSE.

O vCJD está diretamente relacionado com a doença da vaca louca (BSE) que atingiu cerca de 200.000 cabeças de gado no Reino Unido, no restante da Europa e em alguns outros países. Na época, a prática de alimentar o gado com restos de animais abatidos (essencialmente canibalismo) foi a causa da epidemia em gado pela ingestão de materiais contaminados, principalmente tecido nervoso. Esta prática foi eliminada, em 1988, no Reino Unido, e na década de 1990 no restante do mundo, levando a um declínio muito grande do número de animais apresentando a doença. Casos humanos atribuídos à ingestão de carne bovina, principalmente partes contendo tecido nervoso e tecido linfoide, começaram a aparecer em 1995, na Inglaterra, para um total de 177 até abril de 2015. Quarenta e nove casos foram identificados em outros países. A incidência de casos humanos diminuiu substancialmente, começando em 1999, e não foram identificados novos casos a partir de 2004. O reconhecimento do vCJD em humanos gerou a preocupação de que milhões de pessoas pudessem ser infectadas por ingestão de carne bovina contaminada e viessem a desenvolver vCJD. As previsões não se concretizaram.[61]

A preocupação com a transmissão do vCJD por transfusão surgiu quando a proteína príon anormal foi detectada em órgãos linfáticos. O vCJD foi transmitido por transfusão em modelos animais como carneiros e camundongos. Três casos de transmissão por transfusão de glóbulos vermelhos em humanos foram descritos na Inglaterra em um estudo de pacientes que receberam transfusões de 18 doadores que, após terem feito a doação de sangue, desenvolveram vCJD. Um quarto paciente que recebeu uma transfusão de um doador que depois desenvolveu vCJD faleceu por outras razões, e príons anormais foram encontrados em exame anatomopatológico do baço. No mesmo estudo, não houve transmissão do CJD esporádico após transfusões de 29 doadores para 211 pacientes.[62]

Apesar do número de pacientes afetados ser pequeno quando comparado com os números de outras epidemias de doenças infecciosas, a preocupação do público e de pacientes que recebem sangue e derivados de sangue foi muito grande, estimulando esforços para seleção de doadores de baixo risco e o desenvolvimento de testes para príons e de fatores de coagulação recombinantes. Até hoje, indivíduos que residiram por mais de 3 meses no Reino Unido, entre 1980 e 1996, ou 5 anos na Europa desde 1980 não podem doar sangue nos Estados Unidos (Tabela 62.6).

CONCLUSÃO

Este capítulo reviu doenças infecciosas emergentes de interesse atual no Brasil e nas Américas. Não nos preocupamos com doenças emergentes que não tem potencial de transmissão por transfusão ou transplantes apesar de gerarem epidemias que tem grande impacto na saúde pública. Exemplos importantes são a gripe aviária distribuída globalmente, a Ebola e a febre de Lassa, na África, e o MERS-CoV, no Oriente Médio. Estas enfermidades infecciosas têm papel importante na hemoterapia, mais pelo impacto social do que pelo risco de transmissão. O vírus da gripe é transmitido por aerossol e não existe documentação de transmissão por transfusão. No entanto, epidemias de gripe de grande porte afetam os doadores por criar medo de aglomerações nas salas de doação, afetam a disponibilidade de pessoal encarregado da coleta e processamento de sangue e componentes, e afetam a estrutura hospitalar ocupando leitos que anteriormente atendiam casos clínicos e cirúrgicos que necessitavam de transfusões. O MERS-CoV é um coronavírus que causa doença com alta mortalidade e que exige isolamento. Também é transmitido por aerossol, principalmente em am-

TABELA 62.6 PRINCIPAIS CARACTERÍSTICAS DA DOENÇA DE CREUTZFELDT-JAKOB			
AGENTE	**SINTOMATOLOGIA**	**DIAGNÓSTICO**	**DOCUMENTAÇÃO DE TRANSMISSÃO POR TRANSFUSÃO**
Príons	Sintomas psiquiátricos ou sensoriais que mais comumente assumem a forma de depressão, ansiedade ou apatia. Com a progressão da doença aparecem os sintomas neurológicos incluindo instabilidade, dificuldade para caminhar e movimentos involuntários, podendo culminar em completa imobilidade.[63] Doença é sempre fatal	*Exames neuropatológicos*: ressonância magnética, eletroencefalograma[63] *Exame laboratoriais*: sangue – busca por mutação genética (PrnP); líquor – dosagem da proteína 14.3.3[64]	Sim Não existe teste para seleção de doadores em bancos de sangue

CAPÍTULO 62 • INFECÇÕES EMERGENTES TRANSMISSÍVEIS POR TRANSFUSÃO DE SANGUE

biente hospitalar, e não existe evidência de transmissão por sangue ou transplantes. O paciente sente-se muito mal rapidamente e não se apresenta para doar. O medo e o isolamento também causam desorganização dos sistemas locais de coleta de sangue.

As doenças hemorrágicas como a Ebola e a febre de Lassa são transmitidas por contato com a pele e fluidos do corpo da pessoa infectada. Os sintomas aparecem rapidamente, a pessoa infectada sente-se muito mal e não se apresenta para doar. Contenção exige isolamento rigoroso do paciente e de contatos. A coleta de sangue fica quase impossível em áreas epidêmicas.

Apesar da SIDA ter surgido há mais de 30 anos, o seu impacto continua a ser sentido, exigindo que continuemos a prestar atenção a enfermidades emergentes que possam ser transmitidas por transfusão ou transplantes.

REFERÊNCIAS BIBLIOGRÁFICAS

1. Lederberg J, Shope RE, Oaks SC. Emerging Infections. Microbial threats to health in the United States. Washington: Institute of Medicine; 1992.

2. European Union Eue-Lex. Princípo de Precaução, 2000. Disponível em: http://eur-lex.europa.eu/legalcontent/PT/TXT/HTML/?uri=URISERV:l32042&-from=EN. Acessado em 6 de janeiro de 2016.

3. Morens DM, Folkers GK, Fauci AS. The challenge of emerging and re-emerging infectious diseases. Nature 2004; 430(6996):242-249.

4. Committee on Emerging Microbial Threats to Health in the 21st Century. Washington: National Academy Press; 2003.

5. Gallian P, Lhomme S, Piquet Y, Sauné K, Abravanel F, Assal A, et al. Hepatitis E virus infections in blood donors, France. Emerg Infect Dis 2014; 20(11): 1914-1917.

6. Hogema BM, Molier M, Sjerps M, de Waal M, van Swieten P, van de Laar T, et al. Incidence and duration of hepatitis E virus infection in Dutch blood donors. Transfusion. 2015 Nov; doi: 10.1111/trf.13402.

7. Fauci A. Emerging and re-emerging viral diseases: a view from NIAID. Istitute of Medicine Forum on Microbial Threats. Emerging Viral diseases – The "One Health" Connection; 2014.

8. Associação Americana de Bancos de Sangue (AABB). Emerging Infectious Disease Agents and their Potential Threat to Transfusion Safety; 2009. Disponível em: http://www.aabb.org/tm/eid/Pages/default.aspx. Acessado 27 de janeiro de 2016.

9. Stramer SL, Hollinger FB, Katz LM, Kleinman S, Metzel PS, Gregory KR, et al. Emerging infectious disease agents and their potential threat to transfusion safety. Transfusion 2009; 49(Suppl 2):1S-29S.

10. Stramer SL. The potential threat to blood transfusion safety of emerging infectious disease agents. Clin Adv Hematol Oncol 2015; 13(7):420-422.

11. Vannier E, Krause PJ. Human babesiosis. The New England Journal of Medicine 2012; 366:2397-2407.

12. Jacoby GA, Hunt KS, Kosinski ZN, Demirjian C, Huggins P, Etkind LC, et al. Treatment of transfusion-transmitted babesiosis by exchange transfusion. N Engl J Med 1980; 303:1098-1100.

13. Herwaldt BL, Linden JV, Bosserman E, Young C, Olkowska D, Wilson M. Transfusion-associated babesiosis in the United States: a description of cases. Annals of Internal Medicine 2011; 155:509-519.

14. AABB Bulletin #14-05. AABB July 18; 2014.

15. Biological Product Deviations Annual Summary. Food and Drug Administration, CBER. 2010-2014. Disponivel em: ://www.fda.gov/BiologicsBloodVaccines/SafetyAvailability/ReportaProblem/Biologic / ucm129757.htm.

16. Centers for disease control and prevention. Babesiosis. Disponível em: http://www.cdc.gov/dpdx/babesiosis/dx.html. Acessado 27 de janeiro de 2016.

17. Parija SC, Kp D, Venugopal H. Diagnosis and management of human babesiosis. Trop Parasitol 2015 Jul-Dec; 5(2):88-93.

18. Centers for disease control and prevention. West Nile virus – Final Cumulative Maps & Data for 1999-2014. Disponível em: http://www.cdc.gov/westnile/statsmaps/cummapsdata.html. Acessado 27 de janeiro de 2016.

19. Chancey C, Grinev A, Volkova E, Rios M. The global ecology and epidemiology of West Nile virus. Biomed Res Int 2015; 376230.

20. Ometto T, Durigon EL, de Araujo J, Aprelon R, de Aguiar DM, Cavalcante GT, et al. West Nile virus surveillance, Brazil, 2008-2010. Trans R Soc Trop Med Hyg 2013 Nov; 107(11):723-730.

21. Komar N. West Nile virus: epidemiology and ecology in North America. Adv Virus Res 2003; 61:185-234.

22. Pealer LN, Marfin AA, Petersen LR, Lanciotti RS, Page PL, Stramer SL, et al. Transmission of West Nile virus through blood transfusion in the United States in 2002. N Engl J Med 2003 Sep; 349(13):1236-1245.

23. Montgomery SP, Brown JA, Kuunert M, Smith TL, Crall N, Lanciotti RS, Macedo de OA, Boo T, Marfin AA. Transfusion-associated transmission of West Nile virus, United States 2003 through 2005. Transfusion 2006; 46(12):2038-2046.

24. Centers for disease control and prevention. ArboNET. Disponível em: http://www.cdc.gov/westnile/

resourcepages/survresources.html. Acessado 27 de janeiro de 2016.

25. Centers for Disease Control and Prevention (CDC). Assessing capacity for surveillance, prevention, and control of West Nile virus infection – United States, 1999 and 2004. MMWR Morb Mortal Wkly Rep 2006 Feb; 55(6):150-153.

26. Centers for Disease Control and Prevention (CDC). West Nile virus activity – United States, 2007. MMWR Morb Mortal Wkly Rep 2008 Jul; 57(26):720-723.

27. Meny GM, Santos-Zabala L, Szallasi A, Stramer SL. West Nile virus infection transmitted by granulocyte transfusion. Blood 2011; 117(21):5778-5779.

28. Centers for Disease Control and Prevention (CDC). West Nile virus disease and other arboviral diseases – United States. MMWR 2013; 62:513-517.

29. World Health Organization (WHO). West Nile Virus – Fact Sheet Nº 354. Disponível em: http://www.who.int/mediacentre/factsheets/fs354/en/. Acessado em 27 de janeiro de 2016.

30. Dauphin G, Zientara S. West Nile virus: recent trends in diagnosis and vaccine development. Vaccine 2007 Jul; 25(30):5563-5576.

31. Lambrechts L, Scott TW, Gubler DJ. Consequences of the expanding global distribution of Aedes albopictus for dengue virus transmission. PLoS Negl Trop Dis 2010; 4(5):e646.

32. Fares RC, Souza KP, Añez G, Rios M. Epidemiological Scenario of Dengue in Brazil. Biomed Res Int 2015; 321873. doi: 10.1155/2015/321873.

33. Bhatt S, Gething PW, Brady OJ, Messina JP, Farlow AW, Moyes CL, et al. The global distribution and burden of dengue. Nature 2013 Apr; 496(7446):504-507.

34. Pan American Health Organization/WHO. Dengue Cases, Americas. 2015. Disponível em: http://www.paho.org/. Acessado 06 de janeiro de 2016.

35. Linnen JM, Vinelli E, Sabino EC, Tobler LH, Hyland C, Lee TH, et al. Dengue viremia in blood donors from Honduras, Brazil, and Australia. Transfusion 2008; 48(7):1355-1362.

36. Mohammed H, Linnen JM, Munoz-Jordan JL, Tomashek K, Foster G, Broulik AS, et al. Dengue virus in blood donations, Puerto Rico, 2005. Transfusion 2008; 48(7):1348-1354.

37. Stramer SL, Linnen JM, Carrick JM, Foster GA, Krysztof DE, Zou S, et al. Dengue viremia in blood donors identified by RNA and detection of dengue transfusion transmission during the 2007 dengue outbreak in Puerto Rico. Transfusion 2012; 52:1657-1666.

38. Sabino EC, Loureiro P, Lopes ME, Capuani L, McClure C, Chowdhury D, et al., for the International Component of the NHLBI Recipient Epidemiology & Donor Evaluation STudy-III (REDS-III) Transfusion-Transmitted Dengue and Associated Clinical Symptoms During the 2012 Epidemic in Brazil. Journal of Infectious Diseases Advance Access; 2015. doi: 10.1093/infdis/jiv326.

39. Chuang V, Wong TY, Leung YH, Ma E, Law YL, Tsang O, et al. Review of dengue fever cases in Hong Kong during 1998 to 2005. Hong Kong Med J 2008 Jun; 14(3):170-177.

40. Tambyah PA, Koay ES, Poon ML, Lin RV, Ong BK. Dengue hemorrhagic fever transmitted by blood transfusion. N Engl J Med 2008 Oct; 359(14):1526-1527.

41. Levi JE, Nishiya A, Félix AC, Salles NA, Sampaio LR, Hangai F, et al. Real-time symptomatic case of transfusion-transmitted dengue. Transfusion; 2015.

42. World Health Organization (WHO). Dengue and severe dengue – Fact Sheet Nº 117. Disponível em: http://www.who.int/mediacentre/factsheets/fs117/en/. Acessado 27 de janeiro de 2016.

43. Buchy P, Yoksan S, Peeling RW, Hunsperger E. Laboratory Tests For The Diagnosis Of Dengue Virus Infection. Scientific Working Group, Report on Dengue, 1-5 October 2006, Geneva, Switzerland. World Health Organization on behalf of the Special Programme for Research and Training in Tropical Diseases; 2007. Disponível em: http://www.who.int/tdr/publications/publications/swg_dengue_2.htm.

44. World Health Organization (WHO). Chikungunya – Fact Sheet Nº 327. Disponível em: http://www.who.int/mediacentre/factsheets/fs327/en/. Acessado 27 de janeiro de 2016.

45. Pan American Health Organization/WHO. Chikungunya Virus – Epidemiological Week 52 – 2015. Disponível em: http://www.paho.org/. Acessado 6 de janeiro de 2016.

46. Appassakij H, Khuntikij P, Kemapunmanus M, Wutthanarungsan R, Silpapojakul K. Viremic profiles in asymptomatic and symptomatic chikungunya fever: a blood transfusion threat? Transfusion 2013 Oct; 53(10 Pt 2):2567-2574.

47. Hoad VC, Speers DJ, Keller AJ, Dowse GK, Seed CR, Lindsay MD, et al. First reported case of transfusion-transmitted Ross River virus infection. Med J Aust 2015; 202:267-269.

48. Chiu CY, Bres V, Yu G, Krysztof D, Naccache SN, Lee D, et al. Genomic Assays for Identification of Chikungunya Virus in Blood Donors, Puerto Rico, 2014. Emerg Infect Dis 2015 Aug; 21(8):1409-1413.

49. Gallian P, de Lamballerie X, Salez N, Piorkowski G, Richard P, Paturel L, et al. Prospective detection of chikungunya virus in blood donors, Caribbean 2014. Blood 2014; 123:3679-3681.

50. Petersen LR, Epstein JS. Chikungunya virus: new risk to transfusion safety in the Americas. Transfusion 2014 Aug; 54(8):1911-1915.

51. Mardekian SK, Roberts AL. Diagnostic Options and Challenges for Dengue and Chikungunya Viruses. Biomed Res Int 2015:834371; 2015. doi: 10.1155/2015/834371.

52. Hayes EB. Zika virus outside Africa. Emerg Infect Dis 2009; 15(9):1347-1350. http://dx.doi.org/10.3201/eid1509.090442.

53. Lanciotti RS, Kosoy OL, Laven JJ, Velez JO, Lambert AJ, Johnson AJ, et al. Genetic and serologic properties of Zika virus associated with an epidemic, Yap State, Micronesia, 2007. Emerg Infect Dis 2008; 14:1232-1239. doi: 10.3201/eid1408.080287.

54. Pan American Health Organization (PAHO). Zika Virus Infection: Geographic Distribution. Disponível em: http://www.paho.org/hq/index.php?option=com_topics&view=readall&cid=8096&Itemid=41484&lang=en. Acessado em 6 de janeiro de 2016.

55. Brasil, Ministério da Saúde. Monitoramento dos casos de microcefalia no Brasil. Disponível em: http://portalsaude.saude.gov.br/index.php/o-ministerio/principal/leia-mais-o-ministerio/197-secretaria-svs/20799-microcefalia. Acessado em 28 de janeiro de 2016.

56. Pan American Health Organization (PAHO). 1 December 2015: Neurological syndrome, congenital malformations, and Zika virus infection. Implications for public health in the Americas – Epidemiological Alert. Disponível em: http://www.paho.org/hq/index.php?option=com_topics&view=readall&cid=7880&Itemid=41484&lang=en. Acessado em 2 de dezembro de 2015.

57. Musso D, Nhan T, Robin E, Roche C, Bierlaire D, Zisou K, et al. Potential for Zika virus transmission through blood transfusion demonstrated during an outbreak in French Polynesia, November 2013 to February 2014. Euro Surveill. 2014 Apr; 19(14), pii: 20761.

58. Rios M. Climate change and vector-borne viral diseases potentially transmitted by transfusion. ISBT Science Series 2009; 4:87-94.

59. Anez G, Chancey C, Grinev A, Rios M. Dengue virus and other arboviruses:a global view of risks. ISBT Science Series 2012; 7:274-282.

60. World Health Organization (WHO). Zika virus – Fact Sheet. Disponível em: http://www.who.int/mediacentre/factsheets/zika/en/. Acessado em 27 de janeiro de 2016.

61. National CJD Surveillance Unit in the UK. Disponível em: http://www.cjd.ed.ac.uk/. Acessado em 13 de janeiro de 2015.

62. Urwin PJM, Mackenzie JM, Llewelyn CA, Will RG, Hewit PE. Creutzfeldt-Jakob disease and blood transfusion: updated results of the UK Transfusion Medicine Epidemiology Review Study. Vox Sanguinis. Article first published online: 28 DEC 2015. doi:10.1111/Vox12371.

63. World Health Organization (WHO). Variant Creutzfeldt-Jakob disease. Fact Sheet Nº 180. Disponível em: http://www.who.int/mediacentre/factsheets/fs180/en/. Acessado em 27 de janeiro de 2016.

64. Brasil, Ministério da Saúde. Doença de Creutzfeldt-Jakob Normatizações Técnicas. Disponível em: http://portalsaude.saude.gov.br/index.php/o-ministerio/principal/leia-mais-o-ministerio/647-secretaria-svs/vigilancia-de-a-a-z/doenca-de-creutzfeldt-jakob-dcj/11211-informacoes-tecnicas. Acessado em 27 de janeiro de 2016.

65. Petrik J, Lozano M, Seed CR, Faddy HM, Keller AJ, Prado Scuracchio PS, et al. Hepatitis E. Vox Sang 2016; 110(1):93-130.

66. Hézode C, Fontaine H, Dorival C, Larrey D, Zoulim F, Canva V, et al; CUPIC Study Group. Triple therapy in treatment-experienced patients with HCV-cirrhosis in a multicentre cohort of the French Early Access Programme (ANRS CO20-CUPIC) – NCT01514890. J Hepatol 2013; 59(3):434-441.

67. Gallian P, Piquet Y, Assal A, Djoudi R, Chiaroni J, Izopet J, Tiberghien P. Hepatitis E virus: Blood transfusion implications. Transfus Clin Biol 2014; 21(4-5): 173-177.

68. Smith DB, Ijaz S, Tedder RS, Hogema B, Zaaijer HL, Izopet J, Bradley-Stewart A, Gunson R, Harvala H, Kokki I, Simmonds P. Variability and pathogenicity of hepatitis E virus genotype 3 variants. J Gen Virol 2015; 96(11):3255-3264.

69. Custer B, Kessler D, Vahidnia F, Leparc G, Krysztof DE, Shaz B, Kamel H, Glynn S, Dodd RY, Stramer SL; NHLBI Retrovirus Epidemiology Donor Study-II (REDS-II). Risk factors for retrovirus and hepatitis virus infections in accepted blood donors. Transfusion 2015; 55(5):1098-1107.

63

INATIVAÇÃO DE PATÓGENOS EM COMPONENTES SANGUÍNEOS

Lydia Blanco
Alfredo Mendrone Júnior

INTRODUÇÃO

Embora o risco de transmissão de agentes infecciosos pela transfusão tenha sido reduzido consideravelmente nos últimos anos, este risco ainda persiste.

Entre as medidas que têm colaborado para esta diminuição do risco transfusional, podemos incluir a melhoria dos critérios clínicos e epidemiológicos aplicados na triagem e na aprovação de doadores de sangue, os métodos de desinfecção cutânea aplicados no local da punção venosa, o uso de bolsas de coleta apropriadas que permitem desvio dos primeiros mililitros de sangue doado para uma pequena bolsa-satélite, a introdução do teste NAT (*nucleic acid test*) que diminuiu a janela imunológica para alguns patógenos avaliados e a introdução na rotina de testes adicionais para patógenos emergentes.[1] No entanto, ainda há problemas que clamam por soluções:

Persistência de risco residual de transmissão de HIV e dos vírus da hepatites B e C pelas transfusões

De acordo com um estudo realizado por Alvarez do Barrio[2] e cols. na Espanha, em 2005, a incidência (por 100.000 pessoas/ano, com um intervalo de confiança de 95%) dessas doenças na população de doadores de sangue foi de:

- HBV: 6,05 (2,22-13,19);
- HIV: 4,11 (2,40-6,58);
- HCV: 2,18 (1,00-4,14).

Sendo que o risco residual transfusional por milhão de doações (95% CI) foi de:

- HIV: 2,48 (0,39-6,85);
- HBV: 9,78 (2,25-31,44);
- HCV: 3,94 (1,04-10,66).

Ou seja, apesar de baixo, mesmo após a introdução do NAT, o risco residual de transmissão de HIV e hepatites pelas transfusões não foi eliminado.

Risco de contaminação bacteriana dos componentes sanguíneos

De acordo com os relatos da Hemovigilância da Espanha,[3] entre os anos 2007 e 2012, foram reportados 48 casos de suspeita de contaminação bacteriana com um alto grau de imputabilidade e 3 casos de óbito em decorrência da transfusão de componentes contaminados.

No Brasil, de acordo com dados publicados no Boletim de Hemovigilância nº 6, de 2014, do Ministério da Saúde,[4] durante o período de 2007 a 2013, a contaminação bacteriana representou, em média, 0,22% das reações transfusionais agudas reportadas e foram noticiados 2 óbitos em decorrência de contaminação bacteriana de hemcomponentes.

Surgimento de novos problemas com patógenos habituais

Nos últimos anos, observa-se um aumento considerável de casos de infecção pelo vírus HIV e sífilis, particularmente na população de homens que fazem sexo com homens, o surgimento de variantes do vírus B da hepatite como consequência das correntes migratórias e casos de hepatite B oculta (HBO) demonstrados após a introdução da metodologia do NAT na triagem do vírus da hepatite B.

Patógenos emergentes

Como o vírus do Oeste do Nilo, o vírus Chikungunya, o vírus da dengue, o vírus Zika e o vírus da Febre Q, entre outros, que podem se propagar com rapidez por meio de viajantes ou pela imigração, e que também podem ser transmitidos pelas transfusões.

Essas situações são comuns a muitos países e requerem ações urgentes, tais como:

- Realizar os testes obrigatórios pela legislação vigente do país e assumir o risco possível de transmissão de patógenos pelas transfusões, sabendo que este risco é baixo e que qualquer medida terapêutica não está isenta de complicações.
- Incluir imediatamente todos os testes acessíveis no mercado para analisar todas as doações para todos os patógenos potencialmente transmissíveis.
- Esperar a ocorrência de uma nova epidemia ou o surgimento de um novo patógeno e, então, discutir as medidas a serem implantadas para diminuir o impacto em termos de risco transfusional.
- Implantar técnicas de redução/inativação de patógenos como complemento aos testes obrigatórios ou recomendados na legislação vigente.

A decisão de implantar uma tecnologia de redução de patógenos em componentes sanguíneos lábeis tem um custo importante em termos de insumos, equipamentos e recursos humanos, e deve ser acompanhada de uma série de estudos que garantam, minimamente, os seguintes pontos:

- Que a técnica seja eficaz frente aos patógenos que são encontrados em nosso meio, o que torna imprescindível conhecer as taxas de incidência de infecções transmissíveis pelas transfusões em cada país.
- Que a presença de substâncias químicas adicionadas ao componente sanguíneo, para produzir a redução de patógenos, não produza toxicidade nem desenvolva problemas mutagênicos futuros no receptor.
- Que o método não diminua, ou diminua em limites aceitáveis, o rendimento final do produto e sua eficácia.
- Que não exista interferência na funcionalidade das células sanguíneas e demais componentes com atividade terapêutica.
- Que o custo da nova tecnologia possa ser justificado considerando a equação risco/benefício e que o sistema tenha condições de assumi-lo sem prejuízo de outras medidas já vigentes.

MÉTODOS DE INATIVAÇÃO

As tecnologias de redução de patógenos atualmente disponíveis são:[5]

- Amotosalen + luz UVA para plasma e plaquetas (INTERCEPT®, Cerus) com marca classe III* da Comunidade Europeia (CE).
- Riboflavina + luz UV para plasma e plaquetas (Mirasol®, Terumo) com marca classe IIB* da Comunidade Europeia (CE).
- Azul de metileno + luz visível para plasma (Theraflex®, Macopharma, Grifols) com marca classe III* da Comunidade Europeia (CE).
- Outros métodos como solvente-detergente (SD) para plasma, luz UVC para plaquetas, os métodos S-303 e riboflavina + luz UV para hemácias, ou os métodos de inativação para sangue total ainda se encontram em estudo ou não são comercializados.[6]

A marca CE é um indicativo de conformidade obrigatória para produtos comercializados no Espaço Econômico Europeu. Esta marca indica que um produto atende a legislação da União Europeia em requisitos como segurança, higiene e proteção ambiental estando, desta forma, credenciado a circular por todo Espaço Econômico Europeu. A classificação CE dos dispositivos médicos acarreta diferentes procedimentos de avaliação e definições de conformidade. Assim, os dispositivos classe IIb são "dispositivos médicos de alto risco sujeitos a controles especiais no projeto e fabricação, a fim de demonstrar sua segurança e efetividade"; os dispositivos classe III "são dispositivos de risco muito alto sujeitos a controles especiais destinados a manter ou proteger a vida, para uso de importância substancial na prevenção da deterioração da saúde humana, ou se seu uso representa um risco potencial de enfermidade ou lesão". A importância de incluir um dispositivo em uma ou outra classe se deve ao número e aos tipos de estudos, fundamentalmente clínicos, necessários.

Amotosalen + luz UVA

Os psoralenos são pequenas moléculas que penetram nas células através da membrana celular e se intercalam entre as bases do ácido nucleico. A irradiação UVA (300-400 nm durante poucos minutos) produz ligações irreversíveis entre os psoralenos e as bases pirimidínicas dos ácidos nucleicos e promove uma fotodegradação destes compostos (Figura 63.1). Os resíduos de psoralenos são removidos subsequentemente por incubação com um dizer absorvente por 4-6 horas.

O amotosalen S-59 tem se mostrado útil na redução de patógenos em plasma e plaquetas.

Riboflavina + luz UV

A riboflavina (vitamina B2) se intercala entre as hélices do DNA. A iluminação UV posterior à sua adesão provoca a oxidação da guanina e a formação de ligações covalentes. São produzidos radicais livres com transferência de elétrons que têm um efeito tóxico sobre os ácidos nucleicos.

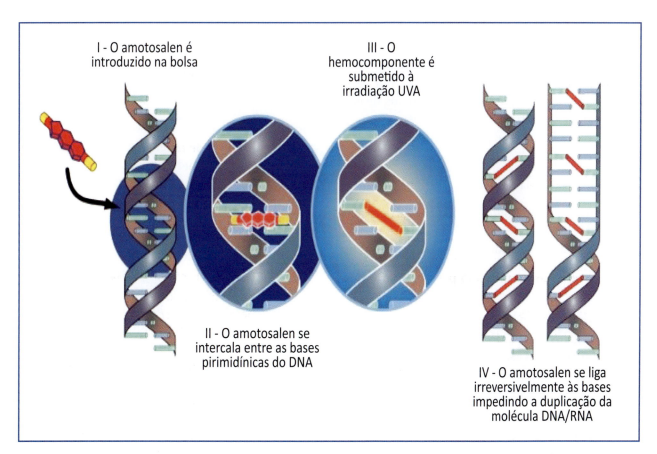

FIGURA 63.1 Representação esquemática do mecanismo de ação da inativação pelo método de amotosalen + irradiação UVA.

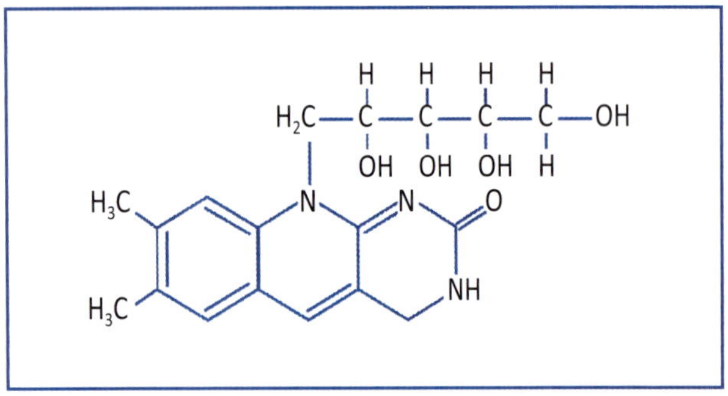

FIGURA 63.2 Fórmula da riboflavina.

A riboflavina é um composto natural sem toxicidade. A Figura 63.2 apresenta a fórmula da riboflavina.

Azul de metileno + luz visível

O azul de metileno é um corante com marcada afinidade pelos ácidos nucleicos e pelos lipopolissacarídeos das paredes dos vírus e bactérias. Quando submetido à iluminação com luz visível, o azul de metileno catalisa a formação de radicais de oxigênio (superóxido, peróxido de hidrogênio e hidróxido) os quais destroem os ácidos nucleicos.

Os radicais de oxigênio são rapidamente neutralizados pelas enzimas citoplasmáticas, por isso, o azul de metileno tem capacidade reduzida de eliminar patógenos intracelulares e também é pouco efetivo contra bactérias e protozoários.

EFICÁCIA DA INATIVAÇÃO

Em geral, os métodos de inativação de patógenos são mais eficazes contra vírus envelopados, bactérias e parasitas, e menos eficazes contra vírus não envelopados, esporos e príons. Outros efeitos benéficos dos métodos de inativação incluem a prevenção da doença do enxerto contra hospedeiro pós-transfusional, a eliminação da transmissão do citomegalovírus (CMV) e a redução de reações febris não hemolíticas.

Diversos estudos realizados em laboratórios demonstraram, em modelos animais, a capacidade dos métodos de inativação em reduzir a carga inicial dos diversos patógenos.

A análise da literatura dos diferentes métodos revela:

- Existe maior número de estudos sobre redução de patógenos com amotosalen do que com azul de metileno e riboflavina.
- Para HIV, HBV e HCV e outros vírus com envelope lipídico, o percentual de redução poderia ser maior com o amotosalen.
- Vírus sem envelope: a riboflavina parece produzir maior redução do parvovírus B19 e do vírus da hepatite A.
- Bactérias: existe maior número de estudos e parece ser maior a taxa de redução com amotosalen.
- Parasitas (*Plasmodium* e *Babesia*): a maior redução parece ser com o amotosalen. Para Chagas e *Leishmania* o efeito parece ser superior com a riboflavina.

ESTUDOS DE TOXICIDADE

Uma vez que os métodos de inativação de patógenos envolvem a adição de substâncias aos hemocomponentes que, posteriormente, serão transfundidos aos pacientes, há que se assegurar que essas substâncias ou seus metabólitos não causarão efeitos adversos aos receptores em curto e médio prazos, nem efeitos mutagênicos em longo prazo. É fundamental comprovar sua segurança biológica antes de seu uso nos pacientes.

O azul de metileno tem um potencial carcinogênico e teratogênico, embora a irradiação seja capaz de diminuir esses efeitos não desejados. O perfil toxicológico agudo do azul de metileno também é bastante conhecido. O azul de metileno pode produzir anemia hemolítica por corpúsculos de Heinz e dermatite fototóxica, e os recém-nascidos são especialmente vulneráveis aos efeitos deste corante. Ocasionalmente, também foram observadas reações anafiláticas ou anafilactoides com o seu uso. Ainda que todas essas reações tenham sido reportadas, elas ocorreram somente com doses mais elevadas do corante do que aquelas habitualmente utilizadas na transfusão.

A maior parte dos estudos relacionados com possível toxicidade em pacientes foi realizada com amotosalen em concentrado de plaquetas e plasma. As margens de toxicidade do amotosalen se encontram em níveis superiores a 100 vezes à dose terapêutica em episódios agudos, e em 10 vezes mesmo quando administrado em doses elevadas.

Não foi observado efeito carcinogênico nem genotoxicidade com este composto. Para a fototoxicidade, as margens de segurança são um pouco inferiores (> 40 vezes), e não se tem observado a formação de neoantígenos. Embora menos estudada que o amotosalen, dados similares têm sido observados com a riboflavina.[7,8]

RENDIMENTO FINAL DOS PRODUTOS INATIVADOS

A inativação dos componentes sanguíneos envolve a irradiação em distintos comprimentos de onda. Em decorrência do espectro variado de absorção da luz pelas proteínas e pelos ácidos nucleicos, a luz UVC em altas doses é capaz de causar dano aos componentes sanguíneos. Por outro lado, o impacto é progressivamente menor com UVB, UVA e luz visível.

A inativação com azul de metileno no plasma reduz os fatores de coagulação em porcentagens distintas:[9,10]

- Fator VIII: 10-33%;
- Atividade do fibrinogênio: 24-39%;
- Fator V: 4-32%;
- Fator IX: 11-23%;
- Fator XI: 17-27%;
- Ocorre um prolongamento significativo do tempo de polimerização da fibrina.

O tratamento de concentrado de plaquetas com psoralenos pode induzir a mudanças na membrana e degranulação dos grânulos plaquetários. Tem sido demonstrado um aumento na expressão de CD61, CD62P e CD42b, todos marcadores de ativação plaquetária, assim como um aumento na fosfatidilserina, que é um marcador de apoptose.[11]

Quando se trata plasma com psoralenos, os fatores de coagulação como fibrinogênio, fator V, fator VII, fator VIII e fator IX são reduzidos em 17 a 30% em relação ao nível original.[12]

A inativação de concentrados de plaquetas com riboflavina aumenta a ativação plaquetária avaliada pelo aumento da expressão de p-selectina.[13] As plaquetas tratadas mostram também um aumento na atividade metabólica traduzida por um aumento na produção de lactato e consumo de glicose. Com este composto não tem sido demonstrado comprometimento *in vitro* da função mitocondrial.

Um estudo desenvolvido com o objetivo de avaliar a qualidade dos concentrados de plaquetas tratados com riboflavina até o 7º dia de estoque demonstrou que, apesar das plaquetas submetidas à inativação pelo método Mirasol® apresentarem um aumento do metabolismo e sinais de ativação quando comparado com os concentrados controles, esses hemocomponentes podem ser estocados até o 7º dia com qualidade celular aceitável.[14]

As unidades de plasma tratados com riboflavina também demonstraram redução discreta nos níveis de proteínas após tratamento, porém a atividade pró e anticoagulante dos hemocomponentes foi preservada.[15,16]

RESULTADOS EM PACIENTES

A seguir, revisamos alguns resultados de estudos realizados em pacientes que receberam plasma fresco congelado (FFP) inativado com azul de metileno e plasma colocado em quarentena em comparação com o amotosalen.[5]

Mintz e cols.[17] compararam plasma de quarentena com plasma inativado com amotosalen em pacientes com coagulopatia adquirida por doença hepática e não encontraram diferença no tempo de protrombina (TP) e tempo de tromboplastina parcial ativado (TTPa) quando se ajustam as doses transfundidas ao peso do paciente.

Em outro estudo, Bartelmaos e cols.[18] compararam o volume de plasma transfundido em pacientes submetidos a transplante hepático, utilizando três tipos diferentes de plasma: PFC sem ter sido submetido à inativação de patógenos, PFC inativado com azul de metileno e PFC tratado com solvente-detergente. O volume de PFC tratado com azul de metileno transfundido foi 14% superior aos outros. O número de unidades transfundidas de PFC com azul de metileno e com solvente-detergente foram 11 e 12% superiores ao plasma sem inativação, respectivamente.

Por fim, é importante mencionar dois trabalhos que comparam o uso de plasma fresco congelado sem inativação de patógenos e plasmas submetidos à inativação, no tratamento da púrpura trombocitopênica trombótica. O primeiro utilizou plasma inativado com azul de metileno e o segundo utilizou plasma inativado por amotosalen.[19,20] O plasma submetido à inativação com azul de metileno foi menos efetivo do que o plasma não submetido à inativação, e o plasma submetido ao amotosalen teve a mesma eficácia terapêutica.

Os estudos *in vivo* sobre a ação dos sistemas de redução de patógenos em plaquetas se concentram mais em resultados de viabilidade e funcionalidade das plaquetas no paciente.

Para os estudos de viabilidade, inicialmente, foi utilizada a transfusão em voluntários sadios de plaquetas autólogas marcadas, seguida da avaliação de sobrevida e recuperação das plaquetas. Posteriormente, foram realizados estudos em pacientes trombocitopênicos a fim de determinar a viabilidade comprovada pelo incremento pós-transfusional e os intervalos entre as transfusões.

A funcionalidade pode ser avaliada *in vivo* medindo-se a correlação entre o tempo de sangramento e as contagens plaquetárias pré e pós-transfusionais, a intensidade do sangramento e as necessidades de transfusão de concentrado de hemácias. Geralmente, se tratam de estudos que tentam demonstrar a não inferioridade das plaquetas tratadas em comparação com as não tratadas.

Até o momento, a maioria dos estudos foi realizada com amotosalen e irradiação UV comparando *pool* de concentrado de plaquetas ou concentrado de plaquetas obtidos por aférese, tendo como objetivo primário a avaliação do incremento plaquetário corrigido 1 e 24 horas após a transfusão (CCI 1 h/24 h) e o efeito hemostático das transfusões.[21-23]

Com riboflavina, o maior estudo publicado foi com concentrado de plaquetas de aférese suspensas em plasma, também com o objetivo de demonstrar o CCI de 1 hora.

Johansson e cols.[24] realizaram um estudo prospectivo, randomizado, que comparou resultados de contagens plaquetárias e tromboelastrografia pré-transfusional, 1 e 24 horas após a transfusão, em pacientes transfundidos com plaquetas não submetidas à inativação de patógenos e plaquetas submetidas à inativação por riboflavina. Os autores observaram efeitos similares na função hemostática imediatamente e após 24 horas da transfusão nos dois grupos.

Num estudo de Cid e cols.,[25] onde foram revistos os cinco estudos controlados randomizados, os autores concluíram que, ainda que o CCI de 24

h seja inferior com plaquetas submetidas ao sistema de inativação de patógenos quando comparado com plaquetas não tratadas, este desfecho não se associa com diferenças no sangramento apresentado pelos pacientes.

Em resumo, os dois métodos atualmente disponíveis e utilizados para inativação de patógenos em concentrados de plaquetas, INTERCEPT® e Mirasol®, afetam discretamente a atividade plaquetária, mas resultam em plaquetas clinicamente aceitáveis e hemostaticamente eficazes, embora com discreta redução no CCI e discreto aumento da demanda por transfusão de plaquetas.[11]

Um dos maiores problemas que são imputados aos métodos de inativação de patógenos é o seu custo, sendo este um importante fator na adoção e decisão de inativar ou não o hemocomponente.

A análise do custo/efetividade da inativação de patógenos em medicina transfusional é extremamente difícil devido à baixa frequência e complexidade dos possíveis riscos transfusionais. Em países desenvolvidos, o estudo de custo/efetividade da inativação de plaquetas em QALY é comparável ao de outras medidas adotadas para incremento da segurança transfusional. Em países com maior risco transfusional o benefício é ainda maior.[26-28]

A inativação de patógenos em CP torna desnecessária a realização de outros procedimentos, como os listados abaixo, o que tem peso na análise de custo-benefício:[29-30]

- Suprimir a gama irradiação.
- Suprimir os testes microbiológicos para detecção bacteriana prévia à liberação de componentes sanguíneos.
- Estender o período de estoque de concentrado de plaquetas para 7 dias e com isso diminuir o descarte deste hemocomponente por vencimento.
- Reduzir os cancelamentos cirúrgicos em hospitais.

CONCLUSÕES

Os métodos de redução de patógenos têm vantagens evidentes na minimização da transmissão de agentes infecciosos, mas também agregam consigo algumas desvantagens fundamentais relacionadas com a funcionalidade do componente e custo.[31]

A utilização da metodologia de redução de patógenos em plasma está amplamente implantada na Europa. No entanto, com respeito ao uso de plaquetas inativadas, existe uma série de implicações na prática clínica:

- Para os que ainda não usam a metodologia, antes de implantá-la, deve ser realizada uma revisão sistemática de sua eficácia, especialmente com relação ao controle do sangramento pós-transfusional.
- Para os que já utilizam a metodologia de inativação de patógenos em concentrado de plaquetas na prática habitual, devem realizar uma avaliação exaustiva dos efeitos adversos e de dados analíticos e clínicos pós-transfusionais.

Para o futuro, é necessário se realizar análises comparativas dos distintos métodos de inativação disponíveis, seus custos, seus resultados em pacientes, e suas capacidades de controlar complicações hemorrágicas.

Aguardamos pelos próximos resultados com o método de redução de patógenos em sangue total e concentrado de hemácias, os quais também parecem ser altamente promissores.[32]

RECOMENDAÇÃO DA ABHH

Em face do conhecimento científico atual, da situação geral da hemoterapia brasileira, tanto pública como privada, dos custos atuais da tecnologia de inativação de patógenos e dos possíveis benefícios a serem alcançados, o painel concluiu que seria prematura e injustificada a implantação obrigatória da adoção da inativação de patógenos para concentrados de plaquetas no Brasil. Essa posição poderá ser alterada a qualquer momento, diante de novos dados ou de novas tecnologias.

REFERÊNCIAS BIBLIOGRÁFICAS

1. Seghatchian J, de Sousa G. Pathogen-reduction systems for blood components: The current position and future trends. Transfusion and Apheresis Science 2006; 35:189-196.
2. Alvarez do Barrio M, González Díez R, Hernández Sánchez JM, Oyonarte Gómez S. Residual risk of transfusion-transmitted viral infections in Spain, 1997-2002, and impact of nucleic acid testing. Euro Surveill 2005 Feb; 10(2):20-22.

3. Informe Hemovigilancia Año 2012. Unidad de Hemovigilancia. Area de Hemoterapia Subdirección General de Promoción de la Salud y Epidemiología; 2012.
4. Boletim de Hemovigilância nº 6, 1 ed. Agência Nacional de Vigilância Sanitária, Ministério da Saúde, Brasil; 2014.
5. Seltsam A, Meuller TH. Update on the use of pathogen-reduced human plasma and platelet concentrates. British Journal of Haematology 2013; 162: 442-454.
6. Wagner SJ. Developing pathogen reduction technologies for RBC suspensions Vox Sanguinis 2011; 100:112-121.
7. Harvey, et al. Research opportunities for pathogen reduction/inactivation of blood components: summary of an NHLBI workshop. Transfusion 2009; Volume 49.
8. Osselaer, et al. Universal adoption of pathogen inactivation of platelet components: impact on platelet and red blood cell component use. Transfusion 2009; Volume 49.
9. Williamson LM, Cardigan R, Prowse CV. Methylene blue treated fresh frozen plasma. What is its contribution to blood safety? Transfusion 2003; 43: 1322-1329.
10. Depasse F, Sensebe L, Seghatchian J, Andreu G, Samama MM. The influence of methylene blue light treatment and methylene blue removal filter on fibrinogen activity states and fibrin polymerization indices. Transf Apheresis Sci 2005; 33:63-69.
11. Solheim BG. Pathogen reduction of blood components. Transfusion and Apheresis Science 2008; 39: 75-82.
12. De Alarcon P, Benjamin R, Dugdale M, Kessler C, Shopnick R, Smith P, et al. Fresh frozen plasma prepared with amotosalen HCL (S 59) photochemical pathogen inactivation: transfusion of patients with congenital coagulation deficiencies. Transfusion 2005; 45:1362-1372.
13. Mastroianni MA, et al. Effect of Mirasol pathogen reduction technology system on in vitro quality of MCS+ apheresis platelets. Transfusion and Apheresis Science 2013; 49:285-290.
14. Castrillo A, Cardoso M, Rouse L. Treatment of Buffy Coat Platelets in Platelet AdditiveSolution with the Mirasol® Pathogen Reduction Technology System. Transfus Med Hemother 2013; 40:44-48.
15. Balint B, Jovicic-Gojkov D, Todorovic-Balint M, Subota V, Pavlovic M, Goodrich R. Plasma constituent integrity in pre-storage vs. post-storage riboflavin and UV-light treatment – a comparative study. Transfus Apher Sci 2013 Dec; 49(3):434-439.
16. Ettinger A, Miklauz MM, Hendrix BK, Bihm DJ, Maldonado-Codina G, Goodrich RP. Protein stability of

previously frozen plasma, riboflavin and UV light-treated, refrozen and stored for up to 2 years at -30 °C. Transfus Apher Sci 2011 Feb; 44(1):25-31.

17. Mintz PD, Bass NM, Petz LD, Steadman R, Streiff M, McCullough J, Burks S, Wages D, Van Doren S, Corash L. Photochemically treated fresh frozen plasma for transfusion of patients with acquired coagulopathy of liver disease. Blood 2006 May; 107(9): 3753-3760.

18. Bartelmaos T, Chabanel A, Léger J, Villalon L, Gillon MC, Rouget C, Gomola A, Denninger MH, Tardivel R, Naegelen C, Courtois F, Bardiaux L, Giraudeau B, Ozier Y. Plasma transfusion in liver transplantation: a randomized, double-blind, multicenter clinical comparison of three virally secured plasmas. Transfusion 2013 Jun; 53(6):1335-1345.

19. Alvarez-Larrán A, et al. Methylene-blue photoinactivate plasma vs. fresh frozen plasma as replacement fluid for plasma exchange in thrombotic thrombocytopenic purpura. Vox Sang 2004; 86(4):246-251.

20. Mintz PD, Neff A, MacKenzie M, Goodnough LT, Hillyer C, Kessler C, et al. A randomized, controlled Phase III trial of therapeutic plasma exchange with fresh-frozen plasma (FFP) prepared with amotosalen and ultraviolet A light compared to untreated FFP in thrombotic thrombocytopenic purpura. Transfusion. 2006 Oct; 46(10):1693-1704.

21. Snyder E, McCullough J, Slichter SJ, Strauss RG, Lopez-Plaza I, Lin JS, Corash L, Conlan MG; SPRINT Study Group. Clinical safety of platelets photochemically treated with amotosalen HCl and ultraviolet A light for pathogen inactivation: the SPRINT trial. Transfusion 2005 Dec; 45(12):1864-1875.

22. van Rhenen D, Gulliksson H, Cazenave JP, Pamphilon D, Ljungman P, Klüter H, et al.; euroSPRITE trial. Transfusion of pooled buffy coat platelet components prepared with photochemical pathogen inactivation treatment: the euroSPRITE trial. Blood 2003 Mar; 101(6):2426-2433.

23. Infanti L, et al. Pathogen-inactivation of platelet components with the INTERCEPT Blood System™: A cohort study. Transfusion and Apheresis Science 2011; 45:175-181.

24. Johansson, et al. A pilot study to assess the hemostatic function of pathogen-reduced platelets in patients with thrombocytopenia. Transfusion 2013; 53(9):2043-2052.

25. Cid J, Escolar G, Lozano M. Therapeutic efficacy of platelet components treated with amotosalen and ultraviolet A pathogen inactivation method: results of a meta-analysis of randomized controlled trials. Vox Sanguinis 2012; 103:322-330.

26. Custer B, Agapova M, Martinez RH. The cost-effectiveness of pathogen reduction technology as assessed using a multiple risk reduction model. Transfusion 2010; 50(11):2461-2473.

27. Postma MJ, et al. Cost-effectiveness of pathogen inactivation for platelet transfusions in the Netherlands. Transfusion Medicine 2005; 15:379-387.

28. Moeremans K, et al. Assessment of the economic value of the INTERCEPT blood system in Belgium. Transfusion Medicine 2006; 16:17-30.

29. Reesink HW, Panzer S, McQuilten ZK, Wood EM, Marks DC, Wendel S, et al. International Forum. Pathogen inactivation of platelet concentrates. Vox Sanguinis 2010; 99:85-95.

30. Girona-Llobera E, et al. Reducing the financial impact of pathogen inactivation technology for platelet components: our experience. Transfusion 2014; 54(1):158-168.

31. Webert, et al. Proceedings of a Consensus Conference: Pathogen Inactivation – Making Decisions About New Technologies. Transfusion Medicine Reviews 2008; 22(1):1-34.

32. Webert, et al. Proceedings of a Consensus Conference: Pathogen Inactivation – Making Decisions About New Technologies. Transfusion Medicine Reviews 2008; 22(1):1-34.

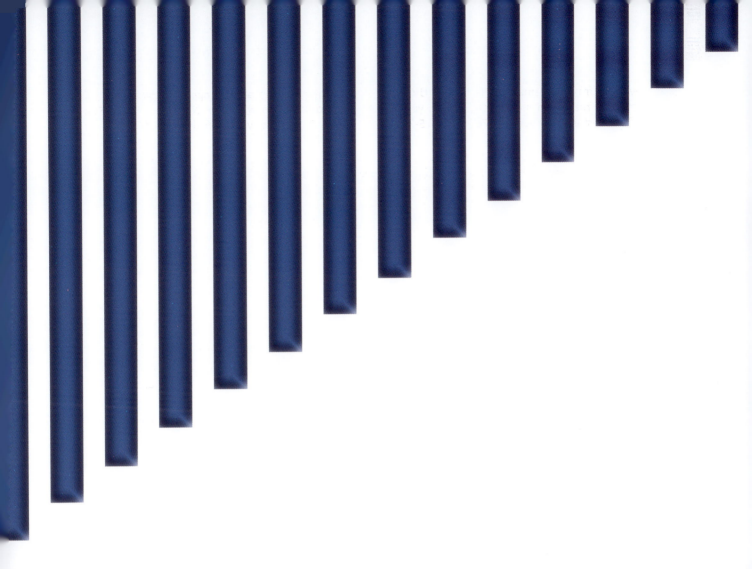

Parte 10

ORGANIZAÇÃO E CONTROLE DE QUALIDADE EM SERVIÇOS DE HEMOTERAPIA

64

COMITÊ HOSPITALAR DE TRANSFUSÃO

José Mauro Kutner
Ana Paula Hitomi Yokoyama

INTRODUÇÃO

A despeito do expressivo volume de sangue coletado anualmente (108 milhões de unidades/ano no mundo todo),[1] os serviços transfusionais operam constantemente com estoques limítrofes, tendo suas atividades norteadas não só pela demanda, mas também pela segurança transfusional e custo-efetividade do processo. O manejo de um recurso esgotável, de fornecimento restrito e sazonal, com prazo de validade por vezes curto, requer um intrincado sistema de gestão do sangue em que o domínio do uso é fundamental. Promover o uso correto em detrimento do uso excessivo/desnecessário do sangue é primordial, em se tratando de um recurso terapêutico essencial mas ainda não isento de riscos.[2]

Graças à evolução da hemoterapia, os hemocomponentes utilizados no suporte dos pacientes nunca foram tão seguros como na atualidade. Entretanto, não obstante o avanço científico em medicina transfusional, sabe-se que a transfusão ainda não traduz um processo 100% seguro.[3] Considerando-se que a prática médica deve estar alinhada com o conhecimento científico vigente, e que, portanto, toda transfusão deve ter uma justificativa clínica que a suporte, o comitê de auditoria transfusional representa a garantia de conformidade das transfusões, mediante revisão sistemática de todo o processo.

Desde 1937, quando da criação do primeiro banco de sangue, Fantus[4] já antecipara a necessidade de revisão da prática transfusional; fato corroborado posteriormente pela Legislação Brasileira, a exemplo da Joint Commission on Accreditation of Healthcare Organizations (JCAHO) em 1961, e da Associação Americana de Bancos de Sangue (AABB).[2,7] Ambas enfatizam a necessidade de revisão da prática transfusional como requisito para as acreditações.

Ressalta-se ainda o fato de que, no mundo todo, a prática hemoterápica está sujeita às regulamentações técnicas estabelecidas pela legislação de cada país, portanto, ações de monitoramento permanente são necessárias para garantia de adequação às normas técnicas vigentes.

A implementação e consolidação de práticas seguras de transfusão devem ser estabelecidas como a base de todo comitê de auditoria transfusional, responsável não só pelo julgamento do uso do sangue, mas também pela divulgação e estabelecimento de protocolos clínicos que guiem seu uso.

Organização/estrutura do comitê

O estabelecimento de um comitê formal de auditoria transfusional é exigência da Portaria nº 2.712 de 12 de novembro de 2013.[5] A mesma portaria estabelece como pré-requisitos de formação do comitê a multidisciplinaridade e a participação de membros do serviço de hemoterapia fornecedor.

Sugere-se a multidisciplinaridade do comitê a fim de garantir que as políticas estabelecidas sejam factíveis às múltiplas especialidades, adaptadas à realidade de cada setor, e, principalmente, que cada membro do comitê seja um multiplicador de ações, divulgando os conhecimentos entre seus pares.[2,6]

Grande parte do sucesso nos objetivos do comitê se deverá à participação e cooperação entre os membros, devendo ser estimulada a comunicação aberta, o caráter educacional do comitê e a relevância e impacto de suas ações no cuidado com o paciente.[2]

O modelo operacional aqui sugerido estabelece um comitê que reporta-se hierarquicamente ao comitê médico executivo do hospital, direta ou indiretamente. Como parte de suas ações envolve gerenciamento de riscos e gestão da qualidade, recomenda-se que haja interfaceamento de dados com o grupo de gestão da qualidade do hospital, administradores, enfermeiros, biomédicos, farmacêuticos e quaisquer outros profissionais que venham a contribuir para a melhoria do processo transfusional.[2,3]

Qualquer que seja a estrutura do CHT, é fundamental que determinados aspectos discutidos sejam tratados de forma confidencial.[2] Condutas, nomes de profissionais e pacientes são frequentemente colocados em discussão e a abordagem deve ser restrita às instâncias apropriadas da instituição. Existem hospitais que exigem, inclusive, que os participantes assinem termos de confidencialidade. Esta questão deve estar clara a todos os participantes.

Com relação aos membros participantes, sugere-se um regimento técnico que contemple a composição do comitê de acordo com o porte do hospital, o perfil de serviços ali prestados e os setores que solicitam transfusão de sangue.[2,3,6] É importante que haja representatividade de todas as especialidades médicas que solicitam transfusão, bem como de profissionais-chave no processo, tais como lideranças de enfermagem do serviço transfusional e lideranças do corpo clínico. Na existência de serviços de transfusão ambulatoriais externos, é importante que haja representantes destes setores também. Na eventualidade de um hemocentro fornecedor disponibilizar seus produtos a diversas agências transfusionais, é desejável que membros do hemocentro também participem dos comitês de auditoria das agências transfusionais.[5]

As especialidades componentes do comitê hospitalar de transfusão (CHT) podem ser selecionadas e indicadas por cada departamento do hospital (pediatria, ginecologia, cirurgia, medicina intensiva, cardiologia, oncologia etc.), ou diretamente escolhidas pela diretoria médica. O número de participantes e a abrangência das especialidades dependerá das caraterísticas particulares do hospital. Sugere-se ainda que seja nomeado um presidente que direcione os rumos e atividades do CHT, e muitos autores sugerem que médicos do serviço de hemoterapia façam parte do CHT, mas não exerçam o cargo da presidência.[2] A não participação do hemoterapeuta como presidente é justificada para garantir a isenção, imparcialidade e independência acerca das decisões e diretrizes do CHT e evitar possíveis conflitos de interesse. Quando o CHT propõe mudanças na prática transfusional, estas são melhor aceitas se o CHT for visto como uma entidade distinta e independente do serviço de hemoterapia (SH). Além disto, o exercício da presidência por um médico usuário dos serviços do SH, e não pelo diretor do banco de sangue ou um médico do banco de sangue aumenta a sua credibilidade, visibilidade e eficácia. Por outro lado, a participação do diretor do SH e outros médicos hemoterapeutas garante que os aspectos técnicos sejam esclarecidos e atualizados uma vez que o CHT é formado, em sua maioria, por médicos não hemoterapeutas.

Espera-se que o CHT convide profissionais específicos para participar de determinadas reuniões, a fim de buscar subsídios para criação de diretrizes precisas em situações peculiares. Tal prática, inclusive, estreita laços entre o CHT e as diversas especialidades, além de criar facilitadores no corpo clínico que divulguem as práticas respaldadas pelo CHT. Instituições que tenham programa de residência médica também podem incluir residentes no CHT como forma de treinamento.

Com relação à renovação da composição do CHT, este pode ser permanente ou ter uma política de renovação periódica de todos, ou de parte, dos membros, o mesmo aplicando-se ao seu presidente. É importante lembrar que a participação de médicos não hemoterapeutas no CHT demanda treinamento e aprendizado. O treinamento periódico de todos os participantes nos aspectos relevantes às suas atribuições é fundamental. Desta forma, é desejável que esta participação seja o mais longa e duradoura possível, para que o profissional, o CHT, a prática hemoterápica e, em última análise, os pacientes, possam usufruir dos conhecimentos adquiridos ao longo do tempo.[2,3]

Funções/monitoramento do comitê

De maneira geral, o papel do comitê pode ser descrito como a promoção de melhores práticas através da conscientização e educação do corpo clínico, utilizando-se de membros facilitadores que desenvolverão a política local no que se refere ao monitoramento do uso do sangue e eventos adversos.[2,3,6,7] É de responsabilidade do comitê estabelecer condutas quanto ao uso de hemocomponentes, revisando e monitorando as transfusões, bem como o processo da cadeia transfusional e todo o fluxo que envolve transfusão: termo de consentimento, coleta de amostras, análise crítica das solicitações de transfusão, instalação do produto, monitoramento transfusional. Compete também ao comitê a revisão periódica dos eventos adversos, a revisão dos dados estatísticos sobre o uso e desprezo de sangue e componentes, avaliação das acreditações do serviço, de seus controles de qualidade interno e externo, adequação das instalações, pessoal e equipamentos, definição de escalas de reserva máxima de produtos para cirurgias (Figura 64.1).[2,5,8]

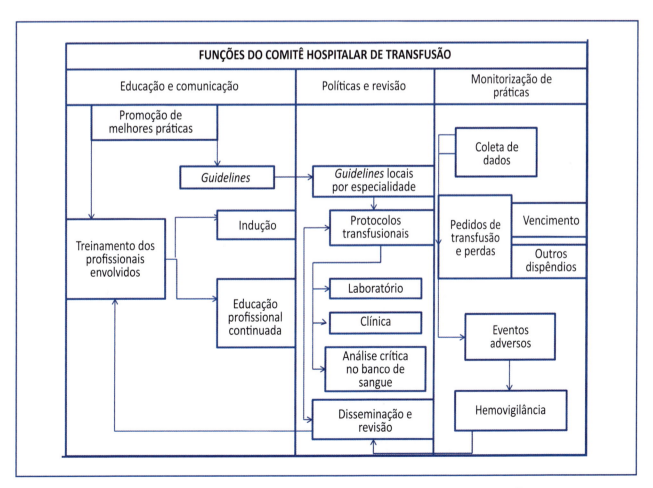

FIGURA 64.1 Funções do comitê hospitalar de transfusão. *(Adaptada de Haynes SI e Torella F.[3])*

Na prática, abordaremos as atribuições do comitê relacionadas a: 1) uso do sangue (auditoria do uso apropriado do sangue); 2) educação; e 3) consequências do uso do sangue (eventos adversos da transfusão, erros no processo, manejo de estoque).

Atribuições do CHT relacionadas ao uso do sangue: auditoria do uso apropriado do sangue

Política transfusional

Parte importante da política de transfusão é a definição de critérios de utilização de sangue e hemocomponentes.[6,8-10] A literatura médica tem inúmeros artigos com considerações acerca dos parâmetros clínicos e laboratoriais para indicação de transfusão nos mais diversos cenários.[11-13] Até o momento, não há consenso fechado sobre níveis laboratoriais para guiar a administração de sangue. A presença de anemia sintomática, comorbidades, idade do paciente e velocidade de instalação da anemia são alguns, dentre muitos, dos diversos fatores a serem ponderados antes da tomada de decisão para transfundir ou não determinado paciente.[13] Cada instituição deve definir essas normas de acordo com a sua realidade e conhecimento médico atual. Cada paciente tem suas próprias nuances clínicas e o julgamento clínico do médico assistente não pode ser suplantado. Entretanto, é importante a existência de diretrizes que orientem a política global de transfusões e casos discrepantes devem ser analisados individualmente para verificação de sua propriedade. Tais diretrizes devem ser divulgadas junto ao corpo clínico e regularmente atualizadas, em acordo com a publicação de novas informações científicas e com as necessidades e características da população local de pacientes.

Como critérios laboratoriais, para identificação de casos a serem analisados, habitualmente definem-se valores de hemoglobina, contagem de plaquetas e de tempo de protrombina/tempo de tromboplastina parcial ativada e fibrinogênio, respectivamente, para identificar a propriedade das indicações de concentrados de hemácias, de plaquetas, de plasma fresco congelado e crioprecipitado.[6,7]

Mais recentemente, frente às limitações dos testes convencionais de coagulação e com o avanço dos conhecimentos sobre o modelo celular da coagulação, foi incorporada a utilização dos testes viscoelásticos – tromboelastograma (TEG) e tromboelastometria (ROTEM)[14] – como ferramentas adicionais de avaliação da hemostasia. Consequentemente, surgiram novos parâmetros para direcionar transfusão de plasma, plaquetas e crioprecipitado. Sua utilização vem se tornando cada vez mais frequente; no entanto, sua aplicabilidade, até o momento, restringe-se a cenários hemorrágicos,[14] não sendo validados para utilização rotineira em pacientes sem sangramento ativo. Meta-análises recente da Cochrane[14,15] não demonstrou evidência de melhor acurácia quando utilizados estes recursos em pacientes com coagulopatia aguda traumática. Trata-se de uma ferramenta nova, complementar aos exames já existentes, que parece ser útil em cenários específicos, sendo ainda necessários mais estudos para elucidar o melhor manejo para controle da hemostasia dos pacientes sangrantes.

É sempre importante lembrar que níveis laboratoriais alterados, ou fora do intervalo preconizado institucionalmente, não devem ser "gatilhos" automáticos que invariavelmente respaldam ou refutam uma indicação de transfusão. Os valores laboratoriais devem ser interpretados com cautela, servindo de parâmetro para identificar quais casos serão analisados mais profundamente. A literatura médica é farta de textos sugerindo tais níveis,[8,9,11] porém sempre com a óbvia lembrança de sua aplicação relativa, devendo ser considerados junto às informações clínicas do paciente.

Ressalte-se ainda que os critérios de auditoria não devem ser utilizados de forma rígida, rotulando as transfusões como "corretas" ou "incorretas".[2,8] Devem ser um mecanismo de seleção para identificar aquelas que mais provavelmente sejam inapropriadas. Os critérios de seleção são parâmetros para separar as ocorrências que muito provavelmente são apropriadas das que possivelmente não o são. O corpo clínico deve estar ciente sobre estes mecanismos para que possa colaborar nos casos em que a interação entre os médicos for necessária.

No âmbito do uso eficiente de recursos, outro ponto importante a ser mencionado é a questão do preparo de sangue para cirurgias eletivas. Observa-se que, dentre o total de componentes envolvidos em prova cruzada, apenas um percentual é de fato distribuído para transfusão. Se por um lado a realização de prova cruzada prévia com reserva do componente garante sua disponibilidade imediata no momento da solicitação, por outro observa-se um contingente considerável de hemácias bloqueadas que ficam indisponíveis para outros pacientes. A reserva de número excessivo de unidades de hemácias leva ao desperdício de recursos caso estas bolsas não sejam utilizadas, além de deixá-las indisponíveis para outros pacientes. Por outro lado, o preparo insuficiente pode apresentar riscos, uma vez que a indisponibilidade do hemocomponente em situações de urgência pode causar agravos clínicos ao paciente. Para evitar desperdício de recursos, são elaboradas tabelas de uso de sangue em cirurgias. Sua elaboração, aprovação e/ou acompanhamento podem ser função do CHT.

Auditoria

A auditoria clínica é um dos mecanismos mais frequentemente sugeridos para o controle e acompanhamento da prática hemoterápica.[2,3,7] Envolve a avaliação da prática corrente no serviço e a compara com as diretrizes e normas da instituição (Tabela 64.1).

Uma vez estabelecidos os objetivos, deve-se estruturar os modos de análise de maneira a cumprir os propósitos descritos. Cabe lembrar que, longe de ser apenas uma formalidade, uma auditoria bem executada serve não apenas para atender aos requisitos legais de funcionamento de um serviço de hemoterapia. Além de ser uma ferramenta de análise de qualidade da prática médica local, presta-se também ao propósito de apontar tendências e necessidade de mudanças e revisões de diretrizes.

TABELA 64.1
OBJETIVOS DE AUDITORIA DO CHT
Avaliar e modificar a prática hemoterápica pelos médicos
Estabelecer e reforçar padrões para a utilização de sangue e hemocomponentes
Identificar e implementar procedimentos de melhor custo/benefício
Fornecer informações às instâncias hospitalares apropriadas sobre a prática dos médicos
Monitorar os efeitos terapêuticos e adversos do uso de hemocomponentes

Formas de auditoria

Existem diversas maneiras de se realizar auditoria clínica sobre o uso do sangue.

A auditoria pode ser classificada quanto a abrangência, sendo:

- *Integral:* aquela em que todas as solicitações de transfusão serão analisadas.
- *Parcial:* aquela em que a análise dos casos é feita por amostragem.

Ambas as práticas são possíveis, porém as auditorias parciais, como a própria definição estabelece, oferecem uma análise superficial da prática.

Quanto ao momento de realização, a auditoria pode ser:

- *Prospectiva:* se realizada antes da liberação da transfusão, concomitantemente ao processo de solicitação.[2,7] A avaliação concomitante à solicitação requer análise crítica no momento da transfusão, para verificação, pela equipe do banco de sangue, de adequação aos critérios estabelecidos institucionalmente. Conforme previamente mencionado, deve haver parâmetros clínicos e laboratoriais, a partir dos quais se estabelecem critérios aceitáveis para liberação das transfusões em determinada situação. É o método que mais requer participação ativa do médico hemoterapeuta, estabelecendo interface com o corpo clínico nas situações de aparente não conformidade nas solicitações. A grande vantagem deste método de avaliação é a resolução de eventuais discrepâncias *antes* da liberação da transfusão. A desvantagem é que este método só é aplicável a transfusões eletivas/não urgência/emergência, uma vez que a análise crítica pré-dispensação e checagem de resultados de exames laboratoriais demandam tempo.
- *Concorrente:* quando realizada 1 ou 2 dias após a transfusão.[2,7]
- *Retrospectiva:* realizada dias ou semanas após a dispensação de transfusão. Nesta modalidade, avalia-se retrogradamente a evolução clínica e laboratorial para verificação da adequação daquela prescrição.[2,7,17]

Trata-se de um método importante para avaliação de transfusões liberadas em caráter de urgência/emergência, em que não há tempo hábil para espera de resultados de exames laboratoriais, pois a situação intraoperatória nem sempre permite avaliação imediata. A avaliação retrógrada consistirá, portanto, na análise dos níveis laboratoriais pré, intra e pós-operatórios ou pós-evento.

Na avaliação retrospectiva, normalmente são utilizados os parâmetros laboratoriais pré-transfusão para identificar os casos a serem avaliados. Existem, entretanto, exceções. A literatura[2] refere locais em que se utilizam dos níveis laboratoriais no momento da alta do paciente, ou seja, é analisada a situação pós-transfusão, para se avaliar a propriedade da terapia transfusional administrada.

É importante mencionar que nesta modalidade, é ainda mais impactante o papel educacional do comitê, no sentido de divulgar os critérios de transfusão bem como mensuração de impacto das ações educativas para minimizar as transfusões não conformes.[2,7]

Em casos de avaliação concorrente ou retrospectiva com questionamento do CHT sobre a indicação da transfusão, o médico assistente deve ser contatado para fornecer seu parecer e as justificativas de sua conduta. Todos os questionamentos serão devidamente registrados e cada parte fará suas respectivas considerações, sempre apresentadas nas reuniões do CHT. Todos devem ter a oportunidade de expressar suas opiniões e justificativas a cada caso e situação.

Cabe também ao CHT, além da análise individual de cada solicitação transfusional, fazer um acompanhamento horizontal sobre as tendências de práticas de determinada especialidade, determinado setor ou determinado profissional. Condutas inadequadas persistentemente reincidentes podem ser alvo de notificação e alerta do CHT. Nestes cenários, é válido ressaltar o caráter educativo e não punitivo do CHT, no sentido de propor oportunidades de melhores práticas de uma maneira amigável e não intimidadora. A abordagem amistosa, por meio dos pares, parece ser a estratégia mais eficaz no intuito de promover maior adesão ao que é preconizado pelo CHT.

Em medicina, todos os profissionais podem determinar condutas que não são bem aceitas pelos seus pares em determinadas situações clínicas vivenciadas, principalmente quando a análise é realizada por terceiros, e retrospectivamente. O que deve ser motivo de preocupação é quando estas situações são frequentes para um mesmo médico e, portanto, passíveis de questionamentos e intervenções pelo CHT.

Educação

Uma vez que os conceitos de transfusão segura e de transfusão apropriada não podem ser dissociados, a educação do corpo clínico é a chave para sua utilização correta.[2,3,6,7] A formação em hemoterapia é escassa nas faculdades. Sem um programa de educação formal, o aprendizado sobre transfusão vem de colegas mais experientes que, muitas vezes, mostram-se inapropriados. Os CHTs podem promover uma melhoria da prática da hemoterapia por meio de educação continuada e monitorização da performance da prática clínica. Assim, a monitorização das prescrições permite que medidas corretivas possam ser tomadas, como parte do programa de educação médica continuada. A publicação das diretrizes, regras e condutas do CHT e sua disponibilização ao corpo clínico é uma forma eficaz de divulgação.

Ressalte-se que, no que se refere ao uso do sangue, o papel do comitê não deve se limitar à auditoria do uso apropriado. Parte de sua responsabilidade é desenvolver diretrizes e protocolos para uso da transfusão em diferentes cenários, estabelecer fóruns de discussão e disseminar o conteúdo das discussões para o corpo clínico.[16]

Nesse contexto, é importante a interface da liderança do CHT com o comitê médico executivo da instituição, que auxiliará na divulgação dos protocolos. Estudo recente aponta que mudanças de diretrizes ganham maior adesão quando apoiadas pela diretoria médica das instituições. A causa abraçada pelo comitê médico executivo do hospital muito provavelmente renderá frutos, e o CHT deve se apoiar nessa diretriz para obter sucesso e assertividade em suas ações.

Atribuições do comitê relacionadas às consequências do uso do sangue
Eventos adversos da transfusão e erros no processo

Além das indicações das transfusões, cabe ao comitê de auditoria transfusional revisar os eventos adversos relacionados à transfusão, sejam advindos de reações transfusionais ou de erros no processo.[2,5] As taxas de eventos adversos devem ser monitoradas, evidências de mudança de tendências registradas e ações preventivas e corretivas implementadas.

O comitê deve ter acesso às medidas preventivas de reações transfusionais, bem como participar do desenvolvimento dos protocolos das mesmas.

Periodicamente, o comitê deve analisar os dados das reações transfusionais, analisando taxa de incidência e implementação das medidas preventivas.[5] Mudanças de tendências nos índices de reações devem ser registrados e analisadas as possíveis causas-raízes. O impacto das medidas corretivas deve ser avaliado subsequentemente a sua implementação.

Erros adversos no processo e quase-erros também devem ser cuidadosamente estudados, identificados os envolvidos e estabelecidas políticas de retreinamento para evitar que se repitam.[2] Nesse cenário, é importante a participação ativa dos efetores do processo transfusional no retreinamento e orientação dos profissionais envolvidos. Análise estatística dos erros também deve ser feita, e os erros reportados aos setores responsáveis. Reincidências requerem ações corretivas imediatas e análises de impacto das ações corretivas também devem ser mensuradas.

Manejo de estoque

A necessidade de monitoramento das transfusões se faz não apenas pelo fato de o processo envolver riscos, por vezes graves, mas também pela provisão de recursos ser limitada, com tempo de validade restrito e oferta sazonal.[3] Conclui-se, então, que o manejo do uso do sangue é muito mais abrangente do que a simples avaliação de conformidade das solicitações de transfusão.

Considerações também devem ser feitas a respeito do uso racional do componente, manejo adequado de estoque e taxas de perdas de componentes. Tais dados podem ser apresentados periodicamente, a cada reunião do comitê.

Dados de recrutamento de doadores, produtos coletados e produtos transfundidos devem ser acompanhados evolutivamente, para verificação de adequação entre recrutamento e demanda transfusional. São aceitáveis perdas de hemocomponentes por validade, principalmente pelo fato de a demanda transfusional também ser sazonal e, por vezes, imprevisível.[2] Cabe ao serviço de hemoterapia estabelecer tetos de perdas de hemocomponentes, a fim de não espoliar doadores desnecessariamente e prover um processo custo-efetivo.

OUTRAS CONSIDERAÇÕES

Tradicionalmente, os CHTs preocupam-se com o uso inapropriado de sangue e componentes. A ênfase tem sido na questão da transfusão excessiva, desnecessária, mas raramente na falta de indicação em casos em que os hemocomponentes se fazem necessários. Recentemente, um conceito mais abrangente, chamado *patient blood management*[10] ou "manejo transfusional do paciente", vem discutindo de maneira mais global a abordagem aos pacientes transfundidores. Esta abordagem contempla um conjunto de medidas terapêuticas por meio da correção de citopenias e distúrbios de hemostasia de maneira programada e otimização da eritropoese. Esforços são voltados não só no sentido de evitar a transfusão e a expoliação desnecessária e excessiva, mas também monitorizando o paciente e indicando quando transfundir. A JCAHO afirma que "não administrar transfusão quando indicada, pode substancialmente diminuir a probabilidade de sucesso do tratamento do paciente". Diversos autores têm comentado este fato e salientado a necessidade de se estabelecer programas de avaliação de "subtransfusão".[18,19] O estudos na área não demonstram números preocupantes neste aspecto, a despeito de contemplarem a população americana, que não necessariamente reflete a realidade brasileira. A não indicação de uma transfusão pode ocorrer não só por intenção deliberada do médico assistente, mas também por falta do recurso hemoterápico ou mesmo por motivos particulares como, por exemplo, crenças religiosas. Esses aspectos também devem ser lembrados e discutidos nos CHTs.

A implementação de um CHT não é tarefa simples, uma vez que além das questões técnicas envolvidas, há aspectos político-institucionais a serem considerados. A consolidação das atividades do CHT deve se fazer de maneira muito bem estruturada, a fim de que suas atividades sejam interpretadas como estímulo às boas práticas e não como cerceamento de liberdade de condutas do corpo clínico. O CHT é acima de tudo um fórum educativo, e esta visão deve ser claramente transmitida. O sucesso de um CHT depende da vontade do diretor do Serviço de Hemoterapia, do apoio da diretoria e da comunidade de profissionais da instituição e, fundamentalmente, da participação ativa, profissional e judiciosa de seus membros. É este conjunto de características que tornará as suas deliberações aceitas e respeitadas.

Com relação às consequências do uso do sangue, cabe ressaltar que a literatura atual respalda o uso de transfusão de sangue em inúmeras situações em que comprovadamente se obtém a melhora clínica e o restabelecimento hemodinâmico e/ou hemostático exclusivamente pelo efeito da transfusão de hemocomponentes. Quando bem indicada, a transfusão desempenha papel fundamental na recuperação de um paciente. A despeito do avanço na produção de hemoderivados, ainda não se aprovou um substituto eficaz e seguro para a transfusão, motivo pelo qual este procedimento continua a ser realizado em grande monta, com sucesso.

O objetivo das comissões de auditoria transfusional é auditar o processo, no intuito de assegurar que a transfusão foi indicada de acordo com os preceitos recomendados pela literatura atual, e em situações em que sabidamente os benefícios suplantam os eventuais riscos inerentes ao procedimento.

REFERÊNCIAS BIBLIOGRÁFICAS

1. World Health Organization. Blood Safety and Availability, Fact sheet 279, http://www.who.int/mediacentre/factsheets/fs279/en/

2. Saxena S, Shulman IA. The Transfusion Committee: Putting Patient Safety First, Bethesda: AABB Press; 2006.

3. Haynes SL, Torella F. The role of hospital Transfusion Committees in blood product conservation. Transfusion Medicine Reviews 2004; 2:93-104.

4. Fantus B. Landmark article July 10, 1937: The therapy of the Cook County Hospital. JAMA 1984; 251:647.

5. Portaria nº 2.712 de 12 de novembro de 2013, do Ministério da Saúde.

6. Kutner JM, Mota MA, Vacarini ALT, Bub RF. Manual de Orientação para o Uso de Sangue, Hemocomponentes e Aféreses Terapêuticas. 3 ed. São Paulo: Atheneu; 2004.

7. Tinmouth, et al. AABB Technical Manual, 18 ed. Bethesda: AABB Press; 2014.

8. Barr PJ, Donnelly M, Cardwell CR, Parker M, Morris K, Bailie KE. The appropriateness of red blood cell use and the extent of overtransfusion: right decision? Right amount? Transfusion 2011; 51(8): 1684-1694.

9. Hibbs S, Miles D, Staves J, Murphy MF. Is undertransfusion a problem in modern clinical practice? Transfusion 2015; 55:906-910.

10. Towler S, Semmens JB,Hofmann A, Koay A, Gallagher T, Kruger PC, et al. A pragmatic approach to embedding patient blood management in a tertiary hospital. Transfusion 2014; 54:1133-1145.

11. Carson, et al. Red Blood Cell Transfusion: A Clinical Practice Guideline From the AABB. Annals of Internal Medicine 2012; 157:49-58.

12. Kaufman, et al. Platelet Transfusion: A Clinical Practice Guideline From the AABB. Annals of Internal Medicine. http://annals.org/on 01/23/2015

13. Retter A, Wyncoll D, Pearse R, Carson D, McKechnie S, Stanworth S, Allard A, Thomas D, Walsh T. Guidelines on the management of anemia and red cell transfusion in adult critically ill patients. British Journal of Haematology 2013; 160:445-464.

14. Hunt H, Stanworth S, Curry N, Woolley T, Cooper C, Ukoumunne O, Zhelev Z, Hyde C. Thromboelastography (TEG) and rotational thromboelastometry (ROTEM) for trauma induced coagulopathy in adult trauma patients with bleeding. Cochrane Database System Reviews 2015 Feb 16 CD010438. doi: 10.1002/14651858.CD010438.pub2

15. Afshari A, Wikkelso A, Brok J, Moller AM, Wetterslev J. Thromboelastography (TEG) or thormboelastometry (ROTEM) to monitor haemotherapy versus usual care in patients with massive transfusion (Review) Cochrane Database Syst Rev. 2011 Mar 16;(3):CD007871. doi: 10.1002/14651858. CD007871.pub2. Review.

16. Boral LI, Bernard A, Hjorth T, Davenport D, Zhang D, MacIvor DC. How do I implement a more restrictive transfusion trigger of hemoglobin level of 7g/dL at my hospital? Transfusion 2015; 55(5):937-945.

17. Edwards J, Morrison C, Mohiuddin M, Tchatalbachev V, Patel C, Schwickerath VL, Menitove JE, Singh G. Patient blood transfusion management: discharge hemoglobin level as a surrogate marker for red blood cell utilization appropriateness. Transfusion 2012; 52:2445-2451.

18. Mair B, Agosti SJ, Foulis PR, Hamilton RA, Benson K. Monitoring for Undertransfusion. Transfusion 1996; 36:533-535.

19. Hibbs S, Miles D, Staves J, Murphy MF. Is undertransfusion a problem in modern clinical practice? Transfusion 2015; 55:906-910.

65
RESPONSABILIDADE CIVIL E SERVIÇOS DE HEMOTERAPIA – ALGUNS ASPECTOS APRENDIDOS NA PRÁTICA FORENSE

Jaques Bushatsky

A RESPONSABILIDADE CIVIL E AS AÇÕES JUDICIAIS

Com o correr dos anos passaram a grassar ações judiciais para a discussão da responsabilidade decorrente do exercício de profissão liberal, pertinente a doações de sangue e seguintes passos da atividade transfusional.

Não há de ser censurado o conceito (ou os princípios) da indenização por danos morais, tampouco recriminam-se os seus positivos efeitos na evolução do atendimento à população; no auxiliar a motivar o desenvolvimento tecnológico em suas várias facetas; no prestígio que resulta às justas expectativas de clientes, pacientes, consumidores; no aprimoramento das relações sociais a partir do momento em que a possibilidade de indenizar faz as pessoas – qualquer que seja a posição circunstancialmente ocupada – atentarem aos direitos alheios. Não foi à toa que se incluiu a menção aos danos morais tanto na Constituição Federal de 1988, quanto no Código Civil de 2002, para lembrarmos somente dos dois mais importantes diplomas do conjunto jurídico brasileiro.

O que há de ser afastado, neste tema como noutros vários, é o maniqueísmo, o afobado uso de fórmulas automáticas impensadas, de modo por igual impensado (encadeamento de meias verdades bem ao gosto de panfletos, jamais dos escritos doutrinários). Em outras palavras: busque-se, também nesta matéria, a aplicação rigorosa e serena da lógica, do bom senso, da lei; privilegie-se a boa-fé, também intelectual.

Pois bem. No mais das vezes, nessas ações judiciais são postuladas grandes indenizações,[1] provavelmente num misto de má compreensão dos fatos e direitos (banalizando-se falsas proposições) com ignorante e insistente volúpia imitativa de resultados que se fizeram famosos somente na ficção. Tornaram-se cediças as demandas perseguindo montantes absolutamente descolados dos eventos descritos, dos danos potencialmente possíveis ou imagináveis, das características, objetivas ou subjetivas, das partes envolvidas.

Isso leva à presente tentativa de exposição do tema, sob o enfoque de que é absurdo imputar responsabilidade quando não haja culpa e tudo se conduza com regularidade de conduta, quando esteja configurado o cumprimento de dever. Se esta exposição (tentada ferindo algumas das questões mais corriqueiras) for feliz, a névoa folclórica que anuvia a questão será afastada.[2]

Cumpre observar, desde que é das ações judiciais que se procurará cuidar, que o entendimento jurisprudencial às vezes emanado de nossas Cortes, ou as teses propagadas, podem ser porventura espantosas, presente às vezes a grita de lógicas nem sempre atentas às lições tradicionais.[3] Mas perceba-se, estas posições não compõem jurisprudência remansosa, esta é feita de incontáveis conclusões bem calçadas, mercê da firme atuação do Judiciário.

De todo modo, é certo que aquelas posições, mesmo que esdrúxulas, geraram elevada demanda de soluções judiciais, até então não perseguidas pela sociedade, que acordou para os dispositivos legais de sua proteção.

Retratando os novos tempos, tenha-se de resto, em mente, que existem novas normas, "cláusulas gerais" francamente adotadas pelo novo Código Civil,[4] que realçam a boa-fé objetiva e perseguem o equilíbrio das relações, tudo a tornar mais regradas as relações sociais.

A expectativa da sociedade aflorou, isto é notório, e tem sido coerentemente atendida pelos tribunais, a eles entregue a oportunidade da análise acerca de práticas porventura desaconselháveis, de situações entranhadas de injustiças ou, eventualmente, resolvidas sem atenção a circunstâncias efetivas e fáticas.

O CONTRATO DE PRESTAÇÃO DE SERVIÇOS TRANSFUSIONAIS CONFIGURA OBRIGAÇÃO DE MEIO E NÃO DE RESULTADO

A análise deve partir de uma definição: existe na agora cuidada prestação de serviços médicos, obrigação "de meio" (fazer o possível) ou "de resultado" (atingir determinado objetivo)?

Na atividade médica, há casos em que a obrigação é de resultado, como, por exemplo, ocorre ao contratar-se a execução de cirurgias específicas. Mas esta não é a situação rotineira. De qualquer modo, no dizer de Teresa Ancona Lopes de Magalhães,[5] "... a moderna doutrina segue a tendência de considerar o conceito de culpa uno, não vendo senão diferenças secundárias, entre a responsabilidade contratual e a extracontratual".

A consequência *prática* desta lição será, na verdade, a maior ou menor dificuldade no processo judicial que objetive fixar a responsabilidade, conforme se atribua a uma ou outra parte, o ônus da prova.

A obrigação em foco (coletar material, analisá-lo e processá-lo, transfundir, é obviamente ato médico), é entendida como sendo *de meio* e não *de resultado*. Realmente, já se decidiu que: "*A responsabilidade do médico é contratual, mas baseada fundamentalmente na culpa. A obrigação não é de resultado, mas de meios, ou de prudência e diligência*".[6] Ora, a coleta e o procedimento que finda na transfusão, parece palmar, é atividade sujeita a percalços – vários até previstos pela ciência – que impedem a promessa de um resultado imune a variações.

Vai dessa premissa, cumprir em cada caso averiguar se ocorreu erro de técnica (observada a limitação do Tribunal em apreciá-lo, pois vários procedimentos médicos levantam dúvidas e debates, sendo por vezes impossível ao jurista, avaliar a correção deste ou daquele ato médico). E, se a técnica foi perfeitamente seguida, não haverá como imputar dever de indenizar ao banco de sangue.

Existe "culpa" quando o resultado resulte de *imprudência, negligência* ou *imperícia*.[7] Estes termos têm na linguagem jurídica, exatamente o significado comum: *imprudência* é agir sem cautela, precipitadamente; *negligência* é descuido, descaso, omissão; *imperícia* é inabilidade, falta de conhecimento técnico.

Quando o serviço é defeituoso? A resposta está na lei: o é, quando não fornece a segurança que o consumidor dele pode esperar, levando-se em consideração circunstâncias relevantes, entre as quais: 1) o modo de seu fornecimento; 2) o resultado e os riscos que razoavelmente dele se esperam; 3) a época em que foi fornecido.[8]

Conforme Ruy Rosado de Aguiar Jr.,[9] Ministro do Superior Tribunal de Justiça: "*A obrigação é de meios quando o profissional assume prestar um serviço ao qual dedicará atenção, cuidado e diligência, exigidos pelas circunstâncias, de acordo com o seu título, com os recursos de que dispõe e com o desenvolvimento atual da ciência...*".

À primeira vista, bastaria ao *médico* utilizar os *"recursos de que dispõe".* Porém, no mesmo artigo, o ilustre Ministro declara: *"O médico tem o dever de agir com diligência e cuidado no exercício da sua profissão, exigíveis de acordo com o estado da ciência e as regras consagradas pela prática médica".*

Vai daí, em princípio, que a não utilização de técnicas atualizadas, caracteriza negligência ou imperícia. Se for desatendido o *estado da ciência,* haverá culpa e consequente obrigação de indenizar. Realmente, sob o enfoque jurídico, devem ser utilizados nas práticas médicas os mais modernos meios e recursos científicos. É necessário atentar ao *"state of the art",* o grau de evolução científica utilizável no momento e as implicações de eventual desatenção.[10]

Mas, enfrentemos a realidade: os serviços de hemoterapia e hematologia lidam diariamente com a dificuldade de atendimento do estado da arte, devido à dificuldade de repasse dos custos incorridos com a evolução tecnológica que se impõe inexoravelmente. O paciente não os paga, os convênios e planos de saúde nem sempre são favoráveis à sofisticação técnica que implique em aumento de seus dispêndios.

E o *incremento de custos* para atendimento do estado da arte é questão ainda pouco apreciada judicialmente. A exata compreensão dos cálculos atuariais por nossos julgadores, de um modo geral, não existe. A análise da relação entre o custo e o benefício das empresas e sua repercussão no campo obrigacional ainda engatinha.

Mencione-se que é *excludente* da responsabilidade, a *prova* de que a culpa é de *terceiro.* Por exemplo, dir-se-ia que o resultado de um exame está errado porque o "teste" é defeituoso. A alegação não traria sossego, entretanto, pois: 1) os produtores de medicamentos e correlatos são sabidamente pródigos em seus alertas (basta ler qualquer bula); 2) a literatura médica é notoriamente atualizada e certamente, quando ocorrer um dano, já terá sido publicado artigo com o alerta respectivo e seu desconhecimento consistirá, se pouco, negligência (portanto, culpa). E, quanto à atribuição da responsabilidade ao convênio ou plano de saúde, embora esta pareça certa, ainda deixará o Serviço de Hemoterapia ou de Hematologia em situação desconfortável, podendo ser demandado judicialmente.

O desempenho negligente ou imprudente, o agir erradamente, o não atendimento do estado da arte, são atos que configuram ilícitos e geram o dever de indenizar; se houve culpa de terceiro (do teste, do plano de saúde inadimplente ou glosador, por exemplo), ter-se-á excludente de culpa.

OS ÔNUS DA PROVA SÃO DO PACIENTE NA VERIFICAÇÃO DE EVENTUAL CULPA MÉDICA

A responsabilidade por ato ilícito tem como elementos essenciais e imprescindíveis para sua configuração, a presença de: 1) fato lesivo, causado pelo agente, por ação ou omissão voluntária, negligência ou imprudência; 2) ocorrência de um dano; 3) nexo de causalidade entre o dano e o comportamento do agente.

Portanto, desde que a obrigação de indenizar é consequência jurídica do ato ilícito, que deverá estar devidamente comprovado e configurado, desde que a culpa profissional deve ser provada de forma incontestável (a culpa médica jamais poderá ser presumida, relembre-se), desde que a comprovação da culpa cabe exclusivamente ao autor da ação (na exatidão do artigo 333, inciso I do Código de Processo Civil), há de ser pesquisada a presença desses elementos em cada postulação.

Tratando-se de responsabilidade *pessoal* do médico, esta será apurada através da verificação da culpa. É o que dispõe o § 4º do artigo 14 da Lei nº 8.078/90 (Código de Defesa do Consumidor).

A necessidade da comprovação inconteste da culpa profissional dos médicos é matéria uniforme em nossos Tribunais: *"A responsabilidade civil dos médicos somente decorre de culpa provada, constituindo espécie particular de culpa. Não resultando provadas a imprudência, imperícia ou negligência, nem o erro grosseiro, fica afastada a responsabilidade dos doutores em Medicina em virtude, mesmo, da presunção de capacidade constituída pelo diploma obtido após as provas regulamentares".*[11]

Portanto, a responsabilidade civil do prestador de serviços médicos somente decorre da culpa provada. Não se pode pleitear indenização, sob alegação da existência de dano causado por profissional devidamente habilitado, com base em hipóteses ou presunções.

Não se aplica em demandas promovidas por aqueles que buscam indenização diante de médicos, a responsabilidade objetiva do prestador de serviços.[12] É esse o norte, inclusive quanto a hospitais, da jurisprudência.[13]

De fato, o *erro* médico porventura imputado, deve ter sua ocorrência e extensão provadas por quem acusa, pois o disposto no artigo 6º, VIII, do Código de Defesa do Consumidor, de nenhuma forma afastou-se das normas processuais atinentes ao ônus da prova, remanescendo do autor o ônus quanto ao fato constitutivo de seu direito.[14]

A SOCIEDADE ACREDITA NA INFALIBILIDADE DOS CENTROS DE ANÁLISE?

Mas, desde que é de ação judicial que se cogita agora, convém indagar: como a comunidade jurídica enxerga os centros médicos e os institutos correlatos?

É importante saber, pois qualquer julgamento de casos reais partirá desta noção geral. Será que (cidadãos que são) juízes, promotores, advogados vêem no médico (hospitais, laboratórios etc.) o profissional que convive com naturais (e razoáveis) surpresas e limitações?

Não. Talvez até exista algum exagero na exacerbada crença na tecnologia, característica de nossos tempos, mas este novo entendimento (novo mito?) evidentemente conduzirá julgamentos. Leia-se o texto de Renata Mandelbaum:[15] "*Os chamados centros de diagnósticos são a mais completa expressão do desenvolvimento da tecnologia dos equipamentos médicos, são o exemplo de avanço da medicina nuclear, dos aparelhos de ultrassonografia e raios X, entre tantos outros.*" (sic)

Ou então, veja-se este texto[16] de Carlos Alberto Bittar, conceituadíssimo e saudoso professor, que nos idos de 1991 escreveu: "*O avanço da telemática tem permitido a obtenção de diagnósticos de tumores, de compressões e de traumatismos por todo o corpo. A técnica da miniaturização tem permitido as viagens pelo interior do corpo humano e a perscrutação de seus infindáveis mistérios. A prospecção e o mapeamento de regiões até então inatingíveis têm facultado a detectação e o tratamento de deficiências e de doenças. Cogita-se da inserção de pequeno robô no interior do corpo humano, di-*

recionado para pesquisas e prospecção de eventuais problemas. Já estão em pleno uso os aparelhos de ecografia ou ultrassonografia computadorizada, para exames pré-natais; a tomografia, com auxílio de televisão, que representa o aprimoramento do sistema de raios X; a angiografia digital, que possibilita a análise do sistema circulatório; a ressonância nuclear magnética (RNM), para detecção de tumor, a qual consegue imagens dos átomos de hidrogênios e outros. No avanço científico de nossos dias, devem-se anotar ainda o telescópio espacial "Hubble", para detecção de imagens de planetas, que levará medições no domínio das radiações infravermelhas e ultravioletas; e as pesquisas com o "quark", partículas elementares que se combinam para formar outras maiores, com as quais se pode chegar ao alcance do segredo da criação do universo".

Frise-se: existe a crença de que laboratórios, centros de diagnósticos e hospitalares possuem tecnologia de ponta; espera-se deles o mais alto grau de qualidade científica: "compra-se" todo este conhecimento quando se vai a eles.

Desnecessário salientar que a *expectativa* do cliente é multiplicada quando se trata dos mais conceituados Centros Médicos do país, os "centros de referência".

Estas *certezas* de eficiência e justa *expectativa* compõem o universo cognitivo que será analisado por um juiz ao julgar um caso concreto.

RESULTADO "FALSO-POSITIVO" NÃO É ERRO

É preciso reiterar, quando são estudados os casos levados a juízo, que "*falso-positivo*" não é sinônimo de "*erro*" laboratorial e esta evidência já foi exaustivamente analisada por nossos Tribunais. Mesmo assim, é a partir de resultados tais (falso-positivos) que se acumulam ações em indevida perseguição de indenizações estupendas.

Generalizações, elucubrações deduzidas em termos leigos, que poupam ao articulista o trabalho de comprovar seus exercícios de ficção, não impelem à indenização, cumprindo sempre identificá-las e rechaçá-las. Daí a conveniência de serem repetidas algumas certezas.

Em rapidíssima lembrança, vale realçar que resultados "falso-positivos" podem ter causas biológicas, tais como semelhanças antigênicas entre micro-organismos, doenças autoimunes, infecções por outros vírus, uso de drogas endovenosas.

E, não é novidade existir a "janela imunológica", à qual cumpre atentar quando haja resultado "negativo", pois é possível que corra algum tempo entre a aquisição da infecção e a soroconversão (positivação da sorologia), que no caso do HIV, pode levar de 6 a 12 semanas, diante do atual estado da arte médica.

Evidentemente, um resultado "falso-positivo" não é erro, um resultado "negativo" durante a "janela imunológica" não é erro, sempre admitido neste estudo, que as coletas de sangue e os testes se façam de acordo com as boas técnicas.

É preciso, sempre, recordar um aspecto crucial: quanto mais acurada a análise feita pelo banco de sangue (leia-se, quanto mais sensíveis os testes adequadamente realizados), menor será o risco de transmissão de doenças aos pacientes que receberem o sangue. Vale repisar: é exatamente esta, a razão de ser do banco de sangue.

Talvez melhor que invocar neste momento as explicações dos cientistas, seja mais proveitoso trazer à luz a interpretação já oferecida à matéria pelo Judiciário.

Nesse mister, percebe-se que assim julgou o Tribunal de Justiça do Rio Grande do Sul: *"Responsabilidade Civil. Ação Indenizatória. Banco de Sangue. Teste de Triagem. Exame de alta sensibilidade. Os testes realizados com doadores de sangue são de alta sensibilidade e não de alta especificidade, estando, portanto, sujeitos a falso-positivo. Inexistência de culpa do Banco de Sangue ao prestar informação de falso-positivo. Doadora orientada a realizar novos exames. Inocorrência de Dano Moral"*.[17]

Ou seja, o oferecimento de um resultado preliminar *"falso-positivo"* contrariado depois (por outro tipo de teste), não configura *"erro"*. Logo, não enseja pleito de indenização. Não é diferente a posição do Tribunal de Justiça de São Paulo.[18,19,20]

Vale o realce a uma decisão conduzida pelo Desembargador Cezar Peluso, que depois integrou o Supremo Tribunal Federal, bem representando a compreensão acurada da questão: *"Indenização. Indemonstrada a culpa no comportamento o réu. Conduta normal do Laboratório. Imprecisão do resultado do exame ELISA não configura culpa do Réu, que agiu dentro dos limites atuais das técnicas*

de análises clínicas para a verificação da presença do organismo – Recurso do Autor desprovido".[21,22]

Perceba-se bem o significado do julgado: 1) testes de alta sensibilidade podem fornecer resultados falso-positivos; 2) tal não significa erro; 3) não há erro se tudo se faz de acordo com o estado da arte médica; 4) conhecer esse tipo de resultado não gera dano moral.

Conclui-se, portanto, pela inexistência de qualquer culpa do laboratório que porventura tenha oferecido resultado pendente de confirmação após o primeiro teste. Não há negligência, imperícia ou omissão de sua parte, mormente naquelas hipóteses em que recomende a execução de testes confirmatórios, de acordo com os melhores e os usuais procedimentos.[23]

Não há, pois, como considerar exista dano moral quando se tenha conhecimento do resultado de um exame que apenas sinaliza a possibilidade de ter o mal, mas não conclui que o tenha, dada a própria natureza e ante o objetivo desse tipo de exame.

E a certeza ganha acréscimo, quando se verifica tenha o laboratório respeitado os padrões técnicos e informativos, sempre lembrando que a Medicina não é uma ciência exata e o exame laboratorial é um meio de pesquisa que convive com gradações.

BANCOS DE SANGUE NÃO DIAGNOSTICAM DOENÇAS

Muitos pleitos surgem do enganado entendimento de que os bancos de sangue ofereceriam diagnósticos. Não, não é essa a finalidade dessas entidades. Elas servem à coleta de sangue, à análise respectiva (com o máximo da segurança admitida pelo estado da arte) e ao fornecimento do material para transfusões.

Bem por isso, em apertado resumo, a Portaria nº 1.376/93 do Ministério da Saúde[24] dispôs que os bancos de sangue não realizam diagnósticos, e sim exames para garantir a qualidade do sangue doado. Nesse sentido já julgou o Tribunal de Justiça do Paraná:[25] *"Ocorre que aquele exame foi efetuado pelo método ELISA, nos moldes do que determina o disposto na legislação regulamentadora desse tipo de atividade, ou seja, o Decreto nº 95.721/88, o qual diz que os exames realizados no doador têm apenas a função de prevenir a propagação de doenças transmissíveis através do sangue, eliminando qualquer risco para o receptor do sangue, paciente e custeador dos exames. Não possuem a finalidade de diagnosticar doenças."*

Por conseguinte, é afastada a possibilidade de pretender-se do banco de sangue, um diagnóstico (com implicações outras, observe-se), pretensão que costumeiramente é manifestada pelos autores de ações judiciais do naipe da que se cuida. Diagnóstico, quem o faz, é o médico; exames para subsídio desses diagnósticos os fazem os laboratórios de análises clínicas.

Os bancos de sangue somente analisam o material doado, com o fito único de o proverem aos necessitados, com um mínimo de risco. Caso, na análise, se defrontem com a rejeição do sangue, devem notificar o candidato à doação, para que este consulte um médico.

É CONHECIDA A POSSIBILIDADE DE RESULTADOS FALSO-POSITIVOS – PORTARIA NO 488 DE 17/06/1998 (ANVISA)

Os órgãos de controle não descuraram da rotina de coleta e de análise de sangue para fins transfusionais. A Portaria nº 488, de 17 de junho de 1998, da Secretária de Vigilância Sanitária do Ministério da Saúde, editada considerando *"a possibilidade da ocorrência de resultados falso-positivos ou falso-negativos nos testes utilizados para a detecção de anticorpos anti-HIV, em indivíduos com idade acima de 2 anos"* (sic), dispôs com clareza acerca dos procedimentos técnicos a serem cumpridos.[26]

No primeiro anexo à Portaria, se preveniu que: *"É obrigatória a coleta de uma segunda amostra e a repetição da etapa I, acima, para confirmação da positividade da primeira amostra. Caso os resultados da testagem dessa segunda amostra sejam não reagentes ou indeterminados, deverão ser cumpridas todas as etapas dos procedimentos sequenciados."*

Importante asseverar o reconhecimento oficial da precariedade, ainda (se considerada a meta de 100% de segurança dos resultados), dos exames e a necessidade de novos exames, quando apontados resultados positivos.

TODA TRANSFUSÃO É ARRISCADA – RESOLUÇÃO RDC Nº 153, DE 14 DE JUNHO DE 2004

Essa resolução dispõe sobre o *"Regulamento Técnico para os procedimentos hemoterápicos, incluindo a coleta, o processamento, a testagem, o armazenamento, o transporte, o controle de qualidade e o uso humano de sangue, e seus componentes, obtidos do sangue venoso, do cordão umbilical, da placenta e da medula óssea"* (sic). Ela foi publicada no Diário Oficial da União (Poder Executivo, de 24 de junho de 2004) pela ANVISA – Agência Nacional de Vigilância Sanitária.[27]

Vale de proêmio, observar que a própria resolução alinhou em seu início, que *"A.1 – Toda transfusão de sangue traz em si um risco, seja imediato ou tardio, devendo, portanto, ser criteriosamente indicada."* Asseverou em seu texto, adiante, que *"A.9 – A transfusão de sangue e componentes deve ser utilizada criteriosamente, tendo em conta que é um procedimento que não está isento de riscos. Sua indicação poderá ser objeto de análise pelo serviço de hemoterapia."*

Ao cuidar da doação de sangue, dispôs:

"B.1 – A doação de sangue deve ser voluntária, anônima, altruísta e não remunerada, direta ou indiretamente. Por anonimato da doação entende-se a garantia de que nem os receptores saibam de qual doador veio o sangue que ele recebeu e nem os doadores saibam o nome do paciente que foi transfundido com componentes obtidos a partir da sua doação, exceto em situações tecnicamente justificadas.

B.2 – O sigilo das informações prestadas pelo doador antes, durante e depois do processo de doação de sangue deve ser absolutamente preservado."

São aspectos que asseguram o sigilo emprestado à doação de sangue e os testes consequentes, vale gizar.

Ao tratar da informação dos resultados ao doador, esclareceu a Resolução que:

"Na triagem clínica, no caso de rejeição do candidato, o motivo da rejeição deve ser informado a ele, devendo, também, ficar registrado na ficha de triagem.

Na triagem laboratorial, o responsável técnico pelo serviço deve dispor de um sistema de comunicação ao doador, das anormalidades observadas nos exames realizados quando da doação.

Esta comunicação é obrigatória e tem como objetivo o esclarecimento e a repetição dos exames, nos casos previstos na legislação.

No caso do doador apresentar exame(s) reagente(s) para doença(s) identificada(s) na triagem laboratorial o serviço de hemoterapia:

a) Pode realizar os exames confirmatórios.

b) No caso de não realizar os exames confirmatórios, deve encaminhar a amostra do sangue do doador para um serviço de referência para a realização desses exames.

c) No caso desses exames confirmarem o diagnóstico, o doador deve ser chamado pelo serviço de hemoterapia que realizou a coleta do seu sangue, orientado e encaminhado para um serviço de saúde para acompanhamento.”

Mais: é obrigatório,

“d) Convocar e orientar o doador com resultados de exames reagentes, encaminhando-o a serviços assistenciais para confirmação do diagnóstico ou, no caso dos exames confirmatórios terem sido realizados, encaminhá-lo para acompanhamento e tratamento;

E.2.8 – Os resultados dos exames de triagem dos doadores são absolutamente sigilosos. Quando os exames forem feitos em instituição diferente daquela em que ocorreu a doação, o envio dos resultados deve ser feito de modo a assegurar a não identificação do doador, sendo vedada a transmissão verbal ou por via telefônica dos resultados. O envio por fax ou por e-mail é permitido, sem a identificação do nome por extenso do doador.

E.2.9 – Não é obrigatório que o serviço de hemoterapia firme o diagnóstico da doença.”

Dessa rápida leitura, decorrem forçosas as conclusões: 1) o aviso ao doador, a realização de novos testes, a rejeição do material, são legalmente obrigatórios, a par de configurarem perfeita atenção ao estado da arte médica; 2) não cumpre ao Serviço, firmar qualquer diagnóstico.

SE NÃO OCORREU DIVULGAÇÃO INDEVIDA DO RESULTADO, NÃO EXISTE DANO MORAL

É usual que se busque indenização por danos morais, merecendo acrescente-se mais um óbice a desideratos do gênero: o resultado inconclusivo que é recebido permanece entre o doador e o médico preposto do banco de sangue, sendo obrigatório que este, comunique o resultado àquele.

Não vai a público, de onde não ocorrer *“alterabilidade”* a ser examinada na questão, a que a doutrina faz menção, para pesquisar a ocorrência de danos morais. A personalidade do doador, bem como sua imagem[28] (como a sociedade o vê), não são atingidas. E o TJDF[29] já rechaçou pleito de indenização ante a divulgação aos parentes, pois é natural que estes saibam das aflições de familiares, sem que isso gere dano moral.

Aí está mais um óbice às pretensões indenizatórias: o sigilo reforça a inexistência de dano moral.

Vale insistir, à luz dos diplomas específicos já ventilados: é obrigatória a informação, pelo Serviço de Triagem, ao candidato à doação de sangue (logo, não há de se pensar em punir o Serviço que cumpre a lei, avisando o candidato!)

Na verdade, essas ações buscam o enriquecimento de seus autores, jamais sua indenização. Porém, é legítima a resistência à exacerbada reparabilidade do dano moral, com fundamento em um grande número de razões apontadas pelos doutrinadores, uns e outros mais apegados a este ou àquele fundamento, embora sempre concordes em linhas gerais.

Pires de Lima,[30] em arrojado trabalho apontou algumas das principais objeções à indenização por danos morais: 1) falta de um efeito penoso durável; 2) a incerteza, nessa espécie de danos, de um verdadeiro direito violado; 3) a dificuldade de descobrir-se a existência do dano; 4) a indeterminação do número das pessoas lesadas. E Alfredo Colmo[31] acrescentou objeção *“ao lembrar o enriquecimento sem causa, eis que o pretendido credor teria, com a reparação, um aumento em seu patrimônio econômico, sem que, antes, tivesse tido nenhum desembolso”.*

De qualquer forma, sem a clara demonstração dos danos morais e sua valoração, não é possível a reparação. Não se dá ao juiz o poder de exercício, no caso concreto, de sua jurisdição.

Por essa razão, a despeito da Constituição Federal acolher a indenização do dano moral, este deve vir fundado em elementos essenciais para justificá-lo. Neste sentido, a jurisprudência e a doutrina não discrepam. Lê-se no corpo do V. acórdão relatado pelo Desembargador Olavo Silveira:[32] "*É imperioso lembrar que o dano moral só se justifica quando o ilícito resulte de ato doloso, em que a carga de repercussão ou perturbação nas relações psíquicas, na tranquilidade, nos sentidos e nos afetos de uma pessoa, se reflita como decorrência de repulsa ao ato intencional do autor do crime. Tal carga, à evidência, não pode ser encontrada num delito culposo, especialmente como no caso, sem demonstração de culpa, em qualquer de suas modalidades e ressalte-se, duvidosa até a prova da ocorrência do apontado erro médico.*" (sic). Aí mais um empeço às pretensões ora discutidas.

Portanto, em cada caso, é necessário indagar: 1) Qual o fato concreto? 2) Qual o nexo causal? 3) Que cálculo se fez para lançar o valor pleiteado? 4) É o valor postulado, condizente com os valores que findam decretados pelos Tribunais,[33] quando efetivamente ocorra algum dano moral?

TRANSFUSÃO DE SANGUE E RECUSA PELO PACIENTE COM BASE EM CRENÇA RELIGIOSA

Até aqui se cuidou da responsabilidade civil, da acusação de dano, da pretensão à indenização. Mas a prática médica convive com problema que parece bastante pior: são as situações em que pacientes exibam restrições de cunho religioso à transfusão de sangue.

Essas recusas[34] devem-se à interpretação do texto bíblico[35] e já motivaram até propostas de alterações da legislação.[36]

Afastada a análise das questões de ordem religiosa, por absoluta incompetência para esse mister, pode-se resumir que, se o médico não realizar a transfusão em respeito à opção religiosa do paciente, poderá tipificar condutas criminosas, tais como as descritas nos seguintes dispositivos do Código Penal: a) Art. 135 CP: omissão de socorro; b) Art. 121 CP: homicídio culposo ou doloso; c) Art. 129 CP: lesão corporal culposa ou dolosa; d) Art. 132 CP: perigo para a vida ou saúde de outrem.

Ainda sob o âmbito legal (sendo, a propósito, imprescindível o aprofundamento do estudo) percebe-se que no sentido inverso, em que porventura o médico *obrigue* seu paciente, com risco de vida, mas que apresente restrição (religiosa ou não) à

realização da transfusão de sangue, não comete o tipo penal do "*constrangimento ilegal*", pois caracterizada a excludente prevista no §3º, inciso I do art. 146 do Código Penal.

O Código de Ética Médica[37] dispôs no art. 46, ser vedado ao médico "*efetuar qualquer procedimento sem o esclarecimento e o consentimento prévios do paciente ou de seu responsável legal*", mas sublinhou: "*salvo em iminente perigo de vida*". A exceção foi reiterada no art. 56, voltado ao desrespeito ao "*direito do paciente de decidir livremente sobre a execução de práticas diagnósticas ou terapêuticas*" (sic). No art. 48, foi proibido o exercício de autoridade "*de maneira a limitar o direito do paciente de decidir livremente sobre a sua pessoa ou seu bem-estar*".

É majoritário o entendimento dos juristas brasileiros de que se há risco iminente de vida, estará presente valor superior ao consistente na crença religiosa (ou, perceba-se, a opinião leiga), e o médico deverá realizar a transfusão como dever de ofício.

E, contemplando situações menos graves, entende-se hoje que se não houver risco iminente, será válido o consentimento do paciente ou dos seus familiares.

A posição que sobrepõe a liberdade religiosa à proteção da vida através de procedimento médico, foi magnificamente representada pelo Professor Celso Ribeiro Bastos:[38] independentemente de haver iminente risco de vida do paciente, o médico deve respeitar a consciência do doente.

E o direito à liberdade religiosa não há de ficar no plano espiritual, sendo imprescindível sua materialização, isso é curial: não basta permitir a existência de determinada seita, é preciso assegurar a possibilidade de exercício dos seus cultos e das suas liturgias.

O Conselho Federal de Medicina editou a Resolução CFM nº 1.021/80 e em resumo apertado,[39] viu-se que as obrigações do médico (proteger a vida do paciente) são sobrepostas aos eventuais direitos do paciente.

Outra fonte que pode estear a análise da questão reside na jurisprudência, mas a par de verificar-se certa escassez de decisões que possam servir de paradigma, haverá o óbice consistente em firme entendimento de que "*o Judiciário não serve para diminuir os riscos da profissão médica*".

Infelizmente, a respeito desse tema, a verdade é que existem mais dúvidas do que respostas (ao menos, respostas com sólido esteio jurisprudencial, que tenham ultrapassado o teste dos tribunais e possam servir de firme referência aos profissionais).

Algumas dúvidas, cuja resposta exigiria análises jurídicas impossíveis, mormente no momento do ato cirúrgico: 1) se o paciente for menor de idade com risco de vida e seus familiares proibirem a transfusão que o médico acredite necessária; como resolver o impasse? 2) documento que autorize a não realizar a transfusão (*Consentimento Esclarecido*) seria uma prova suficiente para eximir o médico no Judiciário?

Como se observa, não serão poucas as indagações de cunho jurídico, no crucial momento em que a única indagação importante é aquela de natureza científica.

A resposta quanto ao acerto da decisão, quer parecer, está na própria conduta do médico: se houve cautela, prudência, e agiu conforme seus deveres (deu conselhos ou informações sobre os riscos, absteve-se de abuso ou desvio de poder, tomou os cuidados cabíveis), não há de ser responsabilizada civil ou penalmente a conduta do médico.

O ENTENDIMENTO DA JURISPRUDÊNCIA ATUAL: A RELEVÂNCIA DA INFORMAÇÃO AO PACIENTE

Um rápido olhar atual sobre a jurisprudência brasileira permite concluir que aquelas linhas traçadas em 2004 se mostraram sólidas e acolhidas.

O destaque maior se deu, com lógica irretocável, ao prestígio à inteligência do doador ou do examinado. Sim, ele tem percepção mais que suficiente para entender o que se lhe explica (no caso, com singeleza, as características de cada exame, a possibilidade de falso-positivos, o desmerecer desespero a recepção de informe prévio desestimulante, pois não necessariamente consistirá um resultado conclusivo).

Para o Desembargador Jair Varão, do Tribunal de Justiça mineiro: "Se os autores estavam cientes da possibilidade de um falso resultado, não há motivos para se falar em desespero antes da confirmação do resultado do exame e muito menos em abalo psicológico passível de indenização".[40]

Para o Desembargador Jorge Luiz Lopes do Canto, do Rio Grande do Sul, "a autora foi informada da necessidade de novos exames para confirmação do diagnóstico, haja vista que a autora exerceu conduta compatível com o recebimento de tal informação" e por isso "não assiste razão à parte autora ao imputar aos demandados a responsabilidade pelos prejuízos descritos".[41]

Também do Rio Grande do Sul, pela letra do Desembargador Miguel Ângelo da Silva veio a lição: "o serviço prestado pelo laboratório de análises clínicas não pode ser considerado defeituoso, pois o texto do resultado continha expressa advertência de que não era conclusivo e deveria ser correlacionado com dados clínicos pelo médico assistente, a quem incumbia avaliar da necessidade de exames confirmatórios".[42]

Trabalhar adequadamente e cumprir as regras estatuídas pela ANVISA no que diz com a convocação do examinando para nova colheita e análise, a par de consistir obrigação do Serviço Especializado (notadamente quando público, no caso em julgamento se tratou da Fundação Hemocentro de Brasília), não ocasiona dano moral, não motiva indenização. Este o dizer da Desembargadora Nídia Correa Lima: "A convocação de doador para a repetição de exame de sangue, em virtude da constatação de resultado "falso-positivo", encontra amparo na resolução RDC nº 153/2004, emitida pela ANVISA. Não ficando evidenciada nos autos a falta de cuidado por parte dos profissionais que atenderam à autora, por ocasião da convocação para repetição do exame de sangue, não há como ser reconhecido o direito à indenização por danos morais".[43]

Ou seja, a informação adequada é direito essencial do paciente, é dever primordial do Serviço Laboratorial. O adimplemento dessa obrigação elide, em definitivo, qualquer dever de indenizar quanto a imputações de sustos, sofrimentos ou angústias temporárias, findas no exame seguinte, devidamente recomendado.

CONCLUSÃO

Este apanhado não esgota o infindável estudo da responsabilidade civil na medicina, tão somente sugere a necessidade de aprofundamento na matéria e a conveniência de francas discussões a respeito.

Permite, contudo, o alinhamento de algumas conclusões: 1) ações judiciais para a discussão de responsabilidade decorrente do exercício da atividade transfusional tornaram-se frequentes; 2) trata-se de obrigação "de meio" e não "de resultado"; 3) é necessário atentar ao "*state of the art*"; 4) sendo excludente da responsabilidade, a prova de que a culpa é de terceiro, há sempre de ser pesquisada a responsabilidade dos fornecedores e a disponibilidade das fontes pagadoras de arcarem com o custo da tecnologia mais sofisticada ou atualizada; 5) erro médico deve ter sua ocorrência e extensão, provadas por quem acusa; 6) "*falso-positivo*" não é "*erro*" e tal já foi declarado pela Jurisprudência; 7) é essencial a adequada informação ao paciente; 8) os bancos de sangue não realizam diagnósticos, e sim exames para garantir a qualidade do sangue doado; 9) toda transfusão de sangue traz em si um risco, a legislação já declarou essa certeza científica; 10) a personalidade do doador, bem como sua imagem, não sofrem dano, quando lhe é comunicado o resultado preliminar; 11) restrições de cunho religioso à transfusão de sangue hão de ser analisadas pelo médico tendo em vista a iminência do risco de vida e à luz da razoabilidade dos meios disponíveis.

REFERÊNCIAS BIBLIOGRÁFICAS

1. No dizer de francisco balestrin (*A importância do gerenciamento do risco legal em saúde*, em Consultor Jurídico, 01/03/2004), *"... os brasileiros estão mais atentos à defesa de seus direitos, tendo aprendido que a Justiça é o leito para o qual devem encaminhar suas queixas. De outro, mostra que a prática também pode estar se vulgarizando, criando-se o hábito da reclamação pela reclamação ou da reclamação em busca de indenizações milionárias e descabidas ou, pior ainda, a indústria das indenizações"* (acessado em 06/02/2015).

2. Impossível deslembrar neste passo, a candente lição do Juiz Maury Ângelo Bottesini (atualmente Desembargador do Tribunal de Justiça de São Paulo), em memorável palestra promovida em São Paulo pelo Instituto de Estudo e Pesquisa do Sangue na Associação Paulista de Medicina (25/06/2004): *Disto se conclui que deve ser uma das preocupações permanentes das instituições ligadas à Hemociência, a divulgação entre os integrantes do Poder Judiciário, das atividades da hemoterapia e da hematologia, bem como das vicissitudes a que elas se submetem. Só assim os julgamentos em todas as Instâncias terão qualidade e adequação aos casos concretos, e*

aplicarão a legislação específica, que em alguns casos se mostra contraditória com as regras gerais do Código Civil e do Código de Defesa do Consumidor. Há casos de dúvidas, também, a respeito de qual norma é adequada, se as regras especiais da hemoterapia ou a legislação ordinária, como a Lei dos Planos e Seguros de Saúde.

3. A lembrar a "*justiça lotérica*" na palavra de Allain Peyreffite (*Les Chevaux du Lac Ladoca, De la France*, Paris, Omnibus 1996, pg. 594, na menção de Ricardo Dipp (Sobre a crise contemporânea da segurança jurídica, RDI vol. 54, 2003; pg. 29, RT).

4. Ruy Rosado de Aguiar (em "*As obrigações e os contratos*", Revista do Centro de Estudos Judiciários do Conselho da Justiça federal, 09/31-39, edição de setembro a dezembro de 1999) apontou que: *"Convencido o legislador de que, com a sua razão, não pode organizar o mundo de acordo com a sua vontade como aconteceu logo após a Revolução Francesa; convencido de que as leis rígidas, definidoras de tudo e para todos os casos, são necessariamente insuficientes e levam seguidamente a situações de grave injustiça, o legislador admitiu, como instrumento de regulação social, a norma legal que permite a solução do caso concreto de acordo com as suas circunstâncias, ainda que isso possa significar uma multiplicidade de soluções para uma mesma situação..."* (sic).

5. Responsabilidade Civil dos Médicos, Ed. Saraiva 1984; pg. 313.

6. TJRJ – 4ª C. – Ap. 10898 – j. 11.03.80 - Diário da Justiça do Rio de Janeiro, 7.5.81, p. 64, In: Responsabilidade Civil, Coordenador Yussef Said Cahali, Saraiva, 2 ed., 1988; p. 348.

7. O artigo 159 do Código Civil de 1916 já previa: *"Aquele que, por ação ou omissão voluntária, negligência ou imprudência, violar direito, ou causar prejuízo a outrem, fica obrigado a reparar o dano"*. O artigo 927 do Código Civil de 2002 prevê: *"Aquele que, por ato ilícito, causar dano a outrem, fica obrigado a repará-lo"*, e o artigo 186 dispõe: *"Aquele que, por ação ou omissão voluntária, negligência ou imprudência, violar direito e causar dano a outrem, ainda que exclusivamente moral, comete ato ilícito"*.

8. Artigo 14, parágrafo 1º e seus incisos da Lei 8.078 de 11/09/1990.

9. Responsabilidade Civil do Médico "in" RT 718/35, 1995.

10. Para a juíza Christine Santini, hoje Desembargadora do Tribunal de Justiça paulista, em "Aspectos Jurídicos das Transfusões de Sangue" "in" "Revista dos Tribunais" (vol. 706 pag. 30): *"Logo, no tocante aos serviços de hematologia e hemoterapia, para o surgimento da responsabilidade sempre haverá necessidade de análise do chamado "state of the art", ou seja, o nível de conhecimento técnico disponível na*

CAPÍTULO 65 • RESPONSABILIDADE CIVIL E SERVIÇOS DE HEMOTERAPIA – ALGUNS ASPECTOS APRENDIDOS NA PRÁTICA FORENSE

época da prestação do serviço. É esse nível de conhecimento técnico que determinará a análise da situação concreta, pois, quanto mais avançada, precisa e ausente de riscos a ciência, maior a cautela a ser observada na sua aplicação e maior a obrigação no alcance do resultado almejado. Se o nível do conhecimento técnico não afastar a existência de riscos, obviamente não se poderá exigir que os profissionais os supere em todas as circunstâncias".

11. TJRJ – 2ª C. – Ap. – Rel. Felisberto Ribeiro – j. 20.08.81 – RT 558/178.

12. Lei nº 8.078 de 1990. O parágrafo 4º dispõe: *"A responsabilidade pessoal dos profissionais liberais será apurada mediante a verificação da culpa."*

13. *"INDENIZAÇÃO – Responsabilidade civil – Hospital – Ajuizamento com base no Código de Defesa do Consumidor – Responsabilização objetiva – Inadmissibilidade – Hipótese de exercício de profissão liberal, na medida em que o que se põe em exame é o próprio trabalho médico – Necessidade da prova de que o réu agiu com culpa ou dolo - Artigo 14, § 4º, do referido Código – Recurso não provido".*
Em ação de indenização contra hospital, ajuizada, com base no Código de Defesa do Consumidor, embora se trate de pessoa jurídica, a ela não se aplica a responsabilização objetiva, na medida em que o que se põe em exame é o próprio trabalho médico – Aplicável, pois, o § 4º do artigo 14 do referido Código". (Agravo de Instrumento nº 179.184-1 – São Paulo – Agravante: Ignaz Thallinger – Agravada: Policlínica Santa Amália SC Ltda.).

14. Artigo 6º, inciso VIII do Código de Defesa do Consumidor: "a facilitação da defesa de seus direitos, inclusive com a inversão do ônus da prova, a seu favor, no processo civil, quando, a critério do juiz, for verossímil a alegação ou quando for ele hipossuficiente, segundo as regras ordinárias de experiências."

15. Responsabilidade Civil dos Laboratórios de Análises Clínicas, Ed. Saraiva, 1991; pg. 221. Quanto à relação entre laboratórios e médicos solicitantes, é interessante a visão da professora: *"O profissional que atua nessa área tem melhor condição técnica de realizar a correlação clínica, é a tarefa realizada por um médico especialista com o auxílio de aparelhos, cujo domínio do equipamento, das técnicas empregadas, é de pleno conhecimento do médico que avalia o exame; por vezes esse mesmo profissional possui melhores condições de avaliar a situação do paciente que o próprio médico solicitante, em decorrência, devemos frisar, da crescente especialização que estamos experimentando no campo da medicina, e que os exames, apesar de não serem decisórios, pesam sobremaneira sobre a suspeita diagnóstica".*

16. As atividades científicas e profissionais, médicas, odontológicas, hospitalares e congêneres e o Direito: princípios norteadores. Ed. Saraiva, 1991; pgs. 2 (nota 1) e 5.

17. Tribunal de Justiça do Rio Grande do Sul, Apelação 598373116, 9ª Câmara Cível, julgamento: 06/10/99, Relatora: Desembargadora Maria Isabel Broggini.

18. TJSP, Apelação nº 103.006.4/3-00, relator Desembargador Guimarães e Souza.

19. Apelação Cível nº 61.981.5/0-00 – Bauru, 8ª Câmara de Direito Público – Relator Desembargador Jose Santana, constando do corpo do acórdão: *Essa conclusão do autor – de que o resultado do exame era 'errado' (atestou doença inexistente) – constitui, evidentemente, uma premissa falsa, porque o resultado do exame apenas detectou a "possibilidade" de ser o paciente portador da doença. O exame é realizado para isso mesmo, ou seja, a verificação dessa possibilidade, cuja leitura é apenas técnica, fato que, evidentemente deveria – se não o foi – ter sido esclarecido ao apelante pelos médicos que o assistiram. A falta desse esclarecimento, ou mesmo com esse, o fato pode, possivelmente, diante da mera possibilidade de portar a doença, ter acarretado ao Autor o sofrimento psicológico e até as outras consequências relatadas na inicial, mas que não guardam, rigorosamente, relação causal nenhuma com o resultado do exame realizado pelo laboratório estatal".* (sic).

20. Apelação cível nº 101.243-4/0-00-Sorocaba 7ª Câmara de Direito Privado, julgamento aos 20/09/00, v.u., Relator: Desembargador salles de toledo: *Vários podem ter sido os motivos conducentes ao primeiro resultado. Vejam-se a propósito, os folhetos de f. 36/37 e 58/61, divulgados, respectivamente, pela Sociedade Brasileira de Patologia Clínica e pela Sociedade Brasileira de Análises Clínicas. Em ambos se lê que o teste anti-HVI pelo ELISA pode revelar falsos resultados positivos. Isso pode decorrer da "presença, no soro, de determinantes que simulam proteínas virais" (f. 36). Os fatores são diversos, como por exemplo, a administração de vacina antigripal até 3 meses antes, hemodiálises, hemofilia, ou causas desconhecidas".*

21. Apelação Cível nº 261.135-1, Relator Desembargador Cezar Peluso.

22. Igualmente, quando julgada a Apelação Cível nº 110.196-4-São Paulo, Relator Desembargador Cezar Peluso: *"Não caracteriza dano moral o conhecimento de resultado falso-positivo de sífilis em exames de alta sensibilidade usados nas coletas de sangue, sobretudo quando o doador tenha sido advertido dessa possibilidade, a que atribuível a fator pessoal de caráter não patológico, não constitui erro.*

23. Nelson Hamerschlak (*As duas faces da hemoterapia e a síndrome de imunodeficiência adquirida – AIDS.* São Paulo, 1999; pg. 37) explica: *"Na maioria dos bancos de sangue de todo o mundo, a rotina de triagem e confirmação para testes anti-HIV é semelhante. As amostras são submetidas a um teste inicial; o resultado negativo libera a unidade hemoterápica para uso; amostras positivas são retestadas em*

duplicata. Se os dois testes resultam negativos, a unidade de sangue é liberada para uso. Caso pelo menos um deles apresente resultado positivo, a unidade é desprezada e a amostra é submetida a um teste confirmatório por um laboratório de referência."

24. A Portaria nº 1.376 de 19/11/93 foi publicada no DOE de 02/12/93, alterou a Portaria nº 721/GM de 09/08/89. Em seu item 4.3, dispôs: *"Notificação do doador: no caso de rejeição do candidato, a causa motivante deve ser registrada na ficha de triagem. O candidato à doação deve ser notificado acerca de qualquer anomalia observada durante a avaliação clínica ou quando dos resultados dos testes laboratoriais, devendo-se garantir total sigilo das informações. Também deverá ser encaminhado a profissional ou órgão competente para elucidação diagnóstica e/ou seguimento clínico."*

25. Apelação Cível nº 114077-2 – Curitiba, DJE 6445 aos 01-09-2003, relator Desembargador Paulo Roberto Hapner.

26. Veja-se que foi disciplinado, na Portaria:
"Art. 2º As unidades hemoterápicas, públicas e privadas, que realizam atividades de Hematologia, ficam obrigadas a cumprir as etapas do conjunto de Procedimentos Sequenciados na conformidade do estabelecido no Anexo I.
Parágrafo único. Para a triagem sorológica de bolsas de sangue as unidades de que trata o caput deste artigo (hemocentros, bancos de sangue, serviços de hemoterapia e assemelhados) ficam obrigadas a cumprir a Etapa I, do conjunto de Procedimentos Sequenciados estabelecidos no Anexo I, desta Portaria.
Art. 4º Deverão constar dos laudos laboratoriais de diagnóstico sorológico da infecção pelo HIV:
4.1. As metodologias e antígenos virais utilizados em cada ensaio, conforme estabelecido no Anexo I.

4.2 A informação: O Diagnóstico Sorológico da infecção pelo HIV somente poderá ser confirmado após a análise de no mínimo 02 (duas) amostras de sangue coletadas em momentos diferentes." (sic)

27. De caráter cogente, porquanto editada no uso da atribuição que lhe confere o art. 11, inciso IV, do Regulamento da ANVISA aprovado pelo Decreto nº 3.029, de 16 de abril de 1999, art. 111, inciso I, alínea "b", § 1º do Regimento Interno aprovado pela Portaria nº 593, de 25 de agosto de 2000, republicada no D.O.U. de 22 de dezembro de 2000, em reunião realizada em 7 de junho de 2004, considerando a competência atribuída a esta Agência, a teor do artigo 8º, § 1º, VII e VIII da lei nº 9.782 de 26 de janeiro de 1999; considerando as disposições contidas nos artigos 2º e 3º da lei nº 10.205 de 21 de março de 2001; considerando que o sangue e seus componentes, incluindo as células progenitoras hematopoéticas, devem ser submetidos a procedimentos de coleta, processamento, testagem, armazenamento, transporte e utilização visando a mais elevada qualidade

e segurança; considerando que a padronização dos procedimentos em hemoterapia, acima descritos, é imprescindível para a garantia da qualidade do sangue e componentes utilizados no país; considerando a necessidade de regulamentar a padronização dos procedimentos em hemoterapia; considerando a necessidade de regulamentar o funcionamento dos serviços de hemoterapia e de bancos de sangue de cordão umbilical e placentário para uso autólogo (BSCUPA); considerando a importância de compatibilizar, integralmente, a legislação nacional com os instrumentos harmonizados no âmbito do Mercosul, Res. GMC nº 42/00.

28. Lê-se a este propósito, no corpo de parecer do eminente Prof. Ives Gandra Da Silva Martins *In* RT 722/114-121: *"Por esta razão, a doutrina sobre danos morais situa-se, fundamentalmente, na configuração de uma relação – e não de uma situação – em que a ofensa atinge a pessoa, em função do respeito e da dignidade a que faz jus perante terceiros".*

29. Apelação cível nº 1999071011197-4, 5ª Turma Cível, relator Desembargador Romeu Gonzaga Neiva, julgamento 26/03/01, v.u.: *"Além de constar tal advertência no próprio resultado, o qual ficou na posse da autora, atualmente têm sido noticiados na imprensa falada e escrita, vários casos de resultados de HIV incorretos, razão por que a autora deveria ter refeito os exames.*
Com efeito, a autora refez os exames e obteve resultado negativo, o que foi confirmado por outros exames. Entretanto, só veio a fazê-lo, dias depois.
Por outro lado, percebo que os danos morais alegados pela autora referem-se a constrangimentos diante de pessoas conhecidas e parentes, bem como a preconceito e comentários maliciosos a sua imagem e reputação.
Neste sentido, deve ser frisado o fato de que o resultado falso-positivo, por si só, não envolveria a autora em tal situação embaraçosa, mormente se o exame tivesse sido refeito, pois logo ficaria esclarecida tal situação".

30. Revista Forense, vol. 83, pág. 218.

31. *"in"* "De las Obligaciones en General"; 3ª edição; nº 158; citado por Wilson Melo da Silva; *"in"* "Dano Moral e Sua Reparação"; Ed. Forense, 3 ed. 1983; pág. 337.

32. Apelação nº 181.514-1/1 – 4ª Câmara, julg. 11.2.93, acórdão assim ementado: *DANO MORAL – Indenização – Erro médico – Fato não comprovado – Verba, ademais, que se justifica quando o ilícito resulte de ato doloso e não culposo – Improcedência da ação decretada – Declaração de votos.* Consta do acórdão a indicação doutrinária: *"Nesse sentido a lição de Washington de Barros Monteiro, Curso de Direito Civil, 19 ed. Saraiva, 1984; 3/413; Sílvio Rodrigues, Direito Civil, 8 ed., Saraiva, IV/227-9 n. 69, ao sustentarem que a regra do art. 1.537 indenização por*

CAPÍTULO 65 • RESPONSABILIDADE CIVIL E SERVIÇOS DE HEMOTERAPIA – ALGUNS ASPECTOS APRENDIDOS NA PRÁTICA FORENSE

homicídio e, assim, não pode ser ampliada. Esse entendimento é acompanhado pela jurisprudência (cf. Teresa Ancona Lopes de Magalhães, em Responsabilidade Civil, coord. de Yussef Said Cahali, 1 ed., Saraiva, 1984; n. 7, p. 324; Caio Mario da Silva Pereira, Responsabilidade Civil, 2 ed., Forense, 1990; n. 252, p. 339)." (sic)

33. A questão do *"quantum"* é espinhosa. Tramitam projetos de lei, propondo a fixação de valores de indenização, lembrando um retorno aos primórdios do Direito, em que eram tabeladas algumas penas. Seja como for, rápida consulta aos anais forenses resultará na conclusão de que, no mais das oportunidades, são pleiteados importes em absoluta desconformidade com os estipulados pela jurisprudência. Realmente, o STJ (RESP 506837, julg. 05/06/2003) impôs a indenização de R$ 200.000,00 em caso de erro médico que levou à morte do paciente; o TJMG (apelação 10105.01.028847-7/001, julg. 06/12/2005), também em caso de óbito do paciente, impôs a indenização de R$ 100.000,00. São somente dois exemplos, relativos a situações extremamente mais graves, que talvez indiquem a tendência dos tribunais na fixação de indenizações. Qualquer dos exemplos, este o aspecto a sublinhar, exibe valores muito inferiores aos milhares de salários mínimos, volta e meia perseguidos em demandas como as ora cuidadas.

34. Os Testemunhas de Jeová formam a mais significativa tendência religiosa que se contrapõe à transfusão de sangue; seguidores de Charles Russel (1852-1916) e a partir de 1916 liderados por Joseph Rutherford, colocam-se contra a guerra e contra a interferência de qualquer governo em matéria de religião.

35. Os fundamentos bíblicos decorreriam de: Gênesis 9:4, 16; Levítico 7:26, 27 e 17:14, At.15:28, 29 e 21:25. (... *que se abstenham do sangue – Atos 15:20*).

36. Tramita o projeto de Lei nº 5.119 de 2005, do Deputado Dr. Heleno Silva, que *"institui o direito de opção de tratamento de saúde alternativo a todos os pacientes passíveis do uso de transfusão sanguínea".*

37. Resolução CFM nº 1.246/88 em 08 de janeiro de 1988; edição CRMSP, 2001.

38. *Direito de recusa de pacientes submetidos a tratamento terapêutico às transfusões de sangue por razões científicas e convicções religiosas*, RT 787 pgs. 393/507 (maio de 2001).

39. A Resolução do CFM nº 1.021/80 é coerente com a doutrina majoritária jurídica, veja-se sua conclusão: *"Em caso de haver recusa em permitir a transfusão de sangue, o médico, obedecendo a seu Código de Ética Médica, deverá observar a seguinte conduta: 1º – Se não houver iminente perigo de vida, o médico respeitará a vontade do paciente ou de seus responsáveis. 2º – Se houver iminente perigo de vida praticará a transfusão de sangue*

independentemente de consentimento do paciente ou de seus responsáveis."

40. "O VDRL é um exame de método altamente sensível, de triagem para doação de sangue, que não serve para diagnóstico. Nos casos em que se tem um resultado positivo nesses exames, sugere-se a realização de um exame específico para confirmação do resultado, mormente quando a presença de VDRL reativo for baixa. – Se os autores estavam cientes da possibilidade de um falso resultado, não há motivos para se falar em desespero antes da confirmação do resultado do exame e muito menos em abalo psicológico passível de indenização. – Não há que se falar em indenização por danos morais. – Negaram provimento. (TJMG – AC: 10016120039025002 MG, Relator: Jair Varão, Data de Julgamento: 10/10/2013, 3ª Câmara Cível, Data de Publicação: 23/10/2013)"

41. "(...) É possível aferir que a autora foi informada da necessidade de novos exames para confirmação do diagnóstico, haja vista que a autora exerceu conduta compatível com o recebimento de tal informação. Com efeito, esta realizou nova coleta após tomar conhecimento do resultado reagente, e seguiu realizando exames nos dias subsequentes, em laboratórios diversos. Não bastasse isso, o exame em questão mostra advertência quanto à necessidade de confirmação do diagnóstico com mais amostras de sangue, ou seja, a informação foi prestada naquele documento de forma clara e precisa. A informação imediata e clara do paciente sobre o resultado positivo do exame para HIV, ainda que sem contraprova, é indispensável para realização de pronto tratamento, bem como evita contaminação de terceiros, especialmente em se tratando de gestante a portadora de tal enfermidade, onde há risco de contaminação do feto, como no caso em tela. Assim, não assiste razão à parte autora ao imputar aos demandados a responsabilidade pelos prejuízos descritos na exordial, tendo em vista a inexistência de defeito no serviço prestado, o que afasta a reparação civil pretendida. (...)" (TJ-RS – AC: 70060033016 RS, Relator: Jorge Luiz Lopes do Canto, Data de Julgamento: 06/08/2014, Quinta Câmara Cível, Data de Publicação: Diário da Justiça do dia 12/08/2014).

42. "(...) Nos termos do art. 14, § 3º, II, do CDC, não há dever de indenizar quando evidenciada causa excludente da responsabilidade objetiva, cujo ônus probatório toca ao fornecedor dos serviços. Exame laboratorial de anticorpos pelo método ELISA. Comprovação posterior, por outros exames, de que a examinada não era portadora do vírus HIV. Ainda que o exame laboratorial tenha apresentado um resultado "falso-positivo", o serviço prestado pelo laboratório de análises clínicas não pode ser considerado defeituoso, pois o texto do resultado continha expressa advertência de que não era conclusivo e deveria ser correlacionado com dados clínicos pelo

médico assistente, a quem incumbia avaliar da necessidade de exames confirmatórios. Dever de informação ao consumidor observado plenamente. A autora tinha conhecimento da falibilidade do resultado do primeiro exame, ante a advertência de que não era conclusivo quanto ao resultado positivo do teste para anti-HIV. Ademais disso, prepostos do laboratório demandado tentaram contatar com a demandante visando propiciar-lhe a contraprova, mas ela se recusou, buscando confirmação do resultado com outros exames em local diverso. Prova testemunhal que infirma a versão fática exposta na inicial e deixa evidente que, tão logo apresentado o resultado do indigitado exame à médica do Posto de Saúde, essa realizou novo teste de forma imediata, cujo resultado foi negativo, disso dando ciência à interessada. (...)". (Apelação Cível nº 70059425884, 9ª Câmara Cível, Tribunal de Justiça do RS, Relator: Miguel Ângelo da Silva, Julgado em 16/07/2014, Data de Publicação: Diário da Justiça do dia 18/07/2014).

43. (...) Fundação Hemocentro de Brasília. Exame de HIV. Resultado "falso-positivo". Convocação para repetição do exame. Dever de informação. Inexistência de ato ilícito. Improcedência da pretensão indenizatória. 1. A Fundação Hemocentro de Brasília, dada a sua natureza de fundação pública, deve responder objetivamente perante o doador pela falha na prestação dos serviços (art. 37, § 6º, CF). 2. A obtenção de resultado "falso-positivo", em amostra de sangue doado, por si só não configura erro de procedimento de modo a caracterizar falha na prestação dos serviços. 3. A convocação de doador para a repetição de exame de sangue, em virtude da constatação de resultado "falso-positivo", encontra amparo na resolução RDC nº 153/2004, emitida pela ANVISA. 4. Não ficando evidenciada nos autos a falta de cuidado por parte dos profissionais que atenderam à autora, por ocasião da convocação para repetição do exame de sangue, não há como ser reconhecido o direito à indenização por danos morais. (...) (TJDF – APC: 20090111164198 DF 0047538-90.2009.8.07.0001, Relator: Nídia Corrêa Lima, Data de Julgamento: 19/02/2014, 3ª Turma Cível, Publicado no DJE: 25/02/2014. Pág.: 102).

66

GESTÃO DA QUALIDADE EM SERVIÇOS DE HEMOTERAPIA

Eugênia Maria Amorim Ubiali
Ricardo Haddad

INTRODUÇÃO

Os serviços de hemoterapia devem buscar altos padrões de qualidade a fim de promoverem adequado cuidado aos pacientes que necessitam de seus produtos e serviços. Nesse sentido, recomenda-se a implantação de Sistemas de Gestão da Qualidade, definidos como uma rede de atos relacionados que se iniciam pela definição da estrutura organizacional, das responsabilidades, da política institucional, dos processos, dos procedimentos e dos recursos estabelecidos pela direção de uma organização para atingir e manter qualidade de seus produtos e serviços.

Alguns conceitos da qualidade devem ser introduzidos para facilitar a compreensão do capítulo.

- *Controle de qualidade:* ações desenvolvidas para fornecer à equipe operacional um retorno sobre os processos que estão sendo executados. Informam se os produtos finais/serviços preenchem os requisitos previamente especificados e direcionam os operadores para saberem se podem continuar a operar daquela maneira ou se devem interromper e rever os processos que estão sendo executados. Exem-

plos disso são as inspeções e os testes de produto acabado como o controle de qualidade dos hemocomponentes (volume, pH, contagem de células etc.), controle de qualidade de reagentes, entre outros.

- *Garantia da qualidade:* atividades capazes de detectar possíveis desvios ou tendências nos processos. Incluem análise retrospectiva do comportamento de dados dos processos e servem para determinar se os mesmos, como um todo, estão sob controle. É focada em demonstrar que os requisitos de qualidade são atendidos e tem como exemplo a revisão de registros, monitoramento de indicadores de qualidade e auditorias internas. Indicadores de qualidade são representações quantificáveis das características de produtos e processos que fornecem sua condição e direção num determinado momento e ao longo do tempo; são usados para monitorar e melhorar a qualidade e o desempenho dos produtos e serviços de uma organização visando atingir metas preestabelecidas.
- *Gestão da qualidade:* são atividades coordenadas para dirigir e controlar uma organização, no que diz respeito à qualidade. Compreende

a estrutura organizacional, os processos e os procedimentos necessários para assegurar que os propósitos e princípios gerais do programa de qualidade da organização sejam cumpridos, e a qualidade do produto ou serviço esteja garantida. Inclui planejamento estratégico, alocação de recursos, além de atividades sistemáticas como planejamento da qualidade, implementação e avaliação. A gestão da qualidade considera os processos da organização e sua relação com clientes e fornecedores, a obtenção do comprometimento de toda a organização com a qualidade, bem como, a compreensão de fornecedores e clientes, como parceiros da organização.

O sistema de gestão da qualidade utiliza como ferramenta de melhoria contínua o ciclo PDCA, idealizado por Shewhart e divulgado por Deming, executado de maneira constante e repetida. Esse ciclo se inicia pelo planejamento do que será feito (*Plan*), seguido da execução da ação ou do conjunto de ações planejadas (*Do*) para, na sequência, verificar se o que foi feito está de acordo com o que foi planejado (*Check*) e então serem tomadas ações de acordo com o avaliado, incorporando os sucessos, determinando novos planos de ação para melhoria contínua dos processos, aprimorando a execução e corrigindo eventuais falhas (*Act*) (Figura 66.1).

GESTÃO POR PROCESSOS

Os serviços de hemoterapia, comumente, acreditam que o primeiro passo para padronização de suas rotinas é a confecção dos procedimentos operacionais padrão. Antes do desenvolvimento destes documentos, deve-se, entretanto, mapear os processos existentes, obtendo maior visão e controle, para não descrever rotinas desnecessárias, priorizando apenas aquelas essenciais e compatíveis com os setores do serviço.

Um processo é uma sequência de atividades que leva à transformação dos recursos recebidos (entrada) em outros tipos de recursos (saída). Na gestão por processos, a empresa é desenhada como sendo um conjunto de processos que passam por vários departamentos da organização, fazendo com que a estrutura tradicional hierárquica

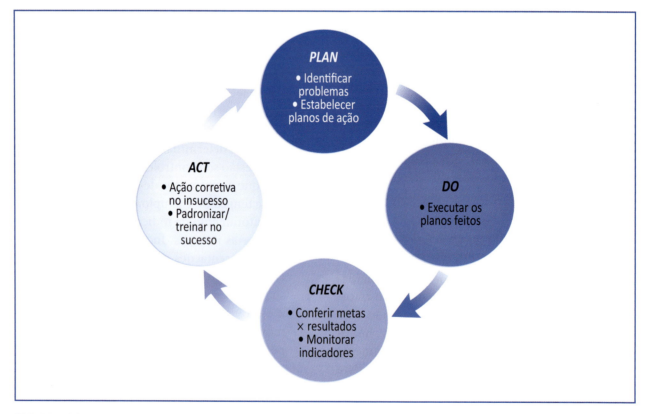

FIGURA 66.1 Ciclo PDCA.

vertical das organizações ceda lugar a uma abordagem horizontal por equipes (times) com uma visão multifuncional dos processos. Baseia-se em que, para entregar seu produto/serviço ao cliente, a organização executa processos que permeiam toda ela e até mesmo outras empresas.

O controle de processos é a essência das boas práticas e dos sistemas de gestão de qualidade, sendo considerado um meio efetivo de assegurar a qualidade dos produtos. Compreende as atividades feitas para minimizar as variações nos processos com o intuito de produzir produtos/serviços finais previsíveis e dentro dos requisitos especificados.

Há uma grande variedade de técnicas a serem utilizadas para mapeamento dos processos. Os fluxogramas de entrada-processo-saída constituem uma ferramenta fácil de ser entendida e aplicada, fornecendo uma visão geral útil do contexto do processo e das oportunidades de melhoria. Três tarefas estão envolvidas na formulação desse modelo:

- Identificação das entradas e saídas do processo.
- Identificação das fontes de entradas e das destinações das saídas.
- Esclarecimento dos requisitos dos clientes internos e/ou externos que são servidos pelos *outputs* (saídas) do processo, e estabelecimento de quais requisitos o processo tem para os fornecedores que suprem o processo de *inputs* (entradas).

Para fazer o mapeamento dos processos, o serviço precisa definir a simbologia a ser utilizada na identificação dos passos críticos de cada processo. Esta simbologia documenta o fluxo e as diversas atividades que compõem os processos. Devem ser usados vários símbolos diferentes para identificar os diversos tipos de atividades. A seguir daremos algumas sugestões de símbolos que podem ser utilizados (Figura 66.2).

Depois de definida a simbologia, o serviço deve montar as equipes de melhoria de processos, formadas por representantes dos vários setores envolvidos na sua execução e gerenciamento, devendo-se reunir e mapear os processos, identificar os processos essenciais, analisar e melhorar os processos, além de desenhar os fluxogramas e, só então, iniciar a documentação dos mesmos.

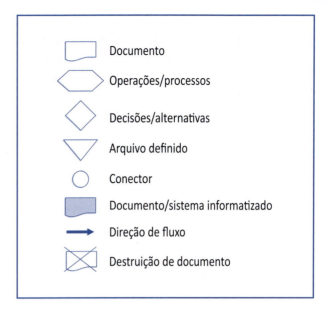

FIGURA 66.2 Símbolos dos fluxogramas.

Para realizar a gestão de seus processos, a instituição precisa compreender como eles interagem e suas relações do tipo causa-efeito a fim de reconhecer as implicações e consequências de alterações nos mesmos, possibilitando que rápidas e adequadas ações corretivas sejam tomadas em caso e falha no controle dos processos.

A descrição de um processo deve ser adequada à habilidade do pessoal que vai utilizar o documento, podendo ser tão menos detalhada quanto mais hábil e amadurecido for o usuário executor das tarefas na instituição, eliminando-se passos desnecessários e evitando burocracia e retrabalho.

A seguir vamos demonstrar um modelo de fluxograma baseado na rotina de captação, seleção de doadores de sangue e coleta de bolsas (Figura 66.3).

Buscando homogeneidade na descrição dos processos, é preciso adotar um modelo padrão para confecção da documentação, que deverá ser seguido por todos, contendo os seguintes itens:

- Nome do processo;
- Objetivo do processo;
- Cargos envolvidos no gerenciamento e execução de passos do processo;
- Setores que executam passos no processo;
- Descrição passo a passo do processo;
- Processos complementares ao processo;
- Espaço reservado para esclarecimento de termos/terminologias específicas da área

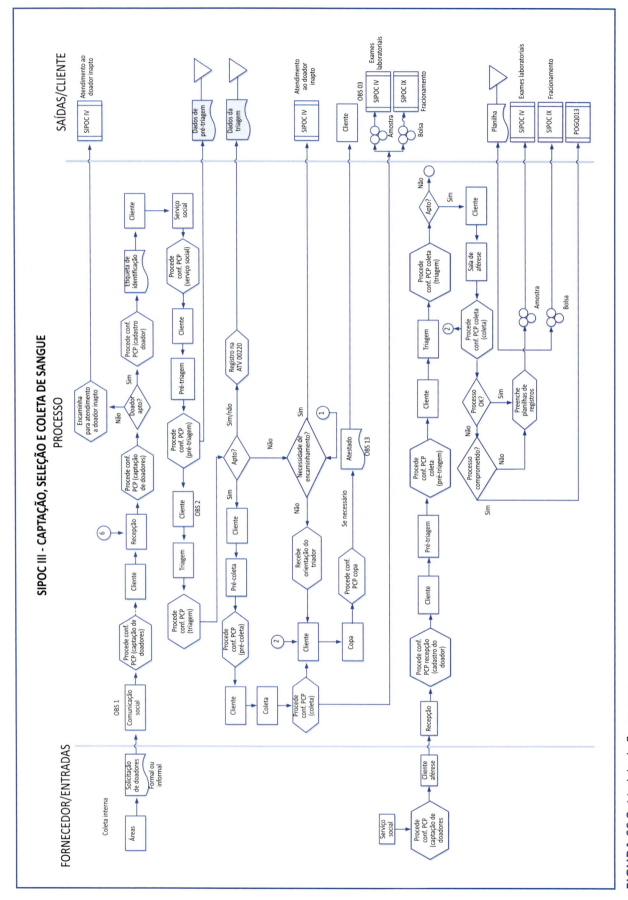

FIGURA 66.3 Modelo de fluxograma.

que possam ser desconhecidas por outras áreas envolvidas;

- Relação dos registros da qualidade e tratamento a ser dado aos mesmos;
- Anexos relacionados com o procedimento.

É fundamental que todo processo/procedimento depois de descrito, passe pela análise de representantes das áreas envolvidas no seu gerenciamento e execução. Essas pessoas devem ter uma visão ampla para avaliar os processos descritos e devolvê-los para revisão, se necessário.

Validação de processos

Define-se validação de processos como a comprovação, por evidência objetiva, de que os requisitos para uma aplicação ou uso pretendidos foram atendidos, tendo sido atingidos os resultados planejados. As validações devem ser organizadas em planos de validação que incluam o desenho do processo e a avaliação de seus pontos frágeis e limitações. De modo geral, um plano de validação contém: descrição do sistema, objetivos, avaliação de riscos, responsabilidades, procedimentos de validação, critérios de aceitação, assinaturas de aprovação e documentação relacionada. O plano de validação deve ser revisado e aprovado pelo supervisor de qualidade, e os resultados e conclusões das atividades devem ser arquivados. Caso a validação não atinja os resultados esperados, esses resultados e as ações corretivas devem ser documentados, bem como, a revisão final e aprovação do supervisor de qualidade ou as modificações por ele determinadas.

É fundamental validar os processos nos quais cada produto final não possa ser medido ou inspecionado a fim de verificar sua conformidade. Nos processos em que o produto final pode ser testado, é aconselhável a realização de validação para que seus resultados possibilitem a melhoria do processo.

ESTRUTURA ORGANIZACIONAL E LIDERANÇAS

A estrutura da organização e suas relações devem estar documentadas, por exemplo, por meio de árvores organizacionais ou gráficos, e as responsabilidades devem estar bem definidas. A direção deve definir a política e os objetivos da qualidade,

bem como as metas a serem atingidas, devendo essas metas ser amplamente divulgadas na instituição.

A organização deve também designar, por escrito, a autoridade que irá supervisionar suas funções de qualidade, gerenciando e mantendo o sistema de qualidade da instituição. Essa pessoa precisa ter o apoio da direção a quem deverá ter acesso direto. Terá a responsabilidade de coordenar, monitorar e facilitar as atividades do sistema de qualidade, possuindo autoridade para recomendar e iniciar ações corretivas, quando apropriado. A fim de propiciar avaliações independentes, o ideal é ela não exerça funções operacionais na instituição. Isso se torna difícil em instituições pequenas e, se ele exercer atividades de qualidade e operacionais, não deverá supervisionar processos em que esteja diretamente envolvido. Em grandes organizações, com escopo de qualidade amplo, esse supervisor de qualidade pode contar com um grupo de colaboradores agrupados em uma unidade de qualidade.

RECURSOS HUMANOS

Toda instituição precisa contar com um processo de seleção de pessoal qualificado para suprir as necessidades do serviço. A qualificação necessária dependerá das responsabilidades do trabalho que o profissional irá executar, sendo necessário fazer as descrições dos cargos que afetam a qualidade dos produtos/serviços (*job description*).

Uma vez selecionados, os colaboradores devem ser orientados a respeito de sua posição na instituição, recebendo instruções sobre missão e política institucionais, bem como relativas a segurança, política de qualidade, sistemas informatizados e sigilo.

Deve também ser fornecido treinamento para todos os procedimentos que o funcionário será responsável e o mesmo será liberado para executá-los quando considerado competente para tal. Isso também deve ocorrer para os funcionários envolvidos quando da introdução de novos procedimentos. Os treinamentos devem ser devidamente documentados.

Para assegurar que as habilidades estão mantidas, a instituição deve realizar avaliações regulares de competência de toda a equipe de trabalho, cujas atividades impactam na qualidade do produto/serviço. Essas avaliações podem ser escritas, práticas por observação direta da realização da atividade, testagem de amostras desconhecidas, avaliação da capacidade de resolução de casos etc.

É importante que seja estabelecido um plano formal de competências, com definição do esquema de avaliação, desempenho mínimo aceitável e medidas para desempenhos insatisfatórios.

É preciso também ser definido o número e a qualificação necessários de pessoas para execução das atividades de maneira segura e efetiva, avaliando, por exemplo, necessidade de trabalho em "horas extras", queixas de clientes etc.

FOCO NO CLIENTE

A organização precisa estar focada em atender as necessidades de seus clientes, lembrando-se disso também quando planejar novas atividades ou modificação de produtos ou serviços já existentes. As expectativas e necessidades acordadas com os clientes precisam estar descritas em processos e contratos e devem ser atendidas, mas deve também existir um processo para gerenciar eventuais falhas ocorridas.

É importante que seja feita uma avaliação do atendimento às necessidades e expectativas dos clientes da organização. Isso pode ser feito por meio de pesquisas de satisfação de clientes e também, de forma reativa, por meio da análise das reclamações. Em ambos os casos, medidas apropriadas devem ser tomadas.

GESTÃO DE FORNECEDORES E INSUMOS

Um mercado mais competitivo exige um relacionamento cliente-fornecedor bem estruturado, fazendo com que fornecedores deixem de ser considerados "entregadores" de matérias-primas ou serviços e passem a ser vistos como "parceiros" do negócio.

A instituição deve estabelecer uma sistemática para avaliação e seleção de seus fornecedores, bem como para padronização e aquisição de insumos críticos (que afetam a qualidade do produto – bolsas de sangue, kits de testes e reagentes etc.) ou de serviços críticos (que afetam a qualidade do serviço – testes para doenças infecciosas, irradia-

ção e transporte de hemocomponentes etc.) e, caso queira, também de insumos e serviços não críticos. Deverá também definir como será realizada a inspeção para aquisição (inspeção de amostra) e ao recebimento (inspeção de recebimento) dos insumos. Esse controle é tanto mais estrito quanto maior for o impacto do material adquirido no produto/serviço final.

A aplicação de métodos para a qualificação de fornecedores visa assegurar fontes confiáveis de insumos, devendo ser mantidos registros dessa qualificação. Podem ser analisados: licença de funcionamento, certificações/acreditações, atendimento aos requisitos do produto, resultados de inspeções e auditorias, avaliação de queixas de clientes, experiência prévia com o fornecedor, custos, condições de entrega, estabilidade financeira do fornecedor, suporte após a venda, entre outros. O desempenho dos fornecedores deve ser monitorado para que sejam mantidos ou não como fornecedores qualificados, compondo a lista de fornecedores qualificados da instituição (Figura 66.4). Falha documentada do fornecedor ou falha do produto em atender requisitos especificados deve levar à imediata notificação ao fornecedor, ao supervisor da qualidade, com implicações no contrato de fornecimento, troca de insumos ou a colocação de insumos em quarentena até resolução do problema.

Os documentos de compras devem apresentar aos fornecedores informações claras sobre os produtos/serviços, descrevendo o que se quer adquirir e definindo os requisitos para sua aprovação (aquisição de produtos) ou os requisitos para qualificação de pessoal (aquisição de serviços), além dos requisitos do sistema de gestão da qualidade. Deve-se, ainda, verificar a necessidade de aprovação anterior do insumo (parecer técnico) e suas especificações técnicas (bula e laudos técnicos).

Ao recebimento do material/serviço adquirido, a organização deve estabelecer e realizar inspeção ou outras atividades necessárias, para assegurar que o produto adquirido atenda aos requisitos previamente especificados. Em especial, para materiais/itens classificados como críticos pela organização, devem ser estabelecidos os critérios de recebimento (inspeção) e as avaliações (testes) a serem feitas pelo almoxarifado e pelas respectivas áreas para aprovação e liberação para uso dos lotes/entregas.

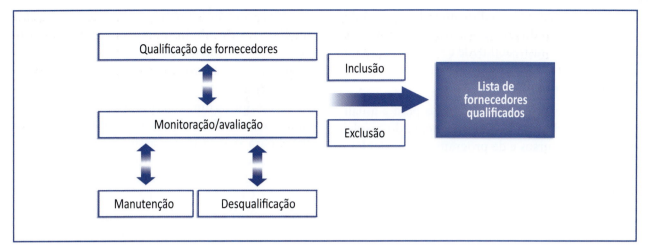

FIGURA 66.4 Qualificação de fornecedores.

GESTÃO DE EQUIPAMENTOS

Para o sistema de qualidade, equipamentos críticos são aqueles que devem operar dentro de especificações definidas a fim de assegurar a qualidade do produto. São exemplos de equipamentos críticos em serviços de hemoterapia os instrumentos de medida e os sistemas informatizados. Esses equipamentos precisam ser identificados inequivocamente, verificados, calibrados e inseridos em programas de manutenção preventiva e corretiva, conforme recomendações do fabricante e normas vigentes. Equipamentos e instrumentos sob investigação ou com defeito devem ser identificados de maneira a evitar seu uso não intencional. Nova calibração é necessária após manutenções corretivas que afetem as funções operacionais do equipamento.

Calibração é a comparação de medidas realizadas por um instrumento com medidas feitas por um instrumento mais preciso ou padrão para detectar, relatar e eliminar erros nas medidas.

A manutenção de uma lista de todos os equipamentos críticos da organização facilita o controle, esquematização e registro das checagens de segurança, das calibrações, manutenções preventivas e dos reparos de cada equipamento auxiliando na avaliação da funcionalidade, dos defeitos recorrentes e até da necessidade de substituição de equipamentos.

Se um equipamento em uso é encontrado fora dos parâmetros necessários, é necessário avaliar e documentar os possíveis reflexos desse mau funcionamento na qualidade dos produtos.

Instalação e validação de equipamentos

Para instalação de novos equipamentos devem ser avaliados os insumos e o suporte necessários ao mesmos, montando-se um plano escrito para sua instalação, qualificação e avaliação de desempenho operacional. A instalação será feita pelo fornecedor ou sob sua orientação; será avaliado se o desempenho do equipamento atende aos requisitos solicitados e àqueles informados pelo fabricante.

A validação de equipamentos inclui a qualificação de instalação demonstrando que o equipamento está adequadamente instalado conforme instruções do fabricante, a qualificação operacional demonstrando que o equipamento opera dentro dos limites estabelecidos pelo fabricante e a qualificação de desempenho demonstrando que o equipamento opera como esperado para o uso pretendido pela instituição.

Validação de sistemas informatizados

Sistemas informatizados devem ser documentados, verificados e validados quanto à sua adequação ao uso pretendido. Testes realizados pelo vendedor ou pelo fornecedor do sistema/programa não dispensam a validação feita pela instituição que poderá repetir alguns testes feitos pelo fornecedor, como testes de estresse e verificação de segurança, além de realizar outros.

Devem existir procedimentos documentados e validados visando proteger a integridade, a confidencialidade, a rastreabilidade e a recuperação dos dados, sendo obrigatória a existência de cópia de segurança (*backup*).

São necessários procedimentos para a atualização e a melhoria do sistema, incluindo a substituição de recursos e de programas. Os cálculos e as transferências de dados devem ser submetidos a verificações sistemáticas.

A organização deve garantir que os funcionários estejam aptos ao uso adequado dos sistemas informatizados, propiciando-lhes treinamentos devidamente documentados.

PROCEDIMENTOS OPERACIONAIS PADRÃO (POP)

Há varias definições de POP, porém a mais utilizada pelas organizações, descreve tratar-se de um procedimento escrito que todos os trabalhadores devem seguir quando realizam uma tarefa da rotina da área. A maioria dos POP detalha os passos de uma operação na ordem em que eles devem ser realizados.

Como descrevemos anteriormente para a padronização dos processos, os procedimentos operacionais não fogem à regra, sendo necessários para se obter produtos uniformes como resultado final e assegurar consistência nos resultados pretendidos. Para isto ser atingido, utilizam-se os procedimentos operacionais padrão que são necessários nas rotinas de trabalho.

Os POP ajudam as áreas a manterem alto nível de padronização, eficiência, produção e segurança para o trabalhador e para a instituição. Um POP é um documento em que a pessoa que o escreve precisa se preocupar não apenas com os passos requeridos na operação da tarefa, mas também com a natureza da tarefa, a habilidade do operador em realizá-la e a capacidade do mesmo em seguir instruções, além de fazer com que o operador compreenda o risco e os perigos associados à atividade que realiza.

Quando um POP foi apropriadamente desenvolvido e escrito, o resultado é um trabalho satisfatoriamente executado no que se refere à eficiência, risco e segurança.

Um procedimento operacional precisa ser tão simples quanto um conjunto de instruções, não necessitando contemplar todos os tipos de desvios e variações possíveis de acontecer durante a execução da tarefa.

Os próprios funcionários que executam os trabalhos devem desenvolver os procedimentos escritos para suas tarefas e, assim, o primeiro passo para se preparar um POP pode ser o trabalhador demonstrar como ele executa determinado procedimento. Como opção, a instituição, paralelamente, pode solicitar ao pessoal relacionado com a área de segurança que observe os riscos e perigos relacionados àquela atividade, listando o equipamento de proteção que será requerido. De posse desse estudo inicial, pode-se formular um rascunho do POP contendo todos os elementos essenciais: passos do procedimento, riscos, perigos e precauções.

O POP deve conter uma informação que o identifique, por exemplo, um título e/ou número. O corpo do documento deve identificar o produto ou a razão para o procedimento e fornecer todos os passos para execução, em ordem, incluindo informações de segurança para cada passo, se necessário.

Na visão atual existem diversos modelos para se estruturar um POP, porém o que importa é que o documento traduza fielmente a realidade da rotina. No exemplo a seguir (Figura 66.5), vamos exemplificar um modelo de POP do Centro Regional de Hemoterapia de Ribeirão Preto – Hemocentro de Ribeirão Preto – FMRP-USP.

Em qualquer instituição, e também em qualquer serviço, os departamentos operacionais são interdependentes para assegurar que os POP cubram de forma compreensiva todas as rotinas, e deve-se organizar a documentação planejando um grupo que contenha representantes de todos os setores (qualidade, treinamento, todos os departamentos operacionais), a fim de escrevê-los.

Cada POP, depois de escrito, deve ser avaliado pelo grupo que o escreveu. Pode-se prestar atenção aos detalhes do POP finalizado observando um novo trabalhador implementando-o através do seguimento dos seus passos.

Os seguintes critérios podem ser utilizados para se avaliar a utilidade de um POP:

- Os passos estão em uma sequência lógica, considerando o espaço de trabalho e os equipamentos necessários?

A

HEMOCENTRO RP	POEC - 001
PROCEDIMENTO OPERACIONAL	REV.: 09
Pré-triagem	P.: 01/02

1. Objetivo
Coletar e registrar os dados sobre o cliente (doador), que serão utilizados na fase de triagem clínica.

2. Aplicação
Na verificação dos seguintes parâmetros clínicos/laboratoriais: peso, estatura, temperatura, pressão arterial, pulso, hemoglobina ou hematócrito. *5

3. Responsabilidade
3.1 Enfermeiro/técnico de enfermagem/auxiliar de enfermagem/ou outro profissional treinado. *4
Aplicar as técnicas descritas para verificação dos parâmetros clínicos/laboratoriais definidos.

4. Condições gerais
4.1 O cliente deverá ser chamado pelo nome completo e a sua identificação deverá ser confirmada no cartão de identificação de forma positiva. Deverá também ser tranquilizado e orientado quanto aos objetivos deste procedimento. *8 *9
4.2 Quando forem observados parâmetros clínicos fora da normalidade, os mesmos deverão ser aferidos novamente no mínimo 15 minutos após.
4.3 Quando forem encontrados nos parâmetros laboratoriais (hemoglobina/hematócrito) valores discrepantes da normalidade, os mesmos deverão ser medidos novamente.
4.4 Os parâmetros peso e estatura, no caso de candidatos a doação, poderão ser perguntados ao cliente só sendo necessário aferi-los quando o mesmo não souber informar.
4.5 Todos os limites de aceitação dos parâmetros aferidos na pré-triagem estão descritos no MOT - Manual de Orientação ao Triador. *7

5. Documentos complementares
As técnicas abaixo deverão ser aplicadas durante o processo de pré-triagem.
TEC-001 - Verificação de peso e estatura
TEC-002 - Verificação de temperatura
TEC-003 - Verificação de pressão arterial
TEC-004 - Verificação de pulso
TEC-005 - Verificação de hemoglobina
TEC-006 - Verificação de hematócrito
IOEC-001 - Monitorização da centrifuga hemata STAT II *6
IOEC-003 - Monitorização da centrifuga para micro-hematócrito *6 *4
IOEC-005 - Esfignomanômetro eletrônico digital Visomat Handy *9

B

| Pré-triagem | P.: 02/02 |

6. Registro da qualidade
Os dados coletedos deverão ser registrados no sistema SBS, conforme ATV00193 ou ATV00597 e ATV02076 ou no impresso FH 2.18 - ficha de doação de sangue. *4

Aprovação

Gerente de enfermagem   Diretor responsável
Data ___/___/___   Data ___/___/___

Implementação

Gestão de qualidade
Data ___/___/___

FIGURA 66.5 Exemplo de POP (**A,** frente e **B,** verso do documento).

- As considerações sobre segurança estão detalhadas o suficiente para que o trabalhador esteja protegido durante a execução do procedimento?
- Quando necessário, os passos do procedimento definem os riscos a ele relacionados?
- O fluxo dos passos minimiza o tempo gasto e maximiza a eficácia?
- O resultado final é um produto/processo final usável? Eficiente? Eficaz?

GERENCIAMENTO DOS DOCUMENTOS

A instituição deve estabelecer uma sistemática para o gerenciamento e controle da documentação. Gerenciar e controlar os documentos significa ter ciência de onde eles se encontram, em qual revisão estão (número da versão vigente) e quem possui as informações sob forma de cópias controladas dos mesmos.

Aprovação/revisão dos documentos

O conteúdo do documento deve ser claro, preciso e disposto de maneira ordenada. Antes de serem colocados em operação, os documentos devem ser aprovados por pessoas designadas para tal fim. A instituição deverá definir as pessoas autorizadas para aprovação e revisão da documentação. O gerenciamento desta atividade é extremamente fácil podendo a instituição disponibilizar um cartão de assinatura para cada responsável de área, conforme exemplo da figura que se segue (Figura 66.6).

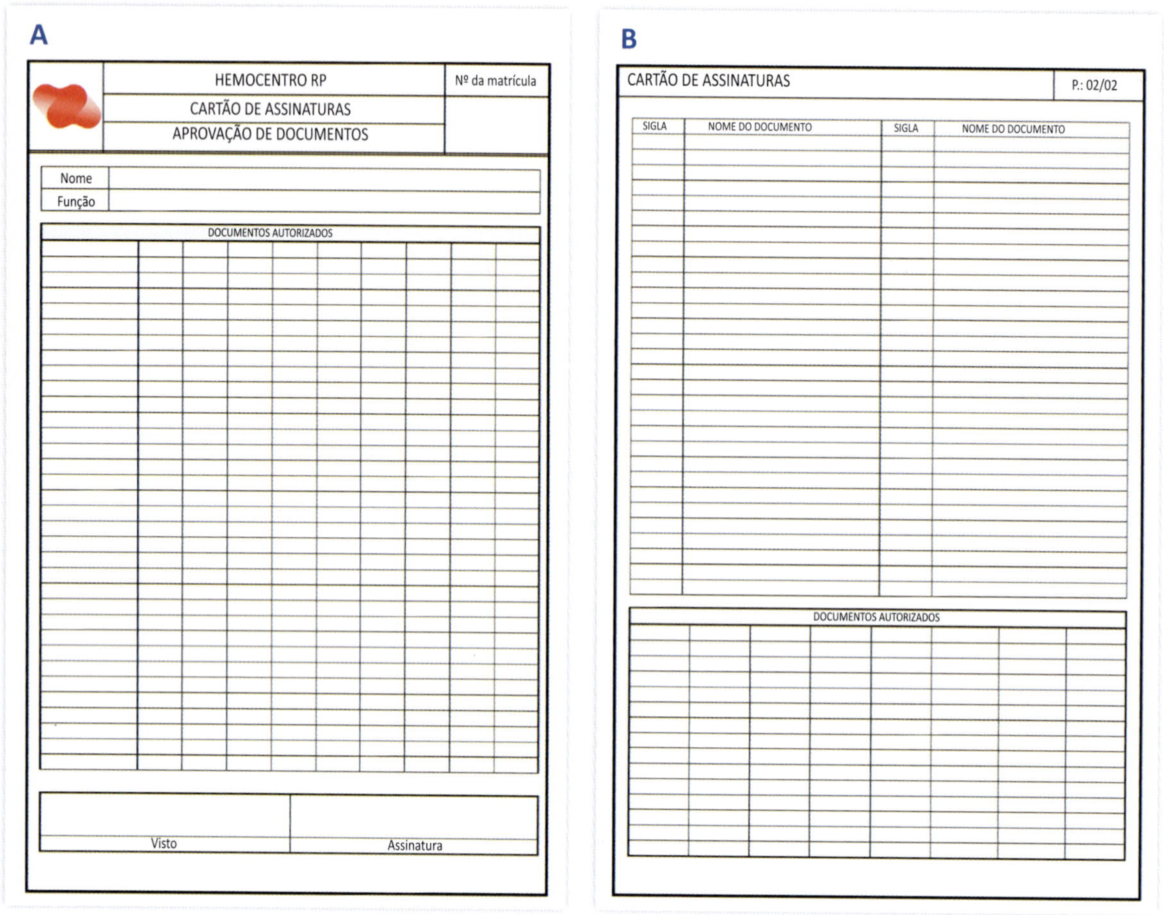

FIGURA 66.6 Modelo de Cartão de assinaturas para aprovação de documentos (**A**, frente e **B**, verso do documento).

Anualmente, é solicitado pelas normas e regulamentações que as instituições revisem a sua documentação. Uma opção fácil de evidenciar essa avaliação, sem gerar grande número de papéis, é emitir anualmente uma lista (Figura 66.7) para cada responsável de área efetuar a avaliação e identificar a necessidade, ou não, da revisão dos mesmos.

A natureza das alterações pode ser identificada nos documentos com "$?_N$", que representará o número da revisão efetuada naquele local.

Distribuição dos documentos

O controle de distribuição tem como objetivo principal permitir que todos os envolvidos com os documentos utilizem suas informações de forma ordenada e padronizada, garantindo que do-

cumentos obsoletos e com nova revisão possam ser recolhidos ao mesmo tempo em que é distribuída a nova versão, sendo a versão obsoleta recolhida e destruída. Os documentos podem ser identificados com o termo "CÓPIA CONTROLADA" (Reprodução Proibida) em vermelho (carimbado ou impresso) no lado direito (posição central) em todas as páginas do documento.

A instituição deve guardar uma cópia do documento obsoleto para manter um histórico de revisão do mesmo. Na Figura 66.8 apresentamos um exemplo de controle de distribuição de documentos no qual sugerimos o nome de "Lista Mestra de Documentos" ou "Lista de Distribuição de Documentos".

Importante lembrar que o treinamento é um ponto forte para o sucesso da implementação dos

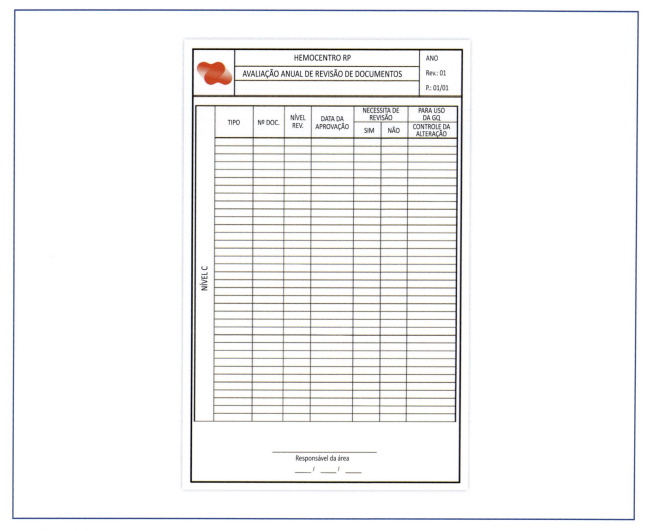

FIGURA 66.7 Exemplo de controle de revisão anual de documentos.

documentos. As áreas deverão identificar a necessidade de treinamento individual e/ou em grupo das pessoas, cada qual na sua atividade, para padronizar a execução das rotinas.

REGISTROS

Os registros consistem no documento ou comprovação que apresenta os resultados obtidos nos processos. Fornecem evidências de atividades realizadas, podendo ser feitos em papel ou serem informatizados. Como exemplos de registros podem-se citar os gráficos de controle de temperatura de equipamentos, planilhas de resultados dos exames realizados nos doadores, resultados de controle de qualidade das bolsas de hemocomponentes, entre outros.

Os registros precisam ser controlados pela organização que deverá definir como serão identificados, armazenados, protegidos, recuperados, bem como a temporalidade de sua retenção e a maneira de seu descarte. Devem ser legíveis, indeléveis, sem rasuras, armazenados e preservados de maneira que se garanta sua recuperação, rastreabilidade e disponibilidade. Quaisquer alterações efetuadas nos registros devem ser datadas e conter a identificação do responsável pela alteração, mantendo-se preservados os dados originais.

NÃO CONFORMIDADES, AÇÕES CORRETIVAS E AÇÕES PREVENTIVAS

Entende-se como não conformidade o não atendimento a um requisito ou procedimento es-

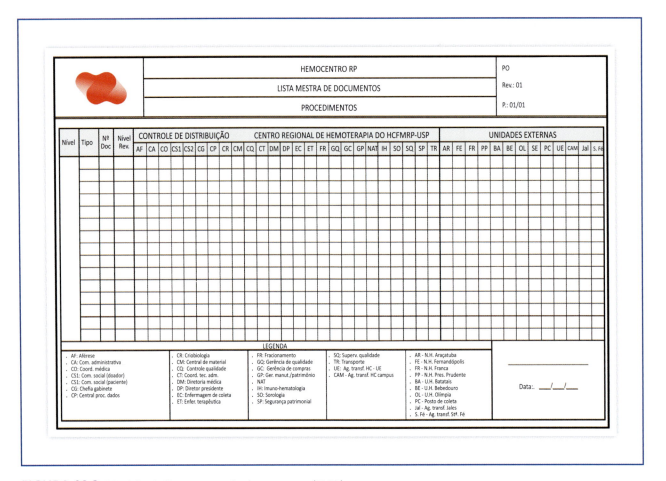

FIGURA 66.8 Modelo de lista mestra de documentos (LMD)

pecificado. As não conformidades devem ser documentadas e classificadas pela organização, tomando-se algumas ações, como se segue: verificação de seu efeito na qualidade dos produtos e serviços, compreensão de sua causa-raiz, implementação de ação corretiva apropriada, implementação de ação preventiva com base em informações agregadas sobre os eventos e suas causas, notificação a autoridade competente, quando for o caso, e avaliação da efetividade das ações desencadeadas. O tratamento de uma não conformidade envolve ação pontual imediata para fazer a correção ou minimizar o dano (não evita recorrência) e ação sistêmica para evitar a recorrência.

Entende-se como causa-raiz a causa que está na origem de uma não conformidade, sendo portanto, a causa mais básica para o defeito ou problema em um produto ou serviço. Diante de uma não conformidade, a eliminação da correta causa-raiz promove a não repetição da não conformidade, a menos que a não conformidade tenha mais de uma causa-raiz.

Ação corretiva é uma ação reativa para eliminar a(s) causa(s)-raiz de uma não conformidade, de um defeito ou de outra situação indesejável existente, a fim de prevenir sua repetição.

Ação preventiva é uma ação proativa para eliminar a(s) causa(s)-raiz de uma não conformidade potencial, portanto não é aplicável a não conformidades já identificadas. Trata-se de uma oportunidade de melhoria.

AUDITORIAS

Auditoria é um processo sistemático, independente e documentado para avaliar a extensão do atendimento a requisitos especificados.

As auditorias internas são realizadas por auditores internos da instituição devidamente treinados, devendo ser periódicas, planejadas e esquematizadas. Devem cobrir todo o sistema da qualidade da organização e seus maiores processos operacionais. Deve haver registros das constatações da auditoria e das ações corretivas e preventivas dela decorrentes, que devem ser submetidas ao pessoal que tem autoridade sobre os processos avaliados e à gestão executiva da organização. Frente aos achados, o pessoal operacional deve desenvolver planos de ações corretivas com a supervisão do setor de qualidade. A boa utilização das auditorias permite rastrear, ver tendências e analisar os problemas identificados, reconhecendo as oportunidades de melhoria.

As auditorias externas são avaliações realizadas por pessoas não pertencentes à organização, como dos organismos certificadores (ISO – *International Organization for Standardization*), dos organismos acreditadores (ONA – Organização Nacional de Acreditação; AABB – *American Association of Blood Banks* etc.). Fornecem uma visão objetiva e independente do desempenho da organização e, ao término, usualmente uma resposta por escrito é apresentada.

BIBLIOGRAFIA CONSULTADA

Kingsley WK. Helping to achieve a high level of proficiency, production, and safety. Chemical Health & Safety 1998; 5(4):28-31.

Mello JB, Camargo MO. Qualidade na saúde. Práticas e conceitos. Normas ISO nas Áreas Médico-Hospitalar e Laboratorial. 1998; 9:117-128.

Callery MF, Nevalainen DE, Kirst TM. Quality systems and total control in blood banking. Transfusion 1994; 34(10):899-906.

Motschman TL, Jett BJ, Wilkinson SL. Quality systems: theory and practice. In: Fung MK, Grossman BJ, Hillyer CD, Westhoff CM (ed). Technical Manual. 18 ed. Bethesda: American Association of Blood Banks 2014; p. 1-38.

BRASIL. Ministério da Saúde. Agência Nacional de Vigilância Sanitária. Resolução RDC nº 11, de 16 de fevereiro de 2012. Dispõe sobre o funcionamento de laboratórios analíticos que realizam análises em produtos sujeitos à Vigilância Sanitária e dá outras providências. Diário Oficial da União, Poder Executivo, Brasília, DF, 22 fev. 2012. Seção 1, p. 23.

67

VIGILÂNCIA SANITÁRIA EM HEMOTERAPIA

Alúdima de Fátima Oliveira Mendes
Marisa Coelho Adati

INTRODUÇÃO

Escrever um livro implica responsabilidades. Fazer parte dele escrevendo em capítulo é compor com o todo, que pode sinalizar caminhos, influenciar pensamentos, questionar conceitos, orientar procedimentos. Pode ser benéfico ainda na medida que provoca discussão, sobretudo quando trata de temas complexos, com definições científicas e eventuais hipóteses conflitantes, como é a vigilância sanitária em hemoterapia. Assim, buscar transcrever a prática e os saberes, associados ao conhecimento técnico e regulamentar da vigilância sanitária é o tema deste capítulo.

FUNDAMENTAÇÃO LEGAL E CONCEITO DE VIGILÂNCIA SANITÁRIA

As ações de vigilância sanitária constituem a mais antiga atividade de saúde pública e, desde tempos remotos, as organizações sociais fazem tentativas de realizar o controle sobre os pontos-chave da vida em coletividade, sobre as ameaças geradas à saúde e à própria vida.

Até a década de 1920, o controle sanitário era caracterizado por reorganizações administrativas da estrutura do Estado, que atuava principalmente contra as epidemias, que emergiram com o avanço processo socioeconômico. Nesta década, o termo vigilância sanitária foi incorporado pela primeira vez no Regulamento Sanitário Federal (1923), que estabelecia as competências do Departamento Nacional de Saúde Pública, criado pelo Decreto-Lei nº 3.987/1920, conhecido como Reforma Carlos Chagas, no Rio de Janeiro.

O Regulamento Sanitário Federal criado pelo Decreto nº 16.300/1923 incorporou a expressão vigilância sanitária como o controle sanitário de pessoas doentes ou suspeitas de doenças transmissíveis, assim como órgão responsável pelo licenciamento e fiscalização de estabelecimentos comerciais e industriais, controle de logradouros públicos, defesa sanitária marítima e fluvial e controle do exercício profissional da área da saúde.

A partir desta década, a prática da regulamentação sanitária foi continuamente construída culminando com o Decreto nº 52.464/1963 que estabelecia o controle dos produtos cosméticos e de higiene, atividades hemoterápicas, vigilâncias de portos e fronteiras e saúde de imigrantes, criando assim as Inspetorias de Saúde dos Portos. Dando continuidade ao processo regulamentar, foi promulgado o Decreto-Lei nº 200/1967, Reforma Administrativa Federal de 1967 que pretendia modernizar o país – com formulação e coordenação da política nacional de saúde, controle de drogas, medicamentos e alimentos e a vigilância sanitária de portos e aeroportos. Cabe destacar, outra referência importante que foi a promulgação do Decreto-Lei nº 66.623/1970, no qual criou a Secretaria de Saúde Pública e abrigou a Divisão Nacional de Fiscalização tendo como subordinados: Serviço Nacional de Fiscalização de Medicina e Farmácia (SNFMF) e Comissão Nacional de Hemoterapia – CNH.

A década de 1970 foi sobremaneira fundamental, pois promulgou a Lei nº 6.360/1976, denominada Lei da Vigilância Sanitária, a qual normatiza as operações industriais a que sujeitam os medicamentos, drogas, insumos farmacêuticos, correlatos, cosméticos, produtos de higiene, perfumes, saneantes e domissanitários, embalagens e rotulagens, estabelecimentos produtores, meios de transporte e propaganda. Esta Lei consagrou a vigilância sanitária como atividade permanente fundamentada no controle de qualidade e atribuiu aos produtores a responsabilidade de informar sobre as reações adversas aos medicamentos e outros produtos. Esta lei permanece vigente até o momento no país.

Outro avanço fundamental se deu no final dos anos 1980, mais especificamente em 1988, com a promulgação da nova Constituição da República Federativa do Brasil, o que no campo da saúde tratou de introduzir um novo conceito e uma nova amplitude de relações, atestando, desde sua promulgação, que a saúde é direito de todos e dever do Estado.

O conceito legal e vigente da vigilância sanitária está definida na Lei nº 8.080 de 19 de setembro de 1990 que *Dispõe sobre as condições para a promoção, proteção e recuperação da saúde, a organização e o funcionamento dos serviços correspondentes e dá outras providências,* também denominada "Lei do SUS – Sistema Único de Saúde", que no seu art. 6º preconiza e inclui, no campo de atuação, a execução de ações de vigilância sanitária.

Neste contexto, a vigilância sanitária é entendida como um conjunto de ações capaz de eliminar, diminuir ou prevenir riscos à saúde e de intervir nos problemas sanitários decorrentes do meio ambiente, da produção e circulação de bens e prestação de serviços de interesse da saúde, abrangendo: i) o controle de bens e consumo que direta ou indiretamente, se relacionam com a saúde, compreendidas todas as etapas e processos da produção e consumo; ii) o controle da prestação de serviços que se relacionam direta ou indiretamente com a saúde.

Ora, tal como foi introduzida no Brasil a partir do ano de 1988, a vigilância sanitária engloba em suas atividades, a regulação de uma variedade de produtos e serviços, de natureza diversas. Esses produtos e serviços podem ser agrupados em grandes ramos, como cita Lucchese (2001): alimentos; medicamentos; produtos biológicos, tais como vacinas e derivados de sangue; produtos médicos, odontológicos, hospitalares e laboratoriais; saneantes e desinfetantes; produtos de higiene pessoal, perfumes e cosméticos, além do controle sanitário dos portos, aeroportos e estações de fronteiras e da ampla gama de serviços de interesse à saúde.

Esta grande diversidade de produtos e serviços expressa os mais variados tipos e graus de complexidade das tecnologias envolvidas na promoção da vigilância sanitária, conferindo diretamente às ações de vigilância um alto grau de especialização, visto que essas ações podem ser defrontadas com demandas simples ou muito complexas, exigindo da vigilância sanitária conhecimentos variados e em diferentes disciplinas, demonstrando o seu caráter transdisciplinar e multiprofissional.

CONSTITUIÇÃO DA VIGILÂNCIA SANITÁRIA NOS SERVIÇOS DE HEMOTERAPIA DO PAÍS

É difícil identificar e descrever adequadamente as origens da fiscalização em serviços de saúde, especificamente em Serviços de Hemoterapia, pois temos poucos ou raros registros sobre estas atividades e práticas relacionadas na história da saúde pública. Contudo, estas informações aparecem nos conceitos e práticas estabelecidos na Europa nos séculos XVII e XVIII, quando a noção de polícia sanitária ou polícia médica, deu origem a vigilância sanitária. No Brasil, nos séculos XVIII e XIX, referia-se a uma prática com a função de regulamentar o exercício da profissão, combater o charlatanismo, exercer o saneamento da cidade e fiscalizar as embarcações, os cemitérios e o comércio de alimentos, vigiando a cidade para evitar a propagação de doenças.

A responsabilidade pelas ações de vigilância sanitária dos serviços fica a cargo dos estados e municípios, aos quais compete licenciar e fiscalizar tais estabelecimentos. Os requisitos básicos para licenciar e fiscalizar os serviços de saúde estão firmados em três regulamentos federais: a) Decreto nº 77.052/1976, que *dispõe sobre a Fiscalização Sanitária das condições de exercício de profissões e ocupações técnicas e auxiliares diretamente relacionadas à saúde*; b) Lei nº 6.360/1976, que *dispõe sobre a vigilância sanitária a que ficam sujeitos os medicamentos, as drogas, os insumos farmacêuticos e correlatos, cosméticos, saneantes e outros produtos e dá outras providências*; c) Lei nº 6.437/1977, que *configura as infrações sanitárias à Legislação Sanitária Federal, estabelece as sanções respectivas e dá outras providências*. Além dos regulamentos federais, cada estado e município dispõe ainda de seus regulamentos específicos inerentes as diferentes atividades executadas relacionadas direta ou indiretamente à saúde.

Conforme descreve Costa (2004), a inspeção ou fiscalização é instrumento importante para análise e gerenciamento de risco, entendido como conceito central e de significativa importância nos saberes e práticas da vigilância sanitária. O risco é um fenômeno social complexo, polissêmico, pois adquire diferentes sentidos e ganhou tal amplitude na sociedade moderna que foi denominada, por Beck (1998), sociedade de risco. Contudo, para a vigilância sanitária, o conceito de risco potencial é o mais acessível, pois diz respeito a perspectiva de ocorrência de evento lesivo à saúde, ou seja, refere-se a possibilidade de ocorrer algo ao produto, processo, serviço ou ambiente que direta ou indiretamente comprometa a saúde da população.

Cabe ainda destacar alguns outros conceitos indispensáveis ao entendimento da fiscalização da vigilância sanitária como regulação, poder de polícia, segurança sanitária e responsabilidade pública. O termo regulação fundamentado como vocábulo determina as funções atribuídas a vigilância sanitária como estabelecer regras, estabelecer ordem, executar a lei, entre outros termos, e neste curso, vale ressaltar o pensamento de Souza (2007) segundo o qual a regulação sanitária pode ser entendida como *todo o controle, sustentado e especializado, feito pelo Estado ou em seu nome, que intervém nas atividades de mercado que são ambivalentes, pois embora úteis, apresentam riscos para a saúde da população*. Segundo Di Pietro (2001, apud Costa, 2009), a regulação sanitária é um exercício de poder, a vigilância sanitária detém o chamado poder de polícia que permite limitar a execução dos direitos individuais em benefício do interesse público. Quanto a segurança sanitária, trata-se de um conceito em formação e valorização no contexto internacional em virtude da tríade do desenvolvimento tecnológico – riscos, conhecimento e a responsabilidade pública, diz respeito aos profissionais de vigilância sanitária como também aos produtores, distribuidores, prestadores de serviços e consumidores em geral.

Desta forma, a fiscalização envolvendo os atributos acima descritos é uma prática de observação contínua e sistemática, orientada por conhecimento técnico, científico e regulamentar, destinada a examinar as condições sanitárias de estabelecimentos de saúde, processos e produtos na sua conformidade com os padrões e requisitos técnicos que visam proteger a saúde da população. Portanto, o processo de inspeção é considerado ferramenta para a verificação da qualidade na obtenção de serviços seguros e eficazes.

Outro conceito, proposto por Eduardo (1998), diz que a inspeção sanitária é a atividade desenvolvida com o objetivo de avaliar os estabelecimentos, serviços de saúde, produtos, condições ambientais e de trabalho na área de abrangência da vigilância sanitária, que implica expressar julgamento de valor sobre a situação observada, se dentro dos padrões e requisitos técnicos minimamente estabelecidos na legislação sanitária, e a consequente aplicação de medidas de orientação ou punitivas.

O ato de fiscalizar é acompanhado de roteiro de inspeção, que é uma estratégia baseada nos riscos envolvidos ao longo do ciclo produtivo, utilizada pela vigilância sanitária para reduzir a subjetividade do agente público, visto que utiliza critérios objetivos, padronizando o mínimo a ser observado numa inspeção sanitária, segundo a legislação vigente.

No tocante a atividade hemoterápica, a elaboração do Decreto nº 54.494, de 16 de outubro de 1964, criou um grupo de trabalho para estudar e propor a legislação disciplinadora da hemoterapia no Brasil e instituiu, ainda, a Comissão Nacional de Hemoterapia (CNH) que, a partir dessa data, ficou sediada no Ministério da Saúde. No ano seguinte, em 28 de junho de 1965, foi promulgada a Lei nº 4.701, que dispunha sobre o exercício da atividade hemoterápica no Brasil e dava as bases da Política Nacional do Sangue como a organização da distribuição de sangue, de seus componentes e derivados, doação voluntária, medidas de proteção ao doador e ao receptor, sistematização da atividade industrial – fabricação de hemoderivados, incentivo à pesquisa científica, à formação e ao aperfeiçoamento de recursos humanos. A CNH foi definida como um órgão permanente do Ministério da Saúde, incumbido de fazer cumprir os postulados da Política Nacional de Sangue. A CNH fez o primeiro trabalho normativo existente no país, emitindo regularmente portarias e instruindo decretos que versaram desde o registro dos serviços executores da atividade hemoterápica até a exportação de plasma humano.

Em 1976, o Ministério da Saúde passou a ter uma nova organização com a extinção das comissões nacionais, que foram substituídas por câmaras técnicas do Conselho Nacional de Saúde. Por meio da Portaria nº 534, de 27 de novembro de 1978, a CNH passou a constituir uma dessas câmaras – Câmara Técnica de Hemoterapia (CTH), com funções normativas e consultivas, porém ainda de forma incipiente.

Neste contexto, por iniciativa do governo federal e por meio da Portaria Interministerial 07, de 30 de abril de 1980, foi criado o Programa Nacional de Sangue e Hemoderivados/Pró-Sangue.

Em 1989, a VIII Conferência Nacional de Saúde, nos relatórios elaborados nos estados e condensados no documento final em Manaus, define a política nacional de sangue e hemoderivados, abrangendo os seguintes objetivos: a) doação voluntária de sangue; b) formação de recursos huma-

nos; c) desenvolvimento tecnológico; d) controle de qualidade e vigilância sanitária.

Mais uma vez, com o objetivo de impulsionar a adequação e fiscalização das atividades hemoterápicas, foi instituído o Plano Nacional de Sangue e Hemoderivados (PLANASHE), desenvolvido entre os anos 1988 e 1991, que também tinha como um dos objetivos: *permitir a ação dos organismos públicos que atuam na área de sangue e hemoderivados, especialmente no tocante ao uso do poder de polícia, exercido através da vigilância sanitária para aplicar a legislação relativa a segurança do doador e do receptor*, demonstrando com isso, que a atividade hemoterápica implicava em risco potencial à saúde da população.

Ao iniciar a década de 1990, ocorreu um avanço considerável no controle sanitário de vários produtos, dentre os quais destaca-se as atividades hemoterápicas. O controle sanitário dos serviços que desenvolviam atividades hemoterápicas, cujo objetivo primordial visava aperfeiçoar a qualidade de seus produtos, foi novamente organizado e regulamentado por meio da criação da Divisão de Sangue e Hemoderivados (DISAH), em 1993, na Secretaria de Nacional de Vigilância Sanitária do Ministério da Saúde que tinha por finalidade normatizar, fiscalizar e analisar a qualidade dos produtos hemoderivados registrados no país, como também promulgou a Portaria nº 1.376, de 19 de novembro de 1993, com o objetivo de: *aprovar normas técnicas para coleta, processamento e transfusão de sangue, componentes e derivados, e dá outras providências.*

O passo inicial para a implementação e organização das ações de vigilância sanitária foi dado em 1994, em reunião promovida pela DISAH/SNVS, com a participação de representantes das 27 Unidades Federadas, e na ocasião foi identificado que apenas 3 estados desenvolviam algum tipo de atividade nesta área. Nessa reunião foi elaborada uma proposta baseada nos conceitos de qualidade total, visando desenvolver ações na área de hemoterapia, a qual impulsionou a publicação de duas regulamentações:

a) Portaria nº 127/95, que instituiu o Programa Nacional de Inspeções em Unidades Hemoterápicas (PNIUH), com o objetivo de executar inspeções para avaliar a qualidade dos processos nas unidades hemoterápicas existentes no país, de acordo com legislação vigente, como um dos mecanismos fundamentais para a garantia de qualidade dos produtos hemoterápicos. Foi estabelecido como diretriz a qualificação dos técnicos das vigilâncias sanitárias estaduais e dos hemocentros (atuando como consultores) e a realização das inspeções, com a atuação dos técnicos não apenas nas suas unidades federadas, porém dentro de todo o território nacional, visando o intercâmbio das experiências técnicas, práticas, saberes e, principalmente, a imparcialidade das ações, respeitando, contudo, a soberania das vigilâncias sanitárias nas suas diversas esferas.

b) Portaria nº 121/95, que estabeleceu a Classificação das Unidades Hemoterápicas e instituiu o Roteiro de Inspeção de Unidades Hemoterápicas e Normas Gerais de Garantia da Qualidade para as Unidades Hemoterápicas. Este roteiro foi baseado nas normas técnicas regulamentadas pela Portaria nº 1.376/93, na qual traduzia que o roteiro tinha como objetivo *orientar o trabalho técnico e minimizar subjetividades do profissional de vigilância sanitária e foram instrumentos estruturados com base nos riscos e requisitos de saúde pública relacionados aos distintos elementos envolvidos na prestação do serviço a ser inspecionado.*

Vale salientar um marco fundamental para o sistema de vigilância sanitária que foi a promulgação da Lei nº 9.782, de 26 de janeiro de 1999, que *define o Sistema Nacional de Vigilância Sanitária, cria a Agência Nacional de Vigilância Sanitária e dá outras providências.* No seu art. 1º o Sistema Nacional de Vigilância Sanitária compreende o conjunto de ações definido pelo § 1º do art. 6º e pelos artigos 15 a 18 da Lei nº 8.080, de 19 de setembro de 1990, executado por instituições da Administração Pública direta e indireta da União, dos Estados, do Distrito Federal e dos Municípios, que exerçam atividades de regulação, normatização, controle e fiscalização na área de vigilância sanitária. No art. 2º, compete à União no âmbito do Sistema Nacional de Vigilância Sanitária: i- definir a política nacional de vigilância sanitária; ii- definir o Sistema Nacional de Vigilância Sanitária; iii- normatizar,

controlar e fiscalizar produtos, substâncias e serviços de interesse para a saúde.

Atualmente, a Lei nº 10.205/01 que regulamentou o § 4º do art. 199 da *Constituição Federal, relativo à coleta, processamento, estocagem, distribuição e aplicação do sangue, seus componentes e derivados, estabelece o ordenamento institucional indispensável à execução adequada dessas atividades, e dá outras providências.* No seu art. 1º *dispõe sobre a captação, proteção ao doador e ao receptor, coleta, processamento, estocagem, distribuição e transfusão do sangue, de seus componentes e derivados, vedada a compra, venda ou qualquer outro tipo de comercialização do sangue, componentes e hemoderivados, em todo o território nacional, seja por pessoas físicas ou jurídicas, em caráter eventual ou permanente, que estejam em desacordo com o ordenamento institucional estabelecido nesta Lei.*

Segundo esta legislação, são consideradas atividades hemoterápicas o conjunto de ações referentes ao exercício das especialidades previstas em normas técnicas ou regulamentos do Ministério da Saúde, além da proteção específica ao doador, ao receptor e aos profissionais envolvidos, bem como captação, triagem clínica, laboratorial, sorológica, imuno-hematológica e demais exames laboratoriais do doador e do receptor, coleta, identificação, processamento, estocagem, distribuição, orientação e transfusão de sangue, componentes e hemoderivados, com finalidade terapêutica ou de pesquisas, controle e garantia de qualidade dos procedimentos, equipamentos reagentes e correlatos, armazenamento e distribuição de hemocomponentes, transfusões sanguíneas e desenvolver atividades de hemovigilância e retrovigilância, constituindo, assim o Ciclo do Sangue.

E a recente regulamentação da Resolução RDC nº 34/2014, que *dispõe sobre as Boas Práticas do Ciclo do Sangue.* Em seu art. 1º aprova o Regulamento Sanitário que *estabelece os requisitos de boas práticas para serviços de hemoterapia que desenvolvam atividades relacionadas ao ciclo produtivo do sangue e para serviços de saúde que realizem procedimentos transfusionais, incluindo captação de doadores, coleta, processamento, testagem, controle de qualidade e proteção ao doador e ao receptor, armazenamento, distribuição, transporte e transfusão em todo o território nacional.* No seu art. 2º esta Resolução possui o *objetivo de estabelecer os requisitos de boas práticas a serem cumpridas pelos serviços de hemoterapia que desenvolvam atividades relacionadas ao ciclo produtivo do sangue e componentes e serviços de saúde que realizem procedimentos transfusionais, a fim de que seja garantida a qualidade dos processos e produtos, a redução dos riscos sanitários e a segurança transfusional.*

Desta forma, as ações implementadas pelo PNIUH, iniciadas em 1996, sob a coordenação da DISAH/SVS/MS e atualmente Gerência Geral de Produtos Biológicos, Sangue, Tecidos, Células e Órgãos (GGPBS) da Agência Nacional de Vigilância Sanitária (ANVISA) ao longo deste período foram estabelecidas como marco referencial quanto aos aspectos organizacionais, de mobilização técnica e de articulação entre as esferas federal, estadual e municipal das vigilâncias sanitárias do país e vem se mantendo com a adesão direta ou indireta de todas as unidades federadas, até o momento. Portanto, cabe à vigilância sanitária fiscalizar, monitorar e avaliar as condições dos processos do ciclo produtivo de sangue e a prestação de serviços referentes à terapia transfusional, bem como intervir, preferencialmente, antes da ocorrência de agravos ou danos a saúde da população.

A partir de 2007, aquele roteiro de inspeções instituído em 1996 foi atualizado e substituído pelo Método de Avaliação de Risco Potencial em Serviços de Hemoterapia (MARP-SH) baseado no documento do Framework for Program Evaluation in Public Health (FPEPH) formulado pelo Centers for Disease Control and Prevention (CDC) de Atlanta. O FPEPH, publicado em 1999, sumariza e organiza os elementos básicos do processo avaliativo em saúde pública e apresenta a fundamentação para investigar sistematicamente mérito, valor ou significado de um objeto. Além disso, também foi utilizada a Norma ISO 31000:9009 – Gestão de Riscos: Princípios e Diretrizes, proveniente do material elaborado pelo comitê ISO Technical Management Board on Risk Management, composto por 35 países, incluindo o Brasil. O MARP-SH aplicado aos serviços de hemoterapia utiliza o conceito de *risco potencial* baseado em critérios de controle já definidos pela legislação sanitária brasileira. Desta forma, a percepção do risco em vigilância sanitária neste modelo avaliativo está no âmbito do

controle e da prevenção, e seus resultados vêm permitindo o mapeamento da situação sanitária deste universo de serviços, bem como possibilitando, ainda, o acompanhamento das ações de vigilância sanitária nessa área.

Por meio do MARP-SH, os serviços avaliados são classificados em cinco categorias de risco sanitário, de acordo com a Tabela 67.1. Tais categorias são definidas pelos percentuais de conformidade obtidos por meio de uma matriz de avaliação baseada nos pontos críticos de controle do ciclo do sangue. Esse percentual indica o grau de conformidade que o serviço de hemoterapia apresenta em relação ao padrão sanitário vigente.

RESULTADOS, AVANÇOS E PERSPECTIVAS

Os resultados aqui apresentados são dados coletados nos Relatórios Anuais da Avaliação Sanitária dos Serviços de Hemoterapia referente aos anos de 2012 e 2013. Neste período foram abordados os seguintes pontos:

a) Em 2012, a Gerência recebeu 1.094 relatórios de inspeção em serviços de hemoterapia proveniente dos estados e, em 2013, esta Gerência recebeu 1.050 relatórios, demonstrando com isso um equilíbrio, sem grandes alterações.

b) Após avaliações, as categorias de baixo e médio baixo risco (72,5%) predominam e incluem os perfis sanitários considerados satisfatórios de acordo com os requisitos sanitários. Na atual análise, foi observado um incremento considerável de 8,8% no número de serviços incluídos na categoria baixo risco em relação aos dados do ano de 2012.

TABELA 67.1 CLASSIFICAÇÃO DE RISCO DE ACORDO COM A PONTUAÇÃO OBTIDA COM O USO DO MARP-SH	
RISCO	PONTOS OBTIDOS
Baixo risco	$X \geq 95\%$
Médio baixo risco	$80\% \leq X < 95\%$
Médio risco	$70\% \leq X < 80\%$
Médio alto risco	$60\% \leq X < 70\%$
Alto risco	$X < 60\%$

c) Com relação às faixas de médio alto e alto risco, foi observada uma redução no número de serviços quando comparada ao ano de 2012. No ano de 2013, 13,2% dos serviços estavam incluídos nessas categorias, enquanto no ano anterior, o valor foi de 16,3%. Esses serviços têm sido os principais alvos de ações por parte do Sistema Nacional de Vigilância Sanitária como também do Sistema Nacional de Sangue e Hemoderivados (SINASAN), pois apresentam maior quantidade de não conformidades e/ou não conformidades em pontos mais críticos e requerem ações articuladas de intervenção para restabelecimento do padrão sanitário

TABELA 67.2
PERCENTUAL DAS PRINCIPAIS NÃO CONFORMIDADES ENCONTRADAS EM RELAÇÃO ÀS VARIÁVEIS DO CICLO DO SANGUE AVALIADAS E SEUS ITENS DE CONTROLE (ANVISA, 2013)

CICLO DO SANGUE	ITENS DE CONTROLE	% DE NÃO CONFORMIDADES	
		2012 (1.094)	2013 (1.050)
Recursos humanos	Programa de capacitação de recursos humanos com acompanhamento e avaliação	39,31%	32,76%
Área física	Planta arquitetônica aprovada pelo órgão competente	Não informado	45,24%
	Procedimentos escritos com definição de plano de contingência em casos de corte de energia elétrica	Não informado	30,67%
Equipamentos e dispositivos	Contrato e cronograma de manutenção preventiva dos equipamentos	31,08%	32,00%
	Realiza/registra calibração e aferição dos equipamentos	39,58%	32,57%
	Realiza/registra qualificação dos equipamentos	42,8%	39,05%
Biossegurança	Treinamento periódico de toda a equipe em biossegurança	Não informado	32,29%
Hemovigilância	Notifica eventos adversos no sistema NOTIVISA	45,16%	35,81%
	Organograma com responsabilidade definida para cada setor do serviço	Não informado	35,24%
	Validação de procedimentos considerados críticos para a garantia da qualidade dos produtos e serviços	43,78%	40,10%
	Auditoria interna	Não informado	50,38%
Garantia da qualidade	Procedimentos estabelecidos e registrados para as não conformidades e medidas corretivas	Não informado	34,38%
	Procedimentos estabelecidos e registrados para lidar com as reclamações	Não informado	37,71%
	Procedimentos estabelecidos e registrados em casos de devolução de produtos não conformes	Não informado	33,81%
	Procedimento estabelecido para a qualificação dos fornecedores	Não informado	31,81%
Terapia transfusional	Registros da validação dos processos de transporte e acondicionamento de hemocomponentes (incluindo capacidade máxima de bolsas por embalagem, empilhamento e sistema de monitoramento da temperatura)	Não informado	34,95%

aceitável e melhoria de suas atividades, a fim de garantir a qualidade e segurança dos produtos e serviços prestados à sociedade.

d) Quanto as não conformidades encontradas, a Tabela 67.2 demonstra seus percentuais em 2012 e 2013. As lacunas identificadas como "não informado" em 2012, refere-se a alteração dos itens de controle das colunas 2012 e 2013. Na coluna alusiva a 2012, os itens de controle elencavam os atributos referentes a terapia transfusional, no entanto, em 2013, foi priorizado os atributos concernentes a garantia da qualidade visando as boas práticas do Ciclo do Sangue. Trata-se de um grande avanço conceitual na conquista das boas práticas de fabricação que prioriza o tripé: qualidade-segurança-eficácia de seus produtos.

e) A perspectiva decorrente desse processo é continuamente buscar a evolução para a ação fiscalizatória na área de hemoterapia, análise de risco com base nos conceitos de qualidade e boas práticas de fabricação. As ações de vigilância sanitária são dinâmicas e as condutas regulatórias para minimização dos riscos são tomadas imediatamente, garantindo segurança transfusional à população. Considerando as informações apresentadas, ressalta-se a importância e o impacto desse relatório sobre as ações relacionadas a sangue e componentes no Brasil. A análise apresentada está em consonância com o compromisso estabelecido na Carta de Serviços da ANVISA com os diversos públicos que se relacionam com esta instituição.

BIBLIOGRAFIA CONSULTADA

AGÊNCIA NACIONAL DE VIGILÂNCIA SANITÁRIA – ANVISA. Manual Técnico para Investigação da Transmissão de Doenças pelo Sangue. Série A. Normas e Manuais Técnicos. Brasília, 2004; 109 p.

AGÊNCIA NACIONAL DE VIGILÂNCIA SANITÁRIA – ANVISA. Boletim Anual da Avaliação Sanitária dos Serviços de Hemoterapia. Dados referentes às inspeções sanitárias realizadas pelo Sistema Nacional de Vigilância Sanitária no ano de 2012. Brasília, 2012; 12p.

AGÊNCIA NACIONAL DE VIGILÂNCIA SANITÁRIA – ANVISA. Relatório Anual da Avaliação Sanitária dos Serviços de Hemoterapia. Dados referentes às inspeções sanitárias realizadas pelo Sistema Nacional de Vigilância Sanitária no ano de 2013. Brasília, 2013; 14 p.

BRASIL. Lei nº 6.360 de 23 de setembro de 1976. Diário Oficial [da] República Federativa do Brasil, Poder Executivo, Brasília, DF, 24 set. 1976.

BRASIL. Lei nº 6.437 de 20 de agosto de 1977. Diário Oficial [da] República Federativa do Brasil, Poder Executivo, Brasília, DF, 24 ago. 1977.

BRASIL. Lei nº 9.782 de 26 de janeiro de 1999. Diário Oficial [da] República Federativa do Brasil, Poder Executivo, Brasília, DF, 27 jan. 1999.

BRASIL. Lei nº 10.205 de 21 de março de 2001. Diário Oficial [da] República Federativa do Brasil, Poder Executivo, Brasília, DF, 22 mar. 2001.

BRASIL. Lei nº 8.080 de 19 de setembro de 1990. Diário Oficial [da] República Federativa do Brasil, Poder Executivo, Brasília, DF, 19 set. 1990.

BRASIL. Decreto-Lei nº 200 de 25 de fevereiro de 1967. Diário Oficial [da] República Federativa do Brasil, Poder Executivo, Brasília, DF, 25 de fevereiro de 1967.

BRASIL. Decreto-Lei nº 66.623 de 22 de maio de 1970. Diário Oficial [da] República Federativa do Brasil, Poder Executivo, Brasília, DF, 22 mai. 1970.

BRASIL. Decreto nº 16.300 de 31 de dezembro de 1923. Diário Oficial [da] República Federativa do Brasil, Poder Executivo, Rio de Janeiro, RJ, 31 dez. 1923.

BRASIL. Decreto nº 77.052 de 19 de janeiro de 1976. Diário Oficial [da] República Federativa do Brasil, Poder Executivo, Brasília, DF, 19 jan. 1976.

BRASIL. Portaria nº 1.376 de 19 de novembro de 1993. Diário Oficial [da] República Federativa do Brasil, Poder Executivo, Brasília, DF, 02 dez. 1993.

BRASIL. Portaria nº 127 de 08 de dezembro de 1995. Diário Oficial [da] República Federativa do Brasil, Poder Executivo, Brasília, DF, 12 dez. 1995.

BRASIL. Portaria nº 121 de 24 de novembro de 1995. Diário Oficial [da] República Federativa do Brasil, Poder Executivo, Brasília, DF, 30 nov. 1995.

BRASIL. Resolução RDC nº 34 de 11 de junho de 2014. Diário Oficial [da] República Federativa do Brasil, Poder Executivo, Brasília, DF, 16 jun. 2014.

Costa EA. Vigilância Sanitária, Saúde e Cidadania. Belo Horizonte, MG: Núcleo de Saúde Coletiva, FAMED/ UFMG, 2000; p. 13-27.

Costa EA. Vigilância Sanitária – Proteção e defesa da saúde. São Paulo: Hucitec/Sobravime, 2004.

Costa EA, Fernandes TA, Pimenta TS. A Vigilância Sanitária nas políticas públicas no Brasil e a construção da identidade se seus trabalhadores (1976-1999). Ciência & Saúde Coletiva, 2008; 13(3):995-1004.

Costa EA. Vigilância Sanitária temas para debate. Bahia: EDUFBA, 2009; 236 p.

Eduardo MBP et al. Vigilância Sanitária. Fundação Petrópolis Ltda. São Paulo: Faculdade de Saúde Pública da

Universidade de São Paulo, vol 8. 1998. (Série Saúde & Cidadania).

Ivama AM, Melchior SC. Vigilância Sanitária: instrumento de promoção e proteção da saúde. In: Andrade SM, Soares DA, Cordoni Jr L (org.). Bases da Saúde Coletiva. 2 ed. Londrina: EDUEL; ABRASCO, 2007.

Lucchese G. Globalização e regulação sanitária. Os rumos da vigilância sanitária no Brasil. [Tese]. Rio de Janeiro: Escola Nacional de Saúde Pública, Fundação Oswaldo Cruz; 2001.

Pepe VLE, Costa Reis LG, Noronha MF, Schramm JM. Avaliação em Saúde e Vigilância Sanitária: conceitos, estratégias e metodologias. In: De Seta MH (org). Gestão e Vigilância Sanitária: modos atuais do pensar e fazer. Rio de Janeiro: FIOCRUZ, 2006.

Silva Jr. JB, Rattner D. Segurança Transfusional: um método de Vigilância Sanitária para avaliação de riscos potenciais em Serviços de Hemoterapia. VISA em Debate-Sociedade, Ciência e Tecnologia 2014; 2(2):43-52.

Souza JS, Stein AT. Vigilância sanitária de uma cidade metropolitana do Sul do Brasil: Implantação da gestão plena e efetividade das ações. Ciência & Saúde Coletiva 2007; 13:1-25.

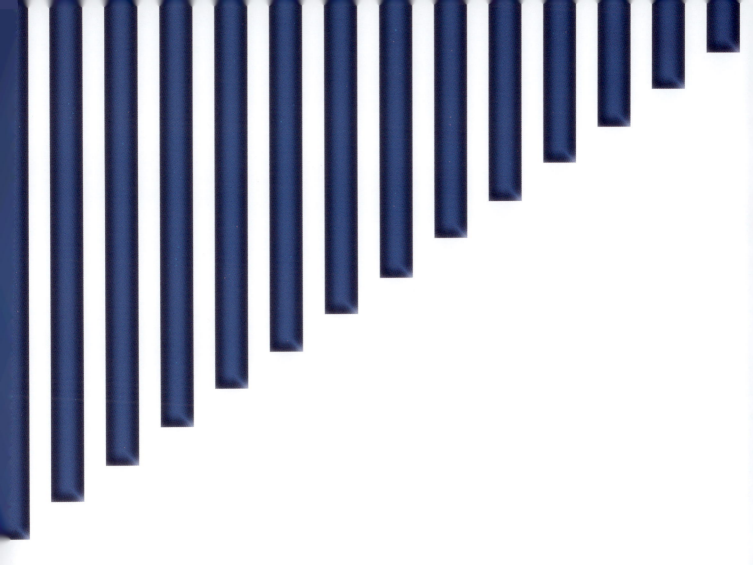

Parte 11

LABORATÓRIO EM HEMOTERAPIA

68

PRINCÍPIOS SOROLÓGICOS APLICADOS À IMUNO-HEMATOLOGIA

Flávia Leite Souza Santos

INTRODUÇÃO

A imuno-hematologia estuda os antígenos eritrocitários, as suas funções na membrana celular, os seus respectivos anticorpos e a interação entre antígeno e anticorpo *in vitro* e *in vivo*. A descoberta do grupo sanguíneo ABO, em 1901, pelo austríaco Karl Landsteiner, é considerada o marco inicial para o desenvolvimento da imuno-hematologia. Landsteiner, inspirado no trabalho do alemão Leonard Landois que, em 1875, havia descrito a ocorrência de hemólise *in vitro* ao reagir hemácias e soros de diferentes espécies, decidiu estudar a reação entre amostras de sangue de humanos. Ao reagir as hemácias e os soros dele e de seus colaboradores, ele observou três padrões de aglutinação entre amostras que denominou "A", "B" e "C" (mais tarde renomeado "O"). Em 1902, Alfred Decastello e Adriano Sturli descreveram o grupo AB.[1] A importância da descoberta do grupo sanguíneo ABO não foi imediatamente reconhecida, e apenas alguns anos mais tarde, testes de compatibilidade passaram a ser empregados rotineiramente antes das transfusões, reduzindo o número de reações hemolíticas e óbitos decorrentes de transfusões ABO incompatíveis. Progressivamente, ao longo do século XX, muitas técnicas sorológicas foram desenvolvidas e proporcionaram a caracterização de novos antígenos eritrocitários, potencializaram a identificação de anticorpos e, consequentemente, aperfeiçoaram os testes pré-transfusionais.[2]

Este capítulo abordará alguns princípios dos testes sorológicos e as técnicas mais aplicadas à rotina imuno-hematológica nos dias atuais.

ANTÍGENOS DE GRUPOS SANGUÍNEOS

Os antígenos de grupos sanguíneos são glicoproteínas ou, em menor parte, glicolipídeos cujas especificidades são determinadas por oligossacarídeos ou por sequências de aminoácidos. Os genes que definem os antígenos formados por carboidratos, como antígenos do sistema ABO, Lewis, H e I, codificam enzimas (glicosiltransferases) que modificam uma substância precursora pela adição de um carboidrato, e formam o antígeno. Antígenos proteicos, como os do sistema Rh, são codificados diretamente pelo gene. Vale ressaltar que alguns antígenos não são sintetizados primariamente pela célula eritroide, mas sim depositados na membrana eritrocitária a partir do plasma como, por exemplo, os antígenos do sistema Lewis e Chido/Rodgers.[3]

Todo antígeno apresenta regiões imunodominantes conhecidas como epítopos, que são responsáveis pelo reconhecimento específico da proteína por um anticorpo. Para que uma proteína ou carboidrato seja definido como um antígeno de grupo sanguíneo é necessário que ele seja reconhecido por um anticorpo, natural ou imune. Portanto, ainda que um polimorfismo de uma proteína da membrana eritrocitária seja detectado por técnicas moleculares, ele não é considerado um antígeno de grupo sanguíneo se não é capaz de induzir a resposta imune e de ser reconhecido pelo produto dessa resposta, o anticorpo. A capacidade de cada antígeno de induzir a resposta imune e levar à produção de anticorpos é conhecida como imunogenicidade. O antígeno eritrocitário mais imunogênico é o antígeno D do sistema Rh. Por isso, transfundir indivíduos RhD negativos com hemocomponentes celulares RhD negativos é tão importante para prevenir a aloimunização antieritrocitária, especialmente em mulheres em idade fértil que podem ter suas próximas gestações afetadas pela doença hemolítica do feto e do recém-nascido, caso elas desenvolvam o anticorpo anti-D.[4]

A expressão dos antígenos não é restrita aos eritrócitos. A maioria deles é expressa em outros órgãos e tecidos do corpo humano, e podem ter diferentes funções biológicas: receptores de ligantes exógenos, moléculas de adesão celular, enzimas, proteínas estruturais da membrana e canais membranares.[5]

Até o presente momento, 346 antígenos de grupos sanguíneos são reconhecidos pela International Society of Blood Transfusion (ISBT).[6] Dentre os 346 antígenos, 308 são classificados em 36 sistemas. O último sistema a ser reconhecido foi o sistema Augustine (AUG).[6,7] Os outros 38 antígenos são classificados em coleções ou séries de alta e baixa frequência. A seguir, estão as definições de sistemas, coleções e séries. Maiores detalhes sobre cada sistema e antígeno de grupo sanguíneo são discutidos em outros capítulos deste livro.

- **Sistemas**: são classificados, em sistemas, um ou mais antígenos controlados por um único lócus gênico ou por dois ou mais genes próximos e homólogos. Portanto, são classificados como tal apenas os antígenos cujas bases moleculares são bem definidas como, por exemplo, os sistemas ABO (001), MNS (002), RH (004) e KEL (006).
- **Coleções**: formadas por antígenos relacionados por suas características sorológicas, bioquímicas ou relacionados geneticamente, mas que não preenchem os requisitos para sistemas.
- **Série 700**: antígenos com incidência menor que 1% na população e que não podem ser classificados como coleções ou sistemas.
- **Série 901**: antígenos com incidência maior que 90% na população e que não podem ser classificados como coleções ou sistemas.

ANTICORPOS

Os anticorpos são proteínas da classe das imunoglobulinas produzidas por plasmócitos após um estímulo antigênico estranho ao próprio organismo. Os anticorpos apresentam especificidade para o antígeno que induziu a sua produção.

As imunoglobulinas (Ig) são constituídas por duas cadeias pesadas e duas cadeias leves que formam duas porções Fab (*antigen-binding fragments*) e uma porção Fc (*crystallizable fragment*). As cadeias são ligadas entre si por pontes covalentes (dissulfídicas). As porções Fab das cadeias leves e pesadas são formadas por regiões aminoterminais variáveis que garantem ao anticorpo especificidade ao reconhecer um determinado antígeno. A porção Fc, por sua vez, é formada apenas por cadeias pesadas constantes, cujas regiões carboxiterminais são responsáveis por ligá-la às vias efetoras do sistema imune (Figura 68.1). A porção Fc liga o anticorpo aos receptores Fc nos macrófagos e, também, aos receptores FcRn placentários que transportam ativamente os anticorpos IgG para a circulação fetal. As cinco classes de imunoglobulinas (IgG, IgM, IgA, IgD e IgE) são diferenciadas pelo número de domínios Fab e Fc, e pelas características efetoras das porções Fc de cada uma delas.[8] Na imuno-hematologia, as três classes mais relevantes de anticorpos são a IgG, IgM e, em menor proporção, a IgA (Figura 68.2).[4] A Tabela 68.1 resume as diferentes propriedades dessas três classes de imunoglobulina.

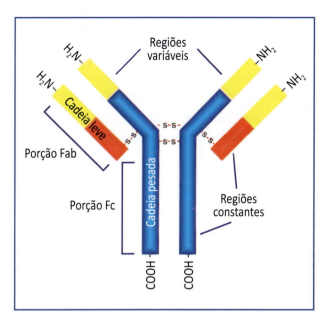

FIGURA 68.1 Estrutura básica da imunoglobulina.

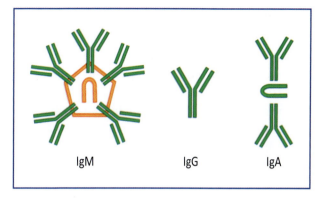

FIGURA 68.2 Representação da estrutura de IgG, IgM e IgA.

A imunoglobulina da classe IgM é um pentâmero formado por dez regiões Fab que conferem avidez ao anticorpo e podem compensar eventual baixa afinidade pelo antígeno. Favorecido ainda por sua estrutura, o anticorpo da classe IgM é um potente ativador do sistema complemento. Anticorpos do sistema ABO, associados a reações transfusionais hemolíticas imediatas e potencialmente graves, são predominantemente da classe IgM. A resposta primária do sistema imune à primeira exposição de um indivíduo a um antígeno eritrocitário estranho é caraterizada pela produção de anticorpos dessa classe.[8,9]

Os anticorpos da classe IgG são classificados em quatro diferentes subclasses (IgG1, IgG2, IgG3 e IgG4) de acordo com as diferenças em seus domínios Fc, com sua capacidade de fixar complemento e de se ligar aos receptores Fc nos macrófagos (Tabela 68.1). As imunoglobulinas da classe IgG caracterizam a resposta imune secundária que ocorre quando o indivíduo é reexposto a um antí-

TABELA 68.1
PRINCIPAIS CARACTERÍSTICAS DAS IMUNOGLOBULINAS IgG, IgM E IgA

CLASSE DE IMUNOGLOBULINA	IgG	IgM	IgA
Peso molecular	150.000	970.000	160.000
Cadeia pesada	γ	μ	α
Concentração no plasma do adulto (g/dL)	13	1,5	3,5
Meia-vida plasmática	21 dias*	5 dias	6 dias
Estrutura	Monômero	Pentâmero	Dímero ou monômero
Subclasses	IgG1, IgG2, IgG3 e IgG4	Não	IgA1 e IgA2
Atravessa barreira placentária	Sim	Não	Não
Ativação do complemento	IgG1 e IgG3: sim IgG2: fracamente IgG4: não	Sim	Não**
Ligação a receptores Fc	Sim	Não	Sim

*A subclasse IgG3 tem meia-vida inferior.
**É possível que exista ativação do sistema complemento pela via da lectina.

geno pelo qual já fora sensibilizado. A maior parte dos anticorpos imunes antieritrocitários são da classe IgG.[8,9]

Nas secreções, a classe IgA exibe a forma de dímero, e no soro, apresenta-se como monômero.[4] Ela tem grande importância na defesa do corpo contra micro-organismos, mas é menos expressiva como anticorpo antieritrocitário. A classe IgA pode representar uma pequena parte dos anticorpos do sistema ABO e, raramente, pode estar associada a casos de anemia hemolítica autoimune (AHAI).[10]

Características dos anticorpos antieritrocitários

Os anticorpos antieritrocitários podem ser classificados em naturais, imunes, irregulares, autoanticorpos, aloanticorpos, frios, quentes, completos, incompletos, policlonais e monoclonais.[4,9,11]

Anticorpos formados após um estímulo antigênico, como transfusão ou gestação, são considerados anticorpos *imunes* e são geralmente da classe IgG como, por exemplo, anticorpos contra antígenos do sistema Rh e Kell. Por outro lado, anticorpos presentes no plasma, sem a exposição prévia do indivíduo ao antígeno, são chamados *naturais* e são normalmente da classe IgM. Apesar de não haver exposição prévia ao antígeno eritrocitário, a formação dos anticorpos naturais é estimulada por imunógenos do ambiente ou bactérias do trato gastrointestinal que compartilham epítopos semelhantes aos antígenos eritrocitários. Os anticorpos do sistema ABO são naturais e começam a surgir no plasma da criança, geralmente, após o terceiro mês de vida, mesmo sem exposição prévia à transfusão. Outros sistemas que normalmente exibem anticorpos naturais são os sistemas H, I, P e Lewis. O estímulo à produção desses anticorpos provem do meio ambiente e de bactérias presentes no trato gastrointestinal.

São chamados *irregulares* os anticorpos identificados no soro de um indivíduo os quais não se espera encontrar, ou seja, qualquer anticorpo diferente dos anticorpos ABO. A pesquisa de anticorpo irregular é realizada na amostra de plasma/soro de todo doador de sangue, de todo candidato a receber transfusão e de gestantes. Esta pesquisa é realizada por meio da reação do soro do indivíduo com hemácias do tipo "O", de modo que não haja interferência de anticorpos do sistema ABO.

Os *aloanticorpos* são aqueles com especificidades para antígenos de indivíduos geneticamente diferentes. Gestantes RhD negativas, por exemplo, podem ser sensibilizadas por hemácias do feto RhD positivo e desenvolvem o aloanticorpo anti-D.

Os *autoanticorpos* são anticorpos voltados contra antígenos eritrocitários próprios, como acontece nas anemias hemolíticas autoimunes, que surgem em consequência de alterações nos mecanismos de autotolerência do sistema imune.

Ao descrever um anticorpo como *frio* ou *quente* nos referimos a sua característica de reação *in vitro*. Os anticorpos *quentes* são aqueles cuja melhor temperatura de reação *in vitro* é 37 °C. A realização dos testes *in vitro* a 37 °C tem como princípio simular as condições fisiológicas e verificar aqueles anticorpos com potencial de provocar reações *in vivo*. Por outro lado, anticorpos *frios* são aqueles que reagem melhor à temperatura igual ou inferior a 22 °C e são normalmente IgM. Os anticorpos do sistema ABO são anticorpos frios que apresentam amplitude térmica, ou seja, são ativos também a 37 °C e provocam hemólise *in vivo*. Os anticorpos irregulares frios normalmente não possuem significado clínico, mas eventualmente podem apresentar amplitude térmica e serem ativos *in vivo* como, por exemplo, o anti-Le[b] e o anti-M.

Ainda considerando a reatividade *in vitro*, os anticorpos podem ser classificados em *completos* ou *incompletos*. Completos são aqueles anticorpos capazes de aglutinar hemácias em meio salino, ao passo que incompletos são anticorpos que necessitam de meios potencializadores para que a aglutinação ocorra. Anticorpos da classe IgM são geralmente completos, enquanto anticorpos da classe IgG, incompletos. Esta propriedade do anticorpo está diretamente relacionada ao tamanho e estrutura das imunoglobulinas, e será discutido mais a frente neste capítulo.

Cada especificidade de anticorpo é proveniente de um clone de linfócitos B. Inicialmente, todos os reagentes (antissoros) aplicados à rotina imuno-hematológica eram *policlonais*, o que quer dizer que eram produzidos a partir do soro de indivíduos aloimunizados ou, ainda, a partir do soro de animais sensibilizados por uma proteína humana. Portanto, os reagentes policlonais são constituídos por muitas especificidades de anticorpos produzi-

CAPÍTULO 68 • Princípios sorológicos aplicados à imuno-hematologia

dos por diferentes clones de linfócitos. Em 1975, Köhler e Milstein descreveram o primeiro modelo de hibridoma através da fusão de linfócitos B de camundongos sensibilizados à células de mieloma, formando assim clones imortais. Mais tarde, foram também produzidos clones de linfócitos humanos.[12] O clone de interesse é isolado e expandido, tornando-se uma fonte inesgotável do anticorpo *monoclonal*. Além da vantagem de ter uma fonte permanente de produção, os reagentes monoclonais são muito potentes e demonstram alta sensibilidade e especificidade.[9] A maioria dos anticorpos utilizados hoje são de origem monoclonal, e podem ser comercializados como reagentes contendo apenas um clone ou uma mistura de clones, como é o caso de alguns reagentes anti-D (anti-D *blend*). A utilização de reagentes monoclonais com especificidade para diferentes epítopos de uma determinada proteína favorece a identificação e caracterização de antígenos parciais, que diferem da proteína normal por alterações de seus epítopos.

Hemólise imune intravascular e extravascular

Um anticorpo possui significado clínico quando é capaz de reduzir a sobrevida *in vivo* da hemácia. Anticorpos com significado clínico presentes no plasma de receptores de transfusão ou de gestantes podem reconhecer os antígenos nas hemácias transfundidas ou nas hemácias fetais, respectivamente, provocando destruição das mesmas. Ao sensibilizar a hemácia, as imunoglobulinas IgG1, IgG2, IgG3 e IgA têm suas porções Fc reconhecidas pelos receptores Fc nos macrófagos, que fagocitam o eritrócito. Além disso, os anticorpos das classes IgM, IgG1 e IgG3 podem ativar o sistema complemento (SC), que potencializa a opsonização das hemácias pelos fagócitos e também provoca a destruição direta do eritrócito pelo complexo de ataque à membrana.[4,13]

O SC é uma cascata proteica que participa do sistema imune inato protegendo o organismo de patógenos e participando da inflamação. A chamada "via clássica" é o principal mecanismo de ativação do SC pelo sistema adaptativo humoral. A fração C1 do complemento reconhece especificamente as cadeias pesadas γ e μ das regiões Fc através da sua porção C1q e inicia a ativação da cascata de proteases do SC. Para que a fração C1q seja ativada, é necessário que ela se ligue a, pelo menos,

duas cadeias pesadas. A molécula de IgM possui cinco regiões Fc que são expostas quando ela sai de sua conformação plana para ligar-se ao antígeno na superfície da hemácia. Nesse momento, as regiões Fc são expostas e ativam a fração C1q. O anticorpo da classe IgG, por sua vez, apresenta apenas uma região Fc e só ativa o complemento quando duas ou mais moléculas estão próximas na superfície do eritrócito. Dessa forma, fica clara a razão pela qual o anticorpo da classe IgM é mais eficaz em fixar complemento que o anticorpo da classe IgG.[8]

A ativação do C1q deflagra a cascata de proteases e culmina na quebra da fração C3. O fragmento C3b se liga por meio de pontes covalentes à membrana eritrocitária e potencializa a opsonização pois é reconhecido pelos receptores CR1 dos fagócitos. A partir do C3b, a cascata das proteases pode ainda continuar até a geração do complexo de ataque à membrana (C5-C9) que forma um poro na hemácia e provoca a lise celular.[8]

A hemólise intravascular de etiologia imune ocorre quando as hemácias são destruídas pelo anticorpo na corrente sanguínea. Estão envolvidos nesse tipo de hemólise os anticorpos potentes em fixar o complemento até a formação do complexo de ataque a membrana. Anticorpos com esse potencial podem levar à reações hemolíticas graves após transfusões incompatíveis, como é o caso dos anticorpos naturais do sistema ABO e dos anticorpos imunes contra antígenos do sistema Kidd. A hemólise extravascular, por outro lado, ocorre quando os anticorpos que sensibilizam os eritrócitos são reconhecidos pelos macrófagos ao passarem pelos sinusoides esplênicos ou hepáticos e são fagocitados. A fagocitose pode ser apenas parcial, de parte da membrana, o que leva ao surgimento de esferócitos no sangue periférico. Geralmente, os aloanticorpos imunes da classe IgG exibem hemólise predominantemente extravascular. Apesar de haver esta distinção clássica entre hemólise intravascular e extravascular, ambas podem coexistir em um processo hemolítico, mas uma delas normalmente predomina de acordo com o anticorpo envolvido.

HEMAGLUTINAÇÃO

Todos os testes pré-transfusionais têm como objetivo identificar, *in vitro*, a incompatibilidade entre receptor e doador, e reduzir o risco de reações transfusionais hemolíticas imunes. Para investigar a presença de um antígeno eritrocitário ou a presença de um determinado anticorpo antieritrocitário no soro de um indivíduo é necessário testar a amostra de seu sangue com soros de especificidades conhecidas e com hemácias de fenótipo já determinado, respectivamente. Nos métodos laboratoriais convencionais, a reação entre um antígeno eritrocitário e seu correspondente anticorpo é visualizada através da hemaglutinação ou da hemólise.

A hemaglutinação ocorre em duas fases. Na primeira fase, conhecida como sensibilização, acontece a interação entre antígeno e anticorpo por meio da formação de ligações químicas dinâmicas como pontes de hidrogênio, pontes eletrostáticas, pontes hidrofóbicas e forças de Van der Waals.[14] Como toda reação química, a sensibilização é influenciada pelo pH, pela temperatura, pela força iônica do meio, pela concentração dos reagentes e pelo tempo de incubação. Na segunda fase, ocorre a aglutinação (Figura 68.3B) propriamente dita, que consiste na formação de uma malha pelas hemácias sensibilizadas, agora ligadas entre si pelos anticorpos. A aglutinação dependerá também da proporção de antígeno e anticorpo na reação, já que o excesso do anticorpo (efeito pró-zona) ou do antígeno (efeito pós-zona) podem inibir a aglutinação e levar a resultados falso-negativos (Figura 68.3A e C).[9,11]

A hemácia, assim como toda partícula suspensa em uma solução, provoca alteração eletrostática do meio. Devido aos resíduos de ácido siálico presentes em sua superfície, a membrana eritrocitária possui carga elétrica negativa e faz com que, quando em suspensão, provoque alteração da distribuição das cargas elétricas do meio e seja gerada uma força de repulsão entre as hemácias, nomeada potencial zeta.[14] Para ocorrer aglutinação, o anticorpo deve ser capaz de ligar-se às hemácias e vencer esse potencial repulsivo. Devido ao seu tamanho, o anticorpo da classe IgM é eficiente em vencer a repulsão e provoca, normalmente, aglutinação em meio salino, ao passo que anticorpos da classe IgG necessitam que sejam empregados métodos para potencializar a reação e favorecer a aglutinação (Figura 68.4).

A sensibilização e aglutinação podem ser potencializadas com o ajuste de variáveis físicas e químicas da reação. A centrifugação por si só

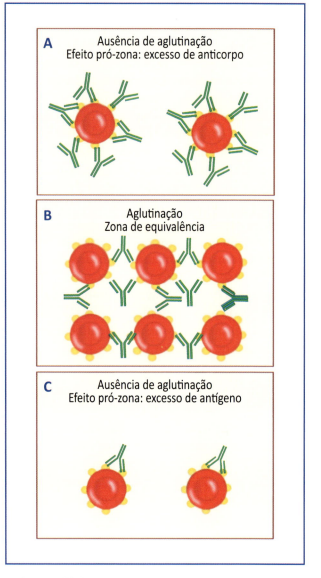

FIGURA 68.3 A) Efeito pró-zona; **B)** Aglutinação; **C)** Efeito pós-zona.

aproxima os anticorpos e as hemácias facilitando a interação entre eles. A elevação da temperatura favorece a reação de anticorpos quentes, enquanto a sua diminuição potencializa reações por anticorpos frios. O pH ideal para a reação antígeno × anticorpo é $\cong 7,0$, mas existem algumas exceções em que os anticorpos reagem melhor em pH ácido ($\cong 6,0$).[11]

Teste da antiglobulina

Os anticorpos incompletos da classe IgG não eram detectados nos testes sorológicos até o desenvolvimento do teste da antiglobulina (TA) por

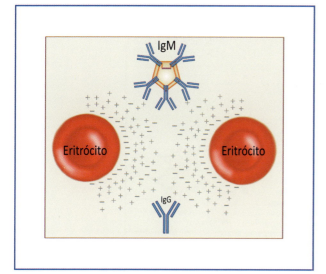

FIGURA 68.4 O potencial elétrico negativo da membrana eritrocitária altera a distribuição das cargas elétricas do meio, formando um potencial repulsivo entre as hemácias conhecido como potencial zeta. Devido ao seu maior tamanho, o anticorpo IgM consegue, com maior facilidade que o anticorpo IgG, vencer a distância existente entre os eritrócitos e provocar aglutinação.

Robin Coombs, Race e Mourant, em 1945. O TA consistia em demonstrar a sensibilização de hemácias por anticorpos incompletos através da reação com a antiglobulina humana (AGH). Inicialmente, a produção da AGH era realizada por meio da sensibilização de cobaias com imunoglobulina humana, que estimulava a produção do anticorpo contra a porção Fc da imunoglobulina. *In vitro*, a ação da AGH consiste em reconhecer a porção Fc dos anticorpos ligados às hemácias próximas, formando uma malha e levando à aglutinação. Portanto, a AGH revelava a presença de anticorpos na superfície dos eritrócitos que, anteriormente, não eram detectados, pois não provocavam por si só a aglutinação. O TA foi uma das técnicas de maior impacto para a evolução da imuno-hematologia que, após 1945, assistiu à descoberta de inúmeros outros anticorpos e antígenos de grupo sanguíneo.

A AGH é fundamental, até os dias atuais, para a detecção de anticorpos incompletos e é aplicada à maioria dos testes imuno-hematológicos, especialmente na busca por anticorpos IgG de significado clínico. O teste direto da antiglobulina (TDA) é empregado para detectar a sensibilização *in vivo* da hemácia por anticorpos, enquanto o teste indireto da antiglobulina (TIA) é empregado para detectar a sensibilização *in vitro* (Figura 68.5A-B). As principais aplicações do TDA e do TIA estão resumidas na Tabela 68.2.

Inicialmente, toda AGH produzida era poliespecífica, ou seja, apresentava atividade anti-IgG e anti-C3. A partir da década de 1980, passaram a ser produzidos reagentes monoespecíficos contendo anticorpos com especificidades separadas para IgG e C3b/C3d.[2] Nas anemias hemolíticas, a AGH poliespecífica é utilizada para investigar a etiologia imune do quadro e triar se há, ou não, IgG ou fração C3 do complemento sensibilizando a hemácia. O reagente monoespecífico demonstra qual componente está envolvido no processo hemolítico: apenas IgG, IgG e C3, apenas C3. Quando o C3 está associado ao IgG pode significar um quadro hemolítico por anticorpo da classe IgG que fixa o complemento ou, ainda, um quadro hemolítico misto por IgG e IgM. O achado da fração C3 sozinha normalmente indica hemólise por IgM.

TABELA 68.2
APLICAÇÕES DOS TESTES DIRETO E INDIRETO DA ANTIGLOBULINA

TESTE DIRETO DA ANTIGLOBULINA	TESTE INDIRETO DA ANTIGLOBULINA
• Anemia hemolítica autoimune – autoanticorpo sensibiliza a hemácia autóloga • Doença hemolítica do recém-nascido – anticorpo materno sensibiliza hemácia do RN • Reação transfusional hemolítica – anticorpo do receptor sensibiliza hemácia transfundida • Síndrome do linfócito passageiro – anticorpo produzido pelo linfócito do doador sensibiliza hemácia do receptor	• Triagem e identificação de anticorpos irregulares em pacientes, doadores e gestantes • Pesquisa de D fraco • Fenotipagem para outros antígenos eritrocitários com soros IgG • Titulação de anticorpos incompletos • Teste de compatibilidade

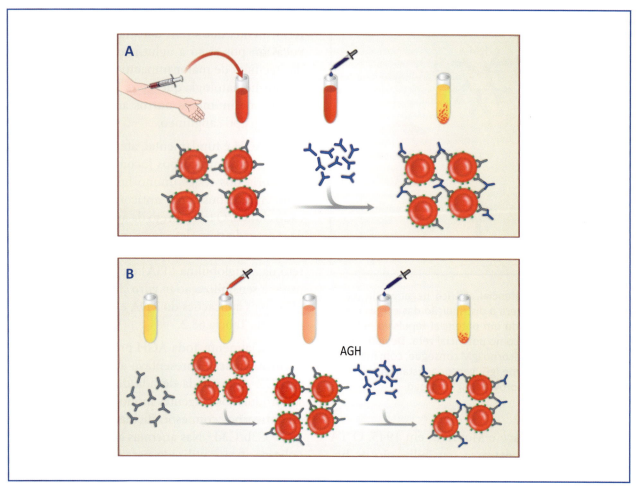

FIGURA 68.5 A) TDA: a AGH é adicionada à suspensão de hemácias sensibilizadas *in vivo* por anticorpo incompleto, reconhece as porções Fc dos anticorpos na superfície das hemácias e leva à aglutinação; **B)** TIA: o soro contendo anticorpo incompleto é incubado *in vitro* com hemácias, mas a aglutinação ocorre somente após a adição da AGH.

A AGH pode ser mono ou policlonal, pode ser comercializada para testes em tubo ou ser incorporada às colunas de gel. Os cartões de teste em gel podem ser poli ou monoespecíficos, e alguns contêm atividade anti-IgA, anti-IgM, anti-IgG, anti-C3b e anti-C3d (Figura 68.6).

Meios potencializadores

Até a metade da década de 1940, os testes pré-transfusionais eram todos realizados em meio salino. Era necessário, portanto, maior tempo de incubação para demonstrar a reação antígeno × anticorpo e, mesmo assim, muitos anticorpos não eram identificados, especialmente os da classe IgG. Com o avanço do conhecimento sobre a interação antígeno × anticorpo, sobre a membrana eritrocitária e sobre o potencial zeta, novas técnicas foram desenvolvidas e contribuíram para o avanço da imuno-hematologia. A seguir, a descrição de alguns dos potencializadores mais importantes da reação antígeno × anticorpo aplicados à rotina pré-transfusional.

Albumina

Isolada do plasma humano, em 1940, a albumina foi o primeiro potencializador aplicado aos testes pré-transfusionais. Até a década de 1970, todos os testes eram realizados em salina ou albumina. A albumina 22% adicionada à reação reduz a força repulsiva entre as hemácias e facilita a aglutinação. Ela pode ser utilizada para favorecer a reação por anticorpos IgM em temperatura ambiente, ou para potencializar a detecção de anticorpos IgG no teste indireto da antiglobulina.[15] A albumina

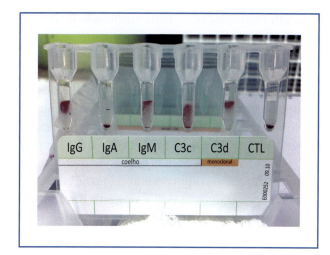

FIGURA 68.6 TDA positivo em paciente com AHAI.

pode ser empregada como único potencializador ou ser associada a outros potencializadores como, por exemplo, o LISS.

Low ionic strength saline (LISS)

O LISS (*low ionic strength saline*) surgiu no final da década de 1960 e logo ficou popular, pois aumentou a sensibilidade do teste e reduziu o tempo de incubação necessário para ocorrer a reação antígeno × anticorpo.[2,12] Por ser um reagente de baixa força iônica, ele reduz a força eletrostática de repulsão entre as hemácias e facilita a sensibilização e a aglutinação. As formulações do LISS podem conter substâncias não iônicas, como a glicina, para prevenir a lise das hemácias.[11,15] O reagente pode ser utilizado tanto na técnica em tubo quanto na técnica em gel.

Polietinelogicol

O polietilenoglicol (PEG), um polímero solúvel em água e com múltiplas aplicações na indústria farmacêutica, teve a sua aplicação descrita pela primeira vez em testes imuno-hematológicos em 1987 e é até hoje um dos métodos mais aplicados na investigação de anticorpos irregulares na técnica em tubo.[12] Ele remove moléculas de água do meio e aproxima o antígeno e o anticorpo, favorecendo a sensibilização e a aglutinação. Após a incubação com o PEG, a reação deve ser imediatamente lavada antes da centrifugação e de prosseguir para a leitura na fase de antiglobulina humana. A centrifugação antes da lavagem pode levar a agregados difíceis de serem desfeitos e interpretados.[16]

Polibreno

O polibreno é um polímero de carga positiva que anula a carga negativa da membrana eritrocitária e promove uma agregação inespecífica das hemácias, permitindo que anticorpos IgG, se presentes no soro testado, provoquem a aglutinação verdadeira. O polibreno é então neutralizado pela adição de citrato e a aglutinação permanecerá apenas se houver anticorpo no soro, caso contrário, ela dispersa. A técnica do polibreno foi descrita em 1980, mas não se tornou tão popular quanto as demais técnicas descritas, apesar de ter provado ser eficiente em detectar anticorpos irregulares de significado clínico.[15]

Enzimas proteolíticas

As enzimas proteolíticas também potencializam a reação antígeno × anticorpo pois são capazes de clivar resíduos de ácido siálico da membrana, o que reduz a sua carga negativa e favorece a aproximação das hemácias. Além disso, as enzimas atuam de forma diferente sobre cada proteína da membrana e faz com que alguns antígenos de grupos sanguíneos sejam enfraquecidos ou destruídos, e outros intensificados. O comportamento diferenciado de cada sistema, mediante tratamento das hemácias com enzimas, torna a técnica enzimática uma ferramenta importante na investigação sorológica de pacientes com associação de múltiplos anticorpos ou com anticorpo contra antígeno de alta frequência. Os antígenos Fy^a, Fy^b, M, N, S, s, Yt^a, Ch e Rg são exemplos de antígenos destruídos por enzimas, enquanto os antígenos dos sistemas ABO, H, I, Rh, Kidd, Colton e Dombrock são exemplos de antígenos intensificados por ação das mesmas.[15] Esses reagentes são extraídos de vegetais, como a bromelina (abacaxi), ficina (figo), papaína (mamão), ou de tecidos animais, como a tripsina (estômago do porco).[9] Apesar de muito útil para a identificação de anticorpos e resolução de casos complexos, a técnica enzimática não é normalmente aplicada a triagem de anticorpos, pois pode aumentar a interferência de anticorpos sem significado clínico.[4,11]

Lectinas

Lectinas são proteínas com afinidade e especificidade por determinados carboidratos e são capazes de aglutinar as células que expressam os respectivos carboidratos na membrana. A ligação de uma lectina a um resíduo de carboidrato é tão específica quanto a ligação de um anticorpo ao seu antígeno, ou de uma enzima ao seu substrato. Essa classe de proteínas não tem origem imune e é encontrada na natureza (animais, plantas, micro-organismos). Por aglutinar de forma específica determinados açúcares, as lectinas podem ser muito úteis na investigação de grupos sanguíneos. A lectina *Ulex europaeus*, por exemplo, é específica para a L-fucose, açúcar da substância H, e é empregada como um potente reagente anti-H. A *Dolichos biflorus*, por sua vez, tem afinidade pela N-acetilgalactosamina e é utilizada como anti-A1.[4,17]

METODOLOGIAS APLICADAS AOS TESTES SOROLÓGICOS

Diversas metodologias são aplicadas nos laboratórios de imuno-hematologia. Cada serviço de hemoterapia faz a escolha do método que será aplicado de acordo com o perfil do laboratório, com o volume de exames diários e também com o custo envolvido. Todas essas técnicas têm como objetivo comum demonstrar a reação entre antígeno e anticorpo, no entanto elas se baseiam em diferentes princípios.

Métodos de fase fluida

Os métodos de fase fluida são testes baseados na hemaglutinação e incluem o teste em tubo e o teste em microplacas.[9,11] Uma suspensão de hemácias é adicionada ao plasma ou soro, em seguida é realizada a centrifugação e, por fim, é feita a leitura do resultado, que é considerado positivo se for observado algum grau de aglutinação ou hemólise. A intensidade de aglutinação é graduada de acordo com o tamanho dos agregados desprendidos da superfície após agitação delicada do tubo (Figura 68.7) ou microplaca (Figura 68.8). Os métodos de hemaglutinação são aplicados a todos os testes pré-transfusionais: tipagem ABO, tipagem Rh, pesquisa e identificação de anticorpos irregulares e teste de compatibilidade, pesquisa de D fraco. Como os anticorpos ABO são aglutininas frias, a tipagem é realizada em temperatura ambiente (22 °C); no entanto, ao investigar a presença de anticorpos irregulares, que como já mencionado é na maioria das vezes anticorpos incompletos da classe IgG, é essencial que a reação seja incubada a 37 °C. As reações são facilitadas com a utilização de potencializadores e da antiglobulina humana.

Nos métodos de fase fluida nos quais a AGH é empregada, a fase de lavagem é fundamental. Após a incubação do soro com as hemácias deve ser realizada a lavagem da reação para remover o excesso de anticorpos não ligados às hemácias, já que os anticorpos livres podem bloquear a AGH quando ela é adicionada e levar a resultados falso-negativos.

Os testes de hemaglutinação são os mais tradicionais entre os métodos ainda hoje aplicados à rotina de bancos de sangue. A vantagem desses métodos é o baixo custo quando comparado às técnicas mais modernas, mas apresentam também desvantagens. A técnica em tubo, por exemplo, não permite automação, é trabalhosa e exige mão

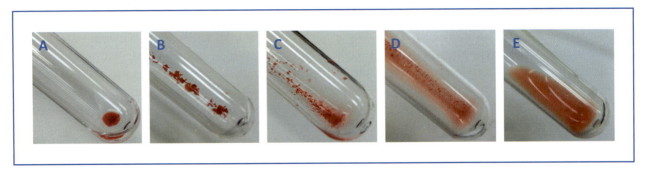

FIGURA 68.7 Graduação da aglutinação na reação em tubo: **A)** Intensidade 4+: um único agregado grande e fundo límpido; **B)** Intensidade 3+: vários agregados grandes e fundo límpido; **C)** Intensidade 2+: vários agregados médios e fundo claro; **D)** Intensidade 1+: pequenos agregados e fundo turvo; **E)** Negativa: ausência de aglutinação.

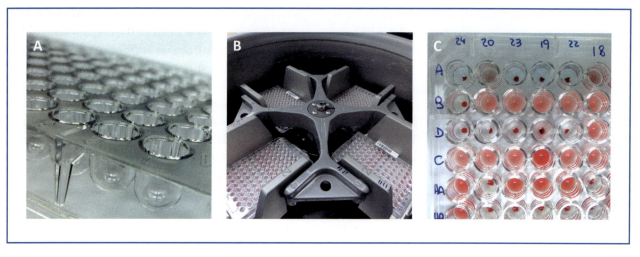

FIGURA 68.8 A) Poços da microplaca; **B)** Centrifugação da microplaca; **C)** Reação de hemaglutinação: reações positivas nos poços com botão de hemácias no centro.

de obra bastante treinada na execução das diversas etapas do teste e, mesmo assim, pode haver subjetividade na interpretação dos resultados.

Colunas de gel

A técnica em gel começou a ser aplicada na década de 1990 e representou uma grande revolução na rotina laboratorial, tornando-se rapidamente popular. Além de ser um método sensível, a técnica dispensa a fase de lavagem antes da adição da AGH, assim como a agitação do teste para leitura, reduzindo o número de resultados falso-negativos decorrentes dessas duas etapas e o tempo para execução dos testes.[2] São comercializados cartões plásticos com seis microtubos contendo gel composto por microesferas de acrilamida-dextran. Nesta metodologia, a suspensão de hemácias e o soro são depositados em uma câmara acima da coluna de gel e, em seguida, procede-se com a centrifugação dos cartões. As microesferas atuam como uma malha que permite a passagem apenas das hemácias não aglutinadas em direção ao fundo do microtubo, enquanto as hemácias aglutinadas ficam retidas na parte superior da coluna, ou ao longo dela (Figura 68.9A).[9] Portanto, quanto maior a agregação, mais hemácias ficam retidas no topo da coluna. As colunas de gel podem conter AGH ou outro soro específico, monoclonal ou policlonal como, por exemplo, os cartões para tipagem ABO e Rh. A coluna de gel ainda permite a visualização clara de duas populações distintas de hemácias, como em pacientes

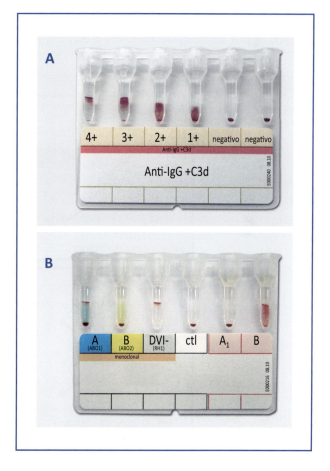

FIGURA 68.9 A) Cartão plástico com 6 colunas de gel ilustrando as diferentes intensidades de aglutinação; **B)** Tipagem em gel contendo anticorpos monoclonais mostra dupla população de hemácias na amostra de paciente A positivo, na fase pré-transplante de células progenitoras hematopoéticas, após transfusões com hemácias do tipo O positivo.

submetidos a transplante de células progenitoras hematopoéticas com incompatibilidade ABO ou em pacientes recém-transfundidos (Figura 68.9B).

Solid phase red cell adherence assay

O sistema de fase sólida é uma técnica imunológica que não depende da hemaglutinação, como as técnicas anteriormente descritas. Existem variações da técnica em fase sólida, mas abordaremos aqui o teste em fase sólida baseado na adesão de hemácias ou *solid phase red cell adherence assay* (SPRCA). Neste teste, os reagentes (antígeno ou anticorpo) estão aderidos à uma superfície sólida e a amostra (hemácia ou soro) é adicionada ao meio. A reação é centrifugada e depois interpretada manualmente ou por leitor automatizado. Na tipagem direta ABO, por exemplo, são usadas microplacas com poços em forma de "U" cujas superfícies são revestidas por anticorpos aderidos a ela, e a suspensão de hemácias é adicionada. Procede-se à centrifugação do teste e depois à leitura. Quando as hemácias reagem com os anticorpos da superfície, a cor observada é homogênea e clara, mas quando a reação é negativa, observa-se um botão de hemácias não reagentes no centro do poço (Figura 68.10A e C). Na pesquisa de anticorpos irregulares, a superfície da microplaca é revestida por membrana eritrocitária e a ela são adicionados o plasma e o LISS. É realizada incubação, centrifugação e lavagem para remoção do excesso de anticorpos livres e, por fim, a reação é revelada com a adição de uma hemácia revestida por anti-IgG monoclonal que se fixará ao anticorpo irregular presente (Figura 68.10B). Existem aparelhos com a tecnologia de fase sólida que são totalmente automatizados e podem ser programados para realizar tipagem ABO, Rh, pesquisa de D fraco, fenotipagem eritrocitária, triagem e identificação de anticorpos, teste direto da antiglobulina e teste de compatibilidade.[18]

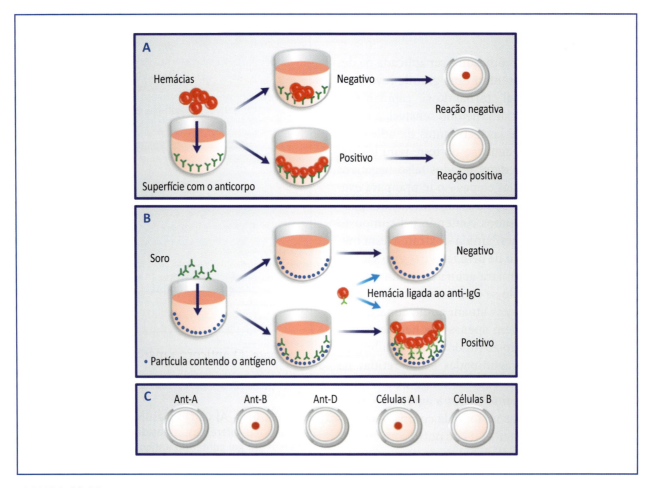

FIGURA 68.10 **A-B)** Representação da técnica SPRCA; **C)** Representação de tipagem ABO e RhD em SPRCA: resultado A positivo.

Erythrocyte magnetized technology

A *erythrocyte magnetized technology* (EMT) ou tecnologia de hemácias magnetizadas consiste em um método mais novo baseado no tratamento das hemácias (reagentes ou da amostra a ser testada) com microesferas de compostos paramagnéticos. Ao submeter as reações a um campo magnético, todas as hemácias, sensibilizadas ou não pelo anticorpo, são atraídas para o fundo do poço da microplaca e após agitação são reveladas as reações positivas e negativas. O método tem a vantagem de dispensar as fases de lavagem e centrifugação.

Na tipagem direta ABO, as hemácias da amostra a ser testada são tratadas com a solução contendo microesferas paramagnéticas e depois são dispensadas em poços contendo o anticorpo monoclonal na superfície. A microplaca é levemente agitada, incubada em temperatura ambiente, depois submetida a um campo magnético, quando todas as hemácias são atraídas para o fundo do poço. Após agitação, as hemácias sensibilizadas permanecem no fundo do poço (reação positiva), enquanto as hemácias não sensibilizadas são ressuspensas (reação negativa). Para a pesquisa de anticorpos irregulares, a superfície dos poços são revestidas com anti-IgG e as hemácias comerciais são pré-magnetizadas. Uma substância de alta densidade é dispensada na microplaca para evitar o contato do anticorpo presente no plasma com o anti-IgG antes de reação com a suspensão de hemácias, que é adicionada por último (Figura 68.11). A reação é incubada a 37 °C, depois é submetida ao campo magnético e, por fim, agitada. A positividade é vista quando uma camada única de hemácias sensibilizadas se liga ao anti-IgG na superfície do poço, ao passo que nas reações negativas um ponto de hemácias não sensibilizadas fica no centro no poço da microplaca.[19,20]

Citometria de fluxo

A citometria de fluxo é uma técnica fundamental para o diagnóstico e classificação de doenças hematológicas, mas apesar de ser bastante sensível e específica para detectar antígenos e anticorpos eritrocitários, ela ainda é pouco aplicada à rotina de banco de sangue. Por sua grande sensibilidade e especificidade é uma técnica muito útil quando se deseja caracterizar diferentes popula-

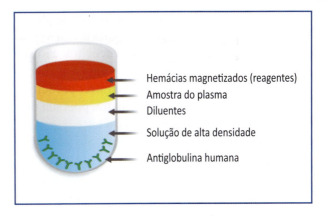

FIGURA 68.11 Representação da pesquisa de anticorpos irregulares por EMT: ativação do campo magnético atrai hemácias sensibilizadas para o fundo da microplaca onde interagem com o anti-IgG aderido na superfície.

ções de hemácias em uma amostra, especialmente pequenas subpopulações como, por exemplo, na pesquisa de quimeras após transplante de células progenitoras hematopoéticas e de hemorragia feto-materna.[21] A citometria de fluxo pode ainda ser utilizada para demonstrar antígenos fracamente expressos na membrana eritrocitária, como para caracterizar subgrupos do sistema ABO, e para investigar a sensibilização de hemácias por anticorpos em densidade inferior à capacidade dos outros métodos detectarem. A primeira descrição da aplicação da citometria à imuno-hematologia foi em 1980, para estudar o número de moléculas de IgG na superfície das hemácias de paciente com AHAI induzida por metildopa.[22]

A técnica baseia-se na identificação de antígenos celulares a partir de anticorpos marcados com fluorocromos que ao serem expostos a um laser emitem fluorescência. Os sinais de fluorescência emitidos são interpretados por um programa de computador acoplado ao citômetro. Cada anticorpo utilizado na reação é marcado com um fluorocromo que emite um comprimento de luz diferente. O anticorpo marcado com o fluorocromo é chamado primário, quando reconhece diretamente o antígeno da membrana eritrocitária, e secundário, quando reconhece um outro anticorpo que sensibiliza a hemácia.

A citometria de fluxo exige mão de obra especializada e ainda é uma técnica cara. Ao aplicar a citometria ao estudo imuno-hematológico é importante que a equipe que realiza o exame, e que normalmente está habituada ao estudo da série branca, seja treinada para o novo teste. Alguns passos aplicados ao estudo dos leucócitos não são apropriados ou são desnecessários para a avaliação das hemácias. Além de tudo, deve haver preocupação em evitar aglutinação na amostra, pois sua presença pode falsear os resultados do teste.[22]

REFERÊNCIAS BIBLIOGRÁFICAS

1. Giangrande PL. The history of blood transfusion. Br J Haematol 2000; 110(4):758-767.

2. Garratty G. Advances in red blood cell immunology 1960 to 2009. Transfusion 2010; 50(3):526-535.

3. Daniels G. Human blood groups. 3 ed. Chichester, West Sussex; Hoboken, NJ: Wiley-Blackwell 2013; ix, 544 p.

4. Klein HG, Anstee DJ, Wiley-Blackwell Online Books. Mollison's blood transfusion in clinical medicine. Chichester, West Sussex, UK: Wiley-Blackwell; 2014.

5. Cartron JP, Colin Y. Structural and functional diversity of blood group antigens. Transfus Clin Biol 2001; 8(3):163-199.

6. ISBT. International Society of Blood Tranfusion; [citado em 2015 27/10/2015]. Disponível em: http://www.isbtweb.org/fileadmin/user_upload/files-2015/red cells/links tables in introduction text/Table blood group antigens within systems v4.0 141124.pdf.

7. Daniels G, Ballif BA, Helias V, Saison C, Grimsley S, Mannessier L, et al. Lack of the nucleoside transporter ENT1 results in the Augustine-null blood type and ectopic mineralization. Blood 2015; 125(23):3651-3654.

8. Abbas AK, Lichtman AH, Pillai S. Cellular and molecular immunology. 7 ed. Philadelphia: Elsevier/Saunders 2012; x, 545 p.

9. Harmening D. Modern blood banking & transfusion practices. 6 ed. Philadelphia: F.A. Davis 2012; xvi, 648 p.

10. Bardill B, Mengis C, Tschopp M, Wuillemin WA. Severe IgA-mediated auto-immune haemolytic anaemia in a 48-yr-old woman. Eur J Haematol 2003; 70(1):60-63.

11. Roback JD. Technical manual. 16 ed. Bethesda: AABB; 2008.

12. Reid ME. Milestones in laboratory procedures and techniques. Immunohematology 2009; 25(2):39-43.

13. Garratty G. The James Blundell Award Lecture 2007: do we really understand immune red cell destruction? Transfus Med 2008; 18(6):321-334.

14. Fernandes HP, Cesar CL, Barjas-Castro ML. Electrical properties of the red blood cell membrane and immunohematological investigation. Rev Bras Hematol Hemoter 2011; 33(4):297-301.

15. Ching E, Tokessy M, Neurath D. Application of special techniques. Transfus Apher Sci 2009; 40(3):209-211.

16. Weldy L. Polyethylene glycol antiglobulin test (PEG-AGT). Immunohematology 2014; 30(4):158-160.

17. Khan F, Khan RH, Sherwani A, Mohmood S, Azfer MA. Lectins as markers for blood grouping. Med Sci Monit 2002; 8(12):RA293-300.

18. Ching E. Solid Phase Red Cell Adherence Assay: a tubeless method for pretransfusion testing and other applications in transfusion science. Transfus Apher Sci 2012; 46(3):287-291.

19. Bouix O, Ferrera V, Delamaire M, Redersdorff JC, Roubinet F. Erythrocyte-magnetized technology: an original and innovative method for blood group serology. Transfusion 2008; 48(9):1878-1885.

20. Schoenfeld H, Bulling K, von Heymann C, Neuner B, Kalus U, Kiesewetter H, et al. Evaluation of immunohematologic routine methods using the new erythrocyte-magnetized technology on the QWALYS 2 system. Transfusion 2009; 49(7):1347-1352.

21. Kim YA, Makar RS. Detection of fetomaternal hemorrhage. Am J Hematol 2012; 87(4):417-423.

22. Arndt PA, Garratty G. A critical review of published methods for analysis of red cell antigen-antibody reactions by flow cytometry, and approaches for resolving problems with red cell agglutination. Transfus Med Rev 2010; 24(3):172-194.

69

TESTES PRÉ-TRANSFUSIONAIS DE COMPATIBILIDADE SANGUÍNEA

Sidneia Sanches

INTRODUÇÃO

Os testes pré-transfusionais ou de compatibilidade sanguínea são realizados com o objetivo de prevenir transfusão incompatível, que pode resultar em reação transfusional hemolítica e identificar, em gestante, o risco da doença hemolítica perinatal.[1]

A finalidade principal dos testes pré-transfusionais é assegurar os melhores resultados possíveis de uma transfusão sanguínea nos quais os eritrócitos transfundidos tenham taxa de sobrevida estável e que não ocorra destruição das hemácias. O processo da terapia transfusional envolve etapas obrigatórias que devem ser seguidas, tais como a identificação do paciente no leito e a coleta da amostra de sangue devidamente identificada. Quando a amostra e a requisição são recebidas no laboratório transfusional, o profissional técnico do banco de sangue deve pesquisar o histórico transfusional do paciente, realizar os testes imuno-hematológicos e, posteriormente, a prova de compatibilidade sanguínea para cada unidade de sangue a ser transfundida.[2]

Nenhum procedimento de testes pré-transfusionais pode prevenir totalmente a sensibiliza-ção de um receptor por antígenos eritrocitários estranhos e nem evitar reação transfusional tardia causada por anticorpos em quantidades sub-detectáveis no soro pré-transfusão. Os testes também não podem garantir a sobrevida adequada das hemácias transfundidas na circulação do paciente e nem evitar riscos potenciais da transfusão, no entanto, se as etapas do processo transfusional forem cuidadosamente realizadas e os resultados dos testes demonstrarem compatibilidade entre o doador e o receptor, os riscos poderão ser reduzidos.[3]

SOLICITAÇÃO TRANSFUSIONAL

A solicitação transfusional de hemocomponentes deve ser feita em formato escrito ou eletrônico, com informações suficientes que assegurem a identificação correta do paciente. As informações normalmente utilizadas para a identificação do paciente são o primeiro nome e o último sobrenome, número do registro hospitalar e data de nascimento. Estas informações são consideradas fundamentais para a identificação do paciente, assim como para eliminar os erros relacionados à transfusão de sangue. Outras informações necessárias à solicitação transfusional incluem o gênero do paciente, o tipo e quantidade do hemocomponente, procedimentos como irradiação e leucodepleção, diagnóstico, história transfusional e/ou gestação. O critério transfusional (emergência, urgência ou eletivo) deve ser especificado na solicitação, assim como os exames laboratoriais do paciente são importantes para o atendimento transfusional. A solicitação deve conter ainda o nome e CRM legível do médico solicitante. Cada banco de sangue deve ter, por escrito, política de critérios e aceitação das solicitações transfusionais, nas quais a ausência de informação ou a elegibilidade pode ser recusada antes do início do processo transfusional.

Identificação do paciente e coleta da amostra de sangue

A identificação do paciente e a coleta da amostra para realização dos testes pré-transfusionais são consideradas etapas críticas na segurança da transfusão. Cada instituição deve desenvolver e implantar procedimentos precisos para as etapas de identificação do paciente. O sistema de identificação "positiva" do paciente poderá integrar múltiplas funções, incluindo identificação inicial do paciente, identificação da amostra de sangue coletada e a identificação do hemocomponente a ser transfundido. Cada sistema possui seu próprio método, dispositivo ou tecnologia para identificação do paciente, dos tubos de amostra e/ou unidade do sangue.[2]

Muitos hospitais utilizam, no momento da internação do paciente, uma pulseira de identificação que normalmente é colocada antes de qualquer procedimento ou coleta de amostra evitando, desta forma, erros de troca de identificação do paciente. O banco de sangue poderá utilizar formulário de requisição de sangue para confirmar a identidade do paciente antes que seja efetuada a flebotomia. Esse formulário deve conter, obrigatoriamente, o nome do paciente e número pessoal de identificação. Outras informações podem ser inseridas para identificação precisa do paciente, como idade, data de nascimento e gênero, assim como questionário do histórico transfusional do paciente que será preenchido pelo flebotomista. O formulário deve ser preenchido de forma legí-

vel, sendo preferível a impressão por via eletrônica em vez do preenchimento manual.[3]

A pulseira de identificação do paciente deve sempre ser comparada com o formulário de requisição. Qualquer discrepância deve ser solucionada antes que se proceda a coleta da amostra. As placas de identificação na parede ou no leito do paciente não devem ser utilizadas para identificação, pois o paciente especificado nesses tipos de painéis pode não estar ocupando mais esse leito. Quando possível, o paciente poderá ser envolvido na identificação, onde o flebotomista poderá perguntar seu nome e data de nascimento e, neste momento, comparar com a pulseira e formulário de requisição. No entanto, foi constatado um índice menor de 20% de verificação pareada, relacionando o envolvimento do paciente com a pulseira antes da administração do sangue.[4]

Historicamente, a maioria das fatalidades transfusionais ocorre a partir da identificação incorreta do paciente ou erros na coleta da amostra para realização dos testes. O programa de hemovigilância do Reino Unido – SHOT (Serious Hazards of Transfusion) demonstrou que a transfusão de sangue incorreta ocorre em todos os estágios e com diferentes profissionais envolvidos no processo transfusional.[5] Os erros são identificados na requisição e prescrição do hemocomponente, na coleta da amostra, no laboratório do banco de sangue, através de incompatibilidade ABO e na administração do hemocomponente no leito do paciente.[5] O programa SHOT recomenda a implantação de sistemas computadorizados, com tecnologia de código de barras, para a confirmação correta da unidade de sangue a ser administrada no paciente.

Os sistemas eletrônicos implantados no processo de transfusão de sangue normalmente apresentam ferramentas essenciais que asseguram a transfusão correta do início ao fim do processo.[6] Essas ferramentas incluem barreiras mecânicas, como sistema de identificação por código de barras na pulseira do paciente e utilização de computador portátil ou dispositivo sem fio, ou sistema de identificação unidirecional dos dados do paciente baseado na biometria.[7] Todos os elementos eletrônicos utilizam sistema de interfaceamento com informações do hospital, do laboratório e da finalização da transfusão de sangue à beira de leito.

Requisitos para a amostra

Os testes pré-transfusionais de compatibilidade poderão utilizar amostra de soro ou plasma do receptor e realizados através de vários métodos.

A utilização do plasma, muitas vezes recomendada na técnica de microcoluna, previne resultados falso-positivos na coluna de aglutinação do gel, devido à microagregados de fibrina que podem estar presente em amostras não anticoaguladas.

A utilização de amostras com a presença de hemólise, ou lipemia, podem dificultar a interpretação das reações de aglutinação dos testes ou mascarar a hemólise induzida por anticorpos. Desta forma, as amostras hemolisadas, ou lipêmicas, devem ser substituídas por coleta de nova amostra.

Os testes pré-transfusionais devem ser realizados com amostras coletadas no momento da solicitação transfusional e utilizadas para provas de compatibilidades por até 72 horas.

A amostra do receptor de sangue e parte do segmento da bolsa de concentrado de hemácias transfundido devem ser armazenadas em geladeira por período de 7 dias após a transfusão. O armazenamento de ambas as amostras permitirá a repetição dos testes em caso de reações transfusionais tardias.

Histórico do paciente

O histórico do paciente deve ser consultado, previamente à transfusão, no registro eletrônico do banco de sangue. O conhecimento prévio do grupo sanguíneo ABO/RhD do paciente é de suma importância para a constatação de discrepâncias entre os resultados dos testes pré-transfusionais anterior e atual. Essas discrepâncias podem indicar coleta errada de amostra ou troca de paciente na enfermaria, sendo recomendada a checagem do paciente no leito e a coleta de nova amostra. A consulta do histórico transfusional do paciente, com relação à aloimunização, é caracterizada como etapa fundamental no processo transfusional. Os resultados atuais dos testes pré-transfusionais do paciente devem ser comparados no cadastro eletrônico, através da consulta de registros dos últimos 12 meses. Essa comparação deve ser documentada em cada solicitação atendida.[2]

O conhecimento prévio de anticorpos clinicamente significativos, que podem apresentar título inferior ao limiar de detecção nos testes atuais, pode evitar reação transfusional tardia. Tem sido demonstrado que aloanticorpos clinicamente significativos podem não ser detectados no soro do paciente ao longo do tempo. Dentre o observado, 30 a 35% dos aloanticorpos não foram detectados no decorrer de 1 ano e quase 50% após 10 anos ou mais.[8] Nessas circunstâncias, o paciente deve ser transfundido com hemácias antígeno negativo ao anticorpo identificado em seu histórico.

Todas as solicitações transfusionais devem ser registradas no cadastro eletrônico do paciente, contendo a data da solicitação, os testes pré-transfusionais realizados, o número do hemocomponente transfundido, procedimentos especiais (irradiação, leucodepleção etc.) e, no caso de reação, deve ser registrado o tipo de reação transfusional apresentada pelo paciente.

TESTES IMUNO-HEMATOLÓGICOS PRÉ-TRANSFUSIONAIS

O processo dos testes pré-transfusionais no laboratório do banco de sangue envolve várias etapas, tais como: avaliação e recebimento da amostra, realização da tipagem sanguínea ABO e RhD, pesquisa de anticorpos séricos irregulares, identificação de anticorpos e o teste de compatibilidade.

Determinação do grupo sanguíneo ABO/RhD

A determinação do grupo sanguíneo ABO deve ser realizada em duas fases, por meio da tipagem direta e reversa. Estas duas fases do teste produzem informações complementares para confirmação do grupo sanguíneo do paciente. Para a determinação do grupo sanguíneo ABO, as hemácias do paciente devem ser testadas com reagentes comerciais anti-A e anti-B e o soro com reagente de hemácias de grupo sanguíneo A1 e B. Qualquer discrepância no resultado entre prova direta e reversa do grupo sanguíneo deve ser resolvida antes da transfusão de sangue. Caso haja urgência na transfusão, o sangue do grupo O deve ser selecionado para a prova de compatibilidade.

A determinação do antígeno RhD no sangue do paciente deve ser realizada com reagente comercial anti-D em paralelo com reagente controle de Rh da mesma procedência. A confirmação do antígeno D fraco não é necessária em receptores de sangue, com exceção na determinação de recém-nascidos e gestantes com risco de aloimunização RhD. Historicamente, os reagentes anti-D IgG policlonais eram utilizados na rotina de testes pré-transfusionais, através da fase da antiglobulina humana para detecção do antígeno D fraco, com o objetivo de transfundir sangue RhD positivo ao paciente e prevenir a administração sem necessidade da imunoglobulina Rh. Atualmente, com a utilização dos reagentes monoclonais IgM, muitas amostras com antígeno D fraco são detectadas no teste direto, não sendo necessária a fase da antiglobulina humana. Adicionalmente, recomenda-se como protocolo da tipagem RhD em receptores de sangue, a utilização de reagente anti-D IgM monoclonal, que não detecta o antígeno D parcial tipo VI.[2] Por meio desse protocolo, a tipagem RhD que apresentar reação negativa com o reagente anti-D VI (IgM) e positiva com o reagente anti-D VI+ (IgG), recomenda-se que o receptor seja transfundido com sangue RhD negativo, evitando desta forma a produção de anti-D.

Pesquisa de anticorpos séricos irregulares

A pesquisa de anticorpos caracteriza-se pela detecção de anticorpos irregulares no soro do paciente, através do uso reagentes de hemácias comerciais constituídos por dois, três ou quatro frascos de suspensão de glóbulos vermelhos do grupo O, contendo um mapa de expressão antigênica dos principais antígenos de grupos sanguíneos clinicamente significativos. A utilização destes reagentes tem por objetivo detectar anticorpos produzidos contra antígenos eritrocitários potencial e clinicamente significativos que não anti-A ou anti-B. No Brasil, devido a frequência de anti-Di[a], é recomendável que pelo menos uma das suspensões de glóbulos seja positiva para o antígeno Di(a+). O método utilizado para a pesquisa de anticorpos irregulares deve incluir, obrigatoriamente, o teste indireto da antiglobulina humana.

O desenvolvimento de anticorpos eritrocitários ocorre em consequência à exposição imunológica do paciente a antígenos eritrocitários durante gestação ou transfusão anterior. Resultado positivo para a pesquisa de anticorpos significa a presença de pelo menos um anticorpo no soro do paciente.

Quando a pesquisa de anticorpos apresentar resultado positivo, a especificidade do anticorpo deve ser identificada através de reagentes de hemácias comerciais do grupo sanguíneo O, que contenham pelo menos 8 a 10 hemácias com antígenos conhecidos para os principais grupos sanguíneos e apresente células em homozigose para os antígenos D, C, E, c, e, M, N, S, s Fy[a], Fy[b], Jk[a] e Jk[b]. Na identificação de anticorpos irregulares, é recomendado realizar, em paralelo, o teste de autocontrole, isto é, analisar o soro do paciente contra hemácias autólogas no mesmo método utilizado na identificação de anticorpos.

Se o anticorpo encontrado apresentar especificidade clinicamente significativa e, consequentemente, envolvido em destruição prematura de eritrócitos transfundidos, a compatibilidade da hemácia a ser transfundida deve ser antígeno negativa ao anticorpo específico. A seleção de hemácias fenotipicamente compatível com pacientes aloimunizados poderá aumentar o tempo para liberação da transfusão de sangue, em horas ou dias, dependendo da frequência do antígeno, disponibilidade do estoque ou, muitas vezes, da convocação de doadores raros inseridos no cadastro do banco de sangue.[9]

Para minimizar a demora, ou a falta de sangue compatível em cirurgias eletivas, as solicitações de teste pré-transfusionais para pacientes sem história de gestação ou precedente transfusional nos últimos 90 dias podem ser realizadas em 30 a 45 dias antes da cirurgia. Para os pacientes aloimunizados, 72 horas.[10]

Teste de compatibilidade

O teste de compatibilidade é utilizado para detectar a compatibilidade do soro ou plasma do receptor com cada unidade de concentrado de hemácias a ser transfundido. A primeira fase (leitura em temperatura ambiente) do teste tradicional em tubo tem por objetivo detectar a compatibilidade do grupo sanguíneo ABO entre o receptor e a unidade doadora. O método utilizado para a prova de compatibilidade deve incluir, obrigatoriamente, o teste indireto da antiglobulina humana.

A prova de compatibilidade deve ser realizada com amostra do segmento de cada concentrado de hemácias. Simultaneamente, a confirmação do grupo ABO deve ser realizada em cada unidade compatibilizada, com a repetição sorológica somente nas unidades rotuladas como RhD negativo. Qualquer discrepância na tipagem ABO/RhD deve ser resolvida antes da transfusão e informada ao setor de imuno-hematologia do banco de sangue.

Outros antígenos de grupos sanguíneos não são rotineiramente selecionados nas unidades de sangue para pacientes não aloimunizados. No entanto, algumas instituições definem em certas condições médicas, como a anemia falciforme, transfusões fenotipicamente compatíveis ou pelo menos compatíveis para os antígenos C, c, E, e, K, como forma de prevenir a aloimunização.

Sempre que possível o paciente deve receber unidades de sangue ABO idêntico ou alternativamente compatível com o plasma do receptor. A transfusão de plasma deve ser compatível com o grupo ABO do receptor. Para a transfusão de plaquetas é recomendado ABO idêntico; no entanto, todos os grupos ABO são aceitáveis. Para a transfusão de crioprecipitado todos os grupos ABO são aceitáveis.

PRINCÍPIOS DOS TESTES PRÉ-TRANSFUSIONAIS

O princípio sorológico dos testes pré-transfusionais é demonstrar, *in vitro*, as reações de aglutinação antígeno-anticorpo. A aglutinação *in vitro* é caracterizada por reação química reversível que ocorre em dois estágios: 1) sensibilização, quando ocorre a ligação do anticorpo ao antígeno; e 2) aglutinação, quando as células sensibilizadas são ligadas em conjunto para formar a estrutura que constitui a aglutinação.

Os anticorpos que definem os grupos sanguíneos eritrocitários podem ser de ocorrência natural ou imune. Os anticorpos de ocorrência natural são encontrados no soro de indivíduos que nunca foram expostos a antígenos eritrocitários por transfusão de sangue ou gravidez. A ocorrência comum dos anticorpos naturais sugere que os antígenos sejam encontrados amplamente dentro da natureza, isto é, em animais, bactérias e pólen. Estes anticorpos são caracterizados por aglutininas frias IgM, que reagem *in vitro* à temperatura ambiente e podem ativar o complemento. Os anticorpos comumente observados reagem com os antígenos de grupos sanguíneos ABH, Ii, Lewis, MN e P.

Os anticorpos são considerados imunes quando encontrados no soro de pacientes que foram expostos a antígenos de hemácias transfundidas ou a gravidez. Esses anticorpos, considerados inesperados, podem ser imunoglobulinas IgM, mas a maioria é de natureza IgG que reage a temperatura de 37 °C e necessita do soro de antiglobulina humana para detecção *in vitro*.

Vários fatores podem aumentar ou diminuir a sensibilização e consequente reação de aglutinação na ligação antígeno-anticorpo. A reação de aglutinação é influenciada pela concentração do antígeno e do anticorpo. Pontes de hidrogênio, pontes hidrofóbicas, pontes eletrostáticas e forças de van der Waals são responsáveis pela ligação antígeno-anticorpo. Esses fatores determinam a constante de equilíbrio ou afinidade da reação de aglutinação. A constante de afinidade reflete o grau da ligação e a velocidade da reação, onde quanto maior a constante de afinidade mais facilmente ocorre a reação e existe maior dificuldade de dissociação; enquanto uma menor constante de afinidade pode necessitar de uma proporção maior do anticorpo em relação ao antígeno para a detecção. A temperatura da reação, o pH, a força iônica do meio, o tempo de incubação, a centrifugação e a concentração relativa do antígeno ao anticorpo podem afetar essa constante de afinidade. Dessa forma, alterações nas condições físicas do meio podem ser utilizadas para aumentar ou diminuir a sensibilidade dos testes. Os anticorpos de grupos sanguíneos da classe IgM, por apresentarem configuração pentamérica e maior peso molecular, conseguem maior constante de afinidade no meio e reagem através da aglutinação direta, em temperaturas variando de 4 a 25 °C. Em contrapartida, os anticorpos da classe IgG são considerados clinicamente significativos, apresentam configuração monomérica, com menor constante de afinidade no meio e reagem em temperaturas entre 30 e 37 °C. Para a maioria dos anticorpos IgG, o pH 7,0 é considerado ideal para a ligação com o antígeno. A solução fisiológica utilizada nas reações *in vitro* apresenta íons de $Na+$ e $Cl-$ que dificultam a associação antígeno-anticorpo, por diminuir a força iônica do meio e aumentar as atrações eletrostáticas. Diminuindo a concentração de sal no meio, através das soluções de baixa força iônica (LISS), consegue-se aumentar a interação antígeno-anticorpo com a diminuição do tempo de incubação. Em geral, a temperatura, a classe de imunoglobulina e interações específicas entre o antígeno e o sítio de configuração Fab do anticorpo afetam o tempo de incubação necessário para alcançar o equilíbrio das reações.

O teste da antiglobulina humana, normalmente, é utilizado para detectar a sensibilização de anticorpos incompletos da classe IgG que não conseguem produzir aglutinação direta. O soro antiglobulina humana caracteriza-se por um anticorpo secundário, produzido a partir da imunização de coelhos com o soro humano, que age por meio de ligação cruzada de hemácias sensibilizadas com anticorpo, ou complemento, produzindo a aglutinação das hemácias sensibilizadas. A etapa da antiglobulina humana é realizada nos testes pré-tranfusionais de pesquisa e identificação de anticorpos irregulares e na prova de compatibilidade, após a incubação dos testes com potencializadores e posterior lavagem do meio para retirada de proteínas que podem neutralizar o soro. A neutralização do soro de antiglobulina humana pode reproduzir reações falso-negativas.

O teste direto da antiglobulina humana demonstra a sensibilização *in vivo* de hemácias, sendo realizado diretamente com a hemácia lavada do paciente e a adição do soro de antiglobulina humana. O teste direto da antiglobulina humana não é recomendado na rotina dos testes pré-transfusionais por possuir valor limitado na detecção de anticorpos inesperados, exceto para os pacientes que foram recentemente transfundidos, onde o teste pode detectar reação transfusional tardia.

Métodos de detecção de anticorpos

Para os testes de detecção e identificação de anticorpos existem várias técnicas que podem ser utilizadas. Conforme descrito, a utilização de potencializadores é recomendada para aumentar a constante de afinidade de ligação dos anticorpos clinicamente significativos.

A albumina bovina na concentração a 22% é o mais antigo reagente utilizado para a potencialização da reação antígeno-anticorpo. É considerado um potencializador de meio proteico, que necessita da fase de incubação do teste a 37 ºC, entre 30 e 60 minutos, para reduzir as forças de repulsão entre as hemácias e promover a reação de aglutinação após a fase da antiglobulina humana.

A solução de baixa força iônica (aproximadamente 0,03 M) comparada à solução salina normal (aproximadamente 0,17 M) consegue acelerar a ligação antígeno-anticorpo, por meio da redução da constante dielétrica do meio com incubação entre 5 e 15 minutos. A formulação da solução de baixa força iônica (LISS) inclui substâncias não iônicas, tais como glicina, albumina ou polietileno glicol, para prevenir a lise das hemácias do meio de reação. O LISS é utilizado também como solução para suspensão de hemácias, na tipagem ABO/RhD e fenotipagem eritrocitária, em proporção adequada para aumentar a sensibilidade do teste.

O polietilenoglicol (PEG) é considerado um polímero linear, solúvel em água, que potencializa as reações antígeno-anticorpo. O PEG acelera a reação através da retirada de moléculas de água do meio diluente, aproximando e aumentando a ligação antígeno-anticorpo. O soro de antiglobulina humana IgG é, normalmente, recomendado na detecção de anticorpos com adição de PEG, devido ao fato de reagentes anti-IgG poliespecíficos causarem reações falso-positivas. O PEG potencializa a detecção de anticorpos clinicamente significantes e diminui a reatividade de aglutininas clinicamente não significativas. No entanto, pode intensificar a reação de autoanticorpos quentes, sendo recomendada a utilização da solução de LISS para diminuir a interferência dos autoanticorpos na detecção e identificação de aloanticorpos. A reação com adição de PEG deve ser incubada e, posteriormente, lavada para a realização da fase da antiglobulina humana, pois a centrifugação e leitura da reação após a incubação pode formar agregados no meio, que dificultam a dispersão e interpretação da reação.

Hemácias tratadas com enzimas proteolíticas, normalmente, são utilizadas na identificação de anticorpos irregulares. Nos testes pré-transfusionais, a pesquisa de anticorpos pode ser realizada utilizando reagentes de hemácias tratadas com enzimas como teste adicional. As enzimas normalmente utilizadas são ficina e papaína, que proporcionam a clivagem de moléculas de ácido siálico da membrana eritrocitária diminuindo a carga negativa do meio, aproximando as hemácias e, consequentemente, promovendo a aglutinação. O tratamento enzimático destrói ou enfraquece alguns antígenos eritrocitários como M, N, S, s, Fy^a, Fy^b, Xg^a, JMH, Ch e Rg, e aumentam a reatividade dos antígenos dos sistemas Rh, P, I, Kidd e Lewis.

Os testes imuno-hematológicos devem ser realizados de forma adequada, conforme procedimentos técnicos e recomendações do fabricante dos reagentes. Procedimentos inadequados podem reproduzir reações falso-negativas ou falso-positivas na interpretação dos resultados.

Para garantir a qualidade dos testes deve-se realizar o controle de qualidade para cada lote de reagentes recebido, assim como o controle diário dos reagentes utilizados na rotina. Deve-se manter programas de manutenções preventivas e corretivas de todos os equipamentos e controlar a temperatura das refrigeradoras onde se encontram armazenados os reagentes de hemácias, antissoros, microplacas e cartões gel-teste.

Principais causas de resultados falso-negativos

1. Neutralização do reagente de antiglobulina humana:
   - Lavagem inadequada para remoção do soro ou plasma;
   - Contaminação do conta-gotas do reagente através das mãos ou contato com a bancada de trabalho.
2. Interrupção do teste:
   - A ligação de anticorpos IgG pode ser dissociada do sítio antigênico, diminuindo a detecção de aglutinação ou causando a neutralização do reagente de antiglobulina humana;
   - Enfraquecimento da reação de aglutinação antígeno-anticorpo. Recomendada a centrifugação e leitura imediata do teste.
3. Estocagem imprópria de reagentes:
   - A estocagem em freezer do reagente de antiglobulina humana pode causar falha na reatividade;
   - A estocagem inadequada de reagentes de hemácias e antissoros podem produzir contaminação bacteriana ou diminuir a expressão antigênica da hemácia e o título do antissoro;
   - A estocagem inadequada de cartões gel-teste ou microplacas pode provocar o ressecamento do meio.

4. Procedimentos impróprios:
   - Centrifugação excessiva pode compactar as células, dificultando a leitura da reação de aglutinação pelo método em tubo ou prejudicar a reação de aglutinação pelos métodos em gel-teste ou microplacas;
   - Falha na adição do soro-teste, potencializador do meio ou do soro de antiglobulina humana;
   - Suspensão de hemácias muito concentrada pode mascarar as reações de aglutinação mais fracas. Suspensões de hemácias com baixa concentração pode dificultar a leitura das reações de aglutinação;
   - Quantidade insuficiente de soro pode prejudicar a proporção com os sítios antigênicos das células.
5. Complemento:
   - Raros anticorpos, em geral anti-Jk^a ou anti-Jk^b, podem ser detectados somente com a presença do complemento, quando o soro de antiglobulina humana poliespecífico for utilizado.
6. Solução fisiológica:
   - O pH baixo da solução salina pode diminuir a sensibilidade de alguns anticorpos.

Principais causas de resultados falso-positivos

1. Partículas contaminantes:
   - Sujeira no interior do tubo de ensaio pode produzir falsa aglutinação das células;
   - Fibrina ou precipitados presentes no soro-teste podem agregar às células e mimetizar reação de aglutinação;
   - No método de gel-teste, resíduos de fibrina podem bloquear células não aglutinadas formando uma linha rósea no topo do gel, enquanto a maior parte das células estará no fundo do microtubo após a centrifugação.
2. Procedimentos impróprios:
   - Centrifugação excessiva pode compactar as células dificultando a dispersão durante a leitura, mimetizando reação de aglutinação;
   - Centrifugação do teste com polietilenoglicol antes da lavagem pode produzir grumos que não se dispersam.

3. Hemácias que apresentam teste direto da antiglobulina humana positivo:
   - Utilização de hemácias com resultado positivo no teste direto da antiglobulina humana revelará reação positiva no teste indireto da antiglobulina humana, quando esta hemácia for utilizada para prova de compatibilidade.
4. Complemento:
   - O complemento pode se ligar às hemácias quando a amostra for coletada na mesma linha de infusão utilizada para administração de solução de dextrose. Os testes laboratoriais apresentarão reações de aglutinação fortemente positivas.

MÉTODOS DOS TESTES PRÉ-TRANSFUSIONAIS

A técnica convencional em tubo é o método, ainda, comumente utilizado para os testes pré-transfusionais. O método necessita de tubos de ensaio 12 × 75 mm, banho-maria e centrífuga sorológica calibrada. Na tipagem eritrocitária de grupos sanguíneos são utilizados antissoros comerciais e suspensão de hemácias-teste, entre 2 e 5%, devendo seguir as recomendações do fabricante com relação às reações de tipagem direta ou incubação e adição do soro da antiglobulina humana.

Para a detecção de anticorpos, são utilizados reagentes de hemácias com fenótipos conhecidos e a adição de soro ou plasma do paciente, seguido de centrifugação para as reações de aglutininas IgM, e para as reações indiretas, a utilização de potencializadores, incubação a 37 °C, lavagem com soro fisiológico 0,9% e adição do soro de antiglobulina humana. O princípio do método consiste na visualização macroscópica das reações de aglutinação.

A técnica de aglutinação em coluna é apresentada em cartões gel ou pérolas de vidro em cartão ou tiras de microtubos. A técnica realiza vários testes, simultaneamente, com cartões para aglutinação direta das tipagens eritrocitárias ABO/RhD ou cartões de fenotipagem para outros antígenos eritrocitários. Nestes cartões, a suspensão de hemácias do paciente será adicionada em cada microtubo, seguido da centrifugação do cartão. O preparo da suspensão de hemácias e a centrifugação para os cartões devem seguir as recomendações do fabricante.

Na técnica em coluna, as células aglutinadas permanecem no topo do microtubo, enquanto as células não aglutinadas, através da centrifugação, são impulsionadas para o fundo do microtubo. O método apresenta vantagens devido à padronização e por não necessitar da lavagem para as reações.

A técnica de cartão gel-teste, para a detecção de anticorpos, normalmente, utiliza meio LISS/AGH, onde são adicionados em cada microtubo o soro ou plasma do paciente e o reagente de hemácias comercial do fabricante, seguido de incubação em banho seco e centrifugação. O cartão LISS/AGH pode ser utilizado para o teste direto da antiglobulina humana. A técnica em gel-teste permite a identificação de anticorpos através de meio enzimático com a utilização de cartão gel em meio neutro, onde será adicionado o soro ou plasma desconhecido com reagentes de hemácias comerciais tratadas com papaína.

O teste de aderência em fase sólida é um ensaio onde antígenos ou anticorpos são imobilizados em microplacas para a detecção da interação antígeno-anticorpo. Este teste baseia-se na aderência de proteínas ou células sobre uma superfície de plástico por adsorção passiva simples. Para facilitar a adsorção, as microplacas são quimicamente pré-tratadas com glutaraldeído, L-lisina ou um anticorpo potente soro-específico.

Para a detecção de anticorpos, o soro ou plasma do paciente é adicionado na microplaca que já possui o regente de hemácias, com fenótipo conhecido, incorporado ao poço da microplaca. O método permite a detecção de anticorpos incompletos (IgG) através da incubação, lavagem da microplaca, adição de células indicadoras cobertas com soro anti-IgG e centrifugação da microplaca.

Para a detecção de antígenos eritrocitários, a microplaca apresenta anticorpos incorporados onde será adicionada a suspensão de hemácias do paciente com posterior centrifugação da microplaca. Na interpretação do teste, quando ocorre a interação antígeno-anticorpo, ou seja, reação positiva, as hemácias aderem ao redor do poço da microplaca. Na reação negativa, as hemácias livres de sensibilização descem para o fundo do poço, com a visualização de um botão.

A técnica com hemácias magnetizadas é baseada nos ensaios de hemaglutinação magnética em microplaca, sem necessidade de etapas de centrifugação.

Para a tipagem ABO/Rh e fenotipagem de antígenos eritrocitários, as hemácias do paciente, após a magnetização, são adicionadas a microplacas com reagentes pré-impregnados. As microplacas são colocadas em placa magnética, sendo assim possível identificar as reações positivas ou negativas.

Na pesquisa de anticorpos irregulares, são adicionados soro ou plasma do paciente e o reagente de hemácias em microplacas magnetizadas revestidas com antiglobulinas monoclonais IgG. As microplacas são colocadas em placa magnética, sendo assim possível identificar as reações positivas ou negativas.

A sensibilidade do método utilizado na pesquisa de anticorpos irregulares e nos testes pré-transfusionais pode influenciar a incidência de reação transfusional sorológica tardia. Este termo é utilizado para descrever a destruição mediada por anticorpos na transfusão de sangue, resultante de uma resposta secundária imune contra antígenos eritrocitários.[13]

Existem dados conflitantes na literatura com relação à sensibilidade dos métodos, principalmente em relação aos sistemas em microcoluna de gel, sistema de fase sólida e a técnica em tubo com uso de soluções de LISS/AGH.

Uma das principais características evidenciadas pelas técnicas de microcoluna em gel e fase sólida (Capture-R®) encontra-se na sensibilidade de detecção dos anticorpos clinicamente significativos, principalmente do sistema Rh, e menor frequência de detecção dos anticorpos não significativos. As vantagens dessas técnicas, quando comparadas com método em tubo, encontram-se na padronização dos métodos.[14] Outras vantagens do sistema de microcoluna em gel são observadas em relação à ausência das etapas de lavagem e a interpretação dos resultados, devido às reações dos cartões permanecerem estáveis por 24 horas. Desta forma, a implantação de nova técnica na rotina de testes pré-transfusionais deve ser comparada e validada com o método utilizado na rotina, levando em consideração a sensibilidade e especificidade dos anticorpos clinicamente significativos, assim como a possibilidade de automação que pode desempenhar papel importante na decisão.[13]

Leitura e interpretação das reações sorológicas

As reações sorológicas de aglutinação e/ou hemólise constituem a finalização da interação antígeno-anticorpo e dos testes imuno-hematológicos, e devem ser observadas com muito critério. A potência da aglutinação é determinada pelo grau e velocidade com que o anticorpo é capaz de aglutinar, reagir ou se unir ao antígeno. O grau de aglutinação de uma reação pode ser medido em cruzes, variando de 0 a 4+, ou por um sistema numérico de escore de 0 a 12 (Tabela 69.1). No método em tubo, a leitura da graduação de reatividade deve ser interpretada e registrada imediatamente. A equipe técnica deve ser devidamente treinada para a interpretação dos resultados de leitura. Na técnica em coluna de aglutinação, ou microplaca em fase sólida, o fabricante apresenta os padrões de graduação para leitura e interpretação, assim como possíveis interferências nas reações. Estes métodos permitem a automação dos testes, sendo a leitura realizada por microcâmeras e a interpretação realizada por computador.

AUTOMAÇÃO DOS TESTES PRÉ-TRANSFUSIONAIS

Atualmente, existem várias plataformas automatizadas e semiautomatizadas para a realização dos testes pré-transfusionais. Os sistemas automatizados permitem a realização das tipagens direta ABO/RhD, pesquisa e identificação de anticorpos irregulares e provas de compatibilidade, em diferentes técnicas, tais como aglutinação em microcoluna de gel, fase sólida, microplacas e microplacas magnetizadas. O processo automatizado se inicia com a leitura da etiqueta de código de barras do paciente, seguido da pipetagem automática da amostra e dos reagentes, a interpretação do teste por leitura computadorizada e o interfaceamento dos resultados para o banco de dados do laboratório transfusional.

A automação está se tornando cada vez mais essencial para o processo de transfusão. A introdução de equipamentos automatizados para os testes pré-transfusionais demonstra eficiência pela padronização dos testes, segurança por reduzir potenciais erros, garante a rastreabilidade dos resultados, minimiza a mão de obra e, consequentemente, consegue reduzir custos. A análise

ESCORE	GRADUAÇÃO	AGLUTINAÇÃO EM TUBO	AGLUTINAÇÃO EM GEL-TESTE
12	4+	Aglutinado sólido que não deve separar. O fundo é claro	Faixa de hemácias aglutinadas na parte superior da coluna
10	3+	O botão se separa em alguns agregados grandes. O fundo é claro	Faixa superior de aglutinações de tamanho médio na metade superior da coluna
8	2+	O botão se divide em alguns agregados de tamanho médio com fundo levemente róseo	Aglutinações de tamanho pequeno ou mediano na extensão da coluna
5	1+	O botão se divide em numerosos agregados pequenos com fundo bem róseo	Algumas aglutinações de tamanho pequeno na coluna
2	±	Agregados minúsculos com o fundo avermelhado	Escassas aglutinações de tamanho pequeno na metade inferior da coluna
0	0	Células em suspensão, ausência de aglutinação	Faixa de hemácias no fundo e na parte restante da coluna sem aglutinações visíveis. Ausência de aglutinação

e validação de plataformas automatizadas dependem das características do serviço de hemoterapia, tais como o número de solicitações transfusionais, a economia relacionada com a equipe técnica, o tempo de realização dos testes e disponibilidade de espaço.[15] Atualmente, as técnicas automatizadas têm sido comparadas e validadas juntamente com a técnica em tubo que, apesar de ser caracterizada até hoje como padrão-ouro nas reações imuno-hematológicas, pode ser considerada trabalhosa pelo processo manual, apresenta limitações inerentes à forma de eluição de anticorpos de baixa afinidade durante a lavagem dos testes e variabilidade nos resultados devido a proporção de soro e suspensão de hemácias e a interpretação das reações de aglutinação, depende da leitura do analista.

Diversos sistemas de hemovigilância têm demonstrado a grande frequência de erros de tipagem ABO/RhD, relacionados à utilização de testes manuais que levam a acidentes transfusionais. Esses sistemas de hemovigilância têm demonstrado, sucessivamente, que a maioria dos erros nos testes pré-transfusionais são decorrentes das etapas manuais do processo, tais como identificação da amostra, execução de testes e variações subjetivas durante a interpretação dos resultados e transcrição durante a documentação.[12]

Os serviços de transfusão necessitam de mecanismos seguros para oferecer hemocomponentes apropriados para o paciente certo, na hora certa e pelos motivos certos. Este processo começa com a evolução da necessidade do paciente em receber transfusão de derivados do sangue, seguido da identificação do paciente e coleta da amostra. Posteriormente, iniciam-se os testes pré-transfusionais, a seleção e liberação do hemocomponente e a administração do produto. O processo termina com a reavaliação do paciente por meio dos resultados apropriados da transfusão de sangue. Os testes pré-transfusionais são caracterizados como etapa absolutamente crítica do processo, nas quais os erros devem ser evitados ao máximo (Tabela 69.2).[12]

TRANSFUSÃO DE EMERGÊNCIA

É considerada transfusão de emergência, ou extrema urgência, a liberação de concentrado de hemácias antes do término dos testes pré-transfusionais onde o quadro clínico do paciente justifique a emergência, isto é, quando o retardo no início da transfusão coloca em risco a vida do paciente.

Nesta situação, o serviço de hemoterapia deve possuir procedimento escrito estipulando o modo como esta transfusão será realizada e, ao mesmo

TABELA 69.2
CAUSAS DOS TESTES PRÉ-TRANSFUSIONAIS POSITIVOS

Pesquisa de anticorpos negativa e prova de compatibilidade positiva em leitura imediata
- Hemácias do doador ABO incompatível
- Poliaglutinação das hemácias do doador
- Presença de anti-A1 em receptor do grupo A_2 ou A_2B
- Aloanticorpos reativos em temperatura ambiente (em geral anti-M)
- Formação de *rouleaux* de hemácias
- Presença de autoanticorpos frios (em geral anti-I)
- Presença de anti-A ou anti-B adquiridos passivamente

Pesquisa de anticorpos negativa e prova de compatibilidade positiva em AGH
- Hemácias do doador apresenta o teste direto da antiglobulina positivo
- Presença de anticorpo reagindo com hemácias em homozigose ou variação de expressão antigênica (em geral anti-P1)
- Presença de anticorpo de baixa frequência antigênica na hemácia do doador
- Presença de anti-A ou anti-B adquiridos passivamente

Pesquisa de anticorpos positiva e prova de compatibilidade negativa
- Autoanti-IH ou anti-Le^{bh}
- Anticorpo dependente de diluente do reagente de hemácias
- Anticorpo com reatividade em células homozigóticas e hemácias do doador com antígeno em heterozigose
- Hemácia do doador com ausência do antígeno correspondente ao anticorpo

Pesquisa de anticorpos positiva, prova de compatibilidade positiva e teste de autocontrole negativo
- Presença de aloanticorpo(s)

Pesquisa de anticorpos positiva, prova de compatibilidade positiva, teste de autocontrole positivo e teste direto da antiglobulina negativo
- Autoanticorpo dependente do meio
- Formação de *rouleaux* de hemácias

Pesquisa de anticorpos positiva, prova de compatibilidade positiva, teste de autocontrole positivo e teste direto da antiglobulina positivo
- Aloanticorpo causando reação transfusional hemolítica
- Autoanticorpo adquirido passivamente (em geral, imuno globulina intravenosa)
- Presença de autoanticorpo

*Modificada de AABB Technical Manual.

tempo, o médico responsável pelo paciente deve assinar termo de responsabilidade no qual afirme expressamente o conhecimento do risco e concorde com o procedimento. A amostra de sangue do paciente deve ser colhida, imediatamente, para que o atendimento seja realizado com sangue isogrupo. Caso não haja tempo para realização da tipagem ABO/RhD do paciente, o sangue do grupo O RhD negativo deve ser utilizado. Não havendo estoque suficiente de O RhD negativo no serviço de hemoterapia, concentrado de hemácia O RhD positivo pode ser utilizado em pacientes do sexo masculino ou em pacientes de qualquer sexo com mais de 45 anos de idade. Os testes pré-transfusionais devem ser finalizados mesmo que a transfusão já tenha sido completada. Recomendam-se cuidados adicionais na identificação do paciente e dos hemocomponentes liberados, contendo no rótulo a informação que os testes pré-transfusionais não foram finalizados.[16]

A utilização de hemácias do grupo O pode reduzir o risco de incompatibilidade ABO por erro de identificação. O principal risco associado a transfusão de sangue sem prova de compatibilidade é de reação transfusional hemolítica em paciente com aloanticorpos preexistentes que foi transfundido com hemácias que expressam o antígeno correspondente. Em caso de anormalidade nestes testes, o médico assistente deve ser imediatamente notificado e a decisão sobre a suspensão ou continuação da transfusão deve ser tomada em conjunto com o médico do serviço de hemoterapia. Estudos demonstraram prevalência de anticorpos clinicamente significativos em 1,9% da população de hospital de emergência e apenas 0,5% em pacientes com menos de 30 anos.[10] Embora esta frequência possa ser maior em outras populações, estimativas demonstram que o risco de hemólise em pacientes após transfusão de sangue sem provas pré-transfusionais, não ultrapassam 1%.[10]

TRANSFUSÃO EM RECÉM-NASCIDOS COM ATÉ 4 MESES DE VIDA

Os testes pré-transfusionais em recém-nascidos com menos de 4 meses devem seguir os mesmos procedimentos para tipagem ABO/RhD, porém a tipagem ABO reversa não deve ser realizada. Na amostra inicial dos testes é recomendada a realização da pesquisa de anticorpos irregulares no soro da mãe ou no eluato do recém-nascido. É recomendada a realização do teste direto da antiglobulina humana e, no caso de resultado positivo, a realização da técnica de eluição para investigação da incompatibilidade ABO materno-fetal, assim como por aloanticorpos.

Se os testes pré-transfusionais apresentarem resultados negativos para pesquisa de anticorpos irregulares e teste direto da antiglobulina humana, a prova de compatibilidade será realizada nesta primeira amostra com sangue ABO compatível, não sendo necessário realizar novos testes pré-transfusionais dentro do período neonatal.

Se o teste pré-transfusional demonstrar a presença de anticorpos clinicamente significativos, a transfusão deve ser feita com unidades que não contenham antígeno correspondente ao anticorpo materno. Caso ocorra a incompatibilidade ABO materno-fetal, devem ser investigadas no soro do neonato aglutininas anti-A ou anti-B com métodos que incluam a fase de antiglobulina humana. Nesse caso, o neonato deve ser transfundido com concentrado de hemácias do grupo "O" até que o anticorpo deixe de ser demonstrável no soro.

TRANSFUSÃO MACIÇA

A transfusão maciça pode ser definida como a administração de 8 a 10 unidades de concentrado de hemácias em paciente adulto em menos de 24 horas, ou a administração de 4 a 5 unidades de concentrado de hemácias em 1 hora. A exsanguineotransfusão também é considerada como transfusão maciça.

Após a transfusão maciça, a amostra do paciente para realização dos testes pré-transfusionais não representa mais seu sangue circulante e os testes de compatibilidade poderão ser eliminados conforme critério médico ou protocolo de transfusão maciça determinado pelo serviço de hemoterapia. Esta prática se justifica pelo fato de o sangue do paciente ter sido diluído com o sangue transfundido e que não existirão anticorpos circulantes capazes de causar uma reação transfusional hemolítica. Quando os testes pré-transfusionais foram concluídos, o paciente poderá receber transfusões de sangue ABO/RhD idêntico sem prova de compatibilidade. No caso de transfusão de emergência, o protocolo poderá ser seguido com sangue ABO/RhD idêntico e finalização dos testes e, em casos extremos, onde não houver tempo para coleta da amostra do paciente, o sangue do grupo O RhD positivo poderá ser transfundido em pacientes com mais de 45 anos. Nestas circunstâncias, a transfusão em crianças e mulheres em idade gestacional deverá ser avaliada pelo médico do paciente e do serviço de hemoterapia.

TESTE PRÉ-TRANSFUSIONAL APÓS TRANSFUSÃO ABO/RhD NÃO IDÊNTICO

Existem situações em que o serviço de hemoterapia recebe amostra do paciente após transfusão de sangue do grupo O RhD positivo ou negativo. Essa amostra poderá apresentar, na tipagem ABO, dupla população de hemácias em pacientes do grupo sanguíneo A, B ou AB, ou teste direto da antiglobulina humana positivo por anticorpos passivos anti-A ou anti-B. Nessas circunstâncias, a transfusão de sangue do grupo O deve continuar. Do mesmo modo, quando a tipagem RhD apresentar dificuldades na interpretação, o resultado do teste e o histórico de transfusão deverão ser analisados e, se tratando de mulheres ou crianças, pode ser recomendada a continuidade da transfusão de sangue RhD negativo.

REFERÊNCIAS BIBLIOGRÁFICAS

1. Downes KA, Shulman IA. Pretransfusion testing practices in North America. Arch Pathol Lab Med 2012; 136:294-300.

2. AABB Technical Manual, 17 ed. Roback JD (ed.) Bethesda, Maryland: American Association of Blood Bank 2011; 437-462.

3. Harmening DM. Técnicas modernas em banco de sangue. 4 ed. Revinter 1999; 277-296.

4. Murphy MF, Casbard AC, Ballard S, et al. Prevention of bedside errors in transfusion medicine (PROBE-TM) study: A cluster-randomized, matched-paired clinical areas trial of a simple intervention to reduce errors in the pre-transfusion bedside check. Transfusion 2007; 47:771-780.

5. Bolton-Maggs PH, Cohen H. Serious Hazards of Transfusion (SHOT) haemovigilance and progress is improving transfusion safedy. Br J Haematol 2013; 163:303-314.

6. Murphy MF, Fraser E, Miles D, et al. How do we hospital transfusion practice using an end-to-end electronic transfusion management system? Transfusion 2012; 52:2502-2512.

7. Bennardello F, Fidone C, Cabibbo S, et al. Use of an identification system based on biometric data for patients requiring transfusion guarantees transfusion safety and traceability. Blood Transf 2009; 7:193-203.

8. Ramsey G, Smietana SJ. Long-term follow-up testing of red cell alloantibodies. Transfusion 1994; 34:122-124.

9. McWilliams B, Yazer MH, Cramer J, et al. Incomplete pretransfusion testing leads to surgical delays. Transfusion 2012; 52:2139-2144.

10. Boisen ML, Collins RA, Yazer MH, et al. Pretransfusion testing and transfusion of uncrossmatched erythrocytes. Anesthesiology 2015; 1:191-195.

11. Roback JD, Barclay S, Moulds JM, Denomme GA. A multicenter study on the performance of a fully automated, walk-away high-throughput analyzer for pretransfusion testing in the US population. Transfusion 2015; 55:1522-1528.

12. South FS, Casina TS, Li L. Exponential error reduction in pretransfusion testing with automation. Transfusion 2012; 52:81S-87S.

13. Winters LJ, Richa EM, Bryant SC, et al. Polyethylene glycol antiglobulin tube versus gel microcolumn: influence on the incidence of delayed hemolytic transfusion reactions and delayed serologic transfusion reactions. Transfusion 2010; 50:1444-1452.

14. Weisbach V, Kohnhäuser, Zimmermann R, et al. Comparison of the performance of microtube column system and solid-phase system and the tube low-ionic-strength solution additive indirect antiglobulin test in the detection of red cell alloantibodies. Transfusion Medicine 2006; 16:276-284.

15. Shin K, Kim HH, Chang CL, et al. Economic and workflow analysis of a blood bank automated system. Ann Lab Med 2013; 33:268-273.

16. Ministério da Saúde. Portaria nº 1.353, de 13 de junho de 2011. Dispõe sobre os procedimentos hemoterápicos.

17. Ministério da Saúde. Agência Nacional de Vigilância Sanitária – Resolução RDC nº 34, de 11 de junho de 2014. Dispõe sobre as boas práticas no ciclo do sangue.

70

APLICAÇÕES DO TESTE DE ANTIGLOBULINA DIRETO

Maria Lourdes Barjas-Castro

INTRODUÇÃO

Em 1908, Moreschi demonstrou a presença de anticorpos não aglutinantes do sistema Rh no soro de pacientes utilizando como reagente o soro antiglobulina humana. Coombs, Mourant e Race (1945),[1] demonstraram a sensibilização de hemácias por anticorpos anti-D na doença hemolítica perinatal (DHPN) utilizando uma técnica que futuramente passou a ser denominada teste da antiglobulina direta (TAD).

A utilização do soro antiglobulina humana, na avaliação imunológica eritrocitária, pode ser considerada como a mais importante descoberta da medicina transfusional depois do sistema de grupo sanguíneo ABO.

TESTE DA ANTIGLOBULINA DIRETO

O TAD é considerado um método simples que permite detectar hemácias revestidas *in vivo* por imunoglobulinas e/ou frações do complemento. A realização do teste depende do soro antiglobulina humana (AGH), que contém anticorpos contra ambos (imunoglobulinas e complemento). Os soros AGHs poliespecíficos geralmente possuem anti-IgG e anti-C3d, sendo a reatividade contra IgM, IgA e outras frações do complemento como C3b, C4b, C3c e C4d, facultativa. Estes soros podem ser de origem mono ou policlonal, neste último caso, obtido da sensibilização de animais (coelhos) com globulinas humanas. Soros monoespecíficos (anti-IgG, IgM e IgA) e contra subclasses de IgG (IgG_1 e IgG_3) também são disponíveis comercialmente, e permitem uma melhor caracterização do autoanticorpo.[2]

As antiglobulinas se combinam, preferencialmente, com a porção Fc das moléculas de anticorpos ligadas às hemácias, e os sítios Fab formam pontes entre os anticorpos produzindo uma aglutinação visível (Figura 70.1). A intensidade da reação de aglutinação é proporcional à quantidade de anticorpos ligados à membrana da hemácia. Células que não apresentam anticorpos ligados, ou apresentam número de moléculas de imunoglobulina menor que a capacidade de detecção do método, não são aglutinadas. Nas técnicas clássicas, as hemácias devem ser previamente lavadas, pois a AGH também reage com os anticorpos humanos e moléculas de complemento livres na amostra, podendo acarretar resultados falso-negativos.

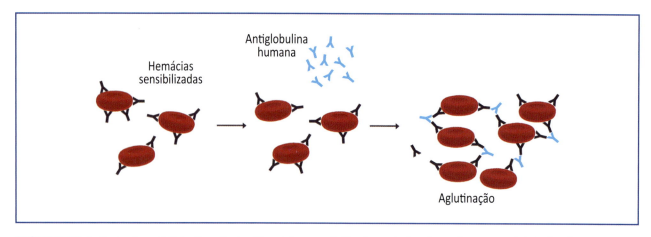

FIGURA 70.1 Teste da antiglobulina direto. Hemácias sensibilizadas aglutinadas pelo soro antiglobulina humana.

As amostras, para a realização do TAD, devem ser coletadas preferencialmente com anticoagulante EDTA (ácido etilenodiaminotetracético), evitando a ligação *in vitro* de hemácias com frações do complemento. O EDTA quela o cálcio, necessário para ativação de C_1. TAD positivo realizado com amostras de sangue coagulado deve ser repetido, utilizando-se amostras coletadas recentemente e com anticoagulante EDTA.

O TAD, inicialmente, é realizado com soro AGH poliespecífico (anti-IgG e C3d), sendo que nos testes positivos, a investigação laboratorial deve prosseguir com reagentes monoespecíficos anti-IgG, IgM, IgA e frações do complemento (C3c, C3d). No caso de anticorpos anti-IgG, pode ser definido o subtipo com soros monoclonais (anti-IgG1 e IgG3) e o título de anti-IgG, embora alguns autores questionem a real contribuição destes testes (discutido neste capítulo).[3] A técnica de eluição do anticorpo permite a melhor caracterização da proteína ligada à membrana da hemácia. Este procedimento caracteriza-se pela remoção de anticorpos da membrana de células sensibilizadas por meio de diferentes técnicas como calor, congelamento, solventes orgânicos (metileno, clorofórmio, eter, xileno) e meio ácido (glicina-HCl/EDTA, digitonina ácida) (Tabela 70.1).[4] Algumas técnicas danificam as hemácias, porém, outras são capazes de retirar o anticorpo, mantendo as células suficientemente intactas, permitindo assim a realização de testes de fenotipagem e a utilização das hemácias em adsorções. A técnica de eluição permite concentrar pequenas quantidades de IgG, que a princípio não eram detectadas através do TAD. A reação do produto da eluição (eluato) com reagentes eritrocitários possibilita caracterizar se as proteínas removidas reconhecem antígenos da membrana de hemácias. Nas situações em

TABELA 70.1
PRINCIPAIS TÉCNICAS DE ELUIÇÃO PARA REMOÇÃO DE ANTICORPOS DE MEMBRANA DA HEMÁCIA

MÉTODO	CARACTERÍSTICAS
Calor (56 °C)	Indicado na eluição de anticorpos do sistema ABO e anticorpos IgM Não apresenta boa capacidade de recuperar alo/autoanticorpos IgG; fácil execução
Congelamento	Indicado na eluição de anticorpos do sistema ABO Não apresenta boa capacidade de recuperar alo/autoanticorpos IgG Necessita de pequenos volumes de amostra; fácil execução
Meio ácido	Boa capacidade de recuperar anticorpos IgG; rápido; fácil execução
Solventes orgânicos	Boa capacidade de recuperar anticorpos IgG; tóxicos; maioria inflamável

que apenas o complemento está ligado à hemácia, o resultado do teste é negativo. A reação do eluato contra um painel de hemácias fenotipadas auxilia na determinação da especificidade do autoanticorpo, responsável pela hemólise.

Frações do complemento podem se ligar às hemácias *in vivo* ou *in vitro,* basicamente por dois mecanismos:

- Reação do anticorpo com determinado antígeno eritrocitário produz um complexo que tem a capacidade de ativar a via do complemento.
- Complexos imunes inespecíficos presentes no plasma são adsorvidos pela membrana da hemácia e ativam a via do complemento.

As hemácias ligadas ao complemento geralmente são hemolisadas; entretanto, nas situações em que a cascata não é completamente ativada, frações como C3, e menos frequentemente C4, podem ser detectadas por soros com anticorpos contra complemento.

A aglutinação obtida por anticorpos anti-IgM é fraca quando comparada com anti-IgG, provavelmente, porque pequeno número de moléculas de IgM são ligadas às hemácias. Entretanto, os anticorpos IgM ativam a via do complemento e, desta forma, C3 pode ser demonstrado na superfície da célula, quando utilizados reagentes com anticorpos contra frações do complemento.

Nas doenças causadas por anticorpos a frio, frequentemente, apenas o complemento C3d ligado à membrana eritrocitária pode ser detectado pelo TAD. Os anticorpos IgM ligam-se às hemácias nas regiões corpóreas mais frias (32 °C), como extremidades, e ativam via do complemento.[5] As hemácias que não foram hemolisadas, quando atingem áreas mais aquecidas do organismo (37 °C), como a circulação central, os anticorpos se desligam restando apenas frações do complemento ligadas à membrana.

AVALIAÇÃO DO TESTE DA ANTIGLOBULINA DIRETO

Os eritrócitos normais são revestidos por pequenas quantidades de IgG e de C3d, aproximadamente de 5 a 100 moléculas de IgG/hemácia, e de 5 a 40 moléculas de C3d/hemácias, porém o significa-

do deste achado não é bem conhecido. A ligação de 100-250 moléculas de IgG por eritrócito e de 400-1.100 moléculas de complemento resulta no TAD positivo, e esta positividade é mais intensa quanto maior o número de anticorpos aderidos às células. Assim, a aglutinação máxima do TAD é obtida quando mais de 500 moléculas de IgG estão aderidas à hemácia, e um teste fracamente positivo está relacionado com aproximadamente 200 moléculas de IgG/hemácia.[6,7] Porém, o resultado do TAD positivo não significa que os eritrócitos tenham uma sobrevida diminuída. Alguns fatores, além do número de moléculas de IgG ligadas a membrana da hemácia, podem influenciar o seu reconhecimento pelos macrófagos e sua retirada da circulação. Entre eles, são conhecidos a concentração de frações do complemento/hemácia, as subclasses da IgG, o arranjo das moléculas ligadas à membrana e à capacidade do sistema fagocítico do paciente.[8,9]

A literatura demonstra, de forma clara, que os autoanticorpos IgG_1 e IgG_3 são mais efetivos na diminuição da sobrevida eritrocitária do que as subclasses IgG_2 ou IgG_4. Estas diferenças podem ser atribuídas a grande afinidade dos receptores Fc dos macrófagos pelas imunoglogulinas IgG_1 e IgG_3 e a maior capacidade destes anticorpos fixarem complemento. Os quadros hemolíticos, geralmente, estão relacionados com concentrações maiores que 1.100 moléculas de C_3 e/ou maiores que 1.000 moléculas IgG/hemácia e, principalmente, com o subtipo IgG_3.[6] Na presença de um TAD positivo, a análise da história clínica do paciente, juntamente com a avaliação laboratorial de hemólise, é fundamental, para permitir ao médico hemoterapeuta valorizar os resultados laboratoriais obtidos e definir a extensão da investigação imunológica eritrocitária a que o paciente será submetido. A avaliação da história clínica deve conter informações como o uso de medicamentos, gestações, antecedentes transfusionais e a presença de doenças associadas. Na investigação laboratorial de hemólise, os resultados a seguir traduzem uma redução da sobrevida eritrocitária: redução nos níveis da hemoglobina, reticulocitose, hemoglobinemia, hemoglobinúria, redução da hepatoglobina sérica, elevação da desidrogenase lática (principalmente LDH_1), elevação dos níveis de bilirrubinas não conjugadas e presença de hemácias policromatófilas e esferócitos no sangue periférico.

O resultado do TAD positivo pode ser encontrado em situações variadas como:

- Autoanticorpos dirigidos contra antígenos eritrocitários, que podem ocorrer em pacientes portadores de doenças autoimunes ou patologias que levam a uma desregulação do sistema imune.
- Proteínas adsorvidas de forma inespecífica pela membrana da hemácia.
- Situações que podem gerar a ativação da via do complemento como, por exemplo, em quadros infecciosos bacterianos.
- Pacientes portadores de síndrome antifosfolípede.
- Doença hemolítica perinatal.
- Transplantes de órgãos ou medula óssea, quando linfócitos passageiros do doador são capazes de produzir anticorpos que reconhecem os antígenos eritrocitários do receptor.
- Pacientes que receberam transfusões nos últimos 3 meses podem apresentar anticorpos ligados às hemácias recentemente transfundidas. Estes anticorpos aparecem de 7 a 10 dias após a transfusão, nos casos de imunização primária, e no período de 1 a 3 dias, na resposta secundária.[10]
- Aloanticorpos contra antígenos eritrocitários passivos adquiridos por transfusões de plasma e/ou derivados; imunoglobulinas administradas por via endovenosa podem conter anticorpos que reconhecem antígenos eritrocitários.
- Medicamentos.

Um TAD com resultado positivo não implica, necessariamente, a presença de hemólise, da mesma forma que um resultado negativo não exclui a sua existência. Aproximadamente 2 a 10% dos pacientes com hemólise imune possuem o TAD negativo, demonstrando que o teste possui uma sensibilidade limitada. Em algumas situações, técnicas mais sensíveis para detecção de autoanticorpos estão indicadas como, por exemplo, gel-centrifugação. Esta técnica semiquantitativa apresenta como vantagem a possibilidade de abolir o procedimento de pré-lavagem das hemácias antes da realização do teste, desta forma permite a detecção de anticorpos de baixa afinidade que, normalmente, são destacados da membrana durante a lavagem.[7,11]

Nos últimos anos, métodos quantitativos com capacidade de detectar de 30-40 moléculas de IgG/hemácias, como a citometria de fluxo e o teste da antiglobulina imunoenzimático,[7] vêm colaborando para a melhor compreensão da destruição eritrocitária imune. Estas técnicas, embora precisas e reprodutíveis, estão indicadas em poucas situações, como na investigação de pacientes com anemia hemolítica e TAD negativo. Além disso, são complexas, onerosas, necessitam de equipamentos específicos e consomem tempo. As técnicas de hemaglutinação, realizadas em tubo, gel ou microplaca, ainda ocupam lugar de destaque na rotina assistencial, principalmente quando analisamos os quesitos simplicidade e rapidez.

INDICAÇÕES DO TESTE DA ANTIGLOBULINA DIRETO

O TAD é uma ferramenta importante em pacientes com quadro clínico e laboratorial de hemólise, com o objetivo de investigar a causa da anemia, imune ou não imune. Assim, contribui de forma significativa no diagnóstico das anemias hemolíticas autoimunes, anemias hemolíticas induzidas por drogas e anemias hemolíticas aloimunes, como a doença hemolítica perinatal e reação hemolítica transfusional. O TAD está também indicado quando o autocontrole, realizado juntamente com a pesquisa e/ou identificação de anticorpos irregulares (PAI), é positivo.[12] Entretanto, não tem benefícios a realização do teste como parte de uma rotina de investigação imuno-hematológica pré-transfusional. O valor preditivo do TAD em paciente com anemia hemolítica é de 83%, mas apenas 1,4% quando o paciente não apresenta quadro clínico e/ou laboratorial de hemólise.[13]

Anemias hemolíticas autoimunes

A anemia hemolítica autoimune (AHAI) é caracterizada pela redução da sobrevida eritrocitária, consequência da ligação de imunoglobulinas e/ou complemento na membrana da hemácia. O seu diagnóstico requer a demonstração destes elementos ligados à membrana, o que é realizado através do TAD. Nas AHAI, o TAD geralmente é positivo e acompanhado de eluato reativo. Os autoanticorpos na AHAI estão em equilíbrio dinâmico reversível entre as hemácias e o plasma. Assim, anticorpos livres podem ser identificados no soro pelo teste da antiglobulina indireto, que frequentemente apresenta resultado positivo, com o mesmo padrão de reatividade encontrado no eluato. Em aproximadamente 70% dos casos, o TAD é positivo para anticorpos IgG isolados ou associados a frações do complemento, são as chamadas anemias hemolíticas causadas por anticorpos *a quente*.

Nas anemias hemolíticas causadas por anticorpos *a frio*, que representam de 15 a 30% dos casos, o TAD geralmente detecta a presença de frações do complemento. Nas anemias hemolíticas mistas, que representam aproximadamente 8% dos casos, o TAD detecta a presença de IgG e/ou C3 complemento[14-16] (Tabela 70.2).

No caso das anemias hemolíticas causadas por anticorpos *a quente*, a indicação do teste que determina as subclasses de IgG ainda não está clara, apesar dos subtipos apresentarem capacidades distintas de interação com os receptores macrofágicos e, consequentemente, influenciarem no grau de hemólise. Do ponto de vista laboratorial, o estudo das subclasses de IgG representa um custo adicional que nem sempre contribui com informações pertinentes.

Em pacientes com AHAI (*a quente*), a titulação da IgG parece não ter uma relação expressiva com a magnitude do quadro hemolítico, principalmente quando o paciente tem títulos maiores que 300 moléculas de IgG/hemácia.[6,17] É interessante colocar que este teste pode ser uma ferramenta importante na monitorização do tratamento da AHAI.

Casos com evidências clínicas e laboratoriais de AHAI e TAD negativo são descritos, e as causas mais frequentes são hemácias ligadas a anticorpos IgM e/ou IgA que não são detectados pelo reagente utilizado na rotina imuno-hematológica e a presença de autoanticorpos IgG de baixa afinidade, que acabam sendo removidos da membrana da hemácia durante o procedimento de lavagem da amostra, antes da realização do teste. A investigação destes casos deve incluir: utilização de soros com anti-IgA e IgM; realização do TAD empregando técnicas que permitam dispensar a fase de lavagem da hemácia, como a técnica do gel ou a realização do procedimento de lavagem com SF0,9% ou LISS à 4 °C; realização da eluição do anticorpo (concentração do autoanticorpo) e a realização de técnicas mais sensíveis,[18] como citometria de fluxo e o teste da antiglobulina imunoenzimático.

Anemias hemolíticas induzidas por drogas

A grande parte dos medicamentos não apresenta imunogenicidade, são substâncias de baixo peso molecular que possuem menos de 5.000 dáltons. Assim, a anemia hemolítica induzida por drogas é um evento raro, com frequência estimada de 1:1.000.000 indivíduos.[19] Numerosas teorias tentam explicar como as drogas induzem resposta imune, e qual a relação desta resposta com o TAD positivo e com a hemólise observada em alguns pacientes.[20,21] Durante muitos anos, os mecanismos responsáveis por drogas associadas ao TAD positivo foram classificados em quatro tipos: adsorção da droga na membrana da hemácia, formação de imunocomplexos, adsorção da droga por proteínas, conhecido como NIPA (*non imune protein absorption*) e produção de autoanticorpos que reconhecem antígenos eritrocitários. Embora didática e útil, do pon-

TABELA 70.2 CLASSIFICAÇÃO LABORATORIAL DAS ANEMIAS HEMOLÍTICAS AUTOIMUNES				
ANEMIA HEMOLÍTICA AUTOIMUNE	TAD	ELUATO	SORO	ESPECIFICIDADE*
Anemia hemolítica autoimune – anticorpos *a quente*	IgG+C3	Positivo; IgG	IgG	Pan reativo
Doença da aglutinina *a frio*	C3	Negativo	IgM	Anti-I
Hemoglobinúria paroxística aguda (Donath-Landsteiner)	IgG;C3; C3d	Negativo	IgG – hemolisina bifásica	Anti-P
Mista – anticorpos *a quente* e *a frio*	IgG+C3	Positivo; IgG	IgG+IgM	Anti-I, i

Na prática clínica, não tem indicação a determinação da especificidade.

to de vista sorológico, esta classificação não explica vários aspectos, incluindo o fato de que, em muitos casos, o quadro clínico e laboratorial sugere associação dos mecanismos descritos. Autoanticorpos induzidos por drogas podem ser classificados em dois tipos, do ponto de vista sorológico: anticorpos *droga-dependentes*, aqueles que necessitam a adição da droga durante a investigação, e os anticorpos *droga-independentes*, que não necessitam da presença da droga na reação. O tipo droga-dependente pode ser dividido em dois subgrupos: aquele em que as hemácias devem ser tratadas com a droga antes da reação com o anticorpo, e aqueles anticorpos, que para serem detectados, é necessária apenas a adição da droga na solução da reação.[19,22] No primeiro caso, ocorre uma ligação covalente entre a droga e a membrana da hemácia. Os anticorpos dirigidos contra a droga se fixam e acarretam a destruição das hemácias por macrófagos esplênicos. Nesta situação, o TAD apresenta resultado positivo quando realizado com reagentes com anti-IgG e anticomplemento (C3d), e os anticorpos presentes no soro reagem somente com as hemácias tratadas com a droga. A penicilina é um exemplo clássico deste mecanismo, aproximadamente 3% dos pacientes que recebem altas doses da droga endovenosa apresentam o TAD positivo e, ocasionalmente, quadro clínico de hemólise. Algumas cefalosporinas apresentam forma de ação similar e também podem induzir quadros hemolíticos imunes.

Piperacilina e cefalosporinas de segunda geração podem causar hemólise imune por anticorpos classificados como droga-dependentes, que não necessitam do tratamento prévio das hemácias para detecção do anticorpo. Nesse caso, a destruição das hemácias ocorre no intravascular, com a ativação completa da via do complemento. O TAD é usualmente positivo apenas com reagentes com anticorpos contra frações do complemento, mas exceções podem ocorrer. No soro pode ser detectado IgG associado com a IgM.

Algumas drogas induzem a formação de um anticorpo indistinguível dos autoanticorpos encontrados nas AHAI. Neste caso, a presença do medicamento não é necessária para acarretar o dano eritrocitário. Nesta categoria se enquadra a alfa-metildopa e fludarabina. Aproximadamente 10 a 35% dos pacientes que tomam alfa-metildopa apresentam resultado do TAD fortemente positivo,

desencadeado pela presença de moléculas de IgG na membrana da hemácia. Os anticorpos presentes no soro e no eluato reagem a 37 °C com eritrócitos homólogos na ausência da droga e, frequentemente, reconhecem determinantes do sistema Rh. Em contraste com a elevada frequência do TAD positivo (30%), menos de 1% destes pacientes apresentam quadro clínico de hemólise.

Algumas cefalosporinas (como a cefalotina), a cisplatina e alguns antibióticos inibidores da B lactamase (ácido clavulínico, sulbactam e tazobactam) também podem acarretar um TAD positivo, devido à adsorção não específica de proteínas do plasma na membrana eritrocitária (NIPA). Várias proteínas, incluindo imunoglobulinas, complemento, albumina, fibrinogênio, entre outras, podem ser identificadas na membrana da célula. Este mecanismo imune é mais frequente que os outros em pacientes que recebem cefalosporinas, apesar de aparentemente não desencadear hemólise.[16,23]

É importante enfatizar que o TAD está indicado em pacientes que apresentam história de ingestão de medicamentos que podem induzir a formação de anticorpos antieritrocitários na vigência de quadro clínico de hemólise, quando outras causas mais frequentes de hemólise foram excluídas. Assim, na presença de um resultado positivo no TAD, associado com a ingestão de medicamento, a conduta médica deve ser a avaliação clínica do paciente, e a investigação imunológica eritrocitária detalhada está indicada apenas frente a quadros hemolíticos.

Anemias hemolíticas aloimunes

Doença hemolítica perinatal

A doença hemolítica perinatal (DHPN) caracteriza-se pela redução da sobrevida de hemácias fetais, decorrente de um quadro de hemólise imune desencadeado pela ligação de anticorpos de procedência materna com antígenos fetais herdados do pai. Os anticorpos da classe IgG atingem a circulação fetal via transplacentária.

O potencial de imunização materna é determinado pela existência de uma incompatibilidade de grupos sanguíneos entre a mãe e o feto.

A forma mais frequente da DHPN é decorrente da aloimunização Rh(D), ou seja, mãe Rh negativa com filhos Rh positivos. A severidade da

DHPN causada por Rh(D) é decorrente do fato de anticorpos maternos contra antígenos D serem tipicamente IgG, que são capazes de atravessar a placenta e se ligarem às hemácias fetais que apresentam completa expressão de antígenos D.

A DHRN pelo sistema ABO é praticamente limitada às mães do grupo sanguíneo O, com filhos do grupo A ou B, que possuem predomínio de anticorpos anti-A e anti-B da classe IgG. Geralmente, o quadro clínico é moderado e raramente responsável pela morte do recém-nascido. A frequência de incompatibilidade ABO entre mães e filhos vária nos diferentes grupos étnicos, entre 30 e 50%; entretanto, estima-se que a doença hemolítica por este sistema ocorra em menos de 10% dos nascimentos. Este fato pode ser explicado, principalmente, pela baixa densidade de antígenos ABO distribuídos na membrana da hemácia fetal, pela adsorção dos anticorpos por tecidos fetais que expressam os antígenos ABO e também porque a maioria dos anticorpos anti-A e anti-B são da classe IgM, que não atravessam a barreira placentária.

A diversidade genética entre indivíduos está relacionada com o risco de aloimunização materna contra antígenos paternos, que não são expressos nas hemácias da mãe. Assim, vários anticorpos além do anti-D estão associados com DHPN de gravidade variável como anti-C, c, E, e, K_1, Fy^a, M, Jk^a e Di^b.

A avaliação imunológica eritrocitária da mulher durante o pré-natal permite identificar mães com potencial risco de apresentar neonatos com DHPN. No pré-natal, deve ser realizada a determinação dos grupos sanguíneos ABO e Rh, a pesquisa de anticorpos irregulares e, se necessário, a investigação da especificidade e titulação do aloanticorpo. O TAD em amostras de sangue do feto ou do recém-nascido está indicado quando a mãe apresenta aloanticorpos clinicamente significativos e/ou nas crianças que desenvolvem icterícia neonatal acompanhada de anemia nos primeiros dias de vida. Alguns serviços também realizam o teste rotineiramente nas incompatibilidades ABO entre mães e fetos.

Na investigação da DHPN, o TAD é realizado com soro anti-IgG em amostras de sangue de cordão umbilical, do feto ou do recém-nascido no momento do parto, ou de sangue periférico coletado no período neonatal.[12]

O TAD realizado na amostra de sangue do recém-nascido é usualmente positivo em todas as formas de DHPN, porém o teste não apresenta valor preditivo da gravidade clínica. Este fato pode ser observado, principalmente, nos casos decorrentes de sensibilização ABO.

A eluição dos anticorpos de procedência materna das hemácias fetais, seguidas de um teste para identificar a especificidade do anticorpo, é útil nas incompatibilidades mãe e feto, acompanhadas de quadro clínico de hemólise e com o TAD negativo, e também quando vários anticorpos estão presentes no soro materno.

Algumas situações são responsáveis pelo TAD falso-positivo no recém-nascido, como a administração de imunoglobulina anti-Rh no pré-parto em mães com feto Rh positivo e em amostras de sangue de cordão contaminadas durante a coleta com a geleia de Wharton.

Reações hemolíticas transfusionais

A reação hemolítica transfusional (RHT) caracteriza-se pela eliminação acelerada de hemácias transfundidas como consequência de uma incompatibilidade imunológica. A RHT pode ocorrer quando hemácias com um determinado antígeno são transfundidas em pacientes previamente aloimunizados contra este antígeno específico ou quando um paciente recentemente transfundido produz um novo aloanticorpo. Reações hemolíticas também podem resultar da transfusão de plasma (plasma fresco congelado, concentrado de plaquetas) que contém anticorpos que reconhecem determinado antígeno eritrocitário presente no receptor.

Na investigação das RHT, deve-se coletar uma amostra para realização do TAD imediatamente após a reação. O resultado do teste pode ser positivo se as hemácias sensibilizadas não foram destruídas, ou negativo, no caso de hemólise maciça com rápida eliminação das células da circulação. Resultado negativo também pode ser encontrado quando pequenas quantidades de anticorpos estão ligadas às hemácias alogênicas. Nesta situação, a preparação do eluato permite a concentração dos anticorpos e, consequentemente, a sua identificação.[24] Nas RHT, um padrão de reatividade de campo misto pode ser observado durante a realização do TAD. Na presença do teste positivo pós-reação, deve sempre ser realizada a avaliação da amostra coletada e armazenada pré-transfusão.

Na reação hemolítica transfusional, a especificidade do anticorpo pode ser determinada por meio da reação do eluato com um painel de hemácias fenotipadas. Nestes casos, a princípio, o anticorpo pode ser detectado apenas no eluato, podendo ser também identificado no soro entre 14 e 21 dias após a transfusão. Muitas vezes, as amostras de soro apresentam anticorpos fracamente reativos e de difícil identificação.[10] A positividade do TAD e do eluato pode persistir por mais de 100 dias após a transfusão. É importante enfatizar que este período é maior do que a expectativa de sobrevida das hemácias transfundidas, o que sugere que hemácias autólogas também podem ser sensibilizadas em reações hemolíticas transfusionais.

Teste da antiglobulina direto na rotina laboratorial hemoterápica

Teste da antiglobulina direto em doadores de sangue

A prevalência da positividade do TAD em doadores de sangue é baixa, variando entre 1:14.000 e 1:25.000, quando realizada uma análise criteriosa das reações positivas. Vários autores demonstraram que não se justifica a realização do TAD em doadores de sangue.[25,26] Os anticorpos que acarretam o TAD positivo parecem ter um caráter benigno e as hemácias apresentam, frequentemente, uma baixa quantidade de imunoglobulinas ligadas à sua superfície. As hemácias de doadores com TAD positivo não são destruídas mais rápido do que os eritrócitos normais, e estes doadores muito raramente apresentam alguma patologia relacionada com a positividade do referido teste.

Teste da antiglobulina direto na rotina pré-transfusional

Vários autores demonstraram que hemácias normais podem transportar pequenas quantidades de IgG, C3d e C4d em níveis inferiores aos limiares de detecção dos TAD convencionais. Algumas situações clínicas podem gerar um aumento da ativação do complemento, o que explica a maior frequência de pacientes com TAD positivo e ausência de hemólise (1-15%) quando comparados com doadores de sangue.

Normas nacionais e internacionais não preconizam a realização pré-transfusional do TAD, e estudos demonstraram que os riscos relacionados à sua eliminação da referida rotina são mínimos. O TAD pré-transfusional positivo, sem indicação clínica, acarreta transtornos na rotina laboratorial com a caracterização e identificação de potenciais autoanticorpos. Os resultados desta investigação, na maioria das vezes, não são conclusivos e desencadeiam atrasos na liberação de hemocomponentes para transfusão, além do aumento nos custos laboratoriais.

A pesquisa de anticorpos irregulares por teste da antiglobulina indireto e a realização do autocontrole podem identificar pacientes com TAD positivo. Nestas situações, a realização de estudos imuno-hematológicos adicionais deverá estar atrelada à investigação clínica e laboratorial de hemólise. O TAD pré-transfusional está, portanto, indicado apenas em pacientes selecionados com suspeita de hemólise imune.

CONSIDERAÇÕES FINAIS

Numerosos estudos efetuados nas últimas décadas demonstraram que o TAD:

- Não deve ser incluído na avaliação imunológica eritrocitária de doadores de sangue;
- Não deve fazer parte dos testes de rotina pré-transfusional de pacientes.

O TAD deve ser realizado em:

- Pacientes com suspeita de hemólise imune, com o objetivo de diagnóstico;
- Pacientes com diagnóstico de AHAI na monitorização terapêutica;
- Recém-nascidos, na presença de aloanticorpos clinicamente significativos no soro materno e/ou icterícia neonatal e anemia nos primeiros dias de vida.

Nessas situações, o teste possui um alto valor preditivo.

O TAD positivo não significa que o paciente apresenta anemia hemolítica imune e o teste negativo não exclui hemólise imune. Pacientes com TAD positivo devem ser submetidos a uma criteriosa avaliação clínica.

REFERÊNCIAS BIBLIOGRÁFICAS

1. Coombs RRA, Mourant AE, Race RR. A new test for the detection of a weak and "incomplete" Rh agglutinins. Br J Exp Pathol 1945; 26:255-266.

2. Coombs RRA. Historical note: past, present and future of the antiglobulin test. Vox Sang 1988; 74:67-73.

3. Bartolmäs T, Mayer B, Yurek S, Genth R, Salama A. Paradoxical findings in direct antiglobulin test and classification of agglutinating autoantibodies using eluates and monospecific anti-human globulin sera. Vox Sang 2015; 108:58-63.

4. Judd WJ, Johnson ST, Storry JR. Judd's Methods an Immunohematology. 3 ed. Bethesda: AABB Press; 2008.

5. Klein HG, Anstee DJ, Mollison's Blood Transfusion in Clinical Medicine. Blood grouping techniques. 12 ed. Wiley Blackwell 2014; 315-323.

6. Lai M, Leone G, Landolfi R. Autoimmune hemolytic anemia with gel-based immunohematology test. Am J Clin Pathol 2013; 139:457-463.

7. Fabijansk-Mitek J, Poglód R, Adamowicz-Salach A, Topienska H. Quantitation of red cell-bound IgG by an enzyme-linked antiglobulin test in the patients with warm-type autoimmune haemolytic anaemia. Clin Lab Haematol 2006; 28:241-244.

8. Kamesaki T, Toyotsuji T, Kajii E. Characterization of direct antiglobulin test-negative autoimmune hemolytic anemia: A study of 154 cases. American Journal of Hematology 2012; 88:93-96.

9. Merry AH, Thomson EE, Rawlinson VI, Stratton F. Quantitative of IgG on erythrocytes: correlation of number of IgG molecules per cell with the strength of the direct and indirect antiglobulin tests. Vox Sang 1984; 47:73-81.

10. Heddle NM, Soutar RL, O'Hoski PL, Singer J, Mc Bride JA, Ali MA, Kelton JG. A prospective study to determine the frequency and clinical significance of alloimmunization pós-transfusion. British Journal of Hematol 1995; 91:1000-1005.

11. Leger RM, Co A Hunt P, Garratty G. Attempts to support an immune etiology in 800 patients with direct antiglobulin test-negative hemolytic anemia. Immunohematology 2010; 26:156-160.

12. Petz LD, Garratty G . The diagnosis of hemolytic anemia. In: Immune hemolytic anemias. 2 ed. Philadelphia: Churchill Living-stone 2004; 33-60.

13. Kaplan HS, Garraty G. Predictive value of direct antiglobulin test results. Diagnosis Med 1985; 8:29-32.

14. Sokol RJ, Hewitt S, Stamps BK. Autoimmune hemolysis: an 18 years study of 865 cases referred to a regional transfusion centre. BMJ 1981; 282:2023-2027.

15. Sokol RJ, Hewitt S Booker Dj, Bailey A. Red cell autoantibodies, multiple immunoglobulin classes, and autoimmune hemolysis. Transfusion 1990; 30:714-717.

16. Leger RM. The direct antiblobulin test and immune mediated hemolysis. In: AABB Technical Manual. Fung MK, Grossman BJ, Hyllier CD, Westhoff CM (ed). 18 ed. 2014; 425-448.

17. Wheeler CA, Calhoun L, Blackall DP. Warm reactive autoantibodies: Clinical and serological correlations. Am J Clin Pathol 2004; 122:680-685.

18. Fayek MH, Saad AA, Eissa DG, Tawfik LM, Kamal G. Role of gel test and flow cytometry in diagnosis of Coombs negative autoimmune haemolytic anaemia. Int J Lab Hem 2012; 34:311:319.

19. Garraty G. Immune hemolytic anemia associated with drug therapy. Drug Rev 2010; 24:143-150.

20. Garratty G, Arndt PA. An update on drug induced immune hemolytic anemia. Immunohematology 2007; 23:105-119.

21. Johnson ST, Fueger JT, Gottschall JL. One center's experience: The serology and drugs associated with drug induced immune hemolytic anemia – new paradigm. Transfusion 2007; 47:697-702.

22. Petz LD, Garratty G. Drug-induced immune hemolytic anemia. In Immune hemolytic anemias. 2 ed. Philadelphia: Churchill Livingstone, 2004; 261-318.

23. Klein HG, Anstee DJ. Mollison's Blood Transfusion in Clinical Medicine. Red Cell antibodies against self-antigens, bound antigens and induced antigens. 12 ed. Wiley Blackwell 2014; 279-281.

24. Judd WJ, Barnes BA, Steiner EA, Oberman HA, Averill DB, Butch SH. The evolution of a positive direct antiglobulin test in pretransfusion testing revisited. Transfusion 1986; 26:220-224.

25. Gorst DW, Rawlinson VI, Merry AH, Stratton F. Positive direct antiglobulin test in health individuals. Vox Sang 1980; 38:99-105.

26. Hannon JL. Management of blood donors and blood donations from individuals found to have a positive direct antiglobulin test. Transus Med Rev 2012; 26:142-152.

71

INVESTIGAÇÃO LABORATORIAL EM PACIENTES COM ANTICORPOS ERITROCITÁRIOS

Carla Luana Dinardo

DEFININDO ALOIMUNIZAÇÃO E ALOANTICORPOS ERITROCITÁRIOS

A aloimunização eritrocitária é uma complicação transfusional tardia envolvendo a formação de aloanticorpos dirigidos contra antígenos presentes nas hemácias das bolsas transfundidas. A imunogenicidade dos antígenos eritrocitários é bastante variável, bem como a capacidade dos receptores em montar a resposta imunológica a partir da apresentação destes. Denominam-se como bons respondedores imunológicos os receptores de transfusão que formam anticorpos após a exposição a antígenos não próprios, e estima-se que isso corresponda a, aproximadamente, 30% dos receptores de sangue.[1,2] Neste grupo, destacam-se os pacientes com anemia falciforme, que são capazes de formar múltiplos anticorpos após a exposição antigênica, estando este fato muito provavelmente relacionado ao status basal inflamatório inerente à doença.[3,4] A transfusão de bolsas incompatíveis em receptores aloimunizados pode acarretar reações hemolíticas tardias e, no caso dos pacientes falcêmicos, deflagrar crises álgicas ou hiper-hemólise, condições potencialmente muito graves.

Tendo em vista a existência do fenômeno de aloimunização, é obrigatória a realização da pesquisa e identificação de anticorpos dirigidos contra antígenos eritrocitários em receptores de sangue. A pesquisa por estes anticorpos é denominada pesquisa de anticorpos irregulares (PAI), baseando-se em uma nomenclatura antiga que classificava os anticorpos não naturais (formados após transfusão ou gestação), majoritariamente de classe IgG, como irregulares. Esta técnica consiste basicamente no teste do soro do paciente contra hemácias de fenótipo conhecido do tipo O, as quais são selecionadas de forma a abranger os antígenos eritrocitários de maior relevância clínica, isto é, aquele cujos anticorpos relacionados podem causar hemólise tardia, baixo rendimento de unidades transfundidas ou reação hemolítica do feto/recém-nascido.

A partir da identificação de um anticorpo eritrocitário, deve-se definir se este apresenta ou não significado clínico. Os anticorpos de classe IgG tem potencialmente significado clínico, visto que são ativos à temperatura corporal (37 °C). A certeza do significado clínico depende da especificidade do anticorpo identificado, visto que existem especificidades sabidamente significativas (antígenos dos sistemas Rh, Kell, Kidd e Duffy) e outras com baixo potencial de hemólise (antígenos dos sistemas LMH, KX, Knops, entre outros). Os anticorpos de classe IgM são considerados significativos se tiverem reatividade a 37 °C. Quando confirmado o significado clínico do anticorpo, devem ser providenciadas unidades de hemácias compatíveis para a transfusão, ou seja, unidades que não apresentem o antígeno em questão.

A seguir, serão descritas as técnicas de pesquisa e identificação de anticorpos irregulares, bem como outras técnicas auxiliares disponíveis para elucidação da especificidade dos aloanticorpos eritrocitários.

Pesquisa e identificação de anticorpos irregulares

A pesquisa de anticorpos irregulares (PAI) é o teste que avalia se o soro do paciente ou doador de sangue (soro-teste) contém anticorpos capazes de aglutinar hemácias comerciais do tipo O que expressam a maior parte dos antígenos de relevância transfusional. A técnica envolve o teste do soro do paciente contra duas ou três hemácias comerciais, denominadas hemácias de triagem. Caso exista aglutinação com qualquer uma das hemácias, há a provável presença de anticorpos irregulares na amostra, sendo necessária a realização da identificação de anticorpos em uma etapa que será descrita a seguir. A PAI é um teste obrigatório para todos os receptores de transfusão e pode ser realizada em técnica de tubo ou de gel-teste, sendo esta mais sensível. Em ambos os casos, a reação conta com

a presença de um potencializador (geralmente *low-ionic strength salt solution* – LISS ou polietilenoglicol – PEG) e do soro de Coombs (antiglobulina humana – AGH).[5] A Figura 71.1 ilustra um teste de PAI cujo resultado sugere a presença de anticorpos irregulares na amostra.

A partir da positividade do teste de triagem da PAI, deve ser realizada a identificação de anticorpos irregulares e o teste de autocontrole.

O teste de autocontrole corresponde à reação do soro do paciente contra suas próprias hemácias, sendo sua positividade sugestiva da presença de autoanticorpos em pacientes que não tenham sido transfundidos nos últimos 3 meses.

A identificação de anticorpos irregulares é feita por meio de teste do soro do paciente contra painel constituído por 11 ou 12 hemácias comerciais de tipo O com fenótipo conhecido. A determinação da especificidade do anticorpo irregular requer a análise de quais hemácias apresentaram aglutinação com o soro-teste estudado (Figura 71.2). Alguns elementos devem ser levados em consideração quando da interpretação do resultado de um painel de hemácias:

A presença de heterogeneidade na intensidade de aglutinação do resultado do painel sugere a presença de mais de um anticorpo irregular (Figura 71.3).

A reatividade do soro-teste com todas as hemácias do painel pode sugerir um anticorpo contra antígeno de alta frequência (se o autocontrole estiver negativo) ou um autoanticorpo inespecífico (se o autocontrole estiver positivo).

HEMÁCIAS	Rh							KELL						DUFFY		KIDD		LEWIS		MNS				P1	LUTHERAN		Diego	RESULTADO LISS/AGH
	D	C	E	c	e	f	Cw	K	k	Kpa	Kpb	Jsa	Jsb	Fya	fyb	Jka	Jkb	Lea	Leb	S	s	M	N	P1	Lua	Lub	Dia	
I	+	+	0	0	+	0	0	0	+	0	+	NT	+	+	+	+	o	+	o	+	+	+	+	+	o	+	0	**0**
II	+	0	+	+	+	+	o	+	+	o	+	NT	+	+	+	+	+	o	+	+	+	+	o	+	o	+	+	**2+**
Auto																												

FIGURA 71.1 Diagrama exemplificando uma triagem da PAI. As hemácias comerciais I e II têm a fenotipagem para os antígenos de maior relevância transfusional marcada com os símbolos + (presença do antígeno) e 0 (ausência do antígeno). O resultado da reação, testando o soro do paciente com as hemácias comerciais, mostra aglutinação com a hemácia comercial II, sugerindo a presença de anticorpos irregulares na amostra.

CAPÍTULO 71 • INVESTIGAÇÃO LABORATORIAL EM PACIENTES COM ANTICORPOS ERITROCITÁRIOS

HEMÁCIAS	Rh							KELL						DUFFY		KIDD		LEWIS		MNS				P1	LUTHERAN		Diego	RESULTADO LISS/AGH
	D	C	E	c	e	f	Cw	K	k	Kpa	Kpb	Jsa	Jsb	Fya	Fyb	Jka	Jkb	Lea	Leb	S	s	M	N	P1	Lua	Lub	Dia	
1	+	+	0	0	+	0	+	0	+	+	+	NT	+	0	+	+	0	+	0	0	+	0	+	+	o	+	0	0
2	+	+	0	0	+	0	0	+	+	0	+	NT	NT	+	+	+	+	0	+	0	+	+	+	0	0	+	0	3+
3	+	0	+	+	0	0	0	0	+	0	+	NT	NT	+	0	0	+	0	+	0	+	0	+	+	0	+	0	0
4	0	+	0	+	+	+	0	0	+	0	+	NT	+	+	0	0	+	0	+	0	+	+	0	+	+	+	+	0
5	0	0	+	+	+	+	0	0	+	0	+	NT	NT	0	+	+	+	+	0	+	0	+	0	0	0	+	0	0
6	0	00	0	+	+	+	0	0	+	0	+	NT	NT	0	+	+	+	+	0	0	+	0	+	+	0	+	0	0
7	0	0	0	+	+	+	0	+	+	0	+	NT	NT	0	+	0	+	0	_	+	+	+	+	+	0	+	0	3+
8	+	0	0	+	+	+	0	0	+	0	+	NT	NT	+	0	0	+	0	0	0	+	+	+	+	0	+	+	0
9	0	0	0	+	+	+	0	0	+	0	+	NT	NT	+	0	+	+	0	+	+	0	+	+	=	0	+	+	0
10	0	0	0	+	+	+	0	0	+	0	+	NT	NT	+	+	+	0	0	+	0	+	0	+	+	+	+	+	0
11	0	0	0	+	+	+	0	+	+	0	+	NT	+	+	0	+	0	0	0	0	+	+	+	0	0	+	0	3+
Auto																												0

FIGURA 71.2 Painel mostrando a identificação de um anti-K. A reatividade com algumas hemácias do painel e a presença de somente uma intensidade de aglutinação (3+) sugere a presença de uma única especificidade de anticorpos irregulares na amostra.

HEMÁCIAS	Rh							KELL						DUFFY		KIDD		LEWIS		MNS				P1	LUTHERAN		Diego	RESULTADO LISS/AGH
	D	C	E	c	e	f	Cw	K	k	Kpa	Kpb	Jsa	Jsb	Fya	Fyb	Jka	Jkb	Lea	Leb	S	s	M	N	P1	Lua	Lub	Dia	
1	+	+	0	0	+	0	+	0	+	+	+	NT	+	0	+	+	0	+	0	0	+	0	+	+	o	+	0	3+
2	+	+	0	0	+	0	0	+	+	0	+	NT	NT	+	+	+	+	0	+	0	+	+	+	0	0	+	0	4+
3	+	0	+	+	0	0	0	0	+	0	+	NT	NT	+	0	0	+	0	+	0	+	0	+	+	0	+	0	0
4	0	+	0	+	+	+	0	0	+	0	+	NT	+	+	0	0	+	0	+	0	+	+	0	+	+	+	+	3+
5	0	0	+	+	+	+	0	0	+	0	+	NT	NT	0	+	+	+	+	0	+	0	+	0	0	0	+	0	3+
6	0	00	0	+	+	+	0	0	+	0	+	NT	NT	0	+	+	+	+	0	0	+	0	+	+	0	+	0	3+
7	0	0	0	+	+	+	0	+	+	0	+	NT	NT	0	+	0	+	0	_	+	+	+	+	+	0	+	0	4+
8	+	0	0	+	+	+	0	0	+	0	+	NT	NT	+	0	0	+	0	0	0	+	+	+	+	0	+	+	3+
9	0	0	0	+	+	+	0	0	+	0	+	NT	NT	+	0	+	+	0	+	+	0	+	+	=	0	+	+	3+
10	0	0	0	+	+	+	0	0	+	0	+	NT	NT	+	+	+	0	0	+	0	+	0	+	+	+	+	+	3+
11	0	0	0	+	+	+	0	+	+	0	+	NT	+	+	0	+	0	0	0	0	+	+	+	0	0	+	0	4+
Auto																												0

FIGURA 71.3 Painel mostrando a identificação de anti-K e anti-e. A diferença de aglutinação (3+ e 4+) denuncia a presença de mais de uma especificidade de anticorpos irregulares na amostra estudada.

Existem anticorpos que têm a capacidade de aglutinar apenas as hemácias que apresentam o antígeno para o qual eles estão direcionados em homozigose (ou aglutinam mais intensamente estas hemácias em relação àquelas em heterozigose). Por exemplo, anticorpos de especificidade anti-Jka podem só reagir (ou reagir com mais intensidade) com hemácias Jk(a+b-) e apresentar ausência de reatividade (ou reatividade reduzida) com hemácias Jk(a+b+). A este fenômeno se dá o nome *efeito de dose* e ele deve ser levado em consideração em toda identificação de anticorpos.

Após a identificação do(s) anticorpo(s) presente(s) na amostra, deve-se avaliar a possibilidade de algum outro anticorpo não ter sido identificado, por seu padrão de aglutinação das hemácias comerciais ter sido encoberto pelo(s) anticorpo(s) já identificado(s). Esta é denominada *etapa de exclusão* e, por regra, uma especificidade de anticorpo só é excluída quando há ausência de reatividade deste com ao menos uma hemácia apresentando o antígeno a ser excluído em homozigose.

A Figura 71.2 ilustra uma identificação de anticorpos em que foi revelada a identidade de um anti-K. A Figura 71.3 ilustra uma identificação em que coexistem um anti-K e um anti-e. Neste último caso, a existência de duas intensidades distintas de aglutinação sugere a presença de múltiplos anticorpos irregulares na amostra analisada.

Técnicas auxiliares para a identificação de anticorpos irregulares

Tratamento enzimático

Alguns anticorpos podem ter sua atividade intensificada, reduzida ou abolida com o uso de determinadas enzimas. A principal enzima utilizada na identificação de anticorpos irregulares é a papaína, que caracteristicamente intensifica a reação de anticorpos com especificidade dirigida a antígenos do sistema Rh e reduz a atividade de anticorpos com especificidade dirigida a antígenos do sistema Duffy e MNS. As hemácias do painel enzimático já são comercializadas papainizadas, sendo necessário o teste do soro do paciente com triagem de PAI positiva contra estas hemácias em paralelo ao teste com as hemácias convencionais (não papainizadas). É importante ressaltar que, na reação do soro-teste com as hemácias papainizadas, não são utilizados nem potencializadores nem soro de Coombs (AGH).

Muito se discute sobre a necessidade de realizar a triagem de PAI com as hemácias papainizadas, porém nenhum estudo conseguiu mostrar impacto na segurança transfusional com a aplicação desta medida. Sendo assim, o painel enzimático fica reservado aos pacientes que sabidamente apresentam anticorpos irregulares detectados com a técnica convencional (AGH). A exceção a esta regra são os pacientes falciformes em programa de transfusão crônica que, pela altíssima taxa de aloimunização, merecem ter o soro triado com hemácias com e sem tratamento enzimático, visto que há a chance de serem identificados anticorpos somente na triagem papainizada. A Figura 71.4 mostra uma identificação de anticorpos em que houve redução da atividade de anticorpo anti-Fya e intensificação do anticorpo anti-C no painel enzimático.

Além da papaína, existem outras enzimas que podem auxiliar na identificação da especificidade um anticorpo irregular. A Tabela 71.1 mostra as enzimas que podem ser usadas na PAI e o comportamento dos diversos anticorpos com cada uma delas.

Adsorção alogênica

A análise de um painel de identificação de anticorpos fica muito prejudicada quando existem múltiplos anticorpos no soro-teste, principalmente se algum deles apresenta reatividade com mais de metade das hemácias do painel. Nestes casos, pode ser aplicada a técnica de adsorção alogênica, que tem como objetivo adsorver determinadas especificidades de aloanticorpos presentes no soro-teste usando hemácias com fenótipo conhecido e, posteriormente, prosseguir a investigação de outras especificidades no soro pós-adsorção. Para a realização deste teste, deve-se realizar a fenotipagem eritrocitária do paciente para os antígenos de maior relevância transfusional e as hemácias a serem selecionadas para a aloadsorção devem ser compatíveis com a fenotipagem do paciente, exceto para a especificidade do anticorpo que se pretende adsorver. Por exemplo, na necessidade de se adsorver um anti-Jkb, devem ser escolhidas hemácias Jkb+ com o restante do fenótipo compatível com o do paciente. A técnica de adsorção alogêni-

HEMÁCIAS	Rh							KELL						DUFFY		KIDD		LEWIS		MNS				P1	LUTHERAN		Diego	RESULTADO LISS/AGH	RESULTADO ENZIMA
	D	C	E	c	e	f	Cw	K	k	Kpa	Kpb	Jsa	Jsb	Fya	Fyb	Jka	Jkb	Lea	Leb	S	s	M	N	P1	Lua	Lub	Dia		
1	+	+	0	0	+	0	+	0	+	+	+	NT	+	0	+	+	0	+	0	0	+	0	+	+	o	+	0	2+	4+
2	+	+	0	0	+	0	0	+	+	0	+	NT	NT	+	+	+	+	0	+	0	+	+	+	0	0	+	0	3+	4+
3	+	0	+	+	0	0	0	0	+	0	+	NT	NT	+	0	0	+	0	+	0	+	0	+	+	0	+	0	1+	0
4	0	+	0	+	+	+	0	0	+	0	+	NT	+	+	0	0	+	0	+	0	+	+	0	+	+	+	+	3+	4+
5	0	0	+	+	+	+	0	0	+	0	+	NT	NT	0	+	+	+	0	+	0	+	0	0	0	0	+	0	0	0
6	0	00	0	+	+	+	0	0	+	0	+	NT	NT	0	+	+	+	+	0	0	+	0	+	+	0	+	0	0	0
7	0	0	0	+	+	+	0	+	+	0	+	NT	NT	0	+	0	+	0	+	−	+	+	+	+	0	+	0	0	0
8	+	0	0	+	+	+	0	0	+	0	+	NT	NT	+	0	0	+	0	0	0	+	+	+	+	0	+	+	1+	0
9	0	0	0	+	+	+	0	0	+	0	+	NT	NT	0	+	+	0	+	0	+	+	=	0	+	0	+	+	1+	0
10	0	0	0	+	+	+	0	0	+	0	+	NT	NT	+	+	+	0	0	+	0	+	0	+	+	+	+	+	1+	0
11	0	0	0	+	+	+	0	0	+	0	+	NT	+	+	0	+	0	0	0	0	+	+	+	0	0	+	0	1+	0
Auto																												0	

FIGURA 71.4 Painel mostrando a identificação de anti-C e anti-Fya. A heterogeneidade de intensidades de aglutinação (1+, 2+, 3+) no painel em AGH sugere a presença de mais de uma especificidade de anticorpos irregulares. Ao analisar o painel, observa-se que houve redução da intensidade de aglutinação com o tratamento enzimático nas hemácias 3 e 8-11, sugerindo a presença de anticorpo anti-Fya. Houve intensificação da intensidade de aglutinação com tratamento enzimático nas hemácias 1, 2 e 4, compatível com anti-C.

ca tem como risco a adsorção de anticorpos contra antígenos de alta frequência e não deve ser aplicada quando existe esta suspeita. A Figura 71.5 mostra um painel de identificação em que foi realizada a adsorção alogênica para remoção de anti-s.

DTT (ditiotreitol)

Como dito anteriormente, a maior parte dos anticorpos de relevância clínica são da classe IgG, sendo as técnicas de PAI direcionadas para identificação desta classe de anticorpos. Não é infrequente, entretanto, a presença de alo ou autoanticorpos frios de classe IgM que dificultam ou, eventualmente, inviabilizam a interpretação do painel. Nestes casos, o uso do reagente DTT para tratamento do soro-teste é indicado, visto que ele destrói a estrutura do anticorpo IgM e permite a identificação dos possíveis anticorpos IgG presentes na amostra. É importante ressaltar que, em paralelo ao teste do soro pós-DTT contra o painel de hemácias, deve-se testar também um controle dilucional, que corresponde a uma amostra de soro-teste em que se

acrescentou salina ao invés de DTT. O resultado só é sugestivo da presença de IgM na amostra se o resultado pós-DTT é negativo, mas o controle dilucional é positivo.

AUTOANTICORPOS

A presença de autoanticorpos no soro do paciente é sugerida pela positividade do teste de autocontrole. Quando a quantidade de autoanticorpos presentes na amostra superam a quantidade de antígenos nos eritrócitos, há autoanticorpos no soro do paciente e, como consequência, a PAI é positiva. Na maioria dos casos, os autoanticorpos são inespecíficos e reagem com todas as hemácias do painel de identificação. Quando a especificidade pode ser determinada, ela normalmente corresponde a um autoanti-e. Na suspeita da presença de autoanticorpos inespecíficos na amostra, o teste de antiglobulina direta (Coombs direto – TAD) deve ser realizado a fim de evidenciar a presença de anticorpos ligados na membrana eritrocitária do paciente. Uma vez o TAD positivo, a remoção dos autoan-

TABELA 71.1
EFEITO DAS ENZIMAS SOBRE OS ANTÍGENOS ERITROCITÁRIOS E UTILIDADE NA IDENTIFICAÇÃO DE ANTICORPOS IRREGULARES

FICINA/ PAPAÍNA	TRIPSINA	A-QUIMIOTRIPSINA	200 MM DTT/AET	POSSÍVEL ESPECIFICIDADE
Negativo	Negativo	Negativo	Positivo	Bpa, Ch/Rg, XG
Negativo	Negativo	Negativo	Negativo	IN, JMH
Negativo	Negativo	Positivo	Positivo	M, N, EnªTS, Ge2, Ge4
Negativo	Positivo	Negativo	Positivo	N, Fya, Fyb
Variável	Positivo	Negativo	Positivo	S, s
Variável	Positivo	Negativo	Fraco ou negativo	YT
Negativo	Positivo	Positivo	Positivo	EnªFS
Positivo	Negativo	Negativo	Fraco ou negativo	LU, MER2
Positivo- papaína fraco ou negativo-ficina	Negativo	Negativo	Negativo	KN
Positivo	Negativo	Fraco	Negativo	DO
Positivo	Positivo	Negativo	Fraco	CROM
Positivo	Positivo	Negativo	Positivo	DI
Positivo	Positivo	Positivo/fraco	Negativo	LW
Positivo	Positivo/fraco	Positivo/fraco	Positivo	SC
Positivo	Positivo	Positivo	Negativo	KEL
Positivo	Positivo	Positivo	Positivo	ABO, EnªFR, U, P1PK, RH, LE, Fy3, JK, CO, H, Ge3, OK, I/i, P, FORS, JR, LAN, ER, LKE, PX2, Vel, ABTI, Emm, AnWj, Sda, PEL, MAM
Positivo	Positivo	Positivo	Intensificado	Kx

Adaptada de Reid ME. The Blood Group Antigen FactsBook.[6]

ticorpos da membrana eritrocitária é realizada através da técnica de eluição, sendo os anticorpos removidos (eluato) testados contra o painel de hemácias. O resultado esperado desse teste é a aglutinação de todas as hemácias do painel, confirmando a inespecificidade do autoanticorpo. Como os autoanticorpos presentes no soro são inespecíficos, sua presença pode impossibilitar a identificação de eventuais aloanticorpos presentes na amostra. Neste caso, duas ações devem ser tomadas a fim de possibilitar a correta interpretação do painel:

1. *Remoção dos autoanticorpos da membrana das hemácias do paciente*: esta etapa é realizada com o uso da droga cloroquina e possibilita a realização tanto da fenotipagem eritrocitária quanto da técnica de autoadsorção, descrita a seguir.

2. *Remoção dos autoanticorpos do soro*: isto é feito mediante técnica de autoadsorção, em que o soro do paciente é exposto às suas próprias hemácias (previamente tratadas com cloroquina), sucessivas vezes, até o momento em que todos os autoanticorpos tenham sido adsorvidos pelas hemácias e, consequentemente, tenham sido removidos. O soro então é testado contra o painel de hemácias para avaliar a presença de aloanticorpos.[7]

CAPÍTULO 71 • INVESTIGAÇÃO LABORATORIAL EM PACIENTES COM ANTICORPOS ERITROCITÁRIOS

HEMÁCIAS	Rh							KELL						DUFFY		KIDD		LEWIS		MNS				P1	LUTHERAN		Diego	RESULTADO LISS/AGH	RESULTADO ENZIMA	RESULTADO PÓS-ADSORÇÃO LISS/AGH
	D	C	E	c	e	f	Cw	K	k	Kpa	Kpb	Jsa	Jsb	Fya	Fyb	Jka	Jkb	Lea	Leb	S	s	M	N	P1	Lua	Lub	Dia			
1	+	+	0	0	+	0	+	0	+	+	+	NT	+	0	+	+	0	+	0	0	+	0	+	+	o	+	0	2+	1+	0
2	+	+	0	0	+	0	0	+	+	0	+	NT	NT	+	+	+	+	0	+	0	+	+	+	0	0	+	0	4+	4+	4+
3	+	0	+	+	0	0	0	0	+	0	+	NT	NT	+	0	0	+	0	+	0	+	0	+	+	0	+	0	3+	3+	1+
4	0	+	0	+	+	+	0	0	+	0	+	NT	+	+	0	0	+	0	+	+	+	0	+	+	+	+	0	2+	1+	0
5	0	0	+	+	+	+	0	0	+	0	+	NT	NT	0	+	+	+	+	0	+	0	+	0	0	0	+	0	1+	3+	1+
6	0	00	0	+	+	+	0	0	+	0	+	NT	NT	0	+	+	+	+	0	0	+	0	+	+	0	+	0	2+	1+	0
7	0	0	0	+	+	+	0	+	+	0	+	NT	NT	0	+	0	+	0	–	+	+	+	+	+	0	+	0	4+	4+	4+
8	+	0	0	+	+	+	0	0	+	0	+	NT	NT	+	0	0	+	0	0	0	+	+	+	+	0	+	0	2+	1+	0
9	0	0	0	+	+	+	0	0	+	0	+	NT	NT	+	0	+	0	+	0	+	0	+	+	=	0	+	+	0	0	0
10	0	0	0	+	+	+	0	0	+	0	+	NT	NT	+	+	+	0	0	0	+	0	+	+	+	+	+	+	2+	1+	0
11	0	0	0	+	+	+	0	+	+	0	+	NT	+	+	0	+	0	0	0	0	+	+	+	0	0	+	0	4+	4+	4+
Auto																												0		

Fenótipo paciente: D+ C- E- c+ e+ K- Fya+ Fyb+ Jka+ Jkb+ S+ s- M+ Dia-

Adsorção com hemácias: D+ C- E- c+ e+ K- Fya+ Fyb+ Jka+ Jkb+ S+ s+ M+ Dia-

FIGURA 71.5 Painel mostrando a resolução de um caso de paciente com múltiplos aloanticorpos. A heterogeneidade de aglutinação em AGH/LISS sugere a presença de mais de um aloanticorpo eritrocitário. A análise do painel enzimático sugere a presença de anticorpo com atividade reduzida em enzima (hemácias 1, 4, 6, 8 e 10) em coexistência com anticorpo com atividade intensificada em enzima (hemácia 5). Realizou-se adsorção alogênica com hemácias fenótipo-compatível com o paciente, porém s+. A interpretação do painel pós-adsorção confirma a suspeita de anti-s e acrescenta a presença de anti-K e anti-E.

É muito importante ressaltar que a presença de autocontrole positivo não é sinônimo da presença de autoanticorpos. Se o paciente tiver sido transfundido nos últimos 120 dias, podem existir hemácias da bolsa transfundida recobertas por aloanticorpos na amostra, positivando o autocontrole. De forma análoga, a técnica de autoadsorção só pode ser feita para pacientes que não tenham sido transfundidos recentemente, sob o risco de adsorção de aloanticorpos. Neste caso, o ideal é a realização da genotipagem do paciente para os principais antígenos eritrocitários e seleção de bolsas genótipo-compatíveis.

Nas situações em que o autoanticorpo apresenta uma especificidade definida (p. ex., anti-e), não é recomendada a seleção de unidades que não apresentem o antígeno identificado. Além desta medida não melhorar o rendimento da bolsa, ela pode incitar a formação de aloanticorpos contra outros antígenos (no caso do auto anti-e, pode haver formação de alo anti-E).

ANTICORPOS DIRIGIDOS CONTRA ANTÍGENOS DE ALTA FREQUÊNCIA POPULACIONAL

Existem antígenos que estão presentes na membrana eritrocitária de mais de 99,9% da população, os quais são denominados antígenos de alta frequência populacional. Os raros pacientes que não apresentam algum destes antígenos podem se sensibilizar e formar anticorpos com capacidade de sensibilizar as hemácias da maciça maioria dos doadores, dificultando significativamente a interpretação do painel de identificação de anticorpos e a seleção de bolsas compatíveis. Tipicamente, os anticorpos contra antígenos de alta frequência aglutinam todas as hemácias do painel, com exceção do autocontrole. A partir da suspeita da presença destes anticorpos, deve ser feita a fenotipagem eritrocitária do paciente, que pode indicar a presença de alguns dos fenótipos raros (Rh-null, Jk(a-b-), k-, Jsb-, Kpb-, Ko, Lub-), ou a genotipagem em lâmina de *microarray*, que contemplam a maior parte dos

HEMÁCIAS	Rh							KELL						DUFFY		KIDD		LEWIS		MNS				P1	LUTHERAN		Diego	RESULTADO LISS/AGH	RESULTADO ENZIMA
	D	C	E	c	e	f	Cʷ	K	k	Kpa	Kpb	Jsa	Jsb	Fya	Fyb	Jka	Jkb	Lea	Leb	S	s	M	N	P1	Lua	Lub	Dia		
1	+	+	0	0	+	0	+	0	+	+	+	NT	+	0	+	+	0	+	0	0	+	0	+	+	o	+	0	2+	3+
2	+	+	0	0	+	0	0	+	+	0	+	NT	NT	+	+	+	+	0	+	0	+	+	+	0	0	+	0	2+	3+
3	+	0	+	+	0	0	0	0	+	0	+	NT	NT	+	0	0	+	0	+	0	+	0	+	+	0	+	0	2+	3+
4	0	+	0	+	+	+	0	0	+	0	+	NT	+	+	0	0	+	0	+	0	+	+	0	+	+	+	+	2+	3+
5	0	0	+	+	+	+	0	0	+	0	+	NT	NT	0	+	+	+	+	0	+	0	+	0	0	0	+	0	2+	3+
6	0	00	0	+	+	+	0	0	+	0	+	NT	NT	0	+	+	+	+	0	0	+	0	+	+	0	+	0	2+	3+
7	0	0	0	+	+	+	0	0	+	0	+	NT	NT	0	+	0	+	0	−	+	+	+	+	+	0	+	0	2+	3+
8	+	0	0	+	+	+	0	0	+	0	+	NT	NT	+	0	0	+	0	0	0	+	+	+	+	0	+	+	2+	3+
9	0	0	0	+	+	+	0	0	+	0	+	NT	NT	+	0	+	+	0	+	+	0	+	+	=	0	+	+	2+	3+
10	0	0	0	+	+	+	0	0	+	0	+	NT	NT	+	+	+	0	0	+	0	+	0	+	+	+	+	+	2+	3+
11	0	0	0	+	+	+	0	+	+	0	+	NT	+	+	0	0	0	0	0	0	+	+	+	0	0	+	0	2+	3+
Auto																												0	

Fenotipagem paciente: R1R2, K-, k+, Js(a-b+), Kp(a-b+), Jk (a-b-), S+, s+, Fy(a+b-), Dia-

FIGURA 71.6 Painel de identificação de anticorpos irregulares exibindo anti-Jk3 por fenótipo Kidd-*null*. A reatividade homogênea do painel sugere a presença de um único anticorpo irregular e a negatividade do autocontrole aponta para a hipótese de anticorpo contra antígeno de alta frequência populacional. A fenotipagem do paciente demonstra negatividade para os antígenos Jka e Jkb, sugerindo o fenótipo Kidd-*null* e a especificidade anti-Jk3 do anticorpo.

antígenos raros de relevância transfusional.[8,9] Caso estas técnicas não resolvam a especificidade do anticorpo, o soro do paciente deve ser testado contra um conjunto de hemácias raras que não apresentem antígenos de alta frequência populacional. Estas hemácias fazem parte do inventário dos laboratórios de referência em imuno-hematologia. A Figura 71.6 mostra a resolução de uma PAI positiva por anticorpo contra antígeno de alta frequência.

SIGNIFICADO CLÍNICO DOS ALOANTICORPOS

Um anticorpo é considerado clinicamente significativo se ele for capaz de provocar reações hemolíticas tardias, doença hemolítica do feto/recém-nascido ou baixo rendimento do hemocomponente transfundido. Há uma grande heterogeneidade de significado clínico dos anticorpos irregulares, sendo absolutamente necessária a avaliação do impacto transfusional do anticorpo antes de solicitar unidades compatíveis. No caso de anticorpos sem significado clínico, a busca por um doador compatível e o consequente atraso na liberação da unidade a ser transfundida não são justificáveis. *Grosso modo*, devem ser seguidos os seguintes passos para avaliação do significado clínico do anticorpo identificado:

1. *Análise do grupo sanguíneo*: anticorpos contra antígenos dos sistemas Rh, Kell, Kidd e Duffy são clinicamente significativos. No caso do sistema MNS, anticorpos contra os antígenos S e s são significativos, enquanto os anticorpos anti-M e anti-N só têm significado clínico se reativos a 37 °C. Os anticorpos dirigidos contra os sistemas Lewis e Lutheran têm um impacto transfusional pequeno, enquanto os anticorpos contra Chido/Rodgers, JMH, Knops e Xga não têm significado clínico na maioria dos receptores.

2. *Análise da classe do anticorpo*: anticorpos de classe IgM só são significativos se reativos a 37 °C, enquanto os anticorpos IgG são todos potencialmente significativos. Dos anticorpos IgG, aqueles de subclasse IgG1 e IgG3 tendem a ter maior significado clínico em relação aos IgG2.

CAPÍTULO 71 • INVESTIGAÇÃO LABORATORIAL EM PACIENTES COM ANTICORPOS ERITROCITÁRIOS

3. *Avaliação do comportamento do anticorpo* in vitro: o teste de MMA (*monocytic monolayer assay*) avalia a capacidade dos monócitos fagocitarem eritrócitos sensibilizados com o anticorpo em estudo. O racional do teste é simular a fagocitose esplênica após a transfusão de eritrócitos incompatíveis com o anticorpo identificado. O resultado do teste é expresso pela variável *monocyte index* (MI), sendo o valor inferior a 5% sugestivo de baixa capacidade de lise eritrocitária pelo anticorpo irregular. Recomenda-se a realização deste teste no caso de anticorpos cujo significado clínico não tenha sido possível determinar, ou em situações em que unidades compatíveis não estão disponíveis e o anticorpo identificado tem significado clínico muito variável, isto é, pode causar reações hemolíticas de leves a graves.

É importante destacar que os aloanticorpos indeterminados (sem especificidade definida) representam uma pequena porcentagem dos anticorpos irregulares identificados em um laboratório de imuno-hematologia. Muitas vezes, estes anticorpos indeterminados apresentam reatividade com mais da metade dos eritrócitos da população de doadores, fazendo com que a seleção de bolsas, baseada em prova cruzada negativa, se torne muito difícil. Estudos recentes mostram que os aloanticorpos indeterminados, na maior parte dos casos, não apresentam significado clínico importante, sendo apenas um marcador de que aquele paciente é um bom respondedor imunológico (com capacidade de formar aloanticorpos após transfusões incompatíveis).[10] Recomenda-se, nestes casos, a realização do teste de MMA a fim de evitar retardos na liberação de unidades compatíveis.

CONCLUSÃO

A capacidade de se desenvolver aloanticorpos eritrocitários após a exposição a antígenos eritrocitários não próprios é variável, sendo identificados dois grupos de pacientes: bons respondedores imunológicos, que tem capacidade de se aloimunizar, e os não respondedores, que não formam anticorpos após transfusões incompatíveis.

A PAI é teste obrigatório em todos os doadores e receptores de sangue.

A identificação da especificidade dos anticorpos presentes na amostra envolve a interpretação da reatividade destes com um painel de 11 ou 12 hemácias comerciais, sendo o tratamento enzimático com papaína e a adsorção alogênica as principais técnicas auxiliares nesta etapa.

Só devem ser solicitadas unidades fenotipadas compatíveis com os anticorpos identificados para os casos em que estes apresentem significado clínico.

REFERÊNCIAS BIBLIOGRÁFICAS

1. Dinardo CL, Ito GM, Sampaio LR, Mendrone Junior A. Study of possible clinical and laboratory predictors of alloimmunization against red blood cell antigens in cancer patients. Rev Bras Hemat Hemot 2013; 35(6):414-416.

2. Higgins JM, Sloan SR. Stochastic modeling of human RBC alloimmunization: evidence for a distinct population of immunologic responders. Blood 2008; 112(6):2546-2553.

3. Hendrickson JE, Hod EA, Perry JR, Ghosh S, Chappa P, Adisa O, et al. Alloimmunization to transfused HOD red blood cells is not increased in mice with sickle cell disease. Transfusion 2012; 52(2):231-240.

4. Hendrickson JE, Chadwick TE, Roback JD, Hillyer CD, Zimring JC. Inflammation enhances consumption and presentation of transfused RBC antigens by dendritic cells. Blood 2007; 110(7):2736-2743.

5. Dinardo CL, Bonifacio SL, Mendrone A, Jr. Indirect antiglobulin test-crossmatch using low-ionic-strength saline-albumin enhancement medium and reduced incubation time: effectiveness in the detection of most clinically significant antibodies and impact on blood utilization. Immunohematology/American Red Cross 2014; 30(1):1-5.

6. Reid ME. The Blood Group Antigen FactsBook. 3 ed. Academic Press; 2012.

7. Chiaroni J, Touinssi M, Mazet M, De Micco P, Ferrera V. Adsorption of autoantibodies in the presence of LISS to detect alloantibodies underlying warm autoantibodies. Transfusion 2003; 43(5):651-655.

8. Moulds JM. Future of molecular testing for red blood cell antigens. Clin Lab Med 2010;30(2):419-429.

9. Bianchi JVS DC, Niewiadonski V, Mota CL, Mendrone-Junior A, Sabino EC. Comparison of two high-through put platforms for red blood cell and platelet antigens genotyping. ISBT Science Series 2015; 10:45-51.

10. Liu C, Grossman BJ. Antibody of undetermined specificity: frequency, laboratory features, and natural history. Transfusion 2013; 53(5):931-938.

72

CRIOPRESERVAÇÃO DE CÉLULAS-TRONCO

Andrea Tiemi Kondo
Araci Massami Sakashita

O transplante de medula óssea (TMO) consiste no tratamento de doenças medulares através do uso de células progenitoras hematopoéticas. Desde 1891, quando Brown-Séquard e d'Arsonval sugeriram o uso de extratos de medula óssea para o tratamento de leucemias, vários trabalhos foram desenvolvidos para melhor compreensão desta estratégia terapêutica.[1,2]

Desde então, células progenitoras têm sido envolvidas no tratamento de várias doenças, e a habilidade de preservar a função destas células por longo período, através da criopreservação, foi essencial para impulsionar o seu uso. O congelamento permitiu a expansão dos transplantes autólogos, bem como viabilizou o transplante com células progenitoras de sangue de cordão umbilical.

Além disso, novas tecnologias, como manipulação das células, expansão e seleção de subpopulações, tornam necessários controles de qualidade rigorosos para assegurar a segurança para o paciente. A criopreservação do produto permite a infusão apenas após a conclusão desta análise, oferecendo menor risco.

Os protocolos de criopreservação envolvem vários pontos críticos: solução crioprotetora, protocolos de congelamento, armazenamento e transporte, descongelamento e infusão.

MECANISMOS DE CRIOPRESERVAÇÃO DE CÉLULAS

O resfriamento de células reduz drasticamente o seu metabolismo, porém não o interrompe totalmente, o que mantém um processo de degeneração progressiva, porém com menor velocidade. Somado a isso, a precipitação de soluções e a redução da função enzimática pode diminuir ainda mais a viabilidade das células.[3]

A queda de temperatura também tem impacto na perda celular através de dois mecanismos: 1) lesão por desidratação, que ocorre com o resfriamento em baixas velocidades, e o consequente efluxo de água das células; 2) dano mecânico, que ocorre em geral no congelamento com resfriamento rápido, decorrente da formação de cristais de gelo no intracelular.[3]

As estratégias para reduzir estas lesões celulares são baseadas em protocolos de congelamento com velocidade adequada e uso de agentes crioprotetores que minimizem a formação de cristais de gelo e diminuam a intensidade da desidratação celular.

SOLUÇÃO CRIOPROTETORA

A capacidade de preservação de células após congelamento foi, inicialmente, descrita com o congelamento de espermatozoides em glicerol.[4] Polge e cols. observaram que a adição de glicerol permitiu uma maior resistência dos espermatozoides ao estresse do congelamento e descongelamento, mantendo suas funções ao final deste processo. Mais tarde, esta mesma solução foi utilizada com sucesso no congelamento de hemácias.[5]

Embora o glicerol se mostrasse promissor no congelamento de várias linhagens, a sua penetração lenta no citoplasma leva a uma grande perda no número de células,[3] limitando o seu uso na preservação de células-tronco. Lovelock e cols. demonstraram que o dimetilsulfóxido (DMSO) era eficaz na criopreservação de esperma bovino, sendo posteriormente demonstrada a possibilidade de uso para células progenitoras.[6,7]

As soluções de criopreservação contêm três componentes: uma solução isotônica (ou um meio de cultura), um agente crioprotetor e proteínas. Os agentes crioprotetores mais utilizados para congelamento de células são o glicerol e o DMSO, sendo este último o utilizado para a preservação de células-tronco. O DMSO tem a função coligativa de reduzir a formação de cristais de gelo em baixas temperaturas.[8] Além disso, esta substância penetra nas células, alterando a permeabilidade da membrana e conferindo maior proteção celular.[9]

Entretanto, as soluções de criopreservação com DMSO não são fisiológicas. A sua alta osmolaridade (1,4 Osm *versus* 270-300 mOsm de uma solução isotônica) leva a um efluxo inicial de água do intracelular para o extracelular, com redução volumétrica, posteriormente compensada.[10] Este processo pode causar lise celular. Além disso, estudos demonstraram que a viabilidade pode ser reduzida de acordo com o tempo de exposição da solução celular ao DMSO,[11] o que culminou com protocolos de adição lenta desta solução às células e início do congelamento imediato após a sua adição.

As soluções usualmente utilizadas para congelamento de células progenitoras são com DMSO 10% suplementado com solução coloide hidroxietilamido (HES), albumina humana ou plasma.[12,13] Stiff e cols. demonstraram, em um estudo com 60 pacientes, que o uso de uma menor concentração de DSMO a 5% com 6% de solução HES, em uma solução balanceada de eletrólitos, apresentava mesma recuperação hematopoética quando comparada com pacientes submetidos ao protocolo-padrão de congelamento com menor custo.[14] A adição do HES tem o objetivo de aumentar a recuperação de células viáveis e reduzir a formação de grumos pós-descongelamento, observados no uso de DMSO como agente crioprotetor único. Estudos posteriores respaldaram estes achados e têm buscado validar menores concentrações de DMSO para criopreservação das células.[15,16]

PROTOCOLOS DE CONGELAMENTO

A influência da velocidade de congelamento na viabilidade das células pós-descongelamento foi reportada em vários tipos celulares,[8] sendo utilizados dois protocolos para a criopreservação de células progenitoras: o congelamento programado e o não programado.

Congelamento programado

O protocolo de congelamento programado requer o uso de equipamentos específicos que permitem a programação de velocidade de queda da temperatura. Em geral, o protocolo é composto por três fases, conforme demonstrado na Figura 72.1.

A primeira fase, chamada fase de equilíbrio, é a etapa que o produto terá sua temperatura equilibrada com a temperatura da câmara de congelamento. Esta fase é importante para que todos os produtos iniciem o protocolo de congelamento na mesma temperatura. Caso este equilíbrio não seja atingido, o protocolo de congelamento pode ter temperatura inicial diferente, podendo prejudicar a recuperação celular e a reprodutibilidade do processo.

A segunda fase consiste na fase de resfriamento constante, em geral, com decaimento de 1 a 3 °C/min. Nesta fase, o produto celular passará da fase líquida para a fase sólida, com formação de cristais de gelo na solução extracelular, que resulta em aumento de temperatura pelo calor de fusão. Toner e cols. demonstraram que esta é a etapa crítica do

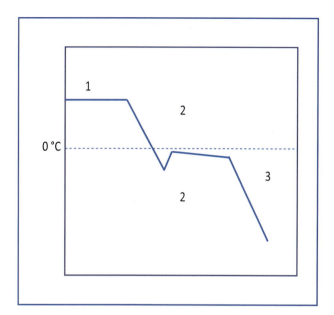

FIGURA 72.1 Curva de congelamento de produtos celulares. 1) Fase de equilíbrio, onde o produto atinge a temperatura da câmara de congelamento; 2) Fase de congelamento constante, quando ocorre a transição do produto da fase líquida para sólida; 3) Congelamento final para atingir a temperatura adequada para armazenamento. *(Adaptada de Hubel A. Cryopreservation of cellular therapy products. In: Areman EM, Loper K (eds). Cellular therapy: principles, methods and regulations. Behtesda: AABB; 2009.)*

congelamento, podendo levar a redução da viabilidade das células.[17] Os protocolos de congelamento programado levam, nesta fase, a um congelamento rápido, seguido do aquecimento da câmara (Figura 72.1 – segmento 2A) para que a formação de gelo no extracelular seja em uma temperatura constante, que permite melhor preservação das células.

A terceira fase é composta pelo congelamento final do produto, atingindo a temperatura programada. A redução da temperatura após o congelamento do produto permite a retirada do produto celular e sua transferência para o local em que será armazenado com maior segurança, impedindo o aquecimento deletério. Nesta fase, parece ser importante que a velocidade de congelamento seja lenta. Estudos avaliando taxas de congelamento inferiores a 5 °C/min permitem maior recuperação de capacidade proliferativa quando comparada a velocidades superiores a 10 °C.[18]

O congelamento programado com solução de criopreservação com DMSO a 10% tornou-se o método convencional, com capacidade de preservar a função proliferativa e de diferenciação por tempo prolongado.

Congelamento não programado

Como alternativa, Stiff e cols. descreveram um método mais simples de criopreservação utilizando combinação de DMSO 5% com HES 6%, congelamento não programado e armazenamento em freezer mecânico a -80 °C. As células armazenadas desta forma proporcionaram recuperação hematopoética imediata após quimioterapia mieloablativa e mantiveram boa viabilidade pós-descongelamento até 18 meses após o congelamento.[14] Estudos posteriores confirmaram os achados, e embora seja relatada uma recuperação inferior de viabilidade ou total de células nucleadas em longo prazo, esta diferença não teve impacto no TMO, mantendo mesmas taxas de recuperação hematopoética.[19-21] Este protocolo passou a ser adotado, em alguns serviços, para pacientes que serão submetidos ao transplante em curto prazo.

A concentração celular do produto também foi avaliada quanto ao seu impacto na criopreservação. As técnicas para congelamento foram originalmente desenvolvidas para medula óssea e utilizavam uma concentração celular de 2 a 4×10^7 células nucleadas/mL.[11] Entretanto, o uso de células progenitoras oriundas de coletas por aférese, levou a uma reavaliação da prática, pois estes produtos apresentavam concentração celular maior, e a manutenção do protocolo convencional levaria à necessidade de diluição e congelamento de grandes volumes.

Estudos avaliando o impacto da concentração celular na viabilidade das células pós-descongelamento e a recuperação hematopoética pós-transplante demonstraram que, mesmo concentrações de 10 a 20×10^7 células nucleadas/mL, não levava a prejuízo na função das células.[22,23] Por outro lado, a criopreservação de células progenitoras por aférese com concentração de 243×10^6 células nucleadas/mL resultou numa queda significativa da recuperação de unidades formadoras de colônias de granulócitos e monócitos (CFU-GM) em culturas *in vitro* pós-descongelamento, mas isto não afetou a enxertia hematopoética,[24] sugerindo a utilização de maiores concentrações celulares para reduzir o volume e efeitos adversos na infusão.

ARMAZENAMENTO

As unidades criopreservadas podem ser acondicionadas em freezer mecânico ou tanques de nitrogênio. O uso de freezer mecânico com temperaturas inferiores a -80 ºC pode ser interessante devido ao menor custo, porém, deve ser considerado maior risco em situações de falha mecânica. A solução crioprotetora apresenta temperatura de congelamento variável de acordo com sua concentração, atingindo o estado sólido apenas em temperaturas inferiores a -70 ºC, quando a concentração do DMSO é de 10%.[25] Desta forma, a manutenção do produto em freezer mecânico requer monitorização rigorosa, evitando a elevação de temperatura que poderá ocasionar maior dano celular.

O armazenamento em tanques de nitrogênio é a escolha padrão em vários serviços, podendo ser estocada em tanques de nitrogênio líquido ou em vapor de nitrogênio. Relatos de contaminação cruzada de produtos armazenados em tanques de nitrogênio líquido culminaram com a recente recomendação que os tanques sejam de vapor, para reduzir os riscos de contaminação.[26,27] Somado a isso, estudos demonstrando uma menor atividade enzimática com produtos armazenados em temperaturas inferiores a -150 ºC, levando a menor taxa de apoptose destes produtos, reforçaram a recomendação de estocagem em nitrogênio.[28]

Uma alternativa para prevenção de contaminação cruzada seria o uso de *overwraps*, isto é, sacos plásticos hermeticamente fechados onde são acondicionadas as bolsas de células progenitoras, previamente à sua estocagem nos tanques de nitrogênio líquido. Estes sacos plásticos impedem o contato da unidade com o nitrogênio líquido e reduz o risco de contaminação.

O tempo de armazenamento, definido como o tempo em que as células progenitoras podem ser preservados, mantendo sua função e integridade, ainda é incerto. Estudos têm demonstrado a preservação completa da função das células-tronco com os protocolos atuais de criopreservação.[29]

Vários ensaios são utilizados para estimar a capacidade de reconstituição hematopoética como as culturas *in vitro* com mensuração de unidades formadoras de colônias, a viabilidade celular e a recuperação de células nucleadas e células CD34+. Kobylka e cols. comprovaram uma durabilidade de 12 e 15 anos através da viabilidade por citometria de fluxo e ensaios clonogênicos, respectivamente, e Broxmeyer e cols. observaram células viáveis de sangue de cordão até 15 anos após a criopreservação.[30,31] Uma revisão sistemática determinou que as células progenitoras podem ser efetivamente criopreservadas por até 11 anos.[32]

TRANSPORTE

O transporte de células progenitoras criopreservadas deve ser realizado de maneira que mantenha a sua integridade, por meio do uso de dispositivos que mantenham a temperatura adequada. *Containers* de nitrogênio, chamados *dry shipper*, são usualmente utilizados para o transporte de células criopreservadas. Ele é composto de um cilindro onde as unidades são acondicionadas. Uma camada externa ao cilindro é composta de substância absorvente. Para o transporte, é realizado o preenchimento desta camada externa com nitrogênio líquido, e após a absorção por esta substância, o excedente do nitrogênio é desprezado evitando riscos no manuseio do *container* durante o transporte. Este dispositivo é capaz de manter temperaturas inferiores a -150 ºC por vários dias, permitindo a transferência de unidades congeladas mesmo entre centros de transplante distantes. O registro contínuo da temperatura é recomendado em todo o transporte.

Para a infusão, são necessários cuidados com a manipulação do produto e com o paciente, conforme descrito a seguir e na Tabela 72.1.

DESCONGELAMENTO

Para o uso das células criopreservadas é necessário seu descongelamento em temperatura ambiente. Os danos descritos durante o processo de congelamento também ocorrem durante o descongelamento, como a formação de cristais de gelo e consequente lise celular. Assim, o descongelamento é uma etapa tão crítica como o processo de congelamento. A recomendação para minimizar dano celular é o descongelamento com protocolos de aquecimento rápido (> 200 ºC/min), obtido através do descongelamento da unidade em banho-maria a 37 ºC, com homogeneização do produto durante o processo.[33] O aquecimento excessivo do produto

TABELA 72.1
CUIDADOS PARA ADMINISTRAÇÃO DE PRODUTOS CRIOPRESERVADOS

CUIDADOS E PROCEDIMENTOS PARA ADMINISTRAÇÃO

Paciente
- Monitorização periódica:
  - Frequência cardíaca
  - Pressão sanguínea
  - Saturação de oxigênio
  - Temperatura

Pré-medicação
- Anti-histamínico e/ou
- Antitérmico e/ou
- Corticosteroide e
- Hidratação

Descongelamento
- Banho-maria a 37 ºC
- Saco plástico estéril
- Água ou solução salina estéril

Infusão
- Acesso central
- Equipo de transfusão; não irradiar ou filtrar
- Solução salina para permeabilizar acesso

pode levar a maior dano celular e deve ser evitado, devendo ser retirado do banho-maria imediatamente após o desaparecimento dos cristais de gelo.

O descongelamento pode ser à beira de leito, em área adjacente ao leito do paciente ou no laboratório. A vantagem no descongelamento à beira de leito é a redução do tempo entre o descongelamento e a infusão; entretanto, o processo é realizado em ambiente com menor controle, aumentando os riscos de contaminação.

Como estratégia para evitar contaminação do produto, diretrizes de qualidade sugerem o descongelamento das bolsas dentro de sacos plásticos estéreis e em banho-maria com água ou solução salina estéril.

Raramente há complicações durante o descongelamento, como rotura da unidade. Vários mecanismos foram associados a esta complicação: acidente no processamento da unidade, quebra de bolsa ou segmento após o congelamento durante a sua manipulação para armazenamento ou infusão

e a mudança drástica de temperatura. Para redução de variações extremas de temperatura, alguns serviços adotam a estratégia de transferir unidades imersas em nitrogênio líquido para o vapor algumas horas antes da infusão.

INFUSÃO

Protocolos de infusão, em geral, sugerem o uso combinado de anti-histamínicos, antitérmicos e anti-inflamatórios previamente a infusão das células para reduzir efeitos adversos como reações alérgica, associada ao DMSO e febril não hemolítica. A administração de fluidos para expansão também é recomendada para reduzir o risco de lesão renal por hemoglobina livre. Alguns estudos sugerem ainda o uso de balas ou doces para reduzir náuseas induzidas pelo DMSO.[34]

O procedimento de infusão é similar a transfusão de hemocomponentes, sendo mandatória a conferência de identificação do paciente e do produto, previamente a sua administração. A velocidade inicial de infusão deve ser mais lenta, observando possíveis efeitos adversos. Progressivamente, a velocidade pode aumentar até o limite tolerado pelo paciente. O uso de equipo para transfusão de hemocomponentes pode ser utilizado, mas o produto não deve ser irradiado ou deleucotizado.

Solução salina é o único medicamento autorizado para infusão concomitante, podendo ser utilizada ao término para infusão do resíduo do equipo.

Durante a infusão de produtos criopreservados, reações adversas são mais frequentemente observadas quando comparadas a transfusão de hemocomponentes. O avanço no manejo terapêutico do paciente submetido a TMO autólogo, com a redução da mortalidade relacionada ao transplante para menos de 1%, coloca o foco na incidência de morbidade e nas medidas preventivas para minimizar a sua ocorrência. A toxicidade do regime de condicionamento é previsível, mas a terapêutica sintomática e preventiva atual é bastante eficaz. Neste contexto, as manifestações adversas decorrentes da infusão de CPH criopreservadas podem contribuir significativamente para a morbidade associada ao TMO.

A incidência de reações adversas associadas a infusão de CPH criopreservadas varia de 25 a 67%. As manifestações adversas leves a moderadas são as mais frequentes e podem ser: gastrointestinais (náuseas, vômitos, dor abdominal, diarreia), respiratórias (tosse, dispneia), cardiovasculares (hipotensão, hipertensão, bradicardia), neurológicas e alérgicas (calafrios, rubor facial, pápulas, eritema, broncoespasmo, anafilaxia). A incidência de reações graves é de 0,4%. As manifestações adversas graves incluem: arritmia cardíaca, parada cardíaca, hemorragia alveolar, encefalopatia, leucoencefalopatia, convulsão tônico-clônica generalizada, acidente vascular cerebral, amnésia transitória, síncope, coma, espasmo coronariano, neurotoxicidade, falência renal aguda e depressão respiratória.[35]

Os mecanismos envolvidos na ocorrência de reações adversas, durante a infusão de CPH criopreservadas, são complexos e não totalmente esclarecidos. Os potenciais fatores envolvidos incluem: o efeito direto do DMSO, formação de grumos e a presença de debris celulares pós-descongelamento, hemoglobina livre e fragmentos de hemácias, granulócitos, volume e baixa temperatura do produto infundido e alterações eletrolíticas.

DMSO

A exposição prolongada ao DMSO pode afetar diretamente o metabolismo e atividade enzimática, comprometendo a função e o crescimento celular. O DMSO interfere também com a diferenciação e apoptose celular, sendo que a resposta depende do tipo celular, da concentração e do tempo de exposição a este agente. A exposição ao DMSO, portanto, pode afetar a função das CPH e influenciar a sua capacidade de enxertia consistente. A exposição por um período curto e a baixa temperatura, entretanto, minimizariam este efeito. Outro fato a ser lembrado é que a concentração do DMSO a 10% é hiperosmolar e a infusão rápida de CPH criopreservadas na corrente sanguínea isosmótica pode induzir expansão significativa do volume intracelular e potencial lesão por estresse osmótico com morte celular. A perda de viabilidade celular pode, portanto, ocorrer imediatamente após a infusão de CPH criopreservadas.[36]

Uma resposta desconfortável à administração do DMSO é o cheiro e hálito similares ao alho, causado pelo seu metabólito dimetilsulfeto, eliminado pelos rins, pulmões, trato gastrointestinal e pele por até 2 dias após a infusão. O DMSO pode induzir liberação de histamina e afetar vias límbico-hipotalâmicas no sistema nervoso central, o que pode causar náuseas, vômitos, diarreia, rubor, febre, calafrios, dispneia, anafilaxia, vasodilatação, bradicardia, hipotensão, sintomas respiratórios e abdominais, e alterações cognitivas e emocionais complexas. O uso de anti-histamínicos é preconizado para minimizar e/ou neutralizar os efeitos da liberação de histamina induzida pelo DMSO.

A neurotoxicidade do DMSO parece ser dose-dependente. Estudos experimentais demonstram que o DMSO induz apoptose em células em desenvolvimento do sistema nervoso central, pode reduzir a velocidade de condução e causar alterações estruturais no nervo ciático e afetar a área do sono, também em ratos. As manifestações neurológicas associadas à infusão de produto criopreservado são raras. A grande variedade destas manifestações e as múltiplas ações do DMSO dificultam a definição de uma possível fisiopatologia e a correlação clínica.[37]

O DMSO também pode causar alterações cardiovasculares, hepáticas e renais. A manifestações cardiovasculares são associadas à infusão de maior volume e maior concentração de DMSO.[38]

A associação entre reações adversas e dose do DMSO tem sido sugerida por muitos estudos, além de possível efeito cumulativo. A população pediátrica é descrita como particularmente suscetível a manifestações adversas, provavelmente devido ao seu baixo peso. A recomendação, portanto, é ajustar a dose máxima de DMSO a ser infundida de acordo com o peso do paciente, como medida preventiva.[38]

A etiologia das reações adversas durante a infusão de CPH criopreservadas provavelmente é multifatorial, o que dificulta atribuir a sua ocorrência diretamente ao DMSO. A remoção do DMSO pós-descongelamento, ainda assim, é a conduta adotada em alguns centros transplantadores. As técnicas atuais utilizam a centrifugação, o que pode gerar estresse osmótico e mecânico nas CPH com consequente lesão e perda celular. Por outro lado, o processo de lavagem das CPH criopreservadas pré-infusão remove também debris celulares, mediadores solúveis derivados de outras células sanguíneas, granulócitos e plaquetas, o que reduz ainda mais a probabilidade de ocorrência de reação adversa.

Granulócitos

A remoção do DMSO reduziu, mas não eliminou a ocorrência de reações adversas. Os resultados de estudos com infusão de produtos criopreservados com remoção do DMSO pós-descongelamento revelam que o conteúdo de granulócitos e o total de células nucleadas são fatores, possivelmente, implicados na ocorrência de reações adversas.[39,40]

A quantidade de granulócitos no produto coletado por aférese foi correlacionada não só com a ocorrência mas também com a gravidade das reações adversas. Os granulócitos podem ser afetados tanto no congelamento quando no descongelamento, pois apresentam baixa tolerância osmótica quando comparados às células mononucleares. Uma hipótese para o mecanismo biológico da reação adversa é a liberação do conteúdo dos grânulos dos granulócitos (elastase, endopeptidases, espécies reativas de oxigênio), com consequente dano tecidual. O processo de lavagem provavelmente remove a maior parte destas substâncias, mas quando um grande número de granulócitos é lisado, fragmentos de membrana celular e componentes solúveis residuais poderiam estar envolvidos na patogênese das manifestações adversas.[40]

Um estudo de coorte descreveu correlação entre conteúdo de granulócitos e a presença de grumos visíveis após o descongelamento e a ocorrência de reação adversa.[39] A causa da formação de grumos de fibrina após o descongelamento não é conhecida. A presença de monócitos ativados, granulócitos desintegrados, alta concentração celular e pouco volume de anticoagulante durante a coleta por aférese são fatores potencialmente associados à formação de grumos. Os monócitos ativados apresentam atividade pró-coagulante por meio da secreção de fator tecidual que, associado à presença de DNA livre (liberado por células inadequadamente criopreservadas, por exemplo, granulócitos), inicia a cascata da coagulação com o plasma presente na bolsa de criopreservação. Esta

seria a explicação para a forte correlação entre o número de granulócitos, grumos e incidência de reação adversa.[39] Um estudo descreve a redução significante de reações adversas graves após a implantação do protocolo de infusão de células progenitoras criopreservadas com limite máximo do total de células nucleadas de $16,3 \times 10^8$/kg/dia.[41]

A Tabela 72.2 apresenta um resumo das possíveis reações agudas durante a infusão e estratégias para sua prevenção.

AVALIAÇÃO PÓS-DESCONGELAMENTO

O controle de qualidade dos produtos depende das características do serviço que os processa, das características e origem dos produtos, assim como das necessidades do receptor. Em geral, deve-se medir o total de células nucleadas e de células progenitoras definido com contagem de células CD34+ e avaliar a recuperação pós-descongelamento. Ensaios clonogênicos também podem ser realizados com o objetivo de avaliar a capacidade funcional das células, entretanto, estes testes são demorados e trabalhosos, ficando restritos para situações específicas como o uso de sangue de cordão umbilical ou uso de produto com intercorrências durante o congelamento. A avaliação da viabilidade das células pode ser realizada por citometria de fluxo ou alternativamente por meio de método com coloração supravital, o azul de tripano.

A avaliação da viabilidade celular por citometria de fluxo oferece a possibilidade de quantificá-la especificamente na célula de interesse, reconhecendo células em apoptose. As desvantagens do emprego deste método são seus custos mais elevado.

O método de azul de tripano é barato e de rápida aplicação, porém só é capaz de identificar células que apresentam lesão de membrana, sendo menos sensível que o método de citometria de fluxo.

Estudos correlacionam os achados desta avaliação com a capacidade de recuperação hematológica pós-transplante, refletindo o dano que o produto sofreu durante a sua criopreservação e descongelamento. A validação dos processos assegura os resultados que serão obtidos e permite um melhor planejamento no transplante.

TABELA 72.2
PRINCIPAIS COMPLICAÇÕES AGUDAS ASSOCIADAS À INFUSÃO DE PRODUTOS CRIOPRESERVADOS

REAÇÃO	QUADRO CLÍNICO	FISIOPATOLOGIA	PREVENÇÃO
Reações imunológicas			
Reação hemolítica aguda	Febre, calafrios, dor lombar, podendo evoluir com instabilidade hemodinâmica e coagulopatia	Em geral, decorrente de transplante alogênico com incompatibilidade ABO	Seguir orientações para redução de iso-hemaglutininas e/ou redução de plasma ou hemácias do produto, de acordo com o tipo de incompatibilidade
Reação alérgica	*Rash* cutâneo, podendo apresentar angioedema	Presença de substâncias que interagem com anticorpos presentes no doador ou no plasma do receptor. Há relatos de reação alérgica ao HES	Uso de pré-medicação
Reação febril não hemolítica	Elevação da temperatura, associada ou não a calafrios	Presença de anticorpos contra leucócitos e/ou a presença de citocinas no produto, que pode ser liberada após a infusão	Uso de pré-medicação
Reação não imunológica			
Reação ao DMSO	Náuseas, tosse, hálito característico, *rash* cutâneo, bradicardia ou hipertensão	Liberação de histamina induzida pelo DMSO e ativação de mastócitos	Infusão com < 1 g/kg DMSO em 24 horas. Alguns serviços sugerem a lavagem para remoção do DMSO em pacientes de alto risco
Contaminação bacteriana	Febre e calafrios, hipotensão, náuseas, vômitos e diarreia	Contaminação do produto na coleta ou processamento	Processamento em ambiente controlado, cuidado no descongelamento para evitar contaminação. Cultura do produto após processamento permite avaliar o risco previamente a infusão
Sobrecarga volêmica	Dispneia, queda de saturação de oxigênio e tosse	Infusão de volume excessivo leva a congestão pulmonar	Evitar hiper-hidratação em paciente de risco para sobrecarga

REFERÊNCIAS BIBLIOGRÁFICAS

1. de la Morena MT, Gatti RA. A History of bone marrow transplantation. Hem/Onc Clin North Amer 2011; 25(1):1-15.

2. Quine WE. The Remedial application of bone marrow. J Amer Med Assoc 1896; XXVI(21):1012-1016.

3. Santis GCD, Prata KdL. Criopreservação de células progenitoras hematopoéticas. Ribeirão Preto: Medicina 2009; 42(1):36-47.

4. Polge C, Smith AU, Parkes AS. Revival of spermatozoa after vitrification and dehydration at low temperatures. Nature 1949; 164(4172):666.

5. Smith AU. Prevention of haemolysis during freezing and thawing of red blood-cells. Londres: Lancet 1950; 2(6644):910-911.

6. Lovelock JE, Bishop MW. Prevention of freezing damage to living cells by dimethyl sulphoxide. Nature 1959; 183(4672):1394-1395.

7. Barnes DW, Loutit JF. The radiation recovery factor: preservation by the Polge-Smith-Parkes technique. J Nat Cancer Inst 1955; 15(4):901-905.

8. Mazur P. Kinetics of water loss from cells at subzero temperatures and the likelihood of intracellular freezing. J Gen Phys 1963; 47:347-369.

9. Gurtovenko AA, Anwar J. Modulating the structure and properties of cell membranes: the molecular mechanism of action of dimethyl sulfoxide. J Phys Chem B 2007; 111(35):10453-10460.

10. Fahy GM, Lilley TH, Linsdell H, Douglas MS, Meryman HT. Cryoprotectant toxicity and cryoprotectant toxicity reduction: in search of molecular mechanisms. Cryobiology 1990; 27(3):247-268.

11. Rowley SD. Hematopoietic stem cell processing and cryopreservation. J Clin Apher 1992; 7(3):132-134.

12. Appelbaum FR, Herzig GP, Ziegler JL, Graw RG, Levine AS, Deisseroth AB. Successful engraftment of cryopreserved autologous bone marrow in patients with malignant lymphoma. Blood 1978; 52(1):85-95.

13. Phillips GL, Herzig RH, Lazarus HM, Fay JW, Wolff SN, Mill WB, et al. Treatment of resistant malignant lymphoma with cyclophosphamide, total body irradiation, and transplantation of cryopreserved autologous marrow. New Engl J Med 1984; 310(24): 1557-1561.

14. Stiff PJ, Koester AR, Weidner MK, Dvorak K, Fisher RI. Autologous bone marrow transplantation using unfractionated cells cryopreserved in dimethylsulfoxide and hydroxyethyl starch without controlled-rate freezing. Blood 1987; 70(4):974-978.

15. Dijkstra-Tiekstra MJ, Setroikromo AC, Kraan M, Gkoumassi E, de Wildt-Eggen J. Optimization of the freezing process for hematopoietic progenitor cells: effect of precooling, initial dimethyl sulfoxide concentration, freezing program, and storage in vapor-phase or liquid nitrogen on in vitro white blood cell quality. Transfusion 2014; 54(12):3155-3163.

16. Smagur A, Mitrus I, Ciomber A, Panczyniak K, Fidyk W, Sadus-Wojciechowska M, et al. Comparison of the cryoprotective solutions based on human albumin vs. autologous plasma: its effect on cell recovery, clonogenic potential of peripheral blood hematopoietic progenitor cells and engraftment after autologous transplantation. Vox Sanguinis 2015; 108(4):417-424.

17. Toner M, Cravalho EG, Karel M, Armant DR. Cryomicroscopic analysis of intracellular ice formation during freezing of mouse oocytes without cryoadditives. Cryobiology 1991; 28(1):55-71.

18. Gorin NC, Douay L, David R, Stachowiak J, Parlier Y, Oppenheimer M, et al. Delayed kinetics of recovery of haemopoiesis following autologous bone marrow transplantation. The role of excessively rapid marrow freezing rates after the release of fusion heat. Eur J Cancer Clin Onc 1983; 19(4):485-491.

19. Clark J, Pati A, McCarthy D. Successful cryopreservation of human bone marrow does not require a controlled-rate freezer. Bone Marrow Transpl 1991; 7(2):121-125.

20. Ayello J, Semidei-Pomales M, Preti R, Hesdorffer C, Reiss RF. Effects of long-term storage at -90 degrees C of bone marrow and PBPC on cell recovery, viability, and clonogenic potential. J Hemat 1998; 7(4): 385-390.

21. McCullough J, Haley R, Clay M, Hubel A, Lindgren B, Moroff G. Long-term storage of peripheral blood stem cells frozen and stored with a conventional liquid nitrogen technique compared with cells frozen and stored in a mechanical freezer. Transfusion 2010; 50(4):808-819.

22. Cabezudo E, Dalmases C, Ruz M, Sanchez JA, Torrico C, Sola C, et al. Leukapheresis components may be cryopreserved at high cell concentrations without additional loss of HPC function. Transfusion 2000; 40(10):1223-1227.

23. Rowley SD, Bensinger WI, Gooley TA, Buckner CD. Effect of cell concentration on bone marrow and peripheral blood stem cell cryopreservation. Blood 1994; 83(9):2731-2736.

24. Keung YK, Cobos E, Morgan D, Park M, Dixon S, Wu K, et al. High cellular concentration of peripheral blood progenitor cells during cryopreservation adversely affects CFU-GM but not hematopoietic recovery. J Hemat 1996; 5(1):73-77.

25. Murthy SS. Some insight into the physical basis of the cryoprotective action of dimethyl sulfoxide and ethylene glycol. Cryobiology 1998; 36(2):84-96.

26. Tedder RS, Zuckerman MA, Goldstone AH, Hawkins AE, Fielding A, Briggs EM, et al. Hepatitis B transmission from contaminated cryopreservation tank. Londres: Lancet 1995; 346(8968):137-140.

27. Cobo A, Bellver J, de los Santos MJ, Remohi J. Viral screening of spent culture media and liquid nitrogen samples of oocytes and embryos from hepatitis B, hepatitis C, and human immunodeficiency virus chronically infected women undergoing in vitro fertilization cycles. Fert Ster 2012; 97(1):74-78.

28. Fowke KR, Behnke J, Hanson C, Shea K, Cosentino LM. Apoptosis: a method for evaluating the cryopreservation of whole blood and peripheral blood mononuclear cells. J Immunol Met 2000; 244(1-2):139-144.

29. Attarian H, Feng Z, Buckner CD, MacLeod B, Rowley SD. Long-term cryopreservation of bone marrow for autologous transplantation. Bone Marrow Transpl 1996; 17(3):425-430.

30. Kobylka P, Ivanyi P, Breur-Vriesendorp BS. Preservation of immunological and colony-forming capacities of long-term (15 years) cryopreserved cord blood cells. Transplantation 1998; 65(9):1275-1278.

31. Broxmeyer HE, Srour EF, Hangoc G, Cooper S, Anderson SA, Bodine DM. High-efficiency recovery of functional hematopoietic progenitor and stem cells from human cord blood cryopreserved for 15 years. Proc Nat Acad Sci USA 2003; 100(2):645-650.

32. Aird W, Labopin M, Gorin NC, Antin JH. Long-term cryopreservation of human stem cells. Bone Marrow Transpl 1992; 9(6):487-490.

33. Karlsson JO. A theoretical model of intracellular devitrification. Cryobiology 2001; 42(3):154-169.

34. Sauer-Heilborn A, Kadidlo D, McCullough J. Patient care during infusion of hematopoietic progenitor cells. Transfusion 2004; 44(6):907-916.

35. Alessandrino P, Bernasconi P, Caldera D, Colombo A, Bonfichi M, Malcovati L, et al. Adverse events occurring during bone marrow or peripheral blood progenitor cell infusion: analysis of 126 cases. Bone Marrow Transpl 1999; 23(6):533-537.

36. Zyuz'kov GN, Gur'yantseva LA, Simanina EV, Zhdanov VV, Dygai AM, Goldberg ED. Effect of dimethylsulfoxide on the functions of mesenchymal and hemopoietic precursors. Bull Exp Biol Med 2007; 143(4):535-538.

37. Marcacci G, Corazzelli G, Becchimanzi C, Arcamone M, Capobianco G, Russo F, et al. DMSO-associated encephalopathy during autologous peripheral stem cell infusion: a predisposing role of preconditioning exposure to CNS-penetrating agents? Bone Marrow Transpl 2009; 44(2):133-135.

38. Shu Z, Heimfeld S, Gao D. Hematopoietic SCT with cryopreserved grafts: adverse reactions after transplantation and cryoprotectant removal before infusion. Bone Marrow Transpl 2014; 49(4):469-476.

39. Cordoba R, Arrieta R, Kerguelen A, Hernandez-Navarro F. The occurrence of adverse events during the infusion of autologous peripheral blood stem cells is related to the number of granulocytes in the leukapheresis product. Bone Marrow Transpl 2007; 40(11):1063-1067.

40. Martin-Henao GA, Resano PM, Villegas JM, Manero PP, Sanchez JM, Bosch MP, et al. Adverse reactions during transfusion of thawed haematopoietic progenitor cells from apheresis are closely related to the number of granulocyte cells in the leukapheresis product. Vox Sanguinis 2010; 99(3):267-273.

41. Khera N, Jinneman J, Storer BE, Heimfeld S, O'Meara MM, Chauncey TR, et al. Limiting the daily total nucleated cell dose of cryopreserved peripheral blood stem cell products for autologous transplantation improves infusion-related safety with no adverse impact on hematopoietic engraftment. J Amer Soc Blood Marrow Transpl 2012; 18(2):220-228.

73

SISTEMA DE HISTOCOMPATIBILIDADE HUMANO

Marcelo Ortega Ruiz

HISTÓRIA DO SISTEMA HLA

Em 1958, Jean Dausset e cols. demonstraram que pessoas submetidas a transfusões sanguíneas eram capazes de aglutinar leucócitos alogênicos, descrevendo assim o primeiro antígeno leucocitário humano, MAC (*membrane attack complex*), atualmente denominado HLA-A*02. Após demonstrar a equivalência de MAC com antígenos do sistema H2 de camundongos, Jean Dausset postulou a existência do sistema Hu-1, mais tarde denominado sistema de antígeno leucocitário humano (HLA, *human leukocyte antigen*).[1]

O SISTEMA HLA

O sistema HLA está localizado no braço curto do cromossomo 6, mais especificamente na região 6p21, possui aproximadamente 7,6 Mb e é constituído por 224 genes, dos quais aproximadamente 128 são genes funcionais e 96 são pseudogenes. Considerando os dados atuais, o sistema compreende mais de 17.000 alelos. Os genes HLA estão distribuídos em três regiões cromossômicas e são classificados de acordo com a estrutura e a função: HLA de classe I, classe II e classe III (**Tabela 73.1**).[2]

TABELA 73.1		
RESUMO DO MAPA GÊNICO HLA HUMANO – REPRESENTAÇÃO DAS REGIÕES CROMOSSÔMICAS DE ACORDO COM A CATEGORIA E FUNÇÃO		
GENE	**CATEGORIA/FUNÇÃO**	*LOCI*
Classe I	Clássicos	HLA-A, -B, -C
	Não clássicos	HLA-E, -F, -G, -H, -J
Classe II	Clássicos	HLA-DRA1, -DRB1, -DRB3, -DRB4, -DRB5, -DQA1, -DQA2, -DQB1, -DQB2, -DPA1, -DPB1
	Não clássicos	HLA-DMA, -DMB, -DOA, -DOB
Classe III	Proteínas do complemento e inflamação	C2, C4a, C4b, fator B, TNF, HSPA

MOLÉCULA HLA CLASSE I

A molécula HLA classe I é um heterodímero constituído de uma porção extracelular (NH_2^+), uma região transmembrana e um segmento citoplasmático ($COOH^-$). A porção extracelular compreende os domínios α1, α2 e α3 em associação não covalente com a molécula β2-microglobulina com 12 kD codificada no cromossomo 15.[3] Os domínios α1 e α2 são altamente polimórficos e determinam a especificidade antigênica das moléculas HLA classe I. O domínio α3 e β2m juntos formam um domínio constante, sítio de ligação para o linfócito T CD8+.[4] Os domínios α1 e α2 se enovelam e formam uma estrutura chamada fenda, sítio de acoplamento para peptídeos (Figura 73.1). Essa estrutura é constituída por uma plataforma de oito folhas β-pregueadas antiparalelas formando o assoalho da fenda, e duas α-hélices paralelas opostas no topo da plataforma, com composição para apresentação aos linfócitos T de peptídeos com 8 a 10 aminoácidos.[4,5] A família multigene HLA I clássica é codificada por três *loci*, HLA-A, -B e -C. HLA-A e -B são expressos em todas as células nucleadas e representam a maioria dos epítopos definidos, enquanto a expressão da HLA-C é menor e parece ser a dominante na regulação das células NK.[6] Os *loci* HLA-A e B evoluíram separadamente, o HLA-B evoluindo mais rapidamente do que HLA-A ou -C. A principal fonte de diversidade de HLA-B surge da recombinação intralócus, com menor recombinação genética, porém com maior número de mutações pontuais do que o observado no lócus HLA-A.[2,7,8]

HLA CLASSE II

O lócus HLA II compreende 3 genes clássicos (HLA-DR, -DQ e -DP) que codificam heterodímeros compostos por cadeias proteicas alfa e beta. Os genes classe II localizam-se na região centromérica codificante e se expressam na superfície da membrana citoplasmática nas células apresentadoras de antígenos (APC), linfócitos B e linfócitos T, quando ativados. A molécula HLA II é um heterodímero composto por duas cadeias proteicas, α e β, compostas por porção extracelular, região transmembranar e segmento citoplasmático. Os domínios α1 e β1 formam a fenda de ligação para peptídeos com 13 a 25 aminoácidos, sendo β1 a região com maior polimorfismo. Os domínios α2 e β2 representam a região conservada da molécula HLA II e sítio de ligação com os linfócitos T CD4+ (Figura 73.2).[2,9]

HLA CLASSE III

A região gênica associada às moléculas de classe III localiza-se entre a classe I e a classe II. Essa região não codifica moléculas de HLA, mas contêm genes codificantes de proteínas solúveis, importantes na modelação e regulação da resposta imune como moléculas do sistema complemento (C2, C4, fator B), 21-hidroxilase, fator de necrose tumoral, entre outros.[10,11]

POLIMORFISMOS DO HLA

Atualmente, o sistema HLA é considerado a região mais polimórfica do genoma humano, onde está localizada a maioria dos genes envolvidos na resposta imunológica. Os éxons 2 e 3 dos genes HLA codificam os domínios associados à fenda de ligação para os antígenos, que serão apresentados às células reguladoras da resposta imune, os linfócitos T. Os antígenos são apresentados na forma de peptídeos que determinam a especificidade de ligação com as moléculas HLA. Os polimorfismos observados no HLA podem gerar mudanças es-

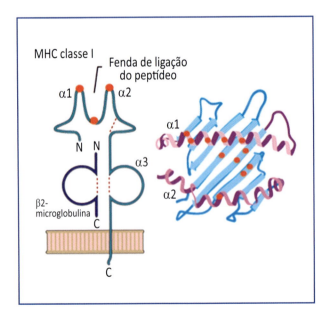

FIGURA 73.1 Representação esquemática da molécula e fenda HLA classe I.

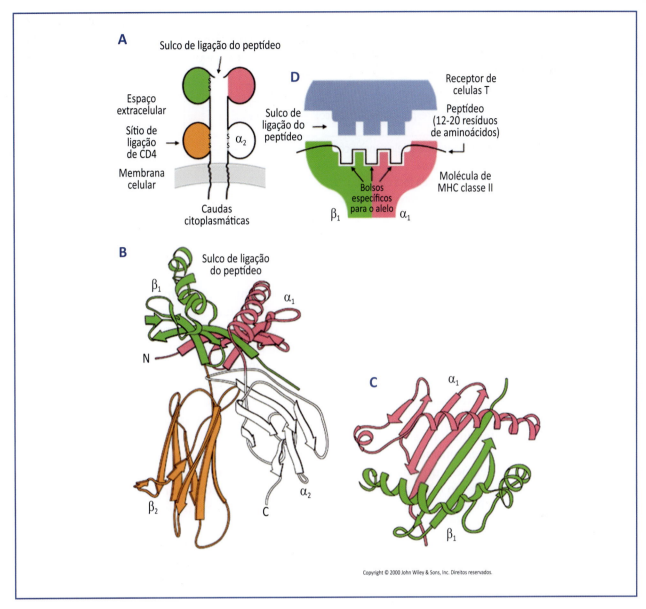

FIGURA 73.2 Representação esquemática da molécula HLA classe II.

truturais e conformacionais na fenda de ligação da molécula de HLA, promovendo alterações na associação entre o peptídeo e o receptor antígeno-específico do linfócito T (*T cell receptor* – TCR). Dessa forma, cada molécula de HLA se liga especificamente a diferentes peptídeos.[12]

Outra importante característica do sistema HLA é a codominância entre genes alelos, assim, cada indivíduo apresenta dois haplótipos classes I, II e III, um de origem paterna e outro de origem materna. O polimorfismo do sistema HLA é resultante da recombinação ou conversão gênica, na qual uma sequência de nucleotídeos é substituída por outra oriunda de um gene homólogo. Por herança mendeliana simples, há 25% de probabilidade de dois irmãos apresentarem dois haplótipos comuns (HLA idênticos), 50% de probabilidade de apresentarem um haplótipo comum (haploidênticos) e 25% de probabilidade de não apresentarem identidade. A herança dos haplótipo HLA foi descrito por Ruggero Ceppellini, em 1967.[13]

NOMECLATURA DO SISTEMA HLA

Inicialmente, a nomeclatura do HLA foi estabelecida em *workshops* internacionais de imuno-

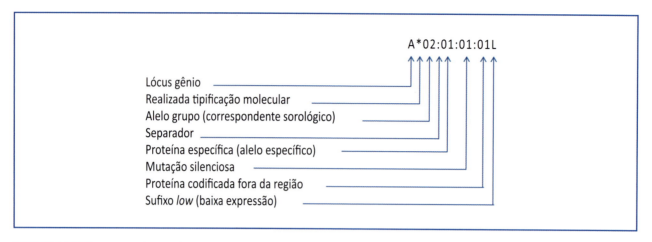

FIGURA 73.3 Nomenclatura do sistema HLA.

genética (International HLA and Immunogenetics Workshops – IHIW), realizados desde 1964, e a partir daí pesquisadores de várias partes do mundo puderam comparar suas técnicas e resultados de tipagem de HLA e reportarem suas novas descobertas. Atualmente, ficou estabelecido que os genes alelos associados à expressão de antígenos HLA fossem distinguidos por quatro dígitos (p. ex., HLA A*02:01). Dígitos adicionais foram colocados para polimorfismos encontrados em outras regiões do gene, como regiões intrônicas e promotora, e também sufixos como o L para alelos de baixa expressão (p. ex., A*02:01:01:01L), S para secretados (p. ex., B*44:02:01:02S), Q para questionáveis (p. ex., A*32:11Q) e N para os nulos (p. ex., A*01:11N) (Figura 73.3).[14-16]

ASSOCIAÇÃO HLA E DOENÇAS

Diversas doenças têm sido associadas ao sistema HLA, entre as mais comuns estão doenças reumatológicas, resistência ou predisposição a doenças infecciosas, autoimunidades idiopáticas e câncer. Uma forma direta de envolvimento do sistema HLA e doenças seria a falha de mecanismos centrais de autotolerância associada à seleção tímica como causa de doenças reumatológicas e autoimunes, por exemplo, diabetes tipo I associado fortemente ao HLA-DRB*03 e HLA-DRB*04.[17,18] Contudo, existem várias hipóteses sobre o mecanismo de associação HLA e doença, sendo uma das hipóteses mais prováveis, e em consenso entre pesquisadores, a maior ou menor afinidade de ligação entre as moléculas HLA e peptídeos causadores da doença. O mimetismo molecular envolvendo moléculas HLA tem sido associado de maneiras distintas onde o reconhecimento de um peptídeo não próprio gera um repertório de anticorpos que acabam reconhecendo uma molécula própria como antígeno, por exemplo, o peptídeo da proteína B13 do *Trypanosoma cruzi* que tem relação direta com moléculas HLA de classe II (HLA-DQA1 * 05:01, HLA-DRB1 e HLA-DRB2) e que reagem cruzadamente contra porções da miosina cardíaca, podendo causar a megacardiopatia chagásica em pacientes infectados por esse protozoário,[19,20] ou ainda, o mimetismo molecular associado ao mecanismo de tolerância cruzada entre peptídeos originados de agentes patogênicos e peptídeos próprios do hospedeiro, proporcionando assim suscetibilidade a doenças infecciosas.[21]

As doenças com associação a moléculas HLA possuem uma patogênese multifatorial em que tanto fatores genéticos quanto ambientais acabam tendo papéis importantes.[22] Na década de 1970, grupos de pesquisa determinados a elucidar o sistema HLA demonstraram as primeiras evidências de associação de doença fortemente ligada às moléculas de HLA, mais especificamente a espondilite anquilosante ao HLA-B27.[23] Outra característica importante da molécula HLA é a capacidade de apresentar vários peptídeos de forma e afinidades diferentes de ligação ou, ainda, a capacidade de restringir ligações peptídicas, como demonstrado na associação de proteção da molécula HLA-B53 contra o desenvolvimento de manifestações graves da malária observadas em pacientes da Zâmbia (Tabela 73.2).[24]

TABELA 73.2
ALGUMAS DOENÇAS ASSOCIADAS ÀS MOLÉCULAS HLA

GENE	RELAÇÃO COM DOENÇA
HLA-A	Coriorretinopatia de Birdshot
HLA-DR	Diabetes, artrite reumatoide
HLA-G	Pênfigo foliáceo
HLA-C	Psoríase
HLA-B	Espondilite anquilosante, doença de Behçet
HLA-DQ	Doença celíaca
HLA-G	Pênfigo vulgar
HLA-C	Doenças inflamatórias de pele e unha
HLA-DP	Beriliose

MÉTODOS DE DETECÇÃO DO POLIMORFISMO DOS ANTÍGENOS E DOS ALELOS DE HISTOCOMPATIBILIDADE

A tipagem do HLA é de grande importância para rotina clínica de procura de doadores e receptores compatíveis em transplantes de órgãos sólidos e medula óssea, associação a doenças autoimunes e reações adversas a drogas, desenvolvimento de peptídeos imunogênicos para vacinas antivirais e tratamento de câncer, estudos de genética populacional e evolucionária, entre outros. O processo para a identificação dos alelos HLA tem evoluído nos métodos, a partir métodos sorológicos e, mais recentemente, com base na análise de DNA.

O método clássico de tipagem dos antígenos de histocompatibilidade (HLA) é o de citotoxicidade celular mediada por anticorpo e dependente do complemento, também chamado método sorológico (CDC). Esse método é baseado na reação de um anticorpo anti-HLA, obtido de indivíduos aloimunizados por transfusão ou gestação ou, ainda, anticorpo monoclonal obtido de hibridoma, contra moléculas HLA presentes na superfície celular. Após ocorrer a reação antígeno-anticorpo, a incubação com o complemento promove a abertura de poros na superfície celular permitindo a entrada de corantes indicativos de resultado positivo (Figura 73.4); posto que as moléculas HLA de classe I estão expressas constitutivamente nas células nucleadas, e que as células linfomononucleares são de fácil recuperação a partir do sangue periférico. Os antígenos HLA-A, B e C são tipificados utilizando-se os linfócitos totais ou os linfócitos T, uma vez que os linfócitos T possuem poucas moléculas HLA de classe II nas suas superfícies.[25] Os linfócitos B são utilizados para tipificar os antígenos HLA-DR e DQ. Os antígenos HLA-DP não são tipificados por esse método devido à falta de antissoros específicos.[26]

Na década de 1980 ocorreu um avanço muito grande para a tipificação dos polimorfismos HLA, e foram introduzidas as técnicas por biologia molecular como, por exemplo, os métodos moleculares como simples sequência de oligonucleotídeos (PCR-SSO, *sequence-specific oligonucleotide probes*), reação em cadeia da polimerase simples sequência de iniciadores (PCR-SSP, *sequence-especific primers*) e sequenciamento de Sanger (SBT *sequence-based typing*) e, mais recentemente, a PCR NGS (*next-generation sequencing*).

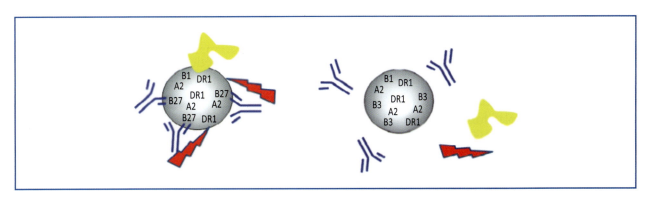

FIGURA 73.4 Citotoxicidade celular mediada por anticorpo.

Nesses casos, a tipagem dos antígenos HLA é deduzida da genotipagem dos alelos a partir do DNA genômico extraído de células nucleadas do sangue ou de outros tecidos. Após a extração, o DNA é amplificado pela reação em cadeia da polimerase (PCR, *polymerase chain reaction*) utilizando oligonucleotídeos específicos para amplificar a região do genoma a ser estudada. Dois métodos têm sido bastante utilizados para tipificação dos alelos HLA de classe I ou II, utilizando iniciadores (*primers*) ou sondas (*probes*) de oligonucleotídeos com sequências específicas conhecidas, sendo denominados *sequence specific primers* (SSP) ou *sequence specific oligonucleotide probes* (SSOP). No método SSP são realizadas várias reações de amplificação em mesmo ensaio, ou multiplex, cada uma contendo um par de iniciadores capaz de detectar um grupo de alelos ou um alelo. Os produtos de amplificação são submetidos a uma eletroforese em gel de agarose, contendo uma substância fluorescente capaz de se intercalar no DNA, tornando fluorescentes os produtos de amplificação quando o gel é submetido à luz ultravioleta. No método SSOP, utiliza-se um par de iniciadores construídos para amplificar uma região gênica específica das moléculas HLA e, em seguida, o DNA amplificado é hibridado com sondas de oligonucleotídeos capazes de reconhecer os diversos grupos de alelos do gene. Nesse método, o DNA amplificado é desnaturado e fixado em membranas de náilon. As sondas marcadas com material radioativo ou substância fluorescente são hibridadas aos DNA fixados nas membranas quando incubadas em temperaturas adequadas.

A tipagem HLA por NGS é utilizada hoje como padrão-ouro para tipagem de HLA em todo o mundo.[27,28] As vantagens da metodologia de sequenciamento por NGS são: sequenciamento de grande número de bases por corrida, sequenciamento de diversos alvos (genes ou genomas) em paralelo, sequenciamento de diversas amostras ao mesmo tempo e grande volume de sequências geradas por corrida. As metodologias de NGS mais utilizadas são as da plataforma Illumina (HiSeq e MiSeq), 454/Roche e SOLiD/Applied Biosystem. Apesar de diferirem em diversas etapas, ambas as plataformas se baseiam no sequenciamento clonal onde é produzida uma população de fragmentos de DNA idênticos ao DNA a ser sequenciado, gerando um número maciço de dados e permitindo assim o sequenciamento de diversos polimorfismos, subclones, variantes e mutações.

A tecnologia de NGS, além de possibilitar a resolução de ambiguidades, permite a tipagem de diversas amostras e diversos genes do sistema HLA de uma única vez e, também, a tipagem em alta resolução. A tipagem de baixa resolução é aquela equivalente à tipagem sorológica, definindo o alelo apenas em nível de família ou antígeno. A tipagem intermediária envolve a análise de polimorfismos nos éxons 2 e 3 para HLA classe I e éxons 2 para classe II, enquanto a tipagem de alta resolução analisa polimorfismos em éxons adicionais.[29]

HLA E TRANSPLANTES

As primeiras publicações sobre transplantes de órgãos sólidos começaram a surgir no início do século XX, quando Aléxis Carrel e Charles C.Guthrie, em 1905, descreveram detalhes sobre transplante de rim em animais e as condições funcionais e circulatórias do órgão transplantado, 3 dias após a realização do transplante.[30] Em 1906, os cirurgiões repetiram com sucesso outro transplante duplo de rins em cães, descrevendo um novo método de transplante mais conservador.[31] Durante a década de 1960, grupos de médicos e pesquisadores deram início a procedimentos de reconstituição imunológica, por transfusão alogênica de células imunologicamente competentes, em pacientes com linfopenia e observaram a ocorrência de reações enxerto contra hospedeiro fatais, causadas por ataque imunológico dos linfócitos doadores às células e nos tecidos do hospedeiro.[32,33] A partir dos resultados de ensaios realizados em ratos endogâmicos, Morten Simonsen e cols., em 1962, demonstraram que a doença enxerto contra hospedeiro poderia ser evitada se as células imunologicamente competentes fossem idênticas àquelas do hospedeiro em um lócus genético que determinasse os antígenos de histocompatibilidade (H-2).[34,35] Com base nesses estudos, houve uma constante evolução nos procedimentos de transplantes e nos métodos utilizados para comprovar a compatibilidade entre células do doador e do receptor, a partir do teste de linfocitotoxicidade.[36-39]

Os transplantes são caracterizados de acordo com a origem do órgão ou tecidos transplantados (enxerto), ou seja: 1) autotransplante, quando o enxerto tem origem no próprio doador; 2) isotransplante, se o enxerto é originado de um indivíduo geneticamente idêntico (gêmeos univitelinos); 3) alotransplante, se o enxerto é originado de um doador da mesma espécie, não idêntico; e 4) xenotransplante, se doador e receptor pertencem a espécies diferentes.

O transplante de aloenxerto deve ter o máximo de compatibilidade possível entre o doador e receptor quanto ao sistema de grupo sanguíneo ABO e ao antígeno de leucócitos humanos (HLA). Incompatibilidades entre esses sistemas pode ocasionar rejeição e perda do órgão transplantado, ou doença enxerto contra hospedeiro.

A resposta imunológica pode ocorrer de forma direta, quando moléculas de HLA presentes na superfície de células do enxerto são reconhecidas como estranhas pelo sistema imunológico do receptor, ou indireta, quando peptídeos antigênicos do enxerto são apresentados por moléculas HLA próprias do receptor.[40,41]

O processo de rejeição pode ser classificado como hiperagudo, agudo e crônico. A rejeição hiperaguda pode ocorrer imediatamente após o transplante e está associada a incompatibilidade ABO por ação de aloanticorpos naturais ou anticorpos HLA previamente estimulados por transfusão de sangue ou transplante. A rejeição aguda ocorre após semanas ou meses e é associada à incompatibilidade HLA, envolvendo resposta celular e humoral.[42]

Os transplantes de medula óssea só são bem sucedidos quando realizados entre doadores e receptores com a máxima compatibilidade HLA, sendo que uma das principais causas de complicações é a presença de linfócitos maduros na medula transplantada, que acabam reconhecendo células e tecidos do receptor como estranho e, assim, originando a doença do enxerto contra hospedeiro (GVHD – *graft-vesus-host disease*).[43]

REFERÊNCIAS BIBLIOGRÁFICAS

1. Degos L. Jean Dausset a scientific pioneer: intuition and creativity for the patients (1916-2009). Haematologica 2009; 94(9):1331-1332.

2. Horton R, Wilming L, Rand V, Lovering RC, Bruford EA, Khodiyar VK, et al. Gene map of the extended human MHC. Nat Rev Genet 2004; 5(12):889-899.

3. Bjorkman PJ, Parham P. Structure, function, and diversity of class I major histocompatibility complex molecules. Annu Rev Biochem. 1990; 59:253-288.

4. Bjorkman PJ, Saper MA, Samraoui B, Bennett WS, Strominger JL, Wiley DC. The foreign antigen binding site and T cell recognition regions of class I histocompatibility antigens. Nature 1987; 329(6139):512-518.

5. Klein J, Sato A. The HLA system. Second of two parts. N Engl J Med 2000; 343(11):782-786.

6. Blais ME, Zhang Y, Rostron T, Griffin H, Taylor S, Xu K, et al. High frequency of HIV mutations associated with HLA-C suggests enhanced HLA-C-restricted CTL selective pressure associated with an AIDS-protective polymorphism. J Immunol 2012; 188(9):4663-4670.

7. Parham P, Lawlor DA, Lomen CE, Ennis PD. Diversity and diversification of HLA-A,B,C alleles. J Immunol 1989; 142(11):3937-3950.

8. Parham P, Lomen CE, Lawlor DA, Ways JP, Holmes N, Coppin HL, et al. Nature of polymorphism in HLA-A, -B, and -C molecules. Proc Natl Acad Sci USA 1988; 85(11):4005-4009.

9. Gatti E, Pierre P. Understanding the cell biology of antigen presentation: the dendritic cell contribution. Curr Opin Cell Biol 2003; 15(4):468-473.

10. Beck S, Trowsdale J. The human major histocompatability complex: lessons from the DNA sequence. Annu Rev Genomics Hum Genet 2000; 1:117-137.

11. Xie T, Rowen L, Aguado B, Ahearn ME, Madan A, Qin S, et al. Analysis of the gene-dense major histocompatibility complex class III region and its comparison to mouse. Genome Res 2003; 13(12):2621-2636.

12. Rossjohn J, Gras S, Miles JJ, Turner SJ, Godfrey DI, McCluskey J. T cell antigen receptor recognition of antigen-presenting molecules. Annual Rev Immunol 2015; 33:169-200.

13. Vandiedonck C, Knight JC. The human major histocompatibility complex as a paradigm in genomics research. Brief Func Gen Prot 2009; 8(5):379-394.

14. Marsh SG, Albert ED, Bodmer WF, Bontrop RE, Dupont B, Erlich HA, et al. Nomenclature for factors of the HLA system, 2010. Tissue Antigens 2010; 75(4):291-455.

15. Mack SJ, Cano P, Hollenbach JA, He J, Hurley CK, Middleton D, et al. Common and well-documented HLA alleles: 2012 update to the CWD catalogue. Tissue Antigens 2013; 81(4):194-203.

16. Marsh SGE. Nomenclature for factors of the HLA system, update April 2017. Hla 2017; 90(3):188-192.

17. Singh N, Agrawal S, Rastogi AK. Infectious diseases and immunity: special reference to major histocompatibility complex. Emerg Infec Dis 1997; 3(1):41-49.

18. Gomes KF, Santos AS, Semzezem C, Correia MR, Brito LA, Ruiz MO, et al. The influence of population stratification on genetic markers associated with type 1 diabetes. Sci Rep 2017; 7:43513.

19. Cunha-Neto E, Coelho V, Guilherme L, Fiorelli A, Stolf N, Kalil J. Autoimmunity in Chagas' disease. Identification of cardiac myosin-B13 Trypanosoma cruzi protein crossreactive T cell clones in heart lesions of a chronic Chagas' cardiomyopathy patient. The J Clin Inv 1996; 98(8):1709-1712.

20. Duranti M, Camargo L, Victora G, Ianni B, Buck P, Mady C, et al. Evidence for T Cell Help in the IgG Response against Tandemly Repetitive Trypanosoma cruzi B13 Protein in Chronic Chagas Disease Patients. J Paras Res 2012; 2012:635873.

21. Kazuo Yamamoto-Furusho J. [Role of genes of the major histocompatibility complex in infections]. Revista de investigacion clinica; organo del Hospital de Enfermedades de la Nutricion 2000; 52(4):461-466.

22. Bottini N, Vang T, Cucca F, Mustelin T. Role of PTPN22 in type 1 diabetes and other autoimmune diseases. Semin Immun 2006; 18(4):207-213.

23. Ogasawara M, Kono DH, Yu DT. Mimicry of human histocompatibility HLA-B27 antigens by Klebsiella pneumoniae. Infec Immun 1986; 51(3):901-908.

24. Hill AV, Elvin J, Willis AC, Aidoo M, Allsopp CE, Gotch FM, et al. Molecular analysis of the association of HLA-B53 and resistance to severe malaria. Nature 1992; 360(6403):434-439.

25. Vilella R, Yague J, Vives J. Monoclonal antibody against HLA-Aw32 + A25. Is HLA-Aw32 an allele with no unique antigenic determinant? Hum Immun 1983; 6(1):53-62.

26. Descamps B, Gagnon R, van der Gaag R, Feuillet MN, Crosnier J. Antibody dependent cell mediated cytotoxicity (ADCC) and complement dependent cytotoxicity (CDC) in 229 sera from human renal allograft recipients. J Clin Lab Immun 1979; 2(4):303-309.

27. Yamamoto F, Hoglund B, Fernandez-Vina M, Tyan D, Rastrou M, Williams T, et al. Very high resolution single pass HLA genotyping using amplicon sequencing on the 454 next generation DNA sequencers: Comparison with Sanger sequencing. Hum Immun 2015; 76(12):910-916.

28. Grumbt B, Eck SH, Hinrichsen T, Hirv K. Diagnostic applications of next generation sequencing in immunogenetics and molecular oncology. Transfusion medicine and hemotherapy : offizielles Organ der Deutschen Gesellschaft fur Transfusionsmedizin und Immunhamatologie 2013; 40(3):196-206.

29. Meyer D, VR CA, Bitarello BD, DY CB, Nunes K. A genomic perspective on HLA evolution. Immunogenetics; 2017.

30. Carrel A, Guthrie CC. Functions of a transplanted kidney. Science 1905; 22(563):473.

31. Carrel A, Guthrie CC. Successful transplantation of both kidneys from a dog into a bitch with removal of both normal kidneys from the latter. Science 1906; 23(584):394-395.

32. Hathaway WE, Brangle RW, Nelson TL, Roeckel IE. Aplastic anemia and alymphocytosis in an infant with hypogammaglobulinemia: graft-versus-host reaction? J Pediatr 1966; 68(5):713-722.

33. Rosen FS, Gotoff SP, Craig JM, Ritchie J, Janeway CA. Further observations on the Swiss type of agammaglobulinemia (alymphocytosis). The effect of syngeneic bone-marrow cells. N Engl J Med 1966; 274(1): 18-21.

34. Jensen E, Simonsen M. Induced tolerance after parabiosis: apparent facilitation of tolerance by a simultaneous graftversus-host reaction. Ann N Y Acad Sci 1962; 99:657-662.

35. Simonsen M. Graft versus host reactions. Their natural history, and applicability as tools of research. Prog Allergy 1962; 6:349-467.

36. Terasaki PI, Vredevoe DL, Porter KA, Mickey MR, Marchioro TL, Faris TD, et al. Serotyping for homotransplantation. V. Evaluation of a matching scheme. Transplantation 1966; 4(6):688-699.

37. Bach FH, Albertini RJ, Amos DB, Ceppellini R, Mattiuz PL, Miggiano VC. Mixed leukocyte culture studies in families with known HL-A genotypes. Transplant Proc 1969; 1(1):339-341.

38. Amos DB, Bach FH. Phenotypic expressions of the major histocompatibility lócus in man (HL-A): leukocyte antigens and mixed leukocyte culture reactivity. J Exp Med 1968; 128(4):623-637.

39. Gatti RA, Meuwissen HJ, Allen HD, Hong R, Good RA. Immunological reconstitution of sex-linked lymphopenic immunological deficiency. Lancet 1968; 2(7583):1366-1369.

40. Filippone EJ, Farber JL. The humoral theory of transplantation: epitope analysis and the pathogenicity of HLA antibodies. J Immunol Res 2016; 2016: 5197396.

41. Wekerle T, Segev D, Lechler R, Oberbauer R. Strategies for long-term preservation of kidney graft function. Lancet 2017; 389(10084):2152-2162.

42. Edinur HA, Manaf SM, Che Mat NF. Genetic barriers in transplantation medicine. World J Transplant 2016; 6(3):532-541.

43. Johnston L. Acute graft-versus-host disease: differing risk with differing graft sources and conditioning intensity. Best Pract Res Clin Haematol 2008; 21(2):177-192.

74

TÉCNICAS MOLECULARES EM IMUNO-HEMATOLOGIA ERITROCITÁRIA

Denise Menezes Brunetta
Lilian Castilho

CONCEITOS BÁSICOS DE GENÉTICA

O DNA é um polímero de ácido nucleico e consiste de longas cadeias de nucleotídeos ligados uns aos outros. Cada nucleotídeo é composto de uma pentose (um carboidrato com cinco átomos de carbono), um grupo fosfato ligado ao quinto átomo de carbono (C5) da pentose e uma base ligada ao C1. Variações na composição química da base dão origem a quatro nucleotídeos diferentes: as purinas (adenina – A e guanina – G) e as pirimidinas (citosina – C e timidina – T). Adicionalmente, o C3 da pentose é modificado em um grupamento hidroxila. Cada nucleotídeo forma polímeros de DNA quando o grupo fosfato em C5 de um nucleotídeo se liga ao grupamento livre em C3 de outro nucleotídeo. Portanto, cada fita de DNA tem uma extremidade 5' e uma 3' e as moléculas de DNA variam de acordo com a sequência de nucleotídeos incorporados ao polímero.[1]

O genoma humano consiste de uma dupla fita de DNA, onde as bases de uma fita de DNA se ligam às bases complementares da outra fita. Especificamente, o nucleotídeo T se liga a A, e o nucleotídeo C se liga a G. Quando duas fitas têm sequências complementares, elas podem hibridizar e formar a dupla fita. As fitas complementares hibridizam de maneira que as extremidades 5' e 3' ficam em orientações opostas e formam uma dupla hélice.[1]

Um gene é um segmento de DNA que codifica uma determinada proteína, composto de regiões que codificam aminoácidos (éxons) e regiões não traduzidas em aminoácidos (íntrons). Os íntrons são removidos por um processo chamado *splicing*. Existem dois "sítios de *splice*" em cada íntron: a) sítio doador (dois primeiros nucleotídeos da região 5' de cada íntron, sempre a sequência GT); b) sítio receptor (dois últimos nucleotídeos da região 3' de cada íntron, sempre a sequência AG).

Os genes são localizados em cromossomos e cada gene ocupa uma localização específica conhecida como lócus. Um lócus pode ser ocupado por uma de múltiplas alternativas de um gene chamado alelo.

Cromossomos são estruturas que carreiam os genes que são visíveis durante a divisão do núcleo celular e que contêm o material genético (DNA) necessário à manutenção da vida. Uma célula somática humana contém 46 cromossomos que fazem 23 pares, e cada par contém um cromossomo paterno e outro materno. Em homens e mulheres, 22 pares são cromossomos homólogos e são conhecidos como autossomos. O par restante é não homólogo e consiste nos cromossomos sexuais que determinam o gênero da pessoa. O cariótipo representa todos os cromossomos da pessoa e é expresso como 46, XX em mulheres e 46, XY em homens.

O genótipo de uma pessoa é um conjunto de genes herdados de seus pais e o termo é, frequentemente, usado para se referir ao par de alelos em um lócus específico.

O DNA que codifica um determinado gene, ao ser expresso, é transcrito em RNA mensageiro (RNAm). A estrutura do RNA é semelhante à do DNA, com as seguintes diferenças: 1) ribonucleotídeos, têm um grupamento hidroxila adicional em C2; 2) uracila (U) substitui T; e 3) o RNA que codifica produtos gênicos é tipicamente de fita única. O RNAm é essencialmente uma cópia do DNA. Após sua síntese no núcleo, o RNAm é processado e exportado ao citoplasma, quando ribossomos o transcreve em proteínas que dão origem aos antígenos e, consequentemente, ao fenótipo. Portanto, o fenótipo é a observação da expressão gênica e reflete a atividade biológica de seus genes. Assim, a presença ou ausência de antígenos nas hemácias, determinados por testes sorológicos, representa o fenótipo.

Quando alelos idênticos para um determinado lócus estão presentes em ambos os cromossomos, a pessoa é homozigota para aquele alelo. Uma pessoa é hemizigota quando tem apenas uma cópia do alelo, por exemplo, uma pessoa RhD positivo que tem um alelo *RHD* deletado. Quando alelos diferentes estão presentes em um lócus específico, a pessoa é considerada heterozigota.

Antígenos que são codificados por alelos no mesmo lócus são chamados antitéticos, assim C e c são um par de antígenos antitéticos. Então, uma pessoa com fenótipo C+c- é homozigota para C, e suas hemácias têm dose dupla do antígeno C.

Polimorfismo se refere à ocorrência em uma população de variações alélicas (dois ou mais alelos no mesmo lócus) produzindo diferentes fenótipos com uma frequência maior que 1%. Alguns sistemas de grupos sanguíneos são altamente polimórficos, como o Rh. Um alelo polimórfico em uma população não é, necessariamente, polimórfico em todas as populações e podem representar uma vantagem adaptativa.

A diferença entre dois alelos é o resultado de uma alteração permanente do DNA. O evento, espontâneo ou induzido por radiação, por exemplo, que leva à produção de um gene alterado e um alelo novo ou polimorfismo que não existia nos pais, é conhecido como mutação. A mutação pode ser silenciosa, quando não há efeito na proteína codificada, ou pode modificar um produto gênico e causar um efeito observável no fenótipo. Apenas quando uma mutação leva à formação de uma proteína alterada com a formação de um anticorpo direcionado a ela, o alelo é considerado produtor de um antígeno específico.

Vários eventos genéticos que geraram novos antígenos e fenótipos foram identificados. O evento pode ocorrer a nível do cromossomo (deleção ou translocação de parte do cromossomo), do gene (deleção, conversão ou rearranjo), do éxon (deleção ou duplicação) ou do nucleotídeo (deleção, substituição ou inserção). O mecanismo que dá origem a maior diversidade do genoma humano é um polimorfismo de nucleotídeo único (SNP), isto é, uma mudança de um único nucleotídeo do DNA.

A herança genética pode ser feita de maneira autossômica ou ligada ao cromossomo sexual. A herança autossômica pode ser de três formas:

- Dominante: o antígeno é sempre expresso quando o alelo relevante está presente, independente se a pessoa é homozigota ou heterozigota para esse alelo, por exemplo, indivíduos com alelos A e O sempre expressam o antígeno A.
- Codominante: quando dois alelos diferentes estão presentes e o produto de ambos os alelos são expressos, por exemplo, K+k+.
- Recessivo: uma herança autossômica recessiva é expressa apenas quando a pessoa é homozigota para o alelo e herdou o alelo recessivo de ambos os pais.

O QUE É GENOTIPAGEM ERITROCITÁRIA?

Os antígenos eritrocitários são substâncias presentes na membrana das hemácias, que são produtos diretos (p. ex., antígenos do sistema Rh) ou indiretos (p. ex., antígenos ABO) de determinados genes. Eles são codificados habitualmente por genes localizados nos autossomos, porém, podem também ter seus genes localizados nos cromossomos sexuais. Antígenos eritrocitários são marcadores importantes de estudos genéticos e antropológicos, além de avaliação familiar.[1]

Hoje, estão descritos 36 sistemas de grupos sanguíneos com mais de 300 antígenos.[2] A grande maioria dos antígenos eritrocitários já teve seu gene identificado e sequenciado, permitindo o conhecimento das bases moleculares dos diversos alelos.[3] Apesar de os polimorfismos de único nucleotídeo (SNPs) serem responsáveis pelas diferenças da maior parte dos antígenos antitéticos,[3] outros mecanismos moleculares podem também estar associados à diversidade dos antígenos de grupos sanguíneos (Tabela 74.1).

A genotipagem eritrocitária consiste na avaliação do DNA do indivíduo, normalmente extraído dos leucócitos, utilizando *primers* específicos para o alelo de interesse. Um *primer* é uma sequência de bases que serve como molde para inicialização do processo de replicação do DNA. Além do *primer*, para a replicação do DNA é necessário a adição de soluções tampões, cloreto de magnésio, nucleotídeos (dNTPs) e de uma enzima (polimerase) termoestável que permite a junção dos nucleotídeos à fita em formação. A reação, chamada de PCR ou reação em cadeia de polimerase, é realizada em um equipamento chamado termociclador e envolve ciclos repetidos de aquecimento e resfriamento, conforme descrito a seguir. Após a replicação, o DNA produzido pode ser visualizado por várias técnicas diferentes. Além disso, a avaliação do DNA pode ser realizado por sequenciamento, descrito a seguir.

POR QUE GENOTIPAR?

A hemaglutinação, teste clássico para avaliação das reações antígeno-anticorpo *in vitro*, é uma metodologia geralmente simples, barata e, quando feita corretamente, é adequada na grande maioria dos casos.[4] No entanto, apresenta limitações importantes (Tabela 74.2).

Consequentemente, a aplicação de métodos moleculares como preditores da fenotipagem eritrocitária de pacientes e doadores tem se tornado rotina dos laboratórios de imuno-hematologia em todo o mundo. A genotipagem molecular tem sido uma ferramenta poderosa e muito útil na imuno-hematologia e, atualmente, é aplicada em diferentes áreas e rotinas (Tabela 74.3).

Várias são as razões para a introdução da genotipagem na prática clínica. Os primeiros benefícios da biologia molecular de grupos sanguíneos foram demonstrados em pacientes politransfundidos e naqueles com teste direto de antiglobulina fortemente positivo, que impediam a realização da fenotipagem por métodos sorológicos convencionais.[5] A indisponibilidade e o custo de soros raros para determinação de antígenos eritrocitários também alavancou o desenvolvimento de plataformas mais eficazes de genotipagem.[4,6]

A realização de genotipagem de grupos sanguíneos a partir de DNA leucocitário contribui para o manejo transfusional de pacientes falcifor-

---

TABELA 74.1
MECANISMOS MOLECULARES ASSOCIADOS COM A EXPRESSÃO DOS ANTÍGENOS DE GRUPOS SANGUÍNEOS

SNPs: polimorfismos com substituição de um único nucleotídeo

Deleção: de um gene, éxon ou nucleotídeo

Inserção: adição de um único nucleotídeo ou segmento de DNA

***Splicings* alterados:** troca de nucleotídeos que altera o *splicing* de forma a gerar a retirada de um éxon

Translocação cromossômica: transferência de segmento de um cromossomo para outro cromossomo não homólogo

Crossing over: troca de material genético entre pares de cromossomos homólogos, se o mesmo gene tiver áreas homólogas alinhadas (*crossover* intragênico) ou se dois genes altamente homólogos desalinham (*crossover* intergênico).

Conversão gênica e outros rearranjos: a conversão gênica ocorre quando o sistema de reparo do DNA remove uma das fitas de uma região não apropriadamente pareada e a corrige de acordo com a fita de DNA restante. Outros rearranjos incluem complexos híbridos nos quais os mecanismos envolvidos ainda não foram esclarecidos

TABELA 74.2
LIMITAÇÕES DOS TESTES DE HEMAGLUTINAÇÃO

Limitações técnicas
- Interpretação subjetiva
- Procedimentos trabalhosos, demorados e pouco automatizados
- Alto custo dos reagentes, em especial dos antissoros raros
- Muitos antissoros raros não são registrados, e são de origem humana
- Indisponibilidade de antissoros comerciais para muitos antígenos

Limitações clínicas
- Fenotipagem de pacientes com transfusões recentes
- Fenotipagem de hemácias de pacientes com autoanticorpos
- Falha na determinação da zigozidade *RHD*
- Poucos doadores fenotipados para um pequeno número de antígenos, limitando os estoques e registro de doadores raros

TABELA 74.3
APLICAÇÕES DAS TÉCNICAS DE BIOLOGIA MOLECULAR EM IMUNO-HEMATOLOGIA

Em doadores de sangue
- Identificação de fenótipos comuns e raros
- Produção de painéis de hemácias complementares
- Controle de qualidade de reagentes de hemácias
- Confirmação dos antígenos D, D fraco e D parcial
- Identificação de variantes RhCE
- Aumento dos estoques de sangue para pacientes dependentes de transfusão

Em pacientes
- Teste direto da antiglobulina positivo
- Pacientes com transfusão recente
- Processo de identificação de anticorpos
- Confirmação de discrepâncias ABO e Rh
- Determinação de antígenos fracos
- Identificação de variantes RhD e RhCE
- Determinação de microquimerismo em pacientes transplantados

mes,[7,8] talassêmicos,[8] com outras doenças hematológicas e nefropatas[5] ao predizer o fenótipo de pacientes politransfundidos.[7] Assim, permite a seleção mais adequada de hemácias para compatibi-

lização, podendo reduzir o risco de aloimunização e de reações transfusionais hemolíticas.[7]

A genotipagem de DNA livre fetal, a partir de amostras colhidas de gestantes aloimunizadas, alterou o acompanhamento dos fetos em risco de doença hemolítica perinatal, permitindo redução dos custos de pré-natal e reduzindo a ansiedade de uma gestação complicada.[9]

Outra contribuição da genotipagem para o manejo transfusional está relacionada a diferenciação de alelos *RHD* fracos e *RHD* parciais.[5] Pacientes D parcial são habitualmente tipados como RhD positivo e estão em risco de desenvolvimento de anti-D, devendo receber hemácias RhD negativo nas transfusões,[5] e na gestação e no puerpério, imunoglobulina anti-D está indicada.

Com a evolução dos procedimentos automatizados que permitem genotipagens em larga escala e menor custo, laboratórios de biologia molecular de grupos sanguíneos passaram a substituir a rotina imuno-hematológica de fenotipagem de doadores.[5] Além disso, pacientes com anticorpos contra antígenos de alta frequência alavancaram a implantação de genotipagem de doadores para procura de indivíduos com fenótipos raros.[10]

Biologia molecular de doadores fenotipados como RhD negativo é realizada, rotineiramente, em alguns bancos de sangue para determinar a presença do gene *RHD*.[11] Indivíduos com alguns tipos de D fraco e todos os Del podem ser classificados erroneamente como RhD negativo pelos testes sorológicos.[11] A avaliação da presença do gene *RHD* reduz consideravelmente a possibilidade de aloimunização de receptores RhD negativo, cujos anticorpos podem estar futuramente implicados em reações transfusionais e doença hemolítica perinatal.

TÉCNICAS DE GENOTIPAGEM

A técnica do PCR clássica foi desenvolvida por Kary Banks Mullis, na década de 1980,[12] e ao permitir a produção de uma sequência específica de DNA de forma exponencial, revolucionou a aplicação da genética. Após a extração e separação do DNA de leucócitos, a reação de PCR consiste em três passos básicos, repetidos aproximadamente 30 vezes:

1. Desnaturação: consiste na dissociação da dupla fita de DNA à obtenção das duas fitas simples. Esse passo, normalmente, é realizado com a temperatura de 95 °C durante 30 segundos.
2. Anelamento ou hibridização: durante esse passo, *primers* específicos se ligam (hibridizam) às suas sequências complementares. A faixa de temperatura clássica é de 55 a 65 °C, dependendo da temperatura de *melting* dos *primers* utilizados.
3. Extensão: entre 68 e 72 °C, a DNA polimerase sintetiza fitas complementares de oligonucleotídeos presentes no *mix* da reação. A duração desse passo depende do comprimento do fragmento amplificado. A velocidade típica da DNA polimerase é de 1 kb/min.

Antes do início do primeiro ciclo, um passo de desnaturação inicial é normalmente realizado para permitir a dissociação de fragmentos longos, especialmente quando DNA genômico é isolado. Esse passo também permite a ativação da DNA polimerase, evitando a amplificação não específica. De maneira similar, um passo de extensão final de 5 minutos é realizado para permitir o término de todas as extensões (Figura 74.1).[3]

Depois da amplificação, os fragmentos sintetizados devem ser analisados e diferentes metodologias podem ser aplicadas, desde eletroforese em agarose até plataformas de genotipagens de larga escala com *microarray*.[3] A seguir, estão descritas as metodologias mais frequentes para análise do DNA amplificado.

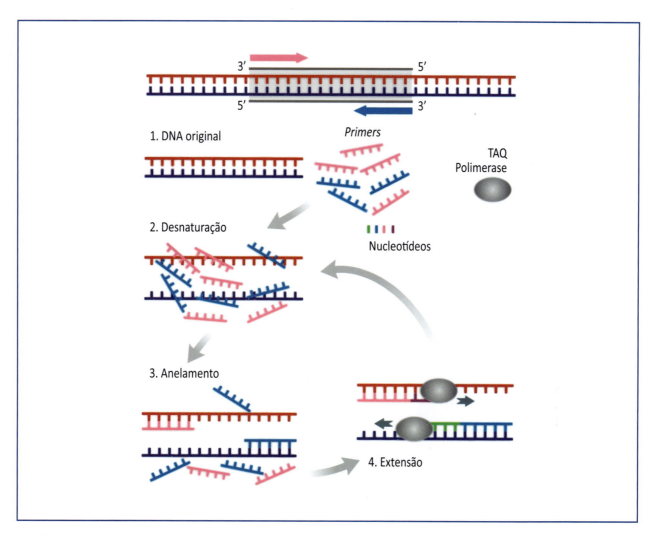

FIGURA 74.1 Reação de cadeia de polimerase (PCR).

Métodos baseados em PCR de média capacidade e baixa resolução

PCR-RFLP (PCR-restriction fragment length polymorphism)

Essa técnica deve ser utilizada apenas quando o SNP cria ou remove um sítio de restrição. O PCR é utilizado para amplificar a região de interesse incluindo o SNP, seguido por um passo de digestão com uma enzima de restrição. Essas enzimas são altamente específicas e clivam o DNA em locais específicos, caracterizado por uma sequência única de nucleotídeo. Após a utilização da enzima, o DNA é colocado em gel para realização de eletroforese. Os resultados são, normalmente, visualizados a partir de fragmentos de diferentes tamanhos que refletem a presença ou ausência dos sítios de restrição e, portanto, o SNP de interesse. Os resultados são comparados com controles conhecidos (amostras em que os dois alelos são homozigotos ou heterozigotos) (Figura 74.2).

PCR alelo específico (PCR-AS) ou PCR sequência específico (SSP-PCR)

Nesse método são utilizados pelo menos dois tubos de reação por amostra de DNA. Cada tubo contém um *primer* que é comum a ambos os alelos e um *primer* específico para um dos dois alelos em

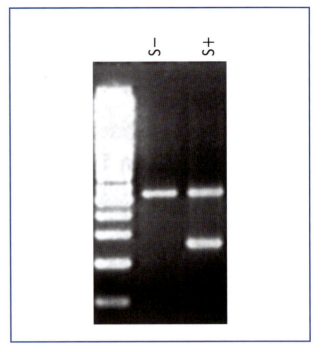

FIGURA 74.3 PCR-AS para GYPB*S.

avaliação. Se a sequência complementar ao *primer* específico não estiver presente, o anelamento não ocorre e não há amplificação. Os resultados dos dois tubos são visualizados com eletroforese em gel de agarose. Como a ausência do produto de PCR reflete um alelo ausente, é imprescindível o uso de um controle interno para garantir que o passo de amplificação foi bem sucedido (Figura 74.3).

PCR multiplex

Essa técnica permite a análise de vários SNPs ou regiões de interesse em uma mesma reação, reduzindo o tempo e consumo de reagentes, porém, é necessária a utilização de *primers* com temperatura de anelamento semelhantes. Após a realização do PCR, os produtos podem ser vistos com eletroforese em gel de agarose ou capilar, sendo diferenciados por seus tamanhos (Figura 74.4).

PCR em tempo real

O princípio básico dessa metodologia é o mesmo do PCR convencional, com a exceção de que o produto do PCR é detectado e medido em tempo real. Há três técnicas utilizadas com maior frequência:

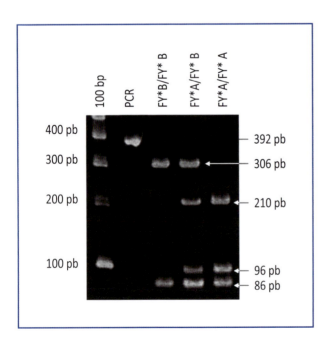

FIGURA 74.2 PCR-RFLP para *FY*.

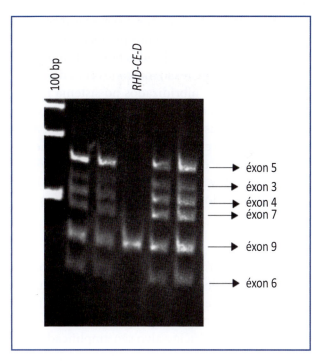

FIGURA 74.4 PCR multiplex para variantes do gene *RHD*.

1. SYBR Green: esse é um agente corante intercalante que, ao ser integrado à dupla fita de DNA em formação, emite fluorescência que é detectada pelo equipamento.
2. Sonda TaqMan: essas sondas têm um fluoróforo ligado a uma extremidade e um *quencher* à outra. Na sua configuração inicial, o *quencher* captura a fluorescência do fluoróforo, inibindo seu sinal. Na presença do DNA *template* (molde), a sonda TaqMan é hibridizada e durante a extensão, a sonda é hidrolisada pela atividade exonuclease da polimerase, resultando na quebra da proximidade do fluoróforo e do *quencher*, permitindo a emissão da fluorescência pelo fluoróforo. A quantidade de fluorescência detectada é diretamente proporcional à quantidade de fluoróforo e ao DNA *template* presente na reação. É possível a realização de reações multiplex com essa metodologia, porém, em quantidade limitada, pelo número de corantes fluorescentes disponíveis comercialmente e também pelo número de cores reconhecidas pelo instrumento.
3. Detecção de FRET: nesse sistema, duas sondas são utilizadas: uma com um fluoróforo transmissor ligado na extremidade 3', e outra com um fluoróforo receptor na extremidade 5'. Essas sondas são escolhidas para hibridizar às suas sequências-alvo de maneira que os dois fluoróforos sejam separados apenas por cinco pares de bases. Quando as duas sondas são separadas, o fluoróforo transmissor apenas emite fluorescência fraca, e quando são hibridizadas e ficam a menos de 10 nucleotídeos de distância, a proximidade dos dois fluoróforos permite a transmissão de energia do transmissor para o receptor. A fluorescência é medida durante o anelamento e é proporcional à quantidade de DNA sintetizada. As sondas permanecem intactas e também é possível a realização das curvas de *melting* ao final da reação.

Metodologias de baixa capacidade e alta resolução

Sequenciamento de Sanger

O método de Sanger é procedimento tradicional para sequenciamento de DNA, desenvolvido na década de 1970, e consiste na adição de nucleotídeos modificados, chamados didesoxirribonucleotídeos, que impedem o crescimento de um fragmento de DNA em replicação pela DNA polimerase após sua adição. Cada didesoxirribonucleotídeo é marcado com um fluorocromo específico. O sistema de detecção mede a fluorescência emitida e um perfil específico é obtido, permitindo a determinação da sequência desejada.

Pirosequenciamento

Nessa técnica, desoxinucleotídeos não são incorporados simultaneamente na reação, mas um após o outro. Se o nucleotídeo incorporado corresponder ao esperado pela DNA polimerase, ele é incorporado a fita que está sendo sintetizada e um pirofosfato é liberado. Esse pirofosfato é transformado em ATP, por uma ATP sulfurilase, e é usado por uma enzima luciferase bioluminescente para produzir luz. Um sensor de imagem captura o sinal emitido e reproduz como um pico em um pirograma. A altura do pico corresponde à intensidade do sinal e ao número de nucleotídeos incorporados ao mesmo tempo. No caso de SNP, diferentes nucleotídeos são incorporados na mesma posição e a altura do pico ajuda a identificar a presença dos mesmos.

Next generation sequencing *(NGS)*

É uma nova metodologia de sequenciamento de DNA que permite o sequenciamento em paralelo de milhões de fragmentos de DNA, o que garante alta performance, ou seja, sequenciamento de múltiplos genes e amostras na mesma reação. Atualmente, existem várias plataformas desenvolvidas que sequenciam bilhões de bases em uma corrida. A principal vantagem da técnica de NGS, na área de grupos sanguíneos eritrocitários, é a sua capacidade de identificar variantes raras e novas em um prazo muito menor que o sequenciamento Sanger. Esta nova tecnologia está começando a ser introduzida na imuno-hematologia, com poucos trabalhos publicados e ainda apresenta um alto custo.[13]

Métodos integrados de alta capacidade e média resolução

Testes moleculares por *microarrays* (fase sólida ou por suspensão de *beads*) formam plataformas que permitem genotipagem de larga escala com avaliação de múltiplos alelos.[3] Essas metodologias normalmente são associadas a um passo de PCR multiplex, seguido da detecção com *probes* específicos correspondentes aos polimorfismos analisados.[3]

Sistema microarray *fluido (xMAP) – Luminex*

Tecnologia xMAP é baseada no uso de matrizes em suspensão. Microesferas (*bead*) de poliestireno agem como um suporte para imobilização de sondas de oligonucleotídeos. Cada *bead* tem um código óptico que permite sua identificação durante a análise do resultado. Dois fluorocromos são incorporados em diferentes proporções a cada *bead*, conferindo uma assinatura única. Uma PCR multiplex é realizada para amplificar as regiões de interesse. Após a amplificação, o produto do PCR é hibridizado com as microesferas e incubado com estreptoavidina conjugada com ficoeritrina. A análise é baseada no princípio da citometria de fluxo, quando uma microesfera passa pela câmara de detecção, um laser excita os fluorocromos permitindo sua identificação.

BloodChip

Esse sistema é dedicado à genotipagem estendida de grupos sanguíneos, permitindo a análise de 128 SNPs associados com nove sistemas de grupos sanguíneos e alguns antígenos plaquetários. As sequências-alvo são amplificadas por PCR multiplex e os produtos do PCR são marcados com dois fluorocromos que são hibridizados no sistema Blood-Chip. O chip é composto de uma matriz fixa de sondas específicas aonde os alvos hibridizam. Após a hibridização, o chip é escaneado com um microscópio de fluorescência e os sinais obtidos são analisados por software específico capaz de identificar os diferentes alelos e determinar os genótipos.

HEA BeadChip

Esse sistema também é dedicado à genotipagem estendida de grupos sanguíneos, permitindo a análise de onze sistemas de grupos sanguíneos e um painel de antígenos plaquetários.[3] De forma resumida, as sequências-alvo são amplificadas por PCR multiplex e os amplicons de fita única produzidos são hibridizados com *beads* marcadas com fluorocromos usando dois tipos de enzimas de alongamento. Esse último passo só pode ser realizado com uma combinação perfeita entre o alvo e a sonda. Os genótipos são obtidos a partir da comparação das intensidades de fluorescência entre os alelos de interesse e um painel de valores de referência.[14] A utilização dessa metodologia mostrou-se útil na avaliação de pacientes falciformes, com o intuito de diminuir a possibilidade de aloimunização.[10]

SNaPshot

É uma reação de minissequenciamento baseada na extensão de um *primer* capaz de detectar um SNP, e consiste de uma reação de PCR multiplex contendo amplicons flanqueando SNPs selecionados. Após purificação do PCR multiplex, realiza-se uma reação interna em que são adicionados um *primer* interno para cada SNP, dideoxinucleotídeos (ddNTPs) marcados com corantes fluorescentes e enzima polimerase. A reação interna é purificada, desnaturada com formamida e submetida a análise de fragmentos em um sequenciador capilar.

A utilização da técnica de SNaPshot para genotipagem de grupos sanguíneos surgiu como uma alternativa mais barata às plataformas de *microarrays*. Uma das principais aplicações da técnica de SNaPshot é a determinação de alelos de

CAPÍTULO 74 • TÉCNICAS MOLECULARES EM IMUNO-HEMATOLOGIA ERITROCITÁRIA

grupos sanguíneos de alta frequência para identificação de doadores de sangue antígenos negativos ou doadores raros.[15]

MALDI-TOF (matrix-assisted laser desorption/ ionisation time-offlight)

Esta técnica se inicia com a amplificação de um PCR multiplex, seguida por uma extensão alelo-específica de um *primer* que hibridiza diretamente ao SNP de interesse. A fita simples de DNA resultante e oligonucleotídeos são depositados em um chip de sílica fixado em uma matriz de cristal. Esta matriz é irradiada com laser para liberação ou ionização das moléculas, e para a separação e análise de diferentes biomoléculas com base nas propriedades físicas intrínsecas, ou seja, proporcional ao peso molecular de cada molécula. Assim, moléculas de diferentes pesos moleculares são separadas. Após aquisição e processamento dos dados por um espectrofotômetro de massa, um gráfico é produzido com intensidade relativa no eixo "y" e peso molecular no eixo "x". Cada pico no gráfico representa um fragmento de DNA. A vantagem deste método é que ele mede, diretamente, o peso molecular das moléculas de interesse sem a necessidade de utilização de fluorescência e possibilita a análise de mais de 40 SNPs por amostra, em uma única reação de PCR multiplex.[15]

LIMITAÇÕES DA GENOTIPAGEM

Apesar de ter revolucionado a imuno-hematologia, a genotipagem para grupos sanguíneos deve ser interpretada com cautela. Inicialmente, deve-se lembrar da possibilidade de contaminação no PCR gerando falsos resultados.[7] Ademais, essa técnica prediz o fenótipo, mas não é capaz de detectar diretamente a expressão antigênica. Além disso, são avaliados os polimorfismos mais comuns e não são detectadas todas as variantes. Entretanto, há relatos de até 0,9997 de concordância entre as duas metodologias.[15]

A presença de genes silenciosos é uma das razões de discrepâncias entre genotipagem e fenotipagem. Existem descrições de diversos genes silenciosos,[15,16] que apesar de serem detectados na genotipagem, seus antígenos correspondentes, por diversas razões, não estão expressos nas hemácias. O gene *FY*, caracterizado pela substituição T>C na região promotora eritroide, que inibe a produção do fator de transcrição GATA-1 e impede a expressão do antígeno Fyb na membrana eritrocitária, é classicamente descrito e avaliado conjuntamente na genotipagem do gene *DARC*.[7] Entretanto, outras mutações com silenciamento de genes podem atrapalhar a interpretação de painéis de identificação de anticorpos e comprometer o cuidado de pacientes.

A avaliação simplificada dos alelos *RHD* e *RHCE* também pode levar a interpretações equivocadas.[15,16] O sistema Rh é o mais complexo sistema de grupo sanguíneo e inclui mais de 50 antígenos.[2] O lócus *RH* é composto de dois genes homólogos, intimamente ligados, o *RHD* e o *RHCE*.[17] São herdados como haplótipos, e a expressão de suas proteínas é exclusiva das hemácias. Existem mais de 220 alelos *RHD* e 80 alelos *RHCE* descritos.[2] A avaliação padrão não consegue distinguir a presença de variantes Rh, que são mais prevalentes em afrodescendentes.[18]

Como conclusão, a genotipagem de grupos sanguíneos contribui para o manejo transfusional das mais diversas populações, ao predizer os fenótipos de indivíduos recentemente transfundidos, com TAD fortemente positivo ou com anticorpos contra antígenos sem soros comerciais disponíveis. Além disso, facilita a seleção mais acurada de doadores, podendo evitar a aloimunização e o desenvolvimento de reações transfusionais hemolíticas imunes e doença hemolítica perinatal. Portanto, a genotipagem eritrocitária pode contribuir substancialmente na qualidade da transfusão de sangue fenotipado, sobretudo em pacientes politransfundidos. No entanto, para se estabelecer protocolos seguros de genotipagem de grupos sanguíneos, é importante realizar uma triagem sistemática dos alelos e variantes de grupos sanguíneos de uma determinada população, para que se possa substituir, com segurança, as técnicas sorológicas atualmente empregadas nas rotinas de bancos de sangue.

REFERÊNCIAS BIBLIOGRÁFICAS

1. Technical Manual. 18 ed. Bethesda, Maryland: AABB 2014; 1044 p.

2. ISBT – International Society of Blood Tranfusion 2015 [cited 2015 09/21/2015]. Disponível em: http://

www.isbtweb.org/fileadmin/user_upload/files-2015/red%20cells/links%20tables%20in%20intro-duction%20text/Table%20blood%20group%20anti-gens%20within%20systems%20v4.0%20141124.pdf.

3. Boccoz SA, Blum LJ, Marquette CA. DNA biosensor/biochip for multiplex blood group genotyping. Methods 2013; 64(3):241-249. PubMed PMID: 24080420.

4. Reid ME, Denomme GA. DNA-based methods in the immunohematology reference laboratory. Transfus Apher Sci 2011; 44(1):65-72. PubMed PMID: 21257350. Pubmed Central PMCID: 3058268.

5. Guelsin GA, Sell AM, Castilho L, Masaki VL, Melo FC, Hashimoto MN, et al. Benefits of blood group genotyping in multi-transfused patients from the south of Brazil. J Clin Lab Anal 2010; 24(5):311-316. PubMed PMID: 20872565.

6. Hopp K, Weber K, Bellissimo D, Johnson ST, Pietz B. High-throughput red blood cell antigen genotyping using a nanofluidic real-time polymerase chain reaction platform. Transfusion 2010; 50(1):40-46. PubMed PMID: 19761548.

7. Castilho L, Rios M, Bianco C, Pellegrino J, Jr., Alberto FL, Saad ST, et al. DNA-based typing of blood groups for the management of multiply-transfused sickle cell disease patients. Transfusion 2002; 42(2):232-238. PubMed PMID: 11896340.

8. Bakanay SM, Ozturk A, Ileri T, Ince E, Yavasoglu S, Akar N, et al. Blood group genotyping in multi-transfused patients. Transfus Apher Sci 2013; 48(2):257-261. PubMed PMID: 23433825.

9. Daniels G, Finning K, Martin P, Soothill P. Fetal blood group genotyping from DNA from maternal plasma: an important advance in the management and prevention of haemolytic disease of the fetus and newborn. Vox Sang. 2004; 87(4):225-232. PubMed PMID: 15585017.

10. Ribeiro KR, Guarnieri MH, da Costa DC, Costa FF, Pellegrino J, Jr., Castilho L. DNA array analysis for red blood cell antigens facilitates the transfusion support with antigen-matched blood in patients with

sickle cell disease. Vox Sang 2009; 97(2):147-152. PubMed PMID: 19392786.

11. Mota M, Dezan M, Valgueiro MC, Sakashita AM, Kutner JM, Castilho L. RHD allelic identification among D-Brazilian blood donors as a routine test using pools of DNA. J Clin Lab Anal 2012; 26(2):104-108. PubMed PMID: 22467325.

12. Mullis K, Faloona F, Scharf S, Saiki R, Horn G, Erlich H. Specific enzymatic amplification of DNA in vitro: the polymerase chain reaction. Cold Spring Harbor Symposia on Quantitative Biology 1986; 51(Pt 1):263-273. PubMed PMID: 3472723.

13. Rieneck K, Clausen FB, Dziegiel MH. Next-Generation Sequencing for Antenatal Prediction of KEL1 Blood Group Status. Methods Mol Biol 2015; 1310:115-121. PubMed PMID: 26024630.

14. Kappler-Gratias S, Peyrard T, Beolet M, Amiranoff D, Menanteau C, Dubeaux I, et al. Blood group genotyping by high-throughput DNA analysis applied to 356 reagent red blood cell samples. Transfusion 2011; 51(1):36-42. PubMed PMID: 20707859.

15. Casas J, Friedman DF, Jackson T, Vege S, Westhoff CM, Chou ST. Changing practice: red blood cell typing by molecular methods for patients with sickle cell disease. Transfusion; 2015. PubMed PMID: 25573464.

16. Reid ME, Halter Hipsky C, Hue-Roye K, Hoppe C. Genomic analyses of RH alleles to improve transfusion therapy in patients with sickle cell disease. Blood Cells Mol Dis 2014; 52(4):195-202. PubMed PMID: 24309423. Pubmed Central PMCID: 3954443.

17. Flegel WA. Molecular genetics and clinical applications for RH. Transfus Apher Sci 2011; 44(1):81-91. PubMed PMID: 21277262. Pubmed Central PMCID: 3042511.

18. Chou ST, Jackson T, Vege S, Smith-Whitley K, Friedman DF, Westhoff CM. High prevalence of red blood cell alloimmunization in sickle cell disease despite transfusion from Rh-matched minority donors. Blood 2013; 122(6):1062-1071. PubMed PMID: 23723452.

75

Técnicas Sorológicas e Moleculares em Imuno-Hematologia Plaquetária

Vagner de Castro

A aloimunização plaquetária é decorrente da exposição de um paciente a antígenos presentes nas plaquetas de um outro indivíduo e ausentes nas plaquetas deste paciente. Essa exposição, em presença de outros fatores, conhecidos ou não, resulta na produção de anticorpos que vão levar à destruição das plaquetas no paciente. Como já mencionado em capítulo anterior, dentre os fatores conhecidos associados à aloimunização plaquetária estão o número de cópias existentes da glicoproteína onde o antígeno é expresso, a presença de alguns antígenos HLA, de infecção, trauma ou inflamação no momento da exposição, entre outros. A investigação da aloimunização plaquetária é baseada na avaliação de anticorpos antiplaquetários, na genotipagem das plaquetas do paciente e do doador, ou filhos e parceiro, e na correlação entre os resultados da avaliação de anticorpos e genotipagem.[1,2] A seguir, serão discutidos os principais e mais frequentes métodos utilizados nessa investigação.

INVESTIGAÇÃO DA ALOIMUNIZAÇÃO PLAQUETÁRIA

Caracterização de anticorpos: métodos sorológicos

A caracterização dos anticorpos é baseada na investigação da presença de anticorpos (pesquisa de anticorpos plaquetários – PAP) e na identificação da especificidade desses anticorpos contra os antígenos da membrana plaquetária. Os antígenos utilizados nas técnicas de pesquisa e/ou identificação de anticorpos podem ser provenientes de plaquetas, de células transfectadas para expressar os antígenos ou por peptídeos recombinantes. Cada uma dessas fontes de antígenos tem vantagens e limitações, algumas dessas fontes estão ainda em desenvolvimento para a utilização em rotina, mas a mais amplamente usada ainda é a própria plaqueta.[3,4] Vários métodos estão disponíveis para a PAP, entre eles a imunofluorescência por microscopia ou citometria de fluxo, ensaio imunoenzimático (EIA), de captura de antígeno (PAC) e testes de fase sólida, como de aderência de glóbulos vermelhos (SPRCA). Esses testes permitem o rastreamento da presença de anticorpos antiplaquetários, semelhante ao que ocorre no PAI (pesquisa de anticorpos irregulares eritrocitários) mas, geralmente, não permitem a identificação da especificidade destes anticorpos. Alguns são disponíveis comercialmente na forma de kits.

A PAP, utilizando-se a citometria de fluxo (CF), tem sido a técnica mais frequentemente utilizada para rastreamento (*screening*) por ter a vantagem de ser um método sensível, com boa especificidade e reprodutibilidade, com menor variabilidade "inter-observador" (apresentada pela avaliação de imunofluorescência por microscopia) e de execução simples e rápida. Uma limitação da PAP por CF é a necessidade da disponibilidade do citômetro de fluxo, porém hoje, no Brasil, esse equipamento é presente em grande parte dos centros. Outra limitação, como já mencionado, é que esse método detecta o anticorpo (Ac) aderido à superfície plaquetária, mas não define sua especificidade – Ac contra ABO, HLA, HPA, autoac, etc.[5] Esse método é sucintamente descrito a seguir.

Pesquisa de anticorpos antiplaquetários – PAP

A PAP permite a avaliação da presença de anticorpos IgG, IgM ou IgA aderidos à superfície plaquetária, utilizando uma antiglobulina humana específica para a classe de imunoglobulina a ser estudada, marcada com fluorocromo (geralmente fluoresceína isotiocianato – FITC ou ficoeritrina – PE). Como controle positivo da reação, pode ser utilizado um Ac monoclonal dirigido contra uma das glicoproteínas específicas de membrana plaquetária (marcação direta) ou um Ac de origem humana contra um antígeno plaquetário específico bem caracterizado, por exemplo, anti-HPA-1a (marcação indireta). Suscintamente, um *pool* constituído por plaquetas frescas (até 48 horas após coleta) de 2 ou 3 indivíduos do grupo sanguíneo eritrocitário O, sem história de patologias, transfusões ou gestações (preferencialmente do gênero masculino) é utilizado para reação contra o soro a ser investigado. A positividade do teste é definida a partir de realização de uma curva de controles negativos (de 20 a 50 soros de indivíduos saudáveis, sem história de uso de medicamentos, grupo sanguíneo eritrocitário O, sem antecedentes de transfusões ou gestações – preferencialmente do gênero masculino). O resultado igual ou maior a 2 desvios padrões (dp) acima da média é considerado *positivo* e maior ou igual a 1 dp e menor que 2 dp, considerado *inconclusivo* (Figura 75.1).

Como o *pool* de plaquetas utilizado é relativamente pequeno, a fim de não haver uma "diluição" de antígenos, há certa limitação da sensibilidade do método. Ainda assim, pela execução simples e rápida, a PAP por CF tem se mostrado uma ferramenta interessante na avaliação da aloimunização.[6] Essa mesma técnica pode ser utilizada para a realização da prova de *compatibilidade plaquetá-*

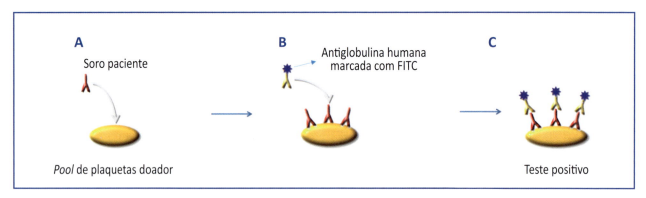

FIGURA 75.1 Pesquisa de anticorpos antiplaquetários por citometria de fluxo. **A)** O soro do paciente a ser investigado é incubado com *pool* de plaquetas frescas de 2 ou 3 doadores. **B)** É realizada a lavagem dessas plaquetas para retirada de anticorpos não ligados, com subsequente incubação do produto da reação com antiglobulina humana marcada com fluorocromo, geralmente FITC. **C)** Após nova lavagem, o produto da reação é levado a leitura de 10.000 eventos no citômetro de fluxo. O teste positivo é caracterizado pela presença de fluorescência. Quando há ausência de anticorpos dirigidos contra antígenos presentes na superfície da plaqueta, o teste é negativo (ausência de fluorescência), pois a última lavagem retira a antiglobulina humana marcada que não está ligada a anticorpos.

ria ou o *crossmatch*. Neste caso, utiliza-se na reação a plaqueta do doador contra o soro do paciente a ser transfundido. Havendo negatividade do teste, há compatibilidade doador-paciente. O teste sendo positivo indica que há a presença de anticorpos no soro do paciente que reconhecem um antígeno da plaqueta do doador.

Identificação de anticorpos antiplaquetários

Os métodos mais utilizados para a identificação da especificidade dos anticorpos, baseiam-se na fixação das glicoproteínas plaquetárias a microplacas de ELISA, através de Ac monoclonais específicos. Esses métodos apresentam também grande sensibilidade. Embora sejam mais trabalhosos, eles permitem reconhecer se o Ac é dirigido contra os antígenos HPA, HLA classe I presentes na membrana plaquetária, se há associação de anticorpos, bem como a identificação de novos aloantígenos/aloanticorpos. Entre eles podemos citar o MACE (ELISA modificado de captura de antígenos) e o MAIPA (teste de imobilização de antígenos plaquetários por anticorpo monoclonal), mais amplamente utilizado e considerado padrão-ouro.[3,7] A Figura 75.2 explica sucintamente este último método.

Testes de *immunoblotting* e imunoprecipitação também podem ser utilizados na investigação sorológica, porém não são empregados na rotina por sua complexidade. Esses métodos são mais utilizados em pesquisa.

Mais recentemente, a utilização de novas técnicas comerciais como as baseadas na tecnologia Luminex xMAP têm tornado possível a identificação de anticorpos anti-HPA, em larga escala, de forma mais ágil e rápida. As limitações dessas técnicas são o alto custo, a necessidade de equipamentos específicos e a avaliação de HPAs de maior frequência (HPA-1 ao HPA-5), não permitindo a identificação de antígenos raros. Para esses casos e para a identificação de novos antígenos, o MAIPA ou MACE, embora trabalhosos, continuam indispensáveis.

Genotipagem plaquetária: técnicas moleculares utilizadas em imuno-hematologia plaquetária

Inicialmente, os polimorfismos plaquetários eram identificados por técnicas sorológicas (fenotipagem), utilizando anticorpos anti-HPA pre-sentes no soro de pacientes aloimunizados. Essa prática restringia o estudo dos sistemas HPA a laboratórios que possuíam esses anticorpos, disponíveis em pequeno volume e com qualidade inconstante. Além disso, a trombocitopenia, principal consequência da aloimunização, frequentemente inviabilizava a fenotipagem de pacientes, pelo número insuficiente de plaquetas nas amostras.[3] O reconhecimento das bases moleculares dos sistemas HPA, principalmente na década de 1990, possibilitou o desenvolvimento de técnicas baseadas na análise da sequência de DNA que codifica as GPs. Dessa forma, a genotipagem é hoje considerada o padrão-ouro para a tipagem plaquetária por ser relativamente simples e o DNA para essa análise pode ser obtido de qualquer célula, principalmente leucócitos.

A base para a genotipagem é a reação em cadeia da polimerase (PCR), na qual o fragmento de DNA, onde se encontra o polimorfismo desejado, é amplificado por meio da utilização de iniciadores ou *primers* que delimitam esse fragmento de interesse, nucleotídeos para a síntese desse fragmento, uma polimerase (enzima que permite a síntese desse fragmento) e tampões. A reação de amplificação ocorre no termociclador, equipamento que cria as condições de temperatura adequadas para a reação. Várias técnicas permitem a identificação do polimorfismo no fragmento amplificado. A seguir, descrevemos sucintamente as mais usuais.[2,3,8]

Na PCR-RFLP, o fragmento amplificado é submetido à ação de uma enzima de restrição que reconhece e corta a sequência num ponto específico, gerando fragmentos de diferentes tamanhos, dependendo do alelo presente. O produto dessa reação é então submetido à eletroforese em gel de agarose com o brometo de etídio, que permite a visualização dos diferentes fragmentos e o reconhecimento dos alelos, quando exposto à luz ultravioleta. Este método tem alta sensibilidade e baixo custo.

Na PCR-SSP são utilizados dois *primers* específicos, um para cada alelo, e um *primer* comum. São realizadas duas reações de PCR, uma com cada *primer* específico. A amplificação do fragmento ocorre apenas na reação onde há o alelo presente e o produto é visualizado também pela eletroforese em gel de agarose, permitindo assim a identificação do genótipo. Esse método tem baixo custo, embora apresente alguma ambiguidade de resultados.

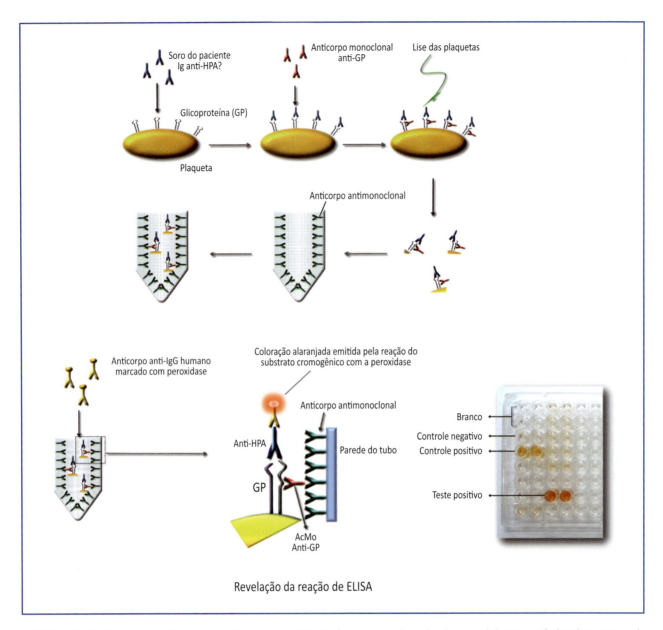

FIGURA 75.2 Representação esquemática do teste MAIPA (*Monoclonal Antibody Immobilization of Platelet Antigens*). Inicialmente, plaquetas de painel (HPA conhecido) são incubadas com o soro a ser investigado. Após uma segunda incubação com anticorpo monoclonal dirigido contra uma glicoproteína específica (Ac-Gp), as plaquetas são lisadas e esse lisado é incubado numa microplaca previamente sensibilizada com anticorpo monoclonal (em verde) dirigido contra o Ac-GP (em vermelho). Essa fase do método permite reter na placa somente os fragmentos da membrana contendo a GP cujo genótipo HPA é previamente conhecido (painel). Após lavagem da microplaca, é realizada a incubação com imunoglubulina anti-humana marcada com peroxidase (em amarelo). Se houver anticorpo do soro (IgG humana – em azul na figura) ligado ao complexo, uma coloração alaranjada é visualizada, após a revelação do teste com exposição ao substrato cromogênico (o-fenilenodiamina – OPD) (ver foto da placa). A leitura do teste é feita por absorbância, em leitor de microplacas.

Esses dois métodos têm como limitação a avaliação de um único polimorfismo de cada vez, tornando-as técnicas mais trabalhosas e lentas para análise de vários HPAs em larga escala.

Atualmente, existem métodos de alta performance que permitem a realização da genotipagem de forma mais rápida e em grande número de amostras, sendo mais adequados para o *screening* de doadores para painel e análise de frequência. Essas técnicas, no entanto, têm maior custo no momento e, algumas vezes, dependem de equipamentos caros.

A análise de curva de *melting* ou dissociação (MCA) mede os atributos da curva de dissociação da fita dupla de DNA durante o aquecimento. Uma reação de PCR é realizada utilizando-se sondas marcadas com fluorocromo, como o SYBR® Green. De acordo com o polimorfismo existente, quando a reação ocorre, as diferentes características de dissociação apresentada pelos polimorfismos são captadas por um termociclador (LightCycler®) que registra a fluorescência em tempo real (*real-time -PCR*) e cria a curva de dissociação característica para aquele(s) polimorfismo(s) existente(s). Esse método permite a realização de reações multiplex, nas quais vários polimorfismos são analisados simultaneamente.

Outro método que utiliza *primers* marcados com fluorocromo é o 5' nuclease ou TaqMan®. Nessa técnica, *primers sense* alelo-específicos marcados com fluorocromos distintos permitem a diferenciação dos polimorfismos, também em tempo real, e permitem a realização de multiplex de forma mais limitada e de moderada performance.

Mais recentemente, alguns métodos comerciais de alta performance vêm sendo oferecidos. O *bead array* utiliza microesferas coloridas codificadas que apresentam sondas de oligonucleotídeos com os polimorfismos de interesse. Após reações de PCR multiplex e hibridização das sequências de interesse marcadas com fluorocromo é realizada a leitura da fluorescência na reação. As esferas podem estar fixadas numa lâmina (*beadchip array*) ou ter leitura por citometria de fluxo no Luminex®. São analisadas, simultaneamente, entre 50 e 100 amostras, tendo 11 ou 12 genotipagens HPA determinadas (dependendo do fabricante), incluindo os 6 clinicamente mais relevantes (HPA-1 ao HPA-5 e HPA-15). Esses testes são realizados em aproximadamente 5 horas. Uma limitação desses testes é seu alto custo e a necessidade de equipamentos específicos.

Embora a genotipagem seja uma ferramenta importante no diagnóstico da aloimunização plaquetária, o genótipo nem sempre corresponde ao fenótipo, especialmente em pacientes heterozigotos para trombopatias hereditárias envolvendo as GPs como a trombastenia de Glanzmann e a síndrome de Bernard-Soulier. O indivíduo pode ser genotipicamente heterozigoto para um determinado HPA, porém fenotipicamente homozigoto para

esse HPA, pois um dos alelos não é expresso na superfície plaquetária.[9]

Os resultados da genotipagem devem ser analisados cuidadosamente. O DNA isolado das células precisa estar livre de contaminação, ter quantidade e qualidade adequadas. O cuidado na contaminação com DNA de outras procedências é importante para evitar resultados falso-positivos. Esse cuidado deve ser particularmente observado quando a genotipagem é realizada a partir de células fetais obtidas por amniocentese ou por punção de cordão umbilical, quando células maternas podem contaminar a amostra. Pode haver discrepância de resultado quando o paciente apresenta polimorfismos na região do anelamento dos *primers* utilizados, quando pode ocorrer resultados falso-negativos. Felizmente, essa situação não é frequente.[3,8,9]

A utilização de mais de um método pelo laboratório pode ser interessante para auxiliar na resolução das discrepâncias encontradas.

CONSIDERAÇÕES FINAIS

A aloimunização plaquetária tem um impacto clínico importante, e sua identificação depende de laboratórios de imunologia plaquetária capacitados para o rastreamento e identificação de anticorpos antiplaquetários, bem como na genotipagem plaquetária. Esses laboratórios têm papel importante também na elaboração de painel de doadores com genotipagem plaquetária para o suporte aos pacientes aloimunizados.

A interação com outros laboratórios, como o de imuno-hematologia eritrocitária e leucocitária (HLA em particular), é fundamental para a avaliação integral dos casos de aloimunização.

REFERÊNCIAS BIBLIOGRÁFICAS

1. Kaplan C, Ni H, Freedman J. Alloimmune thrombocytopenia. In: Michelson AD (ed). Platelets. San Diego: Academic Press, Elsevier Science 2013; 953-970.

2. Curtis BR. Platelet and Leukocity antigens and antibodies. In: Fung MK, Grossman BJ, Hillyer CD, et al. (eds). AABB Technical Manual. Bethesda: AABB 2014; 453-474.

3. Hayashi T, Hirayama F. Advances in alloimmune thrombocytopenia: perspectives on current

concepts of human platelet antigens, antibody detection strategies, and genotyping. Blood Transfus 2015; 13:464-471.

4. Curtis BR, McFarland JG. Detection and identification of platelet antibodies and antigens in the clinical laboratory. Immunohematology 2009; 25:125-135.

5. Bub CB, Goncalez AC, Barjas-Castro ML, et al. The use of a potential novel tool in virtual crossmatching for platelet transfusion in platelet refractoriness. Vox sanguinis; 2015.

6. Bub CB, Martinelli BM, Avelino TM, et al. Platelet antibody detection by flow cytometry: an effective method to evaluate and give transfusional support in platelet refractoriness. Rev Bras Hematol Hemoter 2013; 35:252-255.

7. Kiefel V, Santoso S, Weisheit M, et al. Monoclonal antibody – specific immobilization of platelet antigens (MAIPA): a new tool for the identification of platelet-reactive antibodies. Blood 1987; 70:1722-1726.

8. Curtis BR, McFarland JG. Human platelet antigens – 2013. Vox sanguinis 2014; 106:93-102.

9. Arinsburg SA, Shaz BH, Westhoff C, et al. Determination of human platelet antigen typing by molecular methods: Importance in diagnosis and early treatment of neonatal alloimmune thrombocytopenia. Am J Hematol 2012; 87:525-528.

76

TÉCNICAS SOROLÓGICAS E MOLECULARES EM IMUNO-HEMATOLOGIA GRANULOCITÁRIA

Elyse Moritz
Larissa Barbosa Lopes
José Orlando Bordin

Anticorpos contra antígenos granulocitários estão associados com diferentes condições clínicas como neutropenia aloimune neonatal (NAN), insuficiência pulmonar aguda relacionada à transfusão (TRALI), neutropenia autoimune e reações transfusionais febris não hemolíticas (RTFNH).[1] Tais anticorpos podem ser direcionados contra antígenos leucocitários humanos (HLA) classe I (expresso nos granulócitos) ou antígenos de neutrófilos humanos (HNAs), e são usualmente formados durante a gravidez ou após transfusão ou transplante. Apesar de sua baixa prevalência, anticorpos HNA, principalmente o anti-HNA-3a, merecem especial atenção por estarem envolvidos em casos graves e fatais de TRALI.[2] Ações voltadas para a prevenção e diagnóstico destas condições clínicas abrangem: 1) a implementação de técnicas sorológicas para a pesquisa e identificação dos anticorpos envolvidos; e 2) o desenvolvimento de técnicas moleculares para a confirmação da especificidade dos anticorpos e caracterização dos antígenos HNA.

PESQUISA E IDENTIFICAÇÃO DE ANTICORPOS GRANULOCITÁRIOS

Comparativamente com a pesquisa de anticorpos HLA, a investigação da presença de anticorpos HNA como parte da estratégia para minimizar o risco de TRALI não é amplamente empregada. Existe uma escassez de laboratórios especializados capazes de realizar o leque de técnicas sorológicas e moleculares necessárias para atender as particularidades de cada sistema HNA, preservando, portanto, a sensibilidade e especificidade no *screening* sorológico. Esta escassez de centros especializados se explica, em grande parte, pela dificuldade inerente à separação e manuseio de granulócitos *in vitro*, considerando que são células relativamente frágeis, com meia-vida de aproximadamente 7 horas na circulação. Além disso, apesar do grande empenho observado, na última década, no desenvolvimento de plataformas comerciais para *screening* de anticorpos HNA, amostras de sangue recém-coletadas ainda são a fonte mais confiável de células contendo antígenos HNA para testes sorológicos.

Para a detecção de anticorpos granulocitários, o International Granulocyte Immunology Workshop (IGIW) recomenda a combinação das técnicas clássicas de imunofluorescência de granulócitos (GIFT) e aglutinação de granulócitos (GAT), seguido do teste de imobilização de antígenos granulocitários por anticorpos monoclonais (MAIGA) para especificação do anticorpo, que serão abordadas neste capítulo.[3] A padronização e validação de novas técnicas pelos laboratórios de referência que compõem o IGIW têm demonstrado, ao longo dos anos, a persistente importância destas técnicas trabalhosas para a detecção de anticorpos granulocitários.

A preocupação global a respeito da incidência e gravidade do TRALI, combinada com o paradigma de que o TRALI é uma condição clínica que pode ser prevenida por programas de *screening* sorológico de doadoras de sangue ou por seleção de hemocomponentes baseada no gênero, tem estimulado os pesquisadores a desenvolverem novas técnicas ou novas abordagens dos métodos clássicos. As tecnologias de *screening* emergentes têm o objetivo de superar as limitações inerentes aos métodos clássicos, porém, bastante específicos (GAT e GIFT) e, portanto, simplificar e viabilizar o processo de pesquisa de anticorpos em laboratórios de rotina. O objetivo deste capítulo é fazer uma revisão das técnicas sorológicas já estabelecidas e validadas e avaliar criticamente o potencial das plataformas de *screening* emergentes.

Métodos clássicos

Considerados demorados e tecnicamente desafiadores, a combinação dos testes GAT, GIFT e MAIGA faz parte dos procedimentos laboratoriais recomendados pela Sociedade Internacional de Transfusão de Sangue (ISBT) e IGIW para detecção de anticorpos HNA.[3,4] Para a realização destas técnicas, faz-se necessário o preparo de um painel de granulócitos, que envolve a seleção dos doadores de sangue para realização da tipagem dos antígenos HNA. Tal seleção deve se basear no fácil acesso a estes indivíduos, o que inevitavelmente faz com que grande parte da equipe de trabalho esteja incluída na lista de potenciais doadores. A presença e especificidade do anticorpo é alcançada pela cuidadosa seleção de 2 a 3 doadores que se-

rão submetidos à coleta de sangue e isolamento de granulócitos a partir do sangue total, procedimento este que deve ser realizado imediatamente antes de cada técnica. O painel deve tentar abranger o máximo de antígenos HNA, ressaltando que os antígenos HNA-1a, -1b, -2 e 3a devem obrigatoriamente estar incluídos, se possível em homozigose (Tabela 76.1).[4]

Isolamento de granulócitos

Realizado a partir de sangue anticoagulado com EDTA, utilizando primeiramente uma solução de dextran 5% capaz de sedimentar as hemácias, evidenciando um sobrenadante rico em leucócitos. Em seguida, este sobrenadante é decantado em um tubo contendo Ficoll, responsável pela separação dos granulócitos das células mononucleares por gradiente de densidade. O sedimento contendo granulócitos passa por um processo de lise das hemácias remanescentes e, em seguida, a concentração celular ideal, que é variável de acordo com a técnica, é atingida através da adição de volume apropriado de tampão fosfato-salino (PBS), plasma AB masculino ou plasma autólogo.[5,6]

Teste de aglutinação de granulócitos (GAT)

Para a realização do GAT, granulócitos isolados de genótipo conhecido (na concentração de 5×10^3 neutrófilos/µL) são colocados em contato com soro ou plasma e, após incubação, a reação é visualizada em microscópio de fase invertida. A aglutinação de granulócitos produzida por anticorpos IgG é um processo ativo que ocorre em duas fases: 1) anticorpos específicos se ligam a antígenos de granulócitos não fixados, sensibilizando as células; 2) granulócitos sensibilizados sofrem quimiotaxia formando aglutinados microscópicos. Esse processo ativo requer células viáveis, energia e um citoesqueleto intacto. O GAT, basicamente, demonstra uma das características funcionais dos granulócitos em resposta à ligação específica de um anticorpo IgG a um epítopo antigênico e, por isso, a qualidade dos neutrófilos é fator determinante. Em contraste, anticorpos IgM promovem ligações diretas entre os granulócitos, e esta aglutinação ocorre preferencialmente em baixas temperaturas.[6-10] No âmbito do TRALI, o GAT é extremamente importante, visto que é a técnica mais confiável para

TABELA 76.1
RECOMENDAÇÕES DA SOCIEDADE INTERNACIONAL DE TRANSFUSÃO DE SANGUE (ISBT) PARA DETECÇÃO DE ANTICORPOS LEUCOCITÁRIOS, COMO MEDIDAS PARA PREVENÇÃO DO TRALI[4]

Indivíduos-alvo	Doadores e pacientes envolvidos em casos de TRALI Doadoras multíparas Doadores transfundidos Doadores transplantados
Anticorpos a serem detectados	HNA HLA classe I HLA classe II
Antígenos que devem estar presentes no painel	HNA-1a, -1b, -2, e -3 HLA classe II HLA-A2 e outros HLA classe I frequentes
Técnicas para a detecção de anticorpos HNA	GIFT GAT Qualquer outro teste validado
Técnicas para identificação e confirmação de anticorpos HNA	MAIGA Genotipagem Qualquer outro teste validado
Técnicas para a detecção de anticorpos HLA classe I	ELISA (ensaio imunoenzimático) Citometria de fluxo com microesferas Linfotoxicidade LIFT (imunofluorescência de linfócitos) Qualquer outro teste validado
Técnicas para a detecção de anticorpos HLA classe II	ELISA (ensaio imunoenzimático) Citometria de fluxo com microesferas Qualquer outro teste validado

a detecção do anti-HNA-3a, devido ao seu alto poder aglutinante (Figura 76.1).[3]

Teste de imunofluorescência de granulócitos (GIFT)

Nesta técnica, granulócitos são incubados com soro ou plasma para permitir a ligação de anticorpos granulócito-reativos a sítios antigênicos específicos. Os granulócitos são então lavados e incubados com uma antiglobulina humana (AGH) (IgG, IgM e/ou IgA) marcada com fluorescência, e analisados por microscopia de fluorescência ou citometria de fluxo (Figura 76.2). Este teste é capaz de detectar anticorpos HNA, assim como alguns anticorpos HLA classe I.[11,12] Um problema

frequentemente observado no GIFT são reações não específicas dos granulócitos com proteínas do soro, imunoglobulinas ou imunocomplexos, que são adsorvidos diretamente à membrana da célula ou através de receptores Fc. Para contornar o problema, a fixação dos granulócitos com paraformaldeído (PFA), antes da exposição ao soro-teste, confere à célula uma maior carga negativa, tornando-a menos suscetível à ligação inespecífica de proteínas plasmáticas.[11]

Algumas variações desta técnica têm sido descritas em estudos recentes, como é o caso do teste de imunofluorescência por citometria de fluxo (*flow*-GIFT), que dispensa a necessidade do uso de granulócitos isolados e será abordada ainda neste capítulo.

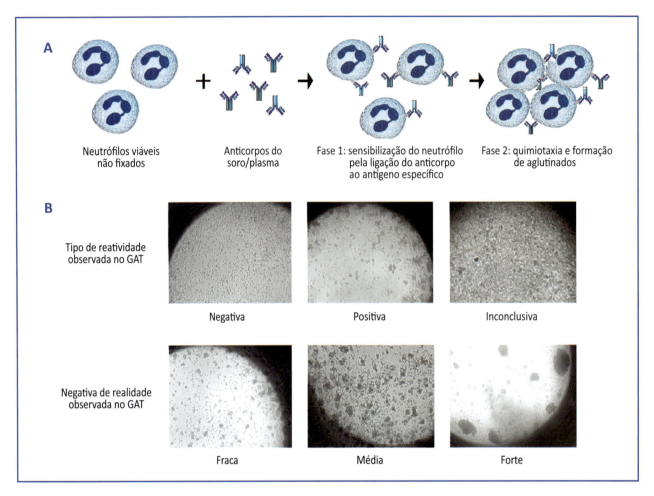

FIGURA 76.1 A) O teste de aglutinação de granulócitos (GAT) é um processo ativo que ocorre em duas fases: 1) anticorpos IgG específicos se ligam a antígenos de granulócitos não fixados, sensibilizando as células; 2) granulócitos sensibilizados sofrem quimiotaxia formando aglutinados microscópicos *(Modificada de Fung YL, et al.[9])*; **B)** Os aglutinados são visualizados por microscópio invertido e classificados de acordo com o tipo de reação (negativa, positiva ou inconclusiva) e o grau de reatividade (fraca, média ou forte) *(Modificada de Lopes LB, et al.[10])*.

Teste de imobilização de antígenos granulocitários por anticorpos monoclonais (MAIGA)

Através do uso de anticorpos monoclonais (AcMo) selecionados, o MAIGA pode ser usado para identificar anticorpos HLA e para confirmar com precisão a especificidade de anticorpos HNA.[9] Neste teste, anticorpos do soro se ligam a antígenos presentes nos granulócitos não fixados, previamente genotipados. AcMo direcionados contra as glicoproteínas carreadoras dos antígenos HNA e/ou HLA são então adicionados para marcar o complexo antígeno granulocitário/anticorpo humano na superfície celular. Após um processo de lise celular, este complexo relativamente estável é capturado e imobilizado em poços de microplacas cobertas com anticorpos de cabra anti-AcMo de camundongo (GAM). A reação específica do antígeno granulocitário com o anticorpo humano imobilizado é, então, detectada pela adição de uma antiglobulina humana marcada com fosfatase alcalina (AGH-FA), visualizada e quantificada por meio da intensidade da coloração emitida (Figura 76.3).[13]

Existem AcMo disponíveis comercialmente para as glicoproteínas carreadoras dos antígenos do sistema HNA-1, -2, 4 e 5. Infelizmente, o AcMo contra a proteína CTL2 ainda não foi desenvolvido, inviabilizando a detecção de anticorpos anti-HNA-3 (Tabela 76.2). O MAIGA é um ensaio epítopo-específico, entretanto, a escolha do clone do anticorpo é extremamente importante, já que a

CAPÍTULO 76 • TÉCNICAS SOROLÓGICAS E MOLECULARES EM IMUNO-HEMATOLOGIA GRANULOCITÁRIA

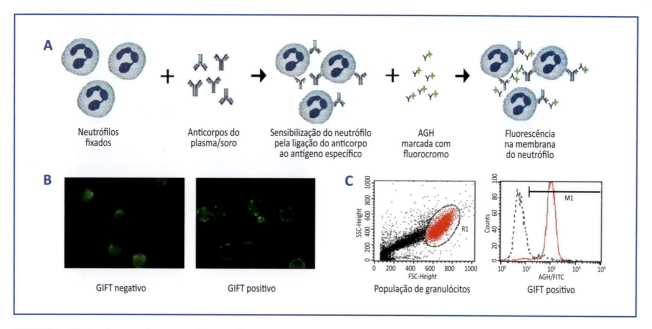

FIGURA 76.2 A) Teste de imunofluorescência de granulócitos (GIFT). Neutrófilos são incubados com soro ou plasma para permitir que anticorpos granulócito-reativos se liguem a epítopos antigênicos.[11,12] Neutrófilos são lavados e incubados com F(ab')2 anti-IgG, IgM e/ou IgA humana conjugado à um fluorocromo *(Modificada de Fung YL, et al.[9])*; **B)** Análise do GIFT por microscopia de fluorescência, mostrando uma reação negativa *(esquerda)* com uma coloração de fundo característica; e uma reação positiva *(direita)*; **C)** Análise do GIFT por citometria de fluxo: população de granulócitos selecionada *(esquerda)* e reação positiva em vermelho *versus* controle negativo em linha pontilhada *(direita)*.

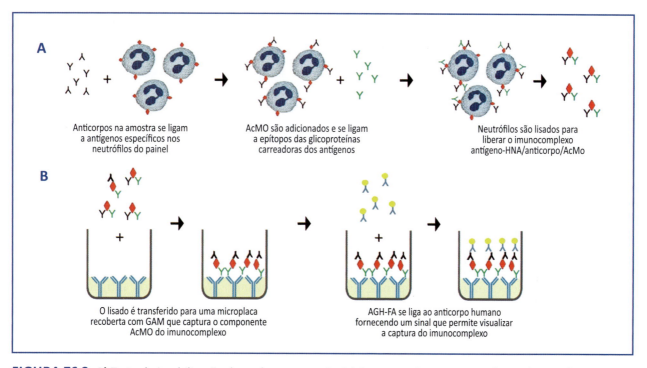

FIGURA 76.3 A) Teste de imobilização de antígenos granulocitários por anticorpos monoclonais (MAIGA): anticorpos do soro se ligam a antígenos presentes em granulócitos genotipados e não fixados. AcMo contra glicoproteínas carreadoras dos antígenos HNA e/ou HLA são então adicionados para marcar o complexo antígeno granulocitário/anticorpo humano na superfície celular. Granulócitos são então lisados para liberar os imunocomplexos; **B)** O lisado é transferido para uma segunda placa recoberta com anticorpos de cabra anti-AcMo de camundongo (GAM) que captura o imunocomplexo, detectado pela adição de uma antiglobulina humana marcada com fosfatase alcalina (AGH-FA).

TABELA 76.2
CARACTERÍSTICAS DA EXPRESSÃO DOS ANTÍGENOS HNA, TÉCNICAS PARA DETECÇÃO, GLICOPROTEÍNA EM QUE ESTÃO LOCALIZADOS OS ANTÍGENOS E CLONES DE ACMO DISPONÍVEIS PARA O MAIGA

EXPRESSÃO		GAT	GIFT	MAIGA	GLICOPROTEÍNA (CD)	CLONES DE ACMO
HNA-1	Neutrófilos[1]	S	S	S	FcγRIIIb (CD16)	DJ130c (HNA-1a, -1c) 3G8 (HNA-1b) LNK16 (HNA-1d)
HNA-2	Neutrófilos[1]	S	S	S	NB1 (CD177)	MEM-166
HNA-3	Neutrófilos, linfócitos, plaquetas, rim, tecido placentário, baço, tecido linfoide, células endoteliais[24]	S	S/N	N	CTL2 (?)	N
HNA-4	Granulócitos, monócitos, células NK[27]	S	S	S	CR3/MAC-1 (CD11b)	Bear-1
HNA-5	Granulócitos, monócitos, linfócitos T e B[27]	S	S	S	LFA1 (CD11a)	25.3.1 HI111
HLA I	Células nucleadas, plaquetas[9]	S/N	S/N	S		B1G6 W6/32

S (sim): técnicas capazes de detectar anticorpos granulocitários.
N (não): AcMo ou técnica não disponível para detecção do anticorpo em questão.
S/N: técnicas que podem falhar na detecção do anticorpo em questão.
Modificada de Fung et al., 2011.[9]

ligação do AcMo pode competir ou obstruir o sítio de ligação do anticorpo humano produzindo resultados falso-negativos. Outra limitação do MAIGA é a complexidade e o tempo gasto para a execução da técnica, além de requerer grandes volumes de granulócitos frescos.

Novas plataformas para detecção de anticorpos HNA

Qualquer nova plataforma para investigação de anticorpos HNA deve apresentar excelente sensibilidade, especificidade e reprodutibilidade. Tais requisitos podem ser demonstrados apenas através de comparações extensivas e consistentes realizadas em diferentes laboratórios especializados, utilizando uma gama de soros humanos bem caracterizados. Os resultados sorológicos obtidos pelas novas metodologias devem também ser confrontados com aqueles obtidos pelas técnicas consideradas padrão-ouro (GAT, GIFT e MAIGA), para que se possa avaliar a sensibilidade e especificidade da técnica.

Claramente, as novas tecnologias que estão em desenvolvimento têm como principal objetivo viabilizar a detecção automatizada de anticorpos HNA em um grande número de amostras de maneira rápida, sem a necessidade do uso de células frescas, e com bom custo-benefício, proporcionando, ao mesmo tempo, um resultado clinicamente significativo. Abordaremos neste capítulo, três novas plataformas para detecção de anticorpos HNA.

Antígenos recombinantes – LABScreen Multi

Uma das técnicas mais recentemente descritas, utilizando como alvo os antígenos HNA recombinantes, o LABSCreen Multi da One Lambda Inc. (Canoga Park, CA, USA), é atualmente a única plataforma comercial para *screening* de anticorpos HNA sob avaliação. Este sistema é chamado "multi" pois foi desenhado para detectar anticorpos HNA, assim como HLA classes I e II. Nesta técnica, o soro ou plasma é incubado com uma mistura de microesferas recobertas com os seguintes peptídeos recombinantes: HNA-1a, -1b, -1c,

-2, -3a, -3b, -4a, -5a, -5b e HLA I e II. O sistema de microesferas abrange a maioria dos antígenos HNA clinicamente significantes, com exceção do HNA-4b, que foi recentemente envolvido em casos de neutropenia aloimune neonatal.[14] Anticorpos presentes na amostra-teste se ligam aos determinantes antigênicos correspondentes, e o anticorpo capturado é então marcado com AGH conjugada à ficoeritrina (PE) que é visualizada pelo sistema de fluxo Luminex, produzindo um valor de NGB (*normalized background ratio*). Além do sinal emitido pela presença de um anticorpo humano, as esferas possuem cores diferentes de acordo com o tipo de antígeno recombinante aderido a ela. A identificação deste gradiente de cores por um dos lasers do Luminex é o que determina a especificidade do anticorpo.

Por se tratar de uma tecnologia com grande potencial para *screening* e identificação de anticorpos HNA de maneira rápida e automatizada, em 2015, o kit sofreu melhorias e continua sob avaliação da maioria dos centros especializados. Informações quanto à sensibilidade e especificidade deste kit ainda não estão inteiramente claras. Estudos comparativos mostram uma boa correlação com as técnicas clássicas para *screening* de anticorpos reativos à granulócitos, entretanto ainda existem relatos de resultados falso-negativos e discrepâncias com relação à especificidade de alguns anticorpos, e uma correlação moderada quando se trata de autoanticorpos. As principais considerações são em relação aos sistemas: a) HNA-1, tendo em vista a inclusão do antígeno HNA-1d, um conhecimento adicional dos epítopos do receptor FcγRIIIb é fundamental para uma leitura correta dos resultados. Sugere-se que o nome das microesferas HNA-1a, -1b e -1c seja substituído pelo fragmento da proteína acoplada ou pelo nome do gene codificador. Isso porque o anti-HNA-1d parece se ligar à esfera HNA-1b e o anti-HNA-1b se liga às esferas HNA-1b e -1c; b) HNA-2, anticorpos com esta especificidade apresentam reações mais fortes que para os outros sistemas, e mesmo aumentando-se os valores de *cutoff* (NGB = 20), foram observados alguns resultados falso-positivos; c) HNA-3, ainda são documentadas falhas na detecção dos antígenos deste sistema. Alguns anticorpos HNA-3a envolvidos em casos graves de TRALI, assim como a maioria dos anticorpos anti-HNA-3b, não foram identificados.[15]

Como em todos os testes baseados em antígenos recombinantes, existe o risco de que anticorpos altamente variantes e sensíveis à densidade e conformação da proteína (como é o caso do sistema HNA-3) sejam subdiagnosticados, reforçando a necessidade do uso combinado de outras técnicas de *screening* com melhor sensibilidade para o sistema HNA-3, como o GAT.

Linhagens de células transfectadas

Com o objetivo de: a) driblar a interferência dos anticorpos HLA presentes no soro; b) fornecer uma técnica adicional para a confirmação de anticorpos HNA, especialmente o HNA-3, que não pode ser detectado pelo MAIGA; e c) ter uma alternativa viável à necessidade de granulócitos frescos e isolados como fonte de antígenos, o desenvolvimento de linhagens de células que expressam antígenos recombinantes estáveis mostra-se uma ferramenta valiosa e um potencial substituto para os neutrófilos na caracterização de anticorpos HNA em hemocomponentes.

Na técnica descrita por Yasui e cols.,[16] uma seleção de cDNAs contendo as regiões codificadoras dos antígenos HNA são transduzidas mediante um vetor retroviral para conferir uma expressão transgênica estável em linhagens de células K562. A escolha desta linhagem celular explica-se pela baixa reatividade com soro humano normal e baixa expressão natural de antígenos leucocitários. Foram produzidas oito linhagens de células K562 transfectadas que expressam os antígenos HNA: KY-1a, -1b, -1c, -2a, -4a, -4b, -5a e -5b. Avaliações sorológicas destas células para a detecção de anticorpos HNA em soros humanos foram realizadas pelo método clássico GIFT, onde foram prefixadas com PFA 1%, incubadas com soro, seguido de marcação com anti-IgG, IgM e IgA humanas conjugadas com FITC. A técnica mostrou-se livre de problemas de inespecificidade, e a comparação com o GIFT padrão revelou boa concordância na detecção dos anticorpos HNA-1a, -1b, -1c, -2 e -4a. Na sequência, assim que as bases moleculares do sistema HNA-3 foram descritas, Bayat e cols.[17] estabeleceram uma linhagem de células humanas transfectadas (*human embryonic kidney cells* – HEK293T), expressando os antígenos HNA-3a e HNA-3b para a detecção de anticorpos por citometria de fluxo e ensaio de captura de anticorpo (ACA). A análise das células com soro-controle mostrou baixa ligação inespecífica na citometria de fluxo (MFI < 7) e boa concordância com GAT e GIFT; entretanto, alguns anticorpos HNA-3a que apresentavam reação moderada nas técnicas clássicas não foram detectados. O uso das células por ACA, baseado na imobilização da CTL2 recombinante por anticorpo V5-específico, também foi testado, e maior especificidade foi observada quando comparado com a citometria de fluxo. Além disso, foram realizados testes com proteína CTL2 íntegra, com os cinco domínios extracelulares, e com a proteína truncada, contendo apenas o primeiro domínio extracelular onde está localizado o resíduo polimórfico R154Q, que dá origem aos alelos HNA-3a e -3b. Células transfectadas com a proteína truncada não apresentaram nenhuma reatividade aloespecífica na citometria de fluxo, ou seja, anticorpos HNA-3a reagiram tanto com células HNA-3aa como HNA -3bb. O mesmo foi observado com o anticorpo HNA-3b. Os dados indicam que a proteína CTL2 truncada não é suficiente para formar os determinantes antigênicos HNA-3a e -3b. Outras regiões da proteína contribuem na formação dos epítopos aloantigênicos.

Para o *screening* de anticorpos HNA em larga escala, os testes envolvendo peptídeos sintéticos contendo os determinantes antigênicos parecem mais atraentes, considerando a possibilidade de tornar o ensaio disponível comercialmente. Linhagens de células transfectadas envolvem constante esforço no cultivo e manutenção das células em condições e estrutura adequadas. Entretanto, a possibilidade de expressar proteínas íntegras torna o uso destas células uma fonte mais confiável de antígenos HNA e um potencial substituto dos neutrófilos.

Flow-WIFT

Em contraste com os métodos anteriores, a proposta de Nguyen e cols.[18] foi ampliar a técnica clássica GIFT para que outras populações de leucócitos circulantes pudessem também ser analisadas. O teste de imunofluorescência de células brancas por citometria de fluxo (Flow-WIFT), dispensa a necessidade do uso de granulócitos isolados e já vem sendo utilizada por vários laboratórios de re-

ferência. Ela permite visualizar a ligação do anticorpo a granulócitos, monócitos e linfócitos, tendo em vista que a expressão dos antígenos HNA não é restrita apenas a neutrófilos, como é o caso dos sistemas HNA-3 (expresso em neutrófilos, linfócitos e plaquetas), HNA-4 (expresso em neutrófilos, monócitos e células NK) e HNA-5 (expresso em todos os leucócitos). Sendo assim, esta técnica permite diferenciar anticorpos granulócito-específicos (anti-HNA-1 e -2) de anticorpos reativos a diferentes subclasses de leucócitos (anti-HNA-3, -4, -5 e anti-HLA) (Tabela 76.2). Nesta técnica, Ficoll é usado para separar os leucócitos das hemácias por sedimentação, sem centrifugação. Em seguida, um número menor de células ($1-2,5 \times 10^5$ células) por teste são necessárias quando comparado com o GIFT padrão. Leucócitos são incubados com soro ou plasma, lavados e então marcados com anti-IgG humana conjugada a um fluorocromo. Passos adicionais necessários incluem a lise de hemácias residuais e a introdução de 7-aminoactinomicina (7-AAD) para diferenciar células mortas. A análise é realizada por citometria de fluxo, com a seleção de cada população de leucócitos. Resultados mostraram concordância com as técnicas padrão GAT, GIFT e MAIGA. Vale notar que quatro soros contendo anti-HNA-3a apresentaram resultado negativo na população de granulócitos e positivo na população de linfócitos e monócitos, o que sugere que estes anticorpos tenham maior avidez por antígenos presentes nestas células, ou que estas populações tenham maior expressão do antígeno HNA-3a. Análises com diferentes titulações de anticorpos HNA conhecidos indicam que este teste é mais sensível que o GAT e GIFT. A técnica já é usada rotineiramente por alguns hemocentros, aliando-se um citômetro de fluxo e um pipetador automático para a triagem de grandes volumes de amostras por dia. Qualquer reação positiva deve ser retestada por GAT e GIFT.[19]

Uma vantagem significativa do Flow-WIFT é o uso de células humanas intactas, expressando epítopos antigênicos nativos com correta conformação e densidade, evitando, portanto, os obstáculos associados com o uso de antígenos recombinantes ou purificados. Além disso, o uso de células nativas para o *screening* de anticorpos permite a detecção e caracterização de novos anticorpos reativos a granulócitos e antígenos correspondentes. Por ou-

CAPÍTULO 76 • TÉCNICAS SOROLÓGICAS E MOLECULARES EM IMUNO-HEMATOLOGIA GRANULOCITÁRIA

tro lado, uma possível competição das diferentes populações celulares pela quantidade finita de anticorpos nas amostras-teste pode reduzir a sensibilidade do teste com uma célula-alvo.

Conclusões

A eficácia dos testes para detecção de anticorpos HNA em doadores de sangue, a fim de minimizar os riscos de TRALI, depende da sua capacidade de atingir dois critérios. Primeiramente deve ser capaz de detectar anticorpos HNA-3a, envolvidos em casos fatais de TRALI, levando-se em consideração que a ligação de anticorpos HNA-3a depende da conformação da proteína CTL2 intacta, e que os sítios de ligação podem variar substancialmente entre indivíduos com o mesmo fenótipo HNA. Sendo assim, o desenvolvimento de uma plataforma confiável para a captura destes anticorpos ainda é um desafio. Como segundo critério, a plataforma necessita de um *cutoff* bem validado para os anticorpos clinicamente significantes, principalmente no que se refere a anticorpos HLA, já que a necessidade de se reduzir os riscos de TRALI devem ser balanceadas com a manutenção de um estoque de sangue adequado e seguro.

As novas metodologias descritas neste capítulo surgiram em resposta à demanda por plataformas rápidas para detecção de anticorpos HNA em grandes volumes de amostras, com boa sensibilidade e especificidade. Publicações das validações destas novas técnicas documentam o progresso observado nos últimos 5 anos, no âmbito da segurança transfusional.

TÉCNICAS PARA IDENTIFICAÇÃO DE ANTÍGENOS GRANULOCITÁRIOS

A tipagem dos antígenos HNA é importante para estudos da frequência dos antígenos nas diferentes populações, auxiliando na avaliação dos riscos de aloimunização. Além disso, é um passo fundamental para a confirmação da especificidade dos aloanticorpos encontrados através das técnicas de *screening* e identificação e, consequentemente, para o diagnóstico de neutropenias imunes e TRALI. Soros humanos contendo anticorpos de especificidade conhecida são raros, e anticorpos monoclonais para a fenotipagem não são disponí-

veis para alguns antígenos HNA. Além disso, considerando a fragilidade dos neutrófilos, atualmente a tipagem HNA é realizada principalmente através da genotipagem; entretanto, as técnicas moleculares não são aplicáveis a todos os antígenos, como é o caso do HNA-2.

Nesta seção, serão abordadas as particularidades de cada sistema HNA e os principais métodos atualmente empregados para caracterização dos antígenos.

A base molecular do sistema HNA-1 faz com que a caracterização de seus antígenos seja a mais complexa dentre os sistemas HNA. Quatro antígenos, HNA-1a, -1b, -1c e -1d, que correspondem aos alelos *FCGR3B*01, *02 e *03* do gene *FCGR3B* foram descritos, significando que não existe uma relação 1/1 entre antígeno e alelo. Além disso, os alelos diferem em seis nucleotídeos e cinco aminoácidos (Tabela 76.3). Vários outros alelos raros têm sido descritos nas diferentes populações estudadas, entretanto, casos de aloimunização aos produtos dos genes correspondentes ainda não foram relatados. Em casos raros (variando de 0,2% em chineses a 4% em africanos), indivíduos não possuem o gene *FCGR3B*, e não expressam nenhum antígeno HNA-1 (fenótipo HNA-1 *null*).[20] Por fim, a genotipagem *FCGR3B* é dificultada pela existência do gene altamente homólogo *FCGR3A* (Tabela 76.3). Para excluir a amplificação não intencional deste gene, pelo menos um *primer* de cada par de *primers* deve ser *FCGR3B* específico. A caracterização dos antígenos do sistema HNA-1 pode ser realizada por PCR alelo-específico (PCR-SSP) e por PCR em tempo real (*real-time PCR*).

A tipagem HNA-2 somente é possível por fenotipagem, visto que indivíduos HNA-2 negativos possuem o gene codificador *CD177*, mas não apresentam a proteína carreadora do antígeno (GP CD177) na superfície do neutrófilo devido aos *splicings* anormais ou *stop codons* prematuros que levam à formação de uma proteína incompleta.[21] Além disso, a presença de um pseudogene altamente homólogo aos éxons 4 a 9 inviabiliza o uso de DNA genômico para a caracterização deste antígeno. Os pseudogenes contêm sequências relacionadas aos genes funcionais, entretanto, são incapazes de codificar proteínas, em consequência de deficiências que afetam a tradução ou transcrição. O HNA-2 é um antígeno de alta frequência, porém,

TABELA 76.3
ALELOS E ANTÍGENOS HNA[20]

ALELO	DESCRIÇÃO	POSIÇÕES DE NUCLEOTÍDEOS DOS ALELOS CORRESPONDENTES						POSIÇÕES DE AMINOÁCIDOS DAS GLICOPROTEÍNAS CORRESPONDENTES						EPÍTOPOS		GLICOPRO-TEÍNA
FCGR3B*01		108G	114C	194A	233C	244G	316G	36Arg	38Leu	65Asn	78Ala	82Asp	106Val	HNA-1a		FcγRIIIb CD16
FCGR3B*02		108C	114T	194G	233C	244A	316A	36Ser	38Leu	65Ser	78Ala	82Asn	106Ile	HNA-1b	HNA-1d[¥]	
FCGR3B*03		108C	114T	194G	233A	244A	316A	36Ser	38Leu	65Ser	78Asp	82Asn	106Ile	HNA-1b	HNA-1c	
FCGR3B*04	FCGR3B*01$_{316G>A}$	108G	114C	194A	233C	244G	316A	36Arg	38Leu	65Asn	78Ala	82Asp	106Ile	HNA-1a		
FCGR3B*05	FCGR3B*02$_{244A>G}$	108C	114T	194G	233C	244G	316A	36Ser	38Leu	65Ser	78Ala	82Asp	106Ile	HNA-1b[†]		
FCGR3A		108G	114C	194G	233C	244G	316G	36Arg	38Leu	65Ser	78Ala	82Asp	106Ile			
FCGR3B*null	FCGR3B deleção do gene	Sem alelo						Sem glicoproteína (GP)						HNA-1null		Sem GP
CD177		Variação alélica deste gene não codifica para diferentes fenótipos sorológicos												HNA-2		CD177
		Splicing diferencial do mRNA: fenótipo HNA-2 negativo												HNA-2null		Sem GP
SLC44A2*01		451C	455G					151Leu	152Arg					HNA-3a		CTL2
SLC44A2*02		451C	455A					151Leu	152Gln					HNA-3b		
SLC44A2*03	SLC44A2*01$_{451C>T}$	451T	455G					151Phe	152Arg					HNA-3a[†]		
ITGAM*01		230G						61Arg						HNA-4a		CD11b
ITGAM*02		230A						61His						HNA-4b		
ITGAL*01		2372G						766Arg						HNA-5a		CD11a
ITGAL*02		2372C						766Thr								

[†]Pode ser observada variação de reatividade com antissoros humanos.
Em negrito: novas variantes.
[¥]HNA-1d é o epítopo antitético do HNA-1c, incluindo 78Ala e 82Asn.
Modificada de Flesch BK, 2015.[20]

uma característica particular deste antígeno é sua expressão apenas em uma subpopulação de neutrófilos, o que lhe confere um perfil diferenciado na fenotipagem por citometria de fluxo (Figura 76.4).[22]

Os antígenos do sistema HNA-3 são caracterizados por um SNP na posição 455(G>A) do gene *SLC44A2*, responsável pela troca de uma arginina (HNA-3a) para uma glutamina (HNA-3b) no primeiro domínio extracelular (posição 152) da glicoproteína CTL2.[23,24] Um ponto a ser levado em consideração na genotipagem dos antígenos deste sistema é a existência de um SNP adicional (451C>T) levando à substituição do aminoácido anterior (151Leu>Phe) (Tabela 76.3). Esta alta proximidade ao epítopo HNA-3a parece alterar a ligação do anticorpo correspondente e influenciar a genotipagem quando o *primer* alelo-específico para o antígeno HNA-3a (*SLC44A2*01*) inclui esta posição polimórfica.[25] Uma metodologia alternativa ao PCR-SSP foi descrita por Lopes e cols., utilizando enzima de restrição (PCR-RFLP), o que parece contornar o problema de maneira eficaz e específica.[9]

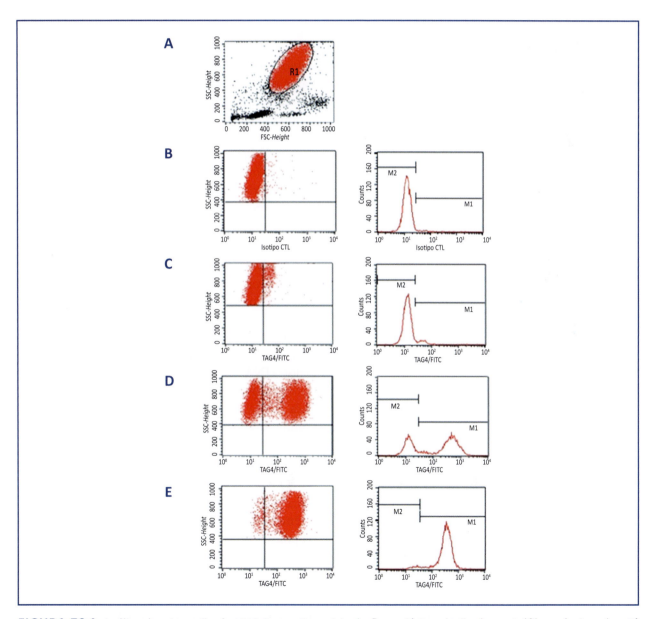

FIGURA 76.4 Análise da expressão do HNA-2 por citometria de fluxo. **A)** População de neutrófilos selecionados; **B)** Reatividade dos neutrófilos com isotipo controle; **C)** Reação negativa para HNA-2 (expressão inferior a 5%); **D)** Expressão intermediária do HNA-2, onde observam-se duas populações de neutrófilos, identificadas na maioria da população; **E)** Expressão elevada do HNA-2, onde observa-se apenas uma população positiva de neutrófilos.[22]

Os sistemas HNA-4 e HNA-5 estão localizados na β2 integrina (CD18), membro da família Leu-CAM. Os antígenos HNA-4a e -4b são variantes polimórficas da subunidade αM (CD11b), que forma um heterodímero com a cadeia β2. Um único polimorfismo na posição 230G>A do gene *IT-GAM* (rs1143679) é responsável pela mudança de aminoácido na posição 61Arg>His, caracterizando os epítopos HNA-4a e seu antitético -4b, respectivamente (Tabela 76.3). Os antígenos deste sistema são facilmente caracterizados por PCR-SSP. Os antígenos HNA-5a e -5b são variantes polimórficas da subunidade αL (CD11a), caracterizados por um SNP na posição 2372G>C do gene *IT-GAL* (NM_002209.2), responsável pela mudança de aminoácido na posição 766Arg>Thr[26] (Tabela 76.3). Técnicas de genotipagem por PCR-SSP e RFLP são descritas para este sistema.[27]

Fenotipagem HNA-2

Para a correta caracterização do antígeno, a tipagem deve ser realizada preferencialmente logo após a coleta de sangue. A técnica padrão é o GIFT, utilizando microscopia ou citometria de fluxo. Atualmente, anticorpos monoclonais comerciais específicos para a glicoproteína CD177 são disponíveis, o que torna a técnica mais rápida, viabilizando o uso de sangue total ao invés de granulócitos isolados. O método baseia-se na marcação direta das células com o anticorpo MEM166 (Abcam ou Caltag) conjugado à um fluorocromo, ou indireta utilizando os AcMo puros TAG4 ou 7D8, seguido de marcação com anticorpo secundário conjugado à um fluorocromo. Após incubação, as hemácias são lisadas e as células remanescentes são lavadas, ressuspendidas e analisadas por citometria de fluxo. A análise quantitativa da expressão antigênica é estimada pela intensidade média de fluorescência (IMF). A porcentagem de neutrófilos positivos para o HNA-2 é medida a partir de valores de *cutoff* gerados pelo controle negativo (células marcadas com o isotipo controle). Indivíduos são considerados HNA-2-negativos quando < 5% dos neutrófilos apresentam reatividade com o anticorpo MEM166 (Figura 76.4).[22]

Genotipagem HNA-1, -3, -4 e -5

Um grande número de técnicas de genotipagem tem sido descrito; entretanto, a maioria dos ensaios envolvem a amplificação por PCR da região genômica de interesse, utilizando *primers* flanqueadores da região contendo o polimorfismo ou utilizando *primers* alelo específicos que têm como alvo o polimorfismo que caracteriza o antígeno. Subsequentemente, outros métodos rápidos e confiáveis foram introduzidos para a determinação dos antígenos HNA.

PCR com primers *sequência-específicos* (PCR-SSP)

Foi primeiramente introduzido em 1995, para a genotipagem do sistema HNA-1.[28] Atualmente, é o método mais frequentemente empregado para determinar os genótipos HNA. O método utiliza pares de *primers* para identificação de cada alelo caracterizado por um SNP, com um dos *primers* sendo específico para este SNP. Somente será gerado um produto de PCR se o alelo estiver presente e se houver uma combinação perfeita entre *primer* e DNA genômico. Produtos do PCR são visualizados por meio da adição de um agente intercalante que serve como marcador de ácidos nucleicos, e eletroforese em gel de agarose.

No caso do sistema HNA-1, os dois *primers* (*sense* e anti-*sense*) podem ser específicos para que se consiga a correta caracterização dos alelos, dado que existem seis sítios polimórficos que caracterizam este sistema. Por exemplo, *primers* específicos para o SNP na posição 194 e 114 no éxon 3 do gene *FCGR3B* são usados para discriminar os alelos HNA-1a e HNA-1b (Tabela 76.3). Indivíduos positivos para HNA-1b são também positivos para HNA-1c ou HNA-1d. Neste caso, o uso concomitante de um *primer* anti-*sense* específico para o SNP na posição 233 é capaz de diferenciar HNA-1c de HNA-1d.[6]

O uso do PCR-SSP para genotipagem do sistema HNA-3 deve levar em consideração a interferência do SNP 451C>T. Sua frequência é baixa na população (2,35%),[29] entretanto, pode gerar um erro na genotipagem de indivíduos HNA-3a/b, caracterizando-os como HNA-3b/b.

Como controle interno positivo, uma região não polimórfica de outro gene é utilizada para verificar o processo de amplificação, como é o caso do gene do hormônio de crescimento humano (HGH).

CAPÍTULO 76 • TÉCNICAS SOROLÓGICAS E MOLECULARES EM IMUNO-HEMATOLOGIA GRANULOCITÁRIA

A vantagem desta técnica de genotipagem é ser relativamente rápida e barata, entretanto, cada alelo é determinado separadamente, e os resultados devem ser combinados para que se obtenha o genótipo HNA.

PCR-RFLP (restriction fragment length polymorphism)

Rusticamente traduzido como "polimorfismo no comprimento do fragmento de restrição", é uma técnica que pode ser utilizada apenas se o SNP provoca a criação ou o desaparecimento de um sítio de restrição no genoma. Primeiramente, um produto de PCR é gerado utilizando *primers* que irão flanquear a região do SNP. Subsequentemente, a digestão deste produto do PCR com enzima de restrição específica e análise em gel de agarose permite a determinação do genótipo na região polimórfica. Por exemplo, os antígenos HNA-1c e HNA-1d podem ser diferenciados por digestão de um produto de PCR específico do gene *FCGR3B* com a enzima *Sfa*NI.[30] Além disso, recentemente descrito por Lopes e cols.,[10] o PCR-RFLP mostrou-se uma estratégia mais confiável e segura para a genotipagem HNA-3, visto que o uso da enzima *Taq*$^{\alpha}$*1* é capaz de reconhecer o SNP 455G>A que caracteriza os antígenos deste sistema, sem os riscos de erro de classificação causados pela presença do SNP 451C>T.[29] Cardone e cols.[27] também descreveram o uso do PCR-RFLP para a caracterização do sistema HNA-5 através do uso da enzima *Bsp1286I*.

PCR quantitativo em tempo real (real-time PCR)

A reação de amplificação em tempo real, uma variante da reação de PCR convencional, representa grande avanço nos métodos moleculares de auxílio diagnóstico, particularmente por facilitar a quantificação da expressão gênica em determinado tecido ou amostra biológica. O método utiliza um sistema fluorescente em plataforma capaz de detectar a luz oriunda da reação de amplificação. Para isto, faz-se uso da atividade 5' exonuclease da Taq DNA polimerase em sondas marcadas com corantes fluorescentes (TaqMan), específicas para o segmento gênico cuja expressão se deseja estudar. Portanto, são utilizados no PCR, *primers* que delimitam a região contendo o SNP de interesse e duas sondas alelo-específicas marcadas com um *quen-* *cher* e um fluoróforo específico. A presença de um fluoróforo na posição 5' da sonda é capaz de absorver a energia luminosa emitida pelo equipamento e dissipá-la na forma de luz e calor, em comprimento de onda diferente do original. Entretanto, na sua posição nativa, toda a luz emitida por esse fluoróforo é absorvida pelo *quencher* presente na extremidade 3' da sonda. Dessa forma, o sistema óptico do equipamento não é capaz de detectar fluorescência no tubo de reação. Por outro lado, se a reação for capaz de gerar produtos (amplicons), a sonda irá hibridizar-se com esse alvo gerado e ficará exposta à atividade de exonuclease da polimerase. Como consequência, essa sonda será degradada e o fluoróforo ficará distante do *quencher* que agora não mais será capaz de absorver a luz emitida. O equipamento utiliza uma fonte de luz capaz de excitar o fluorocromo envolvido na reação. O tipo de fluorescência eventualmente produzida pela amostra depende da presença de diferentes alelos e permite a análise do genótipo nas regiões polimórficas. Nielsen e cols. desenvolveram um ensaio TaqMan para a genotipagem dos sistemas HNA-1, -3, -4 e -5.[31] Dentre as vantagens desta técnica, destaca-se a possibilidade de se obter o genótipo HNA completo (exceto HNA-2) de várias amostras em uma única reação, de maneira rápida e com bom custo-benefício.

Plataformas comerciais disponíveis

Alguns testes para *screening* de antígenos HNA já são disponíveis comercialmente, e todos abrangem os antígenos HNA-1a, -1b, -1c, -3a, -3b, -4a, -4b, -5a e -5b. Os kits HNA-*ready gene* (Inno-train Diagnostik GmbH, Kronberg), HNA Genotyping Tray (One lambda, Canoga Park, CA) e HNA-TYPE extra3 (BAG Health Care GmbH, Lich, Germany) são baseados em reações de PCR-SSP. Apesar de disponibilizarem o perfil genotípico completo em uma única reação, os kits ainda têm um custo muito alto e poucas amostras (8-12) podem ser caracterizadas por kit.

Conclusões

As bases moleculares dos antígenos HNA já são conhecidas, permitindo a genotipagem de doadores e pacientes. Muitas técnicas têm sido descritas, incluindo métodos rápidos e fáceis, de baixo custo, até métodos mais complexos, permitindo a genotipagem em larga escala de todos os antígenos simultaneamente. As técnicas desenvolvidas provaram ser confiáveis e passíveis de serem implementadas em laboratórios de rotina.

REFERÊNCIAS BIBLIOGRÁFICAS

1. Bux J. Human Neutrophil alloantigens. Vox Sang 2008; 94:277-285.

2. Reil A, Keller-Stanislawski B, Günay S, Bux J. Specificities of leucocyte alloantibodies in transfusion-related acute lung injury and results of leucocyte antibody screening of blood donors. Vox Sang 2008; 95:313-317.

3. Lucas G, Rogers S, De Haas M, et al. Report on the Fourth International Granulocyte Immunology Workshop: progress toward quality assessment. Transfusion 2002; 42:462-468.

4. Bierling P, Bux J, Curtis B, et al. Recommendations of the ISBT Working Party on Granulocyte Immunobiology for leucocyte antibody screening in the investigation and prevention of antibody-mediated transfusion-related acute lung injury. Vox Sang 2009; 96:266-269.

5. Bux J, Stein EL, Bierling P, Fromont P, Clay M, Stroncek D, Santoso S. Characterization of a new alloantigen (SH) on the human neutrophil FcγReceptor IIIb. Blood 1997; 89:1027-1034.

6. Reil A, Bux J. Geno- and phenotyping of human neutrophil antigens. Methods Mol Biol 2015;1310:193-203.

7. Fung YL, Silliman CC. The role of neutrophils in the pathogenesis of transfusion-related acute lung injury (TRALI). Tansfus Med Rev 2009; 23:266-283.

8. von der Borne AE, de Haas M, Roos D, et al. Neutrophil antigens, from bench to bedside. Immunol Invest 1995; 24:245-272.

9. Fung YL, Minchinton RM, Fraser JF. Neutrophil antibody diagnostics and screening: review of the classical versus the emerging. Vox Sang 2011; 101: 282-290.

10. Lopes LB, Baleotti WJr, Suzuki RB, et al. HNA-3 gene frequencies in Brazilians and a new polymerase chain reaction-restriction fragment length polymorphism method for HNA-3a/3b genotyping. Transfusion 2014; 54:1619-1621.

11. Verheugt FWA, von der Borne AEGK, Decary F, et al. The detection of granulocyte alloantibodies with an indirect immunofluorescence test. Br J Haematol 1977; 36:533-543.

12. Engelfriet CP, Tetteroo PAT, van der Plas-van Dalen C, Von der Borne AEGK. Granulocyte-specific antigens and methods for their detection; in Advances in Immunology: Blood cell antigens and bone marrow transplantation. New York: Alan R. Liss 1984; 121-154.

13. Bux J, Kober B, Kiefel V, et al. Analysis of granulocyte-reactive antibodies using an immunoassay based upon monoclonal-antibody-specific immobilization of granulocyte antigens. Transfus Med 1993; 3:157-162.

14. Curtis BR, Roman AS, Sullivan MJ, Raven CS, Larison J, Weitekamp LA. Two cases of maternal alloimunization against human neutrophil alloantigen-4b, one causing severe alloimune neonatal neutropenia. Transfusion 2016; 56:101-106.

15. Reil A, Schulz U, Kiefel V, Moog R, Bux J. Evaluation of LABScreen Multi for granulocyte antibody detection. ESPGI 2016; 1:67.

16. Yasui K, Miyazaki T, Matsuyama N, et al. Establishment of cell lines stably expressing HNA-1a, -1b, and -2a antigen with low background reactivity in flow cytometric analysis. Transfusion 2007; 47:478-485.

17. Bayat B, Tjahjono Y, Werth S, et al. Implication of transfected cell lines for the detection of alloantibodies against human neutrophil antigen-3. Transfusion 2012; 52:613-621.

18. Nguyen XD, Flesch B, Sachs UJ, et al. Rapid screening of granulocyte antibodies with a novel assay: flow cytometric granulocyte immunofluorescence test. Transfusion 2009; 49:2700-2708.

19. Nguyen D, Dengler T, Grobel M, et al. Detection of granulocyte-specific antibodies in blood donors using automated high throughput screening methods: Flow-GIFT. Vox Sang 2010; 99:8.

20. Flesch BK. Human neutrophil antigens: a nomenclature update based on new alleles and new antigens. ISBT Science Series 2015; Suppl. 1:243-249.

21. Li Y, Mair DC, Schuller RM, et al. Genetic Mechanism of Human Neutrophil Antigen 2 Deficiency and Expression Variations. PLoS Genet 2015; 11(5):e1005255.

22. Moritz E, Chiba AK, Kimura EY, et al. Molecular studies reveal that A134T, G156A and G1333A SNPs in the CD177 gene are associated with atypical expression of human neutrophil antigen-2. Vox Sang 2010; 98:160-166.

23. Greinacher A, Wesche J, Hammer E, et al. Characterization of the human neutrophil alloantigen-3a. Nat Med 2010; 16:45-48.

24. Curtis BR, Cox NJ, Sullivan MJ, et al. The neutrophil alloantigen HNA-3a (5b) is located on choline transporter like protein 2 (CTL2) and appears to be encoded by R>Q 154 amino acid substitution. Blood 2010; 115:2073-2076.

25. Flesch BK, Reil A, Bux J. Genetic Variations of the HNA-3a encoding gene. Transfusion 2011; 51:2391-2397.

26. Simsek S, van der Schoot CE, Daams M, et al. Molecular characterization of antigenic polymorphisms

(Ond(a) and Mart(a)) of the beta 2 family recognized by human leucocyte alloantisera. Blood 1996; 88:1350-1358.

27. Cardone JD, Bordin JO, Chiba AK, et al. Gene frequencies of the HNA-4a and -5a neutrophil antigens in Brazilian persons and a new polymerase chain reaction-restriction fragment length polymorphism method for HNA-5a genotyping. Transfusion 2006; 46:1515-1520.

28. Bux J, Stein EL, Santoso S, Mueller-Eckhardt C. NA gene frequencies in the German population, determined by polymerase chain reaction with sequence-specific primers. Transfusion 1995; 35:54-57.

29. Flesch BK, Reil A, Bux J. Genetic variation of the HNA-3a encoding gene. Transfusion 2011; 51:2391-2397.

30. Steffensen R, Gulen T, Varming K, et al. FcgammaRIIIBpolymorphism: evidence that NA1/NA2 and SH are located in two closelylinked loci and that the SH alleleis linked to the NA1allele in the Danish population. Transfusion 1999; 39:593-598.

31. Nielsen KR, Koelbaek MD, Varming K, et al. Frequencies of HNA-1, HNA-3, HNA-4 e HNA-5 in the Danish and Zambian populations determined using a novel TaqMan real time polymerase chain reaction method. Tissue Antigens 2012; 80:249-253.

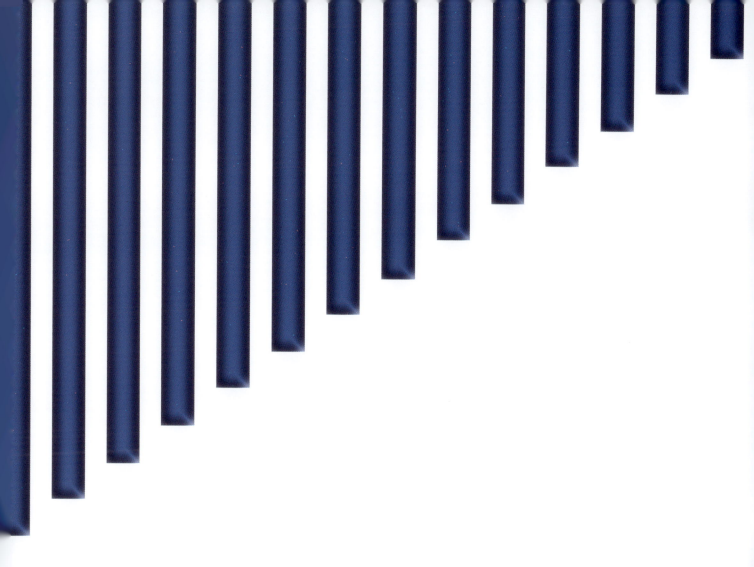

Parte **12**

TERAPIA CELULAR

77

TERAPIA CELULAR: ASPECTOS CONCEITUAIS

Dimas Tadeu Covas

INTRODUÇÃO

O século XXI se iniciou com a promessa de ser o século das terapias celulares, da mesma forma que o século XX foi o século das moléculas sintéticas.

A terapia celular, senso amplo, se aplica a todo o tratamento médico que tenha por base o uso de células. Nesta acepção, as transfusões de sangue e componentes foram os primeiros exemplos de terapias celulares bem sucedidas.

Atualmente, a expressão "terapia celular" é usada para designar, especificamente, a terapia feita com células-tronco e células progenitoras, sendo o transplante de medula óssea o exemplo paradigmático.

No mesmo domínio de conhecimento, também tem sido empregada a expressão "medicina regenerativa" para se referir a um amplo e mal caracterizado arsenal terapêutico destinado a restaurar os tecidos lesados ou disfuncionais. Nesta definição genérica se incluem o uso de artefatos sintéticos, combinados ou não, com células e fatores moduladores do crescimento celular e outros

procedimentos como, por exemplo, a infusão de lisados ou agregados plaquetários, entre outros, que visariam a restauração das células e tecidos lesados em direção à normalidade. As células-tronco e progenitoras, em virtude de sua multipotencialidade, teriam papel preponderante neste cenário.

Outro conceito que também se imbrica com os anteriores é o de "engenharia de tecidos" que almeja produzir tecidos artificiais ou naturais *in vitro* ou *in vivo* para repor, recuperar ou substituir total ou parcialmente os tecidos e órgãos lesados ou comprometidos funcionalmente.

Observa-se que todos estes conceitos apontados e respectivas atividades têm como característica a generalidade de pretender atuar na reposição ou substituição de células, tecidos e órgãos lesados por suas contrapartes normais, não sendo possível distingui-los do ponto de vista do seu sujeito ou do seu objeto. Todos têm em comum, entretanto, o uso de células-tronco ou progenitoras como principal arma terapêutica em potencial.

Neste capítulo, vamos apresentar os conceitos e evidências fundamentais relacionadas às células-tronco e suas funções.

CÉLULAS-TRONCO – DEFINIÇÕES

Células-tronco (CT) são entidades biológicas complexas e de difícil definição. Genericamente, constituem uma classe especial de células cuja função é originar e manter os tecidos corporais a partir do momento da concepção. Possuem características comuns como as capacidades de autorrenovação, proliferação e diferenciação, e se distinguem por características biológicas variáveis na dependência do estágio de desenvolvimento do organismo e do tecido em que são isoladas. O conceito de célula-tronco tem mais de um século, mas apenas a partir de década de 1960 foi possível o isolamento e caracterização morfológica e fenotípica deste tipo celular.[1]

As células-tronco, de forma geral, são células que possuem quatro características distintivas:

- Capacidade de autorrenovação – a habilidade de se dividir por todo o período de vida do organismo, originando células com o mesmo potencial proliferativo da célula original.
- Capacidade de se diferenciar nos múltiplos tipos celulares que formam um determinado tecido.
- Capacidade de reparar e de reconstituir um determinado tipo de tecido "in vivo".
- As células-tronco residem em um microambiente especializado denominado "nicho", que é responsável pela manutenção e controle funcional das CT. Não é possível se referir às CT *in vivo* sem fazer menção ao seu respectivo nicho celular.

As células-tronco podem ser classificadas com base na sua potência de diferenciação e na sua origem.

Classificação quanto à potência de diferenciação celular

Com base na sua capacidade de diferenciação celular, as CT podem ser classificadas em totipotentes, pluripotentes, multipotentes, unipotentes e comissionadas ou precursoras.

- **Células-tronco totipotentes**: esta denominação se aplica ao ovo fertilizado (zigoto) e aos 8 primeiros blastômeros (células que compõem o zigoto até a 3ª divisão celular) na fase embriogênica de mórula. São as células que possuem a potência máxima de originar todas as células e tecidos que formam o embrião (mesoderma, endoderma, ectoderma e células germinativas) e o trofoblasto, que é o tecido de suporte necessário para o desenvolvimento e nutrição do embrião. Estas células totipotentes são capazes de formar um indivíduo adulto completo.

- **Células-tronco pluripotentes**: são as células-tronco embrionárias derivadas da massa celular interna do blastocisto e as células germinais embrionárias derivadas da prega gonadal. Estas células são capazes de originar os tecidos embrionários (mesoderma, ectoderma, endoderma e células germinativas) mas não são capazes de originar o trofoblasto extraembrionário (Tabela 77.1).

- **Células-tronco multipotentes**: são células que podem ser isoladas de vários tecidos do organismo adulto e capazes de se diferenciar em vários tipos celulares específicos destes tecidos como, por exemplo, as células-tronco mesenquimais, que são capazes de se diferenciar em osso, cartilagem e tecido adiposo, e as células-tronco hematopoéticas, que originam todas as células que formam o sangue.

- **Células-tronco unipotentes**: são células que são capazes de se diferenciar em células de um único tipo de tecido como, por exemplo, as células ovais do fígado.

- **Células progenitoras ou comissionadas**: são células que possuem capacidade de autorrenovação limitada e se diferenciam em apenas um determinado tipo celular como, por exemplo, as células progenitoras eritroides da medula óssea, que apenas se diferenciam em células da linhagem vermelha do sangue.

TABELA 77.1 CLASSIFICAÇÃO DAS CÉLULAS-TRONCO	
QUANTO À POTÊNCIA	**QUANTO À ORIGEM**

Células-tronco pluripotentes
  Células-tronco embrionárias
  Células-tronco de pluripotência induzida
	Células-tronco embrionárias

Células-tronco multipotentes, tri, bi e unipotentes	Células-tronco somáticas
Células progenitoras e comissionadas	

Classificação quanto à origem

As células-tronco podem, ainda, ser classificadas quanto à sua origem, em células-tronco embrionárias e somáticas. As células-tronco embrionárias, como já referido, se originam do embrião na fase de blastocisto. As células-tronco somáticas ou do adulto são obtidas a partir dos diversos tecidos corporais após o processo de organogênese no embrião, e são aquelas células envolvidas na formação e manutenção destes tecidos como, por exemplo, as células-tronco hematopoéticas. Estas células têm sido denominadas, genericamente, "células-tronco tecido-específicas", embora esta denominação não determine um gênero ou classe específica de células com características comuns, mas apenas o fato de que determinado tipo de CT se encontra em um determinado tipo de tecido, como as células-tronco cardíacas, e assim por diante. Como regra, as células-tronco embrionárias são pluripotentes enquanto as células-tronco somáticas são multipotentes, unipotentes ou precursoras.

Um terceiro tipo de célula-tronco é constituído pelas células-tronco de pluripotência induzida ou iPS (*induced plutipotent stem cells*).[2] As iPS são células geneticamente modificadas, obtidas em laboratório a partir da introdução de genes indutores da pluripotência em células diferenciadas, como os fibroblastos, os queratinócitos e os eritroblastos do sangue periférico.

Com vistas à utilização clínica interessam as células-tronco pluripotentes, tanto as embrionárias como as iPS, e as células-tronco somáticas.

CÉLULAS-TRONCO PLURIPOTENTES

Células-tronco embrionárias (CTE)

As pesquisas com células-tronco embrionárias murinas começaram há cerca de 30 anos, quando foram isoladas pela primeira vez a partir da massa celular interna do blastocisto e cultivadas *in vitro*.[3] Células-tronco embrionárias humanas foram isoladas e cultivadas de forma semelhante em 1998.[4] Estas células possuem a capacidade de formar todos os tecidos corporais. Podem ser propagadas em cultura em estado indiferenciado indefinidamente, quando cultivadas em cocultura sobre uma camada de células alimentadoras constituída por fibroblastos embrionários murinos.

A propriedade mais interessante deste tipo de células-tronco é a sua capacidade de diferenciação em múltiplos tipos celulares em cultura, quando estímulos apropriados são utilizados. O método mais simples de início da diferenciação em cultura é a formação de estruturas tridimensionais esféricas denominadas corpos embrioides (CE). Os CE são agregados celulares que contém células representativas das três camadas embrionárias (mesoderma, ectoderma e endoderma) e a sua formação é pré-requisito para a geração de linhagens celulares somáticas mais maduras. Corpos embrioides não geram embriões, apenas células com características embrionárias. Diversos tipos celulares são obtidos destas culturas, incluindo cardiomiócitos, condrócitos, adipócitos, células endoteliais, osteócitos, neurônios, astrócitos, oligodendrócitos, epitélio alveolar, hepatócitos, ilhotas pancreáticas e células do sangue (Figura 77.1).

As células-tronco embrionárias possuem enorme potencial terapêutico, embora vários obstáculos precisem ser superados antes que qualquer aplicação clínica se torne efetiva. O obstáculo mais importante é representado pelo fato que todos os métodos de diferenciação empregados, até o momento, não sejam capazes de produzir populações celulares totalmente diferenciadas no tecido de interesse. Este fato, por si, dificulta a utilização clínica destas células visto que, quando indiferenciadas ou comprometidas com mais de uma linhagem celular, estas células podem originar teratomas (tumores embrionários) ou formar tecidos diferentes do tecido pretendido. Outro obstáculo é representado pela imunorreatividade destas células que podem ser rejeitadas pelo hospedeiro, levando à necessidade da utilização de terapias imunossupressoras pelos receptores.

O uso das CTE encontra ainda a barreira ética, visto que a sua obtenção somente é possível a partir de embriões, o que pressupõe a sua destruição. Em muitos países esta possibilidade não existe, em função de restrições de natureza ética e religiosa. No Brasil, em princípio, é possível o desenvolvimento de pesquisas com CTE após a devida aprovação pelo sistema CEP/CONEP. Interesse especial para nossa especialidade é a possibilidade de produção de células-tronco hematopoéticas e células do sangue para fins transfusionais. Estudos iniciais indicam a possibilidade e viabilidade de produção de hemácias e plaquetas em larga escala.

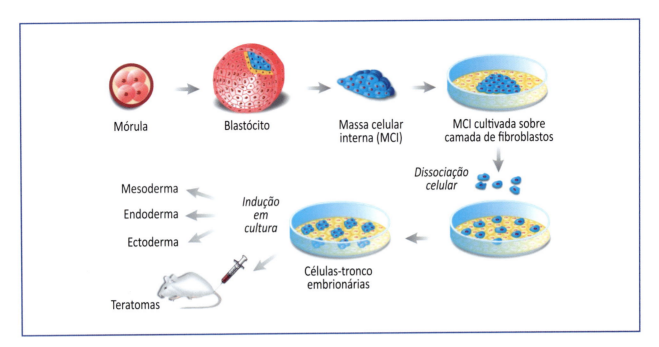

FIGURA 77.1 Diferenciação de células-tronco embrionárias.

Células-tronco de pluripotência induzida (iPS)

As células-tronco iPS são células pluripotentes à semelhança das células-tronco embrionárias. São produzidas pela introdução de genes e fatores de transcrição capazes de induzir a transformação de células somáticas maduras em células pluripotentes. O método foi descrito, originalmente, por Shinya Yamanaka (ganhador do Nobel de Medicina em 2012) e cols., que introduziram quatro fatores de transcrição (OCT3/4, SOX2, MYC e KLF4) em fibroblastos murinos. Posteriormente, demonstrou-se que combinações de outros fatores em substituição ao MYC e KLF4 também são eficientes na produção de iPS, bem como variações na forma de introdução destes fatores nas células somáticas (Figura 77.2).

As iPS são capazes, de forma semelhante às CTE, de se diferenciar em todos os principais tecidos corporais, o que lhes confere enorme potencial terapêutico em relação àquelas células, visto serem estas totalmente compatíveis com os tecidos dos receptores uma vez que são autólogas. Além do potencial terapêutico, as iPS também podem ser usadas na criação de modelos de doenças e no *screening* de drogas. Pesquisadores têm proposto a constituição de bancos populacionais de iPS, à semelhança dos bancos de células de sangue do cordão umbilical, para atender aos pacientes necessitados. Esta proposta, entretanto, além de ser prematura em vista da inexistência, neste momento, de terapias comprovadas com este tipo celular, não considera que a grande vantagem das iPS é exatamente a possibilidade delas serem derivadas a partir de células autólogas e totalmente compatíveis com relação aos antígenos de histocompatibilidade.

CÉLULAS-TRONCO SOMÁTICAS (CTS)

As CTS são aquelas encontradas nos diversos tecidos e têm a função de manter, em estado funcional, estes tecidos. As CTS como, por exemplo, as células-tronco hematopoéticas (CTH), dependem, para o exercício integral de suas funções, de interação com outros tipos celulares presentes no tecido em consideração. No caso das CTH, este conjunto inter-relacionado de células está presente na medula óssea e forma o microambiente ou nicho da CTH. O nicho é a unidade funcional que preserva e desempenha as funções atribuídas às células-tronco. Não faz sentido se falar em células-tronco isoladas no contexto dos tecidos. As CT somente existem e exercem as suas funções no contexto do seu nicho.

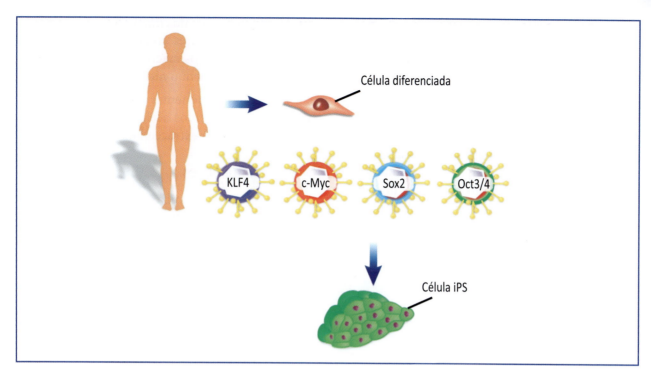

FIGURA 77.2 Células-tronco de pluripotência induzida.

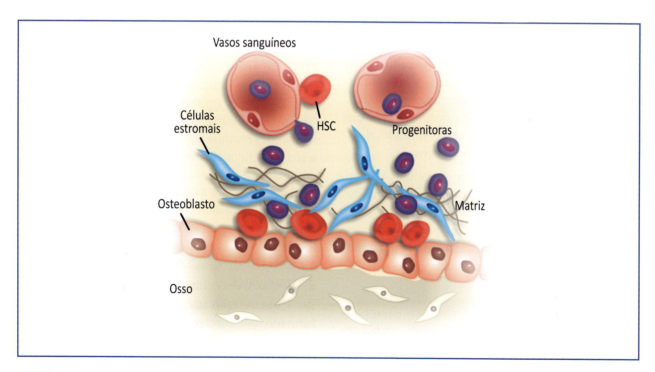

FIGURA 77.3 Nicho hematopoético.

O nicho celular é uma estrutura complexa e dinâmica. No caso do nicho hematopoético (Figura 77.3), observa-se a modulação diferenciada de componentes distintos como, por exemplo, os componentes ósseo, vascular, estromal e o neural.

As CTH são mantidas, por exemplo, em estado profundo de quiescência quando em contato direto com as células osteogênicas do endósteo; perdem esta quiescência à medida que se afastam do endósteo em direção aos sinusoides medulares.

O componente vascular da medula óssea também constitui um microambiente que exerce controle sobre a multiplicação e direnciação das CTH, da mesma forma que tem influência o controle neural mediado por células positivas para a nestina.

A atividade hematopoética não é o resultado da ação apenas das CTHs que são necessárias, mas não suficientes para este fim. A hematopoese é o resultado do funcionamento adequado do nicho hematopoético. A sinfonia hematopoética depende da integração adequada da orquestra.

NICHO CELULAR

As células-tronco, de forma geral, somente existem e se mantêm em um microambiente complexo e especial denominado nicho celular.[5,6] O nicho possui propriedades anatômicas e funcionais que permitem as células-tronco se autorrenovar e proliferar de forma a atender as exigências celulares do tecido ou órgão em que se localiza.

As células-tronco, principalmente as CT somáticas, apresentam função limitada ou incompleta quando dissociadas do seu nicho celular. Este aspecto é claramente demonstrado pelas células-tronco hematopoéticas, que são capazes de circular livremente pela vasculatura corporal mas que somente são funcionalmente ativas quando alojadas no nicho apropriado na medula óssea.

O nicho, além de abrigar as células-tronco, exerce também a função de controle e modulação da dormência e proliferação celular em resposta às necessidades fisiológicas do organismo. Neste sentido, o conceito de nicho é fundamental para a medicina regenerativa e terapia celular.

Componentes do nicho

A complexidade da composição do nicho celular foi demonstrada, inicialmente, em modelos invertebrados. Na *Drosophila melanogaster* e no *Caenorhabiditis elegans*, as células-tronco germinais residem em estruturas definidas e são dependentes de interações com outros tipos celulares para a manutenção das características pluripotenciais. Tipos celulares heterogêneos são necessários para a manutenção integral da funcionalidade do nicho, tanto em invertebrados como em mamíferos. Na medula óssea dos mamíferos, por exemplo, diversos tipos celulares como os osteoblastos, as células, endoteliais, os macrofágos e células de orígem neural, compõem o nicho.

Além dos componentes celulares, o nicho também contém elementos acelulares, como os componentes da matriz extracelular.

Nicho hematopoético

Durante o desenvolvimento, a hematopoese ocorre em diversos nichos, começando pela região AGM (aorta-gonada-mesonefros) e migrando sucessivamente para o saco vitelínico, para a placenta, para o fígado fetal, para o baço e, finalmente, para a medula óssea.[7,8]

Grande parte do conhecimento sobre o nicho hematopoético medular deriva de estudos realizados em camundongos. Nesses animais, as células-tronco hematopoéticas transplantáveis estão contidas na população CD150+CD48-CD41-/CD41*low*. Na MO, essas células se localizam, majoritariamente, adjacentes aos sinusoides medulares. Uma proporção menor que 20% delas se localiza próxima ao endósteo. Entretanto, a maioria das CTH são apenas encontradas na região trabecular da MO, o que indica que a superfície óssea (endósteo) tem papel importante no nicho hematopoético. A localização das CTH nas adjacências dos sinusoides medulares indica a possibilidade de que a sua manutenção, neste nicho, dependa de células endoteliais e perivasculares. Entretanto, também é possível que a sua localização preferencial perivascular reflita a dinâmica própria destas células que constantemente estão saindo para a circulação. A localização perivascular das CTH tem relação com a expressão de CXCL12 e E-selectina nas células perivasculares.

Com relação ao endósteo, sabe-se que ele é formado por diferentes tipos celulares e por elementos anatômicos que incluem arteríolas e vasos sinusoides. Os componentes celulares incluem células endoteliais e células mesenquimais com potencial osteogênico.

É possível que as células mesenquimais indiferenciadas perivasculares, presentes em toda a medula óssea, sejam responsáveis pela manutenção das CTH; entretanto, as células mesenquimais perivasculares da região endosteal são diferentes daquelas presentes em locais mais distantes. Em humanos, as células mesenquimais perivasculares CD146+m que expressam elevados níveis de CXCL12 e *stem cell factor*, denominadas *CXCL12 abundant reticular cells* (*CAR cells*), parecem ser absolutamente necessárias para a manutenção das CTH e, portanto, um componente obrigatório do nicho hematopoético.

As células endoteliais da medula óssea que expressam a E-selectina parecem ser outro componente essencial do nicho medular.

Adicionalmente às células endoteliais e mesenquimais, existem outros tipos celulares que compõem o nicho hematopoético. Células do sistema nervoso simpático que expressam a nestina parecem ser fundamentais para a manutenção do ritmo circadiano observado na produção hematopoética. Outras células, como os macrófagos e os osteoclastos, também parecem participar da regulação do funcionamento do nicho.

A compreensão do papel do nicho celular para a função das células-tronco parece ser fundamental para o desenvolvimento das terapias celulares. O nicho hematopoético, seguramente, é o mais estudado e compreendido. Resta saber se o que conhecemos a respeito deste nicho se aplica ao nicho dos demais tipos de células-tronco.

MEDICINA REGENERATIVA

Segundo o Instituto Nacional de Saúde dos Estados Unidos (NIH), a medicina regenerativa (MR) é o processo que envolve a criação de tecidos vivos e funcionais para reparar ou substituir tecidos ou funções perdidas devido ao processo de envelhecimento, doença, lesões ou defeitos congênitos. Este campo traz a promessa de regenerar tecidos e órgãos lesados do corpo pela estimulação de órgãos, previamente irreparáveis, a se curarem. A medicina regenerativa também compreende o crescimentos de tecidos e órgãos, em laboratório, com a finalidade de implantá-los quando o corpo não é capaz de restaurar a si próprio".[9-11]

O temo medicina regenerativa apareceu pela primeira vez em 1992, em um artigo de Leland Kaiser para indicar novas tecnologias. William Haseltine utilizou o termo, em 1999, para descrever o campo emergente que congregava conhecimentos de áreas distintas como a engenharia tecidual (ET), o transplante de células e órgãos, a biologia das células-tronco, a biomecânica de próteses, a nanotecnologia e a bioquímica. Por outro lado, a ideia de criar órgãos artificiais já havia sido ventilada, em 1938, por Alexis Carrel que escreveu, junto com Charles Lindbergh, o livro "A cultura de novos órgãos".[12]

A regeneração de partes do corpo perdidas é um fenômeno relativamente comum na natureza: animais como a hidra, a planária e a salamandra possuem extensa capacidade de regeneração. O corpo humano, no entanto, possui capacidade de regeneração limitada, a qual pode ser observada em certos órgãos e tecidos como a pele, o fígado e o sangue.

A medicina regenerativa visa aumentar a capacidade de regeneração dos tecidos corporais humanos empregando diferentes estratégias.

Estratégias usadas na medicina regenerativa

Três tipos de estratégias são mais frequentemente usadas na MR:

1. A terapia celular.
2. O uso de materiais sintéticos ou biológicos (biomateriais) que permitem o crescimento celular para o processo de reparo.
3. Implante de moldes (*scaffolds*) semeados com células.

TERAPIA CELULAR

A terapia celular consiste no uso de células saudáveis ou renovadas para aplicação nos tecidos doentes com o objetivo de restaurá-lo. O exemplo paradigmático e bem sucedido desta estratégia é representada pelo transplante de medula óssea. A terapia celular pode ser realizada com qualquer um dos tipos de células-tronco descritas anteriormente. Recentemente, terapias celulares experimentais com ESC e iPS têm sido descritas, mas nenhuma, até a presente data, apresentou resultados animadores e reprodutíveis. Por outro lado, novas terapias que usam células-tronco somáticas, como as células-tronco mesenquimais e as células-tronco do limbo ocular, têm apresentado resultados animadores.

Biomateriais

Os tecidos corporais se compõem de células e de matriz extracelular (MEC). Os biomateriais são usados para conferir suporte estrutural e exercer algumas das funções exercidas pela MEC. A matriz, de forma geral, exerce grande número de funções que incluem modulação da expressão gênica, controle proliferativo, suporte para os fenômenos migratórios e de diferenciação celular. Os biomateriais podem exercer parte destas funções, principalmente quando enriquecidos com fatores de crescimento e citocinas.

Os biomateriais podem ser naturais, como colágeno, gelatina, celulose, ácido hialurônico, fibrina, citosanas e outros; podem, também, ser sintéticos como polietileno glicol, metacrilamida, ácido poliglicólico, materiais cerâmicos e outros. Os materiais sintéticos podem ser empregados em sistemas tridimensionais, usando impressoras 3D, e originar órgãos artificiais complexos como o fígado ou os vasos sanguíneos.

Moldes associados com células

Compreende a associação de células aos biomateriais, com o objetivo de construção de órgãos sintéticos ou de partes de orgãos. Existem muitos exemplos desta estratégia na literatura, mas somente em estudos experimentais em animais.

A medicina regenerativa, como definida aqui, possui grande potencial para o desenvolvimento de terapias efetivas no futuro. No presente, no entanto, permanece confinada aos estudos experimentais.[13]

Terapia celular e o futuro da hemoterapia

A primeira transfusão de sangue bem sucedida foi feita por James Blundell, em 1818, portanto, há quase 200 anos. A rigor, as transfusões de sangue foram as primeiras formas de terapia celular e, seguramente, são as mais frequentemente utilizadas. Dados da Organização Mundial de Saúde indicam que, anualmente, mais de 85 milhões de transfusões acontecem no mundo. Entretanto, este tipo de terapia celular apresenta limitações de disponibilidade e de segurança, visto que são passíveis de transmissão de infecções e trazem efeitos indesejáveis como a aloimunização, entre outros.

Alternativas às transfusões tem sido buscadas ativamente, como os carreadores artificiais de hemoglobina, o chamado sangue artificial, as plaquetas liofilizadas e fragmentos plaquetários; no entanto, todas com sucesso limitado.

A terapia celular baseada em células-tronco indica que estamos no limiar de um novo paradigma, qual seja a produção de células sanguíneas no laboratório a partir do cultivo *in vitro* de células-tronco. Estamos, ouso afirmar, na antessala da hemoterapia sem doadores.

A tecnologia atual de cultivo celular em grandes escalas com o uso de biorreatores que podem chegar a volumes superiores a 4.000 litros indica que a hemoterapia sem doadores de sangue é uma realidade não muito distante em termos temporais. O conceito, de forma geral, está resumido na Figura 77.4.

A partir de células-tronco pluripotentes ou de células-tronco hematopoéticas, em processos fabris de grande volume, é possível a producão de células sanguíneas maduras em número suficiente para o atendimento das necessidades transfusionais atuais e futuras. A seguir, algumas evidências em favor desta afirmação.

Hematopoese

Nos indivíduos adultos, a célula-tronco hematopoética (CTH) residente no correspondente nicho na medula óssea origina todas as células maduras do sangue. A atividade deste tipo celular é absolutamente incrível quando consideramos que menos de 0,01% das células nucleares medulares são responsáveis pela produção diária de 200 bilhões de glóbulos vermelhos, 400 bilhões de plaquetas e 10 bilhões de glóbulos brancos. Interessante, no entanto, é que este potencial pode ser replicado *in vitro*.

Produção de células do sangue *in vitro*

Hemácias foram produzidas *in vitro* a partir de uma variedade de células-tronco hematopoéticas e células progenitoras derivadas da MO, do cordão umbilical ou do sangue periférico.[14-16] Estas hemácias possuem propriedades similares às hemácias normais do sangue periférico e sobrevivem normalmente quando injetadas em animais

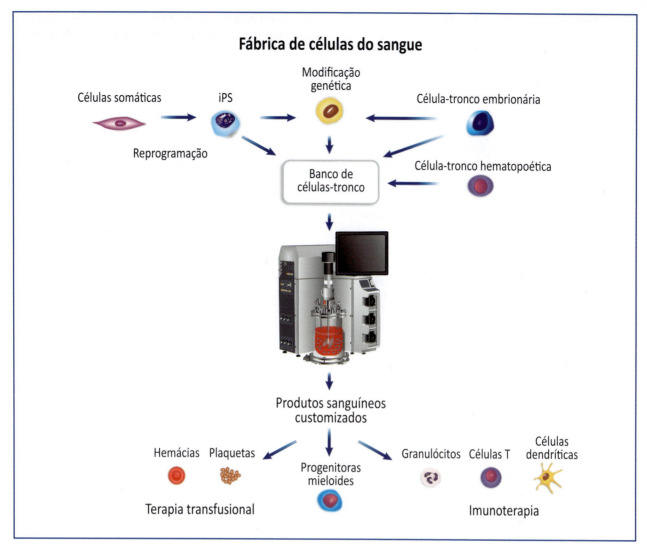

FIGURA 77.4 Cultivo celular em grande escala.

de experimentação. Entretanto, as células-tronco hematopoéticas possuem capacidade limitada de expansão *in vitro*, variando de 16.000, no caso das CTH da MO, a 140.000 vezes, no caso da CTH derivadas do cordão umbilical. Teoricamente, a partir das CTH contidas em uma bolsa de sangue de cordão umbilical com cerca de 100 mL, é possível a obtenção de 10 a 40 unidades de concentrado de hemácias para uso transfusional.[14,17]

Por outro lado, as células-tronco pluripotentes (CTE e iPS) possuem potencial maior, quase ilimitado, de produção *in vitro* de hemácias e das outras células necessárias na terapia transfusional, como as plaquetas e os granulócitos.[18-20]

Estes estudos, embora iniciais, indicam claramente uma mudança de paradigma na hemoterapia. Certamente, no futuro, células maduras para uso transfusional, principalmente as hemácias e as plaquetas, serão produzidas em grande quantidade em biorreatores no interior de plantas industriais de produção de sangue. Assistimos neste momento, tenho certeza, o início de uma nova era na chamada medicina transfusional. Os produtos fabricados nestas plantas industriais apresentam muitas vantagens sobre o sangue obtido de doadores como, por exemplo, a apresentação de fenótipo universal (O neg., RhD neg., etc.), a ausência de risco infeccioso e a disponibilidade infinita (Figura 77.4).

REFERÊNCIAS BIBLIOGRÁFICAS

1. Zago MA, Covas DT. Células-tronco: a nova fronteira da medicina. Atheneu; 2006.

2. Takahashi K, Yamanaka S. Induction of pluripotent stem cells from mouse embryonic and adult fibroblast cultures by defined factors. Cell 2006; 126(4): 663-676.

3. Thomson JA, Kalishman J, Golos TG, Durning M, Harris CP, Becker RA, et al. Isolation of a primate embryonic stem cell line. Proc Natl Acad Sci USA 1995; 92(17):7844-7848.

4. Thomson JA, Itskovitz-Eldor J, Shapiro SS, Waknitz MA, Swiergiel JJ, Marshall VS, et al. Embryonic stem cell lines derived from human blastocysts. Science 1998; 282(5391):1145-1147.

5. Schofield R. The relationship between the spleen colony-forming cell and the haemopoietic stem cell. Blood Cells 1978; 4(1-2):7-25.

6. Rödling L, Schwedhelm I, Kraus S, Bieback K, Hansmann J, Lee-Thedieck C. 3D models of the hematopoietic stem cell niche under steady-state and active conditions. Sci Rep [Internet]. 2017 Dec [cited 2017 Sep 16];7(1). Disponível em: http://www.nature.com/articles/s41598-017-04808-0

7. Crane GM, Jeffery E, Morrison SJ. Adult haematopoietic stem cell niches. Nat Rev Immunol 2017; 17(9):573-590.

8. Calvi LM, Link DC. The hematopoietic stem cell niche in homeostasis and disease. Blood 2015; 126(22): 2443-2451.

9. Regenerative Medicine. Department of Health and Human Services. August 2006. </info/scireport/regenerativemedicine>.

10. Dinsmore CE. A history of regeneration research: milestones in the evolution of a science. Cambridge University Press 2007; 248 p.

11. Maienschein J. Regenerative medicine's historical roots in regeneration, transplantation, and translation. Dev Biol 2011; 358(2):278-284.

12. Carrel A, Lindbergh CA. The culture of whole organs. Science 1935; 81(2112):621-623.

13. Sipp D, Caulfield T, Kaye J, Barfoot J, Blackburn C, Chan S, et al. Marketing of unproven stem cell-based interventions: A call to action. Sci Transl Med 2017; 9(397).

14. Giarratana M-C, Rouard H, Dumont A, Kiger L, Safeukui I, Pennec P-YL, et al. Proof of principle for transfusion of in vitro – generated red blood cells. Blood 2011; 118(19):5071-5079.

15. Leberbauer C, Boulmé F, Unfried G, Huber J, Beug H, Müllner EW. Different steroids co-regulate long-term expansion versus terminal differentiation in primary human erythroid progenitors. Blood 2005; 105(1):85-94.

16. Miharada K, Hiroyama T, Sudo K, Nagasawa T, Nakamura Y. Efficient enucleation of erythroblasts differentiated in vitro from hematopoietic stem and progenitor cells. Nat Biotechnol 2006; 24(10):1255-1256.

17. Douay L, Lapillonne H, Turhan AG. Stem cells – a source of adult red blood cells for transfusion purposes: present and future. Crit Care Clin 2009; 25(2):383-398.

18. Kaufman DS, Hanson ET, Lewis RL, Auerbach R, Thomson JA. Hematopoietic colony-forming cells derived from human embryonic stem cells. Proc Natl Acad Sci 2001; 98(19):10716-10721.

19. Singh VK, Saini A, Tsuji K, Sharma PB, Chandra R. Manufacturing blood ex vivo: a futuristic approach to deal with the supply and safety concerns. Front Cell Dev Biol [Internet]. 2014 Jun 11 [cited 2017 Sep 16];2. Disponível em: http://journal.frontiersin.org/article/10.3389/fcell.2014.00026/abstract

20. Paes BCMF, Moço PD, Pereira CG, Porto GS, de Sousa Russo EM, Reis LCJ, et al. Ten years of iPSC: clinical potential and advances in vitro hematopoietic differentiation. Cell Biol Toxicol 2017; 33(3):233-250.

78

CÉLULAS MESENQUIMAIS ESTROMAIS: DO LABORATÓRIO À APLICAÇÃO CLÍNICA

Karen de Lima Prata
Lucas Eduardo Botelho de Souza
Gil Cunha De Santis

INTRODUÇÃO

Os primeiros indícios sobre a existência de células osteogênicas na medula óssea (MO) foram reportados em 1968, quando Tavassoli e Crosbi transplantaram fragmentos da medula óssea sob a pele de ratos e observaram que apenas a células estromais reticulares sobreviviam a este procedimento, originando ossos completos nos locais transplantados, após algumas semanas.[1] Tais achados se desdobraram na descoberta das células-tronco mesenquimais alguns anos depois.[2]

Entre as décadas de 1960 e 1970, Friedenstein e cols. conseguiram isolar as células responsáveis pelo potencial osteogênico da medula óssea, descrito por Tavassoli e Crosbi.[3] Em uma série de estudos, eles descreveram um tipo celular raro (correspondiam a 0,0004% de todas as células da medula óssea), de aparência fusiforme, com núcleo grande e citoplasma denso, em culturas de células aderentes da medula óssea de murinos. Depois de alguns dias em cultura, estas células proliferavam rapidamente e, assim, originavam colônias de células fibroblásticas facilmente visualizáveis nos frascos de cultivo. Por esta razão, estas células foram inicialmente denominadas unidades formadoras de colônias fibroblásticas (CFU-F, *colony-forming units-fibroblast*) e, quando a progênie de uma única CFU-F era transplantada em animais experimentais, ela originava um ossículo completo, contendo matriz calcificada, cartilagem e estroma medular.[2,3]

Esse achado mostrou que a medula óssea também albergava outras células progenitoras e não somente as hematopoéticas, como até então se acreditava. Em 1991, Arnold I. Caplan denominou as referidas células de células-tronco mesenquimais, pois postulava que estas eram remanescentes do mesoderma embrionário, uma camada celular da qual se originam tecidos como osso, cartilagem, tendão, gordura, músculo e o estroma de órgãos, dentre os quais a medula óssea.[4]

Apesar da denominação, apenas em 2007 demonstrou-se a existência de células-tronco mesenquimais que possuíam as duas características que definem uma célula-tronco genuína: potencial de diferenciação e autorrenovação *in vivo* ao nível de célula única. Nesses estudos, cada colônia oriunda de uma única célula-tronco mesenquimal da medula óssea humana foi transplantada em camundongos imunodeficientes, resultando na formação de ossículos ectópicos compostos por matriz calcificada, cartilagem, estroma medular e adipócitos. Em seguida, células-tronco mesenquimais indiferenciadas foram recuperadas após a dissociação enzimática destes ossículos e transplantadas em novos animais, nos quais houve a formação de novos ossículos. Portanto, estes dados demonstraram que uma única célula-tronco mesenquimal pode originar células diferenciadas de múltiplas linhagens e também se autorrenovar, mantendo uma reserva de células indiferenciadas *in vivo*.[5]

A despeito desta prova, as culturas de células-tronco mesenquimais utilizadas na maioria dos estudos básicos e para fins terapêuticos derivam do cultivo de células aderentes totais da medula óssea. Assim, tais culturas são heterogêneas, pois contêm apenas uma fração de células-tronco mesenquimais genuínas. Uma indicação disto é que apenas parte das células que compõem estas culturas são capazes de formar colônias fibroblásticas *in vitro*. Devido a tal heterogeneidade, convencionou-se denominar células mesenquimais estromais (CME) as culturas da fração aderente de medula óssea. Tal denominação será adotada ao longo deste capítulo.[6]

PROPRIEDADES BIOLÓGICAS DAS CME

As CME constituem uma população heterogênea de células, com capacidade de autorrenovação e de diferenciação em células do mesênquima, como os condrócitos, osteócitos e adipócitos.[7] Além disso, as CME, por meio da secreção de substâncias bioativas, promovem a restauração da integridade física e funcional de tecidos lesados e exercem papel imunomodulatório, local e sistemicamente. As CME são parte integrante da maioria dos órgãos e compreendem 0,01-0,001% das células da medula óssea, a depender da idade. Um dos seus aspectos funcionais de maior interesse clínico decorre de sua capacidade imunomoduladora, o que tem estimulado a sua administração para controlar doenças de causa imune.

Propriedades imunomodulatórias

As CME apresentam características imunológicas especiais, que favorecem a sua eventual permanência em ambientes alogênicos e xenogênicos. Dentre essas características, destacam-se a baixa expressão de antígenos do complexo principal de histocompatibilidade (MHC) de classe I e a ausência de expressão de MHC de classe II e das moléculas coestimulatórias CD40, CD80 e CD86. As CME também expressam o HLA-G, que protege as células de eventual agressão imune pelo sistema imune do receptor.[8]

As CME também têm a capacidade de inibir a imunidade inata e a adaptativa por meio de sua interação com os linfócitos NK, T, B e as células dendríticas (Figura 78.1). Em geral, as CME inibem a função das células alorreativas e estimulam a proliferação das células T regulatórias. Além disso, as CME secretam, tanto localmente, no sítio de lesão tecidual, quanto sistemicamente, mediadores aos quais são atribuídas a capacidade de favorecer a imunomodulação e a promoção de reparo tecidual, tais como o fator de crescimento endotelial vascular (VEGF), o fator de crescimento dos queratinócitos (KGF), o fator de crescimento dos hepatócitos (HGF) e prostaglandinas (PG).[8]

Por essas características, as CME, após expansão *ex vivo*, têm sido empregadas para tratar a rejeição de transplantes, principalmente de órgãos sólidos, e doenças de caráter inflamatório, especialmente de causa imune como a doença do enxerto contra hospedeiro (DECH) pós-transplante de células-tronco/progenitoras hematopoéticas (CT/PH) e doenças autoimunes.

Reparação de tecidos e regeneração

As CME apresentam tropismo para sítios de inflamação, onde favoreceriam mecanismos de reparação dos danos ocasionados pela agressão imune e pela inflamação. Estudos mostraram que as CME, depois de infundidas, são aprisionadas em leito vascular pulmonar, entretanto, elas logo abandonam os pulmões e se localizam em órgãos tais como fígado, baço e sítios de inflamação. O recrutamento das CME se dá por quimiotaxia, provavelmente com papel significativo do fator derivado de célula estromal-1 (SDF-1).

Papel na hematopoese e no transplante de células-tronco/progenitoras hematopoéticas (TCT/PH)

Acredita-se que, na medula óssea, as CME CD146+ constituam o componente mais impor-

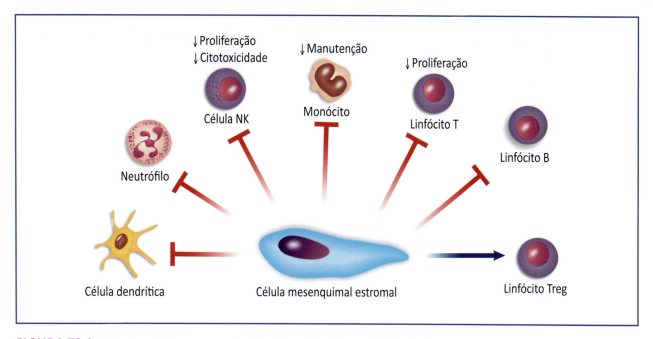

FIGURA 78.1 Ação das células mesenquimais estromais sobre as células do sistema imune. Por meio do contato célula-célula ou da secreção de fatores solúveis, as células estromais mesenquimais são capazes de suprimir a proliferação, a função e a maturação de praticamente todas as células do sistema imune (chaves vermelhas) e de estimular a formação de linfócitos T reguladores (seta azul).

tante do nicho das células-tronco hematopoéticas (CTH). Seu papel é de conferir às CTH ancoragem e proteção, seja por sinalização mediada pelo contato célula-célula (sinalização justácrina) ou por intermédio da expressão e secreção de substâncias (sinalização parácrina). Em modelos murinos, as CME que expressam nestina encontram-se fisicamente associadas às CTH, pois produzem os fatores CXCL-12, ligante do c-kit, angiopoetina-1, IL-7, VCAM-1 (*vascular cell adhesion molecule-1*) e osteopontina, que determinam a ancoragem das CTH ao nicho e favorecem a sua manutenção em estado quiescente.

OBTENÇÃO E CULTIVO

Fontes de CME e métodos de isolamento

Na medula óssea, as CME localizam-se ao redor de pequenos vasos sanguíneos denominados sinusoides.[5] Curiosamente, células com propriedades *in vitro* semelhantes às CME da medula óssea já foram isoladas de outros órgãos como o cordão umbilical, a polpa dental e o tecido adiposo. Em todos estes locais, as CME também ocupam o espaço perivascular.[9,10]

Embora seja possível obter CME de diversos tecidos e órgãos, o sítio anatômico de onde elas são isoladas influencia algumas de suas propriedades, como a expressão de proteínas e o potencial de diferenciação *in vivo*. Por exemplo, CME do tecido adiposo tem menor potencial para gerar osso ectópico após transplante em camundongos do que as CME da medula óssea. Entretanto, o potencial osteogênico *in vivo* das CME do tecido adiposo pode ser aumentado por meio do tratamento com a proteína morfogenética de osso-4 (BMP-4).

Independentemente da fonte utilizada, a obtenção das CME é precedida pela dissociação do tecido em suas células constituintes. Esta dissociação pode ser mecânica, seguida por centrifugação em gradiente de densidade, de modo a separar a camada mononuclear no caso de tecidos fluidos como a medula óssea, ou pode ser química, no caso de tecidos sólidos como o tecido adiposo e o cordão umbilical. Neste último caso, as amostras de tecido são fragmentadas a fim de maximizar a superfície de contato e incubadas com enzimas proteolíticas, como a colagenase e a tripsina, que são capazes de digerir proteínas da matriz extracelular e as proteínas de adesão celular, dissociando o tecido em suas células constituintes.[8]

As suspensões celulares obtidas destes tecidos são altamente heterogêneas, pois, além das CME, elas contêm células endoteliais vasculares, células hematopoéticas, fibroblastos, entre outras. A partir dessa população celular, as CME geralmente podem ser isoladas por dois procedimentos distintos: pela seleção de uma população celular enriquecida de CME com base na expressão de marcadores moleculares ou pelo cultivo direto da suspensão celular em baixa densidade.

Até o momento, não foram descritos marcadores moleculares específicos das CME. Entretanto, utilizando anticorpos contra determinados marcadores, é possível combinar estratégias de seleção e isolar uma população celular enriquecida de CME, seja por meio da seleção celular baseada em fluorescência (FACS) ou por separação imunomagnética. Uma abordagem comum é, inicialmente, depletar as células hematopoéticas e células endoteliais, que são identificadas pela expressão de CD45 e CD31, respectivamente, da amostra primária. Assim, a população resultante será basicamente composta de células estromais (fibroblastos, fibrócitos, CME etc.). Em seguida, pode-se utilizar alguns marcadores moleculares capazes de delimitar uma subpopulação ainda menor e que contenha as CME. Já foram descritos diversos marcadores promissores para este fim, os quais também dependem do tecido de origem: na medula óssea, marcadores como o CD146 e o CD271 são capazes de delimitar uma população de células estromais enriquecida em CME; no tecido adiposo, a população de células estromais que expressa CD34, e é negativa para CD146, também é enriquecida em CME.

As CME também podem ser isoladas (e identificadas) com base em sua capacidade de aderir a uma superfície de plástico, o que não ocorre com as células do sistema hematopoético, com exceção dos monócitos e macrófagos, que também aderem ao plástico e podem proliferar, desde que em contato com meio de cultura adequado. Com o passar dos dias, as CME, por apresentar vantagem proliferativa em relação aos possíveis concorrentes (monócitos e macrófagos), predominam no ambiente de cultivo, de modo a, ao final de algumas semanas, praticamente apresentarem pureza próxima de 100%. Ainda assim, as CME em cultura exibem certo grau de heterogeneidade, especialmente quanto à sua capacidade de autorrenovação e de diferenciação;

heterogeneidade essa que poderia, pelo menos em parte, explicar os resultados clínicos controversos que foram observados até o momento.

A fonte mais usada de CME, e a primeira a ser descrita, como mencionado acima, é a medula óssea, mas outras fontes mostraram-se capazes de fornecer células em quantidade suficiente para uso clínico, como o cordão umbilical e o tecido adiposo. Inclusive, as CME obtidas do cordão umbilical mostraram-se com maior potencial proliferativo, talvez, mais em decorrência da idade do doador que das características intrínsecas das CME deste tecido.

Cultivo e caracterização *in vitro*

Após seu isolamento, a população celular de onde serão obtidas as CME é semeada em frascos de cultivo na presença de meio de cultura quimicamente definido contendo aminoácidos, sais e outros nutrientes. Frequentemente, o meio de cultivo das CME é suplementado com soro fetal bovino, o qual contém fatores de crescimento e citocinas que auxiliam na proliferação e sobrevida das células. Estratégias alternativas à suplementação do meio com soro bovino fetal (SBF) consistem no uso de outros aditivos, como o lisado plaquetário ou o soro preparado a partir do plasma humano, ou ainda, na formulação de meios mais complexos que incluam as principais citocinas e fatores de crescimento essenciais para a expansão das CME.[11]

Uma vez aderidas aos frascos de cultura, as CME proliferam até preencherem os espaços vazios da superfície de cultivo. Antes que toda a área seja ocupada (a fim de evitar a inibição de crescimento celular por contato célula-célula), as CME são tratadas com uma mistura de tripsina e EDTA para se desprenderem da superfície de plástico e serem colhidas para novo processo de expansão ou para uso experimental ou clínico. Cada novo ciclo de semeadura e cultivo denomina-se passagem. As CME são administradas após algumas passagens, pois esse processo amplifica o seu número e favorece a obtenção de produto celular de maior pureza. Entretanto, depois de certo número de passagens, muito variável de acordo com a idade do doador das células e do tecido de que foram extraídas, ocorre o processo inexorável de senescência replicativa, com deterioração de suas características proliferativas e provavelmente funcionais, além de, talvez, estarem expostas a maior risco de sofrer alterações genéticas adquiridas, cujo impacto clínico seria preocupante. Entretanto, ainda não foram confirmados casos de alterações genéticas oncogênicas durante o cultivo das CME.

Antes de sua aplicação para uso experimental ou clínico, a identificação das CME é realizada por meio da checagem de suas propriedades biológicas típicas, notadamente a morfologia, o perfil de expressão de moléculas de superfície celular e o potencial de diferenciação *in vitro* em diferentes linhagens mesodérmicas.

Ao longo do cultivo, é possível monitorar as culturas de CME quanto à presença de outras células contaminantes graças ao uso de microscópios que permitem a visualização de células vivas sem a necessidade de corá-las, como o microscópio de contraste de fase. Quando cultivadas em superfície bidimensional, as CME apresentam um formato alongado e fusiforme (Figura 78.2A), diferindo-as

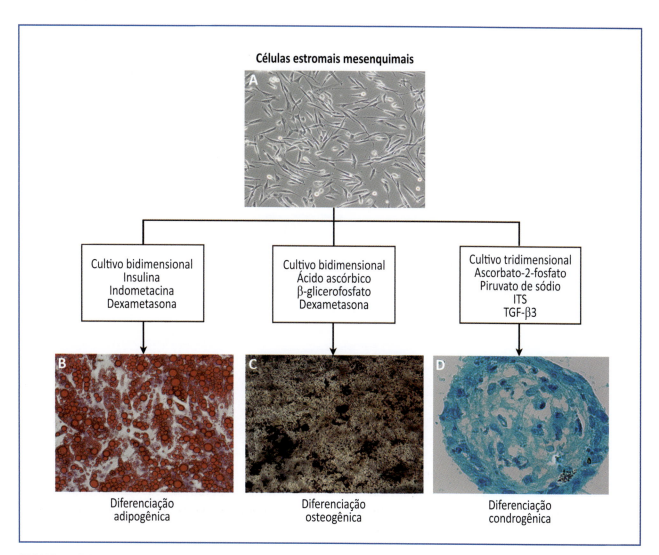

FIGURA 78.2 Morfologia e diferenciação das células mesenquimais estromais *in vitro*. **(A)** Fotomicrografia de contraste de fase demonstrando a morfologia fibroblástica das CME. Aumento: 200×. **(B)** Coloração com *Oil Red* O de CME induzidas à diferenciação adipogênica. Este método cora as vesículas lipídicas intracelulares em vermelho. Aumento: 400×. **(C)** Coloração de von Kossa após indução da diferenciação osteogênica. A imagem mostra apenas a matriz extracelular mineralizada (corada em preto) que foi produzida pelas CME subjacentes. Aumento: 100×. **(D)** Coloração com azul de alcian de uma cultura tridimensional de CME induzida à diferenciação condrogênica. Este corante marca em azul os glicosaminoglicanos, componentes abundantes da matriz extracelular de cartilagens. Aumento: 100×. Os retângulos contêm o tipo de cultivo e os suplementos usados para induzir cada uma das diferenciações.

de outros tipos celulares, como as células epiteliais e endoteliais, que apresentam uma morfologia poligonal.

Um método mais refinado para checar a pureza das CME cultivadas consiste na avaliação da expressão de proteínas (ou marcadores moleculares) de superfície celular. Embora até o momento não se conheça um marcador molecular expresso exclusivamente pelas CME, elas podem ser identificadas pela expressão diferencial de um conjunto de proteínas de superfície celular. Independente do tecido de origem, as CME cultivadas não expressam CD45, CD14, CD11b, CD11c, CD19, CD79α, HLA-DR, moléculas coestimulatórias CD40 e CD86, e expressam baixíssimos níveis de CD80. CME da medula óssea, por exemplo, expressam CD9, CD29, CD44, CD73, CD90, CD105 e CD106, e são negativas para CD36 e CD34. Considerando estes mesmos marcadores, as CME do tecido adiposo diferem das CME da medula óssea pela baixa expressão de CD106 e elevada expressão de CD36.

Além disso, as CME do tecido adiposo são positivas para CD34 *in situ*, mas, por razões ainda desconhecidas, perdem a expressão do referido marcador quando cultivadas. A Tabela 78.1 sumariza os principais marcadores utilizados na identificação de CME cultivadas e as variações na expressão destes marcadores entre as CME obtidas da medula óssea, tecido adiposo e cordão umbilical.

Não somente a fonte tecidual, mas também as condições de cultivo, influenciam a expressão de algumas moléculas usadas para identificar e/ou isolar CME. Por exemplo, sabe-se que CME da medula óssea expressam CD146 quando cultivadas em tensão de oxigênio similar à do ar atmosférico. No entanto, alguns pesquisadores cultivam as CME em hipóxia (1% de oxigênio) a fim de mimetizar o microambiente *in vivo* e maximizar seu potencial de diferenciação. Nestes casos, as CME perdem a expressão de CD146.

A terceira propriedade utilizada para identificar as CME é induzir sua diferenciação em diferen-

TABELA 78.1			
EXPRESSÃO DE MARCADORES DE SUPERFÍCIE CELULAR EM CME CULTIVADAS OBTIDAS DA MEDULA ÓSSEA, DO TECIDO ADIPOSO E DO CORDÃO UMBILICAL HUMANOS			
MARCADOR	**CME DA MEDULA ÓSSEA**	**CME DO TECIDO ADIPOSO**	**CME DO CORDÃO UMBILICAL**
CD11b	–	–	–
CD11c	–	–	–
CD14	–	–	–
CD19	–	–	–
CD34	–	–*	–
CD45	–	–	–
CD79a	–	–	–
HLA-DR	–	–	–
CD36	–	+++	NA
CD44	+++	+++	+++
CD73	+++	+++	+++
CD90	+++	+++	+++
CD105	+++	+++	+++
CD106	+++	+	+

+++: > 70% de células positivas; +: 2-30% de células positivas; –: < 2% de células positivas; NA: não avaliado.
*As CME do tecido adiposo expressam CD34 in situ, mas perdem a expressão quando cultivadas.

tes linhagens mesodérmicas *in vitro,* notadamente adipócitos, osteoblastos e condroblastos. Para isso, as CME são cultivadas na presença de moléculas indutoras de diferenciação específicas para cada linhagem durante, aproximadamente, 30 dias. Exemplos de coquetéis indutores de diferenciação estão apresentados na Figura 78.2.

A adipogênese pode ser induzida por meio da incubação com insulina e indometacina, compostos responsáveis por estimular a expressão de genes importantes para a adipogênese e ativar o fator de transcrição pró-adipogênico PPARγ, respectivamente. Na osteogênese, é comum a utilização de ácido ascórbico para estimular a síntese de colágeno e de β-glicerofosfato, que serve como fonte de fosfato para mineralização da matriz extracelular e estimula a expressão de genes importantes para a osteogênese. A dexametasona também é empregada na adipogênese e, em menor concentração, na osteogênese, pois ela aumenta a expressão e a atividade de fatores de transcrição essenciais para ambos os processos, como PPARγ e CEBP na adipogênese, e RUNX2 na osteogênese.

Após a adipogênese, a formação de vesículas lipídicas intracelulares pode ser avaliada por meio de colorações específicas como o Oil Red O ou o Sudan II escarlate, que coram lipídeos neutros em vermelho (Figura 78.2B). A osteogênese, por sua vez, pode ser verificada por meio das colorações como o von Kossa ou o vermelho de alizarina, que coram, respectivamente, de preto ou de vermelho, a matriz extracelular mineralizada produzida pelas CME (Figura 78.2C).

A indução da condrogênese é feita por meio do tratamento de CME cultivadas sob a forma de agregados 3D em meio sem soro suplementado com o fator de crescimento transformante-β3 (TGF-β3), que induz a expressão de genes relevantes para a condrogênese. Além disso, são empregados outros suplementos como o ascorbato 2-fosfato, que estimula a síntese de colágeno; piruvato de sódio, que serve como fonte adicional de carbono além da glicose; e a mistura de insulina, transferrina e selênio (ITS), que auxilia na internalização da glicose, transporte de íons e suplementação de selênio, respectivamente.

A diferenciação condrogênica pode ser verificada após incubação com o corante azul de alcian, que cora em azul os glicosaminoglicanos, componentes abundantes da matiz extracelular nas cartilagens (Figura 78.2D).

Criopreservação e armazenagem

Ainda não está definido o método ideal de criopreservação das CME, assim como as condições em que devem ser armazenadas. A solução desse problema tornou-se premente desde que CME passaram a ser usadas clinicamente para reverter condições clínicas emergenciais, como a DECH aguda refratária à corticoterapia, em que a presteza da liberação do produto celular pode ser decisiva para uma boa resposta clínica. Portanto, considera-se conveniente manter armazenadas doses de CME prontas para uso, o que em geral requer a sua criopreservação.

Como mencionado antes, ainda não se definiu o método ideal de criopreservação das CME, ou seja, não se definiram a velocidade de congelamento nem a solução criopreservante que proporcionem a melhor recuperação de células viáveis e funcionais após o descongelamento. A maioria dos serviços que criopreserva CME adotou protocolos que estabeleceram velocidade de congelamento de 1-3 °C/min, em solução crioprotetora com o agente dimetilsulfóxido (DMSO) em concentração final de 5-10%, associado ou não ao amido hidroxietílico (AHE), em uma solução hidroeletrolítica enriquecida com uma fonte proteica (albumina, plasma humano etc.) mais ou menos como se preconiza para a criopreservação de células progenitoras hematopoéticas.[11,12,13] Seguir as linhas gerais de criopreservação mencionadas acima tem permitido recuperação de células viáveis superior a 80%.[11]

Recomenda-se que a suspensão celular de CME seja acondicionada em bolsas plásticas apropriadas, e que sejam mantidas a baixas temperaturas, tanto em câmara fria a -80 °C quanto, idealmente, em tanque de nitrogênio líquido, na fase líquida (-196 °C) ou na fase de vapor (-150 °C). Neste último caso, acredita-se que as CME mantenham sua viabilidade por tempo prolongado, possivelmente por décadas, como ocorre com as células progenitoras hematopoéticas. No entanto, não está bem definido quanto tempo as CME podem ser mantidas a -80 °C. Por essa razão, sugere-se evitar este tipo de armazenagem, a não ser que se preveja usar o produto celular em poucos meses.

Controle de qualidade

Os cuidados com a qualidade do produto a ser disponibilizado para uso clínico começam com a seleção adequada dos doadores e dos materiais, reagentes e produtos a serem utilizados durante a coleta, processamento, cultivo, armazenamento e distribuição das células. Estes insumos devem estar regularizados junto a ANVISA, serem estéreis, apirogênicos e, sempre que possível, não citotóxicos, de uso único, grau clínico e estarem isentos de xenoantígenos.[14]

O procedimento de seleção dos doadores deve seguir, no mínimo, os critérios definidos pelas normas técnicas vigentes, tanto para a triagem clínica quanto para a sorológica, sendo que cada serviço pode estabelecer critérios adicionais ou complementares. A proteção do doador e a segurança do receptor devem sempre ser asseguradas.[14]

O controle de qualidade de produtos de CME propriamente dito deve avaliar aspectos relacionados a: a) quantificação dos parâmetros relevantes, como a população total de células viáveis, de células que expressam algum marcador específico etc.; b) identidade, como, por exemplo, a fenotipagem celular, os aspectos morfológicos e a capacidade de diferenciação em adipócitos, osteócitos e condrócitos que caracterizam essas células; c) viabilidade celular; d) presença de impurezas, como, por exemplo, a eventual presença de endotoxina acima dos níveis considerados como aceitáveis e de outras células contaminantes; e) esterilidade, como a realização de testes microbiológicos para detecção de bactérias aeróbias, anaeróbias, fungos e micoplasma; f) potência, como, por exemplo, a capacidade das CME em inibir a proliferação dos linfócitos para os produtos utilizados com o propósito de imunomodução ou a capacidade das células em se diferenciar em condrócitos ou osteócitos, para os produtos utilizados com o intuito de regeneração da cartilagem ou do osso, respectivamente; g) tumorogenicidade, como, por exemplo, a análise citogenética das células em cultivo por bandamento G.[14]

O produto CME para uso clínico, ao contrário do que ocorre com produtos de células progenitoras hematopoéticas, requer pureza elevada, uma vez que contaminantes celulares de outra origem poderiam provocar efeitos adversos inesperados.

USO CLÍNICO DAS CME

No início de outubro de 2015, haviam 607 estudos clínicos registrados no banco de dados do Instituto Nacional de Saúde dos Estados Unidos (NIH), internacionalmente utilizado (www.clinicaltrials.gov, termo de busca *mesenchymal cells*). Nesses estudos, as CME isoladas de diversas fontes, mas em especial da medula óssea, do tecido adiposo ou do cordão umbilical, têm sido utilizadas no tratamento de diversas doenças como, por exemplo, doenças musculoesqueléticas (90 estudos), autoimunes (87 estudos), isquêmicas (84 estudos), do sistema nervoso central (68 estudos), do sistema digestivo (65 estudos), dentre outras. Sendo que, a maioria dos estudos é de fase I (estudos de segurança), fase II (comprova a eficácia em humanos) ou combinam fases I e II. Apenas um pequeno número desses estudos é de fase III (compara um tratamento novo com o tratamento padrão ou com o melhor tratamento conhecido) ou combinam as fases II e III. A principal fonte utilizada ainda é a medula óssea, mas há um aumento progressivo da utilização de outras fontes, em especial, do cordão umbilical ou do tecido adiposo. A dose efetiva, a frequência, assim como a via de administração, entre outras variáveis, ainda não foi estabelecida e varia entre as doenças. Em geral, a dose clínica utilizada varia entre 0,5 e 8×10^6 células.

Com base na literatura atual, acredita-se que o efeito clínico das CME baseia-se em vários mecanismos que incluem: a) habilidade em migrar para os sítios de inflamação após o dano tecidual; b) habilidade em se diferenciar em vários tipos celulares; c) habilidade em secretar várias substâncias bioativas, capazes de estimular a recuperação de células previamente lesadas e de inibir a inflamação; d) baixa imunogenicidade associada à habilidade de imunomodulação.[13]

Especificamente no que diz respeito à hematologia e hemoterapia, estas células têm sido utilizadas no tratamento da doença do enxerto contra hospedeiro (DECH, 35 estudos), leucemias (11 estudos), anemia aplásica (9 estudos), dentre outras doenças. O interesse do uso das CME em hematologia decorre das propriedades biológicas dessas células, já explicadas anteriormente neste capítulo: a) propriedade imunomodulatória; b) reparação de tecidos e regeneração; c) papel na hematopoese, devido

TABELA 78.2
APLICAÇÕES CLÍNICAS DAS CME EM HEMATOLOGIA

ESTRATÉGIAS DO USO DAS CME EM HEMATOLOGIA

Tratamento e prevenção da DECH
- Facilitar a enxertia das CT/PH
  - Expansão *ex-vivo* das CT/PH
  - Reparo do estroma medular

Reparo tissular pós-transplante de CT/PH
- Tratamento da anemia aplástica

CME: células mesenquimais estromais; CT/PH = células-tronco/progenitoras hematopoéticas; DECH: doença do enxerto contra hospedeiro.

a sua participação ativa na formação do estroma de sustentação das CT/PH.[15] A Tabela 78.2 resume as principais aplicações das CME em hematologia.

Possíveis aplicações clínicas das CME em hematologia

Tratamento e prevenção da DECH

Doença do enxerto contra hospedeiro aguda (DECHa)

A DECH é uma complicação que acomete percentual significativo (20-70%) de pacientes submetidos a TCT/PH alogênico. Ela pode ser classificada como: a) aguda clássica, quando ocorre, em geral, nos primeiros 100 dias após o transplante; b) aguda tardia, quando o paciente apresenta sinais ou sintomas típicos de DECHa, sem evidências de DECH crônica (DECHc), porém de início tardio, após os 100 dias após o transplante; c) crônica clássica, quando ocorre depois dos 100 dias e o paciente não apresenta sinais ou sintomas de DECHa; ou d) síndrome de sobreposição, que nada mais é do que uma combinação das duas formas, ou seja, o paciente apresenta sinais e sintomas típicos de DECH aguda e crônica, concomitantemente. O quadro clínico é diferente nas suas formas aguda e crônica.[16]

A DECH aguda (DECHa) pode cursar com acometimento de qualquer órgão, mas os mais comumente afetados são a pele, o trato gastrointestinal e o fígado, e constitui uma das principais causas de óbito em pacientes transplantados. A DECHa pode ser classificada de I a IV, conforme a sua gravidade, sendo a DECHa-I a forma mais leve e a

DECHa-IV a forma mais grave. O tratamento convencional dessa complicação se faz com a administração de corticosteroides, que conferem resposta completa e duradoura em 20-75% dos pacientes com DECHa II-IV. Pacientes cuja doença não responde aos corticosteroides apresentam prognóstico sombrio, com elevada mortalidade, pois não há tratamento alternativo que se tenha demonstrado satisfatoriamente eficaz para a maioria dos pacientes. Nesses casos, a administração de CME pode ser uma alternativa.[16]

A primeira descrição do uso de CME de terceiros para tratamento da DECHa em humanos foi publicada em 2004, por um grupo da Suécia. Era o caso clínico de uma criança de 9 anos que apresentava DECHa-IV de trato gastrointestinal e fígado, que recebeu CME haploidênticas, com bom resultado. Subsequentemente, o mesmo grupo publicou outro artigo com relato de 8 casos de DECHa (e 1 caso com DECHc) que receberam CME, com resposta completa em 6 dos pacientes e com sobrevida significativamente mais longa que a observada em grupo-controle. Esses resultados estimularam outros grupos a usar CME em pacientes com DECH, especialmente quando refratária à corticoterapia, mas também como terapia de primeira linha, associada ao uso do corticosteroide.[8,11-13]

Até o início de 2014, já havia sido reportado o uso das CME no tratamento de mais de 200 pacientes com DECH aguda. O número de infusões de CME variou de 1 a 21 doses. Do total de pacientes avaliados, 52% evoluíram com resposta completa, 23% com resposta parcial e 25% não responderam a esse tratamento (Tabela 78.3). Uma taxa de resposta completa superior a 50% nos pacientes com DECHa grave é encorajante. Todavia, uma melhor sobrevida foi descrita apenas nos pacientes que apresentaram resposta completa, para os quais, em dois anos, foi de 53%, e a sobrevida em longo prazo foi ainda pior e não superior à dos pacientes não tratados com CME. Vale a pena ressaltar que poucos desses estudos foram randomizados e muitos autores consideram que pode ter um viés nestes dados, vistos que resultados negativos raramente são reportados. Além disso, ainda não existem estudos que comparam a eficiência da infusão das CME em relação aos outros tratamentos de segunda linha. Por outro lado, dados da literatura sugerem que os pacientes tratados com CME coletadas na primeira ou segun-

TABELA 78.3
RESUMOS DOS ESTUDOS JÁ PUBLICADOS SOBRE A UTILIZAÇÃO DAS CME NO TRATAMENTO DA DECH AGUDA E CRÔNICA: 21 ESTUDOS SOBRE A DECH AGUDA E 10 SOBRE A CRÔNICA

	DECHA	DECHC
Número de pacientes	190	61
Dose celular (×10^6)/kg	0,4-9,0	0,2-20
Número de infusões	1-21	1-11
Resposta completa	98 (52%)	16 (26%)
Resposta parcial	44 (23%)	29 (48%)
Ausência de resposta	48 (25%)	16 (26%)

CEM: células estromais mesenquimais; DECH: doença do enxerto contra hospedeiro. Modificado de Kaipe et al.[17]

da passagem tiveram melhor sobrevida em um ano (75%) do que os tratados com CME coletadas na terceira ou quarta passagens (21%) (P < 0,01). Do mesmo modo, os pacientes com DECHa grau II, os com DECHa do trato gastrointestinal ou de fígado e as crianças, tendem a ter uma evolução melhor. Apesar de muitos pacientes responderem bem a uma única dose, outros pacientes parecem se beneficiar de múltiplas doses para manter a imunossupressão. Se considerarmos os dados da literatura atualmente disponíveis, acreditamos que as CME podem ser úteis no tratamento da DECHa, entretanto, este tratamento necessita ser otimizado.[12,13] Pontos a serem avaliados seriam a utilização de fontes alternativas de CME à medula óssea, como o cordão umbilical ou o tecido adiposo; a padronização de testes de potência que possuem correlação clara com a eficácia clínica das CME; a padronização das características do cultivo das células utilizadas nos diversos estudos e do produto final a ser infundido, para permitir a comparação entre os mesmos. Mas, principalmente, é necessário voltar para a bancada e compreender melhor sobre as características biológicas das CME para que possamos utilizá-la clinicamente de forma mais eficaz.

Doença do enxerto contra hospedeiro crônica (DECHc)

A DECHc teve a sua incidência e gravidade aumentada nas duas últimas décadas, provavelmente em decorrência do aumento do número de transplantes não consanguíneos, de transplantes com disparidade HLA e de transplantes com CT/PH obtidas do sangue periférico. Esta complicação tem grande variabilidade clínica e pode acometer todos os órgãos, principalmente pele, trato gastrointestinal, fígado e pulmões. O tratamento tem com base a administração de corticosteroides. Os tratamentos de segunda linha também não são bem estabelecidos. Assim como na DECHa, há poucas publicações sobre o papel da infusão de CME em pacientes com DECHc. Dos 61 pacientes citados na literatura que receberam CME para tratamento da DECHc, 26% evoluíram com resposta completa, 48% com resposta parcial e 26% não responderam (Tabela 78.3). Esses dados sugerem a possibilidade de benefício com essa modalidade de tratamento para uma doença de difícil controle quando não responsiva aos corticosteroides, em especial, se utilizadas nos pacientes antes que a fibrose ocorra.[12,13]

Prevenção da DECH

Em três estudos, foi observada uma menor incidência de DECHa em pacientes cotransplantados com as CME em comparação a controles históricos ou concorrentes, o que sugere que as CME podem ajudar na redução da DECH. Entretanto, esses dados necessitam ser analisados com cuidado, devido ao pequeno número de pacientes incluídos em cada um desses estudos. Há um estudo multicêntrico, duplo-cego e randomizado, em andamento cujos resultados ajudarão a definir melhor o papel das CME na prevenção da DECH.[16]

Facilitar a enxertia das CT/PH

Expansão ex-vivo das CT/PH

As CME podem ser úteis para otimizar a expansão ex vivo das CT/PH, já que elas secretam um grande número de citocinas relacionadas com a hematopoese e participam da formação do nicho onde as CT/PH se ancoram, o que favorece a conformação tridimensional necessária para a proliferação dessas células. A expansão ex-vivo das CT/PH é particularmente interessante no caso do transplante com células do sangue de cordão umbilical e placentário (SCUP), já que a grande maioria das bolsas atualmente armazenadas não possuem celularidade adequada para o tratamento de um adulto. Por esse motivo, muitas estratégias de expansão das CT/PH do SCUP têm sido avaliadas e, algumas delas, utilizam as CME. A maioria dos estudos neste sentido ainda encontra-se na fase pré-clínica, mas em 2011 foi publicado o primeiro estudo clínico que utilizou as CT/PH do SCUP expandidas durante o cocultivo com as CME, com resultados animadores.[15]

Reparo do estroma medular

O microambiente estromal medular pode ser lesado pelos agentes quimioterápicos utilizados durante o tratamento clínico e o condicionamento para a realização do TCT/PH, o que pode acarretar em uma hematopoese menos eficaz. Como as CME secretam inúmeras citocinas relacionadas com a hematopoese e participam da formação do estroma medular, pode ser interessante a utilização clínica dessas células para facilitar e aumentar a enxertia das CT/PH, o que favoreceria a hematopoese. A falha de enxertia pode ocorrer em qualquer TCT/PH, e tem risco maior de ocorrência nos pacientes transplantados com SCUP ou nos que estão sendo submetidos a um segundo ou terceiro transplante, autólogo ou alogênico, ou nos transplantes haploidênticos. Vários estudos que utilizam a estratégia de cotransplante das CT/PH com as CME têm sido realizados, sendo que alguns já se encontram publicados e, em geral, têm demonstrado não só uma melhor enxertia das CT/PH associada com enxertia plaquetária mais rápida como uma redução na incidência da DECH.[11,13]

Reparo tissular pós-TCT/PH

Uma das complicações do TCT/PH é a lesão de diversos tecidos decorrente do uso de agentes quimioterápicos durante o condicionamento, da DECH, de infecções etc. As CME podem ser utilizadas no reparo destes tecidos devido a sua capacidade de diferenciação multipotencial. Além disso, as CME agem diretamente na coagulação, o que pode explicar, pelo menos em parte, a sua efetividade no tratamento de grandes hemorragias. Estudos clínicos estão sendo realizados para avaliar esta capacidade sendo que, os já publicados, têm demostrado uma melhora interessante no reparo de tecidos de pacientes que evoluíram com cistite

hemorrágica, pneumomediastino e perfuração de cólon como complicações do TCT/PH.[11,13]

Tratamento da anemia aplásica

A anemia aplásica adquirida (AAA) é, geralmente, causada por um ataque imunomediado às CT/PH. Como as CME são imunossupressoras, pode ser interessante a utilização clínica dessas células no tratamento desses pacientes. Em nosso serviço, foi conduzido um estudo fase I/II para avaliar a adição de 2 a 5 doses semanais de CME alogênicas (dose mediana de $2,7 \times 10^6$ células/kg/infusão), não aparentadas, expandidas da MO de doadores saudáveis, ao tratamento padrão com globulina antitimocítica e ciclofosfamida em 9 pacientes com AAA refratária ou recaída. Após uma mediana de seguimento de 20 meses, não foram observados efeitos adversos relacionados com a infusão, mas 4 pacientes faleceram por insuficiência cardíaca ou infecção (bacteriana ou fúngica). Apenas 2 pacientes alcançaram resposta hematológica 6 meses após o tratamento. Não foi possível demonstrar a enxertia das CME na MO dos pacientes nos dias 30, 90 e 180 após a infusão. Diante do exposto, concluímos que a infusão de CME alogênica nos pacientes com AAA é segura, mas não melhoram a resposta hematológica ou enxertam na medula óssea.[18]

Problemas na utilização clínica das CME

Supressão do efeito enxerto contra tumor?

O potencial de cura do TCT/PH alogênico se baseia em dois pilares: 1) erradicação da doença por conta do tratamento quimioterápico; e 2) atividade aloimune, conhecida como efeito enxerto contra tumor. Como as CME tem propriedades imunossupressoras, teoricamente elas poderiam suprimir este efeito. Em 2008, um estudo clínico no qual pacientes portadores de neoplasias hematológicas foram randomizados para receber as CT/PH ou CT/PH + CME, os autores relataram uma incidência de DECH significativamente menor no grupo que recebeu as CME, à custa de uma taxa de recaída muito maior (60% × 20%) resultando em uma menor sobrevida livre de doença neste grupo (60% × 66,7%). Desde então, a grande maioria dos estudos que avalia o uso das CME na DECH tem incluído a incidência de recaída da doença como

Aumento no risco de infecções?

Como as CME são imunossupressoras, em teoria, o tratamento com estas células poderia acarretar em um aumento de complicações infecciosas. Por conta disso, nos estudos mais recentes, o risco infeccioso tem sido considerado como um dos pontos de avaliação. Contudo, é importante relembrar que tanto os pacientes com DECH quanto aqueles com falha de enxertia possuem risco aumentado de infecções devido à neutropenia prolongada, ao tratamento imunossupressor e a maior lentidão da recuperação imunológica. Por conta disso, a avaliação do risco infeccioso neste grupo de pacientes é mais difícil. Os dados atuais da literatura são controversos a este respeito, pois há estudos que relatam o aumento do risco infeccioso, especialmente quanto ao citomegalovírus (CMV), de infecções fúngicas, de doenças linfoproliferativas relacionadas com o vírus Epstein-Barr (EBV) e de maior mortalidade relacionada a pneumonia, enquanto outros estudos não evidenciaram este aumento.[11,13]

Aumento no risco de formação de tumores?

A formação de tecidos ectópicos ou de tumores após a infusão de CME sempre foi uma preocupação. Estes poderiam decorrer da imunossupressão causada pelas CME que acarretariam no aumento ou progressão de tumores já existentes ou derivados da própria transformação das CME. Este risco tem sido sistematicamente avaliado pelos estudos clínicos que, até o momento, não evidenciaram aumento deste risco em pacientes avaliados por ressonância magnética ou em pacientes submetidos a necropsia.[15] Por outro lado, já foi descrito um aumento do risco de recaída de leucemia em pacientes submetidos ao cotransplante das CT/PH e das CME, e que as CME podem estar envolvidas com a progressão da oncogênese do mieloma múltiplo.[17]

Uso do soro bovino fetal no cultivo e expansão das CME

O soro bovino fetal (SBF) já foi considerado essencial para a obtenção de CME em qualidade e quantidade necessárias para a sua utilização clínica. Os principais riscos decorrentes desta utilização são: a) transmissão de agentes infecciosos, como bactérias, vírus, micoplasma e príon; b) reação alérgica, que pode ser até do tipo anafilática, secundária a exposição dos pacientes aos xenoantígenos. De fato, a presença de anticorpos anti-SBF já foi descrita em pacientes tratados com CME, expandidas em meio de cultivo enriquecido com SBF. Os dados da literatura sugerem que as proteínas derivadas do SBF são internalizadas pelas CME e imunogênicas, o que pode comprometer a eficiência clínica dessas células, em especial nos pacientes imunocompetentes.

Caso o centro ainda considere essencial o uso do SBF, deve optar por unidades de alto padrão de qualidade, extensivamente testadas e cujo país de origem está livre da variante da doença de Creutzfeldt-Jakob. Por conta disso, vários centros têm procurado alternativas ao SBF e utilizado fontes proteicas de origem humana, em especial o lisado plaquetário ou o plasma humano AB, após a sua conversão em soro, com excelentes resultados.[9,11,13] No Hemocentro de Ribeirão Preto foi desenvolvida e validada uma metodologia na qual têm sido produzidos lotes de soro humano AB a partir do plasma humano do tipo comum ou isento de crioprecipitado, coletados de doadores de sangue total saudáveis.[11]

Outras possíveis complicações

Em geral, as CME são bem toleradas. A maioria dos estudos não relata efeitos adversos ou relata apenas efeitos peri-infusão leves e transitórios.[19] Apesar de não haver dados na literatura demonstrando toxicidade aguda grave decorrente da infusão das CME, o sistema de coagulação é ativado e há uma grande preocupação quanto ao risco de tromboembolismo pulmonar.[17]

Em 2012, foi publicada uma revisão sistemática e meta-análise dos estudos clínicos que utilizaram as CME por via endovenosa ou intra-arterial, disponibilizados pelas plataformas MEDLINE, EMBASE e pela central de registro de estudos clínicos controlados da Cochrane. Estudos que utilizaram outras vias de administração ou CME já diferenciadas foram excluídos. Os efeitos adversos foram agrupados em: a) eventos imediatos (febre ou toxicidade infusional aguda); b) complicações em órgãos específicos; c) infecção; e d) efeitos adversos em longo prazo. Das 2.347 citações que foram revisadas, apenas 36 estudos preenchiam os critérios de inclusão e foram avaliados. Um total de 1.012 participantes portadores de condições clínicas diversas (p. ex., acidente vascular cerebral isquêmico, doença de Crohn, cardiomiopatia, infarto do miocárdio e doença do enxerto contra hospedeiro) e, também, voluntários saudáveis foram incluídos. Apenas 8 estudos, que totalizaram 321 participantes, foram randomizados. A meta-análise realizada não detectou associação entre a toxicidade infusional aguda, complicações em órgãos específicos, infecções, morte ou transformação maligna. Entretanto, foi evidenciada uma associação significante entre a infusão das CME e febre transitória.[20]

CONCLUSÕES

As CME são parte constituinte do estroma da maioria dos órgãos e tecidos, como a medula óssea, o cordão umbilical e o tecido adiposo, de onde podem ser extraídas, expandidas *ex vivo* e infundidas para tratar doenças inflamatórias e degenerativas. São grandes os avanços quanto ao cultivo dessas células, de modo a expandir o seu número em escala logarítmica e em condições definidas, de boas práticas laboratoriais, a fim de garantir a sua segurança e eficácia dentro do possível.

Estudos pré-clínicos e alguns estudos clínicos não randomizados sugerem provável benefício da administração das CME para tratar a DECHa e, talvez, DECHc. Além dessas condições clínicas, as CME parecem especialmente promissoras para o tratamento de alterações degenerativas do sistema osteoesquelético.

Os estudos acerca das CME foram rapidamente transicionados da bancada do laboratório para o uso clínico, mas agora, é necessário retornar aos estudos básicos, para compreender melhor sobre os seus mecanismos de ação e definir as fontes, condições de cultivo ideais, dose e periodicidade de administração e, especialmente, seus mecanismos de ação, ainda em grande parte desconhecidos.

Além disso, é necessário que os estudos clínicos sejam bem desenhados. Apenas com estudos rigorosos, desenhados racionalmente, tanto no que diz respeito as características e à qualidade do produto quanto nos esquemas de tratamento é que será possível identificar os melhores esquemas de tratamento e, consequentemente, beneficiar os pacientes.

REFERÊNCIAS BIBLIOGRÁFICAS

1. Tavassoli M, Crosby WH. Transplantation of marrow to extramedullary sites. Science 1968; 161(3836): 54-56.

2. Bianco P, Robey PG, Simmons PJ. Mesenchymal stem cells: revisiting history, concepts, and assays. Cell Stem Cell 2008; 2(4):313-319.

3. Friedenstein AJ, Chailakhjan RK, Lalykina KS. The development of fibroblast colonies in monolayer cultures of guinea-pig bone marrow and spleen cells. Cell Tissue Kinet 1970; 3(4):393-403.

4. Caplan AI. Mesenchymal stem cells. J Orthop Res 1991; 9(5):641-650.

5. Sacchetti B, Funari A, Michienzi S, Di Cesare S, Piersanti S, Saggio I, et al. Self-renewing osteoprogenitors in bone marrow sinusoids can organize a hematopoietic microenvironment. Cell 2007; 131(2): 324-36.

6. Horwitz EM, Le Blanc K, Dominici M, Mueller I, Slaper-Cortenbach I, Marini FC, et al. Clarification of the nomenclature for MSC: The International Society for Cellular Therapy position statement. Cytotherapy 2005; 7(5):393-395.

7. Pittenger MF. Multilineage potential of adult human mesenchymal stem cells. Science 1999; 284(5411): 143-147.

8. Nauta AJ, Fibbe WE. Immunomodulatory properties of mesenchymal stromal cells. Blood 2007; 110(10): 3499-3506.

9. Covas DT, Panepucci RA, Fontes AM, Silva Jr. WA, Orellana MD, Freitas MC, et al. Multipotent mesenchymal stromal cells obtained from diverse human tissues share functional properties and gene-expression profile with CD146+ perivascular cells and fibroblasts. Exp Hematol 2008; 36(5):642-654.

10. Crisan M, Yap S, Casteilla L, Chen CW, Corselli M, Park TS, et al. A perivascular origin for mesenchymal stem cells in multiple human organs. Cell Stem Cell 2008; 3(3):301-313.

11. de Lima Prata K, de Santis GC, Orellana MD, Palma PV, Brassesco MS, Covas DT. Cryopreservation of umbilical cord mesenchymal cells in xenofree conditions. Cytotherapy 2012; 14(6):694-700.

12. Sharma RR, Pollock K, Hubel A, McKenna D. Mesenchymal stem or stromal cells: a review of clinical applications and manufacturing practices. Transfusion 2014; 54(5):1418-1437.

13. Marquez-Curtis LA, Janowska-Wieczorek A, McGann LE, Elliott JA. Mesenchymal stromal cells derived from various tissues: Biological, clinical and cryopreservation aspects. Cryobiology 2015; 71(2): 181-197.

14. Ministério da Saúde, Agência Nacional de Vigilância Sanitária: Resolução da Diretoria Colegiada – RDC nº 9, de 14 de março de 2011.

15. De Becker A, Van Riet I. Mesenchymal stromal cell therapy in hematology: from laboratory to clinic and back again. Stem Cells Dev 2015; 24(15):1713-1729.

16. Baron F, Humblet-Baron S, Ehx G, Servais S, Hannon M, Belle L, et al. Thinking out of the box – new approaches to controlling GVHD. Curr Hematol Malig Rep 2014; 9(1):73-84.

17. Kaipe H, Erkers T, Sadeghi B, Ringden O. Stromal cells-are they really useful for GVHD? Bone Marrow Transplant 2014; 49(6):737-743.

18. Clé DV, Santana-Lemos B, Tellechea MF, Prata KL, Orellana MD, Covas DT, et al. Intravenous infusion of allogeneic mesenchymal stromal cells in refractory or relapsed aplastic anemia. Cytotherapy. [In press].

19. McColgan P, Sharma P, Bentley P. Stem cell tracking in human trials: a meta-regression. Stem Cell Rev 2011; 7(4):1031-1040.

20. Lalu MM, McIntyre L, Pugliese C, Fergusson D, Winston BW, Marshall JC, et al. Safety of cell therapy with mesenchymal stromal cells (SafeCell): a systematic review and meta-analysis of clinical trials. PLoS One 2012; 7(10):e47559.

79

Imunoterapia celular: CAR *cells*

Mauro Pellegrino Avanzi

INTRODUÇÃO

O termo imunoterapia é designado para se definir os tratamentos que estimulem o sistema imune a combater uma doença específica. Várias são as aplicações da imunoterapia na prática médica, porém este capítulo irá enfocar exclusivamente na imunoterapia aplicada às doenças neoplásicas, mais especificamente, ao uso dos *chimeric antigen receptors* (CARs) (receptores quiméricos de antígenos) em onco-hematologia.

O uso da imunoterapia em onco-hematologia tem evoluído rapidamente nos últimos anos, fornecendo evidências suficientes que provam a importância do sistema imune no combate a neoplasias.[1] Na última década, surgiram novas terapias que estimulem o sistema imune a combater neoplasias; dentre elas podemos citar o uso de terapias-alvo, o uso de *checkpoint blockade inhibitors* e, mais recentemente, o uso dos CARs.[2-5] Essas novas imunoterapias aumentaram significativamente o arsenal de opções terapêuticas para o tratamento de pacientes com doenças onco-hematológicas. O termo CARs se refere a linfócitos T geneticamente modificados para expressar em sua superfície um receptor de anticorpo que reconheça a um determinado antígeno. Além da expressão do receptor de antígeno, os CARs apresentam também mecanismos de estimulação e coestimulação para ativação do linfócito T.[6] Assim, o termo "quimérico" se refere a uma célula híbrida que apresenta tanto a especificidade de um anticorpo quanto a capacidade antitumoral de um linfócito T. Nesse novo modelo celular híbrido, o linfócito T passa a reconhecer antígenos na superfície das células neoplásicas e também a ser ativado, uma vez que esse receptor se liga ao antígeno. Estudos clínicos com o uso de CARs em onco-hematologia mostraram resultados iniciais expressivos em neoplasias que expressem o marcador CD19, como na leucemia linfoide aguda B (LLA-B), na leucemia linfocítica crônica (LLC) e nos linfomas não Hodgkin.[5,7,8] Os resultados positivos desses estudos clínicos são a prova de que é possível, geneticamente, modificar e reeducar as células T do próprio paciente para que essas passem a reconhecer e destruir células neoplásicas. Como consequência, o número de estudos clínicos que se utilizam de CARs para o tratamento de doenças onco-hematológicas cresceu exponencialmente e, tudo indica que, uma vez que aprovados pelos órgãos reguladores, os CARs devem se tornar mais uma arma no arsenal terapêutico no combate a doenças onco-hematológicas.

CONSTRUINDO UM CAR

O termo *chimeric antigen receptor* se refere a linfócitos T geneticamente modificados para expressar em sua superfície um sítio de ligação de cadeia leve e pesada de anticorpo monoclonal (scFv) que reconheça a um determinado antígeno. Uma vez que esse antígeno se acople ao sítio de ligação, sinais de ativação intracelular são enviados via CD3z e moléculas coestimuladoras de ativação (CD28, 41BB, OX40),[6,9,10] estimulando o linfócito T a se replicar, liberar citocinas para a ativação do sistema imune e secretar enzimas citotóxicas, como a granzima B e a perforina. A construção desse linfócito T híbrido possibilita ao CAR ter, não somente uma alta especificidade contra determinado antígeno mas, também, um estímulo exógeno para sua ativação. Essa combinação de fatores confere ao CAR extrema especificidade, associada a altos graus de replicação e ativação, tornando-o extremamente eficaz no combate a células neoplásicas.

GERAÇÕES DE CARs

O conceito de se construir uma célula T híbrida foi inicialmente desenvolvida no final da década de 1980, porém, somente após inúmeras modificações e aprimoramentos essas células passaram a ser capazes de reconhecer e destruir células cancerígenas de maneira eficaz.[11] O conceito básico desse projeto era manipular geneticamente os linfócitos T e fazer com que passassem a expressar um sítio de ligação de anticorpo monoclonal (scFv) em sua superfície, conferindo, assim, receptores de antígeno de anticorpo a um linfócito T.[11] Após anos de aperfeiçoamentos, os CARs se mostraram capazes de efetivamente reconhecer e destruir células neoplásicas.[9,12] Os antígenos-alvo dos CARs podem ser os mais variados, desde proteínas até carboidratos e lipídeos. Os primeiros CARs, porém, foram desenvolvidos para expressar receptores de superfície específicos para reconhecer o antígeno CD19.[9,12] O antígeno CD19 está presente em linfócitos B durante praticamente todo o seu desenvolvimento e se encontra também na maioria das neoplasias de células B, como LLA, LLC e linfomas.[13] Porém, o antígeno CD19 não está presente nas células-tronco hematopoéticas, tornando-o um alvo perfeito para os primeiros estudos.

Os CARs de primeira geração, além de possuírem os receptores de sítios específicos para CD19 em sua superfície, também possuem um sinal único de ativação intracitoplasmático via receptores associados ao TCR (CD3z)(19z CAR) (Figura 79.1), sem o uso de qualquer molécula de coestimulação. Estudos pré-clínicos e clínicos com CARs de primeira geração mostraram que, apesar de serem capazes de reconhecer antígenos, havia pouca ativação dos linfócitos T e, consequentemente, atividade limitada contra neoplasias.[9] Sendo assim, a segunda geração de CARs incorporou um elemento intracelular de coestimulação para ativação celular, como CD28, 41BB, OX-40 ou ICOS (1928z; 1941BBz; 19OX40; 19ICOS CARs) (Figura 79.1). Estudos mostraram que a adição desse elemento de coestimulação foi suficiente para uma ativação plena do linfócito T, aumento na secreção de IL-2 e, consequentemente, aumento da replicação e capacidade de destruição das células neoplásicas.[9,10] A terceira geração de CARs incorporou dois elementos de coestimulação (CD28 e 41BB) (1928-41BBz CARs) na tentativa de se proporcionar um grau de ativação ainda maior do linfócito T (Figura 79.1).[14,15] Porém, o tamanho excessivo dos genes inseridos nos linfócitos T fez com que tanto a inserção quanto a expressão dos genes ficassem comprometidas. Concluiu-se, então, que os CARs de segunda geração apresentavam as condições ideais tanto para o reconhecimento dos antígenos quanto para a ativação celular, e estes passaram a ser utilizados nos estudos clínicos que se seguiram. Não está definido, porém, qual dos elementos de coestimulação (CD28 ou 41BB) é mais eficiente para ativar e manter o linfócito T funcionante por longos períodos. Estudos ainda estão em andamento com o objetivo de se obter uma resposta clara.

CARs × TCRs MODIFICADOS × TILs

Atualmente, há três principais modelos de terapias experimentais que envolvam linfócitos T em onco-imunoterapia. Os TILs (*tumor infiltrating lymphocytes*) foram um dos primeiros linfócitos T a serem desenvolvidos e testados em estudos

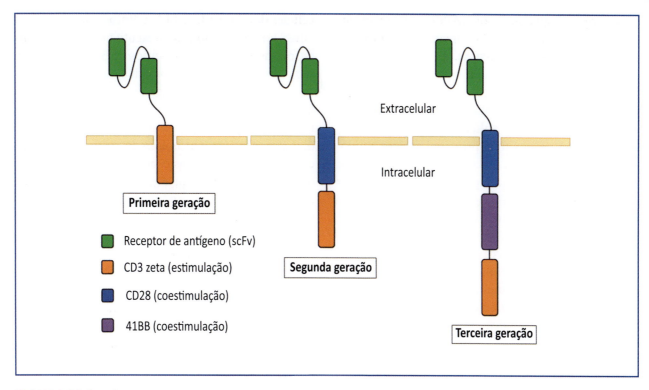

FIGURA 79.1 Diferentes gerações de CARs.

clínicos pelo grupo do National Institute of Health (NIH).[16] Os TILs são linfócitos que migram naturalmente no organismo e se concentram na área do tumor, apresentando alta especificidade para reconhecer e destruir determinado câncer. Porém, devido ao fato de existirem em pequenas quantidades, os TILs não conseguem efetivamente combater o tumor. Estudos mostraram que é possível coletar esses linfócitos no sítio do tumor e cultivá-los em laboratório com o único intuito de se ampliar sua quantidade, sem a necessidade de engenharia genética ou de selecionar um alvo. Uma vez expandidos, e em quantidade suficiente, esses linfócitos são reinfundidos nos pacientes, migram para o sítio do tumor e o combatem. Há estudos clínicos em andamento com o uso de TILs, principalmente para o tratamento de pacientes com melanoma, e os resultados têm sido animadores.[17] Os TCRs modificados (TCRm) são linfócitos T geneticamente alterados para expressarem receptores de linfócito T (TCR) com afinidade aumentada para determinado complexo peptídeo-HLA de neoplasias. Diferentemente dos CARs, os TCRs reconhecem o complexo peptídeo-HLA via receptor de célula T (TCR) e, portanto, dependem de compatibilidade HLA para serem funcionantes.[18,19] Apesar de algumas semelhanças, as diferenças entre CARs, TCRm e TILs são marcantes, principalmente do ponto de vista funcional e de aplicabilidade. Primeiramente, os CARs reconhecem o antígeno de forma HLA-independente, proporcionando maior abrangência e menor risco de GVHD. Além disso, a maioria dos tumores reduz a expressão de moléculas de MHC como forma de escape do sistema imunológico, dificultando o reconhecimento do antígeno pelos TCRm. Esse problema não ocorre com os CARs. Por outro lado, os TCRm são capazes de reconhecer antígenos intracelulares, ao passo que os CARs reconhecem somente antígenos na superfície celular.[19] Concluindo, há três principais imunoterapias relacionadas às células T em desenvolvimento, e cada uma delas apresenta suas vantagens e desvantagens. Porém, a terapia com linfócitos T em estágio mais avançado e com maior número de estudos clínicos em andamento é a terapia com CARs.

COMO DEFINIR UM ALVO

Alguns princípios básicos devem ser levados em consideração para se definir um alvo na terapia com CARs. Primeiramente, deve-se priorizar um antígeno-alvo que esteja presente primordialmente nas células neoplásicas, e não nos tecidos saudáveis. Caso células não neoplásicas expressem o antígeno-alvo, há o risco de os CARs reconhecerem esse antígeno e atacarem tecidos saudáveis do organismo, efeito conhecido como *on-target/off-tumor*.[14] Atualmente, o principal antígeno-alvo em investigação com o uso dos CARs é o antígeno CD19, presente tanto na superfície dos linfócitos B saudáveis quanto de neoplasias linfoproliferativas, como LLA e LLC. Porém, nesse caso específico, os efeitos *on-target/off-tumor* são de pouca expressão clínica, como depleção linfocitária e redução dos níveis de imunoglobulinas; esses efeitos podem ser tratados de maneira relativamente simples com a reposição exógena de imunoglobulinas. Porém, caso o antígeno-alvo também esteja expresso em outros tecidos vitais como cardiomiócitos ou neurônios, por exemplo, os efeitos colaterais passariam a apresentar um risco muito maior à integridade do paciente. Sendo assim, por motivos de segurança, procura-se definir como antígenos-alvo aqueles que não têm qualquer expressão em tecidos saudáveis no organismo.[19]

Outro fator a ser levado em consideração para se definir um alvo é se o antígeno-alvo é intra ou extracelular. CARs se utilizam de antígenos que se encontrem na superfície celular, ao passo que os TCRm podem usar como alvo proteínas intracelulares externalizadas pelo complexo peptídeo-HLA.

PRODUÇÃO E EXPANSÃO DOS CARs

A produção e expansão dos CARs em laboratório é um processo extremamente trabalhoso e depende de equipe com experiência tanto na área de terapia celular quanto de engenharia celular. A produção dos CARs segue princípios básicos, porém algumas técnicas podem diferir entre os diversos grupos. O protocolo descrito neste capítulo é utilizado pelo grupo do Memorial Sloan Kettering Cancer Center.[6] O processo se inicia com a coleta, por aférese, de células do próprio paciente e seu congelamento em freezer a uma temperatura de -80 °C. Algumas semanas antes da data programada para a infusão dos CARs, essas células são descongeladas e se inicia o processo de engenharia genética e expansão celular. Uma vez descon-

geladas, as células são cultivadas com *beads* CD3+/CD28+ com o objetivo de se ativar e expandir os linfócitos T (CD4 e CD8). Após 2 a 3 dias de expansão é realizada a seleção positiva das células CD3+ com coluna magnética. Após ativação e seleção, os linfócitos T são transduzidos com vírus (lentivírus, retrovírus), que carregam os genes do CAR por 2 dias consecutivos em bolsas de cultura revestidas com fibronectina. Após o processo de transdução, os CARs são cultivados e expandidos em meio de cultura enriquecido com interleucina-2 (IL-2) e em biorreatores por aproximadamente 10 dias, alcançando uma expansão de aproximadamente 200 vezes. O processo completo de produção dos CARs, entre transdução e expansão celular, dura em torno de 2 semanas. Após vasto controle de qualidade do produto, os CARs podem ser infundidos no paciente ou congelados até a data de sua infusão. A infusão dos CARs ocorre à beira de leito do paciente e é dividida, geralmente, em 2 dias de infusão, a fim de se avaliar possíveis efeitos adversos durante a primeira infusão. A segunda infusão somente é realizada caso não haja efeitos colaterais graves após a primeira infusão. O uso de vetores (vírus) em terapia gênica sempre traz o risco de inserção de novas mutações nos pacientes que recebem os produtos geneticamente modificados. Assim, todos os pacientes tratados em protocolos que utilizam CARs devem ser seguidos por um período de, aproximadamente, 15 anos após a infusão e rastreados para possíveis inserções mutagênicas. Até o momento, nenhum caso de mutação relacionada ao vetor foi detectado em pacientes tratados nos protocolos com CARs.

Métodos que não utilizam vírus para transfecção, como a eletroporação com transpósons (técnica *Sleeping Beauty*), também são utilizados por alguns grupos, porém com menor frequência. Os protocolos para transfecção com eletroporação são diferentes dos protocolos utilizando vetores.[20]

ESTUDOS CLÍNICOS

Até o momento, a maioria dos estudos clínicos com CARs usa como alvo o antígeno CD19. Este antígeno é um marcador de células B e está presente tanto nos linfócitos B e seus precursores saudáveis quanto em neoplasias hematológicas, como LLA-B, LLC e linfomas. O antígeno CD19, porém, não está presente em células progenitoras hematopoéticas, o que o torna um alvo extremamente atrativo para os CARs. Vamos abordar aqui somente os estudos clínicos utilizando a segunda geração de CARs, uma vez que esses mostraram maior eficiência no combate a doenças onco-hematológicas quando comparados aos de primeira geração. Os CARs anti-CD19 foram desenvolvidos com o intuito de se tratar pacientes portadores de neoplasias hematológicas CD19+ (LLA-B, LLC, linfomas) refratários/recaídos e que tenham esgotado todas as opções terapêuticas. Estudos em animais mostraram a necessidade de haver condicionamento quimioterápico antes da infusão dos CARs. O tipo de quimioterápico utilizado no condicionamento pode variar, e ainda não há consenso em relação às melhores drogas e doses a serem utilizadas. Atualmente, os principais quimioterápicos utilizados são ciclofosfamida e/ou fludarabina Sabe-se, porém, que o condicionamento é de extrema importância, não somente para se diminuir a massa tumoral e os efeitos colaterais da terapia, mas também para se reduzir a quantidade de células T reguladoras. Assim, o condicionamento com ciclofosfamida, fludarabina ou ambos, deve ocorrer antes do tratamento clínico com CARs. O número de CARs infundidos é variável, dependendo do centro que conduz o estudo e a doença a ser tratada. Em se tratando de estudos clínicos fase I, no qual um dos focos principais é se determinar as doses terapêuticas mais adequadas, há uma variabilidade grande nas doses de CARs testadas, podendo variar entre 1×10^6 CARS/kg e 6×10^7 CARs/kg.[5,21]

Até o momento, os resultados mais significativos decorrentes da utilização dos CARs em onco-hematologia foram os obtidos no tratamento de pacientes adultos e pediátricos com LLA-B refratária/recaída. No primeiro estudo clínico para o tratamento de LLA-B com CARs, um paciente com doença refratária foi tratado com CARs anti-CD19. No total, 3×10^6 CARs/kg foram infundidos, divididos em duas doses. Após a infusão, o paciente entrou em remissão com DRM (doença residual mínima) negativa, sendo então encaminhado para transplante de medula óssea alogênico.[22] Estudos subsequentes confirmaram a eficiência dos CARs no tratamento de LLA-B[23,24] e, desde então, inúmeros outros estudos foram publicados e novos estudos clínicos continuam em andamento para se

investigar o efeito dos CARs no tratamento da LLA-B. Atualmente, mais de 70 pacientes adultos e 50 pediátricos foram tratados com CARs anti-CD19 para LLA-B refratária, e os resultados obtidos têm sido em torno de 70-90% de remissão completa, um resultado excepcional para pacientes com prognóstico extremamente reservado.[5] Estudos clínicos fase II multicêntricos estão sendo realizados para se determinar qual a real eficiência dos CARs no tratamento da LLA-B e quais os protocolos e doses a serem administradas.

Cabe salientar aqui que há diferenças entre os CARs utilizados pelos dois principais grupos que desenvolvem terapias com CARs no tratamento de LLA-B. O CAR produzido pelo grupo do Memorial Sloan Kettering Cancer Center possui a molécula coestimuladora CD28 e utiliza um gama-retrovírus como vetor. Já o grupo da Universidade da Pensilvânia (UPenn) utiliza o 41BB como coestimulador e lentivírus como vetor. Não se sabe ao certo se há diferenças clínicas entre os dois modelos de CARs, porém os resultados no tratamento de LLA-B, até o momento, são muito semelhantes.

Outras neoplasias hematológicas CD19+ também estão sendo investigadas com o uso dos CARs. Estudos clínicos para o tratamento de LLC e linfomas não Hodgkin (LNH) estão em andamento, com resultados bastante expressivos. No caso de pacientes com LLC refratária/recaída tem se encontrado resposta global em torno de 50-60%, com remissão completa em torno de 25-30% e remissão parcial em torno de 25-30%. Nos pacientes portadores de LNH de alto grau, como linfoma difuso de grandes células B (LDGCB) refratários ou linfomas indolentes, como linfoma folicular, tem-se observado resposta parcial entre 50-60% e resposta completa entre 10-20%.[8,25,26] Os resultados encontrados no tratamento de LLC e LNH não são tão expressivos quanto nos de LLA-B, porém, vale ressaltar que, em se tratando de uma população refratária a inúmeras terapias prévias, as respostas encontradas nesses estudos são muito promissoras. O total de pacientes que receberam tratamento com CARs para essas doenças ainda é pequeno, o que torna difícil uma análise da resposta clínica.

Os motivos que levam os CARs a apresentarem respostas mais satisfatórias em LLA-B comparativamente a LLC e LNH ainda não estão claros. Especula-se que, apesar de todas essas células neoplásicas expressarem o marcador CD19, o microambiente tumoral hostil e a dificuldade dos CARs de terem acesso ao tumor, podem exercer papel determinante na resposta dos pacientes. Na LLA-B, as células neoplásicas estão na medula óssea e/ou circulando no sangue periférico, ou seja, de acesso mais fácil e direto aos CARs. Ao passo que na LLC e nos LNH o envolvimento se dá principalmente em linfonodos, de acesso mais limitado e com um microambiente tumoral mais elaborado. Estudos estão em andamento para se elucidar os motivos de uma eficácia maior dos CARs em determinadas neoplasias.

Estudos clínicos que têm como alvo outros antígenos diferentes do CD19 também estão em andamento. CARs com diferentes antígenos-alvo têm sido investigados no tratamento de LLA-B e LLC, especialmente CARs anti-CD20 e anti-CD22.[27-29] CARs contra CD30 e ROR1 estão sendo desenvolvidos contra linfomas, especialmente linfoma de Hodgkin e linfoma de zona do manto.[30-32] No caso de outras doenças onco-hematológicas, os CARs que se encontram em estágios de desenvolvimento mais avançado são aqueles para leucemia mieloide aguda (LMA) e mieloma múltiplo. Os CARs para LMA se utilizam de alvos como CD33, CD123, CD44v6, folato ou Lewis Y.[33-37] No caso do mieloma múltiplo, os principais alvos em investigação são BCMA, CD,19 Lewis Y ou NY-ESO1.[38-40] O uso dos CARs para o tratamento de tumores sólidos pode ser um pouco mais desafiante do que em tumores hematológicos, pois muito frequentemente os antígenos de superfície também estão presentes em tecidos não neoplásicos, podendo acarretar assim o efeito *on-target/off-tumor*. Uma outra complicação diz respeito ao microambiente tumoral elaborado dos tumores sólidos e sua capacidade de proteger as células neoplásicas do ataque do sistema imune e de agentes quimioterápicos. Até o momento, os CARs mais desenvolvidos para tumores sólidos são os seguintes: 1) tumores de ovário (alvo: MUC16); 2) mesotelioma e tumores pancreáticos (alvo: mesotelina); 3) glioblastoma (alvo: EGFR); 4) neuroblastoma (alvo: GD2). A maioria dos estudos clínicos citados ainda está em fase inicial, com poucos pacientes tratados, e não há dados suficientes, até o momento, para se definir sua real eficácia clínica. Outros alvos em tumores sólidos estão em investigação, porém em estágio pré-clínico.

EFEITOS COLATERAIS DOS CARs

O uso de CARs em estudos clínicos tem mostrado que essa terapia, apesar de extremamente eficaz contra tumores CD19+, também apresenta alguns efeitos colaterais. O principal efeito colateral está relacionado à liberação excessiva de citocinas por parte dos linfócitos ativados. A liberação de citocinas em excesso leva a um quadro denominado síndrome de liberação de citocinas (*cytokine relase sindrome* – CRS).[5] Uma vez infundidos, os CARs entram em contato com as células neoplásicas e também com os linfócitos B, levando a uma intensa ativação, replicação e liberação de citocinas, muitas vezes em níveis muito acima dos níveis fisiológicos. Esse excesso de citocinas pode levar a efeitos colaterais potencialmente graves. Ainda não está claro se essas citocinas liberadas em excesso são um produto da destruição de células tumorais, de linfócitos em replicação ou de macrófagos, levando a uma síndrome de ativação macrofágica. Porém, sabe-se que há um processo intenso de ativação do sistema imune e que a interleucina-6 (IL-6) tem uma relação direta com sintomas decorrentes da CRS.[21,41] A CRS é composta por uma gama de sinais e sintomas e, em geral, se apresenta entre 24 e 144 horas após a infusão dos CARs. Os principais sintomas associados à CRS são febre, hipotensão e alterações neurológicas. As alterações neurológicas talvez sejam as mais específicas relacionadas a CRS, podendo variar desde leve confusão, torpor e afasia até crises convulsivas refratárias e de difícil controle. As causas das alterações neurológicas são ainda pouco claras e, atualmente, objeto de diversos estudos. A evolução dos pacientes que apresentam CRS é bastante variável e, de certa forma, imprevisível. Boa parte dos pacientes apresenta quadros leves, que regridem com o tempo e com medicação sintomática. Outros apresentam quadros graves e precisam de atendimento em terapia intensiva com monitorização, drogas vasoativas e intubação orotraqueal para proteção das vias aéreas. Nos quadros mais graves, corticosteroides podem ser ministrados para se reduzir a atividade dos CARs e, até mesmo, o uso de anticorpo anti-IL-6 (tocilizumab), no intuito de se reduzir a quantidade de IL-6 circulante.[5,21,41,42] Apesar de se saber da importância da IL-6 na fisiopatologia da CRS, o completo processo fisiopatológico ainda não é completamente compreendido e muitos dos sintomas regridem ou avançam independentemente da terapia ministrada. Sabe-se que o grau de severidade da CRS tem uma relação direta com a carga tumoral do paciente, tendo-se observado que os pacientes que apresentam CRS geralmente têm uma melhor resposta ao tratamento, ao passo que aqueles que não apresentam qualquer sintoma de CRS geralmente não apresentam uma resposta adequada.[4] A redução da carga tumoral com quimioterápicos pré-terapia com CARs reduz os riscos de evolução com uma CRS grave. Atualmente, encontram-se em desenvolvimento novos CARs com elementos de segurança, como iCaspase e EGFRt, que podem ser "desativados" caso haja efeitos colaterais relacionados à terapia.[43] Parte considerável dos novos estudos clínicos já dispõem de algum dispositivo de segurança para a eliminação dos CARs, caso haja necessidade. Sabe-se que o uso dos CARs não é o único associado ao surgimento de CRS. O uso de anticorpos biespecíficos (BiTes) e até mesmo o uso de terapias monoclonais, como anti-CD20 e anti-CD52, podem vir a apresentar sintomas de CRS bastante semelhantes aos encontrados na terapia com CARs.[41]

Outro efeito colateral é a ocorrência do efeito *on-target/off-tumor*. É possível que haja no organismo células saudáveis que expressem o mesmo antígeno-alvo dos tumores, levando ao seu reconhecimento e destruição por parte dos CARs. O antígeno CD19 é um exemplo. Essa proteína encontra-se expressa não somente nas células neoplásicas da LLA-B e LLC, mas também na superfície de uma gama ampla de células B, incluindo linfócitos B. Assim sendo, os CARs passam a reconhecer e destruir os linfócitos saudáveis e podem levar à redução da produção de imunoglobulinas (hipogamaglobulinemia). Porém, há relatos de casos de complicações graves e óbito em pacientes que receberam CARs contra alvos sujeitos ao efeito *on-target/off-tumor*. Há relato de caso com paciente que recebeu infusão de CARs contra o alvo ERBB2 para o combate de câncer de cólon metastático e, após infusão, passou a apresentar complicações pulmonares e evoluiu a óbito em 5 dias. Investigação subsequente detectou a presença do antígeno ERBB2 no tecido epitelial pulmonar. Assim, os CARs não somente reconheceram o antígeno presente no tumor, mas também no epitélio pulmonar, levando a intenso processo inflamatório pulmonar e a óbito.

É evidente o benefício que a terapia com CARs pode trazer para pacientes portadores de doenças onco-hematológicas com opções terapêuticas limitadas. Porém, deve-se estar preparado para o diagnóstico e tratamento adequado dos possíveis efeitos colaterais decorrentes dessa nova terapia. Novos estudos estão em andamento para se elucidar as causas e definir possíveis terapias para o tratamento dos efeitos colaterais relacionados aos CARs.

NOVAS GERAÇÕES DE CARs

Uma nova classe de CARs vem sendo desenvolvida para se aumentar tanto a citotoxicidade quanto o estímulo ao recrutamento do sistema imune endógeno do paciente. O objetivo dessa nova geração de CARs é de suplantar algumas limitações encontradas, como anergia dos CARs, a dificuldade de infiltração em determinados tecidos tumorais e a inibição por parte do microambiente tumoral. Essa nova classe de CARs tem sido denominada *armored* CARs (CARs blindados). Os três principais *armored* CARs disponíveis atualmente são CARs capazes de secretar interleucina-12, CARs que expressam em sua superfície CD40-*ligand* ou que expressam 41BB-*ligand*. Todos estes novos CARs têm como característica comum um aumento tanto na ativação dos CARs quanto no estímulo a uma resposta do sistema imune endógeno. Um dos principais *armored* CARs desenvolvido até o momento é capaz de secretar interleucina-12 ativamente (1928z-IL12 CAR).[44,45] A interleucina-12 (IL-12) é responsável por estimular a produção de interferon-gama e IL-2 e, consequentemente, estimular a expansão dos CARs e recrutar outras células do sistema imune, como linfócitos T CD4, macrófagos e células dendríticas, para o sítio tumoral. Estudos em animais singênicos mostraram que o 1928-IL12 CAR não somente apresentou uma maior citotoxicidade tumoral em comparação ao 1928z CAR, mas também foi capaz de recrutar e ativar parte do sistema imune para o sítio tumoral.[44] Outro *armored* CAR foi desenvolvido para apresentar, em sua superfície, a proteína transmembrana chamada 41BB-*ligand*.[46,47] O 41BB-*ligand* é o receptor presente nas células apresentadoras de antígenos (CAE) e responsável por se ligar à proteína 41BB na superfície dos linfócitos T, enviando sinais de coestimulação para a ativação celular. Essa nova célula geneticamente manipulada (1928z-41BB-ligand CAR) passa a apresentar tanto o receptor (41BB-*ligand*) quanto a proteína endógena de coestimulação (41BB) na mesma célula, levando a uma constante auto e aloativação dos CARs. Assim, os CARs passam a ser capazes de se autoestimular e estimular os outros CARs ao seu redor, sem que haja necessidade de exposição a uma CAE ou células neoplásicas.[47] Recentemente, um novo *armored* CAR foi desenvolvido para expressar CD40-*ligand* em sua superfície (1928z-CD40-*ligand* CAR).[48] O complexo CD40-CD40-*ligand* é de vital importância para o sistema imune, sendo responsável por parcela significativa da ativação e apresentação celular, recrutamento de células dendríticas, secreção de interleucinas e redução da anergia de linfócitos T CD8. Esse novo 1928z-CD40-*ligand* CAR expressa em sua superfície o receptor CD40-*ligand* e, dessa forma, ativa diretamente o sistema imune do paciente, trazendo todo o arsenal imunológico para a proximidade do sítio tumoral. Estudos pré-clínicos com os novos *armored* CARs mostraram um aumento na eficiência e citotoxicidade dos CARs, em comparação aos CARs de segunda geração.[48]

Estudos clínicos que se utilizam desses novos *armored* CARs com IL-12 e 41BB-*ligand* já estão em andamento em pacientes com LLC e tumor de ovário refratários, porém sem resultados disponíveis até o momento.

Outro elemento adicionado à nova geração de CARs confere uma maior segurança e redução dos seus efeitos colaterais. Foi adicionado aos novos CARs um elemento que, caso haja necessidade, seja capaz de "desligar" o CAR e induzir apoptose celular. Esses elementos de segurança funcionam como um botões de segurança, que podem ser ativados quando necessário. Há dois principais métodos disponíveis para se induzir apoptose nos CARs:

1. *Inducible* Caspase9 (iCaspase9): as caspases são pró-enzimas presentes nas células e têm a capacidade de, uma vez estimuladas, induzir apoptose celular. O uso de drogas, como o AP20187, é capaz de promover dimerização dos receptores, estimulando a caspase9 a induzir apoptose celular.[28,43]

2. EGFRt: outra forma semelhante de induzir apoptose nos CARs é pelo uso do gene truncado do EGFR. O gene *epidermal growth factor*

receptor (EGFR) é um receptor que tem a capacidade de induzir proliferação celular e está envolvido na fisiopatologia de diversas neoplasias. A introdução do gene EGFR na sua forma truncada (EGFRt) tem o efeito oposto e é capaz de induzir apoptose celular quando estimulado pela droga cetuximab. O gene EGFRt foi introduzido nos novos CARs possibilitando, assim, a indução de apoptose, uma vez que é administrado o cetuximab.[49,50]

Tanto a técnica de iCaspase quanto EGFRt são opções disponíveis para se aumentar a segurança dos CARs, induzindo apoptose e eliminando essas células em caso de efeitos colaterais acentuados. Um efeito indesejado do uso dos "genes suicidas" é que, quando estes são ativados, há eliminação completa dos CARs e, consequentemente, a perda do seu efeito terapêutico.

Além dos linfócitos T, outras células do sistema imune estão sendo investigadas para serem utilizadas como base para novos CARs. O principal exemplo são os linfócitos T-NK (NK-CARs). Células T-NK têm uma melhor capacidade de infiltração, destruição e liberação de citocinas no sítio tumoral quando comparadas aos linfócitos T. Os linfócitos T-NK também têm a capacidade de estimular outras células do sistema imune endógeno, como macrófagos e células dendríticas, e também têm efeito no microambiente tumoral, principalmente com a destruição de macrófagos associados aos tumores (TAM).[51] A utilização dos NK-CARs poderia, potencialmente, aumentar a capacidade infiltrativa dos CARs e, assim, incrementar os efeitos contra tumores sólidos. Um aumento dos efeitos citotóxicos dos NK-CARs não seria a única vantagem dessas células. O fato de não haver a necessidade de compatibilidade HLA possibilita aos NK-CARs serem utilizados de forma universal, sem necessidade de compatibilização doador-receptor.[52] NK-CARs têm sido testados em estudos pré-clínicos no tratamento de diversas neoplasias, incluindo neoplasias hematológicas (alvo: CD19; CD20);[53] glioblastoma (alvo: GD2) e tumores epiteliais, como neoplasia de mama e ovário (alvo: HER2).[52,54,55] Os estudos clínicos utilizando NK-CARs são poucos e não tão difundidos quanto os tradicionais CARs de linfócitos T. Até o momento, somente dois estudos clínicos foram aprovados e estão em andamento com NK-CARs, e ambos têm como alvo o CD19 em pacientes com LLA-B refratários/recaídos.

Novas tecnologias, como a edição gênica (*gene editing*), também têm sido incorporadas ao desenvolvimento dos novos CARs.[56] O processo de edição gênica, usando tecnologias com CRISPR e Talen, possibilita a modificação e silenciamento de genes específicos. Um estudo mostrou, utilizando-se a tecnologia Talen de edição gênica, que é possível silenciar os genes do TCR (receptor de células T) dos CARs anti-CD19 e, consequentemente, fabricar-se um produto independente de compatibilidade HLA e de possível utilização universal.[57]

O FUTURO DOS CARs

Progressos marcantes têm sido feitos nos campos da engenharia celular, onco-imunologia e terapia celular, possibilitando o surgimento de novas terapias para o tratamento de doenças onco-hematológicas. E os CARs são fruto direto desses novos conhecimentos. Apesar de estudos pré-clínicos estarem em desenvolvimento há muitos anos, os estudos clínicos com CARs são muito recentes. Os resultados iniciais têm-se mostrado extremamente promissores e encorajadores, e não há dúvidas de que mais estudos devem ser realizados para se definir o real potencial dessa nova tecnologia. A grande maioria dos estudos clínicos têm, até o momento, se restringido a neoplasias hematológicas; novos estudos clínicos ainda têm que de ser conduzidos para se provar se essa nova tecnologia pode ser aplicada também em tumores sólidos. Atualmente, existem mais de 60 estudos clínicos abertos e em andamento com CARs ao redor do mundo, tanto para tumores hematológicos quanto sólidos.[58] Apesar de muito promissora, essa nova terapia também encontra obstáculos, como efeitos colaterais, efeito *on-target/off-tumor* e complexa manufatura. Efeitos adversos à infusão dos CARs, como a CRS, têm sido relatados e estão em investigação, porém ainda não está clara a fisiopatologia dessas alterações, bem como um tratamento definitivo. Paralelamente, a dificuldade em se definir um antígeno-alvo seguro reduz consideravelmente as opções terapêuticas dos CARs e alvos seguros, juntamente a CARs mais específicos, terão de ser desenvolvidos a fim de se sanar esse problema. O último obstáculo diz respeito à dificuldade em

se construir e expandir um CAR em laboratório. Laboratórios cGMP de engenharia e expansão celular são extremamente caros para sua construção e manutenção, dependem de equipe treinada para sua produção e passam por constantes verificações e certificações. Assim, poucos centros ao redor do mundo têm a capacidade de produzir e expandir os CARs. As indústrias farmacêutica e de biotecnologia vêem nos CARs um futuro promissor e têm feito investimentos importantes no desenvolvimento dessa nova tecnologia. O provável futuro da produção dos CARs vai ocorrer em centros de produção e distribuição montados em locais estratégicos ao redor do mundo. Assim, os CARs serão produzidos em determinados centros, congelados e distribuídos aos hospitais.

A tecnologia que envolve os CARs é extremamente atraente e promissora, porém existe a necessidade de expandir seu uso para terapias além das neoplasias hematológicas. CARs com novos alvos e os *armored* CARs estão em constante desenvolvimento, provando que o campo está em contínuo crescimento. Os efeitos colaterais atribuídos aos CARs também precisam ser melhor investigados e uma terapia definitiva deve ser estabelecida. Além disso, métodos de produção mais simplificados e que requeiram menos investimentos precisam ser desenvolvidos.

Enfim, para se garantir uma sobrevida longa aos CARs nessa nova era da onco-imunologia há a necessidade de se ter não somente uma melhor compreensão dos efeitos colaterais, mas também desenvolver alvos mais seguros e uma simplificação da manufatura. Grandes investimentos em pesquisa têm sido feitos no intuito de se expandir as aplicações dos CARs, adicionar elementos de segurança e facilitar sua produção e expansão. Assim, tudo indica que os CARs terão um futuro bastante promissor, beneficiando uma gama maior de pacientes portadores de doenças onco-hematológicas.

REFERÊNCIAS BIBLIOGRÁFICAS

1. Rosenberg SA. Decade in review-cancer immunotherapy: entering the mainstream of cancer treatment. Nat Rev Clin Oncol 2014; 11(11):630-632.

2. Coiffier B, et al. CHOP chemotherapy plus rituximab compared with CHOP alone in elderly patients with

diffuse large-B-cell lymphoma. N Engl J Med 2002; 346(4):235-242.

3. Pardoll DM. The blockade of immune checkpoints in cancer immunotherapy. Nat Rev Cancer 2012; 12(4):252-264.

4. Porter DL, et al. Chimeric antigen receptor T cells persist and induce sustained remissions in relapsed refractory chronic lymphocytic leukemia. Sci Transl Med 2015; 7(303):303ra139.

5. Davila ML, et al. Efficacy and toxicity management of 19-28z CAR T cell therapy in B cell acute lymphoblastic leukemia. Sci Transl Med 2014; 6(224):224ra25.

6. Hollyman D, et al. Manufacturing validation of biologically functional T cells targeted to CD19 antigen for autologous adoptive cell therapy. J Immunother 2009; 32(2):169-180.

7. Porter DL, et al. Chimeric antigen receptor-modified T cells in chronic lymphoid leukemia. N Engl J Med 2011; 365(8):725-733.

8. Kochenderfer JN, et al. Chemotherapy-refractory diffuse large B-cell lymphoma and indolent B-cell malignancies can be effectively treated with autologous T cells expressing an anti-CD19 chimeric antigen receptor. J Clin Oncol 2015; 33(6):540-549.

9. Brentjens RJ, et al. Eradication of systemic B-cell tumors by genetically targeted human T lymphocytes co-stimulated by CD80 and interleukin-15. Nat Med 2003; 9(3):279-286.

10. Tammana S, et al. 4-1BB and CD28 signaling plays a synergistic role in redirecting umbilical cord blood T cells against B-cell malignancies. Hum Gene Ther 2010; 21(1):75-86.

11. Gross G, Waks T, Eshhar Z. Expression of immunoglobulin-T-cell receptor chimeric molecules as functional receptors with antibody-type specificity. Proc Natl Acad Sci USA 1989; 86(24):10024-10028.

12. Zhang H, et al. 4-1BB is superior to CD28 costimulation for generating CD8+ cytotoxic lymphocytes for adoptive immunotherapy. J Immunol 2007; 179(7):4910-4918.

13. Scheuermann RH, Racila E. CD19 antigen in leukemia and lymphoma diagnosis and immunotherapy. Leuk Lymphoma 1995; 18(5-6):385-397.

14. Sadelain M, Brentjens R, Riviere I. The basic principles of chimeric antigen receptor design. Cancer Discov 2013; 3(4):388-398.

15. van der Stegen SJ, Hamieh M, Sadelain M. The pharmacology of second-generation chimeric antigen receptors. Nat Rev Drug Discov 2015; 14(7):499-509.

16. Dudley ME, et al. Generation of tumor-infiltrating lymphocyte cultures for use in adoptive transfer therapy for melanoma patients. J Immunother 2003; 26(4):332-342.

17. Rosenberg SA, et al. Durable complete responses in heavily pretreated patients with metastatic melanoma using T-cell transfer immunotherapy. Clin Cancer Res 2011; 17(13):4550-4557.

18. Robbins PF, et al. Tumor regression in patients with metastatic synovial cell sarcoma and melanoma using genetically engineered lymphocytes reactive with NY-ESO-1. J Clin Oncol 2011; 29(7):917-924.

19. Kershaw MH, et al. Clinical application of genetically modified T cells in cancer therapy. Clin Transl Immunology 2014; 3(5):e16.

20. Huang X, et al. Sleeping Beauty transposon-mediated engineering of human primary T cells for therapy of CD19+ lymphoid malignancies. Mol Ther 2008; 16(3):580-589.

21. Maude SL, et al. Chimeric antigen receptor T cells for sustained remissions in leukemia. N Engl J Med 2014; 371(16):1507-1517.

22. Brentjens RJ, et al. Safety and persistence of adoptively transferred autologous CD19-targeted T cells in patients with relapsed or chemotherapy refractory B-cell leukemias. Blood 2011; 118(18):4817-4828.

23. Brentjens RJ, et al. CD19-targeted T cells rapidly induce molecular remissions in adults with chemotherapy-refractory acute lymphoblastic leukemia. Sci Transl Med 2013; 5(177):177ra38.

24. Grupp SA, et al. Chimeric antigen receptor-modified T cells for acute lymphoid leukemia. N Engl J Med 2013; 368(16):1509-1518.

25. Kochenderfer JN, et al. Eradication of B-lineage cells and regression of lymphoma in a patient treated with autologous T cells genetically engineered to recognize CD19. Blood 2010; 116(20):4099-4102.

26. Kochenderfer JN, et al. B-cell depletion and remissions of malignancy along with cytokine-associated toxicity in a clinical trial of anti-CD19 chimeric -antigen-receptor-transduced T cells. Blood 2012; 119(12):2709-2720.

27. Watanabe K, et al. Target antigen density governs the efficacy of anti-CD20-CD28-CD3 zeta chimeric antigen receptor-modified effector CD8+ T cells. J Immunol 2015; 194(3):911-920.

28. Budde LE, et al. Combining a CD20 chimeric antigen receptor and an inducible caspase 9 suicide switch to improve the efficacy and safety of T cell adoptive immunotherapy for lymphoma. PLoS One 2013; 8(12):e82742.

29. Haso W, et al. Anti-CD22-chimeric antigen receptors targeting B-cell precursor acute lymphoblastic leukemia. Blood 2013; 121(7):1165-1174.

30. Savoldo B, et al. Epstein Barr virus specific cytotoxic T lymphocytes expressing the anti-CD30zeta artificial chimeric T-cell receptor for immunotherapy of Hodgkin disease. Blood 2007; 110(7):2620-2630.

31. Hudecek M, et al. Receptor affinity and extracellular domain modifications affect tumor recognition by

ROR1-specific chimeric antigen receptor T cells. Clin Cancer Res 2013; 19(12):3153-3164.

32. Berger C, et al. Safety of targeting ROR1 in primates with chimeric antigen receptor-modified T cells. Cancer Immunol Res 2015; 3(2):206-216.

33. Kenderian SS, et al. CD33-specific chimeric antigen receptor T cells exhibit potent preclinical activity against human acute myeloid leukemia. Leukemia 2015; 29(8):1637-1647.

34. Pizzitola I, et al. Chimeric antigen receptors against CD33/CD123 antigens efficiently target primary acute myeloid leukemia cells in vivo. Leukemia 2014; 28(8):1596-1605.

35. Casucci M, et al. CD44v6-targeted T cells mediate potent antitumor effects against acute myeloid leukemia and multiple myeloma. Blood 2013; 122(20):3461-3472.

36. Lynn RC, et al. Targeting of folate receptor beta on acute myeloid leukemia blasts with chimeric antigen receptor-expressing T cells. Blood 2015; 125(22):3466-3476.

37. Ritchie DS, et al. Persistence and efficacy of second generation CAR T cell against the LeY antigen in acute myeloid leukemia. Mol Ther 2013; 21(11):2122-2129.

38. Carpenter RO, et al. B-cell maturation antigen is a promising target for adoptive T-cell therapy of multiple myeloma. Clin Cancer Res 2013; 19(8):2048-2060.

39. Peinert S, et al. Gene-modified T cells as immunotherapy for multiple myeloma and acute myeloid leukemia expressing the Lewis Y antigen. Gene Ther 2010; 17(5):678-686.

40. Rapoport AP, et al. NY-ESO-1-specific TCR-engineered T cells mediate sustained antigen-specific antitumor effects in myeloma. Nat Med 2015; 21(8):914-921.

41. Lee DW, et al. Current concepts in the diagnosis and management of cytokine release syndrome. Blood 2014; 124(2):188-195.

42. Maude SL, et al. Managing cytokine release syndrome associated with novel T cell-engaging therapies. Cancer J 2014; 20(2):119-122.

43. Hoyos V, et al. Engineering CD19-specific T lymphocytes with interleukin-15 and a suicide gene to enhance their anti-lymphoma/leukemia effects and safety. Leukemia 2010; 24(6):1160-1170.

44. Pegram HJ, et al. Tumor-targeted T cells modified to secrete IL-12 eradicate systemic tumors without need for prior conditioning. Blood 2012; 119(18):4133-4141.

45. Pegram HJ, et al. IL-12-secreting CD19-targeted cord blood-derived T cells for the immunotherapy of B-cell acute lymphoblastic leukemia. Leukemia 2015; 29(2):415-422.

46. Long AH, et al. 4-1BB costimulation ameliorates T cell exhaustion induced by tonic signaling of chimeric antigen receptors. Nat Med 2015; 21(6):581-590.

47. Zhao Z, et al. Structural Design of Engineered Costimulation Determines Tumor Rejection Kinetics and Persistence of CAR T Cells. Cancer Cell 2015; 28(4):415-428.

48. Curran KJ, et al. Enhancing antitumor efficacy of chimeric antigen receptor T cells through constitutive CD40L expression. Mol Ther 2015; 23(4):769-778.

49. Jensen MC, Riddell SR. Designing chimeric antigen receptors to effectively and safely target tumors. Curr Opin Immunol 2015; 33:9-15.

50. Wang X, et al. A transgene-encoded cell surface polypeptide for selection, in vivo tracking, and ablation of engineered cells. Blood 2011; 118(5):1255-1263.

51. Vivier E, et al. Functions of natural killer cells. Nat Immunol 2008; 9(5):503-510.

52. Heczey A, et al. Invariant NKT cells with chimeric antigen receptor provide a novel platform for safe and effective cancer immunotherapy. Blood 2014; 124(18):2824-2833.

53. Chu Y, et al. Targeting CD20+ Aggressive B-cell Non-Hodgkin Lymphoma by Anti-CD20 CAR mRNA-modified expanded natural killer cells in vitro and in NSG mice. Cancer Immunol Res 2015; 3(4):333-344.

54. Esser R, et al. NK cells engineered to express a GD-2-specific antigen receptor display built-in ADCC-like activity against tumour cells of neuroectodermal origin. J Cell Mol Med 2012; 16(3):569-581.

55. Schonfeld K, et al. Selective inhibition of tumor growth by clonal NK cells expressing an ErbB2/HER2-specific chimeric antigen receptor. Mol Ther 2015; 23(2):330-338.

56. Lloyd A, Vickery ON, Laugel B. Beyond the antigen receptor: editing the genome of T-cells for cancer adoptive cellular therapies. Front Immunol 2013; 4:221.

57. Poirot L, et al. Multiplex Genome-Edited T-cell Manufacturing Platform for "Off-the-Shelf" Adoptive T-cell Immunotherapies. Cancer Res 2015; 75(18): 3853-3864.

58. Disponível em: https://clinicaltrials.gov/ct2/results?term=chimeric+antigen+receptors&Search=Search.

80

LABORATÓRIO DE PROCESSAMENTO DE PRODUTO DE TERAPIA CELULAR

Gil Cunha De Santis
Ana Paula Rocha Diniz Zanelli

INTRODUÇÃO

A terapia celular tem se expandido tanto do ponto de vista geográfico quanto do seu alcance clínico. É cada vez maior o número de países e de regiões com laboratórios de terapia celular para atender à demanda local, e também é cada vez maior o número de doenças ou de condições clínicas que podem ser tratadas com a administração de algum tipo de célula. A terapia celular teve sua origem na hemoterapia. A rigor, a primeira terapia celular bem-sucedida foi a transfusão de sangue total, há aproximadamente um século. Mais de meio século depois teve início o segundo tipo de terapia celular bem-sucedido, o transplante de medula óssea. Desde então, com as modificações cada vez mais necessárias no produto celular para atender às necessidades específicas dos pacientes, tornaram mais prementes a utilização de áreas mais adequadas ao processamento de suspensão de células para uso clínico, que dispusesse de equipamentos e reagentes específicos e, principalmente, de pessoal treinado em manipulação de produto celular.

Atualmente, há profissionais e empresas especializados na implantação de laboratórios de terapia celular (LTC), laboratórios que devem se-

guir padrões reconhecidos em nível mundial, até porque os produtos para terapia celular têm cada vez mais circulação mundial, podendo ser colhidos num país e processados e administrados em paciente em outro país, até em outro continente, o que requer a adoção de práticas universalmente reconhecidas de seleção de doadores, coleta e processamento de células, identificação do produto, testagem para diversos parâmetros e, finalmente, liberação do produto para uso clínico.

O LTC deve ser dimensionado para realizar as tarefas que dele se espera. Então, LTC localizado em hospital que realiza transplantes autólogos de células progenitoras hematopoéticas (CPH) deve dispor de equipamentos apropriados à criopreservação do produto celular. LTC que atua em transplantes alogênicos de CPH deve dispor de equipamentos que permitam remover da medula óssea hemácias e/ou plasma com incompatibilidade ABO com o receptor, e assim por diante.

ÁREA

Como regra, um laboratório de processamento de produto de terapia celular deve ter sua especificidade predefinida e deve ser tão exclusivo para esse fim quanto possível. Não convém que o LTC seja empregado, por exemplo, como unidade de fracionamento de sangue total ou de laboratório de sorologia. Entretanto, se inserido numa unidade maior, como um hemocentro, o LTC pode compartilhar áreas e serviços com outros laboratórios e setores da instituição, como, por exemplo, o laboratório de citometria de fluxo e os serviços de apoio (lavanderia etc.). Além disso, convém que o LTC esteja localizado próximo da principal unidade clínica com a qual ele tem relacionamento mais estreito, de modo a facilitar a recepção e o envio de produtos celulares, reagentes e atender aos doadores e pacientes, mas tão afastado quanto possível das áreas que oferecem maior risco de contaminação (p. ex., sanitários, refeitório etc.).

O LTC deve dispor de sistema de controle de acesso ao seu interior e aos produtos nele armazenados, além de área destinada a serviços de controle e guarda de documentos de uso de rotina (secretaria e almoxarifado) e recepção de suprimentos e materiais, além de, pelo menos, uma área de processamento de produtos celulares. Convém ainda que o LTC disponha de uma área específica para a armazenagem de produtos celulares, preferencialmente, contígua à área de processamento mas, se necessário, as atividades de processamento e armazenagem dos produtos celulares podem compartilhar área comum.

O LTC deve ainda dispor de sistema de segurança tanto com o objetivo de conferir proteção aos produtos celulares nele armazenados quanto ao pessoal que nele trabalha. Portanto, é importante que o LTC, a depender das atividades nele desenvolvidas, disponha de sistema de controle de partículas em suspensão, de modo a atender aos níveis de limpeza exigidos para a atividade nele desenvolvida. Para isso, pode ser útil a implantação de sistema de filtro apropriado (HEPA) e de pressão positiva em seu interior. Sistemas como esses permitem manter em níveis baixos a quantidade de partículas, viáveis e não viáveis, em suspensão dentro do LTC. A legislação brasileira determina que o processamento de material biológico seja feito exclusivamente em ambiente classificado como ISO 5 (Classe 100). Além disso, a autoridade sanitária (ANVISA) classificou os centros de terapia celular (CTC) em dois tipos, de acordo com o grau de complexidade das atividades neles desenvolvidas: para CTC do tipo 1 (aquele que realiza atividades somente com células humanas adultas, autólogas, a fresco ou criopreservadas, sem cultivo, apenas com manipulação mínima para uso em pesquisa clínica e/ou terapia), o ambiente classificado como ISO 5 (Classe 100) deve estar instalado em uma sala com classificação mínima ISO 8 (Classe 100.000); enquanto, para CTC do tipo 2 (aquele que realiza atividades com células-tronco humanas, embrionárias ou adultas, autólogas ou alogênicas, a fresco ou criopreservadas, com ou sem cultivo, com ou sem manipulação extensa para uso em pesquisa clínica e/ou terapia), o ambiente classificado como ISO 5 (Classe 100) deve estar instalado em uma sala com classificação mínima ISO 7 (Classe 10.000).

Também é importante implantar sistema de controle da tensão de oxigênio (caso haja em suas dependências tanque de nitrogênio líquido – LN_2), da temperatura e da umidade ambientes (Figura 80.1).

EQUIPAMENTOS

A lista mínima de equipamentos para um LTC deve estar de acordo com a finalidade do laboratório. Em geral, o LTC deve dispor de uma cabine de segurança para a manipulação dos produtos, uma centrífuga para bolsas de sangue, uma centrífuga para tubos, um congelador à temperatura de -70 ºC (ou a temperatura inferior), geladeira para reagentes e para hemocomponentes, extrator de plasma e um sistema de conexão estéril. O setor de armazenagem deve dispor de um congelador à temperatura de -70 ºC (ou a temperatura inferior), e mesmo de um tanque de nitrogênio líquido, no caso em que o LTC mantiver, por muitos anos ou décadas, produtos celulares criopreservados, como ocorre com os bancos de sangue de cordão umbilical.

Como mencionado antes, outros equipamentos podem ser compartilhados com outros setores da mesma instituição, como o contador automatizado de células e o citômetro de fluxo.

É importante ainda que os equipamentos considerados críticos e que dependam de fonte de energia elétrica, como, por exemplo, os congeladores mecânicos que contêm produtos celulares, devem dispor de fonte alternativa de energia, como geradores, em caso de pane do sistema principal.

Além disso, convém haver certa redundância de equipamentos no LTC ou a que sua equipe tenha acesso relativamente fácil, de modo que, em situação emergencial, o equipamento em pane ou fora de uso possa ser substituído por outro. Para garantir a disponibilidade dos equipamentos, deve-se incluí-los em programa de manutenção preventiva.

Como os equipamentos podem influenciar no desempenho dos processos do LTC, é necessário que os equipamentos considerados críticos (aqueles que influenciam na qualidade do produto final) sejam alvo de controle. Estes equipamentos devem possuir identificação única, para permitir rastreabilidade. Também é fundamental que os equipamentos sejam calibrados, para garantir a precisão nos resultados obtidos. A calibração deve ser realizada antes de o equipamento ser colocado em uso, periodicamente e após as manutenções corretivas que possam ter afetado a sua calibração. A frequência de calibração pode ser definida de acordo com as instruções do fabricante. Sempre que um equipamento for encontrado fora de calibração, o LTC deverá avaliar o impacto deste fato nos processos em que este equipamento foi utilizado desde a sua última calibração.

É importante que os usuários dos equipamentos saibam as condições de calibração e manutenção dos equipamentos. A utilização de etiquetas que identifiquem a data em que as calibrações e manutenções foram realizadas, e a data das próximas, é uma maneira de este objetivo (Figura 80.2 e Tabela 80.1).

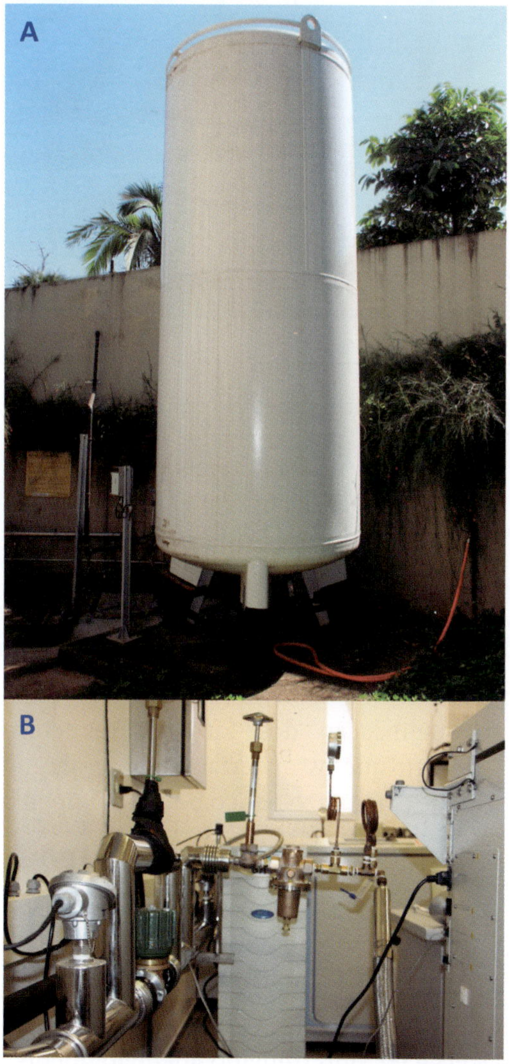

FIGURA 80.1 **A)** Tanque externo de nitrogênio líquido; **B)** Rede para abastecimento dos tanques de armazenamento.

TABELA 80.1 LISTA DE EQUIPAMENTOS PARA UM LABORATÓRIO DE TERAPIA CELULAR
Cabine de segurança biológica
Câmara de conservação para hemocomponentes
Câmara de conservação para reagentes
Centrífuga para bolsa de sangue
Centrífuga para tubo
Congelador mecânico à temperatura < -70 °C
Sistema de congelação a temperatura programada
Tanque de nitrogênio líquido (dispensável se produto celular armazenado por poucos meses)
Extrator de plasma
Sistema de conexão estéril
Balança
Lavadora de produto celular (para remover DMSO e restos celulares)
Contador de células (pode ser compartilhado com outro laboratório da instituição)
Citômetro de fluxo (pode ser compartilhado com outro laboratório da instituição)

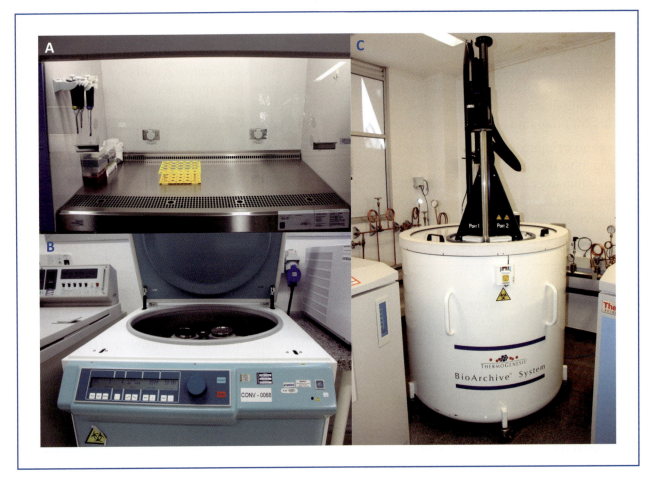

FIGURA 80.2 Exemplos de equipamentos utilizados pelo laboratório de processamento com suas identificações. **A)** Cabine de segurança biológica; **B)** Centrífuga; **C)** Tanque de armazenamento.

REAGENTES E MATERIAIS DE CONSUMO

Todos os reagentes que entrarão em contato com o receptor do produto celular devem ser estéreis e apropriados ao uso clínico. Devem ter acessível sua identificação completa, inclusive com o número de lote, de modo a ter seu uso rastreável sempre que necessário. Deve ser evitado o uso de reagentes oriundos de tecido animal, como o soro fetal bovino, que possam entrar em contato com o receptor do produto celular, a fim de evitar o risco de reação adversa potencialmente grave.

Para que os materiais considerados críticos (aqueles que afetam a qualidade do produto final) atendam aos padrões de qualidade definidos pelo LTC, os critérios que estes reagentes devem atender devem ser definidos e documentados. Previamente ao processo de aquisição de reagentes, é importante fazer uma descrição detalhada do mesmo, definindo para os fornecedores o padrão de qualidade que o material deve atender. A cada entrega de materiais, todos os lotes devem ser inspecionados e comparados com os critérios definidos para sua utilização ou não.

A qualificação dos fornecedores contribui para garantir que os materiais serão entregues na quantidade e no prazo para o bom desempenho do laboratório (Tabela 80.2).

PESSOAL

O pessoal lotado no LTC deve ter formação específica para a área (p. ex., biologia, biomedicina e farmácia) e ter sido treinado adequadamente para exercer as atividades necessárias. Também deve seguir programa de educação continuada, pois as atividades próprias de um LTC exigem atualização constante, dado o seu alto grau de dinamismo

TABELA 80.2
LISTA RESUMIDA DOS PRINCIPAIS REAGENTES E INSUMOS PARA UM LABORATÓRIO DE TERAPIA CELULAR

Bolsas plásticas apropriadas à criopreservação
Criotubos
Agulhas e seringas
Protetor de bolsa plástica (unidade contaminada)
Dimetilsulfóxido (DMSO)
Hidroxietilamido (PM ≥ 400 KDa)
Albumina humana

intrínseco. Ademais, há procedimentos não rotineiros que exigem elevado grau de proficiência em sua execução e que, por isso, merecem atenção especial. Um exemplo seria a remoção manual de eritrócitos da medula óssea, que é realizado em alguns serviços poucas vezes ao ano, mas que devem ter resultado ótimo, pois, do contrário, poderia haver comprometimento do resultado clínico, no caso, retardo na recuperação da hematopoese ou hemólise significativa.

Além desses aspectos, o pessoal do LTC deve manter estreito relacionamento com a equipe clínica de sua instituição a fim de tomar conhecimento das particularidades de cada caso clínico, tais como a história transfusional do paciente, se ele tem anticorpos anti-HLA, enfim tudo o que possa de alguma maneira interferir com o bom resultado da terapia celular ou que possa requerer cuidados específicos. Situação comum em nosso serviço, ainda sobre transplante de medula óssea, diz respeito à incompatibilidade ABO maior, em que é de fundamental importância se informar tanto do peso do receptor quanto do doador, assim como da contagem das células de interesse, de modo a, no procedimento de remoção de eritrócitos da medula óssea, saber se há alguma "folga" para a perda de células. Outra situação relativamente comum é a questão da presença de proteína monoclonal no plasma do paciente a ser submetido a coleta de células CD34 para transplante autólogo, pois pode haver interferência da proteína anômala no processo de criopreservação. Nesse caso, tendo conhecimento desse fato, a equipe do LTC pode optar por substituir o plasma autólogo por solução de albumina como componente da solução crioprotetora.

PRINCÍPIOS DE PROCESSAMENTO

Os princípios de processamento de produto celular para uso terapêutico são basicamente três:

Manter a potência e a viabilidade das células de interesse, manter a esterilidade do produto e evitar a sua troca inadvertida. Para atender ao primeiro, deve-se manipular o produto celular segundo procedimentos validados, especialmente quanto às suas etapas críticas. Exemplo significativo é o procedimento de criopreservação de CPH, considerado essencial no contexto do transplante autólogo de CPH. Com este passo, pretende-se conservar as CPHs por semanas ou até anos, uma vez que elas se deterioram se mantidas refrigeradas além do período de 3-4 dias, tempo em geral insuficiente para preparar o paciente para recebê-las. A criopreservação bem-sucedida das CPHs requer o emprego de um agente crioprotetor, sendo o dimetilsulfóxido (DMSO) o mais utilizado, e programa de congelamento a velocidade controlada (1-3 °C/minuto) de redução da temperatura da suspensão celular. Outra etapa crítica é a da infusão, frequentemente sob a responsabilidade da equipe do LTC quando numa mesma instituição. Pode-se proceder ao descongelamento do produto celular à beira do leito imediatamente antes da sua infusão ou, então, submeter o produto a lavagem para remover DMSO, hemoglobina livre e restos celulares. Esta última situação é adotada de rotina por alguns serviços ou para pacientes em risco especial de apresentar reação adversa à infusão de DMSO, como certo grau de insuficiência renal frequentemente observada em pacientes com mieloma múltiplo. Também convém avaliar a viabilidade das células de interesse após o descongelamento do produto, entretanto, a avaliação deve ser feita imediatamente, pois o contato das células com o DMSO, à temperatura ambiente e por tempo prolongado, leva a lesão celular. Também pode ser útil a realização de ensaio clonogênico após o descongelamento.

Para atender ao segundo requisito, de manutenção da esterilidade do produto celular, a sua manipulação deve ser feita em sala limpa e em cabine de segurança e, sempre que possível, com a utilização de sistema de conexão estéril. É importante colher amostra do produto manipulado para a realização de testes de esterilidade. Não é rara a contaminação por bactérias da medula óssea, contaminação que ocorre na maioria das vezes durante o processo de coleta. Além da possibilidade de contaminação bacteriana, o LTC deve estabelecer processos e procedimentos para evitar a contaminação cruzada de produtos criopreservados e imersos na fase líquida de tanques de LN_2. Unidades armazenadas na fase de vapor ou em congeladores mecânicos, em tese, não estão sujeitos a esse tipo de contaminação. Por isso, unidades sabidamente contaminadas e para as quais se prevê uso clínico devem ser segregadas fisicamente ou envoltas em protetor específico para esse fim.

Por fim, o LTC deve dispor de métodos de identificação do produto celular que torne praticamente impossível a sua infusão em paciente para o qual ele não estava destinado. Para isso, recomenda-se o emprego de sistema de identificação exclusiva de cada produto, com código de barra e dados do produto (p. ex., ISBT 128). A utilização de softwares que realizam a verificação das identificações dos produtos em cada etapa crítica do processo (dupla checagem) auxilia na prevenção de trocas e na identificação correta de que o produto se destina ao paciente correto.

SISTEMA DE QUALIDADE

A implantação de um sistema de gestão da qualidade nos LTCs visa a obtenção de produtos que estejam dentro dos padrões de qualidade definidos. O sistema de qualidade define as ferramentas a serem utilizadas pelo LTC para o planejamento, a sistematização, a implantação e a padronização dos processos.

No sistema de qualidade, são definidas as responsabilidades, mapeados os processos, descritos procedimentos e recursos necessários para manter a qualidade dos produtos e serviços oferecidos.

Deve ser definido o responsável técnico pelo LTC e a responsabilidade e autoridade de cada um dos profissionais que atuam nesse laboratório.

Todos os processos e procedimentos realizados pelo LTC devem ser validados antes de colocá-los em prática. A validação é definida como o procedimento que fornece evidências de que um

sistema apresenta desempenho dentro das especificações da qualidade, de maneira a gerar resultados válidos. A validação deve ser documentada, o que normalmente é feito no protocolo de validação. Os itens mínimos que compõem um protocolo de validação são: processo a ser validado, objetivo, amostragem a obter, procedimento a empregar, critérios de aceitação, resultados obtidos e conclusão.

O LTC deve possuir procedimentos operacionais padrão (POP), que são documentos que descrevem detalhadamente como as rotinas devem ser realizadas. Esses POPs devem ser mantidos atualizados e refletir a prática do laboratório. Os POPs devem ser aprovados pelo responsável pelo LTC antes de ser colocados em prática. Os POPs devem ficar disponíveis a todos os que atuam no LTC e devem ser utilizados como ferramenta de treinamento da equipe de colaboradores, garantindo, assim, a padronização na realização das atividades. Podem ser elaborados POPs que contenham instruções de como utilizar cada equipamento e estes devem sempre seguir as instruções dos fabricantes. As normas de biossegurança também devem estar descritas e todos devem ser treinados quanto a necessidade de seu cumprimento.

Todas as atividades realizadas no LTC devem ser registradas, e os registros devem ser mantidos. A confidencialidade das informações deve ser garantida sempre que necessário. Pelos registros, deve ser possível rastrear os equipamentos e reagentes (lote e validade) utilizados, além do responsável e da data da realização de cada atividade crítica. Outros registros também são importantes e devem ser mantidos, como, por exemplo, registro de temperatura de freezers e câmaras de conservação, nível de nitrogênio líquido dos tanques, certificados de calibração dos equipamentos, relatórios de manutenção de equipamentos e inspeção de reagentes, protocolos de validação de processos etc.

Sempre que na realização dos procedimentos for detectada uma não conformidade, ou seja, o não atendimento a um requisito especificado, a mesma deve ser tratada. A gestão de não conformidades ocorridas no LTC visa prevenir a reocorrência do problema ou a ocorrência de problemas relacionados, o que a torna, portanto, uma ferramenta de melhoria contínua. No tratamento das não conformidades deve ser realizada a notificação com a descrição detalhada do ocorrido e a ação imediata adotada. Esta notificação deve ser avaliada quanto a possível causa raiz da não conformidade, e deve gerar um plano de ação de forma a tratar a causa identificada. Após a efetivação das ações, deve-se monitorar a sua eficácia em prevenir a reocorrência do problema.

O sistema de qualidade deve ser monitorado continuamente para evitar sua deterioração. Este monitoramento pode ser feito de diversas formas, entre elas, pode-se citar a implantação de indicadores da qualidade, realização de auditorias internas, utilização de testes de proficiência e realização de análise crítica do sistema pela direção da instituição.

A definição e monitoramento de indicadores da qualidade permite a definição dos objetivos e metas a serem alcançadas pelo LTC. Esta prática permite a divulgação do desempenho do laboratório a toda a equipe, e a investigação e proposição de ações sempre que as metas não forem atingidas.

A realização de auditorias internas por auditores independentes, ou seja, por aqueles que não participam dos processos do LTC, permite uma avaliação do cumprimento dos padrões definidos pelo sistema de qualidade e tratamento das não conformidades, caso sejam detectadas.

Outra ação de monitoramento importante é a participação em programas de testes de proficiência para os testes realizados no LTC. Os provedores de testes de proficiência enviam amostras para serem testadas pelo LTC e, posteriormente, fornecem o resultado correto. Desta forma, é possível o LTC avaliar o seu desempenho e tomar ações corretivas caso o desempenho esperado não tenha sido atingido.

Finalmente, a análise crítica do sistema de qualidade pela direção da instituição pode ser realizada periodicamente para avaliação quanto a sua adequação. Planos de ação podem ser propostos, se necessário.

CONCLUSÃO

Este capítulo teve por objetivo dar uma visão geral de um LTC, em todos os seus elementos constituintes. Entretanto, deve-se ter em mente que o LTC é um laboratório essencialmente clínico, no sentido de que atividades nele desenvolvidas são voltadas para o paciente submetido a tratamento com produto celular. Dos elementos constituintes de um LTC, o pessoal que nele trabalha é o mais importante, pois, de acordo com a sua proficiência, os demais itens são ajustados conforme determinam os princípios de boas práticas. Portanto, investimento em formação e treinamento do pessoal resulta em melhoria contínua no exercício das atividades de um LTC, de modo a proporcionar ao paciente um atendimento condizente com as melhores práticas disponíveis.

BIBLIOGRAFIA CONSULTADA

De Santis GC, Prata KL. Criopreservação de células-tronco hematopoéticas. Ribeirão Preto: Medicina 2009; 42(1):36-47.

Leemhuis T, Padley D, Keever-Taylor C, Niederwieser D, Teshima T, Lanza F, Chabannon C, Szabolcs P, Bazarbachi A, Koh MB; Graft Processing Subcommittee of the Worldwide Network for Blood and Bone Marrow Transplantation (WBMT). Essential requirements for setting up a stem cell processing laboratory. Bone Marrow Transplant 2014; 49(8):1098-1105.

Lowder JN, Whelton P. Microbial contamination of cellular products for hematolymphoid transplantation therapy: assessment of the problem and strategies to minimize the clinical impact. Cytotherapy 2003; 5(5):377-390.

RDC nº 9, de 14 de março de 2011 (ANVISA).

Watt SM, Austin E, Armitage S. Cryopreservation of hematopoietic stem/progenitor cells for therapeutic use. Methods Mol Biol 2007; 368:237-259.

81

TRANSPLANTE DE CÉLULAS-TRONCO DE CORDÃO UMBILICAL

Vanderson Rocha
Celso Arrais-Rodrigues

RESUMO

O sangue de cordão umbilical (SCU) é uma fonte alternativa de células progenitoras hematopoéticas (CPH) para pacientes com indicação de transplante alogênico e que não possuam doadores compatíveis pelo sistema HLA (*human leukocyte antigen*). O uso do SCU tem uma série de vantagens, incluindo a possibilidade de se utilizar doadores com menor compatibilidade HLA, aumentando expressivamente a disponibilidade de doadores, e o menor risco da doença do enxerto contra hospedeiro (DECH), mesmo na presença de incompatibilidades HLA. Além disso, com mais de 630.000 unidades voluntariamente doadas de SCU congeladas em todo o mundo disponíveis em bancos internacionais, essa fonte de CPH está rapidamente disponível para uso, quando solicitada. Por outro lado, a baixa celularidade é a maior limitação dessa fonte de CPH, podendo resultar em atraso ou falha de enxertia e atraso na reconstituição imune. Este capítulo revisa o uso atual do SCU para transplante alogênico de CPH, com resultados muito encorajadores e comparáveis àqueles obtidos com outras fontes para crianças e adultos, e para doenças malignas e não malignas. Apresentamos ainda os critérios atuais mais rigorosos para a correta seleção das unidades de SCU e as perspectivas para o uso, ainda em fase de desenvolvimento.

INTRODUÇÃO

Transplante alogênico de células-tronco hematopoéticas consiste na transferência de células progenitoras hematopoéticas (CPH) de um doador saudável para um receptor imunossuprimido, permitindo a reconstituição de uma nova hematopoese com origem no doador e reestabelecendo uma imunidade funcional. Nos últimos 50 anos, o transplante alogênico de células-tronco hematopoéticas se tornou uma terapia curativa bem estabelecida para o tratamento de múltiplas condições malignas e não malignas, particularmente para leucemias agudas e doenças linfoproliferativas. Na Europa, aproximadamente 40.000 transplantes de CPH são realizados anualmente, incluindo mais de 15.000 transplantes alogênicos.[1]

Nos últimos 25 anos, muitos avanços na área de transplante de CPH têm surgido, sendo um dos mais significativos o uso cada vez mais frequente de "doadores alternativos".[2] Por muitos anos, doadores aparentados HLA idênticos eram os únicos doadores rotineiramente utilizados. Entretanto, somente 25-30% dos pacientes que necessitam de um transplante alogênico terão um irmão HLA idêntico, com uma probabilidade de 25% de cada irmão ser HLA compatível. Para os outros pacientes, a estratégia preferida é a busca por doadores não aparentados HLA compatíveis nos registros nacionais e internacionais de doadores. A fim de expandir a possibilidade de transplantes alogênicos para um maior número de pacientes, doadores não aparentados com incompatibilidades, uso de sangue de cordão umbilical e doadores aparentados haploidênticos têm sido cada vez mais utilizados. Atualmente, doadores alternativos podem ser encontrados, virtualmente, para todos os pacientes e, estudos retrospectivos têm mostrado que tanto o uso de sangue de cordão umbilical quanto o uso de doadores haploidênticos são alternativas viáveis com desfechos bastante aceitáveis.[3-6] A decisão entre o uso de doadores não aparentados com incompatibilidades, o uso de sangue de cordão umbilical e o uso de doadores haploidênticos depende de fatores associados ao paciente, à doença de base e ao transplante. As vantagens e limitações de cada uma das estratégias têm sido amplamente estudadas e discutidas.[2-6]

Devido à imaturidade das células placentárias, os linfócitos do SCU apresentam baixa alorreatividade em comparação a linfócitos de medula óssea e sangue periférico.[7] Dessa forma, disparidades HLA entre o cordão umbilical e o receptor são melhor toleradas, com menor incidência de DECH e menor exigência de compatibilidade HLA em relação a transplantes realizados com fonte medula óssea ou sangue periférico.[8-10] Tradicionalmente, apenas compatibilidade HLA-A e HLA-B (baixa resolução; nível antigênico) e HLA-DRB1 (alta resolução; nível alélico) tem sido usada em transplantes de sangue de cordão umbilical, com incompatibilidades em um ou dois *loci* HLA sendo tolerados quando um número suficiente de células nucleadas totais (TNC) for transplantado.[11-13] Unidades de cordão umbilical adequadas podem ser encontradas para a grande maioria dos pacientes, incluindo aqueles com haplótipos infrequentes e/ou de grupos étnicos minoritários, os quais são sub-representados nos registros de doadores. Ainda, outras vantagens se referem ao fato de estarem imediatamente disponíveis, evitando atraso para o transplante; ausência de desgaste com doador, com capacidade de processamento e armazenamentos das células por longo prazo; e ausência de riscos para o doador.[5]

Atualmente, o transplante de SCU inclui:

1. Uso de cordão umbilical de doador aparentado HLA idêntico (transplante de cordão umbilical relacionado), administrado como uma unidade única de cordão umbilical ou em combinação às células de medula óssea do mesmo doador (não será discutido neste capítulo).

2. Uso de unidades de cordão umbilical criopreservadas de doadores não relacionados, administradas como uma unidade única (um doador) ou duas unidades (duplo cordão – dois doadores diferentes).

3. Uso experimental de sangue de cordão umbilical não relacionado injetado diretamente no osso, expandido *in vitro* ou em combinação com células doadoras de terceiros (células mesenquimais haploidênticas).

4. Uso de células de cordão umbilical autólogas, ainda controverso e com pouco suporte da literatura para uso na prática clínica (não será discutido neste capítulo).

USO CLÍNICO DE SCU PARA TRANSPLANTE ALOGÊNICO DE CPH

Após os resultados promissores com transplantes de células de cordão umbilical relacionados e com menor incidência de DECH,[14-17] muitos centros se propuseram a utilizar sangue de cordão umbilical não relacionado e criação de inúmeros bancos de cordão umbilical. Em 1991, o primeiro banco de cordão umbilical público foi criado em Nova York. Em 1993, o primeiro transplante de SCU não relacionado foi realizado em um menino de 4 anos com leucemia linfoblástica aguda (LLA), e os resultados quanto à viabilidade desta técnica foram reportados.[18,19] Até o momento, mais de 130 bancos públicos ao redor do mundo comportam mais de 630.000 unidades de sangue de cordão umbilical doadas voluntariamente. Tipagem HLA e informações básicas em relação a cada unidade são armazenadas em registros de dados internacionais, como Bone Marrow Donor WorldWide (BMDW) e Netcord Foundation, permitindo que centros de transplante identifiquem e localizem potenciais unidades de cordão umbilical para transplante. Como resultado de tais iniciativas, mais de 3.000 transplantes de cordão umbilical não relacionados já foram realizados em todo o mundo.

Progressos no transplante de cordão umbilical se deram com os avanços no entendimento da dose mínima de células a serem transplantadas e do grau de exigência de compatibilidade HLA necessária para desfechos favoráveis. Unidades de sangue de cordão umbilical contêm, em média, 10% do número de CPH CD34+ comparativamente à medula óssea e 5% em relação às CPH de fonte periférica. A partir das primeiras publicações no final dos anos 1990, foi reconhecido que baixas doses de células de cordão umbilical (TNC e/ou células CD34+) estavam associadas com um maior risco de falha de enxertia, atraso na enxertia e maior mortalidade precoce não associada à recaída, principalmente por infecção.[11,19] Piores desfechos também foram associados com o número de incompatibilidades HLA entre a unidade de cordão umbilical e o receptor. Assim, avanços na coleta de células foram implementados, bem como o uso de unidades com maior dose celular e menor disparidade HLA. Combinado a uma melhoria nos cuidados de suporte, inúmeros estudos mostraram desfechos do transplante de cordão umbilical não relacionado comparáveis àqueles utilizando doadores convencionais.[8,9,12,20,21] Com o aumento do uso de sangue de cordão umbilical para transplante de pacientes adultos, com necessidade de maior dose de células em receptores maiores, o uso de duplo cordão foi implementado.[22] O uso de duas unidades de cordão, cada uma de um doador diferente, resultou em uma redução no risco de falha de enxertia e possibilitou o uso de cordão umbilical para um maior número de pacientes.

Uso de sangue de cordão umbilical em crianças

Diversos estudos já publicados têm demonstrado que o transplante não relacionado de sangue de cordão umbilical está associado com uma enxertia medular sustentada, baixa incidência de DECH e desfechos globais semelhantes a transplantes usando doadores convencionais em crianças.[8,12,17,18] Resultados de um estudo multicêntrico prospectivo fase III utilizando cordão umbilical não relacionado em crianças e adolescentes até 18 anos com neoplasias hematológicas foram publicados em 2008.[22] Transplante não relacionado de cordão foi realizado em 191 pacientes, com uma mediana de idade de 7,7 anos, sendo a maioria dos pacientes transplantada por leucemia aguda (n = 161; 84%). A sobrevida global em 2 anos foi 50%. Na análise multivariada, status sorológico de citomegalovírus (CMV) (p = 0,01), compatibilidade ABO (p = 0,02), sexo do receptor (p = 0,01) e dose de células nucleadas totais (TNC) (p = 0,04) foram fatores independentes para a sobrevida global.

Muitos estudos retrospectivos avaliando transplante não relacionado de cordão umbilical em crianças para doenças específicas também foram publicados, incluindo LLA,[8,23] leucemia mieloide aguda (LMA),[24] síndromes mielodisplásicas (SMD),[25] leucemia mielomonocítica juvenil (LMMJ),[26] hemoglobinopatias,[27,28] síndrome de Hurler,[29] anemia de Fanconi[30] e imunodeficiências primárias.[31]

Desfechos de transplante de sangue de cordão umbilical em comparação com outras fontes de células em crianças com leucemia e desordens não malignas

À medida que o número de doadores voluntários em bancos e o número de unidades de sangue de cordão umbilical criopreservadas cresce progressivamente, para muitas crianças a busca por doadores compatíveis resulta em múltiplas opções de doadores. Assim, a fim de auxiliar na escolha do doador mais apropriado, vários estudos retrospectivos e meta-análises[8,32,33] objetivaram comparar os desfechos de transplantes de cordão umbilical com transplantes de doadores não aparentados em crianças com neoplasias malignas, principalmente leucemias agudas. No geral, receptores de cordão umbilical foram transplantados mais precocemente, a enxertia neutrofílica foi mais tardia e as taxas de DECH agudas foram menores, com SG semelhante à de transplantes de doadores não aparentados.

Um estudo mais recente de Eapen e cols.[12] revisou os desfechos de 885 crianças com leucemias agudas que receberam transplante de cordão umbilical (n = 503) ou de doadores não aparentados fonte medula óssea (n = 282). Receptores de cordão com disparidades HLA apresentaram menor incidência de enxertia neutrofílica no dia 42 (p = 0,0001) em relação a receptores de medula óssea. Receptores de cordão HLA compatível apresentaram uma tendência à menor recuperação neutrofílica, porém sem significância estatística (p = 0,06). A mortalidade não associada à recaída foi maior em transplantes de cordão com duas incompatibilidades e em transplantes com uma incompatibilidade, e menor dose celular (TNC < 3 × 10^7/kg) em relação a transplantes de medula óssea HLA compatível. A probabilidade de sobrevida livre de leucemia em 5 anos foi de 38% para receptores de medula óssea HLA compatível, 37% para medula óssea com incompatibilidade, 60% para receptores de cordão HLA compatível, 36% para receptores de cordão com uma disparidade HLA e TNC < 3 × 10^7/kg, 45% para receptores de cordão com uma disparidade HLA e TNC ≥ 3 × 10^7/kg e 33% para receptores de cordão com duas disparidades HLA. Em suma, estes dados corroboram o uso de sangue de cordão umbilical para transplante de crianças com leucemias agudas. A escolha entre cordão umbilical e doador não aparentado deve, porém, levar em consideração a urgência do transplante, a dose de células disponível em unidades de cordão e o grau de compatibilidade HLA.

Desfechos de transplantes aparentados haploidênticos com depleção de células T também foram comparados a de transplantes não relacionados de sangue de cordão umbilical em crianças com LMA e LLA (F. Locatelli em Eurocord; dados ainda não publicados). Os transplantes foram realizados entre 2001 e 2012 em centros do European Society for Blood and Marrow Transplantation (EBMT) – 1.067 crianças receberam cordão único e 266 transplantes haploidênticos para LMA (n = 478) e LLA (n = 855). A mediana de *follow-up* foi de 28 e 20 meses para cordão e haplo, respectivamente. DECH aguda graus II-IV ocorreu em 16 e 28% (p = 0,001) e DECH crônica em 14 e 16% (p = 0,40) em receptores de transplante haploidêntico com depleção de células T e cordão umbilical, respectivamente. Visto que o diagnóstico de base foi o fator mais importante associado com os desfechos, análises foram realizadas também separadamente para pacientes com LMA e LLA. Na análise multivariada, para LLA, não houve diferenças significativas em relação aos desfechos finais de acordo com a

fonte de CPH. Status de doença ao momento do transplante foi o único fator associado a maior sobrevida livre de leucemia (p = 0,0001). Receptores de transplante haploidêntico apresentaram maior incidência de recaída (p = 0,01). Para LMA, transplante haploidêntico também foi associado à maior recaída (p = 0,05) e mortalidade não associada à recaída (p = 0,001) e menor sobrevida livre de leucemia (p = 0,001) quando comparado a receptores de cordão. Doença avançada ao transplante (p = 0,001) também foi associada à sobrevida livre de leucemia e incidência de recaída. Estes dados, portanto, demonstram que transplantes não relacionados de sangue de cordão umbilical para crianças com LLA resultam em desfechos comparáveis a de transplantes haploidênticos com depleção de células T, enquanto para crianças com LMA, o uso de cordão umbilical está associado com menor risco de recaída e mortalidade, traduzindo-se em melhor sobrevida livre de leucemia.

Resultados de transplantes de cordão umbilical para crianças com hemoglobinopatias, imunodeficiências primárias e síndrome de Hurler[29,31,34] também são comparáveis a de transplantes aparentados e não aparentados HLA compatíveis e transplantes haploidênticos.

Transplante de SCU em adultos

Inicialmente, o uso de cordão umbilical para transplante de CPH era praticamente restrito a crianças, principalmente pela menor dose celular disponível para adultos e maior mortalidade não associada à recaída nesta população. Entretanto, nos últimos 10 anos, transplantes não relacionados de cordão umbilical têm sido cada vez mais realizados em adultos. Até o momento, mais de 12.000 transplantes não relacionados já foram realizados na Europa e reportados ao Eurocord, sendo aproximadamente 50% destes realizados em adultos. O crescimento desta modalidade de transplante em adultos se deve a avanços na coleta e seleção de unidades de cordão umbilical, possibilidade do uso de duplo cordão, regimes de condicionamento de intensidade reduzida e maior experiência dos centros transplantadores.[35,36] Ainda, um número significativo de estudos têm demonstrado desfechos similares de transplantes de cordão umbilical comparados a transplantes de doadores não aparentados.[9,20,35,37] Diferentemente de crianças, a maioria dos transplantes de cordão em adultos são realizados para tratamento de condições malignas, utilizando duplo cordão.

Transplante de cordão umbilical único em adultos

Transplante de cordão umbilical único vem sendo cada vez mais realizado para o tratamento de adultos, sendo assim, torna-se necessário entender os desfechos comparativamente a transplantes convencionais, particularmente em consideração à menor dose celular disponível em unidades de sangue de cordão.

Três grandes estudos retrospectivos compararam diretamente o uso de cordão único e uso de medula óssea de doadores aparentados e não aparentados em adultos.[9,20,38] Todos demostraram que o transplante de cordão é associado à enxertia neutrofílica e plaquetária mais tardias e menor incidência de DECH aguda e crônica. Entretanto, não foi demostrada diferença estatisticamente significativa em termos de mortalidade não associada à recaída (NRM) e sobrevida livre de doença (SLD). Uma limitação importante dos três estudos referese à seleção de doadores não aparentados baseada em tipagem HLA de baixa resolução para HLA-A e HLA-B e alta resolução para HLA-DRB1. Nos dias atuais, a seleção é baseada em tipagem de alta resolução para HLA-A, HLA-B, HLA-C, HLA-DRB1 e HLA-DQB1.

Em 2010, o Eurocord e o Center for International Blood and Marrow Transplant Research (CIMBTR) compararam os resultados de 165 transplantes não relacionados de cordão umbilical único com 1.360 transplantes não aparentado utilizando fonte periférica (n = 888) ou medula óssea (n = 472) em adultos com leucemias agudas.[37] Transplantes de cordão foram realizados com unidades compatíveis para HLA-A e HLA-B no nível antigênico e para HLA-DRB1 em nível alélico (n = 10), ou com unidades apresentando disparidade em um ou dois antígenos (n = 155). Apenas unidades de cordão preenchendo os critérios recomendados para seleção foram incluídos na análise. Enxertos de fonte periférica e medula óssea de doadores não aparentados eram compatíveis em alta resolução para HLA-A, HLA-B, HLA-C e HLA-DRB1, ou com uma disparidade única em

algum lócus HLA. Enxertia neutrofílica no dia 41 foi inferior após transplante de cordão (80%) comparado a células periféricas (96%) e medula óssea (93%) (p = 0,0001). DECH aguda graus II-IV foi menos frequente em receptores de cordão, bem como a incidência de DECH crônica em comparação a transplantes HLA compatíveis utilizando tanto fonte periférica quanto medula óssea (p = 0,01 e p = 0,01, respectivamente). NRM foi mais alta com cordão, porém a sobrevida livre de leucemia não foi diferente comparando uso de cordão com uso de células periféricas ou medula óssea de doadores não aparentados.

Tais achados foram similares aos encontrados em uma análise japonesa que comparou 351 transplantes de cordão com 1.028 transplantes de medula óssea, também com SLD semelhante nas duas estratégias.[39]

Estes resultados suportam o uso de SCU para transplante de CPH quando doadores HLA compatíveis estão indisponíveis e a dose celular do cordão é adequada. Transplante de cordão umbilical também deve ser considerado em casos de urgência do transplante, visto a demora na identificação de um doador não aparentado HLA compatível.

Transplante de duplo cordão umbilical em adultos

A fim de ultrapassar a limitação da baixa dose celular em transplantes de cordão em crianças maiores e adultos, em 2001, o grupo de Minneapolis demonstrou a possibilidade de transplantar duas unidades de cordão parcialmente HLA compatíveis de doadores diferentes para um mesmo paciente.[40] Apesar de duas unidades serem infundidas, normalmente uma delas é responsável pela enxertia e hematopoese em longo prazo. Para doenças hematológicas malignas, o uso de duplo cordão pode inclusive trazer benefícios adicionais quanto ao efeito imunológico contra a neoplasia. O uso de duplo cordão possibilitou a expansão do transplante de cordão umbilical em adultos, com muitos estudos mostrando resultados bons e seguros após esta modalidade.

Transplante de duplo cordão em comparação com cordão único

Em um estudo retrospectivo do Eurocord, transplante de duplo cordão foi comparado a transplante de cordão único após regimes de condicionamento mieloablativos em pacientes adultos com leucemias agudas em primeira remissão completa (CR1).[43] Todos os pacientes receberam uma dose de células nucleadas totais (TCN) ≥ 2,5 × 10⁷/kg. Receptores de duplo cordão eram mais jovens, receberam maior dose de células progenitoras e menos frequentemente foram expostos a ATG. Em análise multivariada, a enxertia neutrofílica foi semelhante nos dois grupos, enquanto a incidência de DECH aguda graus II-IV foi maior em receptores de duplo cordão. A incidência de recaída e de mortalidade não associada à recaída foram semelhantes. Assim, o uso de cordão único com dose celular adequada (≥ 2,5 × 10⁷ TCN/kg) e regimes de condicionamento específicos resultam em desfechos semelhantes a de transplantes de duplo cordão.

Transplante de duplo cordão em comparação com transplantes de outros doadores em adultos

Desfechos após transplante de duplo cordão em comparação a transplantes convencionais também foram relatados previamente. Em 2010, Brunstein e cols. publicaram um estudo retrospectivo[35] incluindo 536 pacientes com neoplasias hematológicas [LMA (n = 211), LLA (n = 236), LMC (n = 70) e SMD (n = 19)] transplantados com doadores aparentados HLA idênticos (n = 204), não aparentados HLA compatíveis (n = 152), doadores não aparentados com uma disparidade HLA (n = 52) ou duplo cordão umbilical (n = 128). A mediana de idade dos pacientes era de 25 anos e todos foram submetidos a regime de condicionamento mieloablativo com ciclofosfamida e TBI. Para os transplantes de cordão, a mediana de TNC foi de 4,0 × 10⁷/kg (2-30 × 10⁷/kg) e a maioria apresentava ≥ 2 disparidades HLA entre as unidades de cordão e o receptor. Transplante de duplo cordão foi associado a menor incidência de enxertia neutrofílica, DECH aguda graus II-IV e DECH crônica comparativamente às outras fontes de doadores. O risco de NRM foi maior após transplante de duplo cordão (34%) em relação a transplantes aparentados (24%) e não aparentados (14%). O risco de recaída em 5 anos, entretanto, foi menor após transplante de duplo cordão (15% *versus* 43% para aparentado e 37% para não aparentado). A sobrevida livre de leucemia em 5 anos foi comparável

entre os grupos. Assim, na ausência de doadores aparentados HLA compatíveis, a sobrevida livre de leucemia após duplo cordão é comparável a de transplantes usando doadores não aparentados, sendo uma alternativa para pacientes adultos que tenham indicação de transplante de CPH.

À medida que o uso de duplo cordão em adultos cresce, tem havido uma expansão no uso de regimes de condicionamento de intensidade reduzida, permitindo que pacientes mais velhos e/ou com comorbidades possam se beneficiar do procedimento.

Em 2007, o grupo de Minnesota apresentou os resultados de 110 pacientes adultos que receberam transplante de cordão utilizando condicionamento não mieloablativo baseado em TBI 200 cGy, fludarabina e ciclofosfamida (TCF).[44] A mediana de idade dos pacientes foi de 51 anos (17-69) e a grande maioria (n = 93 – 85%) recebeu duplo cordão com uma mediana de TNC de 3,7 × 10⁷/kg. Enxertia neutrofílica foi documentada em 92% dos transplantes, com uma mediana de 12 dias (0-32). As taxas de mortalidade não associada à recaída, sobrevida livre de doença e sobrevida global em 3 anos foram 26, 38 e 45%, respectivamente.

Todas essas evidências citadas antes, portanto, demonstram que condicionamento de intensidade reduzida seguido de transplante de cordão umbilical resulta em desfechos favoráveis, sendo atualmente a base dos transplantes de cordão em adultos, principalmente em pacientes idosos. Assim como em transplantes mieloablativos, dose celular e compatibilidade HLA são fatores importantes a serem considerados, estando diretamente relacionados com os resultados, especialmente enxertia.

O tipo de condicionamento de intensidade reduzida também parece estar associado com desfechos após transplante de cordão. Em 2012, Brunstein e cols. analisaram os desfechos de 160 transplantes duplo cordão com 414 transplantes de doadores não aparentados utilizando fonte periférica.[37] Quatro grupos foram avaliados: cordão recebendo TCF, cordão recebendo outros regimes de intensidade reduzida, transplantes não aparentados 8/8 e não aparentados 7/8. Mortalidade não relacionada à recaída e mortalidade global foram semelhantes entre cordão utilizando TCF e transplantes não aparentados (p = 0,72 e p = 0,60), porém maiores em pacientes que receberam cordão após outros regimes de condicionamento que não TCF (p = 0,0001 e p = 0,004, respectivamente). A SG em 2 anos foi 37, 19, 44 e 37% para transplantes de cordão-TCF, outros transplantes de cordão, transplantes não aparentados idênticos, e não aparentados com incompatibilidade, respectivamente. Tais resultados mostram que desfechos com transplante de duplo cordão após condicionamento com TCF são comparáveis a de transplantes não aparentados com incompatibilidade.

Comparação entre transplante de cordão umbilical e transplante haploidêntico em adultos

O transplante haploidêntico é uma opção alternativa para o tratamento de pacientes que não apresentam um doador HLA idêntico ou HLA compatível.[46] Assim, consiste em uma estratégia com algumas vantagens em relação ao sangue de cordão umbilical, principalmente relacionadas a questões econômicas. Entretanto, os resultados reportados até o momento ainda se baseiam em pacientes com tempo de *follow-up* curto. Brunstein e cols.[47] publicaram os resultados de dois estudos fase II paralelos avaliando transplantes de cordão umbilical e transplantes haploidênticos com fonte medula óssea, ambos com os mesmos critérios de inclusão e exclusão, e o mesmo esquema de condicionamento de intensidade reduzida. Em ambos os estudos, a sobrevida global e a sobrevida livre de eventos foram satisfatórias. Transplante duplo de cordão foi associado a uma mortalidade não associada à recaída de 25% e a uma incidência de recaída de 31%, enquanto para o transplante haploidêntico estas taxas foram de 7 e 45%, respectivamente. Estes estudos foram a base para um estudo fase III randomizado que atualmente está em andamento (BMTCTNProtocol1101,ClinicalTrials.gov).

Estudos retrospectivos do Eurocord e ALWP do EBMT também compararam os desfechos referentes a transplante de cordão e transplante haploidêntico em adultos com LMA e LLA.[48] Com um *follow-up* mediano de 24 meses, transplante de cordão foi associado à enxertia mais tardia e maior taxa de falha de enxertia tanto em pacientes com LMA quanto LLA. Na análise multivariada, transplante de SCU foi associado à menor incidência de

DECH crônica tanto em pacientes com LMA (p = 0,008) quanto em pacientes com LLA (p = 0,01). Não foram notadas diferenças estatisticamente significativas quanto à incidência de recaída, mortalidade não associada à recaída e sobrevida livre de leucemia.

Ambas as estratégias – transplante de cordão umbilical e transplante haploidêntico – oferecem opções válidas para pacientes sem doadores HLA compatíveis.

Transplante de cordão umbilical para neoplasias hematológicas específicas em adultos

Muitos estudos retrospectivos descrevendo desfechos após transplante único ou duplo de cordão umbilical foram publicados.

Leucemia linfoblástica aguda

A maioria dos estudos avaliando transplante não relacionado de sangue de cordão umbilical em adultos com leucemias agudas combinam casos de LMA e LLA. Entretanto, estudos menores têm mostrado resultados promissores desta fonte de CTH para o tratamento de LLA.[49] Um estudo retrospectivo japonês relatou os desfechos de 256 pacientes adultos submetidos a transplante de cordão por LLA,[50] com uma mediana de 40 anos e 39% dos casos sendo Philadelphia-positivos. Todos os pacientes receberam cordão único, com uma mediana de total de células nucleadas de $2,5 \times 10^7$/kg ($1,51$-$5,00 \times 10^7$). A sobrevida livre de progressão (SLP) e a SG em 2 anos foram 36 e 42%, respectivamente. Na análise multivariada, pacientes mais jovens (< 51 anos) (p = 0,001), doença em remissão (p = 0,0001), ausência de DECH aguda graus III-IV (0,006) e presença de DECH crônica (p = 0,02) foram fatores associados a uma melhora na SG.

Recentemente o Eurocord e a Acute Leukemia Working Party (ALWP) do EBMT realizaram uma grande análise retrospectiva quanto a transplantes de cordão em 421 pacientes com LLA.[51] LLA-B foi o fenótipo mais comum (n = 271; 65%), e 46% (n = 195) dos pacientes estavam em CR1. A mediana de idade dos pacientes era de 32 anos. Cordão único foi utilizado em 59% dos casos (n = 248) e a mediana de dose celular foi de $4,0 \times 10^7$ TCN/kg ($1,4$-$9,4 \times 10^7$/kg). A maioria das unidades utilizadas (61%) apresentavam ≥ 2 disparidades HLA, e regimes de condicionamento mieloablativos foram utilizados em 74% dos casos. A incidência cumulativa de enxertia neutrofílica no dia 60 foi de 78% e de DECH aguda e crônica em 100 dias foram, respectivamente, 33 e 26%. A mortalidade não associada à recaída em 2 anos foi de 42% e a incidência cumulativa de recaída em 2 anos foi de 28%. A sobrevida livre de leucemia estimada em 2 anos foi de 39% em pacientes em CR1, 31% em CR2 e 8% em pacientes com doença avançada. Na análise multivariada, idade ≥ 35 anos (p = 0,03), doença avançada (p = 0,0001) e uso de condicionamento mieloablativo (p = 0,03) foram associados com menor sobrevida livre de leucemia.

O registro japonês comparou os desfechos de 144 pacientes adultos com LLA que receberam transplante de sangue de cordão umbilical com 222 submetidos a transplante com fonte de medula óssea de doadores HLA compatíveis após condicionamento mieloablativo. Não houve diferença significativa entre os grupos quanto à recaída (p = 0,19) e mortalidade não associada à recaída (p = 0,98), bem como quanto à sobrevida global (p = 0,78) e sobrevida livre de leucemia (p = 0,28).[52] Resultados mais recentes de transplante de cordão, único ou duplo, comparativamente à transplante de receptores de CTH de fonte periférica e fonte medula óssea a partir de doadores não aparentados foram publicados – um estudo de registro do CIBMTR.[53] Não houve diferença na probabilidade de sobrevida em 3 anos entre receptores de sangue do cordão umbilical (44%), receptores de doadores HLA compatíveis (44%) e receptores de doadores HLA compatíveis com incompatibilidade (43%). A enxertia neutrofílica em pacientes que receberam cordão foi mais tardia, porém as taxas de DECH aguda graus II-IV foram menores, com incidência similar de DECH crônica, recaída e mortalidade relacionada ao transplante.

Sangue de cordão umbilical deve, portanto, ser considerado uma fonte válida de CTH para adultos com LLA na ausência de doadores aparentados ou não aparentados HLA compatíveis. Mais estudos, entretanto, são necessários para definir o melhor regime de condicionamento a fim de reduzir a mortalidade não associada à recaída sem aumentar os índices de recaída em pacientes de alto risco. Ainda, não está bem definido na literatura, se estratégias após o transplante de cordão, como inibidores de tirosina-quinase, podem melhorar os desfechos nestes pacientes.

Leucemia mieloide aguda

O transplante de sangue de cordão umbilical representa uma opção potencialmente curativa para pacientes com LMA que não possuem doadores HLA compatíveis. Em 2013, o Eurocord realizou um estudo retrospectivo com 604 transplantes de cordão realizados em adultos (mediana de idade de 41 anos) com LMA entre 2000 e 2011. Ao momento do TCTH, 38% (n = 229) estavam em CR1, 38% (n = 228) em CR2 ou CR3 e o restante – 24% (n = 147) – apresentava-se com doença avançada. Entre aqueles com dados referentes ao diagnóstico (n = 339), 31% foram classificados como doença de alto risco por marcadores citogenéticos e moleculares. Transplante de duplo cordão foi realizado em 40% dos casos (n = 243), com uma mediana de dose de células infundidas de $3,1 \times 10^7$ TNC/kg e $1,2 \times 10^5$ células CD34+/kg. Cerca de 39% das unidades de cordão apresentavam 0-1 disparidades HLA, com os 61% restantes apresentando 2-3 disparidades. Condicionamento de intensidade reduzida foi utilizado em 49% dos transplantes. A incidência cumulativa de enxertia neutrofílica, DECH aguda graus II-IV e a mortalidade não associada à recaída em 1 ano foram, respectivamente, 80, 26 e 21%. A incidência cumulativa de recaída em 2 anos foi de 38%, sendo de 27% em pacientes em 1ª RC, 29% em 2ª ou 3ª RC e 56% para pacientes com doença avançada. Em uma análise de subgrupos avaliando condicionamento, a sobrevida livre de leucemia foi de 50% para pacientes em 1ª RC, 27% para pacientes em 2ª ou 3ª RC e 17% para pacientes com doença avançada quando utilizado regimes mieloablativos. Para transplantes com condicionamento de intensidade reduzida, as taxas correspondentes de sobrevida livre de leucemia em 2 anos foram de 35, 44 e 18%, respectivamente. Apesar de um *follow-up* mais longo ser necessário (*follow-up* mediano: 13 meses), este estudo fornece dados interessantes quanto aos resultados de transplante de sangue de cordão umbilical em pacientes com LMA. Particularmente, sugere que a intensidade do regime de condicionamento empregado seja considerada de acordo com o status da doença de base e a idade do paciente.

O registro japonês comparou resultados de 173 pacientes com LMA transplantados com sangue de cordão umbilical com 311 pacientes transplantados a partir de medula óssea de doadores HLA compatíveis. Na análise multivariada, uma menor SG (p = 0,028) e menor SLP (p = 0,012) foram observados em receptores de cordão umbilical. A incidência de recaída não diferiu entre os grupos (p = 0,38), entretanto a NRM foi maior em receptores de cordão (p = 0,085).

Para pacientes com LMA, esforços são necessários para reduzir a mortalidade precoce em pacientes submetidos a transplante de cordão.[52]

Síndromes mielodisplásicas

Comparativamente à LMA, dados em relação a transplante de cordão em pacientes com SMD são escassos. Em 2011, o Eurocord e o EBMT publicaram os resultados de 108 pacientes transplantados por SMD (n = 69) ou LMA secundária. A mediana de idade dos pacientes era de 43 anos, 77 (71%) pacientes receberam cordão único, e 57 (53%) foram condicionados com esquema mieloablativo. A incidência cumulativa de enxertia neutrofílica foi de 78% aos 60 dias, com uma mediana de 23 dias. A mortalidade não associada à recaída em 2 anos foi 49%, sendo significativamente mais alta após condicionamentos mieloablativos (p = 0,009). A sobrevida livre de progressão (SLP) e a sobrevida global (SG) em 2 anos foram de 30 e 34%, respectivamente. Pacientes com doença de alto risco (blastos > 5% e/ou International Prognostic Scoring System [IPSS] > int-2) tiveram pior SLP (p = 0,047).

Recentemente, os mesmos grupos publicaram um estudo com um grande número de pacientes com SMD (n = 631) transplantados com células periféricas mobilizadas de doadores não aparentados (n = 502) ou sangue de cordão umbilical (n = 129) após condicionamento de intensidade reduzida.[55] A SG e a SLP foram melhores após transplante de células periféricas comparado ao cordão (49% × 30%, p = 0,0001; e 44% × 28%, p = 0,0001). Uma análise multivariada comparando sangue periférico de doador compatível 10/10, sangue periférico de doador compatível 9/10 e sangue de cordão umbilical mostrou resultados superiores com fonte periférica.

Em suma, para pacientes com SMD, fonte periférica de doadores não aparentados 10/10 é a fonte preferencial de CTH. Doadores 9/10 e sangue de cordão umbilical parecem resultar em desfechos semelhantes, exceto por enxertia neutrofílica a qual é mais tardia após transplante de cordão.

Doenças linfoproliferativas

O papel do transplante de cordão umbilical em pacientes com linfomas e leucemia linfocítica crônica (LLC) parece ser promissor. Alguns anos atrás, o Eurocord e o Lymphoma Working Party do EBMT avaliaram 104 transplantes não relacionados de cordão umbilical em adultos com neoplasias linfoides;[56] sendo que 78 (75%) pacientes receberam cordão único e 64 (62%) foram condicionados com esquema de intensidade reduzida. A SLP e a SG em 1 ano foram 40 e 48%, respectivamente. A SLP foi maior em pacientes com doença quimiossensível (p = 0,03), pacientes que receberam maior dose celular (? 2 × 10^7/kg) (p = 0,009) e pacientes que fizeram TBI em baixa dose (p = 0,001).

Recentemente, uma análise específica de transplante de cordão em pacientes com LLC foi publicada. A incidência cumulativa de recaída, mortalidade não associada à recaída, SG e SLP em 3 anos foram 16, 39, 54 e 45%, respectivamente. Doença quimiossensível e uso de TBI em baixa dose foram associadas com SLP aceitável.

Uma análise retrospectiva do EBMT avaliou 645 pacientes com neoplasias linfoproliferativas transplantados com sangue de cordão umbilical (n = 104) ou células periféricas mobilizadas de doadores compatível (n = 541) após condicionamento de intensidade reduzida.[57] Receptores de cordão umbilical tinham, frequentemente, mais doença refratária. Em uma análise multivariada, não foram observadas diferenças nos desfechos entre os dois grupos, exceto por uma maior probabilidade de enxertia neutrofílica (p = 0,0001) e DECH crônica (p = 0,0002) após transplantes de doadores não aparentados HLA compatíveis.

Portanto, também no contexto de doenças linfoproliferativas, o uso de sangue de cordão umbilical é uma alternativa factível para pacientes sem doadores HLA compatíveis, estando associado com menor risco de GVHD.

Doenças plasmocitárias

Dados referentes a 85 pacientes com mieloma múltiplo e 10 pacientes com leucemia de células plasmocitárias que receberam transplante de SCU foram previamente reportados.[58] Com um *follow-up* mediano de 41 meses, a incidência de recaída foi de 47% e a mortalidade não associada à recaída foi de 29% em 3 anos. A SLP e SG em 3 anos foram 24 e 40%, respectivamente, corroborando a viabilidade desta estratégia em pacientes com doenças plasmocitárias.

ESTRATÉGIAS PARA APRIMORAMENTO DE DESFECHOS APÓS TRANSPLANTE DE SANGUE DE CORDÃO UMBILICAL

Uma questão importante relacionada ao transplante de cordão diz respeito à enxertia neutrofílica mais tardia, a qual está diretamente relacionada com o número de CPH infundidas. A identificação de fatores prognósticos associados à enxertia que possam ser facilmente modificados (p. ex., estratégias na escolha da unidade a ser doada) e o desenvolvimento de novas técnicas como o uso de múltiplos doadores, injeção intraóssea do sangue de cordão, expansão *in vivo* e cotransplante com células acessórias são de importância crucial com a finalidade de contornar o problema de enxertia mais tardia após transplante de cordão.[59-61] O Eurocord e, mais recentemente, o UK Cord Blood Group têm reportado recomendações para a seleção de unidades de cordão umbilical para transplante único ou duplo.[10,62] As Tabelas 81.1 e 81.2 sumarizam os critérios para escolha do doador.

CONCLUSÃO

O transplante de sangue de cordão umbilical representa uma opção viável ao transplante convencional quando não há disponibilidade de doadores aparentados ou não aparentados HLA compatíveis. Quando usadas doses adequadas de células (p. ex., $\geq 2,5 \times 10^7$/kg células infundidas) e doadores com compatibilidade HLA adequada (> 4/8), as taxas de SLP e SG são, atualmente, semelhantes a de transplantes utilizando outras fontes.

TABELA 81.1
RECOMENDAÇÕES PARA SELEÇÃO DE UNIDADE DE CORDÃO UMBILICAL NÃO APARENTADO

1. Compatibilidade HLA
   - Deve ser baseada em tipagem HLA de nível antigênico para HLA-A e HLA-B, e nível alélico para HLA-DRB1
   - Evitar unidades com três ou mais disparidades HLA
   - Disparidades HLA-A e HLA-B são preferíveis a disparidades HLA-DRB1

2. Dose celular (TNC +/- CD34)
   - Variável de acordo com o número de disparidades HLA
   - Para unidades 6/6, a dose de TNC deve ser $> 3 \times 10^7$/kg
   - Para unidades 5/6 ou 4/6, a dose de TNC deve ser $> 5 \times 10^7$/kg

3. Doença de base (maligna × benigna)
   - Para doenças malignas: TCN $> 3 \times 10^7$/kg
   - Para doenças benignas: TCN $> 5 \times 10^7$/kg

4. Presença de anticorpos anti-HLA para antígenos presentes na unidade

---

TABELA 81.2
CONSIDERAÇÕES ADICIONAIS PARA SELEÇÃO DE UNIDADE DE CORDÃO UMBILICAL NÃO APARENTADO

Uso de bancos de cordão acreditados

Compatibilidade ABO

Antígenos maternos não adquiridos

Ligante KIR

Em crianças, o uso de cordão único resulta em bons resultados no tratamento tanto de doenças malignas quanto não malignas. Entretanto, devido a maiores taxas de falha de enxertia em desordens não malignas, maior dose celular e/ou maior grau de compatibilidade HLA entre o cordão e o receptor são recomendadas.

Em adultos, cuja principal indicação de TCTH corresponde às neoplasias hematológicas, o uso de duplo cordão e regimes de condicionamento com intensidade reduzida têm aumentado a aplicabilidade desta modalidade de transplante para pacientes idosos, com uma redução nas taxas de falha de enxertia e de mortalidade não associada à recaída. A SLP parecer ser similar à reportada em transplantes HLA compatíveis aparentados e não aparentados.

Apesar dos resultados serem bastante promissores, há campo para melhorias. Com o melhor entendimento da biologia das doenças e o uso cada vez mais frequente de marcadores prognósticos citogenéticos e moleculares, avanços futuros na identificação de pacientes com maior risco de recaída após transplante de cordão serão importantes. Ainda, com a maior disponibilidade de unidades de cordão criopreservadas de boa qualidade, seleção de unidades com maior número celular e maior compatibilidade HLA se tornará possível. Além disso, o uso de critérios adicionais para seleção do cordão mais adequado, como a compatibilidade no lócus HLA-C,[63] compatibilidade HLA em nível alélico (alta resolução)[64] e compatibilidade de antígenos maternos não adquiridos (NIMA)[65] pode melhorar os desfechos do transplante de cordão umbilical. O desenvolvimento de novas estratégias como injeção intraóssea, uso de fatores de crescimento e a infusão combinada de células acessórias também parece promissor.

Uma questão importante ainda não respondida diz respeito à situação do transplante de cordão umbilical nos próximos 5-10 anos. Nos últimos anos, o número de transplantes de cordão umbilical parece ter atingido um platô. Na realidade, desde 2010 tem sido notado um aumento de 96% no número de transplantes haploidênticos realizados (802 transplantes em 2010 e 1.571 em 2013), enquanto o número de transplantes de cordão reduziu discretamente (789 em 2010 e 666 em 2013).[66] À medida que novas estratégias em transplante haploidêntico têm se desenvolvido com uma melhora de desfechos, o uso de doadores haploidênticos tem se tornado cada vez mais popular. Por outro lado, transplantes haploidênticos também apresentam limitações como reconstituição imune tardia e maior risco de recaída quando usado condicionamento de intensidade reduzida ou depleção de células T. Assim, acredita-se que para pacientes selecionados, o uso de sangue de cordão umbilical vai continuar a ter um papel crucial no manejo de desordens hematológicas.

REFERÊNCIAS BIBLIOGRÁFICAS

1. Passweg JR, Baldomero H, Bader P, et al. Hematopoietic stem cell transplantation in Europe 2014: more than 40000 transplants annually. Bone Marrow Transplant 2016; 51:786-792.

2. Ballen KK, Gluckman E, Broxmeyer HE. Umbilical cord blood transplantation: the first 25 years and beyond. Blood 2013; 122:491-498.

3. Ruggeri A, Ciceri F, Gluckman E, et al. Alternative donors hematopoietic stem cells transplantation for adults with acute myeloid leukemia: umbilical cord blood or haploidentical donors? Best Pract Res Clin Haematol 2010; 23: 207-216.

4. Brunstein CG, Fuchs EJ, Carter SL, et al. Alternative donor transplantation after reduced intensity conditioning: results of parallel phase 2 trials using partially HLA-mismatched related bone marrow or unrelated double umbilical cord blood grafts. Blood 2011;118:282-288.

5. Rocha V, Locatelli F. Searching for alternative hematopoietic stem cell donors for pediatric patients. Bone Marrow Transplant 2008; 41:207-214.

6. Eapen M, O'Donnell P, Brunstein CG, et al. Mismatched related and unrelated donors for allogeneic hematopoietic cell transplantation for adults with hematologic malignancies. Biol Blood Marrow Transplant 2014; 20:1485-1492.

7. Chen L, Cohen AC, Lewis DB. Impaired allogeneic activation and T-helper 1 differentiation of human cord blood naïve CD4 T cells. Biol Blood Marrow Transplant 2006; 12:160-171.

8. Rocha V, Cornish J, Sievers EL, et al. Comparison of outcomes of unrelated bone marrow and umbilical cord blood transplants in children with acute leukemia. Blood 2001; 97:2962-2971.

9. Rocha V, Labopin M, Sanz G, et al. Transplants of umbilical-cord blood or bone marrow from unrelated donors in adults with acute leukemia. N Engl J Med 2004; 351:2276-2285.

10. Rocha V, Gluckman E. Eurocord-Netcord, European Blood Marrow Transplant Group. Improving outcomes of cord blood transplantation: HLA matching, cell dose and other graft- and transplantation-related factors. Br J Haematol 2009; 147:262-274.

11. Gluckman E, Rocha V, Arcese W, et al. Factors associated with outcomes of unrelated cord blood transplant: guidelines for donor choice. Exp Hematol 2004; 32:397-407.

12. Eapen M, Rubinstein P, Zhang MJ, et al. Outcomes of transplantation of unrelated donor umbilical cord blood and bone marrow in children with acute leukaemia: a comparison study. Lancet 2007; 369:1947-1954.

13. Barker JN, Scaradavou A, Stevens CE. Combined effect of total nucleated cell dose and HLA match on

transplantation outcome in1061cord blood recipients with hematologic malignancies. Blood 2010; 115:1843-1849.

14. Gluckman E, Broxmeyer HA, Auerbach AD, et al. Hematopoietic reconstitution in a patient with Fanconi's anemia by means of umbilical-cord blood from an HLA-identical sibling. N Engl J Med 1989; 321:1174-1178.

15. Gluckman E, Rocha V, Boyer-Chammard A, et al. Outcome of cord-blood transplantation from related and unrelated donors. Eurocord Transplant Group and the European Blood and Marrow Transplantation Group. N Engl J Med 1997; 337:373-381.

16. Gluckman E, Ruggeri A, Rocha V, et al. Family-directed umbilical cord blood banking. Haematologica 2011; 96:1700-1707.

17. Rocha V, Wagner JE Jr., Sobocinski KA, et al. Graft-versus-host disease in children who have received a cord-blood or bone marrow transplant from an HLA-identical sibling. Eurocord and International Bone Marrow Transplant Registry Working Committee on Alternative Donor and Stem Cell Sources. N Engl J Med 2000; 342:1846-1854.

18. Kurtzberg J, Laughlin M, Graham ML, et al. Placental blood as a source of hematopoietic stem cells for transplantation in to unrelated recipients. N Engl J Med 1996; 335:157-166.

19. Rubinstein P, Carrier C, Scaradavou A, et al. Outcomes among 562 recipients of placental-blood transplants from unrelated donors. N Engl J Med1998; 339: 1565-1577.

20. Laughlin MJ, Eapen M, Rubinstein P, et al. Outcomes after transplantation of cord blood or bone marrow from unrelated donors in adults with leukemia. N Engl J Med 2004; 351:2265-2275.

21. Barker JN, Weisdorf DJ, DeFor TE, et al. Transplantation of 2 partially HLA- matched umbilical cord blood units to enhance engraftment in adults with hematologic malignancy. Blood 2005; 105:1343-1347.

22. Kurtzberg J, Prasad VK, Carter SL, et al. Results of the Cord Blood Transplantation Study (COBLT): clinical outcomes of unrelated donor umbilical cord blood transplantation in pediatric patients with hematologic malignancies. Blood 2008; 112:4318-4327.

23. Ruggeri A, Michel G, Dalle JH, et al. Impact of pretransplant minimal residual disease after cord blood transplantation for childhood acute lymphoblastic leukemia inremission: an Eurocord, PDWP-EBMT analysis. Leukemia 2012; 26:2455-2461.

24. Michel G, Cunha R, Ruggeri A, et al. Unrelated cord blood transplantation for childhood acute myelogenous leukemia: the influence of cytogenetic risk group stratification. Leukemia 2016; 30:1180-1183.

25. Madureira AB, Eapen M, Locatelli F, et al. Analysis of risk factors influencing outcome in children

with myelodysplastic syndrome after unrelated cord blood transplantation. Leukemia 2011; 25:449-454.

26. Locatelli F, Crotta A, Ruggeri A, et al. Analysis of risk factors influencing outcomes after cord blood transplantation in children with juvenile myelomonocytic leukemia: a EUROCORD, EBMT, EWOG-MDS, CIBMTR study. Blood 2013; 122:2135-2141.

27. Ruggeri A, Eapen M, Scaravadou A, et al. Umbilical cord blood transplantation for children with thalassemia and sickle cell disease. Biol Blood Marrow Transplant 2011; 17:1375-1382.

28. Kamani NR, Walters MC, Carter S, et al. Unrelated donor cord blood transplantation for children with severe sickle cell disease: results of one cohort from the phase II study from the Blood and Marrow Transplant Clinical Trials Network (BMTCTN). Biol Blood Marrow Transplant 2012; 18:1265-1272.

29. Boelens JJ, Aldenhoven M, Purtill D, et al. Outcomes of transplantation using various hematopoietic cell sources in children with Hurler syndrome after myeloablative conditioning. Blood 2013; 121:3981-3987.

30. Gluckman E, Rocha V, Ionescu I, et al. Results of unrelated cord blood transplant in Fanconi anemia patients: risk factor analysis for engraftment and survival. Biol Blood Marrow Transplant 2007; 13:1073-1082.

31. Fernandes JF, Rocha V, Labopin M, et al. Transplantation in patients with SCID: mismatched related stem cells or unrelated cord blood? Blood 2012; 119:2949-2955.

32. Barker JN, Davies SM, DeFor T, et al. Survival after transplantation of unrelated donor umbilical cord blood is comparable to that of human leukocyte antigen- matched unrelated donor bone marrow: results of a matched-pair analysis. Blood 2001; 97:2957-2961.

33. Hwang WY, Samuel M, Tan D, et al. A meta-analysis of unrelated donor umbilical cord blood transplantation versus unrelated donor bone marrow transplantation in adult and pediatric patients. Biol Blood Marrow Transplant 2007; 13:444-453.

34. Locatelli F, Kabbara N, Ruggeri A, et al. Outcome of patients with hemoglobinopathies given either cord blood or bone marrow transplantation from an HLA-identical sibling. Blood 2013; 122:1072-1078.

35. Brunstein CG, Gutman JA, Weisdorf DJ, et al. Allogeneic hematopoietic cell transplantation for hematologic malignancy: relative risks and benefits of double umbilical cord blood. Blood 2010; 116(22):4693-4699.

36. Brunstein CG, Eapen M, Ahn KW, et al. Reduced-intensity conditioning transplantation in acute leukemia: the effect of source of unrelated donor stem cells on outcomes. Blood 2012; 119(23):5591-5598.

37. Eapen M, Rocha V, Sanz G, et al. Effect of graft source on unrelated donor haemopoietic stem-cell transplantation in adults with acute leukaemia: a retrospective analysis. Lancet Oncol 2010; 11:653-660.

38. Takahashi S, Iseki T, Ooi J, et al. Single-institute comparative analysis of unrelated bone marrow transplantation and cord blood transplantation for adult patients with hematologic malignancies. Blood 2004; 104:3813-3820.

39. Atsuta Y, Morishima Y, Suzuki R, et al. Comparison of unrelated cord blood transplantation and HLA-mismatched unrelated bone marrow transplantation for adults with leukemia. Biol Blood Marrow Transplant 2012; 18:780-787.

40. Barker JN, Weisdorf DJ, Wagner JE. Creation of a double chimera after the transplantation of umbilical-cord blood from two partially matched unrelated donors. N Engl J Med 2001; 344:1870-1871.

41. Wagner JE Jr, Eapen M, Carter S, et al. One-unit versus two-unit cord-blood transplantation for hematologic cancers. N Engl J Med 2014; 371:1685-1694.

42. Michel G, Galambrun C, Sirvent A, et al. Single-vs double-unit cord blood transplantation for children and young adults with acute leukemia or myelodysplastic syndrome. Blood 2016; 127:3450-3457.

43. Ruggeri A, Sanz G, Bittencourt H, et al. Comparison of outcomes after single or double cord blood transplantation in adults with acute leukemia using different types of myeloablative conditioning regimen, a retrospective study on behalf of Eurocord and the Acute Leukemia Working Party of EBMT. Leukemia 2014; 28:779-786.

44. Brunstein CG, Barker JN, Weisdorf DJ, et al. Umbilical cord blood transplantation after nonmyeloablative conditioning: impact on transplantation outcomes in 110 adults with hematologic disease. Blood 2007; 110:3064-3070.

45. Peffault de Latour R, Brunstein CG, Porcher R, et al. Similar overall survival using sibling, unrelated donor, and cord blood grafts after reduced-intensity conditioning for older patients with acute myelogenous leukemia. Biol Blood Marrow Transplant 2013; 19:1355-1360.

46. Kanakry CG, Fuchs EJ, Luznik L. Modern approaches to HLA-haploidentical blood or marrow transplantation. Nat Rev Clin Oncol 2016; 13:10-24.

47. Brunstein CG, Fuchs EJ, Carter SL, et al. Alternative donor transplantation after reduced intensity conditioning: results of parallel phase 2 trials using partially HLA-mismatched related bone marrow or unrelated double umbilical cord blood grafts. Blood 2011; 118:282-288.

48. Ruggeri A, Labopin M, Sanz G, et al. Comparison of outcomes after unrelated cord blood and unmanipulated haploidentical stem cell transplantation in adults with acute leukemia. Leukemia 2015; 29: 1891-1900.

49. Bachanova V, Verneris MR, DeFor T, et al. Prolonged survival in adults with acute lymphoblastic leukemia after reduced-intensity conditioning with cord blood or sibling donor transplantation. Blood 2009; 113:2902-2905.

50. Matsumura T, Kami M, Yamaguchi T, et al. Allogeneic cord blood transplantation for adult acute lymphoblastic leukemia: retrospective survey involving 256 patients in Japan. Leukemia 2012; 26:1482-1486.

51. Tucunduva L, Ruggeri A, Sanz G, et al. Risk factors for outcomes after unrelated cord blood transplantation for adults with acute lymphoblastic leukemia: a report on behalf of Eurocord and the Acute Leukemia Working Party of the European Group for Blood and MarrowTransplantation. Bone Marrow Transplant 2014; 49:887-894.

52. Atsuta Y, Suzuki R, Nagamura-Inoue T, et al. Disease-specific analyses of unrelated cord blood transplantation compared with unrelated bone marrow transplantation in adult patients with acute leukemia. Blood 2009; 113:1631-1638.

53. Marks DI, Woo KA, Zhong X, et al. Unrelated umbilical cord blood transplant for adult acute lymphoblastic leukemia in first and second complete remission: a comparison with allografts from adult unrelated donors. Haematologica 2014; 99:322-328.

54. Robin M, Sanz GF, Ionescul, et al. Unrelated cord blood transplantation in adults with myelodysplasia or secondary acute myeloblastic leukemia: a survey on behalf of Eurocord and CLWP of EBMT. Leukemia 2011; 25:75-81.

55. Robin M, Ruggeri A, Labopin M, et al. Comparison of unrelated cord blood and peripheral blood stem cell transplantation in adults with myelodysplastic syndrome after reduced-intensity conditioning regimen: a collaborative study from Eurocord (Cord blood Committee of Cellular Therapy & Immunobiology Working Party of EBMT) and Chronic Malignancies Working Party. Biol Blood Marrow Transplant 2015; 21:489-495.

56. Rodrigues CA, Sanz G, Brunstein CG, et al. Analysis of risk factors for outcomes after unrelated cord blood transplantation in adults with lymphoid malignancies: a study by the Eurocord-Netcord and Lymphoma Working Party of the European Group for Blood and Marrow Transplantation. J Clin Oncol 2009; 27:256-263.

57. Rodrigues CA, Rocha V, Dreger P, et al. Transplantation alternative donor hematopoietic stem cell transplantation for mature lymphoid malignancies after reduced-intensity conditioning regimen: similar outcomes with umbiical cord blood and unrelated donor peripheral blood. Haematologica 2014; 99:370-397.

58. Paviglianiti A, Xavier E, Ruggeri A, et al. Outcomes of unrelated cord blood transplantation in patients with multiple myeloma: a survey on behalf of Eurocord, the Cord Blood Committee of Cellular Therapy and Immunobiology Working Party, and the Chronic Leukemia Working Party of the European Society for Blood and Marrow Transplantation. Haematologica 2016; 101:1120-1127.

59. Rocha V, Broxmeyer HE. New approaches for improving engraftment after cord blood transplantation. Biol Blood Marrow Transplant 2010; 16(1Suppl):S126-32.

60. Danby R, Rocha V. Improving engraftment and immune reconstitution in umbilical cord blood transplantation. Front Immunol 2014; 24(5):68.

61. Thompson PA, Rezvani K, Hosing CM, et al. Umbilical cord blood graft engineering: challenges and opportunities. Bone Marrow Transplant 2015; 50(Suppl 2):S55-62.

62. Hough R, Danby R, Russell N, et al. Recommendations for a standard UK approach to incorporating umbilical cord blood into clinical transplantation practice: an update on cord blood unit selection, donor selection algorithms and conditioning protocols. Br J Haematol 2016; 172:360-370.

63. Eapen M, Klein JP, Sanz GF, et al. Effect of donor-recipient HLA matching at HLA A, B, C, and DRB1onoutcomesafterumbilical-cord blood transplantation for leukaemia and myelodysplastic syndrome: a retrospective analysis. Lancet Oncol 2011; 12:1214-1421.

64. Eapen M, Klein JP, Ruggeri A, et al. Impact of allele-level HLA matching on outcomes after myeloablative single unit umbilical cord blood transplantation for hematologic malignancy. Blood 2014; 123:133-140.

65. Rocha V, Spellman S, Zhang MJ, et al. Effect of HLA-matching recipients to donor noninherited maternal antigens on outcomes after mismatched umbilical cord blood transplantation for hematologic malignancy. Biol Blood Marrow Transplant 2012; 18: 1890-1896.

66. Passweg JR, Baldomero H, Bader P, et al. Hematopoietic SCT in Europe 2013: recent trends in the use of alternative donors showing more haploidentical donors but fewer cord blood transplants. Bone Marrow Transplant 2015; 50:476-482.

ÍNDICE REMISSIVO

A

Abortos recorrentes, 340

Acesso
vascular, 399, 400, 402
venoso, 376

Acetato de desmopressina, 458

Acidose, 479, 484

Ações
corretivas, 755
judiciais, 731
preventivas, 755

Adesão plaquetária, 50

Adsorção, 372
alogênica, 550, 812

Aférese, 371
coleta de múltiplos componentes por, 375
com finalidade
terapêutica, 376
transfusional, 373
considerações técnicas em pediatria, 401
efeitos
adversos, 377
colaterais da doação de plaquetas por, 373
equipamentos, 372
histórico, 371

Agentes
estimuladores da eritropoese, 350, 579
no tratamento da anemia secundária ao câncer, 580
hemostáticos, 500
infecciosos, 26

Agitadores de plaquetas, 129

Agonistas da fibrinólise, 57

Agregação plaquetária, 50

Aids/SIDA, 86

Albumina, 43, 778

Alcalose metabólica, 415, 484

Alergia, 98

Alfa-2-antiplasmina, 58

Aloanticorpos
eritrocitários, 809
significado clínico dos, 816

Aloantígenos plaquetários humanos (HPA), 225

Aloimunização, 207, 809
plaquetária, 847
investigação da, 235

Alterações hematológicas, 342

Amotosalen + luz UVA, 715

Análise
da classe do anticorpo, 816
de curva de *melting* ou dissociação (MCA), 851
do grupo sanguíneo, 816

Anelamento, 841

Anemia, 345, 415
aguda e mecanismos de compensação, 262
aplástica, 334
adquirida, 891
de Diamond-Blackfan, 334
de doença crônica, 346
e desfechos após procedimentos cirúrgicos, 471
falciforme, 418
ferropriva, 346
hemolítica(s)
aloimunes, 804
autoimune, 208, 802, 333
a frio, 542
avaliação imuno-hematológica, 545
por anticorpos a frio, 551, 552
por anticorpos a quente 542, 548
congênita, 159
induzidas por drogas, 803
no paciente cirúrgico, 347
investigação diagnóstica, prevenção e tratamento de, 348
por perda maciça de sangue, 265
pré/perioperatória, 349
risco da, 470
subaguda em pacientes criticamente doentes, 459

Antagonista da fibrinólise, 58
Anti-HBc, 635
Anti-HCV, 638
Anti-M, 218
Anti-N, 218
Antiagregantes plaquetários, 70
Antibrinolíticos, 457, 482, 500
Anticoagulação, 376
Anticoagulantes
  cumarínicos, reversão do uso de, 316
  orais, superdosagem de, 562
Anticorpos, 772
  ABO, 170
  anti-Di^a e anti-Di^b, 220
  anti-S, s e U, 218
  anti-Wr^a e anti-Wr^b, 223
  antieritrocitários, 774
  antiplaquetários, identificação de, 849
  caracterização de, 847
  dirigidos contra antígenos de alta frequência
    populacional, 815
  do sistema
    Duffy, 193
    Kidd, 211
    MNS, 218
    Rh, 189
  granulocitários, pesquisa e identificação de, 853
  irregulares, pesquisa e identificação de, 810
  irregulares, técnicas auxiliares para a identificação de,
    812
  presentes no soro, 172
Antígenos
  A, 165
    subgrupos, 166, 168
  B, 165
  C, c, 187
    bases moleculares dos, 187
  CE compostos, 188
  D
    clusters de variantes do, 185
    e suas variantes, 182
    expressão elevada do, 186
    sítios antigênicos do, 186
  de baixa frequência do sistema MNS, 217
  de grupos sanguíneos, 771
    classificação funcional dos, 153
  Di^a e Di^b (DI1 e DI2), 219
  do sistema
    Cartwright, 159

Duffy, 193
  receptor para malária, 198
  receptor para quimoquinas, 198
Indian, 159
JMH, 159
RH, 176, 177
E, e, 187
  bases moleculares dos, 187
eritrocitários, 153
  OKa, 158
  e câncer, 160
  e hemostasia, 160
Fy, 159
Fy3, 194
Fy4, 194
Fy5, 194
G, 188
granulocitários, 861
H, 164
KEL, 200
Lutheran, 158
M, 213
MNS, enzimas proteolíticas nos, 216
N, 213
na membrana eritrocitária, 172
plaquetários humanos (HPAS), 227
recombinantes, LABScreen Multi, 858
S, s e U, 216
Wright, 222
Aplasia pura de série vermelha associada ao parvovírus
  B19, 333
Apresentação cruzada, 25
Aprovação/revisão dos documentos, 753
Artrite reumatoide, 337
Asma brônquica, 338
Associação do antígeno Wr^b com a glicoforina, 223
Ativador
  do plasminogênio por uroquinase, 57
  tecidual do plasminogênio, 57
Atividade pró-coagulante plaquetária, 51
Auditorias, 756
  clínica, 727
    concorrente, 727
    integral, 727
    parcial, 727
    prospectiva, 727
    retrospectiva, 727
  externas, 757
  internas, 756

ÍNDICE REMISSIVO

Autismo, 336
Autoadsorção, 550, 552
Autoanticorpos, 813
Automação dos testes pré-transfusionais, 793
Autotolerância, 20
Autotransfusão, 453, 460
Avaliação do comportamento do anticorpo *in vitro*, 817
Azul de metileno + luz visível, 716

B

Babesia sp., 701
Babesiose, 420
BacT/ALERT, 673
Bactérias
    extracelulares, 25
    intracelulares, 26
Bancos de sangue não diagnosticam doenças, 735
Banda 3, 220
    variante Memphis, 221
Barreira imunológica, 486
Basófilos, 8
Biomateriais, 878
BloodChip, 844
Bolsas de coleta, 93
Braço doloroso, 98
Brometo de piridostigmina, 399
Bursa de Fabricius, 14

C

Calazar, 694, 695
Calibração, 751
Camada leucoplaquetária ou *buffy-coat*, 132
Câncer, 171, 555
    antígenos eritrocitários e, 160
    transfusão de sangue e, 621
Captação de doadores de sangue, 65
Carboximaltose férrica, 354
    versus sacarato férrico, 355
Cardite reumática, 337
Célula(s)
    apresentadoras de antígenos, 23
    criopreservadas
        armazenamento, 822
        avaliação pós-descongelamento, 825
        descongelamento, 822
        infusão, 823
        transporte, 822
    de Langerhans, 23
    de memória, 25

    dendríticas, 23
    granulocíticas, 7
    hematopoéticas, 4
    LAK (*lymphokine activated killer cells*), 22
    maduras das linhagens
        eritroide, 5
        granulocítica, 5
        linfocítica, 5
        megacariocítica, 5
        monocítica, 5
    mesenquimais estromais, 881
    NK, 21
    progenitoras, 5, 872
        do sangue periférico, 405
            coleta de, 412
            complicações relacionadas à coleta, 414
        hematopoéticas, 405, 406
            criopreservação da, 525
            descongelamento e infusão da, 526
            fonte da, 408, 524
            mobilização de, 408
        T
            auxiliares efetoras do tipo 1, 25
            citotóxicas ou auxiliares, 23
            maduras, 18
    virgens, 18
Células-tronco, 4, 872
    criopreservação de, 819
    de pluripotência induzida (iPS), 874
    embrionárias (CTE), 873
    hematopoéticas, 405
    multipotentes, 872
    pluripotentes, 872, 873
    somáticas (CTS), 874
    totipotentes, 872
    unipotentes, 872
Centrifugação, 130, 372
Centrífugas refrigeradas, 127
Chikungunya, 704
Chimeric antigen receptors (CARs), 895, 896
    efeitos colaterais, 900
    futuro, 903
    novas gerações, 901
    produção e expansão, 898
Circulação extracorpórea, 454
Cirurgia
    cardíaca
        de ponte de safena, 453
        transfusão de hemácias na, 469

de urgência, 446

eletivas, 446

CisAB, 169

Citaféreses terapêuticas, 379

Citocinas, 20

linfo-hematopoéticas, 10

pró-inflamatórias, 21

Citomegalovírus, 489, 521

prevenção na transmissão de, 294

Citometria de fluxo, 783

Citotoxicidade celular

dependente de anticorpos, 19

mediada por anticorpo e dependente do complemento, 833

Citrato, 401, 414

Clones não autorreativos, 18

Cluster(s)

D fraco tipo 4 africano, 185

DAU africano, 185

de variantes do antígeno D, 185

DIVa africano, 185

euroasiático, 185

Coagulação

do sangue, 47

intravascular disseminada (CID), 43, 315, 560

Coágulo

formação e estabilização do, 53

remoção pela fibrinólise, 56

Coagulopatia(s)

adquiridas, 559

dilucional, 43

hereditárias, 567

intravascular disseminada, 274

no trauma, 478

Colagenoses, 556

Coleções, 772

Coleta de sangue, 123

área de processamento, 126

armazenamento, 123

distribuição, 123

do doador, 124

monitoramento de equipamentos, 129

para exames pré-transfusionais, 362

processamento, 123

automático, 127

total, 92, 124

Colunas de gel, 781

Comitê hospitalar de transfusão, 723

Compatibilidade

ABO, 487

RHD, 275

Complemento, 393

Complexo protrombínico, 500

parcialmente ativado, 325

Concentrado

de complexo protrombínico, 324, 483

de fator

de coagulação, 44, 321

utilizados em sepse, 325

Ix, 323

VIII rico em fator de von Willebrand, 323

VIII, 322

xI, 324

xIII, 324

de fibrinogênio, 322

de granulócitos, 149

drogas utilizadas para aumentar o rendimento de, 374

de hemácias (CH), 137, 142, 482, 499

com camada leucoplaquetária removida, 143

com solução aditiva com remoção da camada leucoplaquetária, 137

congeladas (criopreservadas), 137, 144

desleucocitadas, 137, 143

irradiadas, 137

lavado (CHL), 137, 143

por aférese (CHAF), 137, 144

de plaquetas (CP), 138

armazenamento, 271

controle de qualidade, 270

desleucocitado obtido de ST, 146

dose, 271

métodos de produção, 269

obtido da camada leucoplaquetária do sangue total, 145

obtido de sangue total, 145

obtido do plasma rico em plaquetas (PRP), 145

obtido por aférese (CPAF), 146

uso clínico de, 269

Condições venosas, 385

Confiabilidade, 141

Congelamento

do plasma, 134

não programado, 821

programado, 820

Consentimento informado, 385

Contaminação bacteriana, 296, 826

ÍNDICE REMISSIVO

hemocomponentes e, 667, 668, 677

prevenção dos riscos, 669

Contrato de prestação de serviços transfusionais, 732

Controle

anticoagulante da hemostasia, 56

de qualidade, 745

dos equipamentos e do processo de irradiação de sangue, 306

dos hemocomponentes, 136

estatístico do processo de controle da qualidade de hemocomponentes, 141

Conversão gênica, 839

Corticosteroides, 374

Crioglobulinas, 397

Crioprecipitação, 135

Crioprecipitado (CRIO), 138, 148, 321, 482

Criopreservação, 135, 887

da célula progenitora hematopoética, 525

de células-tronco, 819

Cristaloides, 392, 479

Cromossomos, 837

Crossing over, 839

Cumarínicos, 42

D

Deficiência(s)

congênita(s)

do fator

VII, 576

X, 575

XI, 574

XIII, 577

do fibrinogênio, 576

da banda 3, 157

da GPA, 217

da GPB, 217

de ferro, 346

hereditária

da protrombina, 576

do fator V, 576

imunológicas primárias e secundárias, 26

RH, 189

simultâneas de múltiplos fatores da coagulação, 315

Deleção, 839

Dengue, 703

hemorrágica, 339

Dermato/polimiosites, 336

Dermatologia, 338

Dermatomiosite, 382

Desleucocitação, 133

por separador automático de células sanguíneas, 134

Desmopressina, 458

Desnaturação, 841

Desnutrição proteico-calórica e a infecção pelo HIV, 28

Detecção de FRET, 843

Determinação

do grupo sanguíneo ABO/RhD, 787

laboratorial do tipo ABO, 171

Diabetes *mellitus*, 340

Diferenciação

B, 14

de linfócitos, 14

NK, 19

T, 17

Dificuldades dos serviços de hemoterapia para atender às reservas cirúrgicas, 445

Dimetilsulfóxido, 525

Distribuição dos documentos, 754

Distúrbios associados a alterações de função plaquetária, 273

Diversidade, 20

DMSO, 824

Doação de sangue/doadores de sangue

abordagem de doadores inaptos na triagem clínica, 79

aconselhamento de doadores de sangue inaptos, 77

apto, 79

atendimento, 78

a doadores com inaptidão sorológica, 80

autóloga pré-depósito, 461

contraindicações para, 462

características, 65

causas de inaptidão definitiva para a doação de sangue, 82

coleta de sangue, 91

critérios de triagem e elegibilidade, 71, 72

cuidados pós-doação, 75

de granulócitos, 67

de hemocomponentes contaminados, 679

duplos concentrados de hemácias, 67

entrevista, 70

estratégias de captação e fidelização, 66

inaptidão para a doação de sangue

definitiva, 79, 80

por tempo indeterminado, 79, 80

temporária, 79

informação pós-doação, 75

níveis de hemoglobina para doação de sangue, 91

pré-triagem, 69

raras estratégias para identificar, 255, 257

reações

adversas, 95, 96

fatais relacionadas à doação de sangue, 99

segurança

do doador, 69

do receptor, 69

soroconversão em, 87

triagem

clínica de, 68

de doadores de concentrados de plaquetas e granulócitos, 70

laboratorial, 91

vacinas e período de inaptidão para a doação de sangue, 81

voto de autoexclusão, 74

Doença

cardiovascular, 495

de Behçet, 337

de Bruton, 26

de Chagas, 83, 106, 681

e transfusão de sangue, 683

de Christmas, 570

de Creutzfeldt-Jakob, 707

de Kawasaki, 331

de von Willebrand, 567

do enxerto contra hospedeiro, 22, 429, 915

aguda (DECHa), 889

associada à transfusão, 523

crônica (DECHc), 890

em pacientes submetidos a transplante de medula óssea, 330

pós-transfusional, 512

transfusional (TA-GVHD), 301

do neurônio motor, 335

falciforme, 505

métodos e modos de transfundir na, 508

transfusão de hemácias na, 509

hemolítica

do feto/recém-nascido, 171, 531

perinatal, 207, 338, 804

hepática, 42, 561

infecciosas, 171, 339

prevenção de transmissão de, 295

inflamatória intestinal, 339, 429, 556

linfoproliferativas, 923

plasmocitárias, 924

transmissíveis por transfusão, testes moleculares para triagem de, 111

Dosagem da atividade coagulante dos fatores pró-coagulantes, 60

Dosimetria termoluminescente, 308

Dosímetro(s)

de estado sólido, 308

Fricke em forma de solução aquosa, 308

termoluminescentes, 308

Drogas antiplaquetárias, sangramento pelo uso de, 563

DTT (difiotreitol), 813

E

Edema pulmonar agudo não cardiogênico (TRALI), 342, 511

Efeitos tromboembólicos, 342

Eletrólitos, 392

ELISA, 676

Embolismo gasoso, 501

Endocrinologia, 340

Endotélio, 48

Ensaio(s)

clínicos randomizados, 473

imunoenzimático (EIA), 102

Enterocolite necrotizante em neonatos, 338

Enzimas proteolíticas, 779

nos antígenos MNS, 216

Eosinófilos, 8, 21

Epilepsia pediátrica intratável, 336

Epistaxe, 571

Epítopos, 23

Equipamento(s)

de conexão estéril, 129

para um laboratório de terapia celular, 909

Eritrocitaférese(s)

na anemia das células falciformes, 419

para babesiose, 420

para outras condições, 420

terapêuticas em anemia falciforme, 417

Eritrócitos, 158

A_2, 167

A_3, 167

A_{end}, 167

A_m, 168

A_x, 167

Eritropoese, 5, 346

Eritropoetina, 459

Erythrocyte magnetized technology, 783

Esclerose

múltipla, 335

sistêmica progressiva, 431

ÍNDICE REMISSIVO

Especificidade, 20
Estrutura organizacional e lideranças, 749
Etnia, sangue raro e, 255
Eventos adversos da transfusão e erros no processo, 728
Expressão elevada do antígeno D, 186
Exsanguineotransfusão, 531
Extensão, 841
Extratores automatizados, 127

F

Família de genes de interleucina 1, 10
Fase
  da amplificação da hemostasia, 55
  da iniciação da hemostasia, 54
  de latência ou eclipse, 111
  de *plateau*, 112
  de propagação da hemostasia, 55
  de replicação exponencial, 112
Fator(es)
  da coagulação, 393
    reposição de deficiências isoladas de, 317
  de crescimento hematopoéticos, 10, 374
  de necrose tumoral, 10
  de von Willebrand (FVW), 49, 160, 398
  VII ativado recombinante, 325, 458
  VIIa recombinante, 483
Fenotipagem
  eritrocitária, 548
  HNA-2, 864
Fenótipos, 178
  b adquirido, 170
  b(a) e a(b), 168
  Bombay e para-Bombay, 169
  d fracos, 185
  d parciais, 184
  de baixa expressão antigênica, 203
  del, 185
  do sistema Kidd, 210
  En(a-), 217
  FY^{bfraco}, 197
  KEL3, 203
  KELmod, 203
  KEL*null*, 203
  McLeod, 203
  MK, 217
  null, 217
  RhD negativo, 183
  Rh$_{null}$, 189
  S-s-U- e S-s-U+, 217

Ferro
  intramuscular, 351
  intravenoso, 351
    contraindicações, advertências e precauções do uso de, 356
    eventos adversos com, 355
    formulações de, 352
    vantagens e indicações do, 352
  oral, 350
  parenteral, 351
Fibrinogênio, 500
Fibrinólise, 56
  agonistas da, 57
  antagonista da, 58
Fibronectina, 45
Fibrose
  cística, 339
  sistêmica nefrogênica, 430
Filmes radiocrômicos, 308
Filtração, 372
  superficial e profunda, 134
Flebotomia, 94
Flow-WIFT, 860
Fluidos de reposição, 377
  utilizados no procedimento de troca plasmática, 391
Fluxo
  contínuo, 373
  intermitente, 372
Foco no cliente, 750
Formação
  do tampão plaquetário, 48
  dos antígenos A, B e H, 164
Fotoféreses, 425
Freezers, 128
Frequência
  da banda 3 variante Memphis, 221
  dos antígenos
    Di^a e Di^b, 219
    Wr^a e Wr^b, 223
Funções
  da proteína Rh, 189
  enzimáticas, 159
Fungos, 26

G

Garantia da qualidade, 745
Gastroenterologia, 339
Genes, 837
  ABO, 165

de globinas, 34

    regulação da expressão dos, 36

Duffy, 195

ENV, 646

específicos do HIV, 647

FY, 195

gag, 645

NEF, 647

pol, 646

PPT, 647

pro, 646

que codificam glicoforinas, 217

REV, 647

Rh, 180

SLC4A1, 222

TAT, 647

TEV, 647

VIF, 647

VPR, 647

VPU, 647

Genética, 837

Genoma dos retrovírus, 644

Genotipagem

    eritrocitária, 549, 838

    HNA-1, -3, -4 e -5, 864

    limitações da, 845

    plaquetária, 849

Genótipos, 178

Gerenciamento dos documentos, 753

Gestação, transfusão e, 507, 529

Gestão

    da qualidade, 745

      em serviços de hemoterapia, 745

    de equipamentos, 751

    de fornecedores e insumos, 750

    por processos, 746

Glicoforina

    A, 213

    B, 216

Glicoproteína(s)

    da membrana plaquetária, 225

    Dombrock, 159

    Duffy, 191

    JK, 210

    Kell, 159

    LW, 158

Globinas

    genes de, 34

    síntese das, 33

Granulocitaférese, 374

Granulócitos, 7, 280, 825

    captação de doadores, mobilização e coleta de, 282

    efeitos

      adversos relacionados com o procedimento de aférese, 283

      relacionados com o uso do G-CSF, 283

    isolamento de, 854

    preparo, armazenamento e liberação do produto, 283

Granulopoese, 7

    associada à mielossupressão, 8

Gravidez

    alterações hemodinâmicas durante a, 422

    eritrocitaférese durante a, 422

    RCE durante, 422

Grupos sanguíneos

    e relação com anemia hemolítica congênita, 159

    significado funcional dos, 159

GVHD transfusional, 296

H

Haplótipos, 178

    com deleções parciais ou totais dos antígenos Cc; Ee, 189

    com fraca expressão dos antígenos Cc; Ee, 188

HBsAg, 635

HEA BeadChip, 844

Helmintos, 26

Hemácias, 22

Hemaglutinação, 775, 776, 839

Hematologia, 332

Hematoma, 97

Hematopoese, 878, 882

Heme, síntese do, 33

Hemocomponentes, 123, 137, 487

    administração de, 365, 499

    características dos, 489

    contaminação bacteriana de, 667, 668, 677

      prevenção dos riscos, 669

    controle da qualidade de, 136, 141

    detecção de contaminação bacteriana em, 672

    distribuição de, 138

    embalagem

      e classificação do risco, 139

        externa, 139

        primária, 139

    fontes de contaminação de, 668

    inativação das bactérias presentes no, 677

    irradiados, 129, 149

ÍNDICE REMISSIVO

para transfusão maciça, 482
processamento e produção de, 130
propriedades dos, 291
rotulagem dos, 136
solicitação de, 362
testes para detecção de bactérias nos, 672
validação e padronização do transporte, 139
Hemodiluição normovolêmica aguda, 462
Hemofilias, 570
A, 570, 572
B, 570, 572
Hemoglobina
humana, 31
métodos de quantificação de, 92
métodos para avaliação dos níveis de, 91
Hemólise imune intravascular e extravascular, 775
Hemostasia
antígenos eritrocitários e, 160
avaliação laboratorial da, 58
hemostasia
primária, 59
secundária, 59
controle anticoagulante da, 56
fase
da amplificação da, 55
da iniciação da, 54
de propagação da, 55
modelo celular da, 53
Hemoterapia para pacientes com coagulopatias
hereditárias, 567
Hepatite
B, 83, 105, 630, 631
em bancos de sangue, 634
risco residual do, 119
C, 84, 106, 631, 632, 633
em bancos de sangue, 634
risco residual do, 119
E, 706
Hepatopatias, 316
Hibridização, 841
Hipercalemia, 484, 501
Hiperesplenismo, 511
Hiperleucocitoses, 380, 382, 386
Hipertensão arterial, 342
Hiperviscosidade, 398
Hipocalcemia, 484, 500
Hipocalemia, 415, 501
Hipomagnesemia, 415, 484
Hipotensão arterial, 342, 401

Hipotermia, 479, 484, 498
Hipovolemia, 99, 401, 415
HIV (vírus da imunodeficiência humana), 86, 107, 641,
642
ciclo biológico do, 647
curso da infecção pelo, 649
diagnóstico da infecção pelo, 652
epidemiologia da infecção pelo, 653
estágios clínicos da infecção pelo, 650
risco da transmissão pelas transfusões, 654
risco residual do, 119
variabilidade genética do, 648
HLA
classe II, 830
classe III, 830
e transplantes, 834
HTLV I/II (vírus linfotrópico das células T humano tipo
I/II), 86, 107, 295, 659
diagnóstico, 663
doenças associadas, 662
transmissão, 660
prevenção e aconselhamento do doador, 663
agulhas contaminadas, 661
seringas contaminadas, 661
vertical, 661
transfusão de sangue e derivados, 661
sexual, 661

I

Identificação
do aloanticorpo, 549
do paciente e coleta da amostra de sangue, 786
Idosos, 556
Implementação de um programa de doadores raros, 257
Imunidade
adquirida, 23
celular, 19
humoral, 19
inata, 20
Imuno-hematologia, 771
plaquetária técnicas sorológicas e moleculares em, 847
Imunodeficiência(s)
combinada grave, 26
secundárias, 28
Imunofluorescência indireta, 653
Imunoglobulinas (Ig), 16, 44, 393, 772
aspectos práticos da administração de, 341
efeitos colaterais das, 341
humanas para uso intravenoso, obtenção das, 327

IgA, 25, 774

IgE, 25

IgG, 25, 773

IgM, 25, 773

mecanismo de ação das, 328

poliespecíficas indicações para o uso das, 329

uso clínico de, 327

Imunomodulação associada à transfusão (TRIM), 296

Imunossupressão, 28

Imunoterapia celular, 895

Inativação de patógenos em componentes sanguíneos, 713

eficácia da inativação, 716

métodos de inativação, 714

rendimento final dos produtos inativados, 717

Incompatibilidade materno-fetal, 530

Infecção(ões)

bacterianas transfusão de sangue e, 622

em recém-nascidos de alto risco, 338

por rotavírus em neonatos, 338

pós-operatória, 297

recorrentes em crianças com Aids, 330

transmitidas por transfusão, 629

Infusão de linfócitos do doador, 519

Inibidor(es)

adquirido de fator

de von Willebrand, 333

VIII, 333

da ativação do plasminogênio, 58

da enzima conversora da angiotensina, 399

da esterase C1, 43

da fibrinólise ativados pela trombina, 58

Inserção, 839

Instalação e validação de equipamentos, 751

Insuficiência

pulmonar aguda associada a transfusão (TRALI), 611, 612

renal

aguda causada por lesão tubular aguda, 341

crônica, 556

Interações entre grupos sanguíneos e micro-organismos, 157

Irradiação de sangue e componentes, 135, 301, 490

armazenamento, 304

componentes a serem irradiados, 302

controle da qualidade dos equipamentos e do processo de, 306

de hemocomponentes, 129

equipamentos e metodologias, 304

irradiador específico de sangue, 304

processo de irradiação de sangue, 304

seleção da dose de radiação, 302

uso da simulação computacional, 309

Irritação do nervo, 97

J

Janela imunológica, 111

K

KAR (*killer activating receptors*), 21

KIR (*killer inhibiting receptors*), 21

L

Laboratório de processamento de produto de terapia celular, 907

Lavagem, 134

Lectinas, 780

Legislação que regulamenta a prática de triagem sorológica, 102

Leishmaniose visceral, 694

e transfusão de sangue, 696

testes para detecção da, 695

Lesão(ões)

cerebral, 495

cutâneas, 342

do tendão, 97

endotelial, 48

neuronal, 97

pulmonar relacionada à transfusão, 511

Leucaférese terapêutica, 380, 386

quando iniciar a, 411

Leucemia

linfoblástica aguda, 921

linfoide aguda, 437

mieloide aguda, 437, 922

Leucorredução, 490, 552, 599

benefícios da, 291

de hemocomponentes celulares, 289

período e local de, 291

reações adversas à, 298

universal, 298

Liberação de hemocomponentes para transfusão, 364

Ligantes de receptores tirosina quinase, 10

Linfocinas, 20

Linfócitos

de memória, 18

NK, 21

T citotóxicos (CD8+), 23, 25

ÍNDICE REMISSIVO

Linfoma(s), 438
  cutâneo de células T, 427
Linhagens de células transfectadas, 859
Lócus Rh, 180
Low ionic strength saline (LISS), 779
Lúpus eritematoso sistêmico, 337

M

Macrófagos, 21
Malária, 87, 108, 419, 687
  e transfusão de sangue, 689
  troca de RBC para, 419
MALDI-TOF, 845
Manejo de estoque, 729
Materiais de consumo, 910
Medicina
  regenerativa, 877
  transfusional, 170
Medula óssea, 3, 405
  anatomia da, 3
Megacarioblasto, 9
Megacariócito
  granular, 9
  maduro, 9
Megacariocitopoese, 9
Meios potencializadores, 778
Membrana eritrocitária, 153
Memória, 20
Meningite asséptica, 342
Meta-hemoglobinemia, 40
Metabolismo do ferro, 346
Método(s)
  baseados em PCR de média capacidade e baixa
    resolução, 842
  de detecção
    de anticorpos, 790
    do polimorfismo dos antígenos e dos alelos de
      histocompatibilidade, 833
  de fase fluida, 780
  de incubação e cultivo, 673
  de quantificação de hemoglobina, 92
  de separação dos componentes sanguíneos, 372
  dos testes pré-transfusionais, 792
  para avaliação dos níveis de hemoglobina, 91
  sorológico (CDC), 833
Miastenia *gravis*, 334, 397
Micose fungoide, 427
Mieloma múltiplo, 438
Miosites por corpos de inclusão, 383

Mobilização em transplante
  alogênico de célula-tronco hematopoética, 411
  autólogo de CPH, 409
Modelo celular da hemostasia, 53
Moldes associados com células, 878
Molécula(s)
  de adesão e receptores, 158
  HLA classe I, 830
Monócitos, 8, 21
Mortalidade e transfusão de sangue, 297, 624

N

Não conformidades, 755
Necrólise epidérmica bolhosa, 338
Nematoides intestinais, 26
Neonatologia, 529
Neoplasias, 22
Neurologia, 334
Neuromielite óptica, 399
Neutrófilos, 8, 21, 279
Neutropenia
  autoimune, 333
  grave, 279
Next generation sequencing (NGS), 844
Nicho
  celular, 875, 876
  hematopoético, 876
Novos transportadores de oxigênio, 582

O

Obstetrícia, 340, 529
Oftalmologia, 340
Oftalmopatia de Basedow-Graves, 340
Ônus da prova, 733
Organização genômica, 644
Órgãos linfoides
  primários, 14
  secundários, 14
Oxi-α-globina, 32

P

Painel Internacional de Doadores Raros da Organização
  Mundial de Saúde, 257
Pall Enhanced Bacterial Detection System (Pall e-BDS),
  674
Pan Genera Detection (PGD), 675
Parasitas intracelulares, 26
Partícula viral, 643

Patient blood management (PBM), 474
Patógenos emergentes, 714
PCR
    alelo específico (PCR-AS), 842
    com *primers* sequência-específicos (PCR-SSP), 864
    em tempo real, 842
    multiplex, 842
    quantitativo em tempo real, 865
    sequência específico (SSP-PCR), 842
PCR-RFLP (PCR-*restriction fragment length polymorphism*), 842, 865
Pediatria, 338
Pênfigo vulgar, 430
Pequenas moléculas, 392
Percentual de saturação da hemoglobina, 39
Perda maciça de sangue, 265
Perfluorocarbono, 581
Perfuração cardíaca, 414
Pesquisa
    de anticorpos
        plaquetários (PAP), 847, 848
        séricos irregulares, 788
    de antígeno p24, 653
Pirosequenciamento, 843
Plaqueta, 49
Plaquetaférese, 138, 373, 384, 386
Plaquetas, 22, 225, 482, 500
    compatibilidade ABO, 275
Plaquetopenia(s)
    em neonatos, 275
    imunes, 274
    por destruição periférica, 273
    por falência medular, 273
Plaquetoses, 386
Plasma, 41, 138
    coleta e processamento do, 41
    comum (PC), 148
    de quarentena, 314
    derivados do, 43
    fresco congelado (PFC), 147, 313, 392, 482, 499
        aspectos práticos para a administração de, 319
        contraindicações para o uso do, 319
        dentro de 24 horas (PFC24), 147
        indicações, 315
        tipos de, 314
            plasma vírus inativado, 314
    isento de crioprecipitado (PIC), 148, 392
    proteínas do, 45

    rico em plaquetas, 131
    uso do, 42
Plasmaféreses terapêuticas, 318, 376, 389
Plasmodium
    falciparum, 419
    vivax, 688
Pneumotórax, 414
Poliaglutinação, 173
Polibreno, 779
Polietineloglicol, 779
Polimiosite, 382
Polimorfismos
    da banda 3, 222
    do HLA, 830
    do sistema Duffy, 195
    plaquetários, 234
Polineuropafia do diabetes *mellitus*, 336
Polirradiculoneuropatia desmielinizante crônica, 334
Política transfusional, 726
Potência de diferenciação celular, 872
Preservação e validade de órgãos humanos, 486
Procedimento(s)
    cirúrgicos ou invasivos em pacientes plaquetopênicos, 274
    de troca plasmática, 389
    dosimétricos, 306
    operacionais padrão (POP), 752
Processo
    de irradiação de sangue, 304
    hemostático, fases do, 48
Produção
    de anticorpos IgG, IgM, IgA e IgE, 25
    de células do sangue *in vitro*, 878
    de concentrado de hemácias e plasma, 131
    de concentrado de hemácias, concentrado de plaquetas e plasma, 131
Programa
    de conservação sanguínea, 453
    em pacientes cirúrgicos e criticamente enfermos, 455
    nacionais de doadores raros, 257
Promegacariócito, 9
Propriedades imunomodulatórias, 882
Proteínas
    C, 43
    CA, 646
    de fase aguda, 21
    de membrana, 153
    do plasma, 45
    do sistema completo, 45

Kell, 200, 202

MA, 646

NC, 646

plasmáticas, 41

Rh, 178

Protocolos

de congelamento, 820

de transfusão em hemoglobinopatias, 505

Protozoários, 26

Prova de compatibilidade, 550, 552

Pseudogenes, 36

Psoríase, 384, 431

Punção arterial, 97

Purpura

pós-transfusional (PPT), 232, 333

trombocitopênica

aloimune fetal/neonatal (PTAFN), 230

imunológica, 331

trombótica, 317, 398, 563

Q

Quimiocinas, 10

R

Reação(ões)

alérgica, 341, 401, 511, 826

durante troca de RBC, 423

ao DMSO, 826

em cadeia da polimerase (PCR) – Roche Diagnostics, 115

fatais relacionadas à doação de sangue, 99

febril não hemolítica, 595, 826

hemolítica transfusional (RHT), 587, 805

aguda (RHTA), 511, 588, 826

tardia (RHTT), 588

locais relacionadas à doação de sangue total, 97

não hemolítica febril, 424, 511

sistêmicas relacionadas à doação de sangue total, 98

sorológicas, leitura e interpretação das, 793

transfusionais, 490

agudas, 511

alérgicas, 605

caracterização, 607

contexto clínico, 607

dados históricos, 605

diagnóstico, 608

fisiopatologia, 606

profilaxia, 608

tratamento, 608

hemolíticas, 587

sépticas, 677

tardias, 512

vasovagal, 98

Reagentes, 910

Rearranjo dos genes, 14, 16

Recebimento, 130

Receptor(es)

ativados por proteases, 52

de linfócitos T, 18

do complemento, 157

Recorrência de câncer, 297

Recuperação de sangue

em cirurgia cardíaca, 465

intraoperatória (*cell-saver*), 458, 463

contraindicações na, 467

indicações gerais para a, 466

pós-operatória, 467

Recursos humanos, 749

Recusa pelo paciente com base em crença religiosa, 738

Redução

da perda de sangue aguda em doentes em estado crítico, 455

na aloimunização HLA e refratariedade plaquetária, 292

na frequência de RTFNH, 291

Refratariedade plaquetária, 275

conduta na, 276

de causa imune, diagnóstico de, 276

redução na aloimunização HLA e, 292

transfusional, 233

Refrigeradores, 128

Regiões gênicas codificantes, 645

Registro(s), 755

dos candidatos, 68

Regulação homeostática, 20

Reintegração ao estoque, 140

Rejeição de transplante

de pulmão, 430

renal ou de outros órgãos sólidos, 340

Rejuvenescimento de hemácias, 135

Remobilização em transplante autólogo de célula-tronco hematopoética, 411

Remoção

de leucócitos por filtração, 290

do coágulo pela fibrinólise, 56

Rendimento de células CD34+, 413

Reparação de tecidos e regeneração, 882

Reparo

do estroma medular, 891

tissular pós-TCT/PH, 891

Reposição
  da volemia, 498
  de deficiências isoladas de fatores da coagulação, 317
Requisitos para a amostra, 787
Reservatório de cardiotomia, 464
Responsabilidade civil, 731
Resposta imunológica
  contra agentes infecciosos, 20
  inatas, 20
  inicial, 25
  mediadas por linfócitos T, NK ou B, 20
  normal, 619
Resultado(s)
  falso-positivo, 734
    causas de, 791
  falso-negativos, causas de, 791
Retinopatia de Birdshot, 340
Retrovírus, 641, 642
Reumatologia, 336
Rh_{mod}, 189
Riboflavina + luz UV, 715
Risco residual
  de transmissão de um agente infeccioso, 114
  do HBV, 119
  do HCV, 119
  do HIV, 119
Rotulagem dos hemocomponentes, 136

S

Sacarato férrico, 353, 355
Sangramento, 414
  anormais no perioperatório de cirurgias eletivas, 446
  em pacientes críticos, 561
  intracraniano, 571
  pelo uso de drogas antiplaquetárias, 563
  pós-doação, 97
Sangue
  de cordão umbilical, 539, 915
    uso de em crianças, 917
  raro, 253
    definição de, 253
    e etnia, 255
  total (ST), 142
ScanSystem, 676
Secreção dos grânulos plaquetários, 51
Segurança transfusional, 361
Seleção
  de patógenos nos grupos sanguíneos raros, 255

negativa de clones autorreativos, 18
positiva de linfócitos T, 18
Sensibilização, 776
Sepse, 339, 494
Sequenciamento de Sanger, 843
Série
  700, 772
  901, 772
Sífilis, 83, 104
Síndrome
  da fadiga crônica, 337
  da imunodeficiência adquirida (Aids), 65, 454, 650
  da pessoa rígida, 337
  de Di George, 26
  de Goodpasture, 397
  de Guillain-Barré, 332
  de hiperviscosidade, 398
  de Lyell, 338
  de McLeod, 208
  de Sézary, 427
  dos linfócitos de passagem, 490
  mielodisplásicas, 437, 923
Sistema(s), 772
  de antígenos de neutrófilos humano, 237
  de complemento, moléculas com função no, 157
  de grupo sanguíneo
    ABO, 163
    Diego (ISBT 010), 218
    Duffy, 191
      antígenos e anticorpos do, 193
      aspectos funcionais do, 198
      polimorfismos do, 195
    HLA, 487, 829
      e doenças, 832
      nomeclatura do, 831
    HNA-1, 239
      importância clínica do, 242
    HNA-2, 243
      importância clínica do, 245
    HNA-3, 245
      importância clínica do, 248
    HNA-4, 248
      importância clínica do, 249
    HNA-5, 249
      importância clínica do, 250
    Kell, 200
      importância clínica, 207
    Kidd, 210
      fenótipos do, 210

MNS, 213

antígenos de baixa frequência do, 217

bioquímica do, 213

Rh, 175

antígenos do, 176, 177

de histocompatibilidade humano, 829

de qualidade, 912

dosimétricos, 307

linfoide, 13

funções do, 19

microarray fluido (xMAP) – Luminex, 844

Sítios antigênicos do antígeno D, 186

SNaPshot, 844

SNPs, 839

Sobrecarga

circulatória, 611

volêmica, 512, 826

Solicitação transfusional, 785

Solid phase red cell adherence assay, 782

Solução(ões)

ACD, CPD e CP2D, 125

anticoagulantes, 93, 125

crioprotetora, 820

de albumina 4-5%, 392

Sonda TaqMan, 843

Soro bovino fetal, 892

Splicings alterados, 839

Status pró-trombótico, 171

Substitutos artificiais do sangue, 579, 581

Superdosagem de anticoagulantes orais, 562

Suporte hemoterápico

em transplante de células progenitoras hematopoéticas, 515

no paciente vítima de trauma, 495

Supressão

do efeito enxerto contra tumor, 891

seletiva da resposta imunológica, 28

SYBR Green, 843

T

Talassemias, 510

necessidade transfusional anual, 511

Tampão plaquetário, 48, 50

Tecidos linfoides associados às superfícies mucosas, 23

Técnica(s)

com hemácias magnetizadas, 792

convencional em tubo, 792

de adsorção, 550

de aglutinação em coluna, 792

de biologia molecular em imuno-hematologia, 840

de cartão gel-teste, 792

de diluição, 549

de genotipagem, 840

de recuperação de sangue, 458

moleculares em imuno-hematologia eritrocitária, 837

sorológicas e moleculares

em imuno-hematologia

granulocitária, 853

plaquetária, 847

Teleterapia, 305

Tempo de

protrombina, 59

sangramento, 59

trombina, 60

tromboplastina parcial ativado, 59

Terapia

celular, 871, 877, 878

de reposição, 330

Termoluminescentes (TL), 308

Teste(s)

da antiglobulina, 776

direto, 777, 790, 799

avaliação, 801

em doadores de sangue, 806

indicações, 802

na rotina

laboratorial hemoterápica, 806

pré-transfusional, 806

indireto, 777

de ácidos nucleicos (NAT), 676

de aderência em fase sólida, 792

de aglutinação de granulócitos (GAT), 854

de agregação plaquetária, 59

de amplificação do ácido nucleico viral, 653

de biologia molecular usados em bancos de sangue, 115

de compatibilidade, 788

de hemaglutinação limitações dos, 840

de imobilização de antígenos granulocitários por anticorpos monoclonais (MAIGA), 856

de imunofluorescência de granulócitos (GIFT), 855

globais da hemostasia, 60

imuno-hematológicos pré-transfusionais, 787

imunoenzimáticos, 652

moleculares para triagem de doenças transmissíveis por transfusão, 111

NAT para *screening* de banco de sangue, 117

para detecção da leishmaniose, 695

por citometria de fluxo, 675

pré-transfusionais, 364, 446, 789, 792
   após transfusão ABO/RHD não idêntico, 796
   de compatibilidade sanguínea, 785
   positivos, 795
  sorológicos
    metodologias aplicadas aos, 780
    para triagem de doenças transmissíveis por transfusão, 101
    parâmetros de avaliação dos, 103
  transfusionais de rotina, 548
TILs (*tumor infiltrating lymphocytes*), 896
Timo, 18
Tipagem ABO, 171
TMA (amplificação mediada pela transcrição) – Grifols, 117
Toxicidade
  neurológica, 342
  pelo citrato, 501
  renal, 341
Transfusão
  alogênica de hemácias, 349
   alternativas à, 345, 350
   efeito imunomodulatório da, 490
   fatores determinantes para a diminuição das, 447
  câncer e, 555, 621
  colagenoses e, 556
  componentes e, 65
  de concentrado de granulócitos, 519
   do recém-nascido, 539
  de concentrado de hemácias, 494, 516
   ABO-incompatível, 170
   do recém-nascido, 533
   no perioperatório, 449
   no pós-operatório, 449
  de concentrado de plaquetas, 517
   administração e avaliação de rendimento transfusional, 272
   contraindicações, 275
   do recém-nascido, 537
   em perioperatório, 450
   em pós-operatório, 450
   em pré-operatório, 450
   em urgências, 495
   indicações de, 272
    transfusões profiláticas, 272
    transfusões terapêuticas, 272
   plasma-incompatível, 170
  de emergência, 794
  de granulócitos, 279, 280

   captação de doadores, mobilização e coleta de granulócitos, 282
   contraindicações, 282
   critérios para a suspensão da, 284
   eventos adversos, 282
   indicação de, 281
    profilática, 281
   infusão e reações adversas, 284
  de hemácias
   em neonatos, 266
   indicação de, 264
   na cirurgia cardíaca, 469
   na doença falciforme, 509
   prevenção de complicações neurológicas com, 507
   princípios para, 263
  de plasma
   efeitos adversos, 45
   fresco congelado, 450
    e hemoderivados do recém-nascido, 538
  de sangue maciça, 274, 315, 477, 796
   avaliação laboratorial, 483
   complicações metabólicas da, 484
   complicações, 483
   conduta hemoterápica, 480
   fatores preditores, 480
   hemocomponentes para, 482
   no trauma, 478
   protocolos, 481
  doença
   de Chagas e, 683
   do enxerto contra hospedeiro associada à, 523
   inflamatória intestinal e, 556
  efeitos imunes e inflamatórios associados à, 619
  em alíquotas, 553
  em anemia hemolítica autoimune, 541
   indicação de, 544
   objetivos e dificuldades, 543
  em idosos, 556
  em obstetrícia e neonatologia, 529
  em outras anemias crônicas, 555
  em pacientes com anticorpos raros, 258
  em recém-nascidos com até 4 meses de vida, 796
  em talassemia maior e intermediária, 510
  em transplantes de órgãos sólidos, 485
  em urgência e trauma, 493
  gatilhos restritivos para, 460
  gestação e, 507
  homóloga ou alogênica efeitos adversos relacionados com a, 454

ÍNDICE REMISSIVO

infecções
   bacterianas e, 622
   emergentes transmissíveis por, 699
   transmitidas por, 629
insuficiência renal crônica e, 556
intrauterina, 531
leishmaniose visceral e, 696
malária e, 689
mecanismos dos efeitos imunes e inflamatórios associados à, 620
mortalidade e, 297, 624
na doença falciforme, 506
na gestante, 529
no pré-operatório, 448
prevenção da malária transmitida por, 691
recusa pelo paciente com base em crença religiosa e, 738
riscos da, 472
   da transmissão do HIV-1 pelas, 654
transmissão de citomegalovírus pela, 521
unidade de terapia intensiva e, 557
vírus da imunodeficiência humana (VIH) e, 557
Transição funcional entre a imunidade humoral e celular, 25
Translocação cromossômica, 839
Transmissão de doenças infectocontagiosas, 342
Transplante
   cardíaco, 426
   com doadores haploidênticos, 438
   de aloenxerto, 835
   de células-tronco
      coleta, 436
      de cordão umbilical, 915
      doses e administração, 436
      eficácia, 437
      hematopoéticas (TCTH), 435, 882
         alogênico, 22, 915
            com incompatibilidade ABO, 520
            principais indicações para o, 407
      infusão de linfócitos do doador, 436
      toxicidade, 436
   de cordão umbilical
      e transplante haploidêntico em adultos, 921
      para neoplasias hematológicas específicas em adultos, 921
      único em adultos, 919
   de duplo cordão umbilical
      em adultos, 919
      em comparação

         com cordão único, 919
         com transplantes de outros doadores em adultos, 920
   de fígado, 316, 487
   de medula óssea, 405, 835
      alogênico, 411
      autólogo, 411
      doença do enxerto contra hospedeiro em pacientes submetidos a, 330
   de órgãos, 171, 340
   de sangue de cordão umbilical em adultos, 918
   hematopoético racionalidade na utilização do, 407
   multivisceral, 489
Transportadores de oxigênio dependentes de hemoglobina, 582
Transporte de oxigênio, 38, 262
Tratamento
   enzimático, 812
   hemoterápico nas coagulopatias adquiridas, 559
Treponema pallidum, 105
Triagem, 104
   clínica de doadores, 68
   sorológica legislação que regulamenta a prática de, 102
Troca plasmática, 376, 389
   complicações da, 400
   fluidos de reposição utilizados no procedimento de, 391
   frequência e número total de procedimentos de, 390
   nos constituintes normais do plasma, 392
   volume de, 390
Trombocitaférese, 373
Trombocitopenia, 415
   aloimune
      neonatal do recém-nascido, 536
      passiva, 234
   do recém-nascido, 537
   neonatal aloimune, 332
Tromboflebite, 98
Trombose, 414
Trypanosoma cruzi, 685
Tubos de amostras, 93

U

Unidade de terapia intensiva, 557
Urgências
   hemorrágicas, 495
   não hemorrágicas, 494

V

Validação
de processos, 749
de sistemas informatizados, 751
Variantes
do antígeno de prática transfusional, 186
RhCE, 187
Vasculites ANCA-positivas, 337
vCJD (*variant Creutzfeldt-Jakob disease*), 295
Verificação de eventual culpa médica, 733
Vias alternativa e dependente de lectina do complemento, 20
Vigilância sanitária em hemoterapia, 759
fundamentação legal e conceito, 759
nos serviços de hemoterapia do país, 760
Vírus, 26
da dengue, 703
da hepatite B, 83
da hepatite C, 84
da imunodeficiência humana (HIV), 86, 107, 557, 641, 642
ciclo biológico do, 647
curso da infecção pelo, 649
diagnóstico da infecção pelo, 652
epidemiologia da infecção pelo, 653
estágios clínicos da infecção pelo, 650

risco da transmissão pelas transfusões, 654
risco residual do, 119
variabilidade genética do, 648
diagnóstico, 663
do Oeste do Nilo/Nilo Ocidental, 701
doenças associadas, 662
linfotrópicos das células T humanas, 86, 107, 295, 659
transmissão, 660
agulhas contaminadas, 661
seringas contaminadas, 661
sexual, 661
transfusão de sangue e derivados, 661
vertical, 661
prevenção da transmissão e aconselhamento do doador, 663
Volume
de troca plasmática, 390
extracorpóreo, 377, 402

W

West Nile virus (WNV), 701
Western blot, 653
Working Party de doadores raros da ISBT, 257

Z

Zika, 705